□明清名医全书大成

叶天士医学全书

主　　编　黄英志
副 主 编　李继明　陈　钢
编　　委　林森荣　王旨富　黄定香　薛　红

中国中医药出版社

·北　京·

图书在版编目（CIP）数据

叶天士医学全书 / 黄英志主编 . —2 版 . —北京：中国中医药出版
社，2015.3（2024.11 重印）
（明清名医全书大成）
ISBN 978-7-5132-2326-3

Ⅰ . ①叶… Ⅱ . ①黄… Ⅲ . ①中国医药学—古籍—中国—清代
Ⅳ . ① R2-52

中国版本图书馆 CIP 数据核字（2015）第 020612 号

中国中医药出版社出版

北京经济技术开发区科创十三街 31 号院二区 8 号楼
邮政编码　100176
传真　010-64405721
山东临沂新华印刷物流集团有限责任公司印刷
各地新华书店经销

开本 787×1092　1/16　印张 68.25　字数 1566 千字
2015 年 3 月第 2 版　2024 年 11 月第 4 次印刷
书号　ISBN 978-7-5132-2326-3

定价　315.00 元
网址　www.cptcm.com

服 务 热 线　010-64405510
购 书 热 线　010-89535836
维 权 打 假　010-64405753

微信服务号　zgzyycbs
微商城网址　https://kdt.im/LIdUGr
官 方 微 博　http://e.weibo.com/cptcm
天猫旗舰店网址　https://zgzyycbs.tmall.com

如有印装质量问题请与本社出版部联系（010-64405510）

明清名医全书大成丛书编委会

陆　拯　　陆小左　　陈　钢　　陈　熠　　邵金阶
林慧光　　欧阳斌　　招萼华　　易　杰　　罗根海
周玉萍　　姜典华　　郑　林　　郑怀林　　郑洪新
项长生　　柳长华　　胡思源　　俞宜年　　施仁潮
祝建华　　姚昌绥　　秦建国　　袁红霞　　徐　麟
徐又芳　　徐春波　　高　萍　　高尔鑫　　高传印
高新民　　郭君双　　黄英志　　曹爱平　　盛　良
盛维忠　　盛增秀　　韩学杰　　焦振廉　　傅沛藩
傅海燕　　薛　军　　戴忠俊　　魏　平

学术秘书　芮立新

前　　言

　　《明清名医全书大成》系列丛书是集明清30位医学名家医学著作而成。中医药学是一个伟大的宝库，其学术源远流长，发展到明清时期，已日臻成熟，在继承前代成就的基础上，并有许多发展，是中医的鼎盛时期。突出表现在：名医辈出，学派林立，在基础学科和临床各科方面取得了很大成就，特别是本草学和临床学尤为突出。同时著书立说很活跃，医学著作大量面世，对继承发扬中医药学起到了巨大的推动作用。

　　本草学在明代的发展达到了空前的高峰，其著述之多，内容之丰，观点之新，思想之成熟，都是历代难以与之媲美的。尤其是明代李时珍的《本草纲目》被誉为"天下第一药典"。全书52卷、62目，载药1892种，附本草实物考察图谱1110幅，附方万余首。他"奋编摩之志，僭纂述之权"，"书考八百余家"，"剪繁去复，绳谬补遗，析族区类，振纲分目"，在药物分类、鉴定、生药、药性、方剂、炮制、编写体例等许多方面均有很大贡献，其刊行以来，受到国内外医药界的青睐，在中国药学史上起到了继往开来的作用，多种译本流传于世界诸多国家，其成就已远远超出医药学的范围，曾被英国生物学家达尔文誉为"中国的百科全书"。除时珍之卓越贡献之外，还有缪希雍的《神农本草经疏》，是对《神农本草经》的阐发和注释，与其一生药学经验的总结，详明药理及病忌、药忌，为明代本草注疏药理之先。更有清代张璐的《本经逢原》，其药物分类舍弃《神农本草经》三品窠臼，而遵《本草纲目》按自然属性划分，体例以药物性味为先，次以主治、发明，内容广泛，旁征博引，参以个人体会。全书以《神农本草经》为主，引申发明，凡性味效用，诸家治法以及药用真伪优劣的鉴别，都明确而扼要地作了叙述，使"学人左右逢源，不逾炎黄绳墨"而"足以为上工"也。另外，尚有薛己的《本草约言》，汪昂的《本草备要》，徐灵胎之《神农本草经百种录》，陈修园之《神农本草经读》，张志聪之《本草崇原》等，这些书也都各具特点，流传甚广。

　　明清时期基础理论的研究仍以《内经》以来所形成的自发唯物论和朴素

辩证法理论体系为基础，不断地总结医疗实践经验，有所发明，有所创造，从不同方面丰富和发展了中医学的理论。如明代的张景岳等十分强调命门在人体的重要作用，把命门看成是人体脏腑生理功能的动力，并受朱震亨相火论的影响，把命门、相火联系起来，在临床上对后世医学有相当影响。清代叶天士、吴鞠通、王孟英等对温热病发生、发展规律的探讨，以及对卫气营血辨证和三焦辨证的创立等。关于人体解剖生理的认识：有些医家对脑的功能有新的记述。如李时珍有"脑为元神之府"，汪昂记有"人之记性在脑"，喻嘉言有"脑之上为天门，身中万神集会之所"等记述，对于中医学理论体系的丰富和发展，都作出了很大的贡献。

临床各科在明清时期得到了很大发展，因此时医学十分注意临床观察，临床经验丰富。很多医家都非常重视辨证论治及四诊八纲，如李时珍的《濒湖脉学》，是这一时期重要的脉学著作，该书以歌诀形式叙述介绍了27种脉象，便于学习、理解、诵读和记忆，流传甚广。孙一奎在《赤水玄珠·凡例》中概括地指出："凡证不拘大小轻重，俱有寒热、虚实、表里、气血八个字。苟能于此八个字认得真切，岂必无古方可循？"张景岳在《景岳全书》中强调以阴阳为总纲，以表里、虚实、寒热为六变。他使中医基础理论和临床实践结合得更加紧密，形成了理、法、方、药的完整理论体系。

内科医著明清时期很多。薛立斋的《内科摘要》一书，首开中医"内科"书名之先河。也正式明确中医内科的概念，使内科病证的诊治有了很大提高。具有代表性的著作有王肯堂的《证治准绳》，张景岳的《景岳全书》等。从学术理论方面，以温补学派的出现和争论为其特点。其主要倡导者有薛立斋、孙一奎、张景岳、李中梓等，主要观点是重视脾肾。薛立斋注重脾肾虚损证，重视肾中水火和脾胃的关系，因而脾肾并举，注重温补。温补派的中坚张景岳的《类经附翼》《景岳全书》，原宗朱震亨说，后转而尊崇张元素和李杲，反对朱说，力倡"阳非有余，阴常不足"。极力主张温补肾阳在养生和临床上的重要性。李中梓则在薛立斋、张景岳的影响下，既重视脾胃，也重滋阴养阳。温补之说，成为明清时期临床医学发展上的一大特点。

温病学派的兴起是明清时期医学的突出成就之一。叶天士的《温热论》，创温病卫气营血由表入里的传变规律，开卫气营血辨证论治法则。吴鞠通的《温病条辨》，乃继承叶氏温病学说，但提出了温病的传变为"三焦由上及下，由浅入深"之说，成为温病三焦辨证的起始。其他如王孟英的《温热经纬》

等著作都丰富了温病学说。

骨伤科、外科在明清时期也有了一定的发展。这一时期外科闻名的医家和医学专著空前增多。如薛立斋的《外科枢要》，汪石山的《外科理例》等，记述外科病证，论述外科证治，各有特点。骨伤科有王肯堂的《疡医证治准绳》，是继《普济方》之后对骨伤科方药诊治的进一步系统归纳。

妇产科在明清时期发展很快，成就比较显著。如万密斋的《广嗣纪要》对影响生育的男女生殖器畸形、损伤，以及妊娠等做了记述。薛立斋在《保婴撮要》中强调妇科疾病之养正，记述有烧灼断脐法，以预防脐风；王肯堂的《女科证治准绳》收录和综合前人对妇产科的论述。武之望的《济阴纲目》列述了经、带、胎、产等项，纲目分明，选方实用。

儿科在明清时期内容较前更加充实，专著明显增多。如万密斋的《全幼心鉴》《幼科发挥》《育婴秘诀》《广嗣纪要》《痘疹世医心法》等儿科专著，继承了钱乙之说，强调小儿肝常有余，脾常不足的特点，治疗重视调补脾胃，除药物外，还注意推拿等法。王肯堂的《幼科证治准绳》综合历代儿科知识，采集各家论述，对麻痘、热症等多种小儿疾病论述颇详，流传甚广。

眼、耳鼻咽喉及口腔科在这一时期也有一定的进展。如王肯堂的《证治准绳》论述眼疾171症，详述证治，是对眼病知识的较好汇集。薛立斋的《口齿类要》记述口、齿、舌、唇、喉部的疾患，注重辨证治疗，简明扼要，介绍医方604首，为现存以口齿科为名的最早专书之一。

气功及养生方面，在此期也较为重视，出现了不少有影响、有特色的养生学专著。如万密斋的《养生四要》。张景岳在《类经·摄生》中也阐发了《内经》的有关养生论述，对养神和养形做了精辟论述，富有唯物辩证精神。另如叶天士在《临证指南医案》中记述300例老年病的验案，强调颐养功夫，寒温调摄和戒烟酒等。

清朝末年，西方医学开始传入中国，因此，西医学术对中医学术产生很大影响，在临床上中西医病名相对照，并以此指导临床诊治，中西医汇通学派形成。如其代表人物唐容川，立足中西医汇通，发扬祖国医学，精研中医理论，遵古而不泥古，建立了治疗血证的完整体系。

综上所述，明清时期名医辈出，医学确有辉煌成就，在中医药学发展的长河中占有重要的位置，这就是我们编辑出版《明清名医全书大成》之目的所在。

全书共收录了30位医家，集成30册医学全书，其中明代13位，清代17

位。收录原则为成名于明清时期（1368～1911）的著名医家，其医学著作在两部以上（包括两部）；每位医家医学全书的收书原则：医家的全部医学著作；医家对中医经典著作（《内经》《难经》《神农本草经》《伤寒论》《金匮要略》）的注疏；其弟子或后人整理的医案。整理本着搞清版本源流、校注少而精，做到一文必求其确。整理重点在学术思想研究部分，力求通过学术思想研究达到继承发扬的目的。

本书为新闻出版署"九五"重点图书之一，在论证和编写过程中，得到了马继兴、张灿玾、李今庸、郭霭春、李经纬、余瀛鳌、史常永等审定委员的指导和帮助，在此表示衷心感谢。本书30位主编均为全国文献整理方面有名望的学科带头人，经过几年努力编撰而成。虽几经修改，但因种种原因，如此之宏篇巨著错误之处在所难免，敬请各位同仁指正。

编著者

1999 年 5 月于北京

内容提要

　　《叶天士医学全书》集清·叶天士所编著医学著作之大成。叶天士、名桂，生于 1667 年，卒于 1746 年。祖籍安徽歙县，出生于江苏吴县。本书包括《临证指南医案》10 卷、《幼科要略》1 卷、《温热论》1 卷、《种福堂医案》`1 卷、《种福堂公选良方》3 卷、《普济本事方释义》10卷、《叶案存真》4 卷、《叶天士医案》1 卷、《医效秘传》3 卷、《景岳全书发挥》4 卷、《叶天士晚年方案真本》2 卷、《眉寿堂方案选存》2卷、《未刻本叶氏医案》2 卷。

　　本书主要内容为系统整理辑录了叶氏对中医温病学理论的阐述、对前人方证的研究，及其丰富的临床经验，并专题论述了叶天士医学学术思想研究，书末附医学研究论文题录。

　　本书首次系统整理校注叶天士所著及其门人后学所辑医书 13 部，为简化字、横排本。可供中医专业人员以及学习中医、研究中医者阅读。

校 注 说 明

　　叶天士是学术界公认的清代名医，毕生从事临床，亲笔著述甚少，其所传于世者，均为其门人、后裔或私淑者纂辑。但因其名声颇大，托其名者众，故世传以"叶天士"署名的古籍却有不少。因学术界对世传叶氏著述的真伪争论较多，建国以来，出版界对叶氏著述的出版亦多持审慎态度，在 90 年代以前，尚无全面系统收录叶氏著述的文献。近年来虽有少数从不同角度讨论叶天士学术的《大全》之类文献出版，但因各自选题的角度不同，对世传叶氏全书的真伪认识不同，因而其收录文献的种类不同，其数量亦有限。有的经过整理而出版的叶氏著述，由于多种原因的影响，造成大段内容的脱失，个别书种内容脱失的情况还比较突出。

　　叶氏为清代医家，其著述文字虽不甚古奥，但其中仍有不少难懂难解的词语和纷繁复杂的药物异名。由于长期以来缺乏对叶氏著述的必要注释，随着时代变迁和语言变化，叶氏著述中有些难解的内容和药物异名，到现在已经很难查考并作出准确无误的注释了。这些问题的存在，已经成为现今中医药科技人员学习和运用叶氏学术的"拦路虎"，影响了对叶氏学术的继承和发扬。到目前为止，还没有一本收录较为全面，内容较少脱失，并有必要注释的叶氏《全书》出版。

　　为了全面继承和发扬叶氏学术思想和经验，《明清名医全书大成》设计了《叶天士医学全书》这一子目。在该《全书》的编纂过程中，我们根据《全书大成》的编纂要求，对现存署名为"叶天士"的有关文献进行了系统地调查研究，通过调查研究，确定了收书范围，力求在编纂过程中能够做到既较为准确地收录到叶天士"全部医学著作"，又尽可能排除署名为"叶天士"的伪书。

　　在编纂过程中，我们十分注意版本选择和文字校勘工作，力求通过校勘，纠正和补充已知的某些叶氏著述大段内容的脱失，力求让读者见到叶氏著述的全貌。对叶氏著述中的难懂难解词语和容易混淆的药物异名，我们均尽力查考，力求准确地加以注释，以方便读者的阅读和理解。其具体校注方法如下：

　　一、版本

　　1. 收书原则

　　叶天士是学术界公认的临床医学家，毕生亲笔著述不多。《清史稿》言其"当时名满天下"，"贯彻古今医术，而尟著述"。然而，世传署以"叶天士"之名的文献却有不少。据查，目前全国各地所藏的这类文献竟多达 56 种。对于这类文献作者的真实性，学者们至今说法不一。为了既体现《叶天士医学全书》"全"的特点，又避免辑入毫无根据的托名伪书，我们在全面分析已知文献的基础上，结合《明清名医医学全书大成》

的编纂要求，确定了本《全书》的下述收书原则，并根据古籍整理的质量要求，对版本作了认真地选择。

（1）收录范围：

凡符合下列情况之一者，列入本《全书》的收录范围。

①影响较大，流传较广，已被学术界基本认定为叶氏所著，或为其门人、后裔或私淑者所辑，确能反映叶氏学术思想和经验之书。

②《清史稿·艺文志》著录及本《传》提及的叶氏医书。

③权威学者认可的叶氏医书。

④《序》、《跋》较为可信的叶氏医书。

⑤有可信书目或藏书题记著录的叶氏医书。

在符合上述条件的各类书籍中，即使有学者指为伪托，但无确据证明为何人纂辑者，亦姑作叶氏之书，辑入本《全书》之内。

（2）不收书籍

①虽署名为叶天士所著，但无据可考，难以证明为叶天士所著，或为其门人、后裔或私淑者所辑的书籍，如《叶天士女科证治》之类。

②虽署名为叶天士所著，也有《序》文之类材料"说明"系叶氏著述，但其内容可确证为他人所著的书籍，如《叶选医衡》之类。

③后人以学术界公认的叶天士著述为素材，重新编纂的书籍。如《叶案括要》之类。

2. 入选书种及版本

根据以上收书原则，本《全书》共选择收录叶氏著述 13 种，现将其版本选择简介如下：

（1）《临证指南医案》十卷。

底本：清·道光二十四年（1844）经锄堂朱墨刻本。

主校本：清·光绪十年（1884）古吴扫叶山房刻本。

参校本：清·光绪十二年（1886）成都培元堂刻本及上海科技出版社 1959 年铅印本。

（2）《幼科要略》一卷。

在《临证指南医案》第十卷。

底本及校本同前。

（3）《温热论》

底本：清·道光九年己丑（1829）年卫生堂《续刻临证指南医案》本卷一。

主校本：清·乾隆五十七年（1792）刻《吴医汇讲》本。

参校本：清·光绪二年（1876）黄云鹄刻《温热经纬》本和光绪十年（1884）古吴扫叶山房刻《续刻临证指南医案》本。

（4）《种福堂公选医案》一卷。

此书与《温热论》同时被编在《续刻临证指南医案》卷一中。

底本：清·道光九年己丑（1829）《续刻临证指南医案》本。

主校本：清·光绪十二年（1886）成都培元堂刻本。

参校本：上海锦文堂1928年石印本、人民卫生出版社1960年以经锄堂本为底本之整理本。

（5）《种福堂公选良方》三卷

此书即《续刻临证指南医案》之第二、三、四卷。

底本、主校本、参校本均同（4）。

（6）《本事方释义》十卷。

底本：清·嘉庆十九年（1814）姑苏扫叶山房刻本。

主校本：清·成都藜照书屋刻本。

参校本：1920年上海重刻姑苏扫叶山房刻本、上海科学技术出版社1959年据日本向井三郎刊本排印本。

（7）《叶案存真》四卷（又名《叶氏医案存真》、《叶天士医案存真》）

底本：清·道光十六年（1836）叶氏家刻本。

主校本：清·光绪十二年（1886）丙戌常熟抱芳阁刻本。

参校本：上海千顷堂书局1915年石印本。

（8）《医效秘传》三卷。

底本：清·道光十一年（1831）贮春仙馆吴氏刻本。

主校本：清·宏道堂刻本。

参校本：清·苏州绿荫堂刻本。

（9）《叶天士医案》（《三家医案合刻》卷一）。

底本：同（8）。

主校本：清·光绪丁未重印本。

参校本：《医学大成》本。

（10）《徐批叶天士先生方案真本》二卷。

底本：清·光绪十五年介石堂刻本。

主校本：《医学大成》本。

（11）《景岳全书发挥》四卷（或称《景岳发挥》）。

底本：清·光绪五年（1879）醉六堂据眉寿堂刻本。

主校本：1917年竞进书局石印本。

参校本：1936年千顷堂石印本。

（12）《眉寿堂方案选存》二卷。

底本：《医学大成》本。

此书仅此一种版本，无它书可对校，只能采用他校结合理校之法进行校勘。

（13）《未刻本叶氏医案》

底本：上海科技出版社1963年铅印本。

此书亦仅此一种版本，无它书可对校，只能采用他校结合理校的方法进行校勘。

二、校注

1. 底本不误而校本有误，或底本与校本文字不同，但其义相近者，保持底本原貌。底本与校本文字不同，难以确定其优劣，可两存其义者，不改原文，仅加校注。底本有误或底本文义劣于校本者，据校本改正并加校注。

对底本中的繁体字、异体字一律规范为通行简体字，对无校勘价值的错别字如日曰；炙灸；己已巳；泡炮；干于；末未；大火等，均依文义迳改而不加校注。对通假字保留。对学术界熟知的含有避讳意义的药物异名，如"玄参"、"元参"；"玄胡"、"延胡"、"元胡"等概依底本，不改不注，也不求全书统一。对中医学特殊用字如用简化字可能引起误解时，如"瘕"、"瘘"等，仍保留底本原貌。

因版式改动，方位词"左"、"右"，一律改为"上"、"下"。

《明清名医全书大成》编纂设计方案规定：眉批一律放在当段或当句之下，并加"眉批"二字，其后用冒号。本《全书》原则上按照这一设计要求处理，但考虑到在《临证指南医案》中，华氏眉批实际上不只是对一个医案的批注，具有一级标题的性质，如果将此眉批置于当段或当句之下，将不利于阅读与理解，为方便读者阅读，故将此书眉批作为标题处理。

2. 对生僻字词、成语、典故、人名、古地名等均加注释。注释的深度与广度，以方便具有学士水平的中医药专业人员阅读为准。在叶氏原著中，涉及了一些不常用药物及许多药物的异名，我们亦尽力通过查考，加以注解。对个别无可查考者，则暂置之，以待高明者补充。

三、标点

采用现今通行的标点符号，根据原文义理进行标点。为统一体例，本书执行了《明清名医全书大成》对某些标点符号的使用方法的具体的规定。如：对原文中所引书名，均加书名号。对泛言"经云"、"本草云"者，不加书名号。方剂名中含有书名者，不加书名号。只引篇名者，对所引篇名用引号。若书名篇名同用者，使用书名号，并用间隔号将书名与篇名隔开，如《内经·阴阳应象大论》。

在原著中若有引文者，其后不用引号，只用冒号。在叙述句中，凡连续使用两味以上的药名者，其间用顿号。在处方中，药物与剂量之间以字号不同加以区别，末尾不用标点符号。

本书由黄英志教授任主编，负责全书编纂方案的设计和实施，负责《叶天士学术思想研究》的撰写，并与黄定香主任医师和薛红硕士承担了《种福堂公选良方》、《种福堂医案》、《叶案存真》、《叶天士晚年方案真本》、《眉寿堂方案选存》及《未刻本叶氏医案》等书的校注工作；李继明副研究员任本书副主编，协助主编工作，并承担《临证指南医案》、《温热论》和《幼科要略》的校注工作，并负责全书的统稿工作；陈钢教授任本书副主编，协助主编工作，承担《景岳全书发挥》和《医效秘传》的校注工作；林森荣副研究员承担《普济本事方释义》的校注工作；王旨富副研究馆员承担《叶天士医案》的校注工作；薛红硕士还参加了全书的统稿工作。成都中医药大学医史文献专业研究生李晓彬和王强参加了本书部分书稿的文字校对工作。

由于学术界在叶氏著述的真伪方面，至今存在许多难以统一的歧义，我们也不可能使这些歧义得到统一。因此，在确定本《全书》的收书范围和具体书目时，我们只能根据自己对资料的理解来决定取舍，不可能全面照顾各方面的意见。不妥之处，欢迎读者批评指正。

编著者

一九九八年十二月

总　目　录

临证指南医案

季　序

　　夫事之最切于日用者莫如医，故自轩岐道兴，而《灵》《素》以下，代有名人，历有著述。卢扁①以后，如仲景所著《伤寒》、《金匮》，直启灵兰之秘，泄玉版之文。至若河间、东垣、丹溪，亦迥出凡流，合仲景称为四大名家。伤寒暨杂证之治疗，法云备矣，世咸宗之。但仲景之书，辞义古奥，虽经诸名家之注疏，亦未能尽晰其理。近代以来，薛立斋、张景岳、喻嘉言等，皆本之《灵》、《素》，或作或述，其于诸证，皆有发明。追柯韵伯所注《伤寒》，能独开生面，惜其书尚未广行于世。其他则间有心悟阐扬，亦不能无偏执之弊矣。我皇上仁育为怀，命太医院考核前贤精义，汇辑《金鉴录》②一书，颁行海内，集诸贤之大成，开后人之心法，寿世福民，孰有善于此哉！夫医者意也，方者法也，神明其意于法之中，则存乎其人也。父子不相授受，师弟不能使巧也。吴阊③叶君天土，禀赋灵明，造诣深邃，其于轩岐之学，错综融贯，处方调剂，立起沉疴，故名播南北。所遗医案与方，脍炙人口。华君岫云，婆心济世，辑而成帙，别类分门，将付剞劂，而请序于余。余翻阅再过，实足以启迪后人，使好学深思者触类引伸，未必非济世之一助。至进而求其所以然，彼《灵》、《素》诸书俱在，而心领神会，则又存乎其人也云尔。

　　　　　　　　乾隆二十九年岁次甲申秋七月既望吴江李治运题于太薇清署

---

① 卢扁：战国时名医扁鹊，姓秦，名越人，家在于卢，故称卢扁。
② 《金鉴录》：即《医宗金鉴》，清康熙时吴谦等奉编纂，刊于乾隆年间。
③ 吴阊：古吴县之别称，今苏州市。

嵇　序

　　医之为道微矣。七情六气之感，病非一端；温凉寒热之性，药非一类。非天资高妙者不可以学医，非博极群书者亦不足以语医也。今之医者，或记丑而不精于审脉，或审脉而不善于处方，或泥古而不化，或师心而自用，或临症不多，或狃①于偏见，不能已疾而转以益疾，又乌可以言医哉。吴门叶天士先生，天分绝人，于书无所不读，终身不能忘。其视脉也，不待病者相告语，而推述病源。有病者思而后得之者，不啻②日周旋于病者之侧，而同其寝兴饮食，熟其喜怒惊悲也。盖以其意深识病者之意，而又神明乎古人处方之精意，而直以意断之。故其处方也，一二味不为少，十余味不为多，习见不妨从同，独用不嫌立异，轻重系于秒忽之间，而其效在乎呼吸。及数十年之后，投之所向，无不如意，迎刃而解，涣然冰释。先生之名益高，从游者日益众，而先生固无日不读书也。尝记余乡人有患痼疾者，间诣先生所，为处方授之曰：服此百剂，终身不复发矣。其人归，服至八十剂，盖已霍然者月馀矣，乃止不服。逾年病复发，复诣先生所。先生曰：是吾令服某方百剂者，何乃如是？其人以实告。令再服四十剂，即永不发矣，卒如言。其神妙若是，是岂俗手之意为增损者可同年而语哉！今所存医方若干卷，皆门弟子所录存者，学者能读其书以通其意，则善矣。

乾隆丙戌嘉平锡山拙修嵇璜书于绚秋书屋

---

① 狃：习惯。
② 不啻：不但。

李　序

　　吾吴叶天士先生，以岐黄妙术擅名于时者五十馀年。凡一时得奇疾而医药罔效者，先生一诊视而洞悉原委，投以片剂，沉疴立起。远近之向风慕义者无间言[①]。余旧居胥江[②]，与叶氏世属通家，其门墙桃李亦皆至戚旧交。心神其术，因录其方案成帙，藏之有年，方欲公诸天下，今锡山华君岫云，为之分别门类，授之梓人。余喜君之与余有同心也，因任校雠编缉之役。书既成，君嘱余书其缘起。夫良医之功同良相，人所稔[③]知也。然良医不能使其身寿同金石，而屡试其技于后人，亦势之无可如何者矣。今得同心者汇录其成案，而使后人有所取法观摩，其功顾不伟欤？使后有能者，得是编而神明变化之，则先生之遗泽流被于千百世而无穷，而先生不死矣。今因是书之成，爰书其大略如上。

　　　　　　　　　　　　　　　　乾隆岁次丙戌季秋李国华大瞻识

---

①　间言：非议。
②　胥江：江苏吴县西南。
③　稔：熟。

邵　序

　　天地之大德曰生，医者赞天地之生者也。上古三皇悯下民之夭札，乃垂卦象以明阴阳消长之机，辨气味以审五行生克之理，著《灵》《素》以立万世医学之原，大哉至哉！非怀胞与之仁慈，禀天亶①之圣智者，其孰能之？轩岐以后，亦代有明哲之士，穷理致知，阐扬斯旨。但理道渊深，其奥难窥，故虽悬壶之士如林，而洞垣之技罕觏②。苟有能不盛盛虚虚而遗人夭殃者，则已幸矣。近代以来，古吴有世医天士叶君者，学本家传，道由心悟。吾乡与吴郡接壤，犹忆曩时③，凡知交患证棘手濒于危者，一经调剂，无不指下回春。其声誉之隆，不特江左④一隅，抑且名标列省。惟是应策多门，刻无宁晷⑤，未遑有所著述，以诏后世，人皆为之惋惜。近有岫云华君，购其日诊方案，欲付之梓，以公诸世，请序于余。余虽习医有年，愧未能深知医理。然观其论证则援引群书之精义，拟法则选集列古之良方，始知先生一生嗜古攻研，蕴蓄于胸中者咸于临证时吐露毫端，此即随证发明之著作也。其于阴阳，虚实，标本，格致之功，实足以上绍轩岐，下开来哲。以此行世，凡医林之士见之，自必勤求古训，博采众方，迨将日造乎高明，庶不致临证有望洋之叹，则此帙实济世之慈航也，故为之序。

乾隆丙戌仲秋锡山邵新甫题

---

① 天亶：天然。
② 觏：遇见。
③ 曩时：昔时。
④ 江左：指长江下游以东地区，即江苏一带。
⑤ 晷：时。

华　序

　　古人有三不朽之事，为立德，立功，立言也。盖名虽为三而理实一贯，要之，惟求有济于民生而已。夫有济于民生，则人之所重莫大乎生死。可以拯人之生死，虽韦布①之士亦力能为者，则莫若夫医。故良医处世，不矜名，不计利，此其立德也。挽回造化②，立起沉疴，此其立功也。阐发蕴奥，聿③著方书，此其立言也。一艺而三善咸备，医道之有关于世，岂不重且大耶？故上古圣帝辨晰阴阳，审尝气味，创著《内经》，垂不朽之仁慈，开生民之寿域。其《大易》《本草》《灵》《素》诸书，炳若日星，为万世不磨之典。厥后亦代有名贤穷究其理，各有著述开示后人，以冀其跻④仁寿。无如后世习是业者，其立志存心却有天理、人欲之两途。如范文正公⑤，虽不业医，而其所言不为良相，即作良医者，斯纯以利济为心者也。俗谚有云：秀才行医，如菜作齑⑥者，此浅视医道仅为衣食之计者也。夫以利济存心，则其学业必能日造乎高明。若仅为衣食计，则其知识自必终囿于庸俗。此天理、人欲、公私之判也。故每阅近代方书，其中有精研义理，发前人未发之旨者固多，亦有徒务虚名之辈，辄称与贵显某某交游，疗治悉属险证，如何克期奏效，刊成医案，妄希行世。不知此皆临证偶尔幸功，乃于事后夸张虚语，欺诳后人，以沽名誉，则其书诞谩不足信也。噫，欲求遵嘉言喻氏遗法⑦，临病先议证，后立方。其于未用药之前，所定方案无一字虚伪者，乃能徵信于后人。但执此以绳世，诚不易多得也。惟近见吴阊叶氏晚年日记医案，辞简理明，悟超象外。其审证则卓识绝伦，处方则简洁明净。案中评证，方中气味，于理吻合。能运古法而仍周以中规，化新奇而仍折以中矩。察其学，诚盖先生固幼禀颖绝之才，众所素稔。然徒恃资敏，若不具沉潜力学，恐亦未易臻此神化也。惜其医案所得无多，不过二三年间之遗帙。每细心参玩，只觉灵机满纸。其于轩岐之学，一如程朱⑧之于孔孟，深得夫道统⑨之真传者。以此垂训后人，是即先生不朽之立言也。故亟付剞劂，以公诸世。至其一生

---

① 韦布：韦带布衣。贫贱者所着之服。
② 造化：自然的创造化育。此指人的生命。
③ 聿：笔的本字。
④ 跻：登。
⑤ 范文正公：宋苏州吴县人。名仲淹，字希文。卒谥文正。
⑥ 如菜作齑：齑，调味咸菜。如菜作齑，喻轻视医道。
⑦ 嘉言喻氏遗法：指喻嘉言《医门法律》。
⑧ 程朱：指宋代理学家程颐、程颢、朱熹。
⑨ 道统：圣道传承的统系。

之遗稿，自有倍蓰①于此，个中义理，必更有不可思议者，自必存在诸及门②处什袭③珍藏，尚未轻以示人也。然吾知卞氏之玉④，丰城之剑⑤，其精英瑞气断不至于泯没，自必终显于世，只在先后之间耳。倘有见余是刻，能悉将先生遗稿急续刻行世，岂非医林中之大快事，抑亦病家之大幸事也。谅亦必有同志者，余将翘企⑥而望之。因以为序。

乾隆三十一年岁次丙戌季冬锡山华岫云题

① 蓰：五倍曰蓰。
② 及门：受业弟子。
③ 什袭：重重包裹，谓郑重宝惜之意。
④ 卞氏之玉：即和氏璧。相传春秋时楚人卞和得一玉璞，先后献给楚厉王、武王，都被认为欺诈，被截去双脚。后楚文王即位，卞和抱璞哭于荆山下，楚王使人剖玉加工，果得宝玉。
⑤ 丰城之剑：相传三国吴时，斗、牛二星之间常有紫气。吴灭，紫气愈明。豫章人雷焕，言紫气为豫章丰城宝剑之精，上彻于天。尚书令张华即补焕为丰城令，密令寻之。焕掘狱屋基，得双剑，一名龙泉，一名太阿。其夕，紫气不复见。
⑥ 翘企：翘首企踵。

高　序

　　夫用药之道，譬若用兵，呼吸之间，死生攸系，固未易言也。是以军有纪律，方有法度，时有进退，事有成败。觇①风云之变，识草木之情，其机至神，又安可以小道视之哉！余不敏，窃慕范文正公之论，因师事吴门亮揆张先生，先生乃叶氏门墙桃李也，余因得窥叶派之一斑。观其议病疏方，动中窾綮，所谓游夏②之徒不能赞一辞者也。拟印叶师之妙谛，以开后学之法门，其有待于他年乎？由是归而读书，不与尘事。里有华君岫云者，好古之士也，过而与语甚洽，遂出一编示余，乃叶师之方案也。问所从来，曰：积数十年抄集而成。其苦心济世，为何如耶！噫，叶师之方案至妙者不可胜数，而散佚居多，此其剩事耳。然零珠碎玉，岁久弥湮，秘而不传，将终失也。请授之梓，以惠当世，华君然之。余嘉其非业医者而有是志，于是乎书。

时乾隆丙戌季冬锡城高梅题于响山书屋

---

① 觇：窥视。
② 游夏：子游与子夏，皆孔子门徒。

凡　　例

一、此案出自数年采辑，随见随录。证候错杂，若欲考一证，难于汇阅。余不揣固陋，稍分门类。但兼证甚多，如虚劳，咳嗽，吐血，本同一证，今各分门，是异而同也。即如咳嗽，有虚实、标本、六气之别，今合为一门，是同而异也。如暑湿而兼疟痢，脾胃病而兼呕吐肿胀，凡若此者，不可胜数，欲求分析至当不易。余本不业医，且年已古稀，自谢不敏，专俟高明之辈，翻刻改正。

一、一证之中，有病源各异。如虚劳，有阴虚、阳虚、阴阳两虚之不同，若再分门，恐有繁冗之叹。今将阴虚先列于前，继列阳虚，继阴阳两虚，使观者无错杂之憾，馀门仿此。

一、此案分门类时，已剔去十之二三。今一门之中，小异而大同者尚多，本应再为剔选，但细阅之，小异处却甚有深意，故不敢妄为去取。且如建中汤、麦门冬汤、复脉等汤，稍为加减，治证甚多。若再为删削，不足以见先生信手拈来，头头是道，其用方变化无穷之妙矣。

一、每阅前人医案，治贫贱者少。盖医以济人为本，视贫富应同一体，故此案不载称呼，仅刻一姓与年岁。如原案已失记者，则以一某字代之。至于妇女之病，年高者但将一妪字，中年者以一氏字，年少用一女字别之。然有本系妇女，而案中未经注明者甚多，不敢臆度，强为分别。

一、医道在乎识证，立法，用方，此为三大关键。一有草率，不堪为司命。往往有证既识矣，却立不出好法者，或法既立矣，却用不出至当不易好方者，此谓学业不全。然三者之中，识证尤为紧要。若法与方，只在平日看书多记，如学者记诵之功。至于识证，须多参古圣先贤之精义，由博返约，临证方能有卓然定见。若识证不明，开口动手便错矣。今观此案，其识证如若洞垣，所用法与方，皆宗前贤，而参以己意，稍为加减之，故案中有并非杜撰之句。余愿业医者，于识证尤当究心，如儒家参悟性理之功，则临证自有把握，然后取此法与方用之，必有左右逢源之妙矣。倘阅是书者，但摭拾其辞句，剿袭其方药，借此行道，为觅利之计，则与余刻是书之一片诚心大相悖矣。幸后之览者，扪心自问，切勿堕落此坑堑。

一、此案须知看法。就一门而论，当察其病情、病状、脉象各异处，则知病名虽同而源不同矣。此案用何法，彼案另用何法，此法用何方，彼法另用何方，从其错综变化处细心参玩。更将方中君臣佐使之药，合病源上细细体贴，其古方加减一二味处，尤宜理会。其辨证立法处，用朱笔圈出，则了如指掌矣。切勿草率看过，若但得其皮毛而不得其神髓，终无益也。然看此案，须文理精通之士，具虚心活泼灵机，曾将《灵》、《素》及前贤诸书参究过一番者，方能领会此中意趣。吾知数人之中，仅有一二知音，潜心默契。若初学质鲁之人，未能躐等①而进，恐徒费心神耳。

一、此案惟缺火证一门，盖火有七情、六气、五志之不同，证候不一，难于汇辑，故竟不分门。至于伤寒，惟太阳初感风寒为甚少，寒既化热之后，种种传变之证，散见诸门者颇多。观者自能会意，勿谓先生长于治杂证，短于治伤寒。观其用仲景诸方，活泼泼地，即可以知其治伤寒之妙矣。

一、案中治法，如作文之有平浓奇淡，诸法悉备。其用药有极轻清极平淡者，取效更捷。或疑此法仅可治南方柔弱之质，不能治北方刚劲之体，余谓不然。苟能会悟其理，则药味分量，或可权衡轻重，至于治法，则不可移易。盖先生立法之所在，即理之所在，不遵其法，则治不循理矣。南北之人，强弱虽殊，感病之由则一也。其补泻温凉，岂可废绳墨而出范围之外乎？况姑苏商旅云集，案中岂乏北省之人哉？不必因其轻淡而疑之。或又曰：案虽佳，但未知当时悉能效否？余曰：万事不外乎理，今案中评证，方中议药，咸合于理，据理设施，自必有当。至于效与不效，安用人人而考核之哉！

一、案中有未经载明，难于稽考处，如药味分量炮制，丸方煎方相混，与所服剂数多寡，若平补之方，竟有连服百剂者，更有一人联用几方者，其间相隔日月远近，并四季时令，俱未注明。惜皆无考，全在观者以意会之可也。

一、每门之后，附论一篇者，因治法头绪颇繁，故挈其纲领，稍为叙述之，以使后人观览。又恐业医之辈，文才有浅深，遂约同志，措辞不必高古，观者幸勿因其俚鄙而忽之。

一、案中所用丹丸，有一时不能猝办者，如紫雪丹、至宝丹、鳖甲煎丸、玉壶丸等类，若有丰裕好善之家，依方虔诚合就，售与病人，既可积德，亦不至于亏本。

一、此案之刻，不过一脔之味耳，本欲再为购求，广刻行世，奈无觅处。倘同志之士有所珍藏，亦愿公诸于世者，恭俟再商续刻。然此案虽非全璧，实具种种良法，已足启发愚蒙，嘉惠来兹。学者苟能默契其旨，大可砭时医庸俗、肤浅、呆板、偏执、好奇、孟浪、胆怯诸弊，其于医学有功不小。

一、凡治诸证，俱有初中末三法。如伤寒初起，邪在太阳，则用麻黄、桂枝、青龙等汤。疟证初起，则用小柴胡加减。痢证初起，先用胃苓汤加减。目疾初起，则用柴、薄、荆、防以升散之，此皆初治之大略也。今就所辑之案，大凡治中治末者，十居七八，初治者不过十之一二。其故何欤？盖缘先生当年名重一时，延请匪易，故病家初起必先请他医诊视，迫至罔效，始再请先生耳，故初治之案甚少。观是书者，其中先后浅深层次，不可紊乱，须细心审察而行之。

华岫云识

---

① 躐等：越级。

目　录

临证指南医案卷一

古吴　叶桂　天士先生著

浒关李大瞻翰圃

锡山华南田岫云　同校

邵　铭　新甫

中 风

肝肾虚内风动

钱 偏枯在左，血虚不营筋骨，内风袭络，脉左缓大。

制首乌四两，烘　枸杞子去蒂，二两　归身二两，用独枝者，去梢　淮牛膝二两，蒸　明天麻二两，面煨　三角胡麻二两，打碎，水洗十次，烘　黄甘菊三两，水煎汁　川石斛四两，水煎汁　黑豆皮四两，煎汁

用三汁膏加蜜，丸极细。早服四钱，滚水送。

陈四十七岁 肝血肾液内枯，阳扰风旋乘窍，大忌风药寒凉。

炒杞子　桂圆肉　炒菊花　炙黑甘草　黄芪去心　牡蛎

金 失血有年，阴气久伤，复遭忧悲悒郁，阳夹内风大冒，血舍自空，气乘于左。口喝肢麻，舌暗无声，足痿不耐行走。明明肝肾虚馁，阴气不主上承。重培其下，冀得风熄。议以河间法。

熟地四两　牛膝一两半　黄肉二两　远志一两半，炒黑　杞子二两　菊花二两，炒　五味一两半　川斛二两四钱　茯神二两　淡苁蓉干一两二钱

加蜜丸，服四钱。

液 虚 风 动

沈四十九岁 脉细而数，细为脏阴之亏，数为营液之耗。上年夏秋病伤，更因冬暖失藏，入春地气升，肝木风动，遂令右肢偏痿，舌本络强言謇，都因根蒂有亏之症。庸俗泄气降痰，发散攻风，再劫真阴，渐渐神惯如寐。倘加昏厥，将何疗治？议用仲景复脉法。

复脉汤去姜、桂。

又 操持经营，神耗精损，遂令阴不上潮，内风动跃，为痱中之象。治痰攻劫温补，阴愈损伤，枯槁日甚，幸以育阴熄风小安。今夏热益加发泄，真气更虚。日饵生津益气勿怠，大暑不加变动，再商调理。固本丸去熟地，加五味。

天冬　生地　人参　麦冬　五味

金六九 初起神呆遗溺，老人厥中显然。数月来夜不得寐，是阳气不交于阴。勿谓痰火，专以攻消。乃下虚不纳，议与潜阳。

龟腹甲心　熟地炭　干苁蓉　天冬　生虎胫骨　淮牛膝　炒杞子　黄柏

阳升热蒸液亏

卢 嗔怒动阳，恰值春木司升，厥阴内风乘阳明脉络之虚，上凌咽喉，环绕耳后清空之地，升腾太过，脂液无以营养四末，而指节为之麻木。是皆痹中根萌，所谓下虚上实，多致巅顶之疾。夫情志变蒸之热，阅方书无芩连苦降、羌防辛散之理。肝为刚脏，非柔润不能调和也。

鲜生地　元参心　桑叶　丹皮　羚羊角　连翘心

又 生地　阿胶　牡蛎　川斛　知母

阴中阳虚

汪五三　左肢麻木，膝盖中牵纵，忽如针刺。中年后精血内虚，虚风自动，乃阴中之阳损伤。

淡苁蓉干二两　枸杞三两　归身二两　生虎骨二两　沙苑二两　巴戟天二两　明天麻二两　桑寄生四两

精羊肉胶、阿胶丸，早服四钱。交冬加减，用人参丸服。

阴阳并虚

钱五八　用力努挣，精从溺管沥出，已经两耳失聪。肾窍失司，显然虚象。肾液虚耗，肝风鸱张，身肢麻木，内风暗袭，多有痹中之累。滋液熄风，温柔药涵养肝肾。经言肝为刚脏，而肾脏恶燥，若攻风劫痰，舍本求末矣。

熟地　枸杞　苁蓉　石菖蒲　当归　沙苑　巴戟　远志

张四九　中风以后，肢麻言謇，足不能行。是肝肾精血残惫，虚风动络。下寒，二便艰阻。凡肾虚忌燥，以辛润温药。

苁蓉　枸杞　当归　柏子仁　牛膝　巴戟　川斛　小茴

陈五九　中络，舌暗不言，痛自足起渐上，麻木痠胀，已属痼疾。参苓益气，兼养血络，仅堪保久。

人参　茯苓　白术　枸杞　当归　白芍　天麻　桑叶

阳虚卫疏

周 大寒土旺节候，中年劳倦，阳气不藏，内风动越，令人麻痹。肉瞤心悸，汗泄烦躁，乃里虚欲暴中之象。议用封固护阳为主，无暇论及痰饮他歧。

人参　黄芪　附子　熟术

胃虚表疏

某 阳明脉络空虚，内风暗动，右肩胛及指麻木。

玉屏风散加当归、天麻、童桑。

卫虚络痹

俞氏　寡居一十四载，独阴无阳。平昔操持，有劳无逸。当夏四月，阳气大泄主令，忽然右肢麻木，如堕不举，汗出麻冷，心中卒痛，而呵欠不已，大便不通。诊脉小弱，岂是外感？病象似乎痹中，其因在乎意伤忧愁则肢废也。攻风劫痰之治，非其所宜。大旨以固卫阳为主，而宣通脉络佐之。

桂枝　附子　生黄芪　炒远志　片姜黄　羌活

气　虚

唐六六　男子右属气虚，麻木一年，入春口眼歪斜，乃虚风内动。老年力衰，当时令之发泄，忌投风药，宜以固卫益气。

人参　黄芪　白术　炙草　广皮　归身　天麻　煨姜　南枣

凡中风症，有肢体缓纵不收者，皆属阳明气虚。当用人参为首药，而附子、黄芪、炙草之类佐之。若短缩牵挛，则以逐邪为急。

风 阳 燥 热

胡五六　阳明脉络已空，厥阴阳气易逆。风胜为肿，热久为燥。面热，喉舌干涸，心中填塞。无非阳化内风，胃受冲侮，不饥不纳矣。有年久延，颇虑痱中。

羚羊　连翘　丹皮　黑山栀　青菊叶元参　花粉　天麻

胃 虚 阳 升

张五七　痱中经年，眩晕汗出。阳气有升无降，内风无时不动。此竟夜不寐，属卫阳不肯交于营阴矣。沉痼之症，循理按法尚难速效，纷纷乱药，焉望向安？议用固阳明一法。

桂枝木　生黄芪　川熟附　炒远志龙骨　牡蛎　姜　枣

刘七三　神伤思虑则肉脱，意伤忧愁则肢废，皆痿象也。缘高年阳明脉虚，加以愁烦，则厥阴风动，木横土衰。培中可效，若穷治风痰，便是劫烁则谬。

黄芪　于术　桑寄生　天麻　白蒺当归　枸杞　菊花汁

加蜜丸。

肝 胃 同 治

包　老年隆冬暴中，乃阴阳失交本病。脉左大右濡，内风掀越，中阳已虚。第五日已更衣，神惫欲寐。宗王先生议，阳明厥阴主治法以候裁。

人参　茯苓　白蒺藜　炒半夏　炒杞子　甘菊

某　阳明虚，内风动，右肢麻痹，痰多眩晕。

天麻　钩藤　半夏　茯苓　广皮

胞络热邪阻窍

沈　风中廉泉，舌肿喉痹，麻木厥昏。内风亦令阻窍，上则语言难出，下则二便皆不通调。考古人吕元膺[1]每用芳香宣窍解毒，勿令壅塞致危也。

至宝丹四丸，匀四服。

葛三八　年未四旬，肌肉充盈。中病二年，犹然舌强言謇，舌厚边紫，而纳食便溺仍好。乃心胞络间久积之热弥漫，以致机窍不灵。平昔酒肉助热动风为病，病成反聚于清空之络。医药之治痰治火，直走肠胃，是以久进多投无效。

至宝丹。

风湿中脾络

程　脉濡无热，厥后右肢偏痿，口喝舌歪，声音不出。此阴风湿晦中于脾络，加以寒滞汤药敝其清阳，致清气无由展舒。法宗古人星附六君子汤益气，仍能攻风祛痰。若曰风中廉泉，乃任脉为病，与太阴脾络有间矣。

人参　茯苓　新会皮　香附汁　南星_{姜汁炒}　竹节白附子_{姜汁炒}

艾 灸 络 热

吕五九　阳邪袭经络而为偏痱，血中必热，艾灸反助络热，病剧废食。清凉固是正治，然须柔剂，不致伤血，且有熄风功能。

犀角　羚角　生地　元参　连翘　橘红　胆星　石菖蒲

---

① 吕元膺：名复，字元膺，号沧州翁。元明间医家，其著作今不传，有医案及医籍评论，见载于《九灵山房集·沧州翁传》。

脱

杨　中后不复，交至节四日，寒战汗泄，遂神昏不醒。是阴阳失于交恋，真气欲绝，有暴脱之虑。拟进回阳摄阴法。

人参　干姜　淡附子　五味　猪胆汁

又　人参三钱　附子三钱

又　人参　附子　五味　龙骨　牡蛎

肾阴虚肝风动

龚五七　厥证，脉虚数，病在左躯。肾虚液少，肝风内动，为病偏枯，非外来之邪。

制首乌　生地　杞子　茯神　明天麻　菊花　川斛

徐四一　水亏风动，舌强肢麻，中络之象。当通补下焦，复以清上。

熟地　淡苁蓉　杞子　牛膝　五味　远志　羚羊角　茯苓　麦冬　菖蒲

蜜丸。

丁　大寒节，真气少藏，阳夹内风旋动，以致痹中。舌边赤，中有苔滞。忌投攻风劫痰。益肾凉肝，治本为法。

生地　元参　麦冬　川斛　远志　石菖蒲　蔗浆

曾五二　脉弦动，眩晕耳聋，行走气促无力，肛痔下垂。此未老欲衰，肾阴弱，收纳无权，肝阳炽，虚风蒙窍，乃上实下虚之象。质厚填阴，甘味熄风，节劳戒饮，可免仆中。

虎潜去锁阳、知母，加大肉苁蓉，炼蜜丸。

张　脉细小带弦，冬季藏纳少固，遂至痹中。百馀日来，诸患稍和。惟语言欲出忽謇，多言似少相续。此皆肾脉不营舌络，以致机窍少宣，乃虚象也。早用地黄饮子煎法以治下，晚用星附六君子以益虚宣窍。

某姬　今年风木司天，春夏阳升之候，兼因平昔怒劳忧思，以致五志气火交并于上，肝胆内风鼓动盘旋，上盛则下虚，故足膝无力。肝木内风壮火，乘袭胃土，胃主肌肉，脉络应肢，绕出环口，故唇舌麻木，肢节如痿，固为中厥之萌。观河间内火召风之论，都以苦降辛泄，少佐微酸，最合经旨。折其上腾之威，使清空诸窍毋使浊痰壮火蒙蔽，乃暂药权衡也。至于颐养工夫，寒暄保摄，尤当加意于药饵之先。

上午服：

金石斛三钱　化橘红五分　白蒺藜二钱　真北秦皮一钱　草决明二钱　冬桑叶一钱　嫩钩藤一钱　生白芍一钱

又　前议苦辛酸降一法，肝风胃阳已折其上引之威，是诸症亦觉小愈。虽曰治标，正合岁气节候而设。思夏至一阴来复，高年本病，预宜持护。自来中厥，最防于暴寒骤加，致身中阴阳两不接续耳。议得摄纳肝肾真气，补益下虚本病。

九制熟地先用水煮半日，徐加醇酒、砂仁再煮一日，晒干，再蒸，如法九次。干者炒存性，八两　肉苁蓉用大而黑色者，去甲切片，盛竹篮内，放长流水中浸七日，晒干，以极淡为度，四两　生虎胫骨另捣碎研，二两　淮牛膝盐水蒸，三两　制首乌四两，烘　川萆薢盐水炒，二两　川石斛八两，熬膏　赤白茯苓四两　柏子霜二两

上药照方制末，另用小黑穭豆①皮八两，煎浓汁法丸，每早百滚水服三钱。

议晚上用健中运痰，兼制亢阳。火动风生，从外台茯苓饮意。

人参二两　熟半夏二两　茯苓四两，生　广皮肉二两　川连姜汁炒，一两　枳实麸炒，二两　明天麻二两，煨　钩藤三两　白蒺藜鸡子黄拌煮，洗净，炒去刺，三两　地栗粉二两

————————

① 黑穭豆：即黑豆。

上末用竹沥一杯，姜汁十匙法丸，食远开水服三钱。

又 近交秋令，燥气加临，先伤于上，是为肺燥之咳。然下焦久虚，厥阴绕咽，少阴循喉，往常口燥舌糜，是下虚阴火泛越。先治时病燥气化火，暂以清润上焦，其本病再议。

白扁豆勿研，三钱　玉竹三钱　白沙参二钱　麦冬去心，三钱　甜杏仁去皮尖，勿研，二钱　象贝母去心，勿研，二钱　冬桑叶一钱　卷心竹叶一钱

洗白糯米七合清汤煎。

又 暂服煎方：

北沙参三钱　生白扁豆二钱　麦冬三钱　干百合一钱半　白茯神一钱半　甜杏仁去皮尖，一钱半

又 痰火上实，清窍为蒙。于暮夜兼进清上方法。

麦冬八两　天冬四两　苡米八两　柿霜四两　长条白沙参八两　生白扁豆皮八两　甜梨汁二斤　甘蔗浆二斤

水熬膏，真柿霜收。每服五钱，开水送下。

又 夏热秋燥，阳津阴液更伤。口齿咽喉受病，都属阴火上乘，气热失降使然，进手太阴清燥甘凉方法甚安。其深秋初冬调理，大旨以清上实下，则风熄液润，不致中厥，至冬至一阳初复再议。

燕窝菜洗净另熬膏，一斤　甜梨去皮核，绢袋绞汁，熬膏，二十个　人参另熬收，三两　九制熟地水煮，四两　天冬去心，蒸，二两　麦冬去心，四两　黄芪皮生用，四两　炙黑甘草二两　五味二两，蒸　云茯神三两，蒸

又 左关尺脉独动数，多语则舌音不清，麻木偏著右肢，心中热炽，难以鸣状。此阳明脉中空乏，而厥阴之阳夹内风以纠扰，真气不主藏聚，则下无力以行动，虚假之热上泛，为燥多咳，即下虚者

上必实意。冬至后早服方，以丹溪虎潜法。

九制熟地照前法制，八两　肉苁蓉照前制，四两　天冬去心，蒸烘，四两　当归炒焦，二两　生白芍三两　川斛熬膏，八两　黄柏盐水炒，二两　淮牛膝盐水蒸，三两

上为末，另用虎骨胶三两，溶入蜜捣丸。服五钱，滚水送。

又 太太诸恙向安，今春三月，阳气正升，肝木主乎气候。肝为风脏，风亦属阳，卦变为巽，两阳相合，其势方张，内风夹阳动旋，脂液暗耗，而麻痹不已。独甚于四肢者，风淫末疾之谓也。经云：风淫于内，治以甘寒。夫痰壅无形之火，火灼有形之痰。甘寒生津，痰火风兼治矣。

天冬四两　麦冬八两　长白沙参八两　明天麻四两，煨　白蒺藜照前制，四两　甜梨汁一斤　芦根汁流水者可用，八两　青蔗浆一斤　鲜竹沥八两　柿霜四两

先将二冬、沙参、天麻、白蒺加泉水煎汁滤过，配入四汁，同熬成膏，后加柿霜收。每日下午食远服五钱，白滚水调服。

又 下虚上实，君相火亢，水涸液亏，多有暴怒跌仆之虞。此方滋液救焚，使补力直行下焦，不助上热。议铁瓮申先生琼玉膏方。

鲜生地水洗净，捣自然汁二斤，绵纸滤清，随和入生白沙蜜一斤。另置一铅罐或圆铅球，盛前药，封坚固。用铁锅满盛清水，中做井字木架，放罐在上，桑柴火煮三昼夜，频添水，不可住火。至三日后，连器浸冷水中，一日顷取出，入后项药。

人参蒸，烘，研细末，六两　白茯苓蒸，研粉，十六两　真秋石银罐内煅，候冷，研，一两

三味拌入前膏，如干豆沙样，收贮小口磁瓶内，扎好，勿令泄气。每早白滚水调服五六钱。

又　立冬后三日，诊得左脉小弦动数，右手和平略虚。问得春夏平安，交秋后有头晕，左目流泪，足痿无力，不能行走，舌生红刺，微咳有痰。此皆今年天气大热已久，热则真气泄越，虚则内风再旋。经言痿生大热，热耗津液。而舌刺、咳嗽、流泪者，风阳升于上也，上则下焦无气矣。故补肝肾以摄纳肾气为要，而清上安下，其在甘凉不伤脾胃者宜之。

制首乌四两　杞子炒，一两半　天冬去心，二两　茺蔚子蒸，二两　黄甘菊一两半　黑穞豆皮二两　茯苓蒸二两　川石斛熬膏，八两　虎骨胶二两，水溶

上末，以川斛膏同溶化虎骨胶捣丸，早上滚水服三四钱。

又　久热风动，津液日损。舌刺，咳嗽。议以甘药养其胃阴，老年纳谷为宝。

生扁豆四两　麦冬四两　北沙参三两　天花粉二两　甘蔗浆十二两　柿霜二两　白花百合四两

熬膏，加饴糖两许。每服时滚水调服三四钱，晚上服。

又　液燥下亏，阳夹内风上引，阴不上承。舌络强则言謇，气不注脉则肢痿，乏力步趋，凡此皆肝肾脏阴本虚。镇补之中，微逗通阳为法。以脏液虚，不受纯温药耳。

水制熟地四两　阿胶二两　女贞实二两　穞豆皮二两　淡肉苁蓉一两　茯神二两　旱莲草二两　川石斛三两

用精羖羊肉胶为丸，早上滚水服四五钱。

又　暂服煎方：

生地　沙参　茺蔚子　黑穞豆皮　川斛　牛膝

又　晚服丸方：

九蒸桑叶八两　三角胡麻四两　九制首乌三两　白茯神三两　人参二两　炙甘草一两　酸枣仁二两，炒　苡仁二两

上为末，桂圆肉三两煎汤法丸。每服三钱，百滚水下。

又　今年天符岁会①，上半年阳气大泄，见病都属肝胃，以厥阴为风脏，而阳明为盛阳耳。阴阳不肯相依，势必暴来厥中，过大暑可免，以暑湿大热，更多开泄，致元气不为相接耳。然此本虚标实，气火升腾所致。经旨以苦寒咸润酸泄，少佐微辛为治。议进补阳明泄厥阴法。

人参一钱　生牡蛎五钱　生白芍二钱　乌梅肉四分　川黄连盐水炒，六分　熟半夏醋炒，清水漂洗，一钱

上午服。

丸方：

人参二两　茯苓三两，生　盐水炒黄连五钱　半夏醋炒，水洗净，一两半　盐水炒广皮二两　枳实麸炒，两半　白蒺藜鸡子黄制，一两半　生白芍一两半　乌梅肉蒸，一两

为末，竹沥法丸。早上服三钱，百滚汤下。

又　夏月进酸苦泄热，和胃通隧，为阳明厥阴治甚安。入秋凉爽，天人渐有收肃下降之理。缘有年下亏，木少水涵，相火内风旋转，熏灼胃脘，逆冲为呕，舌络被熏则绛赤如火。消渴便阻，犹剩事耳。凡此仍属中厥根萌，当加慎静养为宜。

生鸡子黄一枚　阿胶一钱半　生白芍三钱　生地三钱　天冬去心，一钱　川连一分，生

上午服。

又　心火亢上，皆为营液内耗。先以补心汤，理心之用。

人参同煎，一钱　川连水炒，六分　犀角二钱，镑　元参二钱　鲜生地五钱　丹参一钱　卷心竹叶二钱

又　苦味和阳，脉左颇和。但心悸少

————

① 天符岁会：此指自然界的气运变化。

痹，已见营气衰微。仿金匮酸枣仁汤方，仍兼和阳，益心气以通肝络。

酸枣仁炒黑，勿研，五钱　茯神三钱　知母一钱　川芎一分　人参六分，同煎　天冬去心，一钱

痰火阻络

陈　脉左数，右弦缓，有年形盛气衰。冬春之交，真气不相维续，内风日炽。左肢麻木不仁，舌歪言謇，此属中络。调理百日，戒酒肉，可望向愈。

羚羊角　陈胆星　丹皮　橘红　连翘心　石菖蒲　钩藤　川斛

又　羚羊角　元参　连翘　花粉　川贝母　橘红　竹沥

又　丹溪云：麻为气虚，木是湿痰败血。诊左脉濡涩，有年偏枯，是气血皆虚。方书每称左属血虚，右属气虚，未必尽然。

人参　半夏　广皮　茯苓　归身　白芍　炙草　桑枝

又　经络为痰阻，大便不爽。昨日跌仆气乱，痰出甚艰。转方以宣经隧。

炒半夏　石菖蒲　广橘红　茯苓　胆星　枳实　竹沥　姜汁

叶　初春肝风内动，眩晕跌仆，左肢偏痿，舌络不和，呼吸不爽。痰火上蒙，根本下衰。先宜清上痰火。

羚羊角　茯苓　橘红　桂枝　半夏　郁金　竹沥　姜汁

又　风热烁筋骨为痛，痰火气阻，呼吸不利。照前方去郁金、竹沥、姜汁，加白蒺藜、钩藤。

又　炒半夏　茯苓　钩藤　橘红　金石斛　石菖蒲　竹沥　姜汁

又　人参　半夏　枳实　茯苓　橘红　蒺藜　竹沥　姜汁

风为百病之长，故医书咸以中风列于首门。其论症，则有真中，类中，中经络、血脉、脏腑之分。其论治，则有攻风劫痰，养血润燥，补气培元之治。盖真中虽风从外来，亦由内虚，而邪得以乘虚而入。北方风气刚劲，南方风气柔和，故真中之病，南少北多。其真中之方，前人已大备，不必赘论。其类中之症，则河间立论云：因烦劳则五志过极，动火而卒中，皆因热甚生火。东垣立论，因元气不足，则邪凑之，令人僵仆卒倒如风状，是因乎气虚。而丹溪则又云：东南气温多湿，由湿生痰，痰生热，热生风，故主乎湿。三者皆辨明类中之由也。类者，伪也。近代以来，医者不分真伪，每用羌、防、星、半、乌、附、细辛以祛风豁痰，虚症实治，不啻如柄凿之殊矣。今叶氏发明内风，乃身中阳气之变动，肝为风脏，因精血衰耗，水不涵木，木少滋荣，故肝阳偏亢，内风时起。治以滋液熄风，濡养营络，补阴潜阳，如虎潜、固本、复脉之类是也。若阴阳并损，无阳则阴无以化，故以温柔濡润之通补，如地黄饮子、还少丹之类是也。更有风木过动，中土受戕，不能御其所胜，如不寐不食，卫疏汗泄，饮食变痰，治以六君、玉屏风、茯苓饮、酸枣仁汤之属。或风阳上僭，痰火阻窍，神识不清，则有至宝丹芳香宣窍，或辛凉清上痰火。法虽未备，实足以补前人之未及。至于审症之法，有身体缓纵不收，耳聋目瞀，口开眼合，撒手遗尿，失音鼾睡，此本实先拨，阴阳枢纽不交，与暴脱无异，并非外中之风，乃纯虚症也。故先生急用大剂参附以回阳，恐纯刚难受，必佐阴药，以挽回万一。若肢体拘挛，半身不遂，口眼㖞邪，舌强言謇，二便不爽，此本体先虚，风阳夹痰火壅塞，以致营卫脉络失和。治法急则先用开关，继则益气

养血，佐以消痰清火，宣通经隧之药，气充血盈，脉络通利，则病可痊愈。至于风痹、风懿、风痹、瘫痪，乃风门之兼症，理亦相同。案中种种治法，余未能尽宣其理，不过略举大纲，分类叙述，以便后人观览，馀门仿此。华岫云

肝　风

肝　阴　虚

某　内风，乃身中阳气之动变，甘酸之属宜之。

生地　阿胶　牡蛎　炙草　黄肉炭

王　阳夹内风上巅，目昏耳鸣不寐，肝经主病。

熟地炙　炙龟甲　黄肉　五味　磁石　茯苓　旱莲草　女贞子

曹三二　辛寒清上，头目已清，则知火风由脏阴而起，刚药必不见效。缓肝之急以熄风，滋肾之液以驱热，治法大旨如此。

生地　阿胶　天冬　元参　川斛　小黑豆皮

陈四五　操持烦劳，五志阳气夹内风上扰清空，头眩耳鸣，目珠痛。但身中阳化内风，非发散可解，非沉寒可清，与六气火风迥异。用辛甘化风方法，仍是补肝用意。

枸杞子　桂圆肉　归身　炙草　甘菊炭　女贞子

陆四二　肝风阳气乘阳明之虚上冒，牙肉肿痛。议和阳熄风。

生地　阿胶　牡蛎　天冬　茯神　川斛　旱莲草　女贞子

凌　交节病变，总是虚症。目泛舌强，脊背不舒，溲淋便涩。皆肾液不营，肝风乃张。当宗河间浊药轻服，名曰饮子。

熟地五钱　咸苁蓉八钱　炒杞子三钱　麦冬二钱　云苓一钱半　川石斛三钱　生沙苑一钱　石菖蒲一钱　远志肉四分

饮子煎法。

胡　缓肝润血熄风。

制首乌　杞子　归身　冬桑叶　三角胡麻　柏子仁　茯神　天冬　黑稆豆皮

蜜丸。

某　高年水亏，肝阳升逆无制，两胁熇熇如热，则火升面赤，遇烦劳为甚。宜养肝阴和阳为法。

九蒸何首乌四两　九蒸冬桑叶三两　徽州黑芝麻三两　小黑稆豆皮三两　巨胜子二两，即胡麻　浸淡天冬去心，一两　真北沙参二两　柏子仁一两半，去油　云茯神二两　女贞实二两

上为末，青果汁法丸。早服三钱，开水送。

张氏　肝阳虚风上巅，头目不清。阳明脉空，腰膝痰软。议养血熄风。

菊花炭　熟首乌　牛膝炭　枸杞子炭　黑稆豆　茯神

肝　肾　阴　虚

沈　冲气左升，当镇肝摄肾。

地黄　阿胶　黄肉　淡菜　茯苓

丁四三　因萦思扰动五志之阳，阳化内风，变幻不已。夫阳动莫制，皆脏阴少藏，自觉上实下虚。法当介以潜之，酸以收之，味厚以填之。偏寒偏热，乌能治情志中病？

熟地　黄肉　五味　磁石　茯神　青盐　鳖甲胶　龟板胶

即溶胶为丸。

朱姬　心中热辣，痦烦不肯寐，皆春令地气主升，肝阳随以上扰。老年五液交枯，最有痫痉之虑。

生地　阿胶　生白芍　天冬　茯神
小黑稽豆皮

　　程氏　伏暑深秋而发，病从里出，始如疟状。热气逼迫营分，经事不当期而来。舌光如镜，面黯青晦，而胸痞隐痛。正气大虚，热气内闭，况乎周身皆痛，卫阳失和极矣。先拟育阴驱热，肝风不旋，不致痉厥。五日中不兴风波，可望向安。

　　生地　阿胶　天冬　麦冬　麻仁　生牡蛎

　　金女　温邪深入营络，热止，膝骨痛甚。盖血液伤极，内风欲沸，所谓剧则瘛疭，痉厥至矣。总是消导苦寒，冀其热止，独不虑胃汁竭、肝风动乎？拟柔药缓络热熄风。

　　复脉汤去参、姜、麻仁，生鳖甲汤煎药。

　　王氏　痛从腿肢筋骨上及腰腹，贯于心胸，若平日经来带下，其症亦至。此素禀阴亏，冲任奇脉空旷。凡春交，地中阳气升举，虚人气动随升，络血失养，诸气横逆。面赤如赭，饥不欲食，耳失聪，寐不成寐，阳浮，脉络交空显然。先和阳治络。

　　细生地　生白芍　生鳖甲　生龟甲
生虎骨　糯稻根

　　煎药送滋肾丸一钱半。

　　又　前用滋肾丸，痛缓。面浮跗肿，血气俱乏，内风泛越。经言：风胜则动，湿胜则肿。阴虚多热之质，议先用虎潜丸，每服四钱，四服。

　　某五三　下元水亏，风木内震。肝肾虚，多惊恐，非实热痰火可攻劫者。

　　生地　清阿胶　天冬　杞子　菊花炭
女贞实

　　胡　久病耳聋，微呛，喉中不甚清爽。是阴不上承，阳夹内风，得以上侮清空诸窍。大凡肝肾宜润宜凉，龙相宁则水

源生矣。

　　人参一钱，秋石一分化水拌，烘干同煎　鲜
生地三钱　阿胶一钱　淡菜三钱　白芍一钱
　　茯神一钱半。

　　又　阴虚液耗，风动阳升。虽诸恙皆减，两旬外大便不通。断勿欲速，惟静药补润为宜。

　　照前方去白芍，加柏子仁。

　　又　大便两次颇逸，全赖静药益阴之力。第纳食未旺，议与胃药。

　　人参　茯神　炒麦冬　炙甘草　生谷芽　南枣

　　又　缓肝益胃。

　　人参　茯神　生谷芽　炙甘草　木瓜
南枣

　　周　怒动肝风，筋胀胁板，喉痹。

　　阿胶　天冬　柏子仁　牡蛎　小麦

阳升血热

　　吴　脉弦小数，形体日瘦，口舌糜碎，肩背掣痛，肢节麻木，肤腠瘙痒，目眩晕，耳鸣，已有数年。此属操持积劳，阳升内风旋动，烁筋损液。古谓壮火食气，皆阳气之化。先拟清血分中热，继当养血熄其内风。安静勿劳，不致痿厥。

　　生地　元参　天冬　丹参　犀角　羚
羊角　连翘　竹叶心

　　丸方：

　　何首乌　生白芍　黑芝麻　冬桑叶
天冬　女贞子　茯神　青盐

心 营 热

　　某妪　脉右虚左数，营液内耗，肝阳内风震动。心悸，眩晕，少寐。

　　生地　阿胶　麦冬　白芍　小麦　茯
神　炙草

风阳扰神

吉三五　心悸荡漾，头中鸣，七八年中频发不止，起居饮食如常。此肝胆内风自动，宜镇静之品，佐以辛泄之味，如枕中丹。

王氏　惊悸，微肿，内风动也。

人参　龙骨　茯神　五味　煨姜　南枣

曹　肝胆阳气夹内风上腾不熄，心中热，惊怖多恐。进和阳镇摄方法。

龟甲　龙骨　牡蛎　茯神　石菖蒲　远志

又　神识略安，夜不得寐，胸脐间时时闪烁欲动，乃内风不熄也。进补心法。

生地　丹参　元参　茯神　枣仁　远志　菖蒲　天冬　麦冬　桔梗　朱砂

血去阳升

王氏　神呆不语，心热烦躁，因惊而后经水即下，肉腠刺痛，时微痓，头即摇。肝风内动，变痉厥之象。

小川连　黄芩　阿胶　牡蛎　秦皮

风阳阻窍

陈妪　虚风麻痹，清窍阻塞。

天麻　钩藤　白蒺藜　甘菊　连翘　桑枝

包妪　右太阳痛甚，牙关紧闭，环口牵动，咽喉如有物阻。乃阳升化风，肝病上犯阳络，大便欲闭。议用龙荟丸，每服二钱。

又　肝风阻窍，脉象模糊，有外脱之危。今牙关紧，咽痹不纳汤水，虽有方药，难以通关。当刮指甲末，略以温汤调灌，倘得关开，再议他法。另以苏合香擦牙。

郑三九　脉右弦，头胀耳鸣，火升。此肝阳上郁，清窍失司。

细生地　夏枯草　石决明　川斛　茯神　桑叶

络热窍痹

陈　夏季阳气暴升，烦劳扰动，致内风上阻清窍，口喎舌强，呵欠，机窍阻痹不灵，脉数，舌苔。忌投温散，乃司气所致，非表邪为病也。

犀角　羚羊角　郁金　菖蒲　胆星　钩藤　连翘　橘红　竹沥　姜汁

又　清络得效，火风无疑，忌投刚燥。

犀角　羚羊　郁金　菖蒲　连翘　生地元参　广皮　竹沥　姜汁

又　脉数面赤，肝风尚动，宜和阳熄风。

鲜生地　元参　羚羊角　连翘　菖蒲根　鲜银花　麦冬

痰热阻窍

汪　如寐舌喑，面赤亮，汗出。未病前一日，顿食面颇多，病来仓猝，乃少阴肾脏阴阳不续，厥阴肝风突起，以致精神冒昧。今七八日来，声音不出，乃机窍不灵。治法以固护正气为主，宣利上焦痰热佐之。若地、冬养阴，阴未骤生，徒使壅滞在脘。急则治标，古有诸矣。挨过十四、十五日，冀有转机。

人参　半夏　茯苓　石菖蒲　竹沥　姜汁

肝胃阴虚

江　左胁中动跃未平，犹是肝风未熄，胃津内乏，无以拥护，此清养阳明最要。盖胃属腑，腑强不受木火来侵，病当自减。与客邪速攻，纯虚重补迥异。

酸枣仁汤去川芎，加人参。

又　诸恙向安，惟左胁中动跃多年，时有气升欲噎之状。肝阴不足，阳震不熄，一时不能遽已。今谷食初加，乙癸同治姑缓。

人参　茯神　知母　炙草　朱砂染麦冬

调入金箔。

又　鲜生地　麦冬朱砂拌　竹叶心　知母

冲冷参汤。

胃虚表疏

席五七　脉来弦动而虚，望六①年岁，阳明脉衰，厥阴内风暗旋不熄，遂致胃脉不主束筋骨以利机关，肝阳直上巅顶，汗从阳气泄越。春月病发，劳力病甚，此气愈伤，阳愈动矣。法当甘温益气，攻病驱风皆劫气伤阳，是为戒律。

人参　黄芪　当归　炙草　冬桑叶　麦冬　地骨皮　花粉

胃虚痰滞

孙氏　胃虚，肝风内震，呕痰咳逆，头痛眩晕，肢麻，汗出寒热。

二陈汤加天麻、钩藤。

滋肝和胃

沈五六　色苍形瘦，木火体质，身心过动，皆主火化。夫吐痰冲气，乃肝胆相火犯胃过膈，纳食自少，阳明已虚。解郁和中，两调肝胃，节劳戒怒，使内风勿动为上。

枸杞子　酸枣仁　炒柏子仁　金石斛　半夏曲　橘红　茯苓

黄菊花膏丸。

泄肝安胃

梁　木火体质，复加郁勃，肝阴愈

耗，厥阳升腾。头晕，目眩，心悸。养肝熄风，一定至理。近日知饥少纳，漾漾欲呕，胃逆不降故也。先当泄木安胃为主。

桑叶一钱　钩藤三钱　远志三分　石菖蒲三分　半夏曲一钱　广皮白一钱半　金斛一钱半　茯苓三钱

又　左脉弦，气撑至咽，心中愦愦，不知何由，乃阴耗阳亢之象。议养肝之体，清肝之用。

九孔石决明一具　钩藤一两　橘红一钱　抱木茯神三钱　鲜生地三钱　羚羊角八分　桑叶一钱半　黄甘菊一钱

怒劳伤肝结疝瘕

沈　年岁壮盛，脘有气瘕，嗳噫震动，气降乃平。流痰未愈，睾丸肿硬。今入夜将寐，少腹气冲至心，竟夕但寤不寐，头眩目花，耳内风雷，四肢麻痹，肌膜如刺，如虫行。此属操持怒劳，内损乎肝，致少阳上聚为瘕，厥阴下结为疝。冲脉不静，脉中气逆混扰，气燥热化，风阳交动，营液日耗，变乱种种，总是肝风之害。非攻消温补能治，惟以静养，勿加怒劳，半年可望有成。

阿胶　细生地　天冬　茯神　陈小麦　南枣肉

惊怒动肝

王五十　惊恐恼怒动肝，内风阳气沸腾。脘痹咽阻，筋惕肌麻，皆风木过动，致阳明日衰。先以镇阳熄风法。

阿胶　细生地　生牡蛎　川斛　小麦　茯神

风阳扰胃

曹氏　离愁菀结，都系情志中自病。

---

① 望六：年龄将近六十。

恰逢冬温，阳气不潜。初交春令，阳已勃然。变化内风，游行扰络。阳但上冒，阴不下吸，清窍为蒙，状如中厥，舌暗不言。刘河间谓将息失宜，火盛水衰，风自内起，其实阴虚阳亢为病也。既不按法论病设治，至惊蛰雷鸣，身即汗泄，春分气暖，而昼夜寤不肯寐，甚至焦烦，迥异于平时，何一非阳气独激使然耶？夫肝风内扰，阳明最当其冲犯，病中暴食，以内风消烁，求助于食。今胃脉不复，气愈不振，不司束筋骨以利机关，致鼻准光亮，肌肉浮肿。考古人虚风，首推侯氏黑散，务以填实肠胃空隙，庶几内风可熄。奈何医者不曰清火豁痰，即曰腻补，或杂风药。内因之恙，岂有形质可攻，偏寒偏热，皆非至理。

生牡蛎　生白芍　炒生地　菊花炭
炙甘草　南枣肉

大凡攻病驱邪，药以偏胜，如《内经》咸胜苦，苦胜辛之类，藉其克制，以图功耳。今则情志内因致病，系乎阴阳脏腑不和，理偏就和，宜崇生气，如天地间四时阴阳迭运，万物自有生长之妙。案中曰阳冒不潜，法当和阳以就阴。牡蛎体沉味咸，佐以白芍之酸，水生木也。地黄微苦，菊微辛，从火炒变为苦味，木生火也。益以甘草、大枣之甘，充养阳明，火生土也。药虽平衍无奇，实参轩岐底蕴，世皆忽略不究，但执某药治何病者多矣。

经云：东方生风，风生木，木生酸，酸生肝。故肝为风木之脏，因有相火内寄，体阴用阳，其性刚，主动主升，全赖肾水以涵之，血液以濡之，肺金清肃下降之令以平之，中宫敦阜之土气以培之，则刚劲之质得为柔和之体，遂其条达畅茂之性，何病之有？倘精液有亏，肝阴不足，血燥生热，热则风阳上升，窍络阻塞，头

目不清，眩晕跌仆，甚则瘛疭痉厥矣。先生治法，所谓缓肝之急以熄风，滋肾之液以驱热。如虎潜、侯氏黑散、地黄饮子、滋肾丸、复脉等方加减，是介以潜之，酸以收之，厚味以填之，或用清上实下之法。若思虑烦劳，身心过动，风阳内扰，则营热心悸，惊怖不寐，胁中动跃。治以酸枣仁汤、补心丹、枕中丹加减，清营中之热，佐以敛摄神志。若因动怒郁勃，痰火风交炽，则有二陈、龙荟。风木过动，必犯中宫，则呕吐不食，法用泄肝安胃，或填补阳明。其它如辛甘化风，甘酸化阴，清金平木，种种治法，未能备叙。然肝风一症，患者甚多，因古人从未以此为病名，故医家每每忽略。余不辞杜撰之咎，特为拈出，另立一门，以便后学考核云。华岫云

眩　晕

痰　火

徐　脉左浮弦数，痰多，脘中不爽，烦则火升眩晕，静坐神识稍安。议少阳阳明同治法。

羚羊角　连翘　香豆豉　广皮白　半夏曲　黑山栀

某　痰火风在上，舌干头眩。

天麻　钩藤　菊花　橘红　半夏曲　茯苓　山栀　花粉

某　酒客中虚，痰晕。

二陈加术、白蒺、钩藤、天麻。

内风夹痰

江五十　脉弦动，眩晕痰多，胸痹窒塞。此清阳少旋，内风日沸。当春地气上升，最虑风痹。

明天麻　白蒺　桂枝木　半夏　橘红

茯苓　苡仁　炙草

又　头额闷胀，痰多作眩。

外台茯苓饮加羚羊角、桂枝，竹沥、姜汁法丸。

吴四五　诊脉芤弱，痰多眩晕。心神过劳，阳升风动，不可过饮助升。治痰须健中，熄风可缓晕。

九蒸白术　炒杞子　白蒺　茯苓　菊花炭

周　内风夹痰，眩晕，吐出清水。

半夏　茯苓　广皮　天麻　钩藤　菊花

肝　风

张　肝风内沸，劫烁津液，头晕，喉舌干涸。

大生地　天冬　麦冬　萸肉　阿胶　生白芍

陈　肝风动逆不熄，头晕。

九制首乌四两　甘菊炭一两　杞子二两　桑椹子二两　黑芝麻二两　巨胜子一两半　牛膝一两半　茯神二两

青果汁法丸。

洪四十　内风逆，头晕。

经霜桑叶一钱　炒黄甘菊花炭一钱　生左牡蛎三钱　黑穭豆皮三钱　徽州黑芝麻二钱　茯神一钱半

某　两寸脉浮大，气火上升，头眩甚则欲呕吐。厥阴上干，久则阳明失降，土被木克，脾胃俱伤。先当镇肝阳。

制首乌　穭豆皮　炒杞子　柏子仁　紫石英　茯神　天冬　南枣

某　操持惊恐，相火肝风上窜，目跳头晕，阴弱欲遗，脉左弦劲，右小平。

生地　白芍　丹皮　钩藤　天麻　白蒺藜　黄菊花　橘红

络　热

王六三　辛甘寒，眩晕已缓。此络脉中热，阳气变现，内风上冒，是根本虚在下，热化内风在上。上实下虚，先清标恙。

羚羊角　元参心　鲜生地　连翘心　郁金　石菖蒲

又　照前方去菖蒲、郁金，加川贝、花粉。

阴虚阳升

某二四　晕厥烦劳即发，此水亏不能涵木，厥阳化风鼓动，烦劳阳升，病斯发矣。据述幼年即然，药饵恐难杜绝。

熟地四两　龟板三两　牡蛎三两　天冬一两半　萸肉二两　五味一两　茯神二两　牛膝一两半　远志七钱　灵磁石一两

田二七　烦劳，阳气大动，变化内风，直冒清空，遂为眩晕。能食肤充，病不在乎中上。以介类沉潜真阳，咸酸之味为宜。

淡菜胶　龟板胶　阿胶　熟地　萸肉　茯苓　川斛　建莲

山药浆丸。

营血虚

严四五　营虚，内风逆，心悸头晕。

炒杞子　柏子仁　三角胡麻　川斛　生左牡蛎　冬桑叶

下　虚

李七三　高年颇得纳谷安寝，春夏以来，头晕跗肿，不能健步。此上实下虚，肾气衰，不主摄纳，肝风动，清窍渐蒙。大凡肾宜温，肝宜凉，温纳佐凉，乃复方之剂。

附都气加车前、淡天冬，建莲丸。

经云：诸风掉眩，皆属于肝。头为六阳之首，耳目口鼻，皆系清空之窍。所患眩晕者，非外来之邪，乃肝胆之风阳上冒耳，甚则有昏厥跌仆之虞。其症有夹痰、夹火、中虚、下虚，治胆、治胃、治肝之分。火盛者，先生用羚羊、山栀、连翘、花粉、元参、鲜生地、丹皮、桑叶，以清泄上焦窍络之热，此先从胆治也。痰多者，必理阳明，消痰如竹沥、姜汁、菖蒲、橘红、二陈汤之类。中虚则兼用人参、外台茯苓饮是也。下虚者，必从肝治，补肾滋肝，育阴潜阳，镇摄之治是也。至于天麻、钩藤、菊花之属，皆系熄风之品，可随症加入。此症之原，本之肝风，当与肝风、中风、头风门合而参之。

华岫云

头　风

暑热上蒙清窍

赵　右偏头痛，鼻窍流涕，仍不通爽，咽喉疳腐，窹醒肢冷汗出。外邪头风，已留数月，其邪混处，精华气血，咸为蒙闭，岂是发散清寒可解？头巅药饵，务宜清扬。当刺风池、风府，投药仍以通法。苟非气血周行，焉望却除宿病？

西瓜衣　鲜芦根　苡仁　通草

煎送蜡矾丸。

木火上炎

何四一　右偏风头痛，从牙龈起。

炒生地三钱　蔓荆子炒，一钱　黄甘菊一钱　茯苓一钱半　炒杞子二钱　冬桑叶一钱　炒丹皮一钱　川斛一钱半

阴中阳虚

王五一　中年阴中之阳已虚，内风偏头痛，冷泪出。

还少丹。

胃虚风阳上逆

徐四一　头风既愈复发，痛甚呕吐不已。阳明胃虚，肝阳化风愈动，恐有失明之忧。

炒半夏　茯苓　苦丁茶　菊花炭　炒杞子　柏子霜

朱五四　阳明脉弦大而坚，厥阴脉小弦数促，面赤头痛，绕及脑后，惊惕肉瞤，漐漐汗出，早晨小安，入暮偏剧。此操持怫郁，肝阳挟持内风直上巅顶，木火戕胃为呕逆，阳越为面赤汗淋。内因之病，加以司候春深，虑有暴厥痉痓之患。夫肝为刚脏，胃属阳土。姑议柔缓之法，冀有阳和风熄之理。

复脉去参、姜、桂，加鸡子黄、白芍。

王　始用茶调散得效，今宜养血和血。

川芎　归身　白芍酒炒　白蒺藜炒　桑枝

朱三四　头风，目痛昏赤，火风上郁最多。及询病有三四年，遇风冷为甚。其卫阳清气，久而损伤，非徒清散可愈。从治风先治血意。

杞子　归身　炒白芍　沙苑　菊花钩藤

头风一症，有偏正之分。偏者主乎少阳，而风淫火郁为多。前人立法，以柴胡为要药，其补泻之间，不离于此。无如与之阴虚火浮，气升吸短者，则厥脱之萌，由是而来矣。先生则另出心裁，以桑叶、丹皮、山栀、荷叶边，轻清凉泄，使少阳郁遏之邪亦可倏然而解。倘久则伤及肝阴，参入咸凉柔镇可也。所云正者，病情

不一，有气虚血虚、痰厥肾厥、阴伤阳浮、火亢邪风之不同。按经设治，自古分晰甚明，兹不再述。至于肝阴久耗，内风日旋，厥阳无一息之宁，痛掣之势已极，此时岂区区汤散可解？计惟与复脉之纯甘壮水，胶黄之柔婉以熄风和阳，俾刚亢之威一时顿熄。予用之屡效如神，决不以虚谀为助。邵新甫

虚　劳

阴　虚

王二二　此少壮精血未旺，致奇脉纲维失护。经云：形不足者，温之以气；精不足者，补之以味。今纳谷如昔，当以血肉充养。

牛骨髓　羊骨髓　猪骨髓　茯神　枸杞当归　湖莲　芡实

温三二　阴虚督损。

六味加麋角胶、秋石、川石斛膏。

陈十七　疬劳在出幼之年，形脉生气内夺。冬月可延，入夏难挨。由真阴日消烁，救阴无速功，故难治。

两仪煎。

陈二一　春病至夏，日渐形色消夺。是天地大气发泄，真气先伤，不主内守，为损怯之症。不加静养，损不肯复，故治嗽治热无用。交节病加，尤属虚象。脉左数甚，肛有漏疡，最难全好。

熟地　炒山药　建莲　茯苓　猪脊筋

徐四一　清金润燥热缓，神象乃病衰成劳矣。男子中年，行走无力，寐中咳逆，温补刚燥难投。

天冬　生地　人参　茯苓　白蜜

黄二六　阴伤劳损。

清阿胶　鸡子黄　生地　麦冬　麻子仁　炙甘草　南枣

某　摄阴得效，佐以益气，合补三阴之脏。

人参　熟地　炒杞子　五味　牛膝炭建莲　炒山药　芡实

钱　阳外泄为汗，阴下注则遗。二气造偏，阴虚热胜。脑为髓海，腹是至阴，皆阳乘于阴。然阳气有馀，益见阴弱，无以交恋其阳，因病致偏，偏久致损。坐功运气，阴阳未协，损不肯复，颇为可虑。今深秋入冬，天令收肃，身气泄越，入暮灼热，总是阴精损伤而为消烁耳。

川石斛　炒知母　女贞子　茯神　糯稻根　小黑稽豆皮

又　暮夜热炽，阴虚何疑。但从前表散，致卫气疏泄。穿山甲钻筋流利后，致经络气血劫撒，内损不复，卫阳藩篱交空，斯时亦可撑半壁矣。失此机宜，秋收冬藏主令，其在封固蛰藏耳。张季明谓元无所归则热灼，亦是。

丸方：

人参　河车　熟地　五味　莲肉　山药　茯苓

食后逾时服六神汤。

张六七　有年呼气颇和，吸气则胁中刺痛，是肝肾至阴脏络之虚。初投辛酸而效，两和肝之体用耳。大旨益肾当温，复入凉肝滋液，忌投刚燥。

大熟地　天冬　枸杞　柏子霜　茯苓桂圆肉　女贞子　川斛

蜜丸。

徐　今年长夏久热，伤损真阴。深秋天气收肃，奈身中泄越已甚，吸短精浊，消渴眩晕。见症却是肝肾脉由阴渐损及阳明胃络，纳谷减，肢无力。越人所云阴伤及阳，最难充复。诚治病易，治损难耳。

人参　天冬　生地　茯神　女贞　远志

钟二十　少年形色衰夺，见症已属劳

怯。生旺之气已少，药难奏功，求医无益。食物自适者，即胃喜为补。扶持后天，冀其久延而已。

鱼鳔　湖莲　秋石　芡实　金樱子

周七十　脉神形色，是老年衰惫，无攻病成法。大意血气有情之属，栽培生气而已。

每日不拘，用人乳或牛乳，约茶盏许，炖暖入姜汁三分。

某女　交夏潮热口渴，肌肤甲错，此属骨蒸潮热。

生鳖甲　银柴胡　青蒿　黄芩　丹皮　知母

汤女　天癸未至，入暮寒热。此先天真阴不足，为损怯延挨之病，腹膨减食，治在太阴厥阴。

熟白术二钱　生厚朴一钱　当归二钱　丹皮一钱半　淡黄芩一钱　生鳖甲五钱

此一通一补之法，白术补太阴，厚朴通阳明，当归补厥阴，丹皮泄少阳，黄芩清气分之热，鳖甲滋血分之热也。

陈十二　稚年阴亏阳亢，春阳化风地升，暮热晨汗，肌柔白，脉数虚。非客邪清解，仿仲景复脉法。

本方去姜、桂，加甘蔗汁。

王十二　稚年纯阳，诸阳皆聚于骨，阴未充长，阳未和谐。凡过动烦怒等因，阳骤升巅为痛，熟寐痛止，阳潜入阴也。此非外邪，常用钱氏六味丸，加龟甲、知母、咸秋石，以滋养壮阴。

曹十三　肌肉苍赤，脉小数疾。童真阴未充长，囊下肛前，已有漏厄。阳独升降，巅窍如蒙。常与壮水制火，犹虑变幻损怯。

生六味去萸肉，加生白芍、黄柏、知母、人中白、蜜丸。

施三二　脉尺垂少藏，唾痰灰黑，阴水内亏，阳火来乘，皆损怯之萌，可冀胃旺加餐耳。年岁已过三旬，苟能静养百天，可以充旺。

熟地　天冬　川斛　茯神　远志　山药　建莲　芡实　秋石

猪脊髓丸。

张　劳烦，夏秋气泄而病，交小雪不复元。咽中微痛，血无华色。求源内损不藏，阴中之阳不伏，恐春深变病。

熟地炭　清阿胶　川斛　浸白天冬　秋石二分

许三二　阴伤及阳，畏风外冷，午后潮热，舌绛渴饮，刚峻难进。腰脊坠，音哑心嘈。姑与柔阳滋液。

首乌　枸杞　天冬　黑穞豆皮　茯神　建莲

黄　当纯阳发泄之令，辛散乱进，火升，咽干气促。病根在下焦，阴虚成劳，最难调治。

熟地　炒山药　五味　芡实　茯神　湖莲

又　照前方加人参。

宋　劳损三年，肉消脂涸。吸气喘促，欲咳不能出声，必踞按季胁，方稍有力，寐醒喉中干涸，直至胸脘。此五液俱竭，法在不冶。援引人身脂膏为继续之算，莫言治病。

鲜河车　人乳汁　真秋石　血余炭

阴 虚 阳 浮

吴二八　遗浊已久，上冬喉中哽噎，医投寒解，入夏不痊。缘肾阴为遗消铄，龙雷不肯潜伏，于冬令收藏之候，反升清空之所。《内经》以少阴之脉循喉咙，挟舌本。阴质既亏，五液无以上承，徒有浮阳蒸灼，柔嫩肺日伤，为痹为宣，不外阴虚阳亢楷模。但养育阴气，贵乎宁静。夫思烦嗔怒，诵读吟咏，皆是动阳助热。不求诸己工夫，日啖草木药汁，生气暗伤，岂曰善策？然未尝无药也，益水源之弱，制火炎之炽。早用六味减丹、泽，加阿胶、秋石、龟胶、牡蛎、湖莲肉之属以入下，介以潜阳，滋填涩固，却是至静阴药。卧时量进补心丹，宁神解热，俾上下得交，经年可冀有成。

沈 脉细涩，入尺泽，下元精亏，龙旺火炽。是口齿龈肿，皆下焦之虚阳上越。引火归窟，未尝不通，只以形瘦液少，虑其劫阴，致有疡痈起患，当预虑也。

虎潜去广、归、锁阳，加山药、苁蓉、青盐，羊肉胶丸。

安 脉坚，咽阻心热，得嗳气略爽，腰膝软弱，精滑自遗。必因惊恐，伤及肝肾，下虚则厥阳冲逆而上。法宜镇逆和阳，继当填下。

生白芍 桂枝木 生牡蛎 龙骨 茯神 大枣 小黑穞豆皮

郑 脉数，垂入尺泽穴中，此阴精未充早泄，阳失潜藏，汗出吸短。龙相内灼，升腾面目，肺受熏蒸，嚏涕交作。兼之胃弱少谷，精浊下注，尿管疼痛，肝阳吸其肾阴，善怒多郁，显然肾虚如绘。议有情之属以填精，仿古滑涩互施法。

牛骨髓四两 羊骨髓四两 猪脊髓四两 麋角胶四两 熟地八两 人参四两 黄肉四两 五味三两 芡实四两 湖莲四两 山药四两 茯神四两 金樱膏三两

胶髓丸。

曹二一 精气内夺，冬乏收藏，入夜气冲呛逆，不得安寝。皆劳怯之末传，难治。

人参 鲜紫河车 茯苓 茯神 五味 紫衣胡桃肉

姚二三 脉左细右空，色夺神夭，声嘶，乃精伤于下，气不摄固，而为咳汗。劳怯重病，药难奏功。用大造丸方。

程 脉左弦搏，著枕眠卧，冷痰上升，交子后干咳。此肾虚阳不潜伏，乃虚症也。从摄固引导，勿骤进温热燥药。

熟地炭 生白芍 山药 茯苓 丹皮 泽泻 车前 牛膝 胡桃肉

蒋 脉细促，三五欲歇止，头垂欲俯，著枕即气冲不续。此肾脏无根，督脉不用，虚损至此，必无挽法。

熟地 五味 茯苓 青铅 猪脊髓

朱二九 真阴久伤不复，阳气自为升降，行动即觉外感。皆体质失藏，外卫不固矣。治在少阴，用固本丸之属，加入潜阳介类。

固本丸加淡菜、秋石、阿胶。

金二二 虚症五年，真阴既损不复，长夏阴不生成，阳扰升越巅顶而为痛胀。目患不痊，病根亦在肝肾。与潜阳以益乙癸。

磁石六味加龟甲。

胡 厥阳上冲，心痛振摇，消渴齿血，都是下焦精损。质重味厚，填补空隙，可冀其效。

熟地四两 五味二两 茯神二两 建莲二两 芡实二两 山药二两 人乳粉二两 秋石二两

生精羊肉胶丸，早服四钱。

程 今年厥阴司天，春分地气上升，人身阳气上举，风乃阳之化气，阴衰于下，无以制伏，上愈热斯下愈寒，总属虚象。故龟胶、人乳，皆血气有情，服之小效者，非沉苦寒威也。兹定咸味入阴，介类潜阳法。

炒熟地 龟胶 阿胶 炒远志 炒山药 湖莲

六七日后，仍进琼玉膏减沉香。

蒋三五 肝厥，用咸味入阴，水生木体，是虚症治法。夏令大气主泄，因烦劳病发，势虽减于昔日，而脉症仍然。必静养经年，阴阳自交，病可全去。议介类潜阳，佐酸味以敛之。

熟地　柏子霜　萸肉　五味　锁阳　淡菜胶　海参胶　真阿胶　龟板胶　茯苓　湖莲　芡实　青盐

金　肝血肾精无藏，阳乏依附，多梦纷纭，皆阳神浮越。当以介属有情，填补下焦。

熟地　淡菜　阿胶　萸肉　小麦　龙骨　牡蛎

又　肾虚气攻于背，肝虚热触于心，都是精血内夺，神魂不主依附。此重镇以理其怯，填补以实其下。血肉有情，皆充养身中形质，即治病法程矣。

熟地　牡蛎　淡菜　五味　萸肉　龙骨　杞子

吴十八　诊脉细数，左垂尺泽，先天最素薄，真阴未充。当精通年岁，阴气早泄，使龙相刻燃，津液暗消，有虚怯根荫。药宜至静纯阴，保养尤为要旨。

知柏六味去丹、泽，加龟甲、天冬，猪脊髓丸。

钱五十　据说热自左升，直至耳前后胀。视面色油亮，足心灼热，每午后入暮皆然。上年用茶调散宣通上焦郁热不应，此肝肾阴火乘窍，却因男子精亏，阳不下交。经言以滋填阴药，必佐介属重镇。试以安寝竟夜乃安，参阳动阴静至理。

熟地　龟板　萸肉　五味　茯苓　磁石黄柏　知母

猪脊髓丸。

顾二二　阴精下损，虚火上炎，脊腰髀疫痛，髓空，斯督带诸脉不用。法当填髓充液，莫以见热投凉。

熟地水煮　杞子　鱼胶　五味　茯神　山药　湖莲　芡实

金樱膏为丸。

陈二十　喉痹，目珠痛，吸气短促，曾咯血遗精。皆阴不内守，孤阳上越诸窍。当填下和阳。

熟地　枸杞炭　旱莲草　菊花炭　女贞　茯苓

某三二　心烦不宁，目彩无光。少阴肾水枯槁，厥阳上越不潜。议用填阴潜阳。

人参一钱半　熟地五钱　天冬一钱　麦冬三钱　茯神三钱　龟板一两

某女　渴不欲饮，阴不上承。况寐醒神识不静，易惊汗出。法当敛补。

人参　熟地炭　萸肉炭　茯神　五味炒远志

邵　精血伤，气不潜纳，阳浮扰神则魂魄不宁，脏阴不安其位。

人参　炙草　建莲　茯神　龙骨　金箔

阳　虚

卢　有形血液，从破伤而损，神气无以拥护。当此冬令藏阳，阳微畏寒，奇脉少津，乏气贯布，行步欹斜，键忘若愦，何一非精气内夺之征？将交大雪，纯阴无阳，冬至一阳来复，也见此离散之态。平素不受暖补，是气元长旺。今乃精衰气竭之象，又不拘乎此例也。

人参　鹿茸　归身　炒杞子　茯苓沙苑

马　阴精走泄于下，阳气郁冒于上，太冲脉衰，厥气上冲，陡然痫厥。阴阳既失交偶，内随阳掀旋，阳从汗泄矣。宜远房帏，独居静室。医治之法，从阴引阳，从阳引阴，大封大固，以蛰藏为要。百日可效，经年可以复元。

淡苁蓉　五味　远志　茯神　芡实建莲　生羊腰子

孙四二　形躯丰溢，脉来微小，乃阳气不足体质。理烦治剧，曲运神机，都是伤阳之助。温养有情，栽培生气，即古圣春夏养阳，不与逐邪攻病同例。用青囊斑龙丸。

某二十　少壮形神憔悴，身体前后牵掣不舒。此奇经脉海乏气，少阴肾病何疑。

淡苁蓉　甘枸杞　当归　牛膝　沙苑
茯苓

某　阴阳二气不振，春初进八味，减桂之辛，益以味、芍之酸，从阳引阴，兼以归脾守补其营，方得效验。兹当春升夏令，里虚藏聚未固，升泄主令，必加烦倦。古人谓寒则伤形，热则伤气。是当以益气为主，通摄下焦兼之。仿《内经》春夏养阳，秋冬养阴为法。非治病也，乃论体耳。夏季早服青囊斑龙丸方法。

鹿茸　鹿角霜　鹿角胶　赤白茯苓
熟地　苁蓉　补骨脂　五味子

晚服归脾去木香，加枸杞子。

王氏　凡女科书，首篇必论调经，既嫁必究孕育。结缡①十载，未能得胎。病在至阴之脏，延及奇经八脉。述经迟晨泄，心若摇漾，得食姑缓，肛疡久漏，都属下损。

人参　麋茸　紫石英　茯苓　当归
补骨脂

枣艾汤泛丸。

汪氏　女科首列调经，今经不调和，耳鸣心漾，汗出，畏恐神痹，两足皆冷兼浮肿。冬至节交，病甚于前。都因肝肾内怯，阳不交阴所至。

薛氏加减八味丸，淡盐汤送三钱。

万二七　诊脉数，左略大，右腰牵绊，足痿，五更盗汗即醒，有梦情欲则遗，自病半年，脊椎六七节骨形凸出。自述书斋坐卧受湿，若六淫致病，新邪自解。验色脉推病，是先天禀赋原怯，未经充旺，肝血肾精受戕，致奇经八脉中乏运用之力，

乃筋骨间病，内应精血之损伤也。

人参一钱　鹿茸二钱　杞子炒黑，三钱　当归一钱　舶茴香炒黑，一钱　紫衣胡桃肉二枚　生雄羊内肾二枚

夫精血皆有形，以草木无情之物为补益，声气必不相应。桂附刚愎，气质雄烈，精血主脏，脏体属阴，刚则愈劫脂矣。至于丹溪虎潜法，潜阳坚阴，用知、柏苦寒沉著，未通奇脉。余以柔剂阳药，通奇脉不滞，且血肉有情，栽培身内之精血。但王道无近功，多用自有益。

阳虚奇脉兼病

朱　三六　辛温咸润，乃柔剂通药，谓肾恶燥也，服有小效。是劳伤肾真，而八脉皆以废弛失职。议进升阳法。

鹿茸　苁蓉　归身　杞子　柏子仁
杜仲　菟丝子　沙苑。

范二一　父母弱症早丧，禀质不克充旺，年二十岁未娶，见病已是损怯。此寒热遇劳而发，即《内经》阳维脉衰，不司维续护卫包举。下部无力，有形精血不得充涵筋骨矣。且下元之损，必累八脉，此医药徒补无用。

鹿茸　杞子　归身　巴戟　沙苑　茯苓　舶茴香

羊肉胶丸。

阴阳并虚

施　冲气贯胁上咽，形体日渐枯槁，此劳伤肝肾而成损怯。由乎精气不生，厥气上逆耳。议以通阳摄阴，冀其渐引渐收，非见病治病之方法矣。

苁蓉　熟地　五味　枸杞　柏子霜
茯苓　桑椹子　砂仁　青盐

羊肉胶丸。

---

① 结缡：出嫁。缡，古时女子出嫁时所系的佩巾。

王三十　阳虚背寒肢冷，阴虚火升烦惊，宿病偏伤不复，总在虚损一门。镇摄之补宜商。

早用薛氏八味丸，晚归脾去芪、木香。

某　肝肾损伤，八脉无气，未老衰惫大著。姑议通阳守阴一法，俟明眼裁之。

淡苁蓉　熟地炭　鹿角霜　五味子肉　柏子仁　茯苓

王二九　摇精惊恐，肝肾脏阴大泄，阳不附和。阴中百脉之气，自足至巅，起自涌泉，以少阴之脉始此。欲使阴阳歙阖，譬诸招集溃散卒伍，所谓用药如用兵。

熟地　枸杞　当归　五味　远志　龟板　鹿鞭　羊肉

某　脉虚细，夜热晨寒，烦倦口渴，汗出。脏液已亏，当春气外泄。宗《内经》凡元气有伤，当与甘药之例，阴虚者用复脉汤。

炙甘草七分　人参一钱　阿胶二钱　火麻仁一钱　生地二钱　麦冬一钱　桂枝三分　生白芍一钱半

某二四　阴伤及阳，加以春夏大地阳气主泄，真无内聚，形神痿靡。大凡热必伤气，固气正以迎夏至一阴来复。

人参　熟地　五味　炒山药　芡实　建莲

张二四　脏阴久亏，八脉无力，是久损不复。况中脘微痛，脐中动气，决非滋腻凉药可服。仿大建中之制，温养元真，壮其奇脉，为通纳方法。

人参　生于术　炙草　茯苓　熟地　淡苁蓉　归身　白芍　真浔桂　枸杞　五味

蜜丸，服四钱。

许十九　善嗔，食减无味，大便溏泻。三年久病，内伤何疑。但清内热，润肺理嗽，总是妨碍脾胃。思人身病损，必先阴阳致偏。是太阴脾脏日削，自然少阳胆木来侮。宗《内经》补脏通腑一法。

四君子加桑叶、炒丹皮。

又　虚劳三年，形神大衰，食减无味，大便溏泻，寒起背肢，热从心炽，每咳必百脉动掣，间或胁肋攻触。种种见症，都是病深传遍。前议四君子汤，以养脾胃冲和，加入桑叶、丹皮，和少阳木火，使土少侵，服已不应。想人身中二气致偏则病，今脉症乃损伤已极，草木焉得振顿。见病治病，谅无裨益。益气少灵，理从营议。食少滑泄，非滋腻所宜。暂用景岳理阴煎法，参入镇逆固摄。若不胃苏知味，实难拟法。

又　人参　秋石　山药　茯苓　河车胶丸。

张　汗多亡阳，是医人不知劳倦受寒，病兼内伤，但以风寒外感发散致误。淹淹半年，乃病伤不复。能食者以气血兼补。

人参　白术　茯苓　沙苑　苁蓉　归身　枸杞

张十九　阴伤成劳，因减食，便溏，寒热。姑从中治者，以脾为营，胃主卫也。

异功加五味子。

吴三六　虚损，至食减，腹痛，便溏。中宫后天为急，不必泥乎痰嗽缕治。

异功散去术，加炒白芍、煨益智仁。

上损及胃

杨氏　背寒心热，胃弱少餐，经期仍至，此属上损。

生地　茯神　炒麦冬　生扁豆　生甘草

仲　久嗽，神衰肉消，是因劳倦内伤。医不分自上自下损伤，但以苦寒沉降。气泄汗淋，液耗夜热，胃口得苦伤残，食物从此顿减。老劳缠绵，讵①能易安，用建中法。

黄芪建中汤去姜。

又　照前方加五味子。

又　平补足三阴法。

人参　炒山药　熟地　五味　女贞子　炒黑杞子

下 损 及 中

时二十　脉细，属脏阴之损。平素畏寒怯冷，少年阳气未得充长。夏令暴泻，是时令湿热，未必遽然虚损若此。今谷减形瘦，步履顿加喘息，劳怯显然，当理脾肾。

早服加减八味丸，晚服异功散。

某　由阴损及乎阳，寒热互起，当调营卫。

参芪建中汤去姜、糖。

某　入夏发泄主令，由下损以及中焦，减谷形衰，阴伤及阳，畏冷至下。春季进河车、羊肉温养固髓方法，积损难充，不禁时令之泄越耳。古人减食久虚，必须胃药。晚进参术膏，早用封固佐升阳法。长夏不复奈何？

鹿茸生研，一两　鹿角霜一两　熟地二两　生菟丝子一两　人参一两　茯苓一两　韭子二两　补骨脂胡桃蒸，一两　枸杞子一两　柏子霜一两

蜜丸，早服四钱，参汤送。

参术膏方：

人参四两，另用泉水熬　九蒸于术四两，另用泉水熬

各熬膏成，以炭火厚掩干灰，将药罐炖收至极老为度。每服膏二钱五分，开水化服。

脾 肾 兼 虚

李二九　劳怯，形色夺，肌肉消，食

减便滑，兼痰呛喉痛。知医理者，再无清咽凉肺滋阴矣。病人述心事操持病加，显然内损，关系脏真。冬寒藏阳，人身之阳升腾失交，收藏失司，岂见病治病肤浅之见识。据说食进逾时，必有痛泻。经言食至小肠变化，屈曲肠间有阻，常有诸矣。凡汤药气升，宜丸剂疏补。资生丸食后服。

晨服：

人参　坎气②　茯苓　黑壳建莲　五味　芡实

山药浆丸。

杨　发堕于少壮之年，能食不化，噫气，小溲淋浊，便粪渐细。少年脾肾损伤，宜暖下焦以醒中阳。

济生丸三钱，开水送下。

陈十八　阴损于下，中焦运阳亦弱。见症少年损怯，先天不充，以后天维续，但食少难化。腻滞勿用，由阴损及阳。用双补丸。

某　久劳，食减，便溏不爽，气短促。

异功加五味子。

王二四　脉如数，垂入尺泽。病起肝肾下损，延及脾胃。昔秦越人云：自下焦损伤，过中焦则难治。知有形精血难复，急培无形之气为旨。食少便溏，与钱氏异功散。

蔡　久嗽气浮，至于减食泄泻，显然元气损伤。若清降消痰，益损真气。大旨培脾胃以资运纳，暖肾脏以助冬藏，不失带病延年之算。

异功散。

兼服：

熟地炭　茯神　炒黑枸杞　五味　建

---

① 讵：岂
② 坎气：脐带。

莲肉　炒黑远志

山药粉丸，早上服。

叶三一　病损不复，八脉空虚。不时寒热，间或便溏。虽步居饮食如常，周身气机尚未得雍和。倘调摄失慎，虑其反复。前丸药仍进，煎方宗脾肾双补法。

人参—钱　茯苓三钱　广皮—钱　炒沙苑—钱　益智仁煨研，—钱　炒菟丝饼二钱

胃虚呕泻

华二八　劳损，加以烦劳，肉消形脱，潮热不息，胃倒泄泻，冲气上攻则呕。当此发泄主令，难望久延。

人参　诃子皮　赤石脂　蒸熟乌梅肉　新会皮　炒白粳米

阴虚阳浮兼胃阴虚

吕　冲年①久坐诵读，五志之阳多升。咽干内热，真阴未能自旺于本宫。诊脉寸口动数，怕有见红之虑。此甘寒缓热为稳，不致胃枯耳。

生地　天冬　女贞　茯神　炙草　糯稻根须

杜二一　阴精久损，投以填纳温润。入夏至晚火升，食物少减，仍属阴亏。但夏三月，必佐胃药。

参须　麦冬　五味　茯神　建莲　芡实

许　脉左坚，上下直行，精损，热自升降。

细生地　玄参心　女贞　川斛　糯稻根须

又　甜北沙参　天冬　炒麦冬　茯神　阿胶　秋石

又　人参　麦冬　生甘草　扁豆

胡四三　补三阴脏阴，是迎夏至生阴。而晕逆，欲呕，吐痰，全是厥阳犯胃上巅，必静养可制阳光之动。久损重虚，用甘缓方法。

金匮麦门冬汤去半夏。

王　春半，寐则盗汗，阴虚，当春阳发泄，胃口弱极。六黄苦味未宜，用甘酸化阴法。

人参　生地　五味　炙草　湖莲　茯神

营　虚

某二一　诵读身静心动，最易耗气损营，心脾偏多，不时神烦心悸，头眩脘闷，故有自来也。调养溉灌营阴，俾阳不升越，恐扰动络血耳。

淮小麦三钱　南枣肉—枚　炒白芍—钱　柏子仁—钱半　茯神三钱　炙草四分

某四十　脉弦，胁痛引及背部，食减，此属营损传劳。

桂枝木四分　生白芍—钱半　炙草四分　归身—钱半　茯神三钱　生牡蛎三钱　煨姜—钱　南枣三钱

某三十　脉软，不嗜食，腰酸无力，咳，烦劳，营虚所致。

当归　生白芍　桂枝木　茯苓　炙草　饴糖　煨姜　南枣

汪　脉左小右虚，背微寒，肢微冷，痰多微呕，食减不甘。此胃阳已弱，卫气不得拥护。时作微寒微热之状，小便短赤，大便微溏，非实邪矣。当建立中气以维营卫。东垣云：胃②为卫之本，营乃脾之源。偏热偏寒，犹非正治。

人参　归身米拌炒　桂枝木　白芍炒焦　南枣

陆　劳伤阳气，不肯复元。秋冬之交，余宗东垣甘温为法，原得小效。众

---

① 冲年：童年。
② 胃：原作"骨"，误。

楚①交咻，柴、葛、枳、朴是饵。二气散越，交纽失固，闪气疼痛，脘中痞结，皆清阳凋丧。无攻痛成法，唯以和补，使营卫之行，冀其少缓神苏而已。

人参 当归 炒白芍 桂心 炙草 茯神

又 右脉濡，来去涩。辛甘化阳，用大建中汤。

人参 桂心 归身 川椒 茯苓 炙草 白芍 饴糖 南枣

汪 劳倦阳伤，形寒骨热，脉来小弱。非有质滞着，与和营方。

当归 酒炒白芍 炙草 广皮 煨姜 大枣

劳 伤 心 神

程 脉左甚倍右，病君相上亢莫制，都因操持劳思所伤。若不山林静养，日药不能却病。

鲜生地 玄参心 天冬 丹参 茯神 鲜莲肉

颜三四 操持思虑，心营受病，加以劳力泄气，痰带血出，脉形虚小，右部带弦。议用归脾汤减桂圆、木香、白术，加炒白芍、炒麦冬。

又 劳心营液既耗，气分之热自灼。手足心热，咽干烦渴，多是精液之损，非有馀客热。前议归脾加减，乃子母同治法。今以滋清制亢之剂，理心之用，以复五液。

人参 生地 天冬 麦冬 丹参 茯神 灯心 竹叶心

中 虚

某 神伤精败，心肾不交。上下交损，当治其中。

参术膏。米饮汤调送。

华三七 春深地气升，阳气动，有奔

驰饥饱，即是劳伤。《内经》劳者温之，夫劳则形体震动，阳气先伤。此温字，乃温养之义，非温热竞进之谓。劳伤久不复元为损，《内经》有损者益之之文。益者，补益也。凡补药气皆温，味皆甘，培生生初阳，是劳损主治法则。春病入秋不愈，议从中治。据述晨起未纳水谷，其咳必甚，胃药坐镇中宫为宜。

金匮麦门冬汤去半夏。

徐二七 虚损四年，肛疡成漏，食物已减什三，形瘦色黄。当以甘温培中固下，断断不可清热理嗽。

人参 茯苓 山药 炙草 芡实 莲肉

某 积劳，神困食减，五心热，汗出。是元气虚，阴火盛。宜补中。

生脉四君子汤。

杨二八 内损，阴及阳分，即为劳怯。胃弱少纳，当以建中汤加人参。

朱二七 既暮身热，汗出早凉，仍任劳办事。食减半，色脉形肉不足，病属内损劳怯。

人参小建中汤。

杨三二 知饥减食，外寒忽热，久病行走喘促，坐卧稍安，此劳伤不复。议从中以益营卫。

九蒸冬术 炙甘草 煨姜 南枣

汪三九 此劳力伤阳之劳，非酒色伤阴之劳也。胃口消惫，生气日夺，岂治嗽药可以奏功。

黄芪建中汤去姜。

仲三八 久劳内损，初春已有汗出，入夏食减，皆身中不耐大气泄越，右脉空大，色痿黄。衰极难复，无却病方法，议封固一法。

人参 黄芪 熟于术 五味

———————

① 楚：鄙俗，此指庸医。

严二八　脉小右弦，久嗽晡热，着左眠稍适。二气已偏，即是损怯。无逐邪方法，清泄莫进，当与甘缓。

黄芪建中去姜。

又　建中法颇安，理必益气以止寒热。

人参　黄芪　焦术　炙草　归身　广皮白　煨升麻　煨柴胡

王二六　脉大而空，亡血失精，午食不运，入暮反胀。阴伤已及阳位，缠绵反复至矣。

归芍异功散。

刘女　年十六，天癸不至，颈项瘰疬，入夏寒热咳嗽。乃先天禀薄，生气不来，夏令发泄致病。真气不肯收藏，病属劳怯，不治。

戊己汤去白术。

某　阳伤背寒，胃伤谷减。

小建中汤。

某　畏风面冷，卫外阳微。

参芪建中去姜，加茯神。

华二十　此劳怯损伤不复之病，已经食减便溏，欲呕腹痛。二气交伤，然后天为急，舍仲景建中法，都是盲医矣。

建中汤去糖，加人参。

肾 气 不 纳。

尹四九　中年衰颓，身动喘嗽，脉细无神，食减过半。乃下元不主纳气，五液蒸变粘涎。未老先衰，即是劳病。

人参　坎气　紫衣胡桃　炒菟丝子　茯苓　五味　炒砂仁

山药浆丸。

金七十　寤则心悸，步履如临险阻，子后冲气上逆。此皆高年下焦空虚，肾气不纳所致。

八味丸三钱，先服四日。

淡苁蓉一两　河车胶一具　紫石英二两　小茴五钱　杞子三两　胡桃肉二两　牛膝一两半　五味一两　茯苓二两　沙苑一两半　补骨脂一两　桑椹子二两

红枣肉丸。

气血滞升降阻

王　久客劳伤，气分痹阻，则上焦清空诸窍不利。初病在气，久则入血。身痛目黄，食减形瘦。由病患及乎元虚，攻补未能除病。思人身左升属肝，右降属肺，当两和气血，使升降得宜。若再延挨，必瘀滞日甚，结为腑聚矣。

旋覆花汤加桃仁、归须、萎皮。

肝肾冲任皆虚

郁氏　失血咳嗽，继而暮热不止，经水仍来，六七年已不孕育。乃肝肾冲任皆损，二气不交，延为劳怯。治以摄固，包举其泄越。

鲜河车胶　黄柏　熟地　淡苁蓉　五味　茯神

蜜丸。

劳力伤脾胃

屠二八　劳力伤阳，延三年，损伤延及中宫，状如反胃。诸气攲斜，交会失序，遂有寒热，脱力损伤脾胃，牛属坤土，当以霞天膏。

劳动伤经脉

朱十二　奔走之劳，最伤阳气。能食不充肌肤，四肢常自寒冷。乃经脉之气不得贯串于四末，有童损之忧。

苁蓉二两　当归二两　杞子一两　茯苓二两　川芎五钱　沙苑五钱

黄鳝一条为丸。

邢四四　努力伤，身痛无力。

归桂枝汤去姜，加五加皮。

虚损之症，经义最详，其名不一。考《内经》论五脏之损，治各不同。越人有上损从阳，下损从阴之议，其于针砭所莫治者，调以甘药。《金匮》遵之而立建中汤，急建其中气，俾饮食增而津血旺，以致充血生精而复其真元之不足。但用稼穑作甘之本味，而酸辛咸苦在所不用，盖舍此别无良法可医，然但能治上焦阳分之损，不足以培下焦真阴之本也。赖先生引申三才、固本、天真、大造、桂枝龙骨牡蛎、复脉等汤，以及固摄诸方，平补足三阴法，为兼治五脏一切之虚，而大开后人聋聩，可为损症之一助也。《金匮》又云：男子脉大为劳，极虚亦为劳。夫脉大为气分泄越，思虑郁结，心脾营损于上中，而营分萎顿，是归脾、建中、养营、四君、五味、异功等汤之所宜也。脉极虚亦为劳，为精血内夺，肝肾阴不自立，是六味、八味、天真，大造、三才、固本、复脉等汤，以及平补足三阴，固摄诸法所宜也。然仲景以后，英贤辈出，岂无阐扬幽隐之人？而先生以上，又岂无高明好学之辈？然欲舍仲景先生之法，而能治虚劳者，不少概见。即如东垣、丹溪辈，素称前代名医，其于损不肯复者，每以参术为主，有用及数斤者，其意谓有形精血难

复，急培无形之气为要旨，亦即仲景建中诸汤而扩充者也。又厥后，张景岳以命门阴分不足是为阴中之阴虚，以左归饮、左归丸为主。命门阳分不足者为阴中之阳虚，以右归饮、右归丸为主。亦不外先生所用三才、固本、天真、大造等汤，以及平补足三阴，固摄诸法，而又别无所见也。故后人称仲景、先生善治虚劳者，得其旨矣。邹滋九

久虚不复谓之损，损极不复谓之劳，此虚、劳、损三者，相继而成也。参其致病之由，原非一种，所现之候，难以缕析。大凡因烦劳伤气者，先生用治上治中，所以有甘凉补肺胃之清津，柔剂养心脾之营液，或甘温气味，建立中宫，不使二气日偏，营卫得循行之义。又因纵欲伤精者，当治下而兼治八脉，又须知填补精血精气之分，益火滋阴之异，或静摄任阴，温理奇阳之妙处。若因他症失调，蔓延而致者，当认明原委，随其机势而调之。揣先生之用意，以分其体质之阴阳为要领，上中下见症为着想，传变至先后天为生死断诀。若逐节推求，一一根荄①可考，非泛泛然而凑用几味补药，漫言为治也。邵新甫

---

① 荄：根。

临证指南医案卷二

古吴　叶桂　天士先生著

浒关李大瞻翰圃

锡山华南田岫云　同校

侄旦玉堂

咳　嗽

寒

某五三　寒伤卫阳，咳痰。

川桂枝五分　杏仁三钱　苡仁三钱　炙草四分　生姜一钱　大枣二枚

某三九　劳伤阳气，形寒咳嗽。

桂枝汤加杏仁。

某四四　寒热咳嗽，当以辛温治之。

桂枝汤去芍，加杏仁。

某五十　形寒咳嗽，头痛口渴。

桂枝汤去芍，加杏仁、花粉。

某　咳嗽寒热。

杏仁三钱　嫩苏梗一钱　桔梗一钱　桑皮一钱　象贝母一钱　生甘草三分

王三一　脉沉细，形寒，咳。

桂枝一钱　杏仁三钱　苡仁三钱　炙草五分　生姜一钱　大枣二枚

寒　包　热

吴四一　咳嗽，声音渐窒，诊脉右寸独坚。此寒热客气包裹肺俞，郁则热。先以麻杏石甘汤。

又　苇茎汤。

徐四七　疟属外邪，疟止声音不扬，必是留邪干于肺系，故咳嗽不已。纳食起居如常，中下无病。但以搜逐上焦，勿令邪结，可望病已。

麻黄　杏仁　生甘草　射干　苡仁

某二八　风邪阻于肺卫，咳嗽面浮，当辛散之。

麻黄先煎去沫，五分　杏仁三钱　生甘草三分　生石膏三钱

风

某三十　风袭肺卫，咳嗽鼻塞，当以辛凉解散。

杏仁　嫩苏梗　桑皮　象贝　桔梗　苡仁

某女　风热上痹，痰多咳嗽。

杏仁　嫩苏梗　橘红　桑叶　白沙参　通草

夏五二　风郁，咳不止。

薄荷　前胡　杏仁　桔梗　橘红　桑皮　连翘　枳壳

风 邪 阻 窍

方　烦劳卫疏，风邪上受，痰气交阻，清窍失和，鼻塞音低，咳嗽甚，皆是肺病。辛以散邪，佐微苦以降气为治。

杏仁　苏梗　辛夷　牛蒡子　苡仁
橘红　桔梗　枳壳

风　温

项二一　风温，脉虚，嗽。

桑叶　薄荷　杏仁　象贝　大沙参
连翘

沈　脉右搏数，风温呛咳。

桑叶　杏仁　象贝　苡仁　瓜蒌皮
白沙参

某女　风温发热，咳。

薄荷　连翘　杏仁　桑皮　地骨皮
木通　黄芩　炒楂

某十岁　头胀咳嗽，此风温上侵所致。

连翘一钱半　薄荷七分　杏仁一钱半
桔梗一钱　生甘草三分　象贝一钱

某十二　风温上受，咳嗽，失音，咽
痛。

杏仁　薄荷　连翘　桔梗　生甘草
射干

风 温 化 燥

邱　向来阳气不充，得温补每每奏
效。近因劳烦，令阳气弛张，致风温过肺
卫以扰心营。欲咳心中先痒，痰中偶带血
点。不必过投沉降清散，以辛甘凉理上
燥，清络热。蔬食安闲，旬日可安。

冬桑叶　玉竹　大沙参　甜杏仁　生
甘草　苡仁

糯米汤煎。

宋二一　脉右浮数，风温干肺化燥。
喉间痒，咳不爽。用辛甘凉润剂。

桑叶　玉竹　大沙参　甜杏仁　生甘
草

糯米汤煎。

某　积劳更受风温，咽干热咳，形脉
不充。与甘缓柔方。

桑叶一钱　玉竹五钱　南沙参一钱　生

甘草五分　甜水梨皮二两

又　风邪郁蒸化燥，发热后，咳嗽口
干，喉痒。先进清肺。

杏仁　花粉　苏子　象贝　山栀　橘
红

薛三六　风热咳，经月不止。

活水芦根　桑叶　大沙参　生苡仁
地骨皮　象贝　滑石　橘红

风温化燥伤胃阴

某　风温客邪化热，劫烁胃津，喉间
燥痒呛咳。用清养胃阴，是土旺生金意。

金匮麦门冬汤。

陆二三　阴虚体质，风温咳嗽，苦辛
开泄肺气加病。今舌咽干燥，思得凉饮，
药劫胃津，无以上供。先以甘凉，令其胃
喜。仿经义虚则补其母。

桑叶　玉竹　生甘草　麦冬元米炒
白沙参　蔗浆

某　外受风温郁遏，内因肝胆阳升莫
制，斯皆肺失清肃，咳痰不解。经月来犹
觉气壅不降，进食颇少，大便不爽。津液
久已乏上供，腑中之气亦不宣畅。议养胃
阴以杜阳逆，不得泛泛治咳。

麦冬　沙参　玉竹　生白芍　扁豆
茯苓

温　邪

某　温邪外袭，咳嗽头胀。当清上
焦。

杏仁　桑皮　桔梗　象贝　通草　芦
根

某二六　咳嗽痰黄，咽喉不利。此温
邪上侵，肺气不清故耳。

桑叶　川贝母　白沙参　杏仁　兜铃
鲜枇把叶

某二八　阴亏，夹受温邪，咳嗽头胀，
当以轻药。

桑叶　杏仁　川贝　白沙参　生甘草
甜水梨皮

某　脉细数，咳嗽痰黄，咽痛。当清温邪。

桑叶　杏仁　川贝　苡仁　兜铃　鲜芦根

又　照前方加白沙参、冬瓜子。

某四一　脉右弦大，咳嗽痰多黄，此属温邪上伏之故。

桑叶　杏仁　白沙参　南花粉　兜铃
甜水梨肉

王二六　脉小数，能食，干咳暮甚。冬藏失纳，水亏温伏。防其失血，用复脉法。

复脉汤去参、姜、桂。

张十七　冬季温邪咳嗽，是水亏热气内侵，交惊蛰节嗽减。用六味加阿胶、麦冬、秋石，金水同治，是泻阳益阴方法，为调体治病兼方。近旬日前，咳嗽复作，纳食不甘。询知夜坐劳形，当暮春地气主升，夜坐达旦，身中阳气亦有升无降，最有失血之虞。况体丰肌柔，气易泄越。当暂停诵读，数日可愈。

桑叶　甜杏仁　大沙参　生甘草　玉竹　青蔗浆

阴虚感温邪

杨二四　形瘦色苍，体质偏热，而五液不充。冬月温暖，真气少藏，其少阴肾脏先已习习风生。乃阳动之化，不以育阴驱热以却温气，泛泛乎辛散，为暴感风寒之治。过辛泄肺，肺气散，斯咳不已。苦味沉降，胃口戕而肾关伤，致食减气怯，行动数武[①]，气欲喘急。封藏纳固之司渐失，内损显然。非见病攻病矣，静养百日，犹冀其安。

麦冬米拌炒　甜沙参　生甘草　南枣肉

冲入青蔗浆一杯。

气 分 热

王二五　气分热炽，头胀痰嗽。

连翘　石膏　杏仁　郁金　薄荷　山栀

又　照前方去山栀，加蒌皮、桔梗。

范四十　脉左弱，右寸独搏，久咳音嘶，寐则成噎阻咽。平昔嗜饮，胃热遗肺。酒客忌甜，微苦微辛之属能开上痹。

山栀　香淡豉　杏仁　栝蒌皮　郁金
石膏

林氏　宿病营卫两虚，兹当燥气上犯，暴凉外侮，气馁卫怯，肺先受邪。脉浮数，咳喘欲呕，上热下冷。宜先清化上气，有取微辛微苦之属。

桑叶　杏仁　苏梗　山栀　象贝　苡仁

糯米汤煎。

王十岁　嗽缓，潮热。稚年阴亏，气热所致。

地骨皮三钱　青蒿一钱　知母一钱　生甘草三分　南沙参一钱　川斛三钱

某　嗽已百日，脉右数大。从夏季伏暑内郁，治在气分。

桑叶　生甘草　石膏　苡仁　杏仁
苏梗

热 郁 成 毒

史四十　湿郁温邪，总是阻遏肺气。呕咳脘痞，即"病形篇"中诸呕喘满，皆属于肺。不明口鼻受侵阻气之理，清中疏导，乃过病所，伐其无病之地矣。

鲜枇杷叶　杏仁　象贝　黑山栀　兜铃　马勃

又　轻浮苦辛治肺，咳呛颇减。咽痛

---

① 武：半步为武。

红肿，皆邪窒既久，壅而成毒。嗌干不喜饮，舌色淡不红。仍清气分，佐以解毒。

鸡子白 麦冬 大沙参 金银花 绿豆皮 蔗浆

暑

陆 秋暑燥气上受，先干于肺，令人咳热。此为清邪中上，当以辛凉清润，不可表汗以伤津液。

青竹叶 连翘 花粉 杏仁 象贝 六一散

又 脉右大，瘅热无寒，暑郁在肺。当清气热，佐以宣通营卫。

桂枝白虎汤加麦冬。

又 热止，脉右数，咳不已。

知母 生甘草 麦冬 沙参 炒川贝 竹叶

汪女 暑热入肺为咳。

花粉 六一散 杏仁 橘红 大沙参 黑山栀皮

暑 风

某二九 咳嗽，头胀口渴，此暑风袭于肺卫。

杏仁三钱 香薷五分 桔梗一钱 桑皮一钱 飞滑石三钱 丝瓜叶三钱

倪二三 两寸脉皆大，冷热上受，咳嗽无痰。是为清邪中上，从暑风法。

竹叶 蒌皮 橘红 滑石 杏仁 沙参

潘氏 久咳不已，则三焦受之，是病不独在肺矣。况乎咳甚呕吐涎沫，喉痒咽痛。致咳之由，必冲脉之伤，犯胃扰肺，气蒸薰灼，凄凄燥痒，咳不能忍。近日昼暖夜凉，秋暑风，潮热溏泄，客气加临，营卫不和，经阻有诸。但食姜气味过辛致病，辛则泄肺气，助肝之用。医者知此理否耶？夫诊脉右弦数，微寒热，渴饮。拟

从温治上焦气分，以表暑风之邪。用桂枝白虎汤。

王三岁 暑风入肺，燔热咳嗽，防惊。

益元散 黄芩 竹叶 花粉 苡仁 地骨皮

暑 湿

张二五 形瘦脉数，昼凉暮热，肺失和为咳。小暑后得之，亦由时令暑湿之气。轻则治上，大忌发散。

大竹叶 飞滑石 杏仁 花粉 桑叶 生甘草

某 咳嗽喉痛，溺涩。

西瓜翠衣三钱 杏仁三钱 六一散三钱 桔梗一钱 通草一钱半 桑叶一钱 川贝一钱半 连翘一钱半

湿

曹 水谷不运，湿聚气阻。先见喘咳，必延漫肿胀。治在气分。

杏仁 厚朴 苡仁 广皮白 苏梗 白通草

湿 热

陆二二 湿必化热，薰蒸为嗽。气隧未清，纳谷不旺。必薄味静养，壮盛不致延损。

飞滑石 南花粉 象贝 苡仁 绿豆皮 通草

某 渴饮咳甚，大便不爽。

石膏 花粉 通草 紫菀 木防己 杏仁 苡仁

湿痰阻气

某 雨湿，寒热汗出，痰多咳嗽，大小便不爽，胸脘不饥，脐左室塞。

杏仁 莱菔子 白芥子 苏子 郁金 蒌皮 通草 橘红

朱五十 中虚少运，湿痰多阻气分，咳嗽舌白。

炒半夏 茯苓 桂枝木 炙草 苡仁

湿 热 痰 火

冯 脉右弦大而缓，形瘦目黄，久嗽声嘶而浊。水谷气蕴之湿，再加时序之湿热，壅阻气分，咳不能已，久成老年痰火咳嗽。无性命之忧，有终年之累。

芦根 马勃 苡仁 浙茯苓 川斛 通草

燥

陈 秋燥，痰嗽气促。

桑叶 玉竹 沙参 嘉定花粉 苡仁 甘草 蔗浆

又 用清燥法。

桑叶 玉竹 沙参 苡仁 甘草 石膏 杏仁

施 脉沉弦为饮，近加秋燥，上咳气逆，中焦似痞。姑以辛泄凉剂，暂解上燥。

栝蒌皮 郁金 香豉 杏仁 苡仁 橘红 北沙参 山栀

胡六六 脉右劲。因疥疮，频以热汤沐浴，卫疏易伤冷热。皮毛内应乎肺，咳嗽气塞痰多。久则食不甘，便燥结，胃津日耗，不司供肺。况秋冬天降，燥气上加，渐至老年痰火之象。此清气热以润燥，理势宜然。倘畏虚日投滞补，益就枯燥矣。

霜桑叶 甜杏仁 麦冬 玉竹 白沙参 天花粉 甘蔗浆 甜梨汁

熬膏。

某四十 脉弦，胸膈痹痛，咳嗽头胀。此燥气上侵，肺气不宣使然。当用轻药以清上焦。

枇杷叶 桑叶 川贝 杏仁 冬瓜子 桔梗

某十九 舌白咳嗽，耳胀口干。此燥热上郁，肺气不宣使然。当用辛凉，宜薄滋味。

鲜荷叶三钱 连翘壳一钱半 大杏仁三钱 白沙参一钱 飞滑石三钱 冬桑叶一钱

某二五 邪烁肺阴，咳嗽咽痛，晡①甚。

玉竹 南沙参 冬桑叶 川斛 元参 青蔗浆

某二四 鼻渊三载，药投辛散，如水投石，未能却除辛辣炙煿耳。近复咳嗽音嘶，燥气上逼肺卫使然。

杏仁 连翘 象贝 白沙参 桑皮 兜铃

僧三十 脉右寸独大，气分咳，有一月。

桑叶 杏仁 玉竹 苡仁 沙参 茯苓

糯米汤煎。

某 脉右大，寤咳寐安，病在气分。

桑叶 川贝 知母 地骨皮 梨汁 蔗浆

熬膏。

朱女 肝阴虚，燥气上薄，咳嗽夜热。

桑叶 白沙参 杏仁 橘红 花粉 地骨皮

糯米汤煎。

陆女 燥风外侵，肺卫不宣。咳嗽痰多，不时身热。当用轻药，以清上焦。

桑叶 杏仁 花粉 大沙参 川贝 绿豆皮

戎 咽阻咳呛，两月来声音渐低，按脉右坚，是冷热伤肺。

生鸡子白 桑叶 玉竹 沙参 麦冬

---

① 晡：夜晚。又，下午三至五点。

甜杏仁

吴七岁 燥气上逼，咳呛。以甘寒治气分之燥。

大沙参 桑叶 玉竹 生甘草 甜梨皮

某十二 燥热内伏，发热，咳嗽，口渴。

桑叶 杏仁 白沙参 连翘 囫囵滑石 鲜芦根

费十一 久疟伤阴，冬季温舒，阳不潜藏，春木升举，阳更泄越。入暮寒热，晨汗始解，而头痛，口渴，咳嗽，阴液损伤，阳愈炽。冬春温邪，最忌发散，谓非暴感，汗则重劫阴伤，迫成虚劳一途。况有汗不痊，岂是表病？诊得色消肉烁，脉独气口空搏，与脉左大属外感有别。更有见咳不已，胶为肺热，徒取清寒消痰降气之属，必致胃损变重。尝考圣训，仲景云：凡元气已伤而病不愈者，当与甘药。则知理阳气，当推建中，顾阴液，须投复脉，乃邪少虚多之治法。但幼科未读其书，焉得心究是理。然乎？否乎？

炙甘草 鲜生地 麦冬 火麻仁 阿胶生 白芍 青蔗浆

又 由阴伤及胃，痿黄，食少餐。法当补养胃阴，虚则补母之治也。见咳治肺，生气日惫矣。

金匮麦门冬汤。

某五一 脘痹咳嗽。

鲜枇杷叶三钱 叭哒杏仁①三钱 桔梗一钱 川贝二钱 冬瓜子三钱 蜜炙橘红一钱

周三二 秋燥从天而降，肾液无以上承。咳嗽吸不肯通，大便三四日一更衣，脉见细小。议治在脏阴。

牛乳 紫衣胡桃 生白蜜 姜汁

胃 阴 虚

吴 久嗽，因劳乏致伤，络血易瘀，长夜热灼。议养胃阴。

北沙参 黄芪皮 炒麦冬 生甘草 炒粳米 南枣

某 喉痹咳呛，脉右大而长。

生扁豆 麦冬 北沙参 川斛 青蔗浆

毛 上年夏秋病伤，冬季不得复元，是春令地气阳升，寒热咳嗽。乃阴弱体质，不耐升地所致。徒谓风伤，是不知阴阳之义。

北参 炒麦冬 炙甘草 白粳米 南枣

某二六 病后咳呛，当清养肺胃之阴。

生扁豆 麦冬 玉竹 炒黄川贝 川斛

白粳米汤煎。

徐二七 形寒畏风冷，食减久嗽。是卫外二气已怯，内应乎胃，阳脉不用。用药莫偏治寒热，以甘药调。宗仲景麦门冬汤法。

张十七 入夏嗽缓，神倦食减，渴饮。此温邪延久，津液受伤，夏令暴暖泄气，胃汁暗亏，筋骨不束，两足痠痛。法以甘缓，益胃中之阴。仿金匮麦门冬汤制膏。

参须二两 北沙参一两 生甘草五钱 生扁豆二两 麦冬二两 南枣二两

熬膏。

汤二四 脉左坚数促，冬温咳嗽，是水亏热升。治不中窾，胃阴受伤，秽浊气味直上咽喉。即清肺冀缓其嗽，亦致气泄，而嗽仍未罢。先议甘凉益胃阴以制龙相，胃阴自立，可商填下。

生扁豆 米炒麦冬 北沙参 生甘草 冬桑叶 青蔗浆水

钱氏 脉右数，咳两月，咽中干，鼻气热，早暮甚。此右降不及，胃津虚，厥

---

① 叭哒杏仁：巴旦杏仁，即杏仁。

阳来扰。

金匮麦门冬汤去半夏，加北沙参。

某十四　咳早甚，属胃虚。

生扁豆　炒麦冬　大沙参　苡仁　橘红

陈　秋冬形体日损，咳嗽吐痰，诊脉两寸促数，大便通而不爽。此有年烦劳动阳，不得天地收藏之令，日就其消，乃虚症也。因少纳胃衰，未可重进滋腻。议用甘味养胃阴一法。

金匮麦门冬汤。

钱　久咳三年，痰多食少，身动必息鸣如喘。诊脉左搏数，右小数。自觉内火燔燎，乃五液内耗，阳少制伏，非实火也。常以琼玉膏滋水益气，暂用汤药，总以勿损胃为上。治嗽肺药，谅无益于体病。

北沙参　白扁豆　炒麦冬　茯神　川石斛　花粉

胆火犯肺

范氏　两寸脉大，咳甚，脘闷头胀，耳鼻窍闭。此少阳郁热，上逆犯肺，肺燥喉痒。先拟解木火之郁。

羚羊角　连翘　栀皮　薄荷梗　苦丁茶　杏仁　蒌皮　菊花叶

郁火伤胃

陆姬　脉小久咳，背寒骨热，知饥不食，厌恶食物气味。此忧思恺郁，皆属内损。阅方药都以清寒治肺，不应。议益土泄木法。

炙甘草　茯神　冬桑叶　炒丹皮　炒白芍　南枣

尤氏　寡居烦劳，脉右搏左涩。气燥在上，血液暗亏。由思郁致五志烦煎，固非温热补涩之症。晨咳吐涎，姑从胃治，以血海亦隶阳明耳。

生白扁豆　玉竹　大沙参　茯神　经霜桑叶　苡仁

用白糯米半升，淘滤清，入滚水泡一沸，取清汤煎药。

又　本虚在下，情怀悒郁，则五志之阳上薰为咳，固非实火。但久郁必气结血涸，延成干血劳病。经候涩少愆期，已属明征。当培肝肾之阴以治本，清养肺胃气热以理标。刚热之补，畏其劫阴，非法也。

生扁豆一两　北沙参三钱　茯神三钱　炙草五分　南枣肉三钱

丸方：

熟地砂仁末拌炒，四两　鹿角霜另研，一两　当归小茴香拌炒，二两　淮牛膝盐水炒炭，二两　云茯苓二两　紫石英醋煅水飞，一两　青盐五钱

另熬生羊肉胶和丸，早服四钱，开水送。

营　热

章二五　自服八味鹿龟胶以温补，反咳嗽吐痰，形瘦减食，皆一偏之害。宜清营热，勿事苦寒。

鲜生地　麦冬　元参心　甘草　苦百合　竹叶心

劳　嗽

某二七　脉数，冲气咳逆。当用摄纳肾阴，滋养柔金，为金水同治之法。

熟地四钱　白扁豆五钱　北沙参三钱　麦冬二钱　川斛三钱　茯神三钱

王三八　脉左尺坚，久嗽失音，入夏见红，天明咳甚，而纳谷减损。此劳损之症，急宜静养者。

麦冬　大沙参　玉竹　川斛　生白扁豆　鸡子白

某　久嗽咽痛，入暮形寒，虽属阴

亏，形痿脉软，未宜夯补。

麦冬　南沙参　川斛　生甘草　糯稻根须

某　气急，咳频欲呕，下午火升。此上有燥热，下焦阴亏也。

早都气丸，晚威喜丸。

张　今年春季时疫，大半皆有咳嗽咽喉之患，乃邪自上干，肺气先伤耳。近日身动气喘，声音渐不扬，著左眠卧，左胁上有牵掣之状。此肝肾阴亏，冲气上触，冬藏失司，渐有侧眠音哑至矣。劳伤致损，非清邪治咳之病。

六味丸加阳秋石、阿胶、麦冬，蜜丸。

顾　真阴不旺，先后天皆亏，以填精实下为主。若清热冀图治嗽，必胃损减谷。

熟地　萸肉　山药　茯苓　湖莲　芡实　五味　人乳粉

金樱膏丸。

汤三三　脉左弱右搏，久有虚损，交春不复。夜卧著枕，气冲咳甚，即行走亦气短喘促。此乃下元根蒂已薄，冬藏不固，春升生气浅少，急当固纳摄下。世俗每以辛凉理嗽，每致不救矣。

水制熟地　五味　湖莲　芡实　茯神　青盐　羊内肾

某二七　气冲咳逆，行动头胀，下体自汗。

都气丸。

乐二九　热病两三反复，真阴必伤。当戌亥时厥昏汗出者，乃虚阳上冒，肝肾根蒂不牢，冲脉震动则诸脉俱逆，阳泄为汗耳。此咳嗽乃下焦阴不上承，非肺病也，急当收摄固纳。阅医苏子、钩藤，皆泄气锋芒之药，施于阴阳两损之体，最宜斟酌。

都气加青铅。

朱五三　吸气息音，行动气喘，此咳嗽是肾虚气不收摄，形寒怯冷，护卫阳微。肾气丸颇通，形气不足，加人参、河车。

王五十　气急嗽逆，足冷。当用摄纳，水中藏火法。

薛氏加减八味丸三钱，淡盐汤送下。

郭二八　形瘦，脉垂尺泽，久嗽呕逆，半年不愈，是肾虚厥气上干。医药清寒治肺者不少，误人匪浅。

坎气　人乳粉　杞子　五味　胡桃肉　茯神　巴戟肉　黄肉　山药浆丸。

某六二　冬季咳嗽吐痰，渐至卧则气冲，喘急起坐，今三载矣。经以肺肾为俯仰之脏，是肺主出气，肾主纳气。老年患此，按脉右弦左沉，为肾气不收主治，不必因痔患而畏辛热。

肾气丸去牛膝、肉桂，加沉香。蜜丸。

张三十　冬季喘嗽，似属外因，表散沓进，反致失音，不得著枕卧眠。今戌亥时浊阴上干，而喘急气逆为甚。仍议引导，纳气归肾。

六味加附子、车前、补骨脂、胡桃、沉香。

朱　虚劳，食减便泻，已无清肺治嗽之法。必使胃口旺，冀其久延，此非药饵可效之病。

人参秋石泡汤拌烘　茯神　山药　建莲　芡实　苡仁　诃子皮

用糯稻根须煎汤煎药。

沈十九　劳嗽，食减便泻，汗出，阴损已及阳腑。中宜扶胃，下固肾阴为治。大忌清肺寒凉希冀治嗽。

熟地　熟冬术　五味　芡实　湖莲　山药

某　气弱，久嗽痰多，午前为甚。

早服都气丸三钱，午服异功散。

某　久咳损及中州，脾失输化，食减神倦。肺无所资，至咳不已。诊得两手脉弦细数。精气内损，非泛常治咳消痰所可投。

熟地　阿胶　燕窝　海参　天冬　茯苓　紫石英　紫衣胡桃肉

阴 虚 火 炎

孙　脉搏大，阳不下伏，咳频喉痹，暮夜为甚。先从上治。

生鸡子白　生扁豆皮　玉竹　白沙参　麦冬　地骨皮

周四八　脉来虚芤，形色衰夺。久患漏疡，阴不固摄。经营劳动，阳气再伤。冬月客邪致咳，都是本体先虚。春深入夏，天地气泄，身中无藏，日加委顿，理固当然。此岂治咳治血者，议补三阴脏阴方法。

人参秋石汤拌　熟地　麦冬　扁豆　茯神　白粳米

施氏　脉细数，干咳咽燥，脊瘆瘘弱，此本病欲损。

阿胶　鸡子黄　北沙参　麦冬　茯神　小黑穞豆皮

某　左脉弦数，遗泄，久嗽痰黄。当用填补。

炒熟地　芡实　扁豆　女贞　茯神　糯稻根须

肾阴胃阴兼虚

丁六三　秋令天气下降，上焦先受燥化，其咳症最多，屡进肺药无功。按经云久咳不已，则三焦受之，是不专于理肺可知矣。六旬又三，形体虽充，而真气渐衰。古人于有年久嗽，都从脾肾子母相生主治。更有咳久气多发泄，亦必益气，甘补敛摄，实至理也。兹议摄纳下焦于早

服，而纯甘清燥暮进，填实在下，清肃在上。凡药味苦辛宜忌，为伤胃泄气预防也。

早服：

水制熟地八两　白云苓乳蒸，四两　五味子去核蒸烘，三两　建莲去心衣，三两　淮山药乳蒸，四两　车前子三两　淮牛膝盐水拌蒸烘，三两　紫衣胡桃肉霜连紫皮研，三两

上为末，用蒸熟猪脊髓去膜捣丸。服二三钱，开水送。

晚用益胃土以生金方法：

真北沙参有根有须者，四两　生黄芪薄皮三两　麦冬去心，二两　生白扁豆圊圊连皮，四两　生细甘草一两　南枣肉四两

淡水煎汁，滤清收膏，临成加真柿霜二两收，晚上开水化服五钱。

中 气 虚

徐四八　色萎脉濡，心悸，呛痰咳逆。劳心经营，气馁阳虚，中年向衰病加。治法中宫理胃，下固肾真，务以加谷为安，缕治非宜。煎药用大半夏汤，早服都气丸。

某　色白肌柔，气分不足，风温上受而咳。病固轻浅，无如羌、防辛温，膏、知沉寒，药重已过病所。阳伤背寒，胃伤减谷，病恙仍若，身体先惫，问谁之过欤？

小建中汤。

又　苦辛泄肺损胃，进建中得安，宗《内经》辛走气，以甘缓其急。然风温客气，皆从火化，是清养胃阴，使津液得以上供，斯燥痒咳呛自缓。土旺生金，虚则补母，古有然矣。

金匮麦门冬汤。

王　乱药杂投，胃口先伤。已经减食便溏，何暇纷纷治嗽。急急照顾身体，久病宜调寝食。

异功去白术，加炒白芍、炒山药。

高　甘药应验，非治嗽而嗽减，病根不在上。腹鸣便忽溏，阴中之阳损伤。

人参　冬白术　云茯苓　炙甘草　炒白芍　南枣

徐二六　劳损咳嗽，用建中法得效。乃无形之气受伤，故益气之药气醇味甘，中土宁，金受益。然必安谷加餐，庶几可御长夏湿热蒸逼真气，致泄反复。

异功加归、芪、姜、枣。

某　内损虚症，经年不复。色消夺，畏风怯冷。营卫二气已乏，纳谷不肯充长肌肉。法当建立中宫，大忌清寒理肺。希冀止嗽，嗽不能止，必致胃败减食致剧。

黄芪建中汤去姜。

陈二七　脉细促，久嗽寒热，身痛汗出，由精伤及胃。

黄芪建中汤去姜。

许二七　久嗽不已，则三焦受之。一年来，病咳而气急，脉得虚数。不是外寒束肺，内热迫肺之喘急矣。盖馁弱无以自立，短气少气，皆气机不相接续。既曰虚症，虚则补其母。

黄芪建中汤。

李三四　久嗽经年，背寒，足跗常冷，汗多，色白，嗽甚不得卧。此阳微卫薄，外邪易触，而浊阴夹饮上犯。议和营卫，兼护其阳。

黄芪建中汤去饴糖，加附子、茯苓。

任五六　劳力伤阳，自春至夏病加。烦倦神赢不食，岂是嗽药可医。《内经》有劳者温之之训，东垣有甘温益气之方，堪为定法。

归芪建中汤。

张二九　馆课诵读，动心耗气。凡心营肺卫受伤，上病延中，必渐减食。当世治咳，无非散邪清热，皆非内损主治法。

黄芪建中汤去姜。

吕　脉左细，右空搏，久咳，吸短如喘，肌热日瘦，为内损怯症。但食纳已少，大便亦溏。寒凉滋润，未能治嗽，徒令伤脾妨胃。昔越人谓上损过脾，下损及胃，皆属难治之例。自云背寒忽热，且理心营肺卫，仲景所云元气受损，甘药调之，二十日议建中法。

黄芪建中去姜。

马　虚损脉弦，久嗽食减。

小建中去姜。

郑二七　脉来虚弱，久嗽，形瘦食减，汗出吸短。久虚不复谓之损，宗《内经》形不足温养其气。

黄芪建中汤去姜，加人参、五味。

某二四　脉弦右大，久嗽，背寒，盗汗。

小建中去姜，加茯神。

朱三九　五年咳嗽，遇风冷咳甚，是肌表卫阳疏豁。议固剂缓其急。

黄芪建中汤。

吴三六　劳力神疲，遇风则咳，此乃卫阳受伤。宜和经脉之气，勿用逐瘀攻伤之药。

当归桂枝汤合玉屏风散。

某　久咳，神衰肉消，是因劳内伤。医投苦寒沉降，致气泄汗淋，液耗夜热，胃口伤残，食物顿减。

黄芪建中去姜。

某　脾胃脉部独大，饮食少进，不喜饮水，痰多咳频。是土衰不生金气。

建中去饴，加茯神，接服四君子汤。

某　风温咳嗽，多劳，气分不充。

戊己汤。

人参　茯苓　于术　炙草　广皮　炒白芍

某　劳嗽，喜得辛暖之物。

异功加煨姜、南枣。

吴姬　病去五六，当调寝食于医药之先。此平素体质，不可不论，自来纳谷恒少，大便三日一行，胃气最薄，而滋腻味厚药慎商。从来久病，后天脾胃为要。咳嗽久，非客症。治脾胃者，土旺以生金，不必穷究其嗽。

人参　鲜莲子　新会皮　茯神　炒麦冬　生谷芽

某　脉虚，久嗽减食。

四君子加南枣。

劳倦阳虚

汪　初咳不得卧，今左眠咳甚，并不口渴欲饮，周身絷絷汗出。此积劳内伤，木反乘金。不饥不纳，滋腻难投。惟以培中土，制木生金，合乎内伤治法。

川桂枝　茯苓　淡干姜　五味子　生甘草　大枣

胃　咳

某二一　咳逆欲呕，是胃咳也。当用甘药。

生扁豆一两　北沙参一钱半　麦冬米拌炒，一钱半　茯神三钱　南枣三钱　糯稻根须五钱

某　伏邪久咳，胃虚呕食，殆《内经》所谓胃咳之状耶。

麻黄　杏仁　甘草　石膏　半夏　苡仁

王二七　脉沉，短气咳甚，呕吐饮食，便溏泄。乃寒湿郁痹渍阳明胃，营卫不利。胸痹如闷，无非阳不旋运，夜阴用事，浊泛呕吐矣。庸医治痰顺气，治肺论咳，不思《内经》胃咳之状，咳逆而呕耶？

小半夏汤加姜汁。

肝犯胃肺

石　气左升，腹膨，呕吐涎沫黄水，吞酸，暴咳不已。是肝逆乘胃射肺，致坐不得卧。

安胃丸三钱。

范姬　久咳涎沫，欲呕，长夏反加寒热，不思食。病起嗔怒，气塞上冲，不能着枕，显然肝逆犯胃冲肺。此皆疏泄失司，为郁劳之症，故滋腻甘药下咽欲呕矣。

小青龙去麻、辛、甘，加石膏。

颜氏　久有痛经，气血不甚流畅。骤加暴怒，肝阳逆行，乘肺则咳。病家云：少腹冲气上干，其咳乃作。则知清润肺药，非中窾之法。今寒热之馀，咳不声扬，但胁中拘急，不饥不纳。乃左升右降不同旋转，而胃中遂失下行为顺之旨。古人以肝病易于犯胃，然则肝用宜泄，胃腑宜通，为定例矣。

桑叶　丹皮　钩藤　茯苓　半夏　广皮　威喜丸三钱

大 肠 嗽

某　脉弦右甚，嗽，午潮热，便溏畏风。以大肠嗽治之。

生于术一钱半　茯苓三钱　赤石脂一钱　禹粮石二钱　姜汁四分　大枣三枚

又　照前方加白芍、炙甘草。

又　脉数，右长左弦，上咳下溏。

生于术一钱半　茯苓三钱　炙草五分　木瓜一钱　姜汁四分　大枣肉四钱

肝 风

石四三　咳嗽十月，医从肺治无效。而巅胀，喉痹，脘痞，显是厥阳肝风。议镇补和阳熄风。

左牡蛎　阿胶　青黛　淡菜

某　昨议上焦肺病，百日未痊。形肌消烁，悉由热化，久热无有不伤阴液。拟咸补如阿胶、鸡子黄，复入芩、连苦寒，

自上清气热以补下。虽为暂服之方，原非峻克之剂。细思手经之病，原无遽入足经之理。但人身气机，合乎天地自然，肺气从右而降，肝气由左而升，肺病主降日迟，肝横司升日速，咳呛未已，乃肝胆木反刑金之兆。试言久寐寤醒，左常似闪烁，嘈杂如饥，及至进食，未觉胃中安适。此肝阳化风，旋扰不息，致呛无平期。即俟热之来，升至左颊，其左升太过，足为明验。倘升之不已，入春肝木司权，防有失血之累。故左右为阴阳之道路，阴阳既造其偏以致病，所以清寒滋阴不能骤其速功。

阿胶　鸡子黄　生地　天冬　女贞实
糯稻根须

胁　痛

姚　胁痛久嗽。

旋覆花汤加桃仁、柏子仁。

某　寒热，右胁痛，咳嗽。

芦根一两　杏仁三钱　冬瓜子三钱　苡仁三钱　枇杷叶三钱　白蔻仁三分

咳为气逆，嗽为有痰，内伤外感之因甚多，确不离乎肺脏为患也。若因于风者，辛平解之。因于寒者，辛温散之。因于暑者，为薰蒸之气，清肃必伤，当与微辛微凉，苦降淡渗，俾上焦蒙昧之邪下移出腑而后已。若因于湿者，有兼风、兼寒、兼热之不同，大抵以理肺治胃为主。若因秋燥，则嘉言喻氏之议最精。若因于火者，即温热之邪，亦以甘寒为主，但温热犹有用苦辛之法，非比秋燥而绝不用之也。至于内因为病，不可不逐一分之。有刚亢之威，木扣而金鸣者，当清金制木，佐以柔肝入络。若土虚而不生金，真气无所禀摄者，有甘凉甘温二法，合乎阴土阳土以配刚柔为用也。又因水虚而痰泛，元

海竭而诸气上冲者，则有金水双收，阴阳并补之治，或大剂滋填镇摄，葆固先天一气元精。至于饮邪窃发，亦能致嗽，另有专门，兼参可也。

以上诸法，皆先生临证权衡之治，非具慧心手眼，能如是乎？邵新甫

吐　血

寒　邪

朱　形寒暮热，咳嗽震动，头中、脘中、胁骨皆痛。先经嗽红，体气先虚。此时序冷热不匀，夹带寒邪致病。脉得寸口独大。当清解上焦，大忌温散之剂。

桑叶　苏梗　杏仁　象贝　玉竹　大沙参

风　温

某　风温上受，吐血。

桑叶　薄荷　杏仁　连翘　石膏
生甘草

徐　阴虚风温，气逆嗽血。

生扁豆　玉竹　白沙参　茯苓　桑叶
郁金

顾四十　寸口脉搏指而劲，痰血能食。初因风温咳嗽，震动络血。以清心营肺卫之热。

小生地　黑山栀　地骨皮　天花粉
丹参　连翘　竹叶心

冬　温

汪　右脉大，咽喉痒呛，头中微胀。此冬温内侵，阳气不伏，络热，血得外溢。当调其复邪。

桑叶　山栀皮　连翘　白沙参　象贝
牛蒡子

某　脉小而劲，少年体丰，真气易

泄。经月咳呛，自非外感。因冬温失藏，咳频震络，痰带血出。当薄味以和上焦，气热得清，病患可却。

桑叶　山栀　杏仁　郁金　象贝　花粉

糯米汤代水。

温　热

王三五　脉右大，温邪震络，咳痰带血。

桑皮　杏仁　山栀皮　花粉　大沙参　石膏

高　温邪上郁清空，目赤头胀，咳呛见血。此属客病，不必为内损法。

连翘　黑山栀　草决明　桑叶　薄荷梗　荷叶边　苦丁茶　花粉

药用急火煎。

唐二七　血后，喉燥痒欲呛，脉左搏坚。

玉竹　南花粉　大沙参　川斛　桑叶

糯米饮煎。

高二一　脉小涩，欲凉饮，热阻气升血冒。仍议治上。

嫩竹叶　飞滑石　山栀皮　郁金汁　杏仁汁　新荷叶汁

某　春温嗽痰，固属时邪。然气质有厚薄，不可概以辛散。且正在知识发动之年，阴分自不足，以至咳呛失血。当以甘寒润降，以肃肺金。

鲜枇杷叶　甜杏仁　南沙参　川贝　甜水梨　甘蔗浆

热

郭　热伤元气，血后咳逆，舌赤，脉寸大。

鲜生地　麦冬　玉竹　地骨皮　川斛　竹叶心

又　心眩不饥，热灼气升。

鲜生地　玄参　丹参　郁金汁　银花　竹叶心　绿豆皮

寒热郁伤肺

某　脉涩，咳嗽痰血，不时寒热，此邪阻肺卫所致。

苇茎汤加杏仁、通草。

孙二六　用力，气逆血乱，咳出腥痰浊血。用千金苇茎汤。

某　邪郁热壅，咳吐脓血，音哑。

麻杏甘膏汤加桔梗、苡仁、桃仁、紫菀。

上焦气分蓄热

倪二七　肛疡溃脓虽愈，阴气已经走泄，当阳气弛张发泄。今加嗽血痰多，胃纳减于平昔，脉数促，喘逆脘闷。姑清肃上焦气分。

苏子　杏仁　香豉　黑栀皮　郁金　蒌皮　降香　桔梗

汪七十　天明至午，嗽甚痰血。春暖阳浮，是肾虚不藏。闻咳音重浊不爽。先议轻清治气分之热。

桑叶　南花粉　黑栀皮　桔梗　甘草　橘红

某　脉搏数，舌心灰，咳痰有血。频呕络伤，致血随热气上出。仍理气分。

桑叶　花粉　苡仁　川贝　黄芩　茯苓

暑　热

方　夏热泄气，胃弱冲逆，失血。

扁豆　茯苓　参三七　茜草

施　脉小数，舌绛，喉中痒，咳呛血。因暑热旬日，热入营络，震动而溢。凡肺病为手太阴经逆传，必及膻中，仍以手厥阴治。

竹叶心　生地　银花　连翘心　玄参

赤豆皮

高　脉数，汗出身热，吐血五日，胸脘不舒，舌色白。此阴虚本质，暑热内侵营络，渐有时疟之状。小溲茎中微痛，宣通腑经为宜。

　　鲜生地　连翘　郁金汁　滑石　竹叶　甘草梢

　　又　气阻不饥。

　　黑栀皮　香豉　蒌皮　郁金　杏仁　橘红

王氏　入夏呛血，乃气泄阳升。幸喜经水仍来，大体犹可无妨。近日头胀，脘中闷，上午烦倦。是秋暑上受，防发寒热。

　　竹叶　飞滑石　杏仁　连翘　黄芩　荷叶汁

暑热郁肺阻窍

江　积瘀在络，动络血逆。今年六月初，时令暴热，热气吸入，首先犯肺，气热血涌，强降其血。血药皆属呆滞，而清空热气仍蒙闭于头髓空灵之所，诸窍痹塞，鼻窒煿肉，出纳之气都从口出。显然肺气郁蒸，致脑髓热蒸，脂液自下，古称烁物消物莫如火。但清寒直泄中下，清空之病仍然。议以气分轻扬，无取外散，专事内通。医工遇此法则，每每忽而失察。

　　连翘　牛蒡子　通草　桑叶　鲜荷叶汁　青菊花叶

　　临服，入生石膏末，煎一沸。

火气逼肺

某二三　以毒药薰疮，火气逼射肺金，遂令咳呛痰血，咽干胸闷，诊脉尺浮。下焦阴气不藏，最虑病延及下，即有虚损之患。姑以轻药，暂清上焦，以解火气。

　　杏仁三钱　绿豆皮三钱　冬瓜子三钱　苡仁三钱　川贝一钱半　兜铃七分

木火升逆扰动阳络

赵三三　咳逆自左而上，血亦随之。先从少阳胆络治。

　　生地　丹皮　泽兰　茯苓　降香末　荷叶汁

张三六　耳目昏蒙甚于午前，此属少阳郁勃之升。呕恶痰血，多是络热。治以开泄，莫投滋腻。

　　桑叶　丹皮　黑栀　连翘　菊叶　蒌皮　川贝　橘红

董十七　色苍能食，脘有积气。两年秋冬，曾有呛血。此非虚损，由乎体禀木火，嗔怒拂逆，肝胆相火扰动阳络故也。

　　金斛　山栀　郁金　丹参　川贝　苏子　钩藤　茯苓

　　又　接用清气热，安血络方。

　　生地　麦冬　玄参　知母　花粉　百部　桔梗　川贝

　　蜜丸。

严四二　脉数涩小结，痰血经年屡发，仍能纳食应酬。此非精血损怯，由乎五志过动。相火内寄肝胆，操持郁勃，皆令动灼，致络血上渗混痰火。必静养数月方安，否则木火劫烁，胃伤减食，病由是日加矣。

　　丹皮　薄荷梗　菊花叶　黑栀　淡黄芩　生白芍　郁金　川贝

颜　入夏阳升，疾走惊惶，更令诸气益升。饮酒，多食樱桃，皆辛热甘辣，络中血沸上出。议消酒毒和阳。

　　生地　阿胶　麦冬　嘉定花粉　川斛　小黑穭豆皮

阴　虚

沈　脉左坚上透，是肝肾病。血色紫，乃既离络中之色，非久瘀也。劳役暑蒸，内阴不生有诸。仿琼玉意，仍是阴柔之通剂。

鲜生地　人参　茯苓　琥珀末

张　血止，左脉大。

天冬　生地　人参　茯神　炙草　生白芍　女贞　旱莲

顾二八　脉左坚，阴伤失血致咳。

复脉去参、桂、姜，加白芍。

凡咳血之脉，右坚者，治在气分，系震动胃络所致，宜薄味调养胃阴，如生扁豆、茯神、北沙参、苡仁等类。左坚者，乃肝肾阴伤所致，宜地黄、阿胶、枸杞、五味等类。脉弦胁痛者，宜苏子、桃仁、降香、郁金等类。成盆盈碗者，葛可久花蕊石散、仲景大黄黄连泻心汤。一症而条分缕晰，从此再加分别，则临症有据矣。

赵四一　虚不肯复谓之损。纳食不充肌肤，卧眠不能着左，遇节令痰必带血，脉左细，右劲数。是从肝肾精血之伤，延及气分。倘能节劳安逸，仅堪带病永年。损症五六年，无攻病之理。脏属阴，议平补足三阴法。

人参　山药　熟地　天冬　五味　女贞

张四十　失血五六年，脉虚气喘，不运不饥。治在中下二焦，望其安谷精生，勿许攻病为上。

人参　炙草　白芍　茯神　炒熟地五味

某二七　劳力血复来，冲气咳逆。当用摄纳为要。

熟地四钱　参三七一钱　大淡菜一两　牛膝炭一钱半　川斛三钱　茯神三钱

某四一　脉弦，胁痛已缓，血仍来。

大淡菜一两　参三七一钱　牛膝炭一钱半　茯苓二钱　川斛三钱　小黑穭豆皮三钱

某四七　失血后，咳嗽，咽痛音哑。少阴已亏耗，药不易治。

糯稻根须一两　生扁豆五钱　麦冬三钱

川斛一钱半　北沙参一钱半　茯神一钱半

早服都气丸，淡盐汤下。

某三四　脉虚数，失血，心悸，头眩。

大淡菜五钱　牛膝炭一钱半　白扁豆一两　白茯苓三钱　藕节三枚，洗　糯稻根须五钱

某四九　血来稍缓，犹能撑持步履，乃禀赋强健者，且能纳谷，阳明未败可验。而脉象细涩，阴伤奚疑。

北沙参一钱半　扁豆一两　参三七一钱半　炒麦冬一钱　茯神三钱　川斛三钱

施二二　呛血数发，是阳气过动，诊脉已非实热。夏至一阴来复，预宜静养，迎其生气，秋分后再议。

生脉六味去丹、泽，加阿胶、秋石。蜜丸。

张　脉右弦数，左细涩，阴损。失血后久咳，食减便溏。

熟地炭　茯神　建莲　五味　芡实炒山药

某四三　失音咽痛，继而嗽血，脉来涩数，已成劳怯，幸赖能食胃强。勿见咳治咳，庶几带病延年。

细生地三钱　玄参心一钱　麦冬一钱半　细川斛三钱　鲜莲子肉一两　糯稻根须五钱

沙三六　阴虚，血后痰嗽。必胃强加谷者，阴药可以效灵。形羸食少，滋腻久用，必更反胃。静养望其渐复。

熟地炭　萸肉　五味　川斛　茯神芡实　建莲　山药

马五六　脉左坚右弱，木火易燃，营液久耗。中年春季失血嗽痰，由情志郁勃致伤，抑且少食尪羸。古语谓：瘦人之病，虑虚其阴。

生地　阿胶　北沙参　麦冬　茯神川斛

某女　脉左数，侧眠嗽血。

生地 阿胶 麦冬 淡菜 生白芍 炙草

金氏 脉细，左小促，干咳有血，寒热身痛，经水先期，渐渐色淡且少。此脏阴伤及腑阳，奇脉无气，内损成劳，药难骤效。

生地 阿胶 牡蛎 炙草 麦冬 南枣

卢氏 沉着浓厚，肝肾之血。

熟地炭 炒杞子 炒归身 牛膝炭 茯神 青铅 砂仁末

又 照前方去牛膝、青铅，加桂圆肉、天冬。

缪二八 劳伤，血后咳，夜热食少。

清骨散加生地。

耿三七 久损，交节血溢。

青铅六味去萸，加炒牛膝、川斛，冲热童便服。

某 脉细弦数，阴分不足，痰中带红，肠风。春温之后，再劫津液，以致上下失血。风淫于内，宜咸寒。

生地炭 阿胶 龟胶 玄参 白芍 女贞 茯苓 稽豆皮

阴虚阳升

陶二二 下虚，阳动失血。

六味去丹、泽，加阿胶、淡菜。

陈 日来寒暄不匀，烦劳阳升，咳呛，震动络血上沸。诊脉左数，五心热，知饥纳谷。议育阴和阳方法。

生地 清阿胶 天冬 麦冬 茯神 川斛 炒牛膝 青铅 童便

陈五一 形瘦，脉促数，吸气如喘，痰气自下上升。此属肾虚气不收摄，失血后有此，乃劳怯难愈大症。用贞元饮。

邹二一 内伤惊恐，肝肾脏阴日损。阳浮，引阴血以冒上窍，二气不交。日加寒热，骨热，咽干不寐。阴分虚，其热甚

于夜。

阿胶鸡子黄汤。

沈 劳动阳升，血自左溢。

阿胶 参三七 甜北沙参 茯神 生白扁豆 炒麦冬

江二二 少壮情志未坚，阴火易动，遗精淋沥有诸。肾水既失其固，春木地气上升，遂痰中带血。入夏暨秋，胃纳不减，后天生旺颇好，不致劳怯之忧。但酒色无病宜节，有病宜绝，经年之内屏绝，必得却病。

熟地水制 萸肉 山药 茯神 湖莲 远志 五味 黄柏 芡实

金樱膏丸。

陆十六 知识太早，真阴未充，龙火易动，阴精自泄。痰吐带血，津液被烁，幸胃纳安谷。保养少动宜静，固阴和阳可痊。

熟地水制 萸肉 山药 茯苓 芡实 远志 五味 煅牡蛎 白莲须

蜜丸。

徐四二 心肾精血不安，火风阳气炽，失血眩晕，心悸溺精。若过用心作劳，不能复元矣。

熟地 萸肉 山药 茯神 芡实 远志 建莲 五味 海参胶

彭十七 阴虚有遗，痰嗽有血，诵读久坐阳升。

桑叶 生扁豆 北沙参 麦冬 霍山石斛 生甘草 苡仁 茯苓

吴二八 失血在五年前，咳频呕哕，气自上冲逆。乃下元精血之虚，非外邪寒热之咳。痰出腥气，亦从下出。节欲勿劳力，胃壮可免劳怯。

都气丸。

周二七 左脉弦数，失血后，咳嗽音嘶少寐。阴亏阳升不潜之候，当滋养为主。

生地炭三钱　生牡蛎五钱　阿胶一钱半
麦冬一钱半　茯神三钱　川斛三钱

周三四　屡屡失血，饮食如故，形瘦面赤。禀质木火，阴不配阳。据说服桂枝治外感，即得此恙。凡辛温气味宜戒，可以无妨。

六味加阿胶、龟甲、天冬、麦冬。

孙二三　形瘦脉数，寸口搏指，浮阳易动上冒，都属阴精不旺。幸胃纳尚佳，数发不致困顿。然须戒酒淡欲，怡情静养，水足火不妄动，络血自必宁静矣。

六味加龟甲、秋石。

赵二八　屡遭客热伤阴，逢夏气泄吐血。下午火升咳嗽，液亏阴火自灼。胃口尚健，安闲绝欲可安。

熟地　萸肉　龟甲　淡菜胶　五味
山药　茯苓　建莲

蜜丸。

某　《内经》分上下失血为阴络阳络，是腑络取胃，脏络论脾。今饮食甚少，柔腻姑缓。上下交病，治在中焦。其午火升烦嗽，亦因血去阴伤。以胃药从中镇补，使生气自充也。

人参　茯苓　白术　炙草　扁豆　白芍　山药

又　因触胁气闪，络血复上，过戌亥时自缓。早上诊脉，细促无神，左目珠痛，假寐喉息有音，足胫冰冷。皆血冒不已，孤阳上升。从肝肾引阳下纳法。

人参　熟地炭　炒杞子　茯神　淡菜　炒牛膝

四服。

又　每下午戌亥，少阴厥阴龙相上越，络中之血随气火上升。考五行之中，无形有声，莫如风火。此皆情志之变动，必须阳潜阴固，方免反覆也。

人参　河车胶　大熟地　五味　炒杞子　茯苓　炒牛膝

倘呛逆有声加青铅，喉痒痛加阿胶、秋石，火升用秋石汤煎药，加女贞子，便秘加咸苁蓉、柏子仁。血止几日，或涉思虑恼怒，复有胁痛，减食不甘，乃少阳木火犯脾，当泄胆益土，用四君加丹皮、桑叶。

徐二六　脉左垂右弦，阴精不足，胃纳亦少。初冬痰中见红，冬春寐有盗汗，难藏易泄，入夏当防病发。诸凡节劳安逸，经年可望安康。

熟地　阿胶　五味　萸肉　秋石　山药　茯神　川斛

旱莲草膏丸。

又　脉左细数，肉消肌烁，气冲咳嗽，呕吐失血。是肝肾内损，下元不主纳气，厥阳上冒所致，非肺咳矣。当交夏气升血溢，姑以镇纳，望其血止。

青铅、六味加牛膝、白芍。

又　脉两手已和，惟烦动恍惚欲晕。议静药益阴和阳。

三才汤加金箔。

叶　讲诵烦心，五志之阳皆燃。恰值芒种节，阴未来复，阳气升腾，络中血不宁静，随阳泄以外溢。午后上窍烦热，阴不恋阳之征，致头中微痛。主以和阳镇逆。

生地　阿胶　牛膝炭　生白芍　茯神　青铅

杜二七　脉小数，入尺泽。夏季时令发泄，失血形倦。治宜摄固下焦。

熟地　萸肉　山药　茯神　建莲　五味　芡实　线鱼胶

金樱膏丸。

苏三九　脉左坚，冬令失血，能食而咳，脊痛腰痠，乃肾脏不固少纳。肾脉虚馁，五液不承，寐则口干喉燥。宜固阴益气。

固本丸加阿胶、芡实，莲肉丸。

潘二二　形色充伟，脉长关搏。述冬季衄血痰血，交夏不病。盖夏月藏阴，冬月藏阳，阳不潜伏，升则血溢，降则遗精，乃禀阳体而性情喜动之累耳。

生地　熟地　天冬　麦冬　龟腹甲心　秋石　龙骨　远志

梅二九　性情过动失血，夫血贵宁静，不宜疏动，疏动则有泛溢之虞。瘦人阳有馀阴不足，补阴潜阳法。

补阴丸。

某五十　脉数咳血，曾咯腥痰，若作肺痈。体质木火，因烦劳阳升逼肺，肺热不能生水，阴愈亏而阳愈炽，故血由阳而出也。当金水同治为主。

熟地四两　生地二两　天冬二两　麦冬二两　茯神二两　龟板三两　海参胶二两　淡菜胶二两　川斛膏四两　女贞一两半　北沙参二两　旱莲草一两半

胶膏丸。

邹二四　向有失血，是真阴不旺。夏至阴生，伏天阳越于表，阴伏于里，理宜然矣。无如心神易动，暗吸肾阴，络脉聚血，阳触乃溢，阴伏不固，随阳奔腾。自述下有冲突逆气，血涌如泉。盖任脉为担任之职，失其担任，冲阳上冲莫制，皆肾精肝血不主内守，阳翔为血溢，阳坠为阴遗。腰痛足胫畏冷，何一非精夺下损现症。经言：精不足者，补之以味。药味宜取质静填补，重着归下。莫见血以投凉，勿因嗽以理肺。若此治法，元海得以立基，冲阳不来犯上。然损非旬日可复，须寒科[1]更迁，凝然不动，自日逐安适，调摄未暇缕悉也。

人参三钱　熟地炒松成炭，四钱，冷水洗一次　鲜河车膏一钱，和服　茯苓一钱半　炒黑枸杞子一钱半　北五味一钱，研　沙苑一钱半　紫石英五钱，生研

血脱，益气用人参熟地两仪煎方，谓人参同阴药则补阴，茯苓入阳明，能引阴药入于至阴之乡，河车血肉温养，同石英收镇冲脉，兼以包固大气之散越，五味酸收，领其五液，枸枯温润，同沙苑之松灵入肝络。参方中之药，应乎取味，况肝肾之病同一治也。

刘二十　脉左数入尺，是真阴下亏。先有血症，毕姻后血复来，下午火升呛咳，阴中阳浮。保扶胃口以填阴。

阿胶　淡菜　生扁豆　麦冬　炙草　茯神

娄二八　思虑太过，心阳扰动，吸伤肾阴，时时茎举。此失血皆矫阳独升，夜不得寐。归家谈笑，怡情可安。

人中白　龟腹甲　知母　黄柏

钱　交夏阳气大升，阴根失涵，火升血溢，必在晡刻。冲年大忌身心少持，必使阳和阴守为要。

生地　阿胶　淡菜　牛膝炭　茯神　川斛

某　口气腥臊，血色浑浊，下元无根，恐难接续还元。事已至急，与王先生同议摄阴阳法。

人参　川熟附　熟地　五味　炙草　青铅

某　脉动极无序，血涌如泉，汗出畏冷，少焉热躁。此无根之阳上冒，血凝成块，非凉药可止。

熟地炭　生龙骨　茯神　五味　浔桂　生白芍　盐水炒牛膝

又　人参　生龙骨　熟地炭　茯神　炒杞子　五味

华二五　阳动失血，皆系阴亏。如心悸，咽干，咳嗽，都是阳浮上亢。必久进填实脏阴，斯浮越自和。面亮油光，皆下虚少纳。

―――――

① 寒科：亦作"寒柯"，冬季之木。此借指冬时。

都气加龟板、人乳粉，蜜丸。

徐　阴根愈薄，阳越失交。初夏发泄，血涌吸短，心腹皆热。岂止涩之药可疗？益气摄阴，乃据理治法。

人参　熟地　五味子

阴虚肝风动

罗　上年胁痹，已属络伤。今夏四月，阳气升发，络中血沸上溢，阴分热蒸，下午乃甚，喉痒而呛，心中嘈杂。肝风内震显然。

鲜生地　阿胶　丹参　盐水炒牛膝　女贞子　川斛　童便

龚　咳嗽继以失血，经言三焦皆伤。喉痛失音，乃阴液无以上承，厥阳燔燎不已，病深难于奏功。凭理而论，镇胃制肝，乃和阳熄风之义。

淮小麦　南枣　阿胶　茯苓　北沙参　天冬

陆　脉数，血后咳甚，痰腥，肢肿。阳升内风鼓动，最属难治。

生地　阿胶　天冬　麦冬　生白芍　茯神

沈　味进辛辣，助热之用，致肺伤嗽甚。其血震动不息，阳少潜伏，而夜分为甚。清气热而不妨胃口，甘寒是投，与《内经》辛苦急，急食甘以缓之恰符。

生甘草　玉竹　麦冬　川贝　沙参　桑叶

又　肝阳易逆，内风欲怫，不得着左卧，恶辛气，喜甘润。治肝体用，润剂和阳。

生地　阿胶　天冬　茯神　牡蛎　小麦

罗十九　血去络伤，阳气上蒸，胸胁微痛，非有形滞浊。脉得左关前动跃如浮，头中微晕，阳气化风何疑？

鲜生地　玄参心　麦冬　地骨皮　知母　川斛

又　左脉形略敛仍坚，微晕喉燥，脘痛热蒸。阳明津衰，厥阴阳风自动，而胃气欲逆。大便不爽，是其明征。熄风和阳，必用柔缓，少佐宣畅脘气，亦暂进之法。

鲜生地　麦冬　火麻仁　桑叶　郁金　生香附汁

又　复脉去参、姜、桂，加白芍。

血后冲气上逆

某　血后气冲形寒，法当温纳。

茯苓三钱　粗桂枝八分　炙草五分　五味七分

明阳血虚

何　晨未进饮食，咳逆自下焦上冲，有欲呕之象。虚里左胁，呼吸牵引震动，背部四肢寒冷。入暮心腹热灼，而舌上干辣。夫阳虚生外寒，阴虚生内热。阳属腑气，主乎外卫；阴属脏真，主乎内营。由络血大去，新血未充，谷味精华不得四布。知味容纳，而健运未能自然，胁右少舒，全系胃络、下焦阴精损伤，中焦胃阳不振。夏至初，阴不主来复，交节络血再动，总是既损难以骤复之征。大意下焦阴阳宜潜宜固，中焦营卫宜守宜行，用药大旨如此。至于潜心涤虑，勿扰情志，再于子午参以静功，俾水火交，阴阳偶，是药饵已外工夫，皆培植生气之助。

养营汤去黄芪、远志。

又　自服养营汤，温补足三阴脏法，半月来诸症皆减，惟午馀心腹中热未罢。凡精血久损，理必质重味厚填纳空隙。只因中焦运纳不旺，况长夏时令，热最耗气。议早进通阳守阴，晚用益中消暑。冀其生旺，非攻病也。

午服生脉散。

早服：

人参　熟地　杞子　当归　苁蓉　肉
桂　茯神　五味

某姬　操持怫郁，五志中阳动极，失血呛咳有年。皆缘性情内起之病，草木难以奏安。今形色与脉日现衰惫，系乎生气克削。虑春半以后，地气升，阳气泄，久病伤损，里真少聚。冬春天冷主藏，总以摄补足三阴脏，扶持带病延年，就是人工克尽矣。

人参　炒白芍　熟地炭　五味　炙草
建莲

阴阳并虚肾气上逆

马四五　阅病原是肾虚嗽血，年分已久，肾病延传脾胃，遂食减腹膨。病是老劳，难以速功。行走喘促，元海无纳气之权，莫以清寒理嗽。急急收纳根蒂，久进可得其益。

人参　人乳粉　坎气　枸杞　沙苑
五味　茯苓　胡桃

宋　脏脉附背，督脉行身之背。足少阴真气不摄，唾中有血，吸气少入，而腰脊痠楚，寐泄魄汗，皆真气内损。若加嗔怒，再动肝阳，木火劫烁脂液，木日旺，调之非易。

水制熟地　蜜炙五味　女贞　茯神
川斛　炒山药　芡实　湖莲

阴中阳虚

袁三六　下虚，当春升之令，形软无力，嗽血复来。以甘温厚味，养其阴中之阳。

枸杞　沙苑　归身炭　牛膝　巴戟
精羊肉

下损及中

钱　一阳初萌，血症即发。下焦真气久已失固，亡血后，饮食渐减，咳嗽则脘中引痛，冲气上逆。乃下损及中，最难痊愈。拟进摄纳方法。

人参　熟地　五味　茯神　川斛　紫
衣胡桃

调入鲜河车胶。

王十七　少年阴火直升直降，上则失血咳逆，下坠肛疡延漏，皆虚劳见端。食减至半，胃关最要。非可见热投凉，以血嗽泥治。

熟地炭　建莲　霍石斛　茯神　炒山
药　芡实

某三二　诊脉数涩，咳血气逆，晨起必嗽，得食渐缓。的是阴损及阳，而非六气客邪可通可泄。法当养胃之阴，必得多纳谷食，乃治此损之要着。

生扁豆五钱　北沙参一钱半　麦冬一钱
半　川斛三钱　生甘草三分　茯神三钱　南
枣肉一钱半　糯稻根须五钱

郑二八　虚损四五年，肛漏未愈，其咳嗽失血，正如经旨阴精不主上奉，阳气独自升降。奈何见血投凉，治嗽理肺，病加反复，胃困减食。夫精生于谷，中土运纳则二气常存。久病以寝食为要，不必汲汲论病。

生黄芪　黄精　诃子肉　白芨　苡仁
南枣

淡水熬膏，不用蜜收。略饥，用五钱，参汤送。

脾肾兼虚

某五五　向衰之年，夏四月时令，阳气发泄，遇烦劳身中气泄，络血外溢，脏液少涵，遂痰嗽不已。俗医见嗽，愈投清肺滋阴，必不效验。此非少年情欲阴火之比，必当屏烦戒劳。早进都气丸，晚进归脾，平补脏真。再用嗽药，必然胃减。

肾胃兼虚

姜十九　自上年冬失血，渐形减气弱，精血内损，不肯再复，延成劳怯。填养精血，务在有情，庶几不夺胃气。

人参　鲜河车胶　水制熟地　五味　茯神　山药　芡实　黑壳建莲

顾二六　失血，血形浓厚，必自下先伤，胃减无力，气分亦损。此阴药中必兼扶胃，非沉滞清寒所宜。

人参　熟地　建莲　芡实　山药　茯苓

邵六八　脉坚，形瘦久咳，失血有年。食物厌恶，夜寝不适，固以培本为要。所服七味、八味汤丸，乃肝肾从阴引阳法，服之不效，此液亏不受桂、附之刚。当温养摄纳其下，兼与益胃津以供肺。

晨服：

熟地　苁蓉　杞子　五味　胡桃肉　牛膝　柏子仁　茯苓

蜜丸。

晚服：

人参　麦冬　五味　炙草　茯苓　鲜莲子　山药

胡四三　冬季失藏吐血，四月纯阳升泄，病不致发，已属万幸。其痰嗽未宜穷治，用药大旨，迎夏至一阴来复，兼以扶培胃气为要。

人参　熟地　麦冬　五味　茯苓　山药

劳伤中气虚

王十八　冲年形瘦，腹胀食减便溏。自上秋失血以来，日加孱弱，脉左坚右涩。虽阴虚起见，而中焦为急，此非小恙。

人参　茯苓　炙草　白芍　广皮　厚朴

席　半月前恰春分，阳气正升，因情志之动，厥阳上燔致咳，震动络中，遂令失血。虽得血止，诊右脉长大透寸部，食物不欲纳，寐中呻吟呓语。由至阴损及阳明，精气神不相交合矣。议敛摄神气法。

人参　茯神　五味　枣仁　炙草　龙骨　金箔

又　服一剂，自觉直入少腹，腹中微痛，逾时自安。此方敛手少阴之散失，以和四脏，不为重坠，至于直下者，阳明胃虚也。脉缓大长，肌肤甲错，气衰血亏如绘。姑建其中。

参芪建中汤去姜。

又　照前方去糖，加茯神。

又　诊脾胃脉独大为病，饮食少进，不喜饮水，痰多嗽频，皆土衰不生金气。《金匮》谓男子脉大为劳，极虚者亦为劳。夫脉大为气分泄越，思虑郁结，心脾营损于上中，而阳分萎顿。极虚亦为劳，为精血下夺，肝肾阴不自立。若脉细欲寐，皆少阴见症。今寝食不安，上中为急。况厥阴风木主令，春三月，木火司权，脾胃受戕，一定至理。建中理阳之余，继进四君子汤，大固气分，多多益善。

徐四八　因积劳，久嗽见血，是在内损伤。先圣曰：劳者温之，损者益之。温非热药，乃温养之称。甘补药者，气温煦，味甘甜也。今医见血投凉，见嗽治肺最多。予见此治法，胃口立即败坏者不少。

归脾去木香、黄芪，加杞子。

杜二八　积劳思虑，内损失血，久病秋季再发。乃夏暑气泄，劳则气愈泄不收，络空动沸，此与阴虚有别。色脉胃减，凉降非法。

人参建中汤。

庞　血大去则络脉皆空，其损伤已非一腑一脏之间矣。秋分寒露，天气令降，身中气反升越，明明里不肯收摄，虚象何疑。今诊脉弱濡涩，肢节微冷，气伤上逆，若烟雾迷离，薰灼喉底，故作呛逆。大旨以上焦宜降宜通，下焦宜封宜固，得安谷崇土，再商后法。

人参　炒黑杞子　炒黑牛膝　茯神　生苡仁　炒山药

又　血止，纳谷甚少，不饥泄泻。此脾胃大困，阴火上触，面赤忽嘈。先理中宫，必得加餐为主。大忌寒凉治嗽，再伐脾胃生气。

人参　茯神　新会皮　山药　炙草　炒白芍

又　脉右濡，左未敛。

人参　茯神　熟术　广皮　南枣

又　左脉静而虚，右如数，初进谷食。宜培中宫，霜降后五日以丸剂摄下。

人参　茯神　熟术　广皮　南枣　炒白芍　炙草

陈　脉如数，痰嗽失血，百日来反复不已，每咳呕而汗出。此属气伤失统，络血上泛。凡寒凉止血理嗽，不但败胃妨食，决无一效。从仲景元气受损当进甘药。冀胃土日旺，柔金自宁。

黄芪　生白芍　五味　炙草　南枣　饴糖

某　劳伤嗽血。

生黄芪皮三钱　茯苓三钱　炙黑甘草五分　黄精三钱　南枣三钱

钱四一　形神积劳，气泄失血，食减喘促。由气分阳分之伤，非酒色成劳之比。

黄芪建中汤去姜、桂。

陆　脉细形瘦，血后久咳不已，复加喘促，缘内损不肯充复。所投药饵，肺药理嗽居多。当此天令收肃，根蒂力怯，无以摄纳。阴乏恋阳，多升少降。静坐勉可支撑，身动勃勃气泛。所纳食物，仅得其

悍气，未能充养精神矣。是本身精气暗损为病，非草木攻涤可却。山林寂静，兼用元功，经年按法，使阴阳渐交，而生生自振。徒求诸医药，恐未必有当。

建中汤去姜，加茯苓。

董三六　此内损症，久嗽不已，大便不实。夏三月，大气主泄，血吐后，肌肉麻木，骨痿痠疼，阳明脉络不用。治当益气，大忌肺药清润寒凉。

黄芪　炙草　苡仁　白芨　南枣　冰糖

李三一　饮酒少谷，中气先虚，酒力温散助热，络血随热气以上沸。血止之后，顿然食减脘痞，显是中气已困败。静坐稍舒，烦言咳急。当以调中为急，若见血见咳，即投寒凉，清阳愈伤，日就败坏矣。虽酒客忌甘，然救其苦寒药伤，勿拘此例。

戊己去术，加南枣。

王二八　脉软，形劳失血。

小建中加玉竹。

顾二八　劳心，神耗营损，上下见血，经年日衰。今勉纳谷不饥，中焦因不至运。滋阴清肺，更令伤中。无却病好药，欲冀其安，须山居静养，寒暑无害，方得坚固。

异功散。

钱二七　形瘦，脉左数，是阴分精夺。自述谈笑或多，或胃中饥虚，必冲气咳逆，前年已失血盈碗。此下损精血，有形难复。以略精饮食，气反不趋。急以甘药益胃，中流砥柱，病至中不可缓矣。

人参　茯神　炙草　山药

许四八　劳倦伤阳，形寒，失血，咳逆。中年不比少壮火亢之嗽血。

黄芪建中汤。

徐二九　奔走五日，即是劳力动伤阳气。血从右起，夜有冷汗，乃阳络空隙而

泄越矣。凡治吐血之初，多投凉血降气，以冀其止。孰知阳愈渗泄，益增病剧，屡矣。

黄精　黄芪　炙草　苡仁　茯神

汪　肝风鸱张，胃气必虚。酒客不喜柔腻，肌柔色嫩，质体气弱。清明春木大旺，理必犯土。急宜培养中宫，中有砥柱，风阳不得上越，而血可止矣。

人参　炒黄芪　炒山药　茯苓　炒白芍　炙草

朱二二　秋暑失血，初春再发。诊脉右大，颇能纳食。《金匮》云：男子脉大为劳，极虚者亦为劳。要之，大者之劳，是烦劳伤气，脉虚之劳，为情欲致损。大旨要病根驱尽，安静一年可愈。

生黄芪　北沙参　苡仁　炙草　白芨　南枣

某　劳力烦心，失血，早食则运，暮食饱胀。疏补调中方。

人参　茯苓　炙草　生谷芽　广皮　白芍

冯四五　脉弦劲，按之空豁。久嗽，先有泻血，大便不实，近又嗽血。是积劳久损，阴阳两亏。今食不欲餐，先宜甘温益气。但贫窘患此，参芪未能常继，斯为难调。

人参　黄芪　茯苓　炙草　苡仁　白芨

胃阳虚卫疏

许四四　频频伤风，卫阳已疏，而劳怒亦令阳伤。此失血症，当独理阳明，胃壮则肝犯自少。脉右空大可证，若三阴之热蒸，脉必参于左部。

人参一钱　黄芪三钱　炙草五分　煨姜一钱　南枣二钱

又　甘温益胃，血止五日。食腥嗔怒，血咳复来。不独卫阳疏豁，络脉空动

若谷，岂沉寒堵塞，冀片时之效。倘胃口拒纳，无法可投。按脉微涩，议治心营肺卫。

人参　黄芪　炙草　南枣　白芨　茯神　枣仁

营　虚

汤二三　脉细促，右空大，爪甲灰枯，久嗽入春夏见红，食减身痛，形容日瘁。是内损难复，与养营法。

人参　炒白芍　归身　炙草　桂枝木　广皮　煨姜　南枣

丁二七　夏季痰嗽，入冬失血。自述昼卧安逸，微寒热不来。则知二气已损伤，身动操持，皆与病相背。脉大无神，面无膏泽，劳怯不复元大著。温养甘补，使寝食两安。若以痰嗽为热，日饵滋阴润肺，胃伤变症，调之无益。

归芪异功散。

陈二八　失血，前后心痛。

归建中去姜。

某　形瘦色枯，脉濡寒热，失血心悸，是营伤。

归芪建中去姜。

某　脉芤，汗出，失血背痛，此为络虚。

人参　炒归身　炒白芍　炙草　枣仁　茯神

某氏　失血半年，心悸忡，胁下动。络脉空虚，营液损伤。议甘缓辛补。

枸杞　柏子仁　枣仁　茯神　炙草　桂圆

又　生地　阿胶　小麦　广三七　乌贼骨　菟丝子　茯神　扁豆

夜服三钱。

徐四九　馆课之劳，心脾营伤。食酸助木，中土更亏。春阳主升，血乃大吐。况茹素既久，当培土。营阴损极，热自内

炽，非实火也。

归脾汤去参。

陈二三　先患失血，复遭惊骇。平素有遗泄，独处呓语。是有形精血、无形神气交伤，漫言治痰治血，真粗工卑陋矣。补精宜填，安神宜静，然无形真气为要，与心脾二经主治。

人参一钱半　当归一钱半　茯神三钱　枣仁三钱　远志七分　炙草三分　桂圆二钱　龙齿二钱　金箔五张，冲入

宓　遇节血症反复，脉弱废食，胁痛胃软。无治咳止血之理，扶得胃口受纳，可商调理。

人参　炙黄芪　当归炭　枣仁　茯神　炙草　桂圆肉

又　归脾去木香、远志，加枸杞子。

关三二　郁思伤于心脾，二脏主乎营血，营出中焦。脏阴受损，阴虚生热，薰蒸络脉，致血不宁静。食少痰多，色泽少华，皆虚象也。不宜久进凉润嗽药，当以钱氏异功散，间进归脾汤减木香。

马六七　上秋下血，今年涌血。饮橘饼汤甘辛，心中如针刺。营枯液耗，不受辛药。但以甘药柔剂，与心脾有益。

人参　黄精　茯神　柏子仁　炙草　南枣

某　老弱虚咳，失血。

生黄芪皮　归身　煨姜　大枣

劳心过度阳升

冯　诊脉左手平和，尺中微动，右手三部，关前动数，尺脉带数。夜卧不寐，咳呛有血，昼日咳呛无血，但行走微微喘促。夫阴阳互为枢纽，隆冬天气藏纳，缘烦心劳神，五志皆动，阳不潜伏，当欲寐之时，气机下潜，触其阳气之升，冲脉升动，络中之血，未得宁静，随咳呛溢于上窍。至于步趋言谈，亦助其动搏气火，此

咳呛喘息失血，同是一原之恙。当静以制动，投药益水生金，以制君相之火，然食味宜远辛辣热燥。凡上实者必下虚，薄味清肃上焦，正谓安下，令其藏纳也。愚见约方，参末俟裁。

生扁豆一两，勿碎　麦冬二钱　川斛一钱半　上阿胶二钱　小根生地二钱　真北沙参一钱半

又　诊脉同前，述心中怯冷，交四更咽中干，咳呛连声，必血已盈口。论心营肺卫皆在上焦，更拟敛心液、滋肺津一法。

炒枣仁五钱，勿研　鲜生地三钱　天冬一钱　炒麦冬一钱　茯神一钱半　黑牛膝一钱半　茜草一钱　参三七一钱，磨冲

又　熟地四钱　生地二钱　天冬一钱　麦冬一钱　北沙参三钱　茯神一钱

卧时服天王补心丹。

心营热

查二十　舌辣，失血易饥。

生地　玄参　连翘心　竹叶心　丹参　郁金汁

陈　血止，脉两寸未和。仍议心营肺卫方。

生地　生扁豆　麦冬　北沙参　丹参　茯苓

陈　夜热，邪迫血妄行。议清营热。

犀角　鲜生地　丹皮　白芍

邵　营热失血。

生地　竹叶心　玄参　丹参　川斛　茯苓

胃阴虚

王二十　脉右大，失血知饥，胃阳上逆，咽干喉痒。

生地　扁豆　玄参　麦冬　川斛　新荷叶汁

某四九　脉右涩，初气冲失血，咳逆，能食无味，血来潮涌。乃阳明胃络空虚，血随阳升而然。法当填中为要着，莫见血治咳而用肺药，斯症可图，正在此欤。

大淡菜一两　生扁豆五钱　麦冬三钱　川斛三钱　茯神三钱　牛膝炭一钱半

陶十六　色黄，脉小数，右空大。咳呕血溢，饮食渐减，用建中旬日颇安。沐浴气动，血咳复至。当以静药养胃阴方。

金匮麦门冬汤去半夏。

郭　脉右部不鼓击应指，惟左寸数疾。昨夜失血之因，因于伛偻拾物，致阳明脉络血升。今视面色微黄，为血去之象。不宜凉解妨胃，仿古血脱必先益气，理胃又宜远肝。

人参秋石水拌烘　黄连　阿胶　茯神　炙草　生白芍

王三六　肠红愈后，吐血一两月必发。此阳明胃络气血皆多，故吐后寝食如昔。久发阴亏，仍有内损之忧。宜养肺胃之阴以和阳。

生黄芪　北沙参　麦冬　生甘草　茯神

元米汤煎。

程二七　吐血数发，肢震，面热汗出，寐中惊惕。盖阳明脉络已虚，厥阴风阳上炽，饮食不为肌肤，皆消烁之征也。

生黄芪　北沙参　生牡蛎　麦冬　小麦南枣

程二一　脉左小数，右弦，食减不肌，易于伤风，大便结燥，冬春已见血症。夫胃阳外应卫气，九窍不和，都属胃病。由冬失藏聚，发生气少，遇长夏热蒸，真气渐困故也。急宜绝欲静养，至秋分再议。

参须　黄芪皮　鲜莲子　茯神　炒麦冬生甘草

某　着右卧眠，喘咳更甚。遇劳动阳，痰必带血。经年久嗽，三焦皆病。

麦门冬汤。

华三八　劳怒用力，伤气动肝，当春夏天地气机皆动，病最易发。食减过半，热升冲咽，血去后，风阳皆炽。镇养胃阴，勿用清寒理嗽。

生扁豆　沙参　天冬　麦冬　川斛　茯神

又　冲气攻腹绕喉，乃肝胆厥阳肆横。久久虚损，而呕痰减食，皆犯胃之象。若不静养，经年必甚。

甜北沙参　生白扁豆　生黄芪皮　茯神　炙草

白糯米半升，泡清汤煎药。

徐　阴脏失守，阳乃腾越，咳甚血来，皆属动象。静药颇合，屡施不应。乃上下交征，阳明络空，随阳气升降自由。先以柔剂填其胃阴，所谓执中近之。

金匮麦门冬汤去半夏，加黄芪。

某五九　失血后，咳嗽不饥。此属胃虚，宜治阳明。

甜北参　生扁豆　麦冬　茯神　川斛

陆　食酸助木，胃土受侮。脘中阳逆，络血上溢。《内经》辛酸太过，都从甘缓立法。谷少气衰，沉苦勿进。

生扁豆　北沙参　炒麦冬　茯苓　川斛　甘蔗浆

又　甘凉养胃中之阴，痰少血止。两寸脉大，心烦脊热，汗出，营热气泄之征。议用竹叶地黄汤。

鲜生地　竹叶心　炒麦冬　建莲肉　川斛　茯神

陶四一　两年前吐血咳嗽，夏四月起。大凡春尽入夏，气机升泄，而阳气弛张极矣。阳既多动，阴乏内守之职司，络血由是外溢。今正交土旺发泄，欲病气候，急养阳明胃阴。夏至后，兼进生脉之属。勿步趋于炎熇烈日之中，可望其渐次日安。

金匮麦门冬汤去半夏。

王二八 见红两年，冬月加嗽，入春声音渐嘶，喉舌干燥。诊脉小坚，厚味不纳，胃口有日减之虞。此甘缓益胃阴主治。

麦冬 鸡子黄 生扁豆 北沙参 地骨皮 生甘草

卢四四 脉大色苍，冬月嗽血，纳谷减半，迄今干咳无痰，春夏间有吐血。夫冬少藏聚，阳升少制。安闲静养，五志气火自平，可望病愈。形瘦谷减，当养胃土之津以生金。

甜北参 麦冬 玉竹 木瓜 生扁豆 生甘草

某二二 脉右大左虚，夏四月，阳气正升，烦劳过动其阳，络中血溢上窍，血去必阴伤生热。宜养胃阴，大忌苦寒清火。

北沙参 生扁豆 麦冬 生甘草 茯神 川斛

某二九 脉搏，血涌，饥易纳食。风阳过动而为消烁，若不自保摄，饵药无益。

生地 天冬 丹参 茯苓 生扁豆 川斛

倪三一 阳明脉弦空，失血后，咽痹即呛。是纳食虽强，未得水谷精华之游溢，当益胃阴。

北沙参 生扁豆 麦冬 杏仁 生甘草

糯米汤煎。

徐三一 失血能食，痰嗽，色苍脉数。可与甘凉养胃中之阴，胃和金生。痔血便燥，柔药最宜。

生扁豆 生地 天冬 麦冬 银花 柿饼灰 侧柏叶

某 失血咽干。

稽豆皮三钱 丹参一钱 麦冬一钱半 川斛一钱半 藕汁一小杯

胃虚气逆

陈 胃虚，客气上逆为呃噎，痰带血星，咽中微痛。姑拟镇摄法。

人参 熟地炭 五味 茯神 青铅

又 照前方去青铅，加麦冬、川斛、远志炭。

肝胃不和

孙三五 脉小弦，血去食减。服地黄柔腻，反觉呆滞，且不喜肥甘。议两和肝胃。

苏子 茯苓 金石斛 降香 钩藤 黑山栀

蔡三九 新沐热蒸气泄，络血上溢出口。平昔痰多，又不渴饮，而大便颇艰。此胃气不得下行为顺之旨，兼以劳烦嗔怒。治在肝胃。

金石斛 紫降香 炒桃仁 橘红 苡仁 茯苓

万 脉数左坚，当夏四月，阳气方张，陡然嗔怒，肝阳勃升，络血上涌。虽得血止，而咳逆欲呕，眠卧不得敧左。此肝阳左升太过，木失水涵，阴亏则生热，是皆本体阴阳迭偏，非客邪实火可清可降之比。最宜恬澹无为，安静幽闲，经年不反，可望转偏就和。但图药治，胃减损怯矣。经云：胃咳之状，咳逆而呕。木犯胃土贯膈，即至冲咽入肺，肺衰木反刑金。从《内经》甘缓以制其急。

米炒麦冬 糯稻根须 女贞子 茯神 生甘草 南枣肉

又 乙癸同治，益胃养阴。

人参秋石汤洗，烘干为末 生地 熟地 天冬 麦冬

以人参末收实。

某 血去胃伤，当从中治。况五年前劳怒而得病，肝木无不克土。医者温补竟

进，气壅为胀。至夜咽干无寐，食物不思，杳不知味，为呕为咳，全是胃阳升逆。经云：胃不和则卧不安。而阳不潜降，似属浊气胶痰有形之物，阻挠升降而然。古人有二虚一实，当先治实，以开一面之文。余从胃病为主，制肝救中，理气清膈，乃不足中有余圆通之治，此机勿得乱治。

人参　枳实　半夏　杏仁　甘草　竹茹　生姜　大枣

李　暴怒，肝阳大升，胃络血涌甚多，已失气下行为顺之旨。仲淳①吐血三要云：降气不必降火。今不饥不纳，寒腻之药所致。

炒苏子　降香汁　山栀　炒山楂　郁金　茯苓　川斛　丹参

某　左脉细坚搏指，肝阳逆，失血，汗。

熟地　五味　炙草　牛膝　白芍　桂心　童便冲

李氏　脉细小如无，素多郁怒，经来即病。冬月胃痛，随有咯血不止，寒战面赤，惊惕头摇。显是肝阳变风，络血沸起。四肢逆冷，真气衰微。《内经》有肝病暴变之文，势岂轻渺。议用景岳镇阴煎法，制其阳逆，仍是就下之义。

熟地炭　牛膝炭　肉桂　茯神　生白芍　童便

又　经来血止，肝病何疑。

炒楂肉　当归　炒延胡　泽兰　桃仁　茯苓

肝　气

沈氏　血后久咳，脘痛食减，经闭便溏。拟进疏泄肝气。

苏子　炒丹皮　桃仁　郁金　钩藤　白芍

血络痹阻

蔡三七　水寒外加，惊恐内迫，阴疟三年。继患嗽血，迄今七年，未有愈期。询及血来紫块，仍能知味安谷。参其疟伤惊伤，必是肝络凝瘀，得怒劳必发。勿与酒色伤损。乱投滋阴腻浊之药，恐胃气日减，致病渐剧。

桃仁三钱　鳖甲三钱　川桂枝七分　归须一钱　大黄五分　芜蔚子二钱

柴二五　劳伤，寒暖不匀，胁痛嗽血，食物不减。宜降气和络。

苏子　茯苓　降香　橘红　桔梗　苡仁　韭白汁

陆　交春分前五日，肝木升旺之候，涎血大吐，胸脘不爽。此久郁气火灼热，神志失守，遂多惊恐，络中之血随火升气逆而上。当先降其气，不宜苦寒碍阻。

苏子　降香　丹参　楂肉　桃仁　郁金　茯苓　黑栀皮

吴　脉涩，能食，咳血。

降香　桃仁　郁金　苏子　炒山楂　苡仁　韭白汁冲入

姚四五　此劳伤身动失血，胁有瘕聚。因咳甚而血来，先宜降气。

苏子　苡仁　茯苓　黑山栀　丹皮　降香　荆芥炭　牛膝炭　藕汁

吴三四　形畏冷，寒热，左胁有宿瘕，失血咳嗽，曾聚劳力。经年尪羸，药不易效。

旋覆花　新绛　归须　炒桃仁　柏子仁　茯神

何三七　左乳旁胁中常似针刺，汗出，心嘈能食，此少阳络脉阳气燔灼。都因谋虑致伤，将有络血上涌之事。议清络宣

① 仲淳：缪希雍，字仲淳，号慕台。明代医家，著有《先醒斋广笔记》等传于世。

通，勿令瘀着。

生地 丹皮 泽兰叶 桃仁 郁金 琥珀末

又 服通络方，瘀血得下，新血亦伤。嘈杂善饥，阳亢燔灼，营阴不得涵护也。仍以和阳熄风方法。

阿胶 鸡子黄 生地 麦冬 生甘草 生白芍

王二十 吐血后，不饥，胸背痛。

苏子 桔梗 郁金 蒌皮 山栀皮 降香

罗十八 因左脉坚搏，两投柔剂和阳益阴，血未得止，而右胸似痞，左胁中刺痛。此少阳络脉经由之所，夫胆为清净之腑，阴柔滋养，未能宣通络中，是痛咳未罢。议以辛润宣畅通剂。

桃仁 丹皮 归须 柏子仁 泽兰 降香末

又 照前方去降香末、泽兰，加黑山栀皮。

又 辛润，痛嗽皆减，略进苦降，胁右皆痛。不但络空，气分亦馁。古人以身半以上为阳，原无取乎沉苦。

桃仁 柏子仁 鲜生地 玄参 鲜银花

程四一 脉左弦，右小濡。据病原起于忧郁，郁勃久而化热，蒸迫络脉，血为上溢。凝结成块者，离络留而为瘀也。血后纳食如昔，是腑络所贮颇富，况腑以通为用。血逆气亦上并，漉漉有声，皆气火旋动，非有形质之物。凡血病，五脏六腑皆有，是症当清阳明之络为要。至于病发，当治其因，又不必拘执其常也。

枇杷叶 苡仁 茯苓 苏子 桑叶 丹皮 炒桃仁 降香末

某二八 努力咳血，胸背悉痛，当用仲淳法。

苏子 降香汁 炒丹皮 苡仁 冬瓜仁 炒桃仁 牛膝 川贝母

某 冬令过温，人身之气不得潜藏，阴弱之质，血随气逆。诊得阳明脉动，吐出瘀黑。络中离位之血尚有，未可以止涩为事。

生地 丹参 丹皮 降香 桃仁 牛膝 韭汁 童便冲

某 肝逆失血。

苏子 郁金 降香汁 炒丹皮 钩藤 赤芍 丹参 茯苓

白糯米汤煎。

侯十九 胃脘当心，肝经交络所过，上布于肺。咳嗽胃旁作痠，腹膜胀，络气逆也，当虑失血。脉数能食，宜和络气。

生地 桃仁 桑叶 丹皮 麦冬 茯神

血络痹胸胁痛

陈二七 吐血八日，脘闷胁痛，肢冷。络伤气窒，先与降气和血。

苏子 郁金 杏仁 茯苓 桃仁 降香

翁二二 问诵读静坐，痰血夏发，入冬不已，胸胁痛引背部，脉小微涩。非欲伤阴火，夫痛为络脉失和，络中气逆血上。宗仲淳气为血帅。

苏子 苡仁 茯苓 山楂 桑叶 丹皮 降香末 老韭白

江 诊脉数，涕有血，嗽痰，冷热外因动肺。缘素患肝痹，左胁不耐卧着。恐阳升血溢，微用苦辛泄降，不宜通剂。

黑山栀 桑叶 花粉 知母 瓜蒌皮 降香。

沈 左胁膜胀，攻触作楚，咳痰带血。无非络中不得宁静，姑进降气通络方。

降香汁 苏子 苡仁 茯苓 橘红

钩藤　白蒺　韭白汁

又　脉右长，呛血，仍宜降气。

苏子　苡仁　茯苓　山栀　丹皮　钩藤　郁金

金二九　饥饱劳力，气逆血瘀，胸痛频吐。此液耗阳升，上逆不已，血无止期。先宜降气通调，莫与腻塞。

苏子　降香　桃仁　丹参　韭白汁　山栀　茯苓

某四一　脉弦，失血，胁痛气逆。

枇杷叶三钱　冬瓜子三钱　苏子一钱　苡仁三钱　炒丹皮一钱　桃仁三钱　降香汁八分　牛膝炭一钱半

方四二　忧思怫郁，五志气火内燔，加以烟辛泄肺，酒热戕胃，精华营液，为热蒸化败浊。经云：阳络伤则血外溢。盖胃络受伤，阳明气血颇富，犹勉强延磨岁月。至于阳明脉络日衰，斯背先发冷，右胁瘈疼而咳吐不已。胃土愈惫，肝木益横，厥阳愈逆，秽浊气味，无有非自下泛上。大凡左升属肝，右降属肺，由中焦胃土既困，致有升无降，壅阻交迫，何以着左卧眠，遏其升逆之威。且烦蒸热灼，并无口渴饮水之状，病情全在血络。清热滋阴之治，力量不能入络。兹定清养胃阴为主，另进通络之义，肝胆厥阳少和，冀其涩少胁通。积久沉疴，调之非易。

桑叶　丹皮　苡仁　苏子　钩藤　郁金　降香　桃仁

又　桑叶　枇杷叶　苡仁　大沙参　苏子　茯苓　郁金　降香

又　早服琼玉膏。

胡六七　有年冬藏失司，似乎外感热炽。辛散苦寒，是有余实症治法。自春入夏，大气开泄，日见恢恢衰倦，呼吸喉息有声，胁肋窒板欲痛，咯呛紫血，络脉不和。议以辛补通调，不致寒凝燥结，冀免关格上下交阻之累。

柏子仁　细生地　当归须　桃仁　降香　茯神

怒劳血痹

石三四　先有骨痛鼓栗①，每至旬日，必吐血碗许，自冬入夏皆然。近仅可仰卧，着右则咳逆不已。据说因怒劳致病，都是阳气过动，而消渴舌翳，仍纳谷如昔。姑以两和厥阴阳明之阳，非徒泛泛见血见嗽为治。

石膏　熟地　麦冬　知母　牛膝

又　石膏　生地　知母　丹皮　大黄　桃仁　牛膝

蒋六二　宿伤，怒劳动肝，血溢紫块。先以降气导血。

苏子　降香末　桃仁　黑山栀　金斛　制大黄

又　天地杞丸加枣仁、茯神。

某　形盛脉弦，目眦黄，咳痰黏浊，呕血，此胃有湿热胶痰。因怒劳动肝，故左胁中痛，血逆而上，非虚损也。当薄味静调，戒嗔怒，百日可却。

苏子　降香　广皮白　生姜　桃仁　郁金　金斛

六服后，接服海粉丸半斤。

劳力伤

某　向有背痛，尚在劳力，气逆咳血，乃劳伤病也。

归建中去姜，加茯苓。

某二八　努力伤络，失血面黄，口中味甜，脘中烦闷冲气，病在肝胃。勿以失血，治以滋腻。

旋覆花　代赭石　半夏　淡干姜　块茯苓　南枣肉

吕二九　脉数上出，右胁上疼则痰血

————
① 鼓栗：鼓颔战栗。

上溢。必因嗔怒，努力劳烦，致络中气阻所致。宜安闲静摄，戒怒慎劳。一岁之中，不致举发，可云病去。

降香末八分，冲　炒焦桃仁三钱　丹皮一钱　野郁金一钱　茯苓三钱　黑山栀一钱　丹参一钱　橘红一钱

郁

吴氏　气塞失血，咳嗽心热，至暮寒热，不思纳谷。此悒郁内损，二阳病发心脾。若不情怀开爽，服药无益。

阿胶　麦冬　茯神　白芍　北沙参　女贞子

李氏　情志久郁，气逆痰喘，入夏咳血，都因五志阳升。况脘有聚气，二年寡居，隐曲不伸。论理治在肝脾，然非药饵奏功。

降香末　枇杷叶　苏子　郁金　瓜蒌皮　黑栀皮　茯苓　苡仁

吴氏　郁损，咳血频发，当交节气逆呕吐，肢冷厥逆。所现俱是虚劳末路，岂是佳景？勉拟方。

生白芍　乌梅　炙草　炒麦冬　茯神　橘红

张氏　失血，口碎舌泡。乃情怀郁勃，内因营卫不和，寒热再炽，病郁延久为劳，所喜经水尚至。议手厥阴血分主治。

犀角　金银花　鲜生地　玄参　连翘心　郁金

失血一症，名目不一，兹就上行而吐者言之，三因之来路宜详也。若夫外因起见，阳邪为多，盖犯是症者，阴分先虚，易受天之风热燥火也。至于阴邪为患，不过廿中之一二耳。其治法总以手三阴为要领，究其病在心营肺卫如何。若夫内因起见，不出乎嗔怒郁勃之激伤肝脏，劳形苦志而耗损心脾，及恣情纵欲以贼肾脏之真阴真阳也。又当以足三阴为要领，再审其乘侮制化如何。若夫不内不外因者，为饮食之偏好，努力及坠堕之伤，治分脏腑经络之异。要知外因而起者，必有感候为先；里因而起者，必有内症可据。此三因根蒂用药，切勿混乱。大凡理肺卫者，用甘凉肃降，如沙参、麦冬、桑叶、花粉、玉竹、川斛等类。治心营者，以轻清滋养，如生地、玄参、丹参、连翘、竹叶、骨皮等类。以此两法为宗，随其时令而加减。若风淫津涸，加以甘寒，如芦根、蔗汁、薄荷、羚羊之品。若温淫火壮，参入苦寒，如山栀、黄芩、杏仁、石膏之品。若暑逼气分，佐滑石、鲜荷之开解。在营，与银花、犀角之清芳。秋令选纯甘以清燥，冬时益清补以助脏。凡此为外因之大略，所云阴邪为患者，难以并言也，旧有麻黄、人参、芍药汤，先生有桂枝加减法。至于内因伤损，其法更繁。若嗔怒而动及肝阳，血随气逆者，用缪氏气为血帅法，如苏子、郁金、桑叶、丹皮、降香、川贝之类也。若郁勃日久而伤及肝阴，木火内燃阳络者，用柔肝育阴法，如阿胶、鸡黄、生地、麦冬、白芍、甘草之类也。如劳烦不息，而偏损心脾，气不摄血者，用甘温培固法，如保元汤、归脾汤之类也。若纵欲而竭其肾真，或阳亢阴腾，或阴伤阳越者，有从阴从阳法，如青铅六味、肉桂七味，并加童便之类也。若精竭海空，气泛血涌者，先生用急固真元，大补精血法，如人参、枸杞、五味、熟地、河车、紫石英之类也。凡此为内因之大略。至于不内不外，亦非一种。如案中所谓烟辛泄肺，酒热戕胃之类，皆能助火动血，有治上治中之法，如苇茎汤、甘露饮、茅根、藕汁等剂，在人认定而用之可也。坠堕之伤，由血瘀而泛，大抵先宜导

下，后宜通补。若努力为患，属劳伤之根，阳动则络松血溢，法与虚损有间，滋阴补气，最忌凝涩，如当归建中汤、旋覆花汤、虎潜丸、金刚四斤丸，取其有循经入络之能也。凡此为不内外因之大略。但血之主司者，如心肝脾三脏，血之所生化者，莫如阳明胃腑，可见胃为血症之要道，若胃有不和，当先治胃也。《仁斋直指》云：一切血症，经久不愈，每每以胃药收功。想大黄黄连泻心汤、犀角地黄汤、理中汤、异功散，虽补泻寒温不同，确不离此旨，所以先生发明治胃方法独多。有薄味调养胃阴者，如金匮麦冬汤，及沙参、扁豆、茯神、石斛之类。有甘温建立中阳者，如人参建中汤及四君子加减之类。有滋阴而不碍胃，甘守津还者，如复脉汤加减之类。其余如补土生金法，镇肝益胃法，补脾疏胃法，宁神理胃法，肾胃相关法，无分症之前后，一遇胃不加餐，不饥难运诸候，每从此义见长，源源生化不息，何患乎病之不易医也。邵新甫

失　音

寒热客邪迫肺

吴三六　外冷内热久逼，失音，用两解法。

麻杏甘膏汤。

宋三十　先失音，继喉痹，是气分窒塞。微寒而热，水饮呛出，咯痰随出随阻，此仍在上痹，舌黄口渴。议与苦辛寒方。

射干　麻黄　杏仁　生甘草　石膏　苡仁

陆二二　秋凉燥气咳嗽，初病皮毛凛凛，冬月失音，至夏未愈，而纳食颇安。想屡经暴冷暴暖之伤，未必是二气之馁，

仿金实无声议治。

麻黄　杏仁　生甘草　石膏　射干　苡仁

又　芦根汁　杏仁汁　莱菔汁　鲜竹沥

熬膏。

胆火烁喉

范三一　气燥，喉痹失音，少阳木火犯上。

生鸡子白　冬桑叶　丹皮　麦冬　生白扁豆壳

气分燥津液亏

某　喉干失音，一月未复。津液不上供，肺失清肃，右寸脉浮大。

枇杷叶一钱半　马兜铃八分　地骨皮一钱　桑皮八分　麦冬一钱　生甘草三分　桔梗六分　白粳米二钱

失血津液亏

某　血后音哑，便溏。

生扁豆　炒白芍　炙草　川斛　山药　米糖　大枣

阴　虚

何　劳损，气喘失音。全属下元无力，真气不得上注。纷纷清热治肺，致食减便溏。改投热药，又是劫液，宜乎喉痛神疲矣。用补足三阴方法。

熟地　五味　炒山药　茯苓　芡实　建莲肉

孙二一　久咳失音，喉痹。

陈阿胶同煎，二钱　生鸡子黄同煎，一枚　炒麦冬一钱半　川斛三钱　甜北沙参一钱半　炒生地二钱　生甘草三分　茯神一钱半

夫宫商角徵羽，歌哭呼笑呻，此五脏

所属之音声也。原其发声之本在于肾，其标则在乎肺。病有虚实，由咳嗽而起者居多。或肺有燥火，外感寒邪，火气郁遏而喑者。有肺金燥甚，木火上炎，咽干喉痹而喑者。有风热痰涎，壅遏肺窍而喑者。有嗔怒叫号，致伤会厌者。亦有龙相之火上炎，凌烁肺金，久咳不已而喑者。有内夺而厥，则为喑俳，此肾虚也，是即暴中之不能言者也。先生有金空则鸣，金实则无声，金破碎亦无声，此三言足以该之矣。有邪者，是肺家实也，无邪者，是久咳损肺，破碎无声也。其治法，有寒者散寒，有火者清火，有风痰则祛风豁痰。若龙相上炎烁肺者，宜金水同治。若暴中之喑，全属少阴之虚，宜峻补肝肾，或稍兼痰火而治之。其用药总宜甘润，而不宜苦燥，斯得之矣。华岫云

肺　痿

苦辛散邪伤肺胃津液

洪三二　劳烦经营，阳气弛张，即冬温外因咳嗽，亦是气泄邪侵。辛以散邪，苦以降逆，希冀嗽止。而肺欲辛，过辛则正气散失，音不能扬，色消吐涎，喉痹，是肺痿难治矣。仿《内经》气味过辛，主以甘缓。

北沙参　炒麦冬　饴糖　南枣

查二四　脉细心热，呼吸有音，夜寐不寐。过服发散，气泄阳伤，为肺痿之疴。仲景法以胃药补母救子，崇生气也。

金匮麦门冬汤。

徐四一　肺痿，频吐涎沫，食物不下。并不渴饮，岂是实火？津液荡尽，二便日少。宗仲景甘药理胃，乃虚则补母，仍佐宣通脘间之干格。

人参　麦冬　熟半夏　生甘草　白粳米　南枣肉

沈　积劳忧思，固是内伤。冬温触入，而为咳嗽。乃气分先虚，而邪得外凑。辛散斯气分愈泄，滋阴非能安上。咽痛音哑，虚中邪伏。恰值春暖阳和，脉中脉外，气机流行，所以小效旬日者，生阳渐振之象。谷雨暴冷骤加，卫阳久弱，不能拥护，致小愈病复。诊得脉数而虚，偏大于右寸，口吐涎沫，不能多饮汤水，面色少华，五心多热，而足背浮肿。古人谓金空则鸣，金实则无声，金破碎亦无声，是为肺病显然。然内伤虚馁为多，虚则补母，胃土是也。肺痿之疴，议宗仲景麦门冬汤。

液伤卫虚

王三十　溃疡流脓经年，脉细色夺，声嘶食减，咳嗽，喉中梗痛。皆漏损脂液，阴失内守，阳失外卫。肺痿之疴，谅难全好。

人参　黄芪　苡仁　炙草　归身　白芨

顾三六　久咳神衰，气促汗出，此属肺痿。

黄芪蜜炙，八两　生苡仁二两　白百合四两　炙黑甘草二两　白芨四两　南枣四两
水熬膏，米饮汤送。

肺　气　不　降

汤　肺气不降，咳痰呕逆。
鲜芦根　桃仁　丝瓜子　苡仁

肺痿一症，概属津枯液燥，多由汗下伤正所致。夫痿者，萎也，如草木之萎而不荣，为津亡而气竭也。然致痿之因，非止一端。《金匮》云：或从汗出，或从呕吐，或从消渴，小便利数，或从便难，又

被快药下之，重亡津液，故令肺热干痿也。肺热干痿，则清肃之令不行，水精四布失度，脾气虽散，津液上归于肺，而肺不但不能自滋其干，亦不能内洒陈于六腑，外输精于皮毛也。其津液留贮胸中，得热煎熬，变为涎沫，侵肺作咳，唾之不已。故干者自干，唾者自唾，愈唾愈干，痿病成矣。《金匮》治法，贵得其精意。大意生胃津，润肺燥，补真气，以通肺之小管。清火热，以复肺之清肃。故《外台》用炙甘草汤，在于益肺气之虚，润肺金之燥。《千金》用甘草汤及生姜甘草汤，用参、甘以生津化热，姜、枣以宣上焦之气，使胸中之阳不滞，而阴火自熄也。及观先生之治肺痿，每用甘缓理虚，或宗仲景甘药理胃，虚则补母之义，可谓得仲景心法矣。邹时乘

临证指南医案卷三

古吴　叶桂　天士先生著
浒关李大瞻翰圃
锡山华南田岫云　同校
邵铭新甫

遗　精

阴 虚 阳 动

陈　厥后，吸短多遗。议摄下焦。

熟地四钱　桑螵蛸二钱　覆盆子一钱　五味一钱　湖莲三钱　芡实二钱　茯神三钱　山药二钱

某四十　梦遗精浊，烦劳即发，三载不痊。肾脏精气已亏，相火易动无制，故精不能固，由烦动而泄。当填补下焦，俾精充阳潜，可以图愈。

熟地八两　麦冬二两　茯神二两　五味二两　线胶四两　川斛膏四两　沙苑二两　远志一两　芡实三两　湖莲三两

金樱膏丸。

冯二二　阴虚体质，常有梦泄之疾。养阴佐以涩剂，仍参入通药可效。

六味去丹、泽，加湖莲、芡实、五味、远志、秋石。

金樱膏丸。

张　阴精走泄，阳失依附，上冒为热。坎水中阳不藏，古人必以厚味填之，介类潜之，乃从阴以引阳，与今人见热投凉不同。

熟地　龟甲　淡菜　青盐　茯神　柏子仁　女贞子　山药　旱莲草

某二一　脉左弦右濡，梦遗，咳逆气急。

熟地　麦冬　萸肉　五味　牡蛎　茯神　女贞子　山药　湖莲　川斛膏　芡实　金樱膏

加蜜丸。每服四五钱，淡盐汤下。

杨　脉垂入尺，有梦遗精。议填阴摄固其下。

熟地　萸肉　五味　山药　茯神　覆盆子　远志　线胶　湖莲　芡实

金樱膏丸，盐汤下。

刘　先患目疾，流泪，嘈杂不欲食。内郁勃，阳气过动，阴虚不主摄纳，春半连次遗泄，腰脊酸楚，皆肝肾病矣。

熟地　龙骨　萸肉　茯神　丹皮　湖莲　芡实　远志

某　劳损漏疡，大便时溏，阴火上升，下则遗滑。

熟地　龟板　芡实　山药　女贞　建连　炙草　穞豆皮

某　少年频频遗精，不寐心嘈。乃属肾中有火，精得热而妄行，日后恐有肾消之累。

焦黄柏　生地　天冬　茯苓　煅牡蛎

炒山药

某　脉虚色白，陡然大瘦，平昔形神皆劳，冬至初阳动，精摇下泄。加以夜坐不静养，暴寒再折其阳，身不发热，时时惊惕烦躁。从仲景亡阳肉瞤例，用救逆汤法。必得神气凝静，不致昏痉痿疭之变。

救逆汤去芍。

阴 虚 湿 热

费　色苍脉数，烦心则遗。阳火下降，阴虚不摄。有湿热下注，此固涩无功。

草薢　黄柏　川连　远志　茯苓　泽泻　桔梗　苡仁

吴二二　病形在肾肝，但得泻，头中痛微缓，少腹阴囊亦胀。想阴分固虚，而湿热留着，致腑经之气无以承流宣化，理固有诸。先泄厥阴郁热，兼通腑气再议。

龙胆草　胡黄连　草薢　丹皮　茯苓　泽泻

又　阅病原是脏阴阴精之亏，致阳浮头痛，兼有遗精，月数发。下虚上实，纯以补涩，决不应病。性不耐丸剂，与通摄两用。

龟板　秋石　熟地　女贞　远志　芡实　湖莲　茯苓

熬膏。

钱二十　脉右弦左垂，阴虚湿热，遗精疮蚀。

黄柏　知母　熟地　草薢　茯苓　远志

蜜丸。

某　梦遗病，乃是阴气走泄，而湿热二气乘虚下陷，坠自腰中至囊，环跳膝盖诸处可见。久遗八脉皆伤，议用通药，兼理阴气。

猪苓汤。

又　熟地　五味　芡实　茯苓　湖莲

山药

下损及中兼治脾胃

宋二三　无梦频频遗精，乃精窍已滑。古人谓有梦治心，无梦治肾。肾阴久损，阳升无制，喉中贮痰不清，皆五液所化。胃纳少而运迟，固下必佐健中。

人参　桑螵蛸　生龙骨　锁阳　芡实　熟地　茯神　远志

金樱膏丸。

华二九　神伤于上，精败于下，心肾不交。久伤精气不复谓之损，《内经》治五脏之损，治各不同。越人有上损从阳，下损从阴之议。然必纳谷资生，脾胃后天得振，始望精气生于谷食。自上秋至今日甚，乃里真无藏，当春令泄越，生气不至，渐欲离散。从来精血有形，药饵焉能骤然充长。攻病方法，都主客邪，以偏治偏。阅古东垣、丹溪辈，于损不肯复者，首宜大进参、术，多至数斤，谓有形精血难生，无形元气须急固耳。况上下交损，当治其中，若得中苏加谷，继参入摄纳填精敛神之属。方今春木大泄，万花尽放，人身应之，此一月中，急挽勿懈矣。

参术膏，米饮调送。接进寇氏桑螵蛸散去当归。

此宁神固精，收摄散亡，乃涩以治脱之法。

又　半月来，服桑螵蛸散以固下，参术膏以益中，遗滑得止，其下关颇有收摄之机。独是昼夜将寝，心中诸事纷纷来扰，神伤散越，最难敛聚。且思虑积劳，心脾营血暗损，血不内涵，神乃孤独。议用严氏济生归脾方，使他脏真气咸归于脾。今夏前土旺司令，把握后天，于理最合。

归脾汤。

又　立夏四日，诊左脉百至馀，颇有

敛聚之意，右关及尺，芤动若革。按脐下过寸，动气似若穿梭，此关元内空，冲脉失养，而震跃不息。此女子胞胎，男子聚精之会也。大凡内损精血形气，其胃旺纳食者，务在滋填。今食减不纳，假寐片晌，必烦惊惕，醒而汗。自述五心热炽，四肢骨节热痿如堕。明是阴精内枯，致阳不交阴，转枯转涸，自下及中至上。前投桑螵蛸散，固涩精窍，遗滑经月不来。奈寝食不加，后天生气不醒，浓厚填补，于理难进。即参术甘温益气，又恐益其枯燥，宜参生脉以滋三焦。晨进人乳一杯，使气血阴阳引之导之，迎夏至一阴来复。早服人乳一盏，隔汤炖热服。午后略饥，用生脉四君子汤。

又　一月来虽经反复，参脉症形色，生阳颇有根蒂。近食蚕豆滞气，腹中微膨，食后口味酸浊。是久卧重着，脾阳运动之机尚少。而火升心烦，动气汗出，遗精虽减于昔，未得平复，总是内损已深。若调治合宜，只要精气复得一分，便减一分病象。长夏脾胃主令，培土助纳为要，而精气散越，仍兼摄固之法。刻下味酸微膨，补脾少佐疏胃，宜晚进。其早上另制补摄丸剂，益脏真以招纳散失之气。

晚服方：

人参　茯苓　白术　炙草　广皮　麦冬　五味　神曲　麦芽　炒黄柏

早上丸方：

人参　桑螵蛸　白龙骨　淡苁蓉　五味　芡实　茯神　枣仁　金箔

金樱膏丸，淡盐汤送三四钱。

又　形色有渐复之象，较之夏至，病去三四。但诊右脉弦大，尚少冲和，左脉细促未静。谷进运迟，有吞酸膜胀，寐中仍欲遗精。此中焦之阳，宜动则运，下焦之阴，固则能守，乃一定成法。

午后服异功散加炒谷芽。

晨服：遗症固涩下焦，乃通套治法。想精关已滑，涩剂不能取效，必用滑药引导，同气相求，古法有诸。

牛骨髓　羊骨髓　猪脊髓　麋角胶　白龙骨　生牡蛎　熟地　黄肉　茯神　五味　山药　芡实　湖莲　远志　砂仁

胶髓代蜜丸。晨服四钱，秋石二分化水下。

毛二六　长夏暑湿热郁，都令脾胃受伤。色黄神倦，气分自馁。因有遗泄一症，在盛年阴虚为多。及询纳食，未为强旺，遗发必劳烦而来，脉象非数搏。议以养脾立法。

归脾去黄芪、桂圆，加益智、龙骨。

项　脉左弱右弦，色黄食少，腹胀便溏，常有梦遗泄。此非阴柔涩腻可服，用煦阳以涵阴。

生菟丝子　覆盆子　蛇床子　五味子　韭子　益智仁煨　补骨脂　龙骨

建莲粉丸。

心 肾 兼 治

丁　阴精走泄，阳不内依，欲寐即醒，心动震悸。所谓气因精夺，当养精以固气。从前暖药不错，但不分刚柔为偏阳，是以见血，莫见血投凉。

龟板去墙削光，一两　桑螵蛸壳三钱　人参一钱　当归一钱　青花龙骨三钱，飞　抱木茯神三钱

姚二四　始于念萌不遂其欲，阳下坠而精泄。先梦者，心阳注肾。久则精血日损，不充养筋骨为痛。下损及中，食不运化。此非黄、地腻膈以及涩精可效。

妙香散。

许十八　阴气走泄遗精，务宜滋填塞固。今纳谷少而不甘，胃气既弱，滋腻先妨胃口。议用桑螵蛸散，蜜丸，服三四钱。

戈　遗精数年，不但肾关不固，阳明脉络亦已空乏。欲得病愈，宜戒欲宁心一年，寒暑更迁，阴阳渐交。用桑螵蛸散治之。

顾十九　滑精，用阴药顿然食减，药先伤胃。据述梦寐惊狂，精走无以护神，当固无形矣。

人参　生龙骨　桑螵蛸　益智仁　茯神　茯苓　远志　木香

吕三七　有梦乃遗，是心有所触而致。经营操持，皆扰神动心，说商贾客于外，非关酒色矣。

妙香散。

俞三七　壮年形质伟然，脉来芤虚。述心悸怔，多畏惧，夜寐不甚宁静。此阳不易交于阴，过用劳心使然。用妙香散。

张二四　形壮脉小。自述心力劳瘁，食减遗精。仿景岳精因气而夺，当养气以充精，理其无形，以固有形。

妙香散。

支二二　痰多鼻塞，能食，有梦遗精。医投疏泄肺气消痰，六十剂不效。向读书夜坐，阳气必升，充塞上窍，上盛下衰，寐则阳直降而精下注为遗。用补心丹。

黄三一　真阴损伤，而五志中阳上燔喉痛，下坠为遗，精髓日耗，骨痿无力，必延枯槁而后已。药饵何足久恃。

早服补心丹，晚服桑螵蛸散。

胡　遗精四年，精关久滑不固。阴久伤，阳气不入阳跷穴，夜寤不寐。前以镇摄小效，独心中怔悸不已。以桑螵蛸散从心肾治。

毕二六　有梦遗精，是心肾病。清心固肾，是为成法。得以水火交合，病当渐减。内伤病从内起，岂得与外来六气混治。

熟地　龙骨　远志　五味　茯神　茨实　建莲

金樱膏丸。

程　左脉刚坚，火升，神气欲昏，片刻平复，宛若无病。此皆劳心，五志之阳动，龙相无制，常有遗泄之状。先用滋肾丸三钱，淡盐汤送。

又　早服补阴丸，晚服三才加炒黄柏、砂仁。

又　交霜降，络中陡然热蒸，肢节皆麻，火风震动，多因脾肾液枯。议用二至、百补丸意。

斑龙、二至、百补丸加黄柏。

林十八　诊脉细涩，寐则遗精，心热口渴，不时寒热。此肾阴内损，心阳暗炽。

补心丹三钱，四服。

某　冬令烦倦嗽加，是属不藏，阳少潜伏，两足心常冷。平时先梦而遗，由神驰致精散，必镇心以安神。犹喜胃强纳谷，若能保养，可望渐愈。

桑螵蛸　金樱子　覆盆子　茨实　远志　茯神　茯苓　龙骨　湖莲

煎膏，炼蜜收，饥时服七八钱。

杨十八　冲年遗精，知识太早，难成易亏，真阴不得充长，及壮盛未有生育，而久遗滑漏。褚氏[1]谓难壮之疾者，盖病伤可复，精损难复也。诊脉上动尺芤，心动神驰，神驰精散。草木性偏，焉得见长？务宜断欲百日，以妙香散、桑螵蛸散方，理心脾以交肾，固肾气以宁心。早晚并进，百日以验之。

肾气不摄

吕二四　成婚太早，精血未满久泄，必关键不摄。初则精腐变浊，久则元精滑溢。精浊之病，巢氏[2]分析彰著。经言肾

---

① 褚氏：南齐·褚澄《褚氏遗书》。
② 巢氏：隋·巢元方《诸病源候论》。

虚气漫为胀，咸为肾味，上溢口舌，皆下失摄纳之权。

生菟丝子粉　蛇床子　覆盆子　陕沙苑子　家韭子　五味子

鳇鱼胶丸。

许十九　脉虚芤，应乎失血遗精。先天既薄，更易泄少藏，正褚氏所云难壮之疾。冲年须潜心静处，冀水火自交，可以精固。莫但图药饵，须坚守瞬刻强制之功。

鲜河车膏　九蒸熟地　五味　萸肉　山药　湖莲　砂仁　芡实

金樱膏丸。

李二五　脉小色白，失血遗精屡发，犹喜纳谷胃安。封藏固补，使其藏聚。若再苦寒泻火，胃伤废食，坐以待困矣。

熟地　萸肉　五味　覆盆子　河车膏　生菟丝粉　山药　湖莲　茯苓　芡实

金樱膏丸。

某　脉左部数，有锋芒。初夏见红，久遗滑，入夜痰升肋痛。肝阳上冒，肾弱不摄。固摄助纳，必佐凉肝。

熟地　湖莲　芡实　生白龙骨　茯神　川石斛

兼　失　血

章　脉数虚，气冲心热，呛咳失血，屡因嗔怒，肝阳升则血涌，坠则精遗。春末土旺，入夏正当发泄主令，暮热晨汗，阴阳枢纽失固。议进摄真，其清寒肺药须忌。

鱼鳔胶　生龙骨　桑螵蛸　芡实　茯苓　五味　秋石调入

陆二一　肌肉松柔，脉小如数，常有梦遗，阴精不固。上年冬令过温，温则腠理反疏，阳动不藏，诸气皆升，络血随气上溢。见症如头面热，目下肉睏，心悸怔忡，四末汗出，两足跗肿，常冷不温，走

动数武，即吸短欲喘。何一非少阴肾气失纳，阳浮不肯潜伏之徵。况多梦纷扰，由精伤及神气。法当味厚填精，质重镇神，佐酸以收之，甘以缓之。勿因血以投凉，莫见下寒，辄进燥热。恪守禁忌以安之，经年冀有成功。所虑冲年志虑未纯，贻忧反覆。

水制熟地　人参秋石拌　白龙骨　炒杞子　五味　炒山药　茯神　牛膝炭

遗精一症，前肾各有明辨，其义各载本门，兹不复赘。大抵此症变幻虽多，不越乎有梦、无梦、湿热三者之范围而已。古人以有梦为心病，无梦为肾病，湿热为小肠膀胱病。夫精之藏制虽在肾，而精之主宰则在心。其精血下注，湿热混淆而遗滑者，责在小肠膀胱。故先生于遗精一症，亦不外乎宁心益肾，填精固摄，清热利湿诸法。如肾精亏乏，相火易动，阴虚阳冒而为遗精者，用厚味填精，介类潜阳，养阴固涩诸法。如无梦遗精，肾关不固，精窍滑脱而成者，用桑螵蛸散填阴固摄，及滑涩互施方法。如有梦而遗，烦劳过度，及脾胃受伤，心肾不交，上下交损而成者，用归脾汤、妙香散、参术膏、补心丹等方，心脾肾兼治之法。如阴虚不摄，湿热下注而遗滑者，用黄柏、萆薢、黄连、苓、泽等，苦泄厥阴郁热，兼通腑气为主。如下虚上实，火风震动，脾肾液枯而为遗滑者，用二至、百补丸，及通摄下焦之法。如龙相交炽，阴精走泄而成者，用三才封髓丹、滋肾丸、大补阴丸，峻补真阴，承制相火，以泻阴中伏热为主。又有房劳过度，精竭阳虚，寐则阳陷而精道不禁，随触随泄，不梦而遗者，当用固精丸，升固八脉之气。又有膏粱酒肉，饮醇厚味之人，久之，脾胃酿成湿热，留伏阴中而为梦泄者，当用刘松石猪

肚丸，清脾胃蕴蓄之湿热。立法虽为大备，然临症之生心化裁，存乎其人耳。邹滋九

淋　浊

湿　热

某三二　湿热下注淋浊，当分利。

萆薢　淡竹叶　瞿麦　赤苓　细木通　萹蓄

某二八　湿热下注，溺痛淋浊，先用分利法。

萆薢　淡竹叶　木通　赤苓　茵陈　海金沙

魏　脉数垂，淋浊愈后再发，肛胀便不爽，馀滴更盛。

萆薢　猪苓　泽泻　白通草　海金沙　晚蚕沙　丹皮　黄柏

又　滞浊下行痛缓，议养阴通腑。

阿胶　生地　猪苓　泽泻　山栀　丹皮

毛三四　壮盛体丰，当夏令湿热蒸迫水谷，气坠而有淋浊。服寒凉腹胀，得固涩无效，皆非腑病治法。

子和桂苓饮。

又　前用甘露饮，淋浊已止。而头晕，左肢麻木，胃脘腹中饥时欲痛，咽喉中似有物黏着，咳咯咽饮不解，诊脉左劲右濡。据症是水弱木失滋涵，肝阳化风，过膈绕咽达巅，木乘胃土，阳明脉衰，不司束筋骨以利机关。脘腹中痛，得食则缓者，胃虚求助也。今壮年有此，已属痱中根萌。养肝肾之液以熄虚风，补胃土以充络脉。务在守常，勿图速效，可望全好。

制首乌　苁蓉　天冬　杞子　柏子霜　茯神　菊花炭　青盐

红枣肉丸，服四钱。晚服猪肚丸方。

某　膏淋浊腻，湿热居多，然亦有劳伤肾伤，下虚不摄者。今以酒客，腹中气坠，便积。苦辛寒分消治。

黄柏　茯苓　萆薢　海金沙　川楝子　青皮　防己　蚕沙

阴 虚 湿 热

汪　脉左坚入尺，湿热下坠，淋浊痛。

滋肾丸。

周二二　便浊茎痛。

滋肾丸三钱。

吴二四　久疮不愈，已有湿热。知识太早，阴未生成早泄，致阳光易升易降。牙宣龈血，为浊为遗。欲固其阴，先和其阳。仿丹溪大补阴丸，合水陆二仙丹加牡蛎，金樱膏丸。

黄　舌白气短，胸中痛，目暗，微淋。乃阴虚于下，气阻于上。暂停参剂。

早上服都气丸三钱，晚服威喜丸二钱。

叶三八　脉数形瘦，素有失血。自觉气从左升，痰嗽随之。此皆积劳，阳气鼓动，阴弱少制，六味壮水和阳极是。近日便浊，虽宜清热，亦必顾其阴体为要。

生地　丹皮　甘草梢　泽泻　山栀　黑豆皮

某　阴虚，湿热在腑为浊。

六味去萸，加车前、牛膝、黄柏、萆薢。

某　遗由精窍，淋在溺窍，异出同门，最宜分别。久遗不摄，是精关不摄为虚。但点滴茎中痛痒，久腹坚满，此属淋闭，乃隧道不通，未可便认为虚。况夏令足趾湿腐，其下焦先蕴湿热，热阻气不流行，将膀胱撑满，故令胀坚。议理足太阳经。

五苓散。

下焦阳不流行

某四五 淋浊，溺短涩痛，先通阳气。

萆薢三钱 乌药一钱 益智五分 赤苓三钱 远志四分 琥珀末五分

心火下陷

肖四一 脉沉，淋浊。

分清饮加山栀、丹皮、茯苓、猪苓。

某二三 淋浊，小便不利，当清利火腑。

导赤散，生地用细者，加赤苓、瞿麦。

黄 心热下遗于小肠，则为淋浊。用药以苦先入心，而小肠火腑，非苦不通也。既已得效，宗前议定法。

人参 黄柏 川连 生地 茯苓 茯神 丹参 桔梗 石菖蒲

王 淋属肝胆，浊属心肾。心火下陷，阴失上承，故溺浊不禁。

人参 川连 生地 茯神 柏子仁 远志

气 闭

某氏 气闭成淋。

紫菀 枇杷叶 杏仁 降香末 瓜蒌皮 郁金 黑山栀

又 食入痞闷，小便淋痛。

照前方去紫菀、黑栀，加苡仁。

膀胱热血淋

某三四 小溲短赤带血。

导赤散加琥珀末五分，赤茯苓。

胡三五 热入膀胱，小溲血淋，茎中犹痛，非止血所宜。议用钱氏导赤散，加知、柏以清龙雷。

许十八 血淋，尿管溺出而痛，脉沉实，形色苍黑。治从腑热。

芦荟 山栀 郁李仁 红花 当归 酒大黄 龙胆草 丹皮

又 血淋未已，用坚阴清热。

小生地 粉丹皮 黄柏 知母 淡竹叶 山栀。

精浊阴虚

祝五四 中年以后，瘦人阴亏有热，饮酒，湿热下坠，精浊痔血。皆热走入阴，则阴不固摄。前方宗丹溪补阴丸，取其介属潜阳，苦味坚阴。若用固涩，必致病加。

水制熟地 龟板胶 咸秋石 天冬 茯苓 黄柏 知母

猪脊筋捣丸。

范二五 精走浊淋，脊骨生热，属阴虚。胃弱，勿用腻滞。

龟腹甲心 覆盆子 五味 归身 鹿角胶 秋石 芡实

金樱膏丸。

肾 气 不 摄

戈四五 脉左细劲，腰痰，溺有遗沥，近日减谷难化。此下焦脏阴虚馁，渐及中焦腑阳。收纳肝肾，勿损胃气。

熟地 杞子 柏子仁 当归身 紫衣胡桃 补骨脂 杜仲 茯苓 青盐

蜜丸。

某六五 六旬有五，下焦空虚，二便不爽，溺管痹痛。姑与肾气汤主治。

肾气汤，细绢滤清服。

朱三六 血淋管痛，腑热为多。经月来，每溺或大便，其坠下更甚。想阴精既损，肾气不收故也。

咸苁蓉 柏子仁 杞子 大茴 牛膝 茯苓

某 淋浊经年，阳损腰痛，畏冷。

熟地 杞子 鹿角胶 巴戟 杜仲

柏子仁　湖莲　芡实

败精浊瘀阻窍

叶二七　淋属肝胆，浊属心肾。据述病，溺出浑浊如脓，病甚则多，或因遗泄后，浊痛皆平，或遗后痛浊转甚。想精关之间，必有有形败精凝阻其窍，故药中清湿热，通腑及固涩补阴，久饵不效。先议通瘀腐一法。考古方通淋通瘀用虎杖汤，今世无识此药，每以杜牛膝代之。

用鲜杜牛膝根，水洗净，捣烂绞汁大半茶杯，调入真麝香一分许，隔汤炖温，空心服。只可服三四服，淋通即止，倘日后病发再服。

又　淋病主治，而用八正、分清、导赤等方，因热与湿俱属无形，腑气为壅，取淡渗苦寒，湿去热解，腑通病解。若房劳强忍精血之伤，乃有形败浊阻于隧道，故每因而痛。徒进清湿热利小便无用者，此溺与精同门异路耳，故虎杖散小效，以麝香入络通血，杜牛膝亦开通血中败浊也。

韭白汁九制大黄一两　生白牵牛子一两　归须五钱　桂枝木三钱，生　炒桃仁二两　小茴三钱

韭白汁法丸。

李　败精凝隧，通瘀痹宣窍已效。

生桃仁　杜牛膝　人中白　生黄柏
麝香二分，调入

徐五四　五旬又四，劳心阳动，阴液日损。壮年已有痔疡，肠中久有湿热，酒性辛温，亦助湿热，热下注为癃为淋，故初病投八正、五苓疏气之壅也。半年不痊，气病渐入于血络。考古方惟虎杖散最宜。

虎杖散。

张　丹溪谓五淋证湿热阻窍居多。三年前曾有是病，月前举发，竟有血块窒塞，尿管大痛，不能溺出。想房劳强忍，败精离位，变成污浊瘀腐。且少腹坚满，大便秘涩，脏气无权，腑气不用。考濒湖①发明篇中，有外甥柳乔之病，与此适符，今仿其义，参入朱南阳②法。

两头尖　川楝子　韭白　小茴　桂枝　归尾

冲入杜牛膝根汁。

又　痛胀皆减，滴沥成淋。前投通浊已效，只要凝块全无，便不反覆。阴药呆钝，桂、附劫液，通阳柔剂为宜。

苁蓉　归尾　柏子仁　炒远志　杞子　茯苓　小茴

马　淋闭属肝胆居多，桂、附劫阴，与刚脏不合。诊脉沉涩无力，非五苓、八正可投。议用朱南阳法，仍是厥阴本方耳。

老韭根白一两　两头尖一百粒　小茴香五分　川楝子肉一钱　归须二钱　穿山甲末一钱

徐　由淋痛渐变赤白浊，少年患此，多有欲心暗动，精离本宫，腐败凝阻溺窍而成，乃有形精血之伤。三年久病，形消肉减，其损伤已非一脏一腑。然补精充髓，必佐宣通为是。自能潜心安养，尚堪带病延年。

熟地　生麋角　苁蓉　炒远志　赤苓　牛膝

某　每溺尿管窒痛，溺后浑浊。败精阻窍，湿热内蒸。古方虎杖散宣窍通腐甚妙，若去麝香，必不灵效，较诸汤药，更上一筹矣。

酒煨大黄　炒龙胆草　炒焦黄柏　牵牛子　川楝子　黑山栀　小茴　沉香汁

---

① 濒湖：明·李时珍《濒湖脉学》。

② 朱南阳：朱肱，字翼中，号无求子，自号大隐先生，世称朱奉议。北宋医家，著有《南阳活人书》等传于世。

某　阴精上蒸者寿，阳火下陷者危。血淋久而成形，窒痛烦心，心火直升。老人阴精已惫，五液化成败浊，阻窍不通，欲溺必痛，得泄痛减，即痛则不通，痛随利缓之谓。故知柏六味及归脾、逍遥之属，愈治愈剧。其守补升补，滋滞涩药，决不中病。用琥珀痛减，乃通血利窍之意，然非久进之方。以不伤阴阳之通润立方。

生地　益母草　女贞子　阿胶　琥珀　稽豆皮

奇　脉　病

顾二四　败精宿于精关，宿腐因溺强出，新者又瘀在里，经年累月，精与血并皆枯槁，势必竭绝成劳不治。医药当以任督冲带调理，亦如女人之崩漏带下。医者但知八正、分清，以湿热治，亦有地黄汤益阴泻阳，总不能走入奇经。

鹿茸　龟甲　当归　杞子　茯苓　小茴　鲍鱼

夏六三　案牍神耗，过动天君，阳隧直升直降，水火不交，阴精变为腐浊。精浊与便浊异路，故宣利清解无功。数月久延，其病伤已在任督。凡八脉奇经，医每弃置不论。考孙真人九法，专究其事，欲涵阴精不漏，意在升固八脉之气，录法参末。

鹿茸　人参　生菟丝粉　补骨脂　韭子　舶茴香　覆盆子　茯苓　胡桃肉　柏子霜

蒸饼为丸。

刘三九　脉缓涩，溺后有血，或间成块，晨倾溺器，必有胶浊黏腻之物，四肢寒凛，纳食如昔，病伤奇脉。

生鹿茸　当归　杞子　柏子仁　沙苑子　小茴

王五八　悲忧惊恐，内伤情志，沐浴熏蒸，外泄阳气。络中不宁，血从漏出。盖冲脉动，而诸脉皆动，任脉遂失担任之司，下元真气，何以固纳？述小便欲出，有痠楚如淋之状，诊脉微小涩。最宜理阳通补，用青囊斑龙丸。

淋有五淋之名，浊有精浊、便浊之别，数者当察气分与血分，精道及水道，确认何来。大凡秘结宜通，滑脱当补。痛则为淋，不痛为浊。若因心阳亢而下注者，利其火腑；湿热甚而不宣者，彻其泉源。气陷用升阳之法，血瘀进化结之方。此数端，人所易晓也。独不知厥阴内患，其症最急，少腹绕前阴如刺，小水点滴难通，环阴之脉络皆痹，气化机关已息。先生引朱南阳方法，兼参李濒湖意，用滑利通阳，辛咸泄急，佐以循经入络之品，岂非发前人之未发耶？若夫便浊之恙，只在气虚与湿热推求。实者宣通水道，虚者调养中州。若虚实两兼，又有益脏通腑之法。精浊者，盖因损伤肝肾而致，有精瘀、精滑之分。精瘀，当先理其离宫腐浊，继与补肾之治。精滑者，用固补敛摄，倘如不应，当从真气调之。景岳谓理其无形，以固有形也。然此症但知治肝治肾，而不知有治八脉之妙。先生引孙真人九法，升奇阳，固精络，使督任有权，漏卮自已。可见平日若不多读古书，而临症焉知此理？若不经先生讲明，予今日亦不知此方妙处。又尿血一症，虚者居多，若有火亦能作痛，当与血淋同治。倘清之不愈，则专究乎虚。上则主于心脾，下则从乎肝肾，久则亦主于八脉。大约与前症相同，要在认定阴阳耳。邵新甫

阳　痿

郁

徐三十　脉小数涩，上热火升，喜食辛酸爽口。上年因精滑阳痿，用二至、百补通填未效。此乃焦劳思虑郁伤，当从少阳以条畅气血。

柴胡　薄荷　丹皮　郁金　山栀　神曲　广皮　茯苓　生姜

心肾不交

仲二八　三旬以内而阳事不举，此先天禀弱，心气不主下交于肾，非如老年阳衰，例进温热之比。填充髓海，交合心肾宜之。

熟地　雄羊肾　杞子　补骨脂　黄芪　远志　茯苓　胡桃　青盐

鹿筋胶丸。

劳心过度

王五七　述未育子，向衰茎缩。凡男子下焦先亏，客馆办事，曲运神思，心阳久吸肾阴。用斑龙、聚精、茸珠合方。

男子以八为数，年逾六旬，而阳事痿者，理所当然也。若过此犹能生育者，此先天禀厚，所谓阳常有馀也。若夫少壮及中年患此，则有色欲伤及肝肾而致者，先生立法，非峻补真元不可。盖因阳气既伤，真阴必损，若纯乎刚热燥涩之补，必有偏胜之害，每兼血肉温润之品缓调之。亦有因恐惧而得者，盖恐则伤肾，恐则气下，治宜固肾，稍佐升阳。有因思虑烦劳而成者，则心脾肾兼治。有郁损生阳者，必从胆治。盖经云：凡十一脏皆取决于胆。又云：少阳为枢。若得胆气展舒，何郁之有？更有湿热为患者，宗筋必弛纵而不坚举，治用苦味坚阴，淡渗去湿，湿去热清，而病退矣。又有阳明虚则宗筋纵，盖胃为水谷之海，纳食不旺，精气必虚，况男子外肾，其名为势，若谷气不充，欲求其势之雄壮坚举，不亦难乎？治惟有通补阳明而已。华岫云

汗

卫阳虚

某二一　脉细自汗，下体怯冷，卫阳式微使然。

黄芪三钱　熟附子七分　熟于术一钱半　炙草五分　煨姜一钱　南枣三钱

朱三六　脉微汗淋，右胁高突而软，色痿足冷，不食易饥，食入即饱。此阳气大伤，卫不拥护，法当封固。

人参　黄芪　制川附子　熟于术

孙五八　肉瞤筋惕，心悸汗出，头痛愈畏风怕冷，阳虚失护。用真武汤。

某　劳伤，阳虚汗泄。

黄芪三钱　白术二钱　防风六分　炙草五分

顾氏　劳力怫怒，心背皆热，汗出，往时每以和阳治厥阴肝脏得效。今年春夏，经行病发，且食纳顿减。褚氏谓独阴无阳，须推异治。通补既臻小效，不必见热投凉，用镇其阳以理虚。

人参　半夏　茯苓　炙草　牡蛎　小麦　南枣

营卫虚

张五六　脉弦大，身热，时作汗出。良由劳伤营卫所致，经云劳者温之。

嫩黄芪三钱　当归一钱半　桂枝木一钱　白芍一钱半　炙草五分　煨姜一钱　南枣

三钱

某二一 脉细弱，自汗体冷，形神疲瘁，知饥少纳，肢节痠楚。病在营卫，当以甘温。

生黄芪 桂枝木 白芍 炙草 煨姜 南枣

某 汗出寒凛，真气发泄，痰动风生。用辛甘化风法。

生黄芪 桂枝 炙草 茯苓 防风根 煨姜 南枣

劳伤心神

梅四三 案牍积劳，神困食减，五心汗出。非因实热，乃火与元气势不两立，气泄为热为汗。当治在无形，以实火宜清，虚热宜补耳。议用生脉四君子汤。

胃 阴 虚

方 茹素恶腥，阳明胃弱，致厥阴来乘，当丑时濈然汗出，少寐多梦。

人参 龙骨 茯神 枣仁 炒白芍 炙草

煎药吞送蒸熟五味子三十粒。

又 镇摄汗止，火升咳嗽。仍属阴虚难得充复，育阴滋液为治。

熟地炭 人参 炒麦冬 五味 炒萸肉 川斛 茯神 女贞子

接服琼玉膏方。

经云：阳之汗以天地之雨名之。又云：阳加于阴谓之汗。由是推之，是阳热加于阴，津散于外而为汗也。夫心为主阳之脏，凡五脏六腑表里之阳，皆心主之，以行其变化，故随其阳气所在之处，而气化为津，亦随其火扰所在之处，而津泄为汗，然有自汗盗汗之别焉。夫汗本乎阴，乃人身之津液所化也。经云：汗者心之液。又云：肾主五液。故凡汗症，未有不

由心肾虚而得之者。心之阳虚，不能卫外而为固，则外伤而自汗，不分寤寐，不因劳动，不因发散，溱溱然自出，由阴蒸于阳分也。肾之阴虚，不能内营而退藏，则内伤而盗汗，盗汗者，即《内经》所云寝汗也，睡熟则出，醒则渐收，由阳蒸于阴分也。故阳虚自汗，治宜补气以卫外，阴虚盗汗，治当补阴以营内。如气虚表弱，自汗不止者，仲景有黄芪建中汤，先贤有玉屏风散。如阴虚有火，盗汗发热者，先贤有当归六黄汤、柏子仁丸。如劳伤心神，气热汗泄者，先生用生脉四君子汤。如营卫虚而汗出者，宗仲景黄芪建中汤，及辛甘化风法。如卫阳虚而汗出者，用玉屏风散、芪附汤、真武汤及甘麦大枣汤，镇阳理阴方法。按症施治，一丝不乱，谓之明医也，夫复奚愧！邹滋九

脱

阳 脱

陈 遗尿，目瞑口开，面亮汗油。阳飞欲脱，无药力挽。拟参附汤法，加入童便，图元真接续耳。

又 子丑为阴阳交界之时，更逢霜降，正不相续，后现脱象。进两摄阴阳方。

参附汤加五味子。

又 阳回，汗止神苏。无如阴液欲涸，心热渴饮，姑救胃汁。

人参 麦冬 五味 茯神 建莲

又 肾真未全收纳，便溺自遗。无如咽燥喉痛，阳虽初回，阴气欲尽。难进温热之补，大意收摄真阴为治。

人参 麦冬 五味 熟地炭 茯神 远志炭 菖蒲根

又 胃虚，客气上逆为呃噫，痰带血

腥，咽中微痛。用镇摄法。

人参　熟地　北味　茯神　青铅

周　脉革无根，左尺如无，大汗后，寒痉，头巅痛，躁渴不寐，此属亡阳。平昔饮酒少谷，回阳辛甘，未得必达。有干呕格拒之状，真危如朝露矣。勉拟仲景救逆汤，收摄溃散之阳，冀有小安，再议治病。

救逆汤加参、附。

阴阳并虚

徐　恰交第七日，鼾声呵欠，目瞑烦躁，诊脉微细而促，此皆二气不相接续。衰脱之征最速，是清神熄风方法，难以进商。急固根蒂，仿河间地黄饮。

熟地　附子　苁蓉　萸肉　杞子　远志　菖蒲　川斛

黄　肾脉不得上萦，肝风突起掀旋。呵欠鼾声，口噤汗出，阴阳不续，危期至速。地黄饮子极是。

熟地炭　萸肉炭　川斛　天冬　淡苁蓉　牛膝炭　五味　远志　茯神

饮子煎法。

凌　脉大不敛，神迷呓语。阴阳不相交合，为欲脱之象。救阴无速功，急急镇固阴阳，冀其苏息。

人参　茯神　阿胶　淮小麦　龙骨　牡蛎

又　阴液枯槁，阳气独升，心热惊惕，倏热汗泄。议用复脉汤，甘以缓热，充养五液。

复脉去姜、桂，加杜蛎。

又　胃弱微呕，暂与养阳明胃津方。

人参　炒麦冬　炒白粳米　茯神　鲜莲子肉　川斛

又　人参秋石水拌烘　熟地炭　天冬　麦冬　茯神　鲜生地

又　秋燥上薄，嗽甚微呕。宜调本，兼以清燥。

人参秋石水拌烘　麦冬　玉竹　生甘草　南枣　白粳米

又　安胃丸二钱，秋石拌人参汤送。

某氏　脉如雀啄，色枯气促，身重如山，不思纳谷。乃气血大虚，虑其暴脱。

人参　生地　阿胶　麦冬　炙草　左牡蛎

又　补摄足三阴。

人参　熟地炭　枣仁　茯神　五味　鲜莲子肉

朱氏　久损不复，真气失藏。交大寒节，初之气，厥阴风木主候，肝风乘虚上扰。气升则呕吐，气降则大便，寒则脊内更甚，热则神烦不宁，是中下之真气沓然。恐交春前后，有厥脱变幻。拟进镇逆法。

人参　生牡蛎　龙骨　附子　桂枝木　生白芍　炙草

艾　自半月前，寒热两日，色脉愈弱，食减寝少，神不自持，皆虚脱之象。议固之涩之，不及理病。

人参　生龙骨　牡蛎　桂枝　炙草　南枣肉

又　脉神稍安，议足三阴补方。

人参　砂仁末炒熟地　炒黑杞子　茯神　五味　牛膝炭

脱即死也，诸病之死，皆谓之脱。盖人病则阴阳偏胜，偏胜至极即死矣。人之生也，负阴抱阳。又曰：阴在内，阳之守也，阳在外，阴之使也。是故阴中有阳，阳中有阴，其阴阳枢纽，自有生以至老死，顷刻不离，离则死矣。故古圣先贤，创著医籍，百病千方，无非为补偏救弊，和协阴阳，使人得尽其天年而已。夫脱有阴脱阳脱之殊，《内经》论之最详。《难经》又言脱阳者见鬼，脱阴者目盲，此不过言其脱时之情状也。明理者须预为挽救则可，若至见鬼目盲而治之，已无及矣。今观先生之治法，回阳之中必佐阴药，摄阴之内必兼顾阳气，务使阳潜阴固，庶不致有偏胜之患。至于所脱之症不一，如中风、眩晕、呕吐、喘、衄，汗多亡阳之类，是阳脱也。泻、痢、崩漏、胎产，下多亡阴之类，是阴脱也。痧胀、干霍乱、痞胀、痉厥、脏腑窒塞之类，是内闭外脱也。阳脱于上，阴脱于下，即人死而魂升魄降之谓也。总之阴阳枢纽不脱，病虽重不死。然则阴阳枢纽何在？其在于命门欤。华岫云

脾 胃

胃阴虚不饥不纳

钱 胃虚少纳，土不生金，音低气馁，当与清补。

麦冬　生扁豆　玉竹　生甘草　桑叶　大沙参

王 数年病伤不复，不饥不纳，九窍不和，都属胃病。阳土喜柔，偏恶刚燥，若四君、异功等，竟是治脾之药。腑宜通即是补，甘濡润，胃气下行，则有效验。

麦冬—钱　火麻仁—钱半，炒　水炙黑小甘草五分　生白芍二钱

临服入青甘蔗浆一杯。

某二四 病后胃气不苏，不饥少纳，姑与清养。

鲜省头草三钱　白大麦仁五钱　新会皮—钱　陈半夏曲—钱　川斛三钱　乌梅五分

某三四 脉涩，体质阴亏偏热。近日不饥口苦，此胃阴有伤，邪热内炽，古称邪火不杀谷是也。

金石斛　陈半夏曲　生谷芽　广皮白

陈香豉　块茯苓

肺胃阴虚

某 理肺养胃，进以甘寒。

甜杏仁　玉竹　花粉　枇杷叶　川贝　甜水梨汁

某 脉数，口渴有痰，乃胃阴未旺。

炒麦冬　生白扁豆　生甘草　白粳米　北沙参　川斛

陆二十 知饥少纳，胃阴伤也。

麦冬　川斛　桑叶　茯神　蔗浆

胃 阳 虚

某 胃阳受伤，腑病以通为补，与守中，必致壅逆。

人参　粳米　益智仁　茯苓　广皮　炒荷叶

某 食谷不化，胃无火也。

生白芍　厚朴　新会皮　益智仁　茯苓　砂仁

计三三 阳微痰黑，食入不化。

人参　生益智　桂心　茯神　广皮　煨姜

高六八 脉软小带弦，知饥不欲食，晨起吐痰，是胃阳不足。宜用外台茯苓饮。

又 人参　白术　茯苓　广皮　半夏　枳实皮　白蒺藜　地栗粉

席二三 脉右濡，脐上过寸有聚气横束，几年来食难用饱，每三四日一更衣。夫九窍失和，都属胃病。上脘部位为气分，清阳失司。仿仲景微通阳气为法。

薤白　瓜蒌汁　半夏　姜汁　川桂枝　鲜菖蒲

某三二 脉濡自汗，口淡无味，胃阳惫矣。

人参　淡附子　淡干姜　茯苓　南枣

王 脉小右弦，病属劳倦，饮食不

和。医投柴、葛，杂入消导，升表攻里，致汗泄三日，脘中不饥。全是胃阳大伤，防有哕呃厥逆之变。

生益智仁　姜汁　半夏　茯苓　丁香　炒黄米

孙　长夏热伤，为疟为痢，都是脾胃受伤。老年气衰，不肯自复。清阳不肯转旋，脘中不得容纳，口味痰吐不清，脉弦，右濡涩，下焦便不通调。九窍不和，都胃病也。此刚补不安，阳土不耐辛热矣。议宣通补方，如大半夏汤之类。

大半夏汤加川连、姜汁。

又　小温中丸。

钱二二　壮年肌柔色黯，脉小濡涩，每食过不肯运化，食冷物脐上即痛。色脉参合病象，是胃阳不旺，浊阴易聚。医知腑阳宜通，自有效验。

良姜　草果　红豆蔻　厚朴　生香附　乌药

脾　阳　虚

汪　舌灰黄，脘痹不饥，形寒怯冷。脾阳式微，不能运布气机，非温通焉能宣达。

半夏　茯苓　广皮　干姜　厚朴　荜拨

周四十　脉象窒塞，能食少运，便溏，当温通脾阳。

生白术一钱半　茯苓三钱　益智仁一钱　淡附子一钱　干姜一钱　荜拨一钱

又　温通脾阳颇适，脉象仍然窒塞。照前方再服二剂，如丸方，当以脾肾同治著想。

吴　酒多谷少，湿胜中虚，腹痛便溏，太阴脾阳少健。

平胃合四苓，加谷芽。

脾　胃　阳　虚

王五十　素有痰饮，阳气已微，再加悒郁伤脾，脾胃运纳之阳愈惫，致食下不化，食已欲泻。夫脾胃为病，最详东垣，当升降法中求之。

人参　白术　羌活　防风　生益智　广皮　炙草　木瓜

张十九　食加便溏，胃醒脾不运也。方药当以太阴阳明是调。

异功散加甘松、益智。

周四二　脉缓弱，脘中痛胀，呕涌清涎。是脾胃阳微，得之积劳。午后病甚，阳不用事也。大凡脾阳宜动则运，温补极是，而守中及腻滞皆非，其通腑阳间佐用之。

人参　半夏　茯苓　生益智　生姜汁　淡干姜

大便不爽，间用半硫丸。

朱五四　阳微，食后吞酸。

茯苓四两　炒半夏二两　广皮二两　生于术二两　厚朴一两　淡干姜一两　荜澄茄一两　淡吴萸一两　公丁香五钱

水法丸。

湿　伤　脾　胃

某二八　脉弦，食下膜胀，大便不爽。水谷之湿内著，脾阳不主默运，胃腑不能宣达。疏脾降胃，令其升降为要。

金石斛三钱　厚朴一钱　枳实皮一钱　广皮白一钱半　苦参一钱　神曲一钱半　茯苓皮三钱　麦芽一钱半

陈三八　厥阴三疟半年。夏至节交，春木退舍，大寒热而倏解。病伤未旺，雨湿蒸逼外临，内受水谷不运，洞泄之后，而神倦食减。湿伤脾胃清气，用东垣清暑益气主之。

清暑益气法。

脾 肾 阳 虚

洪姬　脉虚涩弱，面乏淖泽，鼻冷肢冷，肌腠麻木，时如寒凛，微热，欲溺，大便有不化之形，谷食不纳。此阳气大衰，理进温补，用附子理中汤。

中 气 虚

赵三七　气分本虚，卫少外护，畏风怯冷。冬天大气主藏，夏季气泄外越，此天热烦倦一因也。是气分属阳，故桂附理阳颇投。考八味，古称肾气，有通摄下焦之功，能使水液不致泛溢，其中阴药味厚为君，乃阴中之阳药，施于气虚，未为中窾。历举益气法，无出东垣范围，俾清阳旋转，脾胃自强。偏寒偏热，总有太过不及之弊。

补中益气加麦冬、北味。

又　间服四君子汤。

饥 伤

宣三五　痛而纳食稍安，病在脾络，因饥饿而得。当养中焦之营，甘以缓之，是其治法。

归建中汤

食 伤

戈　小便短涩浑浊，大便频溏，不欲纳谷。此伤食恶食也，当分消土。

生益智　广皮　茯苓　泽泻　炒白芍
炒山楂

脾胃之论，莫详于东垣，其所著补中益气、调中益气、升阳益胃等汤，诚补前人之未备。察其立方之意，因以内伤劳倦为主，又因脾乃太阴湿土，且世人胃阳衰者居多，故用参、芪以补中，二术以温燥，升、柴升下陷之清阳，陈皮、木香理中宫之气滞，脾胃合治。若用之得宜，诚效如桴鼓。盖东垣之法，不过详于治脾，而略于治胃耳。乃后人宗其意者，凡著书立说，竟将脾胃总论，即以治脾之药笼统治胃，举世皆然。今观叶氏之书，始知脾胃当分析而论。盖胃属戊土，脾属己土，戊阳己阴，阴阳之性有别也。脏宜藏，腑宜通，脏腑之体用各殊也。若脾阳不足，胃有寒湿，一脏一腑，皆宜于温燥升运者，自当恪遵东垣之法。若脾阳不亏，胃有燥火，则当遵叶氏养胃阴之法。观其立论云：纳食主胃，运化主脾，脾宜升则健，胃宜降则和。又云：太阴湿土，得阳始运；阳明阳土，得阴自安。以脾喜刚燥，胃喜柔润也。仲景急下存津，其治在胃。东垣大升阳气，其治在脾。此种议论，实超出千古。故凡遇禀质木火之体，患燥热之症，或病后热伤肺胃津液，以致虚痞不食，舌绛咽干，烦渴不寐，肌燥熇热，便不通爽。此九窍不和，都属胃病也，岂可以芪、术、升、柴治之乎？故先生必用降胃之法，所谓胃宜降则和者，非用辛开苦降，亦非苦寒下夺，以损胃气，不过甘平，或甘凉濡润，以养胃阴，则津液来复，使之通降而已矣。此义即宗《内经》所谓六腑者，传化物而不藏，以通为用之理也。今案中所分胃阴虚，胃阳虚，脾胃阳虚，中虚，饥伤，食伤，其种种治法，最易明悉，余不复赘。总之脾胃之病，虚实寒热，宜燥宜润，固当详辨。其于升降二字，尤为紧要。盖脾气下陷固病，即使不陷，而但不健运，已病矣。胃气上逆固病，即不上逆，但不通降，亦病矣。故脾胃之治法，与各门相兼者甚多，如呕吐、肿胀、泄泻、便闭、不食、胃痛、腹痛、木乘土诸门，尤宜并参，互相讨论，以明其理可也。华岫云

木　乘　土

肝　胃

某　肝厥犯胃入膈。

半夏　姜汁　杏仁　瓜蒌皮　金铃子
延胡　香豆豉　白蔻

鲍三三　情怀不适，阳气郁勃于中，变化内风，掀旋转动，心悸流涎，麻木悉归左肢。盖肝为起病之源，胃为传病之所，饮酒中虚，便易溏滑。议两和肝胃。

桑叶　炒丹皮　天麻　金斛　川贝
地骨皮

吴　脉左数，右濡，气塞心痛。养胃平肝。

半夏　茯苓　炒麦冬　柏子仁　川楝子　青橘叶

顾五一　脉弦，胃脘痹痛，子后清水泛溢，由少腹涌起，显是肝厥胃痛之症。

吴萸五分　川楝子一钱　延胡一钱　茯苓三钱　桂枝木五分　高良姜一钱

某二九　脉左弦右涩，中脘痛及少腹，病在肝胃。

川楝子　青皮　生香附　小茴　茯苓　南枣

某三二　舌白恶心，液沫泛溢，在肝胃。当通阳泄浊。

吴萸七分　干姜一钱　姜汁三分　茯苓三钱　南枣一枚

任三八　此情志不遂，肝木之气逆行犯胃，呕吐隔胀。开怀谈笑可解，凝滞血药，乃病之对头也。

延胡　川楝子　苏梗　乌药　香附
红豆蔻

王四三　胃脘痛，高突而坚，呕清涎血沫，滴水不能下咽，四肢冷，肌肤麻木。捶背脊，病势略缓。此属肝厥犯胃。

开口吴萸　金铃子　炒延胡　生香附
高良姜　南山楂

某　脉左弦，少寐，气从左升。泄肝和胃。

生左牡蛎五钱　川楝子肉一钱　化州橘红一钱半　茯苓三钱　泽泻一钱

某　脉缓左弦，晨倦食减。在土旺之候，急调脾胃。

戊己汤去甘草，加谷芽。

程五六　曲运神机，心多扰动，必形之梦寐，诊脉时，手指微震，食纳痰多。盖君相动主消烁，安谷不充形骸。首宜理阳明以制厥阴，勿多歧也。

人参　枳实　半夏　茯苓　石菖蒲

某　通补阳明，和厥阴。

人参　茯苓　半夏　高良姜　吴萸
生白芍

某四一　肝逆犯胃，脘痛腹鸣，气撑至咽。

川楝子　桂枝木　淡干姜　川椒　生白芍　吴萸　乌梅　茯苓

程五二　操家，烦动嗔怒，都令肝气易逆，干呕味酸，木犯胃土，风木动，乃晨泄食少，形瘦脉虚。先议安胃和肝。

人参　半夏　茯苓　木瓜　生益智
煨姜

华二三　据说气攻胁胀，春起秋愈，此内应肝木。饱食不和，肝传胃矣。

焦白术　半夏　柴胡　枳实　生香附
广皮

干荷叶汤泛丸。

毛　目微黄，舌黄烦渴，胁肋板实，呼吸周身牵掣，起于频吐食物痰饮，即胸脘痛胀。此肝木犯胃，诸气痹阻。虽平昔宜于温补，今治病宜宣通气分。

半夏一钱半　广皮白一钱　大杏仁十粒
白蔻仁八分　川楝子一钱　炒延胡一钱
生姜五分　土瓜蒌皮一钱

又　心中懊恼，噎痛。气分痰热未平，用温胆法。

竹茹一钱，炒黄　炒半夏一钱　茯苓一钱半　枳实一钱　桔梗八分　橘红一钱　生姜三分

王十三　癖积是重著有质，今痛升有形，痛解无迹，发于暮夜，冲逆，欲呕不吐，明是厥气攻胃。由恼怒强食，气滞紊乱而成病。发时用河间金铃子散，兼以宣通阳明，凝遏可愈。

金铃子　延胡　半夏　瓜蒌皮　山栀　橘红

秦二七　面长身瘦，禀乎木火之形。气阻脘中，食少碍痛，胃口为逆，乃气火独炽之象。忌用燥热劫津，治以平肝和胃。

降香　郁金　山栀　橘红　枇杷叶　苏子　川贝母　姜皮

朱五十　半百已衰，多因神伤思虑。夏四月大气发泄，遂加便溏。长夏暑热，无有不大耗气分。寒热之来，乃本气先怯，而六气得以乘虚。今不思纳谷之因，皆寒热二气扰逆，胃脘清真受戕，所以致困莫苏。不烦不渴，胃阳虚也。凡醒胃必先制肝，而治胃与脾迥别。古称胃气以下行为顺，区区术、甘之守，升、柴之升，竟是脾药，所以鲜克奏效。

人参　茯苓　炒麦冬　大麦仁　木瓜　乌梅

董　病久正气已衰，喜热恶寒，为虚。诊得左脉尚弦，病在肝，但高年非伐肝平肝为事，议通补胃阳。

人参　茯苓　煨姜　新会皮　炒粳米　炒荷叶蒂

陆三六　咽属胃，胃阴不升，但有阳气薰蒸，致咽燥，不成寐，冲逆心悸，震动如惊。厥阴内风，乘胃虚以上僭。胃脉日虚，肢肌麻木。当用十味温胆合秫米汤，通摄兼进，俾肝胃阳和，可以痉安。

人参　茯苓　枣仁　知母　竹茹　半夏　黄色秫米

又　用泄少阳，补太阴法。

六君去甘草，加丹皮、桑叶，金斛汤法丸。

郭　脉弦，心中热，欲呕，不思食，大便不爽。乃厥阴肝阳顺乘胃口，阳明脉络不宣，身体掣痛。当两和其阳，酸苦泄热，少佐微辛。

川连　桂枝木　生牡蛎　乌梅　生白芍　川楝子

芮　前议肝病入胃，上下格拒。考《内经》诸痛，皆主寒客。但经年累月久痛，寒必化热，故六气都从火化，河间特补病机一十九条亦然。思初病在气，久必入血，以经脉主气，络脉主血也。此脏腑经络气血，须分晰辨明，投剂自可入彀。更询初病因惊，夫惊则气逆。初病肝气之逆，久则诸气均逆，而三焦皆受，不特胃当其冲矣。谨陈缓急先后进药方法。"厥阴篇"云：气上撞心，饥不能食，欲呕，口吐涎沫。夫木既犯胃，胃受克为虚，仲景谓制木必先安土，恐防久克难复。议用安胃一法。

川连　川楝子　川椒　生白芍　乌梅　淡姜渣　归须　橘红

《内经》以攻病克制曰胜方，补虚益体，须气味相生曰生方。今胃被肝乘，法当补胃。但胃属腑阳，凡六腑以通为补。黄连味苦能降，戴元礼云：诸寒药皆凝涩，惟有黄连不凝涩。有姜、椒、归须气味之辛，得黄连、川楝之苦，仿《内经》苦与辛合，能降能通。芍药酸寒，能泄土中木乘，又能和阴止痛。当归血中气药，辛温上升，用须力薄，其气不升。梅占先春，花发最早，得少阳生气，非酸敛之收药，得连、楝苦寒，《内经》所谓酸苦泄

热也。以气与热俱无形无质，其通逐之法迥异，故辨及之。

又　春分前七日，诊右脉虚弦带涩，左脉小弦劲而数。胃痛已缓，但常有畏寒鼓栗，俄顷发热而解，此肝病先厥后热也。今岁厥阴司天，春季风木主气，肝病既久，脾胃必虚。风木郁于土宫，营卫二气，未能流畅于经脉为营养护卫，此偏热偏寒所由来矣。夫木郁土位，古人制肝补脾，升阳散郁，皆理偏就和为治，勿徒攻补寒热为调。今春半天令渐温，拟两和气血，佐以宣畅少阳太阴，至小满气暖泄越，必大培脾胃后天，方合岁气体质调理。定春季煎、丸二方。

人参　茯苓　广皮　炙草　当归　白芍　丹皮　桑叶

姜、枣汤法丸。

间用煎方：

人参　广皮　谷芽　炙草　白芍　黄芩　丹皮　柴胡

卜　有年冬藏不固，春木萌动，人身内应乎肝。水弱木失滋荣，阳气变化内风，乘胃为呕，攻胁为痛。仲景以消渴心热属厥阴，《内经》以吐涎沫为肝病。肝居左而病炽偏右，木犯土位之征。经旨谓肝为刚脏，非柔不和。阅医药沉、桂、萸、连，杂以破泄气分，皆辛辣苦燥，有刚以治刚之弊，倘忽厥逆瘛疭奈何？议镇阳熄风法。

生牡蛎　阿胶　细生地　丹参　淮小麦　南枣

又　内风阳气鼓动变幻，皆有形无质，为用太过。前议咸苦入阴和阳，佐麦、枣以和胃制肝获效。盖肝木肆横，胃土必伤，医治既僻，津血必枯。唇赤，舌绛，咽干，谷味即变酸腻，显是胃汁受劫，胃阴不复。夫胃为阳明之土，非阴柔不肯协和，与脾土有别故也。

生牡蛎　阿胶　细生地　小麦　炒麻仁　炒麦冬　炙草

张五七　脉小弦，纳谷脘中哽噎。自述因乎悒郁强饮，则知木火犯土，胃气不得下行所致。议苦辛泄降法。

黄连　郁金　香淡豆豉　竹茹　半夏　丹皮　山栀　生姜

又　前方泄厥阴，通阳明，为冲气吐涎，脘痞不纳谷而设。且便难艰阻，胸胀闷，上下交阻。有年最虑关格，与进退黄连汤。

江　晨起腹痛，食谷微满，是清浊之阻。按脉右虚左弦，不思饮食，脾胃困顿，都是虚象。古人培土必先制木，仿以为法。

人参　淡吴萸　淡干姜　炒白芍　茯苓

周五九　酒热湿痰，当有年正虚，清气少旋，遂致结秘，不能容纳，食少，自述多郁易噎。议从肝胃主治。

半夏　川连　人参　枳实　茯苓　姜汁

王五五　哕逆举发，汤食皆吐，病在胃之上脘，但不知起病之因由。据云左胁内结瘕聚，肝木侮胃，明系情怀忧劳，以致气郁结聚。久病至颇能安谷，非纯补可知。泄厥阴以舒其用，和阳明以利其腑，药取苦味之降，辛气宣通矣。

川楝子皮　半夏　川连　姜汁　左牡蛎　淡吴萸

唐　痞逆恶心，是肝气犯胃。食入卧著，痛而且胀，夜寐不安，亦是胃中不和。贵乎平肝养胃致其复，若见有形冲逆之状，攻伐竞进，有痞满成胀之患。

川连　神曲　吴萸　川楝子　楂肉　郁金

姚　寒热呕吐，胁胀脘痞，大便干涩不畅。古云：九窍不和，都属胃病。法当平肝木，安胃土。更常进人乳、姜汁，以益血润燥宣通。午后议用大半夏汤。

人参 半夏 茯苓 金石斛 广皮 菖蒲

胡氏 经后寒热，气冲欲呕，忽又如饥，仍不能食。视其鼻准亮，咳汗气短。多药胃伤，肝木升逆，非上焦表病。

炙甘草 小生地 芝麻仁 阿胶 麦冬 白芍 牡蛎

又 照前方去牡蛎，加人参。

又 冲阳上逆，则烦不得安，仍是阴弱。夫胃是阳土，以阴为用，木火无制，都系胃汁之枯，故肠中之垢不行。既知阴亏，不必强动大便。

人参 鲜生地 火麻仁 天冬 麦冬 炙草

徐氏 经候适来，肢骸若撒，环口肉睏蠕动，两踝臂肘常冷。夫冲脉血下，跷维脉怯不用，冲隶阳明，厥阴对峙。因惊肝病，木乘土位，以致胃衰。初则气升至咽，久则懒食脘痞。昔人有治肝不应，当取阳明。阳明不阖，空洞若谷，厥气上加，势必呕胀吞酸。然阳明胃腑，通补为宜。刚药畏其劫阴，少济以柔药，法当如是。

人参二钱 半夏姜汁炒,三钱 茯苓 三钱 淡附子七分 白粳米五钱 木瓜二钱

胃虚益气而用人参，非半夏之辛，茯苓之淡，非通剂矣。少少用附子以理胃阳，粳米以理胃阴，得通补两和阴阳之义。木瓜以酸救胃汁以制肝，兼和半夏、附子之刚愎，此大半夏与附子粳米汤合方。

张氏 肝病犯胃，心痛，干呕不能纳食，肢冷泄泻，腑经阳失流展，非虚寒也。

金铃子散加川连、乌梅、桂枝、生姜。

徐氏 屡屡堕胎，下元气怯，而寒热久嗽，气塞填胸，涌吐涎沫。乃郁勃嗔怒，肝胆内寄之相火风木内震不息。犯胃则呕逆吞酸，乘胸侵咽，必胀闷喉痹，渐渐昏迷欲厥。久延不已，为郁劳之疴。此治嗽清肺，重镇消痰，越医越凶。考《内经》肝病主治三法，无非治用治体。又曰：治肝不应，当取阳明。盖阳明胃土，独当木火之侵侮，所以制其冲逆之威也，是病原治法大略。

安胃丸，椒梅汤送。

鲍姬 风泄已止，胃逆不纳食。

人参 川连 乌梅 木瓜 川斛 橘红

朱氏 嗔怒动肝，气逆恶心，胸胁闪动，气下坠欲便。是中下二焦损伤不复，约束之司失职。拟进培土泄木法，亦暂时之计。

乌梅 干姜 川连 川椒 人参 茯苓 川楝 生白芍

王氏 寡居多郁，宿病在肝。近日暑邪深入，肝病必来犯胃，吐蛔下利得止，不思谷食，心中疼热，仍是肝胃本症。况暑湿多伤气分，人参辅胃开痞，扶胃有益，幸无忽致疲可也。

人参 川连 半夏 姜汁 枳实 牡蛎

又 胃开思食，仍以制肝和胃。

人参 金石斛 半夏 枳实 茯苓 橘红

吕氏 季胁之傍是虚里穴，今跳跃如梭，乃阳明络空也。况冲脉即血海，亦属阳明所管。经行后而病忽变，前案申说已著，兹不复赘。大凡络虚，通补最宜。身前冲气欲胀，冲脉所主病，《内经》所谓男子内结七疝，女子带下瘕聚。今也痛无形象，谅无结聚，只以冷汗跗寒，食入恶心，鼻准明，环口色青。肝胃相对，一胜

必一负。今日议理阳明之阳，佐以宣通奇脉。仲景于动气一篇，都从阳微起见，仿以为法。

人参　茯苓　清熟附子　生蕲艾　桂枝木　炒黑大茴　紫石英　生杜仲

朱氏　上冬用温通奇经，带止经转，两月间纳谷神安。今二月初二日，偶涉嗔忿，即麻痹，干呕，耳聋，随即昏迷如厥。诊脉寸强尺弱，食减少，口味淡，微汗。此厥阴之阳化风，乘阳明上犯，蒙昧清空。法当和阳益胃治之。

人参一钱　茯苓三钱　炒半夏一钱半　生白芍一钱　乌梅七分，肉　小川连二分　淡生姜二分　广皮白一钱

此厥阴阳明药也。胃腑以通为补，故主之以大半夏汤。热拥于上，故少佐姜、连以泻心。肝为刚脏，参入白芍、乌梅，以柔之也。

又　三月初五日，经水不至，腹中微痛，右胁蠕蠕而动。皆阳明脉络空虚，冲任无贮，当与通补入络。

人参一钱　当归二钱　茺蔚子二钱　香附醋炒，一钱　茯苓三钱　小茴一钱　生杜仲二钱

又　照方去茺蔚、杜仲、白芍、官桂。

某氏　久有痛经，气血不甚流畅，骤加暴怒伤肝，少腹冲气上犯，逆行于肺为咳。寒热声嘎，胁中拘急，不饥不纳。乃左升右降，不司转旋，致失胃气下行为顺之旨。故肝用宜泄，胃腑宜通，为定例矣。

钩藤　丹皮　桑叶　半夏曲　茯苓　广皮白

又　威喜丸。

唐　积劳内伤，脘闷胁胀，呕吐格拒，眩晕不得卧。阳挟内风暴张，恐其忽然瘛厥。议通胃平肝法。

小川连　姜汁　半夏　牡蛎　川楝子　生白芍

江　拒按多实，患目，病来属肝。痛必多呕，大便秘涩，肝病及胃。当苦辛泄降，少佐酸味。

小川连　生淡干姜　半夏　枳实　黄芩　生白芍

顾五十　阳明脉衰，形寒，痞，饥不食，心痛，洞泄兼呕。

人参　吴萸　茯苓　半夏　生姜　炒黄粳米

某　劳怒伤阳，气逆血郁致痛，痞胀便溏，风木侮土。前方既效，与通补阳明厥阴。

大半夏汤去蜜，加桃仁、柏子仁、当归、姜、枣汤法丸。

某　脉微小弱，是阳气已衰。今年太阴司天，长夏热泄气分，不食不运，味变酸苦，脾胃先受困也。稍涉嗔怒，木乘土中，益加不安。从东垣培土制木法。

人参　广皮　茯苓　益智　木瓜　淡姜渣

夏　通补阳明，开泄厥阴。

人参　半夏　茯苓　橘红　吴萸　白芍

肝　脾

汪氏　气滞脾弱。

逍遥散加郁金、砂仁末。

肝　脾　胃

席　大便未结，腹中犹痛，食入有欲便之意。胃阳未复，肝木因时令尚横，用泄木安土法。

人参　木瓜　厚朴　茯苓　益智仁　青皮

江　镇冲任，温养下焦颇效。所议治嗽肺药，寒凉清火，背谬显然。

炒黑杞子　淡苁蓉　小茴香拌炒当归　沙苑　石壳建莲　茯神

紫石英煎汤煎药。

又　动怒脘下痛，不饮食，是肝厥犯脾胃。病外生枝，最非善调之理，理气皆破泄难用。议进制肝木益胃土一法。

人参一钱　炒焦白芍一钱半　真伽南香汁冲，五小匙　炒焦乌梅三分，酸泄肝阳　茯苓五钱，切小块，甘淡益胃　化橘红五分，宣通缓痛

又　人参　嫩钩藤　明天麻　化橘红　炒乌梅肉　茯苓　伽南香

肝 胆 胃

朱　胃弱痰多，补虚宜通。肝阳易升，左颊赤，佐泄少阳。

人参　炒半夏　茯苓　钩藤　经霜桑叶　煨姜　南枣

胆 脾

范五七　脾窍开舌，舌出流涎为脾病。克脾者，少阳胆木，以养脾泄胆治。

人参　于术　天麻　姜黄　桑叶　丹皮

某　补太阴，泄少阳。

人参　茯苓　焦术　炙草　广皮　白芍　炒丹皮　桑叶

又　照方去甘草、桑叶，加木瓜。

李五十　少阳木火犯太阴之土，持斋淡薄，中虚热灼，以补脾和肝为久长调理。

四君子加苓、芍、桑叶、丹皮。

金　能食运迟，舌纹裂，左颐肉肿，不喜饮水。太阴脾阳郁，法当补土泄木。

于术　茯苓　新会皮　炙草　煨益智　柴胡　丹皮　白芍

张二九　脉小弱，是阳虚体质。由郁勃内动少阳火，木犯太阴脾土，遂致寝食不适。法当补土泄木。

人参一钱半　白术一钱半　半夏一钱　茯苓二钱　甘草五分　广皮一钱　丹皮三钱　桑叶一钱　姜一钱　枣二钱

肝为风木之脏，又为将军之官，其性急而动，故肝脏之病，较之他脏为多，而于妇女尤甚。肝病必犯土，是侮其所胜也。本脏现症，仲景云：厥阴之为病，消渴，气上撞心，心中疼热，饥而不欲食，食则吐蛔，下之利不止。又《内经》所载肝病，难以尽述。大凡其脉必弦，胁或胀或疼，偏寒偏热，先厥后热。若一犯胃，则恶心干呕，脘痛不食，吐酸水涎沫。克脾则腹胀，便或溏或不爽，肢冷肌麻。案中治法，有阴阳虚实之殊，略举而叙述之。若肝阴胃阴未亏，肝阳亢逆犯胃，先生立法，用药则远柔用刚。泄肝如吴萸、椒、桂，通胃如半夏、姜汁，姜附加益智、枳、朴等，则兼运脾阳，中虚必加人参。故大半夏汤、附子粳米汤、进退黄连汤、泻心法、治中法、温胆等汤是也。若肝阴胃汁已虚，木火炽盛，风阳扰胃，用药忌刚用柔。养肝则阿胶、生地、白芍、麻仁、木瓜，养胃则人参、麦冬、知母、粳米、秫米等是也。至于平治之法，则刚柔寒热兼用，乌梅丸、安胃丸、逍遥散，若四君、六君、异功、戊己，则必加泄肝之品。用桑叶、丹皮者，先生云：桑叶轻清，清泄少阳之气热，丹皮苦辛，清泄肝胆之血热。用金铃子散者，川楝苦寒，直泄肝阳，延胡专理气滞血涩之痛，此皆案中之纲领也。余另分此一门者，因呕吐不食，胁胀脘痞等恙，恐医者但认为脾胃之病，不知实由肝邪所致，故特为揭出，以醒后人之目耳。且世人但知风劳臌膈为四大重症，不知土败木贼，肝气日横，脾胃日败，延至不救者多矣，可

不穷心于此哉。华岫云

肿　胀

胃　阳　虚

某五一　食谷不运，䐜胀呕恶，大便不爽，脉弦色黄。此胃阳式微，升降失司使然。法当温通阳气。

吴萸八分　半夏三钱　荜拨一钱　淡干姜一钱　生姜汁五分　广皮白一钱半

陈三八　诊脉右大而缓，左如小数促。冬季寒热身痛，汗出即解，自劳役饥饱嗔怒之后，病势日加。面浮足肿，呼吸皆喘，目泪鼻衄，卧著气冲欲起，食纳留中不运。时序交夏，脾胃主候，睹色脉情形，中满胀病日来矣。盖此症属劳倦致损，初病即在脾胃。东垣云：胃为卫之本，脾乃营之源。脏腑受病，营卫二气昼夜循环失度，为寒为热，原非疟邪半表半里之症。斯时若有明眼，必投建中而愈。经言劳者温之，损者益之。建中甘温，令脾胃清阳自立，中原砥定，无事更迁。仲景亦谓男子脉大为劳。则知《内经》、仲景、东垣垂训，真规矩准绳至法。且汗泄积劳，都是阳伤。医药辛走劫阳，苦寒败胃。病人自述饮蔗即中脘不舒，顷之，少腹急痛便稀，其胃阳为苦辛大伤明甚。又述咳频，冲气必自下上逆。夫冲脉隶于阳明，胃阳伤极，中乏坐镇之真气，冲脉动则诸脉交动，浊阴散漫上布，此卧著欲起矣。愚非遥指其胀，正合《内经》浊气在上，则生䐜胀，太阴所至为腹胀相符也。昔有见痰休治痰，见血休治血，当以病因传变推求，故辨论若此。

厚朴　杏仁　人参　茯苓　蜜煨姜　南枣

厚朴、杏仁，取其能降气，参、苓、姜、枣，取其建立胃中之清阳，而和营卫也。

脾　阳　虚

吴二四　单胀溺少，温通颇适。当用大针砂丸一钱二分，八服。

某　食下䐜胀，舌黄，当治脾阳。

生白术一钱半　广皮一钱　茯苓三钱　厚朴一钱　木瓜五分　淡附子七分

徐三九　攻痞变成单胀，脾阳伤极，难治之症。

生白术　熟附子　茯苓　厚朴　生干姜

钱　食入腹胀，已五十日，且痛必形攻动，头中微痛。夫痞满属气，痛因气滞，二便既通，其滞未必在乎肠胃。从太阴脾阳伤，以辛温开泄主之。

桂枝　生白芍　淡干姜　厚朴

又　照方去白芍，加生益智仁、茯苓。

杨五十　饮酒聚湿，太阴脾阳受伤，单单腹胀。是浊阴之气锢结不宣通，二便不爽。治以健阳运湿。

生茅术　草果　附子　广皮　厚朴　茯苓　荜拨　猪苓

吴四三　食下䐜胀，便溏不爽，肢木不仁。此脾阳困顿，不能默运使然。温通中阳为主。

白术三钱　附子一钱　炮姜一钱半　桂枝木一钱　茯苓三钱　荜拨一钱

僧四七　俗语云：膏粱无厌发痈疽，淡泊不堪生肿胀。今素有脘痛，气逆呕吐，渐起肿胀。乃太阴脾脏之阳受伤，不司鼓动运行。阴土宜温，佐以制木治。

生于术　茯苓　广皮　椒目　厚朴　益智仁　良姜

某六七　左脉弦，胀满不运，便泄不爽。当温通脾阳。

草果仁一钱　茯苓皮三钱　大腹皮三钱　广皮一钱半　青皮一钱　厚朴一钱半　木猪苓一钱半　椒目五分

吴　寒热伤中，腹微满，舌白。用治中法。

人参　益智　广皮　茯苓　泽泻　金斛　木瓜

周五五　久嗽四年，后失血，乃久积劳伤。酒肉不忌，湿郁脾阳为胀。问小溲仅通，大便仍溏。浊阴乘阳，午后夜分尤剧。

生于术　熟附子

陈五十　积劳，脾阳伤，食下胀，足肿。

生白术　茯苓　熟附子　草果仁　厚朴　广皮

某　躬耕南亩，曝于烈日，渍于水土，暑湿内蒸为泻痢。邪去正伤，临晚跗肿腹满。乃脾阳已困，诸气不司运行，浊阴渐尔窃据。《内经》病机，诸湿肿满，皆属于脾。

生白术　草蔻　茯苓　厚朴　附子　泽泻

邹三九　深秋霍乱转筋，必有暴冷伤及脾胃。病机一十九条，河间皆谓热，亦属偏见。愈泻愈胀，岂是实症？夫酒客之湿，皆脾胃阳微不运，致湿邪凝聚，气壅成胀。见胀满彻投攻下，不究致病之因，故曰难调之症。

生白术　草果　熟附子　厚朴　广皮　茯苓

脾 胃 阳 虚

陈四四　苦寒多用，胃阳久伤。右胁痛，呕酸浊，皆浊阴上干。用辛甘温中补虚，痛减。病人述早上腹宽，暮夜气紧微硬，大便不爽，有单腹胀之忧。

人参　生白术　茯苓　肉桂　归身

益智　广皮　煨姜

赵五四　胸腹胀满，久病痰多。

生白术二两　茯苓二两　厚朴一两　肉桂五钱

姜汁丸。

《本草》云：厚朴与白术能治虚胀。仿洁古枳术之意也，佐茯苓通胃阳，肉桂入血络，则病邪可却矣。

杨　脉沉小弦，中年已后，阳气不足，痰饮水寒，皆令逆趋，致运纳失和，渐有胀满浮肿。法以辛温宣通，以本病属脾胃耳。

人参一钱　茯苓三钱　白芍一钱半　淡附子一钱　姜汁三分，调

倪二十　腹软膨，便不爽，腑阳不行。

生益智　茯苓　生谷芽　广皮　砂仁壳　厚朴

又　六腑不通爽，凡浊味食物宜忌。

鸡肫皮　麦芽　山楂　砂仁　陈香橼

又　脉沉小缓，早食难化，晚食夜胀，大便不爽。此腑阳久伤，不司流行，必以温药疏通，忌食闭气粘荤。

生白术　附子　厚朴　草果　茯苓　广皮白　槟榔汁

肾 胃 阳 虚

浦四九　肾气丸，五苓散，一摄少阴，一通太阳，浊泄溺通，腹满日减，不为错误。但虚寒胀病而用温补，阅古人调剂，必是通法。盖通阳则浊阴不聚，守补恐中焦易钝。喻氏谓能变胃而不受胃变，苟非纯刚之药，曷胜其任？议于暮夜服玉壶丹五分，晨进。

人参　半夏　姜汁　茯苓　枳实　干姜

陈六二　老人脾肾阳衰，午后暮夜阴气用事，食纳不适，肠鸣膜胀，时泄。治法初宜刚剂，俾阴浊不僭，阳乃复辟。

人参一钱半　淡附子一钱　淡干姜八分　茯苓三钱　炒菟丝三钱　胡芦巴一钱

此治阳明之阳也，若参入白术、甘草，则兼走太阴矣。

脾肾阳虚

某三七　肿胀由足入腹，诊脉细软，不能运谷，当治少阴太阴。

生白术　厚朴　茯苓　淡附子　淡干姜　荜拨

马三六　暮食不化，黎明瘕泄。乃内伤单胀之症，脾肾之阳积弱。据理当用肾气丸。

顾四三　脉微而迟，色衰萎黄。蟹为介属，咸寒沉降，凡阳气不足者，食之损阳，其致病之由，自试二次矣。久利久泄，古云无不伤。今浮肿渐起自下，是水失火而败。若非暖下，徒见泄泻有红，为脾胃湿热，必致中满败坏。

生茅术　熟地炭　熟附子　淡干姜　茯苓　车前

某　脾肾虚寒多泻，由秋冬不愈，春木已动，势必克土。腹满，小便不利，乃肿病之根。若不益火生土，日吃疲药，焉能却病？

人参　白术　附子　生益智　菟丝子　茯苓

肾阳虚

姚四八　据说情怀不适，因嗔怒，痰嗽有血。视中年形瘁肉消，渐渐腹胀跗肿，下午渐甚，阳气日夺。

早服肾气丸三钱，昼服五苓散。

殷氏　行动气坠于下，卧著气拥于上。此跗肿昼甚，头胀夜甚。总是中年阳微，最有腹大喘急之事。

济生丸十服。

某　阳微阴结，肿胀。

附子　苡仁　白术　木防己　泽泻　细辛

肝胃不和

朱　阳明胃逆，厥阴来犯，丹溪谓上升之气自肝而出。清金开气，亦有制木之功能，而痛胀稍缓。议以温胆加黄连方。

半夏　茯苓　橘红　枳实　竹茹　川连生白芍

某二八　舌微黄，瘕逆，脘胸悉胀，当和肝胃。

桂枝木　干姜　青皮　吴萸　川楝子炒半夏

秦　两年初秋发疡，脉络气血不为流行，而腹满重坠，卧则颇安，脐左动气，卧则尤甚，吐冷沫，常觉冷气，身麻语塞。肝风日炽，疏泄失职。经以肝病吐涎沫，木侮土位，自多䐜胀。丹溪云：自觉冷者，非真冷也。两次溃疡之后，刚燥热药，似难进商，议以宣通肝胃为治。有年久恙，贵乎平淡矣。

云茯苓三钱　三角胡麻捣碎, 滚水洗三十次, 三钱　厚橘红一钱　嫩钩藤一钱　熟半夏炒黄, 一钱半　白旋覆花一钱

滤清，服一杯，四帖。

又　接服大半夏汤。

熟半夏炒, 二钱半　云苓小块, 五钱　姜汁调服, 四分　人参同煎, 一钱

肝郁犯胃兼湿

方五九　诊脉百至，右缓涩，左弦劲。始而肠鸣泄气，由渐腹满䐜胀，纳食几废，便难溺少。此皆情怀少旷，清气不转，肝木侵侮胃土，腑阳窒塞，胀满日甚。据云，先因胃脘心下痛症，气郁显然，非旦晚图功之象。议河间分消法。

杏仁　厚朴　海金沙　陈香橼　郁金　莱菔子　木通　鸡肫皮

王三七　食入不运，脘中膜胀，病由悒郁，经年不愈。视色黄形瘦，按脉小而涩，喜凉饮，欲恶热，大便未经通调。九窍不和，皆胃病矣。

川连　鸡肫皮　枳实　广皮　桔梗　瓜蒌实　半夏　莱菔子　郁金　杏仁

姜汁、竹沥丸。

杨四十　肝郁乘胃为胀，经年内结有形。用缓消一法。

生茅术　鸡肫皮　川连　生厚朴　淡姜渣　针砂制

椒目汤法丸。

毕　湿热由腑滞及肠中，大便不爽，食入不适。平昔肝木易动，厥阴不主疏泄。少腹形胀，无非滞气之壅，久则凝瘀日踞。

小温中丸三钱，十服。

程三十　脉右弦，面黄，腹满，按之漉漉有声，每大便先腹痛，便不能干爽。此胃气不降，阳气自滞。由乎嗔怒不息，肝木横逆，疏泄失司。膜胀之来，皆由乎此。议泄肝通腑，浊宣胀减之义。

杏仁　紫厚朴　猪苓　郁金　椒目　槟榔汁

接服小温中丸。

某五七　不饥不运，少腹胃脘悉满，诊脉左弦。乃肝木犯胃，二腑不主流行，浊阴渐次弥漫。他日单胀之作，竟有难以杜患者。速速戒恼怒，安闲自在，诚治斯疾之良图。

小温中丸一钱五分，开水送下。

夏　夏四月，脾胃主气，嗔怒怫郁，无不动肝，肝木侮土，而脾胃受伤。郁久气不转舒，聚而为热，乃壮火害气，宜乎减食膜胀矣。当作木土之郁调治。桂、附助热，芪、地滋滞，郁热益深，是速增其病矣。

钩藤　丹皮　黑山栀　川连　青皮子

紫厚朴　莱菔子　广皮白　薄荷梗

又　胀势已缓，脉来弦实，此湿热犹未尽去。必淡泊食物，清肃胃口，以清渗利水之剂，服五六日再议。

猪苓　泽泻　通草　海金沙　金银花　茯苓皮　黑穭豆皮

又　诊脉浮中沉，来去不为流利。气阻湿郁，胶痰内著。议用控涎丹六分，缓攻。

又　服控涎丹，大便通而不爽，诊右脉弦实，目黄舌燥，中焦湿热不行。因久病神倦，不敢过攻。议用丹溪小温中丸，每服三钱，乃泄肝通胃，以缓治其胀。

谢　形神劳烦，阳伤，腑气不通，疝瘕阴浊从厥阴乘犯阳明，胃为阴浊蒙闭，肠中气窒日甚。年前邪势颇缓，宣络可效。今闭锢全是浊阴，若非辛雄刚剂，何以直突重围？胀满日增，人力难施矣。

生炮川乌头　生淡川附子　淡干姜　淡吴萸　川楝子　小茴香　猪胆汁

唐氏　紫菀　杏仁　通草　郁金　黑山栀

又　三焦不通，脘痹腹胀，二便皆秘。前方开手太阴肺，苦辛润降，小溲得利。兼进小温中丸，泄肝平胃，胀势什减有五。但间日寒热复来，必是内郁之气，阳不条达，多寒战栗。议用四逆散和解，其小温中丸仍用。

生白芍　枳实　柴胡　黄芩　半夏　杏仁　竹茹　生姜

张妪　腹臌膜胀，大便不爽，得暖气稍快，乃阳气不主流行。盖六腑属阳，以通为补。春木地气来升，土中最畏木乘势猖炽。治当泄木安土，用丹溪小温中丸，每服三钱。

肝犯胃阳虚

张氏　用镇肝逆，理胃虚方法，脉形小弱，吐涎沫甚多，仍不纳谷，周身寒凛，四肢微冷。皆胃中无阳，浊上僭踞，而为膜胀。所谓食不得入，是无火也。

人参　吴萸　干姜　附子　川连　茯苓

木郁气滞血涩

丁三十　嗔怒，气血逆乱，右胁不和，夜食嗳噫膜胀，乃肝胃病。治以解郁，宜通气血。

钩藤　丹皮　桑叶　生香附　茯苓　神曲　降香木　炒黑楂肉

徐　平素肝气不和，胁肋少腹膜胀，气血不调，痰饮渐聚。厥阴阳明同治。

桃仁　延胡　归尾　小茴　香附　半夏　茯苓　橘红　神曲

马三四　脉实，久病瘀热在血，胸不爽，小腹坠，能食不渴，二便涩少。两进苦辛宣腑，病未能却。此属血病，用通幽法。

桃仁　郁李仁　归尾　小茴　红花　制大黄　桂枝　川楝子

又　昼日气坠少腹，夜卧不觉，甚则头昏胸闷。今年五月，初用疏滞，继通三焦，续进通幽，其坠胀仍若。议辛香流气法。

川楝子　延胡　小茴　黑山栀　青木香　橘核

生香附磨汁法丸。

董　初因下血转痢，继而大便秘艰，自左胁下有形，渐致胀大坚满，小便自利，病在血分。久病两年，形瘦气短，不敢峻攻，若五积成例。议用古禹馀粮丸，每日一钱。

郑氏　得食腹痛，上及心胸，下攻少腹，甚至筋胀，扰于周身经络之间，大便欲解不通畅。此乃肠胃气阻，故痛随利减。

神保丸一钱。

肝郁犯脾

张　脉左弦，右浮涩。始因脘痛贯胁，继则腹大高凸，纳食减少难运，二便艰涩不爽。此乃有年操持萦虑太甚，肝木拂郁，脾土自困，清浊混淆，胀势乃成。盖脏真日漓，腑阳不运。考古治胀名家，必以通阳为务。若滋阴柔药，微加桂、附，凝阴泣浊，岂是良法？议用局方禹粮丸，暖其水脏，攻其秽浊，俟有小效，兼进通阳刚补，是为虚症内伤胀满治法。至于攻泻劫夺，都为有形而设，与无形气伤之症不同也。

局方禹馀粮丸。

肝犯脾胃

陈姬　久郁伤及脾胃之阳，面无华色，纳粥欲呕，大便溏泄，气陷则跗肿，气呆则脘闷。有中满之忧，用治中法。

人参　生益智　煨姜　茯苓　木瓜　炒广皮

肝脾不和夹暑邪

程女　脉数，恶心，脘胀。

炒半夏　广皮　藿香黄连一分煎水拌　茯苓　郁金

又　暑伤脾胃，则肝木犯土，左腹膨，泄泻。

人参　厚朴　广皮　炒泽泻　茯苓　木瓜　炙草　炒楂肉

又　人参　炒柴胡　炒白芍　炒黄芩　茯苓　炙草　生姜　大枣

木火犯土

宋　食入脘胀，此属胃病。视色苍形瘦，自述饮酒呕吐而得。又述耳鸣肉瞤，是木火犯中，郁勃病甚。议用逍遥减白术，合左金方。

朱四三　瘰疬马刀，都是肝胆为病。病久延及脾胃，腹满便涩，舌黄微渴，非温补可服。泄木火以疏之，和脾胃以调之，冀其胀势稍减。

吴萸拌川连　生于术　川楝子　炒山楂　黑山栀　厚朴　青皮　椒目

唐女　气臌三年，近日跌仆呕吐，因惊气火更逆，胸膈填塞胀满。二便皆通，自非质滞。喜凉饮，面起瘄瘰，从"病能篇"骤胀属热。

川连　淡黄芩　半夏　枳实　干姜　生白芍　铁锈针

肝犯脾胃阳虚有湿

颜六三　今年风木加临，太阴阳明不及，遂为膜胀，小便不利，两跗皆肿，大便涩滞。治在腑阳，用分消汤方。

生于术　茯苓　泽泻　猪苓　厚朴　椒目

海金沙汤煎。

吴　今岁厥阴司天加临，惊蛰节，病腹满喘促，肢肿面浮，寒热汗出。皆木乘土位，清阳不得舒展，浊气痞塞僭踞，故泄气少宽。姑拟通腑以泄浊。

生于术　茯苓　椒目　紫厚朴　泽泻　淡姜渣

朱四九　郁勃久坐，中焦不运，寒热，小溲不通，腹膨胀满，脉小而涩。全是腑阳失司，与泄木通腑分消法。

四苓加椒目、厚朴、大腹皮、青皮。

肝脾不和清阳痹结

陈　壮盛年岁，形消色夺，诊脉右小促，左小弦劲。病起上年秋季，脘中卒痛，有形梗突。病后陡遇惊触，渐次食减不适，食入不运，停留上脘，腹形胀满，甚则胁肋皆胀，四肢不暖，暮夜渐温，大便旬日始通，便后必带血出。清早未食，自按脐上气海，有瘕形甚小，按之微痛，身动饮水，寂然无踪。天气稍冷，爪甲色紫。细推病属肝脾，气血不通，则为郁遏，久则阳微痹结，上下不行，有若否卦之义。阅医药或消或补，总不见效者，未知通阳之奥耳。

薤白　桂枝　瓜蒌仁　生姜　半夏　茯苓

又　薤白汁　桂枝木　瓜蒌实　川楝子皮　半夏　茯苓　归须　桃仁　延胡　姜汁

二汁法丸。

湿浊凝滞小溲不行当开太阳

某　胀满跗肿，小溲短涩不利，便泄不爽，当开太阳为主。

五苓散加椒目。

某六七　少腹单胀，二便通利稍舒。显是腑阳窒痹，浊阴凝结所致。前法专治脾阳，宜乎不应。当开太阳为要。

五苓散加椒目。

郑　两投通里窍法，痛胀颇减。无如阴阳不分，舌绛烦渴，不欲纳谷。想太阳膀胱不开，阳明胃不司阖。法当仍与通阳腑为要，但五苓、桂、术，断不适用。议用甘露饮意。

猪苓　茯苓　泽泻　寒水石　椒目　炒橘核

程　今年长夏久热，热胜阳气外泄，水谷运迟，湿自内起，渐渐浮肿，从下及上，至于喘咳不能卧息。都是浊水凝痰，阻遏肺气下降之司，但小溲不利，太阳气亦不通调。此虽阳虚症，若肾气汤中萸、地之酸腻，力难下行矣。

茯苓　桂枝木　杏仁　生白芍　干姜　五味　生牡蛎　泽泻

马五一　初起胸痹呕吐，入夏跗臁少

腹悉肿，食谷不运，溲短不利。此阳气式微，水谷之湿内蕴，致升降之机失司。当开太阳，姑走湿邪。

猪苓三钱　桂枝木八分　茯苓皮三钱泽泻一钱　防己一钱半　厚朴一钱

四帖。

邱六岁　六龄稚年，夏至湿热外薄，所食水谷之气蒸为湿滞，阻遏气机，脾不转运，水道不通，腹笪满胀。幼科但知消导，不晓通腑泄湿，致脾气大困，泄泻不分阴阳。参、苓之补，仅救消涤之害，不能却除湿滞，故虽受无益于病。病根都在中宫，泄肝以安胃，分利以通腑，必得小溲频利，冀有中窾之机。

猪苓　泽泻　海金沙　通草　椒目

湿壅三焦肺气不降

吴　平昔湿痰阻气为喘，兹因过食停滞，阴脏之阳不运，阳腑之气不通。二便不爽，跗肿腹满，诊脉沉弦。犹是水寒痰滞，阻遏气分，上下皆不通调，当从三焦分治。顷见案头一方，用菟丝子升少阴，吴茱萸泄厥阴，不知作何解释，不敢附和。仍用河间分消定议。

大杏仁　莱菔子　猪苓　泽泻　葶苈子　厚朴　桑白皮　广皮　细木通

又　三焦分消，泄肝通腑，二便不爽如昔。诊脉浮小带促，闻声呼息不利，是气分在上结阻，以致中下不通。喘胀要旨，开鬼门以取汗，洁净腑以利水，无非宣通表里，务在治病源头。据脉症参详，急急开上为法，合《金匮》风水反登义矣。

麻黄　杏仁　石膏　甘草　苡仁

朱　初因面肿，邪干阳位，气壅不通，二便皆少。桂、附不应，即与导滞。滞属有质，湿热无形，入肺为喘，乘脾为胀。六腑开合皆废，便不通爽，溺短浑浊，时或点滴，视其舌绛，口渴。腑病背胀，脏病腹满，更兼倚倒左右，肿胀随著处为甚。其湿热布散三焦，明眼难以决胜矣。经云：从上之下者治其上。又云：从上之下，而甚于下者，必先治其上，而后治其下。此症逆乱纷更，全无头绪，皆不辨有形无形之误。姑以清肃上焦为先。

飞滑石一钱半　大杏仁去皮尖，十粒　生苡仁三钱　白通草一钱　鲜枇杷叶刷净毛，去筋，手内揉软，三钱　茯苓皮三钱　淡豆豉一钱半　黑山栀壳一钱

急火煎五分服。

此手太阴肺经药也。肺气窒塞，当降不降，杏仁微苦则能降。滑石甘凉，渗湿解热。苡仁、通草，淡而渗气分。枇杷叶辛凉，能开肺气。茯苓用皮，谓诸皮皆凉。栀、豉宣其陈腐郁结。凡此气味俱薄，为上焦药，仿齐之才[①]轻可去实之义。

某　暴肿气急，小溲涩少。此外邪壅肺，气分不通。治当从风水、皮水，宣其经隧，以能食能寝为佳。勿得诛伐无过之地。

前胡　蜜炙麻黄　牛蒡子　姜皮　紫菀　杏仁　茯苓皮　广皮

下焦寒湿流经

王　髀尻微肿，小腿下臁肿甚。乃腑阳不行，病甚于暮。宜辛香通其经腑之郁。

生于术　炮川乌　北细辛　茯苓　汉防己　川独活

又　中满，用馀粮丸获效，得暖下泄浊之力，腹胀已去，而髀尻足跗肌肉肿浮。夫脏寒生满病，暖水脏之阳，培火生土是法。究竟阳未全复，四末流行未布。

---

① 齐之才：南齐徐之才。

前议幽香通其下焦经脉，果得肿减。议用加味活络丹。

炮川乌　干地龙　乳香　没药　北细辛　桂枝木

用油松节三两，酒水各半，煎汁法丸。

湿热壅塞经隧

汪　肿自下起，胀及心胸，遍身肌肤赤瘰，溺无便滑。湿热蓄水，横渍经隧，气机闭塞，呻吟喘急。湿本阴邪，下焦先受。医用桂、附、芪、术，邪蕴化热，充斥三焦，以致日加凶危也。

川通草一钱半　海金沙五钱　黄柏皮一钱半　木猪苓三钱　生赤豆皮一钱半　真北细辛一分

又　前法肿消三四，仍以分消。

川白通草　猪苓　海金沙　生赤豆皮　葶苈子　茯苓皮　晚蚕沙

又　间日寒战发热，渴饮，此为疟。乃病上加病，饮水结聚以下，痛胀，不敢用涌吐之法。暂与开肺气壅遏一法。

大杏仁　蜜炒麻黄　石膏

又　湿邪留饮，发红瘰，胸聚浊痰，消渴未已。用木防己汤。

木防己一钱　石膏三钱　杏仁三钱　苡仁二钱　飞滑石一钱半　寒水石一钱半

通草煎汤代水。

陈　进神芎导水丸二日，所下皆黏腻黄浊形色。余前议腑气窒塞，水湿粘滞，浊攻犯肺为痰嗽，入渍脉隧为浮肿。大凡经脉六腑之病，总以宣通为是。《内经》云：六腑以通为补。今医不分脏腑经络，必曰参术是补，岂为明理？然肢节足跗之湿，出路无由，必针刺以决其流，此内外冀可皆安。

戊己丸三钱，用二日后，再进前药一服。

薛十九　腹满下至少腹，三阴都已受伤。而周身疥疮，数年不断，脉络中必有湿热。就腹痛泄泻，腑阳不通，不独偏热偏寒之治，常用四苓散。

猪苓三钱　茯苓三钱　泽泻一钱半　生于术一钱　椒目五分

湿热脚气

倪姬　湿热脚气，上攻心胸，脘中满胀，呕逆，乃湿上甚为热化。与苦辛先平在上之满胀，用泻心法。

川连　黄芩　枳实　半夏　姜汁　杏仁

湿郁疝蛊

汤　囊肿腹胀，此属疝蛊。

茯苓皮　海金沙　白通草　大腹皮绒　厚朴　广皮　猪苓　泽泻

木火入络

某三六　性躁，气有馀便是火，肝胆中木火入络，成形为胀，便溺皆赤，喉痛声嘶痰血，肝病过膈犯肺。久延为单腹胀，难治。

小温中丸三钱。

气逆入络

吴五五　气逆䐜胀，汩汩有声，已属络病，难除病根。

老苏梗　生香附　厚朴　白蔻仁　土瓜蒌　桔梗　枳壳　黑山栀

阳虚单胀浊阴凝滞

汪　脉右涩左弱，面黄瘦，露筋。乃积劳忧思伤阳，浊阴起于少腹，渐至盘踞中宫，甚则妨食呕吐。皆单鼓胀之象大著，调治最难。欲驱阴浊，急急通阳。

干姜　附子　猪苓　泽泻　椒目

又　通太阳之里，驱其浊阴，已得胀减呕缓。知身中真阳，向为群药大伤。议以护阳，兼以泄浊法。

人参　块茯苓　生干姜　淡附子　泽泻

又　阴浊盘踞中土，清阳蒙闭，腹满䐜胀，气逆腹痛。皆阳气不得宣通，浊阴不能下走。拟进白通法。

生干姜　生炮附子

冲猪胆汁。

黄三八　停滞单胀，并不渴饮，昼则便利不爽，夜则小溲略通。此由气分郁痹，致中焦不运。先用大针砂丸，每服一钱五分，暖其水脏以泄浊。

某　向有宿痞，夏至节一阴来复，连次梦遗，遂腹形坚大，二便或通或闭。是时右膝痛肿溃疡，未必非湿热留阻经络所致。诊脉左小弱，右缓大，面色青减，鼻准明亮，纳食必腹胀愈加，四肢恶冷，热自里升，甚则衄血牙宣。全是身中气血交结，固非积聚停水之胀。考古人于胀症，以分清气血为主，止痛务在宣通。要知攻下皆为通腑，温补乃护阳以宣通。今者单单腹胀，当以脾胃为病薮，太阴不运，阳明愈钝。议以缓攻一法。

川桂枝一钱　熟大黄一钱　生白芍一钱半　厚朴一钱　枳实一钱　淡生干姜一钱

三帖。

又　诊脉细小，右微促，畏寒甚，右胁中气触入小腹，著卧即有形坠著。议用局方禹馀粮丸，暖水脏以通阳气。早晚各服一钱，流水送，八服。

又　脉入尺，弦胜于数。元海阳虚，是病之本，肝失疏泄，以致䐜胀，是病之标。当朝用玉壶丹，午用疏肝实脾利水，分消太阳太阴之邪。

紫厚朴炒，一钱半　缩砂仁炒研，一钱　生于术二钱　猪苓一钱　茯苓块，三钱　泽泻一钱

又　脉弦数，手足畏冷，心中兀兀，中气已虚。且服小针砂丸，每服八十粒，开水送，二服。以后药压之。

生于术　云茯苓　广皮

煎汤一小杯，后服。

又　脉如涩，凡阳气动则遗，右胁汩汩有声，坠入少腹。可知肿胀非阳道不利，是阴道实，水谷之湿热不化也。议用牡蛎泽泻散。

左牡蛎四钱，泄湿　泽泻一钱半　花粉一钱半　川桂枝木五分，通阳　茯苓三钱，化气　紫厚朴一钱

午服。

又　脉数实，恶水，午后手足畏冷。阳明中虚，水气聚而为饮也。以苓桂术甘汤劫饮，牡蛎泽泻散止遗逐水。

照前方去花粉，加生于术三钱。

又　手足畏冷，不喜饮水，右胁汩汩有声，下坠少腹，脉虽数而右大左弦。信是阳明中虚，当用人参、熟附、生姜，温经补虚之法。但因欲回府调理数日，方中未便加减，且用前方，调治太阳太阴。

生于术三钱　左牡蛎生，四钱　泽泻炒，一钱　云苓三钱　生益智四分　桂枝木四分　炒厚朴一钱

午后食远服。朝服小温中丸五十粒，开水送，仍用三味①煎汤压之。

脾胃气窒不和

杨十六　味过辛酸，脾胃气伤结聚，食入则胀满。曾服礞石大黄丸，滞浊既下不愈，病不在乎肠中。前贤治胀治满，必曰分消。攻有形不效，自属气聚为瘕。疏胃宜清，调脾当暖，此宗前贤立法。

生茅术　广皮　丁香皮　黄柏　草豆

①　三味：指上文所言"人参、熟附、生姜"。

蔻　川黄连　厚朴　茯苓　泽泻

水法丸。

肿胀证，大约肿本乎水，胀由乎气。肿分阳水阴水，其有因风因湿，因气因热，外来者为有馀，即为阳水。因于大病后，因脾肺虚弱，不能通调水道，因心火克金，肺不能生肾水，以致小便不利，因肾经阴亏，虚火烁肺金而溺少，误用行气分利之剂，渐至喘急痰盛，小水短赤，酿成肿证，内发者为不足，即为阴水。若胀病之因更多，所胀之位各异。或因湿因郁，因寒因热，因气因血，因痰因积因虫，皆可为胀。或在脏在腑，在脉络在皮肤，在身之上下表里，皆能作胀。更或始因于寒，久郁为热，或始为热中，末传寒中。且也胀不必兼肿，而肿则必兼胀，亦有肿胀同时并至者。其病形变幻不一，其病机之参伍错综，更难叙述。故案中诸症，有湿在下者，用分利，有湿在上中下者，用分消。有湿而著里者，用五苓散通达膀胱，有湿郁热兼者，用半夏泻心法苦辛通降。有湿热气郁积者，用鸡金散加减，消利并行。有气血郁积，夹湿热之邪久留而不散者，用小温中丸，清理相火，健运中州。有湿热与水寒之气交横，气喘溺少，通身肿胀者，用禹馀粮丸，崇土制水，暖下泄浊。有寒湿在乎气分，则用姜、附，有寒湿入于血分，则用桂、附。有湿上甚为热，则用麻、杏、膏、苡等味，清肃上焦之气，有湿下著为痹，则用加味活络等剂，宣通下焦之郁。有藉乎薤白、瓜蒌者，滑润气机之痹结于腹胁也，有藉乎制黄、归尾者，搜逐血沫之凝涩于经隧也。有藉乎玉壶、控涎、神保、神芎者，视其或轻或重之痰饮水积而驱之也。此皆未损夫脏气，而第在腑之上下，膜之表里者也。若有胃阳虚者，参、苓必进，脾阳衰者，术、附必投。更有伤及乎肾者，则又需加减八味、济生等丸矣。其他如养阳明之大半夏汤，疏厥阴之逍遥散，盖由证之牵连而及，是又案中法外之法也已。姚亦陶

临证指南医案卷四

古吴　叶桂　天士先生著
浒关李大瞻翰圃
锡山邹锦畹滋九　同校
华旦玉堂

积　聚

木犯土虚中夹滞

葛　嗔怒强食，肝木犯土。腹痛，突如有形，缓则泯然无迹，气下鸣响，皆木火余威，乃瘕疝之属。攻伐消导，必变腹满，以虚中夹滞，最难速功。近日痛泻，恐延秋痢。

丁香　厚朴　茯苓　炒白芍　广皮　煨益智仁

又　下午倦甚，暮夜痛发，阳微，阴浊乃踞。用温通阳明法。

人参　吴萸　半夏　姜汁　茯苓　炒白芍

又　照前方去白芍，加川楝、牡蛎。

脾胃伤气分结瘕

白十四　疟邪久留，结聚血分成形，仲景有缓攻通络方法可宗。但疟母必在胁下，以少阳厥阴表里为病。今脉弦大，面色黄滞，腹大青筋皆露，颈脉震动。纯是脾胃受伤，积聚内起，气分受病，瘕满势成，与疟母邪结血分，又属两途。经年病久，正气已怯。观东垣五积，必疏补两

施，盖缓攻为宜。

生于术　鸡肫皮　川连　厚朴　新会皮　姜渣

水法丸。

气聚湿热腑聚

马三二　病后食物失和，肠中变化传导失职，气滞酿湿，郁而成热，六腑滞浊为之聚。昔洁古、东垣辈，于肠胃宿病，每取丸剂缓攻，当仿之。

川连　芦荟箬叶上炙　鸡肫皮不落水，去垢，新瓦上炙脆　煨木香　小青皮　莱菔子　南山楂　紫厚朴

蒸饼为小丸。

湿热食滞

陈十八　湿胜脾胃，食物不化。向有聚积，肠腑不通，热气固郁，当进和中。忌口勿劳，不致变病。

黄芩　枳实　广皮　莱菔子　白芍　白术　苍术　鸡肫皮

水泛丸。

痰凝脉络

吴三一　右胁有形高突，按之无痛，此属瘕痞。非若气聚凝痰，难以推求。然

病久仅阻在脉，须佐针刺宣通，正在伏天宜商。

真蛤粉　白芥子　瓜蒌皮　黑栀皮
半夏　郁金　橘红　姜皮

脉络凝痹

曹　著而不移，是为阴邪聚络。诊脉弦缓，难以五积、肥气攻治，大旨以辛温入血络治之。

当归须　延胡　官桂　橘核　韭白

王三七　骑射驰骤，寒暑劳形，皆令阳气受伤，三年来，右胸胁形高微突，初病胀痛无形，久则形坚似梗，是初为气结在经，久则血伤入络。盖经络系于脏腑外廓，犹堪勉强支撑，但气钝血滞，日渐瘀痹，而延癥瘕。怒劳努力，气血交乱，病必旋发。故寒温消克，理气逐血，总之未能讲究络病工夫。考仲景于劳伤血痹诸法，其通络方法，每取虫蚁迅速飞走诸灵，俾飞者升，走者降，血无凝著，气可宣通。与攻积除坚，徒入脏腑者有间。录法备参末议。

蜣螂虫　䗪虫　当归须　桃仁　川郁金　川芎　生香附　煨木香　生牡蛎
夏枯草

用大酒曲末二两，加水稀糊丸，无灰酒送三钱。

伏　梁

某　伏梁病在络，日后当血凝之虑。脉数左大，是其征也。

厚朴一钱　青皮八分　当归一钱　郁金一钱　益母草三钱　茯苓一钱　泽泻一钱

某　脉数坚，伏梁病在络，宜气血分消。

桃仁三钱，炒研　郁金一钱　茺蔚子一钱　枳实七分　厚朴一钱　茯苓三钱　通草五分

自《难经》分出积者阴气也，五脏所生，聚者阳气也，六腑所成。后巢氏《病源》另立癥瘕之名，以不动者为癥，动者为瘕。究之，亦即《难经》积聚之意也。前贤有云：积聚者，就其肓膜结聚之处，以经脉所过部分，属脏者为阴，阴主静，静则坚而不移。属腑者为阳，阳主动，动则移而不定。故是案中又从而悟出云：著而不移，是为阴邪聚络，大旨以辛温入血络治之。盖阴主静，不移即主静之根，所以为阴也。可容不移之阴邪者，自必无阳动之气以旋运之，而必有阴静之血以倚伏之，所以必藉体阴用阳之品，方能入阴出阳，以施其辛散温通之力也。又云：初病气结在经，久则血伤入络，辄仗蠕动之物，松透病根，是又先生化裁之妙，于古人书引伸触类而得。若夫荟、肫之去热滞，芥、蛤之豁凝痰，不过为先生用古处也。案中积症，第见伏梁，不能尽备。然宋时诸贤，于五积、九积治法，载在书籍者颇多。大略消补兼施，并以所恶者攻，所喜者诱尔，业医者自当知之稔也。姚亦陶

痞

痰 热 内 闭

宋　前议辛润下气以治肺痹，谓上焦不行，则下脘不通，古称痞闷，都属气分之郁也。两番大便，胸次稍舒，而未为全爽，此岂有形之滞？乃气郁必热，陈腐粘凝胶聚，故脘腹热气下注，隐然微痛。法当用仲景栀子豉汤，解其陈腐郁热。暮卧另进白金丸一钱。盖热必生痰，气阻痰滞。一汤一丸，以有形无形之各异也。

黑山栀　香豉　郁金　杏仁　桃仁

瓜蒌皮　降香

　　另付白金丸五钱。

　　孙　寒热由四末以扰胃，非药从口入以扰胃，邪热、津液互胶成痰，气不展舒，阻痹脘中。治法不但攻病，前议停药，欲谬药气尽，病自退避三舍耳。

　　人参　川连盐水炒　枳实　半夏　郁金　石菖蒲

热邪里结

　　某　脉不清，神烦倦，中痞恶心，乃热邪里结。进泻心法。

　　炒半夏　黄芩　黄连　干姜　枳实　杏仁

　　刘　热气痞结，非因食滞，胃汁消烁，舌干便难。苦辛开气，酸苦泄热，是治法矣。

　　川连　生姜　人参　枳实　橘红　乌梅　生白芍

气闭化热

　　顾　气闭久则气结，不饥，不食，不大便。

　　川贝母　白蔻仁　郁金　杏仁　金银花　绿豆壳

　　又　气结必化热，乃无形之病，故徒补无益。

　　鲜省头草　川斛　甜杏仁　川贝母　麻仁

　　何三七　烦劳之人，卫气少固，雾露雨湿，伤其流行清肃，疮痍外涸，脘胁反痹。乃经脉为病，无关腑脏。

　　钩藤　生白蒺　郁金　白蔻仁　桑叶　橘红

　　又　气窒热郁，仍治上可以通痹。

　　杏仁　郁金　香附　瓜蒌皮　黑山栀　苏梗

热邪入厥阴

　　周　寒热，呕吐蛔虫，自利，是暑湿热外因。因嗔怒动肝，邪气入于厥阴，胸满，腹胀，消渴。议以开痞方法。

　　泻心汤去参、甘，加枳实、白芍。

　　伊　因惊而得，邪遂入肝，故厥后热，神识昏狂。视得面青舌白，微呕渴饮，胸次按之而痛。此属痞结，乃在里之症。宗仲景以泻心汤为法。

　　川连　半夏　干姜　黄芩　人参　枳实

暑湿伏邪夹食

　　尤　面垢油亮，目眦黄，头胀如束，胸脘痞闷。此暑湿热气内伏，因劳倦，正气泄越而发。既非暴受风寒，发散取汗，徒伤阳气。按脉形濡涩，岂是表症？凡伤寒必究六经，伏气须明三焦。论症参脉，壮年已非有余之质。当以劳倦伤，伏邪例诊治。

　　滑石　黄芩　厚朴　醋炒半夏　杏仁　蔻仁　竹叶

　　又　胸痞自利，状如结胸。夫食滞在胃，而胸中清气悉为湿浊阻遏，与食滞两途。此清解三焦却邪汤药，兼进保和丸消导。

　　淡黄芩　川连　淡干姜　厚朴　醋炒半夏　郁金　白蔻仁　滑石

　　送保和丸三钱。

暑邪阻气

　　谈氏　胸痞不饥，热不止，舌白而渴，此暑邪未尽。仍清气分。

　　鲜竹茹　淡黄芩　知母　橘红盐水炒　滑石　桔梗　枳壳汁　郁金汁

　　某四一　恶寒、泄泻悉减，胸脘仍闷。馀暑未尽，胃气未苏故耳。

大麦仁四钱　佩兰叶三钱　新会皮一钱
半夏曲炒，一钱半　金斛一钱半　茯苓三钱

湿 热 伤 胃

刘　湿热，非苦辛寒不解。体丰阳气不足，论体攻病为是。胸中痞闷不食，议治在胃。

川连　炒半夏　人参　枳实　姜汁
茯苓　橘红

湿 阻 气 分

邱　脉濡而缓，不饥不食。时令之湿与水谷相并，气阻不行，欲作痞结。但体质阳微，开泄宜轻。

炒半夏　茯苓　杏仁　郁金　橘红
白蔻仁

某三六　舌白脘痛，呕恶腹鸣。此湿阻气分，胃痹成痛，是不通之象。

炒半夏三钱　高良姜一钱　广藿香一钱
橘红一钱　乌药一钱　香附一钱半

中 阳 不 运

沈二四　精气内损，是皆脏病。萸、地甘酸，未为背谬。缘清阳先伤于上，柔阴之药反碍阳气之旋运，食减中痞，显然明白。病人食姜稍舒者，得辛以助阳之用也。至于黄芪、麦冬、枣仁，更蒙上焦，斯为背谬极。议辛甘理阳可效。

桂枝汤去芍，加茯苓。

汪　脉沉，中脘不爽，肢冷。

人参七分　淡干姜一钱　炒半夏一钱半
川熟附七分　茯苓三钱　草果仁八分

朱妪　目垂，气短，脘痞不食。太阴脾阳不运，气滞痰阻。拟用大半夏汤。

人参　炒半夏　茯苓　伽楠香汁

又　脉微，有歇无神，倦欲寐。服大半夏汤，脘痛不安，不耐辛通，营液大虚。春节在迩，恐防衰脱。

人参　炒麦冬　北五味

某　舌白脘闷，中焦阳气不宣。

半夏　草果　厚朴　广皮　茯苓
藿香梗

胃　　寒

张五二　胃寒涌涎，中痞。

泡淡吴萸　干姜　茯苓　半夏　橘红　川楝子

胸次清阳不运

平　酒客脾胃阳微，下午阴气渐漫，脘中微痛，不饥。服苦降重坠辛燥愈加不适者，清阳再受伤触也。宗仲景圣训，以转旋胸次之阳为法。

苓桂术甘汤。

肺气不降胸脘痹阻

某　气阻脘痹，饮下作痛，当开上焦。

枇杷叶　大杏仁　苏子　降香汁　白蔻仁　橘红

张　脉涩，脘痞不饥。口干有痰，当清理上焦。

枇杷叶　杏仁　山栀　香豆豉　郁金　瓜蒌皮

加姜汁炒竹茹。

陈三四　食进颇逸，而胸中未觉清旷。宜辛润以理气分，勿以燥药伤阴。

枇杷叶　大杏仁　橘红　黑山栀　香豉　郁金　瓜蒌皮

晨服。五剂后接服桑麻丸。

杨　疟母用针，是泄肝胆结邪。瘦人疟热伤阴，梦遗，五心烦热，亦近理有诸。继患脘膈痞闷，不饥食减，大便不爽，乃气滞于上。与前病两歧，焉得用滋阴凝滞之药？思必病后饮食无忌，中焦清浊不和所致。

杏仁　土栝蒌　桔梗　半夏　黑山栀
枳实　香附汁

俞女　脘痹身热，当开气分。

杏仁　瓜蒌皮　枇杷叶　广皮　枳
壳汁　桔梗

寒热客邪互结

王四三　劳伤胃痛，明是阳伤，错认箭风①，钓药敷贴，更服丸药。心下坚实，按之痛，舌白烦渴，二便涩少，喘急不得进食。从痞结论治。

生姜汁　生淡干姜　泡淡黄芩　枳实
姜汁炒川连　半夏

案中六淫外侵，用仲景泻心汤。脾胃内伤，用仲景苓姜桂甘法。即遵古贤治痞之以苦为泄，辛甘为散二法。其于邪伤津液者，用苦辛开泄，而必资酸味以助之。于上焦不舒者，既有枳、桔、杏、蒌开降，而又用栀、豉除热化腐，疏畅清阳之气，是又从古人有形至无形论内化出妙用。若所用保和化食，白金驱痰，附姜暖中，参苓养胃，生脉敛液，总在临症视其阴阳虚实，灵机应变耳。姚亦陶

噎膈反胃

阳结于上阴衰于下关格

吴　脉小涩，脘中隐痛，呕恶吞酸，舌绛，不多饮。此高年阳气结于上，阴液衰于下，为关格之渐。当开痞通阳议治。

川连　人参　姜汁　半夏　枳实汁
竹沥

卢　阴阳逆乱，已成关格。议用附子泻心汤，为上热下寒主治。

徐七八　老人食入，涎涌吐痰，略能咽粥，二便艰少。是阳不转旋上结，阴枯于下便难，极难调治。勿用腥油膻味。脉弦大而搏，议妙香丸。

又　妙香丸仍服，每五日服大半夏汤。

毛　老年形消，不食不便，气冲涌涎，乃关格之症。议用进退黄连汤。

川连　淡干姜　半夏　姜汁　人参
茯苓　附子　生白芍

濮七十　七旬有年，纳食脘胀，大便干涩，并不渴饮。痰气凝遏阻阳，久延关格最怕。

川连　枇杷叶　半夏　姜汁　杏仁
枳壳

杜六四　老人积劳久虚，因渴饮冷，再伤胃阳，洞泄复加呕吐，不受汤饮食物。上不得入，下不得出，此为关格，难治。

人参　半夏　川连　淡干姜

某　清阳日结，腹窄不能纳谷，阴液渐涸，肠失润，大便难。

桂枝　川连　半夏　姜汁　杏仁　茯苓

毕五四　夏间诊视，曾说难愈之疴，然此病乃积劳伤阳，年岁未老，精神已竭，古称噎膈反胃，都因阴枯而阳结也。秋分后复诊，两脉生气日索，交早咽燥，昼日溺少。五液告涸，难任刚燥阳药，是病谅非医药能愈。

大半夏汤加黄连、姜汁。

某　脉寸口搏大，按之则涩，形瘦气逆，上不纳食，下不通便。老年积劳内伤，阳结不行，致脘闭阴枯，腑乏津营，必二便交阻，病名关格，为难治。

人参　枳实　川连　生干姜　半夏
茯苓

————————

① 箭风：痛痹。

肝阴胃汁枯

苏五四 向来翻胃，原可撑持。秋季骤加惊忧，厥阳陡升莫制，遂废食不便，消渴不已。如心热，呕吐涎沫，五味中喜食酸甘，肝阴胃汁，枯槁殆尽，难任燥药通关。胃属阳土，宜凉宜润；肝为刚脏，宜柔宜和。酸甘两济其阴。

乌梅肉 人参 鲜生地 阿胶 麦冬汁 生白芍

某 阳明汁干成膈。

梨汁 柿霜 玉竹 天冬 麦冬 甜杏仁 川贝 生白芍 三角胡麻

烦劳阳亢肺胃津液枯

王五三 老年血气渐衰，必得数日大便通爽，然后脘中纳食无阻。此胃汁渐枯，已少胃气下行之旨，噎症萌矣。病乃操持太过，身中三阳燔燥烁津所致，故药饵未能全功。议用丹溪法。

麦冬汁 鲜生地汁 柏子仁汁 甜杏仁汁 黑芝麻汁 苏子汁 松子仁浆

水浸布纸，绞汁滤清，炖自然膏。

马六十 劳心劳力经营，向老自衰，平日服饵桂附生姜三十年，病食噎不下膈吐出。此在上焦之气不化，津液不注于下，初病大便艰涩。按经云：味过辛热，肝阳有馀。肺津胃液皆夺，为上燥。仿嘉言清燥法。

麦冬 麻仁 鲜生地 甜水梨 桑叶 石膏 生甘草

液亏气滞

某 脉涩左大，食入为噎，是属液亏。先宜理气，后用润剂。

半夏 云茯苓 枇杷叶 枳实 竹沥

肺胃气不降

程 舌黄微渴，痰多咳逆，食下欲噎，病在肺胃。高年姑以轻剂清降。

鲜枇杷叶 杏仁 郁金 瓜蒌皮 山栀 淡香豉

肝郁气逆

沈 格拒食物，涎沫逆气自左上升，此老年悒郁所致。必使腑通浊泄，仅可延年。议两通阳明厥阴之法。

半夏 苦杏仁 茯苓 橘红 竹沥 姜汁

酒热郁伤肺胃

俞 酒热郁伤，脘中食阻而痛。治以苦辛寒。

小川连 半夏 香豉 枳实 茯苓 姜汁

又 苦辛化燥，噎阻不舒，而大便不爽。治手太阴。

鲜枇杷叶 紫菀 苏子 杏仁 桃仁 郁金

忧郁痰阻

某 忧思郁结，凝痰阻碍，已属噎塞之象。当怡情善调。

炒半夏一钱半 茯苓五钱 秫米三钱 枳实一钱，炒 姜汁三小匙，冲

杨四七 脉弦而小涩，食入脘痛格拒，必吐清涎，然后再纳。视色苍，眼筋红黄，昔肥今瘦。云是郁怒之伤，少火皆变壮火。气滞痰聚日壅，清阳莫展，脘管窄隘，不能食物，噎膈渐至矣。法当苦以降之，辛以通之，佐以利痰清膈。莫以豆蔻、沉香劫津可也。

川黄连 杏仁 桔梗 土瓜蒌皮 半夏 橘红 竹沥 姜汁

胃阳虚

朱五二　未老形衰，纳谷最少，久有心下忽痛，略进汤饮不安。近来常吐清水，是胃阳日薄，噎膈须防。议用大半夏汤补腑为宜。

人参　半夏　茯苓　白香粳米　姜汁

河水煎。

白五六　少食颇安，过饱不肯下，间有冷腻涎沫涌吐而出。此有年胃阳久馁，最多噎膈反胃之虑。饮以热酒，脘中似乎快爽，显然阳微欲结。所幸二便仍通，浊尚下泄，犹可望安。

熟半夏姜水炒，二两　茯苓二两　生益智仁一两　丁香皮五钱　新会皮一两　淡干姜一两

上药净末分量，用香淡豆豉一两洗净，煎汁法丸，淡姜汤服三钱。

吕六十　劳倦饥饱，皆伤胃阳。年及花甲，最虑噎膈翻胃。此面饭酒肉重浊之物，与病不合。

半夏　姜汁　香豉　土瓜蒌皮　杏仁　橘红

冯六七　有年阳微，酒湿厚味酿痰阻气，遂令胃失下行为顺之旨。脘窄不能纳物，二便如昔，病在上中。议以苦降辛通，佐以养胃，用大半夏汤。

半夏　人参　茯苓　姜汁　川连　枳实

又　胃属腑阳，以通为补。见症脘中窒塞，纳食不易过膈。肤浅见识，以白豆蔻、木香、沉香、麝，冀获速功。不知老人日衰，愈投泄气，斯冲和再无复振之理。故云歧子[1]九法，后贤立辨其非。夏季宜用外台茯苓饮加菖蒲，佐以竹沥、姜汁，辛滑可矣。

顾四十　脉濡缓无力，中年胸胁时痛，继以早食晚吐，此属反胃。乃胃中无阳，

浊阴腐壅。议仿仲景阳明辛热宣通例。

吴萸　半夏　荜拨　淡干姜　茯苓

又　辛热开浊，吐减。行走劳力，即吐痰水食物，阳气伤也。用吴萸理中汤。

尤　脉缓，右关弦，知饥恶食，食入即吐，肢浮，便溏溺少，不渴饮。此胃阳衰微，开合之机已废。老年噎膈反胃，乃大症也。

人参　茯苓　淡附子　淡干姜　炒粳米　姜汁

又　通胃阳法服。腑病原无所补，只以老年积劳伤阳之质，所服之剂，开肺即是泄气。芩、连苦寒劫阳，姜汁与干姜、附子并用，三焦之阳皆通耳。若枳、朴仍是泄气，与前义悖矣。

人参　茯苓　淡附子　淡干姜

刘五四　脉左小弦，右濡涩。五旬又四，阴阳日衰。劳烦奔走，阳愈伤，致清气欲结，食入脘痛，痰涎涌逆，皆噎膈反胃见症。其饮酒愈甚，由正气先馁，非酒能致病。

川连　枳实汁　茯苓　半夏　广皮白　黑山栀　姜汁　竹沥

包六十　胸脘痞闷，嗳逆，三四日必呕吐黏腻或黄绿水液，此属反胃。六旬有年，是亦重病。

川连　半夏　枳实　郁金　竹茹　姜汁

阳虚阴浊凝滞

陆　脉沉微，阳气大伤，阴浊僭踞，旦食不能暮食，周身掣痛，背胀，病状著难愈之症。

人参　附子　干姜　茯苓　泽泻

姚六二　腑阳不通降，浊壅为反胃，

---

[1]　云歧子：张璧，张元素之子，金代医家。有《云歧子脉法》等书传于世。

累遭病反，老年难以恢复。自能潜心安养，望其悠久而已，药不能愈是病矣。

人参　附子　干姜　公丁香

姜汁和丸。

阳衰脘痹血瘀

某　积劳有年，阳气渐衰，浊凝瘀阻，脘中常痛，怕成噎膈便塞之症。

桃仁　红花　延胡　川楝子　半夏　橘红　郁金汁　瓜蒌皮

李　两关脉缓涩，食入气阻，吐涎稍通。前已吐过瘀浊胶粘。此皆久积劳倦，阳气不主旋运，为噎膈反胃之症。此病最多反复，必须身心安逸，方可却病，徒药无益耳。

半夏　姜汁　桃仁　韭白汁　香豉　瓜蒌皮　郁金。

某　胃痛得瘀血去而减，两三年宿病复起，食进痞闷，怕其清阳结而成膈。大意益气佐通，仍兼血络为治。

人参　半夏　茯苓　新会皮　木香　生益智　当归　桃仁

水法丸，服三钱。

张三三　早食暮吐，大便不爽，病在中下。初因劳伤胃痛，痰瘀有形之阻。

半夏　枳实　制大黄　桃仁　韭白汁

经云：三阳结谓之膈。又云：一阳发病，其传为膈。仲景云：朝食暮吐，暮食朝吐，宿谷不化，名曰反胃。丹溪谓：噎膈反胃，名虽不同，病出一体，多因气血两虚而成。然历观噎膈、反胃之因，实有不同。大抵饮食之际，气急阻塞，饮食原可下咽，如有物梗塞之状者，名曰噎。心下格拒，饥不能食，或直到喉间，不能下咽者，名曰膈。食下良久复出，或隔宿吐出者，名曰反胃。夫噎膈一症，多因喜、怒、悲、忧、恐五志过极，或纵情嗜欲，

或恣意酒食，以致阳气内结，阴血内枯而成。治宜调养心脾，以舒结气，填精益血，以滋枯燥。夫反胃乃胃中无阳，不能容受食物，命门火衰，不能薰蒸脾土，以致饮食入胃，不能运化，而为朝食暮吐，暮食朝吐。治宜益火之源，以消阴翳，补土通阳，以温脾胃。故先生于噎膈反胃，各为立法以治之。其阳结于上，阴亏于下，而为噎膈者，用通阳开痞，通补胃腑，以及进退黄连、附子泻心诸法，上热下寒为治。其肝阴胃汁枯槁，及烦劳阳亢，肺胃津液枯而成噎膈者，用酸甘济阴，及润燥清燥为主。其液亏气滞，及阳衰血瘀而成噎膈者，用理气逐瘀，兼通血络为主。其胃阳虚而为噎膈反胃，及忧郁痰阻而成者，用通补胃腑，辛热开浊，以及苦降辛通，佐以利痰清膈为主。其肝郁气逆而为噎膈者，两通厥阴阳明为治。其酒热郁伤肺胃，气不降而为噎膈者，用轻剂清降，及苦辛寒开肺为主。而先生于噎膈反胃治法，可谓无遗蕴矣。张景岳云：治噎膈大法，当以脾肾为主。其理甚通，当宗之。又有饮膈、热膈，及忧、气、恚、食、寒之膈，其主治各载本门。兹不复赘。邹滋九

是证每因血枯气衰致此，凡香燥消涩之药，久在禁内。案中虽有一二仿用辛热，而亦必谛审其为阳微浊踞者。其馀或苦辛泄滞而兼润养，或酸化液而直滋清，或郁闷于气分而推扬谷气，或劳伤于血分而宣通瘀浊，总以调化机关，和润血脉为主。阳气结于上，阴液衰于下二语，实为证之确切论也。姚亦陶

噫　嗳

胃虚客气上逆

王二二　初用辛通见效，多服不应。想雨湿泛潮，都是浊阴上加，致胃阳更困。仿仲景胃中虚，客气上逆，噫气不除例。

人参　旋覆花　代赭石　半夏　茯苓　干姜

某　味淡，呕恶嗳气，胃虚浊逆。

白旋覆花　钉头代赭　炒黄半夏　姜汁　人参　茯苓

汪三十　壮年饮酒聚湿，脾阳受伤已久。积劳饥饱，亦令伤阳，遂食入反出，噫气不爽。隔拒在乎中焦，总以温通镇逆为例。

白旋覆花　钉头代赭　茯苓　半夏　淡附子　淡干姜

脾　肺　郁

徐　噫气不爽，食后甚。

杏仁　半夏曲　橘红　厚朴　郁金　桔梗

胃　阳　虚

陈二十　多噫，胸膈不爽，胃阳弱，宜薄味。

生白术　茯苓　新会皮　半夏曲　益智仁　厚朴　生姜

脾　胃　不　和

某　嗳气，腹微痛，脾胃未和。

人参　焦白芍　茯苓　炙甘草

《内经》止有噫字，而无嗳字，故经云：五气所病，心为噫。又云：寒气客于胃，厥逆从下上散，复出于胃，故为噫，夫噫嗳一症，或伤寒病后，及大病后，多有此症。盖以汗、吐、下后，大邪虽解，胃气弱而不和，三焦因之失职，故清无所归而不升，浊无所纳而不降，是以邪气留连，嗳酸作饱，胸膈不爽，而为心下痞硬，噫气不除，乃胃阳虚而为阴所格阻。阳足则充周流动，不足则胶固格阻矣。仲景立旋覆代赭汤，用人参、甘草养正补虚，姜、枣以和脾养胃，所以安定中州者至矣。更以旋覆花之力，旋转于上，使阴中格阻之阳，升而上达。又用代赭石之重镇坠于下，使恋阳留滞之阴，降而下达。然后参、甘、大枣，可施其补虚之功，而生姜、半夏，可奏其开痞之效。而前贤治噫嗳一症，无出仲景上矣。故先生于胃虚客气上逆，及胃阳虚脾胃不和，肺气不降而为噫嗳者，每宗仲景法加减出入，或加杏仁、桔梗以开肺，智仁、朴、术以散满，甘草、白芍以和胃，靡不应手取愈，可谓得仲景心法矣。邹时乘

呕　吐

肝　犯　胃

高四四　咽阻，吞酸痞胀，食入呕吐，此肝阳犯胃。用苦辛泄降。

吴萸　川连　川楝子　杏仁　茯苓　半夏　厚朴

钱三七　脉细，右坚大，向有气冲，长夏土旺，呕吐不纳食，头胀脘痹，无非厥阳上冒。议用苦辛降逆，酸苦泄热。不加嗔怒，胃和可愈。

川连　半夏　姜汁　川楝子皮　乌梅　广皮白

金四三　脉细小而弦，风木乘土，当春势张。食入不变，呕吐，得小便通少

缓。治以通阳。

炮附子 人参 半夏 吴萸 淡姜 茯苓

又 脉右弦涩，阳微阴凝，食入则吐，胃痛胀甚。半月前用药得效后，反大便欲解不通，腑阳不利，浊乃上攻。先用玉壶丹七分，四服。

蒋三二 脉沉，食入呕吐，忌冷滞食物。

吴萸 半夏 姜汁 茯苓 公丁香柄 广皮白

顾 脉濡弱，左胁下久有聚气，纳食酿积于胃脘之中，两三日呕噫吞酸，积物上涌吐出。此皆怫怒动肝，肝木犯胃，胃中阳伤，不能传及小肠，遂变化失司，每七八日始一更衣，为胃气不主下行故也。法当温胃阳，制肝逆。宿病纠缠，恐多反复。

淡附子 淡干姜 姜汁 生白芍 淡吴萸 白粳米

朱 胃中不和，食入呕吐。怒动而病，必先制肝。温胆合左金为宜，去甘草、茯苓，加姜汁。

某 气自左升，腹中膨满，呕吐涎沫黄水，暴咳不已。是肝气逆乘，过胃犯肺。当制肝和胃。

安蛔丸。

某 呕黑绿苦水，显属下焦浊邪犯胃。

人参 川椒 乌梅 茯苓 紫石英 桑螵蛸

沈 食过逾时，漾漾涌涎欲吐，诊脉濡涩，以胃虚肝乘。宗仲景旋覆代赭法。

旋覆花 代赭石 人参 半夏 茯苓 广皮

王四五 肝病犯胃呕逆，口吐清涎，头晕，乳房痛，肢麻痹。

人参二两 茯苓二两 桂枝木七钱，生

川楝子一两，蒸 川连盐水炒，七钱 乌梅一两半 当归一两半 生白芍一两半

某 冷湿伤胃，肝木上侮，冲气欲呕，腹痛。

淡吴萸 厚朴 草蔻 藿香梗 木瓜 茯苓

毛妪 因惊，肝气上犯，冲逆，呕吐涎。阳升至巅为头痛，脉右弱左弦，当从厥阴阳明治。

人参 川连 茯苓 川楝 川椒 乌梅 干姜 生白芍

某 脉弦虚，食已漾漾欲吐，咽阻，中痞有痰。

人参 吴萸 茯苓 半夏 广皮 姜汁

陆 鼻明，汤水下咽呕吐，右脉小欲歇。明是劳伤，肝乘胃反。

小半夏汤加檀香泥、炒白粳米。

颜氏 干呕胁痛，因恼怒而病。是厥阴侵侮阳明，脉虚不食。当与通补。

大半夏汤加姜汁、桂枝、南枣。

某 肥腻滞胃，肝木始得再乘土位，致气逆上壅呕出。久病至节反剧，最属不宜，总是调摄未尽善，奈何？暂与降逆平肝安胃一法。

降香 苏子 旋覆花 茯苓 半夏 广皮 韭汁

范 胁痛入脘，呕吐黄浊水液。因惊动肝，肝风振起犯胃。平昔液衰，难用刚燥。议养胃汁，以熄风方。

人参 炒半夏 炒麦冬 茯神 广皮白 炒香白粳米

又 六味去萸换芍，加麦冬、阿胶、秋石。

唐氏 动气肝逆，痰性凝寒滞胃，卒然大痛呕涎，乃逆滞上攻也。治肝厥以通例。

炒黑川椒 乌梅肉 生干姜 川桂枝

木　人参　白芍

某　积劳伤阳，先已脘痛引背，昨频吐微眩，脉弱汗出。胃中已虚，肝木来乘，防有呃忒吐蛔。仿仲景食入则呕者，吴茱萸汤主之。

吴萸　半夏　茯苓　姜汁　粳米

王二四　早上水饮米粥，至晚吐出不化，知浊阴酉戌升逆，瘕形痛而渐大，丸药吐出不化，胃阳乏极矣。两进平肝理气不效，法当辛热开浊。

吴萸　熟附子　良姜　川楝子　茯苓　草果

某　肝风犯胃，呕逆眩晕。苦降酸泄和阳，佐微辛以通胃。

川连　黄芩　乌梅　白芍　半夏　姜汁

李　厥吐，腹痛，气冲。

安胃丸。

王　胃虚少谷，肝来乘克，呕吐不能受纳，盖脏厥象也。

人参　川连　附子　黄芩　干姜　枳实

张氏　勉强攻胎，气血受伤而为寒热，经脉乏气而为身痛，乃奇经冲任受病，而阳维脉不用事也。《内经》以阳维为病苦寒热。维者，一身之刚维也。既非外感，羌、苏、柴、葛，三阳互发，世无是病。又芩、栀、枳、朴之属，辛散继以苦寒，未能中病。胃口屡伤，致汤饮皆哕出无余，大便不通，已经半月。其吐出形色青绿涎沫，显然肝风大动，将胃口翻空，而肠中污水，得风翔如浪决，东西荡漾矣。熄风镇胃，固是定理，但危笃若此，明理以邀天眷耳。

淮小麦百粒　火麻仁一钱　阿胶二钱　生地二钱　秋石拌人参一钱　南枣肉一钱

陈氏　未病先有耳鸣眩晕，恰值二之气交，是冬藏根蒂未固，春升之气泄越，无以制伏。更属产后精气未复，又自乳耗血，血去液亏，真阴日损，阳气不交于阴，变化内风，上巅犯窍，冲逆肆横，胃掀吐食，攻肠为泻，袭走脉络，肌肉皆肿。譬如诸门户尽撤，遂致暴风飘漾之状。医者辛散苦降重坠，不但病未曾理，致阳更泄，阴愈涸。烦则震，动即厥，由二气不能自主之义。阅王先生安胃一法，最为卓识。所参拙见，按以两脉，右手涩弱，虚象昭然。左脉空大，按之不实，亦非肝气肝火有余，皆因气味过辛散越，致二气造偏。兹以病因大旨，兼以经义酌方。

人参　茯苓　半夏　白芍　煨姜　炒粳米

厥阴浊逆

周　痛从少腹上冲，为呕为胀，是厥阴秽浊致患。

韭白根　淡吴萸　小茴香　桂枝木　两头尖　茯苓

又　炒橘核　炙山甲末　韭白　归尾　川楝子　延胡索　小茴香

徐四六　气冲偏左，厥逆欲呕，呕尽方适。伏饮在于肝络，辛以通之。

吴萸泡淡，八分　半夏三钱　茯苓块三钱　淡干姜一钱　代赭石三钱　旋覆花二钱

某　脉搏，肢冷，呕逆，下痢白积，生冷水寒郁生阳，气上塞胸大痛，乃厥阴浊邪上攻。

吴萸　丁香　藿香　川楝子　木香　广皮　茯苓

胃阳虚浊阴上逆

褚二二　清涎上涌，食物吐出，乃饥饱伤及胃中之阳。禁鲜荤冷滑，经年可安。

半夏　厚朴　生益智　姜汁　生白术

茯苓

宋三四　阳微不运，水谷悍气聚湿，致食入即呕，周身牵掣不和，乃阳明之脉不用事也。久延恐致肿胀。

苓姜术桂汤加厚朴、椒目。

陆十七　食已即吐，病在胃也。用辛以通阳，苦以清降。

半夏　川连　厚朴　茯苓　姜汁

曹四七　早食颇受，晚食必胃痛呕吐。阳气日微，浊阴聚则有形，夜痛至晓，阴邪用事乃剧。

半夏　姜汁　淡干姜　秦椒　厚朴　茯苓

王　诊脉右濡左弦，舌白不饥，瘀血上吐下泻。胃阳大伤，药饵下咽则涌。前医用大半夏汤不应，询知所吐皆系酸水痰沫，议以理阳方法。

人参　茯苓　川椒　干姜

潘十八　食后吐出水液及不化米粒，二便自通，并不渴饮，五年不愈。宜理胃阳，用仲景法。

熟附子　半夏　姜汁　白粳米

又　泄浊阴，劫水饮，以安胃阳。服四日，腹胀、吐水已减，知阳腑之阳，非通不阖。再宗仲景法。

真武汤加人参。

范　脉虚无神，闻谷干呕，汗出振寒。此胃阳大虚，不必因寒热而攻邪。

人参　茯苓　炒半夏　姜汁　乌梅　陈皮

又　脉微细小，胃阳大衰。以理中兼摄其下。

人参　淡熟附子　茯苓　炒白粳米　炒黄淡干姜

又　人参　茯苓　干姜　煨益智仁　广皮　生白芍

金　参药不受，皆浊阴在上，阻塞气机，几无法矣。勉与白通汤加人尿、猪胆汁，急进以通阳泄浊。

附子　生淡姜　葱白五寸　人尿　猪胆汁

沈二九　吹笛震动元海病，治宜填实下焦。但呛食吐出，又便溏不实，中无砥柱，阴药下未受益，中再受伤矣。仿补益中宫，仍佐镇逆一法。

人参　焦术　炒焦半夏　茯苓　旋覆花　代赭石

吴　寒热邪气扰中，胃阳大伤。酸浊上涌吐出，脘痛如刺，无非阳衰，阴浊上僭，致胃气不得下行。高年下元衰惫，必得釜底暖蒸，中宫得以流通。拟用仲景附子泻心汤，通阳之中，原可泄热开导，煎药按法用之。

人参一钱半　熟附子一钱半　淡干姜一钱

三味另煎汁。

川连六分　炒半夏一钱半　枳实一钱　茯苓三钱

后四味，用水一盏，滚水一杯，煎三十沸，和入前三味药汁服。

江　脉弦迟，汤水不下膈，呕吐涎沫。此阳结，饮邪阻气。议以辛热通阳，反佐苦寒利膈，用泻心法。

人参　附子　干姜

先煎一杯，入姜汁四分。

川连　黄芩　半夏　枳实

滚水煎，和入前药服。

孙十四　食物随入即吐，并不渴饮。当年以苦辛得效，三载不发。今心下常痛如辣，大便六七日始通。议通膈上，用生姜泻心汤。

生姜汁四分，调　川连六分，炒　黄芩二钱，泡十次　熟半夏三钱，炒　枳实一钱　人参五分，同煎

又　问或不吐食物，腹中腰膂似乎气坠。自长夏起，心痛头重，至今未减。思

夏热必兼湿，在里水谷之湿，与外来之热相洽，结聚饮邪矣，当缓攻之。议用控涎丹五分，间日一用。

某五二　诊脉左弦右弱，食粥脘中有声，气冲涌吐。此肝木乘胃，生阳已薄，皆情怀不适所致。

大半夏汤。

中 阳 虚

某　中焦火衰，食下不运，作酸呕出。

炒黄干姜一钱　川椒炒，三分　半夏一钱，炒　茯苓块三钱　炒饴糖四钱

黄氏　《灵枢经》云：中气不足，溲便为变。是崩淋、泄泻，皆脾胃欲败之现症。今汤水下咽，少顷倾囊涌出，岂非胃阳无有，失司纳物乎？奈何业医者中怀疑惑，但图疲药，待其自安，怕遭毁谤耳。此症一投柔药，浊升填塞，必致胀满。仲景于阳明满实，致慎攻下者，恐以太阴之胀误治耳。今舌微红，微渴，皆是津液不肯升扬，脾弱不主散精四布。世岂有面色如白纸，尚不以阳气为首重也耶？

人参　熟于术　炙甘草　炮姜　茯神　南枣

张　呕吐，胀闷，虚中气滞。

人参　茯苓　砂仁

某氏　脉微肢冷，呕吐清水，食不下化，带下，脊髀痿软。阳气素虚，产后奇脉不固。急扶其阳，用附子理中汤。

附子　人参　生白术　炮姜　炙草

又　暖胃阳以劫水湿，带下自缓。

照前方加胡芦巴。

又　脉象稍和，已得理中之效。议用养营法。

养营去远志、黄芪、五味。即作丸方。

胃阳虚邪伏不食

蔡妪　凡论病，先论体质、形色、脉象，以病乃外加于身也。夫肌肉柔白属气虚，外似丰溢，里真大怯，盖阳虚之体，为多湿多痰。肌疏汗淋，唇舌俱白，干呕胸痞，烦渴引饮。由乎脾胃之阳伤触，邪得憻踞于中，留蓄不解，正衰邪炽。试以脉之短涩无神论之，阳衰邪伏显然。况寒凉不能攻热清邪，便是伤及胃阳之药。今杳不纳谷，大便渐稀，若不急和胃气，无成法可遵，所谓肥人之病，虑虚其阳。参拟一方，仍候明眼采择。

人参　半夏　生于术　枳实　茯苓　生姜

阳虚吸受秽浊气

吴三六　壮年形伟，脉小濡，恶闻秽气，食入呕哕。缘阳气微弱，浊阴类聚，口鼻受污浊异气，先入募原，募原是胃络分布，上逆而为呕吐。此病理标者，用芳香辟秽；扶正气治本，以温上通阳。

藿香　草果　公丁香　茯苓　厚朴　砂仁壳　广皮　荜拨

又　人参　茯苓　生益智　胡芦巴　煨木香　煨姜

呕伤胃中邪热劫津

孙　寒郁化热，营卫气窒，遂发疮痍。食入即吐，胃中热灼，当忌进腥油。先用加味温胆汤。

鲜竹茹一钱半　半夏一钱半　金石斛三钱　茯苓一钱半　广皮白一钱半　枳实一钱　姜汁一匙，调

吴　两番探吐，脘痛立止。气固宣畅，胃津未能有损。风木来乘，外冷里热。诊脉右大，并不搏指。当少少进谷以养胃，多噫多下泄气，调和中焦为宜。

炒竹茹　半夏　川斛　橘红　黑山栀
香豉

肝肾虚冲脉气上逆

曹四三　少腹属肝，肝厥必犯阳明胃腑，故作痛呕。二年来病人已不知因何起病，医徒见病图治。想肝肾必自内伤为病，久则奇经诸脉交伤，经谓冲脉动，而诸脉交动也。议温通柔润剂，从下焦虚损主治。

淡苁蓉干一钱半　茯苓三钱　当归二钱
杞子二钱　炒沙苑一钱半　肉桂心五分
后加鹿角霜。

热 邪 内 结

何　寒热呕吐，胸中格拒，喜暖饮，怕凉。平昔胃阳最虚，热邪内结，体虚邪实，最防痉厥。

人参　黄芩　炒半夏　姜汁　川连
枳实

某　舌赤浊呕，不寐不饥。阳邪上扰，治以苦辛，进泻心法。

淡黄芩　川连　炒半夏　枳实　姜汁

某　郁热阻饮痹呕，有年最虑噎膈。

半夏　金斛　姜汁　茯苓　杏仁
广皮白

暑 秽 内 结

毛氏　旧有胃痛、脘痹、呕吐之病，秋前举发，已得小安。近痛呕复来，身体燔热。宿病未罢，而暑热秽气上窍侵入，三焦混淆，恐内闭变现痉厥。

川连　淡黄芩　半夏　姜汁　黑山栀
枳实汁

某　舌黄不渴饮，久嗽欲呕吐。前用金匮麦门冬汤养胃小效。自述背寒，口吐清痰。暑湿客邪未尽，虚体，当辅正醒脾却暑。

人参　茯苓　广皮　半夏　姜汁

肝 火 刑 金

郭五八　知饥能纳，忽有气冲，涎沫上涌，脘中格拒，不堪容物。《内经》谓：肝病吐涎沫。丹溪云：上升之气，自肝而出。木火上凌，柔金受克，咳呛日加。治以养金制木，使土宫无戕贼之害；滋水制火，令金脏得清化之权。此皆老年积劳致伤，岂攻病可效？

苏子　麦冬　枇杷叶　杏仁　北沙参
桑叶　丹皮　降香　竹沥

曹四五　劳倦嗔怒，呕吐身热，得汗热解，而气急，不寐不饥，仍是气分未清。先以上焦主治，以肺主一身气化也。

杏仁　郁金　山栀　香豉　橘红　瓜
蒌皮

呕吐症，《内经》与《金匮》论之详矣。乃后人但以胃火胃寒，痰食气滞立论，不思胃司纳食，主乎通降，其所以不降而上逆呕吐者，皆由于肝气冲逆，阻胃之降而然也。故《灵枢·经脉篇》云：足厥阴肝所生病者，胸满呕逆。况五行之生克，木动则必犯土，胃病治肝，不过隔一之治，此理浅近易明，人乃不能察。而好奇之辈，反夸隔二、隔三之治，岂不见笑于大方也哉！试观安胃丸、理中安蛔丸，所用椒、梅，及胃虚客气上逆之旋覆代赭，此皆胃药乎？抑肝药乎？于此可省悟矣。今观先生之治法，以泄肝安胃为纲领，用药以苦辛为主，以酸佐之。如肝犯胃而胃阳不衰有火者，泄肝则用芩、连、楝之苦寒，如胃阳衰者，稍减苦寒，用苦辛酸热，此其大旨也。若肝阴胃汁皆虚，肝风扰胃呕吐者，则以柔剂滋液养胃，熄风镇逆。若胃阳虚，浊阴上逆者，用辛热通之，微佐苦降。若但中阳虚而肝木不甚亢者，专理胃阳，或稍佐椒、梅。若因呕伤，寒郁化热，劫灼胃津，则用温胆汤加减。若久呕延及肝肾皆虚，冲气上逆者，用温通柔润之补下焦主治。若热邪内结，则用泻心法。若肝火冲逆伤肺，则用养金制木，滋水制火。总之，治胃之法，全在温通，虚则必用人参，药味皆属和平。至于治肝之法，药味错杂，或寒热互用，或苦辛酸咸并投，盖因厥阴有相火内寄，治法不得不然耳。但观仲景乌梅丸法，概可知矣。案辑六十有馀，大半皆由肝邪为患，非先生之卓识，安能畅发此理乎哉？华岫云

吐　蛔

胃　虚　肝　乘

王　厥阴吐蛔，寒热干呕，心胸格拒，舌黑，渴不欲饮，极重之症。

乌梅肉一钱半　桂枝木一钱　炒黑川椒四分　白芍一钱　小川连三分　黄芩一钱　生淡干姜一钱

席　脉右歇，舌白渴饮，脘中痞热，多呕逆稠痰，曾吐蛔虫。此伏暑湿，皆伤气分，邪自里发，神欲昏冒，湿邪不运，自利粘痰。议进泻心法。

半夏泻心汤。

又　凡蛔虫上下出者，皆属厥阴乘犯阳明，内风入胃，呕吐痰涎浊沫，如仲景"厥阴篇"中先厥后热同例。试论寒热后全无汗解，谓至阴伏邪既深，焉能隔越诸经以达阳分？阅医药方，初用治肺胃，后用温胆茯苓饮，但和胃治痰，与深伏厥阴之邪未达。前进泻心汤，苦可去湿，辛以通痞，仍在上中。服后胸中稍舒，逾时稍寐，寐醒呕吐浊痰，有黄黑之形。大凡色带青黑，必系胃底肠中逆涌而出。老年冲

脉既衰，所谓冲脉动，则诸脉皆逆。自述呕吐之时，周身牵引，直至足心，其阴阳跷维，不得自固，断断然矣。仲景于半表半里之邪，必用柴、芩。今上下格拒，当以桂枝黄连汤为法，参以厥阴引经为通里之使，俾冲得缓，继进通补阳明，此为治厥阴章旨。

淡干姜　桂枝　川椒　乌梅　川连　细辛　茯苓

又　肝郁不舒，理进苦辛，佐以酸味者，恐其过刚也。仿食谷则呕例。

人参　茯苓　吴萸　半夏　川连　乌梅

又　疟来得汗，阴分之邪已透阳经。第痰呕虽未减，青绿形色亦不至，最属可喜。舌心白苔未净，舌边渐红，而神倦困怠。清邪佐以辅正，一定成法。

人参　半夏　茯苓　枳实汁　干姜　川连

又　食入欲呕，心中温温液液，痰沫味咸，脊背上下引痛。肾虚水液上泛为涎，督脉不司约束。议用真武撤其水寒之逆。二服后接服：

人参　半夏　茯苓　桂枝　煨姜　南枣

又　别后寒热三次，较之前发减半。但身动言语，气冲涌痰吐逆，四肢常冷，寒热，汗出时四肢反热。此阳衰胃虚，阴浊上乘，以致清气无以转舒。议以胃中虚，客气上逆为噫气呕吐者，可与旋覆代赭汤，仍佐通阳以制饮逆，加白芍、附子。

又　镇逆方虽小效，究是强制之法。凡痰饮都是浊阴所化，阳气不振，势必再炽。仲景谓饮邪当以温药和之，前方劫胃水以苏阳，亦是此意。议用理中汤，减甘草之守，仍加姜、附以通阳，并入草果以醒脾。二服后接用：

人参　干姜　半夏　生白术　附子
生白芍

王　脉沉弦，腹痛呕吐，鼻煤舌绛，面带青晦色。夏秋伏暑发热，非冬月，乃误表禁食，胃气受伤，致肝木上干胃土，蛔虫上出，遂成重病，常有厥逆之虑。拟进泄肝和胃，得痛止呕缓，冀有转机。

川椒　川连　乌梅　干姜　人参　茯苓　生白芍　川楝子

程　大病后，胃气极伤，肝木乘土。蛔欲透膈，脘胁阵痛，是土衰木克。古人以狐惑虫厥，都以胃虚少谷为训。

安胃丸。人参、川椒、乌梅汤化送二钱。

周三一　两胁痛，尤甚于左，呕吐蛔虫，年前好食生米。此饥饱加以怒劳，胃土不和，肝木来犯。试观幼稚有食米麦泥炭者，皆里滞久聚，初从湿热郁蒸而得。宜和阳宣腑，辛窜通络，湿去热走，腑络自和。

川连　干姜　桂枝　金铃子　延胡　芦荟　白芍　枳实

乌梅丸服三钱。

李　身不壮热，二便颇通，已非风寒停滞之病。因惊动肝，厥气下泛，蛔虫上攻触痛，呕吐清涎。仲景云：蛔虫厥多从惊恐得之。

人参安蛔法。

又　古人云：上升吐蛔，下降狐惑，皆胃虚少谷，肝胃厥气上干耳。既知胃中虚，客气上冲逆犯，斯镇逆安胃方，是遵古治法。

人参　代赭石　乌梅肉　川椒　川楝子　茯苓

又　人参　茯苓　炒当归　炒白芍　桂心　炙草　煨姜　南枣

又　忽然痛再发，诊脉微细。恰值立夏之交，正气不相接续，有复厥之虑。

人参　桂枝木　川楝子　炒川椒　生白芍　乌梅肉　川连　细辛

湿热结于厥阴

叶十七　热气上闭，耳聋身热，神识不清。当清心营肺卫。

竹叶心　飞滑石　连翘　川贝　石菖蒲根　生绿豆皮

又　暑湿热内蒸，吐蛔，口渴耳聋。

川连水炒，四分　半夏一钱半　枳实一钱　广皮白三钱　菖蒲一钱半　杏仁三钱

又　身热，三候不解，胸痞，入暮谵语，耳聋吐蛔。此热结厥阴，症势最险。

川连　黄芩　干姜　枳实　半夏　姜汁　茯苓　菖蒲

吐蛔本属肝胃症，因厥阴之邪上逆，蛔不能安，故从上而出也。今所辑方案，皆因客邪病而致吐蛔者，虽有泻心汤、桂枝黄连汤、安胃丸等，然皆不离乎仲景之乌梅丸法，以苦辛酸寒热并用为治，当与呕吐门同参。至于幼稚有吐蛔泻蛔，及诸虫之病，治标则有杀虫之方，治本则温补脾胃，或佐清疳热。前人各有成法，不必重赘。华玉堂

不　食

胃　阳　虚

张　脉虚缓，不食不饥，形寒浮肿。

人参　生益智　广皮　半夏曲　茯苓　生白芍　煨姜

杨氏　胃伤恶食，络虚风动，浮肿。先与荷米煎。

人参　新会皮　檀香泥　炒粳米　炒荷叶蒂

胃 阴 虚

潘　不饥不食，假寐惊跳。心营热入，胃汁全亏。调摄十日可愈。

鲜生地　麦冬　知母　竹叶心　火麻仁　银花

王　热损胃汁，不欲食谷。

麦冬　蜜炒知母　地骨皮　川贝母　竹叶心　嘉定花粉　生甘草　甜梨皮

陆二一　时病后，脉弦而劲，知饥不纳。胃气未和，当静处调养。

鲜省头草　鲜莲子　茯神　大麦仁　川斛　炒知母

郑四三　脉濡无力，唇赤舌干，微眩，不饥不饱。此天暖气泄，而烦劳再伤阳气。夫卫外之阳，内应乎胃，胃既逆，则不纳不饥矣。

炒麦冬　木瓜　乌梅肉　川斛　大麦仁

上焦湿热阻气

某　风湿气痹，不饥。

杏仁　滑石　土蒌皮　连翘　橘红　郁金

翁二二　夏季温热上受，首先入肺，河间主三焦极是。今世医者，初用非发散即消食，散则耗气，消则劫胃，究竟热蕴未除，而胃汁与肺气皆索，故不饥不食不便，上脘似格似阻。酸浊之气，皆是热化。病延多日，苦寒难以骤进。先拟开提上焦气分。

苏子　杏仁　土瓜蒌皮　枇杷叶　黄芩　降香

有胃气则生，无胃气则死，此百病之大纲也。故诸病若能食者，势虽重而尚可挽救，不能食者，势虽轻而必致延剧。此理亦人所易晓也。然有当禁食与不当禁食之两途。如伤寒之邪传入阳明之腑，胃有燥热昏谵者，有干霍乱之上下不通，或正值吐泻之际，或痧疹未达于表，或瘟疫之邪客于募原，或疟邪交战之时，或初感六淫之邪，发热脘闷，邪气充塞弥漫，呕怒痞胀不饥，或伤食恶食等症，此虽禁其谷食可也。其余一切诸症不食者，当责之胃阳虚，胃阴虚，或湿热阻气，或命门火衰，其他散见诸门者甚多。要知此症，淡饮淡粥，人皆恶之，或辛或咸，人所喜也。或其人素好之物，亦可酌而投之，以醒胃气，惟酸腻甜浊不可进。至于案中治法，一览可尽，兹不重赘。华玉堂

肠 痹

肺气不开降

张　食进脘中难下，大便气塞不爽，肠中收痛，此为肠痹。

大杏仁　枇杷叶　川郁金　土瓜蒌皮　山栀　香豉

夏二十　食下膜胀，旬日得一更衣。肠胃皆腑，以通为用。丹溪每治肠痹，必开肺气，谓表里相应治法。

杏仁　紫菀　冬葵子　桑叶　土瓜蒌皮

又　肠痹开肺不效，用更衣丸三钱。

吴　身重不能转移，尻髀板著，必得抚摩少安，大便不通，小溲短少，不饥少饮。此时序湿邪，蒸郁化热，阻于气分，经腑气隧皆阻，病名湿痹。

木防己一钱　杏仁二钱　川桂枝一钱　石膏三钱，研　桑叶一钱　丹皮一钱

又　舌白，不渴不饥，大便经旬不解，皮肤麻痒，腹中鸣动。皆风湿化热，阻遏气分，诸经脉络皆闭。昔丹溪谓：肠痹宜开肺气以宣通。以气通则湿热自走，

仿此论治。

　　杏仁　瓜蒌皮　郁金　枳壳汁　山栀
香豉　紫菀

　　沈二五　湿结在气，二阳之痹。丹溪
每治在肺，肺气化则便自通。

　　紫菀　杏仁　枇杷叶　土瓜蒌皮　郁
金　山栀皮　枳壳汁　桔梗汁

　　蒋三一　肺痹，鼻渊，胸满，目痛，
便阻。用辛润自上宣下法。

　　紫菀　杏仁　瓜蒌皮　山栀　香豉
白蔻仁

　　董　高年疟后，内伤食物，腑气阻
痹，浊攻腹痛，二便至今不通，诊脉右部
弦搏，渴思冷饮。昔丹溪，大小肠气闭于
下，每每开提肺窍。《内经》谓肺主一身
气化。天气降，斯云雾清，而诸窍皆为通
利。若必以消食辛温，恐胃口再伤，滋扰
变症。圣人以真气不可破泄，老年当遵
守。

　　紫蔻　杏仁　瓜蒌皮　郁金　山栀
香豉

　　又　舌赤咽干，阳明津衰，但痰多，
不饥不食，小溲不爽，大便尚秘。仿古人
以九窍不利，咸推胃中不和论治。

　　炒半夏　竹茹　枳实　花粉　橘红
姜汁

　　叶女　二便不通，此肠痹，当治在
肺。

　　紫蔻　杏仁　蒌皮　郁金　黑山栀
桔梗

　　又　威喜丸。

　　某　痎疟肺病，未经清理，致热邪透
入营中，遂有瘀血暴下。今诊舌白不渴，
不能纳食，大便九日不通，乃气痹为结。
宗丹溪上窍闭则下窍不出矣。

　　杏仁　枇杷叶　瓜蒌皮　川郁金　香
豉　苡仁

　　又　用手太阴药，即思纳谷，阳明气

痹无疑。

　　紫菀　杏仁　枇杷叶　瓜蒌皮　郁金
黑山栀

　　肠痹本与便闭同类，今另分一门者，
欲人知腑病治脏，下病治上之法也。盖肠
痹之便闭，较之燥屎坚结，欲便不通者稍
缓，故先生但开降上焦肺气，上窍开泄，
下窍自通矣。若燥屎坚闭，则有三承气、
润肠丸、通幽汤及温脾汤之类主之。然余
谓便闭之症，伤寒门中当急下之条无几，
馀皆感六淫之邪，病后而成者为多。斯时
胃气未复，元气已虚，若遽用下药，于理
难进，莫若外治之法为稳，用蜜煎导法。
设不通爽，虚者间二三日再导。馀见有渐
导渐去燥粪五六枚，或七八枚，直至二旬
以外第七次，导去六十馀枚而愈者，此所
谓下不嫌迟也，学者不可忽诸。华玉堂

便　　闭

大便闭郁热燥结

　　叶二十　阳气郁勃，腑失传导，纳食
中痞，大便结燥。调理少进酒肉坚凝，以
宣通肠胃中郁热可效。

　　川连　芦荟　莱菔子　炒山楂　广皮
川楝子　山栀　厚朴_{姜汁炒}　青皮

　　又　热郁气阻，三焦通法。

　　杏仁　郁金　厚朴　广皮白　芦荟
川楝子

湿　　火

　　李四九　诊脉如前，服咸苦入阴，大
便仍秘涩。针刺一次，病无增减，可谓沉
锢之疾。夫病著深远，平素饮酒厚味，酿
湿聚热，渍筋烁骨。既已经年不拔，区区
汤液，焉能通逐？议以大苦寒坚阴燥湿方

法，参入酒醴引导，亦同气相求之至理。

　　黄柏　茅术　生大黄　干地龙　金毛狗脊　川连　萆薢　晚蚕沙　川山甲　汉防己　仙灵脾　海金沙　川独活　北细辛　油松节　白茄根

　　黄酒、烧酒各半，浸七日。

火腑不通

　　吴妪　脉右如昨，左略小动，肝风震动，里气大燥。更议镇重苦滑，以通火腑。逾六时，便通浊行，亦肝喜疏泄之一助。

　　更衣丸一钱五分。

湿热小肠痹

　　江　脾宜升则健，胃宜降则和。盖太阴之土，得阳始运；阳明阳土，得阴始安。以脾喜刚燥，胃喜柔润。仲景急下存津，治在胃也；东垣大升阳气，治在脾也。今能食不运，医家悉指脾弱是病。但诊脉较诸冬春盛大兼弦，据经论病，独大独小，斯为病脉。脾脏属阴，胃腑属阳，脉见弦大，非脏阴见病之象。久病少餐，犹勉强支撑，兼以大便窒塞，泄气不爽，坐谈片刻，嗳气频频，平素痔疮肠红，未向安适。此脉症，全是胃气不降，肠中不通，腑失传导变化之司。古人云：九窍不和，都属胃病。六腑为病，以通为补。经年调摄，不越参、术、桂、附，而毫乏应效，不必再进汤药。议仿丹溪小温中丸，服至七日，俾三阴三阳一周，再议治之义。

　　小温中丸二两一钱。

肾　燥　热

　　朱　足麻偻废，大热阴伤，内郁，大便不通，由怀抱不舒病加。先用滋肾丸四钱，盐汤下，四服。

虚风便闭

　　某　芪术守中，渐生满胀，小便少，大便窒，肠气亦滞。病久延虚，补汤难进。议以每日开水送半硫丸一钱五分，以通经腑之阳。

　　吴　有年二气自虚，长夏大气发泄，肝风鸱张，见症类中。投剂以来，诸恙皆减，所嫌旬日犹未更衣，仍是老人风秘。阅古人书，以半硫丸为首方，今当采取用之。

　　半硫丸一钱，开水送，三服。

　　陈三八　用苦药，反十四日不大便。肠中阳气窒闭，气结聚成形，非硝黄攻坚。

　　半硫丸一钱二分。

　　又　阳气窒闭，浊阴凝痞，成氏称为阴结。口甜，夜胀，清浊未分。

　　每日用来复丹一钱五分。

　　甘五三　脉左微弱，右弦。前议入夜反胃脘痛，是浊阴上攻。据说食粥不化，早食至晚吐出，仍是不变之形。火土不生，不司腐熟，温药一定至理。第气攻膈中，究泻不得爽，必肠间屈曲隐处，无以旋转机关，风动则鸣。议用半硫丸。

血液枯燥

　　周三一　减食过半，粪坚若弹丸。脾胃病，从劳伤治。

　　当归　麻仁　柏子仁　肉苁蓉　松子肉

　　某　液耗胃弱，火升便难。

　　三才加麦冬、茯神、川斛。

　　天冬　地黄　人参　麦冬　茯神　川斛

　　潘　肝血肾液久伤，阳不潜伏，频年不愈，伤延胃腑。由阴干及乎阳，越人且畏。凡肝体刚，肾恶燥。问大便五六日更衣，小溲时间淋浊，尤非呆滞补涩所宜。

炒杞子　沙苑　天冬　桂酒拌白芍　茯苓　猪脊筋

又　精血损伤，五液必燥，间六七日更衣。以润剂涵下，用后有遗精，而阳乘巅顶。法当潜阳固阴。

龟甲心　生地　阿胶　锁阳　川石斛

顾妪　阳明脉大，环跳尻骨筋掣而痛，痛甚足筋皆缩，大便燥艰常秘。此老年血枯，内燥风生，由春升上僭，下失滋养。昔喻氏上燥治肺，下燥治肝。盖肝风木横，胃土必衰，阳明诸脉，不主束筋骨流利机关也。用微咸微苦以入阴方法。

鲜生地八钱　阿胶三钱　天冬一钱半　人中白一钱　川斛二钱　寒水石一钱

又　咸苦治下入阴，病样已减。当暮春万花开放，阳气全升于上，内风亦属阳化，其下焦脂液悉受阳风引吸，燥病之来，实基乎此。高年生生既少，和阳必用阴药，与直攻其病者有间矣。

生地三钱　阿胶二钱　天冬一钱　麦冬一钱　柏子霜二钱　松子仁二钱

丸方：虎潜丸去锁阳，加咸苁蓉，猪脊筋丸。

包　阳升风秘。

柏子仁　当归　红花　桃仁　郁李仁　牛膝

吴　液耗便艰，进辛甘法。

杞子　柏子仁　归身　茯神　沙苑　炒山楂

某　饥饱劳碌，中州受伤。中脘痛，两胁胀，嗳泄气宽，静则安，大便艰。

柏子仁　归须　菠菜　韭菜　五灵脂　桃仁　丹皮

某　高年下焦阴弱，六腑之气不利。多痛，不得大便，乃幽门之病。面白脉小，不可峻攻。拟五仁润燥，以代通幽，是王道之治。

火麻仁　郁李仁　柏子仁　松子仁　桃仁　当归　白芍　牛膝

李三六　脉小弱，形瘦，肠风已久。年来食少便难，得嗳噫泄气，自觉爽释。夫六腑通即为补，仿东垣通幽意。

当归　桃仁　红花　郁李仁　冬葵子　柏子霜　芦荟　松子肉

水熬膏，服五钱。

血　结

金二十　汤饮下咽，嗳噫不已，不饥不食，大便干，坚若弹丸。大凡受纳饮食，全在胃口，已经胃逆为病，加以嗔怒，其肝木之气贯膈犯胃，斯病加剧。况平昔常似有形骨梗，脉得左部弦实，血郁血结甚肖。进商辛润方法。

桃仁　冬葵子　皂荚核　郁李仁　大黄　降香　郁金

李　据云两次服辛温药，瘀浊随溢出口，此必热瘀在肝胃络间，故脘胁痞胀，大便阻塞不通。芦荟苦寒通其阴，仅仅更衣，究竟未能却瘀攻病。有年久恙，自当缓攻，汤药荡涤，理难于用。议以桃仁承气汤为丸。

小　便　闭

某三十　左脉弦数，溺短而痛。

导赤散加丹皮、赤苓。

湿　壅　三　焦

某　舌白身热，溺不利。

杏仁一钱半　桔梗一钱　滑石三钱　通草一钱半　连翘一钱半　芦根一两

汪　秋暑秽浊，由吸而入，寒热如疟，上咳痰，下洞泄。三焦皆热，气不化则小便不通。拟芳香辟秽，分利渗热，必要小溲通为主。

藿香梗　厚朴　檀香汁　广皮　木瓜

猪苓　茯苓　泽泻　六一散

又　昨进分消方，热势略减，小便略通。所有湿热秽浊，混处三焦，非臆说矣。其阴茎囊肿，是湿热甚而下坠入腑，与方书茎肿款症有间。议河间法。

飞滑石　石膏　寒水石　大杏仁　厚朴　猪苓　泽泻　丝瓜叶

又　川连　淡黄芩　生白芍　枳实　六一散　广皮白　生谷芽

陆　暑热不得解散，壅肿癃闭，宜通六腑。已现痉厥，非轻小症。

防己　茯苓皮　猪苓　通草　海金沙　苡仁

又　经腑窒热不通，治在气分，三焦之病何疑。

滑石　石膏　寒水石　猪苓　泽泻

蚕沙汤煎药。

又　定三焦分消。

葶苈　杏仁　厚朴　大腹皮　猪苓　泽泻

海金沙煎汤。

肾 阳 不 通

陈六七　昨用五苓通膀胱见效，治从气分。继而乱治，溲溺不通，粪溏。急当通阳。

生干姜　爆黑川附子

调入猪胆汁。

二便俱闭小肠火结

孔六二　膏粱形体充盛，壮年不觉，酿积既久，湿热壅痹，致小肠火腑失其变化传导之司，二便闭阻日盛，右胁壅阻作疼。当以苦药通调，必臻小效。

芦荟　川楝子　郁李仁　炒桃仁　当归须　红花

夜服小温中丸二钱。

湿热小肠痹

高　多郁多怒，诸气皆痹，肠胃不司流通，攻触有形，乃肝胆厥逆之气。木必犯土，呕咳恶心，致纳食日减。勉进水谷，小肠屈曲不司变化，为二便不爽。所谓不足之中而兼有馀，医勿夸视。

丹溪小温中丸，每服二钱五分。

邵二三　气攻腹胁咽脘，得溲溺泄气乃安。此病由饥饱失和，小肠屈曲之处，不为转旋运行，二便皆致不爽。当用丹溪小温中丸。

湿热肺气不降

金　湿热在经，医不对症，遂令一身气阻，邪势散漫，壅肿赤块。初因湿热为泄泻，今则窍闭，致二便不通。但理肺气，邪可宣通。

苇茎汤去瓜瓣，加滑石、通草、西瓜翠衣。

许　暑湿热，皆气分先病，肺先受伤，气少司降，致二便癃闭。此滋血之燥无效，今虽小安，宜生津清养胃阴。

麦冬　知母　甜杏仁　白沙参　三角胡麻

湿 热 壅 腑

顾四二　腹满坚实，足跗胫痛肿，二便皆不通利，因湿热壅其腑气也。此非中虚，当以宣通为法。

黄芩　黄连　厚朴　枳实　青皮　卜子　丹皮　山栀皮

腑 阳 不 行

某　少腹胀痛，二便皆秘。

玉壶丹。

火腑不通

李 三四　能食知味，食已，逾时乃胀，小便不利，气坠愈不肯出，大便四日一通。治在小肠火腑。先用滋肾丸，每早服三钱，淡盐汤送。

某　腹中胀满，当通火腑。

更衣丸一钱六分。

某　脉动数，舌干白，不欲饮水。交夏脐下左右攻痛，服米饮痛缓，逾时复痛。六七日大便不通，小溲甚少。部位在小肠屈曲，有阻乃痛，未便骤认虫病。凡六腑宜通，通则不痛。以更衣丸二钱，专通火腑之壅结，一服。

血液枯燥

王　日来便难溺涩，是下焦幽门气钝血燥。议东垣通幽意。

咸苁蓉一两　细生地二钱　当归一钱半　郁李仁二钱,研　柏子霜一钱半　牛膝二钱

张 四九　少腹微胀，小便通利方安，大便三四日一通，而燥坚殊甚。下焦诸病，须推肝肾，腑络必究幽门二肠。阅所服药，是香砂六君以治脾，不思肾恶燥耶？

当归　苁蓉　郁李仁　冬葵子　牛膝　小茴　茯苓　车前

蜜丸。

张 六六　脉左弦如刃，六旬又六，真阴衰，五液涸，小溲血水，点滴不爽，少腹右胁聚瘕。此属癃闭，非若少壮泻火通利可效。

柏子霜　小茴　鹿角霜　茯苓　当归　苁蓉

气血结痹

马 三六　脉实，病久瘀热在血，胸不爽，小腹坠，能食不渴，二便涩少。两进苦辛宣腑，病未能却。此属血病，用通幽法。

桃仁　红花　郁李仁　制大黄　归须　小茴　桂枝木　川楝子

薛 妪　大小便不爽，古人每以通络，兼入奇经。六旬有年，又属久病，进疏气开腑无效。议两通下焦气血方。

川芎一两,醋炒　当归一两,醋炒　生大黄一两　肉桂三钱　川楝子一两　青皮一两　蓬术煨,五钱　三棱煨,五钱　五灵脂醋炒,五钱　炒黑楂肉一两　小香附醋炒,一两

上为末，用青葱白去根捣烂，略加清水，淋滤清汁泛为丸。每日进食时服三钱，用红枣五枚，生艾叶三分，煎汤一杯服药。

厥阴热闭

王　远行劳动，肝肾气乏，不司约束，肛门痛坠。若是疡症，初起必然寒热。排毒药味苦辛寒燥，下焦阴阳再伤，二便皆涩，此为癃闭。背寒烦渴，少腹满胀。议通厥阴。

老韭根　穿山甲　两头尖　川楝子　归须小茴　橘红　乳香

又　驱浊泄肝，仅仅泄气，二便仍不得通。仿东垣治王善夫癃闭意。

滋肾丸三钱，三服。

又　气郁肠中，二便交阻，清理肠胃壅热。

川连　黄柏　川楝子　吴萸　黑山栀青皮

通草五钱，海金沙五钱，煎汤代水。

又　苦辛已效，当约其制。

川连　黑山栀　丹皮　川楝子　吴萸海金沙　飞滑石

按便闭症，当与肠痹、淋浊门兼参。其大便不通，有血液枯燥者，则用养血润

燥。若血燥风生，则用辛甘熄风，或咸苦入阴。故三才、五仁、通幽、虎潜等法，所必用者也。若血液燥则气亦滞，致气血结痹，又当于养阴润燥中加行气活血之品。若火腑秘结，宜苦滑重镇者，用更衣丸以通之。若老人阳衰风闭，用半硫丸温润以通之。腑阳不行，则用玉壶丹。阳窒阴凝，清浊混淆痞胀，用来复丹。若郁热阻气，则用苦寒泄热，辛以开郁，或用三焦通法。若湿热伤气，阻遏经腑，则理肺气以开降之，此治大便之闭也。小便闭者，若小肠火结，则用导赤。湿壅三焦，则用河间分消。膀胱气化失司，则用五苓。若湿郁热伏，致小肠痹郁，用小温中丸清热燥湿。若肾与膀胱阴分蓄热致燥，无阴则阳无以化，故用滋肾丸，通下焦至阴之热闭。以上诸法，前人虽皆论及，然经案中逐一分晰发明，不啻如耳提面命，使人得有所遵循矣。至若膏粱曲蘖，酿成湿火，溃筋烁骨，用大苦寒坚阴燥湿，仍用酒醴引导。又厥阴热闭为癃，少腹胀满，用秽浊气味之品，直泄厥阴之闭。此皆发前人未发之秘，学者尤当究心焉。大凡小便闭而大便通调者，或系膀胱热结，或水源不清，湿症居多。若大便闭而小便通调者，或二肠气滞，或津液不流，燥症居多。若二便俱闭，当先通大便，小溲自利，此其大略也。要之，此症当知肾司二便，肝主流泄，辨明阴结阳结，或用下病治上之法，升提肺气，再考三阴三阳开阖之理。至若胃腑邪热化燥便坚，太阳热邪传入膀胱之腑癃秘，又当于仲景伤寒门下法中承气、五苓等方酌而用之，斯无遗义矣。华岫云

大便燥结，本有承气汤、更衣等丸下之，外用猪胆蜜、煎润之，可谓无遗蕴矣。然竟有有效有不效者，盖因燥粪未尝不至肛门，奈肛门如钱大，燥粪如拳大，纵使竭力努挣，而终不肯出，下既不得出，则上不能食而告危矣。余友教人先以胆汁或蜜煎导之，俟粪既至肛门，令病者亲手以中指染油，探入肛门内，将燥粪渐渐挖碎而出，中指须要有指甲者为妙。竟有大便一次，燥粪挖作百馀块而出者。据云此法辗转授人，已救四五十人矣。若患此证者，切勿嫌秽而弃之。

肺　痹

上焦气分壅热肺不开降

某　肺气痹阻，面浮胸痞，寒热。

苇茎汤。

某　肺痹，卧则喘急，痛映两胁，舌色白，二便少。

苇茎汤。

曹二二　清邪在上，必用轻清气药。如苦寒治中下，上结更闭。

兜铃　牛蒡子　桔梗　生甘草　杏仁　射干　麻黄

某　经热津消，咳痰痹痛。

桂枝　桑枝　木防己　生石膏　杏仁　苡仁　花粉

又　渴饮咳甚，大便不爽，馀热壅于气分。

紫菀　通草　石膏　花粉　木防己　苡仁　杏仁

陆　偏冷偏热，肺气不和，则上焦不肃。用微苦辛以宣通。

薄荷梗　桑叶　象贝　杏仁　沙参　黑山栀

某女　温邪，形寒脘痹，肺气不通，治以苦辛。

杏仁　瓜蒌皮　郁金　山栀　苏梗　香豉

曹氏 肺痹，右肢麻，胁痛，咳逆喘急不得卧，二便不利，脘中痞胀。得之忧愁思虑，所以肺脏受病。宜开手太阴为治。

紫菀 瓜蒌皮 杏仁 山栀 郁金汁 枳壳汁

某二七 温邪郁肺，气痹咳嗽，寒热头痛。开上焦为主。

活水芦根一两 大杏仁三钱 连翘一钱半 通草一钱半 桑皮一钱 桔梗一钱

某十岁 脘中稍爽，痰粘气逆，腹膨。开肺理气为主。

枇杷叶 厚朴 杏仁 滑石 茯苓皮 通草 白蔻仁 苡仁

王 脉搏劲，舌干赤，嗳气不展，状如呃忒。缘频吐胃伤，诸经之气上逆，填胸聚脘，出入几逆，周行脉痹，肌肉著席而痛转加。平昔辛香燥药不受，先议治肺经，以肺主一身之气化耳。

枇杷叶汁、杏仁共煎汤，冲桔梗、枳实汁。

某 天气下降则清明，地气上升则闭塞。上焦不行，下脘不通，周身气机皆阻。肺药颇投，谓肺主一身之气化也。气舒则开胃进食，不必见病治病，印定眼目。

枇杷叶 杏仁 紫菀 苡仁 桔梗 通草

朱 风温不解，邪结在肺，鼻窍干焦，喘急腹满，声音不出。此属上痹，急病之险笃者。急急开其闭塞。

葶苈大枣合苇茎汤。

又 风温喘急，是肺痹险症。未及周岁，脏腑柔嫩，故温邪内陷易结。前用苇茎汤，两通太阴气血颇验，仍以轻药入肺。昼夜竖抱，勿令横卧为要。用泻白散法。

桑白皮 地骨皮 苡仁 冬瓜仁 芦根汁竹沥

某 风温化热上郁，肺气咽喉阻塞，胸脘不通，致呻吟呼吸不爽。上下交阻，逆而为厥，乃闭塞之症。病在上焦，幼科消食发散苦降，但表里之治，上气仍阻。久延慢惊，莫可救疗。

芦根 桑叶 滑石 梨皮 苡仁 通草

湿 热 伤 肺

李 肺象空悬，气窒声音不出。舌乃心苗，热灼则舌本不展。以唇口肺微之病，乃辛热酒毒之痹。主以轻扬为治，乃无质之病。

羚羊角 连翘心 竹叶心 野赤豆皮 川贝母 金银花

又 暮服威喜丸二钱。

怒 劳 气 逆

唐 脉小涩，失血呕逆之后，脘中痞闷，纳谷䐜胀，小便短赤，大便七八日不通。此怒劳致气分逆乱，从肺痹主治。

鲜枇杷叶 土瓜蒌皮 黑栀皮 郁金 杏仁 杜苏子 紫降香 钩藤

又 更衣丸。

肺为呼吸之橐籥，位居最高，受脏腑上朝之清气，禀清肃之体，性主乎降，又为娇脏，不耐邪侵。凡六淫之气，一有所著，即能致病。其性恶寒恶热，恶燥恶湿，最畏火风。邪著则失其清肃降令，遂痹塞不通爽矣。今先生立法，因于风者，则用薄荷、桑叶、牛蒡之属，兼寒则用麻黄、杏仁之类。若温热之邪壅遏而痹者，则有羚羊、射干、连翘、山栀、兜铃、竹叶、沙参、象贝。因湿则用通草、滑石、桑皮、苡仁、威喜丸，因燥则梨皮、芦根、枇杷叶、紫菀，开气则蒌皮、香豉、苏子、桔梗、蔻仁。其葶苈汤，葶苈大枣汤，一切药品，总皆主乎轻浮，不用重浊气味，是所谓微辛以开之，微苦以降之，适有合乎轻清娇脏之治也。肺主百脉，为病最多。就其配合之脏腑而言，肺与大肠为表里，又与膀胱通气化，故二便之通闭，肺实有关系焉。其他如肺痿、肺痈、哮喘、咳嗽、失音，各自分门，兹不重赘。华岫云

胸　痹

胸脘清阳不运

浦　中阳困顿，浊阴凝泣。胃痛彻背，午后为甚。即不嗜饮食，亦是阳伤。温通阳气，在所必施。

薤白三钱　半夏三钱　茯苓五钱　干姜一钱　桂枝五分

华四六　因劳，胸痹阳伤，清气不运，仲景每以辛滑微通其阳。

薤白　瓜蒌皮　茯苓　桂枝　生姜

王　胸前附骨板痛，甚至呼吸不通，必捶背稍缓。病来迅速，莫晓其因。议从仲景胸痹症，乃清阳失展，主以辛滑。

薤白　川桂枝尖　半夏　生姜
加白酒一杯同煎。

谢　冲气至脘则痛，散漫高突，气聚如瘕。由乎过劳伤阳。

薤白　桂枝　茯苓　甘草
临服冲入白酒一小杯。

某六五　脉弦，胸脘痹痛欲呕，便结。此清阳失旷，气机不降，久延怕成噎格。

薤白三钱　杏仁三钱　半夏三钱　姜汁七分　厚朴一钱　枳实五分

徐六一　胸痹因怒而致，痰气凝结。

土瓜蒌　半夏　薤白　桂枝　茯苓生姜

王五七　气逆自左升，胸脘阻痹，仅饮米汤，形质不得下咽。此属胸痹，宗仲景法。

瓜蒌薤白汤。

又　脉沉如伏，痞胀格拒在脘膈上部，病人述气壅，自左觉热。凡木郁达之，火郁发之，患在上宜吐之。

巴豆霜一分，制　川贝母三分　桔梗二分
为细末服，吐后，服凉水即止之。

某二六　肺卫窒痹，腑膈痹痛，咳呛痰粘。苦辛开郁为主，当戒腥膻。

瓜蒌皮　炒桃仁　冬瓜子　苦桔梗
紫菀　川贝母

华　阳气微弱，胸痹。

苓桂术甘汤。

某二十　脉弦，色鲜明，吞酸胸痹，大便不爽。此痰饮凝泣，清阳失旷，气机不利。法当温通阳气为主。

薤白　杏仁　茯苓　半夏　厚朴　姜汁

某三八　气阻胸痛。

鲜枇杷叶　半夏　杏仁　桔梗　橘红
姜汁

寒湿郁痹

某　脉沉，短气咳甚，呕吐饮食，便溏泻，乃寒湿郁痹。胸痹如闷，无非清阳少旋。

小半夏汤加姜汁。

脾胃阳虚

王三三　始于胸痹，六七年来，发必呕吐甜水黄浊，七八日后渐安。自述病发秋月，意谓新凉天降，郁折生阳。甘味色黄，都因中焦脾胃主病。仿《内经》辛以胜甘论。

半夏　淡干姜　杏仁　茯苓　厚朴
草蔻

姜汁法丸。

血络痹痛

某 痛久入血络，胸痹引痛。

炒桃仁 延胡 川楝子 木防己 川桂枝 青葱管

胸痹与胸痞不同。胸痞有暴寒郁结于胸者，有火郁于中者，有寒热互郁者，有气实填胸而痞者，有气衰而成虚痞者，亦有肺胃津液枯涩，因燥而痞者，亦有上焦湿浊弥漫而痞者。若夫胸痹，则但因胸中阳虚不运，久而成痹。《内经》未曾详言，惟《金匮》立方，俱用辛滑温通。所云寸口脉沉而迟，阳微阴弦，是知但有寒症，而无热症矣。先生宗之，加减而治，亦惟流运上焦清阳为主。莫与胸痞、结胸、噎膈、痰食等症混治，斯得之矣。华玉堂

哮

寒

王 受寒哮喘，痰阻气，不能著枕。

川桂枝一钱 茯苓三钱 淡干姜一钱 五味一钱，同姜捣 杏仁一钱半 炙草四分 白芍一钱 制麻黄五分

卜十九 哮喘，当暴凉而发，诊脉左大右平。此新邪引动宿邪，议逐伏邪饮气。

小青龙法。

徐四一 宿哮廿年，沉痼之病，无奏效之药。起病由于惊忧受寒，大凡忧必伤肺，寒入背俞，内合肺系，宿邪阻气阻痰，病发喘不得卧。譬之宵小①，潜伏里舟，若不行动犯窃，难以强执。虽治当于病发，投以搜逐，而病去必当养正。今中年，谅无大害，精神日衰，病加剧矣。

肾气去桂、膝。病发时葶苈大枣汤或皂荚丸。

陈四八 哮喘不卧，失血后，胸中略爽。

苇茎汤加葶苈、大枣。

某十三 哮喘久咳。

桂枝木 杏仁 橘红 厚朴 炒半夏 炒白芥子

哮兼痰饮

马三二 宿哮痰喘频发。

真武丸。

朱五一 宿哮咳喘，遇劳发。

小青龙去麻、辛，加糖炒石膏。

气 虚

邹七岁 宿哮肺病，久则气泄汗出。脾胃阳微，痰饮留著，有食入泛呕之状。夏三月，热伤正气，宜常进四君子汤以益气，不必攻逐痰饮。

人参 茯苓 白术 炙草

哮与喘，微有不同，其症之轻重缓急，亦微各有异。盖哮症多有兼喘，而喘有不兼哮者。要知喘症之因，若由外邪壅遏而致者，邪散则喘亦止，后不复发，此喘症之实者也。若因根本有亏，肾虚气逆，浊阴上冲而喘者，此不过一二日之间，势必危笃，用药亦难奏功，此喘症之属虚者也。若夫哮症，亦由初感外邪，失于表散，邪伏于里，留于肺俞，故频发频止，淹缠岁月。更有痰哮、咸哮、醋哮，过食生冷及幼稚天哮诸症，案虽未备，阅先生之治法，大概以温通肺脏，下摄肾真为主。久发中虚，又必补益中气。其辛散苦寒、豁痰破气之剂，在所不用，此可谓

---

① 宵小：盗匪。

治病必求其本者矣。此症若得明理针灸之医，按穴灸治，尤易除根。噫，然则难遇其人耳。华玉堂

喘

肺郁水气不降

伊　先寒后热，不饥不食，继浮肿喘呛，俯不能仰，仰卧不安。古人以先喘后胀治肺，先胀后喘治脾。今由气分膹郁，以致水道阻塞，大便溏泄，仍不爽利。其肺气不降，二肠交阻，水谷蒸腐之湿，横趋脉络，肿由渐加，岂乱医可效？粗述大略，与高明论证。

肺位最高，主气，为手太阴脏，其脏体恶寒恶热，宣辛则通，微苦则降。苦药气味重浊，直入中下，非宣肺方法矣。故手经与足经大异，当世不分手足经混治者，特表及之。

麻黄　苡仁　茯苓　杏仁　甘草

某　气逆，咳呛，喘促。

小青龙去桂枝、芍、草，加杏仁、人参。

某　气逆，咳呛，喘急。

淡干姜　人参　半夏　五味　茯苓　细辛

单　疮毒内攻，所进水谷不化，蒸变湿邪，渍于经隧之间，不能由肠而下。膀胱不利，浊上壅遏，肺气不降，喘满不堪著枕。三焦闭塞，渐不可治。议用中满分消之法，必得小便通利，可以援救。

葶苈　苦杏仁　桑皮　厚朴　猪苓　通草　大腹皮　茯苓皮　泽泻

肝升饮邪上逆

汪　脉弦坚，动怒气冲，喘急不得卧息。此肝升太过，肺降失职。两足逆冷，入暮为剧。议用仲景越婢法。

又　按之左胁冲气便喘，背上一线寒冷，直贯两足，明是肝逆挟支饮所致。议用金匮旋覆花汤法。

旋覆花　青葱管　新绛　炒半夏

中　气　虚

姜　劳烦哮喘，是为气虚。盖肺主气，为出气之脏，气出太过，但泄不收，则散越多喘，是喘症之属虚。故益肺气药皆甘，补土母以生子。若上气散越已久，耳目诸窍之阻，皆清阳不司转旋之机，不必缕治。

人参建中汤去姜。

胃　　虚

沈二三　晨起未食，喘急多痰。此竟夜不食，胃中虚馁，阳气交升，中无弹压，下焦阴伤，已延及胃，难以骤期霍然。

黄精　三角胡麻　炙草　茯苓

肾阳虚浊饮上逆

吴　浊饮自夜上干填塞，故阳不旋降，冲逆不得安卧。用仲景真武法。

人参　淡熟附子　生淡干姜　茯苓块　猪苓　泽泻

肾　气　不　纳

徐四二　色痿胰疏，阳虚体质。平昔喜进膏粱，上焦易壅，中宫少运，厚味凝聚蒸痰，频年咳嗽。但内伤失和，薄味自可清肃。医用皂荚搜攒，肺伤气泄，喷涕不已，而沉锢胶浊，仍处胸背募俞之间。玉屏风散之固卫，六君子汤之健脾理痰，多是守剂，不令宣通。独小青龙汤，彻饮以就太阳，初服喘缓，得宣通之意。夫太阳但开，所欠通补阳明一段工夫，不得其

阖，暂开复痹矣。且喘病之因，在肺为实，在肾为虚。此病细诊色脉，是上实下虚，以致耳聋鸣响。治下之法，壮水源以熄内风为主，而胸次清阳少旋，浊痰阻气妨食。于卧时继以清肃上中二焦，小剂常守，调理百日图功。至于接应世务，自宜节省，勿在药理中也。

熟地砂仁制　黄肉　龟甲心　阿胶　牛膝　茯苓　远志　五味　磁石　秋石

蜜丸，早服。卧时另服威喜丸，竹沥、姜汁泛丸。

张三十　幼年哮喘已愈，上年夏令，劳倦内伤致病，误认外感乱治，其气泄越，哮喘音哑，劳倦不复，遂致损怯。夫外感之喘治肺，内伤之喘治肾，以肾主纳气耳。

加减八味丸，每服二钱五分，盐汤下，六服。

胡六十　脉沉，短气以息，身动即喘。此下元已虚，肾气不为收摄，痰饮随地气而升。有年，陡然中厥最虑。

熟地　淡附子　茯苓　车前　远志　补骨脂

吴　气不归元，喘急跗肿，冷汗，足寒面赤。中焦痞结，先议通阳。

熟附子　茯苓　生姜汁　生白芍

王十九　阴虚喘呛，用镇摄固纳。

熟地　黄肉　阿胶　淡菜胶　山药　茯神　湖莲　芡实

翁四二　脉细尺垂，形瘦食少，身动即气促喘急。大凡出气不爽而喘为肺病，客感居多。今动则阳化，由乎阴弱失纳，乃吸气入而为喘，肾病何辞？治法惟以收摄固真，上病当实下焦，宗肾气方法意。

熟地　黄肉　五味　补骨脂　胡桃肉　牛膝　茯苓　山药　车前子

蜜丸。

沈二三　阴虚阳升，气不摄纳为喘。

熟地　黄肉　五味　海参胶　淡菜胶　茯神　山药　芡实　湖莲肉　紫胡桃

杨六一　老年久嗽，身动即喘，晨起喉舌干燥，夜则溲溺如淋。此肾液已枯，气散失纳，非病也，衰也，故治喘鲜效。便难干涸，宗肾恶燥，以辛润之。

熟地　杞子　牛膝　巴戟肉　紫衣胡桃　青盐　补骨脂

陈氏　咳喘则暴，身热汗出。乃阴阳枢纽不固，惟有收摄固元一法。

人参　炙草　五味　紫衣胡桃　熟地　黄肉炭　茯神　炒山药

又　摄固颇应。

人参　附子　五味　炙黄芪　白术

某　疮痍疥疾，致气喘咳出血痰，固是肺壅热气。今饮食二便如常，行动喘急，与前喘更有分别。缘高年下虚，肾少摄纳，元海不固，气逆上泛，是肿胀之萌，宜未雨绸缪。

六味丸加牛膝、车前、胡桃。

孙　望八大年，因冬温内侵，遂致痰嗽暮甚，诊脉大而动搏，察色形枯汗泄，吸音颇促，似属痰阻。此乃元海根微，不司藏纳。神衰吃语，阳从汗出，最有昏脱之变。古人老年痰嗽喘症，都从脾肾主治。今温邪扰攘，上中二焦留热，虽无温之理，然摄固下真以治根本，所谓阳根于阴，岂可不为讲究。

熟地炭　胡桃肉　牛膝炭　车前子　云茯苓　青铅

某　热炽在心，上下不接，冲逆陡发，遍身麻木，喘促昏冒。肾真不固，肝风妄动。久病汤药无功，暂以玉真丸主之。

喘症之因，在肺为实，在肾为虚，先生揭此二语为提纲。其分别有四：大凡实之寒者，必夹凝痰宿饮，上干阻气，如小青龙，桂枝加朴、杏之属也。实而热者，不外乎蕴伏之邪，蒸痰化火，有麻杏甘膏、千金苇茎之治也。虚者，有精伤气脱之分，填精以浓厚之剂，必兼镇摄，肾气加沉香，都气入青铅，从阴从阳之异也。气脱则根浮，吸伤元海，危亡可立而待。思草木之无情，刚柔所难济，则又有人参、河车、五味、石英之属，急续元真，挽回顷刻。补天之治，古所未及。更有中气虚馁，土不生金，则用人参建中。案集三十，法凡十九，其层次轻重之间，丝丝入扣，学者宜深玩而得焉。邵新甫

呃

肺气郁痹

某　面冷频呃，总在咽中不爽。此属肺气膹郁，当开上焦之痹。盖心胸背部，须藉在上清阳舒展，乃能旷达耳。

枇杷叶　炒川贝　郁金　射干　白通草　香豉

阳虚浊阴上逆

王　脉微弱，面亮戴阳，呃逆胁痛，自利。先曾寒热下利，加以劳烦伤阳，高年岂宜反覆，乃欲脱之象。三焦俱有见症，议从中治。

人参　附子　丁香皮　柿蒂　茯苓　生干姜

陈　食伤脾胃复病，呕吐发呃下利。诊两脉微涩，是阳气欲尽，浊阴冲逆。阅方虽有姜、附之理阳，反杂入芪、归呆钝牵制，后方代赭重坠，又混表药，总属不解。今事危至急，舍理阳驱阴无别法。

人参　茯苓　丁香　柿蒂　炮附子　干姜　吴萸

某　脉歇止，汗出呃逆，大便溏。此劳倦积伤，胃中虚冷，阴浊上干。

人参　茯苓　生淡干姜　炒川椒　炒乌梅肉　钉头代赭石

黄　脉小舌白，气逆呃忒，畏寒微战。胃阳虚，肝木上犯。议用镇肝安胃理阳。

人参　代赭石　丁香皮　茯苓　炒半夏　淡干姜

又　舌白苔厚，胃阳未醒，厥逆，浊阴上干为呃。仍用通法。

人参　淡附子　丁香皮　淡干姜　茯苓

又　照方加姜汁、柿蒂。

又　人参　炒川椒　附子　茯苓　淡干姜　炒粳米

呃逆一症，古无是名，其在《内经》本谓之哕，因其呃呃连声，故今人以呃逆名之。观《内经》治哕之法，以草刺鼻嚏，嚏而已，无息而疾迎引之立已，大惊之亦可已。然历考呃逆之症，其因不一。有胃中虚冷，阴凝阳滞而为呃者，当用仲景橘皮汤、生姜半夏汤。有胃虚虚阳上逆，病深声哕者，宜用仲景橘皮竹茹汤。有中焦脾胃虚寒，气逆为呃者，宜理中汤加丁香，或温胃饮加丁香。有下焦虚寒，阳气竭而为呃者，正以元阳无力，易为抑遏，不能畅达而然，宜用景岳归气饮，或理阴煎加丁香。有食滞而呃者，宜加减二陈加山楂、乌药之属，或大和中饮加干姜、木香。凡此诸法，不过略述其端，其中有宜有不宜，各宜随症施治，不可以此为不易之法。故先生谓肺气有郁痹，及阳虚浊阴上逆，亦能为呃，每以开上焦之痹，及理阳驱阴，从中调治为法，可谓补前人之不逮。丹溪谓呃逆属于肝肾之阴虚者，其气必从脐下直冲，上出于口，断续作声，必由相火炎上，挟其冲气，乃能逆

上为呃，用大补阴丸峻补真阴，承制相火。东垣尝谓阴火上冲，而吸气不得入，胃脉反逆，阴中伏阳即为呃，用滋肾丸以泻阴中伏热。二法均为至当，审证参用，高明裁酌可也。邹时乘

疸

谷疸

沈十九　能食烦倦，手足汗出，目微黄，常鼻衄。夫热则消谷，水谷留湿，湿甚生热，精微不主四布，故作烦倦，久则痿黄谷疸。当与猪肚丸，苍术换白术，重用苦参。

张三二　述初病似疟，乃夏暑先伏，秋凉继受，因不慎食物，胃脘气滞生热，内蒸变现黄疸，乃五疸中之谷疸也。溺黄便秘，当宣腑湿热，但不宜下，恐犯太阴变胀。

绵茵陈　茯苓皮　白蔻仁　枳实皮
杏仁　桔梗　花粉

酒疸

汪三九　饮酒发黄，自属湿热，脉虚涩，腹鸣不和，病后形体瘦减，起居行动皆不久耐。全是阳气渐薄，兼之思虑劳烦致损。议两和脾胃之方。

戊己加当归、柴胡、煨姜、南枣。

湿热郁蒸

王　右胁高突刺痛，身面发黄，不食不便。瘀热久聚，恐结痈疡。

大豆黄卷　木防己　金银花　生牡蛎
飞滑石　苡仁

张　脉沉，湿热在里，郁蒸发黄，中痞恶心，便结溺赤，三焦病也。苦辛寒主之。

杏仁　石膏　半夏　姜汁　山栀　黄柏　枳实汁

黄　一身面目发黄，不饥溺赤。积素劳倦，再感温湿之气，误以风寒发散消导，湿甚生热，所以致黄。

连翘　山栀　通草　赤小豆　花粉
香豉

煎送保和丸三钱。

脉络瘀热

刘三九　心下痛，年馀屡发，痛缓能食，渐渐目黄溺赤。此络脉中凝瘀蕴热，与水谷之气交蒸所致。若攻之过急，必变胀满，此温燥须忌。议用河间金铃子散，合无择谷芽枳实小柴胡汤法。

金铃子　延胡　枳实　柴胡　半夏
黄芩　黑山栀　谷芽

疸变肿胀

蒋　由黄疸变为肿胀，湿热何疑？法亦不为谬。据述些少小丸，谅非河间、子和方法。温下仅攻冷积，不能驱除湿热。仍议苦辛渗利。每三日兼进浚川丸六七十粒。

鸡肫皮　海金沙　厚朴　大腹皮　猪苓　通草

疸后郁损心脾

张三二　夏秋疸病，湿热气蒸而成，治法必用气分宣通自效。盖湿中生热，外干时令，内蕴水谷不化。黄乃脾胃之色，失治则为肿胀。今调治日减，便通利，主腑已通，薄味自可全功。平昔攻苦，思必伤心，郁必伤脾，久坐必升太过，降不及，不与疸症同例。

归脾丸。

脾液外越

杨七十　夏热泄气，脾液外越为黄，非湿热之疸。继而不欲食，便溏。用大半夏汤通胃开饮，已得寝食。露降①痰血，乃气泄不收，肃令浅。不必以少壮热症治，顺天之气，是老年调理法。

人参　炙草　生扁豆　山药　茯神　苡仁

　　黄疸，身黄目黄溺黄之谓也。病以湿得之，有阴有阳，在腑在脏。阳黄之作，湿从火化，瘀热在里，胆热液泄，与胃之浊气共并，上不得越，下不得泄，熏蒸遏郁，侵于肺则身目俱黄，热流膀胱，溺色为之变赤，黄如橘子色。阳主明，治在胃。阴黄之作，湿从寒水，脾阳不能化热，胆液为湿所阻，渍于脾，浸淫肌肉，溢于皮肤，色如熏黄。阴主晦，治在脾。《伤寒》发黄，《金匮》黄疸，立名虽异，治法多同，有辨证三十五条，出治一十二方。先审黄之必发不发，在于小便之利与不利；疸之易治难治，在于口之渴与不渴。再察瘀热入胃之因，或因外并，或因内发，或因食谷，或因醑酒，或因劳色，有随经蓄血，入水黄汗。上盛者，一身尽热；下郁者，小便为难。又有表虚里虚，热除作哕，火劫致黄。知病有不一之因，故治有不紊之法。于是脉弦胁痛，少阳未罢，仍主以和；渴饮水浆，阳明化燥，急当泻热。湿在上以辛散，以风胜；湿在下以苦泄，以淡渗。如狂蓄血，势所必攻；汗后溺白，自宜投补。酒客多蕴热，先用清中，加之分利，后必顾其脾阳；女劳有

秽浊，始以解毒，继之滑窍，终当峻补肾阴。表虚者实卫，里虚者建中，入水火劫，以及治逆变证，各立方论，以为后学津梁。若云寒湿在里之治，阳明篇中惟见一则，不出方论，指人以寒湿中求。盖脾本畏木而喜风燥，制水而恶寒湿。今阴黄一证，外不因于六淫，内不伤于嗜欲，惟寒惟湿，譬以卑监之土，须暴风日之阳，纯阴之病，疗以辛热无疑矣。方虽不出，法已显然，故不用多歧，恐滋人惑耳。今考诸家之说，丹溪云：不必分五疸，总是如盦酱相似。以为得治黄之扼要，殊不知是言也，以之混治阳黄，虽不中窾，不致增剧。以之治阴黄，下咽则毙，何异操刃？一言之易，遗误后人。推谦甫罗氏，具有卓识，力辨阴阳，遵伤寒寒湿之指，出茵陈四逆汤之治，继往开来，活人有术，医虽小道，功亦茂焉。喻嘉言阴黄一证，竟谓仲景方论亡失，恍若无所循从，不意其注《伤寒》，注《金匮》，辨论数千言，而独于关键处明文反为之蒙昧，虽云智者一失，亦未免会心之不远也。总之，罗氏可称勤求古训，朱氏失于小成自狃，嘉言喻氏病在好发议论而已。今观叶氏黄疸之案，寥寥数则，而于案中所云，夏秋疸病，湿热气蒸而成，其阳黄之治，了然于胸中。案中又有治黄也而有非黄之论，揣其是病，必求虚实，于是知其是病必辨阴阳。如遇阴黄，求治于先生者，决不以治阳之法治阴，而夭人长命也。苟非师仲景而藐丹溪，博览群贤之论而不陷于一偏之说者，乌能及此？名不浮于实，道之得以久行也固宜。蒋式玉

---

① 露降：寒露、霜降。

临证指南医案卷五

古吴　叶桂　天士先生著
浒关李大瞻翰圃
锡山邹锦畹滋九　同校
邵铭新甫

风

风 伤 卫

某二七　风伤卫，寒热头痛，脘闷。

苏梗一钱　淡豆豉一钱　杏仁三钱　桔梗一钱　厚朴一钱半　连翘一钱半　通草一钱　滑石三钱

某二一　风邪外袭肺卫，畏风发热，咳嗽脘闷。当用两和表里。

淡豆豉一钱半　苏梗一钱　杏仁三钱　桔梗一钱半　连翘一钱半　通草一钱

风伤营卫误治

江五六　劳倦过月，气弱加外感，头痛恶风，营卫二气皆怯，嗽则闪烁筋掣而痛。大凡先治表后治里，世间未有先投黄连清里，后用桂枝和表，此非医药。

当归建中汤。

体 虚 感 风

沈　虚人得感，微寒热。

参归桂枝汤加广皮。

经云：风为百病之长。盖六气之中，

惟风能全兼五气，如兼寒则曰[①]风寒，兼暑则曰暑风，兼湿曰风湿，兼燥曰风燥，兼火曰风火。盖因风能鼓荡此五气而伤人，故曰百病之长也。其馀五气，则不能互相全兼，如寒不能兼暑与火，暑亦不兼寒，湿不兼燥，燥不兼湿，火不兼寒。由此观之，病之因乎风而起者自多也。然风能兼寒，寒不兼风，何以辨之？如隆冬严寒之时，即密室重帏之中，人若裸体而卧，必犯伤寒之病，此本无风气侵入，乃但伤于寒，而不兼风者也。风能兼寒者，因风中本有寒气，盖巽为风，风之性本寒，即巽卦之初爻属阴是也。因风能流动鼓荡，其用属阳，是合乎巽之二爻、三爻，皆阳爻也。若炎歊溽暑之时，若使数人扇一人，其人必致汗孔闭，头痛、恶寒、骨节疼等，伤寒之病作矣。斯时天地间固毫无一些寒气，实因所扇之风，风中却有寒气，故令人受之，寒疾顿作，此乃因伤风而兼伤寒者也。故有但伤寒而不伤风之症，亦有因伤风而致兼伤寒之症，又有但伤风而不伤寒之症，有因伤风而或兼风温、风湿、风燥、风火等症。更有暑、湿、燥、火四气各自致伤，而绝不兼风之

---

① 曰：原无，据文义补。

症。故柯韵伯所注《伤寒》云：伤风之重者，即属伤寒，亦有无汗脉紧，骨节疼诸症。此柯氏之书，所以能独开仲景生面也。至仲景所著《伤寒》书，本以寒为主，因风能兼寒，故以风陪说，互相发明耳。学者看书，不可不知此理。若夫脏腑一切内外诸风，各有现症，具载《内经》，尤当详考。华岫云

寒

寒邪客肺

某二二　客邪外侵，头胀，当用辛散。

苏梗　杏仁　桔梗　桑皮　橘红　连翘

某　寒热，头痛，脘闷。

淡豆豉　嫩苏梗　杏仁　桔梗　厚朴　枳壳

风寒伤卫

某五二　复受寒邪，背寒，头痛，鼻塞。

桂枝汤加杏仁。

寒邪兼湿

某十九　时邪外袭，卫痹发热，头痛。先散表邪。

淡豆豉　苏梗　杏仁　厚朴　木防己　茯苓皮

寒客太阳膀胱经气逆

杨四二　太阳脉行，由背抵腰。外表风寒，先伤阳经。云雾自下及上，经气逆而病发，致呕痰涎，头痛。小溲数行病解，膀胱气通，斯逆者转顺矣。当通太阳之里，用五苓散。倘外感病发再议。

劳倦阳虚感寒

某二八　劳伤阳气，形寒身热，头疼，脘闷，身痛。

杏仁三钱　川桂枝八分　生姜一钱　厚朴一钱　广皮一钱　茯苓皮三钱

伤寒症，仲景立法于前，诸贤注释于后。先生虽天资颖敏，若拟其治法，恐亦不能出仲景范围。其所以异于庸医者，在乎能辨症耳。不以冬温、春温、风温、温热、湿温、伏暑、内伤劳倦、瘟疫等症误认为伤寒。其治温热、暑湿诸症，专辨邪之在卫在营，或伤气分，或伤血分，更专究三焦，故能述前人温邪忌汗，湿家忌汗，当用手经之方，不必用足经之药等明训，垂示后人，此乃先生独擅见长之处也。若夫《伤寒》之书，自成无己注解以后，凡注疏者不啻数百家。其尤著者，如《嘉言三书》、《景岳书》、《伤寒三注》、《四注》等篇，近有柯韵伯《来苏集》、《伤寒论翼》、《方翼》，王晋三《古方选注》中所解一百十三方。诸家析疑辨义处，虽稍有异同，然皆或登仲景之堂，或造仲景之室者。业医者当日置案头，潜心参究，庶乎临症可无误矣。华岫云

伤寒一症，《内经》云：热病者，皆伤寒之类也。又曰：凡病伤寒而成温者，先夏至日者为病温，后夏至日者为病暑。又曰：冬伤于寒，春必病温。其症有六经相传、并病、合病、两感、直中。《难经》又言：伤寒有五，有中风，有伤寒，有湿温，有热病，有温病，其所苦各不同。再加以六淫之邪，有随时互相兼感而发之病，且其一切现症，则又皆有头痛发热，或有汗无汗，或恶风恶寒，不食倦卧，烦渴等，则又大略相同。故其症愈

多，其理愈晦，毋怪乎医者临症时，不能灼然分辨。即其所读之书，前人亦并无至当不易之论，将《灵》、《素》、《难经》之言，及一切外感之症逐一分晰辨明，使人有所遵循。故千百年来，欲求一鉴垣①之士，察六淫之邪毫不紊乱者，竟未见其人。幸赖有仲景之书，以六经分症，治以汗、吐、下、和、寒、温诸法。故古人云：仲景之法，不但治伤寒，苟能悉明其理，即治一切六气之病与诸杂症，皆可融会贯通，无所不宜。此诚属高论，固深知仲景者也。然余谓六淫之邪，头绪甚繁，其理甚奥，即汇集河间、东垣、丹溪及前贤辈诸法而治之，犹虑未能兼括尽善。若沾沾焉，必欲但拘仲景之法而施治，此乃见闻不广，胶柱鼓瑟，不知变通者矣。今观叶氏之书，伤寒之法固属无多，然其辨明冬温、春温、风温、温热、湿温之治，实超越前人，以此羽翼仲景，差可②嘉惠后学，观者幸毋忽诸。华玉堂

风　温

风温伤肺

僧五二　近日风温上受，寸口脉独大，肺受热灼，声出不扬。先与辛凉清上，当薄味调养旬日。

牛蒡子　薄荷　象贝母　杏仁　冬桑叶　大沙参　南花粉　黑山栀皮

杨　脉左实大，头目如蒙，清窍不爽，此风温仍在上焦。拟升降法。

干荷叶　薄荷　象贝　连翘　钩藤　生石膏末

某　风温从上而入，风属阳，温化热，上焦近肺，肺气不得舒转，周行气阻，致身痛，脘闷不饥。宜微苦以清降，微辛以宣通。医谓六经，辄投羌、防、泄

阳气，劫胃汁。温邪忌汗，何遽忘之？

杏仁　香豉　郁金　山栀　瓜蒌皮　蜜炒橘红

叶　风温入肺，肺气不通，热渐内郁，如舌苔，头胀，咳嗽，发疹，心中懊憹，脘中痞满，犹是气不舒展，邪欲结痹。宿有痰饮，不欲饮水。议栀豉合凉膈方法。

山栀皮　豆豉　杏仁　黄芩　瓜蒌皮　枳实汁

郭　风温入肺，气不肯降，形寒内热，胸痞，皆膹郁之象。辛凉佐以微苦，手太阴主治。

黑山栀　香豉　杏仁　桑叶　瓜蒌皮　郁金

风温化燥热

秦六三　体质血虚，风温上受。滋清不应，气分燥也。议清其上。

石膏　生甘草　薄荷　桑叶　杏仁　连翘

又　照前方去连翘、薄荷，加陈蒌皮、郁金、栀皮。

少阳风火

某　风火上郁，耳后结核，目眶痛。

薄荷　牛蒡子　前胡　象贝　连翘　黑栀皮　赤芍　生甘草

风温伤阴

某　风温热伏，更劫其阴，日轻夜重，烦扰不宁。

生地　阿胶　麦冬　白芍　炙草　蔗

---

① 鉴垣：谓医技高超。《史记·扁鹊仓公列传》载：扁鹊饮上池之水，能隔垣视物，以此视病，尽见五脏症结。

② 差可：尚可

浆

马三五　风温热灼之后，津液未复，阳明脉络不旺，骨酸背楚。治以和补。

生黄芪　鲜生地　北沙参　玉竹　麦冬　归身

蜜丸。

某　阴虚风温，气从左升。

桂枝汤加花粉、杏仁。

风为天之阳气，温乃化热之邪，两阳薰灼，先伤上焦，种种变幻情状，不外手三阴为病薮。头胀，汗出，身热，咳嗽，必然并见，当与辛凉轻剂，清解为先。大忌辛温消散，劫烁清津。太阴无肃化之权，救逆则有蔗汁、芦根、玉竹、门冬之类也。苦寒沉降，损伤胃口，阳明顿失循序之司，救逆则有复脉、建中之类。大凡此症，骤变则为痉厥，缓变则为虚劳，则主治之方，总以甘药为要，或兼寒，或兼温，在人通变可也。邵新甫

温　热

温邪入肺

某二十　脉数暮热，头痛腰疼，口燥，此属温邪。

连翘　淡豆豉　淡黄芩　黑山栀　杏仁　桔梗

某　温邪化热，肺痹喘急，消渴胸满，便溺不爽，肺与大肠见症。

淡黄芩　知母　鲜生地　阿胶　天冬　花粉

谢　积劳伤阳，卫疏，温邪上受，内入乎肺。肺主周身之气，气窒不化，外寒似战栗，其温邪内郁，必从热化。今气短胸满，病邪在上，大便泻出稀水，肺与大肠表里相应，亦由热迫下泄耳。用辛凉轻

剂为稳。

杏仁　桔梗　香豉　橘红　枳壳　薄荷　连翘　茯苓

龚　襁褓吸入温邪，酿为肺胀危症。

芦根　桃仁　苡仁　冬瓜子

施　久患虚损，原寝食安舒，自服阴柔腻补，不但减食不寐，脘中常闷，渴欲饮凉。此口鼻吸入温邪，先干于肺，误补则邪愈炽，气机阻塞。弱质不敢开泄，援引轻扬肃上，兼以威喜丸，淡以和气。上焦得行，可进养胃法。

白沙参　苡仁　天花粉　桑叶　郁金

兼服威喜丸。

温邪劫津

王　温邪发热，津伤，口糜气秽。

卷心竹叶　嘉定花粉　知母　麦冬　金石斛　连翘

某　春温身热，六日不解，邪陷劫津，舌绛，骨节痛。以甘寒熄邪。

竹叶心　知母　花粉　滑石　生甘草　梨皮

热伤胃津

丁　口鼻吸入热秽，肺先受邪，气痹不主宣通，其邪热由中及于募原，布散营卫，遂为寒热。既为邪踞，自然痞闷不饥，虽邪轻，未为深害，留连不已，热蒸形消，所谓病伤，渐至于损而后已。

桂枝白虎汤。

又　气分之热稍平，日久胃津消乏，不饥，不欲纳食。大忌香燥破气之药，以景岳玉女煎，多进可效。忌食辛辣肥腻自安。

竹叶石膏汤加鲜枸杞根皮。

杨　伏邪发热，烦渴，知饥无寐，乃胃津受伤所致。拟进竹叶石膏汤加花粉。

叶　热伤气分，用甘寒方。

白虎汤加竹叶。

某　右脉未和，热多口渴，若再劫胃汁，怕有脘痞不饥之事。当清热生津，仍佐理痰，俟邪减便可再商。

麦冬　人参　石膏　知母　粳米　竹叶　半夏

叶二八　仲景云：阴气先伤，阳气独发，不寒瘅热，令人消烁肌肉。条例下不注方，但曰以饮食消息之。后贤谓甘寒生津，解烦热是矣。今脉数，舌紫，渴饮，气分热邪未去，渐次转入血分。斯甘寒清气热中，必佐存阴，为法中之法。

生地　石膏　生甘草　知母　粳米　白芍　竹叶心

热入心营

毛六十　温邪热入营中，心热闷，胁肋痛。平素痰火与邪胶结，致米饮下咽皆胀。老年五液已涸，忌汗忌下。

生地　麦冬　杏仁　郁金汁　炒川贝　橘红

马　少阴伏邪，津液不腾，喉燥舌黑，不喜饮水。法当清解血中伏气，莫使液涸。

犀角　生地　丹皮　竹叶　元参　连翘

陈妪　热入膻中，夜烦无寐，心悸怔，舌绛而干，不嗜汤饮。乃营中之热，治在手经。

犀角　鲜生地　黑元参　连翘　石菖蒲　炒远志

又　鲜生地　元参　天冬　麦冬　竹叶　茯神　金箔

又　阳升风动，治以咸寒。

生地　阿胶　天冬　人参　川斛　茯神　麦冬

张　营络热，心震动。

复脉汤去姜、桂、参，加白芍。

热邪入心包

陆六九　高年热病，八九日，舌燥烦渴，谵语，邪入心胞络中，深怕液涸神昏。当滋清去邪，兼进牛黄丸，驱热利窍。

竹叶心　鲜生地　连翘心　元参　犀角　石菖蒲

胡　脉数，舌赤，耳聋，胸闷，素有痰火。近日冬温，引动宿病，加以劳复，小溲不利。议治胞络之热。

鲜生地五钱　竹叶心一钱　丹参一钱半　元参一钱半　石菖蒲根六分　陈胆星六分

顾　温邪误表劫津，邪入胞络内闭。至宝丹。

王　吸入温邪，鼻通肺络，逆传心胞络中，震动君主，神明欲迷。弥漫之邪，攻之不解，清窍既蒙，络内亦痹。幼科不解，投以豁痰降火理气，毫无一效。忆"平脉篇"清邪中上，肺位最高。既入胞络，气血交阻。逐秽利窍，须藉芳香。议用局方至宝丹。

施　温邪如疟，阴气先伤。苦辛再伤阳及胃，内风肆横，肢掣瘈疭。邪闭心胞络中，痰潮神昏。乃热气蒸灼，无形无质。此消痰，消食，清火，竟走肠胃，与病情隔靴搔痒。速速与至宝丹三分，冷开水调服。若得神清，再商治法。

顾　饮酒又能纳谷，是内风主乎消烁。当春尽夏初，阳气弛张，遂致偏中于右。诊脉左弦且坚。肌腠隐约斑点，面色光亮而赤，舌胎灰黄，其中必夹伏温邪，所怕内闭神昏。治法以清络宣窍，勿以攻风劫痰，扶助温邪。平定廓清，冀其带病久延而已。

犀角　生地　元参　连翘心　郁金　小青叶　竹叶心　石菖蒲

又　目瞑舌缩，神昏如醉，邪入心胞

络中，心神为蒙，谓之内闭。前案已经论及，温邪郁蒸，乃无形质，而医药都是形质气味，正如隔靴搔痒。近代喻嘉言，议谓芳香逐秽宣窍，颇为合理。绝症难挽天机，用意聊尽人工。

至宝丹，四丸，匀四服，凉开水调化。

热邪闭窍神昏

包　老年下虚，春温上受，痰潮昏谵，舌绛黄苔，面赤微痉。先清上焦。

天竺黄　金银花　竹叶心　连翘　竹沥

张　温邪自里而发，喉肿口渴，舌心灰滞，上焦热蒙，最怕窍闭昏痉。苦寒直降，攻其肠胃，与温邪上郁无涉。

连翘　黑栀皮　牛蒡子　杏仁　花粉　马勃　瓜蒌皮　夏枯草　金汁　银花露

张　周岁内，未得谷味精华。温邪吸入，上焦先受，头面颐颔肿浮。邪与气血混处，刀针破伤经络，温邪内闭热壅，蔓延三焦，昏痱痰潮，舌刺卷缩，小溲点滴浑浊，热气结锢在里。但膏、连、芩、栀之属，药性直降，竟由胃达肠，而热气如烟如雾，原非形质可荡可扫。故牛黄产自牛腹，原从气血而成，混处气血之邪，藉此破其蕴结，是得效之因由也。夫温热时疠，上行气分，而渐及于血分，非如伤寒足六经，顺传经络者。大抵热气鸱张，必薰塞经络内窍，故昏躁皆里窍之欲闭。欲宣内闭，须得芳香。气血久郁，必致疡毒内攻，谨陈大意参末。议用紫雪丹三分，微温开水调服。

褚　温邪中自口鼻，始而入肺为咳喘，继传膻中则呛血，乃心营肺卫受邪。然邪在上焦，壅遏阻气，必聚为热，痰臭呛渴，是欲内闭。惜不以河间三焦立法，或谓伤寒主六经，或谓肺痈，专泄气血，

致热无出路，胸突腹大，危期至速矣。即有对病药饵，气涌沸腾，势必涌吐无馀，焉望有济？夫温热秽浊，填塞内窍，神识昏迷，胀闷欲绝者，须以芳香宣窍，佐牛黄、金箔深入脏络，以搜锢闭之邪。今危笃若此，百中图一而已。

紫雪丹。

陈　温邪逆传膻中，热痰蔽阻空窍，所进寒凉消导，徒攻肠胃，毫无一效。痰乃热薰津液所化，膻中乃空灵之所，是用药之最难。至宝丹芳香，通其神明之窍，以驱热痰之结极是。但稚年受温邪，最易阴亏津耗，必兼滋清以理久伏温邪为正。

犀角　鲜生地　元参　连翘心　丹皮　石菖蒲

化服至宝丹。

某　湿为渐热之气，迷雾离间，神机不发，三焦皆被邪侵，岂是小恙？视其舌，伸缩如强，痰涎粘着，内闭之象已见。宣通膻中，望其少苏，无暇清至阴之热。

至宝丹四分，石菖蒲、金银花汤送下。

热陷血分

王十八　夜热早凉，热退无汗。其热从阴而来，故能食形瘦，脉数左盛，两月不解。治在血分。

生鳖甲　青蒿　细生地　知母　丹皮　淡竹叶

许　温邪已入血分，舌赤音低，神呆潮热，即发斑疹，亦是血中热邪。误汗消食，必变昏厥。

犀角　细生地　元参　丹皮　郁金　石菖蒲

热入厥阴

张　舌绛裂纹，面色枯槁，全无津

泽，形象畏冷，心中热焚。邪深竟入厥阴，正气已经虚极。勉拟仲景复脉汤，合乎邪少虚多治法。

复脉去人参、生姜，加甘蔗汁代水煎。

又　热病误投表散消导，正气受伤，神昏舌强，热如燎原。前进复脉法，略有转机。宜遵前方，去桂加参，以扶正气为主。

复脉汤去桂，加人参，甘蔗汁代水煎药。

又　进甘药颇安，奈阴液已涸，舌强音缩，抚之干板。较诸以前，龈肉映血有间，小便欲解掣痛，犹是阴气欲绝。欲寐昏沉，午间烦躁，热深入阴之征，未能稳许愈期也。

生白芍　炙甘草　阿胶　鸡子黄　人参　生地　麦冬　炒麻仁

误下热陷成结胸

某　误下热陷于里，而成结胸。所以身不大热，但短气，胸满烦躁，此皆邪热内燔，扰乱神明，内闭之象。棘手重恙，仿仲景泻心法，备参末议，再候明眼定裁。

川连　黄芩　半夏　泡淡干姜　生姜　枳实

误治伤胃津液

吴　神气如迷，不饥不食，乃苦辛消导发散，劫夺胃津所致。盖温邪手经为病，今世多以足六经主治，故致此。

细生地　竹叶心　麦冬　元参心　连翘心　郁金

王姬　温热十三日，舌黄，心中闷痛。初病手经，不当用足经方。老人怕其液涸，甘寒醒胃却热。

鲜生地　竹叶心　麦冬　郁金　川斛

菖蒲根

冬温伤液

吴十五　近日天未寒冷，病虚气不收藏，所感之邪谓冬温。参、苓益气，薄荷、桔梗、杏仁泄气，已属背谬，加补骨脂温涩肾脏，尤不通之极。自述夜寐深更，染染有汗。稚年阴不充，阳易泄，论体质可却病。

桑叶　大沙参　玉竹　苡仁　生甘草
糯米汤煎药。

陈半岁　冬温入肺，胶痰化热。因未纳谷之身，不可重药消痰通利。

炒麦　冬桑叶　大沙参　甜杏仁　地骨皮

气血两伤

某　脉数右大，烦渴舌绛。温邪，气血两伤。与玉女煎。

生地　竹叶　石膏　知母　丹皮　甘草

阴虚感温邪

陈二三　阴虚温邪，甘寒清上。

白沙参　甜杏仁　玉竹　冬桑叶　南花粉　生甘草

关　阴虚夹温邪，寒热不止。虽不宜发散消食，徒补亦属无益。拟进复脉汤法。

炙甘草　阿胶　生白芍　麦冬　炒生地　炒丹皮
青甘蔗汁煎。

黄　体虚，温邪内伏。头汗淋漓，心腹窒塞，上热下冷，舌白烦渴。春阳升举为病，犹是冬令少藏所致。色脉参视，极当谨慎。

阿胶　生地　麦冬　生牡蛎　生白芍　茯苓

劳倦感温阴液燥

张五五　劳倦内伤，温邪外受，两月不愈。心中温温液液，津液无以上供，夜卧喉干燥。与复脉汤去姜、桂、参，三服后可加参。

汪　劳倦更感温邪，阳升头痛，寒热战栗，冷汗。邪虽外达，阳气亦泄，致神倦欲眠，舌赤黄胎，口不知味。当以育阴除热为主，辛散苦降非宜。

复脉汤去参、姜、桂、麻，加青甘蔗浆。

劳倦感温营卫胃阳兼虚

曹　脉促数，舌白不饥，寒热汗出。初起腹痛，脐右有形。乃久伤劳倦，复感温邪。今病两旬又六，微咳有痰，并不渴饮，寒来微微齿痉。此营卫二气大衰，恐延虚脱。议固卫阳，冀寒热得平。

黄芪　桂枝　白芍　炙甘草　牡蛎　南枣

病退胃不和

陈　热病后，不饥能食，不寐。此胃气不和。

香豉　黑山栀　半夏　枳实　广皮白

华五五　口鼻受寒暄不正之气，过募原，扰胃系。寒热已罢，犹不饱不饥，舌边赤，中心黄。徐邪未清，食入变酸，乃邪热不胜谷。以温胆和之。

半曲温胆去甘草、茯苓、枳实，加郁金、黑山栀。

热毒壅结上焦

林氏　腹满已久，非是暴症。近日面颏肿胀，牙关紧闭，先有寒热，随现是象。诊脉右搏数，左小。乃温邪触自口鼻，上焦先受，气血与热胶固，致清窍不利，倏有痹塞之变，理当先治新邪。况头面咽喉结邪，必辛凉轻剂以宣通，若药味重浊，徒攻肠胃矣。仿东垣普济消毒意。

连翘　牛蒡子　马勃　射干　滑石　夏枯草　金银花露　金汁

阴虚邪伏

席　脉左数，右缓弱。阳根未固，阴液渐涸。舌赤微渴，喘促，自利溲数，晡刻自热，神烦呓语。夫温邪久伏少阴，古人立法，全以育阴祛热。但今见症，阴分固有伏邪，真阳亦不肯收纳。议仿刘河间浊药轻投，不为上焦热阻，下焦根蒂自立，冀其烦躁热蒸渐缓。

熟地炭　茯苓　淡苁蓉　远志炭　川石斛　五味子

饮子煎法。

又　晚诊。阴中伏邪，晡时而升，目赤羞明，舌绛而渴。与育阴清邪法。

生地炭　元参心　川石斛　炒麦冬　犀角　石菖蒲

又　脉左数，右软，舌干苔白。小溲淋沥，吸气喘促，烦汗。肾阴不承，心神热灼蒙闭。议以三才汤滋水制热。

三才加茯神、黄柏、金箔。

晚进周少川牛黄清心丸一服。

又　昨黄昏后诊脉，较诸早上，左手数疾顿减，惟尺中垂而仍动。呓语不已，若有妄见。因思肾热乘心，膻中微闭，神明为蒙，自属昏乱。随进周少川牛黄丸一服，俾迷漫无质之热暂可泄降，服后颇安。辰刻诊脉濡小，形质大衰，舌边色淡，下利稀水，夫救阴是要旨。读仲景少阴下利篇，上下交征，关闸欲撤，必以堵塞阳明为治。以阳明司阖，有开无阖，下焦之阴仍从走泄矣。议用桃花汤。

人参　赤石脂　炮姜　白粳米

又　晚服照方加茯苓。

又　脉左沉数，右小数。暮热微汗，时烦，辰时神清，虚邪仍留阴分。议用清补。

人参　茯苓　川石斛　炙甘草　黑稆豆皮　糯稻根须

又　金匮麦门冬汤。

邪热兼酒热伤阴

程二八　温热病，已伤少阴之阴。少壮阴未易复者，恰当夏令发泄，百益酒酿造有灰，辛热劫阴泄气，致形体颓然，药难见效。每日饵鸡距子，生用，其汤饮用马料豆汤。

冬伤于寒，春必病温者，重在冬不藏精也。盖烦劳多欲之人，阴精久耗，入春则里气大泄，木火内燃，强阳无制，燔燎之势直从里发。始见必壮热烦冤，口干舌燥之候矣。故主治以存津液为第一，黄芩汤坚阴却邪，即此义也。再者，在内之温邪欲发，在外之新邪又加，葱豉汤最为捷径，表分可以肃清。至于因循贻误，岂止一端。或因气燥津枯，或致阴伤液涸。先生用挽救诸法，如人参白虎汤，黄连阿胶汤，玉女煎，复脉法，申明条例甚详。余则治痉厥以甘药缓肝，昏闭用幽芳开窍。热痰之温胆，蓄血而论通瘀。井井有条，法真周到。邵新甫

暑

暑伤气分上焦闭郁

某　大凡暑与热，乃地中之气，吸受致病，亦必伤人气分。气结则上焦不行，下脘不通，不饥，不欲食，不大便，皆气分有阻。如天地不交，遂若否卦之义。然无形无质，所以清之攻之不效。

杏仁　通草　象贝　栝蒌皮　白蔻郁金汁

姚　奔走气乱，复饮烧酒，酒气辛热，有升无降，肺气膹郁，上下不通。舌白消渴，气结自胸及腹，澼澼自利不爽，周身肤腠皆痛，汗大出不解。无非暑湿热气，始由肺受，漫布三焦。群医消导苦药，但攻肠胃，在上痞结仍然。议淡渗佐以微辛，合乎轩岐上病治上之方。

西瓜翠衣　川白通草　大豆黄卷　马兜铃　射干　苡仁

范　伏暑阻其气分，烦渴，咳呕喘急，二便不爽。宜治上焦。

杏仁　石膏　炒半夏　黑栀皮　厚朴竹茹

又　痰多咳呕，是暑郁在上。医家乱投沉降，所以无效。

石膏　杏仁　炒半夏　郁金　香豉黑山栀

王　舌白烦渴，心中胀闷，热邪内迫，气分阻闭，当治肺经。倘逆传膻中，必致昏厥。

杏仁　郁金　滑石　黄芩　半夏　橘红　栝蒌皮

陈四五　暑湿伤气，肺先受病，诸气皆痹。当午后阳升，烦喘更加。夫无形气病，医以重药推消，多见不效。

西瓜翠衣　活水芦根　杏仁　苡仁

又　酒客中虚，重镇攻消，清气愈伤。夫暑邪皆着气分，苟肺司清肃，则其邪不攻自罢。议仍以廓清为法，若雨露从天下降，炎歊自荡扫无余。

威喜丸二钱，十服。

某二二　身热，头胀脘闷，咳呛，此暑邪外袭于肺卫，当清上焦。

丝瓜叶三钱　大杏仁三钱　香薷七分　通草一钱半　飞滑石三钱　白蔻仁五分

陈　脉左劲右濡，头痛脘闷，麻痹欲

厥，舌白。此暑邪内中，蒙闭清空，成疟之象。平昔阴虚，勿犯中下二焦。

嫩竹叶　连翘　飞滑石　野郁金汁
大杏仁　川贝母

龚二四　脉寸大，头晕，脘中食不多下。暑热气从上受，治以苦辛寒方。

竹叶　杏仁　郁金　滑石　香豉　山栀

张四七　三疟之邪在阴，未经向愈，春季洞利不食。想春雨外湿，水谷内聚亦湿，即湿多成五泄之谓。疮痍仅泄经隧湿邪，而里之湿邪未驱。长夏吸受暑邪，上蒙清空诸窍，咳嗽耳聋，的系新邪，非得与宿病同日而语。

连翘　飞滑石　嫩竹叶　荷叶边汁
桑叶　杏仁　象贝　黑山栀

程三六　暑风必夹湿，湿必伤于气分。断疟疮发，即湿邪内发之征。湿伏热蕴，致气壅塞咽底脘中。及至进谷无碍，二便通调，中下无病显然。

白通草　西瓜翠衣　活水芦根　苡仁

吴　连朝骤热，必有暑气内侵。头热目瞑，吸短神迷，此正虚邪痹，清补两难。先与益元散三四钱，用嫩竹叶心二钱，煎汤凉用三、四小杯。常用绿豆煎汤服。

龚六十　暑必夹湿，二者皆伤气分。从鼻吸而受，必先犯肺，乃上焦病。治法以辛凉微苦，气分上焦廓清则愈。惜乎专以陶书六经看病，仍是与风寒先表后里之药，致邪之在上，漫延结锢，四十馀日不解。非初受六经，不须再辨其谬。经云：病自上受者治其上。援引经义以论治病，非邪僻也。宗河间法。

杏仁　栝蒌皮　半夏　姜汁　白蔻仁
石膏　知母　竹沥
秋露水煎。

又　脉神颇安，昨午发疹，先有寒战。盖此病起于湿热，当此无汗，肌腠气窒，至肤间皮脱如麸，犹未能全泄其邪。风疹再发，乃湿因战栗为解。一月以来病魔，而肌无膏泽，瘦削枯槁。古谓瘦人之病，虑涸其阴。阴液不充，补之以味。然腥膻浊味，徒助上焦热痰，无益培阴养液。况宿滞未去，肠胃气尚窒钝，必淡薄调理，上气清爽，痰热不至复聚。从来三时热病，怕反覆于病后之复。当此九仞，幸加意留神为上。

元参心　细生地　银花　知母　生甘草　川贝　丹皮　橘红盐水炒　竹沥

此煎药方，只用二剂可停。未大便时，用地冬汁膏。大便后，可用三才汤。

池　伏暑至深秋而发，头痛，烦渴，少寐。

薄荷　淡竹叶　杏仁　连翘　黄芩
石膏　赤芍　木通

张　病几一月，犹然耳聋，神识不慧，嗽甚痰黏，呼吸喉间有音。此非伤寒暴感，皆夏秋间暑湿热气内郁，新凉引动内伏之邪，当以轻剂清解三焦。奈何医者不晓伏气为病，但以发散消食，寒凉清火为事，致胃汁消亡，真阴尽烁。舌边赤，齿板燥裂血，邪留营中，有内闭瘈疭厥逆之变。况右脉小数，左脉涩弱，热固在里。当此阴伤日久，下之再犯亡阴之戒。从来头面都是清窍，既为邪蒙，精华气血不肯流行，诸窍失司聪明矣。此轻清清解，断断然也。议清上焦气血之壅为先，不投重剂苦寒，正仿古人肥人之病，虑虚其阳耳。

连翘心　元参　犀角　郁金　橘红蜜
水炒　黑栀皮　川贝　鲜菖蒲根
加竹沥。

又　昨进清上焦法，诸症虽然略减，而神识犹未清爽。总由病久阴液内耗，阳津外伤。聪明智慧之气俱被浊气蒙蔽，所以子后午前稍清，他时皆不清明。以阳盛时，人身应之也。拟进局方至宝丹，藉其芳香，足以护阳逐邪，庶无内闭外脱之虞。

至宝丹。每服三分，灯心、嫩竹叶汤送。

又 脉右缓大，左弱，面垢色已减，痰嗽不爽，良由胃中津液为辛散温燥所伤。心营肺卫，悉受热焰蒸迫，致神呆，喘急，耳聋。清阳阻痹，九窍不利。首方宣解气血，继方芳香通窍。无形令其转旋，三焦自有专司，岂与俗医但晓邪滞攻击而已。今已获效，当与清养胃阴肺气。体素丰盛，阳弱，不用沉寒。然深秋冬交，天气降则上焦先受。试观霜露下垂，草木皆改容色。人在气交，法乎天地，兼参体质施治。

枇杷叶 炒黄川贝 橘红 郁金 茯苓 苡仁

暑 风 伤 肺

王 暑风热气入肺，上热，痰喘嗽。
石膏 连翘 竹叶 杏仁 桑皮 苡仁 橘红 生甘草

又 肺气壅遏，身热喘咳，溺少。
苇茎合葶苈大枣汤。

某二五 暑风外袭，肺卫气阻，头胀咳呛，畏风微热，防作肺痹。
丝瓜叶 大杏仁 香薷 桔梗 连翘 六一散

某 舌灰黄，头痛咳逆，左肢掣痛。此烦劳阳动，暑风乘虚袭入，最虑风动中厥。
鲜荷叶三钱 鲜莲子五钱 茯神一钱半 益元散三钱 川贝母一钱半 橘红一钱

杨女 暑热秽浊，阻塞肺部，气痹腹满。宜以轻可去实。
西瓜翠衣 白通草 活水芦根 生苡仁

临好，加入石膏末二钱。

周二三 暑风热，神呆。
鲜荷叶 苦丁茶 滑石 木通 杏仁 厚朴 广皮白 蔻仁

郁二六 暑热，头胀，咳，喉痛。
鲜荷叶 杏仁 射干 橘红 桑皮 桔梗 木通 滑石

暑热阻气中痞不运

胡 不饥不食不便，此属胃病，乃暑热伤气所致。味变酸浊，热痰聚脘。苦辛自能泄降，非无据也。
半夏泻心汤去甘草、干姜，加杏仁、枳实。

王 身热自汗，腹痛，大小便不利。脉虚，右大左小。暑热内闭，拟和表里法。
薄荷 枳实 黄芩 生白芍 竹叶心 黑山栀 通草 甘草

程四二 秽热由清窍入，直犯募原，初头痛肌胀，今不饥痞闷。以苦辛寒法。
杏仁 半夏 厚朴 橘红 竹叶 黄芩 滑石

又 脉虚，舌赤消渴。伏暑热气，过卫入营，治在手厥阴。
竹叶 犀角 生地 麦冬 元参

某六一 舌黄，脘闷，头胀，口渴，溺短，此吸受秽气所致。
飞滑石三钱 白蔻仁七分 杏仁三钱 厚朴一钱半 通草一钱半 广皮白一钱半

某三三 秽暑吸入，内结募原，脘闷腹痛，便泄不爽。法宜芳香逐秽，以疏中焦为主。
藿香梗 杏仁 厚朴 茯苓皮 半夏曲 广皮 香附 麦芽

杨 秋暑内烁，烦渴，喜得冷饮，脉右小弱者。暑伤气分，脉必芤虚也。此非结胸症，宜辛寒以彻里邪。

石膏　知母　厚朴　杏仁　半夏　姜汁

沈二三　脉小色白，气分不足，兼之胃弱少食。闻秽浊要刮痧，阴柔之药，妨胃助浊。常以猪肚丸养胃。入夏令，热更伤气，每食远，进生脉四君子汤一剂，恪守日服，可杜夏季客暑之侵。

生脉四君子汤。长服猪肚丸。

卜二八　春夏必吞酸，肢痿麻木。此体虚不耐阳气升泄，乃热伤气分为病。宗东垣清暑益气之议。

人参　黄芪　白术　甘草　麦冬　五味　青皮　陈皮　泽泻　葛根　升麻　黄柏　归身　神曲

任十六　冲年真阴未长，逢长夏湿热交迫，斯气泄烦倦，当静坐凉爽。过月凉飚至。炎歊去，乃却病之期。与清暑益气之属。

清暑益气汤法。

徐十四　长夏湿热令行，肢起脓窠，烦倦，不嗜食。此体质本怯，而湿与热邪，皆伤气分，当以注夏同参。用清暑益气法。

人参　白术　广皮　五味　麦冬　川连　黄柏　升麻　葛根　神曲　麦芽　谷芽

干荷叶汁泛丸。

烦劳伤暑胃虚

施四七　以烦劳伤阳，交长夏发泄令加，见症都是气弱，亦热伤气也。烦渴有痰，先治其胃。盖阳明经脉，主乎束筋骨以流利机关耳。

金匮麦门冬汤。

吴　诊脉，肝胆独大，尺中动数。先天素弱，水亏，木少滋荣。当春深长夏，天地气机泄越，身中烦倦食减，皆热伤元

气所致。进以甘酸，充养胃阴，少俟秋肃天降，培植下焦，固纳为宜。

炒麦冬　木瓜　北沙参　生甘草　乌梅

暑入心营

程　暑久入营，夜寐不安，不饥微痞。阴虚体质，议理心用。

鲜生地　元参　川连　银花　连翘　丹参

顾十三　阴虚遗热，小便淋沥。近日冒暑，初起寒热头痛，汗出不解，肌肉麻木，手足牵强，神昏如寐。成疟则轻，痉厥则重。

犀角　元参　小生地　连翘心　竹叶心　石菖蒲　滑石

化牛黄丸，二服。

某　初病伏暑，伤于气分。微热渴饮，邪犯肺也。失治邪张，逆走膻中，遂舌绛缩，小便忽闭，鼻煤裂血，口疮耳聋，神呆。由气分之邪热，漫延于血分矣。夫肺主卫，心主营，营卫二气，昼夜行于经络之间，与邪相遇，或凉或热，今则入于络。津液被劫，必渐昏寐，所谓内闭外脱。

鲜生地　连翘　元参　犀角　石菖蒲　金银花

暑风入营

汪　暑风久，入营络，微热忽凉。议用玉女煎。

玉女煎去麦冬、牛膝，加丹皮、竹叶。

暑病久延伤液

金　热止，津津汗出，伏暑已解。只因病魔日久，平素积劳，形色脉象虚衰，深虑变病。今饮食未进，寤寐未宁。议以

敛液补虚。

人参　茯神　麦冬　五味　炒白芍
块辰砂一两，绵裹同煎

又　热久，胃液被劫，不饥不便，亦病后常事耳。古人论病，必究寝食。今食未加餐，难寐，神识未清，为病伤元气，而热病必消烁真阴。议用三才汤意。

人参　天冬　生地　麦冬　五味子

暑热深入劫阴

顾　右脉空大，左脉小芤。寒热麻痹，腰痛冷汗。平素积劳内虚，秋暑客邪，遂干脏阴，致神迷心热烦躁。刮痧似乎略爽，病不肯解。此非经络间病，颇虑热深劫阴，而为痉厥。张司农集诸贤论暑病，谓入肝则麻痹，入肾为消渴，此其明征。议清阴分之邪，仍以养正辅之。

阿胶　小生地　麦冬　人参　小川连
乌梅肉

暑湿弥漫三焦

某　暑湿热气，触入上焦孔窍，头胀，脘闷不饥，腹痛恶心。延久不清，有疟痢之忧。医者不明三焦治法，混投发散消食，宜乎无效。

杏仁　香豉　橘红　黑山栀　半夏
厚朴　滑石　黄芩

张　舌白罩灰黑，胸脘痞闷，潮热呕恶，烦渴，汗出，自利。伏暑内发，三焦均受，然清理上中为要。

杏仁　滑石　黄芩　半夏　厚朴　橘红　黄连　郁金　通草

某二六　暑热郁遏，头胀脘痛，口渴溺短。当清三焦。

丝瓜叶　飞滑石　淡竹叶　茯苓皮
厚朴　藿香　广皮　通草

何　暑湿皆客邪也，原无质，故初起头胀胸满，但伤上焦气分耳。酒家少谷，胃气素薄，一派消导，杂以辛散苦寒，胃再伤残。在上湿热延及中下，遂协热自利。三焦邪蒸，气冲塞填胸，躁乱口渴。瓜果下脘，格拒相斗，此中宫大伤。况进热饮略受，其为胃阳残惫，而邪结内踞可知矣。考暑门时风烦躁，清浊交乱者，昔贤每以来复丹五六十粒，转运清浊为先。攻补难施之际，望其效灵耳。

来复丹。

吴　目黄脘闷，咽中不爽，呕逆，寒少热多。暑湿客气之伤，三焦不通，非风寒之症。

大竹叶　黄芩　杏仁　滑石　陈皮
厚朴　半夏　姜汁

又　暑湿热，皆气也，并酿浊痰于胃，遂口甜腻滞不饥。议以宣气理痰。

川贝母　栝蒌皮　杏仁　黑山栀　泽泻

另用二贤散。

某四一　诊脉弦，午后恶寒似热，不饥，溺涩短赤。暑热炎蒸，外袭肺卫，游行三焦，致气分窒痹而然。当用和法，宜薄滋味，庶杜疟患。

杏仁　香薷　木通　飞滑石　茯苓
厚朴　白蔻仁　淡竹叶

又　照前方去香薷，加半夏。

杨二八　暑热必夹湿，吸气而受，先伤于上。故仲景伤寒，先分六经；河间温热，须究三焦。大凡暑热伤气，湿著阻气。肺主一身周行之气，位高，为手太阴经。据述病样，面赤足冷，上脘痞塞，其为上焦受病显著。缘平素善饮，胃中湿热久伏。辛温燥裂，不但肺病不合，而胃中湿热，得燥热锢闭，下利稀水，即协热下利。故黄连苦寒，每进必利甚者，苦寒以胜其辛热，药味尚留于胃底也，然与初受之肺邪无当。此石膏辛寒，辛先入肺，知母为味清凉，为肺之母气。然不明肺邪，徒曰生津，焉是至理？昔孙真人未诊先问，最不误事。再据主家说及病起两旬，从无汗泄。经云：暑当汗出勿止。气分窒塞日久，热侵入血中，咯痰带血，舌红赤，不甚渴饮。上焦不解，漫延中下，此皆急清三焦，是第一章旨。故热病之瘀热，留络而为遗毒，注腑肠而为洞利，便为束手无策。再论湿乃重浊之邪，热为薰蒸之气。热处湿中，蒸淫之气上迫清窍，耳为失聪，不与少阳耳聋同例。青蒿减柴胡一等，亦是少阳本药。且大病如大敌，选药若选将，苟非慎重，鲜克有济。议三焦分清治，从河间法。初三日

飞滑石　生石膏　寒水石　大杏仁　炒黄竹茹　川通草　莹白金汁　金银花露

又　暮诊。诊脉后，腹胸肌腠发现瘾疹，气分湿热原有暗泄之机，早间所谈余邪遗热必兼解毒者为此。下午进药后，诊脉，较大于早晨，神识亦如前。但舌赤，中心甚干燥，身体扪之，热甚于早间，此阴分亦被热气蒸伤。瘦人虑其液涸，然痰咯不清，养阴药无往而非腻滞。议得早进清膈一剂，而三焦热秽之蓄，当用紫雪丹二三匙，藉其芳香宣窍逐秽，斯锢热可解，浊痰不粘。继此调理之方，清营分，滋胃汁，始可瞻顾。其宿垢欲去，犹在旬日之外。古人谓下不嫌迟，非臆说也。

紫雪丹一钱六分　知母　竹叶心　连翘心　炒川贝　竹沥　犀角　元参　金汁　银花露

又　一剂后用：

竹叶心　知母　绿豆皮　元参　鲜生地　金银花

又　一剂后，去银花、绿豆皮，加人参、麦冬。

又　初十申刻诊。经月时邪，脉形小数，小为病退，数为余热。故皮腠鼗蜕，气血有流行之义，思食欲餐，胃中有醒豁

之机，皆佳兆也。第舌赤而中心黄苔，热蒸既久，胃津阴液俱伤，致咽物咽中若阻，溺溲尿管犹痛。咯痰浓厚，宿垢未下。若急遽攻夺，恐真阴更涸矣。此存阴为主，而清腑兼之。故乱进食物，便是助热。惟清淡之味，与病不悖。自来热病，最怕食复劳复，举世共闻，非臆说也。

细生地　元参心　知母　炒川贝　麦冬　地骨皮　银花露　竹沥

又　脉症如昨。仍议滋阴分馀热，佐清上脘热痰。

照昨日方去地骨皮、银花露，加盐水炒橘红。

某　脉虚，伤暑，头重脘闷，跗瘘。

丝瓜叶三钱　大杏仁三钱　六一散三钱　茯苓皮三钱　汉防己一钱半　绵茵陈一钱　细木通一钱　白蔻仁五分

暑厥

某　中恶暑厥。

苍术白虎汤加滑石。

暑瘵

王　暑邪寒热，舌白不渴，吐血，此名暑瘵重症。

西瓜翠衣　竹叶心　青荷叶汁　杏仁　飞滑石　苡仁

暑邪入厥阴

万　暑邪不解，陷入厥阴。舌灰消渴，心下板实，呕恶吐蛔，寒热，下利血水，最危之症。

川连　黄芩　干姜　生白芍　川椒　乌梅　人参　枳实

江　暑邪深入厥阴，舌缩，少腹坚满，声音不出，自利，上下格拒，危期至速。勉拟暑门酸苦泄热，辅正驱邪一法。

黄连　淡干姜　乌梅　生白芍　半夏

人参　枳实

暑兼血症

某十八　劳伤夹暑，肺气受戕，咳血口干。先清暑热。

鲜荷叶　白扁豆　大沙参　茯神　苡仁

朱三二　伏中阴气不生，阳气不潜。其头胀身痛，是暑邪初受。暑湿热必先伤气分，故舌白，口渴，身痛，早晨清爽，午夜烦蒸，状如温疟。沐浴绕动血络，宿病得时邪而来。仲景云：先治新病，后理宿病。是亦阴气先伤，阳气独发也。

鲜生地　石膏　知母　元参　连翘　竹叶心　荷叶汁

王三九　虽是咳痰失血，然强能食，不知饥，目黄晡热，舌心黄，已现暑热客邪症象。此先宜清理肺胃，莫因久恙而投腻补。

杏仁　象贝母　郁金　川通草　桑叶　石膏　橘红　苡仁

又　晚服枇杷叶膏。早，六味加阿胶、麦冬。

又　阿胶　鸡子黄　小生地　麦冬　桑叶　炒黑丹皮

徐三六　劳伤夹暑，咳血不饥。

鲜荷叶汁冲　大沙参　生苡仁　六一散　绿豆皮　杏仁　橘红　白蔻仁

天之暑热一动，地之湿浊自腾。人在蒸淫热迫之中，若正气设或有隙，则邪从口鼻吸入。气分先阻，上焦清肃不行，输化之机失于常度，水谷之精微，亦蕴结而为湿也。人身一小天地，内外相应，故暑病必夹湿者，即此义耳。前人有因动因静之分，或伤或中之候，以及入心入肝，为疟为痢，中痧霍乱，暴厥卒死，种种传变之原，各有精义可参，兹不重悉。想大江以南，地卑气薄，湿胜热蒸，当此时候，更须防患于先。昔李笠翁记中所谓：使天只有三时而无夏，则人之病也必稀。此语最确。盖暑湿之伤，骤者在当时为患，缓者于秋后为伏气之疾。其候也，脉色必滞，口舌必腻，或有微寒，或单发热，热时脘痞气窒，渴闷烦冤，每至午后则甚，入暮更剧，热至天明，得汗则诸恙稍缓，日日如是。必要两三候外，日减一日，方得全解。倘如元气不支，或调理非法，不治者甚多。然是病比之伤寒，其势觉缓。比之疟疾，寒热又不分明。其变幻与伤寒无二，其愈期反觉缠绵。若表之汗不易彻，攻之便易溏泄，过清则肢冷呕恶，过燥则唇齿燥裂。每遇秋来，最多是症。求之古训，不载者多，独《己任编》名之曰秋时晚发。感症似疟，总当以感症之法治之。要知伏气为病，四时皆有，但不比风寒之邪，一汗而解，温热之气，投凉即安。夫暑与湿，为薰蒸黏腻之邪也，最难骤愈。若治不中窾，暑热从阳上薰，而伤阴化燥，湿邪从阴下沉，而伤阳变浊。以致神昏耳聋，舌干龈血，脘痞呕恶，洞泄肢冷。棘手之候丛生，竟至溃败莫救矣。参先生用意，宗刘河间三焦论立法，认明暑湿二气，何者为重，再究其病，实在营气何分。大凡六气伤人，因人而化。阴虚者火旺，邪归营分为多。阳虚者湿胜，邪伤气分为多。一则耐清，一则耐温。脏性之阴阳，从此可知也。于是在上者，以辛凉微苦，如竹叶、连翘、杏仁、薄荷之类。在中者，以苦辛宣通，如半夏泻心之类。在下者，以温行寒性，质重开下，如桂苓甘露饮之类。此皆治三焦之大意也。或有所夹，又须通变。至于治气分有寒温之别，寒者宗诸白虎法，及天水散意，温者从乎二陈汤，及正气散法。理营分知清补之宜，清者如犀角地黄，加入心之品，补者有三才、复脉等方。又如湿热沉混之苍术石膏汤，气血两燔之玉女法。开闭逐秽，与牛黄及至宝、紫雪等剂。扶虚进参附及两仪诸法。随其变幻，审其阴阳，运用之妙，存乎心也。附骥芜词，高明教正。邵新甫

湿

湿阻上焦肺不肃降

冯三一　舌白头胀，身痛肢疼，胸闷不食，溺阻。当开气分除湿。

飞滑石　杏仁　白蔻仁　大竹叶　炒半夏　白通草

王二十　酒肉之湿助热，内蒸酿痰，阻塞气分。不饥不食，便溺不爽，亦三焦病。先论上焦，莫如治肺，以肺主一身之气化也。

杏仁　栝蒌皮　白蔻仁　飞滑石　半夏　厚朴

吴五五　酒客湿胜，变痰化火，性不喜甜，热聚胃口犯肺，气逆吐食。上中湿热，主以淡渗，佐以苦温。

大杏仁　金石斛　飞滑石　紫厚朴　活水芦根

孔　心中热，不饥不寐，目黄自利，湿热内伏。

淡黄芩　连翘　炒杏仁　白通草　滑石　野赤豆皮

湿温阻肺

某二九　湿温阻于肺卫，咽痛，足跗痹痛。当清上焦，湿走气自和。

飞滑石　竹叶心　连翘　桔梗　射干　芦根

周　病起旬日，犹然头胀，渐至耳聋。正如《内经·病能篇》所云：因于湿，首如裹。此呃忒鼻衄，皆邪混气之象。况舌色带白，咽喉欲闭。邪阻上窍空虚之所，谅非苦寒直入胃中可以治病。病名湿温，不能自解，即有昏痉之变，医莫泛称时气而已。

连翘　牛蒡子　银花　马勃　射干　金汁

湿热秽气阻窍

李三二　时令湿热之气，触自口鼻，由募原以走中道，遂致清肃不行，不饥不食。但温乃化热之渐，致机窍不为灵动，与形质滞浊有别。此清热开郁，必佐芳香以逐秽为法。

栝蒌皮　桔梗　黑山栀　香豉　枳壳　郁金　降香末

某　吸受秽邪，募原先病，呕逆。邪气分布，营卫皆受，遂热蒸头胀，身痛经旬，神识昏迷，小水不通，上中下三焦交病。舌白，渴不多饮，是气分窒塞。当以芳香通神，淡渗宣窍。俾秽湿浊气，由此可以分消。

苡仁　茯苓　猪苓　大腹皮　通草　淡竹叶　牛黄丸二九

湿热伤胃津

吴　湿邪中伤之后，脾胃不醒，不饥口渴。议清养胃津为稳。

鲜省头草　知母　川斛　苡仁　炒麦冬

湿温邪入心胞

张妪　体壮有湿。近长夏阴雨潮湿，著于经络，身痛，自利，发热。仲景云：湿家大忌发散，汗之则变痉厥。脉来小弱而缓，湿邪凝遏阳气，病名湿温。湿中热气，横冲心胞络，以致神昏，四肢不暖，亦手厥阴见症，非与伤寒同法也。

犀角　连翘心　元参　石菖蒲　金银花　野赤豆皮

煎送至宝丹。

湿 热 内 陷

蔡 阳虚夹湿，邪热内陷，所以神识如蒙。议用泻心法。

人参　生干姜　黄芩　川连　枳实　生白芍

湿 郁 脾 阳

张六一 此湿蕴气中，足太阴之气不为鼓动运行，试以痞结胸满，仲景列于"太阴篇"中，概可推求其理矣。

半夏醋炒　茯苓　川连　厚朴　通草

汤煎。

周 湿伤脾阳，腹膨，小溲不利。

茅术　厚朴　茯苓　泽泻　猪苓　秦皮

又 五苓散。

又 二术膏。

范 四肢乍冷，自利未已，目黄稍退，而神倦不语。湿邪内伏，足太阴之气不运。经言脾窍在舌，邪滞窍必少灵，以致语言欲謇。必当分利，佐辛香以默运坤阳，是太阴里症之法。

生于术三钱　厚朴五分　茯苓三钱　草果仁七分　木瓜五分　泽泻五分

又 身体稍稍转动，语謇神呆，犹是气机未为灵转。色脉非是有馀，而湿为阴邪，不徒偏寒偏热已也。

生于术　茯苓　苡仁　郁金　炒远志　石菖蒲汁

又 脾胃不醒，皆从前湿蒸之累。气升咳痰，参药缓进。

炒黄川贝　茯苓　苡仁　郁金　地骨皮　淡竹叶

又 湿滞于中，气蒸于上，失降不得寐，口数白疠，仍不渴饮。开上郁，佐中运，利肠间，亦是宣通三焦也。

生于术五钱　苡仁三钱　寒水石一钱半　桔梗七分　猪苓一钱　泽泻一钱　广皮白一钱半

湿阻中焦阳气

曹三十 肠胃属腑，湿久生热，气阻不爽。仍以通为法。

生于术　川黄连　厚朴　淡生姜渣　广皮白　酒煨大黄

水法丸，服三钱。

李四五 脉小涩，痰多上涌，食入脘阻，大便不爽，上秋至今夏不愈。自述饥饱失和，曾病黄疸。以湿伤气痹主治。

大杏仁　苡仁　半夏　姜汁　茯苓　橘红　郁金　香豉

俞五五 酒湿郁伤，脘中食阻而痛。治以辛苦寒。

小川连　半夏　姜汁　枳实　茯苓　香豉

某五九 舌白目黄，口渴尿赤，脉象呆钝，此属湿郁。

绵茵陈三钱　生白术一钱　寒水石三钱　飞滑石三钱　桂枝木一钱　茯苓皮三钱　木猪苓三钱　泽泻一钱

李 酒客中虚。粤地潮湿，长夏涉水，外受之湿下起。水谷不运，中焦之湿内聚。治法不以宣通经腑，致湿阻气分，郁而为热，自脾胃不主运通，水湿横渍于脉膜之间，二便不爽，湿热浊气，交扭混乱。前辈治中满，必曰分消，此分字，明明谓分解之义。但乱药既多，不能去病，就是脾胃受伤于药。蔓延腿肢，肿极且痛，病深路远，药必从喉入胃，然后四布。病所未得药益，清阳先已受伤，此汤药难以进商也。议用丹溪小温中丸三钱，专以疏利肠中，取其不致流散诸经，亦一理也。

小温中丸，八服。

某三六　阳微体质，湿痰内聚，便溏脘闷，肌麻舌干。清理湿邪，气机升降自安。

金石斛　茯苓　半夏　广皮白　钩藤　白蒺藜

张　脉右缓，湿著阻气。

厚朴　广皮　煨草果　炒楂肉　藿香梗　炒神曲

某二二　不耐烦劳是本虚，脘闷便泄属湿邪。先治湿，后治本。

藿香梗　广皮　茯苓　大腹皮　厚朴　谷芽

陆　湿滞如痞。

山茵陈　草果仁　茯苓皮　大腹皮绒　厚朴　广皮　猪苓　泽泻

汪三三　舌黄脘闷，秽暑内著，气机不宣。如久酿蒸，必化热气，即有身热之累。

杏仁　藿香　茯苓皮　滑石　厚朴　广皮白

某　阅病源，皆湿热内停之象，当走湿清热为主。至于药酒，蕴湿助热，尤当永戒。

生白术　赤小豆皮　绵茵陈　黄柏　茯苓　泽泻

某　脉濡，头胀，胸身重著而痛，寒热微呕，此湿阻气分。

厚朴　杏仁　白蔻仁　木通　茯苓皮　大腹皮　滑石　竹叶

某　长夏外受暑湿，与水谷之气相并，上焦不行，下脘不通。气阻，热从湿下蒸逼，不饥不食，目黄舌白，气分之结。

厚朴　杏仁　广皮　茯苓　半夏　姜汁

某　脉缓，身痛，汗出热解，继而复热。此水谷之气不运，湿复阻气，郁而成病。仍议宣通气分。热自湿中而来，徒进清热不应。

黄芩　滑石　茯苓皮　大腹皮　白蔻仁　通草　猪苓

方四四　形质颓然，脉迟小涩，不食不寐，腹痛，大便窒痹。平昔嗜酒，少谷中虚，湿结阳伤，寒湿浊阴鸠聚为痛。

炒黑生附子　炒黑川椒　生淡干姜　葱白

调入猪胆汁一枚。

王二五　冷湿损阳，经络拘束，形寒。酒客少谷，劳力所致。

桂枝　淡干姜　熟附子　生白术

莫五十　今年夏四月，寒热不饥，是时令潮渗气蒸，内应脾胃。夫湿属阴晦，必伤阳气，吞酸形寒，乏阳运行。议鼓运转旋脾胃一法。

苓姜术桂汤。

某十六　地中湿气，自足先肿。湿属阴邪，阳不易复。畏寒，筋骨犹牵强无力。以金匮苓姜术桂汤。

陈五一　浊凝，气结有形，酒肉夹湿。

荜拨　生香附汁　木香　草果　茯苓　广皮白

江　脉缓，脐上痛，腹微膨，便稀，溺短不爽。此乃湿郁脾胃之阳，致气滞里急。宗古人导湿分消，用桂苓散方。

生茅术　官桂　茯苓　厚朴　广皮白　飞滑石　猪苓　泽泻　炒楂肉

林五二　中年清阳日薄，忽然脘中痞闷，乃清阳不自转旋，酒肉湿浊之气得以凝聚矣。过饮溏泻，湿伤脾胃，胃阳微。仲景法，以轻剂宣通其阳。若投破气开降，最伤阳气，有格拒之害。

苓桂术甘汤。

严三一　胸满不饥，是阳不运行。嗜酒必夹湿，凝阻其气，久则三焦皆闭。用半硫丸，二便已通。议治上焦之阳。

苓桂术甘汤。

王六二 病人述病中厚味无忌，肠胃滞虽下，而留湿未解。湿重浊，令气下坠于肛，肛坠痛不已。胃不喜食，阳明失阖，舌上有白腐形色。议劫肠胃之湿。

生茅术 人参 厚朴 广皮 炮姜炭 生炒黑附子

胡二十 受湿患疮，久疮阳乏气泄，半年淹淹无力。食少，嗳噫难化，此脾胃病。法以运中阳为要。

茯苓 桂枝 生于术 炙草 苡仁 生姜

汪 夏令脾胃司气，兼以久雨泛潮，地中湿气上干，食味重浊少运，所谓湿胜成五泄也。古云寒伤形，热伤气。芒种、夏至，天渐热，宜益气分以充脾胃。此夏三月，必有康健之理。

补中益气汤。

湿邪弥漫三焦

某五十 秽湿邪吸受，由募原分布三焦，升降失司，脘腹胀闷，大便不爽。当用正气散法。

藿香梗 厚朴 杏仁 广皮白 茯苓皮 神曲 麦芽 绵茵陈

蔡 仲景云：小便不利者，为无血也；小便利者，血症谛也。此症是暑湿气蒸，三焦弥漫，以致神昏，乃诸窍阻塞之兆。至小腹硬满，大便不下，全是湿郁气结。彼夯医犹然以滋味呆钝滞药，与气分结邪相反极矣。议用甘露饮法。

猪苓 浙茯苓 寒水石 晚蚕沙 皂荚子去皮

某十四 脘闷，便溏，身痛，脉象模糊。此属湿蕴三焦。

厚朴 广皮 藿香梗 茯苓皮 大豆黄卷 木防己 川通草 苡仁

牛 向年积聚，误服燥热诸药，频与清夺，推陈致新乃安。身处江南湿热之乡，饮啖仍用山右浓重之味，留热由肠升膈，三焦不清。议攻无形之热。

清心凉膈去芒硝，加菖蒲。

酒湿伤阳郁生胃痛

朝三一 冷酒水湿伤中，上呕食，下泄脂液。阳气伤极，再加浮肿作胀则危。

人参 茯苓 熟附子 生于术 生白芍 生姜

又 酒湿类聚，例以分利。诊脉微，阳气已败。湿壅生热，至胃痛脓。清热则阳亡即死，术、苓运中祛湿，佐附迅走气分，亦治湿一法。

茯苓 熟附子 生白术 左牡蛎 泽泻 车前子

阳衰湿伤脾肾

庞四四 湿久脾阳消乏，中年未育子，肾真亦惫。仿安肾丸法。

鹿茸 胡芦巴 附子 韭子 赤石脂 补骨脂 真茅术 茯苓 菟丝子 大茴香

张五四 阳伤痿弱，有湿麻痹，痔血。生白术 附子 干姜 茯苓

某三八 舌白身痛，足跗浮肿，从太溪穴水流如注。此湿邪伏于足少阴，当用温蒸阳气为主。

鹿茸 淡附子 草果 菟丝子 茯苓

肝 胃 湿 热

杨 厥阴为病，必错杂不一。疟痢之后，肝脏必虚。发症左胁有痞，腹中块磊外坚，胁下每常汩汩有声。恶虚就实，常有寒热，胃中不知饥，而又嘈杂吞酸，脉长而数。显然厥阴、阳明湿热下渗前阴，阳缩而为湿热症也。议用升发阳明胃气，

渗泄厥阴湿热，其症自愈。

　　苍术　半夏　茯苓　橘红　通草　当
归　柏子仁　沙蒺藜　川楝子　茴香
　　即丸方。

湿郁肢节冷痛

　　浦氏　胸膈迷漫，胃痛呕食，肢节屈
曲处冷痛。月经落后，来时周身腰脊不
舒，脉弦沉，痛即便溏。此湿郁阻闭，气
血不行。用药先须断酒。

　　生茅术　炮黑川乌　姜汁　白芥子
厚朴　广皮　荜拨　茯苓

湿热入经络为痹

　　徐　温疟初愈，骤进浊腻食物，湿聚
热蒸，蕴于经络。寒战热炽，骨骱烦疼，
舌起灰滞之形，面目痿黄色，显然湿热为
痹。仲景谓湿家忌投发汗者，恐阳伤变
病。盖湿邪重着，汗之不却，是苦味辛通
为要耳。

　　防己　杏仁　滑石　醋炒半夏　连翘
山栀　苡仁　野赤豆皮

　　某四七　风暑湿浑杂，气不主宣，咳
嗽头胀，不饥，右肢若废。法当通阳驱
邪。

　　杏仁三钱　苡仁三钱　桂枝五分　生姜
七分　厚朴一钱　半夏一钱半　汉防己一钱半
白蒺藜二钱

湿郁经脉痛

　　某　汗多，身痛，自利，小溲全无，
胸腹白疹，此风湿伤于气分。医用血分凉
药，希冀热缓，殊不知湿郁在脉为痛，湿
家本有汗不解。

　　苡仁　竹叶　白蔻仁　滑石　茯苓
川通草

　　湿为重浊有质之邪，若从外而受者，皆由地中之气升腾，从内而生者，皆由脾阳之不运。虽云雾露雨湿，上先受之，地中潮湿，下先受之，然雾露雨湿，亦必由地气上升而致。若地气不升，则天气不降，皆成燥症矣，何湿之有？其伤人也，或从上，或从下，或遍体皆受，此论外感之湿邪著于肌躯者也。此虽未必即入于脏腑，治法原宜于表散，但不可大汗耳。更当察其兼症，若兼风者，微微散之，兼寒者，佐以温药，兼热者，佐以清药，此言外受之湿也。然水流湿，火就燥，有同气相感之理。如其人饮食不节，脾家有湿，脾主肌肉四肢，则外感肌躯之湿亦渐次入于脏腑矣。亦有外不受湿，而俱湿从内生者，必其人膏粱酒醴过度，或嗜饮茶汤太多，或食生冷瓜果及甜腻之物。治法总宜辨其体质阴阳，斯可以知寒热虚实之治。若其人色苍赤而瘦，肌肉坚结者，其体属阳，此外感湿邪必易于化热。若内生湿邪，多因膏粱酒醴，必患湿热、湿火之症。若其人色白而肥，肌肉柔软者，其体属阴，若外感湿邪不易化热，若内生之湿，多因茶汤生冷太过，必患寒湿之症。人身若一小天地，今观先生治法，若湿阻上焦者，用开肺气，佐淡渗，通膀胱，是即启上闸，开支河，导水势下行之理也。若脾阳不运，湿滞中焦者，用术、朴、姜、半之属以温运之，以苓、泽、腹皮、滑石等渗泄之，亦犹低窳湿处，必得烈日晒之，或以刚燥之土培之，或开沟渠以泄之耳。其用药总以苦辛寒治湿热，以苦辛温治寒湿，概以淡渗佐之，或再加风药。甘酸腻浊，在所不用。总之，肾阳充旺，脾土健运，自无寒湿诸症。肺金清肃之气下降，膀胱之气化通调，自无湿火、湿热、暑湿诸症。若夫失治变幻，则有肿胀、黄疸、泄泻、淋闭、痰饮等类，俱于各门兼参之可也。华岫云

燥

气 分 热

某　脉右数大，议清气分中燥热。

桑叶　杏仁　大沙参　象贝母　香豉　黑栀皮

肺胃津液虚

卞　夏热秋燥致伤，都因阴分不足。

冬桑叶　玉竹　生甘草　白沙参　生扁豆　地骨皮　麦冬　花粉

火 郁 上 焦

某　燥火上郁，龈胀咽痛，当辛凉清上。

簿荷梗　连翘壳　生甘草　黑栀皮　桔梗　绿豆皮

心阳过动伤液

王六七　老人舌腐，肉消肌枯，心事繁冗，阳气过动，致五液皆涸而为燥。冬月无妨，夏月深处林壑，心境凝然，可以延年。每早服牛乳一杯。

胃 阴 虚

陈　秋燥复伤，宿恙再发。未可补涩，姑与甘药养胃。

麦冬　玉竹　北沙参　生甘草　茯神　糯稻根须

某　上燥治气，下燥治血，此为定评。今阳明胃腑之虚，因久病呕逆，投以辛耗破气，津液劫伤，胃气不主下行，致肠中传送失司。经云：六腑以通为补。半月小效，全在一通补工夫，岂徒理燥而已。议甘寒清补胃阴。

鲜生地　天冬　人参　甜梨肉　生白蜜

热 劫 阴 液

张　脉数虚，舌红口渴，上腭干涸，腹热不饥。此津液被劫，阴不上承，心下温温液液。用炙甘草汤。

炙甘草　阿胶　生地　麦冬　人参　麻仁

某氏　心中烦热，正值经来，而热渴不已。若清肺气大谬，用复脉法。

炙甘草　生地　阿胶　麦冬　枣仁　蔗浆

某　阳津阴液重伤，馀热淹留不解。临晚潮热，舌色若赭，频饮救亢阳焚燎，究未能解渴。形脉俱虚，难投白虎。议以仲景复脉一法，为邪少虚多，使少阴、厥阴二脏之阴少苏，冀得胃关复振。因左关尺空数不藏，非久延所宜耳。

人参　生地　阿胶　麦冬　炙草　桂枝　生姜　大枣

　　燥为干涩不通之疾，内伤外感宜分。外感者，由于天时风热过胜，或因深秋偏亢之邪，始必伤人上焦气分，其法以辛凉甘润肺胃为先，喻氏清燥救肺汤，及先生用玉竹、门冬、桑叶、薄荷、梨皮、甘草之类是也。内伤者，乃人之本病，精血下夺而成，或因偏饵燥剂所致，病从下焦阴分先起，其法以纯阴静药，柔养肝肾为宜，大补地黄丸、六味丸之类是也。要知是症，大忌者苦涩，最喜者甘柔。若气分失治，则延及于血；下病失治，则槁及乎上。喘咳痿厥，三消噎膈之萌，总由此致。大凡津液结而为患者，必佐辛通之气味。精血竭而为患者，必藉血肉之滋填。在表佐风药而成功，在腑以缓通为要务。古之滋燥养营汤、润肠丸、五仁汤、琼玉膏、一气丹、牛羊乳汁等法，各有专司

也。邵新甫

疫

疠邪入膻渐干心胞

朱 疫疠秽邪，从口鼻吸受，分布三焦，弥漫神识。不是风寒客邪，亦非停滞里症。故发散消导，即犯劫津之戒，与伤寒六经大不相同。今喉痛丹疹，舌如朱，神躁暮昏。上受秽邪，逆走膻中。当清血络，以防结闭。然必大用解毒，以驱其秽。必九日外不致昏愦，冀其邪去正复。

犀角 连翘 生地 玄参 菖蒲 郁金 银花 金汁

姚 疫毒，口糜丹疹，喉哑。治在上焦。

犀角 鲜生地 玄参 连翘 石菖蒲 银花 金汁 至宝丹

谭 口鼻吸入秽浊，自肺系渐干心胞络。初病喉痛舌燥，最怕窍闭神昏之象。疫毒传染之症，不与风寒停滞同法。

玄参 连翘 郁金 银花 石菖蒲 靛叶 射干 牛蒡

冲入真白金汁一杯。

杨 吸入疫疠，三焦皆受。久则血分渐瘀，愈结愈热。当以咸苦之制，仍是轻扬理上。仿古大制小用之意。

玄参 西瓜翠衣 金银花露 莹白金汁

金氏 人静则神昏，疠邪竟入膻。王先生方甚妙，愚意兼以芳香宣窍逐秽。

至宝丹。

疫疠一症，都从口鼻而入，直行中道，流布三焦，非比伤寒六经，可表可下。夫疫为秽浊之气，古人所以饮芳香，采兰草，以袭芬芳之气者，重涤秽也。及其传变，上行极而下，下行极而上。是以邪在上焦者，为喉哑，为口糜。若逆传膻中者，为神昏舌绛，为喉痛丹疹。今观先生立方，清解之中，必佐芳香宣窍逐秽，如犀角、菖蒲、银花、郁金等类，兼进至宝丹，从表透里，以有灵之物，内通心窍，搜剔幽隐，通者通，镇者镇。若邪入营中，三焦相混，热愈结，邪愈深者，理宜咸苦大制之法，仍恐性速直走在下，故用玄参、金银花露、金汁、瓜蒌皮，轻扬理上，所谓仿古法而不泥其法者也。考是症，惟张景岳、喻嘉言、吴又可论之最详。然宗张、喻二氏，恐有遗邪留患。若宗吴氏，又恐邪去正伤。惟在临症权衡，无盛盛，无虚虚，而遗人夭殃，方不愧为司命矣。邹滋九

癍痧疹瘰

三焦伏热

张 伏气热蕴三焦，心凛热发，烦渴，遍体赤癍，夜躁不寐，两脉数搏。

羚羊角 犀角 连翘心 玄参心 鲜生地 金银花 花粉 石菖蒲

又 寒热，必有形象攻触及于胃脘之下，口渴，喜饮暖汤。癍已发现，病不肯退。此邪气久伏厥阴之界矣。

桂枝 川连 黄芩 花粉 牡蛎 枳实

湿 温

严 湿温杂受，身发斑疹，饮水渴不解，夜烦不成寐，病中强食，反助邪威。议用凉膈疏斑方法。

连翘 薄荷 杏仁 郁金 枳实汁 炒牛蒡 山栀 石膏

又 舌边赤，昏谵，早轻夜重，斑疹

隐约，是温湿已入血络。夫心主血，邪干膻中，渐至至结闭，为昏痉之危。苦味沉寒，竟入中焦，消导辛温，徒劫胃汁，皆温邪大禁。议清疏血分轻剂以透斑，更参入芳香逐秽，以开内窍。近代喻嘉言申明戒律，宜遵也。

犀角　玄参　连翘　银花　石菖蒲

先煎至六分，后和入雪白金汁一杯，临服研入周少川牛黄丸一丸。

江　温邪发疹，湿热内蕴，便闭不通。先开上焦。

杏仁　苏子　栝蒌皮　紫菀　山栀

风　温

某　风温发疹。

薄荷　连翘　杏仁　牛蒡子　桔梗
桑皮　甘草　山栀

某　风温发疹。

薄荷　赤芍　连翘　牛蒡子　桔梗
桑皮　甘草　山栀

热邪入胞络

费　暴寒骤加，伏热更炽。邪郁则气血壅遏，痧疹不肯外达，痰气交阻，神迷喘促，渐入心包络中，有内闭外脱之忧。热注下迫，自利粘腻不爽。法当开其结闭，消毒解其膻中之壅。必得神清，方保无变。

连翘心　飞滑石　石菖蒲　炒金银花
射干　通草

煎化牛黄丸一丸。

湿 热 郁 肺

朱十二　痧后痰多，咳嗽气急。

芦根—两　杏仁—钱半　桔梗—钱　飞
滑石—钱半　桑皮八分　通草—钱

痧 后 阴 伤

某　痧后伏火未清，内热身痛。

玉竹　白沙参　地骨皮　川斛　麦冬
生甘草

某　痧后热不止，阴伤。

生白芍　炙甘草　生扁豆　炒麦冬
川斛　谷芽

外 寒 内 热

章　凉风外袭，伏热内蒸。秋金主令，内应乎肺。喘咳身热，始而昼热，继而暮热，自气分渐及血分，龈肉紫而肌㿠发疹。辛寒清散为是。

薄荷　连翘　石膏　淡竹叶　杏仁
桑皮　苡仁

吴　病在暴冷而发，肌表头面不透。是外蕴为寒，内伏为热。肺病主卫，卫气分两解为是。

麻黄　石膏　牛蒡子　枳壳汁　杏仁
射干　桔梗　生甘草

阳 明 血 热

尹　环口燥裂而痛，头面身半以上，发出瘾疹赤纹。乃阳明血热，久蕴成毒。瘦人偏热，颇有是症，何谓医人不识。

犀角地黄汤。

湿 邪 内 陷

江　温邪自利，瘾疹。

黄芩　连翘　牛蒡子　桔梗　香豉
薄荷　杏仁　橘红　通草

胆火胃湿郁蒸

李二七　发瘰热肿，独现正面，每遇九、十月大发，五、六月渐愈，七八年来如是。因思夏令阳气宣越，营卫流行无间，秋冬气凛外薄，气血凝滞，此湿热漫无发泄，乃少阳木火之郁，及阳明蕴蒸之湿，故上焦尤甚耳。法以辛凉，佐以苦寒。俾阳分郁热得疏，庶几发作势缓。

夏枯草　鲜菊叶　苦丁茶　鲜荷叶边　羚羊角　黑栀皮　郁金　苡仁

风　湿

唐四五　麻木忽高肿发瘰，必有风湿袭入皮膜，乃躯壳病。昔人每以宣行通剂。

片姜黄　羚羊角　川桂枝　抚芎　半夏　白芥子

某十九　风块瘙痒，咳嗽腹痛。邪著表里，当用双和。

牛蒡子　杏仁　连翘　桔梗　桑枝　象贝母

煎药送通圣丸。

癍者，有触目之色，而无碍手之质，即稠如锦纹，稀如蚁迹之象也。或布于胸腹，或见于四肢，总以鲜红起发者为吉，色紫成片者为重，色黑者为凶，色青者为不治。盖有诸内而形诸外，可决其脏腑之安危，邪正之胜负。殆伤寒、瘟疫诸症，失于宣解，邪蕴于胃腑，而走入营中，每有是患耳。考方书之治，其法不一。大抵由失表而致者，当求乎汗。失下而致者，必取乎攻。火甚清之，毒甚化之。营气不足者，助其虚而和之托之。至于阴癍一说，见象甚微，若必指定些些之癍点为阴，犹恐不能无误。想前人此例，无非觉后人勿执见癍为实热之义也。吾故曰：必参之脉象及兼证方妥。疹者，疹之通称，有头粒而如粟象。瘾者，即疹之属，肿而易痒。须知出要周匀，没宜徐缓。不外乎太阴阳明之患，故缪氏专以肺胃论治，为精也。若先生之法，本乎四气，随其时令之胜复，酌以辛凉辛胜，及

甘寒、苦寒、咸寒、淡渗等法而治之。凡吾幼科诸友，于此尤当究心焉。邵新甫

痰

痰　火

汪五八　宿哮久矣不发，心悸震动，似乎懊恢之象，此属痰火。治以宣通郁遏，勿徒呆补。

半夏　川连　石菖蒲　蛤粉　枳实　茯苓　川郁金　橘红

竹沥姜汁法丸。

刘　痰火郁遏，气滞，吸烟上热助壅，是酒肉皆不相宜。古称痰因气滞热郁，治当清热理气为先。

川连　白术　枳实　厚朴　茯苓　半夏

淡姜汤泛丸。

沈三四　痰火久嗽。

海蛤丸。

张姬　痰火风眩晕，防仆跌。

明天麻　炒半夏　茯苓　橘红　羚羊角　钩藤　竹沥

陈姬　老年痰火咳逆，痰有秽气。

芦根　苡仁　桃仁　丝瓜子　葶苈　大枣

又　下虚不纳，浊泛呕逆，痰秽气。

熟地炭　紫衣胡桃肉　炒杞子　炒牛膝　川斛　茯神

某　痰火上逆蒙窍，耳鸣头晕。

二陈加天麻、钩藤、甘菊、羚羊、蒌皮。

某　夏至节，两关脉弦长，五火燔燎，而肝阳胃阳尤甚。动怒抽掣为肝病，食辛香厚味即病至，胃病使然。痰火根深，非顷刻可扫除。惟静养，勿恚忿，薄味以清里，此病发之势必缓。由渐加功议

药，乃近理治法。

羚羊角　犀角　川连　郁金　山栀　北秦皮　牛黄　胆星　橘红　生石膏　寒水石　金箔

方诸水法丸，竹叶灯心汤送。

何姬　诊脉右关弦滑，痰多，舌干微强，语言似謇。盖因痰火上蒙，津液不得上承，高年颇虑风痱。宜清上宣通，勿进刚燥及腻滞之药。

半夏　金石斛　橘红　黑山栀　茯苓　郁金　生甘草　石菖蒲　竹沥　姜汁

痰热内闭神昏

张　昏昏如寐，神惯如迷。痰热内闭，势非轻渺。

半夏　石菖蒲　桔梗　枳实　郁金　橘红　竹沥　姜汁

郁　痰

某　郁痰。

半夏曲　郁金　石菖蒲　明天麻　白蒺藜　橘红　茯苓　钩藤

陶　脉左弦坚搏，痰多，食不易运。此郁虑已甚，肝侮脾胃。有年最宜开怀，不至延及噎膈。

半夏　姜汁　茯苓　杏仁　郁金　橘红

又　脉如前，痰气未降。前方去杏仁，加白芥子。

湿　热　蒸　痰

金四六　湿热内蒸，痰火日黟，根本渐怯。阳泄为汗，阴泄遗浊。酒客喜于爽口食物，医药中滋腻补方，决不适用也。

猪肚丸方。

叶　久寓南土，水谷之湿，蒸热聚痰。脉沉弦，目黄，肢末易有疮疡。皆湿热盛，致气隧不得流畅。法当苦辛寒清里

通肌，仿前辈痰因热起，清热为要。

生茅术　黄柏　瓜蒌实　山栀　莱菔子　川连　半夏　厚朴　橘红

竹沥姜汁丸。

某　病后，厚味蒸痰。

风化硝　瓜蒌仁霜　枳实　郁金　生茯苓　姜汁　炒山栀

竹沥法丸。

汪　脉胀，湿阻热痰。

半夏　茯苓　黑山栀　橘红　制蒺藜　远志　降香

木火犯中胃虚生痰

徐　阳动内风，用滋养肝肾阴药，壮水和阳，亦属近理。夏季脾胃主司，肝胆火风，易于贯膈犯中，中土受木火之侮，阳明脉衰，痰多，经脉不利矣。议清少阳郁热，使中宫自安。若畏虚滋腻，上中愈实，下焦愈虚。

二陈去甘草，加金斛、桑叶、丹皮。

又　脉左浮弦数，痰多，脘中不爽，烦则火升眩晕，静坐神识安舒。议少阳阳明同治。

羚羊角　连翘　广皮　炒半夏曲　黑山栀皮　香豉

又　脉两手已和，惟烦动恍惚欲晕。议用静药，益阴和阳。

人参　熟地　天冬　金箔

肝肾虚上有痰火

汪　痰火上盛，肾气少摄。朝用通摄下焦，暮服清肃上焦方法。

羚羊角　半夏　茯苓　橘红　黑栀皮　郁金

苦丁茶煎汤法丸，暮服。

熟地　淡苁蓉　杞子　五味　牛膝　茯苓　远志　线胶

蜜丸，早服。

曹五一　色鲜明，属上有痰饮。盖上实则下虚，半百年岁，未得种玉。诊得脉左小不静，右部弦滑。法当清肺胃之热痰，益肾肝之精血。仿曼倩卫生方法。

燕窝胶　甜梨膏　人参　黄芪　麦冬　山药　茯苓　于术　黄节　黑节　鹿尾胶　羊内肾　淡苁蓉　故纸胡桃蒸　青盐

肾虚痰多

芮　向来痰多食少，而参术服饵未合，此禀质为阳，不受温热刚燥之剂。上年冬季温暖，入春痰愈多，体中微倦，由乎藏聚未固，春气自地升举之征。法当摄肾固真，乃治痰之本，方为有益。

熟地　茯苓　补骨脂　胡桃肉　杞子　五味　牛膝　远志　车前

蜜丸。

痰症之情状，变幻不一。古人不究标本，每著消痰之方，立消痰之论者甚多。后人遵其法而用之，治之不验，遂有称痰为怪病者矣。不知痰乃病之标，非病之本也。善治者，治其所以生痰之源，则不消痰而痰自无矣。余详考之，夫痰乃饮食所化，有因外感六气之邪，则脾、肺、胃升降之机失度，致饮食输化不清而生者。有因多食甘腻肥腥茶酒而生者。有因本质脾胃阳虚，湿浊凝滞而生者。有因郁则气火不舒，而蒸变者。又有肾虚水泛为痰者，此亦因土衰不能制水，则肾中阴浊上逆耳，非肾中真有痰水上泛也。更有阴虚劳症，龙相之火，上炎烁肺，以致痰嗽者，此痰乃津液所化，必不浓厚，若欲消之，不惟无益，而徒伤津液。其馀一切诸痰，初起皆由湿而生，虽有风火燥痰之名，亦皆因气而化，非风火燥自能生痰也。其主治之法，惟痰与气一时壅闭咽喉者，不得不暂用豁痰降气之剂以开之，馀皆当治其

本。故古人有见痰休治痰之论，此诚千古之明训。盖痰本饮食湿浊所化，人岂能禁绝饮食？若专欲消之，由于外邪者，邪散则痰或可清，如寒痰温之，热痰清之，湿痰燥之，燥痰润之，风痰散之是也。若涉本原者，必旋消旋生，有至死而痰仍未清者矣，此乃不知治本之故耳。今观案中治法，有因郁因火者，必用开郁清火为君，以消痰佐之。有因湿因热者，则用燥湿清热，略佐化痰之品。若因肝肾虚而生痰者，则纯乎镇摄固补，此真知治痰之本者矣。若因寒因湿者，更当于痰饮门兼参而治之。华岫云

痰　饮

外寒引动宿饮上逆

某六一　高年卫阳式微，寒邪外侵，引动饮邪，上逆咳嗽，形寒。仲景云：治饮不治咳，当以温药通和之。

杏仁三钱　粗桂枝一钱　淡干姜一钱半　茯苓三钱　苡仁三钱　炙草四分

周　向有耳聋鸣响，是水亏木火蒙窍。冬阳不潜，亦属下元之虚。但今咳声，喉下有痰音，胁痛，卧着气冲，乃冲阳升而痰饮泛，脉浮。当此骤冷，恐有外寒引动内饮，议开太阳以肃上。

云茯苓　粗桂枝　干姜　五味同姜打　白芍炙草

当午时服。

某二一　新凉外束，肺受寒冷。气馁不降，宿饮上干，而病发矣。法当暖护背心，宿病可却。

淡生姜　粉半夏　蛤蜊粉　茯苓　桂枝木苡仁

煎汤。

饮上逆肺气不降

某五十　背寒咳逆，此属饮象。先当辛通饮邪，以降肺气。

鲜枇杷叶　杏仁　茯苓　橘红　生姜　半夏

某五二　脉右大弦，气喘咳唾浊沫，不能着枕，喜饮汤水，遇寒病发，此属饮邪留于肺卫。如见咳投以清润，愈投愈剧矣。

葶苈子　山东大枣

徐氏　痰饮上吐，喘不得卧。乃温邪阻蔽肺气，气不下降，壅滞不能着右。议用宣通，开气分方法。

小青龙去细辛、麻黄，加苡仁、白糖炒石膏。

沈妪　冬温，阳不潜伏，伏饮上泛。仲景云：脉沉属饮，面色鲜明为饮。饮家咳甚，当治其饮，不当治咳。缘高年下焦根蒂已虚，因温暖气泄，不主收藏，饮邪上扰乘肺，肺气不降，一身之气交阻，薰灼不休，络血上沸。经云：不得卧，卧则喘甚痹塞，乃肺气之逆乱也。若以见病图病，昧于色诊候气，必致由咳变幻腹肿胀满，渐不可挽。明眼医者，勿得忽为泛泛可也。兹就管见，略述大意。议开太阳，以使饮浊下趋，仍无碍于冬温。从仲景小青龙、越婢合法。

杏仁　茯苓　苡仁　炒半夏　桂枝木　石膏　白芍　炙草

方氏　冷暖失和，饮泛气逆，为浮肿，喘咳，腹胀，卧则冲呛。议用越婢方。

石膏　杏仁　桂枝　炒半夏　茯苓　炙草

脾胃阳虚

施四七　劳烦太甚，胃阳受伤，外卫单薄，怯寒畏冷，食物少运。痰饮内起，气阻浊凝，胸背皆痛，辛甘理阳已效。当此长夏，脾胃主令，崇其生气，体旺病可全好。

六君子加益智、木香。

黄三四　身居沿海，氛障瘴雾露客邪，侵入清阳，阳伤畏寒，久嗽。病人不知却病护身，犹然用力承办。里结饮邪，沉痼不却病。

茯苓桂枝汤。

胡四六　脉沉而微，微则阳气不足，沉乃寒水阴凝。心痛怔忡，渐及两胁下坠。由阳衰不主运行，痰饮聚气欲阻。致痛之来，其心震之谓，亦如波撼岳阳之义。议用外台茯苓饮合桂苓方。

人参　茯苓　半夏　枳实　桂枝　姜汁

白二六　脉沉小弦，为阴浊饮邪。禀质阳不充旺，胸中清气不得舒展旷达。偶触入寒冷，或误进寒物，饮邪暴冷，凝结胸痞。当平日食物，忌用酒肉腥浊，使清阳流行。常服仲景苓桂术甘汤百剂。若病来因冷，即服大顺散。

戴　病去，神已爽慧，但本脉带弦。平素有饮，为阳气不足之体。年纪渐多，防有风痹。此酒肉宜少用，劳怒当深戒矣。议外台茯苓饮方。

人参　茯苓　广皮　枳实　半夏　金石斛

朱四九　烦劳太过，阳伤，痰饮日聚。阳跷脉空，寤不成寐。卫阳失护，毛发自坠，乃日就其衰夺矣。初进通饮浊以苏阳，接服外台茯苓饮。

吴氏　脉弦，背中冷，左偏微痛，食少欲呕，四肢牵强，此饮邪内结。议通阳气。

桂枝　茯苓　半夏　姜汁　炙草　大枣

某 眩晕恶心，胸脘不爽，脉右弦左弱，面色红亮。此乃痰饮上泛，有厥中之事。

炒半夏　制蒺藜　橘红　煨天麻　石菖蒲　茯苓　姜汁

尤 口中味淡，是胃阳虚。夫浊饮下降痛缓，向有饮湿为患。若不急进温通理阳，浊饮必致复聚。议大半夏汤法。

人参　半夏　茯苓　枳实　姜汁。

脾 阳 不 运

张二七 酒客，谷少中虚。常进疏散表药，外卫之阳亦伤。其痰饮发时，胸中痞塞，自述或饥遇冷病来，其为阳气受病何疑？不必见痰搜逐，但护中焦脾胃，使阳气健运不息，阴浊痰涎，焉有窃踞之理？

生于术　川桂枝　茯苓　淡姜渣　苡仁　泽泻

姜枣汤法丸。

王三二 脉沉为痰饮，是阳气不足，浊阴欲蔽。当以理脾为先，俾中阳默运，即仲景外饮治脾之意。

苓桂术甘加半夏、陈皮，水法丸。

某三四 舌白，咳逆不渴，非饮象而何？宜温药和之。

杏仁　苡仁　半夏　干姜　粗桂枝　茯苓　厚朴　炙草

某 食后脘中痞阻，按之辘辘有声，手麻胁痛，心烦，耳目昏眩。是气不流行，痰饮内聚中焦。用桂苓丸，竹沥、姜汁法丸。

又 桂枝　人参　茯苓　半夏　广皮　炙草

黄 味过甘腻，中气缓，不主运，延绵百天，聚气结饮。东垣云：病久发不焦，毛不落，不食不饥，乃痰饮为患。饮属阴类，故不渴饮。仲景五饮互异，其要

言不繁，当以温药和之，通阳方法，固无容疑惑。大意外饮宜治脾，内饮宜治肾，是规矩准绳矣。议用苓桂术甘汤。

某 形体似乎壮实，阳气外泄，畏风怯冷。脾阳消乏，不司健运，水谷悍气，蒸变痰饮，隧道日壅，上实下虚。仲景谓：饮邪当以温药和之。苓桂术甘得效，从外饮立方。

人参　淡附子　生于术　枳实　茯苓　泽泻

荆沥姜汁法丸。

某 老人久嗽妨食。议以外饮治脾。苓桂术甘汤。

脾 肾 阳 虚

王三四 脉沉，背寒，心悸如坠，形盛气衰，渐有痰饮内聚。当温通补阳方复辟，斯饮浊自解。

人参　淡附子　干姜　茯苓　生于术　生白芍

冯 阳虚则形寒汗出，痰饮痞聚，都是阴浊成形，乘阳气衰微，致上干窃踞。古人法则，必通其阳以扫阴氛，但宿病无急攻方。况平素忧郁，气滞血涩，久耗之体，不敢纯刚，防劫液耳。

人参　熟附子　淡干姜　炒川椒　川桂枝　乌梅肉　生白芍

另，真武丸三两。

程四八 左脉沉静，右脉微弦。四旬清阳日薄，脾脏鼓运渐迟，加以烦心萦思，水谷悍气，蕴蒸痰饮。仲景谓：外饮当治脾阳。况中年常有遗泄之患，按脉非龙相之动搏。议固下益肾，转旋运脾二方，分早晚服。早服从还少、聚精、七宝，参用丸方。

熟地　苁蓉　枸杞　五味　黄肉　茯神　山药　菟丝　覆盆　鱼胶　菖蒲　远志　龙骨　青盐

熟蜜同枣肉捣丸，早服五七钱。

茅术 于术 半夏 茯苓 广皮 生益智 白蒺 钩藤

姜枣汤泛丸，晚服三钱，开水下。

徐 清阳未展，浊阴欲踞，久延必结痰饮。议用真武丸二钱五分，人参一钱煎汤送。胃阳得震，浊当退避矣。十服。

某 脉沉弦，饮泛呛咳，乃下虚无以制上。议早服肾气丸，摄纳下焦散失，以治水泛之饮。午服外台茯苓饮，转旋中焦，使食不致酿痰。

茯苓饮去术。

脾胃阳虚饮逆咳呕

某七一 高年久嗽，脉象弦大，寤不成寐。乃阳气微漓，浊饮上泛。仲景云进温药和之。

杏仁三钱 茯苓三钱 川桂枝一钱 生姜一钱 苡仁三钱 炙草四分 大枣二枚

顾二四 咳嗽数月，呕出涎沫。建中不应，已非营卫损伤。视其面色鲜明，饮食仍进。仿饮邪主治。

小半夏汤加桂枝、杏仁、姜汁。

李三八 劳伤阳气，内起痰饮，卧着气钝饮阻，其咳为多，痰出稍通势缓。且体常汗泄，非风寒表邪不解，并不热渴，亦非火炎烁金。仲景云：饮家而咳，当治饮，不当治咳。

茯苓 桂枝木 苡仁 炙草 姜汁

陈 脉涩小，舌白不渴，身动呕痰，身如在舟车中。此寒热攻胃致伤，逆气痰饮互结，通补阳明为正。白术、甘草守中，未能去湿，宜缓商。

人参汁 半夏 枳实汁 茯苓 竹沥姜汁

马三四 肌肉丰溢，脉来沉缓。始发右季胁痛，汤饮下咽，汩汩有声，吐痰涎，头痛。此皆脾胃阳微，寒湿滞聚。年

方壮盛，不必介怀。温中佐其条达，运通为宜。

茅术 厚朴 半夏 茯苓 陈皮 淡姜渣 胡芦巴 炙草

姜汁泛丸。

马四十 甘缓颇安，辛泄不受。此阳分气衰，将来饮邪日聚。然卧着咳多，清气失旋。先用苓桂术甘汤，继进外台茯苓饮。

曹四七 中年阳气日薄。痰饮皆属阴浊，上干清道，为冲逆咳嗽。仲景法治，外饮治脾，内饮治肾，分晰甚明。昔年曾用桂、苓、泽、术得效，是治支饮治法。数年真气更衰，古人谓饮邪当以温药和之，须忌治嗽肺药。先用小青龙去麻辛，接服外台茯苓饮。

脾肾阳虚饮逆咳呕

程五七 昔肥今瘦为饮。仲景云：脉沉而弦，是为饮家。男子向老，下元先亏，气不收摄，则痰饮上泛。饮与气涌，斯为咳矣。今医见嗽，辄以清肺，降气，消痰，久而不效，更与滋阴。不明痰饮皆属浊阴之化，滋则堆砌助浊滞气。试述着枕咳呛一端，知身体卧着，上气不下，必下冲上逆，其痰饮伏于至阴之界，肾脏络病无疑。形寒畏风，阳气微弱，而藩篱疏撒。仲景有要言不繁曰：饮邪必用温药和之。更分外饮治脾，内饮治肾。不读圣经，焉知此理？

桂苓甘味汤、熟附都气加胡桃。

陈 痛久气乱阳微，水谷不运，蕴酿聚湿。胃中之阳日薄，痰饮水湿，必倾囊上涌，而新进水谷之气，与宿邪再聚复出，致永无痊期。仲景云：饮邪当以温药和之。又云：不渴者，此为饮邪未去故也。则知理阳通阳，诚有合于圣训，断断然矣。

真武汤。

张四一　痰饮喘咳，肌肉麻痹，痞胀不堪纳谷，冬寒日甚，春暖日减，全是阳气已衰，阴浊逆干犯上。肺药治嗽，无非辛泄滋润。盖辛散则耗阳，滋清助阴浊，浊阻在阳分，气不肃，为夜不得卧。小青龙意，主乎由上以泄水寒，直从太阳之里以通膀胱，表中里药也。仲景谓饮邪当以温药和之，驱阴邪以复阳，一定成法。

早，肾气去黄换白芍，炒楂炭水法丸。

晚，外台茯苓饮，姜、枣汤法丸。

程六十　肾虚不纳气，五液变痰上泛，冬藏失职，此病为甚，不可以肺咳消痰。常用八味丸，收纳阴中之阳。暂时撤饮，用仲景桂苓味甘汤。

孙　未交冬至，一阳来复。老人下虚，不主固纳，饮从下泛，气阻升降，而为喘嗽。发散寒凉苦泻诸药，恶得中病？仲景云：饮家而咳，当治饮，不当治咳。后贤每每以老人喘嗽，从脾肾温养定论，是恪遵圣训也。

桂枝　茯苓　五味子
甘草汤代水，加淡姜、枣。

李　肠红久病，不必攻治。今者气冲喘嗽，脘胁痞阻，是饮浊上僭，最宜究悉。

川桂枝七分　茯苓三钱　干姜一钱　五味子同姜合捣，一钱　杏仁一钱半　白芍一钱　炙草五分　生左牡蛎三钱

肾阳虚饮逆喘咳呕

吴二七　壮年下元久虚，收纳气泄。每交秋冬受冷，冷气深入，伏饮夹气上冲，为咳喘呕吐。疏肺降气不效者，病在肾络中也。盖精血少壮不旺，难以搜逐，病根不去谓此。绝欲一年，小暑艾灸，静养一百二十天可愈。

附都气加车前。

潘二九　劳力喘甚，肩背恶寒，饮泛上逆，皆系下元虚损。莫以喘用泻肺等药。

薛氏八味丸

王　秋深天气收肃，背寒喘咳，饮浊上泛。缘体中阳气少振，不耐风露所致。最宜暖护背部，进通阳以治饮。

茯苓　桂枝　半夏　姜汁　苡仁　炙草

又　早，肾气丸。夜，真武丸。

陈　脉虚微，春阳地升，浊阴上干，喘不得卧。治在少阴。

人参　淡熟附子　猪胆汁

又　照前方加淡干姜一钱半。

又　脉弦，暮夜浊阴冲逆，通阳得效。议真武法，以撤其饮。

人参　淡附子　生白芍　茯苓　姜汁

又　真武泄浊，脘通思食，能寐，昨宵已有渴欲饮水之状。考《金匮》云：渴者，饮邪欲去也。当健补中阳，以资纳谷。

人参　生于术　淡附子　茯苓　泽泻

又　早服肾气丸四五钱。晚用大半夏汤。

人参　半夏　茯苓　姜汁

董　脉弦右濡，阳微恶寒。饮浊上干，咳吐涎沫。且食减胃衰，寒疝窃踞。阴浊见症，岂止一端？喻嘉言谓：浊阴上加于天，非离照当空，氛雾焉得退避？反以地黄、五味阴药，附和其阴，阴霾冲逆肆虐饮邪滔天莫制。议以仲景熟附配生姜法，扫群阴以驱饮邪，维阳气以立基本，况尊年尤宜急护真阳为主。

人参　茯苓　熟附子　生姜汁　南枣

戴　十二月间，诊得阳微，浊饮上干为咳，不能卧。曾用小青龙汤，减去麻黄、细辛，服后已得着枕而卧。想更医接

用不明治饮方法，交惊蛰阳气发泄，病势再炽。顷诊脉来濡弱无神，痰饮咳逆未已。谅非前法可效，宗仲景真武汤法，以熟附配生姜，通阳逐饮立法。

真武汤去白术加人参。

肾阳虚膀胱气化不通降

计　不卧呛喘，泛起白沫，都是肾病。议通太阳膀胱。

茯苓　川桂枝　淡干姜　五味子　白芍　炙草

顾　饮邪泛溢，喘嗽，督损头垂，身动喘甚，食则脘中痞闷，卧则喘咳不得息。肺主出气，肾主纳气，二脏失司，出纳失职。议用早进肾气丸三钱，以纳少阴。晚用小青龙法，涤饮以通太阳经腑。此皆圣人内饮治法，与乱投腻补有间矣。

小青龙去麻、辛、甘、芍，加茯苓、杏仁、大枣。

某　形盛面亮，脉沉弦，此属痰饮内聚。暮夜属阴，喘不得卧。仲景谓：饮家而咳，当治其饮，不当治咳。今胸满腹胀，小水不利，当开太阳以导饮逆。

小青龙去麻、辛，合越婢。

桂枝　半夏　干姜　五味　杏仁　石膏　茯苓　白芍

某　服三拗汤，音出喘缓，可见苦寒沉降之谬。素多呕逆下血，中焦必虚，而痰饮留伏显然。议治其饮。

桂枝汤去甘草，加杏仁、茯苓、苡仁、糖炒石膏。

某　太阳经气不开，小水不利，下肢肿浮渐上，着枕气塞欲坐，浊饮上干，竟有坐卧不安之象。医者但以肺病刻治，于理未合。急用小青龙法，使膀胱之气无阻碍，浊饮痰气自无逆冲之患矣。

桂枝　杏仁　干姜　五味　半夏　茯苓

章　伏饮阴浊上干，因春地气主升而发。呕吐不饥，自然脾胃受伤。六君子宣补方法，未尝不妙。今诊得吸气甚微，小溲晨通暮癃，足跗浮肿。其腑中之气，开阖失司，最虑中满。夫太阳司开，阳明司阖，浊阴弥漫，通腑即是通阳。仿仲景开太阳一法。

牡蛎　泽泻　防己　茯苓　五味　干姜

寒饮浊邪上冲膻中

张二七　呛喘哮，坐不得卧，神迷如呆，气降则清。水寒饮邪，上冲膻中。用逐饮开浊法。

姜汁炒南星　姜汁炙白附子　茯苓　桂枝　炙草　石菖蒲

肺胃湿痰

某三四　咳缓痰少，脘中不爽，肌腠瘙痒。皆湿邪未尽，痰饮窃踞之象。当用六安法。

杏仁　白芥子　炒半夏　茯苓　淡干姜　橘红

中虚湿热

王　当年阳虚，浊饮上泛喘急，用真武汤丸而效。因平素嗜酒少谷，中虚湿聚，热蕴蒸痰，目黄龈血，未可为实热论治。议方用外台茯苓饮，减甘草，佐以微苦清渗，理其湿热，以酒客忌甜故也。

茯苓四两　人参二两　苡仁四两　枳实一两　半夏二两　广皮二两

金石斛八两煮汁为丸。

中焦痰热

汪　面色鲜明，脘中漾漾欲呕，因郁勃热气蒸为痰饮。宜暂缓参、术，务清中焦热痰。

杏仁　枳实汁　橘红　瓜蒌皮　郁金
半夏曲　桔梗　黑栀皮

痰饮夹燥

张　痰饮夹燥，咳，喉中痒。

杏仁　花粉　茯苓　象贝母　橘红
半夏曲

气火不降

陈妪　痰饮夹气火上踞，脘痞胀不
爽。宜理气热。

半夏　茯苓　瓜蒌皮　黑栀皮　橘红
郁金

某　脉弦右涩，面亮舌白，口干不喜
饮，头重岑岑然，胸脘痹塞而痛，得嗳气
稍舒。酒客谷少中虚，痰饮聚蓄，当此夏
令，地气上升，饮邪夹气上阻清空，遂令
前症之来。《金匮》云：脉弦为饮，色鲜
明者为留饮。口干不欲饮水者，此为饮邪
未去故也。况絷絷汗出，岂是风寒？春
夏温邪，辛温发散为大禁。自云身体空
飘，年已六旬又四，辛散再泄其阳，不亦
左乎。

半夏　姜汁　川连　吴萸　茯苓　枳
实　竹沥

哮喘伏饮

潘三八　远客路途，风寒外受，热气
内蒸，痰饮日聚于脏之外，络脉之中。凡
遇风冷，或曝烈日，或劳碌形体，心事不
宁，扰动络中宿饮，饮泛气逆咳嗽，气塞
喉底胸膈，不思食物，着枕呛吐稠痰，气
降自愈，病名哮喘伏饮。治之得宜，除根
不速，到老年岁，仍受其累耳。

小青龙汤去细辛。

饮伏经络

童五六　背寒，短气，背痛映心，贯

胁入腰，食粥噫气脘痞，泻出黄沫。饮邪
伏湿，乃阳伤窃发。此温经通络为要，缓
用人参。

川桂枝　生白术　炒黑蜀漆　炮黑川
乌　厚朴　茯苓

胸次清阳少旋支脉结饮

叶四十　脉右弦，舌黄不渴，当心似
阻。昔形壮，今渐瘦。咳久不已，卧着则
咳，痰出稍安。此清阳少旋，支脉结饮。
议通上焦之阳。

鲜薤白　瓜蒌皮　半夏　茯苓　川桂
枝　姜汁

杨　头中冷痛，食入不消，筋脉中常
似掣痛。此皆阳微不主流行，痰饮日多，
气遂日结，致四末时冷。先以微通胸中之
阳。

干薤白　桂枝　半夏　茯苓　瓜蒌皮
姜汁

又　微通其阳已效，痰饮阻气。用茯
苓饮，去广皮加姜汁。

支脉结饮

程三三　支脉聚饮，寒月喘甚。初因
寒湿而得，故食辛稍安。

杏仁　半夏　厚朴　苡仁　茯苓
姜汁法丸。

赵　支饮，胁痛咳逆。

小青龙去麻、辛。

汪氏　支脉结饮，阻气喘胀，入胁则
痛，厥逆为眩。

茯苓　桂枝　半夏　杏仁　郁金　糖
炒石膏

黄　支脉结饮，发必喘急。病发用：

桂枝　茯苓　五味　炙草

悬　饮

冯　悬饮流入胃中，令人酸痛，涌噫

酸水。当辛通其阳以驱饮。

桂枝木 半夏 茯苓 炒黑川椒 姜汁

又 照前方加淡附子。

施 诊脉右虚，左小弦。面色黄，少华采。左胁肋痛，五六年未愈。凡久恙必入络，络主血，药不宜刚。病属内伤，勿事腻补。录仲景旋覆花汤，加柏子仁、归须、桃仁。

又 初服旋覆花汤未应，另更医谓是营虚，用参、归、熟地、桂、芍、炙草，服后大痛。医又转方，用金铃、半夏、桃仁、延胡、茯苓，服之大吐大痛。复延余治，余再议方，谓肝络久病，悬饮流入胃络，致痛不已。议太阳阳明开阖方法。

人参 茯苓 炙草 桂枝 煨姜 南枣

服苦药痛呕，可知胃虚。以参、苓阖阳明，用草、桂开太阳，并辛香入络，用姜、枣通营卫，生姜恐伐肝，故取煨以护元气，而微开饮气也。

又 前方服之痛止，议丸方。

人参 半夏 川椒 茯苓 桂枝 煨姜

南枣汤丸。

某 夏季阳气大升，痰多呛咳，甚至夜不得卧，谷味皆变，大便或溏或秘，诊脉右大而弦。议以悬饮流入胃络，用开阖导饮法。

人参 茯苓 桂枝 炙草 煨姜 南枣

又 早诊脉，两手皆弦，右偏大。凡痰气上涌，咳逆愈甚，日来小溲少，下焦微肿。议通太阳以撤饮邪。

人参 茯苓 桂枝 炙草 五味子 干姜

又 脉弦略数，不渴不思饮，此饮浊未去，清阳不主运行。前方甘温，主乎开阖，能令胃喜。次法开太阳以撤饮邪，亦主阳通。据自述心下胃口若物阻呆滞，其浊锢阳微大著。其治咳滋阴，适为阴浊横帜矣。议用大半夏汤法。

大半夏汤加炒黑川椒。

《内经》止有积饮之说，本无痰饮之名。两汉以前，谓之淡饮。仲景始分痰饮，因有痰饮、悬饮、溢饮、支饮之义，而立大小青龙，半夏苓桂术甘、肾气等汤，以及内饮、外饮诸法，可谓阐发前贤，独超千古。与后人所立风痰、湿痰、热痰、酒痰、食痰之法迥异。总之痰饮之作，必由元气亏乏，及阴盛阳衰而起，以致津液凝滞，不能输布，留于胸中，水之清者悉变为浊，水积阴则为饮，饮凝阳则为痰。若果真元充足，胃强脾健，则饮食不失其度，运行不停其机，何痰饮之有？故仲景云：病痰饮者，当以温药和之。乃后人不知痰饮之义，妄用滚痰丸、茯苓丸消痰破气，或滋填腻补等法，大伤脾胃，堆砌助浊，其于仲景痰饮之法，岂不大相乖谬乎？然痰与饮，虽为同类，而实有阴阳之别。阳盛阴虚，则水气凝而为痰；阴盛阳虚，则水气溢而为饮。故王晋三先生取仲景之小半夏、茯苓及外台饮三汤，从脾胃二经分痰饮立治法。而先生又取仲景之苓桂术甘、外台茯苓饮、肾气丸、真武汤，分内饮、外饮治法，而于痰饮之症，无遗蕴矣。愚历考先生治痰饮之法，则又有不止于此者。然而病变有不同，治法亦有异。如脾肾阳虚，膀胱气化不通者，取仲景之苓桂术甘汤、茯苓饮、肾气、真武等法，以理阳通阳，及固下益肾，转旋运脾为主。如外寒引动宿饮上逆，及膀胱气化不通，饮逆肺气不降者，以小青龙合越婢等法，开太阳膀胱为主。如饮邪伏于经络，及中虚湿热成痰者，则有川乌、蜀漆之温经通络，外台茯苓饮去甘草，少佐苦辛清渗理湿之法。其饮邪上冲膻中，及悬饮流入胃中而为病者，又有姜、附、南星、菖蒲、旋覆、川椒等，驱饮开浊，辛通阳气等法。丝丝入扣，一以贯之，病情治法，胸有成竹矣。非深于得道者，其孰能之？邹滋九

临证指南医案卷六

古吴　叶桂　天士先生著
浒关李大瞻翰圃
锡山邹锦畹滋九　同校
邵铭新甫

连皮瓜蒌

郁损心脾营内热

季六九　老年情志不适，郁则少火变壮火。知饥，脘中不爽，口舌糜腐。心脾营损，木火劫烁精华，肌肉日消。惟怡悦开爽，内起郁热可平。但执清火苦寒，非调情志内因郁热矣。

金石斛　连翘心　炒丹皮　经霜桑叶　川贝　茯苓

接服养心脾之营，少佐苦降法。

人参　川连　炒丹皮　生白芍　小麦　茯神

郁

郁 损 心 阳

于五五　郁损心阳，阳坠入阴为淋浊。由情志内伤，即为阴虚致病。见症乱治，最为庸劣。心藏神，神耗如愦，诸窍失司。非偏寒偏热药治，必得开爽，冀有向安。服药以草木功能，恐不能令其欢悦。妙香散。

心脾气结神志不清

陆二六　人参　桔梗　乌药　木香　各三分磨汁。

又　夜服白金丸。

又　久郁，心脾气结。利窍佐以益气。

人参　石菖蒲　龙骨　枣仁　远志　茯神

心 下 痞 结

胡四六　悲泣，乃情怀内起之病，病生于郁，形象渐大，按之坚硬，正在心下。用苦辛泄降，先从气结治。

川连　干姜　半夏　姜汁　茯苓

肝 郁

某　脘痛已止，味酸，乃肝郁也。

金石斛　黑山栀　丹皮　半夏曲　橘红　枇杷叶

某　初起左边麻木，舌强，筋吊脑后痛，痰阻咽喉。此系肝风上引，必由情怀郁勃所致。

羚羊角　连翘心　鲜生地　元参　石菖蒲郁金汁

某　气郁不舒，木不条达，嗳则少宽。

逍遥散去白术，加香附。

某　肝郁成热。

加味逍遥去白术，加郁金。

某　郁热吞酸。

温胆汤加山栀、丹皮、郁金、姜汁、炒黄连。

肝脾气血郁

沈四三　脉虚涩，情怀失畅。肝脾气血多郁，半载不愈，难任峻剂。议以局方逍遥散，兼服补中益气，莫以中宫虚塞为泥。

吴四十　劳倦嗔怒致伤，病在肝脾。久有脑泄，髓脂暗损。暂以解郁，继当宣补。

钩藤　生香附　丹皮　桑叶　神曲白芍　茯苓　广皮

叶氏　悒郁动肝致病，久则延及脾胃。中伤不纳，不知味。火风变动，气横为痛为胀。疏泄失职，便秘忽泻。情志之郁，药难霍然。数年久病，而兼形瘦液枯，若再香燥劫夺，必变格拒中满。与辛润少佐和阳。

柏子仁二钱　归须二钱　桃仁三钱　生白芍一钱　小川连三分　川楝子一钱

某　恼怒肝郁，思虑脾伤。面黄，脉涩，瘕不成寐。宗薛氏法治之。

人参　黄芪　熟于术　茯神　枣仁桂圆肉　当归　炙草　黑山栀　丹皮　远志

戴氏　隐情曲意不伸，是为心疾。此草木攻病，难以见长。乃七情之郁损，以丹溪越鞠方法。

香附　川芎　小川连　茯苓　半夏橘红　炒楂肉

神曲浆丸。

程妪　脉弦涩，外寒内热，齿痛舌干，无寐。乃肝脾郁结不舒。

郁金　钩藤　丹皮　夏枯草　生香附

薄荷　广皮　茯苓

肝胆郁热

吴四一　操持过动，肝胆阳升，胃气日减，脉应左搏。从郁热治。

丹皮　黑山栀　薄荷梗　钩藤　广皮白芍　茯苓　神曲

陆二四　郁伤，筋胀，心痛。

钩藤　生香附　郁金　白蒺藜　丹皮薄荷　广皮　茯苓

肝犯胃气逆血郁

王六三　劳怒伤阳，气逆血郁致痛。痞胀便溏，风木侮土。前方既效，与通补阳明厥阴。

大半夏汤加桃仁、柏仁、当归，姜枣汤法。

肝郁风火升

朱三二　因抑郁悲泣，致肝阳内动。阳气变化火风，有形有声，贯膈冲咽，自觉冷者，非真寒也。《内经》以五志过极皆火，但非六气外来，芩、连之属，不能制伏。固当柔缓以濡之，合乎肝为刚脏，济之以柔，亦和法也。

生地　天冬　阿胶　茯神　川斛　牡蛎　小麦　人中白

熬膏。

赵四四　郁勃日久，五志气火上升，胃气逆则脘闷不饥。肝阳上僭，风火凌窍，必旋晕咽痹。自觉冷者，非真寒也，皆气痹不通之象。"病能篇"以诸禁鼓栗属火，丹溪谓上升之气从肝胆相火，非无据矣。

生地　阿胶　玄参　丹参　川斛　黑稆豆皮

胆脾气血郁

朱氏　脉弦右大，乳房刺痛，经阻半年。若遇劳怒，腹痛逆气上冲。此邪郁既久，少火化为壮火，气钝不循，胞脉遂痹。治以泄少阳，补太阴。气血流利，郁热可解。

人参　柴胡　当归　白术　丹皮　甘草　茯苓

木火上升喉肿痹

吴三八　脉弦涩数，颈项结瘰，咽喉痛肿阻痹，水谷难下。此皆情志郁勃，肝胆相火内风，上循清窍。虽清热直降，难制情怀之阳，是以频药勿效也。

鲜枇杷叶　射干　牛蒡子　苏子　大杏仁　紫降香

木火上升肺不肃降

朱　情怀悒郁，五志热蒸。痰聚阻气，脘中窄隘不舒，胀及背部。上焦清阳欲结，治肺以展气化。务宜怡悦开怀，莫令郁痹绵延。

鲜枇杷叶　杏仁　瓜蒌皮　郁金　半夏　茯苓　姜汁　竹沥

又　脉左大弦数，头目如蒙，背俞膜胀。都是郁勃热气上升，气有馀便是火。治宜清上。

羚羊角　夏枯草　青菊叶　瓜蒌皮　杏仁　香附　连翘　山栀

又　苦辛清解郁勃，头目已清，而膈嗳气，颇觉秽浊，此肝胆厥阳由胃系上冲所致。丹溪谓上升之气自肝而出，是其明征矣。

川连　姜汁　半夏　枳实　桔梗　橘红　瓜蒌皮

郁热先清上焦

吴氏　气血郁痹，久乃化热。女科八脉失调，渐有经阻瘕带诸疾。但先治其上，勿滋腻气机。

黑山栀皮　炒黄川贝　枇杷叶　瓜蒌皮　杏仁　郁金　橘红

阴火上炎

徐氏　火升头痛，来去无定期。咽喉垂下，心悸，二便不爽，带下不已。固奇经，通补阳明，及养肝熄风，展转未能却病。病从情志内伤，治法惟宜理偏。议先用滋肾丸三钱，早上淡盐汤送，四服。

郁　热

虞三四　脉数，舌白神呆，得之郁怒。

犀角　羚羊角　野郁金　炒远志　鲜石菖蒲　炒丹皮　黑山栀　茯神

郁伤胃

王三十　痰多咽痛。频遭家难，郁伤，心中空洞，呛逆不已。议与胃药。

金匮麦门冬汤。

郁损脉络痰饮阻气

陆二五　病起忧虑上损，两年调理，几经反复。今夏心胸右胁之间，常有不舒之象。此气血内郁少展，支脉中必有痰饮气阻。是宜通流畅脉络，夏季宜进商矣。

天竺黄　茯神　郁金　橘红　远志　石菖蒲　丹参　琥珀

竹沥法丸。

血络郁痹右胁痛

赵六二　脉左涩左弦，始觉口鼻中气触腥秽，今则右胁板痛，呼吸不利，卧著不安。此属有年郁伤，治当宣通脉络。

金铃子　延胡　桃仁　归须　郁金　降香

郁热伤肝阴

王女　阴虚，齿衄肠血。未出阁，郁热为多。与养肝阴方。

生地　天冬　阿胶　女贞子　旱莲草　白芍　茯神　乌骨鸡

肝肾郁热

张六六　情志连遭郁勃，脏阴中热内蒸。舌绛赤糜干燥，心动悸，若饥，食不加餐。内伤情怀起病，务以宽怀解释。热在至阴，咸补苦泄，是为医药。

鸡子黄　清阿胶　生地　知母　川连　黄柏

肝肾液涸阳升喉痹

许　厥阴少阴，脏液干涸，阳升结痹于喉舌，皆心境失畅所致。药无效者，病由情怀中来，草木凉药，仅能治六气外来之偏耳。

熟地　女贞　天冬　霍山石斛　柏子仁　茯神

经络气血郁痹

龙五六　久郁气血不行，升降皆钝。外凉内热，骨节沉痛，肌肿腹膨，肤腠无汗。用药务在宣通，五郁六郁大旨。

香附汁　白蒺藜　钩藤　丹皮　山栀　抚芎　泽兰　姜黄　神曲

金　气血久郁成热，脘胁痹闷不通。常有风疹，腹痛，瘀痹已深。发时宜用通圣一剂，平时以通调气热之郁。

土瓜蒌皮　枇杷叶　黑山栀　郁金　桃仁　杏仁

杨　惊惶忿怒，都主肝阳上冒，血沸气滞，瘀浊宜宣通以就下。因误投止塞，旧瘀不清，新血又瘀络中，匝月屡屡反复。究竟肝胆气血皆郁，仍宜条达宣扬。漏疡在肛，得体中稍健设法。

旋覆花　新绛　青葱管　炒桃仁　柏子仁

郁　劳

赵氏　瘰疬，寒热盗汗，脘中瘕聚，经期不来，大便溏，呛咳减食，春深至冬未瘥。此乃郁损成劳，难治之症。

香附　丹皮　归身　白芍　川贝　茯苓　牡蛎　夏枯草

胡氏　头项结核，暮夜寒热盗汗。此乃忧郁不解，气血皆虚。倘若经阻，便难调治。

炒当归　炒白芍　炙草　广皮　茯神　钩藤　南枣

张氏　据说丧子悲哀，是情志中起，因郁成劳。知饥不能食，内珠忽陷忽胀，两胁忽若刀刺，经先期，色变瘀紫。半年来医药无效者，情怀不得解释，草木无能为矣。

人参　当归　生白芍　炙草　肉桂　炒杞子　茯苓　南枣

《素问·六元正纪大论》言五郁之发，乃因五运之气有太过不及，遂有胜复之变。由此观之，天地且有郁，而况于人乎？故六气著人，皆能郁而致病。如伤寒之邪，郁于卫，郁于营，或在经在腑在脏。如暑湿之蕴结在三焦，瘟疫之邪客于募原，风寒湿三气杂感而成痹症。总之，邪不解散，即谓之郁，此外感六气而成者也，前人论之详矣。今所辑者，七情之郁居多，如思伤脾，怒伤肝之类是也。其原总由于心，因情志不遂，则郁而成病矣。其症心、脾、肝、胆为多。案中治法，有清泄上焦郁火，或宣畅少阳，或开降肺气，通补肝胃，泄胆补脾，宣通脉络。若热郁至阴，则用咸补苦泄。种种治法，未能按症分析详论。今举其大纲，皆因郁则气滞，气滞久则必化热，热郁则津液耗而不流，升降之机失度。初伤气分，久延血分，延及郁劳沉疴。故先生用药大旨，每以苦辛凉润宣通，不投燥热敛涩呆补，此其治疗之大法也。此外更有当发明者，郁则气滞，其滞或在形躯，或在脏腑，必有不舒之现症。盖气本无形，郁则气聚，聚则似有形而实无质。如胸膈似阻，心下虚痞，胁胀背胀，脘闷不食，气瘕攻冲，筋脉不舒。医家不察，误认有形之滞，放胆用破气攻削，迨至愈治愈剧，转方又属呆补。此不死于病，而死于药矣。不知情志之郁，由于隐情曲意不伸，故气之升降开阖枢机不利。虽《内经》有泄、折、达、发、夺五郁之治，犹虑难获全功，故"疏五过论"有始富后贫，故贵脱势，总属难治之例。盖郁症全在病者能移情易性，医者构思灵巧，不重在攻补，而在乎用苦泄热而不损胃，用辛理气而不破气，用滑润濡燥涩而不滋腻气机，用宣通而不揠苗助长，庶几或有幸成。若必欲求十全之治，则惟道家有一言可以蔽之曰：欲要长生，先学短死。此乃治郁之金丹也。华岫云

肝　火

风火上郁

秦氏　年前肝风眩晕，主以凉血分，和阳熄风，一年未发。今岁正月春寒，非比天暖开泄。此番病发，必因劳怒触动情志。至于呕逆，微冷倏热，交丑寅渐作耳鸣咽痹，食纳久留脘中。想少阳木火盛于寅，胆脉贯耳，犯逆之威必向阳明，而后上凭诸窍。脉右涩大，胃逆不降，食味不甘，而脘中逆乱。薰蒸日炽，营血内耗，无以养心，斯寐不肯寐，心摇荡漾，有难以鸣状之象。今头重脘痹，全是上焦为木火升腾，阻遏清阳。前方滋清，血药居多，必不奏功。今议汤剂方，以苦降其逆，辛通其痹。然汤宜小其制度，以久病体虚。初春若此，冬藏未为坚固可知。其丸剂当以局方龙荟丸，暂服半月再议。

连翘一钱半　黑栀皮一钱　羚羊角一钱　鲜菊叶三钱　紫菀二钱　郁金八分　大杏仁去皮尖勿研，六粒　土瓜蒌皮一钱　鲜菖蒲根四分，忌铁

午服。

沈女　腹痛少减，呕逆已止。上焦热，下焦冷。肝阳尚未和平，拟进当归龙荟法。

当归　龙胆草　川楝子　芦荟　川连　吴萸　大茴

黄氏　肝胆风火上郁，头面清空之筋掣不和。治以清散。

羚羊角　犀角　山栀　连翘　瓜蒌皮　荷叶梗　薄荷梗　青菊叶

郑氏　巅胀神迷，经脉抽痛，胀闷不欲纳食，一月经期四至。此郁伤气血成病。

龙荟丸二钱五分，三服。

叶氏　厥阳扰乱神明。经色已黑，肢冷，面青，便秘。

龙荟丸一钱二分，十服。

劳心阳动木火上蒙

阙十八　诵读吟咏，身虽静坐，而心神常动。凡五志之动皆阳，阳冒无制，清灵遂蒙。《易》旨以蒙乃外加之义。述病发之时，头中欲掐，脘欲抚摩，二便必不自利。此腑气之窒，由乎肝胆厥怫逆起见矣。议从手经上焦治。

羚羊角　连翘心　元参　石菖蒲根

郁金　麦冬　竹叶

气火郁脘痛

唐女　脉左涩右弦，气火不降，胸胁隐痛，脘不爽。最虑失血。

川贝　山栀　丹皮　郁金汁　钩藤　瓜蒌皮　茯苓　橘红

又　气火上郁，脘中窒痛，呕涩。先以开通壅遏。

香豉　瓜蒌皮　山栀　郁金　竹茹　半夏曲　杏仁

怒动胆火

葛　嗔怒喧嚷，气火逆飞，致血痹咽痛，食物厌恶，耳前后绕肩闪刺。议解少阳。

夏枯草　丹皮　桑叶　钩藤　山栀　地骨皮

肝肾阴虚风阳上升

朱五四　头痛神烦，忽然而至。五行之速，莫如风火。然有虚实内外之因，非徒发散苦寒为事矣。如向有肝病，目疾丧明，是阴气久伤体质。今厥阴风木司天，春深发泄，阳气暴张。即外感而论，正《内经》冬不藏精，春必病温。育阴可使热清，大忌发散。盖阴根久伤，表之再伤阳劫津液，仲景谓一逆尚引日，再逆促命期矣。余前主阿胶鸡子黄汤，佐地、冬壮水，芍、甘培土，亟和其厥阳冲逆之威，咸味入阴，甘缓其急，与《内经》肝病三法恰合。今已入夏三日，虚阳倏上，烦躁头痛。当大滋肾母，以苏肝子，补胃阴以杜木火乘侮。旬日不致反复，经月可望全好。

人参　熟地　天冬　麦冬　龟胶　阿胶　北味　茯神

络　热

陆　鼻左窍有血，左肩胛臂痛。皆君相多动，营热气偏。脉得右虚左数。先以清肝通络。

丹皮　山栀　羚羊角　夏枯草　蚕沙　钩藤　连翘　青菊叶

肝者将军之官，相火内寄，得真水以涵濡，真气以制伏，木火遂生生之机，本无是症之名也。盖因情志不舒则生郁，言语不投则生嗔，谋虑过度则自竭。斯罢极之本，从中变火，攻冲激烈，升之不熄为风阳，抑而不透为郁气。脘胁胀闷，眩晕猝厥，呕逆淋闭，狂躁见红等病，由是来矣。古人虽分肝风、肝气、肝火之殊，其实是同一源。若过郁者宜辛宜凉，乘势达之为妥。过升者宜柔宜降，缓其旋扰为先。自竭者全属乎虚，当培其子母之脏。至于犯上、侮中、乘下诸累，散见各门可考。邵新甫

不　寐

心　火

倪　多痛阳升，阴液无以上注，舌涠赤绛，烦不成寐。当益肾水以制心火。

鲜生地　元参　麦冬　绿豆皮　银花　竹叶心

胆　火

吴　少阳郁火，不寐。

丹皮　半夏　钩藤　桑叶　茯苓　橘红

程氏　上昼气逆填脘，子夜寤不肯寐。乃阳气不降，议用温胆汤。

温胆去枳实，加金斛，滚痰丸二钱五

分。

阳 跻 脉 虚

顾四四　须鬓已苍，面色光亮，操心烦劳，阳上升动，痰饮亦得上溢。《灵枢》云：阳气下交入阴，阳跻脉满，令人得寐。今气越外泄，阳不入阴，勉饮酒醴，欲其神昏假寐，非调病之法程。凡中年已后，男子下元先损。早上宜用八味丸，暇时用半夏秫米汤。

某　阳不交阴，夜卧寐躁。

小半夏汤。

赵氏　呕吐眩晕，肝胃两经受病。阳气不交于阴，阳跻穴空，寤不肯寐。《灵枢》方半夏秫米汤主之。

又　接用人参温胆汤。

脾 营 虚

某四二　脉涩，不能充长肌肉，夜寐不适。脾营消索，无以灌溉故耳。当用归脾汤意温之。

嫩黄芪　于术　茯神　远志　枣仁当归炙草　桂圆　新会皮

胆液亏阳升虚烦

某　肝阳不降，夜无寐。进酸枣仁法。

枣仁　知母　炙草　茯神　小麦　川芎

某　不寐六十日，温胆诸药不效。呕痰不适，明系阳升不降。用金匮酸枣仁汤。

枣仁　知母　茯苓　川芎　炙草

陈　阴精走泄，复因洞泻，重亡津液。致阳暴升，胃逆，食入欲呕，神识不静无寐。议酸枣仁汤。

枣仁五钱　炙草五分　知母二钱　茯苓二钱

某三三　寤不成寐，食不甘味，尪羸，脉细数涩。阴液内耗，厥阳外越，化火化风，燔燥煽动。此属阴损，最不易治。姑与仲景酸枣仁汤。

枣仁炒黑勿研，三钱　知母一钱半　云茯神三钱　生甘草五分　川芎五分

肝肾阴亏阳浮

田　脏液内耗，心腹热灼。阳气不交于阴，阳跻穴空，令人不成寐。《灵枢》有半夏秫米法，但此病乃损及肝肾，欲求阳和，须介属之咸，佐以酸收甘缓，庶几近理。

龟胶　淡菜　熟地　黄柏　茯苓　萸肉　五味　远志

又　咸苦酸收已效。下焦液枯，须填实肝肾。

龟鹿胶　熟地　苁蓉　天冬　萸肉五味　茯苓　羊内肾

不寐之故，虽非一种，总是阳不交阴所致。若因外邪而不寐者，如伤寒、疟疾等暴发，营卫必然窒塞，升降必然失常。愁楚呻吟，日夜难安。当速去其邪，攘外即所以安内也。若因里病而不寐者，或焦烦过度，而离宫内燃，从补心丹及枣仁汤法。或忧劳愤郁，而耗损心脾，宗养心汤及归脾汤法。或精不凝神，而龙雷震荡，当壮水之主，合静以制动法。或肝血无藏而魂摇神漾，有咸补甘缓法。胃病则阳跻穴满，有《灵枢》半夏秫米汤法。胆热则口苦心烦，前有温胆汤，先生又用桑叶、丹皮、山栀等轻清少阳法。营气伤极，人参、人乳并行；阳浮不摄，七味、八味可选。徐如因惊宜镇，因怒宜疏，饮食痰火为实，新产病后为虚也。邵新甫

嘈

阳　升

某　阳升嘈杂。

麦冬三钱　生地二钱　柏子仁一钱　川斛三钱　茯神三钱　黑稽豆皮三钱

心阳热

某　心中烦热，头上汗泄，汗止自安，易嘈。

淮小麦　柏子仁　茯神　炙草　南枣　辰砂

血　虚

程氏　血虚心嘈，咽呛。

生地　天冬　麦冬　女贞子　生白芍　炙草　茯神　麻仁

肝阴虚

某氏　经半月一至，夜嘈痛。

生地　阿胶　天冬　茯神　白芍　丹参

嘈有虚实真伪，其病总在于胃。经云：饮入于胃，游溢精气，上输于脾，脾气散精，上归于肺。又云：脾与胃以膜相连耳。又云：脾主为胃行其津液者也。由此观之，脾属阴，主乎血；胃属阳，主乎气。胃易燥，全赖脾阴以和之；脾易湿，必赖胃阳以运之。故一阴一阳，互相表里，合冲和之德，而为后天生化之源也。若脾阴一虚，则胃家饮食游溢之精气，全输于脾，不能稍留津液以自润，则胃过于燥而有火矣。故欲得食以自资，稍迟则嘈杂愈甚，得食则嘈可暂止。若失治，则延便闭、三消、噎膈之症。治当补脾阴，养营血，兼补胃阴，甘凉濡润，或稍佐微酸，此乃脾阴之虚而致胃家之燥也。更有一切热病之后，胃气虽渐复，津液尚未充，亦有是症。此但以饮食调之，可以自愈。此二种，乃为虚嘈症。所谓实者，年岁壮盛，脾胃生发之气与肾阳充旺，食易消磨，多食易饥而嘈，得食即止。此非病也，不必服药。以上皆是真嘈症。所云伪者，因胃有痰火，以致饮食输化不清，或现恶心，吞酸，微烦，眩晕，少寐，似饥非饥，虽饱食亦不能止。此乃痰火为患，治宜清胃，稍佐降痰。苦寒及腻滞之药，不宜多用。又有胃阳衰微，以致积饮内聚，水气泛溢，似有凌心之状，凄凄戚戚，似酸非酸，似辣非辣，饮食减少。此属脾胃阳虚，治宜温通，仿痰饮门而治之。此二种乃似嘈之伪症，若夫所云心嘈者误也。心但有烦而无嘈，胃但有嘈而无烦，亦不可不辨明之。今先生之法，仅有四案，倘好善之土更能搜采补入，则幸甚。华岫云

三　消

郁　火

计四十　能食善饥，渴饮，日加瘈瘦，心境愁郁，内火自燃。乃消症大病。

生地　知母　石膏　麦冬　生甘草　生白芍

烦劳心营热

王五八　肌肉瘦减，善饥渴饮。此久久烦劳，壮盛不觉，体衰病发，皆内因之症。自心营肺卫之伤，渐损及乎中下。按脉偏于左搏，营络虚热，故苦寒莫制其烈，甘补无济其虚，是中上消之病。

犀角三钱　鲜生地一两　玄参心二钱

鲜白沙参二钱　麦冬二钱　柿霜一钱

　　又　固本加甜沙参。

肝阳犯胃

　　杨二八　肝风厥阳，上冲眩晕，犯胃为消。

　　石膏　知母　阿胶　细生地　生甘草　生白芍

　　某　液涸消渴，是脏阴为病。但胃口不醒，生气曷振？阳明阳土，非甘凉不复。肝病治胃，是仲景法。

　　人参　麦冬　粳米　佩兰叶　川斛　陈皮

阳动烁津

　　胡五七　元阳变动为消，与河间甘露饮方。

　　河间甘露饮。

　　钱五十　阳动消烁，甘缓和阳生津。

　　生地　炙黑甘草　知母　麦冬　枣仁　生白芍

肾消

　　杨二六　渴饮频饥，溲溺浑浊，此属肾消。阴精内耗，阳气上燔。舌碎绛赤，乃阴不上承，非客热宜此。乃脏液无存，岂是平常小恙？

　　熟地　萸肉　山药　茯神　牛膝　车前

肾阴虚胃火旺

　　某　脉左数，能食。

　　六味加二冬、龟板、女贞、旱莲、川斛。

肾阴虚心火亢

　　王四五　形瘦脉搏，渴饮善食，乃三消症也。古人谓：入水无物不长，入火无

物不消。河间每以益肾水制心火，除肠胃激烈之燥，济身中津液之枯，是真治法。

　　玉女煎。

　　姜五三　经营无有不劳心，心阳过动，而肾阴暗耗，液枯，阳愈燔灼。凡入火之物，必消烁干枯，是能食而肌肉消瘦。用景岳玉女煎。

　　三消一症，虽有上、中、下之分，其实不越阴亏阳亢，津涸热淫而已。考古治法，唯仲景之肾气丸，助真火蒸化，上升津液。《本事方》之神效散，取水中咸寒之物，遂其性而治之。二者可谓具通天手眼，万世准绳矣。他如《易简》之地黄引子，朱丹溪之消渴方，以及茯苓丸、黄芪汤、生津甘露饮，皆错杂不一，毫无成法可遵。至先生则范于法而不囿于法，如病在中上者，膈膜之地而成燎原之场，即用景岳之玉女煎，六味之加二冬、龟甲、旱莲。一以清阳明之热，以滋少阴；一以救心肺之阴，而下顾真液。如元阳变动而为消烁者，即用河间之甘露饮，生津清热，润燥养阴，甘缓和阳是也。至于壮水以制阳光，则有六味之补三阴，而加车前、牛膝，导引肝肾。斟酌变通，斯诚善矣。邹滋九

脾瘅

中虚伏热

　　某　无形气伤，热邪蕴结，不饥不食，岂血分腻滞可投？口甘一症，《内经》称为脾瘅，中焦困不转运可知。

　　川连　淡黄芩　人参　枳实　淡干姜　生白芍

　　某　口甜，是脾胃伏热未清。宜用温胆汤法。

川连　山栀　人参　枳实　花粉　丹皮　橘红　竹茹　生姜

口甘一症，《内经》谓之脾瘅。此甘，非甘美之甘，瘅即热之谓也。人之饮食入胃，赖脾真以运之，命阳以腐之，譬犹造酒蒸酿者然。倘一有不和，肥甘之疾顿发。五液清华，失其本来之真味，则淫淫之甜味，上泛不已也。胸脘必痞，口舌必腻，不饥不食之由，从此至矣。《内经》设一兰草汤，其味辛，足以散结，其气清，足以化浊，除陈解郁，利水和营，为奇方之祖也。夹暑夹湿之候，每兼是患，以此为君，参以苦辛之胜，配合泻心等法。又如胃虚谷少之人，亦有是症，又当宗大半夏汤及六君子法，远甘益辛可也。邵新甫

脾瘅症，经言因数食甘肥所致。盖甘性缓，肥性腻，使脾气遏郁，致有口甘、内热、中满之患。故云：治之以兰，除陈气也。陈气者，即甘肥酿成陈腐之气也。夫兰草即为佩兰，俗名为省头草。妇人插于鬐中，以辟发中油秽之气。其形似马兰而高大，其气香，其味辛，其性凉，亦与马兰相类。用以醒脾气，涤甘肥也。今二案中，虽未曾用，然用人参以助正气，余用苦辛寒以开气泄热，枳实以理气滞，亦祖兰之意，即所谓除陈气也。此症久延，即化燥热，转为消渴。故前贤有膏粱无厌发痈疽，热燥所致，淡薄不堪生肿胀，寒湿而然之论。余于甘肥生内热一症，悟出治胃寒之一法。若贫人淡薄茹素，不因外邪，亦非冷饮停滞，其本质有胃寒症者，人皆用良姜、丁香、荜拨、吴萸、干姜、附子等以温之。不知辛热刚燥能散气，徒使胃中阳气，逼而外泄。故初用似效，继用则无功。莫若渐以甘肥投之，或稍佐咸温，或佐酸温，凝养胃阳，使胃脂胃气日厚，此所谓药补不如食补也。又有肾阳胃阳兼虚者，曾见久服鹿角胶而愈，即此意也。未识高明者以为然否？华岫云

疟

瘅疟

孙　阴气先伤，阳气独发，犹是伏暑内动。当与《金匮》瘅疟同例。

竹叶　麦冬　生地　玄参　知母　梨汁　蔗汁

施　发热身痛，咳喘。暑湿外因，内阻气分，有似寒栗，皆肺病也。

竹叶　连翘　薄荷　杏仁　滑石　郁金汁

又　微寒多热，舌心干，渴饮，脘不爽。此属瘅疟，治在肺经。

杏仁　石膏　竹叶　连翘　半夏　橘红

程　阴气先伤，阳气独发，有瘅热无寒之虑。

鲜生地　知母　麦冬　竹叶心　滑石

唐　未病形容先瘦，既病暮热早凉。犹然行动安舒，未必真正重病伤寒也。但八九日，病来小愈，骤食粉团腥面。当宗食谷发热，损谷则愈，仲景未尝立方。此腹痛洞泻，食滞阻其肠胃，大腑不司变化。究其病根，论幼科体具纯阳，瘦损于病前，亦阳亢为消烁。仲景谓：瘅疟者，单热不寒。本条云：阴气孤绝，阳气独发，热灼烦冤，令人消烁肌肉。亦不设方，但云以饮食消息主之。嘉言主以甘寒生津可愈，重后天胃气耳。洞泻既频，津液更伤。苦寒多饵，热仍不已。暮夜昏谵，自言胸中格拒，腹中不和。此皆病轻药重，致阴阳二气之残惫。法当停药与

谷，谅进甘酸，解其烦渴，方有斟酌。

又 鼻煤，唇裂舌腐。频与芩、连，热不肯已。此病本轻，药重于攻击，致流行之气结闭不行，郁遏不通，其热愈甚。上则不嗜饮，不纳食，小溲颇利，便必管痛。三焦皆闭，神昏瘛疭有诸。

连翘心三钱　鲜石菖蒲一钱半　川贝母三钱　杏仁二十粒　射干二分　淡竹叶一钱半

又 自停狠药，日有向愈之机。胃困则痞闷不欲食，今虽未加餐，已知甘美，皆醒之渐也。童真无下虚之理，溲溺欲出，尿管必痛，良由肺津胃汁因苦辛燥烈气味劫夺枯槁，肠中无以运行。庸医睹此，必以分利。所谓泉源既竭，当滋其化源。九窍不和，都属胃病。

麦门冬二钱　甜杏仁四钱　甜水梨皮三钱　蔗浆一木勺

张 舌赤，烦汗不寐，肢体忽冷。乃稚年瘅疟，暑邪深入所致。

杏仁　滑石　竹叶　西瓜翠衣　知母　花粉

又 热甚而厥，幼稚疟症皆然。

竹叶石膏汤去人参、半夏，加知母。

温　疟

某 风温阳疟。

杏仁　滑石　连翘　黄芩　青蒿　淡竹叶

丁 脉右数，左小弱，面明。夏秋伏暑，寒露后发。微寒多热，呕逆身痛。盖素有痰火，暑必夹湿。病自肺经而起，致气不宣化。不饥不食，溺溺短缩。乃热在气分，当与温疟同例。忌葛、柴足六经药。

桂枝白虎汤加半夏。

胡 按仲景云：脉如平人，但热无寒，骨节烦疼，微呕而渴者，病名温疟。桂枝白虎汤主之。

桂枝白虎汤。

盖今年夏秋之热，口鼻吸暑，其初暑邪轻小，不致病发。秋深气凉外束，里热欲出，与卫营二气交行，邪与二气遇触，斯为热起。临解必有微汗者，气邪两泄。然邪不尽，则混处气血中矣。故圣人立法，以石膏辛寒，清气分之伏热，佐入桂枝，辛甘温之轻扬，引导凉药以通营卫，兼知母专理阳明独胜之热，而手太阴肺亦得秋金肃降之司，甘草、粳米和胃阴以生津。此一举兼备。方下自注云：一剂知，二剂已。知者，谓病已知其对症。已者，中病当愈之称耳。

邓 寒少热多，胸中痞胀。温邪未解，谩言止截。

淡黄芩　炒半夏　姜汁　生白芍　草果　知母　乌梅

又 照前方去半夏、姜汁，加鳖甲。

吴 间日寒热，目黄口渴。温邪兼雨湿外薄为疟。

滑石　杏仁　白蔻仁　淡黄芩　半夏　郁金

又 脉数，舌红口渴。热邪已入血分。

竹叶　石膏　生地　丹皮　知母　青蒿梗

又 饮食不节，腹中不和，疟邪攻胃。

鲜首乌　乌梅肉　生鳖甲　黄芩　丹皮　草果　知母

送保和丸二钱。

又 人参　生谷芽　枳实汁　茯苓　广皮　炒半夏曲

暑　疟

朱 舌黄烦渴，身痛，心腹中热燥，暑热不解为疟。经言：暑脉自虚，皆受从前疲药之累瘁。

石膏　知母　生甘草　炒粳米　麦冬　竹叶

何　劳倦伤气，遗泄伤阴。暑邪变疟，炽则烦冤最盛。分解使邪势轻，参、术、芪、附，皆固闭邪气也。

草果仁　知母　淡黄芩　川贝母　青蒿　花粉

冯　暑伤气分，上焦先受，河间法至精至妙。后医未读其书，焉能治病臻效？邪深则疟来日迟，气结必胸中混蒙如痞。无形之热，渐蒸有形之痰。此消导发散，都是劫津，无能去邪矣。

石膏　杏仁　半夏　厚朴　知母　竹叶

黄　脉数，目眦黄，舌心干白黄苔，口干粘腻，脘中痞闷，不思纳谷。由于途次暑风客邪内侵募原，营卫不和，致发疟疾。夫暑必兼湿也热也，皆气也。气与邪搏，则清浊交混，升降自阻，古称湿遏必热自生矣。圣帝论病，本乎四气。其论药方，推气味，理必苦降辛通，斯热气痞结可开。消导攻滞，香燥泄气，置暑热致病之因于不治，不识何解？

川连　黄芩　花粉　桔梗　白蔻仁　郁金　橘红　六一散

又　苦降能驱热除湿，辛通能开气宣浊。已经见效，当减其制，仍祖其意。

川连　桔梗　白蔻仁　厚朴　茵陈　茯苓皮　银花　白通草

胡　间日疟，痰多脘闷，汗多心热。伏暑内炽，忌与风寒表药。

滑石　黄芩　厚朴　杏仁　通草　白蔻　半夏　瓜蒌皮　知母

又　黄芩　草果　知母　半夏　生白芍　乌梅

汪氏　微冷热多，舌白，脘闷呕恶。暑秽过募原为疟。

杏仁　郁金　滑石　厚朴　黄芩　炒半夏　白蔻　橘红

湿疟

某　舌白脘闷，寒起四末，渴喜热饮。此湿邪内蕴，脾阳不主宣达，而成湿疟。

厚朴一钱半　杏仁一钱半　草果仁一钱　半夏一钱半　茯苓三钱　广皮白一钱半

某二五　疟止，面浮渐及脘腹。

苡仁　桑白皮　茯苓　大腹皮　姜皮　广皮

某　间疟，寒热俱微。此属湿疟。

杏仁三钱　厚朴一钱　桂枝木五分　飞滑石三钱　草果八分　炒半夏一钱半　茯苓皮三钱　绵茵陈一钱半

牛四八　寒来喜饮热汤，发热后反不渴，间疟已四十日。今虽止，不饥不思食，五味入口皆变。初病舌白，干呕，湿邪中于太阴脾络。湿郁气滞，喜热饮暂通其郁。邪蒸湿中生热，六腑热灼，津不运行，至大便硬秘。此为气痹湿结，当薄味缓调，令气分清肃。与脾约似同，但仲景气血兼治，此病却专伤气分。

炒黄半夏　生益智仁　绵茵陈　广皮　厚朴　茯苓

又　疟止，舌白不饥，大便旬日不通。此皆留邪堵塞经腑隧道之流行，久延必致腹胀癥瘕。

杏仁　白蔻仁　半夏　厚朴　生香附汁　广皮　茯苓皮

接服半硫丸二钱。

某　脉右弦左弱，留邪未尽，大便粘稀，最防转痢。较七八日前势减一二，但去疾务尽。苦辛寒逐其蕴伏，而通利小便亦不可少。

草果　知母　厚朴　茯苓　木通　滑石

湿　热

曹　身痛舌白，口渴自利。此湿温客气为疟，不可乱投柴、葛，仲景有湿家忌汗之律。

飞滑石　杏仁　郁金　淡黄芩　白蔻仁　防已

又　湿甚为热，心痛，舌白，便溏。治在气分。

竹叶心　麦冬　郁金　菖蒲　飞滑石橘红

化服牛黄丸。

又　心下触手而痛，自利，舌白，烦躁，都是湿热阻气分。议开内闭，用泻心汤。

川连　淡黄芩　干姜　半夏　人参枳实

又　神气稍清，痛处渐下至脐。湿伤在气，热结在血。吐咯带血，犹是上行为逆。热病瘀留，必从下出为顺。

川连　黄芩　干姜　半夏　人参　枳实　白芍　炒楂肉

费　舌白渴饮，身痛呕恶，大便不爽，诊脉濡小。乃暑湿从口鼻入，湿甚生热。四末扰中，疟发脘痞胀痹。当以苦辛寒清上彻邪，不可谓遗泄而病，辄与温补助邪。

黄芩　知母　白蔻　郁金　蒌皮　厚朴　杏仁　半夏　姜汁　石膏

又　脉濡口渴，馀热尚炽。

人参　知母　石膏　竹叶　甘草　麦冬

又　热缓，不欲食，津液受烁。当和胃生津。

人参　五味　知母　橘红　炒白芍半夏曲

张　疮家湿疟，忌用表散。

苍术白虎汤加草果。

阳　虚

曹　寒从背起，汗泄甚，面无淖泽，舌色仍白。邪未尽，正先怯。心虚痓震，恐亡阳厥脱。议用仲景救逆法加参。

又　舌绛，口渴，汗泄，疟来日晏。寒热过多，身中阴气大伤。刚补勿进，议以何人饮。

人参　何首乌

孙　阳虚之体，伏暑成疟，凉药只宜少用。身麻属气虚。用生姜泻心法。

半夏　生姜汁　茯苓　炙甘草　南枣肉

沈　阳微复疟。

桂枝　当归　黄芪　防风　鹿角屑姜汁南枣

范五三　劳疟入阴，夏月阳气发泄，仍然劳苦经营，以致再来不愈。用药以辛甘温理阳为正，但未易骤效耳。

人参　当归　肉桂　炙草　川蜀漆生姜　南枣

方　寒甚于背，阳脉衰也。

人参　鹿茸　炒当归　炙草　鹿角霜官桂　鳖甲煎丸

吴六一　背寒，舌白粉苔，知饥食无味。此为无阳，温中下以托邪。

生白术　厚朴　桂枝　附子　草果仁茯苓

又　照方去茯苓，加参、炙草、生姜。

程　寒热经月不止，属气弱留邪。以益气升阳。

补中益气汤。

又　生鹿茸　鹿角霜　人参　归身茯苓　炙草　生姜

某氏　建中法甚安，知营卫二气交馁。夫太阳行身之背，疟发背冷，不由四肢，是少阴之阳不营太阳，此汗大泄不已矣。孰谓非柴、葛伤阳之咎软？议用桂枝加熟附子汤。

人参桂枝汤加熟附子。

华氏　二十岁天癸始通，面黄汗泄，内热外冷。先天既薄，疟伤不复。《内经》谓阳维为病苦寒热，纲维无以振顿，四肢骨节疼痛。通八脉以和补，调经可以却病。

淡苁蓉　鹿角霜　当归　川芎　杜仲　小茴　茯苓　香附

顾氏　进护阳方法，诸疟已减，寒热未止。乃久病阳虚，脉络未充，尚宜通补为法。

人参　生鹿茸　当归　紫石英　茯苓　炙草　煨姜　大枣

又　经邪不尽，寒热未止。缘疟久营卫气伤，脉络中空乏。屡进补法，仅能填塞络中空隙，不能驱除蕴伏之邪。拟进养营法，取其养正邪自却之意。

人参　当归　杞子　生白芍　茯神　桂心炙草　远志　煨姜　南枣

袁妪　脉弦缓，寒战甚则呕吐噫气，腹鸣溏泄，是足太阴脾寒也。且苦辛寒屡用不效，俱不对病，反伤脾胃。

人参　半夏　草果仁　生姜　新会皮　醋炒青皮

又　《灵枢经》云：中气不足，溲便为变。况老年人惊恐忧劳，深夜不得安寐，遂致寒战疟发。当以病因而体贴谛视，其为内伤实属七八。见疟通套，已属非法。若云肺疟，则秋凉不发，何传及于冬令小雪？当以劳疟称之，夫劳必伤阳气，宜乎四末先冷。疟邪伤中，为呕恶腹鸣矣。用露姜饮。

又　阳陷入阴，必目瞑欲寐。寒则肉腠筋骨皆疼，其藩篱护卫太怯，杳不知饥，焉得思谷？老年人须血气充溢，使邪不敢陷伏。古贤有取升阳法。

嫩毛鹿角　人参　当归　桂枝　炙甘草

又　前议劳伤阳气，当知内损邪陷之理。凡女人天癸既绝之后，其阴经空乏，岂但营卫造偏之寒热而已。故温脾胃，及露姜治中宫营虚。但畏寒，不知热，为牝疟。盖牝为阴，身体重著，亦是阴象。此辛甘理阳，鹿茸自督脉以煦提，非比姜、附但走气分之刚暴。驱邪益虚，却在营分。《奇经》曰：阳维脉为病发寒热也。

鹿茸　鹿角霜　人参　当归　浔桂　茯苓　炙草

又　正气和营，疟战已止。当小其制。

人参　鹿茸　当归　炒杞子　沙苑　茯苓　炙草

某　疟后，脾肾阳虚。便溏畏寒，肢体疲倦。当防肿胀。

附子　白术　茯苓　泽泻　苡仁　生姜　大枣

某　阴疟已乱，汗多。

桂枝　牡蛎　生黄芪　炙草　归身　五味　煨姜　大枣

某　脉沉，舌白，呃忒，时时烦躁。向系阳虚痰饮，疟发三次即止。此邪窒不能宣越，并非邪去病解。今已变病，阴泣痰浊阻塞于中，致上下气机不相维续，症势险笃。舍通阳一法，无方可拟。必得中阳流运，疟症复作，庶有愈机。

淡附子一钱半　生草果仁钱半　生白芍三钱　茯苓三钱　生厚朴一钱　姜汁五分

一剂。此冷香、真武合剂。

胃阳虚湿聚

某　伏暑冒凉发疟，以羌、防、苏、葱辛温大汗。汗多，卫阳大伤，胃津亦被劫干，致渴饮，心烦，无寐。诊脉左弱右促，目微黄。嗜酒必中虚谷少，易于聚湿蕴热。勿谓阳伤骤补，仿《内经》辛散太过，当食甘以缓之。

大麦仁　炙草　炒麦冬　生白芍　茯神　南枣

又　药不对症，先伤胃口。宗《内经》辛苦急，急食甘以缓之。仲景谓之胃减，有不饥不欲食之患。议用金匮麦门冬汤，苏胃汁以开痰饮。仍佐甘药，取其不损阴阳耳。

金匮麦门冬汤去枣米，加茯神、糯稻根须。

又　脉右大，间日寒热，目眦微黄，身痛。此平素酒湿，夹时邪流行经脉使然。前因辛温大汗，所以暂养胃口。今脉症既定，仍从疟门调治。

草果　知母　人参　枳实　黄芩　半夏　姜汁

脾 胃 阳 虚

项　疟已过月，形脉俱衰。平素阳虚，虚则邪难解散。腹胀是太阴见症，治从脾胃。

人参一钱　半夏二钱　生于术二钱　茯苓二钱　草果仁二钱　淡姜一钱

陆　邪伏于里，积久而发，道路已远，未能日有寒热。汗出不解，攻表无谓。平昔肛垂骱痛，必有湿痰阻隧，舌白，不喜饮。治在太阴阳明。

炒半夏　厚朴　草果　知母　姜汁　杏仁

阴 虚

某　遗泄损阴，疟热再伤阴。声嘶火升，乃水源不充。易怒神躁，水不涵木之象。用何人饮，佐清阴火。

制首乌　人参　天冬　麦冬　知母　茯苓

某氏　疟已半年，今但微热无汗，身弱自乳，血去伤阴。此头痛是阳气浮越，心痛如饥，晡热，都是阴虚成劳。若不断乳，经去不至为干血，则服药亦无用。

生地三钱　阿胶一钱半　生白芍一钱　炙黑甘草四分　麦冬一钱半　火麻仁一钱　粗桂枝木三分

某　疟后，心悸气怯，便后有血，是热入伤阴。用固本丸加首乌、阿胶。

人参　生地　熟地　天冬　麦冬　制首乌　阿胶

某　阴液消亡，小溲短赤，皆疟热所伤。不饥不纳，阴药勿以过腻，甘凉养胃为稳。

人参　生地　天冬　麦冬　川斛　蔗浆

另服资生丸。

阴虚热伏血分

郑　自来阴虚有遗泄，疟邪更伤其阴。寐多盗汗，身动气促，总是根本积弱，不主敛摄。此养阴一定成法。

熟地　生白芍　五味　炒山药　茯神　芡实　湖莲肉

张　脉数，疟来日迟，舌干渴饮。积劳悒郁，内伤居多，致邪气乘虚，渐劫阴气。热邪坠于阴，热来小溲频数，故汗多不解。议清阴分之热，以救津液。

活鳖甲　知母　草果　鲜生地　炒桃仁　花粉

翁　脉左弦，暮热早凉，汗解渴饮。治在少阳。

青蒿　桑叶　丹皮　花粉　鳖甲　知母

沈十九　用力失血，无非阳乘攻络。疟热再伤真阴，肌消食减。自述夏暑汗泄，头巅胀大，都是阴虚阳升。清火皆苦寒，未必能和身中之阳也。

鳖甲　生白芍　天冬　首乌　炙草

茯神

某氏　疟热伤阴，小溲淋痛。

生地　鳖甲　丹皮　知母　茯苓　泽泻

朱十五　疟久后，阴伤溺血。

炒焦六味加龟甲、黄柏。

吴十四　阴疟后，内热。

清骨散。

热邪痞结

项　阳气最薄，暑入为疟，先由肺病，桂枝白虎汤气分以通营卫为正治。今中焦痞阻，冷饮不适，热邪宜清，胃阳亦须扶护。用半夏泻心法。

半夏　川连　姜汁　茯苓　人参　枳实

热邪痞结肺痹

王　汗出不解，心下有形，自按则痛，语言气窒不爽，疟来鼻准先寒。邪结在上，当开肺痹。医见疟治疟，焉得中病？

桂枝　杏仁　炙草　茯苓　干姜　五味

又　汗少喘缓，肺病宛然，独心下痞结不通，犹自微痛。非关误下，结胸、陷胸等法未妥。况舌白渴饮，邪在气分。仿仲景软坚开痞。

生牡蛎　黄芩　川桂枝　姜汁　花粉　炒黑蜀漆

又　照前方去花粉，加知母、草果。

又　鳖甲煎丸一百八十粒。

王　舌白，不大渴，寒战后热，神躁欲昏，而心胸饱闷更甚。疟系客邪，先由四肢以扰中宫。痰嗽呕逆，显是肺胃体虚，邪聚闭塞不通，故神昏烦闷郁蒸，汗泄得以暂解。营卫之邪未清，寒热漫延无已。此和补未必中窾，按经设法为宜。

白蔻仁　大杏仁　焦半夏　姜汁　黄芩　淡竹叶

又　寒热，疟邪交会中宫，邪聚必胀闷呕逆，邪散则安舒。当心胸之间，并无停食之地。夫不正之气为邪，秽浊弥漫，原非形质可以攻消。苟非芳香，何以开其蒙闭之秽浊？欲少望见效，舍此捷径，无成法可遵，道中知否耶？

牛黄丸，二服。

心　经　疟

乐二九　热多昏谵，舌边赤，舌心黄，烦渴，脉弱，是心经热疟。医投发散消导，津劫液涸，痉厥至矣。

犀角　竹叶　连翘　玄参　麦冬　银花

陈　前方复疟昏迷，此皆阳气上冒[1]。

救逆汤去姜，加芍。

又　镇逆厥止。议养心脾营阴，乃病后治法。

人参　炙草　杞子　桂圆　炒白芍　枣仁　茯神　远志

肺　疟

某四三　舌白渴饮，咳嗽，寒从背起。此属肺疟。

桂枝白虎汤加杏仁。

范　脉寸大，汗出口渴。伏邪因新凉而发，间日疟来。议治手太阳。

淡竹叶　大杏仁　滑石　花粉　淡黄芩　橘红

金氏　肺疟脘痞。

黄芩　白蔻仁　杏仁　橘红　青蒿梗　白芍

张妪　暑风入肺成疟。

---

① 冒，原作"胃"，误。

淡黄芩　杏仁　滑石　橘红　青蒿梗
连翘

陈六岁　冷暖不调，夜热多汗，咳嗽。忌荤腥油腻，可免疳劳。温邪如疟，当治手太阴。

竹叶心　麦冬　粳米　飞滑石　知母
炙草

脾 疟

柳　暑湿都伤气分，不渴多呕，寒起四肢，热聚心胸。乃太阴疟也，仍宜苦辛，或佐宣解里热之郁。

川连　黄芩　炒半夏　枳实　白芍
姜汁

烦躁甚，另用牛黄丸一丸。

某　寒起呕痰，热久不渴，多烦。中焦之邪，仍以太阴脾法。

草果　知母　生姜　乌梅　炒半夏
桂枝木

早服鳖甲煎方。

葛　疟久，舌白，泄泻。太阴脾伤，肌肉微浮。宜补中却邪，大忌消克发散。

人参　草果　白芍　茯苓　煨老姜
炙草

王　脉濡，不渴，呕痰不饥，是太阴脾疟。当辛温以理中焦之阳。

生于术　半夏　草果　紫厚朴　茯苓
姜汁

又　太阴脾疟，必有寒湿凝阻其运动之阳，所防久虚变幻浮肿腹胀。人参未能多用，权以生术代之，但与络方少逊，佐以通药则无碍。

生于术　桂枝木　炒常山　茯苓　生
鹿角　生姜汁

某二二　寒起四末，渴喜热饮，属脾疟状。先当温散。

杏仁　厚朴　草果仁　知母　生姜
半夏

金　既成间日寒热疟，呕吐痰涎。其疟邪大犯脾胃，故不饥不食，脉仍虚，舌白。治在太阴，不必攻表。

人参　半夏　草果　橘红　黄芩　知
母　姜汁

沈十岁　脉濡，寒热，疟日迟，腹微满，四肢不暖，是太阴脾疟。用露姜饮以升阳。

人参一钱　生姜一钱
露一宿，温暖服。

厥 阴 疟

华　用动药疟止。新沐疟来，阳弱失卫，外邪直侵入里。试以疟来不得汗，邪不从外解大著。

川桂枝　炮黑川乌　生白术　炒黑蜀
漆　全蝎　厚朴

姜汁丸。

胃 阴 虚

王五二　暑湿伤气，疟久伤阴。食谷烦热愈加，邪未尽也。病已一月，不饥不饱，大便秘阻，仍有潮热。全是津液暗伤，胃口不得苏醒。甘寒清热，佐以酸味。胃气稍振，清补可投。

麦冬　干首乌　乌梅肉　知母　火麻
仁　生白芍

高　阴虚，温疟虽止，而腰独痛。先理阳明胃阴，俾得安谷，再商治肾。

北沙参　麦冬　木瓜　蜜水炒知母
大麦冬　乌梅

周　舌白，脉小，暑邪成疟。麻黄劫汗伤阳，遂变痉症。今痰咸有血，右胁痛引背部，不知饥饱。当先理胃津。

大沙参　桑叶　麦冬　茯神　生扁豆
苡仁

胃 逆 不 降

杨　高年疟，热劫胃汁，遂不饥不饱，不食不便，渴不嗜饮，味变酸浊。药能变胃方苏。

人参　川连　枳实　牡蛎　淡干姜　生姜

徐　脉数，左寸大，关弦。疟后食大荤太早，胃气受伤，不得下降。致痞闷恶心，痰多唇燥，大便不利，俱是腑气不宣之象。拟进温胆汤法，以和胃气。

炒焦竹茹　炒焦半夏　草果仁　生枳实　杏仁　橘红　金斛　花粉

黄　疟后不饥，咽即吐，此脘膈痰与气阻。胃不降，则不受纳。仿温胆汤意，佐以苦味降逆。

鲜竹茹　枳实　炒半夏　茯苓　橘红　川连　苦杏仁　郁金汁

肝　胃

李　不饥，口涌甜水。疟邪未清，肝胃不和。

川连　干姜　枳实　瓜蒌仁　半夏　广皮白　姜汁

又　口涌甜水，脾瘅。

川连　黄芩　厚朴　半夏　生干姜　广皮

煎送脾约丸。

又　橘半枳术丸。

金　寒自背起，冲气由脐下而升，清涎上涌呕吐，遂饥不能食。此疟邪深藏厥阴，邪动必犯阳明。舌白，形寒寒胜，都主胃阳之虚。然徒补钝守无益。

人参　半夏　广皮白　姜汁　川椒　乌梅附子　生干姜

方　先厥而疟，蛔虫下出，呕逆腹鸣，脘痞窒塞。此厥阴疟疾，勿得乱治。

川连　淡干姜　姜汁　川桂枝　生白芍　乌梅肉　黄芩

秋露水煎药。

又　阳微寒胜，疟久不已。理胃阳以壮中宫，使四末之邪，不令徒犯脾胃。

人参　炒半夏　生姜　乌梅　草果　炒常山

秋露水煎。

又　辛酸两和肝胃已效。

人参　草果　生姜　生白芍　乌梅　炙鳖甲

吴　体丰色白，阳气本虚。夏秋伏暑，夹痰饮为疟。寒热夜作，邪已入阴。冷汗频出，阳气益伤。今诊得脉小无力，舌白，虚象已著。恐延厥脱之虑，拟进救逆汤法。

人参　龙骨　牡蛎　炙草　桂枝木　炒蜀漆　煨姜　南枣

又　闽产阳气偏泄，今年久热伤元，初疟发散，不能去病，便是再劫胃阳，致入厥阴，昏冒大汗。思肝肾同属下焦，厥阳夹内风冒厥，吐涎沫胶痰。阳明胃中，久寒热戕扰，空虚若谷，风自内生。阅医药，不分经辨证，但以称虚道实，宜乎鲜有厥效。议用仲景安胃泄肝一法。

人参　川椒　乌梅　附子　干姜　桂枝　川连　生牡蛎　生白芍

又　诸症略减，寒热未止。尚宜实阳明，泄厥阴为法。

人参　炒半夏　淡干姜　桂枝木　茯苓　生牡蛎

又　天暴冷，阳伤泄泻。脉得左手似数而坚，口微渴，舌仍白。阴液既亏，饮水自救，非热炽也。议通塞两用，冀其寒热再缓。

人参　淡附子　桂枝木　茯苓　生牡蛎　炒黑蜀漆

蔡　恶进谷食，舌干龈胀，不饥，不知味，寤多寐少。皆由疟汗呕逆，都令诸阳交升。胃气不降则不食，阳不下潜则无寐，肝风内震则火升心热。法当和胃阳，平肝气。肝平胃醒，必谷进能寝矣。

知母　北沙参　麦冬　新会皮　乌梅肉　新谷露冲

金七五　强截疟疾，里邪痞结心下，水饮皆呕吐无馀，病在胃口之上。老年阳衰，防其呃厥。舍泻心之外无专方。

人参　枳实　干姜　半夏　川连　黄芩

又　舌白，气冲心痛，嗳噫味酸，呕吐涎沫，皆胃虚肝乘。仿仲景胃中虚，客气上逆，可与旋覆花代赭石汤。

旋覆花　代赭石　人参　半夏　茯苓　姜汁　粳米

又　诸恙向安，寝食颇逸。平昔肝木易动，左脉较右脉弦长。味变酸，木侮土。秋前宜慎。

人参　半夏　茯苓　广皮　生谷芽　生白芍

马　疟半月不止，左胁下已有疟母。寒热时，必气痞呕逆。乃肝邪乘胃，有邪陷厥阴之象。拟进泻心法。

川连　黄芩　干姜　半夏　人参　枳实

朱女　厥阴冲气上攻，眩晕，间疟。安胃丸三钱，椒梅汤送。

陈氏　疟母，是疟邪入络，与血气扭结，必凝然不动。今述遇冷劳怒，冲气至脘，痛必呕逆，必三日气降痛缓，而后水饮得入。此厥逆之气由肝入胃，冲脉不和，则经水不调。

延胡　川楝子　半夏　蓬术　蒲黄　五灵脂　姜汁

韩二七　疟不止，欲吐。

炒半夏一钱半　厚朴一钱　青皮一钱　炒焦知母钱半　草果仁一钱　橘红一钱

临服调入姜汁一钱。

脾　胃

吴　背寒，疟来渐晏，邪有入阴之意。此伏邪不肯解散，都因久积烦劳，未病先虚也。饮水少腹如坠，脘中痞结不舒，中焦屡受邪迫，阳气先已馁弱。议两和太阴阳明法。

草果　知母　半夏　厚朴　姜汁　乌梅　黄芩　花粉

又　进两和阴阳，寒热已止。诊脉右濡，明是气衰。宜和胃生津，使馀邪不攻自解。

人参　知母　炙鳖甲　生白芍　乌梅肉　大麦仁　炒丹皮

又　脉左数，舌绛，暮渴。

炒麦冬　人参　首乌　白芍　丹皮　茯神

另，更衣丸二钱。

陆六十　口涌清涎，不饥不食。寒热邪气，交会中焦，脾胃日困。

半夏　姜汁　茯苓　厚朴　炒常山　草果　乌梅

又　大半夏汤加草果、乌梅。

凌十三　疟久，脾胃气伤。不食倦怠，半年不肯复元。论理必用参、术益气，但贫窘，岂能久用？然久延不苏，倘腹满浮肿，便难调治。

白术膏加砂仁末。

某三一　疟邪由四末以扰中宫，脾胃受伤无疑。但寒暑更迁，病邪既久，脏腑真气自衰。两年来纳谷不运，渐觉衰微，不耐风冷之侵，并无凝痰聚气见症。此必胸中宗气自馁，致清阳不司转运。当以仲景苓桂术甘汤。

又　六君子汤去甘草，加檀香泥、桂枝木。

吴　疟已复疟，溺浊淋痛。稚年脾疟，食物不慎。色黄，腹膨有滞，脾胃愈衰。东垣云：中气不足，溲便乃变。初秋交冬，迭加反复，久则五疳劳瘵。当慎于食物，令脾胃气灵可效。宗《脾胃论》升降疏补法。

人参　茯苓　炙草　广皮　使君子　神曲　楂肉　麦芽　泽泻

祝　此劳伤阳气，更感冷热不正之气。身热无汗，肢冷腹热，自利，舌灰白，微呕，显然太阴受病。诊脉小，右濡，不饥，入夜昏谵语，但如寐，不加狂躁。论脾为柔脏，体阴用阳。治法虽多，从未及病。当遵前辈冷香、缩脾遗意。

人参　益智仁　茯苓　新会皮　生厚朴　苡仁　木瓜　砂仁

又　脉右弦，来去不齐，左小软弱，舌边红，舌心白黄微绉，鼻冷，四肢冷，热时微渴，不饥不思食。前议太阴脾脏受病，疟邪从四末乘中，必脾胃受病。鼻准四肢皆冷，是阳气微弱。因病再伤，竟日不暖。但形肉消烁，不敢刚劫攻邪，以宣通脾胃之阳。在阴伏邪，无发散清热之理。

人参　草果　炒半夏　生姜　茯苓　新会皮　蒸乌梅肉

二帖后加附子，后又加牡蛎。

吴十七　疟伤脾胃，腹中不和，脉右涩，食入胀甚。前方通调气血，佐以泄木。服之积滞既下，痛随利减。仍宜制木安土，不可作阳虚温补治。

生于术　川连　椒目　麦芽　鸡肫皮　广皮　厚朴　炒山楂

肝　风

陈四六　疟邪由四末以扰中，皆阳明、厥阴界域。阳明衰，则厥阴来乘；津液少，斯内风必动。昔贤以麻属气虚，木是湿痰败血。今戌亥频热，行走淋汗，显然液虚。阳动风生，脂液不得灌溉肢末，非

湿痰气分之恙。

冬桑叶　九蒸熟首乌　黑芝麻　柏子仁　茯神　当归　杞子　菊花炭　蜜丸。

痞

李　脉左弦，呕吐，发热后脘中痞闷不爽。宜慎口腹，清肃上中二焦，不致再延成疟。进苦辛法。

杏仁　郁金　山栀　豆豉　白蔻　枳壳

孙　高年发疟，寒热夜作，胸闷，不欲食，烦渴热频，最虑其邪陷为厥。进阳旦法。

桂枝　黄芩　花粉　生白芍　生左牡蛎　煨姜　南枣

姬　疟，脉沉涩，中脘痞结。此属里症，用泻心法。

半夏　川连　橘红　枳实　黄芩　生姜汁

又　脉沉，右关大。疟未止，寒热子后作，烦渴，中闷不欲食。

醋炒半夏　杏仁　黄芩　花粉　草果　生姜

陆　疟截，虚气痞结，成身痛。

桂枝　炒焦半夏　姜汁　广皮白　当归　茯苓

钱氏　暑热伤气成疟，胸痞结，呕吐痰沫，皆热气之结。前医泻心法极是。

人参汁　枳实汁　黄连　黄芩　炒半夏　杏仁　厚朴　姜汁

汪　此湿热与水谷交蒸，全在气分，尝得三焦分消清解。既成间日疟疾，邪正互争，原无大害。初误于混指伤寒六经，再谬于参、术守补，致邪弥漫。神昏喘急，谵妄痉搐，皆邪无出路，内闭则外脱。求其协热下利，已不可得。诊脉细涩，按腹膨满。夫痞满属气，燥实在血。

今洞利后而加腹满，诸气皆结，岂非闭塞而然？溃败决裂至此，难望挽救。

细叶菖蒲根汁二钱 草果仁五分 茯苓皮三钱 紫厚朴一钱 绵茵陈三钱 辰砂益元散五钱 连翘心一钱半 金银花三钱

另用牛黄丸一服，用凉开水缓缓以茶匙挑化服。

潘氏 伏邪发热，厥后成疟，间日一至。咳嗽痰多，恶心中痞。其邪在肺胃之络，拟进苦辛轻剂。

杏仁 黄芩 半夏 橘红 白蔻 花粉

程氏 脉右大，寒热微呕，脘痞不纳，四末疟邪交于中宫。当苦辛泄降，酸苦泄热。邪势再减二三，必从清补可愈。

川连 炒半夏 姜汁 黄芩 知母 草果 炒厚朴 乌梅肉

毛氏 用玉女煎，寒热未已，渴饮仍然，呕恶已减，周身皆痛。诊脉两手俱数，舌色灰白，边赤，汗泄不解。拟用酸苦泄其在里热邪，务以疟止，再调体质。

黄芩 黄连 草果 白芍 乌梅 知母

用秋露水煎药。

又 寒热由四末以扰中宫，胃口最当其戕害。热闷不饥，胃伤邪留。清热利痰，固为要法。但有年气弱，兼之病经匝月，清邪之中，必佐辅正。议用半夏泻心法。

人参 半夏 黄连 黄芩 枳实 姜汁

劳 疟

方 劳疟再发。

人参 草果 生姜 乌梅

秋露水煎。

又 补中益气汤加草果、知母、姜、枣。

陈 络虚则痛，阳微则胀。左胁有疟母，邪留正伤，此劳疟。

人参 当归 肉桂 焦术 炙草 茯苓 广皮 生姜 南枣

四剂后，用五苓散一服。

某 劳疟畏寒，下虚不纳。

六味加肉桂、五味。

疟 兼 热 痢

某 疟未止，热陷下痢，中痞不欲食。

人参 川连 黄芩 生白芍 广皮 炒当归 炒山楂 干姜 枳实 银花

又 疟后劳复。

人参 当归 白芍 枣仁 茯神 广皮 生姜 南枣

气 血 凝 络

范三三 脉小涩，病起疟后，食物不和，仍诵读烦劳，遂至左胁连及少腹，常有厥起，或攻胃脘，或聚腹中，凝著䐜胀。方语云：疟不离乎肝胆，亦犹咳不离乎肺也。盖肝得邪助，木势张扬，中土必然受侮。本气自怯，运纳之权自减。清阳既少展舒，浊阴日踞，渐为痞满。上年温养辛甘久进，未见病去。其治体之法，谅不能却。自述静处病加，烦动小安，其为气血久阻为郁。议用通络法，以病根由疟久，邪留络中耳。

紫降香 桃仁 小香附 淡姜渣 神曲 鸡肫皮 南山楂

韭根汁法丸。

高 疟发既多，邪入于络。络属血分，汗下未能逐邪。仲景制鳖甲煎丸一法，搜剔络中留伏之邪，五六日必效。早午暮各服七粒。

某 疟邪经月不解，邪已入络。络聚血，邪攻则血下。究竟寒热烦渴，目黄舌腻，溺赤短少，全是里邪未清。凡腥荤宜禁，蔬食不助邪壅。阅医药，柴、葛攻表，消导通便，与疟无与。用仲景鳖甲煎丸，朝十粒，午十粒，黄昏十粒，开水送。

费　疟邪迫伤津液，胃减不饥，肠燥便红，左胁微坚，有似疟母结聚。当宣络热，以肃馀邪。

生地　知母　丹皮　麻仁　生鳖甲

某氏　疟邪内陷，变成阴疟，久延成劳。务以月经通爽，不致邪劫干血。

生鳖甲一两　桃仁三钱　炒丹皮一钱　穿山甲三钱　楂肉一钱半　生香附一钱半

疟　母

顾　左胁有疟母，乃气血交结之故。治宜通络。

鳖甲　桃仁　金铃子　牡蛎　丹皮　夏枯草

江　远客水土各别，胃受食物未和，更遭嗔怒动肝。木犯胃土，疟伤，胁中有形瘕聚。三年宿恙，气血暗消。但久必入血，汤药焉能取效？宜用缓法，以疏通其络。若不追拔，致阳结阴枯，酿成噎膈，难治矣。

生鳖甲　桃仁　麝香　䗪虫　韭白根粉　归须　郁李仁　冬葵子

熬膏。

吴二四　疟反复，左胁疟母。

生鳖甲　生牡蛎　炒桃仁　当归须　炒延胡　柴胡梢　桂枝木　炒楂肉　青皮

某　夏秋湿热疟痢。正虚邪留，混入血络，结成癥瘕疟母。夫湿气热气，本属无形。医治非法，血脉蕴邪，故寒热间发。仲景立法，务在缓攻，急则变为中满，慎之。兼服鳖甲煎丸。

知母　草果　半夏　黄芩　乌梅　生姜

秋露水煎。

金十一　经年老疟，左胁已结疟母。邪已入络，与气血胶结成形。区区表里解散之药，焉得入络？通血脉，攻坚垒，佐以辛香，是络病大旨。

生牡蛎三钱　归须二钱　桃仁二钱　桂枝五分　炒蜀漆一钱　公丁香三粒

三日疟阳虚

某三八　少阴三疟已久，当升阳温经。

鹿茸　熟附子　人参　粗桂枝　当归　炒黑蜀漆

吕二四　阴疟一年方止。羸瘦妨食，食入不运，不饮汤水，四肢无力，诊脉微弱不鼓。屡进六君益气无效，当温里通阳，从火生土意。

人参　熟附子　生益智　茯神　白芍　生姜

吴四一　三疟愈后反复。寒多有汗，劳则阳泄致疟。议护阳却邪。

川桂枝　熟附子　生于术　炙草　生姜　南枣肉

某　阴疟汗多，下焦冷。用升阳法。

人参　鹿茸　桂枝木　当归　炙甘草　生姜　大枣

邪扰心营

陆四七　邪深留阴，三日始有疟发。但热来必神昏谵妄，是膻中震动所致。议定未病两日，日进清心牛黄丸一服。试看后期，疟至何如。

肝　胃

蔡氏　三日疟，一年有馀，劳则欲发内热。素有结痞，今长大攻走不定，气逆欲呕酸，经闭四载。当厥阴阳明同治。

半夏　川连　干姜　吴萸　茯苓　桂枝　白芍　川椒　乌梅

脾 阳 虚

蔡五三　三疟。不饥不纳，恶心，渴喜热饮，诊脉沉细。脾阳困顿，不能送邪外出。治以四兽饮。

沈五二　三疟。腹胀，不渴呕水，邪在脾胃之络。温疏里邪，勿用表散。

草果　粗桂枝　生姜　厚朴　炒蜀漆　茯苓

又　温脾通胃得效。

生于术　淡附子　川桂枝　炒黑蜀膝　厚朴　生姜

某四五　三疟经年，至今复受湿邪。及发日来，舌白脘闷，渴喜热饮。当温太阴。

杏仁　草果　知母　桂枝　半夏　生姜　厚朴　乌梅

詹二九　三疟脾发，用露姜法，寒止热盛。加入乌梅五分，取其酸味以和阴，谓其疟久，阴亦伤耳。

胡　阴疟，滞伤脾胃，用苦辛温得效。疟未已，腹胀便泄。议理中汤。

人参　益智　木香　茯苓　厚朴　广皮　生姜

钱三五　遇劳疟发数年，初起即三阴，此伤损已在脏阴之络，最难速效。甘温益气，久进益气汤。

某四三　三疟早截，中阳窒塞，脘胀不运，背寒肢冷。

草果仁　杏仁　半夏　茯苓　桂枝　厚朴　广皮　生姜

某　脉濡，面黄舌白，脘中格拒，汤水皆呕，三日疟一至。据色脉诊，乃足太阴阳微饮结，当以温药和之。

半夏　荜拨　丁香柄　草蔻　厚朴　姜汁

气 血 凝 络

李　初病劳倦晡热，投东垣益气汤，未尝背谬，而得汤反剧，闻谷气秒。间日疟来，渴思凉饮。此必暑邪内伏，致营卫周流与邪触著，为寒热分争矣。故甘温益气，升举脾脏气血，与暑热异歧。胃中热灼，阳土愈燥，上脘不纳，肠结便闭。其初在经在气，其久入络入血。由阳入阴，间日延为三疟。奇经跷、维皆被邪伤。《内经》谓阳维为病，苦寒热也。维为一身纲维，故由四末寒凛而起，但仍是脉络为病。故参、芪、术、附，不能固阳以益其虚；归、桂、地、芍，无能养营以却邪矣。昔轩岐有刺疟之旨，深虑邪与气血混成一所，汗、吐、下无能分其邪耳。后汉张仲景，推广圣经蕴奥，谓疟邪经月不解，势必邪结血中，有癥瘕疟母之累瘵，制方鳖甲煎丸。方中大意，取用虫蚁有四：意谓飞者升，走者降，灵动迅速，追拔沉混气血之邪。盖散之不解，邪非在表；攻之不驱，邪非著里。补正却邪，正邪并树无益。故圣人另辟手眼，以搜剔络中混处之邪。治经千百，历有明验。服十二日干支一周，倘未全功，当以升其八脉之气，由至阴返于阳位，无有不告安之理。

某　阴疟两月，或轻或重。左胁按之疼痛，邪伏厥阴血络，恐结疟母。议通络以逐邪，用仲景鳖甲煎丸。每早服三十粒，当寒热日勿用。

疟 母

昌二四　三疟皆邪入阴络，故汗下为忌。经年疟罢，癥瘕疟母，仍聚季胁。邪攻血气之结，攻逐瘀聚，升降以通阴阳，乃仲景成法。但诊脉细微，食减神衰。攻法再施，恐扰中满。前与温补通阳颇安，然守中之补，姑缓为宜。

　　人参　当归　淡附子　淡干姜　茯苓
肉桂

　　鳖甲胶丸。

　　诸疟由伏邪而成，非旦夕之因为患也。六淫之气，惟燥不能为害。而新凉收束，实属有关。考之圣训，独手三阳，手厥阴，却无其症名。医者当辨其六气中所伤何气，六经中病涉何经。若小柴胡专主少阳，岂能兼括也。夫温疟瘅疟，痰食瘴疠诸疟，皆有成方，予不复赘。但此症春月及冬时间有，惟夏秋暑湿为患者居多。暑必夹湿，专伤气分。第一要分别其上焦、中焦之因，暑湿二气，何者为重。若暑热重者，专究上焦肺脏清气。疟来时，必热重而寒微，唇舌必绛赤，烦渴而喜凉饮，饮多无痞满之患，其脉色自有阳胜之候。当宗桂枝白虎法，及天水散加辛凉之品为治。若湿邪重者，当议中焦脾胃阳气。疟来时，虽则热势蒸燔，舌必有黏腻之苔，渴喜暖汤，胸脘觉痞胀呕恶，其脉色自有阳气不舒之情状。当宗正气散，及二陈汤去甘草，加杏、蔻、生姜之类主之。必要阳胜于阴，而后配和阳之剂，日后方无贻累。倘症象两兼，则两法兼之可也。大凡是症，若邪气轻而正不甚虚者，寒热相等，而作止有时。邪气重而正气怯者，寒热模糊，来势必混而不分。又云：邪浅则一日一发，邪稍深则间日一发，邪最深则三日一发，古称为三阴大疟，以肝、脾、肾三脏之见症为要领。其补泻寒温，亦不离仲景治三阴之法为根蒂。可知阳经轻浅之方，治之无益也。所云移早则邪达于阳，移晏则邪陷于阴，阴阳胜复，于此可参。若久而不已，必有他症之虞。太阴之虚浮胀满，有通补之理中法，开腑之五苓汤。少阴之痿弱成劳，有滋阴之复脉汤，温养之升奇法。厥阴之厥逆吐蛔，及邪结为疟母，有乌梅丸与鳖甲煎法。又如心经疟久，势必动及其营，则为烦渴见红之累。肺经疟久，理必伤及其津，则为胃秘肠痹之候。一则凉阴为主，一则清降为宜。然而疟之名目不一，而疟之兼症甚多，若不达权通变，而安能一一尽善。即如暑湿格拒三焦，而呕逆不纳者，宗半夏泻心法。秽浊蒙蔽膻中，而清灵昧甚者，用牛黄清心丸。心阳暴脱，有龙蛎之救逆。胃虚呕呃，有旋覆代赭之成方。如表散和解，通阳补气，滋阴化营，搜邪入络，动药劫截，辛酸两和，营气并补，及阳疟之后养胃阴，阴疟之后理脾阳等法，已全备矣。汇集诸家，融通无拘，所谓用药如用兵，先生不愧良工之名也。邵新甫

泄　泻

暑　湿　热

　　周　因长夏湿热，食物失调，所谓湿多成五泄也。先用胃苓汤分利阴阳。

　　胃苓汤去甘草。

　　温　长夏湿胜为泻，腹鸣溺少，腑阳不司分利。先宜导湿和中。

　　胃苓汤。

　　又　向年阴分伤及阳位，每有腹满便溏，长夏入秋，常有滞下。此中焦气分积弱，水谷之气易于聚湿。或口鼻触及秽邪，遂令脾胃不和。是夏秋调摄最宜加意，拟夏秋应用方备采。天暖气蒸，南方最有中痧痞胀诸恙。未受病前，心怀疑虑，即饮芳香正气之属，毋令邪入，为第一义。

　　藿香梗　白蔻仁　橘红　桔梗　杏仁
郁金　降香　厚朴

　　夏至后，热胜湿蒸，气伤神倦，用东

垣益气汤。若汗出口渴，兼生脉散敛液。

某　秋暑秽浊，气从吸入。寒热如疟，上咳痰，下洞泄，三焦蔓延，小水短赤。议芳香辟秽，分利渗湿。

藿香　厚朴　广皮　茯苓块　甘草　猪苓　泽泻　木瓜　滑石　檀香汁

又　进药稍缓，所言秽浊，非臆说矣。其阴茎囊肿，是湿热甚而下坠入腑，与方书茎款症有间。议河间法。

厚朴　杏仁　滑石　寒水石　石膏　猪苓　泽泻　丝瓜叶

某　阴疟久伤成损，俯不能卧，脊强，脉垂，足跗浮肿。乃督脉不用，渐至伛偻废疾。近日暑湿内侵，泄泻。先宜分利和中。

厚朴　藿香　广皮　茯苓　泽泻　木瓜　炒扁豆　炒楂肉　炒砂仁

蔡二一　气短少续为虚。近日腹中不和，泄泻暑伤。先以清暑和脾，预防滞下。

厚朴　广皮　炙草　茯苓　泽泻　炒扁豆　麦芽　木瓜　炒楂肉　砂仁

又　香砂异功散。

叶五七　平系操持积劳[1]，五志之火易燃，上则鼻窍堵塞，下有肛痔肠红。冬春温邪，是阳气发越，邪气乘虚内伏。夫所伏之邪，非比暴感发散可解，况兼劳倦内伤之体。病经九十日来，足跗日肿，大便日行五六次，其形粘腻，其色黄赤紫滞，小便不利，必随大便而稍通。此肾关枢机已废，二肠阳腑失司。所进水谷，脾胃不主运行，酿湿坠下，转为瘀腐之形。正当土旺入夏，脾胃主气，此湿热内淫，由乎脾肾日伤。不得明理之医，一误再误，必致变现腹满矣。夫左脉之缓涩，是久病阴阳之损，是合理也。而右脉弦大，岂是有馀形质之滞？即仲景所云弦为胃减，大则病进。亦由阳明脉络渐弛，肿自

下日上之义。守中治中，有妨食滋满之弊。大旨中宜运通，下宜分利。必得小溲自利，腑气开阖，始有转机。若再延绵月馀，夏至阴生，便难力挽矣。

四苓加椒目、厚朴、益智、广皮白。

又　服分消方法五日，泻减溺通，足跗浮肿未消。要知脾胃久困，湿热滞浊，无以运行，所进水谷，其气蒸变为湿，湿胜多成五泻。欲使湿去，必利小便。然渗利太过，望六年岁之人，又当虑及下焦。久病入夏，正脾胃司令时候。脾脏宜补则健，胃腑宜疏自清。扶正气，驱湿热，乃消补兼施治法。晚服资生丸，炒米汤送下。

早服：

人参　广皮　防己　厚朴　茯苓　生术　泽泻　神曲　黄连　吴萸

湿　热

朱　口腹不慎，湿热内起，泄泻复至。此湿多成五泻，气泻则腹胀矣。

人参　茅术　川连　黄芩　白芍　广皮　茯苓　泽泻　楂肉

陈　脉缓大，腹痛泄泻，小溲不利。此水谷内因之湿，郁蒸肠胃，致清浊不分。若不清理分消，延为积聚黏腻滞下。议用芩芍汤。

淡黄芩　生白芍　广皮　厚朴　藿香　茯苓　猪苓　泽泻

张　脉缓涩，腹满，痛泻不爽。气郁滞久，湿凝在肠。用丹溪小温中丸。

针砂　小川连　苍术　白术　香附　半夏　广皮　青皮

神曲浆丸。

程　诊脉肝部独大，脾胃缓弱，平昔纳谷甚少，而精神颇好。其先天充旺，不

---

[1] 劳：原作"荣"，据文义改。

待言矣。目今水泻，少腹满胀。少腹为厥阴肝位，由阴阳不分，浊踞于下，致肝失疏泄。当以五苓散导水利湿，仿古急开支河之法。

黄九岁　久泻兼发疮痍，是湿胜热郁。苦寒必佐风药，合乎东垣脾宜升，胃宜降之旨。

人参　川连　黄柏　广皮　炙草　生于术　羌活　防风　升麻　柴胡　神曲　麦芽

朱三四　形瘦尖长，木火体质。自上年泄泻，累用脾胃药不效。此阴水素亏，酒食水谷之湿下坠，阴弱不能包涵所致。宜苦味坚阴，淡渗胜湿。

炒川连　炒黄柏　厚朴　广皮白　茯苓　猪苓　泽泻　炒楂肉

陈　寒湿已变热郁，六腑为窒为泻。

生台术　厚朴　广皮白　茯苓　益智仁　木瓜　茵陈　泽泻

某三三　酒湿内聚痰饮，馀湿下注五泄。常用一味茅术丸。

炒半夏　茯苓　苡仁　刺蒺藜　新会皮

中　暑

王氏　头胀，喜冷饮，咳呕，心中胀，泄泻不爽。此为中暑，故止涩血药更甚。舌色白。议清上焦气分。

石膏　淡黄芩　炒半夏　橘红　厚朴　杏仁

中 阳 湿 滞

王二七　自春徂①冬，泻白积，至今腹痛，小水不利。想食物非宜，脾胃水寒偏注大肠。当分其势以导太阳，胃苓汤主之。

胡二三　三疟劫截不效，必是阴脏受病。衄血热渴，食入不化，痛泻，二者相反。思病延已久，食物无忌，病中勉强进食，不能充长精神，即为滞浊阻痹。先以胀泻调理，不必以疟相混。

草果　厚朴　陈皮　木香　茯苓皮　大腹皮　猪苓　泽泻

郁四八　经营劳心，纳食违时，饥饱劳伤，脾胃受病，脾失运化。夜属阴晦，至天明洞泻黏腻，食物不喜。脾弱，恶食柔浊之味。五苓通膀胱分泄，湿气已走前阴之窍，用之小效。东垣谓中气不足，溲便乃变，阳不运行，湿多成五泄矣。

人参　生白术　茯苓　炙草　炮姜　肉桂

某五八　形寒便泻，舌白。

厚朴　广皮　半夏　茯苓皮　桂枝木　生姜

寒　湿

程氏　寒湿腹痛，恶心泄泻。

厚朴　藿香梗　益智仁　广皮　炒茅术　煨木香　茯苓　泽泻

吴氏　寒凝胃阳，腹痛泄泻。

草果　厚朴　茅术　广皮　吴萸　炒楂肉

程氏　泻后腹膨。

人参　生益智　炮姜　茯苓　厚朴　广皮　砂仁

陆妪　气滞为胀，湿郁为泻。主以分消。

炒厚朴　大腹皮　茯苓　泽泻　煨益智　广皮　炒楂肉

某氏　雨湿凉气，乘于脾胃。泄泻之后，腹膨减食。宜健中运湿。

焦白术炭　厚朴　广皮　生谷芽　炒扁豆　木瓜　茯苓　泽泻

程女　湿郁脾阳，腹满，肢冷，泄

---

① 徂：往。

泻。

四苓散加厚朴、广皮。

邹妪　湿伤泄泻，小便全少，腹满欲胀，舌白不饥，病在足太阴脾。宜温中佐以分利。

生茅术　厚朴　草果　广皮　茯苓
猪苓　泽泻　炒砂仁

又　早服真武丸，姜汤送二钱五分，一两。

夜服针砂丸，开水送一钱五分，六钱。

又　人参　附子　枳实　茯苓　干姜
生白芍

某氏　脉沉缓，肌肉丰盛，是水土禀质。阳气少于运行，水谷聚湿，布及经络，下焦每有重著筋痛。食稍不运，便易泄泻，经水色淡，水湿交混。总以太阴脾脏调理，若不中窾，恐防胀病。

人参　茯苓　白术　炙草　广皮　羌
活　独活　防风　泽泻

倪六七　阳伤湿聚，便溏足肿。

粗桂枝　生白术　木防己　茯苓　泽泻

又　脉紧，足肿便溏。阳微湿聚，气不流畅，怕成单胀。

照前方加茵陈。

又　晨泄肢肿。

生白术　桂枝木　淡附子　茯苓　泽泻

陆五一　当脐动气，子夜瘕泄，昼午自止。是寒湿泣凝，腑阳不运，每泻则胀减，宜通不宜涩。

制川乌　生茅术　茯苓　木香　厚朴
广皮

肝犯胃

朱　消渴干呕，口吐清涎，舌光赤，泄泻。热病四十日不愈，热邪入阴。厥阳

犯胃，吞酸不思食。久延为病伤成劳。

川连　乌梅　黄芩　白芍　人参　诃
子皮

陶十八　病由春木正旺，中焦受克。先泄泻，继以腹痛，小便不利，食不思纳，皆是六腑不和所致。夫胃为阳土，肝属阴木。腑宜通，肝宜柔宜凉。治胃必佐泄肝，制其胜也。阅方呆补，不知脏腑阴阳，故辨及之。

泡淡黄芩　炒小川连　炒广皮　厚朴
生白芍　炒乌梅肉　猪苓　泽泻

杨　因惊而泻，腹痛欲呕，是为蚘厥。当用酸苦，忌进甜物。

川椒　乌梅肉　川连　淡干姜　金铃
子　延胡索　桂枝木　生白芍

唐　胃中不和，不饥少寐，肝风震动，头迷，溏泄，高年经月未复。两和厥阴阳明。

炒半夏　人参　枳实　茯苓　炒乌梅肉

潘　入夜咽干欲呕，食纳腹痛即泻。此胃口大伤，阴火内风劫烁津液。当以肝胃同治，用酸甘化阴方。

人参一钱半　焦白芍三钱　诃子皮七分
炙草五分　陈仓米三钱

又　去陈米，加南枣一枚。

又　咽干不喜汤饮，腹鸣溺浊。五液消烁，虚风内风扰于肠胃。

人参　木瓜　焦白芍　赤石脂　炙草

朱　经月减食泄泻，下焦无力。以扶土泄木法。

人参　焦术　炒益智　茯苓　木瓜
广皮

某　病后，阴伤作泻。

乌梅　白芍　炙草　广皮　茯苓　荷叶

王　霍乱后，痛泻已缓，心中空洞，肢节痿弱。此阳明脉虚，内风闪烁，盖虚

象也。

异功去参、术，加乌梅、木瓜、白芍。

又　上吐下泻之后，中气大虚，身痛肢浮，虚风内动。以补中为法。

异功散加木瓜、姜、枣。

某　腹鸣晨泄，巅眩脘痹，形质似属阳不足。诊脉小弦，非二神、四神温固之症。盖阳明胃土已虚，厥阴肝风振动内起，久病而为飧泄。用甘以理胃，酸以制肝。

人参　茯苓　炙草　广皮　乌梅　木瓜

某　头痛损目，黎明肠鸣泄泻，烦心必目刺痛流泪。是木火生风，致脾胃土位日戕。姑议泄木安土法。

人参　半夏　茯苓　炙草　丹皮　桑叶

肝犯脾胃

徐六六　自春季胸胁肌腠以及腹中疼痛，从治肝小愈。腹鸣泄泻不止，久风飧泄，都因木乘土位。东垣云治脾胃必先制肝，仿此。

人参　焦术　炙草　木瓜　乌梅　炒菟丝饼

程　劳损经年，食入腹胀痛泻，心中寒凛，肤腠热蒸。此阳不内潜，脾胃久困，万无治嗽清降之理。议用戊己汤，扶土制木法。

叶三六　左胁气胀，在皮膜之里，此络脉中病也。泄肝破气久服，脾胃受困，而为泄泻，得养中小愈。然以药治药，脉络之病仍在。

半夏　桂枝　茯苓　远志　归须　橘红

姜、枣汤泛丸。

张妪　腹鸣䐜胀，清晨瘕泄。先以熄

风安脾胃方。

人参　茯苓　木瓜　炒乌梅　炒菟丝子

又　泄肝醒胃方。

吴萸　生白芍　炒乌梅　人参　茯苓

胆郁伤脾

某　脉右弦，腹膨鸣响，痛泻半年不痊。此少阳木火郁伤脾土，久则浮肿胀满。法当疏通泄郁，非辛温燥热可治。

黄芩　白芍　桑叶　丹皮　柴胡　青皮

脾胃阳虚

吴　阳虚恶寒，恶心，吞酸，泄泻。乃年力已衰，更饮酒中虚。治法以脾胃扶阳。

人参　茯苓　附子　白术　干姜　胡芦巴

赵　晨泄难忍，临晚稍可宁耐，易饥善食，仍不易消磨，其故在乎脾胃阴阳不和也。读东垣《脾胃论》，谓脾宜升则健，胃宜降则和。援引升降为法。

人参　生于术　炮附子　炙草　炒归身　炒白芍　地榆炭　炮姜炭　煨葛根　煨升麻

又　肠风鸣震，泄利得缓，犹有微痛而下。都缘阳气受伤，垢滞永不清楚。必以温通之剂为法。

生茅术三钱　炙草五分　生炮附子一钱厚朴一钱　广皮一钱　制大黄五分

金五八　能食不化，腹痛泄泻。若风冷外乘，肌肉著冷，其病顷刻即至。上年用石刻安肾丸，初服相投，两旬不效。知是病在中焦，不必固下矣。自述行走数十里，未觉衰倦，痛处绕脐。议用治中法，足太阳阳明主治。

生于术　生茅术　生益智　淡干姜

胡芦巴　茯苓　木瓜　荜拨

王三五　三年久损，气怯神夺。此温养补益，皆护元以冀却病，原不藉乎桂、附辛热，以劫阴液。今胃减咽干，大便溏泄经月。夏三月脾胃主候，宜从中治。

人参　炒白芍　炙草　煨益智　炒木瓜　茯苓　广皮

金　冲年遗恙，先天最薄。夏秋疟伤，食少不运，痞胀溏泄，都是脾胃因病致虚。当薄味调和，进治中法。

人参　益智　广皮　茯苓　木瓜　炒泽泻　谷芽　煨姜

李氏　脉沉，形寒，腰髀牵强，腹鸣，有形上下攻触，每晨必泻，经水百日一至。仿仲景意。

茯苓　炮淡干姜　生于术　肉桂

某氏　阳微浊滞，吐泻心痛。当辛温开气，胃阳苏醒乃安。

炒半夏　厚朴　广皮　益智仁　煨木香　乌药　香附汁　姜汁

脾　阳　虚

某二十　色白，脉软，体质阳薄。入春汗泄，神力疲倦，大便溏泄不爽。皆脾阳困顿，不克胜举，无以鼓动生生阳气耳。刻下姑与和中为先。

益智仁八分　广皮一钱　姜炭七分　茯苓三钱　生谷芽三钱

杨　小便不利，大便溏泄。补脾法中佐以淡渗，分其阴阳。

人参　熟术　茯苓　象牙屑　泽泻　苡仁　广皮　白芍

薛十三　水谷湿邪内著，脾气不和。腹膨不饥，便溏，四肢痿痹。

厚朴　茯苓皮　大腹皮　防己　广皮　泽泻　苡仁　桂枝木

又　肢痿，腹膨便溏。

木防己　生白术　苡仁　木瓜　桂枝

木　泽泻

脾　肾　阳　虚

马四一　饮酒少谷，中气久虚，晨泄，下部冷，肾阳脾阳两惫，知饥少纳，法当理阳。酒客性不喜甘腻滋柔之药。

茯苓　覆盆子　生益智　炒菟丝饼　补骨脂　芡实

朱四十　酒湿内困，脾肾阳虚。用黑地黄丸，蒸饼，水煮和丸。

徐五九　晨泄病在肾。少腹有瘕，亦是阴邪。若食荤腥厚味，病即顿发，乃阳气积衰。议用四神丸。

席五四　阴疟初愈，不慎食物，清阳既微，健运失司，肠胃气滞，遂为洞泄。且足跗微肿，虑其腹筒欲满。夏季脾胃主令，尤宜淡薄。药以通阳为先，平时脾肾两治。

胃苓汤去白术、甘草，接服黑地黄丸去五味。

朱四一　久泻无有不伤肾者，食减不化，阳不用事。八味肾气乃从阴引阳，宜乎少效。议与升阳。

鹿茸　人参　阳起石　茯苓　炮附子　淡干姜

又　久泻必从脾肾主治，但痛利必有粘积，小溲短缩不爽。温补不应，议通腑气。

厚朴　广皮　茯苓　猪苓　泽泻　川连　煨木香　炒山楂　炒神曲

僧五五　瘕泄一年，食减腹鸣，属脾肾阳衰。近腹中微痛，兼理气滞。用陈无择三神丸。

某　背部牵掣入胁，晨泻。

苓桂术甘去甘，加鹿角、姜、枣。

龚五二　诊脉两关缓弱，尺动下垂。早晨未食，心下懊憹，纳谷仍不易化。盖脾阳微，中焦聚湿则少运；肾阴衰，固摄失司为瘕泄。是中宜旋则运，下宜封乃藏，是医药至理。议早进治中法，夕用四神丸。

高氏　经来腹膨，脐脊痿垂。自秋季泄泻不已，脘痞妨食。用济生丸不应。

鹿龟霜　炒菟丝饼　生杜仲　淡苁蓉　茯苓　沙苑　焦归身　炒黑小茴

陈氏　产育十五胎，下元气少固摄，晨泄。自古治肾阳自下涵蒸，脾阳始得运变。王氏以食下不化为无阳，凡腥腻沉著之物当忌。早用四神丸，晚服理中去术、草，加益智、木瓜、砂仁。

张姬　泄泻，脾肾虚，得食胀。

人参　炒菟丝子　炒黄干姜　茯苓　煨益智　木瓜

某　泻五十日，腹鸣渴饮，溲溺不利，畏寒形倦，寐醒汗出。用温中平木法。

人参　胡芦巴　炮姜　茯苓　诃子皮　附子　粟壳

某　脾肾不摄，五更泻。

巴戟　菟丝子　五味　补骨脂　芡实　建莲　山药　炙草

某　久泻，脉虚。

人参　五味　禹余粮石

张氏　产后不复，腹疼瘕泻。

炒菟丝饼　鹿角霜　生杜仲　淡补骨脂　炒黑小茴　炒杞子　茯苓

顾氏　阅病原是劳损，自三阴及于奇经。第腹中气升胃痛，暨有形动触。冲任脉乏，守补则滞，凉润则滑。漏疡，久泻，寒热，最为吃紧。先固摄下焦为治。

人参　炒菟丝饼　芡实　湖莲　茯神　赤石脂

某　肾虚瘕泄。

炒香菟丝子　生杜仲　炒焦补骨脂　茴香　云茯苓

又　阳微，子后腹鸣，前方瘕泄已止。

人参　炒菟丝子　炒补骨脂　湖莲肉　芡实　茯苓

顾　脾肾瘕泄，腹膨肢肿。久病大虚，议通补中下之阳。

人参　川熟附　茯苓　泽泻　炒黄干姜

某　肾虚瘕泄，乃下焦不摄。纯刚恐伤阴液，以肾恶燥也。早服霞灵丹二十丸。晚间米饮汤调服参苓白术散二钱。二药服十二日。

中 虚 腹 痛

高　脉细下垂，高年久咳，腹痛泄泻，形神憔悴。乃病伤难复，非攻病药石可愈。拟进甘缓法。

炙甘草　炒白芍　炒饴糖　茯神　南枣

食　伤

王　过食泄泻，胃伤气陷。津不上涵，卧则舌干微渴。且宜薄味调摄，和中之剂，量进二三可安。

人参　葛根　生谷芽　炙甘草　广皮　荷叶蒂

泄泻，注下症也。经云：湿多成五泄，曰飧，曰溏，曰鹜，曰濡，曰滑。飧泄之完谷不化，湿兼风也。溏泄之肠垢污积，湿兼热也。鹜溏之澄清溺白，湿兼寒也。鹜溏之澄清溺白，湿兼寒也。濡泄之身重软弱，湿自胜也。滑泄之久下不能禁固，湿胜气脱也。是以胃风汤治有血之飧泄，清六丸疗肠垢之热溏。鹜溏便清溺白，中有硬物，选用理中、治中。滑泄脉微气脱，洞下不禁，急投四柱、六柱饮。惟濡泄有虚有实，或以胃苓，或以术附。至于脾泄、胃泄、肾泄、大肠泄、小肠泄、大瘕泄、痰泄、郁泄、伤酒伤食泄，古方古法，条载甚详。其急则治标，必使因时随症，理固然也。及其缓则治本，惟知燥脾渗湿，义有未尽者乎。盖脾同坤土，本至静之体，而有乾健之用，生万物而役于万物。从水从火，为寒为热。历观协热下利者，十不得一二。从水之寒泄者，十常八九焉。言当然者，主治在脾。推所以然者，必求之水火。因思人身水火，犹权衡也，一胜则一负，火胜则水负，水胜则火负。五泄多湿，湿水同气，水之盛，则火之衰也。于是推少阳为三阳之枢，相火寄焉，风火扇胃，而热腐五谷。少阴为三阴之枢，龙火寓焉，熏蒸脏腑，而转输糟粕。胃之纳，脾之输，皆火之运也。然非雷藏龙驯，何能无燥无湿？势有冒明燎上之眚①。如果土奠水安，从此不泛不滥，定无清气在下之患矣。吾故曰：五泄之治，平水火者清其源，崇堤土者塞其流耳。今观叶氏诊记，配合气味，妙在清新，纵横治术，不离规矩。依然下者升，滑者固，寒者温，热者清。脉弦治风，脉濡渗湿。总之长于辨症立方，因而投剂自能辄效。所谓读古而不泥于古，采方而不执于方，化裁之妙，人所难能者。余友吴子翼文，昔在叶氏门墙。曾言先生洞达人情，谙练时务，使之应世，一人杰也，以故小道居此盛名。又闻其应酬之暇，好读两汉，出辞自必高古。惜乎著作长案，不能一见，令人叹息不忘耳。蒋式玉

---

① 眚：灾害。

临证指南医案卷七

古吴　叶桂　天士先生著
浒关李大瞻翰圃
锡山邹锦畹滋九　同校
邵铭新甫

痢

暑　湿　热

沈　暑必夹湿，伤在气分，古称滞下。此滞字，非停滞饮食，言暑湿内侵，腑中流行阻遏，而为滞矣。消导，升举，温补，暑邪无有出路。胸痞，不饥不食，粘腻未已，而肛门沉坠里结。三焦皆受邪蒸，上下浑如两截。延为休息痢疾，缠绵辗转，岂旦晚骤愈之病。

淡干姜　生姜　小川连　淡黄芩　人参　枳实

徐　夏季痢症，多是湿热食积。初起宜分消其邪。但肌柔白嫩，乃气虚之质。且性情畏药，只宜少与勿过。

槟榔汁　青皮　陈皮　厚朴　川连　黄芩　木香　炒黑山楂

又　湿热下痢，必用苦辛寒为治。粟壳涩肠止泻，久痢成方。当此热邪未清，宣通斯滞可去。因色白气弱，未敢峻攻耳。

厚朴　黄芩　川连　木香汁　楂肉　炒银花　麦芽

卢　痢症湿热，皆是夏令伏邪，但以

攻消，大伤胃气，不能去病。今微呕，不饥不寐，大便欲解不通。是九窍六腑不和，总是胃病。

人参一钱　吴萸炒川连四分　泡淡生干姜五分　茯苓三钱　川楝子肉一钱　生白芍一钱半

某女　舌色灰黄，渴不多饮，不饥恶心，下利红白积滞，小溲不利。此暑湿内伏，三焦气机不主宣达。宜用分理气血，不必见积以攻涤下药。

飞滑石　川通草　猪苓　茯苓皮　藿香梗　厚朴　白蔻仁　新会皮

陆氏　经来，暑秽痧胀，心烦，自利黑瘀。

淡黄芩　枳实　川连　石菖蒲　郁金　橘红

陈妪　泻痢两月，肢体浮肿，高年自属虚象。但胸脘痞闷，纳谷恶心，每利必先腹痛。是夏秋暑热，郁滞于中。虚体夹邪，焉有补涩可去邪扶正之理？恐交节令变症，明是棘手重症矣。

人参　茯苓　川连　淡干姜　生白芍　枳实

某　脐上青筋突痛，太阴脾受伤，此前症也。近日腹痛白积，两旬不已。是新受夏秋暑湿，与病异歧。先理新病，导气分消主之。

藿香　厚朴　广皮　茯苓皮　川连
木香　木瓜　扁豆

某　痰哮宿病，正在初秋而发。又值
寒热，下痢血积，腹痛吐逆，脉来右弦左
弱，目黄羞明，必是暑湿凝滞着里。以补
虚之中，佐以清邪，乃通剂法。

人参　黄芪　白芍　广皮　石莲子
川连　楂肉　草决明　金银花

湿　热

王　痢疾，古称滞下，乃是湿热气薄
肠胃，阻闭气分，故利仍不爽。河间、丹
溪佥用清热导气者为此。

黄芩　川连　草决明　炒黑楂肉　生
白芍　石莲　丹皮　广木香汁

倪六十　面垢舌白，心下脘中凄凄痛
窒，至圊复便不爽。此水谷之湿，内蒸为
热，气道阻闭，上热下冷。若外受客邪，
既过募原，必有寒热矣。

淡黄芩　川连　淡竹叶　槟榔汁　白
芍　厚朴　广皮白

某　湿温下痢，脱肛。

五苓散加寒水石。

江　食物不调，肠胃蕴蓄，郁蒸积聚
而滞下，三月不愈。清疏带补之。

人参　川连　炒白芍　炒楂肉　广皮
茯苓　炒当归　乌梅

陆　湿热内蕴，中焦痞结。阳气素虚
体质，湿注自利不爽，神识昏乱，将变柔
痉。

炒半夏　人参　枳实　川连　干姜
黄芩　姜汁

顾　得汤饮，腹中辘辘，自利稀水。
平昔酒客留湿，湿胜内蕴，肠胃不爽，凝
积。东垣清暑益气，亦为湿热伤气而设。
但脾胃久病，仍能纳食，当苦味坚阴，芳
香理脾。

生茅术四两　炒黑黄柏二两　炒黑地
榆二两　猪苓一两半　泽泻一两半

水法丸，服三钱。

葛四十　酒客，大便久泻，胁上曾发
痈疡，春夏胁下有形，腹形满胀。此久蕴
湿热痈脓，自利未能泄邪，肠胃气壅，利
频不爽。法当分消以去湿热，若攻劫太
过，必伤脾胃。议用丹溪小温中丸，早进
二钱五分，夜进二钱五分，三两。

某　潮热，自利，腹痛。

黄芩　生白芍　枳实　桔梗　槟榔汁
木香汁

徐　能食，腹痛，下痢。兼和其阴。

人参　生白芍　黄芩　枳实　川连
干姜

某十六　湿热内蒸，下利红积。

炒黑神曲　炒黑楂肉　茯苓皮　飞滑
石　新会皮　厚朴　淡竹叶　扁豆叶

祝三八　十年久痢，须推饮食避忌。
酒客湿滞肠中，非风药之辛，佐苦味入
肠，何以胜湿逐热？久病饮食不减，肠中
病也。

绵茵陈　香白芷　北秦皮　茯苓皮
黄柏　藿香

某　形瘦阴亏，湿热下痢。误投消
食，反劫津液。邪未尽，津先耗，咽喉
痛，且呛咳。所谓湿未罢，已上燥矣。

川连　银花　通草　黄芩　川贝　茯
苓皮

某　湿热内阻气分，腹痛下痢，目眦
黄，舌光不渴。议清里泄湿热。

黄芩　寒水石　川连　厚朴　秦皮
郁金

山五十　湿郁腹痛，利红如豆汁。

生茅术三钱　炒山楂一钱半　厚朴一钱
红曲一钱半　广皮一钱　猪苓一钱

某　夏秋痢疾，固是湿热伤气。脾胃
气滞，后重里急不爽。古方香连丸，取其

清里热，必佐理气，谓气行斯湿热积聚无容留矣。知母、生地，滋阴除热，治阴分阳亢之火，与痢门湿热大异。盖滋则呆滞，气钝窒塞，宜乎欲便不出，究竟湿热留邪仍在。桂、附热燥，又致肛坠，痛如刀割。补中益气，东垣成法，仅仅升举下焦清阳，未能直透肠中。再用大黄重药，兼知母、生地等味，更令伤及下焦。书义谓：诸痢久，都属肾伤。小腹痛坠，忌冷，显然是下症。议与升阳，亦须下治。

人参 茯苓 泽泻 炙草 防风根 羌活 独活 细辛 生姜 大枣

某 舌白，渴不欲饮，心腹热，每痢必痛，肛坠，痢又不爽，微呕有痰，口味有变，头中空痛，两颊皆赤。此水谷气蒸湿热，郁于肠胃，清浊交混。忽加烦躁，难鸣苦况。法当苦寒泄热，苦辛香流气，渗泄利湿。盖积滞有形，湿与热本无形质耳。

川连 黄芩 郁金 厚朴 猪苓 槐米 秦皮

厥阴伏热

包 先厥，下利脓血，腹痛呕恶。乃寒热互伤。

淡黄芩 川连 丹皮 生芍 炮姜 炒银花

陈氏 温邪经旬不解，发热自利，神识有时不清。此邪伏厥阴，恐致变痉。

白头翁 川连 黄芩 北秦皮 黄柏 生白芍

又 温邪误表劫津，神昏，恐致痉厥。

炒生地 阿胶 炒麦冬 生白芍 炒丹皮 女贞子

邱妪 进润剂，痛缓积稀，知厥阴下利，宜柔宜通。血虚有风显然。

生地 阿胶 丹皮 生白芍 银花

小黑穞豆皮

某 热渐入里，胸痞便泄。议酸苦泄热。

黄芩 川连 枳实 白芍 广皮白 滑石 甘草 谷芽

协 热 痢

蔡 内虚邪陷，协热自利，脉左小右大，病九日不减，是为重症。议用白头翁汤方，加黄芩、白芍。

潘 时令暑湿，都从口鼻而受。气郁则营卫失于转运，必身热无汗。其邪自上以及中，必循募原，致肠胃亦郁。腹痛泻积，无非湿热之化。此分消利湿则可，若以表药，则伤阳气矣。

茯苓 陈皮 厚朴 木香 炒扁豆 炒山楂

又 协热下利粘腻血水，是肠胃中湿热之化也。

北秦皮 白头翁 茯苓 泽泻 炒银花 益元散

某 春温内陷下痢，最易厥脱。

川连 阿胶 淡黄芩 炒生地 生白芍 炙草

王 热毒逗留不化，潮热下利。

川连 黄芩 炒白芍 茯苓 泽泻 木瓜

血 痢

张三三 江南地薄气弱，夏季食物内蕴，时令热迫内聚。湿热赤痢，入冬不愈，皆饮食不忌之累。宜淡薄滋味。

生茅术 厚朴 南山楂 草果仁 樗根皮 槐花 广皮 银花

又 痢血三月，昼痢夜止，肛门欲坠。以气陷门户不藏。

人参 当归 白芍 肉桂 炙草 白术 广皮 煨姜 南枣

某二四 血痢半载，少腹痛。

六味地黄加炒楂肉、炒延胡。

某 血积痛痢，起于夏令，秋半不减，明是湿热滞于肠胃。久延面色消夺，右脉搏大，乃痢症所大忌。稍通积聚，兼以和血。

酒炒大黄 川连 黄芩 丹皮 肉桂 归身 白芍 生甘草

袁二七 久痢，腹疼，下血。

生黄芪三钱 生白术三钱 炒归身一钱 炒楂肉二钱 炒地榆钱半 广皮一钱 厚朴一钱 羌活五分 防风根五分

朱三九 下痢带瘀血，肛中气坠，腹不痛。

炒黑樗根皮一两 生茅术一钱 生黄柏一钱 炒黑楂肉三钱 炒黑地榆一钱半 炒焦银花一钱半 赤苓三钱 猪苓一钱半

某 痛痢不爽，已有血下，暑湿不独在气分。且积劳茹素，攻夺宜慎。

当归 白芍 南山楂 厚朴 草果 炮姜

阳 虚 气 滞

某 脉缓，脐上痛，便稀溺短。此乃湿郁脾胃之阳，致气滞里急。宗古人导湿分消意。

生茅术 广皮 厚朴 官桂 飞滑石 茯苓 猪苓 泽泻 炒山楂

张五七 脉沉伏，久痢腹痛，畏寒少食，气弱肠滞。以温通方法。

熟附子 生茅术 生大黄 茯苓 厚朴 木香

又 温下相投，肠滞不涌，皆因腑阳微弱。古贤治痢，不离通涩二法。

当归 肉桂心 茯苓 厚朴 南山楂 生麦芽

王六二 平昔温补相投，是阳不足之体。闻患痢两月，不忌食物，脾胃滞壅，今加呕恶。夫六腑宜通，治痢之法，非通即涩。肛肠结闭，阳虚者以温药通之。

熟附子 制大黄 厚朴 木香 茯苓皮

范二七 痢称滞下，谓有滞必先痛后下。况病起不慎口腹，阳气窒塞，积聚留着。试阅前方，宣通者有效，守补则病剧。六腑皆以宣通为用。

附子 大黄 茯苓 厚朴 生草果 广皮

又 温下已效。肠胃留滞，都因阳不主运。再佐理气兼之。

附子 制大黄 茯苓 广皮 厚朴 生益智 木香 猪苓

李 痢将两月，目微黄，舌白口干，唇燥赤，腹满，按之软，竟日小便不通。病者自述肛门窒塞，努挣不已，仅得进出粘积点滴。若有稀粪，自必倾肠而多。思夏秋间暑湿内着为痢，轩岐称曰滞下，谓滞着气血，不独食滞一因。凡六腑属阳，以通为用；五脏皆阴，藏蓄为体。先泻后痢，脾传肾则逆，即土克水意，然必究其何以传克之由。盖伏邪垢滞从中不清，因而下注矣。迁延日久，正气因虚。仲景论列三阴，至太阴篇中，始挈出腹满字样。脾为柔脏，惟刚药可以宣阳驱浊。但今二肠窒痹，气不流行，理中等法，决难通腑。考《内经》二虚一实者治其实，开其一面也。然必温其阳，佐以导气逐滞。欲图扭转机关，舍此更无他法。

制附子 生厚朴 木香 制大黄 炒黑大茴

又 懈弛半月，脾肾复惫。脾败不主健运，纳食皆变痰沫；肾真失司纳气，水液上泛阻咽。皆痢伤浊壅，变胀末传。脉见弦劲，是无胃气。小愈变病，最属不宜。入冬为藏阳之令，今阳渐溃散，而阴液枯槁，渴不多饮，饮不解渴。治阳必用刚药，其阴更涸矣。转辗无可借箸，勉与脾肾分调。脾阳动则冀运，肾阳静可望藏。王道固难速功，揆之体用，不可险药。

早服炒焦肾气丸，午服参苓白术散加益智仁。

阳　　虚

许三三　劳倦咳嗽失血，仍然不避寒暑，食物腹中泻痢，病上加病。后感，法当先治，以分病有新旧。

厚朴　益智　广皮　茯苓皮　白芍　炙草　木瓜　炒扁豆

又　咳嗽泻痢，药治相背，治肺碍脾，治脾碍肺。方今交冬，治痢为要。病人说早食相安，晚食胀满。脾胃阳气已乏，勿徒消滞寒克矣。

白芍桂酒拌　益智　广皮　茯苓　焦白术　炙草　谷芽　砂仁壳

张　下痢泄泻之后，诊脉右弦大，胃虚少纳，阳弱不司运化。法当通腑之阳。

人参　益智仁　炒菟丝饼　炒砂仁末　茯苓　广皮白

陆二六　腹满自痢，脉来濡小，病在太阴。况小便清长，非腑病湿热之比。法当温之。

生于术　附子　茯苓　厚朴　干姜

许二四　痢疾一年，已浮肿溺涩，古称久痢必伤肾。月前用理阴煎不应。询及食粥吞酸，色瘁，脉濡。中焦之阳日惫，水谷之湿不运。仍辛温以苏脾阳，佐以分利。用胃苓汤，去甘草，加益智。

陈　痢积虽然少缓，诸款不减。面色青晦，四肢厥冷，仍在险途。拟进益黄散法。

人参　煨益智仁　公丁香　茯苓　广皮　青皮　木瓜　炒冬米

某　脉微细，肢厥，下痢无度。吴茱萸汤但能止痛，仍不进食。此阳败阴浊，腑气欲绝。用桃花汤。

赤石脂　干姜　白粳米

某　痢后大便不实，食不健运，色脉俱是虚象。此清阳失旷于中，阴气先走泄于下。先理中焦，再当摄阴。

人参　白术　茯苓　炙草　广皮　炮姜　益智

某　自利不渴者属太阴。呃忒之来，由乎胃少纳谷。冲气上逆，有土败之象，势已险笃。议金匮附子粳米汤。

人参　附子　干姜　炙草　粳米

某　长斋有年，土薄气馁，加以久痢，少谷欲呕，脾胃之阳衰矣。由夏及今，半截不痊。倘忽肿胀，何法施治？

人参　白术　干姜　炮姜　丁香　茯苓

袁　中下阳微，呕呃下利。温中不应，恐延衰脱。夫阳宜通，阴宜守，此关闸不致溃散。春回寒谷，生气有以把握。候王先生主议。

人参　附子　炮姜　炒粳米　赤石脂　生白芍

某　春痢，入冬痢止，腹痛食少。童年那有淫欲之扰？此系寒热不和，脾胃受伤也。

六君子汤加肉桂。

脾营虚寒

某　脉沉微，下痢红紫黑，舌苔粉白，并不渴饮，此太阴脾营虚寒也。仿理阴煎。

当归头　白芍　炮姜　炙草　茯苓　益智

唐氏　下痢四十馀日，形寒腹痛。

炒当归　生白芍　肉桂　炒山楂　青皮　茯苓

阳明不阖

沈　议堵截阳明一法。

人参　炒白粳米　炮姜　赤石脂

脾肾兼虚

某六四　高年下痢，痰多舌干，脉右空大，神困音低。乃脾肾两亏，二气交虚，有年致此恐非宜。

人参一钱半　菟丝子一钱半　赤石脂三钱　炮姜一钱半　茯苓三钱　木瓜一钱

王五十　久痢久泻为肾病，下泻久而阴伤气坠。四神丸治脾肾晨泄，辛温香燥皆刚，佐入五味酸柔，不过稍制其雄烈。此肛坠尻疫，乃肾液内少而气陷矣。腥油肉食须忌。

熟地　禹馀粮石　五味子

蒋五一　久痢，用辛甘温而效，是脾阳久伤，治由东垣法极是。述食血腥滑必便溏，四肢忽有肉疹。营卫内应脾胃，气血未得充复。五旬外，下亦怯。用脾肾两补。

人参　山药　茯苓　湖莲　芡实　补骨脂　苁蓉　萸肉　五味　巴戟　菟丝　覆盆子

痢伤阴液

某　下痢腹痛，舌干肛坠，痢伤阴也。

熟地炭　炒归身　炒白芍　炒楂肉　茯苓　炙草

某　滞浊下行痛缓，议养阴通腑。

生地　阿胶　丹皮　山栀　猪苓　泽泻

孙　脉左数，下利，腹不甚痛，暮夜微热。所伏暑热，乘阴虚下陷，是清热理脾不效。当摄阴升阳。

熟地炭　当归炭　山楂炭　炒黑麦芽　炙黑甘草　防风根　炒黑升麻

又　照方去山楂、麦芽，加人参、焦白芍。

又　泻痢久必阴损液耗，此口渴微咳，非实火客邪。与甘酸化阴。

人参　山药　炙草　炒乌梅　木瓜　炒湖莲肉

蔡　脉右数，左细数，面垢舌燥，白苔点点，肌肤甲错，左胁动气，伏暑当秋凉而发。初病如疟，当从苦辛寒法。里邪炽烈，变为下痢，胃津被劫，阴液大耗。昔贤于热病液涸，急以救阴为务。苟胃关得苏，渐以冀安。否则，犯喻氏所指客邪内陷，液枯致危之戒矣。

复脉汤去姜、桂、麻。

又　酸甘化阴法。

人参　生地　乌梅　炙草　麦冬　木瓜

鲍　痢久，阴液消亡，无以上承，必唇燥舌干。奈胃关不和，善噫难饥。此由阴腻柔剂所致，择其不腻滞者调之。

人参　炙草　炒白芍　炒乌梅肉　炒麦冬　茯神

周五十　痢后气坠，都主阴伤。但嗔怒不已，木犯土，致病留连。摄阴之中，聊佐和肝。

熟地　茯苓　炒山楂　炒乌梅　木瓜

某　阴液涸，则小水不通；胃气逆，则厌食欲呕。此皆痢之款症也，治以中下二焦为主。议理阴煎。

熟地　白芍　附子　五味　炮姜　茯苓

吴三十　痢久，阴伤腹痛，肛门坠胀。秋病入冬不愈，已属休息症。和阴剂中，仍有升降。仿东垣法。

炒熟地　炒当归　炒白芍　炙草　生山楂　生谷芽

久痢伤肾下焦不摄

陈三七　泻痢久则伤肾，多见下焦沉坠。先伤在阴，刚药不效。

人参　鹿茸　菟丝子　茯苓　舶茴香　制补骨脂　砂仁

张五一　晨泄痢血属肾病，无痛坠等因。用黑地黄丸。

范　泻痢起于长夏，医谓时令湿热。胃苓汤，芩芍法，固非谬讹。因高年，肾阳肝阴先亏，使客气内扰阻遏，中流乏砥柱坐镇，致狂澜滔天耳。病经两旬不减，重阴无阳。验诸神识尚清，其外邪为少，而内损为多。八脉无权，下无收摄，漏卮不已，理必生阳泄，下焦冷。此皆阴阳二气微绝，治病则夯，治本为宜。非置之不理，实究天人而已。

人参二钱　鹿茸二钱　炒黑当归三钱　生杜仲三钱　生沙苑一钱　茯苓三钱

李五十　自痢五六年，即周身痛痹。盖肠胃病，致经络筋骨藩篱疏撤，阳失卫。药难效灵，书此代煎。

冬于术　苁蓉　熟附子
河水煎。

吴四九　治痢大法，无过通塞二义。夏秋湿热固多，初痢不痛，已非湿热。色滞者，肠中陈腐也。至今痛而痢，痢后复痛，按之痛减属虚。小雪不愈，阳不来复。久痢治肾，然非滋腻。先用苓姜术桂汤。

某氏　治痢古法，不越通涩。经停有瘕，腹浮肿，八脉之病。医惑于见痢，认为脾胃症。议用济生肾气丸。

朱五七　痢久肛坠，是下焦肾虚，失于收纳。治脾胃药无功。

熟地炭　炒归身　赤石脂　五味子　炒楂肉

周四六　痢久必伤肾阴，八脉不固，肠腻自滑而下。但执健脾无用，病不在中，纳谷运迟，下焦坎阳亦衰。用三神丸。

五味子　补骨脂　肉果

某　痢久阴阳两伤，少腹肛坠，连两腰胯脊髀瘦痛。由脏腑络伤，已及奇经。前议轻剂升阳颇投，仍从下治。

人参　鹿茸　附子　炒当归　茴香　菟丝子　杜仲

周　转方柔药相安，显然久痢伤及肾阴。当用理阴煎，兼用禹粮石脂丸，以摄固肠中。

熟地炭　归身炭　人参　炙甘草　五味子　炒楂肉
兼服禹粮赤石脂丸。

金氏　脉数劲，下痢腹鸣痛后坠，卧则气冲，咳嗽吐粘涎。产后过月，显是下损至中。纳谷日少，形神日衰，势已延成蓐劳，难期速功。

熟地炭　人参　茯神　炒山药　建莲　赤石脂

某氏　休息痢，经二年，明是下焦阴阳皆虚，不能收摄。经期不来，小腹抚摩有形上行，似乎癥瘕，其实气结。若不急进温补，恐滋扰肿胀之累也。

人参　附子　茯苓　炙草　五味　白芍

气虚下陷

某　气虚下陷，门户不藏。

人参　黄芪　广皮　炙草　归身　炒白芍　防风　升麻

某　痢经五十日来，小愈再发。独见后重下坠，此为气陷则门户不藏，亦胃弱内风乘袭。议陷者举之。

人参　归身　白芍　炙草　升麻　荷叶

疟 变 痢

石　疟邪热气，内陷变痢，延已三月。脾胃气衰，面浮肚膨，仍有里急欲坠之象。中虚伏邪，进以和解。

黄芩　柴胡　人参　丹皮　炒当归　白芍　谷芽　炒山楂

蔡　神气索然，腹中动气，舌红嗌干，寒热日迟。平素积劳致虚，邪伏厥阴，脉促细坚，温清难用。勉议复脉汤，存阴勿涸，希图援救。

复脉汤。

又　两投复脉，色脉略转。所言平素积虚，不但疟邪内陷。阳结于上则胸痞，阴走于下则频利，非徒开泄攻邪也。

救逆汤去姜。

又　奔豚①动气，皆是阳虚浊泛，当和营理阳。

人参　茯苓　归身　炙草　桂心　牡蛎　煨姜　大枣

又　冲气填塞，邪陷下痢，势非轻小。用泻心法。

人参　淡干姜　熟附子　川连　黄芩　枳实

又　人参　淡干姜　生地　炒桃仁

张　气衰热伏，腹痛下痢，脘中痞闷，不欲纳食。由疟变痢，经邪入腑，斯病势已重。清理湿热以开痞，延久必须扶正。

淡黄芩　川连　人参　生白芍　干姜　枳实

某　邪陷，疟后变痢，伤及厥阴。症见气上撞心，饥不能食，干呕腹痛，全是肝病。肝为至阴之脏，相火内寄。仲景治法，不用纯刚燥热之药，以肝为刚脏故也。今正交土旺，土木为雠，五日内未为稳当。

人参　炒当归　炒白芍　炒乌梅肉

茯苓　淡吴萸　生香附汁　真北秦皮

肠 风

孙　下痢无积，肛坠，肠间汩汩有声。此属肠风，当用摄固。

熟地炭　黄肉炭　炒归身　炒杞子　川断　北味肉

煎药送赤石脂丸三钱。

某　当年久痢，用三神丸得效，是脾肾两因，兼理气分之滞。体质阳虚，遇冷病加。今病起长夏，小水不通，必系夏热阻其宣化，久则气血凝著而为肠红。先与桂苓甘露饮，分消其湿。

于术　茯苓　猪苓　泽泻　滑石　桂心

噤 口 痢

包　川连　人参　黄芩　白芍　草决明　炒山楂　炒银花

又　噤口痢，乃热气自下上冲，而犯胃口，肠中传导皆逆阻似闭，腹痛在下尤甚。香、连、梅、芍，仅宣中焦，未能泄下热燔燎。若不急清，阴液同归于尽。姑明其理，以俟高明备采。

白头翁汤。

又　脉左细数，右弦，干呕不能纳谷，腹痛里急后重，痢积不爽。此暑湿深入著腑，势属噤口痢疾，症非轻渺。议用苦寒清用热毒。必痛缓胃开，方免昏厥之变。

川连　黄芩　银花　炒山楂　干姜　白芍　木香汁

又　下午病剧，乃阴气消亡之征。若但阴柔，恐生生不至。疏补胃药，正宜进商。

生地　阿胶　人参　生白芍　炒山楂

---

① 豚：原作"脉"，据病名改。

炒银花

矫　初起无寒热，即泻痢，呕恶不食，乃噤口痢重病。夫暑邪之伤，由口鼻吸气而入，邪与水谷交混，蒸变湿热，酿为积滞脓血。肠胃气窒，欲解不能通爽，遂致里结后重。香连苦辛，理气导湿清热，初用颇是。皆缘劳碌之人，非膏粱温养之质。淡薄积劳，中气易伤。四十日来，积少痛缓，医称病解，而食不下咽，不知饥饱。诊得脉弦，形衰，舌白，不渴饮水，日泻数行。全属胃倒气夺，中宫损极，下关不摄。谷不能咽，焉能承受汤药？药味气劣，胃衰必恶。久痢久泻，务在能食。古人非醒脾胃，即安肾摄纳。再询粉浆下咽，或呛或噎。议以上脘宜通其清阳，下焦当固摄其滑脱。仿古方中参苓白术散末，当以米饮日服二次。间以不腻滑之物，食些少勿多，以示胃之所喜为补。必得胃气渐醒，方有转危为安。

人参二钱　焦术一钱半　茯苓一钱半　炙草五分　炒扁豆二钱　苡仁一钱半　桔梗一钱　砂仁七分，炒　炮姜炭一钱　肉豆蔻一钱

上药研细，秤准分两。每次用香粳米饮汤调服一钱五分，上药须日进二次。

鲍　舌心黄边白，渴饮，水浆停胃脘，干呕，微微冷呃，自痢稀水，小便不利，诊脉坚劲不和。八旬又二，暑湿热邪内著。必脾胃气醒，始可磨耐，以高年不敢过清过消。用清暑益气法。

川连　黄芩　石莲子　煨干葛　青皮　人参　茯苓　厚朴　猪苓　泽泻

又　口中干燥，小水全无，泉源已竭，阴液无以上承。痢症噤口，都是湿热壅于胃口。下元衰惫，冲脉气震高突。此攻病保真，理难捉摸矣。

川连　黄芩　草决明　石莲子　乌梅　白芍

痢症，古名滞下，惟夏秋暑湿夹积者居多，其次则风淫火迫寒侵也。推之燥气，独不为患。考前法，悉有定例，不必再述。至于暑者，有阴暑阳暑之源，其邪必兼乎湿。夫阴暑由于人之阳气先亏，加以贪凉喜冷，郁折生阳，故主于温。阳暑由于天之热伏，阻气化浊，则重于清。而医之下手工夫，于此须细心认定。但邪之来也，似水之流，脏腑间一有罅隙，则乘虚而著，故有在气在血之分，伤脏伤腑之异。若表之邪郁，而气机下流不息者，喻氏论人参败毒散。里之积壅，而寒热交粘者，洁古立芍药汤。在气分，有苦辛调气与辛甘益气等法。在血分，有酸苦行血及咸柔养血诸方。若表症急，从乎三阳，有桂枝汤、葛根芩连汤、小柴胡汤。里势实，专究脾胃，有小承气汤、温脾汤。总之，治腑以三焦见症为凭，治脏以足三阴为要领。辨得虚实之情形，酌以或通或涩之法，则临症权宜，庶乎不错矣。但是症不治之条甚多。最难愈者，莫如休息痢，攻补之法非一，予亦不赘。最危险者，莫如噤口痢，却有两端。若因暑湿邪充，格拒三焦者，气机皆逆传而闭，上下之势，浑如两截。若治不得其要，则邪无出路，正立消亡。此丹溪立法最高，后世都宗其旨。先生又借用半夏泻心汤，减去守中之品，取补以运之，辛以开之，苦以降之，与病情尤为允协。所以先生之见长，是集之奥妙，每每在此。又因脾肾之阳素虚，阴邪从中而下者，先伤太阴，继伤少阴，关闸大开，痛泄无度。戊癸少化火之机，命阳无蒸变之力，此不饥不食，为呕为胀，理宜然矣。与邪多积热之候相比，绝然不同。参之仲景理中汤、肾气丸，及景岳理阴煎、胃关煎等法可也。吾乡姚颐真先生，化出捷径良法，以大剂苁蓉，配入

参、归、姜、附、桂、制白芍之类治之，靡不应手而愈。想苁蓉之性，温能达下，咸可利胃，质之柔润，以补阳中之阴，较地黄、阿胶尤胜。与之肠膏竭尽，络脉结涩而痛者，堪称神品。自此推广，用治甚多。若曰某方某药但治某症，不知活用，反称杜撰，则禁绝后人灵活之心，无从施发矣。邵新甫

便　血

湿　热

郑　夏至后，湿热内蒸，肠风复来。议酸苦法。

川连　黄芩　乌梅肉　生白芍　广皮　厚朴　荆芥炭　菊花炭

又　驻车丸二钱。

某　脉右数，形色苍黑，体质多热，复受长夏湿热内蒸，水谷气壅，血从便下。法以苦寒，佐以辛温。薄味经月，可冀病愈。

茅术　川连　黄芩　厚朴　地榆　槐米

程　年前痰饮哮喘，不得安卧，以辛温通阳劫饮而愈。知脾阳内弱，运动失职，水谷气蒸，饮邪内湿而成。湿属阴，久郁化热，热入络，血必自下，但体质仍属阳虚。凡肠红成方，每多苦寒。若脏连之类，于体未合，毋欲速也。

生于术　茯苓　泽泻　地榆炭　桑叶　丹皮

阳　虚　寒　湿

俞　阳虚，肠红洞泻。议劫胃水。

理中换生茅术、生厚朴、附子炭、炮姜。

程十七　脉沉，粪后下血。少年淳朴

得此，乃食物不和，肠络空隙所渗。与升降法。

茅术　厚朴　广皮　炮姜　炙草　升麻　柴胡　地榆

又　脉缓濡弱，阳气不足，过饮湿胜，大便溏滑，似乎不禁，便后血色红紫，兼有成块而下。论理是少阴肾脏失司固摄，而阳明胃脉但开无合矣。从来治腑以通为补，与治脏补法迥异。先拟暖胃通阳一法。

生茅术　人参　茯苓　新会皮　厚朴　炮附子　炮姜炭　地榆炭

湿　遏　脾　阳

程三一　食入不化，饮酒厚味即泻，而肠血未已。盖阳微健运失职，酒食气蒸，湿聚阳郁，脾伤清阳日陷矣。议用东垣升阳法。

人参　茅术　广皮　炙草　生益智　防风　炒升麻

中虚湿下陷

某　阳虚体质，食入不化，饮酒厚味即泻，而肠血未止。盖阳微健运失职，酒食气蒸湿聚，脾阳清阳日陷矣。当从谦甫先生法。

人参二钱半　干姜二钱半，煨　附子三钱　茅术五钱　升麻三钱　白术二钱半　厚朴二钱半　茯神二钱半　广皮二钱半　炙草二钱半　归身一钱半　白芍一钱半　葛根二钱半　益智一钱半　地榆三钱半　神曲一钱半

上药各制，姜、枣汤丸。

温　湿胜中虚，便红。

焦术　炒当归　炒白芍　炙草　防风根　煨葛根　干荷叶

郁怒木火犯土

刘六一　郁怒，肠红复来，木火乘腑

络，腹中微痛。议与和阴。

冬桑叶　丹皮　生白芍　黑山栀　广皮　干荷叶边　生谷芽

张　二年前冲气入脘，有形痛呕，粪前后有血，此属厥阳扰络。风动内烁，头巅皆眩痛。每日用龙荟丸。

叶　嗔怒动肝，络血乃下，按之痛减为虚。夫肝木上升，必犯胃口，遂胀欲呕。清阳下陷，门户失藏，致里急便血。参、术、炮姜，辛甘温暖，乃太阴脾药，焉能和及肝胃？丹溪云：上升之气，自肝而出。自觉冷者，非真冷也。

驻车丸二钱。

程四六　少阳络病，必犯太阴。脾阳衰微，中焦痞结。色痿如瘁，便后有血。论脾乃柔脏，非刚不能苏阳。然郁勃致病，温燥难投。议补土泄木方法。

人参　当归　枳实汁　炒半夏　桑叶　丹皮

参、归养脾之营，枳、半通阳明之滞，桑、丹泄少阳之郁。

木 郁 土 中

某　凡有痔疾，最多下血。今因嗔怒，先腹满，随泻血，向来粪前，近日便后，是风木郁于土中。气滞为膨，气走为泻。议理中阳，泄木佐之。

人参　附子　炮姜　茅术　厚朴　地榆　升麻醋炒　柴胡醋炒

大 肠 血 热

某　便红，脉数。

生地三钱　银花三钱　黄芩一钱　白芍一钱半　槐花一钱

程二三　脉数，能食，肠红。阴自下泄，肠腑热炽所致。非温补之症。

细生地　丹参　黄柏　黑稽豆皮　地榆炭　柿饼灰　槐花　金石斛

某三七　内热，肠红发痔。当清阴分之热。

生地　炒丹皮　酒炒黄芩　炒黑槐花　柿饼灰　元参　银花　黑山栀

汪　嗽血已止，粪中见红，中焦之热下移。肠胃属腑，止血亦属易事。花甲以外年岁，热移入下，到底下元衰矣。

细生地　川石斛　柿饼灰　天冬

赵三六　劳倦，便后血。

炒黑樗根皮一两　炒黑地榆三钱　炒黑丹皮一钱　五加皮三钱　炒焦银花一钱半　苍术一钱　茯苓二钱　炒泽泻一钱

钱十八　阴虚内热，肠红不止。

炒黑樗根皮一两　炒生地三钱　炒银花一钱半　炒黑地榆二钱　归身一钱半　生白芍一钱半　炒丹皮一钱　茯苓一钱半

阳 明 不 阖

蔡三八　脉濡小，食少气衰，春季便血，大便时结时溏。思春夏阳升，阴弱少摄。东垣益气之属升阳，恐阴液更损。议以甘酸固涩，阖阳明为法。

人参　炒粳米　禹粮石　赤石脂　木瓜　炒乌梅

某　能食肠血，脉细色痿，肛痔下坠。议酸苦熄风坚阴。

黄肉炭　五味炭　黄柏炭　地榆炭　禹粮石　赤石脂

脾 胃 气 滞

吴二八　中满过于消克，便血，食入易滞，是脾胃病。血统于脾，脾健自能统摄。归脾汤嫌其守，疏腑养脏相宜。

九蒸白术　南山楂　茯苓　广皮　谷芽　麦芽

姜枣汤法。

脾胃阳虚

某二三　便血如注，面黄，脉小，已经三载。当益胃法。

人参一钱　焦术三钱　茯苓三钱　炙草五分　木瓜一钱　炮姜五分

心脾营损

李三十　上年夏季，络伤下血，是操持损营。治在心脾。

归脾饴糖丸。

朱　入暮腹痛鸣响，睪丸久已偏坠，春正下血经月，颜色鲜明。此痛决非伤瘀积聚，乃营损寒乘，木来侮土，致十四载之缠绵。调营培土，以甘泄木，散郁宜辛。节口戒欲，百天可效。

人参　炒当归　炒白芍　肉桂　炮姜　茯苓　炙草　南枣

又　细推病情，不但营气不振，而清阳亦伤。洞泄不已，而辛润宜减，甘温宜加。从桂枝加桂汤立法。

人参　桂枝　茯苓　生白芍　炙草　肉桂　煨姜　南枣

又　仍议理营。

人参　于术　茯苓　炮姜　桂心　白芍　真武丸二钱

脾不统血

某十八　便后下血，此远血也。

焦术一钱半　炒白芍一钱半　炮姜一钱　炙草五分　木瓜一钱　炒荷叶边二钱

血去阴伤虚阳上冒

方　脉小左数，便实下血，乃肝络热腾，血不自宁。医投参、芪、归、桂，甘辛温暖，昧于相火寄藏肝胆。火焰风翔，上蒙清空。鼻塞头晕，呛咳不已。一误再误，遗患中厥。夫下虚则上实，阴伤阳浮冒，乃一定至理。

连翘心　竹叶心　鲜生地　元参　丹皮　川斛

又　下血阴伤走泄，虚阳上升头目清窍，参、芪、术、桂辛甘助上，致鼻塞耳聋。用清上五六日，右脉已小，左仍细数，乃阴亏本象，下愈虚则上愈实。议以滋水制火之方。

生地　元参　天冬　川斛　茯神　炒牛膝

又　脉左数，耳聋胁痛。木失水涵养，以致上泛。用补阴丸。

补阴丸五钱。

又　虎潜丸，羊肉胶丸。

阴虚血涩

某　肠红黏滞，四年不痊，阴气致伤。肛坠刺痛，大便不爽，药难骤功。当以润剂通腑。

生地　稽豆皮　楂肉　麻仁　冬葵子　归须

劳伤营卫

姚　劳伤下血，络脉空乏为痛。营卫不主循序流行，而为偏寒偏热。诊脉右空大，左小促。通补阳明，使开阖有序。

归芪建中汤。

脾肾虚

唐四七　《内经》以阴络伤则血内溢。盖烧酒气雄，扰动脏络聚血之所。虽得小愈，而神采爪甲不荣，犹是血脱之色。肛坠便甚，治在脾肾。以脾为摄血之司，肾主摄纳之柄故也。

晚，归脾去木香。早，六味去丹、泽，加五味、芡实、莲肉、阿胶丸。

沈五五　酒湿污血，皆脾肾柔腻主病。当与刚药。

黑地黄丸。

凡脾肾为柔脏，可受刚药。心肝为刚脏，可受柔药，不可不知。谦甫治此症，立法以平胃散作主，加桂、附、干姜、归、芍，重加炒地榆以收下湿，用之神效，即此意也。

吴四二　腹痛下血，食荸荠、豆浆而愈，乃泄肺导湿之药。既愈以来，复有筋骨痿软，寒热，夜卧口干。乃湿去气泄，阳明脉乏不主用事，营卫失度，津液不升之象。天真丸主之，去人参。

支五六　痔血久下，肌肉萎黄，乃血脱气馁，渐加喘促浮肿。再延腹胀，便不可为。此症脏阴有寒，腑阳有热。详于《金匮》谷疸篇中，极难调治。

人参　焦术　茯苓　炒菟丝子　广皮　生益智　木瓜

肾 阳 虚

杨四八　中年形劳气馁，阴中之阳不足，且便血已多，以温养固下。男子有年，下先虚也。

人参　茯苓　归身　淡苁蓉　补骨脂　巴戟　炒远志

生精羊肉熬膏丸，服五钱。

田三八　久矣晨泄腹痛，近日有红积，此属肾虚。

补骨脂　大茴香　五味　茯苓　生菟丝

陈三七　脉左虚涩，右缓大，尾闾痛连脊骨，便后有血，自觉惶惶欲晕，兼之纳谷最少。明是中下交损，八脉全亏。早进青囊斑龙丸，峻补玉堂、关元。暮服归脾膏，涵养营阴。守之经年，形体自固。

鹿茸生，切薄，另研　鹿角霜另研　鹿角胶盐汤化　柏子仁去油，烘干　熟地九蒸　韭子盐水浸炒　菟丝子另磨　赤白茯苓蒸　补骨脂胡桃肉捣烂蒸一日，揩净炒香

上溶膏炼蜜为丸，每服五钱，淡盐汤送。

鹿茸壮督脉之阳，鹿霜通督脉之气，鹿胶补肾脉之血。骨脂独入命门，以收散越阳气。柏子凉心以益肾，熟地味厚以填肾。韭子、菟丝，就少阴以升气固精。重用茯苓淡渗，本草以阳明本药，能引诸药入于至阴之界耳。不用萸、味之酸，以酸能柔阴，且不能入脉耳。

肾 阴 虚

胡十八　上下失血，先泻血，后便泻，逾月，阴伤液耗。胃纳颇安，且无操家之劳。安养闲坐百日，所谓静则阴充。

熟地　萸肉　茯神　山药　五味　龙骨

汪　肾虚，当春阳升动咳嗽，嗽止声音未震，粪有血。阴难充复，不肯上承。用阴药固摄。

熟地　白芍　茯神　黑穞豆皮　炒焦乌梅肉

陈三十　肾阴虚，络中热，肝风动。肠红三载不已，左胁及腹不爽，少阳亦逆。多以补中调摄，故未见奏功。姑用疏补，为益脏通腑。

熟地炭　炒当归　炒楂肉　炒地榆　炒丹皮　冬桑叶

又　益阴泄阳，四剂血止。但腰痠，脘中痹，咽燥喜凉饮，肛热若火烁。阳不和平，仍是阴精失涵。用虎潜法。

熟地炭　白芍　当归　地愉炭　龟胶　知母　黄柏

猪脊髓丸。

某　沫血鲜红，凝块紫黑。阴络伤损，治在下焦。况少腹疝瘕，肝肾见症。前此精浊日久，亦令阴伤于下。

人参　茯神　熟地炭　炒黑杞子　五味　炒地榆　生杜仲

又 左脉小数坚，肛坠胀。

人参　茯神　湖莲肉　枳实　熟地炭　五味

奇 脉 伤

陈氏　脉小泻血，有二十年。经云：阴络伤，血内溢。自病起十六载，不得孕育。述心中痛坠，血下不论粪前粪后。向脊椎腰尻痠楚，而经水仍至，跗膝常冷，而骨髓热灼。由阴液损伤，伤及阳不固密。阅频年服药，归、芪杂入凉肝，焉是遵古治病？议从奇经升固一法。

鹿茸　鹿角霜　枸杞子　归身　紫石英　沙苑　生杜仲　炒大茴　补骨脂　禹馀粮石

蒸饼浆丸。

劳 力 伤 络

张三九　劳力见血，胸背胁肋诸脉络牵掣不和。治在营络。

人参　归身　白芍　茯苓　炙草　肉桂

血 瘀 在 络

计五三　瘀血必结在络，络反肠胃而后乃下，此一定之理。平昔劳形奔驰，寒暄饥饱致伤。苟能安逸身心，瘀不复聚。不然，年馀再瘀，不治。

旋覆花　新绛　青葱　桃仁　当归须　柏子仁

宋氏　当年肠红，继衄血喉痛，已见阳气乘络。络为气乘，渐若怀孕者，然气攻则动如梭，与胎动迥异。倘加劳怒，必有污浊暴下，推理当如是观。

柏子仁　泽兰　卷柏　黑大豆皮　茯苓　大腹皮

便血一症，古有肠风、脏毒、脉痔之分，其见不外乎风淫肠胃，湿热伤脾二义，不若《内经》谓阴络受伤，及结阴之旨为精切。仲景之先便后血，先血后便之文，尤简括也。阴络即脏腑隶下之络，结阴是阴不随阳之征。以先后分别其血之远近，就远近可决其脏腑之性情，庶不致气失统摄，血无所归，如漏卮不已耳。肺病致燥涩，宜润宜降，如桑麻丸，及天冬、地黄、银花、柿饼之类是也。心病则火燃血沸，宜清宜化，如竹叶地黄汤，及补心丹之类是也。脾病必湿滑，宜燥宜升，如茅术理中汤，及东垣益气汤之类是也。肝病有风阳痛迫，宜柔宜泄，如驻车丸，及甘酸和缓之剂是也。肾病见形消腰折，宜补宜填，如虎潜丸，及理阴煎之类是也。至胆经为枢机，逆则木火煽营，有桑叶、山栀、柏子、丹皮之清养。大肠为燥腑，每多湿热风淫，如辛凉苦燥之治。胃为水谷之海，多气多血之乡，脏病腑病，无不兼之，宜补宜和，应寒应热，难以拘执而言。若努力损伤者，通补为主。膏粱蕴积者，清疏为宜。痔疮则滋燥兼投，中毒须知寒热。馀如黑地黄丸以治脾湿肾燥，天真丸以大补真气真精，平胃、地榆之升降脾胃，归脾之守补心脾，斑龙以温煦奇督，建中之复生阳，枳术之疏补中土，禹粮赤脂以堵截阳明，用五仁汤复从前之肠液，养营法善病后之元虚。此皆先生祖古方运以匠心，为后学之津梁也。邵新甫

脱 肛

湿热气虚下陷

翁六五　湿热皆主伤气，气下陷坠肛而痛，溲溺后，阴囊筋牵著于肛，其痛为甚。夫厥阴肝脉绕阴，按脉濡弱，决非疏

泄主治。议进陷者举之，从东垣补中益气汤。

气 虚 下 陷

孙 面色痿黄，腹痛下血，都因饮食重伤脾胃。气下陷为脱肛，经月不愈，正气已虚。宜甘温益气，少佐酸苦。务使中焦生旺，而稚年易亏之阴自坚，翼有向安之理。

人参　川连　炒归身　炒白芍　炙草　广皮　石莲肉　乌梅

又 肛翻纯血，不但脾弱气陷，下焦之阴亦不摄固。面色唇爪，已无华色。此益气乃一定成法，摄阴亦不可少。然幼稚补药，须佐宣通，以易虚易实之体也。

人参　焦术　广皮　白芍　炙草　归身　五味　升麻醋炒　柴胡醋炒

肾 气 不 摄

某 便后少腹痛，肛坠，溺则便滑，肾虚不摄。

熟地炭　五味　萸肉炭　茯苓　炒远志　炒菟丝子

某 肛坠尻痛，利多伤阴。

熟地炭　五味　茯神　炒山药　炒楂肉　炒菟丝子

煎送禹粮石脂丸。

王六二 阳气下陷，肾真不摄，肛坠气泄如风。向老下元阳惫，非升柴能举其陷。

人参　鹿茸　补骨脂　炒大茴香　茯苓

调入阳起石三分。

吴五六 脱肛漏血，过劳即发，病经十六载。色萎黄，背脊痛，诊脉尺中下垂。法当升阳摄阴，兼理奇脉。

斑龙丸加五味子，蜜丸。

脱肛一症，其因不一。有因久痢久泻，脾肾气陷而脱者。有因中气虚寒，不能收摄而脱者。有因酒湿伤脾，色欲伤肾而脱者。有因肾气本虚，关门不固而脱者。有因湿热下坠而脱者。又肛门为大肠之使，大肠受寒受热，皆能脱肛。老人气血已衰，小儿气血未旺，皆易脱肛。经曰下者举之，徐之才曰涩可去脱，皆治脱肛之法也。观先生治脱肛之症，亦不越乎升举、固摄、益气三法。如气虚下陷而脱者，宗东垣补中益气汤，举陷为主。如肾虚不摄而脱者，宗仲景禹粮石脂丸，及熟地、五味、菟丝辈，固摄下焦阴气为主。如肝弱气陷，脾胃气虚下陷而脱者，用摄阴益气，兼以酸苦泄热为主。如老年阳气下陷，肾真不摄而脱者，又有鹿茸、阳起石等，提阳固气一法。汪讱庵[①]云：有气热血热而肛反挺出者，宜同芩、连、槐、柏，及四物、升、柴之类。愚谓即或间有此症，终非可训之法，存之以质君子。邹滋九

痿

肺 热 叶 焦

汤六三 有年偏痿，日瘦，色苍脉数。从《金匮》肺热叶焦则生痿躄论。

玉竹　大沙参　地骨皮　麦冬　桑叶　苦百合　甜杏仁

徐三岁 面瘰胕软，此属肺热痿躄。

连翘　花粉　黑山栀　赤小豆　桑叶　白通草

湿 火

张 湿中伏热，沉著下焦。用苦胜

---

① 汪讱庵：名昂，字讱庵。明末清初医家，著有《医方集解》等书传于世。

湿，辛通气分。然必循经入络，渐次达及阳明。

绵茵陈三钱　生茅术五分　黄柏一钱半
晚蚕沙一钱　寒水石三钱　茯苓皮三钱

又　色苍脉实，体质强壮，虽年逾四旬，气元充旺。询知平日善啖酒醴甘肥，此酿成湿火，蕴结下焦。今少腹微肿硬，二便滞涩，自觉少腹气胀上冲，两足沉重，艰于步履，腿股皮中甚热。即《内经》所云湿热不攘，大筋软短，小筋弛长，软短为拘，弛长为痿也。更述曾因熬炼膏药，中有䗪虫、蜈蚣等物，吸受秽浊毒气，未始非与湿热纠蓄，沉伏下焦。前议苦辛寒燥，兹再佐以搜逐络隧。然此病从口而入，必茹素戒饮，一二年之久，病根可拔，当恪守勿懈为要。

绵茵陈三钱　黄柏一钱半　川草薢一钱
茯苓皮三钱　金铃子一钱半　穿山甲三钱
大槟榔汁一钱

又　绵茵陈　草薢　茯苓皮　黄柏
蚕沙　汉防己　龙胆草　山栀　青黛

又　病去七八，常服二妙丸可也。

黄柏八两，略炒　茅山术米泔浸，切片，同乌芝麻伴饭上蒸三五次，去芝麻，焙干，三两

二味研末，水法丸。空心服三钱，开水下。

湿热蒸烁筋骨

吴二十　雨湿泛潮外来，水谷聚湿内起，两因相凑，经脉为痹。始病继以疮痍，渐致痿软筋弛，气隧不用。湿虽阻气，而热蒸烁及筋骨，久延废弃有诸。

大豆黄卷　飞滑石　杏仁　通草　木防己

胃气窒筋骨不利

廉三二　诊脉论体，从遗精漏疡，继而环跳穴痛，遂不堪行走。脏阴伤及腑

阳，阳气日加窒塞，经脉不司舒展。食入壅脘欲吐，大便旬日不通，痞阻日甚，而为痿症。《内经》论治痿独取阳明，无非流通胃气，盖胃脉主乎束筋骨，利机关窍也。议用加味温胆汤。

又　大便旬日不通，用更衣丸。取意小肠火腑非苦不通，非下不夺也。

邪风入络

某五岁　头目口鼻喎邪，继而足痿，此邪风入络所致。

羚羊角　犀角　元参　细生地　黄柏
川斛　川草薢

阳明虚营络热内风动

俞　五旬又四，阳气日薄，阳明脉络空乏，不司束筋骨以流利机关。肩痛肢麻，头目如蒙，行动痿弱无力，此下虚上实。络热，内风沸起，当入夏阳升为甚。燥湿利痰，必不应病。议清营热以熄内风。

犀角　鲜生地　元参心　连翘心　冬桑叶　丹皮　钩藤　明天麻

肝胃虚内风动

陈　阳明脉空，厥阴风动，自右肩臂渐及足跗痿躄。长夏气泄，秋半不主收肃，显然虚症。先用通摄方法。

淡苁蓉　熟地　杞子　川牛膝　川斛
茯苓　远志炒黑　石菖蒲

肝胃虚

夏四四　自稚壮失血遗精。两交夏月，四肢痿躄，不得转动，指节亦不能屈曲。凡天地间，冬主收藏，夏主发泄。内损多年不复元，阳明脉衰所致。

当归　羊肉胶　杞子　锁阳　菊花炭
茯苓　青盐

胃阳督肾皆虚

吴三九　下焦痿躄，先有遗泄湿疡，频进渗利，阴阳更伤。虽有参、芪、术养脾肺以益气，未能救下。即如畏冷阳微，几日饭后吐食，乃胃阳顿衰，应乎外卫失职。但下焦之病，多属精血受伤。两投柔剂温通之补，以肾脏恶燥。久病宜通任督，通摄兼施，亦与古贤四斤、金刚、健步诸法互参。至于胃药，必须另用。夫胃腑主乎气，气得下行为顺。东垣有升阳益胃之条，似乎相悖，然芩、连非苦降之气味乎？凡吐后一二日，暂停下焦血分药，即用扶阳理胃二日，俾中下两固。经旨谓阳明之脉，束筋骨以利机关。谅本病必有合矣。

鹿茸　淡苁蓉　当归　杞子　补骨脂　巴戟天　牛膝　柏子仁　茯苓　川斛

吐后间服大半夏汤，加淡干姜、姜汁。

湿热肝肾虚

沈　长夏湿热，经脉流行气钝。兼以下元络脉已虚，痿弱不耐步趋，常似酸楚，大便或结或溏，都属肝肾为病。然益下必佐宣通脉络，乃正治之法。倘徒呆补，恐季夏后，湿热还扰，须为预理。

鹿角霜　当归　生茅术　熟地姜汁制　茯苓　桑椹子　苁蓉　巴戟　远志　小茴

金毛狗脊三斤，酒蒸，水熬膏和丸，淡盐汤送下。

李四九　痿躄在下，肝肾病多。但素饮必有湿热，热瘀湿滞，气血不行，筋缩，肌肉不仁，体质重著难移，无非湿邪之深沉也。若论阳虚，不该大发疮痛。但久病非速攻，莫计效迟，方可愈疾。

细生地　咸苁蓉　当归须　牛膝　黄柏　生刺蒺　川斛　萆薢

包五三　寝食如常，脉沉而缓，独两腿内外肌肉麻木。五旬又三，阳脉渐衰，跻、维不为用事，非三气杂感也。温通以佐脉络之流畅，仿古贤四斤、金刚之属。

淡苁蓉　枸杞子　牛膝　茯苓　白蒺藜　木瓜　萆薢

金毛狗脊膏丸

郭　两足痿弱，遇冷筋掣。三年久病，药力焉得速拔？况不明受病何因，徒见病而治，难期速功。据云：精滑溺后，通纳下焦为宜。

淡苁蓉　茯苓　川斛　生茅术　生杜仲　金毛狗脊

脾肾阳虚

沈四四　眩晕怔忡，行走足肢无力，肌肉麻木，骨骱色变，早晨腹鸣瘕泄。此积劳久伤阳气，肝风内动，势欲痿厥。法当脾肾双补，中运下摄，固体治病。

脾肾双补丸，山药粉丸。缪仲淳方。

肝　肾　虚

沈三六　寝食如常，仪容日瘦，语言出声，舌络牵强，手足痿弱，不堪动作。是肝肾内损，渐及奇经诸脉，乃痿痹之症。未能骤期速功。

地黄饮子去萸、味、桂。

席　雨水后，诊得右脉颇和，左关尺大，坚搏不附骨。春阳初萌，里真漏泄，有风动枯痿之虑。议乙癸同涵意。

熟地　淡苁蓉　杞子　五味　萸肉　牛膝　川斛　茯神　菊花

山药粉丸。

冲　脉　虚　寒

李氏　右肢蹒足无力如痿，交子夜痰多呛嗽，带下且频。是冲脉虚寒，浮火上升，非治嗽清热。夫冲为血海，隶于阳明，女科八脉，奇经最要。《内经》论之，女子五七年岁，阳明日衰。今天癸将绝年岁，脉络少气。非见病治病肤浅之见，愚意通阳摄阴，以实奇脉，不必缕治。

薛氏加减八味丸二两，匀七服，盐汤送下。

肾阳奇脉兼虚

许 金疮去血，乃经脉营络之伤，若损及脏腑，倏忽莫救。后此嗔怒动肝，属五志中阳气逆进，与客邪化火两途。苦辛泄气，频服既多，阳遂发泄。形虽若丰盈，而收藏固摄失职。少腹约束，阳道不举，背脊喜靠，步履无力，皆是痿弱症端，渐至痿废。议以通纳之法，专事涵养生真。冀下元之阳，八脉之气，收者收，通者通，庶乎近理。

鹿角霜 淡苁蓉干 生菟丝粉 生杜仲粉归身 五味 大茴香 远志 家韭子 覆盆子 云茯苓

蒜汁泛丸。

唐三四 脉左沉小，右弦，两足腰膝痿软无力，舌本肿胀，剂①颈轰然蒸热，痰涎涌出味咸。此肾虚收纳少权，督脉不司约束，阴火上泛，内风齐煽。久延痿厥沉疴，病根在下。通奇脉以收拾散越之阴阳为法。

虎潜去知、柏、归，加枸杞、青盐，羊肉胶丸。

下 焦 阴 虚

万 脉濡弱，右大，心热烦渴，两足膝腰髀伸缩不得自如。此乃下焦阴虚，热烁筋骨而为痿。

生虎潜去龟、广锁，加元参。

骨 痿

黄二四 冬藏精气既少，当春夏发泄，失血遗精，筋弛骨痿，不堪行走。精血内怯，奇脉中少气。三年久损，若不绝欲安闲，有偻废难状之疾。

鹿筋胶 羖羊肉胶 牛骨髓 猪脊髓 线鱼胶 苁蓉干 紫巴戟 枸杞子 茯苓 沙苑子 牛膝 青盐

某 病后，阴伤骨痿。

生杜仲 熟地 龟甲 黄柏 虎骨 牛膝 当归 巴戟

督 阳 虚

某 症如历节，但汗出，筋纵而痛，冬月为甚，腰脊伛偻形俯。据述未病前，梦遗已久。是精血内损，无以营养筋骨，难与攻迫。议香茸丸，温通太阳督脉。

鹿茸三两 生当归二两 麝香一钱 生川乌五钱

雄羊肾三对，酒煮烂，捣丸。

经云：肺热叶焦，则生痿躄。又云：治痿独取阳明。以及脉痿、筋痿、肉痿、骨痿之论。《内经》于痿症一门，可谓详审精密矣。奈后贤不解病情，以诸痿一症，或附录于虚劳，或散见于风湿，大失经旨。赖丹溪先生特表而出之，惜乎其言之未备也。夫痿症之旨，不外乎肝、肾、肺、胃四经之病。盖肝主筋，肝伤则四肢不为人用，而筋骨拘挛。肾藏精，精血相生，精虚则不能灌溉诸末，血虚则不能营养筋骨。肺主气，为高清之脏，肺虚则高源化绝，化绝则水涸，水涸则不能濡润筋骨。阳明为宗筋之长，阳明虚则宗筋纵，宗筋纵则不能束筋骨以流利机关，此不能

————————
① 剂，通齐。

步履，痿弱筋缩之症作矣。故先生治痿，无一定之法，用方无独执之见。如冲任虚寒而成痿者，通阳摄阴，兼实奇脉为主。湿热沉著下焦而成痿者，用苦辛寒燥为主。肾阳奇脉兼虚者，用通纳八脉，收拾散越之阴阳为主。如下焦阴虚，及肝肾虚而成痿者，用河间饮子、虎潜诸法，填纳下焦，和肝熄风为主。阳明脉空，厥阴风动而成痿者，用通摄为主。肝肾虚而兼湿热，及湿热蒸灼筋骨而成痿者，益下佐以温通脉络，兼清热利湿为主。胃虚窒塞，筋骨不利而成痿者，用流通胃气，及通利小肠火腑为主。胃阳、肾、督皆虚者，两固中下为主。阳明虚，营络热，及内风动而成痿者，以清营热，熄内风为主。肺热叶焦而成痿者，用甘寒清上热为主。邪风入络而成痿者，以解毒宣行为主。精血内夺，奇脉少气而成痿者，以填补精髓为主。先生立法精详，真可垂诸不朽矣。邹滋九

痹

周 痹

吴　风湿相搏，一身尽痛，加以堕水。外寒里热，痛极发厥，此属周痹。

桂枝木　片姜黄　羚羊角　海桐皮　花粉　白蒺藜

又　照前方去姜黄、白蒺，加大豆黄卷、木防己。

鲍四四　风湿客邪，留于经络，上下四肢流走而痛。邪行触犯，不拘一处，古称周痹。且数十年之久，岂区区汤散可效？凡新邪宜急散，宿邪宜缓攻。

蛜䗁虫　全蝎　地龙　穿山甲　蜂房　川乌　麝香　乳香

上药制末，以无灰酒煮黑大豆汁泛

丸。

杜三三　温暖开泄，骤冷外加，风寒湿三气交伤为痹，游走上下为楚。邪入经隧，虽汗不解，贵乎宣通。

桂枝　杏仁　滑石　石膏　川萆薢　汉防己　苡仁　通草

又　经脉通而痛痹减，络中虚则痿弱无力，周身汗出。阳泄已多，岂可再用苦辛以伤阳泄气乎？《内经》以筋缓为阳明脉虚，当宗此旨。

黄芪　防风　白术　茯苓　炙草　桂枝　当归　白芍　苡仁

又　大凡邪中于经为痹，邪中于络为痿。今痹痛全止，行走痿弱无力。经脉受伤，阳气不为护持，法当温养通补。经旨春夏养阳，重在扶培生气耳。

黄芪四两　茯苓三两　生白术三两　炙草　淡苁蓉二两　当归三两　牛膝二两　仙灵脾二两　虎骨胶　金毛狗脊十二两，无灰酒浸半日，蒸，熬膏

胶膏为丸。

刘三一　濒海飓风潮湿，著于经脉之中，此为周痹。痹则气血不通，阳明之阳不主司事，食腥腻遂不化，为溏泄。病有六七年，正虚邪实。不可急攻，宜缓。

生白术　生黄芪　海桐皮　川桂枝木　羌活　防风

行 痹

周　痛势流走而肿，后感外邪。参药不可与也，从行痹治。

羌活　木防己　石膏　生甘草　海桐皮　杏仁

吴　寒入阴分，筋骨痛软，此为痹症。遗泄内虚，忌用表散劫真。

当归　沙苑　北细辛　桂枝木　生白术　茯苓

又　虎骨　当归　北细辛　生白术

茯苓

又　行痹入左足。

生虎骨　防己　萆薢　苡仁　半夏
茯苓

某氏　风湿发热，萃于经脉。肿痛游走，病名行痹，世俗呼为历节风是也。

桂枝　羌活　石膏　甘草　杏仁　防风

又　行痹，腹中痛，便难，不知饥。

瓜蒌皮　紫菀　杏仁　郁金　半夏
山栀　桑枝

肢　痹

俞　肩胛连及臂指，走痛而肿一年，乃肢痹也。络虚留邪，和正祛邪。

黄芪　防风　海桐皮　生白术　归身
川羌活　片姜黄　白蒺藜

李三四　脉小弱，当长夏四肢痹痛，一止之后，筋骨不甚舒展。此卫阳单薄，三气易袭。先用阳明流畅气血方。

黄芪　生白术　汉防己　川独活　苡
仁　茯苓

朱三二　肢痹痛频发。

羚羊角　木防己　川桂枝尖　晚蚕沙
川萆薢　白通草　生苡仁　茯苓

汪　冬月温暖，真气未得潜藏，邪乘内虚而伏，因惊蛰节春阳内动，伏气乃发。初受风寒，已从热化。兼以夜坐不眠，身中阳气亦为泄越。医者但执风、寒、湿三邪合成为痹，不晓病随时变之理。羌、防、葛根，再泄其阳，必致增剧矣，焉望痛缓？议用仲景木防己汤法。

木防己　石膏　桂枝　片姜黄　杏仁
桑枝

又　气中伏邪得宣，右肢痹痛已缓。血分留热壅著，左肢痛势未衰。足微肿，体质阴虚，仍以宣通轻剂。

羚羊角　桂枝木　片姜黄　花粉　木

防己　杏仁　桑皮

顾　湿热流著，四肢痹痛。

川桂枝　木防己　蚕沙　石膏　杏仁
威灵仙

寒　湿

某　左脉如刃，右脉缓涩。阴亏本质，暑热为疟。水谷湿气下坠，肢末遂成挛痹。今已便泻，减食畏冷，阳明气衰极矣。当缓调，勿使成疾。

生白术　狗脊　独活　茯苓　木防己
仙灵脾　防风　威灵仙

又　湿痹，脉络不通，用苦温渗湿小效。但汗出形寒，泄泻，阳气大伤，难以湿甚生热例治。通阳宣行，以通脉络，生气周流，亦却病之义也。

生于术　附子　狗脊　苡仁　茯苓
萆薢

徐十九　长夏湿胜气阻，不饥不食，四肢痹痛，痛甚于午后子前，乃阳气被阴湿之遏。色痿黄，脉小涩。以微通其阳，忌投劫汗。

茯苓　萆薢　木防己　晚蚕沙　泽泻
金毛狗脊

黎　肢膝麻痹，足膝为甚。

当归　杞子　生虎骨　油松节各二两
川芎　狗脊　萆薢　淮牛膝　仙灵脾
檀香泥　白茄根　沙苑各一两

火酒、醇酒各半，浸七日。

某三七　寒湿滞于经络，身半以下筋骨不舒，二便不爽。若非迅疾飞走不能效。

蠲痛丹。

某　劳力感湿，腰痹酸痛，四肢乏力。

生杜仲　生苡仁　沙苑子　茯苓　粗
桂枝木　金毛狗脊　晚蚕沙　木防己

某十五　年中痹痛三发。述痛久流及

肢节骨骱，屈曲之所皆肿赤。此寒湿变热，为欲解，病在躯壳筋骨，无害命之理。但病深沉下甚，已属阴邪。小腹胀，小溲全无。

川独活八分　汉防己八分　川熟附八分　粗桂枝木一钱　茯苓五钱　川草薢一钱　木猪苓一钱

又　生白术三钱　茯苓三钱　川熟附一钱　川独活五分　北细辛一分　汉防己五分　猪苓一钱半　泽泻一钱

又　阳虚湿痹，痹愈，下焦无力。用斡旋其阳。

茯苓四两　生白术二两　泡淡生干姜一两　肉桂五钱

已上四味，生研末，滚水泛丸。每早服三钱，开水下。

何三六　脉沉，目黄舌肿，周身四肢疹发，胃痛，肢末皆肿强，遇冷饮凉即病。此久伏湿邪，阳气伤损。议温气分以通周行之脉。

川乌头　生白术　桂枝木　茯苓　半夏　姜汁

唐姬　右后胁痛连腰胯，发必恶寒逆冷，暖护良久乃温。此脉络中气不行，遂至凝塞为痛，乃脉络之痹症。从阳维、阴维论病。

鹿角霜　小茴香　当归　川桂枝　沙苑　茯苓

风　湿

王　努力，经气受伤，客邪乘卫阳之疏而入，风湿阻遏经隧，为肿为痛。大汗连出，痛仍不止，而大便反滑。其湿邪无有不伤阳气者，固卫阳以却邪，古人正治，以湿家忌汗耳。

生于术三钱　防风根五分　生黄芪三钱　片姜黄一钱　桂枝木五分　海桐皮一钱　羌活五分　独活五分

又　人参一钱　生于术二钱　黄芪三钱　炒当归一钱半　川桂枝一钱　炙甘草五分　煨姜七分　南枣二枚

又　风湿肿痹，举世皆以客邪宜散，愈治愈剧，不明先因劳倦内伤也。盖邪之所凑，其气必虚。参、术益气，佐以风药，气壮托出其邪，痛斯止矣。病人自云，手足如堕如无，讵非阳微不及行乎四末乎？此皆误治，致参药过费耳。

人参一钱　生于术二钱　黄芪二钱　归身一钱半　肉桂三分　炙甘草三分　煨姜一钱　南枣一枚

又　遗泄阴伤，兼以敛摄。

人参一钱　生于术二钱　黄芪三钱　归身一钱　炙草五分　熟地三钱　茯神三钱　五味五分　白芍一钱

丸方：

人参二两　黄芪四两　茯神二两　杞子二两　鹿角霜二两　鹿茸二两　归身三两　炙草一两　菊花炭二两

炼蜜丸。

王　风湿痹痛。

防己　生于术　川独活　茯苓　炒黄柏　生苡仁

又　痹在四肢。

羚羊角　白蒺藜　海桐皮　滑石　大豆黄卷　苡仁

又　照前方去蒺藜、苡仁，加连翘、青菊叶、花粉。

又　羚羊角　犀角　连翘　海桐皮　大豆黄卷　花粉　姜黄　金银花

金　风湿热走痛，二便不通，此痹症也。

杏仁　木防己　寒水石　郁金　生石膏　木通

李　风湿，肌肿而痛，畏热。

炒黄柏　茅术　制蒺藜　木防己　秦艽　钩藤

又　黄柏　防己　茯苓　苡仁　萆薢
虎骨

杨　四肢流走痹痛。风胜移走，湿凝
为肿。下焦为甚，邪入阴分。

蠲痛丹。

蒋氏　便溏食少，腰腹已下骨骱肢节
沉痛。

人参　生于术　制白松香　茯苓　汉
防己　北细辛　川独活　苡仁

王　身半以上属阳，风湿雨露从上而
受，流入经络，与气血交混，遂为痹痛。
经月来，外邪已变火化，攻散诸法，不能
取效。急宜宣通清解，毋使布及流注。

防己　姜黄　蚕沙　杏仁　石膏　滑
石

毛氏　风湿相抟，一身肿痛，周行之
气血为邪阻蔽。仿仲景木防己汤法。

木防己　石膏　杏仁　川桂枝　威灵
仙　羌活

湿　热

洪四三　湿盛生热生痰，渐有痿痹之
状。乃阳明经隧为壅，不可拘执左属血，
右属气也。《金匮》云：经热则痹，络热
则痿。今有痛处，治在气分。

生于术三钱　生黄芪三钱　片姜黄一钱
川羌活一钱　半夏一钱　防风五分

加桑枝五钱

又　芪、术固卫升阳，左肩胛痛未
已。当治营中，以辛甘化风法。

黄芪　当归　炙草　防风　桂枝　肉
桂

张　骨骱走注行痛，身体重著，不能
转舒，此为湿痹。但阳虚之质，忌辛散苦
寒药。

桂枝木　木防己　苡仁　羚羊角　大
豆黄卷　杏仁　橘红

方　左脉弦大，面赤痰多，大便不

爽。此劳怒动肝，令阳气不交于阴，阳
维、阳跷二脉无血营养，内风烁筋，跗
痿痹痛。幕[1]夜为甚者，厥阴旺时也，病
在脉络。

金斛　晚蚕沙　汉防己　黄柏　半夏
萆薢　大槟榔汁

又　痛右缓，左痛，湿热未尽，液虚
风动也。

生地　阿胶　龟板　稽豆皮　茯苓
通草

某十九　舌白，目彩油光，腰痹痛。
湿邪内蕴，尚未外达，必分利湿邪为主。

杏仁　苏梗　木防己　厚朴　茯苓皮
花粉　晚蚕沙　茵陈

吴氏　风湿化热，蒸于经络，周身痹
痛，舌干咽燥。津液不得升降，营卫不肯
宣通，怕延中痿。

生石膏　杏仁　川桂枝　苡仁　木防
己

又　石膏　杏仁　木防己　炒半夏
橘红　黑山栀　姜汁　竹沥

石　脉数右大，温渐化热，灼及经
络。气血交阻，而为痹痛。阳邪主动，自
为游走。阳动化风，肉膝浮肿。俗谚称为
白虎历节之谓。

川桂枝　木防己　杏仁　生石膏　花
粉　郁金

又　照前方去郁金，加寒水石、晚蚕
沙、通草。

又　脉大已减，右数象未平，痛缓什
七。肌肤甲错发痒，腹微满，大便不通。
阳明之气未化，热未尽去，阴已先虚，不
可过剂。

麻仁　鲜生地　川斛　丹皮　寒水石
钩藤

某　久痹酿成历节，舌黄痰多，由湿

———————

① 幕：通暮。

邪阻著经脉。

汉防己　嫩滑石　晚蚕沙　寒水石
杏仁　苡仁　茯苓

湿热入血络

宋　病者长夏霉天奔走，内踝重坠发斑，下焦痛起，继而筋掣，及于腰窝、左臂。经云：伤于湿者，下先受之。夫下焦奇脉不流行，内踝重著。阴维受邪，久必化热烁血。风动内舍乎肝胆，所谓少阳行身之侧也。诊得右脉缓，左脉实。湿热混处血络之中，搜逐甚难。此由湿痹之症失治，延为痿废沉疴矣。三年病根，非仓猝迅攻。姑进宣通营络，参之奇经为治。考古圣治痿痹，独取阳明，惟通则留邪可拔耳。

鹿角霜　生白术　桂枝　茯苓　抚芎
归须　白蒺藜　黄菊花

某　初病湿热在经，久则瘀热入络。脓疡日多未已，渐而筋骨疼痛。《金匮》云：经热则痹，络热则痿。数年宿病，勿事速攻。夜服蒺藜丸。午服：

犀角　元参　连翘心　野赤豆皮　细生地　丹参　姜黄　桑枝

痰血壅塞经络

张二九　四肢经隧之中，遇天令阴晦，疼痛拘挛。痈疽疡溃脓，其病不发，疡愈病复至，抑且时常衄衊。经以风寒湿三气合而为痹。然经年累月，外邪留著，气血皆伤，其化为败瘀凝痰，混处经络，盖有诸矣。倘失其治，年多气衰，延至废弃沉疴。

当归须四两　干地龙二两　穿山甲二两
白芥子一两　小抚芎一两　生白蒺二两
酒水各半法丸。

暑伤气湿热入络

沈　从来痹症，每以风寒湿三气杂感主治。召恙之不同，由乎暑燔外加之湿热，水谷内蕴之湿热。外来之邪，著于经络，内受之邪，著于腑络。故辛解汗出，热痛不减，余以急清阳明而致小愈。病中复反者，口鼻复吸暑热也。是病后宜薄味，使阳明气爽，斯清阳流行不息，肢节脉络舒通，而痹痿之根尽拔。至若温补而图速效，又非壮盛所宜。

人参　茯苓　半夏　广皮　生于术
枳实　川连　泽泻

竹沥、姜汁法丸。

暮服白蒺藜丸。

卫阳疏风邪入络

某　冬月温舒，阳气疏豁，风邪由风池、风府流及四末，而[①]为痹症。忽上忽下，以风为阳，阳主动也。诊视鼻明，阳明中虚可见。却邪之剂，在乎宣通经脉。

桂枝　羚羊角　杏仁　花粉　防己
桑枝　海桐皮　片姜黄

又　症已渐安，脉络有流通意。仲景云：经热则痹，络热则痿。知风淫于内，治以甘寒，寒可去热，甘味不伤胃也。

甜杏仁　连翘　元参　花粉　绿豆皮
梨汁

又　馀热尚留，下午足寒，晨餐颈汗。胃未调和，食不甘美。因大便微溏，不必过润。

北沙参　麦冬　川贝　川斛　陈皮
谷芽

---

① 而，原作"古"，据文义改。

肝阴虚疟邪入血络

沈三七　用养肝血熄风方，右指仍麻，行走则屈伸不舒，戌亥必心热烦蒸。想前法不效，杞、归辛温，阳动风亦动矣。议去辛用咸，若疑虑途次疟邪未尽，致脉络留滞，兼以通逐缓攻亦妙。

熟地　龟胶　阿胶　秋石　天冬　麦冬　五味　茯神

蜜丸，晨服。

桃仁　穿山甲　干地龙　抚芎　归须　丹皮　红花　沙苑

香附汁丸，夜服。

热入下焦血分

某　仲景以经热则痹，络热则痿。今痹痛多日，脉中筋急，热入阴分血中，致下焦为甚。所谓上焦属气，下焦属血耳。

柏子仁　当归　丹皮　钩藤　川斛　沙苑

又　痹痛，右膝甚。

生虎骨　柏子仁　牛膝　萆薢　苡仁　茯苓

风寒湿入下焦经隧

某四八　脉弦劲，右足踝廉肿痛，得暖得摩稍适。此风寒湿三气混入经隧而为痹也。当用辛温，宣通经气为要。

活络丹一丸，陈酒下。

某　痹痛在外踝筋骨，妨于行走。邪留经络，须以搜剔动药。

川乌　全蝎　地龙　山甲　大黑豆皮

气滞热郁

某　病后过食肥腻，气滞热郁，口腻粘涎，指节常有痹痛。当从气分宣通方法。

苏梗　杏仁　蒌皮　郁金　半夏曲

橘红

肝胃虚滞

陈五四　劳动太过，阳气烦蒸，中年液衰风旋，周身痹痛。此非客邪，法宜两调阳明厥阴。

黄芪　生白术　制首乌　当归　白蒺藜　黑穞豆皮

肝胆风热

张五三　烦劳郁勃之阳，变现热气内风。《内经》以热淫风消，必用甘寒。前议谓酒客不喜甘味，且痰多食少，亦忌甘腻滋滞。用清少阳胆热者，酒气先入肝胆也。酒汁湿著，肠胃受之，理明[①]以通胃，胃肠气机流行，食加，滑泄颇腻。今者气热，当午上冒，经络痹痛亦减于平日。主以和阳甘寒，宣通经脉佐之。

童桑　羚羊角　天门冬　枸杞子　白蒺藜丹皮　茯苓　霍山石斛

共熬膏。

某氏　血虚风痹，骨骱肿痛。

羚羊角　细生地　元参　当归　桂枝　桑枝　白蒺藜

精　血　虚

金三二　痹痛在下，重著不移，论理必系寒湿。但左脉搏数，经月遗泄三四，痛处无形，岂是六淫邪聚？然隧道深远，药饵未易奏功，佐以艾灸，冀得效灵。

枸杞子　肉苁蓉　虎骨胶　麋角胶　杜仲　桑椹子　天冬　沙苑　茯苓

溶胶丸。

气　　虚

孙　脉右大，阳明空，气短闪烁欲

---

① 理明：诸本同。疑当作"理阳明"。

痛。

人参　生黄芪　熟白术　炙草　广皮
当归　白芍　半夏　防风根　羌活

又 益气颇安，知身半以上痹痛，乃阳不足也。

人参　黄芪　熟于术　炙草　桂枝
归身　白芍　川羌

沈 痹痛在右，气弱有痰。

生于术　川桂枝　川独活　片姜黄
白茯苓　陈防己

营　虚

王 辛香走窜，宣通经髓壅结气分之湿，有却病之能，无补虚之益。大凡药饵，先由中宫以布诸经。中焦为营气之本，营气失养，转旋自钝。然攻病必藉药气之偏，朝夕更改，岂是去疾务尽之道？另于暮夜进养营一帖。

人参　茯苓　桂枝木　炙草　当归
炒白芍　南枣

筋　痹

吴三六 筋纵痛甚，邪留正痹。当此天暖，间用针刺以宣脉络。初补气血之中，必佐宣行通络之治。

生黄芪　防风　桂枝　炒黑常山　归身　青菊叶汁

血 中 气 滞

某 痹痛偏左，入夜尤甚，血中之气不行。

归须　桑枝　苡仁　白蒺藜　姜黄
木防己

血 虚 络 涩

刘三八 《周礼》采毒药以供医事，盖因顽钝沉痼著于躯壳，非脏腑虚损，故必以有毒攻拔，使邪不留存凝著气血，乃

效。既效矣，经云：大毒治病，十去其五。当此只宜爱护身体，勿劳情志，便是全功道理。愚人必曰以药除根，不知天地之气，有胜有复，人身亦然。谷食养生，可御一生；药饵偏胜，岂可久服？不观方士炼服金石丹药，疽发而死者比比。

何首乌　黑芝麻
桑枝、桂枝汤泛丸。

营 中 热

某 脉沉小数，营中留热，骱骨尚有微疼。宜通经络，佐清营热。

钩藤　细生地　当归须　白蒺藜　丹皮　片姜黄

此症与风病相似，但风则阳受之，痹则阴受之，故多重著沉痛。其在《内经》，不越乎风寒湿三气。然四时之令，皆能为邪，五脏之气，各能受病。其实痹者，闭而不通之谓也。正气为邪所阻，脏腑经络，不能畅达，皆由气血亏损，腠理疏豁，风寒湿三气得以乘虚外袭，留滞于内，致湿痰浊血，流注凝涩而得之。故经云：三气杂至，合而为痹。又云：风胜为行痹，寒胜为痛痹，湿胜为著痹，以及骨痹、筋痹、脉痹、肌痹、皮痹之义。可知痹病之症，非偏受一气足以致之也。然而病症多端，治法亦异，余亦不能尽述。兹以先生治痹之法，为申明一二。有卫阳疏，风邪入络而成痹者，以宣通经脉，甘寒去热为主。有经脉受伤，阳气不为护持而为痹者，以温养通补，扶持生气为主。有暑伤气，湿热入络而为痹者，用舒通经脉之剂，使清阳流行为主。有风湿肿痛而为痹者，用参、术益气，佐以风药壮气为主。有湿热伤气，及温热入血络而成痹者，用固卫阳以却邪，及宣通营络，兼治奇经为主。有肝阴虚，疟邪入络而为痹

者，以咸苦滋阴，兼以通逐缓攻为主。有寒湿入络而成痹者，以微通其阳，兼以通补为主。有气滞热郁而成痹者，从气分宣通为主。有肝胃虚滞而成痹者，以两补厥阴、阳明为治。有风寒湿入下焦经隧而为痹者，用辛温以宣通经气为主。有肝胆风热而成痹者，用甘寒和阳，宣通脉络为主。有血虚络涩，及营虚而成痹者，以养营养血为主。又有周痹、行痹、肢痹、筋痹，及风寒湿三气杂合之痹，亦不外乎流畅气血，祛邪养正，宣通脉络诸法。故张景岳云：治痹之法，只宜峻补真阴，宣通脉络，使气血得以流行，不得过用风燥等药，以再伤阴气。亦见道之言也。邹滋九

痉 厥

痰 火 上 闭

李　先因呕吐腹痛，随即昏迷，此气火痰上蒙清神为厥。先用乌梅擦牙，令牙关得开，然后用药。

至宝丹三分。

煎 厥

某　阳气暴张，精绝，令人煎厥。

细生地一两　阿胶三钱　出山铅打薄，五钱

调珍珠末一钱。

又　煎厥者，下焦阴液枯燥，冲气上逆为厥。议用咸寒降逆，血肉填阴。

细生地　元参　龟胶　阿胶　淡菜蚌水

又　液涸消渴，都是脏阴为病。前议填阴，药汁浓腻不能多进。但胃口不醒，生气何以再振？阳明阳土，非甘凉不复，况肝病治胃，自来有诸。

人参　麦冬　川斛　新会皮　白粳米

干佩兰叶

王四一　经云：烦劳则张，精绝，辟积于夏，令人煎厥。夫劳动阳气弛张，则阴精不司留恋其阳，虽有若无，故曰绝。积之既久，逢夏季阳正开泄，五志火动风生，若煎熬者然，斯为晕厥耳。治法以清心益肾，使肝胆相火内风不为暴起，然必薄味静养为稳。

连翘心　元参心　竹叶心　知母　细生地　生白芍

肾 厥

某二九　肾厥，由背脊而升，发时手足逆冷，口吐涎沫，喉如刀刺。盖足少阴经脉上循喉咙，挟舌本，阴浊自下上犯，必循经而至。仿许学士①椒附意，通阳以泄浊阴耳。

炮附子　淡干姜　川椒　胡芦巴　半夏　茯苓

姜汁泛丸。

某　肾厥，气逆至头。

玉贞丸二十粒。

膻中热郁心窍蒙

盛四九　脐上心下热炽，咽喉间陈腐气，遂神昏仆厥，经时汗出而醒。病来口涌血沫，及膻中热拥，以致心窍受蒙。若非芳香清透，不能宣通络中瘀痹。

生乌犀角一两　天竺黄一两　丹参一两　郁金一两　云茯神一两　石菖蒲五钱　麝香一钱　冰片五分

各生研，野赤豆皮煎汤泛丸，竹叶汤送下二钱，食后服。

谢女　热郁于内，则机窍不灵。春令升泄，木火化风旋扰，瘛疭搐搦，有癫痫

————————
① 许学士：许叔微。宋代医家，著有《伤寒发微论》、《类证普济本事方》等。

之虑。不可进通经，再劫其阴液。

细生地　郁金　犀角　丹参　石菖蒲　生白芍　竹沥

又　火淫于内，治以苦寒，佐以咸寒。

黄连　黄芩　黄柏　黑山栀　牡蛎　生地

冲入方诸水。

又　脉左坚，经阻半载，戌亥阴时，厥逆肢掣，逾时方苏，即欲渴饮。龙荟宣窍，咸苦清火未效。且大便两旬不解，定是热结在血。仿古人厥应下之义，用张子和玉烛散。

玉烛散。

温邪劫液风阳上逆

罗　温邪内陷，津液被劫，厥阳挟内风上逆，遂致痉厥。

生牡蛎　阿胶　熟地炭　生白芍　炒远志　石菖蒲

又　厥阴误进刚药，五液劫尽，阳气与内风鸱张，遂变为痉。平昔内损，继以暴邪，本属难调。此阴气竭绝，戌亥当防。

熟地炭　磁石　生白芍　木瓜　远志　茯神

毛　瘦人而病温热，神呆舌赤。诊脉时，两手牵掣震动。此津液受劫，肝风内鼓，是发痉之原。议以养胃汁，熄肝风，务在存阴耳。用仲景复脉汤法，去参、姜、桂。

余　脉细促，神迷，舌缩言謇，耳聋，四肢牵引，牙关不紧，病已月馀。乃温邪劫液，阳浮独行，内风大震，变幻痉厥危疴。议以育阴熄风法。必得痉止神清，方有转机。

阿胶二钱　鸡子黄一枚　人参秋石拌烘，一钱　天冬一钱　细生地二钱　白芍一钱半

又　神气稍苏，脉来敛静。五液交涸，风阳尚动。滋液救其焚燎，清补和阳去热，用药全以甘寒。津液来复，可望向安。

阿胶　人参　淡菜　鲜生地　天冬　川斛

毛　少阴不藏，温邪深入。喘促汗出，渴不多饮，舌辛①似缩，症非轻小。拟用复脉汤，为邪少虚多之治，去姜。

又　舌绛汗泄，齿燥痰腻。热劫津液，最防痉厥。

复脉汤去姜、桂。

暑邪内陷胞络闭结

唐　积劳伏暑，欲寐时，心中轰然上升，自觉神魂缥缈。此皆阳气上冒，内风鼓动，所以陡然昏厥。

石膏　知母　甘草　粳米　生地　麦冬　竹叶心

方　热闭神狂，因乎食复。畏人与肢筋牵动，仍属暑病变痉。通三焦以清神明，冀有转机。

紫雪丹二钱。

又　舌欲痿，肤燥筋掣，热劫脂液殆尽为痉。用河间甘露饮，再服紫雪丹一钱。

杨　暑由上受，先入肺络，日期渐多，气分热邪逆传入营，遂逼心胞络中。神昏欲躁，舌音缩，手足牵引。乃暑热深陷，谓之发痉。热闭在里，肢体反不发热。热邪内闭则外脱，岂非至急？考古人方法，清络热必兼芳香，开里窍以清神识。若重药攻邪，直走肠胃，与胞络结闭无干涉也。

犀角　元参　鲜生地　连翘　鲜菖蒲　银花

---

① 辛：当作本。

化至宝丹四丸。

金 暑热结聚于里，三焦交阻。上则神呆不语，牙关不开，下则少腹冲气，小溲不利。邪结皆无形之热闭塞，渐有痉厥之状。昨大便既下，而现此象，岂是垢滞？议芳香宣窍，通解在里蕴热。

紫雪丹一钱五分，开水化，匀三服。

鲍 舌白，渴欲冷饮，气促，呛咳而呃，胸闷昏谵。此暑风湿热秽浊痹塞，宿垢尚在小肠。旬日间渐变痉厥，是为险机。议逐秽结，以冀稍清。

大杏仁 连翘心 竹叶心 川贝母 菖蒲根汁 辰砂益元散

煎药化牛黄丸一服。

蔡 暑湿热都著气分，乃消食、苦降、滋血乱治，热炽津涸，舌板成痉。究竟邪闭阻窍，势属不稳。

人参 生甘草 石膏 知母 粳米

肝风

潘二八 肝阳化风，上冒为厥。风阳内烁，脂液涸而作痛。此非实症，刚燥忌用。

生地 阿胶 牡蛎 天冬 茯神 生白芍

夏五二 中年已后，阳气日衰。是下焦偏冷，阳不及护卫周身。气分更虚，右肢如痿。当春地气上升，身中肝风大震，心嘈嗔怒，痰涌音哑，乃厥象也。皆本气自病，最难见效。

熟地 熟淡附子 牛膝炭 炒麦冬 远志炭 茯苓

马 面青㿠白，入夜颧颊渐赤，耳聋，舌心干板而缩，并不渴饮，间有寒战后热。此厥阴肝脏液涸风旋，势成痉厥危症。勉从经旨之训，肝苦急，当食甘以缓之。

甘麦大枣汤加阿胶。

陆 面青，头痛动摇，手足搐搦牵掣。惊吓恼怒，病从肝起。如饥求食，昼夜无寐。都是肝风盘旋鼓舞，渐为痫厥，此乃五志之病。

阿胶 牡蛎 生地 天冬 小麦 生白芍

某 冲气巅胀，厥。

龙荟丸一钱二分。

顾 此痿厥也。盖厥阴风旋，阳冒神迷则为厥。阳明络空，四末不用而为痿厥。午后黄昏，乃厥阴、阳明旺时，病机发现矣。凡此皆属络病，《金匮》篇中有之。仲景云：诸厥宜下，下之利不止者死。明不下降之药，皆可止厥。但不可硝、黄再伤阴阳耳。但积年沉疴，非旦夕速效可知矣。

活鳖甲 真阿胶 方诸水 鲜生地 元参 青黛

又 照前方去元参，加天冬。

厥从肝起，其病在下。木必得水而生，阴水亏，斯阳风烁筋，而络中热沸即厥。拙拟血属介类，味咸入阴，青色入肝，潜阳为法。

又 阴络空隙，厥阳内风掀然鼓动而为厥。余用咸味入阴和阳，介类有情之潜伏，颇见小效。但病根在下深远，汤剂轻浮，焉能填隙？改汤为膏，取药力味重以填实之，亦止厥一法。

鲜鳖甲 败龟板 猪脊髓 羊骨髓 生地 天冬 阿胶 淡菜 黄柏

熬膏。早服七钱，午服四钱。

林 据说六七年前，惊骇起病。气从左胁有声，攻及胸膈，心中胀极，气降胀减，必汗出溲溺，此属肝厥。凡烦劳动怒，即刻举发。肝木风火内寄，其来必骤，且有声音。久恙非汤药可投，缓调须用丸药，更发作自必轻减。

人参 干姜 附子 桂枝 川椒 小

川连 川楝子 当归 白芍

乌梅肉丸。

顾 平昔肠红，阴络久伤，左胁下宿痕，肝家风气易结。形瘦面青，阴虚阳气易冒，血络不得凝静，诸阳一并遂为厥。冲气自下犯胃为呃，症似蓄血为狂。奈脉细劲，咽喉皆痛，真阴枯槁之象。水液无有，风木大震。此刚剂强镇，不能熄其厥冒耳。

生鸡子黄一枚 真阿胶二钱 淡菜泡洗，五钱 龟板五钱

冲入热童便一杯。

戴 酒客中虚多湿，阳明素虚，厥阴来乘。当谷雨土旺用事，风木与阳俱升逆，郁冒而厥。此平昔积劳内因，与外邪无涉。阅医多用风药，是再伤肌表护卫之阳，乃召风以致中耳。

川桂枝 羚羊角 炒半夏 橘红 明天麻 茯苓 当归 钩藤

吴三十 肝风痫厥，迅发莫制，都因肾真内怯，平素多遗，诊脉尤弱。议用固本丸。

固本加五味、萸肉、龙骨、金箔，蜜丸。

谢五八 有年下虚。春木自地而升，阳浮上蒙清窍。经云：下虚上实，为厥巅疾。肝风内震，倘加恼怒，必致厥仆痱中。大忌攻痰祛风药。

熟地 天冬 萸肉 五味 牛膝 龟甲 磁石 茯神 远志 菖蒲

厥阴寒厥

夏十九 少腹气攻有形，呕吐头胀。阴脉不至头，而厥阴脉上至巅顶。四肢逆冷，即厥象也，不是疟母宿冷。肝脉环绕阴器，为遗泄。

炒黑川椒 川楝子 炒橘核 青木香 小茴香 茯苓

王 右脉已伏，左小紧。四肢冰冷，干呕烦渴。厥阴浊泛，胃阳欲绝，此属痛厥。姑以辛热，泄浊通阳。

泡淡吴萸 制附子 川楝子 延胡索 淡干姜 茯苓

又 脉微为无阳，下利，冷汗，呕逆不食，肢厥不肯回阳。一团浊阴阻蔽，却有闭脘之危。议四逆之属，护阳驱浊。

人参 淡附子 枳实 茯苓 生淡干姜

又 肢厥，恶心，吞酸，胸满，大便不通有六日。

川连 淡干姜 人参 枳实 陈皮 半夏 茯苓

厥阴热邪

史 温热已入厥阴，阴伤，致风阳上巅，遂为痉厥。厥发丑寅，阳明、少阳之阳震动。昨进咸苦，清其阴分之热已效，今复入镇阳以止厥。

生地 天冬 阿胶 鸡子黄 生龙骨 小麦

蒋 眩晕，心痛胀，呕吐涎沫，周身麻木。此厥阴肝脏中阳过胃贯膈，逆冲不已，有痉厥之意。

川连吴萸煮 干姜 川楝子 乌梅 牡蛎 白芍

又 开泄和阳入阴已效，当停煎药。龙荟丸。

程 厥邪热深，生姜性辛温，大泄肝阴，阳遂上冒，心热晕厥。但阴虚热炽，苦寒不可多进，以滋阴却热为稳。

生鳖甲 鲜生地 生白芍 知母 山栀 橘红

张 未病先有惊恐，先寒战，后发热，心中极热，干呕烦躁，渴饮冷，仍不解渴。诊脉小弦，舌白无胎，曾肢冷如冰。此热邪已入厥阴肝经，所谓热深厥深

也。病全入里，极为棘手。议用紫雪丹，开深伏之热结，取其芳香宣窍。冀得躁扰势缓，方有转机。

紫雪丹二钱。

王 心中疼热，耳聋自利，热邪已入厥阴。三日不厥，方有好音。

郁金 川连 秦皮 黄芩 连翘心 石菖蒲汁

某 先发水痘，已感冬温。小愈，不忌荤腥，馀邪复炽，热不可遏。入夜昏烦，辄云头痛。邪深走厥阴，所以发厥。诊脉两手俱细，是阳极似阴。鼻煤舌干，目眦黄，多属邪闭坏败，谅难挽回。用凉膈散。

肝风烁阴

伍女 室女经来，冲脉自动，动则阳升。内风绕旋不息，为薄厥、煎厥。阳明虚，胃失降，厥阳热，肝愈横。风阳上冒清空，神迷，诸窍似阻，皆入夏大地发泄之征。本虚表实，先理其实。议用局方龙荟丸，纯苦直降，非汤饮留连肠胃之比。每服三钱，不拘二三次分服。接用复脉法，去参、姜、桂。

肝逆胃虚

施氏 诸厥属肝，肝病犯胃，为呕逆腹痛，乃定例也。诊脉虚小，望色㿠白。据述怀妊病竟不发。思中流砥柱，斯肝木凝然，则知培植胃土，乃治病法程矣。

六君子去术、皮，加芍药、木瓜、煨姜、南枣。

某氏 厥属肝病，几番病发，都因经水适来。夫血海贮聚既下，斯冲脉空乏，而风阳交动，厥之暴至之因由也。咸寒濡润，亦和阳泄内风之义，治之未应。下焦独冷，喉呛胸痹。思冲脉乃阳明所属，阳明虚则失阖，厥气上犯莫遏。《内经》治肝不应，当取阳明，制其侮也。暂用通补入腑，取乎腑以通为补。

小半夏汤加白糯米。

龚三一 诸厥皆隶厥阴，疝瘕，心热胁胀，中消便难。乃肝阳内风，妄动消烁，犯及阳明矣。经言治肝不应，当取阳明。肝胃一脏一腑相对，不耐温补者，是肝用太过，肝体不及也。

九孔石决明 淮小麦 清阿胶 细生地 天冬 茯神

怒

陈 嗔怒微厥，肝阳升举。宜益胃阴以制伏。

人参冷冲 麦冬 茯神 鲜莲子 竹叶心 生甘草

微温服。

奇脉虚风阳动

叶氏 脉右大，热升风动，郁冒为厥。宗陈无择羚羊角散方。

羚羊角 小生地 元参 丹参 连翘 黑豆皮

又 厥后惊惕汗泄，阳风无制，都缘阴枯不主恋阳。议用六味，益阴和阳。

炒六味去山药，加人参、秋石。

又 渴不欲饮，阴不上乘。况寐醒神识不静，易惊汗出。法当敛补。

人参 黄肉炭 熟地 五味 茯神 远志

又 半月经水两至，痛自下焦冲突而厥。病由阴维、冲、任，盖八脉所司也。此养营仅到中宫，所以无效。

苁蓉 鹿角霜 当归 柏子霜 桂枝木 茯苓

又 前法已中病情，须从奇经治义。

照前方去桂枝木，加鹿角胶。

又 病去八九，仅以温补下元为法，不必穷治。

淡苁蓉　炒杞子　当归　柏子仁　茯苓　小茴香

心营热

陶氏　脉数，厥止，热在营中。

犀角　元参　丹皮　连翘心　胆星　橘红

蛔厥呕吐

王　口鼻触入异气，胃伤呕吐。土衰则木克，肝风内横，三虫扰动为痛。从蛔厥论治。

川椒　干姜　桂枝木　川楝子　人参　川连　乌梅　生白芍

阴涸欲绝

黄二十　据述十一年前夏秋间，多用井水盐梅，因此昏厥，已后三五日一发。病愈虽醒，日瘦日减，间有语言不自接续。想其至理，水盐梅酸，大泄肝肾脏阴。厥者，阳气逆乱，冒神愦愦，势成沉痼，非痫厥门治痰治火清窍者。是脏阴受病，脏主乎藏畜，医偏搜逐劫烁，凡阴涸欲绝，譬诸油尽，灯焰忽明忽昏，扑然息矣。先圣先贤，从无成法，未敢凑药欺人。常用人乳一杯。

某　脉左动如数，右小濡弱。病起嗔怒，即寒热，汗出，心悸，继而神魂自觉散越。夫肝脏藏魂，因怒则诸阳皆动。所见病源，无非阳动变化内风而为厥。故凡属厥症，多隶厥阴肝病。考《内经》治肝，不外辛以理用，酸以治体，甘以缓急。今精彩散失，镇固收摄，犹虑弗及，而方书泄肝平肝抑肝，方法尽多。至于补法，多以子母相生为治。此病全以肝肾下焦主法为正。所服医药，并无师古之方，未识何见？

阿胶一钱半　鸡子黄一枚　人参一钱　生地三钱　金箔五片

肝肾虚冲气逆

某　冷自足上贯于心，初起周身麻木，今则口鼻皆有冷气。病起惊恐，内伤肝肾为厥。冲脉隶于肝肾，二脏失藏，冲气沸乱，其脉由至阴而上，故多冷耳。

淡苁蓉　熟地炭　五味子　紫石英　茯苓　牛膝

痛厥

汪　胃阳伤残，浊气上攻，将为痛厥。当治阳明之阳。

吴茱萸　姜汁　半夏　茯苓　粳米

又　照前方去吴萸，加广皮。

疟厥

某　热甚而厥，其热邪必在阴分，古称热深厥深。病中遗泄，阴伤邪陷。发表攻里，断难施用。和正托邪，是为正法。

草果　知母　人参　半夏　姜汁　乌梅

厥者，从下逆上之病也。痉者，明其风强之状也。所以二字每每并言，原与伤寒门所载者有间。想是症，总由气血日偏，阴阳一并而成。譬如风雷之猛烈，郁极而发也。若发而渐复者，犹可转危为安。若发而转逆者，必至直拔根荄乃已。斯存亡之机，在乎命脏之盈亏耳。考方书之名目不一，致病之因由亦繁。大抵可吐者，如痰食填塞于胸中，用瓜蒂散之类，及烧盐探引方法。可清可折者，如厥阳壮火升逆而莫制，用玉女煎，及宣明龙荟丸法。可开可降者，如气厥、薄厥而形气暴绝，有五磨饮子，及蒲黄酒法。秽浊蒙神而昏乱无知，有牛黄、至宝，及苏合香丸之两法。飞尸卒厥，先宜酒醴以引导，并可按穴而施针法及灸法。若从虚而论者，如内夺而厥，则为喑痱，有地黄饮子之通摄下焦法。烦劳阳张，令人煎厥，有人参固本，加入金箔、方诸水，为壮水制火法。血厥而阳腾络沸，参乎从阴从阳法。色厥而精脱于下，急与大剂挽元法。肾厥，宗许学士之椒附以通阳。蛔厥，有仲景之安蛔法。阳极用救阴峻剂，阴极有扶阳方法。种种规模，已为全备。及参案中，先生于是症独重在肝。盖肝者，将军之官，善干他脏者也。要知肝气一逆，则诸气皆逆，气逆则痰生，遂火沸风旋，神迷魂荡，无所不至矣。若犯于上者，不免凌金烁液，有门冬汤及琼玉膏之补金柔制法。若犯于中，而为呕为胀者，用六君去术，加木瓜、姜、芍之类，及附子粳米汤加人参，为补胃凝肝法。若震及心脾，而为悸为消者，用甘麦大枣汤，合龙、蛎之属，为缓急重镇法。若挟少阳之威而乘巅摇络者，用羚羊、钩藤、元参、连翘之剂，为熄风清络法。若本脏自病，而体用失和者，以椒、梅、桂、芍之类，为益体宣用法。若因母脏之虚，而扰及子脏之位者，用三才配合龟、甲、磁、朱，及复脉减辛、味，复入鸡黄之属，为安摄其子母法。至于痿厥之治，尤觉神奇，取血肉介类，改汤为膏，谓其力味重实，填隙止厥最速。此岂非补前人之未备，开后学之法门者乎？参是案者，幸毋忽诸。邵新甫

惊

气逆①阳泄

某 惊则气逆，阳泄为汗。用重镇压惊。

川桂枝木五分 黄芪去心，二钱 人参

一钱 龙骨煅，一钱半 左顾牡蛎煅，一钱半

痰火阻窍

某 惊恐伤神，不语。

建兰根汁 姜汁 金汁

共和一处，隔汤炖，徐徐服。

脏躁阳浮

某 因惊外触，见症神怯欲迷，已经肢厥，冷汗，怕动。仿镇怯理虚。

人参 茯神 枣仁 生龙骨 石菖蒲 炙草 南枣 陈淮小麦

早上服。

杨氏 经血期至，骤加惊恐，即病寒热，心悸不寐。此惊则动肝，恐则伤肾。最虑久延脏躁，即有肝厥之患。

淮小麦 天冬 龙骨 牡蛎 白芍 茯神

陈二九 心中若烟雾，嗳则气散，少顷即聚。易惊恐畏惧，呕逆不渴，自述难鸣苦况。泻后亡阴，热药劫阴，前议和胃不应，主以镇之摄之。

炙甘草 淮小麦 大枣 枣仁 青龙骨

肝肾阴虚阳浮

某 骤惊，阳逆暴厥，为肝胆病。昼则心悸是阳动，夜则气坠属阴亏。用收固肾肝可效。

生地五钱 黄肉一钱 龙骨三钱 牡蛎三钱 五味一钱 真金箔三张

经云：惊则伤胆，恐则伤肾。大凡可畏之事，猝然而至者谓之惊。若从容而至，可以宛转思维者，谓之恐。是惊急而恐缓也。夫惊症，大人亦有之，小儿最

---

① 逆，原作"遂"，据后正文改。

多，因其神志未坚，胆气未充，故每遇稍异之形声，即陡然而惊矣。惊之所伤，由心猝及乎胆，由胆即及乎肝，遂致心主君火，兼肝胆中相火风木，骤然而起。症现搐溺瘛疭，神昏谵妄，肢冷厥逆，吐乳身热，目窜口噤。种种所患，无非心、肝、胆之现症，而实毫无外感之风邪。此因外受之惊，而动内之木火风也。故但当以一惊字立为病名，斯乃切当。因其内风沸起，遂加一风字，因病来迅速，又加一急字，故遂有急惊风之病名，此已属牵强附会矣。至于今之混称为急惊风者，更属背谬。总因小儿阴气未充，外感之风温、风热、风火，以及寒邪化热，并燥火诸症，最易伤阴。阴伤则血不营筋，液伤则脉络滞涩。热盛亦能使内之木火风相继而起，所现之症，与受惊者类亦相同。然实非因受惊而起，其所治之法，大有区别。如果因惊者，治宜安养心神，镇惊定怯，甘凉清内热，柔润熄肝风，或少佐芳香，通其窍络，舒其结闭。至于刚热燥涩，表散之药，概不可用。若无惊而但感外邪者，有宜于凉散，有宜于温散，有宜于苦寒清火，有宜于甘温扶阳，或补或泻，自当按六淫之邪而施治，与惊字毫无关涉。奈今之医者，每遇非惊之症，因不能辨明六气中所伤何气，却定不出病名，遂强将一惊字混入，藉口漫称为急惊风症，掩饰欺人。病家亦酷信之，以为小儿防范难周，焉有无惊之理。其所订之方，错杂游移，不知治惊总以心、肝、胆为主。若治时邪，须兼肺、胃、脾、肾、三焦、营卫、经络而论，大不相同也。更有一种称慢惊风之病名者，尤属怪诞不经，必当亟为驳正。有论在幼科吐泻之后，宜合观之。华岫云

癫痫

惊恐痰火升

孙 十八 神呆，脉沉。因惊恐以致痫疾，语言不甚明了，此痰火阻其灵窍。深戒酒肉厚味，静室善调，经年可愈。

黄连 黄芩 山栀 枳实 橘红 胆星 菖蒲 远志

陈 动怒惊触，乃外加扰内，致五志阳越莫制。古人集癫、痫、狂辨，以阳并于阴，阴并于阳互异。今以阳逆狂乱，非苦药之降，未能清爽其神识也。

当归龙荟丸三钱。

倪 骤然惊惕，阳气上逆，遂神呆不寐，倏尔叫喊，不食，不饥，不便，有癫痫之象。

龙荟丸二服。

卢 十四 痰病已成痫疾，难愈。

竹节白附子 天竺黄 陈胆星 石菖蒲 川连 郁金 茯神 橘红

阳气郁窍络阻

汪 惊恐，阳升风动，宿痫遂发。吐痰，呕逆，不言，络脉失利也。

羚羊角 石菖蒲 胆星 远志 连翘 钩藤 天麻 橘红

曹 十四 春病及长夏，痫厥屡发。前用龙荟丸意，苦泄肝胆，初服即泻，此久病阴分已虚。议理阴和阳，入酸以约束之。

生鸡子黄 阿胶 川连 黄柏 生白芍 米醋

金 二十 痫厥，神呆肢强。

犀角 羚羊角 元参 菖蒲 炒半夏 炒远志 郁金 橘红

木火动心神虚

吴　惊狂，乃木火扰动，虽得平静，仍心悸怔忡，夜卧不寐。诊脉虚细如丝，已非痰火有馀。议补心丹，以理心之用。

人参　茯神　枣仁　元参　丹参　天冬　麦冬　生地　川连　柏子仁　菖蒲　桔梗　远志

木火郁血滞

叶氏　每遇经来紫黑，痫疾必发。暮夜惊呼声震，昼则神呆，面青多笑，火风由肝而至。泄胆热以清神，再商后法。

丹皮　丹参　细生地　黑山栀　茺蔚子　胡黄连

调入琥珀末。

肝肾阳升

张二二　入冬不寐，痫疾遂发。此阳不潜藏，治在肝肾。用虎潜法。

火郁心肾不交

某　癫疾，脉不鼓指。议交心肾，益神志。

生地　龟甲　黄柏　川连酒炒　菖蒲　茯神　远志　山栀　竹叶

风阳阳亢

叶二九　五志阳升，神识迷惑，忽清忽甚者，非有形质之邪，乃热气化风上巅，至于竟夜不寐。攻痰疏利，决不效验。先以极苦之药，冀其亢阳潜降。

生地　龙胆草　丹参　木通　山栀　芦荟　青黛　薄荷

劳心太过

某　平昔操持，身心皆动，悲忧惊恐，情志内伤。渐渐神志恍惚，有似癫痫，其病不在一脏矣。医药中七情致损，二千年来，从未有一方包罗者，然约旨总以阴阳迭偏为定评。凡动皆阳，当宗静以生阴是议。阳乘于络，脏阴不安，敛摄镇固，久进可效。家务见闻，必宜屏绝，百日为期。

人参　廉珠　茯神　枣仁　炙草　生龙骨　黄肉　五味　金箔

天地，一阴阳也，阴阳和则天清地宁，一有偏胜，遂有非常之变。人身亦一阴阳也，阴阳和则神清气定，一有偏胜，自致不测之疴。故《内经》曰：重阳者狂，重阴者癫。痫与癫，其原则同也。古人集癫、痫、狂辨，以为阳并于阴，阴并于阳，此诚不刊之论。言乎现症，狂则少卧不饥，妄言妄笑，甚则上屋逾垣，其候多躁而常醒。癫则或歌或哭，如醉如痴，甚至不知秽洁，其候多静而常昏。痫则发作无时，卒然昏仆，筋脉瘛疭，口中作声，后人因其声似，分马痫、牛痫、猪痫、羊痫、鸡痫五名，其候经时而必止。推其病因，狂由大惊大怒，病在肝、胆、胃经，三阳并而上升，故火炽则痰涌，心窍为之闭塞。癫由积忧积郁，病在心、脾、胞络，三阴蔽而不宣，故气郁则痰迷，神志为之混淆。痫病或由惊恐，或由饮食不节，或由母腹中受惊，以致内脏不平，经久失调，一触积痰，厥气内风猝焉暴逆，莫能禁止，待其气反然后已。至于主治，察形证，诊脉候，以辨虚实。狂之实者，以承气、白虎直折阳明之火，生铁落饮重制肝胆之邪。虚者当壮水以制火，二阴煎之类主之。癫之实者，以滚痰丸开痰壅闭，清心丸泄火郁勃。虚者当养神而通志，归脾、枕中之类主之。痫之实者，用五痫丸以攻风，控涎丸以劫痰，龙荟丸以泻火。虚者当补助气血，调摄阴阳，养营汤、河车丸之类主之。狂、癫、痫三症治法，大旨不越乎此。今如肝风痰火者，苦辛以开泄。神虚火炎者，则清补并施。肝胆厥阳化风旋逆者，以极苦之药折之。神志两虚者，用交心肾法。劳神太过者，宗静以生阴意，为敛补镇摄。方案虽未详备，而零珠碎玉，不悉堪为世宝哉！医者惟调理其阴阳，不使有所偏胜，则郁逆自消，而神气得反其常焉矣。龚商年

临证指南医案卷八

古吴　叶桂　天士先生著

浒关李大瞻翰圃

锡山邹锦畹滋九　同校

邵铭新甫

衄

温　邪

某　温邪衄血。

连翘　元参　淡黄芩　黑山栀皮　杏仁　郁金

风　温

某　风温衄血。

丹皮　元参　连翘　赤芍　茅花　黑栀皮

温热胃火上蒸

某三四　此热蒸于水谷之湿，龈血衄血，纳谷如昔。治在阳明。

熟地　知母　石膏　元参　牛膝

胆火上升心营热

陈女　常有衄血，今夏忽起神识如呆，诊脉直上鱼际。大忌惊恐恼怒，天癸得通可愈。

犀角　丹参　元参　生地　连翘　知母

林二六　阳升，鼻衄不止。

细生地　乌犀角　炒知母　牛膝　黑山栀　川斛　丹皮　炒黑侧柏叶

某　努力伤，阳逆鼻衄。

犀角二钱，镑　细生地三钱　炒丹皮一钱　元参一钱　炒牛膝一钱半　黑山栀一钱　炒黑侧柏叶五钱

临服冲鲜荷叶汁一小杯。

阴虚阳冒

赵二十　脉左数，衄血火升。

生地　阿胶　天冬　麦冬　淡菜　生白芍　茯神　炒山药

程　从前衄血，都以养阴益气而愈，知非实热，皆劳役阳冒，以致阴血之动也。今壮年肌肉不充，身动气促如喘，口中腻涎浊沫。竟是肾精带伤，收纳失职之象。急急保养，远戒酒色，犹可向安。

熟地　人参　萸肉　湖莲　芡实　补骨脂

山药粉丸

朱十七　脉数，阴亏阳升，头晕，心中烦杂，鼻衄。

生地　元参　金银花　川斛　丹皮　石决明

某　咳逆失音，衄血。

生地　龟板　丹皮　牛膝　山药　茯

苓

某　十岁　鼻衄时发。

生地　元参　丹皮　山药　茯苓　泽
泻　黄柏　人中白

酒热伤胃

某　食烧酒辛热，及青梅酸泄，遂衄
血咳嗽，心腹极热。五味偏胜，腑阳脏阴
为伤。此病以养胃阴和法。

生白扁豆　北沙参　麦冬　白粳米

血行清道，从鼻而出，古名曰衄，与
浊道之吐咯者不同。清道即指至高之分，
由山根以上睛明之次而来也。其穴乃手足
太阳、足阳明、阴阳跷五脉之会，及冲
脉交会其间。可见诸经皆能为衄，不独肺
胃而然。诸书虽已详明，惟景岳辨之尤
切。但衄之为患，总由乎火。外为六淫之
变化，内因五志之掀腾，气血日为错乱，
阴阳为之相乘。天人交感之处，虚实攸分
矣。若风寒壅盛于经，阳气郁而迫营者，
宜参麻黄桂枝症之大意。若温风暑热怫
郁，而动血外溢者，用辛凉清润等剂，认
定经络之高下。若火邪极甚，而载血上泛
者，有苦寒咸寒之法，审其原委之浅深。
此外因主治法也。至于烦冗曲运，耗及木
火之营，肝脏厥阳化火风上灼者，甘咸柔
婉，理所必需。多劳过欲，病及天一之
真，阳浮引阴血以冒上窍者，滋潜厚味，
法从峻补。血脱则挽回元气，格阳则导火
归源，因酒用和阳消毒之剂，因努力用培
中益下之方。此内因主治法也。学者惟审
内外两因，庶乎施治无误矣。邵新甫

疝

督任阳虚

某　七疝治法，最详子和，其旨辛香
以泄肝，得气疏泄而病缓矣，按法调理不
愈。七味导引纳肾，益气升举脾阳，而坠
气仍然。艾灸蒸脐，原得小安。《内经》
任脉为病，男子内结七疝，女子带下瘕
聚。同为奇经主之，故疏泄诸方，能治气
实，参术升补，仅治中虚下陷，与元海奇
经中病无补。壮岁至老，病根不辍，下焦
日衰。可知升阳一法，体症颇合。衰年仅
可撑持，勿使病加可矣。

生鹿茸三钱　鹿角霜一钱　当归二钱
生菟丝子五钱　沙蒺藜一钱　川桂枝尖五分
饥时服。

浊阴凝聚肝络

朱二一　劳伤，温里已效。脐旁动气，
少腹结疝，睾丸偏坠。皆阳气不自复，浊
阴聚络。不宜急于育子。

当归　舶茴香　淡苁蓉　枸杞子　安
息香　茯苓

孙　疝坠于右，筋缩连小腹痛，此寒
主收引。议进温通厥阴之络。

川楝子二两　穿山甲二两，炙　炮黑川
乌五钱，去皮　炒黑小茴香一两　橘核二两，
炒　乳香五钱

用老韭白根汁泛丸，饥时服二钱五
分。

明　脐下少腹，形象横梗，发必痛绕
胁腰，以及阴囊，此乃厥阴肝气不宣。议
以苦辛加左金，佐通经脉之凝涩。

川连　吴萸　穿山甲　青木香　金铃
子　延胡

青橘叶汤丸。

郁十七 肝病，络虚气聚，少腹滞胀。前用河间金铃子散加牡蛎、橘叶，合咸苦辛胜法，小效加食。述饥则胁腹鸣盛，而浊气下泄颇安，乃络虚不足中之有余。形质瘦怯，不可纯攻。

桃仁 当归梢 炒小茴 橘核 郁李仁 南山楂

葱白汁丸。

谢五七 七疝皆肝，少腹坚聚有形，是闭塞不通之象。百日久恙，血络必伤。古人治疝，必用辛香。助燥气胜之品，宜缓商矣。

归须 杜牛膝根 小茴香 川楝子 穿山甲 柏子仁

林 脉右弦左涩，当脐痛连少腹，已属凝聚有形。呕吐黄浊，大便欲解不通，若患处辘辘有声，痛势稍减。惟卧著体不转移，其痛更加，此属肝气疝瘕。辛香流气，所称通则不痛耳。

炒桃仁 炒橘核 金铃子 炒延胡 韭白汁 两头尖 小茴 青皮

此通泄厥阴气血方也。痛甚于下，浊结有形，非辛香无以入络，非秽浊无以直走至阴之域。以子和方合奉议意。

施四八 立冬前一日，寒战后热，属厥阴。食蟹咸寒沉坠，浮肿囊大，溲溺甚少，至晚肿胀愈加，显然阳微浊聚。治从气分，开泄冷湿。

粗桂枝 吴萸 川楝子 茯苓 生牡蛎 泽泻

磨青皮汁十匙。

膀胱寒湿凝滞

唐三六 寒湿已入太阳之里，膀胱之气不利，阴囊茎肿。

五苓散加独活、汉防己。

筋 疝

某 肝风筋疝，怒劳致伤。宜通补熄风。

苁蓉 补骨脂 归须 小茴 韭子 茯苓 胡桃肉 青盐

羊内肾蒸熟和丸。

奇 脉 阳 虚

朱 动气疝瘕，绕脐汩汩有声。男子精气不充，是下焦损伤。温补勿过刚燥，须察八脉，以推病情。

淡苁蓉 归身 炒枸杞 小茴 炒沙苑 茯苓 红枣肉

郁怒肝疝肿胀

汪 自云郁怒不已，夏季忽起腹胀。医以快气疏滞汤药，其胀竟入小腹下坠，青筋外突，胀甚延及肾囊，乃肝疝之症。议子和法。

归须 橘核 青木香 青皮 小茴 黑山栀 青葱管

周三六 久久劳怒，肝木内震。胁中少腹，皆肝脉游行之所。气凝聚为胀，聚久结形为瘕疝。情怀忧郁，永不能痊。以内起情志，不专草木微功耳。

炒小茴 黑山栀 川楝子 延胡 青木香青皮 生香附 橘核

肝疝犯胃

吴六十 味酸，食不化，涌吐。述少腹厥气上冲，下有宿疝，以肝浊攻胃。经云：食出完谷，是无阳也。

生炮黑附子 生淡干姜 猪胆汁 吴萸 川楝子

吴二四 疝结少腹，按之坚，凡过饥必冲突至脘，吐酸䐜胀。述病从怒劳而得，内应乎肝，肝逆犯胃，饥则胃弱肝乘，上嗳下泄气则减。

肉桂　真橘核　青木香　小茴　穿山甲　粗桂枝　李根白皮

项　寒胜疝坠，亦属厥阴。盖阳明衰，厥邪来乘。须胃阳复辟，凝寒自罢。

人参一钱半　炮乌头一钱　淡干姜一钱　吴萸泡淡，一钱　茯苓三钱

朱　七疝在肝，《内经》谓冲脉为病。但冲脉隶于阳明，肝木必乘克胃土。胃翻涌逆，致吐蛔呕涎，汤饮不入，呃忒不止。皆逆乱无已，为脏厥危痾矣。肝体本刚，相火内寄。一派热燥药饵，以刚济刚，竟有缺折之虞。欲泄其浊，拟用朱南阳法。

韭白根　两头尖　金铃子　延胡　归须　肉桂心

毛　疝发已过，肢冷潮热，其纳食减半。浊阴内迫犯胃，无发汗攻表之理。议泄厥阴，以安阳明。

人参　炒黑川椒　附子　茯苓　川楝子　胡芦巴

久疝湿热郁

詹　老年久疝，因嗔怒而肿大热痛，肝失疏泄，火腑湿热蕴结不通。温补升阳固谬，盖肝性主刚，湿闭反从燥化。此龙胆苦坚不应，议柔苦制热，反佐辛热，以开血中郁痹。用东垣滋肾丸。

戴五二　湿热下注，久则囊肿形坚。下焦血多气少，子和法中，原有虎潜诸论，后医弃置不用，惜哉！

龙胆草　黄柏　芦荟　山栀　知母　海金沙　猪苓　泽泻　细辛

陈三五　疝多肝病，宜乎辛泄。但形体参脉，是湿热内蕴阻塞，二便不为通爽。先以通太阳方。

寒水石　海金沙　猪苓　泽泻　通草　木香汁

倪　疝瘕结聚少腹，大便闭阻，小溲短涩，舌白渴饮，不能纳谷。无对症方药，姑与滋肾丸，尝服十粒，十服。

许三六　久有疝症，十年来，寒热劳形，则右胸胁中一股气坠，直走少腹，凡大小便用力皆然。面赤亮，痰多，食腥腻更令病加。此湿热久壅隧中，缓攻为宜。

控涎丹四分，间日服，十服。

又　脉沉痰多，手骬赤疮，宿疝在下，右胁气坠少腹。前议控涎丹逐痹未应，想久聚湿热沉痼，非皮膜经脉之壅。用浚川丸四十粒，匀二服，间日一进，竟通腑聚，然后再议。

又　通腑宣壅，黏痰既下，其疝仍聚于右，且盛于寒天冬月。卧安必有声自消，行走劳动，必有形直坠阴囊。久病急攻无效，议辛甘化风方法。古人以疝为肝病，什居八九。

当归　鹿角　桂枝　肉桂　小茴　川芎　炙草　茯苓　生姜

羊肉胶丸

张五九　痛自肾囊，渐踞少腹之左。夫厥阴之脉绕乎阴器。操持谋虑，都主伤肝。一气结聚，变幻形象而痛，病名曰疝。疝分有七，暴疝多寒，久疝多热。泄气痛缓，宣通可以却病。只因下焦乃深远之乡，气热湿郁，概可知矣。

川连　小茴　黑山栀　橘核　川楝子　青木香　郁李仁　冬葵子

陈　脉沉弦，舌灰边白，腰胯气痛，肾囊睾丸肿大，此湿热为病。乱吃发散消导，湿热下坠为疝。治当分消。

草薢　黄柏　山栀　茯苓　丹皮　防己　猪苓　泽泻

疏泄伤卫阳

陈二二　辛香流气以治疝，未尝不通。服之五日，遍身疼痛，下午四肢浮肿，肌

肤渐见高突块瘰。思走泄气胜，都是阳伤。芪附汤主之。

生黄芪一两　附子二钱

疝 兼 疟 母

朱二五　厥阴三疟久延，邪攻肝经络脉。少腹痛渐硬，气串绕阴器筋痛，乃结疝瘕之象。病久，虽少壮，不可专于泄气。温肾宣肝为急。

淡苁蓉　归身　枸杞子　炒黑小茴
穿山甲　全蝎

陆三九　疟母十年，沉痼宿疴，药不能效。夫疟邪既久，邪与气血两凝，结聚络脉，药难入络耳。疟不离乎肝胆，疝不外乎肝病。七疝，子和分剖大著。虚质，不可专以辛香。下坠为甚，议有情温通，以培生气。

鹿茸　大茴香　穿山甲　当归　水安息香　炮黑川乌　全蝎

用黑大豆炒赤淋酒一杯，滤酒汁和丸。每服二钱，暖酒送。

经云：任脉为病，男子内结七疝，女子带下瘕聚。又：督脉生病，从少腹上冲心而痛，不得前后，为冲疝。又曰：脾传之肾，病名曰疝瘕。又曰：三阳为病发寒热，其传为癫疝。又曰：邪客于足厥阴之络，令人卒疝暴痛。此《素问》言诸经之疝也。又"经脉"等篇云：足阳明之筋病，癫疝，腹筋急。足太阴之筋病，阴器纽痛，下引脐，两胁痛。足厥阴之经筋病，阴器不用。此《灵枢》言诸经之疝也。后人因有筋、水、狐、癫、气、血、寒七疝之名，其主治各有专方，立法可谓大备。然其中不无错杂之处，终非可训之定法。惟仲景先生独以寒疝为名，其所出三方，亦以温散祛寒，调营补虚为主，并不杂入气分之药。而子和治法，又以辛香流气为主，谓肝得疏泄而病愈矣。其金铃、虎潜诸法，可谓发前人所未发。故疝病之本，不离乎肝，又不越乎寒。以肝脉络于阴器，为至阴之脏。足太阳之脉属肾络膀胱，为寒水之经。故仲景所云寒疝，腹中痛，逆冷，手足不仁，腹满，脉弦而紧，恶寒不欲食，绕脐痛，及胁痛里急，是内外皆寒气作主，无复界限。其乌头二方，专以破邪治标为急，虚实在所不论，是急则治标之义也。其当归羊肉一方，专以补虚散寒为主，故以当归、羊肉辛甘重浊，温暖下元，而不伤阴，佐以生姜，随血肉有情之品引入下焦，温散泣寒，是固本，不治标也。子和所云疝不离乎肝者，以疝病有阴囊肿胀，或痛而里急筋缩，或茎中作痛，或牵引睾丸，或少腹攻冲作痛，或号笑忿怒而致，此皆肝经脉络之现症。其金铃散一法，以泄肝散逆为主，故以川楝导膀胱、小肠之热，元胡和一身上下诸痛，以肝主疏泄故也。其所取虎潜一法，以柔缓导引为主，故方中用虎骨熄肝风，壮筋骨，羊肉、龟板补髓填精，佐以地黄补肾，当归补肝，使以陈皮利气疏肝，芍药通肝调营，是治肝而顾及于肾也。及观先生治疝之法，又更有进焉者。其旨以暴疝多寒，久疝多热，为疝病之大纲，其馀随症施治。如气坠下结者，以鹿茸、鹿角升阳为主。其胀结有形，痛甚于下者，宗丹溪通阳泄浊为治。其火腑湿热郁结不通者，用柔苦制热，反佐辛热，以开血中郁痹为主。其寒湿下坠太阳之里，膀胱之气不和，二便不为通利者，五苓散加减，通太阳膀胱为主。其湿热久聚，气坠少腹阴囊者，用控涎丹、浚川丸等，逐痹，通腑，分消，兼辛甘化风法为主。如下焦阴阳两虚者，用有情温通以培生气，兼通补熄风为主。而先生于治疝之法，可谓曲尽病情，诸法备矣。仲景又有狐疝一

方，究非王道之品，兹不具赘。邹滋九

头 痛

风 火

徐六七 冬月呕吐之后，渐渐巅顶作痛。下焦久有积疝痔疡，厥阴阳明偏热。凡阳气过动，变化火风，迅速自为升降，致有此患。

连翘心 元参心 桑叶 丹皮 黑山栀皮 荷叶汁

胡六三 脉左弦数，右偏头痛，左齿痛。

连翘 薄荷 羚羊角 夏枯草花 黑栀皮 鲜菊叶 苦丁茶 干荷叶边

某 高年气血皆虚，新凉上受，经脉不和。脑后筋掣牵痛，倏起倏静，乃阳风之邪。议用清散轻剂。

荷叶边 苦丁茶 蔓荆子 菊花 连翘

王六三 邪郁，偏头痛。

鲜荷叶边三钱 苦丁茶一钱半 连翘一钱半 黑山栀一钱 蔓荆子一钱 杏仁二钱 木通八钱 白芷一分

郁五十 风郁头疼。

鲜荷叶 苦丁茶 淡黄芩 黑山栀 连翘 蔓荆子 木通 白芷

肝 风

某四七 内风头痛，泪冷。

炒杞子 制首乌 柏子仁 茯神 炒菊花炭 小黑穞豆皮

沈氏 痛在头左脑后，厥阳风木上触。

细生地 生白芍 柏子仁 炒杞子 菊花 茯神

伏 暑

孙二四 暑伏，寒热头痛。

鲜荷叶边 连翘 苦丁茶 夏枯草 山栀 蔓荆子 厚朴 木通

某 暑风湿热，混于上窍，津液无以运行，凝滞遂偏头痛，舌强干润。治宜清散。

连翘 石膏 生甘草 滑石 蔓荆子 羚羊角 荷梗 桑叶

血 虚 阳 浮

程 既知去血过多，为阴虚阳实之头痛，再加发散，与前意相反矣。

复脉去参、姜、桂，加左牡蛎。

又 脉数虚而动，足征阴气大伤，阳气浮越。头痛筋惕，仍与镇摄之法。

牡蛎 阿胶 人参 生地 炙草 白芍 天冬

肝阳犯胃上逆

朱 据说就凉则安，遇暖必头痛筋掣，外以摩搯可缓。大凡肝风阳扰，胃络必虚。食进不甘，是中焦气馁。虽咸润介属潜阳获效，说来依稀想象，谅非入理深谈。聊以代煎，酸甘是商。且五旬又四，中年后矣。沉阴久进，亦有斫伐生气之弊。半月来，乏少诊之功。姑为认慎，用固本膏。

徐 当年下虚，曾以温肾凉肝获效。春季患目，是阳气骤升，乃冬失藏聚，水不生木之征也。频以苦辛治目，风阳上聚头巅，肝木横扰，胃受戕贼，至于呕吐矣。今心中干燥如焚，头中岑岑震痛，忽冷忽热，无非阴阳之逆。肝为刚脏，温燥决不相安，况辛升散越转凶，岂可再蹈前辙。姑以镇肝益虚，冀有阳和风熄之理。

阿胶 小麦 麦冬 生白芍 北沙参

南枣

又　倏冷忽热，心烦巅痛，厥阳之逆，已属阴液之亏。前案申明刚药之非，代赭味酸气坠，乃强镇之品，亦刚药也。考七疝中，子和惯投辛香走泄，其中虎潜一法亦采，可见疝门亦有柔法。医者熟汇成法，苟不潜心体认，皆希图附会矣。今呕逆既止，其阴药亦有暂投，即水生涵木之法。议以固本成方，五更时从阳引导可也，加秋石。

叶姬　临晚头痛，火升心嘈。风阳上冒，防厥。

细生地　阿胶　牡蛎　茯神　麦冬
生白芍

厥阴气血邪痹

史　头形象天，义不受浊。今久痛有高突之状，似属客邪蒙闭清华气血。然常饵桂、附、河车，亦未见其害。思身半以上属阳，而元首更为阳中之阳。大凡阳气先虚，清邪上入，气血瘀痹，其痛流连不息。法当宣通清阳，勿事表散。以艾炳按法灸治，是一理也。

熟半夏　北细辛　炮川乌　炙全蝎
姜汁

又　阳气为邪阻，清空机窍不宣。考《周礼》采毒药以攻病。藉虫蚁血中搜逐，以攻通邪结，乃古法而医人忽略者。今痛滋脑后，心下呕逆，厥阴见症。久病延虚，攻邪须兼养正。

川芎　当归　半夏　姜汁　炙全蝎
蜂房

胆胃伏邪

张二二　太阳痛连颧骨、耳后、牙龈，夏令至霜降不痊，伏邪未解。治阳明少阳。

连翘　羚羊角　牛蒡子　葛根　赤芍

白芷　鲜菊叶

头为诸阳之会，与厥阴肝脉会于巅，诸阴寒邪不能上逆，为阳气窒塞，浊邪得以上据，厥阴风火乃能逆上作痛。故头痛一症，皆由清阳不升，火风乘虚上入所致。观先生于头痛治法，亦不外此。如阳虚浊邪阻塞，气血瘀痹而为头痛者，用虫蚁搜逐血络，宣通阳气为主。如火风变动，与暑风邪气上郁而为头痛者，用鲜荷叶、苦丁茶、蔓荆、山栀等，辛散轻清为主。如阴虚阳越而为头痛者，用仲景复脉汤，甘麦大枣法，加胶、芍、牡蛎，镇摄益虚，和阳熄风为主。如厥阳[1]风木上触，兼内风而为头痛者，用首乌、柏仁、稽豆、甘菊、生芍、杞子辈，熄肝风，滋肾液为主。一症而条分缕析，如此详明，可谓手法兼到者矣。邹时乘

心　痛

惊　伤

田十三　脉细数，闻雷被惊，心下漾漾作痛。

逍遥散去柴胡，加钩藤、丹皮。

劳伤血滞

宋　脉左涩伏，心下痛甚，舌白，不能食谷，下咽阻膈，痛极昏厥，此皆积劳损阳。前者曾下瘀血，延绵经月不止，此为难治。

生鹿角　当归须　姜汁　官桂　桃仁
炒半夏

---

① 阳：当作"阴"。

脾 寒 厥

谭三五　心痛引背，口涌清涎，肢冷，气塞脘中。此为脾厥心痛，病在络脉，例用辛香。

高良姜　片姜黄　生茅术　公丁香柄　草果仁　厚朴

营络伤急心痛

朱　重按痛势稍衰，乃一派苦辛燥，劫伤营络，是急心痛症。若上引泥丸①，则大危矣。议用《金匮》法。

人参　桂枝尖　川椒　炙草　白蜜

厥心痛一症，古人辨论者多且精矣，兹不复赘。但厥心痛与胃脘痛，情状似一，而症实有别。世人因《内经》胃脘当心而痛一语，往往混而视之。不知厥心痛，为五脏之气厥而入心胞络，而胃实与焉，则心痛与胃痛，不得不各分一门。今先生案中，闻雷被惊者，用逍遥散去柴胡，加钩藤、丹皮治之，以其肝阳上逆，不容升达，为之养血以平调也。积劳损阳者，用归、鹿、姜、桂、桃仁、半夏治之，以其劳伤血痹，无徒破气，为之通络以和营也。脾厥心痛者，用良姜、姜黄、茅术、丁香、草果、厚朴治之，以其脾寒气厥，病在脉络，为之辛香以开通也。重按而痛稍衰者，用人参、桂枝、川椒、炙草、白蜜治之，以其心营受伤，攻劫难施，为之辛甘以化阳也。方案虽未全备，然其审病之因，制方之巧，无不一一破的。果能举一反三，其义宁有尽乎？龚商年

胃 脘 痛

肝 犯 胃

严二十　胃痛半年，干呕。

金铃子　延胡　半夏　茯苓　山栀　生香附

张　冲气上攻成形，痛呕，痛后则散。此厥阴顺乘阳明，阳明虚，筋骨亦掣痛。

安蛔丸三钱，四服，椒梅汤送。

某三五　劳力，气阻胃痛。

川楝子　延胡　炒半夏　乌药　橘红　生香附汁

陈　宿病冲气胃痛，今饱食动怒痛发，呕吐，是肝木侵犯胃土，浊气上踞，胀痛不休，逆乱不已。变为先寒后热，烦躁，面赤，汗泄，此为厥象。厥阴肝脏之现症，显然在目。夫痛则不通，通字须究气血阴阳，便是看诊要旨矣。议用泻心法。

干姜　川连　人参　枳实　半夏　姜汁

吴三七　食仓痛发，呕水涎沫，六年久病入络。述大便忽闭忽溏，患处漉漉有声。议通胃阳，兼制木侮。

淡吴萸　良姜　半夏　延胡　炮川乌　茯苓　蒲黄

李氏　舌白胸痞，脘痛如束，干呕便难。气阻凝痰聚膈，当以泄降宣剂。若竟攻荡，当夏热土旺，伤及太阴，恐滋胀满之忧。

醋炒半夏　川楝子　延胡　橘红　杏仁　厚朴

王氏　气逆填胸阻咽，脘痹而痛。病

---

① 泥丸：道家称脑神为泥丸。

由肝脏厥气，乘胃入膈，致阳明经脉失和。周身掣痛，夜甚昼缓者，戌亥至阴，为肝旺时候也。此症多从惊恐嗔郁所致，失治变为昏厥。

半夏　姜汁　金铃子　延胡　杏仁　瓜蒌皮　香豉　白蔻

又　痛缓，夜深复炽，前后心胸板掣，脉左数，病在血络中。

金铃子　延胡　桃仁　归须　郁金　白蔻仁

董氏　产后三年，经水不转。胃痛，得食必呕，汗出形寒，腰左动气闪烁，大便七八日始通。脉细弦，右涩，舌白稍渴，脘中响动，下行痛缓。病属厥阴顺乘阳明，胃土久伤，肝木愈横。法当辛酸两和厥阴体用，仍参通补阳明之阳。俾浊少上僭，痛有缓期。

人参同煎，一钱　开口吴萸滚水泡洗十次，一钱　生白芍三钱　良姜七分　熟半夏醋炒焦，二钱　云茯苓切块，三钱

肝风犯胃液虚

顾氏　天癸当绝仍来，昔壮年已有头晕。七年前秋起胃痛若嘈，今春悲哀，先麻木头眩，痛发下部，膝胫冷三日，病属肝厥胃痛。述痛引背胁，是久病络脉空隙，厥阳热气，因情志郁勃拂逆，气攻乘络，内风旋动，袭阳明，致呕逆不能进食。

九孔石决明　清阿胶　生地　枸杞子　茯苓　桑寄生　川石斛

某　胁痛入脘，呕吐黄浊水液。因惊动肝，肝风震起犯胃。平昔液衰，难用刚燥。议养胃汁以熄风方。

人参　茯苓　半夏　广皮白　麦冬　白粳米

肝犯胃兼痰饮胸痹

姚　胃痛久而屡发，必有凝痰聚瘀。老年气衰，病发日重，乃邪正势不两立也。今纳物呕吐甚多，味带酸苦，脉得左大右小。盖肝木必侮胃土，胃阳虚，完谷而出。且呃逆沃以热汤不减，其胃气掀腾如沸，不嗜汤饮，饮浊弥留脘底。用药之理，远柔用刚，嘉言谓能变胃而不受胃变。开得上关，再商治法。

紫金丹含化一丸，日三次。

又　议以辛润苦滑，通胸中之阳，开涤浊涎结聚，古人谓通则不痛。胸中部位最高，治在气分。

鲜薤白去白衣，三钱　瓜蒌实三钱，炒焦　熟半夏三钱　茯苓三钱　川桂枝一钱　生姜汁四分，调入

古有薤露之歌，谓薤最滑，露不能留，其气辛则通，其体滑则降，仲景用以主胸痹不舒之痛。瓜蒌苦润豁痰，陷胸汤以之开结。半夏自阳以和阴，茯苓淡渗。桂枝辛甘轻扬，载之不急下走，以攻病所。姜汁生用，能通胸中痰沫，兼以通神明，去秽恶也。

肝郁化火犯胃

某氏　胃痛引胁。

川楝子　柴胡　黑山栀　钩藤　半夏　橘红

朱氏　苦寒辛通。

川连　土瓜蒌皮　白芥子　茯苓　炒半夏姜汁　橘红　竹茹

又　肝厥胃痛，兼有痰饮。只因误用芪、术、人参，固守中焦，痰气阻闭，致痛结痞胀。更医但知理气使降，不知气闭热自内生，是不中窾。前方专以苦寒辛通为法，已得效验。况酸味亦属火化。议河间法。

金铃子　延胡　川连　黑山栀　橘红
半夏

张　老年郁勃，肝阳直犯胃络，为心
下痛，久则液枯气结成格。

金铃子　延胡　黑山栀　淡豆豉_{炒香}

郁伤脾胃阳虚

张_{十九}　壮年面色痿黄，脉濡小无力，
胃脘常痛，情志不适即发，或饮暖酒暂
解，食物不易消化。脾胃之土受克，却因
肝木来乘。怡情放怀，可愈此病。

人参　广皮　半夏　茯苓　苡仁　桑
叶　丹皮　桔梗　山栀_{姜汁炒}
水泛丸。

阳　　虚

某　味淡短气，脘中微痛。

人参　淡附子　桂枝　炒远志　煨姜

某　积滞久著，胃腑不宣，不时脘
痛，已经数载。阳伤奚疑。

炒半夏　淡干姜　荜拨　草果　广皮
茯苓

汪_{五七}　诊脉弦涩，胃痛绕背，谷食
渐减。病经数载，已入胃络，姑与辛通
法。

甜桂枝_{八分}　延胡索_{一钱}　半夏_{一钱}
茯苓_{三钱}　良姜_{一钱}　蜜水煮生姜_{一钱半}

张　阳微不司外卫，脉络牵掣不和。
胃痛，夏秋不发，阴内阳外也。当冬寒骤
加，宜急护其阳，用桂枝附子汤。

桂枝　附子　炙草　煨姜　南枣

戴_{三九}　始于伤阴，继则阳损。脘痛
似乎拘束，食物逾时不运。当理中焦，健
运二阳，通补为宜，守补则谬。

桂枝木　茯苓　生姜渣　炒焦远志
炒黄半夏　生益智仁

余_{三四}　胃疼发，前后心冷，呕吐。

淡吴萸　炒半夏　荜拨　淡干姜　草

果仁　厚朴　广皮　桂枝木

某　中州阳失健运，脘中痛，食不
化。

益智仁　谷芽　广皮　炙草　茯苓
檀香汁　半夏曲　炒荷叶

顾_{五十}　清阳失职，脘中痹痛，得嗳
旷达。当辛以通之。

薤白　半夏　桂枝　茯苓　干姜

营络胃阳兼虚

顾_{五一}　营虚胃痛，进以辛甘。

当归_{一钱半}　甜桂枝_{一钱}　茯苓_{三钱}
炙草_{五分}　煨姜_{一钱半}　南枣肉_{二钱}

费_{二九}　劳力气泄阳伤，胸脘痛发，
得食自缓，已非质滞停蓄。然初病气伤，
久泄不止，营络亦伤，古谓络虚则痛也。
攻痰破气，不去病即伤胃，致纳食不甘，
嗳噫欲呕，显见胃伤阳败。当以辛甘温
方。

人参　桂枝　茯苓　炙草　煨姜　南
枣

某　胃痛已久，间发风疹。此非客气
外感，由乎情怀郁勃，气血少于流畅。夫
思虑郁结，心脾营血暗伤。年前主归脾一
法，原有成效。今食减形瘦，当培中土，
而理营辅之。

异功加归、芍，用南枣肉汤泛丸。

程_氏　脉软，背寒，食入脘痛。

人参　茯苓　当归　白芍　炙草　煨
姜　南枣

某_女　形寒脘痛，得食甚，手按少
缓，非有馀客邪病。拟进和营卫法。

归桂枝去芍，加茯苓。

胃阳虚气滞血痹

蒋　阳微气阻，右脘痛痹，据云努力
痛起。当两调气血。

延胡　半夏　厚朴　橘红　桂枝木

良姜　瓜蒌皮　茯苓

某二八　努力，饥饱失时，好饮冷酒，脉弦硬，中脘痛。

熟半夏三钱　云茯苓三钱　桃仁去皮尖，炒研，二钱　良姜一钱　延胡一钱　红豆蔻一钱，去壳

丸方：

熟半夏三两，炒　云茯苓二两　生厚朴二两　小附子一两，炙　草果仁去衣，一两　高良姜一两，生

老姜汁法丸，每服三钱。

阳虚痰滞

朱　痛固虚寒，吐痰泄气稍缓。当通阳明，勿杂多歧。

人参　半夏　姜汁　淡附子　茯苓　淡干姜

某妪　阳微痰滞，胃痉痛胀。用阿魏丸六分。

阳虚阴浊凝阻

施六二　胃痛，浊痰上逆。

代赭石　炒半夏　淡吴萸　淡干姜　茯苓　广皮　荜拨　生益智仁

张四八　阳微浊凝，胃下疼。

炒黑川椒去目，一钱　炮黑川乌三钱　炮黑川附子三钱　炮淡干姜一钱半

高五十　素多郁怒，阳气窒痹，浊饮凝泣。汤饮下咽，吐出酸水，胃脘痛痹，已经三载，渐延噎膈。先与通阳彻饮，俾阳气得宣，庶可向安。

半夏　枳实皮　桂枝木　茯苓　淡干姜

又　脉右弦，不饥，纳谷不运，吞酸。浊饮尚阻，阳仍不宣。

半夏　良姜　桂枝木　茯苓　延胡　淡干姜

血络瘀痹

高　脉虚涩，胃痛久，治在血分。

桃仁　当归　桂枝　茯神　远志　炙草

钱三六　酒肉滞气胃痛，乡人称为穿心箭风，方书所无，不可稽考。苦辛泄降可效。

延胡　川楝子　桃仁　蒲黄　五灵脂

盛三六　胃痛喜得暖食，肠中泄气则安。数年痛必入络，治在血中之气。

桂枝木　桃仁　韭白汁　归须　茯苓块

又　阳微胃痛。

当归　桂枝木　桃仁　炙甘草　煨姜　南枣

席　经几年宿病，病必在络。痛非虚症，因久延，体质气馁，遇食物不适，或情怀郁勃，痰因气滞，气阻血瘀，诸脉逆乱，频吐污浊而大便反秘。医见呕吐肢冷，认为虚脱，以理中加附子温里护阳。夫阳气皆属无形，况乎病发有因，决非阳微欲脱。忆当年病来，宛是肝病，凡疏通气血皆效。其病之未得全好，由乎性情食物居多。夏季专以太阴、阳明通剂。今痛处在脘，久则瘀浊复聚，宜淡味薄味清养。初三竹沥泛丸仍用。早上另立通瘀方法。

苏木　人参　郁金　桃仁　归尾　柏子仁　琥珀　茺蔚

红枣肉丸，早服二钱。

秦　久有胃痛，更加劳力，致络中血瘀，经气逆，其患总在络脉中痹窒耳。医药或攻里，或攻表，置病不理，宜乎无效。形瘦清减，用缓逐其瘀一法。

蜣螂虫炙，一两　䗪虫炙，一两　五灵脂炒，一两　桃仁二两　川桂枝尖生，五钱　蜀漆炒黑，三钱

用老韭根白捣汁泛丸，每服二钱，滚水下。

潘氏 脉弦涩，经事不至，寒热，胃痛拒格，呕恶不纳。此因久病胃痛，瘀血积于胃络。议辛通瘀滞法。

川楝子 延胡 桂枝木 五灵脂 蒲黄 香附

气 火 郁

吴氏 气火郁，胃痛。

川楝子 橘红 炒楂肉 郁金 黑山栀 香附

气 逆 不 降

江二十 胃疼缓，气逆不降。

鲜枇杷叶 杏仁 生香附 降香汁 厚朴 橘红 桔梗 白蔻

范氏 诸豆皆能闭气，浆凝为腐，宛是呆滞食物。食已脘痞痛胀，乃清气之阻。诊脉小涩，舌白黏腻。当理气以开旷胸中。

杏仁 厚朴 老苏梗 广皮白 白蔻仁 枳壳汁 桔梗汁

阳明乃十二经脉之长，其作痛之因甚多。盖胃者汇也，乃冲繁要道，为患最易。虚邪贼邪之乘机窃发，其间消长不一。习俗辛香温燥之治，断不容一例而漫施。然而是病，其要何在？所云初病在经，久痛入络，以经主气，络主血，则可知其治气治血之当然也。凡气既久阻，血亦应病，循行之脉络自痹，而辛香理气，辛柔和血之法，实为对待必然之理。又如饱食痛甚，得食痛缓之类，于此有宜补不宜补之分焉。若素虚之体，时就烦劳，水谷之精微不足以供其消磨，而营气日虚，脉络枯涩，求助于食者，甘温填补等法，所宜频进也。若有形之滞堵塞其中，容纳

早已无权，得助而为实实，攻之逐之等剂，又不可缓也。寒温两法，从乎喜暖喜凉；滋燥之殊，询其便涩便滑。至于饮停必吞酸，食滞当嗳腐。厥气乃散漫无形，瘀伤则定而有象。蛔虫动扰，当频痛而吐沫；痰湿壅塞，必善吐而脉滑。营气两虚者，不离乎嘈辣动悸。肝阳冲克者，定期烦渴而呕逆。阴邪之势，其来必速。郁火之患，由渐而剧也。邵新甫

胁 痛

肝 郁

张六五 胁胀夜甚，响动则降，七情致伤之病。

橘叶 香附子 川楝子 半夏 茯苓姜渣

陈 气热攻冲，扰脘入胁。

川连 牡蛎 夏枯草 炒半夏 香附炒白芥子

徐四九 劳怒阳动，左胁闪闪，腹中微满。诊脉弦搏，左甚。当先用苦辛。

郁金 山栀 半夏曲 降香末 橘红金石斛

金 不 制 木

汤十八 气逆，咳血后，胁疼。

降香汁八分，冲 川贝一钱半 鲜枇杷叶三钱 白蔻仁五分 杏仁二钱 橘红一钱

湿 热 壅 滞

丁 由虚里痛起，左胁下坚满，胀及脐右，大便涩滞不爽。用缓攻方法。

小温中丸。

痛 兼 痰 饮

某 痰饮搏击，胁痛。

半夏　茯苓　广皮　甘草　白芥子
刺蒺藜　钩藤

营络虚寒

沈三十　左胁下痛，食入则安。

当归桂枝汤加肉桂。

朱五二　左乳旁痛绕腰腹，重按得热
少缓，此属阴络虚痛。十一年不愈，亦痼
疾矣。

当归三钱　肉桂一钱　小茴七分　丁香
皮五分　茯苓二钱　淡干姜一钱

尤四五　痛从中起，绕及右胁。胃之
络脉受伤，故得食自缓。但每痛发，必由
下午黄昏，当阳气渐衰而来。是有取乎辛
温通络矣。

当归　茯苓　炮姜　肉桂　炙草　大
枣

寒入络脉气滞

郭三五　痛必右胁中有形攻心，呕吐
清涎，周身寒凛，痛止寂然无踪。此乃寒
入络脉，气乘填塞阻逆。以辛香温通法。

荜拨　半夏　川楝子　延胡　吴萸
良姜　蒲黄　茯苓

血络瘀痹

汪六八　嗔怒动肝，寒热旬日，左季
胁痛，难以舒转，此络脉瘀痹。防有见红
之事，静调勿劳可愈。

桃仁　归须　五加皮　泽兰　丹皮
郁金

又　桃仁　归须　丹皮　桑叶　川楝
子皮　黑山栀皮

又　络虚则热，液亏则风动。痛减
半，有动跃之状。当甘缓理虚。

炙甘草汤去姜、桂。

又　痛止，便难，液耗风动为秘。议
用东垣通幽法。

当归　桃仁　柏子霜　火麻仁　郁李
仁　松子肉　红花

凌　肝著，胁中痛，劳怒致伤气血。

川楝子皮　炒延胡　归须　桃仁　生
牡蛎　桂枝木

沈二一　初起形寒寒热，渐及胁肋脘
痛，进食痛加，大便燥结。久病已入血
络，兼之神怯瘦损。辛香刚燥，决不可
用。

白旋覆花　新绛　青葱管　桃仁　归
须　柏子仁

王二四　左前后胁板著，食后痛胀，
今三年矣。久病在络，气血皆窒。当辛香
缓通。

桃仁　归须　小茴　川楝子　半夏
生牡蛎　橘红　紫降香　白芥子

水泛丸。

汪　痛在胁肋，游走不一，渐至痰
多，手足少力。初病两年，寝食如常，今
年入夏病甚。此非脏腑之病，乃由经脉继
及络脉。大凡经主气，络主血。久病血
瘀，瘀从便下。诸家不分经络，但忽寒忽
热，宜乎无效。试服新绛一方小效，乃络
方耳。议通少阳、阳明之络，通则不痛
矣。

归须　炒桃仁　泽兰叶　柏子仁　香
附汁　丹皮　穿山甲　乳香　没药

水泛丸。

程四八　诊脉动而虚，左部小弱。左
胁疼痛，痛势上引，得食稍安。此皆操持
太甚，损及营络，五志之阳动扰不息。嗌
干，舌燥，心悸，久痛津液致伤也。症固
属虚，但参、术、归、芪补方，未能治及
络病。《内经》肝病不越三法：辛散以理
肝，酸泄以体肝，甘缓以益肝。宜辛甘润
温之补，盖肝为刚脏，必柔以济之，自臻
效验耳。

炒桃仁　柏子仁　新绛　归尾　橘红

琥珀

痛缓时用丸方：

真阿胶　小生地　枸杞子　柏子仁
天冬　刺蒺藜　茯神

黄菊花四两丸。

朱　肝络凝瘀，胁痛，须防动怒失血。

旋覆花汤加归须、桃仁、柏仁。

李十九　左胁痞积攻疼。

生牡蛎　南山楂　炒延胡　川楝子
炒桃仁　归须　丹皮　桂枝木

蒋三六　宿伤，左胁腹背痛。

炒桃仁　归须　炒延胡　片姜黄　五
加皮　桂枝木　橘红　炒小茴

肝 肾 阴 虚

沈　暮夜五心热，嗌干，左胁痛。肝
肾阴亏。

人参　生地　天冬　麦冬　柏子霜
生白芍

肝 风 入 络

黄　左胁骨痛，易饥呕涎。肝风内震
入络。

生地　阿胶　生白芍　柏子仁　丹皮
泽兰

又　照前方去白芍、泽兰，加桃仁、
桑枝。

又　肝胃络虚，心嘈如饥，左胁痛，
便燥少血。

生地　天冬　枸杞　桂圆　桃仁　柏
仁

熬膏，加阿胶收。

胆 络 血 滞

程　胁下痛犯中焦，初起上吐下泻，
春深寒热不止。病在少阳之络。

青蒿根　归须　泽兰　丹皮　红花

郁金

肝 肾 皆 虚

胡三四　诊脉右弦，左小弱涩。病起
积劳伤阳，操持索思，五志皆逆。而肝为
将军之官，谋虑出焉，故先胁痛。晡暮阳
不用事，其病渐剧。是内伤症，乃本气不
足，日饵辛燥，气泄血耗。六味滋柔腻
药，原非止痛之方，不过矫前药之谬而
已。《内经》肝病三法，治虚亦主甘缓。
盖病既久，必及阳明胃络，渐归及右，肝
胃同病。人卧魂藏于肝，梦寐纷纭，伤及
无形矣。议用甘药，少佐摄镇。

人参　枣仁　茯神　炙草　柏子仁
当归　龙骨　金箔

桂圆肉煮浓汁捣丸。

胁痛一症，多属少阳、厥阴。伤寒胁
痛，皆在少阳胆经，以胁居少阳之部。杂
症胁痛，皆属厥阴肝经，以肝脉布于胁
肋。故仲景旋覆花汤，河间金铃子散，及
先生辛温通络，甘缓理虚，温柔通补，辛
泄宣瘀等法，皆治肝著胁痛之剂。可谓曲
尽病情，诸法毕备矣。然其症有虚有实，
有寒有热，不可概论。苟能因此扩充，再
加详审，则临症自有据矣。邹时乘

腹　痛

上中二焦气阻

裴氏　脉数，按之涩，腹痛呕吐。恐
痧秽格拒，宜宣通气分。

白蔻仁　桔梗　黑山栀　香豉　半夏
广皮白

阳 气 不 通

某四十　腰痛，腹痛，得冷愈甚。

桂枝木　茯苓　蕲艾　生香附　青皮
炒小茴

吴五三　当脐微痛，手按则止。此络空冷乘，阳气久虚之质。自述戒酒谷增。不可因痛，再以破泄真气。

茯苓　生姜煨　熟术　肉桂

郁伤脾阳

俞十九　腹痛六七年，每发必周身寒凛，吐涎沫而痛止。此诸气郁痹，得涌则宣之象。法当升阳散郁。

半夏　草果　金铃子　延胡　厚朴
生姜　苏梗

秽浊阻气

程　秽浊阻遏中焦，气机不宣，腹痛脘痹。当用芳香逐秽，兼以疏泄。

藿香　厚朴　杏仁　莱菔子　半夏
广皮白

阴浊内阻腑阳不通

郑　脉沉微，腹痛欲大便，阴浊内凝，乃阳气积衰。通阳必以辛热。

生白术　吴萸　良姜　川熟附　茯苓
小茴

某　腑阳不通，腹痛，用禹粮丸暖下通消，二便通，胀缓，腹忔①。此无形之气未振，宜疏补醒中。

生白术　厚朴　广皮　半夏　茯苓
生益智　姜汁

肝 气 郁

某　气结腹痛，食少，寒热。
逍遥散去术，加郁金、香附。

肝 郁 血 滞

某氏　肝郁，腹痛有形，经不调。
香附　川芎　当归　肉桂　五灵脂

木香　吴萸　炒白芍

郁伤肝脾络血凝瘀

毕　小便自利，大便黑色，当脐腹痛十五年。渐发日甚，脉来沉而结涩。此郁勃伤及肝脾之络，致血败瘀留，劳役动怒，宿疴乃发。目今冬深闭藏，忌用攻下。议以辛通润血，所谓通则不痛矣。

桃仁　桂枝木　穿山甲　老韭白
煎送阿魏丸一钱。

徐四十　疹发五六年，形体畏寒，病发身不大热，每大便，腹痛里急。此皆气血凝滞，当以郁病推求。

当归　酒制大黄　枳实　桂枝　炙草
白芍

劳 伤 中 阳

某　劳力伤气，浮肿，食入腹痛。姑用戊己调中。

白芍二钱　炙草五分　当归炒焦，一钱半
生益智七分，研　广皮一钱　煨姜一钱
枣肉三钱

河水煎。

营 分 虚 寒

袁四五　当脐腹痛，发于冬季，春深渐愈。病发暖气，过饥劳动亦发。宜温通营分主治。

当归　炙草　肉桂　茯苓　炮姜　南
枣

郁怒饮气入络

华　腹痛三年，时发时止，面色明亮，是饮邪，亦酒湿酿成。因怒左胁有形，痛绕腹中及胸背诸俞，乃络空，饮气逆攻入络。食辛热痛止复痛，盖怒则郁折

————————

① 腹忔：腹不安。

肝用，惟气辛辣可解，论药必首推气味。

粗桂枝木一钱　天南星姜汁浸泡黑，一钱半　生左牡蛎五钱，打碎　真橘核炒香，打，一钱半　川楝子肉一钱　李根东行皮一钱

暑伤中气

某　长夏腹胀减食，微痛，是暑伤在气分。东垣每调和脾胃，疏泄肝木，最属近理。若守中之补，及腻滞血药皆左。

人参　广皮　白芍　茯苓　谷芽　生益智仁

腹处乎中，痛因非一。须知其无形及有形之为患，而主治之机宜，已先得其要矣。所谓无形为患者，如寒凝火郁，气阻营虚，及夏秋暑湿痧秽之类是也。所谓有形为患者，如蓄血、食滞、癥瘕、蛔蛲、内疝，及平素偏好成积之类是也。审其痛势之高下，辨其色脉之衰旺，细究其因，确从何起。大都在脏者以肝脾肾为主，在腑者以肠胃为先。夫脏有贼克之情，非比腑病而以通为用也。此通字，勿执攻下之谓。古之建中汤、理中汤、三物厚朴汤及厚朴温中汤，各具至理。考先生用古，若通阳而泄浊者，如吴茱萸汤及四逆汤法。清火而泄郁者，如左金丸及金铃散法。开通气分者，如四七汤及五磨饮法。宣攻营络者，如穿山甲、桃仁、归须、韭根之剂及下瘀血汤法。缓而和者，如芍甘汤加减及甘麦大枣汤法。柔而通者，如苁蓉、柏子、肉桂、当归之剂及复脉加减法。至于食滞消之，蛔扰安之，癥瘕理之，内疝平之，痧秽之候，以芳香解之，偏积之类，究其原而治之，是皆先生化裁之法也。若夫疡科内痈，妇科四症，兼患是病者，更于各门兼参其法而用之，则无遗蕴矣。邵新甫

肩臂背痛

痛绕耳后

徐　迩日天令骤冷，诊左脉忽现芤涩，痛时筋挛，绕掣耳后。此营虚脉络失养，风动筋急。前法清络凉剂不应，营虚不受辛寒。仿东垣舒筋汤意。

当归　生黄芪　片姜黄　桂枝　防风　生于术

煎药化活络丹一丸。

肩臂痛

某　劳倦，肩臂疼。

川桂枝木　木防己　五加皮　茯苓　生苡仁　炒白蒺

涂六二　痛起肩胛，渐入环跳髀膝，是为络虚。

黄芪五钱　于术三钱　当归三钱　茯苓二钱　防己八分　防风根五分　羌活五分

又　照前方去防风、羌活，加杞子、沙苑。

邹　五旬又四，阳明脉衰，肩胛筋缓，不举而痛。治当通补脉络，莫进攻风。

生黄芪　于术　当归　防风根　姜黄　桑枝

王四二　阳明气衰，厥阴风动。头眩目昏，右肩痛麻，胁下有聚气。足厥阴主治。

枸杞子四两　归身三两　羚羊角生研，二两　制白蒺去刺，三两　嫩黄芪皮四两　明天麻二两，煨

菊花二两熬汁，桑枝四两熬汁，丸。

徐五二　左指胀痛引肩，男子血虚风动，病在肝，形脉不足。以柔药温养。

制首乌　枸杞子　归身　三角胡麻

菊花炭　柏子仁　刺蒺藜

　　桑枝膏丸。

　　俞妪　高年阳明气乏，肩胛痛难屈伸。法当理卫阳通补。

　　黄芪　桂枝　归身　片姜黄　海桐皮夏枯草

背　痛

　　孙二四　肾气攻背，项强，尿频且多，督脉不摄，腰重头疼，难以转侧。先与通阳，宗许学士法。

　　川椒炒出汗，三分　川桂枝一钱　川附子一钱　茯苓一钱半　生白术一钱　生远志一钱

　　凡冲气攻痛，从背而上者，系督脉主病，治在少阴。从腹而上者，治在厥阴，系冲任主病，或填补阳明，此治病之宗旨也。

　　汪十二　肝浊逆攻，痛至背。

　　淡干姜八分　炒黑川椒三分　炒焦乌梅肉五分　小川连三分　川桂枝木五分　北细辛二分　黄柏五分　川楝子肉一钱　生白芍二钱

　　陈氏　《内经》论诸痛皆寒。时当冬腊，口鼻吸受寒冷，阻气隧之流行，痛自胸引及背，甚则手足厥冷。只宜两通气血主治。

　　川楝子　延胡　生香附　橘红　吴萸乌药　红花

　　沈氏　脉芤，汗出，失血，背痛，此为络虚。

　　人参　炒归身　枣仁　炒白芍　炙草茯神

　　庄三四　督虚背疼，脊高突。

　　生毛鹿角切片，三钱　鹿角霜一钱半杞子三钱　归身一钱　生杜仲一钱半　沙苑一钱　茯苓一钱半　青盐调入，三分

　　张三八　督虚背痛，遗泄。

　　生毛鹿角　鹿角霜　生菟丝子　生杜仲　沙苑子　白龙骨　茯苓　当归

　　肺朝百脉，肺病则不能管摄一身，故肺俞为病，即肩背作痛。又背为阳明之府，阳明有亏，不能束筋骨，利机关，即肩垂背曲。至于臂，经络交会不一，而阳明为十二经络之长，臂痛亦当责之阳明。但痛有内外两因，虚实迥异；治分气血二致，通补攸殊。如营虚脉络失养，风动筋急者，不受辛寒，当仿东垣舒筋汤之意，佐以活络丹。劳倦伤阳，脉络凝塞，肩臂作痛者，以辛甘为君，佐以循经入络之品。阳明气衰，厥阴风动，右肩痛麻者，用枸杞、归身、黄芪、羚羊、桑枝膏，为阳明、厥阴营气两虚主治。血虚风动者，因阳明络虚，受肝脏风阳之扰，用首乌、枸杞、归身、胡麻、柏子仁、刺蒺藜等味，以柔甘为温养。失血背痛者，其虚亦在阳明之络，用人参、归身、枣仁、白芍、炙草、茯神，以填补阳明。若肾气上逆，则督虚为主病，宜用奇经之药以峻补真阳。至于口鼻吸受寒冷，阻郁气隧，痛自胸引背者，宗《内经》诸痛皆寒之义，以温药两通气血。更有古法，如防风汤散肺俞之风，指迷丸治痰流臂痛，控涎丹治流痹牵引，此皆从实症而治，所谓通则不痛也。医者不拘守一法，洞悉病源，运巧思以制方，而技于是进。龚商年

腰 腿 足 痛

腰　痛

　　曹三九　湿郁，少腹痛引腰，右脚疲。

　　木防己　晚蚕沙　飞滑石　茯苓皮杏仁　厚朴　草果　草薢

　　俞五五　劳倦夹湿，腰疼。

川桂枝尖　木防己　生苡仁　茯苓皮　晚蚕沙　萆薢

何四七　腰痛，环跳穴痛痹。

沙苑　桂枝木　小茴　茯苓　桑寄生　炒杞子

翁三五　弩力伤，腰疼。

生杜仲　当归　五加皮　炒牛膝　枸杞子　茯苓　青盐　生羊腰子

吴氏　脉虚身热，腰髀皆痛，少腹有形攻触。脏阴奇脉交伤，不可作外感治。

当归　炒白芍　桂枝　茯苓　炙草　煨姜大枣

汪二三　脉涩，腰髀环跳悉痛，烦劳即发。下焦空虚，脉络不宣，所谓络虚则痛是也。

归身　桂枝木　生杜仲　木防己　沙苑　牛膝　萆薢　小茴

某　便溏，腰痛无力。

术菟丸方。

朱　脉细色夺，肝肾虚，腰痛，是络病治法。

生羊内肾　当归　枸杞子　小茴　紫衣胡桃　茯神

腰膝痛

汪妪　老年腰膝久痛，牵引少腹两足，不堪步履。奇经之脉，隶于肝肾为多。

鹿角霜　当归　肉苁蓉　薄桂　小茴　柏子仁

王三五　脉迟缓，饮酒便溏，遗精数年不已，近日腰髀足膝坠痛麻木。此湿凝伤其脾肾之阳，滋填固涩，决不应病。先议用苓姜术桂汤，驱湿暖土，再商后法。

膝腿足痛

吴　舌白干涸，脘不知饥，两足膝跗筋掣牵痛。虽有宿病，近日痛发，必夹时序温热湿蒸之气，阻其流行之隧。理进宣通，莫以风药。

飞滑石　石膏　寒水石　杏仁　防己　苡仁　威灵仙

蒋七岁　足膝肿，疼久不止，内热。

生虎骨　炒牛膝　萆薢　金毛狗脊　当归　仙灵脾

又　照前方加生鹿角、黄柏。

张四二　劳力伤，左腿骨麻疼。

生虎骨四两　当归二两　五加皮二两　仙灵脾二两　牛膝二两　独活一两　白茄根三两　油松节二两　金毛狗脊八两

朱　痛著右腿身前，肌肉不肿，必在筋骨。且入夜分势笃，邪留于阴，间有偏坠。治从肝经。

生杜仲一两　当归须二钱　穿山甲二钱，炙　小茴香一钱，炒　北细辛三分　平地龙炙，一钱

足　痛

某　呕逆吐涎，冲气攻心，足大拇指硬强而痛。

淡吴萸　熟附子　独活　北细辛　当归　汉防己

某　两足皮膜，抚之则痛。由厥阴犯阳明，胃厥所致。脉弦而数，治当疏泄。

川楝子　延胡　青皮　黑山栀　归须　桃仁　橘红　炒黑楂肉

陆二四　饱食则哕，是为胃病。两足骨骱皆痛，阳明胃脉不司束，筋骨攻痛。议转旋阳气法。

苓姜术桂汤。

某　右足患处麻木，筋强微肿，老人气血不得宣通。冬病至长夏，食不加餐，脉小弱。主以温养。

虎胫骨生，打，三钱　淮牛膝一钱　归身炒，一钱　杞子炒，三钱　生杜仲三钱　川斛三钱　萆薢一钱　白蒺藜炒去刺，研，一钱

腰者肾之府，肾与膀胱为表里，在外为太阳，在内属少阴，又为冲任督带之要会。则腰痛一症，不得不以肾为主病，然有内因、外因、不内外因之别。旧有五辨：一曰阳虚不足，少阴肾衰，二曰风痹风寒，湿著腰痛，三曰劳役伤肾，四曰坠堕损伤，五曰寝卧湿地，其说已详。而景岳更增入表里、虚实、寒热之论，尤为详悉。夫内因治法，肾脏之阳有亏，则益火之本，以消阴翳，肾脏之阴内夺，则壮水之源，以制阳光。外因治法，寒湿伤阳者，用苦辛温以通阳泄浊，湿郁生热者，用苦辛以胜湿通气。不内外因治法，劳役伤肾者，以先后天同治，坠堕损伤者，辨伤之轻重，与瘀之有无，或通或补。若夫腿足痛，外感者，惟寒湿、湿热、湿风之流经入络。经云：伤于湿者，下先受之。故当以治湿为主，其间佐温，佐清，佐散，随症以制方。内伤则不外肝、脾、肾三者之虚，或补中，或填下，或养肝，随病以致治。古来治腰腿足痛之法，大略如此也。然审症必如燃犀烛怪，用药尤贵以芥投针。今阅案中，有饮酒便溏，遗精不已，腰痛麻木者，他人必用滋填固涩等药，先生断为湿凝伤脾肾之阳，用苓桂术姜汤，以驱湿暖土。有老年腰痛者，他人但撮几味通用补肾药以治，先生独想及奇经之脉隶于肝肾，用血肉有情之品，鹿角、当归、苁蓉、薄桂、小茴，以温养下焦。有痛著右腿，肌肉不肿，入夜势笃者，先生断其必在筋骨，邪流于阴，用归须、地龙、山甲、细辛，以辛香苦温入络搜邪。有两足皮膜抚之则痛者，似乎风湿等症，先生断其厥阴犯阳明，用川楝、延胡、归须、桃仁、青皮、山栀，以疏泄肝脏。有饱食则哕，两足骨骱皆痛者，人每用疏散攻劫，先生宗阳明虚不能束筋骨

意，用苓姜术桂汤，以转旋阳气。种种治法，非凡手所及。要之，治病固当审乎虚实，更当察其虚中有实，实中有虚，使第虚者补而实者攻，谁不知之？潜玩方案，足以补后人之心智也，岂浅鲜哉！龚商年

诸　痛

血络瘀痹

陈 久痛必入络，气血不行，发黄，非疸也。

旋覆花　新绛　青葱　炒桃仁　当归尾

庞四八 络虚则痛，有年色脉衰夺，原非香蔻劫散可效。医不明治络之法，则愈治愈穷矣。

炒桃仁　青葱管　桂枝　生鹿角　归尾

此旋覆花汤之变制也，去覆花之咸降，加鹿角之上升，方中惟有葱管通下，余俱辛散横行，则络中无处不到矣。

又 辛润通络，病愈廿日，因劳再发。至于上吐下闭，是关格难治矣。且痛势复来，姑与通阳。

阿魏丸四钱，分四服。

李四六 积伤入络，气血皆瘀，则流行失司，所谓痛则不通也。久病当以缓攻，不致重损。

桃仁　归须　降香末　小茴　穿山甲　白蒺藜　片姜黄　煨木香

韭白汁法丸。

杨三一 由周身筋痛，绕至腹中，遂不食不便。病久入络，不易除根。

归身　川桂枝　茯苓　柏子仁　远志　青葱管

章 痛乃宿病，当治病发之由。今痹塞胀闷，食入不安。得频吐之馀，疹形即

发，是陈腐积气胶结，因吐经气宣通。仿仲景胸中懊侬例，用栀子豉汤主之。

又　胸中稍舒，腰腹如束，气隧有欲通之象，而血络仍然锢结。就形体畏寒怯冷，乃营卫之气失司，非阳微恶寒之比。议用宣络之法。

归须　降香　青葱管　郁金　新绛柏子仁

黄　痛则气乱发热，头不痛，不渴饮，脉不浮，非外感也。暂用金铃散一剂。

金铃子　炒延胡　炒桃仁　桂圆

又　痛而重按少缓，是为络虚，一则气逆紊乱，但辛香破气忌进。宗仲景肝著之病，用金匮旋覆花汤法。

旋覆花　新绛　青葱管　桃仁　柏子霜　归尾

汪妪　脉小涩，久因悒郁，脘痛引及背胁，病入血络，经年延绵。更兼茹素数载，阳明虚馁，肩臂不举。仓卒难于奏效，是缓调为宜。议通血络润补，勿投燥热劫液。

归须　柏子仁　桂枝木　桃仁　生鹿角　片姜黄

阴 分 伏 热

朱　头巅至足，麻木刺痛，热炽。滋肾丸。

张　初受寒湿，久则化热，深入阴分，必暮夜痛甚。医用和血驱风，焉能直入阴分？议东垣滋肾丸，搜其深藏伏邪。

肉桂八钱，忌见火　黄柏四两　知母四两俱盐水炒，水泛丸。

王　脉数而细，忽痛必热肿，且痛来迅速。思五行六气之流行，最速莫如火风。高年脂液久耗，人身之气，必左升右降。相火寄于肝，龙火起于肾，并从阴发越。本乎根蒂先亏，内乏藏纳之职司矣。

每日服东垣滋肾丸三钱，秋石汤送，以泻阴中伏热。

肝肾奇经脉络不和

许二一　痛为脉络中气血不和，医当分经别络。肝肾下病，必留连及奇经八脉。不知此旨，宜乎无功。

鹿角霜　桑寄生　杞子　当归　沙苑白薇　川石斛　生杜仲

肝肾虚下焦痛

范　病后精采未复，多言伤气，行走动筋，谓之劳复。当与甘温，和养气血。下焦痛，肝肾素虚也。

人参　小茴香拌炒当归　沙苑蒺藜茯神　炒杞子　菊花炭

经云：诸痛痒疮，皆属于心。夫心主君火，自当从热而论，然此乃但言疮耳。若疡科之或痈或疽，则有阴有阳，不可但执热而论矣。又如"举痛论"中所言十四条，惟热留小肠一条则主乎热，馀皆主乎寒客。故诸痛之症，大凡因于寒者，十之七八，因于热者，不过十之二三而已。如欲辨其寒热，但审其痛处，或喜寒恶热，或喜热恶寒，斯可得其情矣。至于气血虚实之治，古人总以一通字立法，已属尽善。此通字，勿误认为攻下通利讲解，所谓通其气血则不痛是也。然必辨其在气分与血分之殊。在气分者，但行其气，不必病轻药重，攻动其血。在血分者，则必兼乎气治，所谓气行则血随之是也。若症之实者，气滞血凝，通其气而散其血则愈。症之虚者，气馁不能充运，血衰不能滋荣，治当养气补血，而兼寓通于补，此乃概言其大纲耳。若夫诸痛之症，头绪甚繁。内因七情之伤，必先脏腑而后达于肌躯。外因六气之感，必先肌躯而后入于脏腑，此必然之理也。在内者考内景图，在外者观经络图。其十二经游行之部位，手之三阴，从脏走手，手之三阳，从手走头，足之三阳，从头走足，足之三阴，从足走腹。凡调治立方，必加引经之药，或再佐以外治之法，如针灸砭刺，或敷贴熨洗，或按摩导引，则尤易奏功。此外更有跌打闪挫、阴疽内痛、积聚癥瘕、蛔蛲疝痹、痧胀中恶诸痛，须辨明证端，不可混治。今观各门痛证诸案，良法尽多，难以概叙。若撮其大旨，则补泻寒温，惟用辛润宣通，不用酸寒敛涩以留邪，此已切中病情。然其独得之奇，尤在乎治络一法。盖久痛必入于络，络中气血，虚实寒热，稍有留邪，皆能致痛，此乃古人所未及详言，而先生独能剖析明辨者。以此垂训后人，真不愧为一代之明医矣。华玉堂

耳

风温上郁

某　温邪上郁，耳聤右胀。

薄荷　马勃　桔梗　连翘　杏仁　通草

某二二　先起咳嗽，继而耳聤胀痛，延绵百日不愈。此体质阴亏，触入风温，未经清理，外因伤及阴分，少阳相火陡起，故入暮厥痛愈剧。当先清降，再议育阴。

苦丁茶　鲜菊叶　金银花　生绿豆皮　川贝母　鲜荷叶梗　益元散

某女　风温发热，左耳后肿痛。

干荷叶　苦丁茶　马勃　连翘　杏仁　黑栀皮

毕三三　壮年，脉来小促数，自春月风温咳嗽，继以两耳失聪。据述苦降滋阴不效，是不明虚实经络矣。《内经》以春

病在头。膏粱之质，厚味酒醴助上痰火，固非治肾治肝可效。每晚卧时，服茶调散一钱。

又　鲜荷叶汁　羚羊角　石膏末　连翘　元参　鲜菊叶　牛蒡子

午服。

又　照前方去牛蒡、菊叶，加鲜生地、鲜银花。

叶　火风侵窍，耳聋。

连翘　薄荷　甘菊　淡黄芩　苦丁茶　黑山栀

暑

顾二二　暑邪窍闭，耳失聪。

鲜荷叶　鲜菊花叶　苦丁茶　夏枯草　蔓荆子　连翘　淡黄芩　黑山栀

某十八　左耳聤痛，舌白，脉数。体质阴虚，夹受暑风，上焦气热。宜用辛凉轻药。

鲜菊叶　苦丁茶　黑山栀　飞滑石　连翘　淡竹叶

某二五　暑热上郁，耳聤作胀，咳呛。当清气热。

杏仁　连翘壳　淡竹叶　川贝　白沙参　六一散

胆火上郁

宓　头重，耳聤胀，目微赤。少阳相火上郁。以辛凉清解上焦。

连翘　羚羊角　薄荷梗　丹皮　牛蒡子　桑叶

某　风木之郁，耳胀欲闭。

连翘　羚羊角　薄荷梗　苦丁茶　夏枯草花　黑山栀皮　小生香附

倪十三　因大声喊叫，致右耳失聪。想外触惊气，内应肝胆，胆脉络耳，震动其火风之威，亦能郁而阻窍。治在少阳，忌食腥浊。

青蒿叶　青菊叶　薄荷梗　连翘　鲜荷叶汁　苦丁茶

汪　耳聋咳嗽，形体日瘦。男子真阴未充，虚阳易升乘窍。书云：胆络脉附耳。先议清少阳郁热，以左耳为甚故也。

桑叶　丹皮　连翘　黑山栀　青蒿汁　象贝母

郁伤心肾胆火上炎

丁　肾开窍于耳，心亦寄窍于耳，心肾两亏，肝阳亢逆，故阴精走泄，阳不内依，是以耳鸣时闭。但病在心肾，其原实由于郁。郁则肝阳独亢，令胆火上炎。清晨服丸药以补心肾，午服汤药以清少阳，以胆经亦络于耳也。

水煮熟地四两　麦冬一两半　龟板二两　牡蛎一两半　白芍一两半　北味一两　建莲一两半　磁石一两　茯神一两半　沉香五钱　辰砂五钱，为衣

煎方：

夏枯草二钱　丹皮一钱　生地三钱　山栀一钱　女贞子二钱　赤苓一钱半　生甘草四分

气　闭

姚三十　气闭耳鸣。

鲜荷叶　杏仁　厚朴　广皮　木通　连翘　苦丁茶　防己

肾　虚

金三八　下虚，耳鸣失聪。

磁石六味去萸，加川斛、龟甲、远志。

王　肾窍开耳，胆络脉亦附于耳。凡本虚失聪治在肾，邪干窍闭治在胆，乃定例也。今年已六旬，脉形细数，是皆肾阴久亏，肝阳内风上旋蒙窍。五行有声，多动真气火风，然非苦寒直降可效。填阴重

镇，滋水制木，佐以咸味入阴，酸以和阳，药理当如是议。

熟地　龟板　锁阳　牛膝　远志　茯神　磁石　秋石　萸肉　五味

某八十　耳聋，乃理之常，盖老人虽健，下元已怯，是下虚上实，清窍不主流畅。惟固补下焦，使阴火得以潜伏。

磁石六味加龟甲、五味、远志。

肾开窍于耳，心亦寄窍于耳，胆络脉附于耳。体虚失聪，治在心肾，邪干窍闭，治在胆经。盖耳为清空之窍，清阳交会流行之所，一受风热火郁之邪，与水衰火实，肾虚气厥者，皆能失聪。故先生治法，不越乎通阳镇阴、益肾、补心、清胆等法，使清静灵明之气上走空窍，而听斯聪矣。如温邪、暑热、火风侵窍而为耳聋痛胀者，用连翘、山栀、薄荷、竹叶、滑石、银花，轻可去实之法，轻清泄降为主。如少阳相火上郁，耳聋聤胀者，用鲜荷叶、苦丁茶、青菊叶、夏枯草、蔓荆子、黑山栀、羚羊角、丹皮，辛凉味薄之药，清少阳郁热，兼清气热为主。如心肾两亏，肝阳亢逆，与内风上旋蒙窍而为耳鸣暴聋者，用熟地、磁石、龟甲、沉香、二冬、牛膝、锁阳、秋石、山萸、白芍，味厚质重之药，壮水制阳，填阴镇逆，佐以酸味入阴，咸以和阳为主。因症施治，从虚从实，直如疱丁之导窾矣。邹时乘

目

风　温

某　风温上郁，目赤，脉左弦。当用辛以散之。

桑叶　夏枯草　连翘　草决明　赤芍

燥 热

某二三 失血后复受燥热，左目赤痛。当以辛凉清之。

鲜菊叶 冬桑叶 生甘草 赤苓皮 绿豆皮 稽豆皮

鲍氏 秋风化燥，上焦受邪，目赤珠痛。

连翘 薄荷 黄芩 山栀 夏枯草 青菊叶 苦丁茶 桑皮

暑 湿 郁 蒸

席 用淡渗渐安，是暑入气阻，热蒸湿郁。勿取大辛大苦之开泄，仿清邪中上治法。

冬桑叶 谷精草 望月砂 苡仁 川通草 绿豆皮 茯苓

木 火 上 郁

顾五四 头额闷胀，目赤。

羚羊角 夏枯草 草决明 山栀皮 连翘 生香附

潘十四 戒饮，浊减十四，略可加谷。近日竟夕无寐，目珠赤痛，阳升不交于阴。暂停妙香散。

桑叶 丹皮 夏枯草 黑山栀 川贝 苡仁

陆妪 郁勃气火，翳遮目睛，高年苦辛难进。

夏枯草 谷精草 草决明 望月砂 生香附 连翘 山栀皮 丹皮

某 头面风肿，目起星，是气中热。

羚羊角 夏枯草 薄荷梗 谷精草 生香附 小生地 丹皮 望月砂 连翘 山栀

汪 脉左弦，左目赤痛，泪多。

桑叶 丹皮 草决明 小胡麻 夏枯草 谷精草 绿豆皮 黑稽豆皮

汪 目痛偏左，翳膜红丝，诊脉左弦涩。由肝胆气热所致。

草决明 冬桑叶 夏枯草 小胡麻 丹皮 谷精草

某十一 肝火上郁，目眶红肿。

连翘 赤芍 菊花叶 黑栀皮 苦丁茶 夏枯草

江 脉数右大，郁久热生，目障心痛。

夏枯草花 小生香附 金石斛 半夏曲 茯苓 橘红

脾 肺 蕴 热

某八岁 目胞浮肿，不饥不运。

桑皮八分 茯苓皮三钱 大腹皮一钱 广皮一钱 姜皮五分 苡仁一钱半 通草一钱

血 络 虚 热

王妪 高年目暗已久，血络空虚，气热乘其空隙，攻触脉络，液尽而痛，当夜而甚，乃热气由阴而上。想外科用酒调末药，必系温散攻坚，因此而痛，虚症可知。

羚羊角 连翘心 夏枯草 青菊叶 全当归 川桂枝 丹皮

阴 虚 火 郁

叶 微寒，汗大出，下有痔漏，左眼眶疼痛。此阴伤火郁，不可作时邪泛治。

六味去萸，加芍、蔓荆子，丹皮重用。

胃 虚 肝 风

某三六 右目多泪，眦胀，心嘈杂。阳明空虚，肝阳上扰使然。当调补肝胃。

嫩黄芪三钱 当归一钱半 白芍一钱半 茯神三钱 煨姜一钱 南枣一枚

营　阴　虚

祝四八　当夏形懒，不耐大气发泄，入冬两目无光，精气无收藏。凡五脏精华，皆聚于目，失藏失聚，内乏生真，不独一脏之损。当用养营汤。

肝　阴　虚

某三六　脉涩细，左目痛，泪热翳膜。此肝阴内亏，厥阳上越所致。

冬桑叶一钱　炒枸杞一钱半　小胡麻一钱半　望月砂三钱　制首乌三钱　石决明一具　黄菊花一钱　稽豆皮三钱

肝　肾　虚

某三六　目痛无光。

制首乌六两　枸杞子二两　柏子仁一两　细生地二两　石决明四两　小胡麻三两　望月砂三两　刺蒺藜二两　冬桑叶一两半　黄菊花一两

用稽豆皮八两，谷精珠二两，煎浓汁泛丸，每服五钱，开水送。

某　眦胀目昏，心中嘈杂，当治肝肾。

熟地六两　枸杞子三两　桑椹子二两　沙苑二两　石决明二两　茯神二两　女贞子一两半　青盐一两　黄菊花一两　川斛四两

加蜜丸，早上开水送四钱。

某三六　脉涩，眦痛，右目当风泪多。当治肝肾。

制首乌　枸杞子　炒归身　桑椹子　沙苑子　茯神

某二五　遗止，心嘈目泪。仍是阳气过动，当填阴和阳。

熟地　杞子　天冬　萸肉　五味　生地　茯苓　菊花　山药

蜜丸。

某　瞳神散大，左偏头痛，先损左目。是焦烦郁勃，阳升化风，劫伤血液使然。法当兼补肝肾。

熟地　枸杞子　山萸肉　五味　茯神　菊花　生神曲　谷精草　山药

眼科一症，古有五轮八廓、七十二问之辨，傅氏[①]又分为一百零八症，因名目太多，徒滋惑乱。至于见症，杨仁斋[②]已备论，具载景岳。但阴阳、虚实、寒热、标本施治，不可紊乱。经云：五脏六腑之精华，皆上注于目。又云：目者肝之窍也。肝与胆为表里，肝液胆汁充足，目乃能远视，故无论外感与内症，皆与肝胆有关系焉。夫六淫之邪，惟风火燥居多，兼寒兼湿者亦间有。内起之症，肝胆心肾为多，他脏亦间有之。若夫论治，则外感之症必有头痛，寒热，鼻塞，筋骨痠疼，脉见紧数或浮洪，一切表症，方可清散。至于内因之症，有虚实之殊。实者肝胆之风热盛也，凡暴赤肿痛，胀闷难开，翳膜眵泪，酸涩作痒，斑疮入睛，皆实症也，当除风散热。虚者肾经之水火衰也，凡久痛昏暗，青盲雀目，内障昏蒙，五色花翳，迎风泪出，皆虚候也，治宜壮水益火。若阴血虽亏而风热未尽，则当审其缓急，相参而治。若久服寒凉，虚阳转盛，则当补以甘温，从乎反佐。至于红色，浅淡而紫者为虚热，鲜泽而赤者为实热。瞳神内涌，白睛带赤者，为热症。瞳神青绿，白睛枯槁者，为寒症。肿胀红赤，眼珠刺痛，夜则尤甚，目不能开，而视物犹见者，为邪火炽盛。若白翳遮睛，珠不甚痛，或全不痛，目仍能开，而视物不见

---

① 傅氏：傅仁宇，字允科，明代医家，著有《审视瑶函》。

② 杨仁斋：名士瀛，字登父，号仁斋。南宋医家，著有《仁斋直指方》。

者，为真火不足。当细察其形症色脉，因症而用药，此内治之大法也。若日久失调，致气血凝滞，火热壅结，而为赤肿腐烂，翳膜遮蔽，致成外障，譬之镜受污垢，必当濯磨，须用点药，若但服药，必不能愈。至于内障之症，但宜服药，倘用点药，徒伤其气血，必无益而有损。更当知目眦、白珠属阳，故昼痛，点苦寒药则可效。瞳子、黑睛属阴，故夜痛，点苦寒药则反剧。是外治之法，亦当以阴阳区别也。若夫偏正头风，属气虚痛者，朝重暮轻，血虚痛者，朝轻暮重，亦有外感内因之别，此症当以补养正气为主，略兼治表。倘概以风热而论，专于表散，最易损目。更有肝阴亏耗，木火上炎，头痛恶心，眉棱骨痛，不欲饮食，眼胞红肿，睛珠刺痛，眵泪如脓，白睛如翳，目珠上窜不下，不得瞬睫，甚则巅顶脑后，如破如裂，此内发之风也。夫肝属木，木主风，热盛化风，其体必本阴亏，男子或有遗精白浊，肠风痔漏下血等疾，女子或犯淋带崩漏诸症。此系阴伤阳升，内风沸起，大忌发散，宜用育阴熄风，柔肝滋肾等法，或可救十中之四五。凡羌活、防风、川芎、细辛、藁本、升麻等药，皆不可用。倘或失治，必致膏伤低陷，青黄牒①出，致成痼疾而不可救，专是科者不可不留意焉。叶先生虽非眼目专科，观其案内诸法，真补前贤之未备，较之惯用苦寒升散及概用点药者，不啻如霄壤之殊矣，学者当细心而参玩之。丁圣彦

鼻

清邪郁久肺气窒塞

鲍十七 两三年鼻塞不闻，清涕由口呛出，而气窒仍然。大凡头面诸窍，皆清阳交会通行之所，就外邪来乘，亦必雾露无质清邪。邪郁既久，气血失其流畅，进药攻治，必不效验。欲治其痼，须查手太阴自少商穴起，施针刺以泄邪流气，乃一法也。无方。

徐四十 头面诸窍，皆清阳游行之所，邪处于中，则为堵塞。阳气不司流行，必畏寒形颣，内痹必郁而成热，有鼻柱衄衁矣。论理当用通圣散，远处江外，仓猝就诊，不可轻投。用轻可去实。

苦丁茶 干荷叶边 蔓荆子 连翘心 飞滑石 白芷

热壅肺气

毛十四 热壅，肺气失降，鼻柱窒痹。

知母 水梨肉 川贝母 水熬膏。

脑热鼻渊

杨 咸降滋填，鼻渊止，得瞬。用虎潜法，减当归、陈皮，加天冬、淡菜，胶脊筋丸。

沈氏 素有痰火气逆，春令地中阳升，木火化风，上引巅顶，脑热由清窍以泄越。耳鸣鼻渊甚于左者，春应肝胆，气火自左而升也。宜清热散郁，辛凉达于头而主治。

羚羊角 黑山栀 苦丁茶 青菊叶 飞滑石 夏枯草花

又 照方去滑石，加干荷叶、生石膏。

又 性情躁急，阳动太过，气火上升，郁于隧窍，由春深病加，失其条达之性。经言春气病在头也。考五行六气，迅速变化，莫若火风。脑热暗泄而为鼻渊，隧道失和，结成瘿核。夫东垣升阳散火，

———————

① 牒：通"叠"，累也。

丹溪总治诸郁，咸取苦辛为法。然药乃片时之效，欲得久安，以怡悦心志为要旨耳。

连翘心　土贝母　海藻　昆布　黑山栀　川芎　小生香附　郁金　羚羊角　夏枯草　干荷叶边

生研末，青菊叶汁法丸，苦丁茶煎汤送二钱五分。

精 虚 鼻 渊

汪　形瘦尖长，禀乎木火。阴精不足，脑髓不固，鼻渊淋下，并不腥秽。暖天稍止，遇冷更甚，其为虚证显然明白。医者愈以风寒中脑主治，发散渗泄，愈耗正气，岂但欲愈，劳怯是忧。用天真丸。

人参　黄芪　白术　山药　苁蓉　当归　天冬　羊肉

经云：肺和则鼻能知香臭矣。又云：胆移热于脑，令人辛頞鼻渊，传为衄蔑瞑目。是知初感风寒之邪，久则化热，热郁则气痹而塞矣。治法利于开上宣郁，如苍耳散、防风通圣散、川芎茶调散、菊花茶调散等类。先生则佐以荷叶边、苦丁茶、蔓荆子、连翘之属以治之，此外感宜辛散也。内热宜清凉者，如脑热鼻渊，用羚羊、山栀、石膏、滑石、夏枯草、青菊叶、苦丁茶等类，苦辛凉散郁之法也。久则当用咸降滋填，如虎潜减辛，再加镇摄之品。其有精气不足，脑髓不固，淋下无腥秽之气者，此劳怯根萌，以天真丸主之。此就案中大概而言之也，然症候错杂，再当考前贤之法而治之。华玉堂

牙

温　邪

某　阴亏体质，温气上蒸，齿痛连及头巅。

用玉女煎。

火

某　火郁。巅顶属厥阴，上结核，龈肿。

犀角　羚羊角　元参　知母　生甘草　连翘　黑山栀　银花　夏枯草

阴 虚 火 炎

王四一　酒客牙宣，衄血痰血，形寒内热，食少。阴药浊味姑缓。

小黑豆皮　人中白　旱莲草　川斛　左牡蛎　泽泻

牙痛后络痹

徐二二　脉细数上出，体属阴虚内热。牙痛后，颊车穴闭，口不能张。其病在络，药饵难效，拟进宣通络痹方。

羚羊角　僵蚕　川桂枝尖　煨明天麻　炒丹皮　黑山栀　钩藤

风　热

汪　风热上蒸，龈胀头痛。当用轻清上焦。

活水芦根　刉罔滑石　西瓜翠衣　生绿豆皮　连翘　银花

牙症不外乎风、火、虫、虚，此但言其痛也。其他如牙宣、牙擂、牙菌、牙疳、牙痈、穿牙毒、骨槽风、走马牙疳之类，皆由于湿火热毒，蕴结牙床。须分上

下二齿，辨明手足阳明及少阴之异。又当察其专科而任之。华玉堂

咽　喉

风　火

陆　风火上郁，项肿咽痛。

薄荷　连翘　射干　牛蒡子　马勃　绿豆皮

邵　风火上郁，咽痛头胀。宜用辛凉。

西瓜翠衣　滑石　连翘　桑皮　射干　杏仁

肺　燥　热

汪二三　左脉弦数，咽痛脘闷。阴亏体质，不耐辛温，当以轻药暂清上焦。

桑叶　生绿豆皮　白沙参　川贝　元参　川斛

王二七　劳伤恐有瘀腐，进辛润宣血，初服身痛，继渐平复。但喉间紧痹，而呼吸饮食仍不觉其苦，眼白仍带黄。议清肺中气热治。

百部　大沙参　鲜枇杷叶　活水芦根　川贝　地骨皮　南花粉　苡仁

徐五六　老劳咽疼。

生鸡子白一枚　糯稻根须水洗，五钱　甜北沙参一钱半　炒麦冬三钱　川石斛一钱半　生甘草三分

秽浊上受喉肿痹

杨　未病阴气走泄为虚，秽浊上受则实。咽喉肿痹，上窍邪蒙，日暮昏烦，阴伤日炽，肌肤柔白，气分不足。此医药虽宜凉解清上，但不可犯及中下。

连翘　郁金　马勃　牛蒡子　竹叶心　黑山栀　杏仁　橘红

气　分　热　毒

艾　上焦之病，都是气分，气窒则上下不通，而中宫遂胀。热气蒸灼，喉舌疳蚀。清气之中，必佐解毒。皆受重药之累瘁。

银花二钱　川贝三钱　马兜铃五分　连翘心一钱半　川通草一钱　白金汁一杯　活水芦根汁半杯

又　馀热蒸痰壅气，当脘膈因咳而痛。议以润降清肃。

甜杏仁　花粉　川贝　甘草　桔梗

阴　虚　火　炎

孙四九　肾液不收，肝阳上越，巅胀流涕，咽喉微痛。

六味加牛膝、车前、五味。

五四六　咽喉痛痹，发时如有物阻膈，甚至痛连心下，每晚加剧。是阴液日枯，肝脏厥阳化火风上灼。法以柔剂，仿甘以缓其急耳。

细生地　天冬　阿胶　生鸡子黄　元参心　糯稻根须

陈三七　阴阳交虚，营卫欹斜，为忽冷忽热，周身骸骨皆痛，百脉皆损。秋半天气已降，身中气反泄越，汗出喉痹，阳不入于阴，致自为动搏耳。夫咽喉之患，久则喉痹、喉宣，妨阻受纳，最不易治。从少阴咽痛例，用猪肤汤旬日，喉痛得缓，对症转方。

张二三　阴损三年不复，入夏咽痛拒纳。寒凉清咽，反加泄泻。则知龙相上腾，若电光火灼，虽倾盆暴雨，不能扑灭，必身中阴阳协和方息，此草木无情难效耳。从仲景少阴咽痛，用猪肤汤主之。

又　阴涸于下，阳炽于上，为少阴喉痛，乃损怯之末传矣。用猪肤甘凉益坎，有情之属而效。今肉腠消烁殆尽，下焦易

冷，髓空极矣，何暇以痰嗽为理。议滑涩之补，味咸入肾可也。

牛骨髓四两　羊骨髓四两　猪骨髓四两　麋角胶四两

用建莲肉五两，山药五两，芡实二两，同捣丸。

金四二　脏液不充，阳气虚风鼓动，病起喉辣心震。频频举发，多因劳怒。用《内经》甘缓一法。

人参　黄肉炭　白芍　炙甘草　茯神　小麦

又　复脉汤去桂。

《内经》云：一阴一阳结，谓之喉痹。一阴者，手少阴君火，心之脉气也。一阳者，手少阳相火，三焦之脉气也。夫二经之脉，并络于喉，故气热则内结，结甚则肿胀，胀甚则痹，痹甚则不通而死矣。即今之所谓喉癣、喉风、喉蛾等类是也。夫推原十二经，惟足太阳别下项，其余皆凑咽喉。然《内经》独言一阴一阳结为喉痹者，何也？盖以君相二火独胜，则热且痛也。愚历考咽喉汤方，皆用辛散咸软，去风痰、解热毒为主。如元参升麻汤，圣济透关散及玉钥匙，如圣散，普济消毒饮子，皆急于治标，而缓于治本，恐缓则伤人，故以治标为急耳。又尝考仲景《伤寒论》，咽喉生疮等症，每用甘草桔梗、半夏散及汤为主。一为少阴水亏，不能上济君火，以致咽喉生疮，不能出声，故以半夏之辛滑，佐鸡子清利窍通声，使以苦酒入阴，劫涩敛疮，桂枝解肌，由经脉而出肌表，悉从太阳开发，而半夏治咽痛，可无燥津涸液之患。一为阴火上结而为咽痛，故用生甘草甘凉泄热，功在缓肾急而救阴液，佐以桔梗开提足少阴之热邪。如肾液下泄，不能上蒸于肺，致络燥而为咽痛者，仲景又有猪肤一法，润燥解

热缓中，使其阴阳协和而后愈，是固本而兼治标者也。如风火上郁，阴亏脉数而为咽痛者，先生又有辛凉清上诸法。如咽喉紧痹，气热而为咽痛者，又有清肺中气热一法。如情志郁勃，相火上炎而为咽痛者，则又有降气开浊一法。如肾液不收，肝阳上越而为咽痛者，宗钱氏六味汤。如阴阳交虚，龙相上灼而为咽痛者，宗仲景猪肤汤法。邹滋九

疮疡

疮

杨十九　疮痹四肢偏多，长夏入秋，懒倦欲眠，干咳无痰，颇知味，所纳已少。此阳明胃阴因热致耗，即热伤元气之征。当与甘药，养胃阴以供肺，如金匮麦门冬汤去半夏，加黄芪皮。

吴十八　脉不浮大，非关外风。初起右掌二指已不屈伸，头面身半以上常有疮疱之形。此乃阳明脉络内留湿热，若非疠气吸入，定然食物中毒。姑与宣解缓攻。

连翘　犀角　赤芍　酒煨大黄　荆芥　片姜黄

又　能食，二便通调，脏腑无病。初因脓疮，疮愈有疱，自面及肢体，至于右指掌屈伸皆痛。为脉络留邪，以致隧道为壅。前方辛凉入血，先升后降，已得小效。今制清脉络壅热，借酒力以引导，通行①营卫，亦一法也。

银花　连翘　犀角　生大黄　荆芥　丹皮　黄芩　川芎　当归　泽兰　羚羊角　大豆黄卷

用无灰酒十斤浸。

金四六　血舍空隙，内风蠕动，外以

---

① 行，原作"后"，据文义改。

热汤泡洗，湿热蒸袭肌窍，遂有裂脓流水。况周身渐加麻痹，阳脉亦衰。图治之法，清营热以熄内风，疏利湿热以肃隧道。辛辣腥鲜勿进，尚可缓以计功。

制首乌　鲜生地　柏子仁　川斛　黑稽豆皮　虎骨　蚕沙　黄柏　萆薢

熬膏。

吴　疮痍之后，湿热未去，壅阻隧道。水谷下咽，亦化为痰。中焦受病，故不知饥饿。痰气上干，渐至喘闷矣。但服药四十剂，纯是破气消克，胃阳受伤，痰气愈不得去矣。

半夏　茯苓　紫老姜　炒粳米

又　疮痍大发，营卫行动于脉中脉外，可免腹满之累矣。第谷食尚未安适，犹是苦劣多进之故。胃阳未复，仍以通调利湿主之。

半夏　苡仁　金石斛　茯苓　泽泻

秦十七　久热疮痍五六年，环口燥裂，溺涩茎痛。

鲜生地　熟首乌　丹皮　丹参　茺蔚子　银花　地丁　紫草

共熬膏。

王　血热风动，肤痒。

荆芥　防风　地肤子　赤芍　银花　小生地　木通　甘草

张三四　初因呕吐，是肝胃不和致病，故辛香刚燥愈剧。然久病必入血络，热则久疮不愈矣。夫木火皆令燥液。易饥易饱，间有呕逆，斯胃病仍在。凡呆滞药味，皆非对症。

三角胡麻　冬桑叶　生首乌　杏仁　郁金　佩兰叶　茯苓　苡仁

熬自然膏。

杨十五　身瘦久疮，血分有热。精通之年，最宜安养。脉象非有病。

生首乌三两　三角胡麻一两五钱，捣碎，水洗　细生地四两　地骨皮二两　金银花二

两　丹皮二两　生白芍二两　生甘草一两

蜜丸，早服。

王三九　脉来濡浮，久疮变幻未罢，是卫阳疏豁，不耐寒暄。初受客邪不解，混处气血，浸淫仅在阳分，肌腠之患。议升举一法，气壮斯风湿尽驱。

人参　生黄芪　川芎　当归　防风　僵蚕　蝉蜕　炙草　生姜　大枣

蒋四岁　鼻疮口疮，尿黄肤热。

冬瓜皮　苡仁

邹四三　痰因于湿，久而变热，壅于经隧，变现疮疾疥癣，已酿风湿之毒，混在气血之中。邪正混处，搜逐难驱，四肢为甚。姑从阳明升降法。

连翘　赤芍　白僵蚕　白藓皮　防风　升麻　滑石　酒浸大黄

汪氏　风热既久未解，化成疮痍。当以和血驱风。

当归　赤芍　川芎　夏枯草花　牛蒡子　制僵蚕

疖

金　头巅热疖，未能泄邪，此身热皆成脓之象。辛凉兼理气血可愈。

连翘　犀角　银花　丹皮　元参　生甘草　青菊叶

风 热 项 肿

某　风热毒闭，项后肿。

竹叶　滑石　芦根　牛蒡　马勃　薄荷叶　黑山栀　连翘　川贝　生甘草

疔

王　疔毒咯血失血，都是暑入阴伤。

竹叶心　玄参心　鲜生地　黑稽豆皮　麦冬　知母

瘰 疬 痰 核

屠三四　秋痢半年未愈，瘰坚硬痛。

疡脓郁久成热，腑经病，可冀其愈。

夏枯草　香附　茯苓　苡仁　川贝　丹皮

糜氏　颈项结核，腹膨足肿。肝木犯中，痰气凝滞。

夏枯草三两　牡蛎二两　泽泻一两半　茯苓二两　半夏炒，二两　厚朴一两半　橘红一两　神曲一两半

生香附一两水磨汁泛丸。

某　气郁痰核。

夏枯草　生香附　丹皮　山栀　连翘　郁金　赤芍　橘红

瘿

王十四　脉左数右长，颈项结瘿，时衄。

生地三两　丹皮一两半　犀角二两　生夏枯草一两半　生钩藤一两半　黑山栀二两　土贝母二两　生薄荷五钱

陈　躁急善怒，气火结瘿，烁筋为痛。热郁化风，气阻痹塞，则腹鸣脘胀。苟非开怀欢畅，不能向安。

土贝母　山栀　瓜蒌皮　郁金　白芥子　海藻　昆布　夏枯草

乳

沈氏　肝气郁遏，宿痞乳痛。

川楝子　夏枯草　薄荷梗　丹皮　黑山栀　瓜蒌实　青橘叶　香附汁

刘氏　乳房为少阳脉络经行之所，此经气血皆少。由情怀失畅，而气血郁痹，有形而痛，当治在络。恐年岁日加，竟成沉痼，非痈脓之症，以脉不浮数，无寒热辨之。

柴胡　夏枯草　归身　白芍　川贝　茯苓　甘草

某氏　乳房结核，是少阳之结。此经络气血皆簿，攻之非易。恐产育有年，酿为疡症耳。

青蒿　香附　橘叶　青橘叶①　丹皮　泽兰　郁金　当归须

流　注

孙　因嗔忿失血以来，致颈项左右筋肿，痛连背部。此属郁伤气血，经脉流行失司。已经百日不痊，竟有流注溃脓延绵之忧。治在少阳阳明。

小生香附　夏枯草　鲜菊叶　薄荷梗　黑山栀　钩藤　丹皮　郁金

暑　疡

陈　脉左数实，血络有热。暑风湿气外加，遂发疹块，壅肿瘙痒，是属暑疡。

杏仁　连翘　滑石　寒水石　银花　晚蚕沙　黄柏　防己

程　疡毒热症，与参、芪不效，即当清解为是，消导亦是未合。今者身热正晡，神识欲昏，便溏溺赤，烦渴。是暑气攻入，内侵肺胃，有痉厥之变。昨用宣肺解毒，虽与暑邪无益，然亦无害。若加黄芪，又属相反。大凡热气蒙闭清窍，都令神昏。当以牛黄清心丸清痰气之阻，使其窍开。况暑门中大有是法，与解毒勿悖矣。

疡

李六四　初病湿热在经，久则瘀热入络。脓疡日多未已，渐至筋骨热痛。《金匮》云：经热则痹，络热则痿。数年宿病，勿事速攻。

犀角　连翘心　元参　丹参　野赤豆皮　细生地　姜黄　桑枝

午服。

夜服蒺藜丸。

---

①　青橘叶：疑当作"青菊叶"。

某三七　疮疡服凉药，阳伤气阻，脘闷不运，腹膨。最怕疡毒内闭，急宜通阳。

厚朴　广皮　姜皮　茯苓皮　连皮杏仁　桂枝木　泽泻　大腹皮

某　服疡科寒凝之药，以致气冲作胀，喘急不卧，无非浊阴上攻。议来复丹。

溃　疡

顾五八　脉微小，溃疡半月，馀肿末消，脓水清稀，浮肿汗出，呕恶恶食。此胃阳垂败，痛毒内攻欲脱。夫阳失煦，则阴液不承；元气撒，则毒愈弥漫。清解苦寒，究竟斫伐生阳。议甘温胃受，培植其本，冀陷者复振。余非疡医，按色脉以推其理耳。

加桂理中汤。

姚妪　溃疡久不赓，气血耗尽，中宫营液枯涸，气不旋转。得汤饮则痰涎上涌，势如噎膈。况久恙若是，药饵难挽。勉拟方。

人参　炒麦冬　代赭石　化橘红

胡　纳食主胃，运化主脾。痛疡痛溃，卧床不得舒展，脏腑气机呆钝何疑。外科守定成方，芪、术、归、地，不能补托气血，反壅滞于里，出纳之权交失。且是症乃水谷湿气下垂而致，结于足厥阴、手阳明之界。若湿热不为尽驱，借补托以冀生机，养贼贻害，焉能济事？

金石斛五钱　槐米一钱半　金银花三钱　茯苓一钱半　晚蚕沙二钱　寒水石二钱

徐　营伤心辣，纳食无味。此伤痛大虚，当调其中。

人参　归身　炒白芍　木瓜　熟术　广皮茯神　炙草

某　脓血去多，痛犹未息。胃伤，不嗜谷，口无味。左关尺细弱无力，正虚之著。据理进药，仍宜补托。

人参　熟地　玉竹　柏子仁　归身丹参　茯神　枣仁　远志

某　疡溃脓血去多，元真大耗，脉无力，不嗜食，恶心，中州不振。寐则惊惕，神不守也。以养营法。

人参　熟术　广皮　茯神　炙草　归身　白芍　五味　枣仁

某八岁　疡损，能食身热。

六味汤加青蒿节。

疡　漏

曹三四　因疡漏，过进寒凉，遂患腰痛，牵引脊膂。今晨起周身不得自如，乃经脉、络脉之中，气血流行失畅。久病谅非攻逐，论两和方法。

羚羊角　当归　黄芪　白蒺藜　桂枝桑枝

顾　溃疡不合成漏，脂液渗去，必肠络空隙，内风暗动。攻胃则呕逆吞酸，腹痛泄泻不食。津液不升，舌焦黑，不渴饮。内外兼病，难冶之症。

人参一钱，同煎　炒乌梅肉五分　炒黑川椒三分　茯苓三钱　生淡姜五分　炒广皮一钱　白芍一钱半

顾　久损漏疡，胃减腹痛。议用戊己汤意。

人参　茯神　白芍　炙草　炒菟丝子

肝　痛

王四五　痛久，屈伸不得自如，经脉络脉呆钝，气痹血瘀，郁蒸上热。旬日频频大便，必有血下。复喘促烦躁，不饥不食，并无寒热汗出。全是锢结在里，欲作内痛之象。部位脐左之上，内应乎肝。痛者壅也，血结必入于络。吐痰口气皆臭，内痛已见一斑矣。

炒桃仁　新绛　降香末　野郁金汁

紫菀　冬瓜子　金银花

肠　痈

某　脐旁紫黑，先厥后热，少腹痛如刀刮，二便皆涩，两足筋缩，有肠痈之虑。

老韭白　两头尖　小茴香　当归须　炙山甲

某　舌焦黄，小腹坚满，小便不利，两足皆痿。湿热结聚，六腑不通，有肠痈之虑。

川楝子　小茴　丹皮　山栀　通草　青葱

某　壮热旬日，周身筋脉牵掣，少腹坚硬，小便淋滴，忽冷忽热，欲酿脓血，乃肠痈为病。仿孙真人牡丹皮大黄汤主之。

痔

戴十九　痔疮下血，湿热居多。今色衰微，显是虚寒。无速效法则，当补脾胃。因痔疮犹痛，肿势尚存，佐以淡渗通腑。

生于术　生菟丝粉　生象牙末　生白蜡

外症本有专科，先生并非疡医，然观其凭理立方，已胜专科什伯矣。惜其案多，法亦未备，余不叙述。大凡疡症虽发于表，而病根则在于里。能明阴阳虚实寒热，经络俞穴，大症化小，小症化无，善于消散者，此为上工。其次能审明五善七恶，循理用药，其刀针砭割，手法灵活，敷贴薰洗，悉遵古方，虽溃易敛，此为中工。更有不察症之阴阳虚实，及因郁则营卫不和，致气血凝涩，酿成疡症，但知概用苦寒攻逐，名为清火消毒，实则败胃戕生，迫至胃气一败，则变症蜂起矣。又有藉称以毒攻毒秘方，类聚毒药，合就丹丸，随症乱投，希冀取效于目前，不顾贻祸于后日，及问其经络部位，症之顺逆，概属茫然，此殆下工之不如也。至于外治之法，疡科尤当究心。若其人好学深思，博闻广记，随在留心，一有所闻，即笔之于书。更能博览医籍，搜采古法，海上实有单方，家传岂无神秘？其所制敷贴膏丹，俱临症历试，百治百验，能随手应效者，即上工遇之，亦当为之逊一筹矣。华玉堂

临证指南医案卷九

古吴　叶桂　天士先生著

浒关李大瞻翰圃

锡山华南田岫云　同校

侄　旦　玉　堂

调　经

愁郁气血滞

张二九　经先期色变，肤腠刺痛无定所，晨泄不爽利，从来不生育。由情怀少欢悦，多愁闷，郁则周行之气血不通，而脉络间亦致间断蒙痹。例以通剂。

川芎　当归　肉桂　生艾　小茴　茯苓　生香附　南山楂

益母膏丸。

后期郁伤久嗽肺气虚

姚二二　久嗽背寒，晨汗，右卧咳甚，经事日迟，脉如数而虚，谷减不欲食。此情志郁伤，延成损怯。非清寒肺药所宜。

黄芪　桂枝　白芍　炙草　南枣　饴糖

肺为气出入之道，内有所伤，五脏之邪上逆于肺则咳嗽。此则久嗽，背寒晨汗，全是肺气受伤。而经事日迟，不但气血不流行，血枯肝闭，可想而知。脉数，虚火也，虚则不可以清寒，况谷减不欲食，中气之馁已甚，可复以苦寒损胃乎？与黄芪建中，损其肺者益其气，而桂枝、

白芍，非敛阴和血之妙品乎？

肝　犯　胃

秦二一　气冲心痛，呕涎，气坠少腹为泻，经来后期，其色或淡或紫。病在冲脉，从厥阴阳明两治。

川连　小茴　川楝子　归尾　炒半夏　茯苓　桂枝　橘红

郁　伤　肝　脾

华二三　郁伤肝脾，是因怀抱不畅，致气血不和。逍遥散减白术，加山楂、香附，不欲其守中，务在宣通气血耳。今经来日迟，郁痹宜通。而气弱不主统血，况春深泄气之候，必佐益气之属，方为合法。

归脾汤。

又　向有郁伤肝脾，用逍遥散、归脾汤甚合。今因动怒，少腹气冲，过胃上膈，咽喉肿痹，四肢逆冷，遂令昏迷。此皆肝木拂逆，甚则为厥。夫肝脏相火内寄，病来迅速，皆动极之征，为肝用太过，宜制其用。前此芪、术守补，不可用矣。

安胃理中丸去黄柏、细辛。

钱　脉涩，脘闷减食，经水来迟，腹

痛坠。

柴胡　炒白芍　黄芩　郁金　香附
茯苓　苏梗　神曲

又　诸恙未减，腹但痛不坠。

逍遥散去白术、甘草，加郁金、香
附、神曲。

许十八　经闭寒热，便溏腹痛。

加味逍遥散去山栀。

某　血虚内热，经不至。

加味逍遥散去术。

血络郁热腹痛

某　经迟腹痛，风疹。络血不宁，久
郁成热，法当通利。

凉膈去芒硝，加丹皮、赤芍。

奇脉虚寒滞

孙二九　奇脉下损，经迟腹痛。先用
当归建中汤，续商八脉治法。

归建中汤。

又　久嗽，遇劳寒热。

归芪建中去姜。

谢三十　能食不运，瘕泄，经事愆期，
少腹中干涸而痛，下焦麻痹，冲心呕逆，
腹鸣心辣。八脉奇经交病。

人参　茯苓　艾叶　制香附　淡苁蓉
补骨脂　肉桂　当归　鹿角霜　小茴香
紫石英

益母膏丸。

王三一　脉右缓左涩，经水色淡后期，
呕吐痰水食物，毕姻三载馀不孕。此久郁
凝痰滞气，务宜宣通，从阳明厥阴立方。

半夏　广皮　茯苓　厚朴　茅术　淡
吴萸　小香附　山楂肉

姜汁法丸。

又　三月中，用辛温宣郁方，痰瘀自
下，胸次宽，呕逆缓。今喜暖食恶寒，经
迟至五十馀日，来必色淡且少。议用温养

冲任，栽培生气方法。

八珍去术、草、地，加小茴、肉桂、
蕲艾、香附、紫石英，河车胶丸。

肝 肾 虚 寒

朱二六　经水一月两至，或几月不来，
五年来并不孕育，下焦肢体常冷。是冲任
脉损，无有贮蓄。暖益肾肝主之。

人参　河车胶　熟地砂仁制　归身
白芍　川芎　香附　茯神　肉桂　艾炭
小茴　紫石英

益母膏丸。

冲脉肝阴虚

程三七　十三年不孕育，其中幻病非
一。病人述经期迟至，来期预先三日，周
身筋骨脉络牵掣痠楚，不得舒展。凡女人
月水，诸络之血，必汇集血海而下。血海
者，即冲脉也，男子藏精，女子系胞。不
孕，经不调，冲脉病也。腹为阴，阴虚生
热，肢背为阳，阳虚生寒，究竟全是产后
不复之虚损。惑见病治病之误，有终身不
育淹淹之累。肝血阴虚，木火内寄，古人
温养下焦，必佐凉肝坚阴。勿执经后期为
气滞，乱投破气刚药劫阴。

河车胶　生地　枸杞　沙苑　生杜仲
白薇　山楂　黄柏　白花益母草

肝肾奇脉阴虚

朱　经云：阳维为病苦寒热。缘上年
冰雪甚少，冬失其藏，春半潮湿，地气升
泄，以肝肾血液久亏之质，春生力浅。八
脉隶乎肝肾，一身纲维。八脉乏束固之
司，阴弱内热，阳微外寒矣。脊脊常痛，
经事愆期，血海渐涸，久延虚怯，情景已
露。局方逍遥散固女科圣药，大意重在肝
脾二经。因郁致损，木土交伤，气血痹
阻。和气血之中，佐柴胡微升，以引少阳

生气，上中二焦之郁勃可使条畅。今则入暮病剧，天晓安然，显是肝肾至阴损伤，八脉不为约束，故热无汗，至阴深远，古人谓阴病不得有汗也。当宗仲景甘药之例，勿取气辛助阳可矣。

炙甘草　阿胶　细生地　生白芍　麦冬　牡蛎

阴　虚

某　阴亏内热，经事愆期。

雄乌骨鸡　小生地　阿胶　白芍　枸杞　天冬　茯苓　茺蔚子　女贞子　桂圆

上十味，用青蒿汁、童便、醇酒熬膏，加蜜丸。

痛经郁伤气血滞

张四三　寒热间日，经来腹痛。

小生地　丹皮　知母　花粉　生鳖甲　泽兰

某二十　先腹痛而后经至，气滞为多。晨泄腹鸣，亦脾胃之病，与下焦瘕泄则异。

川芎　当归　香附　煨广木香　楂肉　茯苓

某二六　寒热无汗，经先腹痛，喉中燥痒咳逆，食物不思。此郁伤气血，八脉主病。姑先与泽兰汤。

归身　泽兰　丹参　白芍　柏子仁　茯神

周十七　室女经水不调，先后非一，来期必先腹痛，较之平日为重，饮食大减。始于初夏，入秋下焦常冷，腹鸣，忽泻忽结。究脉察色，是居室易于郁怒，肝气偏横，胃先受戕。而奇经冲、任、跻、维诸脉，皆肝胃属隶，脉不循序流行，气血日加阻痹。失治，必结瘕聚疝痞之累。

南山楂　生香附　延胡　当归　青皮　三棱　蓬术　牛膝　川楝子　泽兰　肉桂　炒小茴

葱白汁丸。

顾　经来筋掣腹痛，常有心痛干呕。此肝气厥逆，冲任皆病。务在宣通气血以调经，温燥忌用，自可得效。

川楝一钱　丹皮三钱　炒楂二钱　胡连八分　延胡一钱　泽兰二钱　归须二钱　生白芍一钱半

又　柏子仁丸。

吴　郁伤络脉，痛经。

川芎　当归　香附　小茴　乌药　茯苓　红枣

费　经水紫黑，来时嘈杂，脉络收引而痛，经过带下不断，形瘦日减，脉来右大左弱。上部火升，下焦冷彻骨中，阴阳乖违，焉得孕育？阅医都以补血涩剂，宜乎鲜效。议通阳摄阴法。

鲍鱼　生地　淡苁蓉　天冬　当归　柏子仁　炒山楂　牛膝　茯苓

红枣、蕲艾汤法丸。

气　分　热

朱　脉数，右肩痛痿，经不调，经来气攻触。皆性躁，气分有热。

细子芩　白芍　黑山栀　钩藤　茯苓　当归须　香附　茺蔚子　桑枝

食酸气血滞

李　酸涩入里，气血呆钝。痛自心胸，胀及少腹。昔经行三日，今四日犹未已。为凝涩所致，痛胀何疑。读《内经》遗意，以辛胜酸主治。但辛气最宜入表，当求其宣络者宜之。

韭白汁　桃仁　延胡　小茴　当归须　川楝子

经闭木火郁热

王三八　苦辛泄降，胸脘胀闷已舒。

此嗽血，皆肝胆气火上逆，必经来可安。

南山楂　桃仁　黑山栀　丹皮　橘叶
降香末　老韭白汁

胃 阳 虚

朱　当节令呵欠烦倦，秋深进食，微有恶心。病起至今，月事不来。夫冲任血海，皆属阳明主司。见症胃弱，此阴柔腻滞当停，以理胃阳为务。

人参　半夏曲　广皮白　茯苓　生益智仁　煨姜

脾 胃 阳 虚

某　脉数，形疲，咳，经闭半年，已经食减，便溏，浮肿。无清嗽通经之理，扶持中土，望其加谷。

四君子汤。

胃 阳 不 运

某三六　经闭两月，脘痹呕恶。此气窒不宣，胃阳碍钝使然。当用和中为主。

半夏曲　老苏梗　茯苓　广皮　枳壳
川斛

湿 滞 腹 痛 泻

某　夏令寒热，经阻，少腹痛胀，血结洞泻不爽。乃内伤气血不和，兼有时令湿邪。

茯苓皮三钱　大腹皮一钱半　生益智一钱　厚朴一钱　蓬莪术五分　青皮子五分，炒研

又　服五剂后，气已略平。
葱白丸。
用生蕲艾三分，红枣十五枚，煎清汤送。

气 滞 湿 凝 肿 胀

某　脉数经闭，腹胀足肿。

茯苓皮　大腹皮　青皮　小香附　延胡　炒山楂　茺蔚子　炒砂仁

顾　经停四月，腹满，尻髀足肢尽肿，食纳胀闷不化，大便溏泻不实。女科认为胎气，恐未必然。方书谓先经断而后肿胀者，治在血分。

生白术　厚朴　大腹皮　茺蔚子　椒目　小黑稽豆皮

傅　大凡痞满在气，燥实在血。腹胀，经水仍来，大便微溏，固是气分病也。下之暂愈，气得泄也。继而腹胀，经水不来，气与血俱病也，病非轻渺。议中满分消方法。

生白术　猪苓　泽泻　椒目　鸡内金青皮汁　厚朴

邹十八　腰以下肿，经闭四月，腹痛泻不爽。议开太阳，导其气阻水湿。

牡蛎　泽泻　猪苓　茯苓　生白术防己　厚朴　椒目

何　经阻腹满，泻后变痢。
小温中丸。

气 血 虚 滞 兼 湿

王三一　居经三月，痞闷膨胀，无妊脉发现。询知劳碌致病，必属脾胃阳伤，中气愈馁，冲脉乏血贮注，洵有诸矣。

大腹皮绒　半夏曲　老苏梗　橘红炒山楂　茺蔚子

又　经停，腹满便秘。

郁李仁　冬葵子　柏子仁　当归须鲜杜牛膝

气 滞 血 涩

王十九　服阿魏丸，高突已平，痛未全止。经闭已有十馀月，腹微膨，全属气血凝滞。若不经通，病何以去？

川芎　当归　延胡　桃仁　楂肉　香附　青皮　牛膝

益母膏丸。

石二二　入肝必麻木，诸厥皆厥阴。心痛便燥，气痹血枯，乃劳怒情志不遂起见。

桃仁　当归须　炒延胡　生香附　茺蔚子　南山楂

又　辛润气药病减，血虚气滞。当以调经为要，见病理病为非。

桃仁　当归　山楂　茺蔚子　泽兰　柏子仁

某二二　心下有形不饥，经水涩少渐闭。由气滞渐至血结，左右隧道不行，大便坚秘不爽。当与通络。

炒桃仁　炒五灵脂　延胡　苏梗　生香附　木香汁　半夏　姜汁

血　蛊

姚　经闭一年，腹渐大，恐延血蛊沉疴。况聚瘕日久，形寒跗肿。议用大针砂丸，每服一钱二分，六服。

金　面无华色，脉右弦左涩，经阻三月，冲气攻左胁而痛，腹时胀，两足跗肿。是血蛊症，勿得小视。

桂枝　茯苓　泽泻　牡蛎　金铃子　延胡

吴三九　经阻两载，少腹坚硬，大便不爽，不时咯出紫血块。此属血蛊之象。

鲜生地汁五钱　熟大黄一钱半　浔桂心五分　老生姜渣　炒桃仁三钱　郁李仁一钱半

四服。

某　经闭腹胀，渐成蛊。

香附　木香　青皮　乌药　赤芍　五灵脂　延胡　当归　郁金

郁 损 营 阴

王二十　脉右虚，左虚弦数。腹痛两月，胸痹咽阻，冷汗，周身刺痛，寒栗。

此属内损，有经闭成劳之事。

桂枝汤加茯苓。

又　照前方加当归、肉桂。

又　内损，情怀少畅，非偏寒偏热可以攻病。方中温养气血，以便条达，非因寒投热之谓。开怀安养为宜，勿徒恃药。继此可进养营法。

归桂枝去姜，加茯苓。

脏　躁

潘二七　经水不来，少腹刺痛鸣胀，大便不爽，心中热痛。食辛辣及酒，其病更甚。不敢通经，姑与甘缓。

甘麦大枣汤。

阴虚风阳动

某　阳升风动，眩晕心悸，鼻衄，经停两月。

生地　阿胶　麦冬　白芍　柏子仁　枣仁　茯神　炙草

郁 劳 阴 虚

顾二八　病起经阻，形容日瘦，嘈杂刻饥，心腹常热。此乃悲惋离愁，内损而成劳。阴脏受伤，阳脉不流，难治之症。必得怡悦情怀，经来可挽。但通经败血，断不可用。

生地　人参　茯苓　沉香汁　琥珀末调入

陈　自经阻寒热，延及浮肿腹膨，小溲日少，入暮心腹中热。此脏阴已涸，腑阳日痹。内因悒郁成劳，情志为病。当收肃司令，而病日加增，料难入冬。无成法可遵，勉拟回生丹，每次服半丸。冀通其壅痹气血，漫言治病也。

徐二三　经水久不来，寒热，喉痛痹，郁劳，药难取效。

清阿胶丸，鸡子黄汤送。

血痹成劳

董 脉数色夺，久嗽经闭，寒从背起，热过无汗。此非疟邪，由乎阴阳并损，营卫循行失其常度。经云阳维为病，苦寒热矣。症属血痹成劳，为难治。痹阻气分，务宜宣通。

生鹿角 川桂枝木 当归 茯苓 炙草 姜 枣

另回生丹，二服。

阴虚肝风动干血劳

仲二三 先因经阻，继以五志烦热，咳吐涎沫，食减微呕，面肿色瘁。乃肝阳化风，旋动不息。干血劳病，医治无益。

阿胶 生地 麦冬 牡蛎 小麦

营虚干血劳

王 面色㿠白，脉来细促，久嗽不已，减食，腹痛，便溏，经闭半载。此三焦脏真皆损，干血劳怯之疴，极难调治。俗医见嗽见热，多投清肺寒凉，生气断尽，何以挽回？

归建中汤去姜。

尼十七 少年形色衰夺，侧眠咳血，天柱骨垂，经水已闭。皆不治见症。

归芪建中汤去姜。

某 脉弱无力，发热汗出，久咳形冷，减食过半。显然内损成劳，大忌寒凉清热治嗽。姑与建中法，冀得加谷经行，犹可调摄。

桂枝五分 生白芍一钱半 炙草五分 枣肉三钱 饴糖二钱 归身一钱半

程十九 干血劳病，百脉枯槁，渐至危笃。三月间诊脉一次，当面告辞。余非惯惯医流，不肯因循误事。

益母丸，早晚服二三钱。

某 营虚寒热，咳血，经闭。

当归 炒白芍 丹参 枣仁 远志 茯苓 炙草 广皮 桂圆肉

顾三一 潮热经阻，脉来弦数。营血被寒热交蒸，断其流行之机，即为干血劳瘵，非小恙也。

桂枝三分 白芍一钱半 阿胶一钱半 生地三钱 炙草四分 麦冬一钱半 大麻仁一钱

倒 经

朱女 冲年天癸未至，春阳升动，寒热衄血。平昔溺后腰痛，耳目甚聪明。先天质薄，阴本难充易亏，最多倒经之虑。

雄乌骨鸡 生地 生白芍 茯神 天冬 知母 牛膝 茺蔚子 女贞子 阿胶

诸药除阿胶，用水煎汁二次。其乌鸡去毛及翅足。另以童便一碗，青蒿汁四碗，醇酒二碗，米醋一碗，同煮。再加入前药汁收膏，入阿胶收。炖暖，服五钱。

张十七 岁天癸不至，咳嗽失血，乃倒经重症。先以顺气导血。

降香末 郁金 钩藤 丹皮 苏子 炒山楂 黑山栀

又 震动气冲，咳呛失血。

鸡子黄 阿胶 鲜生地 天冬 生白芍 炒牛膝

又 脉细数，腹痛营热，经不通。

人参 天冬 鲜生地 白芍 丹参 调入琥珀末三分。

《易》曰：乾道成男，坤道成女。女子属阴，以血为主，故女科治法，首重调经。经，常也，如潮汐之有信，如月之盈亏，不愆其期，故曰经水，又曰月事，又曰月信。《内经》云：太冲脉盛，月事以时下。景岳云：冲为五脏六腑之海，脏腑之血，皆归冲脉。可见冲脉为月经之本也。然血气之化，由于水谷，水谷盛则血气亦盛，水谷衰则血气亦衰。是水谷之海，又在阳明，可见冲脉之血，又总由阳明水谷所化，而阳明胃气，又为冲脉之本也。故月经之本，所重在冲脉，所重在胃气，所重在心脾生化之源耳。心主血，脾统血，肝藏血。凡伤心、伤脾、伤肝者，均能为经脉之病。《内经》曰：二阳之病发心脾，有不得隐曲，女子不月，其传为风消，其传为息贲者，死不治。不得隐曲，言情欲不遂，而病发心脾也。风消者，发热消瘦，胃主肌肉也。息贲者，喘息上奔，胃气上逆也。此虽言病发心脾，而实重在胃气，因心为胃之母，胃为脾之腑也。《内经》又曰：有病胸胁支满者，妨于食，病至则先闻腥臊臭，出清液，先唾血，四肢清，目眩，时时前后血，病名血枯。此得之年少时，有所大脱血。若醉入房中，气竭肝伤，故月事衰少不来也。治之以四乌鲗骨一藘茹，二物并合之，丸以雀卵，大如小豆，以五丸为后饭，饮以鲍鱼汁，利肠中及伤肝也。此段经文，全重在气竭肝伤四字，为通节之纲旨。胸胁，肝部也。支满，肝病也。妨于食，木邪凌土也。病则先闻腥臊臭，脾喜芳香，今脾土为木邪凌虐，病则先闻腥臊，乃肝之旺气也。出清液，脾虚不能敷化水精也。先唾血，脾伤不能统运营血也。四肢清，阳衰不能傍达四末也。目眩，阳不充而水上溢于经也。前后血，阴受伤而血内溢于络也。血枯，内有干血，血不归经，而结胞门也。良由年少不禁，气竭肝伤，而致月事衰少或不来也。治以乌鲗骨四分，取其味咸走肾，性温达肝。配以藘茹一分，取其辛散内风，温去恶血。二物并合，功专破宿生新。丸以雀卵，取其温补助阳，能调子脏精血。以五丸为后饭者，先药后饭，待药徐行下焦，力贵专功，五丸不为少也。饮以鲍鱼汁，利肠垢，和肝

伤，取其臭秽之味，佐乌鲗骨而辟宿积之血也。《金匮要略》言调经之法甚详，后世如王节斋、薛立斋诸贤，论症透彻，用方精切，俱可为程式，兹不具赘。今观叶先生案，奇经八脉，固属扼要。其次最重调肝，因女子以肝为先天，阴性凝结，易于拂郁，郁则气滞血亦滞。木病必妨土，故次重脾胃。馀则血虚者养之，血热者凉之，血瘀者通之，气滞者疏之，气弱者补之，其不治之症，直言以告之。诚一代之良工，女科之明鉴，学者当奉为典型。更能参考《内经》、仲景，及诸贤案论，自然学业日进，登峰造极矣。秦天一

淋 带

温邪伤阴

某 温邪劫阴，带下，火升胸痞，脉小数。

生地 阿胶 牡蛎 川斛 小麦 茯神

胃 虚

某 阳明脉虚，手麻足冷，身动，带下如注。用通摄方。

人参 桂枝木 桑螵蛸 生杜仲 归身 茯苓

又 胸中似冷，热饮乃爽。

照前方去杜仲，加白芍、炮姜。

风阳乘土

陈二七 色苍脉数，是阴不足。心中泛泛，即头晕腹痛，经水仍来，兼有带下。肝阳内扰，风木乘土。法当酸以和阳，咸苦坚阴。

生白芍 细生地 清阿胶 牡蛎 樗根皮 黄柏

又 乌骨鸡 生地 阿胶 牡蛎 天冬 白芍 白薇 杜仲 川断 湖莲

血虚脉络滞痛

蒋 带下不止，少腹、内踝连痛，至不能伸缩。络脉不宣，最有结痛绵缠，不可不虑。医云肝气，岂有是理。

桂枝 生沙苑 远志 当归 鹿角霜 杞子 茯苓

液涸风动

龚 带淋日久，脂液垂涸，奇脉俱伤，营卫亦偏，内风自动，则中焦气夺，浮肿腹膨，为寒为热矣。暂以咸缓和阴。

阿胶 牡蛎 苁蓉 柏子霜 郁李仁

阴 虚 阳 浮

袁 舌光赤，头胀身热，带下如注。此五液走泄，阳浮热蒸，当用摄剂。若与鹿角霜、沙苑，仍是升举动阳，则无效矣。

熟地炭 阿胶 芡实 茯神 湖莲肉 炒山药

又 照前方去阿胶、山药，加桑螵蛸、黄肉炭。

吴 崩带淋漓，阴从下走；晕厥汗出，阳从上冒。逢谷雨暴凶，身中阴阳不相接续，怕延虚脱。戌亥时为剧，肝肾病治。

人参 阿胶 生龙骨 生牡蛎 五味 茯神

又 血液去则脏阴失守，神不内附，致目中妄见，非鬼祟也。当先镇阳神为主，若骤用阴药，则有妨胃纳矣。

人参 龙骨 五味 茯苓 芡实 建莲肉

又 淋带黄白未净，五更心悸汗出。

人参 炒枸杞 五味 茯苓 芡实

湖莲肉

奇 脉 虚

某二五 脉左细，前用通补。据述痛起得按痛缓，八脉空虚昭然。舍此补养，恐反增剧矣。

当归 乌贼骨 紫石英 杜仲 杞子 柏子仁 沙苑 茯神

某 女科病多倍于男子，而胎产调经为主要。淋带瘕泄，奇脉虚空，腰背脊膂牵掣似坠，而热气反升于上，从左而起，女人以肝为先天也。医人不晓八脉之理，但指其虚，刚如桂、附，柔如地、味，皆非奇经治法。先以震灵丹固之，每服一钱五分。

又 淋带瘕泄，诸液耗，必阴伤。此参、附、姜、桂劫阴不效，而胶、地阴柔，亦不能效。盖脉隧气散不摄，阴药沉降，徒扰其滑耳。必引之收之固之，震灵丹意，通则达下，涩则固下，惟其不受偏寒偏热，是法效灵矣。后方常用。

人参一钱 鹿角霜一钱半 沙苑一钱半 桑螵蛸三钱 炒杞子一钱半 茯神三钱 炙草五分

丸方：

人参二两，隔纸烘研 麋茸二两，切，烘研 生菟丝子二两，研 淡补骨脂一两半，炒 生紫石英一两二钱 生禹粮石一两二钱 茯苓一两半 炒黑小茴五钱 炒黑远志五钱

晚服妙香三钱。

姚二三 自乳血耗，脉络空豁。脊膂椎髀痿软，带下不已。问下部已冷，阴虚及阳。速速断乳，不致延劳。

人参 鹿角霜 枸杞 桑螵蛸壳 杜仲 茯苓 沙苑 白薇

徐四十 经漏成带，下焦畏冷，眩晕。肝脏阳升，八脉空乏。

当归 炒白芍 炒黑枸杞 杜仲 海

螵蛸　炒沙苑

杨三七　寡居独阴，自多愁烦思郁，加以针黹，目注凝神，阳上巅为眩晕。八脉无气，自带下下冷。内风日动，痱疹麻木，常为隐现。以暖下柔剂和其阴阳，可得小效。

制首乌　三角胡麻　枸杞　甘菊花炭

用红枣捣丸，早上服四钱。

王二七　产后漏淋成带，入暮溺频不爽，惊恐神呆，骨骱尽痛。是肝肾内损，渐及奇经不司束固，是产后虚在下。甘辛润补肝肾，不与燥药，以肾恶燥，肝忌刚也。

枸杞子炒黑　鹿角霜　归身　菟丝子炒香　生杜仲　沙苑子　茯苓　补骨脂盐水煎淡

阴 阳 并 虚

某　少腹拘急，大便燥艰，淋带赤白，此属液涸。

肉苁蓉　枸杞子　河车　当归　柏子仁　郁李仁

又　淋带年久，少腹拘急胀痛，溲不爽，大便艰涩，得泄气则胀宽。食物少纳，脘中不降，必抚摩始下。此病久，脏阴腑阳皆伤，热药难受，以通阳固阴兼之。

早服：

人参　归身　炒杞子　茯苓　麋茸　河车

暮服震灵丹二十粒。

带下者，由湿痰流注于带脉，而下浊液，故曰带下，妇女多有之。赤者属热，兼虚兼火治之。白者属湿，兼虚兼痰治之。年久不止，补脾肾兼升提。大抵瘦人多火，肥人多痰，最要分辨。白带、白浊、白淫三种，三者相似，而迥然各别。白带者，时常流出清冷稠黏，此下元虚损也。白浊者，浊随小便而来，浑浊如泔，此胃中浊气渗入膀胱也。白淫者，常在小便之后，而来亦不多，此男精不摄，滑而自出也。至于淋症，由肾虚膀胱积热所致。肾虚则小便数，膀胱热则小便涩。淋有气、血、砂、膏、劳五者之殊，皆属湿热。气淋为病，小便涩滞，常有馀沥不尽。血淋为病，遇热即发，甚则溺血。痛者为血淋，不痛者为尿血。砂淋为病，阴茎中有砂石而痛，溺不得卒出，砂出痛止是也。膏淋为病，溺浊如膏。败精结者为砂，精结散者为膏，又煮海为盐之义。劳淋遇劳即发，痛引气冲。大约带病，惟女子有之，淋浊男女俱有。景岳云：妇人淋带，其因有六。一心旌摇，心火不静而带下者，先当清火，宜朱砂安神丸、清心莲子饮之类。若无邪火，但心虚带下，宜秘元煎、人参丸、茯菟丸之类。一欲事过度，滑泄不固而带下者，宜秘元煎、苓术菟丝丸，济生固精丸之类。一人事不畅，精道逆而为浊为带者，初宜威喜丸，久宜固阴煎之类。一湿热下流而为浊带，脉必滑数，烦渴多热，宜保阴煎、加味逍遥散。若热甚兼淋而赤者，宜龙胆泻肝汤。一元气虚而带下者，宜寿脾煎、七福饮、十全大补汤。若阳气虚寒，脉微涩，腹痛多寒，宜加姜、附、家韭子丸。一脾肾气虚下陷多带者，宜归脾汤、补中益气汤之类。已上淋带辨症论治，仿佛已备。语云：鸳鸯绣出从君看，莫把金针度与人。若求金针暗度，全凭叶案搜寻。秦天一

崩　漏

郁损肝脾

徐三三　肝脾郁损，血崩。

人参逍遥散去柴、术、炙草，加桑螵蛸、杜仲。

肝风胃虚

某　经漏不止，久风飧泄。

人参　茯苓　木瓜　炒乌梅　赤石脂
禹粮石

营阴伤脏燥热

龚　脉数，寒热汗出，腹胁痛。病起经漏崩淋之后，是阴伤阳乘。消渴喜凉饮，不可纯以外邪论。和营卫调中，甘缓主治。

当归　白芍　淮小麦　炙草　南枣
茯神

奇脉虚血滞

文五五　产育频多，冲任脉虚。天癸当止之年，有紫黑血如豚肝，暴下之后，黄水绵绵不断。三年来所服归脾益气，但调脾胃补虚，未尝齿及奇经为病。论女科冲脉即是血海，今紫黑成块，几月一下，必积贮之血，久而瘀浊，有不得不下之理。此属奇经络病，与脏腑无与。考古云：久崩久带，宜清宜通。仿此为法。

柏子仁　细生地　青蒿根　淡黄芩
泽兰　樗根皮

接服斑龙丸。

冲任胃皆虚

张五十　五旬天癸当止而经淋，周身牵掣，右肢渐不能举。不但冲、任、督、带损伤，阳明胃脉衰微少气，乃最难向安之病。

人参　生黄芪　炙草　炒沙苑　炒杞子　炒归身

朱　崩漏两年，先有带下。始而半月发病，今夏季每交申酉，其漏必至。思下午为阳中之阴，阴虚阳动，冲脉、任脉皆动，下无堤防约束。夫奇经，肝肾主司为多，而冲脉隶于阳明，阳明久虚，脉不固摄，有开无阖矣。医但以涩剂图旦夕苟安，未及按经论痛[1]，宜毫无一效。

海螵蛸　鲍鱼　茜草　生菟丝子　石壳广莲肉

接服乌贼鱼骨丸。

髓虚筋痛

顾　髓虚，崩淋不止，筋掣痛，不能行。

苁蓉　枸杞　柏子仁　茯神　川斛
紫石英　羊内肾　青盐

冲任阳虚

成　冲任二脉损伤，经漏经年不痊，形瘦肤干畏冷，由阴气走乎阳位。益气以培生阳，温摄以固下真。

人参　鹿角霜　归身　蕲艾炭　茯神
炮姜　紫石英　桂心

冲任阴虚

张四三　经漏十二年，五液皆涸，冲任不用。冬令稍安，夏季病加。心摇动，腹中热，腰膝跗骨皆热，此皆枯槁日著。方书谓暴崩宜温，久崩宜清。以血去阴耗耳。

人参　生地　阿胶　天冬　人乳粉
柏子仁　茯神　枣仁　白芍　知母

---

[1] 痛：当作病。

蜜丸。

张 固补冲任,凉肝宁血。

丸方:

人参二两 生地二两 阿胶二两 白芍二两 茯苓二两 鲜河车胶一两 石壳建莲肉四两

二胶如少,可加蒸熟山药,捣浆为丸。早服四钱,参汤送。晚服二钱。

沈 天癸当止之年,经来淋漓不断,乃阴衰阳动。入秋深,夜寐甚少,汗泄四肢胸臆。夫冲脉隶于阳明,其气行乎身前,阳明脉空,阳越卫疏,阴火升举。当宗丹溪补阴丸,或虎潜丸之属。久病投汤太过,恐妨胃耳。

每早服丹溪补阴丸四钱,十服。

苦寒辛散伤中阳

黄 长斋有年,脾胃久虚,疟由四末必犯中宫。血海隶于阳明,苦味辛散,皆伤胃系。虽天癸久绝,病邪药味扰动血络,是为暴崩欲脱。阅医童便、阿胶味咸润滑。大便溏泻,岂宜润下?即熟地、五味补敛阴液,咽汤停脘,顷欲吐净。滋腻酸浊之药,下焦未得其益,脘中先已受戕。议以仲景理中汤。血脱有益气之法,坤土阳和旋转,喜其中流砥柱。倘得知味纳谷,是为转机。重症之尤,勿得忽视。

理中汤。

奇脉不和

某 停经三月,下漏成块,少腹膨痛。议通和奇脉。

鹿角霜 生杜仲 桂枝木 生沙苑 当归 茯苓 红枣

肝肾冲任虚寒

罗二四 病属下焦,肝肾内损,延及冲任奇脉,遂至经漏淋漓,腰脊痿弱。脉

络交空,有终身不得孕育之事。

制熟地砂仁制 河车胶 当归 白芍 人参 茯苓 于术 炙草 蕲艾炭 香附 小茴 紫石英

液伤络热风消

陈五十 五旬年岁,经漏如崩,继以白带绵绵。昔形充,今瘦损。当年饮酒湿胜,大便久溏,自病经年,便干不爽。夜热多汗,四肢皆冷,气短腹鸣,上噫气,下泄气,腰足跗酸软无力,食物日减,不知其味。此阳明脉衰,厥阴风木由乎血去液伤,冲任交损,内风旋转而为风消之象。病在乎络,故令久延,《金匮》谓络热则痿矣。

人参 黄芪 苦参 茯神 牡蛎 小麦

滤清人参汤收。

阴 虚 阳 亢

张 外冷内热,食过如饥,唇燥裂,渴饮下漏,漏多则阴虚阳亢,便溏不实,不可寒润。

生地炭 阿胶 炒白芍 湖莲 樗根皮 茯神 蕲艾炭

又 消渴心悸。

阿胶 生鸡子黄 生地 天冬 生白芍 茯神

胡 心痛如饥,口吐腻涎浊沫,值经来甚多。因惊动肝,阳化内风,欲厥之象。治以咸苦,佐以微辛,使入阴和阳。

阿胶二钱 牡蛎三钱 川楝子一钱 小川连三分 川芎二分 当归一钱

又 和阳固阴,诸病大减。因经漏阴伤,阳易浮越。心怔悸,肢末痛,内风未熄。药以甘柔,使胃汁日充,则砥柱中流矣。

人参 阿胶 麦冬 生白芍 炙草

茯神

邱四四　经漏成带，年馀医疗无功，乃冲、任、督、带交病。古称久带久崩宜清，视其体丰松软，阳气久亏，与《内经》血脱方法。

乌鲗鱼丸，鲍鱼汁丸。

又　照前方加阿胶、人中白。

奇脉阴虚风阳动

某　经漏三年。诊色脉俱夺，面浮跗肿，肌乏华色，纳谷日减，便坚不爽，自脊膂腰髀痠楚如堕。入夏以来，形神日羸。思经水必诸路之血，贮于血海而下，其不致崩决淋漓者，任脉为之担任，带脉为之约束，刚维跷脉之拥护，督脉以总督其统摄。今者但以冲脉之动而血下，诸脉皆失其司，症固是虚。日饵补阳不应，未达奇经之理耳。考《内经》于胸胁支满妨食，时时前后血，特制乌鲗丸，咸味就下，通以济涩，更以秽浊气味为之导引，同气相需。后贤谓暴崩暴漏宜温宜补，久漏久崩宜清宜通，正与圣经相符。况乎芪、术皆守，不能入奇脉。无病用之，诚是好药；藉以调病，焉克有济？夏之月，大气正在泄越，脾胃主令，岁气天和，保之最要。议以早进通阴以理奇经。午馀天热气泄，必加烦倦，随用清暑益气之剂，顺天之气，以扶生生。安稳百日，秋半收肃令行，可望其藏聚气交，而奇络渐固。此久损难复，非幸试速功矣。早上汤药议以通阴潜阳方法。

早服：

龟甲心秋石水浸　鹿角霜　真阿胶　柏子霜　生牡蛎　锁阳

另煎清人参汤，入清药，煎取五十沸。

鹿性阳，入督脉。龟体阴，走任脉。阿胶得济水沉伏，味咸色黑，熄肝风，养肾水。柏子芳香滑润，养血理燥。牡蛎去湿消肿，咸固下。仲景云：病人腰以下肿者，牡蛎泽泻汤。锁阳固下焦之阳气。乃治八脉之大意。乌鲗丸方：

乌鲗骨四分，米醋炙去甲，另研，水飞　蕳茹一分

为细末，用雀卵量捣为丸，每服三钱。用药前，先饮淡鲍鱼汤一小杯为导引。

又　进潜阳颇投，但左耳鸣甚，肠中亦鸣。肝阳内风升动未息，减气刚，用柔。早服：

龟甲心照前制　真阿胶　柏子霜　天冬　女贞实　旱莲草

另煎人参汤二钱，加入滤清药内，再煎五十馀沸。

又　两进柔润清补颇投。询知病由乎悲哀烦劳，调理向愈，继因目病，服苦辛寒散太过，遂经漏淋带，年前七八日始净，今则两旬而止。此奇脉内乏，前议非诬。据述周身累现瘰疹瘕瘰，搔痒不宁。想脂液久渗，阴不内营，阳气浮越，卫怯少固，客气外乘。凡六淫客邪，无有不从热化，《内经》以疮痍诸病皆属于火。然内症为急，正不必以肌腠见病为治。刻下两三日间，又值经至之期。议进固脉实下，佐以东垣泻阴火意。经至之先用此方。

龟甲心　真阿胶　人参　桑螵蛸　生白龙骨　旱莲草　茯神　知母

早上服。

又　当经行，周身寒凛，腰痠腹膨，白疹大发。议用固气和血方。

人参　熟地　阿胶　川芎　当归　白芍　南山楂　蕲艾

早上服。

又　经来腹坠腰痠，疹现肌痒，鼻孔耳窍皆然。想阴血下注，必阳气鼓动，内

风沸起。风非外来，乃阳之化气耳。昨因经至，用胶艾四物汤和补固经。今午诊脉，右大而涩，左小数，中有坚疾如刃之象。洵乎液枯风动，初定乌鲗鱼丸当进。其早上汤药，凡气味之辛裁去。虽为补剂，勿取动阳耗液也。早上服：

人参 生地 天冬 阿胶 生白芍 女贞子 旱莲膏 地榆

早上服。

又 两日早进清补柔剂，夕用通固下焦冲任，是月经来甚少，起居颇安。与先哲云暴崩当温涩，久漏宜宣通，若合符节矣。连次候脉，必小弱为少安，则知阳动不息，内风必旋。芪、术呆守，归、艾辛温，守则气壅，辛则阳动，皆不知变化之旨，坐失机宜耳。余未能久候，焉有经年经月之恙骤期速愈？故丸药创自《内经》七方之一，世多渺忽，实出轩岐秘奥。再议理阴熄风早用，谅不致误。拟长夏调理二法。晚服乌鲗丸三钱，晨进养肝阴，和阳熄风以安营。盖冲脉即血海，隶于阳明胃脉，乃仿经旨立方。

人参 阿胶 白芍 生地 旱莲膏 女贞子 桑寄生 咸秋石 细子芩 三角胡麻

药末，胶膏，再加熟蜜三两，捣千馀杵，丸宜细光，早上服四钱。小暑至处暑，生脉散送。

又 此番经后，带下仍有。久漏奇脉少固，前案申说已著。丸剂专司通摄冲任，恪守定然必效。但外来寒暄易御，内因劳嗔难调，余谆谆相告者为此。

人参 生地 阿胶 白芍 茯神 女贞子 旱莲膏 小黑穞豆皮

早上服。初十日。

又 昨晚烦冗，阳动气升，头额震痛，经再下注。更定镇摄一法，久后亦可备用。

人参 生地 阿胶 龟甲心 生牡蛎 天冬 黑壳建莲

又 十二日午诊脉，仍用初十日早服方法，去穞豆皮，加生牡蛎。

交小暑后骤热，午后另煎生脉散，微温服一次。

卢 停经半截，雨水节后忽然暴崩，交春分节血止。黄白淋漓自下，寒则周身拘束，热时烦躁口干，晡至天明，汗出乃止，寐必身麻如虫行，四肢骨节皆痛。盖血既大去，冲任之脉伤损，而为寒为热，阴损及乎阳位矣。书云：崩中日久为白带，漏下多时骨髓枯。由脂液荡尽，致形骸枯槁，延为瘵疾矣。天热气暖，所当谨慎。

乌贼骨 阿胶 生地 生白芍 茜草 小麦

阳　虚

程 暴冷阳微，后崩。

附子理中汤。

崩如山冢崪[①]崩，言其血之横决莫制也。漏如漏卮难塞，言其血之漫无关防也。经云阴在内，阳之守也，气得之以和，神得之以安，毛发得之以润，经脉得之以行，身形之中，不可斯须离也。去血过多，则诸病丛生矣。原其致病之由，有因冲任不能摄血者，有因肝不藏血者，有因脾不统血者，有因热在下焦，迫血妄行者，有因元气大虚，不能收敛其血者，又有瘀血内阻，新血不能归经而下者。医者依此类推，仿叶氏用笔灵活，于崩漏治法，无馀蕴矣。秦天一

————————

① 崪：通"卒"。

胎　前

恶　阻

秦十七　经停三月，无寒热，诊脉大。系恶阻减食。

细子芩　知母　苏梗　砂仁　橘红　当归　生白芍

丸方：

细子芩三两　苏梗一两，生研　砂仁五钱　白芍一两半　熟白术二两　当归一两半

青苎汤法丸

肝　气

某　怀妊将三月，肝气攻冲，胁痞，呕吐红痰。

细条芩　生白芍　川楝子　瓜蒌皮　半夏曲　橘红　竹茹　生姜

肝虚滑胎

程二六　殒胎每三月，是肝虚。

人参　阿胶　当归　白芍　川芎　桑寄生

热伤肺阴

钱三九　上年夏产，过月经转。今经停四个月，左脉弦滑流动，乃为妊象。此气急，脘痞，咳嗽，热气上乘迫肺之征。形肉日瘦，热能烁阴耗气。议清金平气，勿碍于下。

桑叶　川贝　桔梗　广皮　黑山栀　地骨皮　茯苓　甘草

杨　血液仅仅养胎，春阳升举，上焦易燥，喉呛心嘈，皆液亏阳亢。

鲜生地　茯神　白扁豆　元参心　川斛

胃虚咳逆

谢　始而热入阴伤，少腹痛，溺不爽。秋暑再伤，霍乱继起。今不饥不食，全是胃病。况怀妊五月，胎气正吸脾胃真气，津液重伤，致令咳逆。

人参　知母　炒麦冬　木瓜　莲子肉　茯神

热邪伤阴

金　怀妊五月得热病，久伤阴液，身中阳气有升无降，耳窍失聪，便难艰涩。议用仲景复脉法，以生津液。

炙甘草　人参　生地炭　阿胶　天冬　麦冬　生白芍　麻仁

某　怀妊百日，丙丁养胎，胎热从戌亥时升，耳前赤痱刺痛。当养阴制火。

细生地　茯神　生白芍　建莲　桑叶　钩藤

肝风犯脾胃

某　脉右虚左弦，身麻肢冷，胎冲胀闷。五六月当脾胃司胎，厥阴内风暗动，不饥吞酸，全属中虚。

人参　枳壳　半夏　姜汁　桔梗

闪动络脉

胡　怀妊六月，阳明司胎。闪动络脉，环跳痛连腰臀，最防胎气。

归身　桂枝木　炒杞子　炙草　羊胫骨　白茯苓

热壅上焦

某　气逆壅热于上，龈肿喉痹，胸闷腹肿。七月太阴司胎，法宜宣化清上。

川贝　牛蒡子　连翘　苏梗　杏仁　花粉　菊花　橘红

气 滞 血 热

汪　娠八月，胎动不安，脘闷不饥。宜凉血调气，可以安适。

黄芩　知母　橘红　生白芍　当归　砂仁

肝 风

程　娠八月，形寒气逆，神烦倦无寐，乃肝阳乘中之征。拟进熄风和阳法。

黄芩　当归　生白芍　生牡蛎　橘红　茯神

又　肝风眩晕，麻痹少寐。

熟首乌　炒黑杞子　白芍　女贞子　茯神　黑穞豆皮

热 伤 肺 阴

王　先寒后热，咳呛，是春月风温肺病。风为阳邪，温渐变热，客气著人，即曰时气。怀妊九月，足少阴肾脉养胎。上受热气，肺痹喘急，消渴胸满，便溺不爽。皆肺与大肠为表里之现症，状若绘矣。芎、归辛温，参、术守补，肉桂、沉香辛热，皆胎前忌用。致大热烦闷，势属危殆。议以清肺之急，润肺之燥。俾胎得凉则安，去病身安，自为不补之补，古人先治其实，实者邪也。

泡淡黄芩　知母　鲜生地　花粉　阿胶　天冬

又　喘热减半，四肢微冷，腹中不和，胎气有上冲之虑。昨进清润之方，絷絷有汗。可见辛燥耗血，便是助热。今烦渴既止，问初病由悲哀惊恐之伤。养肝阴，滋肾液为治，稳保胎元，病体可调。

复脉去桂、麻、姜、枣，加天冬、知母、子芩。

郁 热

朱　脉右涩小数，左弦促，纳食脘胀，常有甘酸浊味，微呕吐清涎，旬朝始一更衣，仍不通爽。询知病起情怀抑郁，由气郁化热，如《内经》五志过极，皆从火化。就怀妊恶阻，按徐之才[1]逐月安养，亦在足少阳经，正取清热养胎。况肝胆相火内寄，非凉剂无以和平。古人治病，以偏救偏，幸勿畏虚以贻患。

金石斛　黑山栀　茯苓　半夏曲　橘红　竹茹　枳实

时 邪 发 热

某　恶阻，本欲恶心厌食，今夹时邪，头痛身热，当先清热。

竹叶　连翘　生甘草　黄芩　花粉　苏梗

吐 泻 伤 阳[2]

某　交节上吐下泻，况胎动不安，脉虚唇白。急用理中法。

附子　人参　于术　茯苓　白芍

泄 泻

周　病中怀妊泄泻。

焦术　炒白芍　炒黄芩　炒广皮

寒 邪 厥

金　怀妊若患时症，古人重在保胎。今者喜暖恶寒，升则厥痛，坠微便痛绕腹。暖胎须避络伤，以及奇脉，畏虑胎坠难挽。辛香温柔之补，冀其止厥。

鹿角霜　淡苁蓉　炒杞子　柏子仁

---

[1]　徐之才：南朝齐医家，其著述均佚。今所传徐之才逐月养胎方，见载于《千金要方》。

[2]　阳前原衍一"热"字。

当归　炒沙苑　大茴　茯苓

营 虚 火 炎

某　固护胞元，诸症俱减，惟心嘈觉甚。阴火上升，营虚之征。

人参　桑寄生　熟地　阿胶　丝绵灰　条芩　白芍　当归　茯苓　香附

痢 伤 胃 阴

某　怀妊，痢滞半月。胃阴既亏，阳气上逆，咽中阻，饮水欲哕，舌尖红赤，津液已耗。燥补燥劫，恐阴愈伤而胎元不保。议益胃和阳生津治之。

熟地　乌梅　白芍　山药　建莲　茯苓

用川石斛煎汤代水。

热 邪 伤 阴

潘　血液护胎，尚且不固，心中如饥空洞，食不能纳，况又战栗呕逆。凡内外摇动，都是动胎。从来有胎而病外感，麻、桂、硝、黄等剂，必加四物，是治病保胎第一要法。

小生地　白芍　阿胶　知母　黄芩　青蒿梗

热 邪 下 痢 脓 血

王　临月下痢脓血，色紫形浓，热伏阴分。议用白头翁汤。

又　苦味见效，知温热动血。以小其制为剂，可全功矣。

黄芩　黄柏　炒银花　炒山楂　茯苓　泽泻

胎 漏

某　胎漏，鼻衄，发疹而喘。

淡条芩　真阿胶　青苎

触 胎 下 血

某　触胎下血，腹痛而坠。

人参　炒白芍　炙草　广皮　熟地炭　炒砂仁末

加纹银一二两，青苎一两。

又　照前方去熟地，加炮姜、熟术。

又　人参　熟地　炒归身　炒白芍　炙草茯神　广皮　炒砂仁

陆十八　形瘦，脉数尺动，不食恶心，证象恶阻。腰痛见红，为胎漏欲坠。

青苎二钱　建莲五钱　纹银一两　砂仁七分　白糯米一钱

某　三月胎漏，用固下益气。

人参　熟术　熟地　阿胶　白芍　炙草　砂仁　艾炭

殒 胎 不 下

华　血下，殒胎未下，浊气扰动，晕厥呕逆，腹满，少腹硬，二便窒塞不通，此皆有形有质之阻。若不急为攻治，浊瘀上冒，必致败坏。仿子和玉烛散意。

川芎　当归　芒硝　茺蔚子　大腹皮　青皮　黑豆皮

调回生丹。

子 肿

程　怀妊八月，子肿，腹渐坠，正气虚弱。补剂必须理气，预为临产之算。

人参　茯苓　广皮　大腹皮　苏梗　砂仁末

《易》曰：大哉乾元，万物资始。此言气之始也。又曰：至哉坤元，万物资生。此言形之始也。人得父母之气，以生气生形，即禀此乾坤之气也。两仪既兆，五行斯彰。故天一生水，水属肾，肾脏先生。地二生火，火属心，心又次生。天三生木，木属肝，肝又次生。地四生金，金属肺，肺又次生。天五生土，土属脾，脾又次生。天既以五行生五脏，而仁义礼智信之五德，亦即寓于其中。朱夫子所云天以阴阳五行，化生万物，气以成形，而理亦赋焉，此之谓也。因此古人重胎教，所以端其本也，而今不复讲矣。然六淫之感，七情之伤，妊妇禀气有强弱，小儿胎元有静躁，故安胎之法，不可不详。如恶阻、胎淋、胎晕、胎肿、胎悬及漏胎等症，古人言之甚晰，兹不具赘。今阅叶先生案，胎前大约以凉血顺气为主，而肝、脾、胃三经，尤为所重。因肝藏血，血以护胎，肝血失荣，胎无以荫矣。肝主升，肝气横逆，胎亦上冲矣。胎气系于脾，如寄生之托于苞桑，茑与女萝之施于松柏，脾气过虚，胎无所附，堕滑难免矣。至于胃为水谷之海，妊妇全赖水谷之精华以养身护胎，故胃气如兵家之饷道，不容一刻稍缓也。其馀有邪则去邪，有火则治火，阴虚则清滋，阳虚则温补，随机应变，无所执著。学者更能引而伸之，触类而通之，安胎之法，可一以贯之，无余蕴矣。

秦天一

产　后

新产恶露瘀滞

钦　初产，汗出眩晕，胸痞腹痛。宜通恶露。

炒山楂　延胡　郁金　赤芍　炒牛膝　香附　童便冲

益母草汤代水。

又　腹痛少缓，但胸痞痰多。治从上焦。

炒山楂　郁金　丹参　橘红　炒川贝　甜花粉

体 虚 兼 瘀

程　冲脉为病，男子内结七疝，女子带下瘕聚。故奇脉之结实者，古人必用苦辛，和芳香以通脉络。其虚者，必辛甘温补，佐以流行脉络。务在气血调和，病必全愈。今产后体虚，兼瘀而痛，法当益体攻病。日期已多，缓治为宜。

生地　生姜　丹皮　琥珀末调入

此苦辛偶方，加丹皮以通外，琥珀以通内，所以取效。

又　回生丹。

取乎醋煮大黄一味，约入病所，不碍无病之所，故亦效。二法皆入络药。

又　小生地　归须　红花　郁李仁　柏子仁　茯神

又　照前方去红花、郁李仁，加泽兰。

某二五　恶露淋漓，痛由腰起，攻及少腹。此督带空虚，奇经气阻奚疑？奇经为病，通因一法，为古圣贤之定例。

当归　楂肉炭　炒丹皮　泽兰　川断　制首乌

郁　　冒

唐　产后骤脱，参附急救，是挽阳固气方法。但损在阴分，其头痛汗出烦渴，乃阳气上冒。凡开泄则伤阳，辛热则伤阴，俱非新产郁冒之治道。尝读仲景书，明本草意，为是拟方于后，亦非杜撰也。

生左牡蛎一钱　生地二钱　上阿胶二钱　炒黑楂肉三钱　茺蔚子一钱半

吴　新产阴气下泄，阳气上冒，日晡至戌亥，阳明胃衰，厥阴肝横。肝血无藏，气冲扰膈，致心下格拒，气干膻中，神乱昏谵。若恶露冲心则死矣，焉有天明再醒之理？回生丹酸苦，直达下焦血分，用过不应，谅非瘀痹。想初由汗淋发热，凡外感风邪，邪滞汗解，此热昏乱，即仲景之新产郁冒也。倘失治，必四肢牵掣，如惊似风痫则危。议从亡阳汗出谵语例，用救逆法。

生龙骨三钱　生牡蛎三钱　桂枝五分　淮小麦百粒　炙甘草三分　南枣二钱

又　气从涌泉小腹中直冲胸臆，而心下痛，巅晕神迷。此肝肾内怯，无以收纳自固。每假寐必魂魄飞越，惊恐畏惧，非止一端。救逆法镇阳颇应，但少补虚宁神，益之固之耳。

人参二钱　龙齿三钱，捣　枣仁三钱　茯神三钱　炒黑杞子二钱　黑壳建莲肉五钱

紫石英一两，捣碎，用水三盏，煎减半，用以煎药。

又　两法皆效，下元虚损无疑。八脉无气把握，带下淋漓不止，梦魂跌仆，正经旨下虚则梦坠也。议镇固奇脉方。

人参二钱　龙齿三钱　枣仁三钱　茯神三钱　桑螵蛸炙，二钱　炒黑远志五分

用紫石英煎汤煎药。

又　昨午忧悲嗔怒，大便后陡然头晕，继以呕逆。胸痞止，心洞嘈杂，仍不能食，子夜寒战鼓栗，寅刻津津微热，神昏妄见，巅痛乳胀，腹鸣，短气呵欠，似乎叹息之声。此乃下元根蒂未坚，偶触心机，诸阳神飞旋动舞。仲景论先厥后热，知饥不能食，干呕，列于“厥阴篇”中。盖危病初效，未沾水谷精华，则胃土大虚，中无砥柱，俾厥阴风木之威横冲震荡，一如释典混沌劫于地水，大①风卒来莫御矣。当此医药，全以护阳固阴。但血舍耗涸，刚猛及滋腻总在难施之例。无暇理病，存体为要。

人参五钱　熟附子一钱　川桂枝木一钱　炮姜炭一钱　炙黑甘草五分　茯苓三钱

沈　此产后阴虚疟疾，鼻煤，喉燥舌干，脘痞不饥，大便窒塞不通。乃阳明津枯，不上供肺，下少滋肠。风阳游行，面肿耳聋。仲景谓阴气先绝，阳气独发。后人以饮食消息，取义甘寒，则知辛温逐瘀之谬。

人参　炒麦冬　枣仁　乌梅肉　蜜水炒黄知母

又　酸味泄肝，胃气乃降，大便通后，汗大出，心中刺痛。皆营液内耗，阳气冲突，仲景三病之郁冒见端矣。虽痰吐咯，无苦燥耗气之理。

人参　阿胶　生地　麦冬　生白芍　炙草

张　产后郁冒，汗出潮热，腹痛。

炒生地　炒山楂　丹参　茯神　浮小麦　黑穭豆皮

败血入经络为疡

吴　产后十二朝，先寒战，后发热，少腹疗痛，腹膨满，下部腰肢不能转侧伸缩，小溲涩少而痛。此败血流入经络，延及变为疡症。议用交加散。

小生地　生姜　车前　牛膝　五灵脂　炒楂肉

调入琥珀末一钱。

又　十六朝，诸症稍减。每黄昏戌亥时，冲气自下而上，至胸中即胀闷，肢冷汗出，右腹板实，此厥阴肝脏因惊气逆。今恶露未清，重镇酸敛，均为暂忌。拟和血调经为稳。

归须　炒桃仁　延胡　炒楂肉　官桂　香附　川楝　小茴

又　人参　当归　白芍　炙草　茯神　香附　桂心　广皮

营络虚寒恶露未清

程　脉濡，恶露紫黑，痛处紧按稍

---

① 大：当作“火”。

缓。此属络虚，治在冲任。以辛甘理阳。

炒归身　炒白芍　肉桂　茯苓　小茴
杜仲

又　脉濡空大，营络虚冷。

人参　炒归身　炒白芍　茯神　炙草
桂心

又　当归羊肉汤加茯苓、茴香。

阴虚风阳动

许　产后阴虚，肝风动灼，喉干呛
咳，晚则头晕。

阿胶　细生地　天冬　茯神　小麦
川斛

程　坐蓐过劳，肝风阳气动，面浮气
短，腹膨，恶露未清。不可腻滞，须防痉
厥。

小生地　丹参　泽兰　茯神　黑穞豆
皮　琥珀末

又　血分既亏，风阳动泄，汗出心
悸，此辛气走泄须忌。所虑痉厥，如已见
端。议静药和阳意。

阿胶　鸡子黄　细生地　生牡蛎　丹
参　茯神

某　产后下焦阴亏，奇脉不固，阳浮
乃升。风动则飧泄嘈杂，液损必消渴骨
热。治在肝肾，静药固摄。

熟地　湖莲　炙草　五味　芡实　山
药　旱莲　女贞

阴虚阳浮汗泄

某　新产后，阴分大虚，汗出，胸
痞，潮热，阳浮卫不固。虽痰多咳频，忌
用苦辛表散，恐久延蓐劳耳。

炒生地　炒麦冬　生扁豆　炙草　金
石斛　丹参　茯神　甘蔗浆

血 虚 寒 滞

某　产后身痛，少腹满。

楂肉　川芎醋炒　延胡醋炒　泽兰
丹皮　艾叶　小茴　香附醋炒　茯苓
益母膏丸。

又　当归　桂心　茴香　香附　紫石
英　茯苓
羊肉胶丸。

气血滞兼湿

孙　产难，伤力惊恐，面微浮，腹
膨，小便不爽。

炒黑楂肉　大黑豆皮　大腹皮绒　生
香附　茯苓　泽泻
白花益母草煎汤代水。

气 滞 胀 泻

金　腹胀气滞，久泻，产后五日。

于术　厚朴　茯苓　泽泻　南山楂
延胡

阴 虚 夹 暑

凌　一岁四气之交，夏季发泄为甚。
凡夏至一阴初复，未及充盈，恰当产期，
为阴气未充先泄，暑热乘隙内侵，正如
《内经》最虚之处，便是容邪之处矣。产
科未明此旨，徒晓产后逐瘀成药，苦辛破
血，津液愈劫，所伏暑热，无由可驱，六
气客邪，内迫脏腑，渐渐昏蒙内闭。攻热
害正，养正邪留，药难立方调治。幼读仲
景，揣摩圣海，惟育阴可以除热。况乎暑
必伤气，人参非益气之圣药乎？大队阴
药，佐以人参，诚为阴分益气之法。服之
热疿垒垒而起，恶露缓缓而下。扶正却
邪，并行不悖。今谷食已安，谅无反复。
难成易亏之阴，须安养可望图功。倘加情
志感触，轻则奇损带淋，重则髓枯蓐损，
莫道赠言之不详也。

雄乌骨鸡一只　人参二两，秋石拌　鲜
生地三两　柏子仁一两半　天冬一两半　麦

冬二两 阿胶二两 建莲肉三两 茯神二两

熬膏。

暑伤营阴

项 初病舌赤神烦，产后阴亏，暑热易深入。此亟清营热，所谓瘦人虑虚其阴。

竹叶 细生地 银花 麦冬 玄参 连翘

张 产后十三朝，舌黄边赤，口渴，脘中紧闷，不食不饥，不大便。此阴分已虚，热入营中，状如疟症，大忌表散清克。议滋清营热，救其津液为要。

细生地 天冬 生鳖甲 丹皮 丹参 茯神

又 产后血络空虚，暑邪客气深入，疟乃间日而发。呕恶，胸满，口渴，皆暑热烁胃津液也。此虚人夹杂时气，只宜和解，不可发汗腻补。

青蒿梗 淡黄芩 丹皮 郁金 花粉 川贝 杏仁 橘红

又 脉缓热止，病减之象。但舌色未净，大便未通。产后大虚，不敢推荡。勿进荤腻，恐滞蒸化热。蔬粥养胃，以滋清润燥，便通再议补虚。

生首乌 麻仁 麦冬 蜜水炒知母 苏子花粉

阳虚欲脱

某 浊阴上逆，恶心不食，冷汗烦躁，最防暴脱。不可但执恶露滞满，而专泻气攻血也。

人参 干姜 附子 泽泻

冲入童便。

某 脉无神，神倦欲昏。汗出乃阳气走泄，泻利系阴气不守。产后见症，是属重虚。深恐节间暴脱，而寒热，胸痞，腹痛，岂遑论及标末。

人参 制附子 人尿 猪胆汁

产后阴虚阳浮发厥

某二五 产后骤加惊恐，阳上瞀冒为厥。左肢麻木，耳窍失殈[①]。皆阳夹内风，混入清窍，以[②]上实下虚，镇阳填阴，味厚质静之药。

熟地 龟甲心 天冬 萸肉 五味 磁石茯神 黑壳建莲

某 产后去血过多，阴虚阳实，头中眩晕，汗出肉瞤，惊畏身热等症，最易昏厥。苦辛气味宜忌。

生地 小麦 炙黑甘草 麦冬 阿胶 茯神 生左牡蛎

顾三一 产后真阴不复，阳越风动，四肢麻木，先厥后热。

熟地 阿胶 炒杞子 生白芍 茯苓 菊花炭

冲任虚气上逆脘痛胀

徐 少腹冲及心下，脘中痛而胀满。若云肝气犯胃，必有呕逆。前法益阴和阳不应，显是产后下虚，厥气上攻。议用柔阳之药。

炒归身 苁蓉 炒枸杞 柏子仁 小茴 茯神

又 冲逆震动而痛，是产后冲任空乏。按之痛减，尤为虚象。缘胃弱减谷，未便汤剂之多，防胃倒耳。

当归 苁蓉 紫石英 茯苓 河车 鹿角霜

又 冲脉逆，则诸脉皆动，天朗晴和少安，由阴分虚及阳分可征。前法包举大气，温养佐通，是为络方。日来春升，略有衄血，然无清寒可投，加咸味佐其入

① 殈：裂也。于此文义未合，疑当作聪。

② 以：当移至下句“镇阳填阴”前。

阴，从产后下焦先伤耳。原方减鹿角、归身，亦恐升阳也。加枸杞、桂圆，以痛在左，故养肝是议。

阴虚风阳动

虞三二　背寒心热，天明汗出乃凉，产后两三月若此。此属下焦真阴已亏，渐扰阳位，二气交乘，并非客症。头晕，耳鸣，心悸，寒热后必泻。内风震动，当与静药。六月二十日。

人参　炙草　白芍　麦冬　炒生地　炒乌梅

又　前法酸甘，益阴和阳，诸病皆减。然此恙是产后下焦百脉空乏，谓之蓐损，填隙固髓为正治。缘谷食未加，沉腻恐妨胃口，加餐可用丸药。七月初三。

人参　炙草　阿胶　生地　麦冬

又　照前方加桂枝木、茯苓、南枣。八月初七。

又　产后都属下焦先损，百脉空隙。时序夏秋，天暖发泄加病，此扶阳益阴得效。今诸症向愈，寝食已安，独经水未至，其冲任奇脉不振。须脏阴充旺，脉中得以游溢耳。

熟地水制　人参　阿胶　黄肉　远志炭　山药　茯神　建莲

乌骨鸡膏丸。九月初一。

吴　坐蓐过劳，惊恐交迫。真阴既伤，经年不复。目暗昏花，烦动热升。皆肾阴不得自充，何以涵养肝木？厥仆眩晕，阳夹肝风直上无制，则当静药填阴，佐酸以收摄。

熟地　阿胶　五味　黄肉　北沙参茯神　黑稆豆皮　秋石二分，调入

阳维病寒热

陈二八　寒热时作，经岁不痊。且产后病起，阳维为病明矣。

当归桂枝汤。

下损及胃奇脉虚

郭二四　产后下元阴分先伤，而奇经八脉皆丽于下，肝肾怯不固，八脉咸失职司。经旨谓阳维脉病苦寒热，阴维脉病苦心痛。下损及胃，食物日减。然产伤先伤真阴，忌用桂、附之刚。温煦阴中之阳，能入奇经者宜之。

人参　鹿茸　紫石英　当归　补骨脂茯苓

营络虚寒腰腹痛

陈四一　产后四月，腰痛牵引少腹，冷汗不食。

当归　羊肉　小茴　桂枝木　茯苓紫石英

气血寒滞结瘕

沈　产后动怒，气血皆逆，痛呕不卧，俯不能仰，面冷肢冷，口鼻气寒，痛必自下冲上，此属疝瘕厥痛。

淡吴萸　韭白　两头尖　川楝子　桂枝木　茯苓

吴二六　产后百日内，右胁下少腹痛，坚膨。络空无血，气乘于中，有结聚癥瘕之累，延及变成胀满，经水不转，成大病矣。

当归　桂心　生桃仁　牛膝　山楂炒黑小茴

陆　产后邪深入阴，气血胶结，遂有瘕疝之形。身体伛偻，乃奇脉纲维不用。充形通络可效，仿仲景当归羊肉汤意。

归身　苁蓉　杞子　小茴　茯苓　紫石英

羊肉胶丸。

胞　损

某　产后胞损溺淋，筋脉牵掣，治当摄下。

桑螵蛸　生沙苑　黄肉炭　炒黄柏　茯神

营卫兼虚

冯四二　产后两月，汗出身痛。

归芪建中汤。

余　产后不复，心悸欲呕，遇寒腹痛。先议进和营卫，继当补摄。

当归桂枝汤加茯苓。

阳虚胃痛血络瘀滞

吴三八　胃痛三月不止，茹素面黄，产后吞酸少食。中焦阳惫，岂宜再加攻泄？与辛补血络方。

桃仁　归须　公丁香皮　川桂枝　半夏　茯苓

阴损及阳肝风犯胃

某　产虚，下焦起病，久则延胃，不饥不食，乃阴损及阳，阳明脉空。厥阴风动掀旋，而头痛面浮，肢冷指麻，皆亡血家见象。

人参一钱　杞子炒焦，三钱　归身一钱　牛膝盐水炒焦，一钱　巴戟天一钱　浙江黄甘菊花炭五分　茯苓一钱半。

丸方：

人参二两，另研　茯苓二两，蒸　黄肉二两，炒焦　五味一两半　杞子二两，炒　桑螵蛸壳盐水煮烘，一两　生白龙骨一两　浙江黄菊花一两，炙炭

蜜丸，早服四钱，开水送。

胃虚下焦虚寒

杨三一　自幼作劳即患头眩，加之刮痧，一月之内必发数次。前岁产后，体甚不健，右耳日夜响鸣，鸣即头眩，神色衰夺，唇黄舌白，带下，手冷脚肿，脉右大，是阳明空，气泄不固。暖下温中主之。

人参二两　桑螵蛸三两，制　鹿角霜一两半　淡苁蓉一两半　炒杞子二两　柏子霜一两半　茯苓一两半　紫石英一两半，醋煅飞　白龙骨一两半

红枣四两，蕲艾五钱，水煮捣丸，服四钱。

某　胃痛欲呕，肢冷，痛引腰背，产后病发更甚。

当归　炒沙苑　炒黑杞子　炒黑小茴　鹿角霜

生精羊肉煎服。

丸方：

人参　鹿茸　生杜仲　炒杞子　当归　鹿角霜　茯苓　沙苑　小茴

羊腰子蒸熟捣丸。

阴虚阳浮经漏

邹三二　阳不入阴，不寐汗出。产伤阴先受损，继而损至奇经。前主温养柔补，谓阴伤不受桂、附刚猛。阅开列病情，全是阴虚阳浮。漏经几一月，尤为急治。夜进局方震灵丹五十粒，前方复入凉肝，益阴配阳，是两固法则。

人参　麋茸　枸杞　天冬　茯神　沙苑

奇脉虚淋带①

某　产后淋带，都是冲、任奇脉内怯，最有崩漏劳损淹缠之虑。但固补实下，须通奇经者宜之。

桑螵蛸　人参　茯苓　生杜仲　沙苑

_____

① 带，原作"滞"，据下正文改。

芡实　湖莲

陈　产后百脉空隙，腰脊痛，漏淋。

桑螵蛸　鹿角霜　龙骨　淡苁蓉　炒杞子　沙苑　茯苓

吴　阅病原产后阴虚液亏，加以平时嗔怒，阳气暴升，络血不宁，奇空冲任少贮，带淋暗泄等症。

阿胶　天冬　当归　白芍　淡黄芩　青蒿膏　女贞子　茯神　乌骨鸡炙

蜜丸。

赵　蓐损八脉，经水不来，带下频频颇多。产后下焦先虚，继及中宫，乃血液脂膏之涸。桂附热燥，更助劫烁。此温药，是温养之义，非温热之谓。

人参　河车　麋茸　鹿角霜　归身茯苓　紫石英

虚 寒 瘕 泄

杨　瘕泄起于产后，三年方愈。下损已极，经水几月一至，来必衰颓如病，奇经冲、任交空，下焦畏冷，食冷则泻，心中疼热。暖下温经主之。

人参　鹿角霜　炒菟丝　生杜仲　炒杞子　熟白术　淡骨脂　茯苓

蒸饼丸。

中 虚

金三八　经后即背寒不热，逾月不愈，嗽痰有血。自秋令产蓐，屡屡若伤风咳嗽，正月至谷减。思产后不复是下虚，形寒减食，先调脾胃，即和营卫法。

人参建中汤。

督 任 虚 寒

某　易饥易怒，腹溏气坠，知饥不进食。自胎前至今，两月不愈。并非客邪，用固摄升阳。

鹿茸　鹿角霜　熟地炭　当归　桂枝

五味　茯苓

某　产后十年有馀，病发必头垂脊痛，椎尻气坠，心痛冷汗。此督、任气乖、跷、维皆不用，是五液全涸。草木药饵总属无情，不能治精血之惫，故无效。当以血肉充养，取其通补奇经。

鹿茸　鹿角霜　鹿角胶　当归　茯苓杞子　柏子仁　沙苑　生杜仲　川断

阳 虚 肿 胀

潘　胎前水溢浮肿，喘满不得卧，余用开太阳膀胱获效。既产，浮肿自然渐退。女科不明产后下虚，专以破气宽胀，百日来腹大且满，按之则痛。此皆气散弥漫，丸药又补涩守中，益助其钝。气血凝涩，经候不来，为难治之病。议肾气汤，煅药成炭，取其气之通，勿令味浊，兼调琥珀末以调其血涩。仿古法中之所有，非杜撰也。

桂七味加车前、牛膝，炒炭，水洗煎，临服调入琥珀末。

徐三六　产后九年，心中胀甚则泻甚，肌浮足肿，食减过半，凡胀必有喘，产后先伤在下。用薛氏济生丸三钱，十服。

某　产后血去过多，下焦冲、任空虚，跗肿腹膨，形寒面黄，脉濡。当用温养。

鹿角霜三钱　补骨脂一钱　紫石英三钱茯苓三钱　桂心四分　炒黑小茴七分

方三二　脉沉濡，产虚寒入，痛胀，腹鸣晨泄。病人述心痛呕逆，其实治下为是。

熟附子　胡芦巴　良姜　炒黑茴香茯苓　广木香

朱四六　脉微弱，形无华色。据说病起产后，食减吐泻，是下焦不复，中焦又伤，渐加浮肿胀满，倏甚忽平，皆下焦厥逆上冲也。下虚于产后，刚剂难以专任，是病之不易取效者在此。

淡苁蓉　炒黑杞子　当归　小茴　茯苓　沙苑

又　济生肾气丸一两二钱。

某四五　产后未满百日，胸胁骨节收引，四肢肌肉麻木，浮肿腹胀，早轻夜重，食减，畏寒，便溏，脉得右迟左弦。先与理中，健阳驱浊。

人参　炮姜　淡附子　焦白术　枳实　茯苓

范　病胀，起于产后，下焦先伤，浊阴犯中，不可以胀满为实症。夫腑阳不通，肾气散漫，吸气不入，息音如喘，此身动便喘，非外客之邪干肺。春半温气外侵，面肿，颈项结核，曾以夏枯、菊叶辛解得效，乃一时暴邪治法。至于本病之腹满、洞泄、跗肿，未经调理，且胀势侵晨至午颇减，日暮黄昏胀形渐甚，中焦阳微，已见一斑。愚见胀满在中，而病根在下，仲景于产后失调，都从下虚起见，阅女科汤药一方，殊属不解。思平居咽干，喉痹，牙宣，肝肾真阴下亏，不敢刚药宣通。仿薛氏肾气法，减泄肝如牛膝、肉桂之辛，不致劫阴，仍可通阳为法。

六味去黄，加芍药、附子、牡蛎，炒炭煎。

又　小满节，古云痛随利减，今便利仍痛，非是实症，肝失调畅，当理用以益水母。不取芍药之和阴，加当归，小茴香拌炒焦黑，以通肝脏脉络之阳，又辛散益肾也。

照前方去芍，加茴香拌炒当归。

某　产后肿胀不愈，显系下虚，肝肾气不收摄。形寒痞闷，食少痰多，脉细肉消。治从阴分，非分和攻消者。

济生肾气丸，沉香汁冲开水送。接服金匮肾气丸。

湿热肿胀

王　胀满六年，产后小愈。今胀势复甚，兼脱肛，淋症，大腿热如滚水滚泼，食入脐中作痛。议治其腑。

小温中丸三钱，六服。

风　湿

傅　风胜为肿，湿甚生热，乃经脉为病。但产后百日，精神未复，不可过劫。

羚羊角　木防己　片姜黄　川桂枝　大杏仁　苡仁

奇脉虚肾气不摄肿胀

方　产后腹大，半年不愈。近日有形冲突，肠如刀搅。据述坐蓐艰产，血去盈斗，而腹形即已胀满。想八脉不用，肾气散越不收，非瘀血积气为病。议用大全方乌鸡煎丸。

乌骨鸡　人参　苍术　附子　乌药　肉桂　陈皮　草果　红花　海桐皮　黄芪　白术　蓬术　川乌　延胡　白芍　木香　肉果　琥珀　丹皮

即以鸡拣去毛、头、嘴、爪、肠杂，将药放鸡肚内，贮砂锅中，以好酒一斗同煮令干，去鸡骨，以油单盛焙令干，为末，蜜丸。

范　冲任伤，督带损，皆由产时劳怖，理难复元。固摄下真，兼理奇脉，治非背谬。但腹满膨痛，若徒固补，不以通调，恐滋胀肿。大意阳宜通，阴宜固，包举形骸，和养脉络，乃正治方法。病样多端，纷纭缕治，难以立方矣。

人参　鲜河车胶　淡苁蓉　砂仁　制熟地　鹿角霜　归身　茯苓　紫石英　小茴香　羊腰子

气滞脘痞胀

某　产后下虚，血病为多。今脘中痞胀，减食不适，全是气分之恙。但调气宽中，勿动下焦为稳。

香附　神曲　苏梗　白蔻仁　茯苓　桔梗

下焦脉络寒滞肿痛

朱四十　产后冬月，右腿浮肿，按之自冷。若论败血，半年已成痹疡。针刺泄气，其痛反加。此乃冲任先虚，跷维脉不为用。温养下元，须通络脉，然取效甚迟，恪守可望却病。

苁蓉　鹿角霜　当归　肉桂　小茴　牛膝　茯苓

鹿角胶溶酒，蜜丸

肝肾虚兼痰饮

某　产后必病阴虚可知，两足跗中筋掣瘀痛，不耐走趋。当温养肝肾，以壮筋骨。但食后脘中痞阻，按之漉漉有声，手麻胁痛，心烦，耳目昏眩，宛是阳气不主流行，痰饮内聚之象。处方难以兼摄，议用分治法。

中焦药，日中服，桂苓六君子，竹沥、姜汁法丸。

下焦药，侵晨服，从四斤丸、金刚丸参写。

苁蓉　牛膝　虎骨　生杜仲粉　天麻　木瓜　萆薢

蜜丸。

燥伤肺气水气痹阻

程　脉沉，喘咳浮肿，鼻窍黑，唇舌赤，渴饮则胀急，大便解而不爽。此秋风燥化，上伤肺气，气壅不降，水谷汤饮之湿痹阻经隧，最多坐不得卧之虑。法宜开通太阳之里，用仲景越婢、小青龙合方。若畏产后久虚，以补温暖，斯客气散漫，三焦皆累，闭塞告危矣。

桂枝木　杏仁　生白芍　石膏　茯苓　炙草　干姜　五味

痰饮阻气不寐不便

陈三十　夏季坐蓐，秋月热病。半年来不寐不便，无皮毛焦落之象。是痰饮为气所阻，以致升降失常，乃痹之基也。议宣肺以通肠。

紫菀八钱　杏仁三钱　枳壳一钱　桔梗一钱　瓜蒌皮一钱　郁金一钱

下虚饮浊上逆

陆　背寒，夜卧气冲欲坐，乃下元虚乏，厥浊饮邪，皆令上泛。胎前仅仅支撑，产后变症蜂起。奈何庸庸者流，泄肺冀其嗽缓，宜乎药增病势矣。

桂枝　茯苓　炙草　五味　淡干姜

许　实喘属肺，虚喘属肾。产后下虚最多，痰饮易于上泛，喘嗽食减，有浮肿、胀满、不得卧之忧，不可小视。

茯苓　生白芍　干姜　五味

风温客肺饮邪上逆

王　产后未复，风温入肺。舌白面肿，喘咳泄泻，小水渐少，必加肿满，不易治之症。

芦根　苡仁　通草　大豆黄卷

又　淡渗通泄气分，肺壅得开而卧。再宗前议。

通草　芦根　苡仁　大豆黄卷　木防己　茯苓

又　过投绝产凝寒重药，致湿聚阻痰。两投通泄气分已效，再用暖胃涤饮法。

半夏　姜汁　黍米　茯苓

又　支饮未尽，溏泻不渴，神气已虚。用泽术汤。

生于术　建泽泻　茯苓　苡仁

湿浊踞膈肺不肃降

某　脉小左弦，咳逆脘闷，小便不利，大便溏泻，不思纳谷，嗳气臭秽。此皆胎前气上逆冲，浊得盘踞膈间，肺失清肃降令，上窍痹，致下窍不利，汤食聚湿，气不宣行。怕延出浮肿腹满、喘急不卧诸款，不独以产后通瘀为事。

郁金汁　杏仁　通草　桔梗　茯苓皮
苡仁

暑伤上焦气分

沈　产后未复，加以暑热上干。暑必伤气，上焦先受，头胀，微微呕恶，脘闷不晓饥饱，暮热早凉，汗泄不已，经水连至，热迫血络妄动。盖阴虚是本病，而暑热系客气。清上勿得碍下，便是理邪。勿混乱首鼠[1]，致延蓐损不复矣。

卷心竹叶　生地　炒川贝　连翘心
元参　地骨皮

木火盛心营热

袁二一　神识不甚灵慧，陡然狂乱入并。夫暴病痰、火、风为多，今诊视色脉，产后未满百日，多惊怕，五味皆变。厥阴肝木顺乘阳明，古称一阴一阳变乱为痫。先以清心胞，解营热，食进便通，再酌调理。

犀角　生地　菖蒲　元参心　羚羊角
郁金　竹叶心　连翘心

又　复脉汤去参、姜、桂。

蓐　劳

某三五　产后不复元，仍自乳抚育，损不能复，即是蓐劳。速速断乳，药力可

扶。凡产必下焦先损，必以形质血气之属。莫以心热，再用寒凉，伐其生气。

人参　当归　沙苑　杜仲　补骨脂
茯苓

羊内肾二枚。

沈　时热，属上焦病，逾时自解。缘体质素薄，长夏坐蓐，不但肝肾阴伤，诸气皆为发泄。阴不主恋阳，冲脉上冲，而心热骨痿。总是阴亏不肯复元，久久延成损症，此与清润治肺之咳无预。法宜填补下焦，摄之固之，迎养秋收冬藏，胃纳有加，庶乎渐安。

鲜紫河车　人参　真秋石　茯神　水
煮熟地　归身　五味　芡实　山药

生羖羊肉胶共河车胶，二共和丸。

姚三十　面少华色，脉似数，按之芤涩。产后三年，从未经来，腹中有形，升逆则痛，肩背映胁，卒痛难忍。咳吐都是涎沫，著枕气冲欲坐，食减便溏，身动语言喘急。此乃蓐劳损极不复，谅非草木可以图幸。由下焦元海少振，惊恐馁弱，冲脉动，斯诸脉交动。拟益元气，充形骸，佐重镇以理怯，护持体质之义，非治病方药矣。

人参　杞子　白龙骨　茯苓　紫石英
羊肉

邹二八　产后成劳损，先伤下焦血分，寒热数发不止，奇经八脉俱伤，欲呕不饥，肝肾及胃，有形凝瘕。议柔剂温通补下。

人参　当归小茴香拌炒　茯苓　沙苑
淡苁蓉　杞子　鹿角霜　生紫石英

汪　产后百日，寒热消渴，心痛恶食，溏泻。此蓐劳液涸，已属沉疴难治。拟酸甘化阴扶胃，望其小安而已。

人参　乌梅　炙草　赤石脂　木瓜

---

[1]　首鼠：迟疑不定。

茯神 炒粳米，

张二八 产后下虚，厥气上冲犯胃，食入呕胀。脉络日空，营卫两怯，寒热汗泄，淹淹为蓐劳之病，最难调治。

淡吴萸七分 桂枝五分 茯苓三钱 炮姜八分 炒木瓜一钱 南枣

黄 产后陡然惊恐，阴亏厥阳上逆，血涌吐痰，胸背胁俞大痛。乃八脉空乏之征，蓐劳重症延绵，最难全好。议镇固一法。

熟地炭 炒杞子 五味 紫石英 茯神 牛膝炭

又 脉少敛，痛止血缓。仍用镇纳。

熟地 炒杞子 五味 女贞子 芡实 茯神

又 眩晕，腹鸣，脘痛。

熟地 炒杞子 五味 茯神 阿胶 萸肉 菊花炭 北沙参

又 乌骨鸡 阿胶 熟地 杞子 五味 桂圆 茯神 建莲

熬膏，人参汤送。

小产郁冒

顾 小产三日，脉数，头痛，脘痞，小腹坠痛欲厥，此属郁冒。

连翘 郁金汁 丹皮 钩藤 茯苓 炒山楂

益母草汤煎。

营血虚阳升

某二五 小产后，恶露淋漓，营血内亏，厥阳由是鼓动，头胀耳鸣，心中洞然，病在下焦矣。

枸杞子三钱 柏子仁一钱 全当归一钱半 白芍一钱半 穭豆皮三钱 茯神三钱

胃阳虚肝风动呕吐欲脱

朱 脉小，半产一日，舌白，频频呕吐青绿水汁涎沫，左肢浮肿，神迷如寐。此胃阳大虚，肝风内泛，欲脱之象。急急护阳安胃，冀得呕缓，再商治病。

人参 淡附子 炒焦粳米 煨老姜

又 虽得小效，必三阴三阳一周，扶过七日，庶有愈理。

人参 淡附子 熟于术 炮姜 茯苓 南枣

阴虚阳冒成癫痫

某 小产不及一月，忽有厥逆痰潮，此阴分既虚，厥阳上冒。今二便已通，神志似属惯散，病虽已成癫痫，却非痰火有馀。肝肾位远，治宜镇补，拟陈无择琥珀散。

人参 白芍 铁落 辰砂 磁石 远志 菖蒲 牛黄 琥珀

奇脉阳虚不升固

孔 形畏寒凛凛，忽然轰热，腰膝坠胀，带下汗出。由半产下焦之损，致八脉失其拥护，少腹不和。通摄脉络治之。

鹿角霜 炒当归 杜仲 菟丝子 小茴香 桂枝

奇脉虚淋带

陈 怀妊三月小产，半年不复。寒从背起，热起心胸，经水后期不爽，带下脉脉不断，脊膂腰髀痿坠酸疼，膝骨骭胫易冷无力。由冲任督带伤损，致阴阳维跻不用。调治非法，有终身不肯孕育之累。

鹿角霜 炒枸杞 当归 炒沙苑 桂枝 小茴

下虚上受风温

顾 上年小产，下虚不复。冬令藏聚未固，春夏阳升，风温乘虚上受，清窍不利，耳失聪，鼻多塞，咽燥痰稠，悉见上焦不清，究竟下虚是本病。议食后用清窍，早上用镇纳。

青菊叶三钱　羚羊角一钱　黑栀皮一钱
连翘心一钱半　玄参心二钱　苦丁茶一钱
磁石六味加龟胶、北味。

阳气虚久泻

程　久泻延虚，痛后而泻，气弱不司运行。病因小产而来，法当中下两调。

人参　炒菟丝子　木香　茯苓　炒白芍　炒补骨脂

蓐　劳

汪　小产后，气冲结瘕，是奇经八脉损伤。医谓病尚有形，佥从瘀血施治。半年来肌肉大消，内热，咯痰带血，食过脘下，辄云腹痛。盖产后下焦真阴大亏，攻瘀清热，气味苦辛，是重虚其虚。药先入胃，既不中病，先戕胃口，致令饮食废矣。阴虚生热，经训灼然。只以胃口伤残，难与滋腻之药。此症延成蓐劳，必得饮食渐和，方有调病之理。见病治病贻害，岂可再循前辙？议肝胃两和方法。

炒黑杞子三钱　云茯神一钱半　柏子仁三钱　生沙苑一钱　焦当归一钱　小茴七分，同当归合炒　紫石英五钱，先煎甘滚入药

肝虚血滞

某　三次两月胎漏而下，是厥阴失养。脉数右大，腹痛，恶露未尽。

柏子仁　炒楂肉　丹皮　泽兰叶　细生地

调入琥珀末。

液虚风动

倪　小产半月颇安，忽然腰腹大痛，或攒膝跗足底，或引胁肋肩胛，甚至汤饮药饵，呕吐无存。娠去液伤，络空风动。

昔贤谓按之痛缓属虚，勿道诸痛为实。

炙草　淮小麦　南枣　阿胶　细生地　生白芍

又　往常经候不调，乃癥瘕为痛。

葱白丸。

《金匮要略》云：新产妇人有三病，一者病痉，二者病郁冒，三者大便难。新产血虚，多汗出，善中风，故令病痉。亡血复汗，寒多，故令郁冒。亡津液，胃燥，故大便难。《心典》云：血虚汗出，筋脉失养，风入而益其劲，此筋病也。亡阴血虚，阳气遂厥，而寒复郁之，则头眩而目瞀，此神病也。胃藏津液而渗灌诸阳，亡津液，胃燥，则大肠失其润而大便难，此液病也。三者不同，其为亡血伤津则一，故皆为产后所有之病。即此推之，凡产后血虚诸症，可心领而神会矣。张璐玉云：产后元气亏损，恶露乘虚上攻，眼花头晕，或心下满闷，神昏口噤，或痰涎壅盛者，急用热童便主之。或血下多而晕，或神昏烦乱者，芎归汤加人参、泽兰、童便，兼补而散之。又败血上冲有三，或歌舞谈笑，或怒骂坐卧，甚则逾墙上屋，此败血冲心，多死，用花蕊石散，或琥珀黑龙丹。如虽闷乱，不致颠狂者，失笑散加郁金。若饱闷呕恶，腹满胀痛者，此败血冲胃，五积散或平胃加姜、桂，不应，送来复丹。呕逆腹胀，血化为水者，金匮下瘀血汤。若面赤呕逆欲死，或喘急者，此败血冲肺，人参、苏木，甚则加芒硝荡涤之。大抵冲心者十难救一，冲胃者五死五生，冲肺者十全一二。又产后口鼻起黑色而鼻衄者，是胃气虚败而血滞也，急用人参、苏木，稍迟不救。丹溪云：产后当大补气血，即有杂症，以末治之。一切病，多是血虚，皆不可发表。景岳云：产后既有表邪，不得不解，既有水

邪，不得不清，既有内伤停滞，不得不开通消导，不可偏执。如产后外感风寒，头痛身热，便实中满，脉紧数洪大有力，此表邪实症也。又火盛者，必热渴躁烦，或便结腹胀，口鼻舌焦黑，酷喜冷饮，眼眵，尿痛溺赤，脉洪滑，此内热实症也。又或因产过食，致停蓄不散，此内伤实症也。又或郁怒动肝，胸胁胀痛，大便不利，脉弦滑，此气逆实症也。又或恶露未尽，瘀血上冲，心腹胀满，疼痛拒按，大便难，小便利，此血逆实症也。遇此等实症，若用大补，是养虎为患，误矣。以上四家之论，俱属产后治病扼要处，学者当细心体察，再参观叶先生医案，更能博考群书，以治产后诸病，易如反掌矣。否则，如眇能视，不足以有明也，如跛能履，不能以与行也，乌得称司命哉。秦天一

妇人善病，而病由产后者为更多，亦为更剧。产后气血大亏，内而七情，外而六气，稍有感触，即足致病。使治之失宜，为患莫测。朱丹溪曰：产后以大补气血为主，虽有他症，以末治之。此语固为产后症之宗旨，而症实多端，论其常，未尽其变也。医者惟辨乎脉候，以明内外之因，审乎阴阳，以别虚实之异，病根透彻，而施治自效。慎毋以逐瘀为了事，亦毋以温补为守经。今观先生案中，凡内因之实症，未尝不用攻治之剂。然如热炽昏乱，有似恶露冲心者，先生则曰：阴气下泄，阳气上冒，从亡阳汗出谵语例，为救逆法。如少腹冲及心脘，痛而胀满，有似肝气犯胃者，先生则曰：产后下虚，厥气上攻，惟用柔阳之药。如头痛汗出烦渴，有似感冒风寒者，先生则曰：开泄则伤阳，辛热则伤阴，从仲景新产郁冒之治以立方。至于奇经八脉，为产后第一要领。

盖八脉丽于下，产后阴分一伤，而八脉自失所司，温补镇摄，在所必先。无奈世人罕知，即有一二讲论者，终属影响模糊。惟先生于奇经之法，条分缕析，尽得其精微。如冲脉为病，用紫石英以为镇逆。任脉为病，用龟板以为静摄。督脉为病，用鹿角以为温煦。带脉为病，用当归以为宣补。凡用奇经之药，无不如芥投针。若夫外因为病者，风温入肺，用苇茎汤甘寒淡渗，以通肺气。遇寒腹痛，用当归桂枝汤，辛甘化阳，以和营卫。暑气上干，则阴虚是本病，暑热是客气，清上勿致碍下，便是理邪。如湿伤脾阳而饮邪阻气，用苦温淡渗之品，泽术汤治之。热蒸化燥而胃阻肠痹，用首乌、麻仁、麦冬、花粉，清滋润燥之剂治之。热乘阴虚而入营中，则忌表散清克，惟育阴可以除热。更如邪入营络而成疟症，不得发汗腻补，当以轻清和解为主。要之，先生于内因之症，一一寻源探本，非同俗手，漫谓补虚。于外因之端，种种审变达权，不以产后自为荆棘。惟读书多而胸具灵机，故于丹溪本末二字，尤为神化无迹。此所谓知其要者，一言而终，不知其要者，流散无穷也。案中诸症甚多，学者果能悟焉，则一以贯之矣。龚商年

癥　瘕

营络气聚结瘕

张　久痛在络，营中之气结聚成瘕。始而夜发，继而昼夜俱痛，阴阳两伤。遍阅医药，未尝说及络病。便难液涸，香燥须忌。

青葱管　新绛　当归须　桃仁　生鹿角　柏子仁

朱二六　辛润通络，成形瘀浊吐出，

然瘀浊必下行为顺，上涌虽安，恐其复聚。仍宜缓通，以去瘀生新为治。无取沉降急攻，谓怒劳多令人伤阳耳。

当归　桃仁　茺蔚子　制蒺藜　生鹿角　茯苓

香附汁法丸。

周三十　瘕聚结左，肢节寒冷。病在奇脉，以辛香治络。

鹿角霜　桂枝木　当归　小茴　茯苓　香附　葱白

龚　脉症向安，辛甘化风方法非谬。据云痛时少腹满胀，其有形疝瘕，状亦略小。法宜益营之中再佐通泄其气，古称通则不痛耳。

人参　当归　肉桂　吴萸　小茴　茯苓　青葱管

钦　疝瘕，少腹痛。

当归　生姜　羊肉　桂枝　小茴　茯苓

又　瘕痛已止，当和营理虚。

归身　紫石英　白芍酒炒　小茴　淡苁蓉　肉桂

丸方用养营去芪、术、桂，合杞圆膏。

朱四十　疝瘕，腹痛有形，用柔温辛补。

当归　生姜　羊肉

某　右胁攻痛作胀，应时而发。是浊阴气聚成瘕，络脉病也。议温通营络。

当归三钱　小茴炒焦，一钱　上肉桂一钱　青葱管十寸

气血凝络脘痛经阻

谭　瘕聚有形高突，痛在胃脘心下，或垂岋①腰少腹，重按既久，痛势稍定，经水后期，色多黄白。此皆冲脉为病，络虚则胀，气阻则痛。非辛香何以入络？苦温可以通降。

延胡　川楝　香附　郁金　茯苓　降香汁　茺蔚子　炒山楂　乌药

又　瘕聚痼结，痛胀妨食，得食不下，痛甚，今月经阻不至，带淋甚多。病由冲、任脉络，扰及肝胃之逆乱，若不宣畅经通，日久延为蛊疾矣。

炒桃仁　当归须　延胡　川楝子　青皮　小茴　吴萸　紫降香　青葱管

柳四二　络血不注冲脉则经阻，气攻入络，聚而为瘕乃痛。冲脉是阳明属隶，痛升于右，胀及中脘，作呕清涎浊沫。操家烦怒，犯胃莫如肝，泄肝正救胃。

金铃子　炒延胡　蓬莪术　青橘叶　半夏　厚朴　姜汁　茯苓

又　葱白丸二钱，艾、枣汤送。

木火郁气滞血瘀

某　脐下瘕形渐大，气塞至心胸及咽喉，饮不解渴，遂气攻至背部，经水百馀日不来，小溲得利，大便不爽，气滞血瘀。皆因情志易郁，肝胆相火内灼，冲脉之血欲涸。丹溪谓：气有馀便是火。口甜，食后痞。用苦辛清降。

胡黄连八分　山栀仁一钱半　南山楂三钱　芦荟一钱　鸡肶皮不落水去垢，炙脆，五钱

化服回生丹半丸。

肾气不摄经阻腹痛胀

陆十六　经阻半年，腹形渐大，痛不拒按，溲短便通。据形色脉象，不是用通经丸者。下气还攻于络，有形若癥瘕。

炒枯肾气汤。

气血凝络肝逆胃痛呕

缪　脉弦左搏，数年胃痛不痊，发时手不可按，胁中拘急，少腹左傍素有瘕聚

----

① 岋：二山之间，文义不属，当作骱。

之形，气自下焦冲起，为胀为呕。此乃惊忧嗔怒，致动肝木，乘其中土，胃伤失降，脉络逆并，痛势为甚。初起或理气获效，久发中衰，辛香气燥，脾胃不胜克伐矣。议疏肝木安土为法，冀其渐缓，再酌后法。

川楝子　川连　干姜　桂枝　当归　川椒　生白芍　乌梅

又　少腹疝瘕多年，冲起散漫，胃脘、两胁痛甚欲呕。年前用安胃泄肝颇效，但下焦至阴，足跗发瘰裂水。久留湿热瘀留，经脉络中交病。若非宣通气血壅遏，恐非至理。

桃仁　柏子仁　川芎　当归　小茴　小香附　茯苓　山栀姜汁炒

为末，用青葱管百茎，加水一杯，取汁法丸。

某五十　数年左胁聚瘕，发作必呕吐涎沫酸苦浊水，寤不成寐，便闭忽泻。始于悒郁，病由肝失畅达，木必传土，胃气受侮，病久入络，气血兼有。缓图为宜，急攻必变胀病。

生牡蛎　川楝子肉　延胡　桃仁　半夏　茯苓　橘红　白芥子　川连　吴萸　香附汁、姜汁法丸。

肝逆犯胃奇络虚滞

赵　脉小，身不发热，非时气也。凡经水之至，必由冲脉而始下。此脉胃经所管，医药消导寒凉，不能中病，反伤胃口，致冲脉上冲，犯胃为呕，攻胸痞塞，升巅则昏厥。经言冲脉为病，男子内疝，女子瘕聚。今小腹有形，兼有动气，其病显然。夫曰结曰聚，皆奇经中不司宣畅流通之义。医不知络脉治法，所谓愈究愈穷矣。

鹿角霜　淡苁蓉　炒当归　炒小茴　生杜仲　茯苓

用紫石英一两煎汤煎药。

郁伤液涸阳升痛胀

蒋四七　天癸将止之年，小腹厥阴部位起瘕，动则满腹胀痛，形坚。或时脊巅掣痛，必有秽痰血筋吐出。此起于郁伤，久则液枯气结，内风阳气烦蒸，则心热，痞结，咽阻。已属痼疾，治必无效。倘腹大中满则剧矣。

牡蛎　生地　阿胶　小胡麻　茯苓　穭豆皮。

厥阴寒滞呕泻

沈四十　肢冷腹痛，有形为瘕，久泻。

当归炒黑　小茴炒黑　上肉桂　山楂炒黑　茯苓

又　冷利有瘕，遇冷则呕。

吴萸　炒小茴　延胡　茯苓　川楝子　生香附

肝郁犯胃

某　脘中瘕聚。

川楝子一钱　延胡一钱　吴萸五分　青皮七分　良姜一钱　茯苓三钱

林　脉左弦涩，少腹攻逆，痛即大便。肝气不疏，厥阴滞积。

香附一钱半　鸡肫皮炙，一钱半　茯苓一钱半　麦芽一钱　香橼皮八分　青皮五分　炒楂肉二钱　砂仁壳五分

又　少腹瘕聚攻逆，身热，或噫，或浊气下泄则诸羔悉舒，恼怒病发。厥阴肝木郁遏不疏，显露一斑。

川楝子一钱　小茴五分　生牡蛎三钱　桂枝木五分　生白芍一钱　青皮一钱

程　聚气疝瘕，大便不爽必腹中疠痛，当通腑经气分。

葱白丸二钱五分，红枣汤送。

又　仿朱南阳意，以浊攻浊。

韭白根_{去须，五钱}　两头尖_{一百粒}　炒香橘核_{一钱半}　小茴香_{七分}　金铃子肉_{一钱半}

又　瘕聚已解。用八珍丸加香附、小茴，白花益母膏丸。

某　瘕聚在左胁中，肝病。

桃仁　川楝子　延胡　当归　橘红　香附

胆克脾暑伤气

王四一　瘕聚季胁，渐加烦倦减食。入夏土旺气泄，用泄少阳补太阴方。

人参　茯苓　炙草　当归　丹皮　生地　鳖甲　泽兰膏

痰 气 凝 结

周　痛久在络，凝聚成形，仍属经病。议用河间法。

川楝子　瓜蒌皮　香附汁　延胡　生牡蛎

又　理气豁痰，痛止思食。仍以前法参用。

半夏　瓜蒌皮　香附汁　生牡蛎　橘红　香豉

湿 热 结 癥

葛四一　用丹溪小温中丸，胀利自减，知肠胃湿热，皆阻腑阳之流畅，水谷之气不主游溢。瘕属气聚，癥为血结，由无形酿为有形。攻坚过急，药先入胃，徒致后天气乏，恐胀病必至矣。俗有痞散成蛊之说，可为治此病之戒律。

老韭根_{生晒，一钱}　桃仁_{一两}生香附_{一两}炒楂肉_{一两}　当归须_{一两}　山甲片_{一两}小茴香_{三钱}　桂枝木_{三钱}

湿 热 腹 胀

胡二十　少腹聚瘕，能食便不爽，腹微胀。

小温中丸。

寒热食减干血劳

王二一　初病寒热，半年经水不来，少腹已有瘕形，食又减半，当此年犯干血劳虑。

焦术　茯苓　广皮　香附　当归　南山楂　白芍

夫癥者征也，血食凝阻，有形可征，一定而不移。瘕者假也，脏气结聚，无形成假，推之而可动。昔有七癥八瘕之说，终属强分名目，不若有形无形之辨为明的也。二症病在肝脾，而胃与八脉亦与有责。治之之法，即从诸经，再究其气血之偏胜。气虚则补中以行气，气滞则开郁以宣通，血衰则养营以通络，血瘀则入络以攻瘕，此治癥瘕之大略。古方甚多，而葱白丸、乌鸡煎丸尤为神效。癥瘕之外，更有疝癖、肠覃、石瘕、内疝等症，古人论之已详，兹不必赘。今参先生方案，如营伤气阻者，于益营之中，佐通泄其气。如络虚则胀，气阻则痛者，以辛香苦温入络通降。又如肝胃两病者，以泄肝救胃。肝胃脾同病者，则扶土制木。肝脏之气独郁不宣者，辛香专治于气。血痹络迸失和者，辛香专理其血。病由冲任扰及肝胃之逆乱者，仍从肝胃两经主治，以疏降温通。凡此悉灵机法眼，药不妄投。总之治癥瘕之要，用攻法宜缓宜曲，用补法忌涩忌呆。上逆则想肝脏冲病之源头，下垂则究中气阴邪之衰旺。吞酸吐水，必兼刚药，液枯肠结，当祖滋营。再辨脉象之神力，形色之枯泽，致病之因由，则治法自然无误矣。龚商年

热入血室

邪热内陷液伤发痉

沈氏 温邪初发，经水即至，寒热，耳聋，干呕，烦渴饮，见症已属热入血室。前医见咳嗽脉数舌白，为温邪在肺，用辛凉轻剂，而烦渴愈甚。拙见热深，十三日不解，不独气分受病，况体质素虚，面色黯惨，恐其邪陷痉厥。三日前已经发痉，五液暗耗，内风掀旋，岂得视为渺小之恙？议用玉女煎两清气血邪热，仍有救阴之能。

玉女煎加竹叶心，武火煎五分。

又 脉数，色黯，舌上转红，寒热消渴俱缓。前主两清气血伏邪，已得效验。大凡体质素虚，驱邪及半，必兼护养元气，仍佐清邪。腹痛便溏，和阴是急。

白芍 炙草 人参 炒麦冬 炒生地

又 脉右数左虚，临晚微寒热。

复脉汤去姜、桂。

蓄 血

吴氏 热病十七日，脉右长左沉，舌痿，饮冷，心烦热，神气忽清忽乱。经来三日患病，血舍内之热气乘空内陷，当以瘀热在里论病。但病已至危，从蓄血如狂例。

细生地 丹皮 制大黄 炒桃仁 泽

兰 人中白

考热入血室，《金匮》有五法。第一条主小柴胡，因寒热而用，虽经水适断，急提少阳之邪，勿令下陷为最。第二条伤寒发热，经水适来，已现昼明夜剧，谵语妄见，恐人误认阳明实病，故有无犯胃气及上二焦之戒。第三条中风寒热，经水适来，七八日，脉迟身凉，胸胁满如结胸状，谵语者，显无表症，全露热入血室之候，自当急刺期门，使人知针力比药力尤捷。第四条阳明病，下血谵语，但头汗出，亦为热入血室，亦刺期门，汗出而愈，仲景无非推广其义，教人当知通变。第五条，明其一症，而有别因为害，如痰潮上脘，昏冒不知，当先化其痰，后除其热等语，所谓急者先除也。乃今人一遇是症，不辨热入之轻重，血室之盈亏，遽与小柴胡汤，贻害必多。要之，热甚而血瘀者，与桃仁承气，及山甲、归尾之属。血舍空而热陷者，用犀角地黄汤，加丹参、木通之属。表邪未尽，而表症仍兼者，当合乎和解。热轻而清药过投，气机致钝者，不妨借温通为使。血结胸有桂枝红花汤，参入海蛤、桃仁之治。昏狂甚，进牛黄膏，调入清气化结之煎。再观案中，有两解气血燔蒸之玉女法，热甚阴伤，有育阴养气之复脉法，又有护阴涤热之缓攻法。先圣后贤，其治总条分缕析，学者审症制方，慎毋拘乎柴胡一法也。邵新甫

临证指南医案卷十

古吴　叶桂　天士先生著
浒关李大瞻翰圃
锡山华南田岫云　同校
邵　铭　新甫

幼 科 要 略

按：襁褓小儿，体属纯阳，所患热病最多。世俗医者，固知谓六气之邪皆从火化，饮食停留，郁蒸变热。惊恐内迫，五志动极皆阳。奈今时治法，初则发散解肌，以退表热，仍混入消导。继用清热苦降，或兼下夺，再令病家禁绝乳食，每致胃气索然，内风来乘，变见惊痫，告毙甚多。附记世俗通套之方药于下，不可不知，不足取法也。

防风　荆芥　葛根　前胡　桔梗　木通　赤芍　卜子　厚朴　陈皮　山楂　麦芽　枳壳　神曲　钩藤

夏佐香薷，冬佐麻黄、羌活。

两三日热不解：

柴胡　前胡　黄连　黄芩　山栀　连翘　薄荷　葛根　木通　钩藤　厚朴　枳实　瓜蒌实

丸剂必用大黄。

四五日不解，但言食滞未尽，表里不和，总以柴芩小陷胸。若呕逆烦渴，用竹茹、黄连、半夏。若痰多喘促，即用葶苈、杏仁、苏子、卜子、胆星、贝母，甚

者加牛黄。此皆套法，所当戒也。

屡清消不愈，便无方法。苟不变惊，必曰骨蒸孩劳。所用药饵，不分气血阴阳，但知见症施治。如早凉暮热，必用：

地骨皮　丹皮　生地　元参　甘草　北沙参　石斛　知母

有痰加：

苏子　杏仁　贝母　橘红　胆星　桔梗

其钩藤、石斛、茯苓、谷芽之属，每剂必用。总之取无故疲药，待其自愈。倘有变症，希冀掩饰而已。

愚按：婴儿肌肉柔脆，不耐风寒，六腑五脏气弱，乳汁难化。内外二因之病自多，然有非风寒竟致外感，不停滞已属内伤。其故何欤？尝思人在气交之中，春夏地气之升，秋冬天令之降，呼出吸入，与时消息。间有秽浊吸入，即是三焦受邪，过募原直行中道，必发热烦躁，倘幼医但执前药，表散消导，清火通便，病轻或有幸成，病重必然颠覆。钱仲阳云粪履不可近襁褓小儿，余言非无据矣。四十年来，

治疗颇多，略述其概云。

夫春温夏热，秋凉冬寒，四时之序也。春应温而反大寒，夏应热而反大凉，秋应凉而反大热，冬应寒而反大温，皆不正之乖气也。病自外感，治从阳分。若因口鼻受气，未必恰在足太阳经矣。大凡吸入之邪，首先犯肺，发热咳喘。口鼻均入之邪，先上继中，咳喘必兼呕逆膩胀。虽因外邪，亦是表中之里。设宗世医发散阳经，虽汗不解。幼稚质薄神怯，日期多延，病变错综，兹以四气常法列下。

伏　气

春温一症，由冬令收藏未固，昔人以冬寒内伏，藏于少阴，入春发于少阳，以春木内应肝胆也。寒邪深伏，已经化热，昔贤以黄芩汤为主方，苦寒直清里热。热伏于阴，苦味坚阴，乃正治也。知温邪忌散，不与暴感门同法。若因外邪先受，引动在里伏热，必先辛凉以解新邪，继进苦寒以清里热。况热乃无形之气，幼医多用消滞，攻治有形，胃汁先涸，阴液劫尽者多矣。

备　用　方

黄芩汤　葱豉汤_{新邪引动伏邪}　凉膈散
清心凉膈散

风　温

风温者，春月受风，其气已温。经谓春气病在头，治在上焦。肺位最高，邪必先伤，此手太阴气分先病。失治则入手厥阴心胞络，血分亦伤。盖足经顺传，如太阳传阳明，人皆知之。肺病失治，逆传心胞络，幼科多不知者。俗医见身热咳喘，不知肺病在上之旨，妄投荆、防、柴、

葛，加入枳、朴、杏、苏、卜子、楂、麦、广皮之属，辄云解肌消食。有见痰喘，便用大黄、礞石滚痰丸，大便数行，上热愈结。幼稚谷少胃薄，表里苦辛化燥，胃汁已伤。复用大黄大苦沉降丸药，致脾胃阳和伤极，陡变惊痫，莫救者多矣。

按：此症风温肺病，治在上焦。夫风温、春温忌汗，初病投剂，宜用辛凉。若杂入消导发散，不但与肺病无涉，劫尽胃汁，肺乏津液上供，头目清窍徒为热气熏蒸，鼻干如煤，目瞑或上窜无泪，或热深肢厥，狂躁溺涩，胸高气促，皆是肺气不宣化之征。斯时若以肺药，少加一味清降，使药力不致直趋肠中，而上痹可开，诸窍自爽。无如城市庸医，金云结胸，皆用连、蒌、柴、枳，苦寒直降，致闭塞愈甚，告毙甚多。

按：此症初因发热喘嗽，首用辛凉，清肃上焦，如薄荷、连翘、牛蒡、象贝、桑叶、沙参、栀皮、蒌皮、花粉。若色苍，热胜烦渴，用石膏、竹叶辛寒清散，痧症亦当宗此。若日数渐多，邪不得解，芩、连、凉隔亦可选用。至热邪逆传入膻中，神昏目瞑，鼻窍无涕泪，诸窍欲闭，其势危急，必用至宝丹或牛黄清心丸。病减后余热，只甘寒清养胃阴足矣。

备　用　方

苇茎汤　清心凉膈散　凉膈散　泻白散　葶苈大枣汤　白虎汤　至宝丹　清心牛黄丸　竹叶石膏汤　喻氏清燥救肺汤

夏　热

夏为热病，然夏至已前，时令未为大热，经以先夏至病温，后夏至病暑。温邪前已申明，暑热一症，幼医易眩。夏暑发

自阳明，古人以白虎汤为主方。后贤刘河间创议，迥出诸家，谓温热时邪，当分三焦投药，以苦辛寒为主。若拘六经分症，仍是伤寒治法，致误多矣。盖伤寒外受之寒，必先从汗解，辛温散邪是已。口鼻吸入之寒，即为中寒阴病，治当温里，分三阴见症施治。若夫暑病，专方甚少，皆因前人略于暑，详于寒耳。考古如《金匮》暑、痉、瘛之因，而洁古以动静分中暑中热，各具至理，兹不概述。论幼科病暑热，夹杂别病有诸，而时下不外发散消导，加入香薷一味，或六一散一服。考本草，香薷辛温发汗，能泄宿水。夏热气闭无汗，渴饮停水，香薷必佐杏仁，以杏仁苦降泄气，大顺散取义若此。长夏湿令，暑必兼湿。暑伤气分，湿亦伤气。汗则耗气伤阳，胃汁大受劫烁，变病由此甚多。发泄司令，里真自虚。张凤逵[①]云：暑病首用辛凉，继用甘寒，再用酸泄酸敛，不必用下。可称要言不烦矣。然幼科因暑热蔓延，变生他病，兹摘其概。

受热厥逆

夏令受热，昏迷若惊，此为暑厥，即热气闭塞孔窍所致。其邪入络，与中络同法，牛黄丸、至宝丹芳香利窍可效。神苏以后，用清凉血分，如连翘心、竹叶心、玄参、细生地、鲜生地、二冬之属。此症初起，大忌风药。初病暑热伤气，竹叶石膏汤，或清肺轻剂。大凡热深厥深，四肢逆冷，但看面垢齿燥，二便不通，或泻不爽为是，大忌误认伤寒也。

疳

幼儿断乳纳食，值夏月脾胃主气，易于肚膨泄泻，头热，手足心热，形体日瘦，或烦渴善食，渐成五疳积聚。当审体之强弱，病之新久，有余者当疏胃清热。

食入，粪色白或不化，当健脾佐消导清热。若湿热内郁，虫积腹痛，导滞驱虫，微下之，缓调用肥儿丸之属。

口疳

夏季秋热，小儿泄泻，或初愈未愈，满口皆生疳蚀，尝有阻塞咽喉致危者。此皆在里湿盛生热，热气蒸灼，津液不升，湿热偏伤气分，治在上焦，或佐淡渗。世俗常刮西瓜翠衣治疳，取其轻扬渗利也。

胀

夏季湿热郁蒸，脾胃气弱，水谷之气不运，湿着内蕴为热，渐至浮肿腹胀，小水不利。治之非法，水湿久渍，逆行犯肺，必生咳嗽喘促。甚则坐不得卧，俯不能仰，危期速矣。大凡喘必生胀，胀必生喘。方书以先喘后胀者治在肺，先胀后喘者治在脾，亦定论也。《金匮》有风水、皮水、石水、正水、黄汗，以分表里之治，河间有三焦分消，子和有磨积逐水，皆有奥义，学者不可不潜心体认，难以概述。阅近代世俗论水湿喘胀之症，以《内经》开鬼门取汗为表治，分利小便洁净府为里治。经旨"病能"篇谓诸湿肿满，皆属于脾。以健脾燥湿为稳治，治之不效，技穷束手矣。不知凡病皆本乎阴阳，通表，利小便，乃宣经气，利腑气，是阳病治法。暖水脏，温脾肾，补方以驱水，是阴病治法。治肺痹以轻开上，治脾必佐温通。若阴阳表里乖违，脏真日漓，阴阳不运，亦必作胀，治以通阳，乃可奏绩，如局方禹余粮丸。甚至三焦交阻，必用分消，肠胃窒塞，必用下夺。然不得与伤寒实热同例，擅投硝、黄、枳、朴，扰

---

① 张凤逵：名鹤腾，字元汉，又字凤逵。明代医家，著有《伤暑全书》。

动阴血。若太阴脾脏饮湿阻气，温之补之不应，欲用下法，少少甘遂为丸可也。其治实症选用方法备采。

备用方：

葶苈大枣汤　泻白散　大顺散　牡蛎泽泻散　五苓散　越婢汤　甘遂半夏汤　控涎丹　五子五皮汤　子和桂苓汤　禹功丸　茯苓防己汤　中满分消汤　小青龙汤　木防己汤

附记　一徐姓小儿，单胀数月。幼科百治无功，佥用肥儿丸、万安散、磨积丹、绿矾丸、鸡肫药，俱不效。余谓：气分不效，宜治血络，所谓络瘀则胀也。用归须、桃仁、延胡、山甲、蛴螬、䗪虫、灵脂、山楂之类为丸，十日全愈。

吐泻霍乱

吐泻一症，幼儿脾胃受伤，陡变惊搐最多。若是不正秽气触入，或口食寒冷，套用正气散、六和汤、五积散之类。正气受伤，肢冷呃忒，呕吐自利，即用钱氏益黄散。有痰用星附六君子汤、理中汤等。倘热气深伏，烦渴引饮，呕逆者，连香饮、黄连竹茹橘皮半夏汤。热闭神昏用至宝丹，寒闭用来复丹。

食瓜果泄泻

稚年夏月食瓜果，水寒之湿着于脾胃，令人泄泻。其寒湿积聚，未能遽化热气，必用辛温香窜之气。古方中消瓜果之积，以丁香、肉桂，或用麝香。今七香饼治泻，亦祖此意。其平胃散、胃苓汤亦可用。

疟

疟因暑发居多，方书虽有痰、食、寒、热、瘴疠之互异，幼稚之疟，都因脾胃受病。然气怯神弱，初病惊痫厥逆为多。在夏秋之时，断不可认为惊痫。大方疟症，须分十二经，与咳症相等。若幼科庸俗，但以小柴胡去参，或香薷、葛根之属，不知柴胡劫肝阴，葛根竭胃汁，致变屡矣。幼科纯阳，暑为热气，症必热多烦渴。邪自肺受者，桂枝白虎汤，二进必愈。其有冷食不运，有足太阴脾病见症，初用正气，或用辛温，如草果、生姜、半夏之属。方书谓草果治太阴独胜之寒，知母治阳明独胜之热。疟久色夺，唇白汗多，馁弱，必用四兽饮。阴虚内热，必用鳖甲、首乌、知母，便渐溏者忌用。久疟营伤，寒胜加桂、姜，拟初、中、末疟门用药于下。

初病暑风湿热疟药，脘痞闷：

枳壳　桔梗　杏仁　厚朴二味喘最宜　瓜蒌皮　山栀　香豉

头痛宜辛凉轻剂：

连翘　薄荷　赤芍　羚羊角　蔓荆子　滑石淡渗清上

重则用石膏，口渴用花粉，烦渴用竹叶石膏汤，热甚则用黄芩、黄连、山栀。

夏季身痛属湿，羌、防辛温宜忌，宜用木防己、蚕沙。

暑热邪伤，初在气分，日多不解，渐入血分，反渴不多饮，唇舌绛赤。芩、连，膏、知不应，必用血药，谅佐清气热一味足矣。轻则用：

青蒿　丹皮汗多忌　犀角　竹叶心　玄参　鲜生地　细生地　木通亦能发汗　淡竹叶

若热久痞结，泻心汤选用。

又夏月热久入血，最多蓄血一症，谵语昏狂。看法以小便清长者大便必黑为是，桃仁承气汤为要药。

幼稚疟久，面肿腹膨，泄泻不欲食，或囊肿，或跗肿，必用东垣益气以升阳。

倘脾阳消惫，前方不应，用理中汤，

或钱氏益黄散。得效二三日，须投五苓散一二日，再与异功、参苓白术散之类，必全好。徐忠可[①]注《金匮》有云：幼儿未进谷食者，患疟久不止，用冰糖浓汤，余试果验。

疟多用乌梅，以酸泄木安土之意。用常山、草果，乃劫其太阴之寒。以常山极走，使二邪不相并之谓。用人参、生姜，曰露姜饮，一以固元，一以散邪，取通神明，去秽恶之气。总之久疟气馁，凡壮胆气，皆可止疟，未必真有疟鬼。又疟邪既久，深入血分，或结疟母，鳖甲煎丸。设用煎方，活血通络可矣。

痢

痢疾一症，古称滞下，盖里有滞浊而后下也。但滞在气，滞在血，冷伤热伤，而滞非一。今人以滞为食，但以消食，并令禁忌饮食而已。

夫疟、痢皆起夏秋，都因湿热郁蒸，以致脾胃水谷不运。湿热灼气血为粘腻，先痛后痢，痢后不爽。若偶食瓜果冰寒即病，未必即变为热，先宜辛温疏利之剂。若脓血几十行，疠痛后重，初用宣通驱热，如芩、连、大黄，必加甘草以缓之。非如伤寒粪坚，须用芒硝咸以软坚，直走破泄至阴。此不过苦能胜湿，寒以逐热，足可却病。古云：行血则便脓愈，导气则后重除。行血凉血，如丹皮、桃仁、延胡、黑楂、归尾、红花之属，导气如木香、槟榔、青皮、枳、朴、广皮之属，世俗通套，不过如此。盖疟伤于经，犹可延挨；痢关乎脏，误治必危。诊之大法，先明体质强弱，肌色苍嫩，更询起居致病因由。初病体坚症实，前法可遵。久病气馁神衰，虽有腹痛后重，亦宜详审，不可概以攻积清夺施治。聊附记一治验备考。

施姓子，年七岁。七月二十三日，天久雨阴晦，遂发泄泻数次，越日，腹痛下痢红白。延幼科二人，调治五六日。至初二日，余诊之，呕逆不食，下痢无度，都是血水，其腹痛昼夜无宁刻，两脉俱细，右涩欲歇。坐次鼻闻药气，乃大黄气，令其勿进。施云：有二医在，枉先生一商何如？余唯之，入书室索方。一医曰：下痢已来，全无糟粕，若非攻荡去积，无别法可投。余曰：肢冷，下血液七八日，痛不饮水。望面色，枯白中极气黯，脉形细软，按之不鼓，明是冷湿中于太阴。仲景太阴九法，示不用下。乃急煎人参、炙草、炮姜、归、芍、陈皮，少佐肉桂。二剂，垢滞得下，痛痢大减。继以归芍异功散、参苓白术散，半月全安。

噤口不纳水谷，下痢，都因热升浊攻，必用大苦。如芩、连、石莲清热，人参辅胃益气。热气一开，即能进食。药宜频频进二三口。小儿休息久痢，变为粪后下血，最难速愈。有因气弱下陷者，补中益气。虚寒饮食不化者，钱氏益黄散。湿热未净，气分延虚者，清暑益气汤。胃强善食者，苦寒清热。更节饮食，须善调经月。久泻久痢，必伤及肾，以肾司二便也。必肛门后坠不已，与初病湿热里急下重不同。治以摄阴液，或佐疏补，久则纯与摄纳。

小儿热病最多者，以体属纯阳，六气著人，气血皆化为热也。饮食不化，蕴蒸于里，亦从热化矣。然有解表已复热，攻里热已复热，利小便愈后复热，养阴滋清，热亦不除者，张季明谓元气无所归著，阳浮则倏热矣，六神汤主之。

---

① 徐忠可：名彬，一作肇彬，字忠可，明末清初医家。著有《金匮要略论注》等。

秋　燥

秋深初凉，稚年发热咳嗽，证似春月风温症。但温乃渐热之称，凉即渐冷之意。春月为病，犹冬藏固密之余，秋令感伤，恰值夏热发泄之后。其体质之虚实不同，但温自上受，燥自上伤，理亦相等，均是肺气受病。世人误认暴感风寒，混投三阳发散，津劫燥甚，喘急告危。若果暴凉外束，身热痰嗽，只宜葱豉汤，或苏梗、前胡、杏仁、枳、桔之属，仅一二剂亦可。更有粗工，亦知热病，与泻白散加芍、连之属。不知愈苦助燥，必增他变。当以辛凉甘润之方，气燥自平而愈。慎勿用苦燥，劫烁胃汁。

秋燥一症，气分先受，治肺为急。若延绵数十日之久，病必入血分，又非轻浮肺药可医。须审体质症端，古谓治病当活泼拨地，如盘走珠耳。

翁姓子，方数月，秋燥潮热，咳嗽如疟。幼科用发散药二日不效，忙令禁乳。更医用泻白散，再加芩、连二日，昼夜烦热，喘而不咳，下痢粘腻，药后竟痢药水。延余诊之，余曰：稚年以乳食为命，饿则胃虚气馁，肺气更不爽矣。与玉竹、甘草、炒广皮、竹叶心，一剂热缓。继与香粳米、南枣、广皮、甘草、沙参二剂，与乳少进，令夜抱勿倒，三日全愈。

冬　寒

深秋入冬，暴冷折阳，外感发热，头痛身痛，呕恶，必从太阳。若渴能饮水者，里热见症，即非纯以表散。伤寒每以风伤卫用桂枝法，寒伤营用麻黄法。小儿肌疏易汗，难任麻、桂辛温。表邪太阳治用，轻则紫苏、防风一二味，身痛用羌

活，然不过一剂。伤风症亦肺病为多，前、杏、枳、桔之属，辛胜即是汗药，其葱豉汤，乃通用要方。若肢冷寒战，呕吐自痢，或身无热，即从中寒里症。三阴须分，但小儿科太阴中寒最多，厥阴间有。若冬令应寒，气候温暖，当藏反泄，即能致病，名曰冬温。温为欲热之渐，非寒症得汗而解。若涉表邪一二，里热必兼七八，是瘾疹，丹痧，非徒风寒。或外受之邪，与里邪相薄，亦令郁于经络。或饮醇厚味，里热炽烈，而卫气不与营分相和。或不正直入内侵，即有腹痛下痢诸症。其治法按症，必以里症为主，稍兼清散有诸。设用辛温，祸不旋踵矣。至于痧痘时疠，须分四气也。

看 三 关 法

滑氏云：小儿三岁已内，看男左女右手虎口三节，曰三关。纹色紫热，红伤寒，青惊风，白疳病，黄色淡红，乃平常小恙。其筋纹宜藏，不宜暴露。若见黑色，则为危险。再脉纹见下截风关为轻，中截气关为重，上截命关为尤重耳，直透三关为大危。

痧　疹

痧子，吴音瘄子，浙江疹，北音丹

痧属阳腑经邪，初起必从表治。症见头痛，喘急咳嗽，气粗呕恶。一日二日即发者轻，三五日者重。阳病七日外，隐伏不透，邪反内攻，喘不止，必腹痛胀秘闷，危矣。治法宜苦辛清热，凉膈去硝、黄。

方书谓足阳明胃疹，如云布密，或大颗如痘，但无根盘。方书谓手太阴肺疹，但有点粒，无片片者，用辛散解肌。冬月

无汗，壮热喘急，用麻、杏，如华盖散、三拗汤。夏月无汗，用辛凉解肌，葛根、前胡、薄荷、防风、香薷、牛蒡、枳、桔、木通之属。

古人以表邪口渴，即加葛根，以其升阳明胃津。热甚烦渴，用石膏辛寒解肌，无汗忌用。

凡疮疹，辛凉为宜。连翘辛凉，翘出众草，能升能清，最利幼科，能解小儿六经诸热。

春令发痧从风温，夏季从暑风，暑必兼湿，秋令从热烁燥气，冬月从风寒。

疹宜通泄，泄泻为顺，下痢五色者亦无妨。惟二便不利者，最多凶症，治法大忌止泻。

痧本六气客邪，风寒暑湿，必从火化。痧既外发，世人皆云邪透。孰谓出没之际，升必有降，胜必有复。常有痧外发，身热不除，致咽哑龈腐，喘急腹胀，下痢不食，烦躁昏沉，竟以告毙者，皆属里症不清致变。须分三焦受邪孰多，或兼别病累痧，须细体认。上焦药用辛凉，中焦药用苦辛寒，下焦药用咸寒。

上焦药，气味宜以轻。肺主气，皮毛属肺之合，外邪宜辛胜，里甚宜苦胜。若不烦渴，病日多，邪郁不清，可淡渗以泄气分。

中焦药，痧火在中，为阳明燥化，多气多血，用药气味苦寒为宜。若日多，胃津消烁，苦则助燥劫津，甘寒宜用。

下焦药，咸苦为主。若热毒下注成痢，不必咸以软坚，但取苦味坚阴燥湿。

古人以痧为经腑之病，忌温燥涩补，所谓痘喜温暖，疹喜清凉也。然常有气弱体虚，表散寒凉非法，淹淹酿成损怯。但阴伤为多，救阴必扶持胃汁，气衰者亦有之，急当益气。稚年阳体，纯刚之药忌用。幼科方书歌括曰：赤疹遇清凉而消，

白疹得温暖而解。此温字，即后人酒酿、柽木、粗草纸、木棉纱之属。虽不可不知，然近年用者多无益。

痧疳，湿盛热蒸，口舌咽喉疳蚀。若不速治，有穿腮破颊，咽闭喘促告毙矣。治之宜早，外治另有专方。若汤药方法，必轻淡能解上病，或清散亦可。

痧痢，乃热毒内陷，与伤寒协热，邪尽则痢止同法。忌升提，忌补涩。轻则分利宣通，重则苦寒解毒。

痘

论痘首推钱仲阳、陈文中[1]二家，钱用寒凉，陈用温热，确乎相左。丹溪祖钱非陈，分解毒、和中、安表为要，以犀角地黄汤为主方，举世宗之，莫敢异议。后之万氏[2]以脾胃为主，魏氏[3]以保元为主，皆从二家脱化。费建中《救偏》，悉以石膏、大黄，胡氏[4]辄投汗下。松江东地，多宗秦镜明[5]。京口江宁，咸推管橓[6]《保赤》。吾苏悉遵翁仲仁《金镜录》，可谓家喻户晓者，其取长在看，不在乎治。看法清确，有可以前知之巧妙。后之翟氏[7]、聂氏[8]，深以气血盈亏，解毒化毒，

---

① 陈文中：字文秀，宋代医家。著有《小儿痘疹方论》等。
② 万氏：万全，字密斋。明代医家，著述甚富，有《痘疹心法》等十数种传于世。
③ 魏氏：魏直，字廷豹，又字桂岩。明代医家，著有《痘科全书博爱心鉴》。
④ 胡氏：胡石壁，字大卿。宋代医家，著有《痘疹八十一论》。
⑤ 秦镜明：名昌遇，字景明。镜，当作景。明代医家，著有《痘疹折衷》等。
⑥ 橓：原作"柽"，据人名改。
⑦ 翟氏：翟良，字玉华。明末清初医家，著有《痘疹类编释意》等。
⑧ 聂氏：聂尚恒，字久吾。明代医家，著有《活幼心法》等。

分晰阐扬钱、陈底蕴，超出诸家。因分别太多，读者目眩心愦，不若翁仲仁刍荛①悦口也。然眼目之功，须宗翁氏，而汇治讲究，参之诸家可矣。姑举看法。

大凡发热三日，而后见标，是其常。即以热势参详见症，定其吉凶。翁仲仁《金镜录》甚明，兹不复赘，其未刻悉补入。

伤寒邪由外入，痘子热从内起，但时邪引动而出，与伤寒两途。

周岁小儿，初热即现惊搐昏迷之状最多，世俗谓惊痘最好，此言未必皆然。方书云：先惊后痘者生，先痘后惊者死。频频惊厥，最多闷痘。盖痘由肾至肝，至心脾及肺，自里至外，自深及浅。未发之前，痘热先已内动，目现水晶光芒，肾热也。水生木而入肝，木生火而入心，火生土而入脾，土生金而入肺。其先天痘毒，从至阴以达阳，全藉身中元气领载充长，以化毒为浆，浆必浓厚苍老而始结痂。毒已外泄，元气内返，斯无变症。周岁已内，身小元弱，常有热一日即出，亦有顺痘，但须看神气静躁，热势轻重。见点徐徐而出，既出即长，热缓安乳，便是好症。若神气虽安，热亦不盛，痘点虽不多，形呆色钝，或作头软足落，脉懒不束筋骨，隐隐叹息，或短气如喘，或呕或泻，是多闷症。

若二三日间，痘苗已长，色亦颇好，竟夜终日烦躁不止，最防隐处发疔，及发斑夹疹等症。

一、发热烦躁，标点虽见，热躁愈加。细询无忽，再参兼症。为六气郁遏者，从时气治。为内伤停滞者，从里症治。亦有表里两解治，亦有下夺者。但下法，寒凉之中，必须活血理气，防其凝涩冰伏。

初起必三次而出，热止即齐，其赠点亦有陆续发出者，须看颜色灵活，生气顷刻转机变化为要。察形辨症，治法用药，表药活血疏肌，次则凉血解毒。实热便闭者，微下之。虚弱气怯者，忌进疏解寒凉。间有虚寒弱稚，初发身不大热，四肢皆冷，吐乳泻乳，痘点不长，闻声悠悠欲绝，望色惨淡无形，恰在一二朝间。余见程氏女，年甫半龄，布痘极多，痘形软，色淡白，前症迭见。近地幼科，金用荆、防、蒡、蝉、红花、楂肉、木通、胡荽、笋尖之属，方虽写而示以凶危。延余诊视，余曰：毒重气虚，法在不治。但身无热，见症虚寒，不因疠气表邪，焉用表药？考万氏始终以脾胃为主，以理中汤加丁、桂与服。一剂肢暖呕止，再服利缓痘起。再用参、归、鹿茸二服，以钱氏异功散而愈。

凡看痘，先论儿体强弱，辨肌色。如色白多气虚，色苍多血热，形象尫羸有宿病，或渴乳。肌柔白嫩者，痘必鲜明。苍黑皮粗者，色必暗晦。羸瘦病质，色燥形枯，必须辨，依期长养，内症安和。

病躯出痘，即平常无奇，亦难调理。歌诀云：形体羸瘦骨如柴，肌肉枯焦神思衰，遍体铺排如此痘，纵能浆足亦堪嗟。

一、初见，腰痛足软，不能起立者死。此毒伏于肾。

一、初见，腹胀胸高，续增喘哕者死。

一、初见，目睛呆瞪，或暗无光，或黑白高低，皆属紧闷症。

一、初见痘，烦躁不止，即防疔斑，疔必现于隐处，多死。

一、初见痘，痘不续发，斑色深紫，渐变蓝黑，六日内死。

一、初见痘，紫斑渐起，痘反隐伏，

―――――――

① 刍荛：指打柴割草之人，喻通俗易诵读。

此名紫斑白闷。

一、初见痘，痘斑间杂，若似洒朱点墨必死。

已上皆论初见看法，以定凶危。发齐热退后，皆无诸恶症，翁仲仁云：三日四日，痘出当齐，点至足心，势方安静。若论幼小之儿，气血易周，常有未及三日而发齐者。年长之体，四日已外犹有赠发者。痘子稀少，数不盈百，不必点至足心。仲仁大意，谓发齐安静，无虑变症。然须辨明痘形痘色，是何等呈色，身体强壮，痘属上中，方可许其无虑。倘幼小弱质，或病后，或带别病而后布痘，未可见痘好浪许。再以冬夏气候审详，可以百千无误。

今世用方，初见宜解肌疏表，通套法十六味：

荆芥四日不用 防风三日不用 前胡三日不用 牛蒡四日不用 紫草二三日便滑忌 木通 红花 甘草 赤芍 天虫 楂肉 川芎 连翘 桔梗 广皮 蝉蜕三四日不用

方书中，未见点用升麻葛根汤，今人不用。伍氏方法，见点忌升麻，后人谓葛根表疏亦忌。此轻扬升表通套药，若里症，急须两解。

伍氏方，一二日用羌防透肌汤，今人不用，恶其辛温气雄也。一二日壮热气促，烦渴便秘，痘粒不发。翁仲仁云：若非风寒壅遏，定是气虚不振。愚谓：近世布痘，每盛发于君相，风木燥金司令，盖非火不发也。火郁发之，升阳散火是已。但前症若里热甚重，煎灼脂液，苟非苦寒下夺，佐以升表，不能用也，费建中方颇为中的。

石膏 大黄 连翘 赤芍 青皮腹痛用 楂肉 花粉 紫草 木通 丹皮辛凉入血 犀角辛凉通血

发齐后用黄连。

凡寒凉清火解毒，必佐活血疏畅，恐凝滞气血也。

实热便秘通用：

凉膈 通圣 前胡枳壳汤 四顺清凉饮

痘四日发足，伍氏遵古方，用牛蒡熟末三分，用荸荠汁，酒酿炖热调匀，临服，刺入生鸡冠血十余滴与服，毒轻者即起光润之色，世皆宗之。

发齐已，四五日，用凉血解毒汤药，伍氏名四圣饮，非扁鹊原方。

生地 连翘 银花 红花 甘草 天虫 桔梗 紫草便滑用紫桃①

血热加丹皮、犀角。火盛加黄连、石膏、羚羊角。有斑加金汁、元参。头面不起加川芎、鸡冠血。咽喉痛加射干、元参、山豆根。狂乱躁扰加地龙汁。毒重血凝加猪尾血、冰片量儿大小用。近世凉血解毒多用地丁、银花汤煎药。

凡看痘，初起要根盘，其痘易长绽。倘尖瘦不肥，多险。成浆之后，务要根盘，即化一线，圈红紧附，顶满滚圆，是为毒化。若顶陷顶皱，根盘黯僵，其毒与气血交凝。实宜攻，虚宜补。

实火宜清，攻不宜早。看来火色大赤，痘形色湿润，方可攻托。否则搔擦立至，干剥毒陷不治。虚有血虚气虚之分，血虚为热，气虚为寒。但虚热与实热不同，虚热用滋清方药。

痘顶属气，根盘属血，气领血载，毒得煅炼化浆。凡体强质实者多火，以清凉之剂，火解浆成。误补则痈，痈者壅也。其气虚血弱，色必淡白，形不雄伟，或顶陷，或皮皱，内症则恶心，少食，便溏。年少未进谷食者，肠胃薄劣，最多虚症。七日以来，元气用事，不能胜毒，使之外

① 桃：疑为"桃"之误。

出，多有内陷致变者。余最究心是症，调之应手取效。魏氏保元汤、聂氏参归鹿茸汤、陈氏木香异功散。肠滑不禁，用七味豆蔻丸、白术散、理中汤，多获奇效，甚者必用三服。

大凡儿肌白嫩者多虚症，苍黑者多实火。虽为大概，亦属至要。白嫩发痘，色必鲜艳，勿谓便是善症。苍黑发痘，色必晦昧，勿便许为凶。总以神气安静，颜色日换，形象渐长便吉。

六七日，伍氏内托散：

生黄芪　甘草　陈皮　川芎　当归　白糯米　防风　天虫　角刺　银花

血热者不用芪、防、芎、归。表疏者去天虫、角刺。血热仍用丹皮、地黄、紫草、连翘、羚羊、猪尾、鸡冠、鸡鸣散达表之药，猪尾膏通里之药。

保元汤：

人参　黄芪　炙草

加川芎、当归，名芎归保元。虚寒加肉桂。升顶加鹿茸。气滞，正气加广皮、厚朴。泻加木香、肉果。质弱加坎气、河车。呕逆加丁香、厚朴。

参归鹿茸汤：

人参　当归　鹿茸　黄芪　龙眼肉　炙草

木香散：

人参　木香　丁香　大腹皮　桂心　青皮　诃子　半夏　甘草　前胡　赤苓

异功散：

人参　木香　官桂　广皮　当归　茯苓　丁香　白术　附子　肉果　厚朴　半夏

豆蔻丸：

肉果　木香　砂仁　枯矾　诃子　龙骨　赤石脂

白术散：

四君加藿香、木香。

七八九日，频用清凉，痘火色既退，浆不能透，或有半浆，顶有箸笠之形，不克充灌。今人多用桑虫浆生用，鸡冠血生用，同酒浆和服。倘攻起，少项后呆滞者，须用补托。

伍氏攻发药，用老人牙煅研极细，加麝香少许，每服二三分，名黑灵丹。

上，天虫乃疏表风药，山甲乃攻经隧风药，一味为末，酒浆服，曰独胜散。

凡虫蚁皆攻，无血者走气，有血者走血，飞者升，地行者降。凡浆足声音哑者不妨，骤喘痰升者大忌。翁仲仁云：挫喉声哑，浆行饱满亦无妨。盖痘浆因热气以炼成，必升腾以达头面。肺位最高，热上蒸迫，肺先受损，是以声出不扬。倘喘急扶肚抬胸，乃火毒归肺，必不治矣。

火毒归肺，幼科每用珠子、牛黄、膏、连之属，多不效。余遵孙思邈苇茎汤，或仲景葶苈大枣汤，间有效者。肺气壅遏，苦寒宜下，已过病所，故无效。

方书以六七日以前寒战属肺热，六七日以后寒战属气虚，六七日以前咬牙属胃热，六七日以后咬牙属血虚，亦属定论。

八九日，痒塌咬牙，痘不起浆，或灰白，或涸或瘪，危险极矣。速速温补，亦可望生。翁仲仁云：塌陷咬牙，便实声清犹可治。声清则上无热壅痰聚，便实则腑阳未至尽泄，所以温补得效耳。

木香散　异功散

八九日，顺痘，浆色苍黄，毒气悉化，亦云垂成，须谨防护持。搔损流脓裂血，倘正气大泄，毒从虚陷，常有不治之患。斯时预嘱伴母勿懈，使痂靥干结，肌肉完固，便是全功。若痘已破碎，声哑者，毒不陷也，无妨。

伍氏方用芍药汤。

炒白芍　苡仁　茯苓　地骨皮　银花　百合　山药　建莲

十一二日，渐次成痂之际，极好之症，必有咳嗽，或夜暮身热。世俗幼科，佥云毒气未尽，概投苦寒，多有胃减废食，酿成痘劳童怯者。吾尝论，痘自肾脏骨髓之中，由肝主筋，心主血脉，脾主肌肉，肺主皮毛，从内之外，毒乃涣释。收疤之时，真气归里，肺合皮毛，是为末传，处位高，体清肃。从前灌胀成痂，蒸迫之气，受亏已极，气泄为咳矣。况投利湿下注药而结痂，其上焦已经转燥，若毒仍留伏，焉能收靥？此断断然也。再论幼稚，阳常有余，阴未充长。布痘至于结痂，一身脂液大损，其阴气告匮可知。故暮夜属阴时，为烦为热者，正《内经》云阴虚生内热也。

昔西郊吴氏女，年甫四岁，痘系顺症。幼科调治，至浆满成痂之日，忽发烦躁，夜热不寐，晨起安然。医用保元，及钱氏五味异功加芍药与服，热躁益加。又更一医，曰毒气未尽，乃误补之故，用桑虫浆暨凉解药，服后躁热甚，而添泄泻。邀余视之，睹浆痂形色，询平素起居。时日当午，即用六味地黄汤一服而安。此二条，人多忽而不究，故辨及之。

旬朝后嗽，大法以甘寒生津胃药。

蔗浆　麦冬　沙参　绿豆皮　地骨皮　甘草　玉竹　甜杏仁

解余毒药，全以不伤胃气为主。若用芩、连，必须酒制，翟、聂二氏辨之详矣。平和无奇，断不败事，如三豆饮之属。若金银花一味，本草称解毒不寒，余见脾胃虚弱者，多服即泻。伍氏用连翘饮子，亦取平和。

痘毒痈疡，热症十有七八，虚寒十有二三。甚至骨出腐败，亦有愈者。但外科大忌用火炼升药。其诊看之法，亦如疡毒，须分阴阳耳。

痘疳湿盛生热，强者用苦寒清降，以苦能去湿也。若阻咽废食，以及穿腮破颊者难治。

年长出痘，男女欲火已动，其初即现膝痛腰疼，咽喉窒痛欲闭。苦辛寒药，必不效验。宜甘咸寒，滋水制火，佐以解毒。六七日来，痛势日缓，聂氏有参麦清补方，余每用钱氏六味，加龟胶、元参、秋石，获效者甚多。

若浆不肯起，频吐粘涎者凶。

凡恶痘，凶危瞬刻。如诸闷症，不过三五日，已发而缩，其危最速，总在七日内。再若蒙头、锁喉、悬镜、缠腰、蜘窠、蚕种等，为十恶症。其袁氏十八恶症，今人未尝齿及。如此等痘，治之无益，徒招怨尤。更有糖沙夹斑，十朝危期。又根枝虽好，布于岁内幼小之儿，必八九风波不治。半浆毒陷之变，必毙于十一二四之期。若能食者，十救一二。

痘至八九旬日外无浆，则里毒不化，必呛哑瘙痒，痰潮不食，眼开，条款难以尽言，危期速矣。常有忽然连串片片之痘，裂水形如松脂桃胶外露，转眼堆聚，内症渐安，变凶转吉。更有旬朝内外，干板涸如焦锅巴状，毫无生气，忽从地角、承浆诸处，裂缝流臭水，渐升头额，堆肿高厚若糊脸，名曰发臭，毒泄即当补托，迟则气脱。

惊

小儿仓猝骤然惊搐，古曰阳痫，从热症治，古人用凉膈散为主方。

按：急惊属阳，热病用凉膈，以清膈间无形之热。膈上邪热逼近膻中，络闭则危殆矣。此宣通乃一定之法，然必询病因，察时候治之。

幼科以痰、热、风、惊四治，犹可说也。吾乡有专科，立方钩藤、连翘、木通、薄荷、前胡、枳壳、桔梗，加入表散消食，多不效验。

惊为七情，内应乎肝。肝病发惊骇，木强火炽，其病动不能静。且火内寄肝胆，火病来必迅速。后世龙荟、芩、连，必加冰、麝、硝、黄，取其苦寒直降，咸苦走下，辛香通里窍之闭也。如牛黄丸、至宝丹、紫雪，皆可选用。凡热邪塞窍，神迷昏愦者仿此。

钩藤、丹皮之属，仅泄少阳胆热，与急惊暴热内闭之症无益。若火热劫烁血液，苦寒咸寒不中与也，宜用犀角地黄汤之属。

方书有镇坠金石之药，有攻风劫痰之药，虽非常用，不可不考。

惊与厥，皆逆乱之象。仲景云：蛔厥都从惊恐得之。凡吐蛔，腹痛，呕恶，明是肝木犯胃，幼医乱治，束手告毙。余宗仲景法每效。

慢惊古称阴痫，其治法急培脾胃，理中汤为主方。有痰呕吐，用南星、白附子、六君子汤。声音不出，开窍，如竹沥、姜汁、菖蒲根、郁金之属。

是病皆他病致变，其因非一。有过饥禁食气伤，有峻药强灌伤胃，有暴吐暴泻，脾胃两败。其症面青㿠白，身无热，虽热不甚，短气骨软，昏倦如寐，皆温补治之。惟呕逆不受乳食，温补反佐姜、连。

连理汤　钱氏益黄散　钱氏异功散

疳

稚年五疳，犹大方之五劳。虽方书有五脏之分，是症夏令为多，固从脾胃。盖小儿乳食杂进，运化不及，初断乳后，果腥杂进，气伤滞聚，致热蒸于里，肌肉消瘦，腹大肢细，名曰丁奚。或善食，或不嗜食，或渴饮无度，或便泻白色。久延不已，多致凶危。宜忌食生冷腥肥凝滞。治法初用清热和中分利，次则疏补佐运。常有继病，治之无效，待妊妇产过自愈者。夏季霍乱吐泻，通用藿香正气散。

水泻，宜分利，四苓散。寒加姜、桂，热用芩、连。

腹痛宜疏气调气，用木香、青皮，有滞加炒楂肉、厚朴，重则加莱菔子、槟榔。

腹痛有热，用芩、芍、枳实，有寒则用草果、砂仁、吴萸。

吐泻后，能食，便反秘结者愈。不能食，神怯色瘁者，防慢惊。治法调中温中。若有余热烦渴，甘寒或甘酸救津，故木瓜之酸，制暑通用要药。

春湿风温

春月暴暖忽冷，先受温邪，继为冷束，咳嗽痰喘最多。辛解忌温，只用一剂。大忌绝谷。若甚者，宜昼夜竖抱勿倒三四日。夫轻为咳，重为喘，喘急则鼻掀胸挺。

春温皆冬季伏邪，详于大方诸书。幼科亦有伏邪，治从大方。然暴感为多，如头痛恶寒发热，喘促鼻塞身重，脉浮无汗，原可表散。春令温舒，辛温宜少用。阳经表药，最忌混乱。至若身热咳喘有痰之症，只宜肺药辛解，泻白散加前胡、牛蒡、薄荷之属。消食药只宜一二味，若二便俱通者，消食少用。须辨表里上中下，何者为急施治。

春季温暖，风温极多，温变热最速。若发散风寒消食，劫伤律液，变症尤速。

初起咳嗽喘促，通行用：

薄荷汗多不用　连翘　象贝　牛蒡　花粉　桔梗　沙参　木通　枳壳　橘红　桑

皮　甘草　山栀泄泻不用　苏子泻不用，降气

表解热不清用：

黄芩　连翘　桑皮　花粉　地骨皮
川贝　知母　山栀

里热不清，早上凉，晚暮热，即当清解血分，久则滋清养阴。若热陷神昏，痰升喘促，急用牛黄丸、至宝丹之属。

按：风温乃肺先受邪，遂逆传心胞，治在上焦，不与清胃攻下同法。吾乡幼科当此，初投发散消食不应，改用柴、芩、瓜蒌、枳实、川连，再下夺不应，多致危殆，皆因不明手经之病耳。

若寒痰阻闭，亦有喘急胸高，不可与前法。用三白吐之，或妙香丸。

暑　热

暑邪必夹湿，状如外感风寒，忌用柴、葛、羌、防。如肌表热无汗，辛凉轻剂无误，香薷辛温气升，热伏易吐，佐苦降，如杏仁、川连、黄芩，则不吐。宣通上焦，如杏仁、连翘、薄荷、竹叶。暑热深入，伏热烦渴，白虎汤、六一散。

暑邪首用辛凉，继用甘寒，后用酸泄敛津，不必用下。

暑病头胀如蒙，皆湿盛生热，白虎、竹叶。

酒湿食滞，加辛温通里。

小儿发热，最多变蒸之热，头绪烦不能载，详于巢氏《病源》矣。然春温夏热，秋凉冬寒，四季中伤为病，当按时论治。其内伤饮食治法，不宜混入表药。消滞宜用丸药，洁古、东垣已详悉。

痧　疹

温　邪

袁　温邪痰嗽，气喘肚膨，四日不解，防发痧。

连翘　山栀　牛蒡　杏仁　石膏

热 邪 留 肺

汪　痧将退，热未去，肺气不清，咳逆无痰。

前胡　桑皮　杏仁　橘红　桔梗　木通　苏子　象贝

王　痧隐太早，咳喘发热，宜开肺气。

薄荷　杏仁　象贝　连翘　桑皮　木通　紫菀　郁金

热 邪 内 陷

某　温邪发痧不透，热毒内陷深藏。上熏肺为喘，下攻肠则利，皆冬温火化之症。经云：火淫于内，治以苦寒。幼科不究病本，不明药中气味，愈治愈剧，至此凶危。

川连　黄芩　飞滑石　炒银花　连翘　甘草　丹皮　地骨皮

蒋　喘为肺病，胀乃肝病。因时痧寒热未解，热邪内陷所致。王先生用苦辛酸法极通，然浮肿腹痛未减，得非经腑之湿热留著欤？

木防己　石膏　杏仁　大豆黄卷　通草　苡仁　连翘

毒 火 未 清

艾　痧退后，呻吟不肯出声，涕泪皆无，唇紫掀肿。乃毒火未经清解，上窍渐闭，气促痰鸣，犹是温邪客气致此。自当

清解务尽，其神识自和。奈何以畏虚滋肺，邪火愈炽矣。

川连　元参　杏仁　甘草　黄芩　连翘　桔梗　银花

王　痧后，及暮加喉痛，咳。

元参　犀角　鲜生地　连翘　花粉　丹皮

风温发疹

邹　咽痛，鼻燥，唇肿，自利，风温热化发疹。上焦热炽，宜辛凉微苦以泄降。

连翘　黄芩　犀角　桔梗　牛蒡　杏仁　元参　通草

疠邪

谭六岁　温邪时疠触自口鼻，秽逆游行三焦，而为麻疹。目赤鼻媒，吐蛔泻蛔，津津汗出，而喘渴欲饮。当与辛苦寒，刘河间法。世俗不知，金曰发痧，但以荆、防、蝉壳升提，火得风扬，焰烈莫遏，津劫至变矣。

凉膈去硝、黄，加石膏、牛蒡、赤芍。

张三岁　手足烦热，时发赤块。

绿豆壳　卷心竹叶无论

痘

见点闷症

程　见点若隐若现，神倦不宁，势如闷伏。表里俱不宣畅，双解固宜，再佐以芳香搜逐，使蕴伏之毒透发为主。

紫雪丹。

周　热闭心胞络中，目绽，口开，舌缩，两手撮空，发痉，溺通便涩。血分大伤，九日险期，按法图幸。勉与紫雪丹二钱，开水调，缓缓下，用茶铫。倘得神苏痉舒，方有生机。

又　神醒，舌绛紫，音缩，渴饮不已。心胞热闭虽开，而在里脂液已涸。古人以心热消渴，多系脏阴现症，不可攻夺明矣。

鲜生地　竹叶心　元参　知母　银花露　金汁

先用紫雪一钱。

肝肾蕴毒闷症

龚　初起腰足俱软，肝肾蕴毒不得外越，目泛匝舌，继增喘促，是紧闷不治之症。诸医金用石膏、大黄，然此药仅通阳明胃腑之壅，未能搜逐肝肾至阴之脏。读宋医钱仲阳《直诀》，毒伏于阴，亦有下夺之法，其制方曰枣变百祥丸，乃百中望一二生全者。

红芽大戟五钱　红枣五枚

水煮至枣熟，去核及大戟汤，但用枣肉研化，开水送。

某　毒伏不肯宣透，气滞血凝，焉能起绽成浆？七八险关。诊视肉肿疮枯，神躁不安。议疏利内壅，佐活血透肌法。

犀角　紫草　炒楂　鲜生地　酒浸大黄　红花　青皮　丹皮　连翘　牛蒡

茅根、笋尖汤代水。

俞　发热五六日来，神烦不宁，腹膨咳逆。询知二三日前，眉间见点数粒，状如麸痞，随即隐伏不见，乃毒重壅遏闷伏景象。设或发出，亦属重险。且甫生六月，胃乏谷气，难进汤药。拟进紫雪须少，搜其蕴蓄之邪，使其神安再商。

紫雪丹一分。

高　点虽繁密，根脚绽立。寒凉药不宜太重，可以维持收功。

犀角　连翘　牛蒡　炒楂　紫草　丹皮　天虫　桔梗

庞 二朝，神倦腹痛，点粒繁琐，地界不清，是时邪毒火兼重。急进双解法，使大便稍通，六腑气宣，则痘毒外透再商。

犀角 连翘 牛蒡 酒大黄 紫草 青皮 桃仁 炒楂 木通 生石膏 荆芥 笋尖

程 成片不立，顶焦黑滞。肝肺毒重，不能起胀，焉得化毒？今喘咳交加，九朝难过。

羚羊角 元参 连翘 天虫 土贝 紫草 炒楂 丹皮

银花、地丁汤代水。

钱 三朝，虽未发齐，其点形繁密，色泽不润，重险何疑？今痧未全退，尚宜清解。

犀角 生石膏 炒楂 紫草 连翘 牛蒡 赤芍 桔梗 木通

程 三朝，身小气弱，布痘繁稠，用药不宜寒凉。五日后受得补托，可冀有成。

连翘 牛蒡 炒楂 红花 天虫 川芎 归身 桔梗 炒干荷叶

毛 身小气弱，浆发惊窜，属虚。

人参 炒归身 炙草 广皮 炒白芍 炒黄米

童 四朝，痘形粘著肌肉，不肯起绽高立，兼之繁红壳薄。乃时火毒火交炽，而元气素亏体质，目今六日前，时疫未彻。宜先清解活血提顶，希冀磊磊分成地界再究。

犀角 羚羊 元参 丹皮 炒楂 秦皮 紫草茸 银花

郑 痘发犹然身热咳嗽，乃风温入肺未解。诊其点粒粘著不爽，温邪郁滞气血，更体质素虚。议开肺气以宣之，活血以流动之，冀其形色充长。若一进沉降，恐无好音。

连翘 桔梗 红花 牛蒡 甘草 炒楂 郁金 丹皮 鸡冠血

又 昨进轻扬提顶活血，痘形颇长，所嫌色不光润，蓬松盘软，有干塌无浆之虑。今明时气将解，气血用事，况正欲纳谷，苦寒不但冰伏毒气，更防大伤胃口，古人于重症更加详慎者为此。

川芎 当归 天虫 桔梗 甘草 角刺 紫草茸 丹皮 炒楂

又 六朝，进和气血法，形色略润，究不肥绽，焉得起胀成浆？议进十宣散法。

人参 川芎 归身 广皮 紫草茸 天虫 红花 白芷 甘草 桔梗

张 四朝，船小重载，难许全功。勉议进鸡鸣散二分。

陆 五朝，点虽不密，色滞形痿，痰多呛逆如嘶。是痘虽发出，毒犹在内，上冲心肺，故有喘咳不宁之象。进凉血透毒法。

羚羊 桔梗 甘草 紫草 丹皮 川贝 连翘 元参 射干 天虫 西牛黄一分

朱 四朝。

炒黄米 炒山楂 红花 笋尖

又 五朝，身小痘多，元气最薄，胃腑未纳谷味。汤药大过，须虑呕泄，宜少少与药。扶过八九风波，方得平安。

川芎 炒当归 桔梗 甘草 黄米 鸡冠血

又 六朝，薄嫩无浆，仍宜内托。

黄芪 防风 归身 川芎 紫草茸 丹皮 天虫 桔梗 甘草 鸡冠血

宋 五朝，颧颊形似红沙，余痘干枯不润。昨进清毒活血，续发点子盈千。仲仁谓毒重壅闭气血，必干焦退缩。今五朝形象，仅似初齐。痘以十二日为常数，已经壅遏未发三日矣。当此质薄神弱，恐难延多日。即或望其堆沙发臭，然必在旬日以外。目下总以解毒清凉，八九波涛汹涌，恐难人力稳全。

犀角　羚羊角　川连　炒楂　土贝母　紫草茸　元参　鲜生地　连翘　丹皮　牛蒡子　猪尾血

吴　五朝半，痘子分颗，原属纯正，所嫌色滞干枯，防八九痒塌。凉药兼以活血，是为平准方法，看守勿懈为上。

羚羊角　丹皮　连翘　炒楂　紫草茸　黄连　元参　天虫　生地　鸡冠血

孙　肌柔白嫩，体质是虚，但布痘必由时疬感触，地中六气，咸从火化。疬固客气，相混气血，若非清解，何以透达？今视色油红，按形松软怯，再视面部肌肉先肿，痘形未具起胀之象，体症未为合局。虑进锐退速，清谅解毒，佐以提顶，在五六日之法。然险症变迁不一，未可以经常定论。

羚羊角　连翘　丹皮　天虫　生甘草　紫草茸　川连　炒楂　桔梗

银花汤煎，和入鸡冠血数滴。

汪　五朝，痘形烦琐成片，色紫滞，乃火毒重险症。藉身大气旺，扶持十四险关，冀其发臭堆沙，庶几可以图幸。

犀角　羚羊角　桔梗　炒楂　连翘　天虫　紫草茸　丹皮　石膏　银花　地丁　牛蒡　猪尾血　冰片

又　六朝，虽血热毒重，犹幸八龄体坚，急清解活血，莫令痰阻废食。扶持堆沙，可望向安。

照前方去石膏、地丁、天虫、牛蒡，加川连、元参、土贝。

查　痘子成浆，湿气蕴于皮毛，与热气相蒸，内应乎肺，发出罩痘疹。宜忌荤腥，轻清理肺，淡渗消其湿热。验其体质最薄，慎勿过剂。

苡仁　茯苓　连翘　地骨皮　通草

桑叶白沙参　甘草

顾　痘发由络，其毒不化而转陷，亦归于络，当世略晓攻补而已。读古人书，辛香温煦，乃治毒陷大法。

人参　肉桂　炙草　丁香　厚朴　诃子皮　广皮　木香　前胡　茯苓

徐　未纳谷食，但以汤药，所以滑泄不止。头仰胸突，拥痰身热，肺热未清，不可骤补。翁仲仁有泄泻安宁，大虚少毒之议。姑以和中清咽再商。

桔梗　甘草　炒归　川芎　广皮　炒楂

炒黄米汤煎，冲鸡冠血。

又　七朝，身小痘密，气弱难任，虽清浆三四，防护宜慎，八九日不致损破，可以有成。

人参　黄芪　炙草　紫茸　天虫　广皮　川芎　归身　厚朴　炒楂

加炒冬米。

孙　七朝，色娇皮薄，浆汁未灌。缘身小痘多，气血交亏，不能运毒化浆。八九日期，最有痒塌之虑，扶过十二朝无变，庶几可望有成。进参归鹿茸汤法。

人参　归身　鹿茸　生黄芪　炙草　广皮　厚朴　煨木香

又　八朝。照前方加肉果、炒冬米。

又　浆清，四五不能充灌。因元气馁弱不振，不能煅炼毒气成浆，恐有内陷之虑[①]。再进补托，冀其堆沙，或可回春。

人参　黄芪　广皮　炙草　木香　鹿茸　归身　肉果　坎气　官桂

又　十三朝，靥痂甚薄，中凝血迹，兼之呛逆带呕，食入便有不化之形。此虚中有毒，非纯补纯清之症。

炒川贝　炒银花　茯苓　苡仁　甘草　地骨皮

----

① 虑，原无，据文义补。

杨　八朝，阔塌瘪陷，浆色白滞不荣，谓之气衰毒陷。所冀堆沙加食，一线机耳。

人参　黄芪　川芎　归身　木香　炙草　广皮　桂心

又　十一朝，浆满堆沙，四肢圆绽，但气弱，恐其不肯收痂，必实脾利水为法。

人参　冬术　炙草　茯苓　新会皮　白芍

又　十三朝，已经堆沙加食，都是向安之象。便溏滑腻，皆寒凉伤里，肠中脂垢自下。当脾胃药中少佐固肠，以久延不已，尚贻变症。

人参　熟术　诃子　广皮　肉果　白芍　木香　炙草　茯苓

又　十六朝，纳食不化，腹膨，便粪白色。要之，胃滞当消，脾弱宜补。古称痞满属气，气行滞通。但痘后虚体，纯消犹恐变症。

人参　焦术　炒楂　木香　焦麦芽　广皮　茯苓　泽泻

鲍　九朝，浆不外达，毒欲内陷，已经咬牙，滑泻呕恶。内症诸款，皆属深畏。十二十四，总属险关。痘子毒气，必气元旺，冀其托出。议以陈氏木香散，救里托毒。

人参　木香　丁香　官桂　炒归身　厚朴　广皮　肉果　诃子皮

孙　面肿目泛，头摇微呕。肝风离体，乘上逆攻，此乃变惊欲厥之象。夫相火寄于肝胆，气敛痘痂，宜进凉解清毒。倘得微热缓，仍进谷，方有佳音。

羚羊角　川连　钩藤　石菖蒲　黑山栀　胆星　天麻　连翘

又　肝风热定，疳蚀亦缓。仍宜清热解毒，但不可犯胃。

羚羊角　连翘　胆星　丹皮　炒银花

金石斛　茯苓

诸　十三朝，痘已收靥，然痂落太早，恐有余毒。今泻止溺短，宜进清凉，佐以分利。

生苡仁　百合　茯苓　川斛　白沙参　炒麦冬

某　已经回痂，不宜再进补剂，恐气血壅滞，致有余毒变幻。宗翁仲仁清凉以助结痂之法。

黄芩　银花　川贝　甘草　地骨皮　桔梗　连翘　苡仁

胡　十五朝，虽然堆沙靥痂，咬牙发呛，毒气未尽，上冲心肺，补清皆在难进。扶过十八日后，痈毒尚可疗治。若发疳蚀，恐难全愈。

炒麦冬　白沙参　苡仁　川贝　炒银花　地骨皮

沈　十三朝，浆未充满，忽然干涸，即是倒靥。咬牙寒战，元气大亏，非峻补难挽。

人参　鹿茸　炒当归　桂心　桂圆　煨木香

程　回痂太早，余毒流走四肢，臂腿肿痛。议活血解毒。

连翘　小生地　当归　赤芍　刺蒺藜　丹皮　夏枯草　银花

酒半小杯。

吴　十四朝，呛咳，呕逆，腹膨，都是余毒内闭。小便少，大便溏不得爽，倘再加喘急，便是棘手。必得疡毒外发，可望挽回。

桑白皮　大腹皮　绿豆皮　茯苓皮　飞滑石　生甘草梢

查　痂后发痧，系肺热未清。宜辛凉佐以解余毒。

连翘　杏仁　桑皮　地骨皮　黄芩　木通　银花　牛蒡　夏枯草

吴　十四朝，薄浆回痂，毒气未化，已有疳蚀之患。理进清解余毒，但勉进稀粥，溏泻未罢，胃未旺相，脾气积弱。议以渗利分消，仿古痘毒当利小便意。

桑皮　地骨皮　连翘　茯苓　川贝
苡仁　银花

某 痘未退痂，痧火内逼为喘。

川连　犀角　连翘　银花　元参　大
贝　丹皮　地骨皮

又 痧火未清。

川连　黄芩　山栀　连翘　银花　杏
仁　甘草

沈 薄浆回痂，毒气未尽。只宜清肺解毒。

炒川贝　茯苓　苡仁　车前　炒泽泻
炒银花

徐 十六朝，疳毒已发，咳呛未止，痂落如麸，肌色㿠白。虽属气血交虚，但痘后余毒，未可骤补。议进和脾胃利湿方法。疳毒宜速调治，恐日久愈虚，致有慢惊之虑。

苡仁　川斛　茯苓　百合　广皮　炒
泽泻

沈 二十一朝，痰呛失音，不嗜食物，昼则稍安，暮夜烦躁，此肺热未肃。磨耐多日，体气阳亢阴亏，肝风内炽，突起惊厥可虑。

地骨皮　甘草　生地炭　绿豆皮　炒
丹皮　炒川贝　川斛

李 二十朝，纳食呕吐，脾胃不和，肝风内动，肢浮肉肿。治宜培土制木，以缓肝风，冀免惊疳之患。

人参　茯苓　炒芍　生谷芽　藿香
广皮　半夏曲

冯 二十八朝，痂靥粘连，神气昏昧。元为浆泄而乏，变幻慢惊欲脱。此皆稚年阳亢阴亏，羞明目窜，肝阴乏绝，恐难再振。

人参　茯神　枣仁　归身　炙草　炒

杞子　生白芍

又 三十七朝，阳极则烦，阴涸为躁，夜甚剧。自从阴分设法，益虚和阳为治。

人参　熟地　芡实　茯苓　建莲　远
志　炒山药　五味

杨 点来不爽，顶有水痕微焦。此时气传染，胎毒未发，乃水赤之类痘耳。

连翘　牛蒡　丹皮　赤芍　飞滑石
木通　山栀　甘草

邵 痘中复感温邪，口鼻触入，由中道以布及络脉。目泛失明，左肢不举，少腹突起肿满，两足皆痿。询知痘见六日，陡然头摇烦躁而得，小便淋滴，大便渐塞。乃厥阴肝热，疝瘕失其疏泄，内风旋转，腑阳不通。经言暴肿暴胀，皆风火变动。至于迅速病来，其能食消运，热化自可杀谷。考古辛散、酸泄、甘缓三法，难图腑络壅结。仲景于厥阴条例，有下之利不止者死之大戒。议进咸苦以通在下结热，愚见若此，再与高明商酌良治。

川楝子　小茴　芦荟　山栀　橘红
龙胆草

方诸水七匙。

自古治痘名家，不啻廿数，各有精确卓识，以补前人之未备。虽各有所偏，实所以相济也。医者贵统汇群书，随宜施治，安可执偏隅管见，以应无穷之变哉！先生治痘，夙称神奇。观其案中，寒热攻补，不胶于一见。如毒火深伏，气血壅遏者，藉芳香以搜逐，用紫雪丹。气滞血凝，毒重火伏者，以酒大黄、石膏、青皮、桃仁、荆芥、犀角、猪尾血之类主治。肝肺毒火不宣，气血有焦燔之势者，用犀角、羚羊、紫草、丹皮、石膏、鲜生地之类。元气不支，阳虚毒陷，而见灰白湿烂，泄泻呕恶等症者，用辛香温煦，如陈文仲之法为要。气血极虚，而浆清塌痒，全无实症相兼者，当峻补气血，用参归鹿茸汤及坎气汤之类。气虚莫外乎保元及四君子，血虚不离于四物及补血汤。又有气虚血热者，补气之中兼凉血。血虚气滞者，补血之中佐辛香。用攻法须分部位经络，用补法当辨寒热燥湿。过清则有冰伏之虑，偏热则有液涸之虞。此皆先生采择先贤之法，因人见症而施治，可谓善法古者矣。夫痘虽以形色辨其吉凶，然内症尤为紧要。如痘点既起，或不慎风寒，而营卫凝涩，或纵恣饮食，而气机呆钝，以致身热不食，腹膨呕恶泄泻，浆水不行。不究治其病因，但执清寒腻补，常有凶危之变。亦有痘形虽重，若神宁安静，饮食二便如常，声音清响，调理得宜，亦可转危为安。大凡形老而色鲜明者，虽甚密，变幻恒少。形嫩而色晦滞者，虽稀疏，变幻恒多。表里相参，审症的确，然后设法处治，方无贻误。至于逆症条款已现，虽自昔名医，亦莫能挽救，小儿夭枉者不可胜数，深可怜悯。迩年以来，幸有种痘一法，盛行于世，实可挽回造化。凡有小儿者，俟周岁后，即可选用种痘之苗，引而发之，百不失一。此诚补痘科之未备，而为最上一乘之法也。正痘有先贤诸成法，避险有种痘之良方，痘症于是乎大全矣。

陆履安

痘之发也，一由乎胎毒内伏，一由于外感时邪之气引导而出。其症之顺逆，若内毒轻而外感之气亦轻者，痘必稀疏，此为顺症。若内毒轻而外感之气重者，虑其遏闷不齐，不易灌浆。若能至灌浆，则时邪渐退，后易收功，此为先重后轻症。若内毒重而外感之气轻者，虑其灌浆已后，毒难尽泄，不易收靥结痂，恐发痘毒、疳蚀之患，此为先轻后重症。若内毒重而外感之气亦重者，痘必稠密，色不鲜泽，发热见点之后，一路蹭蹬，难以收功，此为逆症。然胎毒之轻重，人皆易明，若外感之气，人莫能晓。夫天地间，只有六气，气平则为和气，不平则有胜复，胜复至极，则为厉气，为瘟疫气、瘴气，更有道涂中秽浊气。人若感之，不拘老幼俱病。今出痘所感之气则异乎是，此气独与未泄胎毒之小儿，两相感触，未闻痘症盛行之时，已出过痘之儿亦染病患也。考是气，自古迄今，从未有人申说明白，确定为何气。故前贤于痘症一科，未尝不殚心瘁虑。立论著方，因不明其气之源，不无偏执之弊。有喜于寒泻者，有喜于温托者。有先用寒泻，而后用温补者，有先用温托，而后用清火解毒者。更有不审儿体之虚实寒热，俱宗费建中《救偏琐言》，每于发热见点时，概用大黄、石膏、黄连、犀角、羚羊、茅根、芦根等。不知费氏之书，名为救偏，乃救惯用热药之偏耳。若本不偏而宗其法，则不偏者反至偏矣。婴儿之命，其何以堪？幸古有种痘良法，相传至今。其法简易灵验，至稳至当。盖正痘因外感时邪而发，种痘则种于无病之时，故所出稀疏，轻者不过几十粒，此岂非避危就安之妙法乎？倘愚人不信，何不将自出与种出彼此相较，其理自明。假使一村之中，有百儿出天花，未尝不延医服药，若能八九十收功，人咸称为太平痘矣。甚有竭力调治，而损伤儿及一半者，不闻其归咎于医生，惟有委命于天而已。今若种百儿之痘，设或损伤四五个，则必责罚种师，并不容其托足于此一村矣。人何笃信医生，而不相信种师耶？与其委命于天，孰若以人功挽之。以此相较，则当种与不当种自决矣。至于种法，全在乎好苗。夫苗者，即取他儿之痘痂也。必要用种出之痘落下之痂，谓之种苗。此苗之中，毫无天行时毒之气在内，故放心可用。若自出天花之痂，谓之时苗，此苗之中有时行之气。若不辨而用之，名虽为种，实与传染他儿天行时痘之气无异，此时苗之不可用也。然种苗之内，尚要拣择，必取痘粒稀少，其色红润，灌浆浓厚，所结之痂厚实光泽尖圆者。此气血充足，阴阳合德，上好之苗也。俟痂落下，用纸包好，记明何日收得，收贮新磁瓶内，紧护其口，置清凉之处，勿触秽热之气。其苗在北方，天气凉，春月之苗，一月之内尚可种，冬月之苗，四五十日尚可种。南方气温，夏月之苗四五日，春月之苗二十日，冬月之苗三十日。若延日久，则气薄无力，恐种不出矣。欲觅此等种苗，先访有人家正在种痘之际，向彼明言其故，恳求四五粒，即可源源而种。或平日于同道种师内，相与一二位志诚老实者，议明彼此互借，则苗亦可不断。亦有胆大种师，于五六月中，觅贫家壮实之儿种之，不惟不索酬谢，反肯津贴银钱。次递传种三四个儿，延至七月，则苗亦可以不断矣。近有种师，因种苗已断，权取时苗种之，往往有种出稠密棘手重痘者，皆时苗之过也。不知时苗之性，即选上好者，亦必要传种过四五儿俱各顺当者，其苗性始和平，方能与种苗相等。至于下手种法，尤须详慎。凡种一儿，用痘痂三四粒，两儿则用六七粒，放于干净茶杯中，倾入清水四五茶匙，用小指尖在内三四搅，则痂已湿。急将水倾去，用柳木杵研。其杵约长四寸，粗如笔管，两头要光圆，研十数转足矣。如痂太干，加入清水一二滴，切不可太潮，只要研如干浆糊状。用弹熟新棉花，捏一小团如枣核大，两头要圆，其长短粗细，量儿鼻孔之大小为之。其棉团不可太松软，松则苗气易往外泄，且见涕则缩小，易于脱出。将棉团

只用一头，蘸痂末糊于上，塞儿鼻中，男左女右。塞不可太进，太进则儿不适意，亦不可太出，太出则易于脱落，总要宽紧浅深适中为妙。塞后，勿放小儿用手拈出。若被喷嚏打出，急将苗仍塞入鼻。下苗后，以六个时辰为度。天气热，早取出数刻，天气寒，多留数刻。痘苗取出之后，其苗气渐次传遍五脏。至七日，或八九日始发热，发热三日而见点矣。此诚至稳至当之种法也。种痘之苗，不过痘痂一味，今各处种师，诡称痘痂之外，尚要加他药为引导者，此系惑人谎语，切勿信之。既种后，将发热时，小儿颈项内，男左女右，必发一小块，状如痰核，此乃毒气结聚于此，故痘发必稀疏。此块不必医治，待落痂后，则块亦渐消矣。若用时苗种者，项中无块，当以此辨之。又间有惊痘，于发热时，小儿忽然惊搐，手足蜷，不语，目上视。有片时即平复者，有发一二个时辰者，有发一次者，有发两次者，总属不妨。斯时切不可扰动叫唤之，待其自平即已，不必服药。须预对痘家说明，免其忧虑。以上诸论，皆时下种师之秘诀也。若夫辨儿之可种与不可种，须察儿体之虚实，及有无宿病。若调治之法，当节饮食，适寒温，防惊吓，此皆种师俱各明悉，兹不重赘。郑望颐

疳

脾胃虚腑气不和

沈　稚年歇乳进谷，脾胃气馁少运，腹膨目翳，是为五疳。夏日中土司令，久病投以补气，恰合调其脾胃。近日呕吐泄泻身热，乃寒暄失和，致食不易化，小溲既少，腑气不和。余幼科久疏，忆钱氏每以调中为主，而驱邪都主轻法，深虑脾土

伤，则延惊痫耳。

益智仁　焦术　茯苓　广皮　藿香梗
厚朴　楂肉　泽泻

张四岁　五疳，腹胀数月，法当疏补。

人参　茯苓　麦芽　炒楂肉　广皮
半夏　湖莲

又　照前方去半夏、湖莲，加泽泻。

内伤夹滞虫积

陈五岁　官人自汗，短气咳嗽，风温见症。肌腠有痤痹之形，与疹瘰腑病不同。但幼稚生阳充沛，春深入夏，形质日减，色脉是虚，而补脾辛甘不应。腹满，按之自软，二便原得通利，腹痛时发时止，痛已即能饮食。考幼科五疳，与大方五劳相类。疳必因郁热为积为虫，此饮食不充肌肤也。病来非暴，攻之由渐。再论疳热虫积，古人治肝治胃恒多。而洁古、东垣，于内伤夹滞，每制丸剂以缓治，取义乎渣质有形，与汤饮异歧。刻下温邪扰攘之余，聊以甘凉之属，清养胃阴，以化肺热，其辛气泄表不宜进。

甜杏仁　麦冬　地骨皮　生甘草　冬
桑叶　玉竹

和入青甘蔗汁一酒怀。

仿治疳热羸瘦，从阳明、厥阴疏通消补兼施。

丸方：

人参　黄连　芦荟　川楝子　使君子
茯苓　白芍　广皮　胡黄连　南山楂

食伤脾胃

某七岁　食物不节，脾胃受戕，腹膨，大便不调，此属脾疳。

焦术　茯苓　广皮　益智仁　大腹皮
木瓜　炮姜　炒神曲

吴九岁　能食，色枯形瘦，暮热泄泻。此皆口腹不慎，值长夏温热，脾胃受伤，

将成五疳。

青蒿梗　枳实炭　胡黄连　炒谷芽
炒白芍　炒山楂　广皮　茯苓　泽泻

王　五疳已久，脾胃受伤，食物不运，腹膨溏泻。此积聚未清，中焦先馁，完谷不化，肿胀皆至，难治之症。

七香饼。

疳者，干也。小儿肠胃柔嫩，若乳食失调，甘肥不节，运化不及，停积发热，热久津干，此因积成疳者也。或五脏偏热，或因病后，或医药误下，致亡失津液，脾不输化，积滞不行，此因干致积者也。故五疳不离乎脾胃。其治法，胃滞当消，脾弱宜补。热者用苦寒清火，冷者宜辛温健运。有虫者，兼用杀虫之品。其虚者，各随本脏补其母。总宜丸剂缓调，不能旦夕速功。或用鸡肝纳入治疳药炖食，最为有效。陆履安

吐　泻

温　邪

吴　身热，吐乳自利，温邪内扰脾胃。稚年防惊。

藿香叶　飞滑石

王　未到周岁，热犯脾胃，呕逆下利，壮热不已，最多慢惊之变。

人参　川连　黄芩　藿香梗　广皮
生白芍　乌梅

暑　湿

某　暑邪犯肺，交土王用事，脾胃素弱不运，暑湿，腹鸣，泄泻，露睛。怕成慢惊。

人参　藿香　炒厚朴　木瓜　川连
茯苓　炒扁豆　泽泻

胃　阳　伤

章　伤食一症，考古用五积散之义，取暖胃使其腐熟也。既上涌频吐，大便溏泻，胃气益伤，阳气坐困日甚，清不升，浊不降，痰潮干呕，腹鸣便遗，睡则露睛，龈黑唇紫，小溲竟无。阳不流行，津液自耗，有慢惊昏厥之危。议通胃阳，读钱氏、薛氏之书，能知此意。

人参　郁金　炒半夏　炒白附子　茯苓　菖蒲　炒广皮　炒粳米

又　阳明胃阳受伤，腑病以通为补。若与守中，必致壅逆。昨日用方，通胜于补获安，幼稚非真虚寒之病。

人参　茯苓　益智　广皮　炒荷叶　炒粳米

又　鼻明汗出，龈血。阳明虚，胃气未和，不宜凉降。

六神汤加炒广皮。

虞　面色痿黄，脉形弦迟，汤水食物，入咽吐出，神气怏怏，欲如昏寐。此胃阳大乏，风木来乘，渐延厥逆，俗称慢脾险症。幼稚弱质，病延半月有余，岂可再以疲药玩忽？宗仲景食谷欲呕者，吴茱萸汤主之。

人参　吴萸　茯苓　半夏　姜汁

又　昨用泄木救胃土法，安受不见呕吐。然中焦阳气大虚，浊气上僭，则为昏厥，津液不升，唇舌干燥，岂可苦寒再伐生气？今如寐神倦，阳陷于阴何疑。仲景通阳理虚，后贤钱氏、薛氏，皆宗其义。

人参　炒半夏　茯苓　广皮　煨姜　南枣

食 伤 脾 胃

苏　周岁幼小，强食腥面，身不大热，神气呆钝，上吐下泻，最防变出慢惊。此乃食伤脾胃，为有余，因吐泻多，扰动正气致伤耳。

广皮　厚朴　茯苓　广藿香　生益智　木瓜

郁 热 内 伏

陈　凉风外受，内郁热伏，身发瘾疹，便解血腻，烦渴。得汗仅解外风，在里热滞未和，啾唧似痛，大便仍有积滞。清里极是，但半岁未啖谷食，胃弱易变惊症，少少与药。

藿香梗　川连　黄芩　生白芍　淡竹叶　广皮　滑石　炒楂肉

胃 阳 虚

余　形神衰弱，瘕泄纯白，而痈疡疳蚀未罢，气喘痰升，总是损极。今胃虚纳减，倘内风掀动，惊厥立至，孰不知因虚变病也。

人参　炒粳米　茯神　炒广皮　炒荷叶蒂

胃 不 和

吕十二　痰中带血，食已呕吐，因惊仆气逆，令胃不和。与黄连温胆汤，因年幼质怯，以金石斛代之。

温胆汤去甘草，加金石斛、姜汁。

胃 虚 气 逆

某九岁　久呕少食。

人参　半夏　茯苓　广皮　姜汁

某　蛔厥，少腹痛，欲呕。

安胃丸。

湿 热

王九岁　久泻，兼发疮痍，是湿胜热郁。苦寒必佐风药，合乎东垣脾宜升，胃宜降之旨。

人参　川连　黄柏　炙草　广皮　白

术　神曲　麦芽　柴胡　升麻　羌活　防
风

久痢伤阴积滞未清

何十一　夏病入冬，仍腹痛下积。稚
年不慎食物，肠胃屡滞，利久阴伤，身热
发呛。先与理阴，疏腑滞浊。

熟地炭　当归炭　山楂　炮姜　炙草
茯苓　麦芽

世俗所称慢惊风者，不知起于何代，
创是名者，其遗祸于婴孩，已不啻万亿
矣。盖就其所指之病而论，如吐泻兼作，
气怯神倦，虚烦搐搦，痰喘不食，脉虚无
神，睡则露睛等症，乃与病名毫不相关。
其所指之症，是或由外感未清，或诸病误
治，或饮食失调，或由病后而成。以致吐
则伤胃，泻则伤脾，土衰则不生金，中虚
木必乘克，是皆肝、脾、肺、胃之病。治
宜急顾本原，扶土生金，安胃和肝，温养
肾阳，犹虑弗及。若就其名而治之，医家
胸中，先执慢惊风三字之名，概用重坠之
药，镇惊定怯，或散风清火，豁痰破气，
其遗祸可胜言哉！盖是症，因中土已虚，
风木已动，延久必现出似惊之状耳，实则
并非因惊而起也。奈何竟以慢惊风名之，
岂非指鹿为马乎？要之慢字，若以急慢而
论，则凡病之缓者，皆可称为慢。惟惊乃
属急症，不可以慢字加之。若以傲慢、肆
慢而讲，于病名上又甚荒唐。惟愿观幼科
书者，当知其背谬不通，勿为其所惑，则
幸甚。今观先生案中，并未尝用及惊药风
药，是明征也。此症更当兼参东垣、立
斋、景岳诸法而治之，则无遗蕴矣。华岫
云

痫 痉 厥

热 邪 阻 窍

周　稚年痫厥，病发迅速，醒来二便
自通。此系阳气拂逆，阻其灵窍。姑与清
络宣通方法。

犀角　远志　胆星　黑山栀　元参
菖蒲　连翘　竹叶心

阴风入脾络

唐四十　面青脉濡，神呆，舌缩不伸，
语寂然。痫症四肢皆震，口吐涎沫。此阴
风已入脾络矣。

人参　生术　蜈蚣　全蝎　姜汁炒南
星　姜汁炒白附

邪 逼 心 胞

某　伏邪经旬，发热不解，唇焦舌
渴，暮夜神识不清。虑其邪陷心胞，有痉
厥之变。

犀角　卷心竹叶　鲜石菖蒲　连翘
元参心　浙生地

又　化热液枯。

生地　竹叶心　丹皮　元参　麦冬
生白芍

热邪伤阴肝风动

吴　冬月伏邪，入春病自里发。里邪
原无发散之理，更误于禁绝水谷，徒以
芩、连、枳、朴，希图清火消食，以退其
热。殊不知胃汁再劫，肝风掀动，变幻痉
厥危疴。诊视舌绛，鼻窍黑煤，肌肤甲错
干燥，渴欲饮水，心中疼热。何一非肝肾
阴液之尽，引水自救，风阳内烁，躁乱如
狂。皆缘医者未曾晓得温邪从阴，里热为
病，清热必以存阴为务耳。今延及一月，

五液告涸，病情未为稳当。所恃童真，食谷多岁，钱氏谓幼科易虚易实，望其尚有生机而已。

　　阿胶　生地　天冬　川石斛　鸡子黄　元参心

　　又　咸润颇安，其热邪深入至阴之地，古云热深厥深。内涸若此，阴液何以上承？虑其疳蚀阻咽，故以解毒佐之。

　　元参心　真阿胶　真金汁　细生地　天冬　银花露

　　又　胃未得谷，风阳再炽，入暮烦躁，防其复厥。

　　生地　白芍　麦冬　金汁　阿胶　牡蛎　金银花露

　　又　神识略苏，常欲烦躁。皆是阴液受伤，肝风不息。议毓阴和阳。

　　生地　牡蛎　阿胶　麦冬　木瓜　生白芍

　　又　膻中热炽，神躁舌干，痰多咳呛，皆火刑肺金。宜用紫雪丹一钱。

　　小儿痫痉厥，本属险症，十中每死二三。奈今之患者，十中常死六七，其故何也？盖缘医者不察病情，概以芩、连、钩藤、菖蒲、橘红等，夹金石之药投之。以冀清火降痰而已，此医之不善治也。而最可恶者，尤在病家之父母失于调治，有名为爱之，实以杀之之故，何也？小儿诸症，如发热无汗，烦躁神昏谵语之顷，或战汗大汗将止之时，或呕吐泄泻之后，或痉厥渐苏，或便久闭而适然大便，或灌药之后，斯时正元气与病邪交战之际，若能养得元气一分，即退一分病邪。此际，小儿必有昏昏欲睡，懒于言语，气怯神弱，身不转动之状，此正当养其元神，冀其邪退正复。乃病家父母偏于此际张惶惊恐，因其不语而呼之唤之，因其鼾睡而频叫醒之，因其不动而摇之拍之，或因微有昏谵

而必详诘之，或急欲以汤饮进之，或屡问其痛痒之处，哓哓不已，使其无片刻安宁。如此必轻变为重，重变为死矣。更有豪富之家，延医数人，问候者多人，房中聚集者多人，或互谈病情病状，夜则多燃灯烛以照之，或对之哭泣不已，或信巫不信医，祈祷迭兴，举家纷扰。此非爱之，实以杀之也。试以大人之病情体贴之，抑好安然寂静乎？抑好喧哗动扰乎？此理概可知也。

　　予曾见一孩，患暑湿初疟，半月有余，病势甚重。医者投以苍术白虎汤，夜半发汗，至寅时身体渐凉，冷汗不止，默默倦睡，口不肯言，气息甚微。医云：六脉安静，并不烦躁，此病退之象也。因戒其父母，切勿扰动。直至申时，汗止声出，而病已霍然矣。可见，无论大人与小儿诸病，总宜安然寂静为主。其调养之法，有非笔墨所能罄者，惟在病家细心体会，医者能谆谆告戒。勿以余言为迂，则幸甚。更有幼孩，发热昏迷，手足厥冷，窍络阻塞，哭不出声，药难下咽。斯时惟有请善于推拿者，可使立时苏醒，然后再议用药。至于治法，痫、痉、厥本属三症，与大方相类，兹不重赘。华岫云

虫

湿　热

　　陈七岁　湿伤，脾胃失调，下注小肠，虫从溺窍而出，粪溏完谷。不可温补。

　　黄柏　茯苓　猪苓　槐米　泽泻　萆薢

　　又　虫自小便而出，经月泻皆粘腻及不化食物。此非虚寒，皆湿蛊①内蕴，运

————————

① 蛊：虫食病。

化失司。当苦药胜湿，兼理幼稚疳积。

黄连　黄柏　茅术　厚朴　泽泻　槐角子　木通　使君子　淡竹叶

三服后续进肥儿丸。

龚七岁　湿热生虫，腹痛，便溏，恶食。

川连　胡连　生白芍　乌梅　枳实　川椒　炒楂　青皮

水法丸。

许　肠有湿热生蟹虫，用苦寒引导小肠。

苦楝皮　北秦皮　槐角子　胡粉　黄柏　牡蛎

生研末，猪肚肠一条漂洁煮丸。

张十三　丹溪云：小儿盗汗不须医。以体属纯阳，汗乃阳泄故也。至于疮多，湿热，浮肿胀满，得攻下而消，此六腑以通为补也。其少腹痛屡发，亦由湿热生虫生积，当以酸苦泄热。

川连　胡连　生白芍　鸡肫皮　炒楂肉　芦荟　枳实　苦楝皮

乌梅肉捣丸。

阳　明　热

汪十六　肛漏时肿，泻过白虫，手足阳明热甚。

槐角子　黄柏　榧子肉　生茅术　樗根白皮　小川连　茯苓　炒地榆

蒸饼为丸。

虫类虽多，其源皆由饮食停滞，湿热郁蒸，变化而成者也。凡面色痿黄，饮食不为肌肤，起伏作痛，聚散不定，痛止即能饮食者，皆有虫积。或从呕，或从小便，或从大便而出。治法当观其微甚，若虫势骤急者，当用攻逐之剂，如黑丑、槟榔、大黄、胡粉、山棱、莪术之类，虫去则调其脾胃。缓者用酸苦泄热燥湿，兼以相制相畏之品，如川连、胡连，芦荟、苦楝、乌梅、川椒、雷丸、芜荑、使君、榧肉之类。脾弱者兼运其脾，胃滞者兼消其滞。虫症治法，大略如此。陆履安

临证指南医案　集方

案中所用诸方，开载于后，以便初学之士查阅。

桂枝汤　桂枝　白芍　炙草　生姜　大枣

桂枝加附子汤　即桂枝汤加附子。

苓桂术甘汤　茯苓　白术　桂枝　炙草

小建中汤　白芍　桂枝　炙草　生姜　大枣　饴糖

桂枝去芍药加蜀漆龙骨牡蛎救逆汤　桂枝　炙草　生姜　大枣　蜀漆　龙骨　牡蛎。

生姜泻心汤　生姜　干姜　半夏　黄芩　黄连　甘草　人参　大枣

甘草泻心汤　甘草　干姜　半夏　黄芩　黄连　大枣

半夏泻心汤　半夏　黄芩　黄连　人参　炙草　干姜　大枣

附子泻心汤　附子　黄芩　黄连　大黄

黄芩汤　黄芩　白芍　甘草　大枣

黄连阿胶汤　黄芩　黄连　白芍　阿胶　鸡子黄

旋覆花代赭石汤　旋覆花　代赭石　人参　半夏　甘草　生姜　大枣

炙甘草汤又名复脉汤　炙草　桂枝　人参　麻仁　生地　阿胶　麦冬　生姜　大枣

乌梅丸　乌梅　人参　当归　黄连　黄柏　桂枝　干姜　蜀椒　附子　细辛

白虎汤　石膏　知母　甘草　粳米

白虎加人参汤　即白虎汤加人参。

竹叶石膏汤　竹叶　石膏　人参　麦冬　半夏　甘草　粳米

白头翁汤　白头翁　秦皮　黄连　黄柏

大黄黄连泻心汤　大黄　黄连

猪肤汤　猪肤　白蜜　白粉

四逆汤　甘草　干姜　附子

人参四逆汤　即四逆汤加人参。

通脉四逆汤　即四逆汤加葱白。更有随症加法。

通脉四逆加猪胆汁汤　即四逆汤加猪胆汁。

白通汤　葱白　干姜　附子

白通加猪胆汁汤　即白通汤加猪胆汁、人尿。

术附汤　白术　附子　甘草　生姜　大枣

桂枝附子汤　桂枝　附子　甘草　生姜　大枣

理中汤丸同　人参　甘草　白术　干姜

吴茱萸汤　吴茱萸　人参　生姜　大枣

真武汤　茯苓　白芍　白术　附子　生姜

桃花汤　赤石脂　干姜　粳米

麻黄杏仁甘草石膏汤　麻黄　杏仁　甘草　石膏

小青龙汤　麻黄　桂枝　白芍　干姜　细辛　五味子　甘草　半夏

栀子豉汤　栀子　香豉

桃仁承气汤　桃仁　桂枝　大黄　芒硝　甘草

四逆散　柴胡　枳实　白芍　甘草

白散　桔梗　贝母　巴豆

五苓散　猪苓　茯苓　泽泻　白术　桂枝

猪苓汤　猪苓　茯苓　泽泻　阿胶　滑石

牡蛎泽泻散　牡蛎　泽泻　海藻　蜀漆　葶苈　商陆根　瓜蒌根

上仲景《伤寒》中方。

鳖甲煎丸　鳖甲　乌扇　黄芩　柴胡　鼠妇　干姜　大黄　芍药　桂枝　葶苈　石苇　厚朴　丹皮　瞿麦　紫威　半夏　人参　䗪虫　阿胶　蜂窠　赤硝　蜣螂　桃仁　煅灶下灰　清酒

《千金方》有海藻、大戟，无鼠妇、赤硝。

白虎加桂枝汤　即白虎汤加桂枝。

崔氏八味丸　干地黄　山茱萸　山药　丹皮　茯苓　泽泻　附子　桂枝

桂枝加龙骨牡蛎汤　即桂枝汤加龙骨、牡蛎。

酸枣仁汤　枣仁　甘草　知母　茯苓　川芎

黄芪建中汤　即小建中汤加黄芪。

皂荚丸　皂荚。蜜丸，枣膏汤送。

麦门冬汤　麦冬　半夏　人参　甘草　大枣　粳米

葶苈大枣泻肺汤　葶苈　大枣

千金苇茎汤　苇茎　苡仁　桃仁　瓜瓣

瓜蒌薤白白酒汤　瓜蒌实　薤白　白酒

赤石脂丸　蜀椒　乌头　附子　炮姜　赤石脂

附子粳米汤　附子　半夏　甘草　粳米　大枣

当归生姜羊肉汤　当归　生姜　羊肉

甘遂半夏汤　甘遂　半夏　芍药　甘草一本无

木防己汤　木防己　石膏　桂枝　人参

小半夏汤　半夏　生姜

外台茯苓饮　茯苓　人参　白术　枳实　橘皮　生姜

桂苓五味甘草汤　桂枝　茯苓　五味　甘草

越婢汤　麻黄　石膏　甘草　生姜　大枣

防己茯苓汤　防己　黄芪　桂枝　茯苓　甘草

大半夏汤　半夏　人参　白蜜

大黄牡丹汤　大黄　丹皮　桃仁　瓜子　芒硝

当归建中汤　即小建中汤加当归。

甘草小麦大枣汤　甘草　小麦　大枣

旋覆花汤　旋覆花　葱　新绛

肾气丸　与崔氏八味丸同。

上《金匮要略》中方。

六味地黄丸　即八味去桂、附。煎服名六味地黄汤。

都气丸　即六味丸加北味。再加附子名附都气丸。

还少丹　熟地　山药　牛膝　枸杞　山萸　茯苓　杜仲　远志　五味子　楮实　小茴　巴戟　苁蓉　石菖蒲

丹溪滋阴大补丸　即还少丹去楮实。

黑地黄丸　苍术　熟地　五味　干姜

虎潜丸　熟地　虎胫骨　龟板　黄柏　知母　锁阳　当归　牛膝　白芍　陈皮　羯羊肉

天真丸　精羊肉　肉苁蓉　山药　当

归　天冬　黄芪　人参　白术

三才汤　天冬　熟地　人参

大造丸　紫河车　龟板　人参　熟地
天冬　麦冬　黄柏　牛膝　杜仲

人参固本丸　人参　天冬　麦冬　生
地　熟地

天王补心丸　生地　人参　元参　丹
参　枣仁　远志　茯神　柏子仁　天冬
麦冬　当归　五味　桔梗　石菖蒲　辰砂

孔圣枕中丹　龙骨　龟板　远志　菖
蒲

大补阴丸　黄柏　知母　熟地　龟板
猪脊髓

滋肾丸　黄柏　知母　肉桂

斑龙丸　鹿角胶　鹿角霜　熟地　菟
丝子　柏子仁

玉真丸　硫磺　硝石　石膏　半夏
姜汁糊丸。

来复丹　玄精石　硫黄　硝石　五灵
脂　青皮　陈皮

半硫丸　半夏　硫黄

黑锡丹　黑铅　硫黄

二至丸　冬青子　旱莲草

参苓白术散　人参　茯苓　白术　甘
草　山药　扁豆　苡仁　建莲　砂仁　桔
梗　陈皮

玉屏风散　黄芪　防风　白术

四君子汤　人参　茯苓　白术　甘草

六君子汤　即四君子汤加陈皮、半
夏。

异功散　即四君子汤加陈皮。

四兽饮　即六君子汤加乌梅、草果、
生姜、大枣。

六神散　即四君子汤加山药、扁豆，
姜、枣煎。

补中益气汤　人参　黄芪　白术　甘
草　陈皮　当归　升麻　柴胡　生姜　大
枣

三拗汤　麻黄　杏仁　甘草

葱豉汤　葱白　淡豆豉

川芎茶调散　川芎　薄荷　荆芥　羌
活　白芷　甘草　防风　细辛
为末，茶调服。

霞天膏　牛肉熬膏，加面。

防风通圣散　防风　荆芥　麻黄　连
翘　薄荷　川芎　当归　白芍　白术　山
栀　大黄　芒硝　黄芩　石膏　桔梗　甘
草　滑石　姜　葱

温胆汤　陈皮　半夏　茯苓　甘草
枳实　竹茹

十味温胆汤　即温胆汤加人参、远
志、枣仁、熟地。

逍遥散　柴胡　当归　白芍　白术
茯苓　甘草　煨姜　薄荷
本方加丹皮、山栀，名加味逍遥散。

六和汤　砂仁　藿香　厚朴　杏仁
半夏　扁豆　木瓜　人参　赤茯苓　白术
甘草　姜　枣

藿香正气散　藿香　紫苏　白芷　大
腹皮　茯苓　白术　陈皮　半夏曲　厚朴
桔梗　甘草　姜　枣

驻车丸　黄连　阿胶　干姜　当归

越鞠丸　香附　苍术　川芎　神曲
山栀

四物汤　生地　当归　白芍　川芎

张子和玉烛散　归尾　生地　川芎
赤芍　大黄　芒硝　甘草

归脾汤　人参　白术　茯神　枣仁
龙眼肉　黄芪　当归　远志　木香　炙草
生姜　大枣

人参养荣汤　人参　茯苓　白术　甘
草　当归　白芍　熟地　黄芪　肉桂　五
味　远志　陈皮
加姜、枣。

犀角地黄汤　犀角　生地　白芍　丹
皮

地黄饮子　熟地　巴戟　山萸　苁蓉　附子　官桂　石斛　茯苓　菖蒲　远志　麦冬　五味

活络丹　川乌　草乌　胆星　地龙　乳香　没药

附子理中汤　即理中汤加附子。

理中安蛔丸　即理中汤去甘草，加茯苓、川椒、乌梅。

连理汤　即理中汤加黄连、茯苓。

治中汤　即理中汤加青皮、陈皮。

四神丸　破故纸　五味　肉果　吴萸

清暑益气汤　人参　黄芪　白术　苍术　青皮　陈皮　神曲　甘草　麦冬　五味　当归　黄柏　泽泻　升麻　葛根　加姜、枣。

生脉散　人参　麦冬　五味

益元散　滑石　甘草　辰砂

大顺散　干姜　肉桂　杏仁　甘草

四苓散　猪苓　茯苓　泽泻　白术

桂苓丸　肉桂　茯苓　蜜丸。

胃苓散　即平胃散合五苓散。

加味肾气丸　即六味丸加附子、肉桂、车前、牛膝。

浚川散　黑牵牛　大黄　甘遂　芒硝　郁李仁　轻粉

萆薢分清饮　川萆薢　石菖蒲　乌药　益智仁　甘草梢　食盐　茯苓

禹功散　黑牵牛　茴香　姜汁调，或加木香。

琼玉膏　地黄　茯苓　人参　白蜜　臞仙加琥珀、沉香。

通幽汤　当归　升麻　桃仁　红花　甘草　生地　熟地

白虎加苍术汤　即白虎汤加苍术。

凉膈散　连翘　大黄　芒硝　甘草　山栀　黄芩　薄荷

当归龙荟丸　当归　龙胆草　山栀　黄连　黄柏　黄芩　大黄　青黛　芦荟　木香　麝香　蜜丸，姜汤下。

左金丸　黄连　吴萸　水泛丸。

戊己汤　黄连　吴萸　白芍

甘露饮　生地　熟地　天冬　麦冬　石斛　茵陈　黄芩　枳壳　枇杷叶　甘草　一方加桂、苓，名桂苓甘露饮。

河间桂苓甘露饮　滑石　石膏　寒水石　甘草　白术　茯苓　泽泻　猪苓　肉桂　每服五钱。张子和去猪苓，减三石一半，加人参、干葛、藿香、木香，亦名桂苓甘露饮。

泻白散　桑皮　地骨皮　甘草　粳米

导赤散　生地　木通　甘草梢　淡竹叶

紫雪　黄金　寒水石　石膏　滑石　磁石　升麻　元参　甘草　犀角　羚羊角　沉香　木香　丁香　朴硝　硝石　辰砂　麝香

清骨散　银柴胡　胡黄连　秦艽　鳖甲　地骨皮　青蒿　知母　甘草

二陈汤　半夏　陈皮　茯苓　甘草　生姜

二贤散　陈皮　甘草

控涎丹　甘遂　大戟　白芥子

滚痰丸　青礞石　沉香　大黄　黄芩　焰硝

白金丸　白矾　郁金

平胃散　苍术　厚朴　陈皮　甘草

橘半枳术丸　白术　枳实　橘皮　半夏

保和丸　山楂　神曲　茯苓　半夏　陈皮　卜子　连翘

水陆二仙丹　金樱膏　芡实

桑螵蛸散　人参　茯神　远志　石菖

蒲　桑螵蛸　龙骨　龟板　当归

蜡矾丸　黄蜡　白矾

胶艾四物汤　即四物汤加阿胶、艾叶。

柏子仁丸　柏仁　牛膝　卷柏　泽兰　续断　熟地

上汪讱庵《医方集解》中方。

补阴益气煎　人参　当归　山药　熟地　陈皮　炙草　升麻　柴胡　生姜

两仪膏　人参　熟地

熬膏，白蜜收。

贞元饮　熟地　炙草　当归

玉女煎　生石膏　熟地　麦冬　知母　牛膝

理阴煎　熟地　当归　炙甘草　干姜

或加肉桂。

何人饮　何首乌　人参　当归　陈皮　煨姜

参附汤　人参　制附子

芪附汤　黄芪　制附子

加生姜。

青囊斑龙丸　鹿角胶　鹿角霜　柏子仁　菟丝子　熟地　茯苓　补骨脂

斑龙二至百补丸　鹿角　黄精　杞子　熟地　菟丝子　金樱子　天冬　麦冬　牛膝　楮实子　龙眼肉

已上药，同鹿角熬成膏，加入炼蜜，调入后药末，杵合为丸。

鹿角霜　人参　黄芪　芡实　茯苓　山药　知母　熟地　黄肉　五味子

十味为细末，和前膏为丸。

秫米半夏汤　秫米　半夏

钱氏益黄散　陈皮　青皮　诃子肉　炙草　丁香

和中丸　白术　厚朴　陈皮　半夏　槟榔　枳实　炙草　木香

东垣和中丸　人参　白术　炮姜　炙

草　陈皮　木瓜

神保丸　木香　胡椒　干蝎　巴豆

子和导水丸　大黄　黄芩　滑石　黑丑

脾约丸　大黄　杏仁　厚朴　麻仁　枳实

华盖散　麻黄　苏子　桑皮　杏仁　赤苓　橘红　甘草

石刻安肾丸　附子　肉桂　川乌　川椒　巴戟　菟丝子　破故　赤石脂　远志　茯神　茯苓　苍术　山茱萸　杜仲　胡芦巴　石斛　韭子　小茴　苁蓉　柏子仁　川楝子　鹿茸　青盐　山药

王荆公妙香散　人参　龙骨　益智仁　茯神　茯苓　远志　甘草　朱砂

猪肚丸　白术　苦参　牡蛎　猪肚一具

刘松石方。

威喜丸　茯苓　猪苓　黄蜡

交加散　生地　生姜

乌鲗鱼骨丸　乌鲗鱼骨　蒠茹 即茜草根　雀卵

鲍鱼汤下。

三豆饮　大黑豆　赤小豆　绿豆

甘草水煮。

万氏牛黄清心丸　黄连　黄芩　山栀　郁金　辰砂　西牛黄

上《景岳全书》中方。

已上四部书，谅业医者必备，故但开药品，其分量炮制，加减服法，以及治症，俱未载明。并内有峻利之方，所服不过几厘几粒者，须按方查阅，切勿草率臆度。且不遵古法，不惟无效，反有遗误，慎之。

清燥救肺汤　经霜桑叶三钱　杏仁七分，去皮尖，炒黄　麦冬一钱二分，去心　石膏

二钱半　人参七分　阿胶八分　胡麻仁一钱，炒　甘草一钱　枇杷叶一片，去毛筋

水一碗，煎六分。食远服。

进退黄连汤　川黄连姜汁炒，一钱半　干姜炮，一钱半　人参人乳拌蒸，一钱半　桂枝一钱　半夏姜制，一钱半　大枣

上，进法：用本方三味不制，水三茶钟，煎减半，温服。退法：桂枝不用，黄连减半，或加肉桂五分，如上制，煎服。

当归桂枝汤　即桂枝汤加当归。

茯苓桂枝汤　即桂枝汤加茯苓。

参归桂枝汤　即桂枝汤加人参、当归。

人参建中汤　即建中汤加人参。

参芪建中汤　即建中汤加人参、黄芪。

归芪建中汤　即建中汤加当归、黄芪。

吴萸理中汤　即理中汤加吴萸。

人参温胆汤　即温胆汤加人参。

黄连温胆汤　即温胆汤加黄连。

星附六君子汤　即六君子汤加制南星、白附子。

生脉四君子汤　即生脉散合四君子汤。

生脉六味汤　即生脉散合六味汤。

养营汤　即人参养营汤。

六神汤　即陈无择六神散，即四君子加山药、扁豆。

戊己汤　即四君子汤加陈皮、白芍。

苓姜术桂汤　只此四味。

五子五皮汤　即五皮饮加杏仁、苏子、葶苈、白芥子、卜子。

加桂理中汤　即理中汤加桂。

子和桂苓汤　即子和桂苓饮。

资生丸　人参　白术土炒　苡仁各三两　山楂肉　神曲　橘红各二两　扁豆　莲肉　厚朴各一两　山药　茯苓　麦芽　芡

实各一两半　桔梗　甘草炙　藿香各五钱　泽泻　川黄连　白豆蔻各三钱半

上制为末，炼蜜丸，每丸重二钱，每服一丸，醉饱后二丸，细嚼，淡姜汤下。

聚精丸　黄鱼鳔胶一斤，切碎　蛤粉炒　沙苑蒺藜八两，马乳浸，隔汤煮一炷香

上为末，炼蜜丸，每服八十丸，白汤下。

禹余粮丸　蛇含石本草名蛇黄，大者三两，醋煅透　禹余粮石三两，层数多者佳，醋煅透　钢针砂五两，醋煅透

三物各研极细，配入下项药：

羌活　川芎　三棱　蓬术　白蔻　白蒺　陈皮　青皮　木香　大茴炒　牛膝　当归　炮姜　附子炮　肉桂各五钱

上制为末，入前药拌匀，神曲糊为丸，如桐子大。食前，或温酒，或白汤送下三十丸至五十丸。最要忌盐，一毫不可入口，否则病发愈甚。日三服，兼用温和调补药助之。此方又名大针砂丸。此方去附子、蓬术、青皮，加茯苓，叶氏名针砂丸。

小温中丸　白术二两　茯苓一两　陈皮一两　熟半夏一两　甘草三钱　神曲炒，一两　生香附一两半　苦参炒，五钱　黄连炒，五钱　针砂醋炒红，研如飞面，一两半

为末，醋水各半，打神曲糊为丸，桐子大。每服七八十丸，白术六钱，陈皮一钱，生姜一片，煎汤下。虚甚者加人参一钱，本方去黄连，加厚朴半两，忌口。病轻服至六七两，小便长。甚者服一斤，小便始长。

缪仲淳脾肾双补丸　人参　莲肉炒　山萸　烘山药炒，各一斤　五味子蜜蒸　菟丝子各一斤半　橘红　砂仁炒，各六两　车前子米泔洗　巴戟肉甘草汁煮，各十二两　肉豆蔻十两　补骨脂盐水浸二日，炒，一斤

上为末，炼蜜丸。如虚而有火者，或

火盛肺热者，去人参、肉豆蔻、巴戟、补骨脂。忌羊肉、羊血。

阿魏丸　阿魏七钱　鳖甲二两　黄芪　广皮　枳实　柴胡　白术各一两　青皮　草果　黄芩　当归　茯苓各八钱　白蔻仁七钱　山楂一两　神曲一两　延胡
　　水法丸。

又方　阿魏　连翘　胡黄连　山楂　青皮　三棱　蓬术　陈皮　半夏　麦芽　厚朴　莱菔子　甘草

更衣丸　朱砂五钱，研　芦荟七钱，研
　　好酒和丸，每服一钱二分。

济生肾气丸　即八味丸加车前、牛膝。叶氏用茯苓八两为君，熟地只用四两。又薛氏济生丸分量不同。

海粉丸　蛤粉　瓜蒌实　杏仁各一两　广皮　紫苏各二两　白术　土贝母各四两　紫菀三两　木香五钱
　　炼蜜丸。

葱白丸　熟地四两　白芍　当归　川楝子　茯苓各二两　川芎　枳壳　厚朴　青皮　神曲　麦芽各一两半　三棱　蓬术各一两　干姜　大茴　木香各七钱　肉桂五钱
　　用葱白汁丸。

又方　人参　阿胶　川芎　当归　厚朴
　　用葱白汁丸。

安胃丸　乌梅　川椒　附子　桂枝　干姜各一两　黄柏二两　黄连五钱　川楝子肉　广皮　青皮各二两　白芍三两　人参量加，如有邪者可勿用
　　再用川椒、乌梅汤法丸。一方无广皮，有当归、细辛。

妙香丸　巴豆三百十五粒，去皮心膜，炒熟，研如面　牛黄研　龙脑研　麝香研　轻粉研，各三两　朱砂飞，九两　真金箔九十片
　　上各研匀，炼黄蜡六两，入白蜜三分，同炼匀为丸，每两作三十丸。

海蛤丸　天冬　瓜蒌霜　海浮石　蛤粉　风化硝　桔梗　橘红　香附　竹沥　姜汁
　　蜜丸。

术菟丸　白术　菟丝子
　　又景岳新方苓术菟丝丸。

局方龙荟丸　即当归龙荟丸。

白蒺藜丸　即一味，用山栀汤制为丸，用大豆黄卷汤送下。

禹粮石脂丸　即二味为丸。

枳术丸　即二味为丸。

真武丸　即真武汤作丸。

归脾丸　即归脾汤料作丸。

桑麻丸　桑叶　黑芝麻
　　蜜丸。

浚川丸　即浚川散。

禹功丸　即禹功散。

生脉六味丸　即六味丸合生脉散。

肥儿丸　《景岳全书》中有四方。

益母丸　此方不一，总用益母草膏为君，有加四物、香附、山楂者，有去楂加阿胶者，有加八珍、香附、砂仁、楂肉者。

东垣清心凉膈散　连翘　薄荷　黄芩　山栀　桔梗　甘草　竹叶
　　水煎服。

金铃子散　金铃子即川楝子，去核，一两　延胡索一两
　　为末，每服三钱，酒调服，水煎服亦可。

虎杖散　杜牛膝根汁二三两，古方本用虎杖草汁，今人不识此草，故以土牛膝根汁代之　当门子麝香一分，研
　　上将麝香入汁中和匀，隔汤炖温服。

葛可久花蕊石散　花蕊石，煅存性，研如粉。以童便一盏，男人入酒少许，女人入醋少许，煎温，食后调服三钱，甚者五钱。能使瘀血化为黄水，后用独参汤补

之。

归芍异功散　即异功散加当归、白芍。

鸡鸣散　牛蒡子，炒香，研细。临服加入雄鸡冠血五匙，状元红酒少许，调匀，以炒荆芥三分煎汤送。

通圣散　即防风通圣散。

归芪异功散　即异功散加当归、黄芪。

香砂异功散　即异功散加木香、砂仁。

正气散　即藿香正气散。

玉壶丹　即扁鹊玉壶丸。

治命门火衰，阳气暴绝，寒水臌胀，却有神效。古吴王晋三先生得异授制法，当宗之。好硫黄八两，配真麻油八两，以硫打碎，入冷油内，炖炉上。炭火宜微勿烈，以桑条徐调。候硫溶尽，即倾入大水内，急搅去上面油水，其色如金。取缸底净硫，秤见若干两，仍配香麻油若干两，照前火候再溶再倾，连前共三转。第四转用真棉花核油配硫若干两，照前火候再溶，再倾入大水内，搅去上面油水，其色如绛。第五转用肥皂四两，水中同煮六时。第六转用皂荚四两，水中同煮六时，拔净制硫之油，搅去其水，其色如硫火之紫。第七转用炉中炭灰淋硷水制六时。第八转用水豆腐制六时，拔净皂硷之性。第九转用田字草_{出水荒稻中，其叶如田字，八九月采捣汁}，和水煮六时，临用研如飞面。凡净硫一两，配炒糯米粉二两，或水法，或湿捣为丸。每服以硫三分为准，渐加至一钱止，开水温下。

回生丹　大黑豆_{三升，用水浸取壳，用绢袋盛壳，同豆煮熟，去豆不用，将壳晒干，其汁留用} 红花_{三两炒黄色，入好酒四碗，煎十余滚，去渣存汁听用} 苏木_{三两，河水五碗，煎汁三碗听用} 大黄_{一斤，为末} 陈米醋_{九斤}

上将大黄末一斤，入净锅，下醋三斤，文火熬。用长木箸不住手搅之。将成膏，再加醋三斤，熬之，又加醋三斤，次第加毕。然后下黑豆汁三碗，次下苏木汁，次下红花汁，熬成大黄膏，取入瓦盆盛之。大黄锅焦亦铲下，入后药同磨。

人参_{二两}　川芎　当归　熟地　茯苓　香附　延胡　苍术_{米泔浸，炒}　桃仁　蒲黄_{各一两}　乌药_{二两半}　牛膝　地榆　橘红　白芍　羌活　炙草　五灵脂　山萸　三棱_{各五钱}　良姜　木香_{各四钱}　木瓜　青皮　白术_{各三钱}　益母草_{二两}　乳香　没药_{各二钱}　马鞭草_{五钱}　秋葵子_{三钱}

上三十味，并前黑豆壳共晒干，为细末，入石臼内，下大黄膏，再下炼熟蜜一斤，共捣千捶为丸。每丸重二钱七分，静室阴干二十余日，不可烘晒。干后止重二钱，外以蜡作壳护之，用时去蜡调服。一方无益母草、马鞭草、秋葵子三味，并不用蜜，醋止用八碗。

至宝丹　犀角_镑　朱砂_{研，水飞}　雄黄_{研，水飞}　琥珀_研　玳瑁_{各一两，镑}　水安息香_{一两，无灰酒熬成膏，如无，以旱安息香代之}　西牛黄_{五钱}　麝香_{一钱}　龙脑_{一钱}　金银箔_{各五十片}

为极细末，将安息香膏重汤煮，入诸药搜和，分作百丸，蜡护，临服剖，用参汤化下。

紫金丹　牛黄　冰片　狗宝　鸦片_{各六分}　广木香_{二两}

上为末，人乳丸，重五厘，金箔为衣。

震灵丹　禹粮石　赤石脂　紫石英　代赭石_{各四两}

上四味作小块，入净锅中，盐泥封固，候干，用炭十斤煅，炭尽为度，入地出火气，必得二昼夜，研细末。

乳香_{二两}　没药_{二两}　朱砂_{水飞，一两}

五灵脂二两

为末，同前四味和匀，糯米饭丸，宜坚细。

四顺清凉饮　大黄　当归　芍药　甘草

各等分，水煎服。

露姜饮　人参　生姜

水煎，露一宿，空心隔汤炖温服。

子和桂苓饮　即桂苓甘露饮。

七香饼　香附一两二钱　丁香皮一两二钱　甘松八钱　益智仁六钱　砂仁二钱　蓬术二钱　广皮

阿胶鸡子黄汤非黄连阿胶汤。　**河间中满分消汤**　**清阿胶丸**　**蠲痛丹**　**香连饮**，已上五方俟考。

按：先生虽善用古方，然但取其法而并不胶柱。观其加减之妙，如复脉、建中、泻心等类，至用牡蛎泽泻散，只取此二味，故案中有但书用某方，而不开明药味者，决非尽用板方，必有加减之处，观者以意会之可也。论中所述诸方，开列于后，以便查阅。

麻黄人参芍药汤　桂枝　麻黄　黄芪　炙草　白芍　人参　麦冬　五味　当归

甘草汤　生甘草

生姜甘草汤　生姜　人参　甘草　大枣

调中益气汤　即补中益气汤去当归、白术，加木香、苍术。

升阳益胃汤　羌活　防风　独活　白芍各五钱　广皮四钱　黄芪二两　人参　半夏　炙甘草各五钱　柴胡　黄连各二钱　白术　茯苓　泽泻各三钱

每服三钱，加姜、枣煎。

桂枝黄连汤即仲景黄连汤。　黄连　桂枝　干姜　人参　半夏　炙草

温脾汤　干姜　肉桂心　熟附子　炙草　枳实　厚朴各二两　大黄四钱

用一两水煎服。

橘皮汤　橘皮　生姜

橘皮竹茹汤　橘皮　竹茹　大枣　生姜　甘草　人参

生姜半夏汤　半夏　生姜汁

苍术石膏汤　苍术　石膏　知母　甘草

滋燥养营汤　当归　生地　熟地　白芍　甘草　黄芩　秦艽　防风

兰草汤　兰草即省头草，水煎服。

洁古芍药汤　芍药　归尾　黄芩　黄连　大黄　木香　槟榔　甘草　肉桂

葛根芩连汤　葛根　甘草　黄芩　黄连

茅术理中汤　即理中汤白术换茅术。

厚朴三物汤　厚朴　大黄　枳实

厚朴温中汤　厚朴　陈皮　甘草　木香　草蔻　干姜　茯苓

下瘀血汤　大黄　桃仁　䗪虫

舒筋汤　赤芍　海桐皮　当归　白术各钱半　片姜黄二钱　羌活　炙草各一钱

水姜煎，去渣，磨入沉香汁少许，食前服。

通气防风汤　柴胡　升麻　黄芪各一钱　防风　陈皮　羌活　人参　甘草各五分　藁本　青皮各三分　蔻仁二分　黄柏一分

元参升麻汤　元参　升麻　僵蚕　牛蒡　连翘　防风　黄芩　黄连　桔梗　甘草

芎归汤　川芎　当归

泽术汤　泽泻　白术

茵陈四逆汤　附子　干姜　炙草　茵陈

坎气汤即坎气丹　坎气　人乳粉　熟地　人参　枸杞子

酒酿、白蜜同炼捣丸，米饮送。

补血汤　黄芪　当归

黄连竹茹橘皮半夏汤　黄连　竹茹　橘皮　半夏

左归丸　熟地　山药　枸杞　山萸　牛膝　菟丝子　鹿角胶　龟胶

右归丸　熟地　山药　枸杞　山萸　菟丝子　鹿角胶　杜仲　当归　肉桂　附子

金刚丸　草薢　杜仲　肉苁蓉　菟丝子

四斤丸　木瓜　天麻　苁蓉　牛膝　附子　虎骨
或加乳香、没药。

柏子仁丸　柏子仁　人参　白术　半夏　北味　牡蛎　麻黄根　麦麸
枣肉丸。

五仁丸　火麻仁　郁李仁　柏子仁　松子仁　桃仁

指迷丸　**茯苓丸**　即指迷茯苓丸。

清六丸　滑石　甘草　红曲

苏合香丸　苏合香　安息香　犀角　冰片　麝香　香附　木香　薰陆香　沉香　丁香　白术
炼蜜丸，朱砂为衣，外作蜡丸。

五痫丸　朱砂　真珠　雄黄　水银　黑铅
炼蜜丸如麻子大，每服三四丸。

朱砂安神丸　朱砂　黄连　生地　当归　甘草

人参丸　人参　茯苓　茯神　枣仁　远志　益智仁　牡蛎　朱砂
枣肉丸。

茯菟丸　茯苓　菟丝子　建连
酒糊丸，或加五味子。

苓术菟丝丸　茯苓　白术　菟丝子　莲肉　山药　炙草　五味子　杜仲

济生固精丸　牡蛎　菟丝子　韭子　龙骨　北五味　桑螵蛸　白石脂　茯苓

家韭子丸　家韭子　鹿茸　肉苁蓉　牛膝　菟丝子　熟地　当归　巴戟　杜仲　石斛　肉桂　炮姜

乌鸡煎丸　乌骨雄鸡一只　乌药　蛇床子　丹皮　白术　人参　黄芪各一两　茅术米泔浸，一两半　海桐皮　红花　白芍　肉桂　附子炮去①　川乌炮　莪术　陈皮各二两　熟地洗焙　延胡　木香　肉果　草果　琥珀各五钱
上细锉，以乌鸡汤煺②去毛及肠杂，将上药纳鸡肚内，用新磁瓶以好酒一斗同煮令干，去鸡骨，以油单盛焙干为末，炼蜜和丸如桐子大，每服三十丸，随症用汤引下。

安蛔丸　即理中安蛔丸。

侯氏黑散　菊花　白术　防风　桔梗　黄芩　细辛　茯苓　牡蛎　人参　矾石　当归　干姜　川芎　桂枝
为散，酒服。

鸡金散　鸡内金　沉香　砂仁　陈香橼皮

天水散　即六一散。

木事方神效散　白海浮石　蛤粉　蝉蜕
为细末，用大鲫鱼胆七个调，服三钱。

人参败毒散　人参　羌活　独活　柴胡　前胡　川芎　桔梗　茯苓　甘草　枳壳　薄荷　生姜

瓜蒂散　瓜蒂　赤小豆　香豉

苍耳散　白芷　薄荷　辛夷　苍耳
为末，葱、茶汤调服。

圣济透关散　雄黄　猪牙皂荚　藜芦
等分研末，先含水一口，用药吹鼻，即吐去水。备急如圣散有白矾等分。

花蕊石散　花蕊石四两　硫黄一两

---

① 炮去下疑脱"皮脐"二字。
② 煺：以热水去毛，再于汤中煮熟。

研细，泥封煅赤，服一钱，童便下。

失笑散　蒲黄　五灵脂

五积散　白芷　陈皮　厚朴　当归
川芎　芍药　茯苓　桔梗　苍术　枳壳
半夏　麻黄　干姜　肉桂　甘草　姜　葱

牛黄膏　牛黄二钱半　朱砂　郁金
丹皮各三钱　冰片一钱　甘草一钱

炼蜜丸如柏子大，每服一丸，新水化
下。

三才封髓丹　天冬　熟地　人参　黄
柏　砂仁　甘草

一气丹　河车一具　人乳粉四两　秋
石四两　红铅五钱

蜜丸，每丸重七厘。

琥珀黑龙丹即黑龙丹　当归　五灵脂
川芎　良姜　熟地各二两，锉碎入砂锅内,
纸筋盐泥固济，火煅过　百草霜一两　硫黄
乳香各二钱　琥珀　花蕊石各一钱

上为细末，醋糊丸如弹子大，每用一
二丸，炭火煅红，投入生姜自然汁浸碎，
以童便合酒调灌下。

左归饮　熟地　山药　枸杞　炙草
茯苓　山萸

右归饮　即左归饮去茯苓，加杜仲、
肉桂、附子。

温胃饮　人参　白术　炮姜　扁豆
当归　陈皮　炙草

归气饮　熟地　茯苓　扁豆　炮姜
丁香　藿香　炙草　陈皮

大和中饮　陈皮　枳实　砂仁　麦芽
厚朴　山楂　泽泻

四柱饮　人参　附子　茯苓　木香

六柱饮　即四柱饮加肉豆蔻、诃子。

五磨饮子　乌药　沉香　槟榔　枳实
木香

白酒磨服。

生铁落饮　生铁落，清水浸研，澄，
饮水。

普济消毒饮　黄芩　黄连　陈皮　甘
草　元参　连翘　板蓝根　牛蒡　薄荷
僵蚕　升麻　柴胡　桔梗　马勃

或加人参，便闭加大黄。

清心莲子饮　石莲肉　人参　黄芪
茯苓　柴胡　黄芩　地骨皮　麦冬　车前
甘草

七福饮　人参　熟地　当归　白术
枣仁　远志　炙草

胃关煎　熟地　白术　山药　扁豆
炮姜　吴萸　炙草

二阴煎　生地　麦冬　枣仁　甘草
元参　茯苓　黄芩　木通

秘元煎　人参　茯苓　白术　炙草
枣仁　山药　芡实　五味　远志　金樱子

固阴煎　人参　熟地　山药　山萸
远志　炙草　五味　菟丝子

保阴煎　生地　熟地　白芍　山药
川断　黄芩　黄柏　甘草

寿脾煎　人参　白术　炙草　当归
山药　枣仁　炮姜　建莲肉　远志

玉钥匙　马牙硝一两半　硼砂五钱　白
僵蚕二钱半　冰片一字

为末，以纸管吹五分入喉中。

蒲黄酒　蒲黄一两，炒褐色，清酒十
爵沃之。温服。

幼科要略

见《临证指南医案》卷十

温　　热　　论

温 热 论

温邪上受，邪从口鼻而入，故曰上受。但春温冬时伏寒藏于少阴，遇春时温气而发，非必上受之邪也。则此所论温邪，乃是风温①、湿温之发于春末夏初者也。首先犯肺，逆传心包。肺主气属卫，心主血属营。辨营卫气血虽与伤寒同，若论治法，则与伤寒大异。盖伤寒之邪，留恋在表，然后化热入里。温邪则热变最速，未传心包，邪尚在肺。肺主气，其合皮毛，故云在表。在表初用辛凉轻剂，挟风则加入薄荷②、牛蒡之属，挟湿加芦根、滑石之流。或透风③于热外，或渗湿于热下，不与热相抟，势必孤矣。不尔，风挟温热而燥生，清窍必干，谓水主之气不能上荣，两阳相劫也。湿与温合，蒸郁而蒙痹于上，清窍为之壅塞，浊邪害清也。其病有类伤寒，其验之之法，伤寒多有变症，温热虽久，在一经不移，以此为辨。

前言辛凉散风，甘淡驱湿，若病仍不解，是渐欲入营也。营分受热，则血液受劫，心神不安，夜甚无寐，或斑点隐隐，即撤去气药。如从风热陷入者，用犀角、竹叶之属，如从湿热陷入者，犀角、花露之品，参入凉血清热方中。若加烦躁，大便不通，金汁亦可加入，老年或平素有寒者，以人中黄代之，急急透斑为要。若斑出热不解者，胃津亡也，主以甘寒，重则如玉女煎，轻则如梨皮、蔗浆之类。或其人肾水素亏，虽④未及下焦，先自彷徨矣。必验之于舌。如甘寒之中加入咸寒，

务在先安未受邪之地，恐其陷入易易耳。若其邪始终在气分流连者，可冀其战汗透邪，法宜益胃，令邪⑤与汗并，热达腠开，邪从汗出。解后，胃气空虚，当肤冷一昼夜，待气还自温暖如常矣。盖战汗而解，邪退正虚，阳从汗⑥泄，故渐肤冷，未必即成脱症。此时宜令病者安舒静卧，以养阳气来复。旁人切勿惊惶，频频呼唤，扰其元神，使其烦躁。但诊其脉，若虚软和缓，虽倦卧不语，汗出肤冷，却非脱症。若脉急疾，躁扰不卧，肤冷汗出，便为气脱之症矣。更有邪盛正虚，不能一战而解，停一二日再战汗而愈者，不可不知。

再论气病有不传血分，而邪留三焦，亦如伤寒中少阳病也。彼则和解表里之半，此则分消上下之势，随症变法，如近时杏、朴、苓等类，或如温胆汤之走泄。因其仍在气分，犹可望其⑦战汗之门户，转疟之机括。大凡看法，卫之后方言气，营之后方言血。在卫汗之可也，辛凉开肺便是汗剂，非如伤寒之用麻桂辛温也。到气才可清气。入营犹可透热转气，如犀角、玄参、羚羊等物。入血就恐耗血动

---

① 风温：原作"温风"，据王本改。
② 荷：原作"苛"，据唐本改。
③ 风：原作"湿"，据唐本改。
④ 虽：唐本作"病虽"，可互参。
⑤ 邪：原作"水"据唐本改。
⑥ 汗：原作"寒"，据唐本改。
⑦ 犹可望其：唐本作"犹有"，义长。

血，直须凉血散血，如生地、丹皮、阿胶、赤芍等物。否则，前后不循缓急之法，虑其动手便错，反至慌张矣。且吾吴湿邪害人最广，如面色白者，须要顾其阳气，湿胜则阳微也。法应清凉，然到十分之六七，即不可过于寒凉，恐成功反弃。何以故耶？湿热一去，阳亦衰微也。面色苍者，须要顾其津液，清凉到十分之六七，往往热减身寒者，不可就云虚寒，而投补剂，恐炉烟虽熄，灰中有火也。须细察精详，方少少与之，慎不可直率而往也。又有酒客里湿素盛，外邪入里，里湿为合。在阳旺之躯，胃湿恒多，在阴盛之体，脾湿亦不少，然其化热则一。热病救阴则易，通阳最难。救阴不在血，而在津与汗；通阳不在温，而在利小便。然较之杂症，则有不同也。

　　再论三焦不得从外解，必致成里结。里结于何？在阳明胃与肠也，亦须用下法。不可以气血之分，就①不可下也。但伤寒热邪在里，劫烁津液，下之宜猛。此多湿邪内抟，下之宜轻。伤寒大便溏为邪已尽，不可再下。湿温病大便溏为邪未尽，必大便硬，慎不可再攻也，以屎燥为无湿矣。再人之体，脘在腹上，其地位处于中。按之痛，或自痛，或痞胀，当用苦泄，以其入腹近也。必验之于舌，或黄或浊，可与小陷胸汤或泻心汤，随症治之。或白不燥，或黄白相兼，或灰白不渴，慎不可乱投苦泄。其中有外邪未解，里先结者。或邪郁未伸，或素属中冷者。虽有脘中痞痛，宜从开泄，宣通气滞，以达归于肺，如近俗之杏、蔻、橘、桔等是，轻苦微辛，具流动之品可耳。

　　论舌黄　再前云舌黄或浊，须要有地之黄。若光滑者，乃无形湿热，中已虚象②，大忌前法。其脐已上为大腹，或满或胀或痛，此必邪已入里矣，表症必无，

或十之存一。亦要验之于舌，或黄甚，或如沉香色，或如灰黄色，或老黄色，或中有断纹，皆当下之。如小承气汤，用槟榔、青皮、枳实、玄明粉、生首乌等。若未见此等舌，不宜用此等法，恐其中有湿聚太阴为满，或寒湿错杂为痛，或气壅为胀，又当以别法治之。

　　再黄苔不甚厚而滑者，热未伤津，犹可清热透表。若虽薄而干者，邪虽去而津受伤也。苦重之药当禁，宜甘寒轻剂可也。

　　论舌绛　再论其热传营，舌色必绛。绛，深红色也。初传绛色中兼黄白色，此气分之邪未尽也，泄卫透营，两和可也。纯绛鲜泽者，包络受病也，宜犀角、鲜生地、连翘、郁金、石菖蒲等。延之数日，或平素心虚有痰，外热一陷，里络就闭，非菖蒲、郁金等所能开。须用牛黄丸、至宝丹之类以开其闭，恐其昏厥为痉也。

　　再舌绛而舌中心干者，乃心胃火燔，劫烁津液，即黄连、石膏亦可加入。若烦渴烦热，舌心干，四边色红，中心或黄或白者，此非血分也，乃上焦气热烁津。急用凉膈散，散其无形之热，再看其后转变可也。慎勿用血药，以滋腻难散。至舌绛，望之若干，手扪之原有津液，此津亏，湿热熏蒸，将成浊痰蒙闭心包也。

　　再有热传营血，其人素有瘀伤，宿血在胸膈中，挟热而抟，其舌色必紫而暗，扪之湿，当加入散血之品，如琥珀、丹参、桃仁、丹皮等。不尔，瘀血与热为伍，阻遏正气，遂变如狂发狂之症。若紫而肿大者，乃酒毒冲心。若紫而干晦者，肾肝色泛也，难治。舌色绛而上有粘腻似

---

① 就：唐本作"谓其"，义长。
② 中已虚象：唐本作"已有中虚之象"，义长。王本作"中有虚象"。

苔非苔者，中挟秽浊之气，急加芳香逐之。舌绛，欲伸出口而抵齿难骤伸者，痰阻舌根，有内风也。若绛而光亮，胃阴亡也，急用甘凉濡润之品。若舌绛而干燥者，火邪劫营，凉血清火为要。舌绛而有碎点黄白者，当生疳也。大红点者，热毒乘心也，用黄连、金汁。其有虽绛而不鲜，干枯而痿者，此肾阴涸，急以阿胶、鸡子黄、地黄、天冬等救之，缓则恐涸极而无救也。其有舌独中心绛干者，此胃热，心营受灼也，当于清胃方中加入清心之品。否则，延及于尖，为津干火盛也。舌尖绛独干，此心火上炎，用导赤散泻其腑。

论舌苔　再舌苔白厚而干燥者，此胃燥气伤也，滋肾药中加甘草，令甘守津还之意。舌白而薄者，外感风寒也，当疏散之。若白干薄者，肺津伤也，加麦冬、花露、芦根汁等轻清之品，为上者之上也。若白苔绛底者，湿遏热伏也，当先泄湿透热，防其就干也。勿忧之，再从里透于外，则变润矣。初病舌就干，神不昏者，急养正，微加透邪之药。若神已昏，此内匮矣，不可救药。又不拘何色，舌上生芒刺者，皆是上焦热极也，当用青布拭冷①薄荷水揩之，即去者轻，旋生者险矣。舌苔不燥，自觉闷极者，属脾湿盛也。或有伤痕血迹者，必问曾经搔挖否，不可以有血而便为枯症，仍从湿治可也。再有神情清爽，舌胀大不能出口者，此脾湿胃热，郁极化风而毒延口也，用大黄磨入当用药剂内，则舌胀自消矣。

再舌上白苔粘腻，吐出浊厚涎沫者，口必甜味也，为脾瘅病。乃湿热气聚，与谷气相抟，土有余也，盈满则上泛。当用醒头草②，芳香辛散以逐之则退。若舌上苔如碱者，胃中宿滞挟浊秽郁伏，当急急开泄。否则，闭结中焦，不能从募原达出

矣。

舌有烟煤　若舌无苔而有如烟煤隐隐者，不渴，肢寒，知挟阴病。如口渴烦热，平时胃燥舌也，不可攻之。若燥者，甘寒益胃；若润者，甘温和中。此何故？外露而里无也。

若色黑而滑者，水来克火，为阴症，当温之。若见短缩，此肾气竭也，为难治。欲救之，加人参、五味子，勉希万一。舌黑而干者，津枯火炽，急急泻南补北。若燥③而中心厚痞④者，土燥水竭，急以咸苦下之。

论舌淡红无色　舌淡红无色者，或干而色不荣者，当是胃津伤而气无化液也。当用炙甘草汤，不可用寒凉药。

论舌白如粉　若色白如粉而滑，四边色紫绛者，温疫病初入募原，未归胃腑，急急透解。莫待传陷而入，为险恶之病。且见此舌者，病必见凶，须要小心。凡斑疹初见，须用纸燃照看胸背、两胁，点大而在皮肤之上者为斑。或云头隐隐，或琐碎小粒者为疹。又宜见而不宜见多。按方书谓斑色红者属胃热，紫者热极，黑者胃烂。然亦必看外症所合，方可断之。然而春夏之间，湿病俱发疹⑤为甚，且其色要辨。如淡红色，四肢清，口不甚渴，脉不洪数，非虚斑即阴斑。或胸微见数点，面赤足冷，或下利清谷，此阴盛格阳于上而见，当温之。若斑色紫，小点者，心包热也。点大而紫，胃中热也。黑斑而光亮者，热胜毒盛，虽属不治，若其人气血充者，或依法治之尚可救。若黑而晦者必死。若黑而隐隐四旁赤色，火郁内伏，大

---

① 冷：原作"令"，据唐本改。
② 醒头草：唐本作"佩兰叶"。按：佩兰即醒头草。
③ 燥：唐本作"黑燥"。
④ 痞：疑衍。王本无此字。
⑤ 疹：唐本作"斑疹"，义长。

用清凉透发，间有转红成可救者。若夹斑带疹，皆是邪之不一，各随其部而泄。然斑属血者恒多，疹属气者不少。斑疹皆是邪气外露之象，发出①宜神情清爽，为外解里和之意。如斑疹出而昏者，正不胜邪，内陷为患，或胃津内涸之故。

论白痦　再有一种白痦小粒如水晶色者，此湿热伤肺，邪虽出而气液枯也，必得甘药补之。或未至久延，伤及气液②，乃湿郁卫分，汗出不彻之故，当理气分之邪。或白枯如骨者多凶，为气液竭也。

论齿　再温热之病，看舌之后，亦须验齿。齿为肾之余，龈为胃之络。热邪不燥胃津，必耗肾液。且二经之血皆走其地，病深动血，结瓣于上。阳血者色必紫，紫如干漆；阴血者色必黄，黄如酱瓣。阳血若见，安胃为主；阴血若见，救肾为要。然豆瓣色者多险，若症还不逆者尚可治，否则难治矣。何以故耶？盖阴下竭，阳上厥也。

齿若光燥如石者，胃热甚也。若无汗恶寒，卫偏胜也。辛凉泄卫③，透汗为要。若如枯骨色者，肾液枯也，为难治。若上半截润，水不上承，心火炎上也，急急清心救水，俟枯处转润为妥。若咬牙断齿④者，湿热化风痉病。但咬牙者，胃热气走其络也。若咬牙而脉症皆衰者，胃虚，无谷以内荣，亦咬牙也。何以故耶？虚则喜实也。舌本不缩而硬，而牙关咬定难开者，此非风痰阻络，即欲作痉症，用酸物擦之即开。酸走筋，木来泄土故也。

若齿垢如灰糕样者，胃气无权，津亡，湿浊用事，多死。而初病，齿缝流清血，痛者，胃火冲激也。不痛者，龙火内燔也。齿焦无垢者死。齿焦有垢者，肾热胃劫也，当微下之，或玉女煎清胃救肾可也。

论妇女温热　再妇人病温与男子同，但多胎前产后，以及经水适来适断。大凡胎前病，古人皆以四物加减用之，谓护胎为要，恐来害妊。如热极，用井底泥，兰布浸冷，覆盖腹上等，皆是保护之意，但亦要看其邪之可解处⑤。用血腻之药不灵，又当审察，不可认板法。然须步步保护胎元，恐损正邪陷也。至于产后之法，按方书谓慎用苦寒药，恐伤其已亡之阴也。然亦要辨其邪，能从上中解者，稍从症用之，亦无妨也，不过勿犯下焦。且属虚体，当如虚怯人病邪而治，总之勿犯实实虚虚之禁。况产后当血气沸腾之候，最多空窦，邪势必乘虚内陷，虚处受邪，为难治也。如经水适来适断，邪将陷血室，少阳伤寒言之详悉，不必多赘。但数动⑥与正伤寒不同，仲景立小柴胡汤，提出所陷热邪，参、枣扶胃气，以冲脉隶属阳明也，此与⑦虚者为合治。若邪热陷入，与血相结者，当宗陶氏⑧小柴胡汤，去参、枣，加生地、桃仁、楂肉、丹皮或犀角等。若本经血结自甚，必少腹满痛，轻者刺期门，重者小柴胡汤去甘药，加延胡、归尾、桃仁，挟寒加肉桂心，气滞者加香附、陈皮、枳壳等。然热陷血室之症，多有谵语如狂之象，防是阳明胃实，当辨之。血结者，身体必重，非若阳明之轻旋便捷者，何以故耶？阴主重浊，络脉被

---

① 发出：唐本作"发出之时"，可互参。
② 伤及气液：唐本作"气液尚在未伤"，可互参。
③ 卫：原作"胃"，据唐本改。
④ 咬牙断齿：唐本作"咬牙啮齿"，义长。
⑤ 但亦要看其邪之可解处：唐本作"然亦须看其邪之可解处而用之"，可互参。
⑥ 数动：此指脉象动数。
⑦ 与：唐本作"惟"，义长。
⑧ 陶氏：陶华，字尚之，号节庵。明代医家，著有《伤寒六书》等传于世。

阻，侧旁①气痹，连胸背皆拘束不遂，故去邪通络，正合其病。往往延久，上逆心包，胸中痛，即陶氏所谓血结胸也。王海藏②出一桂枝红花汤，加海蛤、桃仁，原为表里上下一齐尽解之理。看此方大有巧手，故录出以备学者之用。

① 侧旁：唐本作"身之侧旁"，可互参。
② 王海藏：名好古，字进之，号海藏。元代医家，著述甚富，有《伤寒辨惑论》等十数种传于世。

种福堂公选医案

古吴　　叶桂天士先生方

锡山华南　　华岫云校

目　　录

种福堂公选医案①

古吴　叶桂天士先生方
锡山华南　华岫云校

脾胃痹寒呕

曹四六　述去冬因恼怒时食厚味，遂致不饥，嗳气脘痹，食物不下，视舌上布苔如粉，不渴饮，大便通调。议从太阴脾阳为寒痰浊气凝遏，辛温②定法。

厚朴　草果仁　姜汁　荜拨　生益智仁　广皮白

又：前因阳结浊聚，舌苔白厚，不渴饮，用芳香辛温得效。近日食物不慎，水谷气凝，清阳再窒为呕，舌苔犹未净，便下白腻如冻，腑阳亦衰。

公丁香柄　荜拨　茯苓　生益智仁　厚朴　生干姜

木乘土呕痢

胡二六　疾走作劳，身前胁腹闪气，上下串痛。交正月，寒战气冲，呼吸皆阻，腹胀，脐上横梗，有形作痛。自痢已两月，思劳必伤阳，春令病加，是木旺侮土，中阳困惫，浊气充塞，正气全伤，大肉尽削。述食入逾时，必加呕噫，后天生化之源大困，议急理中土之阳。

人参　茯苓　公丁香柄　川椒　乌梅肉　炒黄干姜

便血：督肾虚寒

潘四二　中年脉垂入尺泽，按之缓濡，腰椎痠痛，形体即欲伛偻。旬余大便必下血，此少壮不慎，肾真先夺，督脉不司固束，议用青囊斑龙丸。

噎膈③：反胃阳结

高七一　老年逆气右升，脘阻妨食，涎沫上涌，此属反胃。夫阳气结闭，为无形之伤，前药小效，未几反复，以老人生阳不至耳。

人参　生淡干姜　炒黑附子　猪胆汁

疮疡瘰疬

沈十七　兀坐目注针黹④，少阳气火上升。

阳明气血因热怫逆，遂有结瘿瘰疬之累，前医不明解郁两和肝胃之治，致病日加增。今每日寒热，心躁若裂，经水较前已少，须虑热炽血干，且纳谷大减，难投重剂清寒。

生鳖甲　牡丹皮　川贝母　香附　谷

---

① 种福堂公选医案：在《续刻临证指南温热论》卷一，《温热论》之后。
② 辛温：原作脱"温"字，据培元堂本补。
③ 噎膈：原脱"膈"字，据培元堂本补。
④ 针黹：缝纫、刺绣之事。

芽　夏枯草花

杨二七　食入即饥，心空易惊，经水或歇或至。病起产后，逾年不复，自述多食生冷。据理肝阴久损，不宜骤用温补。

人参　茯神　炙草　黄精　龙骨　金箔

腹痛气滞

顾　腹痛，气上下行动即缓，从腑阳治。

人参　生谷芽　茯苓　煨姜　新会皮　砂仁壳

哮：肾气不纳

李三八　哮喘久发，小溲频利，此肾虚气不收纳，痰饮从气而上。初病本属外邪，然数年混处，邪附脏腑之外廓，散逐焉得中病？宿哮不发时，用肾气丸三钱。喘哮坐不得卧，议用开太阳之里。小青龙汤去麻、辛。

痞：中阳虚

唐三五　病是劳伤阳气，阳衰不主流行，清浊升降不得自如，是为虚痞之结，《内经》谓劳者温之。此"温"字，乃"温养"之称。若吴萸大热开泄，仍是攻克，与劳伤原气相反。

苓桂术甘汤。

吐血：中阳不运

贾二一　痰血频发七八次，形寒妨食，无治痰嗽之理。急扶后天生气，望其知味进谷。

戊己汤。

吐血：阴虚阳升

钱十八　冲年①阴精走泄，阳无依倚。血随气升，色紫成块，此血出于肝络，法当镇补。

人参　炒黑枣仁　炒白芍　炙草　青花龙骨　金箔

咽喉：温邪伤阴

姚二一　述四月患蛾喉痹，必系温热犯上，温不尽解，留邪化热，肺津劫烁，喉燥痒呛，防有气损热炽，失血之累。甘寒润剂，不致伤胃。

绿豆壳　麦冬　生甘草　连翘　南花粉　金银花　蔗浆半杯。

又：浮热上炎，精走泄于下，致阴液阳津不肯上供。望色萎瘦，纳食不旺，摄阴恐妨胃口，况初夏曾患喉症，大暑热泄，阴难生复。先议水陆二仙丹，摄固精关。

人参　秋石　茯实　金樱子膏丸。

舌：营阴虚

顾四三　操持无有不动心神，心阳上引，相火交升，燔灼营液。舌为心苗，遂起痱瘰②。病由情志不适，非汤药直清直降可治。议天王补心丹，制伏跻阳道路，营液得以升降自如，然必心境怡悦，方能祛病。

天王补心丹。

湿、暑湿

李四三　长夏时令温热，内阻气分，宗《内经》湿淫于内，治以淡渗，佐以苦温。

飞滑石　川通草　淡竹叶　杏仁　厚朴

---

① 冲年：少年。冲，幼；童；少。
② 痱瘰：如痱疮大小的成串疮疹。

头痛：肝肾阳浮

茹三五　向来无病，因服地黄丸，反左胁腰中脐旁，气攻作痛，间有遗精，目暗虚花或起浮翳，据述用细辛桂枝翳退，遂加头痛，此体质阳虚，误用阴寒腻浊所致。夫肝主疏泄，肾主藏固。肝宜凉，肾宜温；纳肾佐以通肝，温下仍佐坚阴，以制木火，是为复方。

当归　小茴　补骨脂　胡桃肉　茯苓　穿山甲　炒黄柏　青盐

虚劳：暑热伤阴

林十八　色苍形瘦，禀质阴虚火亢，津液不充，喜冷饮。夏季热蒸，须培生气，顺天时以调理。

麦冬　知母　川贝　地骨皮　丹皮　绿豆皮

淋带：阴虚

项二八　心热巅空，交寅卯带下。向来阴不足，少阳阳动。中虚食减，静养至秋凉，可望阴充。

人参　柏子仁　丹参　天冬　茯苓　建莲　龙骨　白薇

痫：肝火

曹十四　笑则痫厥病发，昼少夜多。思二月起病，春木正旺，内应厥阴肝脏木火，乃阳极之化，其来迅速，由内而升，神明遂乱，口吐涎沫，四肢寒冷，肝病何疑？由春病及长夏，醒则如无，纳食如昔。法以纯苦，直泄厥阴跻阳。

芦荟　青黛　龙胆草　川楝子　黑山栀　白芍　青皮　归尾　猪胆汁

又：前方用纯苦，直清肝胆，初服即泻，病久阴分已虚，议理阴和阳，入酸以约束之。

生鸡子黄　阿胶　川连　黄柏　生白芍　米醋

吐血：中阳虚

徐二六　胃减，痰血频发，上年误服玄参、山栀，致便溏泻，此受苦滑寒凉之累。

人参建中汤。

噎膈反胃：气滞血瘀

邹五三　酒客食管窄隘，向有脘痛，今多食即反胃。气阻日久必致瘀凝，食物宜淡薄，以上中二焦宣通气血治。

桃仁　蒲黄　降香末　苏梗　香附　橘红

痰：阴虚阳浮

程六三　形瘦肌削，禀质偏热，夏秋病甚，是阴亏不耐暑热发泄之气耳。霜降收肃令行，浮阳潜伏，阴得自守，病觉稍退。述食辛辣热燥不安。其脏阴五液，为阳蒸变痰，非如痰饮可用阳药温通者。

人参　萸肉　川石斛　磁石　淡秋石　胡桃肉　女贞子　旱莲草

吐血：气分热

和　痰血，上午偏多，气分热炽。

金石斛　川贝母　桑叶　南花粉　大沙参　知母

郁：心脾

单七岁　为母丧悲泣，淹淹不食，面黄唇淡，情志不适，生阳郁窒。《内经》谓思为心疾，郁必伤脾。病属无形，非伤食恶食之比。稚年调理后天脾胃为要，佐以开益心气。

人参　茯苓　炙甘草　淮小麦　益智仁　石菖蒲

吐血：劳伤气逆

于　驰骑习武，百脉震动，动则络逆为痛，血沸出口。纳食起居，无异平日，非虚损也。凡气为血帅，气顺血自循经，不必因血用沉降重药。

枇杷叶　炒苏子　生苡仁　金石斛炒桃仁　降香末

噎膈　反胃　关格

王四六　望五①年岁，真阳已衰。纳食逾二三日，反胃涌吐，仍有不化之形，痰涎浊水俱出，大便渐秘。此关格大症，阴枯阳结使然。

人参　半夏　茯苓　泡淡吴萸　生淡干姜

夜另服半硫丸一钱五分。

产后：下焦阴阳并虚

蒋三五　晨泻数年，跗肿足冷。长夏土旺初交，知饥，痞闷妨食。述两三次半产不育，下焦气撒不固，任督交空。本病当以肝肾奇脉设法，今议先以胃药，以近日雨后暑湿乘隙侵犯耳。

人参　茯苓　益智仁　砂仁壳　炒扁豆　木瓜

又：连年半产不育，瘕泄②，足跗浮肿。前用养胃和肝，非治本病，因暑湿伤而设。议固下焦之阴，益中宫之阳。

人参　禹粮石　紫石英　五味子　菟丝饼　砂仁

用蒸饼为丸。

淋带：阴伤络热

邢　暴怒伤肝，白带下注，继而间血。人身冲任督带诸脉皆丽③身半以下，医用上中二焦疲药，焉能图幸？自言月事来而漏带息，初起必少腹腰痛，此内热是

血络阴液损伤耳。性嗜酒，酒力先入肝胆，急当禁止。议固脉以摄下。

炒枸杞　炒黑当归　白薇　桑螵蛸壳青花龙骨　生紫石英

煎药送震灵丹。

虚劳：阳虚

陆二一　腰冷，膝骨痠软，淋浊，溺后茎中空痛。少年未婚，此是勉强劳伤精关。且卧床必要垫实腰脊，虚象大著④。交冬病加，问食少胃弱，非地黄腻滞、知柏泻阳可投。

菟丝子　覆盆子　芡实　沙苑　家韭子　补骨脂　舶茴香　金缨子

线鱼胶丸

遗精：劳心损神

王二六　过用心思，营气日漓⑤，心悸眩晕，遗精，腰膝下部畏冷。阴阳造偏⑥，心肾交损，议镇怯，佐以固摄温纳。

桑螵蛸　人参　茯神　青花龙骨　金箔　琐阳

蜜丸。

泄泻：肾阳衰

颜　病已半年，夜寐易醒，汗泄，自觉元海震动，腹鸣晨泻。年岁望六，不仅经营烦劳伤阳，肾真亦渐散越，仍议固下一法。

人参　赤石脂　禹余粮　五味子　泡淡干姜

---

① 望五：将近五旬。望，将近。
② 瘕泄：古病名称"大瘕泄"，今称痢疾。
③ 丽：连接。
④ 大著：非常显著。著，显著。
⑤ 漓：日渐浇薄。漓，浇薄；不厚。
⑥ 阴阳造偏：阴阳失调。造，起始。偏，偏胜偏衰。

调经：奇脉阳虚

徐三九　月事将至，尻骨脊椎瘕痛。此督脉循行之位，况经水之下必由冲脉，产育频多，奇脉失固，议治阴中之阳。

麋茸　人参　归身　炒黑小茴　茯苓　川斛

调经：肝胃不和

唐二一　经来一日，偶食冷物，经水即止。遂痞闷不食，乳旁坚肿痛胀，此是肝气郁结。盖经水由冲脉而下，冲隶阳明，胃中受冷，而冲脉血凝。理从肝胃同治。

青橘叶　香附汁　漏芦　蒲公英　厚朴　杏仁

产后阴伤神怯

徐二八　产后未经旬，长途驱驰以劳形神。归值母丧，悲哀哭泣，伤及情志。述肉眲，易惊恐，少寐。产伤阴分起见，肌肉悉热如焚，乃阴不摄阳。

熟地炭　黄肉　龙骨　茯神　淮小麦　南枣肉

痹：寒湿

何三十　述无病时形瘦[1]，病发时形充。古称：入水之物，无物不长。阴寒袭人右肢，肉眲筋惕而痛，指不屈伸，法当通痹塞，以逐留著。

川乌一两，炮黑　全蝎一两，炙焦　蜂房五钱，炙焦　自然铜五钱，煅　麝香五分

炒热大黑豆淋酒汁为丸，每服一钱，陈酒下。

三消：肺热

汪　肺热，膈消热灼，迅速如火，脏真之阴日削[2]。先议清肺，以平气火。法

当苦降以轻，咸补以重，继此再商滋养血液。

枯黄芩煎汤　溶入阿胶二钱

痿：精血损

孙三三　行走闪挫，左腿肢筋弛无力，乱药杂投，五六年不愈，延及精血内损，不司束筋充骨矣。犹幸年壮，冀其生真续旺，药用平补，然必绝欲戒劳，庶克臻效[3]。

虎潜去琐阳，加苁蓉，精羊肉胶丸。

痹：寒湿

施二六　阴寒已入阴股，道路深远，汤药过胃，其力已薄。邪锢[4]仍在，议用许学士[5]法。

蠲痛丹每服一钱二分。

虚劳：劳伤中阳

赵　纳食不充肌肤，阳伤背痛，阴囊冰冷。经营作劳，劳则气乏。经言：劳者温之。甘温益气以养之。

归芪建中汤。

肝风：下虚不摄

陈五五　操劳动怒，耳鸣巅胀，晕眩肢麻，内起火风，皆厥阳之化。中年以后，男子下元先虚，虑其仆中，议填镇固摄以实下，合乎上病治下之旨。

———————

① 瘦：原脱"瘦"字，据培元堂本补。

② 日削：诸刻本均作"月削"，据培元堂本改。

③ 庶克臻效：也许能够（获得）满意疗效。庶，副词，也许。克，能够。臻，完备；齐全。

④ 锢：通"痼"，经久难愈。

⑤ 许学士：宋代医家许叔微之别称。许氏字知可，真州白沙（今江苏仪征）人。曾考中进士，任集贤院学士，故后世称他为"许学士"。著有《伤寒发微论》、《伤寒百证歌》、《伤寒九十论》、及《类证普济本事方》等。

熟地　玄武版[1]　灵磁石　五味子
山萸肉　炒杞子　天冬　牛膝　青盐

郁：木乘土

程二八　摽梅[2]逾期，病由情志郁伤，庸医不究病因，朝暮更方，病延日久。《内经》谓二阳之病发心脾。盖思伤心，郁伤脾，二脏有病，不司统血。笄年[3]莫重于经水通调，今经闭半载，呕吐清涎，腹痛泄泻，心热皮寒，显是木郁乘土[4]胃口渐败，生气曷[5]振？病成干血劳怯。考古通经等丸，难施于胃惫乏谷之体。姑议安胃和肝，俟秋深时再议。

人参　白芍　川楝子　生淡干姜　川连　乌梅　粗桂枝　炒焦归身

湿兼风温

董二四　风温湿上受，痹阻气分，上则咳呛不得卧息，下则溺少便溏。夫肺主一身之气化，邪壅则升降不得自如。仿经旨湿淫于内，主以淡渗，佐以苦温为治。

飞滑石　茯苓皮　白蔻仁　竹叶　厚朴　杏仁　芦根

痰：气火不降

陈四二　烦劳，气火多升少降。喉中梗阻，痰出噫气。凡酒肉皆助热，痰凝气分，上焦痹塞。

枇杷叶　瓜蒌皮　降香末　杜苏子　黑栀皮　苡仁

虚劳：阴虚阳浮

宋二四　精壮年岁，面色萎浮，气冲逆，必心悸眩晕。问足趺易冷，间有遗泄。此皆烦劳办事，心阳过用，暗吸肾阴，下元日虚，虚风夹阳旋动不息，全是内损之病。治法取质味凝厚以填之，甘酸以缓之，重以镇怯，补以理虚，方是培本

寻源之治。

熟地四两　黄肉二两　琐阳二两，炙　茯神四两　五味一两半　龟甲心二两　秋石一两　青龙骨二两，生研　金缨膏二两　芡实四两　蜜丸。

阳痿：湿热

夏三十　阴筋曰"宗筋"，肝主之。冷则筋缩，热则弛长。少壮茎痿，起于长夏，天气已热，地中湿蒸。《内经》病机一十九条例，谓因湿者，大筋软短，小筋弛长，软短为拘，弛长为痿。此虽统论痿症而言，非指茎痿立论，然理亦相通。今逾年不愈，大暑时令诊得脉象，非下焦阳衰，两目红赤。想经营烦冗之劳，阳气交集于上，与暑热内迫，加以水谷之湿，湿蕴化热，而烁筋致痿矣。法当苦以坚阴，燥以胜湿，介以潜阳，湿去热清，自有愈期。

生虎骨　熟地　苍术　黄柏　茯苓　龟板　石决明　天冬

虚劳：肾虚不摄

钟四五　未及五旬，肉消食减，此未老已衰。身动喘急，足趺至晚必肿，皆是肾真不司收摄纳气，根本先拨[6]。草木微功，难以恢复。

坎气[7]　人乳粉　五味子　胡桃肉　蜜丸人参汤送下。

---

[1]　玄武版：龟板之异名。玄武，古代神话中的北方之神，其形或说为龟，或说为龟蛇合体，故龟板别称"玄武版"或"元武版"。
[2]　摽梅：原意为梅子成熟落地，后比喻女子已到结婚年龄。摽，落下。
[3]　笄年：女子成年。笄，女子十五岁成年。
[4]　乘土：原作"乘吐"，据培元堂本改。
[5]　曷：何，怎么。
[6]　先拨：先竭。拨，灭绝；断绝。
[7]　坎气：即脐带。

吐血：劳伤心神

王三三　烦劳曲运神思，形与神交伤，阳气旋动，络血何以宁静？甘以缓热，补可益虚，必佐宁神镇怯，以摄之固之。

人参　柏子霜　炒枸杞　焦归身　桂圆肉　炙甘草　龙骨　茯神　金箔

胁痛：络热呛血

单　因闪挫胁痛，久则呛血络血气热内迫，新血瘀逆。

鲜生地　藕节　生桃仁　新绛

暑：营热

宋　暑热入营，舌绛，烦渴，形脉皆不足，怕邪陷神昏。

犀角尖　南花粉　连翘心　益元散淡竹叶　细叶菖蒲汁

虚劳：阴虚

程二五　男子思念未遂，阴火内燔，五液日夺，孤阳升腾，熏蒸上窍，已失交泰①之义。此非外来之症，凡阴精残惫，务在胃旺，纳谷生阴。今咽喉鼻耳诸窍，久遭阴火之迫，寒凉清解仅调六气中之火，而脏真阴火乃闪电迅速莫遏。清寒必不却病，良由精血内空，草木药饵不能生精充液耳。

细生地　清阿胶　猪脊筋　天冬　川石斛

痰饮：中阳虚

姜二四　久患胸右有形，形瘦，畏风怕冷，卧则咳呛痰沫。凡治痰饮，须辨饮食，食少已极，议治中宫之阳。

苓桂术甘汤。

疝：肝肾虚寒

徐　狐疝气坠。

鹿茸　大茴　当归　沙苑　干苁蓉生姜　肉桂

羊肉丸。

调经：阴虚热灼

徐十七　经水未来，春末夏初痰血，形瘦，耳鸣，食过如饥，饥不纳食。肝阴不生，热自内灼，渐成干血劳症，必要经来可愈。但女工针黹，凝眸谛视②，即动阳升火，此大忌。

细生地　天冬　柏子仁　丹参　泽兰知母

郁：气阻血凝

曹　辛温芳香，开气舒郁，呕出血饼，呕吐顿减。盖气阻血凝，堵塞脘中升降之路而痛，自服药以来微微欲饮，而大便结燥，知不专于辛温③矣。

青葱　桃仁　归尾　麻仁　郁李仁冬葵子

又：瘀尽，嗳气间呕，此陈腐④未扫，乃无形之聚，用辛芳凉滑治之。

鲜省头草五钱，滚水泡汤，和入竹沥五钱，分作三次服。

虚劳：奇脉阳虚腰痛

孙二八　绕腰近脐，久痛若空，秋深届冬，四肢不暖。此由⑤幼年精未充旺早

---

① 交泰：交通。泰，《易》卦名。乾上坤下，为上下交通之象。

② 谛视：仔细审视。谛，细察，注意。

③ 温：原本脱，据培元堂本补。

④ 腐：原本脱，据培元堂本补。

⑤ 由：原本作"出"，据培元堂本改。

泄，既损难①复，八脉失司，是阴伤及阳，药须达及奇经②，可冀渐效。

鹿茸　淡苁蓉　巴戟　当归　茯苓　虎膝骨　牛膝　大茴

羊肉胶丸。

淋浊：脾肾阳衰

吴二四　精浊已久，行步无力，食冷，口吐酸水。阳气微弱，治在脾肾。

益智仁　家韭子　覆盆子　胡芦巴　远志　小茴　菟丝子

金樱膏丸。

泄泻：肾虚

王四五　阳结于上，阴泄于下，晨泄多因肾虚，阴伤及阳，胃口自愈。舌畏辛辣，不受桂附之猛烈。虚肿虚胀，先宜固剂③。

人参　禹余粮　赤石脂　五④味子　砂仁末

遗精：阴虚阳浮

周三七　精遗越日，阴火忽冲，神乱，肉眴筋惕。此阴不恋阳，以补虚镇摄收敛。幸年壮胃口不败，可以痊愈。

熟地　萸肉　五味　龙骨　湖莲　茯神　远志

淋浊：阴火

邵六八　望七男子，下元必虚，操持萦思，阳坠入阴，精腐即化紫黑之色。宿者出窍，新复瘀结，溺出不痛，非久积宿腐。据述常饮火酒，酒毒辛热，必先入肝，肾虚宜温补，肝宜清凉。阅方用归脾汤，且非严氏⑤法，杂凑成方，焉能治此大症？

细生地　清阿胶　黑穞豆皮　赤芍　丹皮

童便一杯冲入。

痿：精血虚

周五十　阳维脉循行外踝，遇劳形办事，环跳跗骨痿麻而痛。丹溪云：麻为气虚。盖年力已衰，不得安养怡悦。"痿论"云：意伤肢欲废矣。且痛处肉消形瘪，无肿赤之象，此气血不布涵濡筋骨，不足之症，比比然。

生精羊肉　虎胫骨　肉苁蓉　枸杞子　沙苑　巴戟肉　牛膝　当归　川石斛

痉厥：肝郁

翁四四　少腹有形，左胁膜胀，内发必肌肉麻木，呕吐痰沫不爽，此属肝厥。由乎怀抱抑郁，不得条达，数载病不肯愈者为此。

淡吴萸　川楝子　生香附　南山楂　青橘叶　牡蛎

虚劳：阴阳两虚

何二二　壮年脉芤少神，色痿肉瘦，食进不充形骸，不耐烦劳，乃内损也。节欲养精，安神养气，药用血肉有情，气血兼补，年少望其生振。

河车　人参　熟地　五味　山药　茯神　莲肉　芡实

暑：膀胱热闭

朱六十　吸受暑热异气，入表中之旦，为淋痛溺赤，形肥，素有湿痰，议通太阳。

---

① 难：原本脱，据培元堂本补。
② 经：原本脱，据培元堂本补。
③ 固剂：固涩之剂。
④ 五：原本作"立"，误，据培元堂本改。
⑤ 严氏：指南宋医家严用和。严氏，字子孔，庐山人。著有《济生方》十卷。归脾汤即出自此书。

桂枝木　猪苓　茯苓　萆薢　海金沙
寒水石

中风：水亏风动

郑五九　夏至阴生，忽然口喎颊斜，耳窍无闻。此非外来之邪，皆由男子望六，下元已空，下虚则上实，水亏风内起。凡肾以温为养，肝宜凉乃平，温养肾精必佐凉肝，水中有真阳内蓄，是为命根。盖肝胆相火内寄，性恶热燥，用七方中之复方。

熟地　磁石　龟板　丹皮　五味　天冬　枸杞　苁蓉　菊花炭　川斛

疝：阳气窒

方七七　高年宿疝不愈，入夏阴囊足跗腹大，乃①阴脏之真渐竭，腑中阳气不行，一派浊阴迷漫。述二便皆不通爽，明知老弱久虚，然呆补必助浊壅塞，议通阳一法。

白通汤去葱白。

目：肝虚

周五一　正视一物见二，眱视②则否。凡积劳气泄阳伤，当夏热气再大泄，虽曰肝窍开目，实脏真精华会聚之处。当甘缓理虚，酸收其散，大忌苦降辛开。

桂圆肉　枸杞子　炙黑甘草　五味子
山萸肉　菊花炭

肺痿：劳伤

俞五一　久嗽失音，饮食仍进，自觉淹淹无力，此是内伤劳倦。夏月泄利，是暑湿气感，不在本病之例。食减肉消，治嗽无益，以肺痿论。

白茇　生黄芪　炙甘草　苡仁　黄精

产后蓐劳

周三一　蓐劳。下元先空，咳音不转，必致呕吐，是冲脉虚，气逆上攻，熏蒸肺脏。延及不饥减食，腹痛便溏，乃清内热泄肺医嗽之误。

炒当归　生白芍　炙草　南枣肉

湿：湿伤阳气

吴五二　平昔饮酒，夏令再受地湿之感，内外湿邪伤阳，阻遏气机流行，遂致一身尽肿。针刺出水，稍瘪复肿，皆由阳气已衰，水湿无以分逐。苟非气雄通阳，阴凝何以走泄？所服八味汤，仅温煦肾阳，与阳维不合。

川乌　附子　生白术　茯苓　木香
黑豆皮

咽喉：阴火

曹三八　阴火喉痹。
滋肾丸。

疝：精血虚

李四四　劳必疝坠，按之有声而解，是虚而气乘，非因寒也。阅所服之药，半属辛热，不知质偏精血内空，法当摄固，不必偏热偏寒。

熟地　茯神　炒远志　线鱼胶　柏子仁　五味子　紫胡桃肉　沙苑子

管六七　少腹有形，六七年渐加胀满，述临暮纳食，夜必腹鸣瘕泄。盖老年坎阳③日衰，坤土④不运，浊阴下聚。凡冷

---

① 乃：原作“及”，据培元堂本改。
② 眱视：斜视。
③ 坎阳：水中之阳，此言肾阳。坎，《易》卦名，象征“水”。
④ 坤土：阴土，此言脾。坤，《易》卦名，象征“地”。

滞肥腻食物宜忌，勿预家务，怡悦情怀，以为却病之计，若徒恃医药，非养①生之法矣。

人参　菟丝子　胡芦巴　茯苓　舶茴香　上肉桂　补骨脂　砂仁　金铃子　肉果②

山药糊捣丸。

吐血：郁

吴十七　胁中刺痛，血逆，心中漾漾，随嗽吐出，兼有呕恶腹痛。此笄年情志郁勃，阳气多升，络血逆行，经水不下，恐延干血重症。

山楂　桃仁　柏子仁　丹皮　延胡益母草

暑热伤心包

张二十　暑入心胞，烦热多惊，舌苔黄而不渴。

连翘　犀角尖　益元散　大竹叶　石菖蒲　川贝

暑热伤心包

周二四　先天禀薄，壮盛精气不足，形神劳动，阳乃浮越。精血皆有形，非旦夕可生。培养无形元气，可生有形之精血。勿诵读烦心，勿摇精动肾，静养百日，壮年可以生复。

两仪煎。

目：凉散伤胃

孔四六　头风伤目，是内起之风。屡投发散清凉，药不对症，先伤胃口。仿《内经》肝③苦急，食甘以缓之。

枸杞子　桂圆肉　茯苓　炒熟半夏

肝风犯胃

杨四一　肝风化热犯胃，恶心痞闷，

食入作胀，口渴，议养胃制肝。

人参　金石斛　乌梅肉　麦冬　新会皮

暑湿蕴三焦

施　坐不得卧，胸满气喘，暑风湿气漫处三焦。太阳膀胱不开，邪郁生热，气痹生肿，先议开三焦气分之窒。

杏仁　白蔻仁　滑石　寒水石　猪苓广皮　厚朴　茯苓皮

虚劳：烦劳阳升

王六一　拮据劳形，操持劳神，男子向老，下元精血先亏，阳失交护，浮越上冒，致耳目清空诸窍不爽。凡下虚者必上实，此非风④火，由阴不配阳使然。

虎潜丸。

遗精：阴火动

李十九　肌柔色白，形气不足，当知识年岁，龙雷突起无制，干呛咳逆，情萌不遂，有梦遗精。见热理嗽清热，胃减堕入虚劳。能知命静养，冀其渐次充复。

三才汤加莲肉、芡实、茯神、柏子仁。

痢：肾虚

姜五八　痢已八月，久痢自必伤肾，下失收纳。据述泄气粪通稍爽，非寒腻固涩所宜，用景岳理阴煎。

衄：肝肾阴虚

唐二十　阳浮汗泄，衄血。皆下焦真

---

① 养：诸刻本均作"义"，误，据文义改。
② 肉果：肉豆蔻之异名。此名出《本草纲目》。
③ 肝：诸刻本均作"辛"，据《内经》改。
④ 风：原作"火"，误，据培元堂本改。

阴不充，适值乘龙①之喜，与病相悖。议填实下元之阴，制伏浮阳。

熟地　萸肉　五味　女贞子　旱莲草　茯神　秋石　黑壳建莲

蜜丸。

疟：邪陷厥阴

王三九　疟邪流入肝络，茎举，寐中梦扰，热逼筋骨，液伤痠痛，正虚邪伏，滋养不效。

生鳖甲　生地　胡黄连　丹皮　黑山栀　青黛

湿、湿热

计四一　酒客内有湿热，疡脓初愈，精神未复。小暑泛潮，外湿与内湿并合，致伤脾胃之络，便血继以吐血，久延肉消神倦，然脉络之湿蒸热蕴仍在。此病邪为本，虚为标，非补涩药所宜。

茵陈　茯苓皮　厚朴　广皮　海金沙　鸡肫皮　大腹皮　楂肉　砂仁壳

目：阴虚受暑湿

王二六　目患，其来甚骤，医投风药寒凉，渐起翳障眵肉，欲遗未泄，已见淋浊。阴虚弱质，暑湿热气直入于阴经，非欲速易愈之症。

石蟹②　苦丁茶③　金石斛　桑白皮　飞滑石　干荷叶　夏枯草

脾胃：暑湿内伏

顾十五　禀质聪慧，当此已有知识，勤读夜坐，阳升则上热下冷，真④阴不能生旺，长夏变幻腹疾，以溲⑤浊痹热论之，乃虚人暑伏脾胃，议用东垣法。

人参　煨葛根　广皮　黄柏　生谷芽　泽泻　茯苓　川连

虚劳：心肾不交

胡三一　形质伟然，吸气不入，是肾病。自言心绪少适，六七年久药无效。近来纳食不运，夜必惊惕而醒。先以两安心肾，镇怯理虚。

人参　茯苓　龙骨　小麦　炙草　金箔

痹：湿热

顾四八　凡寒湿痹，久则变⑥热，六气客邪，悉从火化，邪客躯壳节骱，热气还蒸诸窍，肤腠瘾疹搔痒。忌食酒肉，方可向愈。

羚羊角　犀角　僵蚕　粗桂枝　花粉　白蒺藜

噎膈反胃

钱五一　中年食入，涎沫上壅吐食，此属反胃。姑以淡薄滋味，清肃上气，平昔饮酒恶甜，药不宜重以损胃。

鲜枇杷叶　杜苏子　降香　橘红　芦根　苡仁

癥瘕：寒凝气结

张二四　上年产后，至今夏经转寒凛，遂结气瘕，自少腹攻至胃脘，脘痛气结宜开，先用金铃子散。

延胡　金铃子　青葱管　山楂　生香附　蓬莪术

---

① 乘龙：得佳偶；结良缘。
② 石蟹：为古代节肢动物石蟹及其他近缘动物的化石，主要成分为碳酸钙。
③ 苦丁茶：品种复杂，此处指主要产于江苏、浙江等地的冬青科植物枸骨的叶。
④ 真：原作"直"，误，据培元堂本改。
⑤ 溲：原作"瘦"，误，据培元堂本改。
⑥ 变：原作"交"，误，据培元堂本改。

沈十一　平素饮食少用，已见脾胃不和，暑湿热气从口鼻入，募原受邪。邪气蒸搏，口舌疳蚀，脾营胃卫，异气混受，遂为疟潮热，稚质纯阳，微冷热胜。当以廓清三焦蕴伏，而脾胃最为冲要。

飞滑石　大竹叶　杏仁　厚朴　广皮白　茯苓皮　白蔻仁

痫：郁怒

方三二　正在壮年，交四月阳气升举。忽然跌仆无知，头摇肢搐，越旬又发，问病因忿怒所致。大凡病来迅速，莫如风火。郁怒由肝胆木火生风，从此而发痫厥。若仅谓痰火，用辛香燥剂，劫痰利气宣窍，厥阳不宁，病奚得减？

龙荟丸每服二钱四服。

胃痛：气滞血瘀

陈六二　酒湿热气，气先入胆，湿著胃系，痰聚气窒，络血瘀痹，痛在脘，忽映少腹，气血交病。先和少阳阳明之阳，酒客恶甜，治以苦辛寒。

土蒌皮　半夏　枳实　川连　生姜

痉厥：湿温邪闭

周五五　阴虚质弱，风温湿温，皆邪在气分，汗散伤液，邪入心营，神识昏昧，肢节微痉，仲景痉湿暍萃于一门，小溲不利，有三焦阻闭之危。

飞滑石　鲜菖蒲根　茯苓皮　川通草寒水石　广皮

煎药化服牛黄丸。

疟：湿遏阳气

许四一　暑湿皆气窒成疟，初起舌白呕吐，乃太阴脾病误用寒凉滋柔阴药，助其湿邪，引邪入营。舌赤不喜饮水，何从气分开其结，逐其湿？仿古贤治疟，务在通阳。

茯苓一两　囫囵厚朴　草果仁　半夏新会皮　高良姜

冲入姜汁五分。

中风：阴虚阳浮

蒋　上年久暖少寒，冬不藏固。花甲已外，肾真既亏，水不涵木，肝阳化风，勃然上泛，遂令眩晕。经云：下虚上实为厥，乃欲仆中[1]之根萌[2]也。此非外来六气所感，由操持萦思，五志之阳刻升，烦动在里，营血肢液暗耗。诊脉左尺空弦，望色浮红光亮，欲便用力，汗泄漐漐，偶尔立起，则足附骨痿。色脉见症，显明彰著，阅所服诸药，未参内典圣训。昔刘河间、《内[3]经》奥旨，凡上实下虚，耳鸣足痿，便溺、窍阻等症，每以浊药清投，名曰饮子。宗是议主治。

制熟地　肉苁蓉　炒远志　柏子仁川斛　天冬　五味　淮牛膝

泄泻：寒湿

刘山西　泄泻二年，食物不减。胃气未损，脾阳已弱，水湿阴浊不易输运。必须慎口，勿用寒滑厚味，议用暖中佐运法。

生茅术　生于术　炒香菀丝子　茯苓

便血：肝胃不和

张　泻血八年，腹左有形梗痛，液耗渴饮，肝风大震，腑气开阖失司，溲溺不利，未可遽投固涩。

茯苓　木瓜　炒白芍　炒乌梅　泽泻

---

[1]　仆中：倒仆中风。仆，向前跌倒；倒毙。中，中风。

[2]　根萌：根芽；幼苗。比喻事物之萌始。

[3]　内：原作"门"，误。

炙草

痿：风湿热邪

许 风湿热烁于经脉，右肢牵掣，邪未驱尽，发为疮疾有年，阳明脉空，遂致偏痿。

生黄芪 归身 防风 丹皮 木防己 黄柏 银花

虚劳：营虚

沈 背寒鼓栗而后发热，二便颇利，并不渴饮，入暮倚枕，气自下冲，呛咳不已，脉空大，按之不鼓，肌消神铄，是烦劳抑郁伤阳，寒热戌起丑衰，解时无汗，非外感表病显然。温养营分，立方参入奇脉，宗阳维为病苦寒热之例。

川桂枝 鹿角霜 当归 炙草 生姜 南枣

又 进通和营分，兼走奇脉二剂，寒热已止，而操持烦心，皆属伤营耗气，未免滋扰反复。《经》谓：心营肺卫之虚，都是上损。立方不越益气养营矣！

人参 茯苓 广皮 炙草 炒白芍 当归 枣仁 生①姜

虚劳：阴虚阳升

庞 久损精神不复，刻下土旺，立春大节，舌碎腭腐。阳升阴不上承，食不知味，欲吐。下损及胃，最属不宜②。

人参 炒麦冬 紫衣胡桃肉 熟地 鸡子黄 茯神

郁：肝火

褚 气郁，肝不疏泄，神狂谵语，非是外感，乃七情之病，先进涤痰汤法。

川连 胆星 石菖蒲 半夏 钩藤 山栀 远志 橘红

风温：上焦湿热壅闭

方 风温上受，心营肺卫皆热，气不宣降则痞胀，热薰膻中则神迷。此上焦客邪，想有酒食内因之湿，互相扶持，七八日未能清爽，以栀③豉汤主之。

山栀 豆豉 杏仁 郁金 蒌皮 鲜菖蒲

调经：经闭肝脾不和

郭小姐 诊脉左劲似数，右寸虚大，中下虚濡，面色㿠白，少寐消渴，纳谷最少，经候不至，已十四月。上年夏秋间，头面肢体曾发风疹。此属血液内夺，阳动化风，以和肝清热得安。今思藏血统血，固在肝脾，必得阳明脉络充旺，斯血④海流行称职。议甘补佐以两和方意。

人参 炙黑甘草 归身 赤白制首乌 茺蔚子 酒炒白芍 桂圆肉 小黑穞豆皮

便血：肝肾虚

潘 下血，纯用苦寒，幸得补阳，救正阴阳造偏。浮肿咳喘，此藏聚失司。当春升发泄之候，宜通补摄纳治其肝肾。若芪术呆补，恐助浊凝，有胀满之变。

人参 五味 茯苓 车前 熟地炭 炒杞子 炒归身 巴戟肉

痢：脾肾阳虚

袁 脉濡，面赤，呃，呕吐自利。此太阴脾阳受伤，浊阴逆侮。高年不可纯消，拟用理中法。

---

① 生：原脱，据培元堂本补。
② 不宜：不利。宜，合适，恰当。
③ 栀：原脱，据培元堂本补。
④ 血：诸刻本比皆脱，据医理补。

人参　炒黄干姜　厚朴姜汁炒　炒半夏

又　中下阳微，呕呃下利，温中不应，恐延衰脱。夫阳宜通，阴宜守，此关闸不致溃散。春回寒谷，生气有以把握，候王先生主议。

人参　附子　炮姜　炒粳米　赤石脂　生白芍

便血：郁热

宋四七　脉濡涩，减食不运，脘中常痛，粪后血下如线。按：经云阴络伤则血下溢。阅后方，补阴不应，反滋胀闷，盖因不明经营操持，多有劳郁，五志过动，多令化热。气郁血热，三焦失于宣畅，若非条达气热，焉望血止？

于术炭　枳实炭　郁金　广皮　炒焦桃仁　炒白芍　炙草　茯苓

呕吐：胃阳虚

褚　晨起未纳饮食，吐痰致呕减谷，胃阳伤也。由多进知柏所致，其苦寒胃先受伤矣！先用小半夏汤加秫米。

痹：劳伤气血痹

席　积劳气血凝遏，脘闷胁痹食减，治以宣通脉络。

桃仁　当归须　郁金　柏子仁　小胡麻　桑叶

桑芽膏丸。

施三五　忽然神迷，逾时自醒。病起一年，频发渐近。今诊脉细弱，必未实热，此因忧虑，情志受伤。手厥阴膻中之清真，为浊涎所阻。内因之病，理难速攻，姑以宣通神明，兼理痰气为治。

午服：鲜菖蒲根　天南星　远志　竹节附子　茯苓　姜汁

夜服：白金丸

失音：肺热

徐三四　声音不宣，痰出鼻窍，上焦肺气窒塞，经营着急伤肺，酒热熏蒸亦主伤肺。宜辛凉以宣之，薄味以清之，每日吃淡豆腐花一杯。

枇杷叶　薄荷叶　桑叶　杏仁　牛蒡子　甘草

午前服。

徐二十　久病气血胶结，络中不和，攻补皆不去病，仿古五积治例，每以疏通缓逐为法，不必峻剂。

鸡内金　海浮石　蛤粉　归须　桃杏　半夏　瓜蒌实　枳实　山楂

便血：阴伤及阳肝风动

吕　脉动如数，按之不鼓，便血自去秋大发，今春频发不已。凡夜寐梦泄，便血随至。平时身动吸促如喘，气冲咳呛，心悸耳鸣，足肢痿弱，不耐步趋。种种见症，显然肝肾真阴五液大伤，八脉无以摄固。阴既亏损，阳无有不伤，此滋补原得安受。尝读仲景少阴病治例，有填塞阳明一法，意谓脂液大去，关闸皆撤，而内风虚阳得以掀旋内扰。屡投补阳，暗风殖至。圣人每以填塞其空，似与《内经》腑通为补之义相左。然关门不固，焉有平期？既验之后，再以血肉有情，另佐东垣升阳之法，安养调摄，自有成验，先用方：

禹粮石　赤石脂　人参　五味　萸肉　木瓜

蒸饼为丸。

李先知①曰：下焦有病人难会，须用

_____

① 李先知：原本脱"先"字，据培元堂本补。李先之，待考。

余粮①、赤石脂。以土属外刚内柔，味酸质厚，能填阳明空漏。人参益气生津，合木瓜以入胃。萸味酸收，敛液固阴，以熄肝风。盖阳明阳土，宜济以柔，不用刚燥，虑其劫液耳。前方用二十日后接服。

膃肭脐　鹿茸　家韭子　补骨脂　生菟丝子粉　赤白茯苓

暮夜兼进东垣升阳法。

人参　黄芪　熟术　广皮　炙草　炒归身　防风　羌活　独活

燥：肺胃津伤

吴　辛泄太过，肺胃津伤，咽喉干涸，出纳气阻。盖肺为出气之脏，姑进滋养上焦，以充化源。

生鸡子白　玉竹　麦冬　甜杏仁　生甘草

肝风脾虚

严　填阴则阳和风熄，虽已获效，春分后，诊左脉垂尺已减，右脉弦，恐夏热气泄，有减食神烦之虑。早上仍用前方，晚进戊己法，仿仲景肝病实脾之意。

人参　熟术　茯苓　炙草　广皮　白芍

眩：肝阳升动

方　饥不欲食，气冲咽嗌，头眩，寒热汗泄，皆肝阳升动太过。若加怒劳，恐有暴厥之虑。

川连　乌梅　人参　牡蛎　生白芍　炙草

风热：风阳上升

包　热灼，耳鼻诸窍皆痒，浮阳化风上扰，汗多不渴饮。此非气分实火，镇固不应，法当摄补。

三才汤合参麦散主之。

郁怒伤肝

叶四三　郁怒致病，心胸映背痛甚，至气阻咽喉，呼吸有音，吐涎沫，又不热渴。由肝病蔓延，所伤非一经矣。先理上焦，与苦辛轻剂。

鲜枇杷叶　香豉　苦杏仁　郁金　瓜蒌皮　黑山栀

劳：阳气伤

何三一　脐流秽水，咳嗽，腹痛欲泻。询知劳动太过，阳气受伤。三年久恙，大忌清寒治嗽，法当甘温以治之。

黄芪建中汤去姜。

喘：下焦阳虚

陆五二　服肾气汤得效，是下焦阳微，致神气冒昧，吸不得入为喘。温补收纳，一定成法。

人参　熟附　茯苓　车前　紫衣胡桃肉

呕：肝犯胃

姚　脉左弦，肝风犯胃，水谷下咽即呕，经月不愈，胃气大虚，泄木必兼安胃。

人参　川连　黄柏　川楝子　川椒　桂皮　乌梅　生白芍

阴虚肝阳动

潘　眉心痛，心中热，腰脊酸痛，五心皆热，自产后半载，形消食减，乃下焦阴液大耗，而肝风夹阳震动矣！病自内损，固当补益，然阅所服方药，虽曰养阴，半投芎柴辛散，是昧于根蒂已虚，杂用升泄，恐咳喘躁厥至矣。

①　余粮：药名，禹余粮。

生地 阿胶 生白芍 麻仁 炙草
麦冬

羚羊角磨汁。

瘕：液涸气坠

伍 崩淋已久，少腹结瘕，液涸气坠，辛甘温润之补，冀得宣通，勿谓崩症，徒以涩药。

淡苁蓉 杞子 柏子仁 郁李仁 冬葵子 归身

风温：劫损胃汁

任奶奶 风温乃手太阴肺病，与伤寒足经不同，轻剂恰合治上，无如①辛散消克，苦寒清火，劫损胃汁，致娇柔肺脏一伤于邪，再伤于药，气郁不行，壅塞喘咳，不饥不饱。此胃气已逆旬日以外，当甘凉生胃津，少佐宣降，不宜重剂。

玉竹 霜桑叶 大沙参 生甘草 甜杏仁 甘蔗汁

胃阳虚

方 脉形濡弱，形寒汗出，频吐涎沫，三日来寤不能寐。此胃中虚冷，阳气困惫，法当温中，佐以运通。宣导寒凉，断勿轻投。

丁香皮 益智仁 半夏 茯苓 广皮
煨姜

腑阳不通便难

钱 腑阳不通，肝失疏泄，至腹痛便难，咽阻目赤。此酸苦泄热以通阳窍，仿前贤龙荟遗意，阳和风化，肠垢始下。脉虽小安而舌干少寐，阳明胃汁未充，仍宜甘寒为主，以性躁肝急，脾胃易亏也。

生地 阿胶 麻仁 炒麦冬 生白芍
茯神

痹：湿热内壅

洪 劳心营耗，风火交炽，饮啖酒肉，湿热内壅，络虚肺实，肉肿如痹。当此小满，阳气大泄，一阴未复，致内风夹阳上巅，耳目孔窍不清，舌胎黄厚，并不大渴，虽与客热不同，但口中酸浊吐痰。酒客不喜甘药，议进滋肾丸。

风温

王 风温上肿，气窒不饥，仍从上治。

活水芦根 兜铃 白蔻仁 杏仁 大豆黄卷 生苡仁

干蟾丸五丸。

李 温湿热蒸伤脾胃，身热泄泻。

黄芩 生白芍 滑石 猪苓

湿

俞 秽浊缠染，口鼻吸受时序雨潮之湿，亦属不正异气。此芳香开气，淡渗利湿，一定成法。

白蔻仁 藿香梗 嫩竹叶 杏仁 大豆黄卷 厚朴 滑石

劳：固摄少阴

廖 脉细，自痢泻血，汗出淋漓，昏倦如寐，舌紫绛，不嗜汤饮。两月来，悠悠头痛。乃久积劳伤，入夏季发泄，阳气冒巅之征。内伤误认外感，频投苦辛消导，大劫津液，少阴根底欲撤，阳从汗泄，阴从下泄，都属阴阳枢纽失交之象。此皆见病治病，贻害不浅。读长沙圣训，脉细欲②寐，列于"少阴篇"中，是摄固补法，庶可冀其散而复聚，若东垣芪术诸

_____

① 无如：无奈。
② 欲：诸刻本均作"如"，据《伤寒论》改。

方，乃中焦脾胃之治，与下焦少阴无预^①也。

> 人参　禹粮石　赤石脂　五味子　木瓜　炙草

此仲景桃花汤法，原治少阴下痢，但考诸刻本草，石脂、余粮，乃手足阳明固涩之品，非少阴本脏之药，然经言：肾为胃关。又谓：腑绝则下痢不禁。今肾中阴阳将离，关闸无有，所以固胃关，即是摄少阴耳。

瘕：病伤厥阴

薛奶奶　疝瘕痛在少腹左旁，病伤厥阴络脉，宗仲景法。

> 当归三钱　生精雄羊肉切片，漂去血水　生姜一钱　炒黑小茴香一钱

湿热脾疟

徐　目黄脘闷，汗多呕吐，湿胜，症属脾疟。

> 厚朴　炒半夏　草果　藿香根　白蔻仁

痰　饮

袁　头旋目暗心悸，不渴不饥，勉强进食，二便自通，不致胀阻，病经卧床一月。东垣云：久病不知饥饱，不见皮枯毛瘁，乃痰饮为患，当阳气上升时令，恐延痰厥。

> 炒焦熟半夏　枳实　高粱米　茯苓　姜汁

劳：遗泄

华　戊申三月廿一起恙，至四月初一日，诊脉虚促，舌微肿，心悸，神恍惚，遂肌麻痹遗泄，昼夜卧不成寐，腰以下痿软，不胜坐立。此属阴液素亏，值春夏之交，阳气发泄，阴乏恋阳，加以步趋嗔

怒，都令五志中阳大动。诚如《内经》：烦劳则张，精绝，辟积于夏，令人煎厥、薄厥之谓。盖"张"，指阳气之弛张，"精绝"，谓真阴之内夺，木失水涵，肝风大动，皆为厥之因也。法宜味厚固阴，甘缓和阳，内风熄，可冀悸定安寐。倘执方书，不寐投以温胆汤，或畏虚乱补，是不明阴阳脏腑之先后矣。

> 人参一钱半　茯神三钱　真阿胶二钱　麦冬一钱　生牡蛎三钱　龙骨三钱　生白芍二钱　细甘草炙黑，一钱

又　己酉岁，正月初九日诊，梦寐欲遗，丸方。

> 人参二两　熟地四两　河车胶一具　五味一两半　覆盆子一两半　菟丝子一两半　茯神二两　湖莲肉二两　远志一两
> 山药粉和丸。

阳伤便难

周　病小愈，即食腥滞粘腻之物，胃阳尚弱，秽浊痞结，中焦不运，阳^②气不行。大便七八日不更衣，舌自^③涎涌，鼻觉气秽，清浊混乱，所服之药半系辛寒，不究阳伤，致缠绵逾月。先用来复丹，每服一百粒，姜汤送下。

瘴：肺失降合

汪　日前议味淡轻扬，少佐微辛，正合经言肺欲辛之旨。然发表之辛则升，开泄之辛则降。夫肺主一身之气，清空之体，义不受浊。前云秽瘴上入，肺位最高，受戕最先，因失治而漫延中下。《内经》色诊，谓从上病者治其上，斯源清流洁矣。

---

① 无预：无关连。预，关涉；牵连。
② 阳：原作"肠"，据培元堂本改。
③ 舌自：诸本均作此，疑"舌白"之误。

水芦根　白通草　山茵陈　生苡仁　浙茯苓　桑皮　研入白蔻仁末。

卧时服威喜丸二钱。

痹：湿阻经络

又　湿阻经络为痛，初在虚里穴，渐延肋背附骨，日来背部发现湿症，微微红色。此湿邪由气及于血分，丸药攻滞，仅走肠中，未能引经宣通，所用气分肺药，咳喘浊痰已缓，今经络久痛，当以《三因》痹症参看。

制蒺藜　通草　木防己　炒焦半夏　生苡仁　浙茯苓　炒熟石膏

潮湿下痢阳伤

陈　大雨潮湿，下痢都是阴寒，服黄连阳伤膜胀，继虽用温，又是守中。今二便不爽，胀必兼痛。腑为阳，阳宜通。通则浊阴不聚，痛胀自减。大针砂丸每服一钱二分。

产后冲任虚

金娘娘　少腹瘕郁不和，据述因寒湿而起，缘产后精采①不复，冲任已空，跷维不摄。经言：阳维②为病，苦寒热矣。若云疟邪，焉有三五日休息而至。盖脉络空乏，须填补孔隙，区区滋清之补，与产后奇脉之病迥殊，故不获效。

人参　紫石英　炒归身　鹿角霜　炒杞子　茯苓

接服斑龙丸加参。

中恶：吸秽浊气

舒　口鼻触入臭秽浊气，蒙闭心胞，遂心胸痛呕瘀血，且欲昏闭，即方书中恶之症。苏合香丸能辟秽恶之邪。若误认阴症，擅投桂附，则抱薪救火矣。

苏合香丸二丸。

厥：风阳上逆

张小姐　时时惊恐，不食不便，状如神附，头面肌浮，舌强唇肿，寤不能寐，夜多妄言，经少紫黑。此五志煎厥，风阳上逆。仿俞氏治杨季登女例，用龙荟丸三钱。

厥阴头痛

吴　厥阴头痛，舌干消渴，心下烦疼，无寐多躁，少腹胀满，小溲滴沥，时时痉搐，最怕厥竭。

阿胶　鲜生地　鸡子黄　小黑稆豆皮　煎半盏，送滋肾丸二钱。

哮喘：肾阴虚

顾　幼稚哮喘，由外来风寒，必从肺治，因过食甘腻，必兼理胃。久发不已，病气蔓延，不独在肺胃间矣，故因劳致发，遇冷而发，乃卫阳已虚，烦动火升，面赤皆肾阴内怯。虽非色欲之损，然因病致虚也。须知病是有余，体属不足，不可徒用攻痰逐气，取快一时。当未发之时，病机潜伏，只宜培土以运痰，土旺则肺充，壮水纳气以益肾，子气充长，母气自强，此为子母相生之治。守之日久，发作自缓，况宿病无急攻之法，或寓攻于补，或攻补互施，然寒暄饮食之调摄，于此症尤当加慎。

早上服：补纳肾气方。

姜汁制熟地　生白芍　怀山药　丹皮　云苓　紫衣胡桃肉　咸秋石　泽泻　蜜丸桐子大。

午后服：健中运湿方。

人参　熟半夏　新会皮　茯苓　枳实

---

① 精采：亦作"精彩"。精神；神采。

② 阳维：诸刻本均作"阳微"，误。据《难经》改。

地栗粉①

金石斛汤法丸。

湿：防变疟

王　湿郁热蒸，必阳气鼓运，湿邪乃解，是寒战后身痛已缓。盖湿从战而气舒，战后阳气通和，为身热汗出耳，但脉濡神倦，余邪未尽，正气已虚，有转疟之象。用大半夏汤通补阳明。

人参　半夏　茯苓　姜汁

呕吐大便不通

苏　早食暮吐，大便不爽，病在中下。初因劳伤，胃痛痰瘀，有形之阻。

桃仁　半夏　韭汁　枳实　制大黄②

姚　老年伏气温邪，五十日不解，脘痞不饥，心中胁内独热，药下咽则呕，痰多呃逆，舌焦微渴，四末微冷。此胃伤已极，久乏谷气，致津液不复，气机郁闷，用药须忌苦燥辛温妨胃，先议芳香轻清，兼以谷气开醒上中。

香粳③露　香橼露　玫瑰露　银花露
米浆

瘕：阳伤呕吐

刘　瘕聚攻触中脘，心痛映背，呕吐涎沫。凡久病病必在络，络空必成胀满，已经旦食苟安，暮食痛呕。其胃中清阳久失旋运之司，饮食尚助呕胀，焉能承受汤药？病退无期，颇为棘手。阅古方书于久病有形通剂是议。先拟通阳，改投小丸。

一味阿魏丸朱砂为衣，服五分。

痹：汗出阳虚

张　形寒手足痛，肌肉渐肿，劳力行走。阳气受伤，客邪内侵，营卫失和。仿《局方》痹在四肢，汗出④阳虚者，予黄芪五物汤。

黄芪　桂枝　茯苓　炙草　当归　煨姜　南枣

便血：怒劳血郁

胡　胸臆不爽，食入内胀，粪后便血，病已二年。诊脉左小涩，右微弦，食减形瘦，是内伤恼郁，初病在气，久延血络，而瘀腐色鲜，血液皆下，从怒劳血郁治。

桃仁　杏仁　柏子仁　归尾　紫菀
冬葵子

呕吐：腑阳滞浊

费　脐下有形攻触，气上则呕吐，降下则失气胀消，胀中必有浊滞阻塞。椒附难投，仅能开无形阴浊。老年阳衰，不可遽投攻下，用半硫丸一钱，俾腑阳流通，滞浊自去。

脘痛映背：胃气少降

丁　脉右弦，脘痛映背，得呕痛发，气鸣痛缓，乃胃气少降。寒暄⑤七情，皆令痛发，病属肝胃，议河间金铃子散。

金铃子　延胡　炒半夏　姜汁　茯苓
橘红

肝犯胃，平肝和胃

杜　酒客胃中酿热，嗔怒，亦令肝阳犯胃，今纳谷脘中微痛，乃阳逆失降。酒家忌用甘腻，辛苦清降，平肝和胃治之。

川连　吴萸　半夏　姜汁　茯苓　橘红　竹沥

---

① 地栗粉：《中药大辞典》有"地栗子"之名，言其有治咳嗽之功，可参。

② 制大黄：诸刻本皆无此，当以原本为是。

③ 香粳：藿香粳。

④ 出：原本脱，据培元堂本补。

⑤ 寒暄：本义为"冬季和夏季"，此言冷暖。

温邪劫伤津液

王　清明谷雨气候已暖，所感温邪，从口鼻吸受，自上及中为三焦病，羌、防乃散足太阳风寒表邪。温病篇云：误用辛温表散，即为重劫津液。今头身痛，咽痛，心胸烦闷，视其舌心灰黄，边紫绛，渴饮不能下咽，斑疹隐隐，津涸，呼吸渐闭，所谓一逆尚引日，再逆促命期矣。重症之尤①，勿与目下时行客邪同视。

玄参　连翘　银花　白金汁冲　大豆黄卷　飞滑石　象贝　川通草

厥：怒伤肝阴

钱　肝藏魂，因怒则诸阳皆动，所见病情，皆属阳动化风而为厥，故凡属厥症，都隶厥阴。考《内经》治肝之法，不外辛以理用②，酸以治体③，甘以缓急。今肝阴素亏之体，骤加暴怒，病已浃旬④，液涸阳亢，急急镇固收摄，犹虑弗及。阅所服诸方，仅以泄肝、抑肝、平肝为事，肤浅庸劣，一致于此。不知补法，都以子母相生同治。盖壮水则木得滋荣，阴充则风阳自熄。医不师古，尚敢称虚道实耶。

生地　阿胶　麦冬　人参　金箔　生鸡子黄

疟热伤阴

谢　疟热伤阴，心腹中热，浮阳升降，鼻衄汗出，遗精便难。此因疟加病，久卧气机呆钝，食入难消，然调脾胃之药，皆气胜助燥，施于液亏体质，于理有悖。

焦谷芽　生地炭　炒知母　制首乌　鳖甲　白芍

服二剂后，接服后方。

谷露　人参　麦冬⑤　鲜生地　北五味

梦遗：督任二脉失司

汪　久遗溲溺，淋沥三年。下焦常冷，脊（膂）腰骶疼楚如坠。此肾脏虚寒，但填精固涩，多进不应，是督任二脉失司，粘腻涩药，未能走入奇经，仿孙真人⑥九法中采用。

鹿茸　补骨脂　家韭子　蛇床子　生菟丝子　覆盆子　金樱子　琐阳　生杜仲　炙草　茯苓　黄精　羊内肾⑦　青盐

共为丸。

痰饮：支脉结饮

蒋　病已三载，仍然能寝能食，谅非脏腑虚损。自述冷气或聚胸臆，或贯胁肋，水饮下咽，汩汩有声，气得下降，宛若病去。此必支脉结饮，久久阻遏气隧流行，决非重坠攻逐以及温补腻浊可治。盖脉络为病，非辛香何以开郁？议宣通气血方法。

降香　枇杷叶　郁金　橘红　苏子　桔梗　苡仁　桑叶　淡姜渣

遗精：温养通摄

金　动气兼有遗精，已是下焦阴阳虚损，况久病欲进温养，必须通摄，桂附气雄而刚，非下损药也。

淡苁蓉　补骨脂　胡桃肉　生菟丝子　覆盆子　家韭子　舶茴香　茯苓

---

① 尤：突出的。
② 理用：治理功能。理：治理。用，功用；作用。
③ 治体：治疗本体。体，形体、物体、本体。
④ 浃旬：一旬；十天。浃，浃日。即以干支纪日，从甲至癸，满一周，共十天。
⑤ 冬：原本脱，据培元堂本补。
⑥ 孙真人：对孙思邈之尊称。
⑦ 羊内肾：羊肾脏。

遗精：风火劫伤营阴

安 脉小数，色苍，心痛引背，胁肋皆胀，早上牙宣龈血，夜寐常有遗泄。此形质本属木火，加以性情动躁，风火内燃，营阴受劫，故痛能进食。历来医药治痛，每用辛温香窜，破泄真气，不知热胜液伤，适令助其燥热，是经年未能痊期。议以柔剂，熄其风，缓其急，与体质病情，必有合窾①之机。

细生地　阿胶　牡蛎　玄参　丹参
白芍　小麦　南枣

冬温：伤肺胃津液

季 秋疟愈未复原，冬季连次感触温邪，老年平素有痰嗽本恙，温风烁肺，气劫胃汁，致痰多咳甚欲呕，脉数，倏热，右胁常痛，火色升于右颊。由胃津渐伤，肺不主降而升腾莫制。古称肺乃柔金，胃为阳土。已经百日缠绵，开提半属苦辛，辛泄肺气，苦再伤胃，致不思纳食。议甘药濡胃润肺，胃汁自充，肺气自降，土旺生金，古贤定法。

玉竹　麦冬　花粉　甜杏仁　橘红
蔗浆

肿胀：脾肾阳虚

秦 老年肿胀，四肢俱冷，皆阳气衰惫，浊阴僭踞②。盖脾阳主运，肾阳司纳，今食入愈胀，二便不爽，中下之阳消乏，岂可小视此病？

炮黑附子　淡干姜　生白术　生厚朴
茯苓　泽泻

肿胀：肝犯胃

尤 由肝气升举犯胃，胃逆不降，幽门不通，旁趋为胀，数月久延，气分已入血分。

桃仁　郁李仁　降香　归须　川楝
山栀

湿热阻气

严 两寸脉独搏，不饥不食，上焦气分之阻，时当仲夏，必有湿热客气内伏。

半夏曲　瓜蒌皮　滑石　黄芩　通草
杏仁

---

① 合窾：弥合空隙。窾，空隙；洞穴。
② 僭踞：强占盘据。僭，超越本分；过分。踞，盘踞。

种福堂公选良方

清　吴县　　叶天士
吴县　郭维浚闻升纂

目　　录

种福堂公选良方①

中　风②

牛黄清心丸　此药专治痰厥，昏晕不醒，口噤痰喘，及小儿惊风发搐，五痫等症，极效。

胆星一两，姜汁炒　白附子一两，煨　郁金五钱　川乌一两，面包煨③　半夏一两，皮硝汤泡五次，皂荚汤泡五次，矾汤泡一次，晒干为末

上五味，共为细末，用腊月黄牛胆三个，取汁和药，仍入胆内扎口，挂风檐下，至次年取胆内药一两四钱，加度过芒硝、水飞辰砂、硼砂各一钱，冰片、麝香各一分，研极细末，和在一处，稀糊为丸，如芡实大，金箔为衣，姜汤化下。

治暴仆痰涎壅塞：

竹油④一盏，姜汁五匙，调入白矾末一钱灌下。

治筋骨疼痛，如夹板状，不可忍者：

用骡子修下蹄爪甲，烧灰存性研末，或黄酒或汤调服立愈。

治瘫痪秘方：

熟牛骨髓一碗　熟白蜜一斤半，滤过　炒白面一斤　炮姜末三两

上四味，和匀如弹丸大，每日三四丸，细嚼，黄酒下，大效。

又

威灵仙　苍术　牛膝　桂枝　木通各一两

上为末，黄酒五斤，煮一炷香，早晚服。

治鸡脚风：手足及指、拳挛如鸡脚状，疼痛不时发者，当从鬼眼灸之⑤。

左右膝骨盖下，两边各有小窝，共四穴，谓之鬼眼，各将蕲艾灸三壮即愈。愚谓以驱寒湿，雷火针针四穴亦效。

补　益

奇想补心丸

柏子仁二斤，去油为末　白术一斤，炒　生地一斤，焙　红枣肉三斤，蒸熟

上炼蜜为丸，弹子大。每日三服，百日后百病消除。

棉子丸　乌须黑发，暖肾种子，阳虚人宜服此药。

棉花子⑥十数斤，用滚水泡过，放蒲包内闷一炷香，取出晒裂壳口，取仁并去外皮，用净仁三斤，压去油，用火酒三斤，泡一夜取起，蒸三炷香晒干　故纸一斤，盐水泡一夜，炒干　杜仲一斤，去外粗皮，黄酒泡一夜，晒干，姜汁拌炒去丝　杞子一斤，黄酒浸蒸，晒干　菟丝子一斤，酒煮，吐丝为度

共为细末，蜜丸桐子大，每服二三钱。

养元固本暖腰方

---

① 种福堂公选良方：原本在《续刻临证指南医案》卷二至卷四。

② 中风：以下内容在《续刻临证指南医案》卷二。

③ 面包煨：原脱"包"字，据培元堂本补。

④ 竹油：即竹沥。

⑤ 当从鬼眼灸之：原本作"名鬼眼灸"，据培元堂本改。

⑥ 棉花子：原在"棉花子"前，有一"用"字，今据培元堂本删之。

广木香　真川椒　大茴炒　故纸　升麻各一两　川附子五钱　蕲艾半斤　丁香四钱　上肉桂　川楝子各一两

先将艾搓软，次以各药为末和匀，用绫绢做暖腰，入药，密扎①腰上，著肉者神妙②。

腰痛神方

雄猪腰子一付，铜刀破开，去中间血膜及外边油腻　青盐炒，二钱　大茴一钱五分　当归一钱五分　杜仲五钱，去丝

上为末，入腰子内，放瓷器中过一宿，明早用韭菜上下铺蒸熟，用火酒洗去药末，将腰子用铜刀切片，好陈酒空心送下。多年者吃五六付，乍起者一二付即愈。

又

杜仲　补骨脂　牛膝　香附各三钱　青盐一钱半

将雄猪腰二对，竹刀剖开，去筋丝，每个内外③拌药，用湿草纸包，灰火煨熟，去药，酒下，一醉即愈。

治下部无力：

雄猪肚一个　红枣肉半斤　莲肉四两　苡仁四两

将糯米半升，填入肚内，好酒一盅，酱油少许，煮熟，每日切几片，空心好酒下。

长春方　治肾虚精冷之症。

鱼鳔一斤，蛤粉炒成珠，极焦　棉花子一斤，取仁，去尽油，酒蒸　白莲须八两　金樱子一斤，去毛　川石斛八两　沙蒺藜四两　杞子六两　菟丝子四两　五味子四两，炒

将鹿角五斤，锯薄片，河水煮三昼夜，去角取汁熬膏，和药末为丸，桐子大，每服三钱。

归圆酒方

甘菊花八两　杞子一斤　当归八两　龙眼肉三斤

上药将火酒三斤，酒酿十斤，泡二十一日用。

三仙酒方

烧酒一坛十斤，入龙眼肉一斤④，桂花四两，白糖八两，将泥封固，愈久愈佳。

痨

治吐血痨症：

桂圆七个　红枣十四个　莲子二十一个　小黑豆四十九粒

水二碗，煎一碗，空心早服，连果吃完为妙。

治虚痨咳嗽吐血，肺痿、肺痈吐脓血垂危者，服之即愈：

用茭白细根，约三四两捣碎，将真陈酒煮绞汁，每日服一二次，至一二十日即愈。

治咯血吐血，痨嗽久不止：

雪梨六十只，取汁二十杯，生地、茅根、藕各取汁十杯，萝卜、麦冬各取汁五杯，将六汁煎炼，入蜜一斤，饴糖八两，姜汁半杯，再熬如稀糊，则成膏矣，每日用一二匙。

治酒痨吐血：

用鸡距子⑤一两，水二盅，煎一盅，不拘时服，渣再煎服，服至数十日愈。

盗　汗

治盗汗方

莲子七粒　黑枣七个　浮麦一合　马料豆

---

① 密扎：原作"密行"，据培元堂本改。
② 神妙：培元堂本作"神效"，可互参。
③ 内外：原作"内内外"，据培元堂本改。
④ 一斤：培元堂本作"十斤"，当以原本为是。
⑤ 鸡距子：即棋子，为鼠李科植物棋的带有肉果柄的果实或种子。具有治疗酒色过度，以致成痨吐血的功效。

一合

用水一大碗，煎八分，服三剂愈。

又

黄芪　马料豆

二味煎服。半月愈。

又

五倍子去蛀末，炙干研末，男用女唾，女用男唾，调厚糊填脐中，外用旧膏药贴之，勿令泄气，两次即愈。

止汗方

黑豆三钱　浮麦一钱　乌梅一个

煎汤服。

咳　嗽

治痰嗽诸虚奇验方①

藕汁　梨汁　萝卜汁　人乳　姜汁　白糖　沙糖　童便各四两

将八味放瓷瓶内，用炭火熬煎，只剩一斤为止。每日空心白滚汤送下四钱，服完即愈。如能常服，则精神强健，永无虚损。

治小儿吼嗽，并大人咳嗽屡验方

款冬花三钱　晶糖五钱

将二味放茶壶内，泡汤当茶吃，自然渐愈。

治小儿天哮，一切风湿燥热，咳嗽痰喘，兼治大人：

海浮石净末，四钱　飞滑石净末，四钱　甜杏仁净末，四钱　薄荷净末，二钱②

上为极细末，每服二钱，用百部煎汤下。

治痰火骨蒸，吐血，不足③之症。重者十服、八服即愈：

人参　天冬　麦冬二味去心，各一钱五分　茯苓五分　杏仁二粒，去皮尖　红枣二枚，去核　莲肉六粒，去心　人乳二匙　白蜜三匙　大甜梨一枚，铜刀挖去心

将前药制碎，纳梨内，仍以梨盖盖之，用绵纸封固，饭上蒸熟，日间吃其药，临卧吃此梨。

治痰火方　咳嗽吐痰，面鼻发红者，一服即愈。

青黛水飞极细，晒干再研，用三四钱　蛤粉三钱

二味炼蜜为丸，如指头大，临卧口噙三丸，其效如神。

治痰火神水方一名玄霜。

黑铅一斤，烊成一薄饼，中穿一洞，以绳系之，将好米醋半瓮，即以铅饼悬挂瓮中，离醋约一寸许，瓮口用皮纸箬④子扎紧，再以砖石压之，勿使泄气，放屋下阴处，待数日取起，铅饼上有白霜拭下，每铅一斤，取白霜二两为止。其霜治噎膈，每服五分，噙口内，以白汤送下。若治痰火咳嗽，每服三分，照前法服。

治痰火方

枇杷叶五十叶，去净毛，水五十杯，煎至五六杯。再重汤炖至三四杯，每药三茶匙，用蜜一茶匙，调下立愈。

治老人上气喘急，嗽不得卧：

生姜汁五两，黑砂糖四两，用水煎二十沸，时服半匙，渐渐咽之。

治喘：

瓜蒌一个，明矾枣大一块，同烧存性，研末，以熟萝卜蘸食，药尽病除。

吐　血

治吐血不止：

用碗盛清水，吐血在内：浮者，肺血也；沉者，肝血也；半浮半沉者，心血也。各随所见，以羊肺、肝、心煮熟，蘸白芨末，日日吃之。或只用白芨为末，米

---

① 奇验方：原本作"奇验神"，据培元堂本改。

② 二钱：培元堂本作"四钱"，可互参。

③ 不足：培元堂本作"不止"，可互参。

④ 箬：竹笋的外壳，或可供包物、编织用的箬竹叶。

饮调服亦效。

治吐血方　吐血者，偶吐一二口①，或不时吐之。

侧柏叶浓煎，和童便常服之。

又

用藕节为末，入炒蒲黄、血余灰等分，调服之，奇效。

又

用鸡子一个打开，和三七末一钱，藕汁一小杯，陈酒半小杯，隔汤炖熟食之，不过两三枚自愈。

赤白二浊②

治赤白浊，兼治梦遗，**名将军蛋**

生大黄三分　生鸡子一个

将鸡子顶尖上敲损一孔，入大黄末在内，纸糊，煮熟，空心吃之，四五朝即愈，神奇秘方。

治色欲过度，精浊、白浊、小水长而不痛者，并治妇人虚寒，淋带崩漏等症：

生龙骨水飞　生牡蛎水飞　生菟丝粉　生韭菜子粉

上四味，各等分，不见火研末。生干面，冷水调浆为丸。每服一钱或至三钱，晚上陈酒送下，清晨服亦可。

治遗精白浊有湿热者：

生蚕沙研末，每两加生黄柏末一钱，空心开水下三钱，六七服即愈。

治白浊：

用头生鸡蛋五枚，开一小孔，每个入生白果肉二枚，饭上蒸熟，每日吃一个即愈。

治遗精滑失：

白龙骨研细，一两　韭菜子炒，一合

上为末，空心陈酒调服二钱。

小菟丝丸　治女痨疽③，及遗精、白浊、崩中、带下诸症。

石莲肉二两　白茯苓一两④，蒸　菟丝子

五两，酒浸，研

上为细末，山药糊为丸，桐子大，每服五十丸，加至百丸，或温酒，或盐汤下，空心服。如脚膝无力，木瓜汤下，晚食前再服。此方治遗精之圣药，屡用屡效。但石莲子陈久者难得。

治精气虚，滑遗不禁：

龙骨　莲须　芡实　乌梅肉

各等分，为末，用山药丸如小豆大，每服三十丸，空心米饮下。

治遗精方

文蛤研细末，以女儿津调，贴脐内立止。

治一切淋闭白浊，因火结茎中涩痛：

鲜鲜⑤苡仁根捣烂，绞汁一碗，或滚酒或滚水冲入，空心服，二三次必效。

思仙丹　治阴虚火动梦遗神方。

莲须十两　石莲肉十两，去内青翳并外皮　芡实十两，去壳

上为末，再以金樱子三斤，去毛子，水淘净，入大锅内水煎，滤过再煎，加⑥饴糖和匀前药，丸如梧子大，每服七八十丸。

蛊

治五脏神方

萝卜子四两，用巴豆十六粒同炒　牙皂一两五钱，煨，去弦　沉香五钱　枳壳四两，火酒煮，切片炒　大黄一两，酒焙　琥珀一两

上共为末，每服一钱，随病轻重加减，鸡鸣时热酒送下，姜皮汤亦可。后服

---

① 一二口：培元堂本作"一二日"，可互参。
② 赤白二浊：培元堂本作"赤白浊"，可互参。
③ 疽：原作"夜"，据培元堂本改。
④ 一两：培元堂本作"二两"，可互参。
⑤ 鲜鲜：好貌，鲜丽貌。唐·韩愈《秋怀诗》之十一："鲜鲜霜中菊，既晚何用好。"诸本均作"新鲜"，义同。后同此。
⑥ 加：原作"如"，据培元堂本改。

金匮肾气丸调理收功。

治水臌肿胖：

轻粉二钱　巴豆四钱，去油　生硫黄一钱

上研末，做成饼，先以新棉一片铺脐上，次以药饼当脐按之，外以帛缚之，如人行五六里自然泻下，候五六次除去药饼，以温粥补之。久患者，隔日方取去药饼。一饼可救二十人，其效如神，愈后忌饮凉水。

治水臌方

陈芭蕉扇去筋烧灰存性，五分　千金子去油壳，二分五厘　滑石二分

共为细末，以腐皮包，滚水送下，十服全愈。

治水臌气臌方

活黑鱼一尾，重七八两，去鳞甲，将肚剖开，去尽肠，入好黑矾五分，松萝茶三钱，男子用蒜八瓣，女用七瓣，共入鱼腹内，放在瓷器中蒸熟，令病人吃鱼，连茶、蒜吃更妙。此药从头吃起，病从头上消起，如从尾上吃起，即从脚上消起，立效之仙方也。

治气臌方

将大虾蟆一只，破开，用大砂仁填满腹中，黄泥封固，炭火[1]煅红，冷定，去泥研末，陈皮汤调服，放屁即愈。

治气臌气胀方

萝卜子二两捣研，以水滤汁，用砂仁一两，浸一夜炒干。又浸又晒，凡七次，为末。每米汤送下一钱，立效。

治臌胀方

四五月将黄牛粪阴干，微炒黄香为末，每服一两，煎半时滤清服之，不过三服即愈。

解胀敷脐方　治一切臌胀肚饱发虚。

大田螺一个　雄黄一钱　甘遂末一钱　麝香一分

先将药末同[2]田螺捣如泥，以麝置脐，放药脐上，以物覆之束好，待小便大通去之。重者用此相兼，小便大通，病即解矣。

治中满臌胀：

陈葫芦[3]一个，要三五年者佳，以糯米一斗，作酒待熟，用葫芦瓢[4]于炭火上炙热，入酒浸之。如此五六次，将瓢烧灰存性，为末，每服三钱，酒下，神效。

治臌胀方

雄猪肚子一个，入大蒜头四两，加小槟榔、砂仁末三钱，木香二钱，砂锅内河水煮熟，空心服猪肚立效。

又

取旧葫芦[5]一个，浸粪坑内一月，取起，挂长流水中三日，炒黑为末，每两加木香末二钱，每日空心砂仁汤送下二钱。

治肝气方

乌梅二个　鲜橘叶三钱　青盐二分　真川椒二钱

上药空心服。

痞　块

治痞块方

不问男女左右，癥瘕、积聚、疟痞。收取水红花即水边蓼半老穗头连叶带子晒干，不拘多少量，用老蒜头[6]去皮膜，同放石臼内打烂，捏成饼，晒干为末，每斤入蚶子壳煅灰研粉四两，再将老蒜打膏为丸，桐子大。每服百丸，空心食后白汤下，一日三服效。

治大人小儿痞积：

将水红花子为细末，以面和作一处，

---

① 炭火：培元及诸本作"炭灰"，可互参。

② 同：原作"用"，据培元堂本改。

③ 陈葫芦：原作"陈葫萝"，据培元堂本改。

④ 葫芦瓢：原作"葫萝瓢"，据培元堂本改。

⑤ 旧葫芦：原作"旧葫萝"，据培元堂本改。

⑥ 老蒜头：原作"者蒜头"，误，据培元堂本改。

少加麝一厘，放痞上以熨斗烙之，数次即愈。

又

水红花子熬膏，入麝少许，贴之亦效。

治痞块：

用水红花新鲜者，同老蒜打烂，量入皮硝①一二两，捏成饼，比痞块大一围，放痞上用袱扎紧，待干再换，则痞亦消。

又

红芥菜子即猪血芥不拘多少，生姜汁浸一宿，大约芥子一酒杯，加麝香一钱，阿魏三钱，同捣极烂，如膏药摊青布上，贴患处，外用汗巾扎紧。一宵贴过，断无不消。

又　名**药猪胞**。

麝香一钱　阿魏三钱　水红花子　大黄　归尾　甘遂　急性子②　甘草各五钱

上为细末，用猪水胞③一个，量痞块大小，用尿胞大小，装入干烧酒半胞，将前药末放入胞内，紧扎住口，用白布将胞兜④扎于患处，俟块化尽即去之，不可迟也。

治痞块八反膏

鳖头　苋菜　葱　蜜　甘草　甘遂　芫花　海藻　阿魏　鳖甲　水红花子

上应为末者为末，应捣烂者捣烂，入末再捣。如和不匀，加烧酒调之。先以水调白面作圈，围痞上，大⑤六七分厚，其药敷在痞上，外用锡注⑥二把，放烧酒在内，熨痞上，冷则更换，至痞内动痛方止，明日大便下脓血即除根。

治气癖在小腹，上攻冲心痛：

用穿山甲片土炒脆为末，砂糖调陈酒送下，每服三钱，止痛如神。如不能饮，糖水⑦调亦可。

化癖膏　治块如活鳖能行动，诸药不效者。

每日空心，将靛花⑧三四五匙，冲热陈酒内，服至十日即不动，服一二月即消尽矣。外用敷之。

治大人小儿癖块方

甘草　甘遂各三钱　硇砂一钱　木鳖子四个，去壳　苋菜三钱　鳖肉一两　葱头七个

上加蜜少许，捣成膏，以狗皮摊贴，如药干用葱蜜润之，二次即消。

治癖块方　腹中咬痛⑨，面黄肌瘦者，愈有应验。

真陈阿胶一两，蛤粉炒松，研细　九制陈胆星五钱，人乳浸，微火烘研　川贝母一两，去心　麝香四分，忌见火　鳖甲三个，必要九骨七骨者佳，真麻油炙脆黄，研

以上五味，共为细末，用无蜡真柏油⑩二两，火熔开后，入前药末在内搅和，每服用干腐衣，温水浸软，取乳腐大一块，包药约一分五厘，不拘滚汤、饭汤、茶、酒送下，清晨服三包，饭后服三包，不必多服。柏油用三两亦可，极重者两料必愈。

治伤寒结胸停食方

陈香糟六两　生姜四两　水菖蒲根四两　盐二两

上炒热为饼，敷胸前，以火熨之，内响即去。如口渴，任吃茶水，待大便利下恶物即愈。

治腹内虫痛方

---

① 皮硝：芒硝之异名。
② 急性子：凤仙子之别名。
③ 猪水胞：猪膀胱之俗称。
④ 兜：原作"块"，误，据培元堂本改。
⑤ 大：疑衍字。
⑥ 锡注：古代以金属锡制作的酒器。
⑦ 糖水：原作"糖酒"，据培元堂本改。
⑧ 靛花：青黛之异名。
⑨ 咬痛：培元堂本作"攻痛"，可互参。
⑩ 柏油：为柏科植物侧柏的树枝或树干燃烧后分泌的树脂汁。多外用涂敷或熬膏涂搽。

乌梅一个　老姜二片　榧子十粒　花椒十四粒

上加黑糖①少许煎服，虫尽出矣。

膈

治膈食膨胀效方

五六月，用老生姜二三斤或四五斤，放在竹篓内或麻布袋中②，浸在粪缸内，七日取出洗净，竹刀刮去皮切片，空中吊著，阴干为末。每服三钱，火酒调下，不过三服即愈。

治一切痰膈食膈效方

黑砂糖一斤　连皮老生姜一斤

将二味共捣如泥，成膏入瓷罐内封固，埋干燥净黄土地内，七日取出。每日和滚水服之。

缪仲淳秘传膈噎膏

人乳　牛乳　蔗浆　梨汁　芦根汁　龙眼肉浓汁　姜汁　人参浓汁

上七味俱等分，惟姜汁少许，隔汤熬成膏子，下炼蜜，徐徐频服之，其效如仙丹。更须安心平气，勿求速效。

又

好陈酒一斤　米糖十两　贝母二钱　砂仁二钱　广木香二钱　广陈皮二钱

上咀片入瓷瓶内，箬叶扎紧，上放米一撮，重汤煮，以米熟为度。每日清晨服一大杯，药完病痊。

又

糖坊内上好糖糟一斤，加水姜四两，先将糟打烂，和姜再捣，做小饼晒干，放瓷瓶内，置灶烟柜上。每日清晨，将饼一枚，泡滚水内，少停饮汤，已经屡试屡验。

治噎食：

生藕汁　生姜汁　雪梨汁　萝卜汁　甘蔗汁　蜂蜜　白果汁　竹沥

上各一盏，和匀，饭上蒸熟，任意食之。

治翻胃膈气：

此症必起于肠枯血燥，大便三四日一次，粪如马栗，若如羊屎者不治，口常吐白沫者不治。

牛乳　羊乳　人乳

不拘分量，总宜常服，生血润肠之妙药。

又

青州柿饼五六枚，饭上蒸熟食之，不用汤水，常服即愈。

治噎膈气不通方

用鸡嗉烧研，入木香、丁香、沉香、红枣丸服。

治膈气暂开关方

用荔枝一个去核，将蜒蚰③一条，放在荔枝肉内，将冰片三四厘掺在蜒蚰上，即将荔枝肉裹好，仍放在荔枝壳内扎好，即令病人含在口内，有冷涎水渗出，可徐徐咽下，俟一时许，蜒蚰即化完，亦无水渗出，令病人连壳吐去。只服一次，可以立进饮食，愈④四五月。但不可病人知之，恐其嫌秽不肯吃也。

便　闭

五子丸　治老人大肠燥结等症。

火麻仁　紫苏子　松子肉　杏仁炒，去皮尖　芝麻炒

共研如泥，瓷器收贮，每服一丸，弹子大，蜜水化下。

---

① 黑糖：亦名黑砂糖，为禾木科植物甘蔗的茎汁，经炼制而成的赤色晶体。有补中缓肝，活血化瘀之功。

② 中：原无，据培元堂本补。

③ 蜒蚰：又作"蜒蝣"，蛞蝓之异名。药用蛞蝓科动物蛞蝓的全体，具有清热祛风，消肿解毒，破瘀通经的作用。

④ 愈：培元堂本作"逾"，原本义长。

治大便不通：

皮硝三钱，水化开　香油一盏　皂角末五分

上三味，入猪胆内，再用竹管，一头入胆口内用线扎紧，一头入谷道内，用力将猪胆一挤，其药入脏①立通。

治大便燥结：

用鸡子白一二枚，生食即愈。

治老人大便艰涩方

熟地三钱　山药四分　山萸肉一钱　茯苓一钱　丹皮一钱　泽泻一钱　人乳半杯　白蜜五钱

先将六味煎汤，去渣，后入人乳、蜜煎一沸，空心温服，一二剂愈。

治小便不通：

独囊大蒜一个　栀子二十一个　盐一匙

共捣敷脐中，良久即通。若不通，敷阴囊上立愈。

治中暑，大小便不通：

用田螺三枚捣烂，入青盐三分，摊成膏，贴在脐下一寸即愈。

风 寒 湿 痹

治太阳风寒头痛及半边头痛：

生姜三片，将桑皮纸包②好，水湿，入灰火中煨熟，乘热将印堂、两太阳各贴一片，以带缠之，立愈。

治半边头痛：因风寒而起者更效。

肉桂心一分　麝香二厘　人言③一厘　北细辛半分　辛夷半分　胡椒十粒

共为末，用枣肉捣丸，如豌豆大一粒，放膏药中心，贴准太阳穴内，一日见效。如壮年火盛者，愈后服黄芩、大黄泻火，则目④自愈。

又

白芷　细辛　石膏　乳香去油　没药去油

上等分为末，吹入鼻中，左痛吹右，右痛吹左。

又　此治暑天甚怕风，亦欲绵裹头，极重之症。

用鹅儿不食草⑤阴干，将上好烧酒浸一宿，日间晒干，晚间又浸，如此七次。若右边痛，将此草塞右鼻，左痛塞左鼻，约一时许，鼻流冷水尽即愈。

治箭风方　俗名鬼箭打，或头项手足筋骨疼痛，半身不遂等疾，照方一服即愈，真仙方也。

山甲一钱，炒研　白薇二钱　泽兰三钱

照分量好酒煎服。

治一切麻木痹症，痛风历节：

虎骨、木通煎汤，频频多吃即愈。

治痛风历节，四肢疼痛：

用醋磨硫黄敷之，或用葱白杵烂炒热熨之⑥。

又

红花　白芷　防风各五钱　威灵仙三钱

酒煎服，取汗，三服全愈。

治脚气足疾，肿痛拘挛：

川牛膝　威灵仙

各等分，为末，蜜丸，每服五十丸，空心服。

治痹方

真茅山苍术五斤，洗净泥垢，先以米泔水浸三宿，用蜜酒浸一宿，去皮，用黑豆一层，拌苍术一层，蒸二次，再用蜜酒蒸一次，用河水在砂锅内熬浓汁，去渣，隔汤炖，滴水成珠为度，每膏一斤，和炼

---

① 脏：此处指直肠。

② 包：原脱，据培元堂本补。

③ 人言：即砒石，因古信州所产最良，故折"信"字为"人言"以名之。

④ 则目：诸本皆作此，疑"即日"之误。

⑤ 鹅儿不食草：为菊科植物石葫荽的带花全草，具有祛风散寒，渗湿支鼙，通鼻塞之功。

⑥ 熨之：培元堂本作"烫之"，误，原本义长。

蜜一斤，白汤调服。一老人专用此方，寿至八十余，身轻体健，甚于少年。

治风寒湿痹药酒方

川羌一钱　川桂枝一钱　归身一钱五分
秦艽一钱　金毛狗脊一钱五分　虎骨一钱五分
防风一钱　杜仲二钱　川断一钱　川芎八分①
晚蚕沙二钱　熟附子一钱

加桑枝三钱，生姜一大片，大枣二枚，陈酒二斤浸，煎服。

治湿气初起法

嫩松枝　小松秧不拘多少。

将二味入石臼内捣烂，倾入陈酒，绞取浓汁，炖热。随量饮醉，醒时痛即止，多饮几次更好。

七制松香膏　治湿气第一神方。

松香三斤，第一次姜汁煮，第二次葱汁煮，第三次白凤仙②汁煮，第四次烧酒煮，第五次闹杨花③汁煮，第六次商陆根汁煮，第七次红醋煮　桐油三斤
川乌　草乌　苍术　官桂　干姜　白芥子　蓖麻子以上各四两　血余八两

上八味，共入桐油，熬至药枯发消，滴水成珠，滤去渣，入牛皮膏④四两烊化，用前制过松香，渐渐收之，离火，加樟脑一两，好麝香三钱，厚纸摊之，贴患处，神效。

九制松香膏　名九汁膏。

上好片松香三斤，用清水煮烊，拉拔⑤过倾去水，再换水煮，再拉拔换水，如此以十遍为度。将松香研末，用姜汁、葱汁、白凤仙汁、烧酒、闹羊花汁、商陆根汁、韭莱汁、童便，挨次将松香拌浸透⑥晒干，作八次制过，其第九次，将好醋少许，不可多，再拌松香晒干，研极细末　川乌　草乌　苍术
上肉桂　白芥子　干姜　蓖麻子以上各四两　血余八两

另用桐油三斤浸药，春五、夏三、秋七、冬十日，熬枯，滤去渣再熬，先入广胶⑦四两，俟溶化后，将制过松香末，筛入收之，离火，入樟冰⑧一两，待冷⑨，入麝香二钱，搅匀收贮，摊贴神效。

见现膏

专治风寒湿气，骨节疼痛，历节痛风，痿痹麻木不仁，鹤膝风，偏头风，漏肩风等症，并治跌仆闪挫等伤，阴症无名肿毒，已破烂者勿贴，小儿、孕妇勿贴。

活短头发晒干，二两，用壮年人剃下者　大黄　灵仙　雄鼠粪各一两　川乌　草乌　刘寄奴各八钱　土鳖虫大者三十个　羌活　独活　红花　蛇床子　苍术　当归　生南星　生半夏　白芥子　桃仁各五钱

上十八味，俱切碎。

樟冰一两　甘松　山奈　花椒　猪牙皂　山甲炙研　荜拨　没药以上各三钱，不必去油，同乳香炙热，同众药研细　乳香五钱　白芷五钱

上十味，研极细末。

鲜鲜烟叶汁一斤，松香六两收，晒干　鲜鲜商陆根汁一斤，松香六两收　鲜鲜闹羊花汁半斤，松香三两收　鲜鲜艾叶汁半斤，松香三两收　白凤仙花汁半斤，松香三两收　老生姜汁半斤，松香三两收　葱汁半斤，松香三两收　韭汁半斤，松香三两收　大蒜汁四两，松香二两收

用足秤，秤麻油二斤四两，先将头发入油熬半炷香，再将前药入油熬至焦黄

---

① 八分：培元堂本作"八钱"，疑误，当以原本为是。
② 白凤仙：开白色花的凤仙。凤仙，为凤仙科植物凤仙的全草，具有祛风活血，消肿止痛之功。
③ 闹杨花：即羊踯躅，亦作"闹羊花"，后同。
④ 牛皮膏：即牛皮胶，亦称黄明胶。系牛科动物黄牛的皮所熬制的胶，具有滋阴润燥，止血消肿之功。
⑤ 拉拔：搅动。
⑥ 浸透：原本作"津透"，据培元堂本改。
⑦ 广胶：牛皮胶、黄明胶之异名。
⑧ 樟冰：即樟脑。为樟科植物樟的根、干、枝、叶，经提炼而制成的颗粒状晶体，具有通窍、杀虫、止通、避秽之功。
⑨ 待冷：原本作"持冷"，据培元堂本改。

色，不可太枯，即滤去渣，入前松香熬化，再将丝绵滤去渣，再熬至油面起核桃花纹，先加入极细蜜陀僧四两，再徐徐加入好西硫黄末一斤，投此二味时，务须慢慢洒入，不可太多太骤，以滴水成珠，离火待温，然后掺入细药搅匀，瓷器收贮。熬时须用桑枝不住手搅，青布摊贴，每张净药重四钱，临时加肉桂末五厘，细辛末二厘。

集宝疗痹膏

川乌　草乌　南星　半夏　当归　红花　羌活　独活　大黄　桃仁各四钱　山甲一两　白芷五钱　肉桂一两　麻油一斤　口汁①一碗　姜汁一碗　松香一斤　陀僧二两　硫黄半斤

上收煎好，加乳香、没药、血竭、胡椒、樟冰、细辛、牙皂末各二钱，若加商陆根、凤仙、闹杨花、鲜烟叶、鲜蒜、鲜豨莶②等汁更妙。

摩腰膏　治老人虚人腰痛，妇人带下清水不臭者，虚寒者宜之。

附子　川乌　南星各二钱半　川椒　雄黄　樟脑　丁香各一钱半　干姜一钱　麝香一分

上为末，蜜丸弹子大，用生姜自然汁，化开如糜，蘸手掌上烘热，摩腰中痛处，即以暖帛扎之，少顷其热如火，每日饭后用一丸。

摩风膏　治风毒攻注筋骨疼痛。

蓖麻子净肉，研，一两　川乌头生，去皮，五钱　乳香一钱半，研

上以猪油研成膏，烘热涂患处，以手心摩之，觉热如火效。

治寒湿气方

真白芥子研烂，陈窨醋③调摊厚双皮纸上，做夹纸膏，以针密密刺孔，先将新棉花薄薄铺一层，放在患处，然后将夹膏贴在棉花上。片时即似火燃，热过即揭去，棉花以薄为妙。此膏不可预制，须要临时调合，摊就即贴。

针　灸

雷火针　治风寒湿毒留住经络，痛肿不散者。

苍耳子肉去油　乳香　没药各三钱　羌活　川乌　穿山甲土炒　丁香　麝香　茯苓　猪苓　黑附子　泽泻　大茴香　白芷　独活　广木香　肉桂各一钱

上共研细末和匀，先将蕲艾揉绵，用纸二层，铺于上捍薄，以药末掺上，要极密，外用乌金纸卷紧粘固，两头用线扎紧。用时以手捺患处，用墨点记，将针在火上烧著，用红布二三层，铺于痛处针之。

又

蕲艾一两，搓熟成绒　辰砂二钱　乳香　没药　雄黄　桃树皮　川乌　草乌　硫黄　山甲各一钱　麝香五分

上为细末，作针按穴针之。忌尻诸神值日④。

三气合痹针

乳香　没药　牙皂　羌活　独活　川乌　草乌　白芷　细辛各五分　肉桂　苍术　雄黄　硫黄　山甲　樟冰各一钱　麝香三分　艾绒一两半

作针。

百发神针　治偏正头风，漏肩鹤膝，寒湿气，半身不遂，手足瘫痪，痞块⑤腰疼，小肠疝气，痈疽发背，对口痰核，初起不破烂俱可用，各按穴针之。

---

① 口汁：诸刻本"汁"前均脱一字，疑为"葱"字。
② 豨莶：诸刻本均作"希茋"。
③ 陈窨醋：原作"陈暗醋"，据培元堂本改。
④ 忌尻诸神值日：诸本皆有此句，其义待考。
⑤ 痞块：原作"痞攻"，误，据培元堂本改。

乳香　没药　生川附子　血竭　川乌　草乌　檀香末　降香末　大贝母　麝香各三钱　母丁香四十九粒　净蕲艾绒一两，或二两

作针。

消癖神火针

蜈蚣一条　木鳖　五灵脂　雄黄　乳香　没药　阿魏　三棱　蓬术　甘草　皮硝各一钱　闹羊花　硫黄　山甲　牙皂各二钱　麝香三钱　甘遂五分　艾绒二两

作针。

阴症散毒针

乳香　没药　羌活　独活　川乌　草乌　白芷　细辛　牙皂各五分　硫黄　山甲　大贝　五灵脂　肉桂　雄黄各一钱　蟾酥三分　麝香三分　艾绒一两半

作针。

香硫饼　治寒湿气。

麝香二钱　辰砂四钱　硼砂二钱　细辛四钱，以上俱为细末　角刺二钱　川乌尖二味俱用黄酒半斤煮干为末　硫黄六两四钱

上先用硫黄、角刺、川乌，入铜勺内，火上化开，再入前四味末搅匀，泼在干净土地上，候冷取起，打碎成黄豆大。用时以干面捏成钱大，比钱薄些。先放在患处，置药一块在上，以香火点著，连灸三火即愈。

蒸法　治腿膝疼痛，风寒湿三气伤于[1]足膝，名为足痹。

川椒一把　葱三大茎　盐一把　小麦麸面四五升

上用醋和，湿润得所，炒令极热，摊卧褥下，将所患腿脚就卧熏蒸，薄衣被盖，得汗出匀遍，约半个时辰。待一两个时辰，觉汗稍解，勿令见风，立效。

熨寒湿痹痛、麻木不仁妙方

川乌　草乌　荜拨　甘松　山奈各五钱

上为末，炒热，布包熨痛处，神效。

熨背法　治胸背疼痛而闷，因风寒湿而起者。

肉桂心　附子　羌活　乌头　细辛　川椒各一钱半　川芎一钱

上共为细末，以帛包之，微火炙令暖，以熨背上，取瘥止。

黄　疸

治疸神饮

将茵陈草煎浓汤，每日以多吃数[2]为妙，要忌荤腥鱼肉，并忌盐味，而淡食则能速愈。此草真治疸神药也。若腹中不快，量加神曲、麦芽同煎服之，更无他药功能胜此者。若小便不利，或以车前子汤同吃，或用瓜蒌根打汁碗许服，连服更效。

札黄疸方

雄鲫鱼一个，去头骨，止用背上肉两块　胡椒每岁一粒，至十粒止，研细　麝香三分

上二味同舂烂，麝香另加，不必同舂，恐粘染臼上。将蛤蜊壳填满，合于病人脐上，用绢缚紧，一日夜即愈。

河　白

治河白良方

将栀子黄同鸡子白、飞面[3]捣成饼，贴脐内，再以茵陈草、通草、甘草、灯草，煎汤服之，名**四草汤**。

中　暑　霍　乱

治中暑昏眩，烦闷欲绝急救方

取田中干泥做一圈，堆在病人肚上，使少壮人撒尿于泥圈肚脐中，片时即得生矣。苏后不可饮冷汤，须进温米汤。

---

① 于：培元堂本作"及"，义长。
② 多吃数：诸本皆作此，疑"数"后脱一"次"字。
③ 飞面：用水飞方式加工而成的小麦面粉。

又

挖地深三尺，取新汲水，倾入坑内，搅浊，饮数瓯①即愈。

治中暑法

用大蒜一握，同新黄土研烂，以新汲水和之，滤去渣，灌入即活。凡中暑、伤暑，不可便与冷物，俟稍苏方可投冷物，则中气运动无患也。

治伤暑霍乱神方

丝瓜叶一片　白霜梅肉一枚，并核中仁

上同研极烂，将新汲水调服，入口立瘥，切不可即饮热汤。

又

取扁豆叶捣汁一碗，饮之立愈。

治伤暑急暴霍乱吐泻方

陈皮　藿香各五钱

上用土澄清水二杯，煎一杯，服之立愈。

急救霍乱吐泻抽筋危症方

不问转筋霍乱，令人偃卧②，将膝下腕内，以手蘸温水轻轻急拍，直待紫红筋现起，用瓷锋刺出血立愈。此名委中穴，在膝后对面。

治干霍乱煎方　上不得吐，下不得泻，身出冷汗，危在顷刻者。

食盐一两　姜五钱，切片

同炒变色，以水一大碗煎服，吐出自愈。不可热服，好后切不可遽吃饭食，俟饿极后，方可吃稀粥。

治干霍乱方　只一样腹痛，绞痛不可忍者，切不可吃药并热汤水，一吃即死。

将冷水一碗，调入食盐二三钱吃下，吐则再吃，多吃多吐，则邪散而愈。

消　渴

玉泉散　治消渴之神药也。

白粉甘葛　天花粉　麦冬　生地　五味子　甘草　糯米

上服一剂。

还津丸　生津止渴。

霜梅　乌梅各二十五个，俱去核　苏薄荷③末一两　冰片一分五厘　硼砂一钱五分

共研极细为丸，每含一丸，津液立止④。

消渴润燥方

白蜜　人乳酥⑤各一斤

上溶化一处，每日不拘时服。

消渴方

用缲丝汤饮之。

瘟　疫

辟瘟丹方　此药烧之，能令瘟疫不染。空房内烧之，可辟秽恶。

乳香　苍术　细辛　川芎　甘草　降香各一两

再加檀香一两亦可。共研细末，枣肉为丸，如芡实大。

神圣辟瘟丹

苍术为君，倍用　羌活　独活　白芷　香附　大黄　甘松　山柰　赤箭⑥　雄黄各等分

上为末，面糊丸，如弹子大，黄丹为衣，晒干焚之。

治大头瘟方　头面腮际肿胀极大，寒热交作。甚者崩裂出脓，不可敷药，恐邪气入内，以至于死。

人中白即马桶底下尿垢也

火煅研末，每服二钱，白滚汤调服。

又

---

① 瓯：杯碗之类的饮具。
② 偃卧：仰卧。
③ 薄荷：原作"薄苛"，据培元堂本改。
④ 立止：诸本均作此，疑"立至"之误。
⑤ 人乳酥：人乳制成的乳酪。
⑥ 赤箭：芜蔚之别名。

将好青黛末，白滚水调服二钱。

又

只用马蓝头①一把捣汁，将鹅毛搽上，一日五六次，热气顿出，亲验，真神方也。

治抱头火丹，即大头瘟：

将扁柏叶捣烂，用鸡子清调敷，神效。

治鸬鹚瘟方　两腮肿胀，憎寒恶热者。

外用赤豆半升为末，水调敷，或用侧柏叶捣烂敷之。内用薄荷浓汤热服。

痧

治痧胀腹痛方

凡痧胀，夏日多患。此症面色紫赤，腹痛难忍，使饮热汤便不可救，即温汤亦忌。如遇此症，速取生黄豆咀嚼咽下，约至数口，立刻止痛。平人食生豆，最引恶心，止有痧胀人食之，反觉甘甜，不知腥气。此方既可疗病，且可辨症，真奇方也。

沉香郁金散　治痧气寒凝，以及腹痛。

沉香　木香　郁金各一钱　乌药三钱　降香二钱　细辛五钱

上忌见火，生研为细末，每服三分，将砂仁汤稍冷送下。

痧药方　名火龙丹。

牛黄一钱　麝香二钱　冰片一钱②　朱砂二两，研飞　荜拨一钱　真金箔一百张　雄黄三两，研细　火枪硝③一两　硼砂五钱　牙皂一钱

各研极细，端午午时合。如痧胀腹痛，将此药嗅鼻中，并放舌尖上，吃下亦可。

又　名蟾酥丸。

雄黄三钱　麝香三分　木香一钱　丁香一钱，以上俱不见火　苍术三钱　蟾酥一钱　石菖蒲一钱，炒　山茨菰一钱半，炒

上共为末，火酒化蟾酥为丸，如粟米大，朱砂为衣。如难丸，少加米饮④。每用二三丸，放舌尖上化下，加入西牛黄、金箔，端午日午时合尤妙。

又

沉香锉，研细　母丁香　朱砂水飞　雄黄以上各五钱　广木香一两　麝香三钱　茅山苍术米泔浸，去毛，净末二两　真蟾酥三钱

上俱忌见火，为细末，各称准分量，将火酒化蟾酥为丸。如丸不就，少加米饮，丸如粟米大。每服二三丸，放舌尖上化下。

神妙痧药方

北细辛三两　荆芥六钱　降香末三钱⑤　郁金一钱

上共为末，每用一茶匙，放舌上，冷茶送下，或津唾咽下。

白痧药方

白胡椒一两　牙皂一钱　火硝　檀香末　明矾　丁香　蟾酥以上各三钱　北细辛二钱　冰片　麝香各五分　金箔量加

瘰疬

内消瘰疬痰毒方　未穿破者为痰核，已穿破者为瘰疬，三五个连者为痰串。

用羊角数对，以威灵仙四两，共入瓦罐内，加清水煮数沸，候角软取出，切薄片。用新瓦烧红，将角铺上，焙炒过研细，每灰一两，加广木香一钱，白芥子三钱，共为末，炼蜜为丸，用槟榔煎汤下，或夏枯草汤下亦可。服至七日后，大便下如黑羊屎，小便出黑水自消。妇人如烂开

---

① 马蓝头：即板蓝根。
② 一钱：培元堂本作"二钱"，可互参。
③ 火枪硝：即芒硝。
④ 米饮：原本作"未饮"，据培元堂本改。
⑤ 三钱：培元堂本作"二钱"，可互参。

两胁，服之亦效。忌生冷、煎炒、房事。

内消瘰疬应验方

土贝母　白芷各五钱

共为末。糖霜调陈酒下三钱，重者三服愈。

治痰核方

半夏末、川贝末各一分，用鸡蛋大头穿一孔，不破内膜，入药在壳内膜外虚空处，如虚人，再加入参末三分和入，以纸封固，竖饭锅内蒸熟吃之，每日一个，久之自愈。

又

每鸡子一个，入贝母末三匙，照上法蒸熟，夏枯草汤或银花汤下。

取疬核法　名提疬丹。

水银　硼砂　火硝　明矾　皂矾　食盐各一两　朱砂二钱

用粗瓦盆放前药，上合粗碗一只，盐泥封固。炭火炼三炷香，先文后武，冷定，取出升在粗碗上药，白米饭捣丸绿豆大，朱砂为衣，每用一丸，放疮上，棉纸封二三层，一日夜急揭起，则核随纸带出，丸可再用。

治瘰疬方

好胡桃一枚，劈做两半，将一半挖去肉，以蝉蜕①塞实，对合，用山泥包好，煅存性，研细，陈酒下，每日服一枚，一月愈。

治瘰疬结核：

九真藤即何首乌藤洗净，日日生嚼，并取叶捣涂之。

蝙蝠散　治瘰疬多年不瘥。

蝙蝠一个　猫头一个

上同烧作灰，撒上黑豆，煅其灰骨化碎，为细末。湿即干掺，干则油调敷，内服五香连翘汤，效。

治痰核瘰疬方　用鼠粪拣两头尖者为

雄，两头圆者为雌，拣开各晒干研末。男用雌，女用雄。将鸡子一个，顶上打一小洞，倾去白，但存黄，入鼠粪在内，以满为度，搅匀，用皮纸封固小洞，饭上蒸熟，去壳，临睡时搓碎，好酒②送下，隔一日再服。虽远年破烂者，不过三四枚而愈，未破者即消。

燕鼠膏　治瘰疬痰核，痈疽发背肿毒。

全蝎热水浸透，洗三次，晒干，净二两　白芷　黄连　黄柏　黄芩　当归　山甲各一两　生地　赤芍各五钱　官桂二钱　海藻二两五钱，洗三次，晒干　番木鳖五钱，切碎

用麻油一斤四两，浸药五日，熬焦黑色去渣，将净油秤准，每油二两，用飞净黄丹一两收，滴水不散，先入白占③一钱五分，黄占④三钱，即下黄丹，再下杭粉一两，用桑枝不住手搅成膏。候冷，入水浸三四日，再用文火溶化，再入：

没药三钱，去油　阿魏三钱　麝香一钱　血竭二钱　朝南燕窝泥五钱　雄黄一钱　朱砂一钱　两头尖⑤七钱　白升丹四钱

以上各药，为极细末，入膏内搅极匀，用时隔汤溶化摊贴，勿见火。

白升药方

水银　皂矾　火硝　白矾　炒熟盐

共研极细，照升三白头法升之。

治瘰疬敷药方　疮已破，脓正多，疮

正肿，用此敷之，呼脓退肿。

蚯蚓粪韭菜地上者佳　细芽茶炒灰存性

---

① 蝉蜕：底本、锦文堂本均作"蝉脱"，培元堂本作"蟾脱"，均为"蝉蜕"之误，后同。
② 好酒：原作"大酒"，据培元堂本改。
③ 白占：即白色蜂蜡。
④ 黄占：即黄色蜂蜡。
⑤ 两头尖：即雄鼠粪。另有同名者为竹节香附，系毛茛科植物红背银莲花的根茎，但其主治与本方不甚相符。

肥皂①核独活者②，煅存性　蜣螂虫用泥包，煅存性　壁虎瓦上焙干　猫头骨炙　雄鼠粪焙

上各等分，共为细末，和生麻油调敷，每日清晨，用药汤洗净敷之，一日洗五六次，敷五六次，待脓干即用膏药贴之。

敷痰核瘰疬方

生南星　生半夏各三钱　海藻　昆布各二钱　麝香　冰片各二分　红花　牡蛎各二钱　青盐六分

上俱生研极细末，另将白芨两许，切片煎膏，和前药做成挺子③，晒干，用时磨敷。

又

生南星　生半夏　生大黄各一两　大贝母　昆布　海藻　海浮石　铜绿　明矾各五钱

上用商陆根汁、葱汁、姜汁、蜜，四味调敷。

又

用铅三两，铁器中熬久，当有脚如黑灰，取此灰和脂涂疬上，或用醋调涂，以旧帛贴之，数换旧帛，拭去恶汁又贴，如此半月许，不痛不破不作疮，内消为水而愈。

大红膏　治痰核瘰疬，不分新久，未穿破者。

南星二两　银朱　血竭　消石④　潮脑⑤各三钱　轻粉　乳香各二钱　猫头骨一具，煅　石灰一两　大黄五钱，切片同石灰炒红色，去大黄不用

上共为末，陈醋熬稠，调药敷核，三日一换，敷后绉皮，核不消者，另换紫霞膏贴之，其核自消。

痰核瘰疬膏　治未穿破者，贴之即消。

猫头骨、牙、爪一副，火煅存性　蜣螂虫炙　磁石醋煅，各五钱　乳香　没药各一钱，去油　生明矾五钱，入雄猪脚爪壳内，煅存性　海

藻一两　大贝母一两　蓖麻子肉五钱

用麻油四两，同上海、贝、麻三味，熬至滴水不散，滤去渣，入乳、没再熬，将稠离火，乘滚入猫头、蜣螂、磁石、飞矾搅匀，炖⑥冷水中出火气，乘软取起打条，临用摊贴。凡去渣后入细药时，仍用青州丹，少加松香、黄蜡，看老嫩得宜，方入猫头等末，始易成膏。如已穿破，再取客厕梁上尘加入。

治痰核疬疮立消膏

五台头草汁四五碗，煎至数十滚，用松香半斤，收干汁水，用麻油四两煎熬，滴水成珠，松香收油成膏，用蓖麻子肉三两，千捶成膏。要红加银朱，要绿加铜青，要黄加雄黄各一两。再五台头草，收入瓶内作烂去渣，取汁亦妙。

瘰疬收口药方

龟板煅过，埋地中四十九日，如要紧，埋七日亦可　青果阴干，煅

上同研细末，收口神效。

疟

治三日大疟神妙方

用活大乌龟一个连壳，左右肩上各钻一孔，近尾处亦钻一孔，以明雄黄九钱研细，每孔掺入三钱，外以磁⑦黄泥包固，勿令泄气，炭火上煅存性，研细，每服准一钱，空心陈酒送下，二三服即止。

又

用陈香橼一个去顶皮，大者每只加透

---

① 肥皂：肥硕的皂荚。
② 独活者：诸本均作此，疑为"独核者"之误
③ 挺子：即锭子，此指药锭。
④ 消石：即火硝。
⑤ 潮脑：樟脑之产于广东省旧潮州府境内者。
⑥ 炖：本义为置水中加热，"炖冷水中"意为将药盛在碗里，置冷水中去火。
⑦ 磁：诸本皆作此，当作"糍"。

明雄黄三钱，中者二钱，小者一钱。雄黄
须研细，掺入香橼内，炭火中煅存性，再
研极细，每服七分，用软腐衣分作六七
包，干咽下，此日不可吃汤水，任其呕去
顽痰即愈。

截疟丹

斑猫① 巴豆肉 朱砂各一钱 麝香二
分 雄黄一钱五分 蟾酥五分

上用黑枣二三个，捣丸如绿豆大，贴
眉心穴，一周时揭下，投长流水中。

又 只闻香气，不必煎食，亦可愈
疟。

常山 草果 川乌 草乌 陈皮 甘
草各一钱

上将绢袋盛贮，闻于鼻间即止。

贴脐截疟丸

胡椒 雄精②

上二味，等分研末，将饭研烂为丸，
如桐子大，外以朱砂为衣，将一丸放在脐
中，外以膏药贴上，疟即止，亲验。

治诸疟代参丸

白术一斤，土蒸 生姜一斤，捣出汁，拌白
术渣，晒干

上为末，将黑枣一斤，煮烂，去皮
核，为丸。

治疟方 虚寒疟更效，孕妇忌贴。

桂心一分 麝香三厘 川椒七粒 雄黄七
厘

共研极细末，纳脐中，外以膏药贴
之。

治不论双单疟方

用大荸荠，将好烧酒自春浸至秋间，
如疟至不贪饮食，食则胀满不下者，每日
服荸荠两个，三日即愈。

泄　泻

治老幼脾泻久不愈神方

饭锅粑四两，净末 莲肉四两，去心，净末

白糖四两

上共和匀，每服三五匙，一日三次，
食远服。

止久泻丸 治一切久泻，诸药无效，
服此一服自愈。

黄丹③飞过 枯矾 黄蜡各一两 石榴皮
八钱，炒

将蜡溶化④小铜勺内，再以丹、矾二
味细末投入，乘热为丸如豆大，空心服五
丸，红痢清茶下，白痢姜汤下。

治白泻不止神效方

干饭锅粑二两 松花二两，炒 腊肉骨
头五钱，烘脆

共为末，砂糖调，不拘时服，即止。

治脾泄方

陈火腿骨煅存性，研末 红曲⑤ 松花

上三味，各等分，砂糖调，陈酒送
下。

痢

治痢初起法 不问男、妇、室女、妊
娠、小儿，皆能治之，无有不效。

白萝卜二三斤，洗净，连皮放石臼内
捣碎，绞取浓汁。如十岁以内小儿，每日
吃一饭碗，大人每日吃二三饭碗，俱要冷
吃，不必见火，忌荤腥杂味，并治疫痢如
神。

又

水晶糖四两，如赤痢用浓苦茶一杯，
白痢用姜汁一杯，赤白兼痢用浓茶、姜汁

---

① 斑猫：斑蝥之异名。
② 雄精：一种结晶透明的雄黄。
③ 黄丹：铅丹之异名，系用铅加工而成的四氯化三
铅，具有解毒生肌、坠痰生肌之功效。
④ 溶化：诸本皆作此，当作"熔化"。
⑤ 红曲：为曲霉科真菌紫红色红曲霉寄生在粳米上
而形成的红曲米，具有活血化瘀、健脾消食之功。

各半杯，将水晶糖①入内炖烊服，见粪即愈，吃至二服，无不见效。亲验。

治噤口痢：此系元气虚极者。

人参三钱　石莲肉炒，二钱　黄连一钱鲜荷叶一片　老黄米一撮

水二盅，煎六分，入木香末三分，和匀服。积未净者，加山楂二钱，槟榔、枳壳各七分。

又　米粒不下，百药不效者。

用五谷虫②焙干为末，每服二三钱，米汤下。

又　不能饮食者。

用乌梅肉和蜒蚰捣烂成丸，含口内片时，即能饮食。乌梅渣不宜咽下。

又

苍术　甘草　陈皮　厚朴

上各等分，为粗末，用布包之，放在肚上，将熨斗盛火熨布上，逼药气入腹。病者觉腹中爽快，即将药放枕头下，以受药气。一日连熨三四五次，痛痢渐止，口中即欲饮食矣。

治赤白痢并水泻：

车前子炒　红曲炒　赤石脂　滑石

上各等分，为末，砂糖调，每服三钱，滚水送下，一二服即效。

治赤白痢：不论初起久痢俱可用。

柿饼一个，开一口，入白蜡三分在内，将纸包好扎住，以水湿透纸，放在灰火中煨熟食之，大人两个，小儿一个即愈。

治赤痢：

木耳灰　槐米灰　红曲灰

砂糖调，空心服。

治赤痢久不愈者：初起者，宜先服通利清湿热之药几剂，然后用此方。

用鲜鲜红菱连壳捣烂，绞自然汁一饭碗，露一宿，加白糖霜少许，隔汤炖略温，清晨空心服，每日一服，两三服必

愈。加糖者，恐其味涩也。如不畏涩，即可不加。

香参丸　治痢极效，百发百中之药也。

木香四两　苦参酒炒，六两

上为末，将甘草一斤熬膏，丸桐子大，每服三钱，白痢姜汤下，红痢甘草汤下，噤口痢砂仁莲肉汤下，水泻猪苓泽泻汤下。

治久痢如神：

用刀豆荚，饭上蒸熟，洋糖蘸食，一二日即愈。

又

陈火腿骨煅存性，四两　黄连姜汁炒，一钱砂糖炒干，四钱　乌梅肉五分

上共为末，将乌梅煮烂，捣丸，每服三四十丸，空心黄米汤下。

治久痢虚滑不禁：可以实肠，里急后重腹痛者，不可服。

用臭椿树皮根，切碎，酒拌炒，为细末，用真阿胶，水化开，和为丸，如桐子大，每服三五十丸，空心米汤下。

治久痢：初起者不可服。

松花三钱　地榆二钱　干荷叶二钱　臭椿树根皮一两，取向东南者，去外粗皮

上为细末，白痢红糖调，红痢蜜调，红白相兼蜜与糖调，加温水少许，每服二钱。忌面食、荤腥、油腻等物。

又

乌梅四个，煅略存性　白滑石淘净，二钱臭椿树根皮一两，取在土者，剥净皮，晒干，为末

上用陈米饭捣为丸，每服四五十丸，空心米汤下。

治痢方　不拘赤白泄泻，痢至八九年

———————

① 水晶糖：即冰糖。系白沙糖煎炼而成的冰状结晶，具有补中益气，和胃润肺之功，或治噤口痢等。

② 五谷虫：蛆的异名。

者，三四服即愈。

香薷二十两　藿香十两　苏叶七两五钱　木瓜五两　檀香二两五钱　木香二两　赤苓五两　甘草一两五钱　厚朴五两　枳壳五两

上为末，蜜丸弹子大，约重二钱，每服一丸，白痢淡姜汤下，红痢木香汤下，其余开水下。

治久泻久痢方

陈石榴皮酸者，焙干，研细末，每服三钱，米饮汤下，患二三年或二三月，百方不效者，服之即止，不可轻忽。

治休息久痢：但痢而后无重痛者。

用壮大猪小肠一条，不落水，将箸顶翻转，出肠中油腻秽浊刮下，但将刮下之物，在瓦上炙焦干，存性研末，用砂糖少许，空心调服。一条肠垢，大者分作二服，小者只作一服。若翻转肠内有粪，先去其粪，但刮其近肠之血腻油垢炙用，重者吃两三条肠垢必愈。

治赤白久痢，腹中不痛者：

桂圆七个　粟壳七个　荔枝七个　建莲七粒，去心

水二碗，煎八分，空心服，朝服可以一日，晚服可以一夜不痢，亲验良方。

治毒痢方　下脓血者是。

金银花一两，煎汤送香连丸三钱。

脱　肛

润肠散　治痢后脱肛。

鳖头灰　五倍末　伏龙肝　生矾末　赤石脂　诃子肉各五钱，俱晒干

上为极细末，葱汤洗净，掺于肠头上，频频换之，以愈为度。

治脱肛方：名倍矾煎。

五倍子三钱　白矾少许

上为末，水一碗，煎汤洗之立效。若妇人产后脱肛，五倍子末掺之。

缩肛散

鳖头一个，煅　枯矾三分　五倍子煅，三分

共研极细，掺之。

又

用爬墙草煎汤温洗、浸，肛随浸随缩上。此草地上生根，一路沿墙而上者，但有二种，一种叶大似丝瓜叶者，不可用，须小叶如茶匙样光①亮者。

痔　漏

缩痔秘方　内痔落下。

用大团鱼头一个，火煅为末，搽痔上，即刻收进，亲验。

治外痔疼痛、坐卧不得者：

大田螺八九个，将针挑开靥盖，入冰片、白矾末少许在内，以螺尖埋土中，令其盖仰上，经一宿取螺水，以鸡毛搭痔上，六七次即消愈。

熏洗痔方

五倍子三四个　皮硝一撮

水二碗煎浓，先熏后洗②，一二次即愈，绝妙。

治痔漏丹方　名长明酒。

用积年旧琉璃灯，洗净油腻，火煅研细，以红酒服四钱，不过七日，其管自去。

点痔方

银朱三钱　大雄黑背蜓蚰三条

共捣烂用盐泥封固作团，要留一孔，火升烟尽为度，取出用田螺水调搽即缩上。不用银朱，将上好黄丹拌之亦效。

又

蜓蚰一条　冰片五厘　胆矾二厘

和化蜓蚰水点之。

止痔下血方

---

① 光：原作"九"，误。
② 后洗：诸本皆作"先后洗"，误，据文义改。

蜒蚰一条，用盐泥裹，煨通红，去泥用　硼砂　朱砂　雄黄　冰片

共为极细末，入龙骨少许更妙。大便时乘其脱出，以细草纸盛药少许，托之使入，大效。

治痔漏方

新象牙屑二斤，为末，每早用熟鸡子三个，将牙末和吃，或入稀粥内吃亦可，服尽一料自愈。

又

露蜂房一大个，每孔入盐填满，煅存性　僵蚕二钱　蝉蜕　木香各三钱　象牙末　猪胰油打烂　猪悬蹄蜜炙，各五钱　白颈蚯蚓用石压去血，阴阳瓦焙干，净末一钱

上共为细末，用黄占半斤溶化，将药渐入，捣匀为丸，如枣核大。每服一丸，空心好酒送下，连服三丸，疮口自消。隔一日第五日再服一丸，第七日再服一丸，痔管自退出矣。将玉簪花根三段，三日捣烂，搽上自愈。

又　名蛭蟾丹。

蚂蝗十数条，将黄泥做成小管，如笔管大，入蚂蝗在内，上以磁黄泥涂护之，以铁丝捆紧，外再以盐泥封固，炭火煅，以烟尽为度，取出去火毒，为末，二钱　蟾酥一钱　熊胆八分　麝香五分　冰片三分

看漏浅深，用饭粒为条，插入尽头。久者五六条，近者二三条，其管化为脓水，用洗药。

洗方

乌柏①树根皮　枸杞根皮　槐花　五味子　水杨树杆须②　瓦花　黄柏　荔枝草

上煎汤一③大锅，先熏后洗，再以十宝丹收口。

十宝丹方

龙骨八分　象皮七分　琥珀六分　血竭五分　黄丹五分　冰片四分　珍珠二分，腐煮　牛黄二分　乳香　没药各一钱三分

共为细末，收贮听用。

痔漏退管方

象牙末二两　人脚指甲炙，五钱　牛角䚡炙，一两　猪脚格炙，一两　刺猬皮锅内蜜滚，炙干

上为末，再将地榆、槐角二味，入猪脏内，煮熟捣烂，共捣蜜丸，每服三钱，空心滚汤送下，其管自出，半月即愈。

又

白鸽粪一升，放罐内，以滚水冲入罐中，乘热病人坐于罐口上熏之，其管自落，数日即收口，要坐久忍痛。

又

用猪脏头④，水煮烂，或盐或酱油蘸吃，每日吃一个，吃至二三百个必愈。若脾胃畏油腻者，只吃近肛门处管一段亦可。再每日切荸荠一片，吃数片，二物常兼吃更妙。

又

金余即人手指甲　银余即人脚指甲，二味不计分量，均在黄沙内炒脆　真血余二两　血珀五钱　黄牛角䚡火煅，四两　羊角䚡火煅，四两　新象牙屑烘，三两　猪悬蹄壳火煅，四两　蟹爪尖炒，一两　蜣螂虫瓦上煅，四十九个　刺猬皮二张，刮去毛，黄沙内炒　陈松萝茶叶烘，三两　穿山甲先用醋炒，再用酒炒，四两　槐角子炒，四两　青黛用水淘净，五钱　地榆炒，一两

以上十六味，如法煅炼，为细末，用黄犬大肠煮烂，加炼老白蜜为丸，如无犬肠，以猪脏代之亦可。空心淡盐汤送下三钱，壮盛者加或至五钱，虚人桂圆汤下。

痔漏插药方

---

① 乌柏：原作"鸦臼"，据培元堂本改。
② 杆须：诸本皆作此，疑为"根须"。
③ 一：原脱，据文义补。
④ 猪脏头：猪大肠末段。

百草霜　黄连各二钱半　冰片五分　麝香二分　蜣螂虫　旱莲草头五钱，炒　蚂蝗十五条，瓦上焙焦

共为细末，丸如粟米大，入管口，自进药，三日后待管自化出，用长肉收功末药。

收功末药方

轻粉　乳香　麝香　韶粉　东丹　血竭

共为末，掺之。

又

雄大蜣螂，不拘多少，阴干生研，加冰片少许，将绵纸捻作条，用白芨水蘸湿，晒干待硬，再蘸湿，染药末于纸条上，量漏孔浅深插入，渐渐生肉，其条自然退出，用剪刀剪去外一段，即满匮矣。

治痔漏丸方

刺猬皮大者一张，小者二张，新瓦上炙脆，为末　象牙屑一两　绿豆粉一两　青黛三钱　槐花末一两五钱　陈细茶五钱

上共为末，用陈四糙米煮烂饭，和药打为丸，每服三钱，金银花汤送下。一料不效，二料永不再发。

治多年顽漏神验方

用大脚鱼[1]一个，再取上好冰片三钱，钟乳石五钱，俱研极细末，放大脚鱼口内，放完，将脚鱼扣住脚倒挂三四日，待脚鱼头肿大，取快刀杀下头来，用阴阳瓦两块对合，将鱼头装入瓦内，放炭火上，两头将盐泥封固，瓦上留一小孔出烟，待烟稍尽，存性，将小孔封固，拿至地上，俟冷，打开研细，用四五分，好酒送下。病重者两三服，其管自出，再用长肉药收功。

治漏疾秘方

香菜油一斤，以三十岁妇人血余二两，入油内熬煎去渣，每日用油一盏，煎鸡子三枚，将象牙细末三钱掺在内淡吃，

连吃三五日。或将元米粉，掺象牙屑摊饼吃亦可。象牙末吃至一二斤，再无不效。此法不用刀针挂线，有管自然退出，屡试屡验。象牙要真，更要新而雪白者，镑碎，再用乳钵细研。

肠　风

治肠风下血丸方

槐花三两，一半炒，一半晒为末　柿饼七个，去蒂　乌梅十四个

共打为丸，桐子大，每日空心滚汤送下即愈。

又　末药方

扁柏叶一斤，蜜浸一宿，晒干为末　青州柿饼一斤，炭火煅过，为末

上二味拌匀，每服五钱，空心陈酒送下，极重者五六服可除根。

治血痔肠风方

将龟肉煮烂，吃一碗，血即止，其效如神。

治肠风并痔漏：

木耳一斤，煮成膏，再入猪肉三斤煮熟，食尽即愈，漏管自出。

治痔疮下血方

棉子仁四两，晒干，去油，生研　青州柿饼十二两，蒸捣烂　百草霜四两　乌梅肉四两，蒸烂

共捣为丸，每服三钱，白滚汤下，或腐浆加青黛少许下更妙。

治肠风下血方

青州柿饼三个，火煅　地榆　槐米各炒，五钱

共研末，分七服，空心开水调服。忌烧酒、椒、蒜、芥。

又

当归身一两　怀生地一两，竹刀切片，烘脆

———————

① 大脚鱼：诸本均作此，疑为"大甲鱼"，待考。

黄肉一两　真阿胶一两，将石膏二两研碎，和炒成珠，去石膏不用，候冷，研为细末　棉子仁一斤，燎去外面花衣，然后入锅内炒至逐粒爆开，并至焦黑色存性　真柿霜即柿饼上白霜也，但假者甚多，入口甘而凉者为真，不可经火，俟诸药研末后，方和入

上逐味炒焦，要如墨色，又各要存性，共研为细末，和入柿霜拌匀。每日空心服药末四钱，白滚汤①一饭碗冲和，将箸②调末，即半浮半沉，连汤饮下。若下血太甚，临晚再服三钱，俟粪色变黑，血渐止矣。忌食胡椒、烧酒、辛热之物，有此病者，终身宜戒。此方修合之法，不过极细极黑四字，则药末浃洽于脏腑。所以要黑者，血遇黑而止，以水克火，五行之理也。

治肠风：

臭椿树根皮四两，扎为一大把　大茴香一大粒　木耳四两

以雄猪肚子一个，将药俱装入肚内，扎好，煮烂，去椿皮，但吃木耳、肚子，连汤吃完，重者两料必愈。

治肠风久不愈者：

臭椿树根皮　乌梅

共煎，陈酒冲服即愈。

治肠风：

青州柿饼一个，内放白蜡一钱，饭锅上蒸熟食，数次愈。

治大便下脓血：即日夜数次，数年久病皆愈。

雄猪大脏一条，洗净　桂圆肉二两　鲜白扁豆花四两

将二味同打烂，用白糯米拌和，装入脏内，两头扎住，砂锅内烧烂，忌见铁器，然后将人中白炙脆，研末蘸吃，或酱油蘸吃亦可，不论吃粥、吃饭，空口皆可吃，吃四五条即愈。

治大便下血：

荸荠捣汁半盅，将好酒半盅冲入，空心温服，三日即愈。

治大便下血用凉药不效者：

用归脾汤加槐花、黄芩治之自愈。

治大便下血虚弱者：

旱莲草阴干为末，以槐花煎汤调炒米③粉糊丸，桐子大，每日服五钱，以人参五分煎汤下，二服即愈。

溺　　血

治溺血方　溺血者，不痛而小便出血也。痛者为血淋。

用头发烧灰研末，每服三钱，空心温酒④调下。或用百草霜，酒调服。或用伏龙肝，白滚汤调下，夏月水调。痛者用车前草绞取浓汁碗许，入糖霜一二匙，炖温服之，此可多服自愈。初痛时用韭汁亦好。或将乱发灰，糊丸桐子大，每服七十九，空心开水下。

治男子茎中痛及妇人血结腹痛：

取牛膝一大握，酒煮饮之立愈。

治小便下血，用清利不效者：

用补中益气汤加车前子治之自愈。

治小便下血立效：

旱莲草　车前子各等分

将二味捣自然汁，每日空心服一茶杯。

疝　　气⑤

治诸疝海上丹方

雄猪大腰子一对，不落水，去膜并血，切作片。以大茴香、小茴香各一两，俱炒为粗末，同腰子拌匀。复以猪尿胞一个，入拌者在内扎固。用无灰好酒二碗，

---

① 汤：原作"湿"，据培元堂本改。

② 箸：诸本皆作"筋"，误，据文义改。

③ 米：原作"采"，据培元堂本改。

④ 温酒：其他诸本作"滚酒"，底本义长。

⑤ 疝气：以下内容在《续刻临证指南医案》卷三。

砂锅内悬尿胞于其间，煮至酒存半碗，收出一并切碎，焙干研细，存酒打糊丸，如桐子大。每服空心陈酒送下七十丸。一方用生白酒三碗煮。

治响疝并小肠气：

木通　川楝各一钱　大茴五分　飞盐三分半

上为末，水酒调服，头服出汗，服七日痊愈，如少年者，加一倍，俱空心酒下。

治疝气方

荔枝核六两　橘核打碎，炒，一两　小茴炒，六两　川楝子一两，酒蒸　萝巴酒拌炒，一两　吴萸盐水炒，一两　泽泻一两　甘草五钱　青皮一两　山甲土炒，二两

上为末，每服一钱，升麻一分半，黄酒调下。

治湿疝，阴丸作痛：

蕲艾　紫苏叶烘　川椒炒热，各三两

上三味拌匀，乘热绢袋盛夹囊下，勿泄气。

治阴囊肾子肿大方：

灶心土三升，砂锅内炒热，加川椒、小茴香末各一两拌匀，将阴囊坐在上面，冷则再换，如此三次即愈。

治阴子肿大不消：

顶大荔枝核十二三个，煅灰存性，以火酒调如糊，吃下即消。若重者，再吃一服。

治疝气偏坠：

用肥姜切片铺凑板上，上堆蕲艾一尖，点火烧之，候将完，即乘热带火连姜并艾捣极烂，将鲜菜叶一大片，放手掌内，即以姜艾摊匀菜叶上，用手向肾囊底下托之，初时其冷如冰，须臾滚热，通身出汗而愈。

心口胃脘痛

治心头痛欲死不可忍者：

良姜　厚朴姜汁炒　灵脂

上各等分为末，每服一钱，醋汤下即止。

治心痛方　实胃口痛也。若真心痛不治。

高良姜酒洗七次，焙研　香附子醋洗七次，焙研

上二味各记另收之。病因寒得者，姜末二钱，香附末一钱；病因怒起者，香附末二钱，良姜末一钱；寒怒兼有者，各用一钱五分。临服时以米汤加入生姜汁一匙，食盐一捻，或二服，或三服。痛止后，用铲刀挑盐一撮，火上烧红泡汤服，并服大枣数枚，约数朝神效。

治心痛方　妇人服之甚效。

丹参一两　檀香一钱　砂仁一钱

共煎八分，服之即愈。

治心口胃脘痛：

用大黑枣去核，每个中间入胡椒七粒，仍将枣包好，炭火上煅焦黑存性，研末，每服三四分，陈酒送下，三四服必愈。加木香、枳壳、红花、当归、五灵脂少许更妙。

治胃口痛方

手指甲，男痛用女右，女痛用男左，剪下于新瓦上炙脆存性为末，约四五分，入砂糖少许，或汤或酒调之，食远服。

治胃寒常发恶心呕吐或痛：

用老生姜半斤，去皮捣烂绞汁去渣，隔汤煮一二十沸，停火将上白洋糖半斤搅入，再煎一滚收之，时时吃二匙，作三四日吃完，重者服至两料必愈。

治胃寒呕吐，兼治寒疟：

大黑枣七个去核，每个内入丁香一只，煮烂去丁香，将枣连汤空心服，七服见效。

治呕吐不止：

陈梅酱煎浓汤，如有火加竹茹，有寒

加豆蔻，或砂仁，或煨姜。如无梅酱，以乌梅代之。

治呕吐方　见食即呕，或食罢即吐，初起者易治，此痰在胃口也。

生姜二两打碎，陈皮五六钱切碎，泡汤一碗，慢慢逐口吃下自安。甚者竹沥、姜汁和匀，逐匙挑在舌上咽下，若咽急并药吐出矣。

治感气或饮食伤脾作痛方

橘皮一把，煎浓汁一碗，打入盐姜少许，吃下神效。

补脾养胃方：名**阳春白雪糕**。

茯苓　山药炒　芡实　莲肉去心，各四两　糯米　黄米各半升，俱炒　白糖二两

先将药米粉蒸熟，再入白糖，印作饼子①晒干，每日空心吃几个，极有益。

治老人脾泄最②宜：名**玉露霜**。

白术二两，炒　陈皮一两五钱　莲肉四两，去心　苡仁四两，炒　糯米　绿豆　陈米锅焦各一升，俱炒

共为末收贮，临用时糖霜量加，将滚水调服二三两。

治肿饮

灯草一把，先将水四碗，煎至二碗　萝卜子一两，微炒　砂仁二钱，微炒

将二味研末，倾入灯草汤内，略滚即盛入茶壶内，慢慢吃下，吃尽不见效，如前再煎一服。俟腹响放屁，小便长而肿即退。

呃　逆

治呃逆欲死：

半夏五钱　生姜二钱五分

水煎服即愈。

治病后呃逆不止：

刀豆子烧存性，滚水调服二钱即止，神效。

治呃逆不止方

用荔枝七个，连皮烧灰存性为末，白汤调服立止。

咳　逆

治咳逆方

明雄黄一钱，酒一杯，煎七分，急令患人嗅其热气即止。

又

好硫黄、乳香各等分，以酒煎，急令患人嗅之。

又

硫黄　乳香　艾各三钱

治食物醋心：

用胡桃嚼烂。生姜下③立止。

耳

治耳暴聋方

菊花　木通　石菖蒲

擂烂酒服之。

治耳聋方

真北细辛研末，熔黄蜡为丸，如鼠粪大，以绵裹塞耳中，二三次即愈。

又

老鼠胆汁，滴入耳中，二三次即愈。

治耳内出脓方

胭脂　枯矾　钉锈粉

上各等分为末，吹之立效。

又

羊屎弹烧灰一钱　枯矾　轻粉各五分

上为末，用棉花卷净耳内脓，将苇管吹入立效。

治耳中脓水不止方

龙骨　枯矾　干胭脂要产山东济宁府，如

---

① 印作饼子：手工制作糕点的一道工序。即：将制糕或饼的原料填入专门的模具（一般为木制，并刻有各种花纹）中，并夯实，使之成形。

② 最：原作"再"，据培元堂本改。

③ 生姜下：诸本皆作此，疑为"生姜汤下"。

银朱样紫色者，非绵胭脂，亦非油胭脂　海螵蛸各等分　麝香少许

上为末，先以棉纸捻干，轻吹耳内。

治耳中肿痛并出脓血方

黄鱼牙齿，瓦上炙存性为末，放土地上退火气，研末，加冰片少许，菜油调，鸡毛蘸入耳中。加干胭脂更妙。

又

用橄榄核烧灰存性，每核一枚，入冰片二厘，研极细末，吹入耳中即愈。

治耳中常出血方

五色龙骨，煅研细末，吹入耳中即止。

治耳出臭脓方

龙骨煅　五倍子炒　乳香　枯矾　血余灰

上各等分为末，卷净吹之。

治耳中脓水不干：

石榴花瓣不拘多寡，炙脆研末，加些冰片再研，吹耳自愈。

治百虫入耳方

如虫入耳，不可惊动，在左耳，以手紧闭右耳及两鼻孔，努气至左耳，虫自出。右耳亦然。

目

乌羊肝丸　大能乌须黑发，聪耳明目。

黑羊肝一具，竹刀切片，放瓷盆内，再以羊胆不拘多少，涂晒干，又涂又晒，将胆汁涂肝至二三百个为佳，少亦要在百个之外，以胆汁多为妙，晒时以纱罩罩，晒极干　当归酒浸晒干　白芍酒炒　川芎各四两　熟地六两，酒蒸极熟　何首乌九蒸　覆盆子炒　山萸去核，炒　旱莲草酒拌蒸　白茯苓乳拌　血余　生地酒洗，各四两

上药不犯铁器，制完共和一处，再用大熟地十二两，酒煮一昼夜，取浓汁一碗，拌药内炼，炼蜜为丸，桐子大，每服

百丸，空心酒下，临卧亦服一次。

治虚眼方　凡虚人目无病，到点灯时候，即不见物，或羞明。只用羊肝煮食便效，不必服他药。

治雀目方　日落不见物也。

石决明　夜明砂各二钱　猪肝　白羊肝各一两

将肝二片，中间盛药，麻线扎定，淘米泔水一碗，砂罐煮熟，临卧服。

又

用羯羊肝一具，不见水，不犯铁器，以竹刀切开，入谷精草细末，瓦罐内煮熟，不时服之，屡验，黑羊者佳。

治风火眼洗方

归尾　胆矾　铜青各一分　防风　荆芥　赤芍　川连各二分　杏仁十四粒，去皮尖，研

上绢包煎洗。

治弦烂风赤眼洗方

文蛤　黄连去净毛　防风　荆芥穗各五钱　苦参四钱　铜绿五分

上为极细末，以薄荷煎汤，丸弹子大，临用，以热水化开，乘热洗眼，每日三次神效。一方有川芎、当归各四钱。

治烂眼皮方

用挂金灯净壳，每壳一个，掺入研细透明绿色胆矾末二厘，或用壳十个，或二十个装套好，外用净磁黄泥包裹好，勿令泄气，炭火煅至中间壳将成黑灰存性，放地上，用碗盖熄火，将中间灰研细包好，放土地上一夜出火毒，每用灰少许，放茶杯内，以冷松萝茶浸之，用薄棉纸盖在茶面上，俟茶渗出纸面上，将此水洗眼皮，每日五六次，二三日即愈。

治火眼热障眼痛不可忍者：

用黄连为末，人乳拌匀似糊样，摊碗底上，用艾如鸡蛋大一块，放地上点著，以黄连碗覆上，令艾熏透取起，以清水一

小杯调浓，上覆棉纸一张，隔纸透出黄药汁，以簪频频点洗即愈。

治眼中胬肉方

用蛇退一条，将麻油三钱炒黄色，不可焦黑，绿豆三合，炒砂糖一碗，水一碗，共煎七分，食远服，立退。二三年者可治，两服即愈。

治火眼方

用小儿粪中蛔虫一条，用水洗净挂阴处，下用瓷盆盛其滴下之水，入冰片五厘，再加人乳一茶匙，用热水隔汤炖温，以鸡毛蘸眼上立愈。

治风火眼方

童便煎甘菊汤，频频洗之。

点眼神方

真川连　川大黄　黄芩　川羌活　甘菊花　龙胆草　薄荷　防风　荆芥　木贼　蜜蒙花各五钱　北细辛　川芎　蝉蜕　青葙子即鸡冠子　黄柏　白蒺　蔓荆子各三钱

以上诸药，须拣净，用水二大碗，熬煎浓汁成膏去渣一小盅。将上好芦甘石三两，放银罐内煅酥，研极细末，用甜水飞过，入冰片三分，麝香一分五厘，仍入乳钵内磨细，将前药汁入内成丸，如绿豆大，银朱为衣，一时烘干，即收瓷瓶内，不可见日。临用以水磨化，点入两眼角内，轻者只用半丸，重者一二丸，即愈。

又

冬天取净腊雪，将大荸荠同雪水磨粉，晒干，加冰片少许，入鹅毛管中，点眼神效。

又　名磨光散。

野荸荠粉洗净去皮，石臼中捣烂，密绢绞汁，如做藕粉法，再用清井水飞，晒干　芦甘石用黄连、黄柏、黄芩、甘菊、薄荷煎水煅，再用童便煅一次，将药水飞，晒干　珍珠入豆腐内煮过，研细水飞

每荸荠干粉一两，配制过甘石五钱，

珠末三钱，各将瓷瓶收贮。临用渐渐配合，加入冰片少许点之。

明目去翳秘方

锦纹大黄一两，北细辛四两，将二味用上高泉水一百二十两，将药入砂锅煎至二十两，以细绢滤去渣，用大银碗一个盛药，碗下以砖三块放定碗底下。将灯盏注麻油，用灯草七根，燃灯熏碗底，内煎药成膏，滴水成珠。每膏一两，用野荸荠粉五钱，多些亦不妨，冰片三分，和匀作锭。如多年的厚翳，每两加水飞过蝉蜕末五分，须要去头足，揉碎去泥沙，水洗晒干为末，水飞三次用。又治飞丝入目，每两加银朱五分，研细末水飞晒干用。如风寒等翳，每两加青黛五分，研细、水飞、晒干用。以上诸症，随症加药，入膏调匀点之，最良。用头生小儿乳蘸点。取荸荠粉法：如取绿豆粉与藕粉同法，须水澄极细，晒干再研极细，须忌铁器。

又

野荸荠　猪胰

各等分，捣和，用鸡子壳半个，放药在内，临卧合印堂上，俟水流入目中，翳随泪出，二十日即愈。并治田螺头眼。

又

将新象牙物件，水磨点翳膜上即去。

又方

用新象牙磨屑，将生男乳浸透点之即退。

又方

刮孕妇大指甲末，乳调敷即愈。

又方

枸杞三钱　木贼七根，长寸许　桂圆肉七个

煎汤服月余自效。

治远年攀睛翳膜：名五退散。

人退即指甲，乳汁炒，为末　山甲炒　蝉退洗净，炒　龙退即蛇壳，炒　凤退即鸡子壳内白

膜，炒

上为极细末，每用三厘，令患人含水一口，患左眼吹入右鼻，患右眼吹入左鼻。再以锡作眼样，合患眼上，如此三次，则翳膜或血丝俱落。

治眼吹鼻散

穿山甲五厘，炒　鹅儿不食草七厘　人金即指甲，一分半，炒　刺猬皮三分半，炒　蛇蜕一分半　蝉蜕五厘　石蟹二分，醋炙　麝香三厘　桔梗四分

上为末，每用三厘，吹入鼻中，其翳即下。

开瞽复明方

生地　枸杞　甘菊净瓣　谷精草止用草，不用叶　木贼草如无翳不必用

上药各四两，用人乳拌浸一日，晒，共九日，又用童便浸晒，共十八日。倘遇天阴下雨，即将微火烘干，共研细末，陈米粉调和为丸。清晨白滚水下三钱，半月即开光。

治损目破睛方

用牛口涎，每日点两次，须要避风，黑睛破者亦瘥。

鼻

治鼻渊脑漏方

用羊卵子①一对，去膜切片，顶大者尤妙，酱油、陈酒拌之，放瓷碗内隔汤煮熟，以陈酒送②下，饮微醉，三五次即愈，临午服。

治鼻渊方

用老刀豆，文火焙干为末，酒服三钱，重者不过三服即愈。

治鼻中时时流臭黄水，甚者脑亦时痛，名控脑砂，有虫在脑中：

用丝瓜藤近根处三五尺，烧存性为末，酒调服即愈。

治鼻痔方

霜梅一个　蓖麻仁七粒　生矾少许

上三味同打，将丝绵包裹，塞鼻内，一日夜即愈。

又方

轻粉二钱　杏仁七粒，去油　白矾五钱

上为末，吹入即化为水。

治鼻内生疔方

烂黄鸡粪　荔枝肉

同打烂，涂上即愈。

治鼻瘜方

七月七日，收甜瓜蒂阴干，临用一分研末，再用白矾少许，绵裹塞鼻。

又方

瓜蒂五分研末，麝香少许，含水口中，嗅味自落。

治鼻衄方

麦冬五钱　生地五钱

水煎服立止。

又方

绿豆粉一两　细茶二钱

上为末，凉水调服。

又方

马兰草汁一杯，吃下立止。

又方

栀子炒黑　百草霜　龙骨火煅　京墨　牡蛎火煅　血余煅存性

上为末。用茅花水蘸湿，蘸药入鼻孔。如无茅花，将纸捻水，蘸药入鼻孔即止。

又方

大蒜头一个，捣烂

左鼻衄，将蒜涂左足心；右鼻衄，涂右足心立止。一方左涂右，右涂左。

又方

用象牙屑吹入鼻中即愈。

---

① 羊卵子：羊睾丸。
② 送：诸本皆作"过"，据文义改。

又方

用生吴萸研末，津调涂足底心涌泉穴上。用山栀炒黑为末，吹鼻中效。

又方

胎发烧灰　乌梅一个，煅

共研，吹鼻中立止。

治赤鼻方

枇杷叶去毛，一两　栀子仁五钱

上为末，每服二三钱，温酒下，早服去右边赤，晚服去左边赤，再用后敷药。忌食胡椒、生姜辛辣之物。

敷药方

木鳖子去壳　大枫子去壳　轻粉　硫黄

共为末，不时以唾调擦。亦治面疮风刺。

又方

用极臭盐蛋一二十个，煮熟取黄煎油一小盏，和细辛末、白菊花末各二钱调匀，常擦搽处。每日用鲜枇杷叶刷去毛，蜜炙煎汤服。半月愈。

口

神效吹口药方　并治喉症。

薄荷叶　僵蚕　青黛　朴硝　白矾　火硝　川连　硼砂各五钱

上共为细末，腊月初一收雄猪胆八个，倒出胆汁，以小半和药拌匀，复入胆壳，以线扎头，外用青钢纸包裹。于净地挖一大孔，深阔各尺许，将胆悬空横吊于竹杆上，以板铺上，用泥覆盖，至立春日取出，挂透风处阴干去壳，收瓷瓶内。每药一两，加冰片三分，同研极细，吹患处立愈。

又方

儿茶一钱　人中白八分，银罐内煅　滴乳石八分，银罐内煅　冰片五厘　硼砂六分　珍珠一分　牛黄三厘　黄柏六分，烘脆研　薄荷六分，烘　甘草五分，烘

先将黄柏、薄荷、甘草另研筛细，次用儿茶等药研细筛净，珍珠另研和，再入冰片、牛黄，不用筛。即小儿痧痘症后俱可用。

又方

薄荷六钱　青黛三钱　黄柏三钱　人中白四钱　儿茶四分①　冰片五分　青果核灰十个　经霜西瓜皮二钱

又方

灯草灰以青竹管填满舂实，烧过，拣灰去竹炭可也　大冰片　薄荷叶晒干　石膏各等分

共为细末和匀，芦管吹下。

治口疮方

用陈白螺蛳壳烧灰，加儿茶少许为末。吹患处一次即愈。诸疳悉治。

舌

治舌衄出血：

用槐花末敷之即愈。

治舌肿方

用蒲黄末掺之即愈。若舌肿出外，或以冰片少许抹上，或以蓖麻油蘸纸作捻烧烟熏之，随即消缩。若舌忽然肿硬，或出血如泉涌，用乌贼鱼骨、蒲黄各等分为细末，敷舌上愈。

治重舌方

将蒲黄为细末，敷五六次即愈。

牙

治火牙痛方　并治口舌生热疮腐烂。

七八月间，俟西爪将完时，将瓜剖开去穰，将瓜皮合竹篮内，挂露天，俟其日晒夜露。经霜取下，止存外面青薄皮研末，擦牙止痛，或和入吹口药内极妙。西瓜在藤上经霜者更妙。一方加冰片少许。

治虫牙痛方：**名韭子汤。**

---

① 四分：培元堂本作"四钱"，可互参。

用韭子一撮，将碗底盛之，覆水中用火烧烟，外用小竹梗将下截劈为四开，以纸糊如喇叭样，引烟熏蛀齿。如下牙蛀者，以韭子煎浓汤漱之，虫自出。

治牙痛[1]方：名**一笑散**。

火硝一钱　冰片一分　明雄黄一分　元明粉五分

上共为细末，擦患处立愈。

治风火虫牙痛方

真樟脑一钱　花椒三钱　薄荷叶三钱

先将薄荷、花椒用水拌匀，放在瓷碗底内，后将潮脑研细盖面，将碗合住，用纸封好碗口，以炭火升之，俟青烟出为度。取碗上升起之药，将瓷瓶收贮。痛时擦一二次即愈，神效。

取牙方

雄活鲫鱼一尾，约四五两　白砒六钱

将砒末入鱼腹中，待其肉烂，去砒不用，只用净鱼骨，晒干为细末，每用米粞大少许，放患牙根上自落。

治走马牙疳方

用人龙[2]在瓦上焙干，研极细末，加青黛少许，冰片少许，研匀吹入即愈。

治牙根出血不止方　甚有成碗成斗，如线索牵泄而出者。

大黄二钱，切片生研，若人壮者，或五钱亦可，滚水调下。按：此症乃胃中实热，非降不可故也。

咽　　喉

治一切喉症属火者：

用鲜扁柏捣汁，加生白蜜调和，忌见火，以茶匙时时挑咽之，消肿退火神效。

治喉症属时邪风火，痰潮壅闭，喘急危笃，发来迅速者：

先深针委中穴中，出血自愈。其穴在膝盖对后，大小腿交界缝中，并治缠喉风急症。

治一切痰火风喉症：

用青脆梅子百枚，捉活蜒蚰一二百条，同放瓦罐中，每日将梅取出，晒后仍入罐中，明日再晒，以收干汁为度，再用微火烘干。用则以一个噙化，或炙脆研末，加入诸药内。

又方

霜梅一个，去核　明雄黄一钱　胆矾五分

将二味入梅中，捣烂成膏，丸如绿豆大，瓷瓶收贮，每用一丸，放舌底下噙化，重者二三枚，轻者一枚，或为末吹下亦效。

治喉咙忽胀似喉鹅，不能饮食：

用蓖麻子三四两，杵[3]去壳，捣烂，铺夹在草纸内，将油压在草纸中，去蓖麻屑不用，将草纸卷煤头点火，俟火熄，令病人将烟吸入，或吹入喉间，自然肿胀渐消。

治急锁喉风方　其症先一二日胸膈气紧，呼吸短促，忽然咽喉肿[4]毒，手足厥冷，气闭不通。

急用巴豆七粒，三粒生，四粒熟，生者去壳研，熟者去壳炒，去油存性。将明雄黄五分，郁金一个，共研末。每用末半茶匙，清茶调下。如口噤咽塞，用小竹管吹药喉中，须臾吐利即愈。

又方

用生巴豆半粒，川贝母一粒，去心共研烂，灯心汤灌下即愈。

治缠喉风方　此症猝然胀起，痰涎壅甚，不速救即死。

急寻野牛膝根草一二斤许，此草随处有之，掘取根打浓汁碗许，灌下即消。如

---

① 痛：诸本均作"痰"，据医理改。
② 人龙：蛔虫之别称。
③ 杵：原本作"许"，据培元堂本改。
④ 肿：原本作"钟"，据培元堂本改。

肿痛不能咽入，即令其人仰卧，滴入鼻中，流至咽喉下，方能得命。再将生韭菜连根打，敷项下甚效。

治喉风舌大如脬，即时不救即死：

冰片一分　火硝三分　胆矾二分　青黛二分　僵蚕五分　硼砂三分

共为细末，吹之即愈。

治喉风方

用年久夜壶垢，瓦上炙，研细，吹入即愈。

治喉鹅方　人已气绝，心头微热者，药入口听有声能下，最无不活。

三九冬天，取老猪婆粪，放在屋上，日晒夜露，七八日取下，在炭火上煅至烟尽为度，以水调如糊，徐徐灌之。

急救乳蛾方

用两手从臂上抹至大拇指间，四五十下，以绳扎住，男左女右，大指甲旁，以针刺出血即止①愈。此少商穴，在大指甲内侧去甲韭叶大。

治乳蛾，并治喉内一切热毒：

硼砂一钱　胆矾二钱

共为细末，入青鱼胆内，阴干研细，加山豆根一钱，瓷器收贮，吹患处流涎即愈。

治喉蛾闭结不开：

将土牛膝草捣汁，滴鼻孔中，吐去塞痰即愈。

治喉癣方　喉症惟此最迟，久则失音不可救。

西牛黄一分　真山羊血二分　川黄连五分　血珀三分　冰片一分　硼砂一钱　青果核灰三分　灯草灰五分

共为细末，每一茶匙药，用一茶匙蜜调之，放舌尖上徐徐咽下，一日五次，两月可愈。此方或加入蜒蚰、梅灰更妙。

喉症开关方

牙皂　巴豆

共为末，米汤调，刷纸上晒干，作捻子点火，以烟熏鼻孔，立能开口，鼻流涕涎，专治十八种喉闭。

又方

巴豆四五十粒，夹草纸内压出油，捻成油纸条，熏鼻并熏口内。

治咽喉失音方

人乳　白蜜　梨汁各四两　香椿芽汁四两，如无鲜鲜者，用干香椿芽为末亦可

上四味和匀，重汤煮熟，不拘时服。

痈　疽

治肺痈丹方　用尿坑内凿下坑堉，名坑砂，以草鞋包好，浸长流水中，七日取出，炭火煅红，醋淬三次，研细同捣，枣肉捣丸桐子大，每服二三钱，吐出血脓而愈。

又方

大白梨四只，铜锅煮烂，捣汁　上白蜜　上洋糖各八两

同熬将好，下川贝母末四两收之。

又方

用百年咸芥菜卤，久窖地中者，服数匙立起。此卤嘉兴府城中大家多藏之。

又方

将鱼腥草水煮，多吃即愈。

又方

将苡仁为末，糯米汤调下，或入粥内煮吃，或以水煎服，或将苡仁连根捣汁冲好酒服，总以当下脓血便愈。

治肺家吐臭痰，或吐如鱼腥痰要药：

川通草　芦根　苡仁　桔梗

治肠痈，腹中疔痛，烦躁②不安，或胀满不食，小便涩。妇人产后虚热，多有此症。纵非痈，疑似间亦当服之：

---

① 止：诸本皆有此，疑衍文。

② 烦燥：原作"烦毒"，据培元堂本改。

苡仁三钱　瓜蒌仁三钱　牡丹皮二钱　桃仁二钱

上水二盅，煎一盅，不拘时服。

治腿痈方　未①溃前服。

归尾一钱五分　官桂一钱　真汉防己一钱　蚕沙三钱　川独活八分　牛膝梢②三钱　乳香一钱　木瓜八分

井水煎，食前服。

治阴疽痈发：

艾叶一斤　硫黄　雄黄各五钱

以水同煮半日，捣烂候温敷上，再煮再易，十余次，知疼者可生。

疔

治疔方，名**飞龙夺命丹**。

蟾酥二钱，干者酒化　血竭一钱　乳香二钱　没药二钱　雄黄三钱　轻粉五分　胆矾一钱　麝香五分　铜绿二钱　寒水石一钱　海羊二十个，即蜗牛是也　天龙一条，即蜈蚣是也，酒炙黄，去头足　朱砂二钱，为衣

上为细末，先将海羊连壳研为泥，和前药为丸如绿豆大，如丸不就，入酒打面糊为丸。每服二丸。先用葱白三寸，令病人嚼烂吐于手心，男左女右，将药丸裹在葱白内，用无灰热酒三四杯送。于避风处，以衣被覆之，约人行五里之久，再用热酒数杯，以助药力，发出大汗为度。初起者服二丸即消，如不出汗，重者再服二丸，汗出即效。三五日，病重者，再进二丸即愈。如疔疮走黄，过心者难治，汗出冷者亦死矣。如病人不能嚼葱，擂碎裹药在内，热酒送下。疮在上食后服，在下食前服。服后忌冷水、黄瓜、茄子、猪肉、鸡鱼、湿面一切发风发疮毒物。又忌妇人洗换，狐臭人，触之必发。此药活人多矣。**按**：疔毒，切忌用风气药、发散药。盖疔毒散则死，聚则生，腐则生，不腐则死。须外敷拔疔腐药，内服清凉解毒诸药。凡疔发于头面者，切不可用冷药敷之，逼热毒于喉间，不能生矣。

又方　名**追毒丹**，取黄去疔头脓者。

蟾酥一钱，干用酒化　蜈蚣酒浸，炙干黄　硇砂一钱　雄黄二钱　轻粉一钱　白丁香一钱，无此味加巴豆　巴豆七粒，去壳不去油　朱砂二钱，为衣

上俱为细末，面调水为丸。如丸不就，用酒打面糊为丸，如麦大，两头尖，入于针破口内，用水澄膏贴之，后用膏药，及生肌散，追出脓血毒物。又如有黑陷漏疮，四围死败肉不去，不生肌者，亦用此药，追毒去死肌生新肉方愈。小者用一粒，大者加之。病轻者不必用针，只以手指甲，爬动于疮上，以药放好，用水澄膏贴之，其疮即时红肿为度，去其败肉为妙，用之神效立验。

水澄膏方

将白芨末放在盏内，用水澄下去，用纸贴之。以此膏围贴，则不伤好肉。

治面上生疔肿大：

用活虾蟆一只，将小刀划开胸前，露出肝来，取下贴在疔上即愈。

治疔毒生唇上：

在大腿湾中紫筋上，用银针刺出血来即愈。此名委中穴。

治红丝疔：手足间有黄疱，即起红丝一条，走入心腹，令人闷乱不救。皆因大喜大怒，气血逆行所致。

急用针于红线所到之处刺之，挤出恶血，再细嚼浮萍草根，敷之立愈。

拔疔方

荔枝肉二个　吸铁石一分　雄黄三分

上共捣，分作三饼，分三次敷之，其疔自落。

---

① 未：原作"本"，误，据培元堂本改。

② 梢：诸本均作"稍"，误，据文义改。

又方

荔枝肉　虾蟆肝　黄丹

同捣敷之。

又方

荔枝肉一二个　蜗牛三四个

上和烂鸡屎同捣烂，入升药少许，刺破皮肤涂上，疔根自出。

又方

将银簪脚刺破疔头，用多年露天铁锈，或水中者更妙，研如飞面，将四五厘搽入刺孔内，外用膏药护之，疔根丝丝拔尽愈矣。

治疗方

用患者耳垢、齿垢、手足指甲屑和匀，如豆大，放茶匙内，灯火上炙，少顷取作丸，将银簪脚挑开疔头抹入，外用棉纸①一层，津湿覆之，痛立止。内服仙方活命饮二贴，兼可治红丝疔。

治疗膏药方

乳香一粒　麝香米大一粒　黄连末　连翘末　桃仁二个，去皮

上同虾蟆肝、肠、肺三味共一处，入乳钵内捣如泥，白皮纸一小方，摊膏药贴患处，三四日连疔揭去。

治疗方

用家园菊花捣烂，取汁一碗，服下即愈。

无花，根叶捣汁亦可。有此方，诸方可废。

广疮结毒

治广疮结毒神效方

川芎　当归　金银花　花粉　防风　生半夏姜、矾制　川贝母去心　海螵蛸去皮，水飞　白芷各一两　南星一两半，姜汁制

用土茯苓一斤，米泔浸，竹刀去皮捣烂，不犯铁器，放砂锅内，用水四碗，将竹箸量定深浅，再加水四碗，煎至四碗，将前药末十两五钱投入，再加水四碗，煎至四碗，滤去渣，一日内服尽。忌盐与一切毒物、发物，粥饭只可淡吃。轻者一料，重者两料痊愈。一方每日调入八宝丹一分二厘。

八宝丹方

真犀黄一钱　血珀二钱　珍珠二钱　冰片一钱　滴乳五钱　飞面八钱　辰砂二钱　飞滑石四钱

又方

胡连　宣连　大川芎　牛膝各二钱　猪胰脂一个　皂荚子七粒

先将土茯苓一斤，以石捶碎，用水八碗煎至六碗，入前药又煎至五碗，入胰脂再煎至四碗温服，仍用水四碗煎至二碗服。第二次煎时，用竹箸在罐内，逐碗量定水痕。此疮必须先吃毒物发透，然后服此二三服，疮势便觉稍可矣。后剂即加苡仁、当归各二钱于前方内，照法煎服。重者不过四五剂，轻者无出两三服，遍体贴然，且无结毒之患。脱痂后，再服排毒散数贴尤妙。前药俱不可犯铁器，切忌饮茶。

治头面结毒方

蕲艾一两　川椒八钱　麻黄去节，三钱　川芎二钱　白茯苓二两　猪头天灵盖骨火煅存性，五钱

上研极细末，蒸饼丸如绿豆大，饭后白汤下三钱，三四日疮口干燥不臭，是其验也。服至疮平方止。

治杨梅疮方

雄黄一钱半　轻粉一钱　杏仁三十粒，去皮

上共为末，用雄猪胆汁调搽。此武定侯府中方也。

治杨梅结毒方

僵蚕　蝉蜕各三个　猪牙皂三钱　皂角

――――――――

① 绵纸：诸本皆作"棉子"，误，据文义改。

子七个，研碎　土茯苓三钱　生大黄一钱半　甘草三钱　川山甲三片，煅

上将河水二大碗，酒一大碗，煎一碗，不拘二服三服，以泻为度。若肠中一响欲泻，可即往高处出恭，不可复闻臭气，泻后若身子壮者，再服一服，弱者不必再服。忌鸡、鸭、鱼腥等物。

治结毒敷药秘方

真轻粉二钱　杏仁霜二十粒，去皮尖，取霜　番木鳖火煅存性，三钱　儿茶三钱，火煅　胆矾三分　片脑一分

上共研极细末，用鹅胆或猪胆调敷，一日一换，数日痊愈。

治杨梅疮点药①

儿茶　杏仁霜各一钱　轻粉五分　冰片三分

上用鹅胆调点一次，过夜即脱靥。

治梅花疮点药方　凡棉花疮毒及下疳，或初感，或毒盛，经久难愈。

速用新槐蕊，拣净不必炒，每日早、晚服，在食前用清酒吞下三钱许，服至二三日，则热毒尽去除根，亦无寒凉败脾之病，此经验神方也，如不能饮酒，即用滚水盐汤俱可送下，但不能如酒速效耳。

治服轻粉毒　名**五宝汤**。

紫草　金银花　山慈菇各一两　乳香　没药各五钱

用新汲水六碗，好陈酒五碗，煎六七碗，空心温服取汗，不可见风，一二服其毒即从大小便泻出。若结毒，先服五宝汤，再用后搽药，如有烂去鼻与阳物等患，即能复原，应验如神。

搽药方

轻粉一钱　乳香六分　没药二分　血竭一分　儿茶一分　大珍珠三分　红羯子二分，烧灰　文蛤二分，烧存性　官粉②六分，煅过　麝香一分　冰片一分　蟾③骨五分　胎发二分，烧存性　白螺蛳壳二分，烧存性

上十四味，共为细末，瓷器收贮，用时先将浓甘草汤洗患处，然后搽之。

又方

腊猪头骨捶碎　土茯苓舂碎　金银花各一斤

水煎服，药毕即愈。

治杨梅④，结毒洗敷方　脓水淋漓，臭烂不可近者。

枫子肉四两　轻粉一钱　蓖麻仁二两　芦甘石二钱　杭粉二两　花椒五钱

上共为细末，捣加麻油捶成膏，用油纸摊贴疮上。其疮先用花椒、甘草煎汤洗净，三日一换，五六次即愈。

治服霜粉，牙根腐烂，出血不止：

管仲　黄连各五钱

上二味为末，水一盅，煎四五沸，入冰片少许，搅匀漱口，每日一次。忌猪腥油腻一月。

下　疳

治鸡肶⑤疳鱼口下疳方　妇人阴户臭烂，亦用此药愈。

熟乳香　冰片　珍珠末　象牙末　儿茶各三分　搽面粉一两，倾入⑥银罐内，煅红鹅黄色　墙上白螺蛳壳洗净，入倾银罐内，煅过，净末一两

上共研细末，瓷瓶收固。若要上药，先用米泔水煎滚，入雄黄三钱于汤内，淋洗患处，然后上药。不拘男妇，三日后立效。

治泻烛疳：半边溜烂是也。又名蜡烛疳，从内烂出者。

————————

① 点药：培元堂本作"点药方"，可互参。
② 官粉：粉锡之别名。
③ 蟾：原作"蝉"，据培元堂本改。
④ 杨梅：原作"轻粉"，据培元堂本改。
⑤ 肶：原作"灯"，据培元堂本改。
⑥ 倾入：诸本皆作"入倾"，据文义改。

将人脚根上老皮，不拘多少，瓦上焙脆为末，黄柏末用猪胆汁拌，晒干再研，掺患处，乌金纸包头。

治下疳方

土墙上白螺蛳壳灰一钱　五倍子灰二分　灯草灰五分　甘草灰五分　黄柏灰五分　轻粉四分　牛黄五厘　儿茶五分　冰片五厘

上为细末，先用皮硝汤洗，次用土茯苓汤洗，后将药掺患处。

又方

大红绒一钱　冰片三分　铁锈一分　凤凰衣五分,煅存性　血竭一钱

上研极细，敷患处效。

又方

用白鹅一只，以白米养三日后，取鹅粪，以新瓦焙干黄为末，每粪一钱，和丹砂一分，冰片一分，共研极细，用米泔水洗净其疮，如疮干用雄猪胆润之，以药敷上，如疮湿则不必用猪胆润之矣。

又方

窑底蚬壳烧红,童便煅七次　橄榄核烧灰　冰片五厘　陈鸭蛋壳内衣

共研末，疮湿干掺，疮干唾津调搽。

中　毒

解百毒：

粉甘草生用,二两　绿豆一升

水煎服，立效。

又方

凡觉腹中不快，即以生黄豆试之，入口不闻腥气，此真中毒也。

急以升麻煎汁，连连饮之，将手探吐自愈。或嚼生矾一块，觉甜而不涩者是毒，否则非也。

治服截疟毒药，身体发肿气喘方

此症因药内有常山、砒信等毒，使疟邪遏抑于内，药毒攻于皮肤头面，故满身浮肿，气逆发喘烦躁。

用生绿豆，或一升，或半升，连皮捣碎，滚汤泡出浓汁凉服，少顷肌肤间有声，一日夜肿消喘止。

解砒信毒：

急用蜜陀僧一两，或二两，研细冷井水飞，徐徐灌下，或吐或泻，则砒信裹在药末内出矣，神效无比。或外再以井底泥涂胸前，或以生蟹，或用田螺捣涂脐四旁更妙。

又方

白蜡三钱，研末，调鸡子清三五枚，入口即愈。

治信毒，并治银匠炉中矿子毒方

锡灰一钱　鸡子七个

将二味搅匀，吃下即愈。按：锡灰即白铁消后，锅内所遗渣垢也。再连锅烧红，即化成灰，研为细末，每服二钱。若服毒过多，加倍用神效，诚急救良方也。

解食银硝毒方

将黄泥水，服二三茶杯即愈。

解斑猫毒方

中其毒者，必腹痛呕吐，烦躁欲死。

急以生鸡子清三四枚灌之，即时止痛而愈。

解误服水银方

在背阴处，掘地二三尺，取泥为丸，如梧子大，以冷井水过下碗①，腹中即泻，水银随下矣。

解巴豆毒方

若中此毒，必口渴面赤，五心烦热，泄痢不止。

用黄连煎汤服。

解盐卤毒方

将豆腐浆灌下，或肥皂水，皆能令呕吐，切不可饮热汤，饮活羊血尤妙。

解烧酒毒方

用锅盖上气水一杯，灌下即醒。

解中白果毒方

小儿食之过多，饱胀

----

① 过下碗：诸本均作此，疑有脱文，其义待考。

欲死。

急用白鲞头煎汤，频频灌之，少顷自定。

解食桐油呕吐不止方

将干柿饼食之立解。

解颠狗咬方即不咬破亦有毒。

先用蓑衣草，扎住两头，以众人热小便洗，搦去血水。急取斑猫七个，去头翅足，酒洗，和糯米一把水淘，趁潮同斑猫炒，以米黄为度，须于铜勺内炒，加入六一散二两，共为细末，酒下，或木通灯心煎浓汤下。老少虚弱者，分作四分；壮年者，作两服。当时一服，余明日清晨服。服后，本人头顶心必有红头发一根，要拔去。将草纸摊在灰沙内，撒尿于其上，应有或红或白恶物如狗形者。如服完，即无狗形出，亦不妨矣。服后用甘草汤漱口，要忌一切荤腥、油腻、鸡鸭蛋。百日内要忌房事，如不忌，男女俱伤。小红赤豆、茄子、狗肉，终身禁食。至茄子并不可相近。邪犬之形，尾反舌垂，舌吐出黑色者是，宜急避之。

治狗咬方

用木鳖子烧灰存性敷之。

解毒蛇咬方

明雄黄五钱　五灵脂一两

共研细末，每服二钱，陈酒送下，即将此末用麻油调敷患处，隔一时再进一服立愈。亦有加白芷、贝母四味等分者，亦每服二钱。

又方

用香白芷为末，每服三钱，麦冬煎汤调服。其腥气黄水，从疮口出而愈。

解蜈蚣咬方

用旧毛竹箸，将圆头寸许烧焦，取下研末，敷患处立愈。

又方

取蜒蚰涂上，其痛立止。

治蛓①毛刺方：

用甘草煎浓汤浸洗，砂糖搽之，糖霜亦可。

治误吞针方：名**吸针丸**。

用透活磁石生研，将黄蜡和捻如针，凉水送下，裹针从大便出。

治误食铜钱方

胡桃肉四两　荸荠一斤

共捣汁和酒服，其钱即消，自大便而出。

疮

治秃疮方

白鸡子油　松香　小儿头发

用香油煎油成膏，涂上即愈。

治一切秃疮并阴阳顽癣：

用不落水猪网油摊开，将松香研细，掺在网油上，卷如煤头，在灯火上烧著，下用蚌壳，内放生矾末少许，受滴下之油，乘热搅匀，冷定搽在患处。或用摊油纸摊膏贴更好。

治秃疮方

先用黄齑②汁洗之，醋汤亦可。

皂荚七个，厕内浸七日，洗净，晒干，火煅　榆白皮煅　枯矾　牛烟胶　轻粉　霜梅肉　铜青

将醋浸调搽。

又方

白松香四两　肉墩头屑三两，烧灰存性　碎新青布二两，烧灰存性

将多年竹灯烙窝，放松香在内烧烊，连油滴出，以碗受之，将前三味调匀敷之，四五日后，待其自落即愈。

治对口疮神效方

用活鲫鱼一尾，去肠鳞捣烂，加发垢

---

① 蛓：毛虫。

② 齑：姜、蒜之类调料所制成的细粉末。

四两，白蜜少许搅匀，从疮外圈入，里面敷之极厚，留一孔出气，外以纸贴之，一二日即愈。

又方　名蟾蜜膏。

飞盐五分　葱白三茎　活虾蟆三个　蜜一两

共捣一处敷之。

又方

妇人头上油垢三钱　黑背鲫鱼一个，约一两　猪眼梢①一对

上同捣烂敷之。

又方

将雄猪眼梢肉三钱，剁烂如泥，加滑石末四钱，和匀敷患处，顶上以膏药盖之，拔去僵肉，放出黄水即愈。

又方

鲜茄蒂七个，干者加倍　鲜何首乌一两

上用河水三碗，煎一碗，食远服，一服出脓，两服收口。

治疬腮方

用陈石灰不拘多少，炒七次，地土窨②七次，醋调敷立愈。

又方

山栀末、飞面各等分，猪胆汁、好醋各半，薄调敷患处。

治拍蟹毒：即手大指食指间所生，俗名丫③指。

用活蟹打烂涂之。

治指上疔疮：名**天蛇头**，又名**雄公蛋**。

用鸡子一枚，於顶上④敲一小孔，先去其清，放杯内，后去其黄，仍以清入壳。将蜈蚣一条煅灰，明雄黄末一钱⑤，二味共⑥纳入壳搅和，以指入壳，周围以棉纸封固三四层，候一昼夜打碎，远远抛掷，切不可闻其臭气，此疮立愈。一方只用蜈蚣为末，鸡子不去黄，套指上候热，再换一个即愈。

又方

猪胆一个，入雄黄末一分，搅匀套指上，二三时即愈。

又方

雄黄细末，和蜒蚰捣烂，敷之即愈。

又方

雄黄七分　白芷三分

共为末，入雄猪胆内，套指上立愈。

治坐板疮方　生在臀上，俗名臀支疮。

用八九月间的西瓜皮，刮薄存一粒⑦米厚者，日中晒脆研细，疮有脓则干掺，无脓将自己津涎调末敷上，少顷疮中即流出水来，敷二次即愈。

治烂腿方

用白芷、黄蜡、飞丹、片粉、口粉⑧各等分，葱头捣猪髓调敷，油纸扎住，七日一换，二次痊愈。

治脚面生疮不收口：

松香　枯矾　杉木⑨灰各一钱

共为末，用麻油调涂，数次即愈。

治脱疽方　此症发于脚趾，渐上至膝，色黑，内痛不可忍，逐节脱落而死，亦有发于手者。

土蜂窠研细，醋调搽，应手而愈，真神方也。

治阴湿脚疮久烂：

铜青　胆矾各五分　飞丹二钱　蜜陀僧　轻粉　石膏煅，各一钱

----

① 梢：诸本均作"稍"，据文义改。后同。
② 地土窨：地中深藏。窨，深藏，窨藏。原本作"地上"，疑误，据培元堂本改。
③ 丫：诸本均作"了"，误，据医理改。
④ 於顶上：原作"敲顶上"，据培元堂本改。
⑤ 一钱：诸本均作"各一钱"。"各"，衍字。
⑥ 共：原作"其"，误，据培元堂本改。
⑦ 粒：原作"立"，据培元堂本改。
⑧ 口粉：诸本"粉"字前均脱一字，待考。
⑨ 木：原作"本"，据培元堂本改。

上研末，临卧时掺上，痛一夕即结痂，或有痒处，毒水不干，又掺上，痒极擦之。

治脚指缝烂：

鲜鹅掌黄皮阴干，烧灰存性为末，掺之极效。

又方

好黄丹一味，掺三五次即愈。

又方

陈松萝茶末掺之。

治脚指缝湿烂痒方

用三白头升药底少许，和白糖霜打烂敷之。

治脚指头上臭烂疮方 俗名臭田螺。

青石屑用市中多人踏者，又要洁净者，须研极细　丝棉灰少许　冰片少许

三共和匀掺上，外以膏药贴之即愈。

治行路足肿方

用草鞋浸尿缸内半日，以砖一块，烧红置鞋于上，将足踏之，令热气入足内，肿即消。

治臁疮方

陈石灰　坑砂煅　伏龙肝　百草霜各一两

上共为末，先将葱艾煎汤洗之，桐油调敷，将草纸扎紧。

又方

修船旧油灰煅　东丹　石膏煅，各等分

上研极细，先将豆腐温水洗净患处，用麻油调药，敷之极厚，三日一洗一换，最无不愈。

又方

桐油　菜油　麻油各五钱　松香制，一两　飞丹制，三钱　铜绿二钱　黄占　白占各五钱

先将三油熬数滚，后入松香、黄、白占，再熬数滚，后入飞丹、铜绿细末收之，摊隔纸膏贴之。一方：松香只用三钱，铜绿只用一钱五分。

治臁疮久不收口方

杭州破黑伞纸烧灰　飞丹　轻粉各一钱　牛脚胎煅至周围焦枯，以刀刮下，再煅再刮，直煅至无心为度①，三钱。

四味与猪油同捣极烂，做夹纸膏，以针刺孔，先以葱、椒、飞盐汤洗净，拭干贴之，生肌长肉，再贴五六日，收口而愈。

又方

用鲜桑白根皮一斤，生猪板油四两，共捣作饼，将一饼贴之，每日换一饼，五六日后，换生肌末药。用赤石脂、乳香、没药、白占、冰片、炒黄轻粉煅过狗胫骨，以麻油调涂碗内覆定，烧薪艾熏黑碗内药，连番十余次，方以此药做夹纸膏贴之，数日即愈。

治湿烂臁疮，并一切顽疮不收口者：

麻油　柏油各二两五钱　管仲三钱　象皮五分，切片　血余一大团

同煎至发枯，去发再煎，滴水成珠，下炒飞丹五钱，方下后药：

朱砂　儿茶　轻粉　没药去油　川椒　樟脑各五分　乳香去油，三钱五分　血竭一钱

共为末，搅匀，离火候半冷，下黄蜡二钱五分，杭粉一两五钱，如法熬成膏，摊贴患处，一日一换，神效。

治臁疮久不愈者：**秘传夹纸膏**。

老松香　樟脑　虢丹炒　水龙骨即旧船底内油石灰　轻粉

共为细末，溶化松香，加小青油和之，以油纸随疮大小作夹膏，洗净疮后贴之，二三日一换即愈。若不效，加白芷、川芎、螵蛸于前膏内。若不加入，以此三味煎汤洗之亦效。

凡臁疮用夹膏，须用旧伞纸以甘草汤

————————

① 为度：培元堂本作"为末"，可互参。

煮，密刺其孔，比他纸尤效。如用寻常油纸，须用甘草、白芷、花椒、荆芥煎汤煮过，晒干摊膏，则不痛，且不生拐。

又方

麻油九两　大活雄鲫鱼一个，约斤许者
大枫子肉去油，四两

同熬至鱼焦枯，滤去渣，将油再煎，滴水不散，将油称见分量，每油一分，用飞炒①过黄丹半分，加银朱二钱收之，摊贴。若不能收口，用哺胎不出鸡子，瓦上煅存性，研极细掺上即收口。此掺药方，不但治臁疮，凡结毒痈疽炙疮久烂者，立能收口生肌。

又方　名白玉膏。

乳香　没药　象皮　白蜡各五钱　轻粉四钱　蜜陀僧　铅粉　黄蜡各二两

以上除蜡，俱为极细末，先用真桐油一斤，放锅内火上滚透，去沫油，先入密陀僧末搅匀，取起入二蜡溶尽搅匀，待油稍温，方入细药，搅三百余遍，以大棉纸摊上阴干，随疮大小煎②成膏贴，待③疮中毒水流出，膏药遍黑，再换新者贴之。

又方　名紫脂膏。

好麻油四两　净花椒三钱　葱头七八个，连须七寸长

三味同煎至葱焦脆，去渣，入白色松香五钱，黄占六钱，文火煎化，去上面浮出渣滓，煎至油面上有花纹，急离火，倾碗内，加入好银朱一钱，搅匀收之。待冷凝将碗合土地上三日，去火毒。摊夹纸膏贴之。纸只要一面刺孔，每膏贴五日一换。如痛者用甘草汤先洗，痒者，花椒汤洗。若贴一膏即流尽黄水者，贴至五六膏而愈。若贴至三膏，方流尽黄水者，须贴至二十膏而愈。凡初贴之，膏出水者，膏中有毒气在内，揭下则无用。水尽后再贴之膏须存之，以待后来将长肉结盖时用此贴过旧膏贴之，以为收功最妙。

治湿毒臁疮方　芦甘石用童便制八九次，猪油调搽神效。

又方

伏龙肝　蚌壳灰各一两　轻粉一钱半

或加苍术一钱，黄柏一钱，各炒焦为末，和匀。用菜油调摊夹纸膏，将针刺孔扎疮上，三日一换，先用花椒、米泔煎滚洗疮。

治湿疮方

取桑树根上土中鲜白皮，去粗皮切细，同生猪油放石臼内打糁。先用冷茶洗疮拭干，用此药敷之，外以油纸盖之，将帛扎紧，换四五次即愈。加白蜡同捣作饼，反复贴之，一日夜再换，拔去毒水臭腐，生肌收口。湿疮与臁疮有别，湿疮有水窠头，不烂而甚痒，臁疮必烂而痛。凡治湿疮，切不可用升药及冰片，非惟不能奏效，反致溃烂难愈。凡远年湿风疮痒甚，诸药不效者，必有虫在内，须用药引出其虫，则用药有效矣。凡治湿疮，先用铅打薄片贴之，以帛扎住，毒水自流，流尽然后用药，方易见效。

又方　疥疮白泡亦治。

枫子肉一两　蛇床子炒　烟胶瓦上炒干
黄柏末　自死龟板炒灰，各五钱　黄丹二钱，水飞炒紫　真轻粉五分

上为细末，桐油调搽，上以油纸覆扎，五日一换，三次即愈，柏油调药更妙。一方无烟胶，有煅龙骨，用熟桐油调药。

又方

黄柏末　银朱　飞丹各五钱，煨石膏
龟板烧灰　蚌壳灰各一两　轻粉二钱　嫩松

---

① 炒：原作"沙"，误，据培元堂本改。
② 煎：诸本皆作此，疑"剪"之误。
③ 待：诸本均作"时"，误，据文义改。

枝①三钱

共为细末，菜油调作夹纸膏贴。

又方　名葱连膏。

飞丹二钱　乳香　没药　黄连各五分
血竭一钱　冰片一分　松香五钱　蓖麻子十八
粒　葱白带须，七根

共为末，将葱头打烂和匀，以菜油调
做夹纸膏贴之。

治臁湿疮方

黄丹　石无异②各五钱　轻粉一钱　乳香
没药　樟冰　水龙骨　百草霜各一两

共为细末，桐油调夹纸膏贴之，前后
翻换神效。或加血竭、血余、儿茶、螵
蛸、银朱、铜绿③等药，贴过旧膏药藏
好，以备日后收疮口之用。

治一切疮毒，随贴随愈，并治风湿、
痛疽、瘫痪、鹤膝风等症俱神效：

南星　川大黄　桃仁　羌活　半夏
草乌　川乌　红花　独活　当归各四钱

用真麻油一斤，加生姜一两，葱白不
拘多少，乱头发一团，入药内熬焦枯色，
用绢滤去渣，用上好松香一斤，入滤过清
油内，又熬至胡桃花起，先加入蜜陀僧二
两，再徐徐加入硫磺末半斤，投此二味
时，务须慢慢洒入，不可太多太骤，以滴
水成珠为度，将此膏药倾入水中去火毒。

治热毒湿疮，遍体生疮，痛而不痒，
手足尤甚，粘着衣被，日夜不得眠者：

用石菖蒲三斗为末，铺席上卧五六日
即愈。

治诸疮胬肉，如蛇头凸出寸许者：

用乌梅肉煅灰，掺上即愈。

治脓窝疮，名鸡黄煎

煅石膏三钱　寒水石二钱　黄丹　硫磺
各一钱

共研极细末，将鸡子黄熬出油调敷。

又方

大黄三钱半　吴萸去梗，一钱半

共研细末，菜油调搽即效。

治诸疮掺药方

煅熟石膏一两　松香　白芷各三钱　樟
脑二钱　轻粉五分　冰片一分

上为极细末，熬熟猪油调搽。治白泡
疮更效。

治天泡疮方

黄柏末一钱半　轻粉一钱　雄黄一钱　青
黛二钱　滑石一钱　寒水石二钱，火煅　银朱一
钱半　辰砂五分　铅粉二钱　侧柏叶末一钱

上为细末，丝瓜叶打汁调搽立效。

又方

将绿豆装入粗瓦瓶内，以毛竹筷一把
塞紧瓶口，再用瓦盆一个，底下凿一孔，
将瓶倒插于盆孔内，盆内用砻糠、炭屑烧
之，绿豆油即在箸头上滴出，下以碗收
之，俟出火毒，用油抹点疮上，二三次立
愈。

又方

青黛　滑石

各等分，马兰汁调敷。

又方

石膏　黄柏　青黛

各等分为末，扁柏汁调敷。

治痱子方

将腊雪收藏瓶内封口，至端午日放黄
瓜在瓶内浸之，封好，遇有痱子敷上即
愈。

治痱疮痒痛方

滑石五钱　绿豆粉四两，微炒

上研细和匀，以棉扑之。一方有枣叶
一两。

治痤痱作痒，抓之又疼，难于坐卧

---

① 松枝：培元堂本作"松脂"，可互参。
② 石无异：疑为"无名异"。无异名，药名，为氧化
　物类矿物软锰矿的矿石，具有祛瘀止痛，消肿生
　肌之功。
③ 绿：原作"缘"，误，据培元堂本改。

者，名苦参汤。

用苦参四两，大菖蒲二两，河水五瓢，同煎数滚，添水二瓢，盖片时。临洗和入雄猪胆汁四五枚，洗之避风甚效。

治一切热疖：

用芙蓉叶、菊花叶同煎水频洗，或捣烂敷之甚效。

治冻疮久不愈，年年发歇，先痒后痛，后即肿破出黄水，及出血不止者：名**雉脑膏**。

雄雉脑一枚，捣烂　黄蜡　清油

上三味，以文火熬成膏，去渣，瓷器盛用。每日涂疮上。一方用大蒜梗煎汤洗之。

又方

用白萝卜打碎或切碎，内拣大者切二三寸一段，同用水煮一二十滚，不可太烂，亦不可太生，以所煮汤熏、洗、浸，并将所煮萝卜在疮上摩擦，一日洗三次，连洗三日即愈，永不发。

治冬月手足开裂方

用清油五钱，文火煎沸，先入黄蜡一块煎化，再入光粉、五倍子少许，熬令稠紫色为度。先以热汤洗患处，火上烘干，即用药敷其上，以纸贴之，其痛立止，入水亦不落。若油中入粉多则硬而成块，须以火炙动挑敷亦不妨。一方无五倍子。一方加鱼胶、白芨末。

又方　名油胭脂。

用生猪板油去筋膜一两，入锅熬净，再入黄占五钱、白占三钱，同化清，次入银朱、黄丹各五分搅匀，以软能摊开为妙，敷之即愈。

又方

用童子剃下头发，洗净令干，将一二两放勺内熬烊，入羊油再同熬，令其无滓，去火俟冷如膏药，捻成细条，放入缝内，一日夜即裂缝不痛矣。

治汤火疮方

当归　生地各一两　麻油四两　黄占一两，白者只用五钱

上先将当归、生地入油，煎枯去渣，将蜡溶化搅匀，候冷即成膏矣。用涂患处，将细纸盖之极效。若发背痈疽溃烂者，用之亦甚效。凡死肉溃烂将脱，止有些些相连者，宜用剪刀剪去，盖死肉有毒，去迟则伤新肉矣。死肉去尽，尤宜速贴，盖新肉最畏风寒，切不可忽也。

又方

将猪毛煅存性研末，加轻粉、硼砂少许，麻油调和，敷之立效，且无斑痕。

又方

用鸡子黄置银石器中，熬出油，调胡粉敷之。

治汤[1]泡方

将煮熟鸡子黄，炒出油一杯，调生大黄末一两搽之。

治火汤热油伤方

用生鸡子清，好陈酒冲和调敷，三次必愈。

治火烧烂神方　凡遇此症，切不可浸冷水中，热毒内攻，必烂至骨。

用好陈酒一二十斤，倾入浴缸内，略烧温，令患者坐酒中浸之，极重者不死。

治火烫[2]伤方

急使一二岁小儿，不拘男女，撒尿于室中结实净土地上，少顷[3]取地面上浮腻滑湿之土敷之，即日止痛，解火毒甚妙。

治汤[4]泡火烧方　此症切不可用冷水浇洗。

如药不便，先饮童便一碗，或生萝卜

---

① 汤：诸本均作"盪"，据文义改。
② 烫：诸本皆作"盪"，误，据文义改。
③ 顷：原作"项"，误，据培元堂本改。
④ 汤：诸本皆作"盪"，误，据文义改。

汁一碗，再将生大黄细末，或香油，或生桐油调敷。如烂至肌肉者，用山野人家百草霜三钱，轻粉一钱五分，研末，香油调敷甚效。

治初烫①与溃烂方：名**解毒行血膏**。

当归 刘寄奴 头发洗净 生地各一两

将麻油六两，铜锅内煎至发化药黑，滤去渣，下白占八钱，不住手搅匀，候药稍温，下生寒水石、煨大黄、嫩黄柏、生矾末各一两，轻粉末二钱，搅至药冷，埋土内出火毒，患者涂之。

治漆咬疮方 木形人每患此症。

用杉木皮煎汤洗之，蟹壳汤洗亦可。

又方

将活蟹捣烂涂上即愈。

取疮中多骨方

用乌骨鸡胫骨，实以砒石，盐泥封固，煅红出火毒研末，饭丸，粟米大·将白纸捻送入孔中，以拔毒膏②贴之，其骨自出。

诸 丹 毒

治蛇丹方

刺鳝鱼尾血，同蜒蚰捣涂。

治火丹方

将蜒蚰捣烂，磨好京墨汁和涂之。

又方

柏叶 蚯蚓泥韭菜地上者尤妙 黄柏 大黄各五钱 赤小豆 轻粉各三钱

共研末，新汲水调搽。凡生火丹流火，切不可吃猪肉，吃则发肿不消。

又方

将冬青树叶捣烂，和入鸡子清，敷患处，以绢缚之，一周时即愈。

治流火方

鲜紫苏 鲜凤仙花

将二味洗净，连根叶捣烂，放木盆内，以滚水冲入，将脚架盆上，熏至可洗，以软帛洗之立愈。十余年者，不过洗三四次不发矣。

治流火毒方

大黄 山栀 黄柏 雄黄 南星

上为末，将瓦花捣汁，调敷立效。

无 名 肿 毒

治无名肿毒未成：初起五天之内，照方一服即消。如毒旺者，接连三服，无不消尽，真神方也。

用鸡蛋一个，倾在碗内搅匀，入芒硝一钱，隔汤炖熟，用三白酒照量饮，食尽为度。

内托护心散 防毒气攻心。

真绿豆粉一两 乳香五钱 灯心灰

上共为末和匀，以生甘草一两煎浓汤，调一钱，时时呷之。

治男妇小儿一切无名肿毒：

将苦丝瓜连筋带子，烧存性为末，每服三钱，白蜜汤送下，日二服，夜一服，则肿消毒散，不致内攻，真妙方也。

治一切无名肿毒，鱼口便毒，杨梅结毒等症即消，名**二角消毒散**。

雄羊角二斤 血余炭一斤 穿山甲半斤 角刺灰一斤

上四味，俱用文武火煅灰存性，每服二钱或三钱，酒送下。

治一切无名肿毒，瘰疬尤效，名**四制鲤鲮丸**。

归尾五钱 大黄 荆芥 桔梗 乳香炙 没药炙，各二钱 黄芩 连翘各三钱 防风 羌活各二钱半 全蝎一钱 蝉蜕二十个，去头 僵蚕二十五条③ 牛皮胶一两，土炒 雄黄七分

---

① 烫：诸本皆作"盗"，据文义改。

② 膏：诸本皆无此字，据医理补。

③ 条：培元堂及其余诸本均作"个"，原本义长。

用金头蜈蚣四条，去头足分作四样法制：一条用姜汁搽焙干，一条用香油搽焙干，一条用醋搽焙干，一条用酥搽炙。再用穿山甲四两，亦作四制：一两用红花五钱煎汤煮焙干，一两用牙皂五钱煎汤煮焙干，一两用紫草节五钱煎汤煮焙干，一两用苏木五钱煎汤煮焙干。

上药共为细末，真米醋打糊为丸，每丸重一钱二分，朱砂一钱五分共为衣，瓷瓶收贮，瓶内放麝香五分以养之。每服一丸，滚酒送下，未成内消，已成出脓，神效。

治诸毒已成，未脓之际，服此毒不内攻：名**琥珀蜡矾丸**。

白矾—两二钱　黄蜡—两　雄黄—钱二分　琥珀—钱，另研极细　朱砂—钱二分　白蜜二钱

上四味，先研极细，另将蜜与蜡，铜勺内溶化，离火片时，候蜡四边稍凝，方入上药搅匀，共成一块。一人将药火上微烘，众手急丸小寒豆大，朱砂为衣，瓷瓶收贮，每服二三十丸，白汤食后送下。病甚者，早晚日进二次。

移毒方　凡毒在紧要处，移在闲处，庶不伤命。

用地龙装在经霜丝瓜内，煅枯焦连瓜为末，每瓜末三钱，入麝香二分，乳香、没药各五分，雄黄一钱，蟾酥一分，黄蜡一两，共为末，蜡丸，每服三分。上部要处，甘草、桂枝、麻黄煎酒下，即移在手上而散。如在背上，羌活、防风、姜煎汤下，移在臂上。如下部，木瓜、牛膝、灵仙、陈皮、独活、姜煎汤下。移在足上[1]。神效。

治阴症诸毒膏

附子　肉桂　川乌　草乌　大戟　芫花　甘草　甘遂各七钱　一方加干姜—两四钱　附子

麻油二斤煎。

治阳症肿毒膏

马钱子四两　大黄　生地各二两　薄荷　玄参　黄柏　黄芩　栀子　血余各一两　蜗牛十个

上用麻油煎去渣，滑石研末收。

治诸恶疮肿核，赤晕已成脓，不肯用针刺，以此药代之。但用小针点破疮头，贴上膏药，脓即自溃，此秘妙良方，名**万宝代针膏**。

蓬砂[2]　血竭　轻粉各一钱半　金头蜈蚣一个　蟾酥五分　雄黄一钱　冰片少许　麝香一分

上为细末，用蜜和为膏，看疮有头处，用小针挑破，以药少许，放纸上封贴，次早其脓自出。如腋下有耍孩儿，名暗疔疮，或有走核，可于肿处，用针挑破，如前用之。忌鸡、羊、鱼、酒、面等物，吃白粥三日为妙。

加味太乙膏

肉桂　白芷　当归　玄参　赤芍　生地　大黄　土木鳖各二两　上阿魏二钱　轻粉四钱　槐枝　柳枝各一百段　血余一两　东丹四十两　没药末[3]三钱　乳香五钱　麻油五斤

将药入油熬熟，滤过炼成膏，每油一斤，加丹六两五钱，夏秋再加五钱。

治瘰疬神应膏

真阿魏三钱　麝香二钱　朱砂四钱　雄黄五灵脂　甘草各一两　川乌　草乌各四两

将鲜鲜闹羊花十斤，拣去梗叶，打自然汁，入瓦器中煎成膏，如稠糖为度。将药为细末，入羊花膏内搅匀，勿令凝底。用大瓷盆[4]几个，每盆将药摊一薄层，置烈日中晒干，取入瓷瓶封固。如遇肿毒，

———————

① 上：原作"土"，据培元堂本改。
② 蓬砂：硼砂之异名。
③ 没药末：原作"没末药"，据培元堂本改。
④ 盆：诸本均无此字，据文义补。

用酒调匀如半干糊，将笔蘸药，先从红肿上面画一圈，待药将干，再画第二层于圈内，与前圈相连，即将酒润旧干圈上。待第二圈将干，再画第三层于圈内，与第二层相连，又将酒润外边干处。每干一层，再画进一层，止空当头，如豆大一孔，使毒气从此而出。圈完用酒常润药上，不可间断，至半日乃止。待药自干落，不必洗去，其毒自消。一方只用三味：鲜鲜闹羊花五十斤，打烂绞汁熬膏，川乌、草乌末各一两，和入膏内。用法同前。

八仙膏

龙骨 赤石脂 儿茶 血竭 乳香 没药各一钱 轻粉五分或一钱 冰片二分

用麻油二两，入当归五钱，煎枯去渣，入龙、石、茶、竭四味，再煎一二沸，次入乳、没，略煎匀，后入黄占五钱，溶化冷定，入轻、冰摊贴。

千捶膏

松香锅内溶化，倾入清水内片时，揉白取用，约一斤 蓖麻子六两，净 柏油二两 白蜡二两 大黄 银朱各二两 左顾牡蛎二两，用粗草包好，入火内煨存性

捶膏之法 在光平青石上，先将松香一二两，与蓖麻一二两，铺于石上，用铁锤打碎，干则加蓖麻，湿则加松香，余药亦渐渐掺入，捶至极细腻为度。遇无名肿毒，摊贴用麝香少许，初起者一张便效。若已溃者，用阿魏少许，即止痛且易收口。此膏忌见火，须隔汤炖软摊之。

蜜膏 治一切臁疮、痰、疬、广疮、下疳久不收敛者。

松香一斤四两，醋葱汁煮过为末，筛净一斤 黄占 白占各一两 轻粉一两 乳香 没药 樟冰 象牙末炒 竹蛀屑 龙骨火煅 赤石脂醋煅 海螵蛸去壳 人中白煅 面粉炒，各五钱 儿茶三钱 血竭六钱 白蜜一两 桐油十三两

上十八味，先用松香溶化，次下桐油，次下黄、白二占，次下龙骨等药，次下轻粉，次下象牙末，次下乳、没，次下樟冰，次下白蜜。

生肌收口膏 治诸疮并下疳及轻粉毒。

乳香 没药各去油 儿茶 血竭 轻粉各一钱 寒水石 水龙骨各煅 韶粉各三钱 发灰 黄占 白占各二钱 麻油四两

将油先熬数沸下蜡，后下药末，用槐枝搅匀摊膏。先以防风、荆芥、苦参、黄柏、黄连、连翘、银花、甘草、槐花、绿豆粉各三钱，煎汤洗净其疮，然后贴之。一方有郁金一味。

跌打损伤①

黎洞丹 治一切无名肿毒，昏困欲死，并跌打损伤，瘀血奔心，昏晕不醒等症。

牛黄 冰片各二钱五分 阿魏 雄黄各一两 麝香二钱五分 生大黄 儿茶 天竺黄 人参 三七 乳香去油 没药去油 血竭 藤黄隔汤煮十数次，去沫，用子羊血拌晒，如有山羊血加五钱，不必用子羊血，以上药各二两

上共为末，将藤黄化开为丸，如芡实大，若干，少用白蜜，外用蜡皮封固。每服一丸，用无灰酒送下。外敷用茶卤磨涂。忌一切生冷发物。

紫金酒 治一切风气，跌打损伤，寒湿疝气，移伤定痛，血滞气凝。此酒善通经络，沉疴久病，无不获效。每饮三五杯，立见痛止。若预饮之，跌伤亦不痛。

官桂 明乳香 没药 广木香 羊踯躅 川羌各五钱 川芎 玄胡 紫荆皮 五加皮 丹皮 郁金 乌药各一两

———————

① 跌打损伤：以下内容在《续刻临证指南医案》卷四。

上为粗末，将好酒十斤，悬胎煮三炷香，分作十小瓶。

治跌打损伤，刀箭伤，军中第一仙方

生狗头一个，将肉刮净，露天火煅存性，为末

人指甲灰　血馀灰各一钱　陈松香五钱

共研极细，掺伤处，断骨即续，刀伤即愈。以四味等分，将酒内服亦可。

洗方

防风　荆芥　甘草

共煎汤，无风处洗。

治箭镞木器伤方

用艾绵摊成饼子，将火硝细末铺上，再用大蜣螂捣成末，铺火硝上，包在伤处，一日一夜即出。

又方

用陈腊肉去皮，取红活美好者，连肥切细，将新象牙末及人指甲末，拌腊肉内，剁合一处，厚敷四旁，一饭顷其镞自出。一方：巴豆微炒，同蜣螂虫，同研敷之。

治金伤箭镞伤方

真降香一两　五倍子五钱

共为末，掺患处，扎好即收口。加象皮一两更妙。

治金疮方

用沥青不拘多少为末，加响铜屑和匀，掺立愈。

又方

陈石灰　无毛小鼠　韭菜根

共捣极烂作饼，贴在背阴墙上，待干用刀刮下，研细末敷之。

又方　并治筋骨断。

生半夏　降香节　红铜屑　五倍子炒

上各等分为末，掺上扎好。

又方

降香节　制白松香各一两　血竭一钱五分　没药五分　文蛤五钱，炒

共末掺扎。一方：用炒五倍子五钱，不用蛤。

又方

五倍子炙　黄丹　血竭　大贝母各一钱　赤石脂四钱　海螵蛸二钱，炙　龙骨二钱

共为极细末掺之。

又方

用好鸡骨炭，掷地有声者，不拘多少，与好松香等分，捣成一块，用老韭菜汁拌入阴干，如此捣拌三四次，方研细末收贮，每遇金疮敷之立愈，切不可饮冷水及稀粥，只吃干饭。

又方

白蜡一两　藤黄三钱

将麻油四两煎数滚，后下二味再煎数滚，涂伤处立愈。此方止痛止血，并治打伤及汤火伤皆妙。一方：用白蜡二钱，藤黄一钱，麻油一两。

治刀斧伤：止血定痛生肌。

真降香锉碎，炒存性　五倍子微炒　头发灰

上各等分，为末掺之，将干箬叶护住，以软绵扎定，两日一换敷。

立止血方　并治针灸疤肉发红[1]出血，及一切血管出血不止者。

用热黄牛粪涂之即止。

立止血方

用旧绵絮，烧灰掩之。

集灵接骨膏

生地　当归　大黄　寄奴　雄鼠屎各二两　闹羊花　红花　上肉桂　川乌　草乌　大戟　芫花　甘草各一两　甘遂五钱　五灵脂　山甲各一两　紫荆皮[2]　血馀　地鳖虫各三两　野苎根四两

上用麻油四十四两，桐油二十四两，煎丹收好，加乳香、没药、血竭、阿魏各

① 红：底本及培元堂本均作"洪"，据锦文堂本改。
② 紫荆皮：诸本皆作"紫金皮"，义同。

一两，加桃、柳、桑、槐更妙，另用地鳖末一两，闹羊花末五钱收。

接骨丹

将粪窖内多年瓦片洗净，醋煅九次研末。每末一两，加五加皮、男子发灰各五钱，好醋调，每岁一分，好酒送下。再用竹四片，将竹青向内，夹定患处勿动。若皮破者，勿用掺药。

又方

古铜钱五钱，醋淬四十九次　骨碎补去毛，焙，三钱　乳香　没药各去油　自然铜醋煅　土鳖虫用生半夏一钱半炒，去半夏不用。以上各三钱　血竭二钱

共为末，服一分，加瓜蒌仁七个同研，放舌上，酒送下。头一次，加麝香一厘。

又方

用母鸡一只，要一斤重者，杀后连毛骨剁烂如泥，再将鸡血和内再剁，敷于患处，用绸包紧，三日即愈。

透骨丹　治跌仆损伤，深入骨髓，或隐隐疼痛，或天阴则痛，或年远四肢沉重无力，此药主之，真神方也。

闹羊花子一两，火酒浸，炒三次，童便浸一次，焙干　乳香　没药不去油　真血竭各三钱

上为末，称准和匀，再加麝香一分同研，瓷瓶收贮封固，每服三分，壮者五六分，不必用夜饭，须睡好方服，酒可尽量送下，服后避风，有微汗出为要，忌房事、酸、寒、茶、醋等物。虚弱者，间五日一服；壮实者，间三日一服。

桃花散　治跌损刀伤，狗咬烂脚等症。

年久风化石灰十升，炒至桃花色存性　锦纹大黄一两，焙脆研末

将真麻油调敷，当日敷更效。

加味鼠灰散

陈石灰六两　大黄一两　童子发灰　乳香　没药　蒲黄略炒，各三钱

上石灰与大黄同炒，至石灰紫色为度，研细，取未开眼小鼠，捣极烂和药，又捣匀为饼，布包悬挂阴干。不拘刀斧等伤，研末用韭汁拌敷之。

治跌打损伤方

闪挫初时，即于无风处，将纸捻触鼻内，用力打喷涕二三十，则气升而止痛。再用胡桃肉捣烂倾热酒内，尽量一醉而愈。

又方

用韭菜打汁，与童便各半，和热酒饮醉。或有折伤脱节，外用糟汤浸洗，忍痛揉上，用竹木绑扎，急寻地鳖虫炙脆为末，酒调服。

又方

骨节跌损脱者，将生蟹一只，打极烂，用滚热酒倾入，连饮数碗，即以蟹渣涂患处，半日间瑟瑟有声，脱处自合。不能饮者，数杯为率。

又方

地鳖虫酒炙，十个　地蟮干焙干，十条　自然铜醋煅，二钱　骨碎补三钱　乳香五分

上为末，加苏木三钱，酒煎服。

又方　名七厘散。

当归尾　红花　桃仁　大黄酒浸晒干　自然铜醋煅七次。以上各一钱　土鳖虫去头足炙焦，五钱　黄麻根烧灰存性　血竭　乳香　没药　儿茶　朱砂　雄黄　古铜钱醋煅七次。以上各三钱　麝香五分　骨碎补去毛，三钱

上为末，每服大人一分二厘，小儿七厘，以陈酒送下，出汗为度。

和伤方

用远年地坑中坑砂，其坑虽不必在露天，却要透风，有日光照着者为妙。其砂取湳水石畔凿下，厚三四寸者更佳。放屋中净瓦溜中，风吹雨洒，日晒夜露，常常反转，四五个月，看两面俱白，已无臭

气，研极细末，每两配入辰砂二三分，每服五六分，空心放舌上，陈酒送下。此方兼治一切虚劳吐血发热，并妇人一切血瘀干血痨症。

治青肿，不拘破不破，不用开刀，一夜复原不痛：**名松肉葱白膏。**

将不精不肥鲜猪肉二斤，去皮骨，加葱白要一斤半，再加明松香三两研极细末，以筛筛过，方可连葱放在肉内，斩为极细，摊敷患处，以布脚带裹扎紧，不可宽，至周时皮肉还原，与不打无异。床上房内最忌放毡皮等物，须切记。若脓血水任其流放，总不妨。

治周身打伤方

用大生蟹一只，小者两三只，捣极烂，大热酒冲服极醉，一夜即安。

治头面跌扑青紫方

用生半夏末，醋调敷之神效。

治破伤风久不愈，手背强直，牙关紧闭者。

南星姜汁制，一两　防风一两　蝉蜕五钱

上为细末，每服三钱，滚黄酒一碗调服，再吃生葱三四根，以被蒙头出汗，汗尽为止，忌烧酒。病重者，加鱼鳔一两，炒存性研末，每服三钱，黄酒调下，其风自退。一方：**名独胜散。**但用蝉蜕五钱，去头足为末，好酒煎滚服之。

临杖预服方

自然铜醋煅七次　当归酒洗，打　无名异洗去浮土　土鳖虫　乳香　没药　地龙去土，晒干　苏木

上各等分为末，炼蜜丸，鸡豆大，每服三丸，开水下。

治杖伤方

初杖时，甚者即服童便酒，红花酒。伤处用热酒浸揉洗，血净或未净，即用热豆腐铺上，其气如蒸，则血散矣。豆腐连换数次。或白萝卜煮半熟打烂，乘热敷

上，连换则不致成杖痛伤命，亦不致溃烂日久也。

又方

用细白矿灰成块者五钱，以泉水或井水，入灰于内化碎，搅数十下澄清。将麻油小半碗亦可，以前澄清①灰水倾去灰脚不用。清者倾入油内，以箸搅数十下，其油即干。次将大黄细末五钱，樟冰五钱，同研匀入油内调和，然后敷上，以皮纸盖好，再加草纸，用脚带扎紧，立时黄水血水流尽，松则再扎，肿消痛止而愈。一方：加生半夏末五钱，白蔹二钱尤妙。

又方

用毛竹节烧灰，重者五钱，轻者三钱。好热酒送下，其痛立止。

治棒疮神膏

用猪板油一斤熬去渣，再入黄蜡三两同熬，滴水软硬得中，再下乳香、没药去油，儿茶各一钱二分，冰片一钱，共为细末，即倾入瓷器内，候温再加轻粉末三钱，布上摊贴，三日满口②，五日平复。

神效打板膏　治死血郁结，呃逆不食，并夹棍伤烂。

乳香　没药各去油三两　轻粉　血竭各三钱　冰片三分　麝香一分　樟脑二钱　黄蜡一两二钱　猪板油熬，去渣，净油三两　儿茶二钱

上为细末，将油、蜡同化成膏，贴患处，昼夜流出恶水，即时苏醒。

治夹打伤痛不可忍者：

活鲫鱼一个，约二③三两重者　陈酒糟一盅　铜末五钱　胡桃肉四两

共捣敷患处。

预备夹棍方　并名小金莲方。

---

① 清：原无此，培元堂作"酒"，误，据锦文堂本补。
② 满口：原作"满日"，据培元堂本改。
③ 二：原作"三"，据培元堂本改。

乳香　没药各去油，一钱　蓖麻仁炒　川乌　草乌各五钱

上共为末，将肥皂二十个，去弦及内外筋膜，同药捣极烂，在夹棍先一日，做四饼，敷两拐骨过夜，次日洗去，任夹无妨。如治妇人金莲，敷在足骨上过一夜，次日洗去，骨软如绵。

又方

肥皂四五个　地鳖虫二十个　铜末五钱　陈糟二两

共捣敷如前法。

治夹棍疮方

初夹下将猪肉四两，用胡椒照人一岁一粒，捣烂敷上扎好，不用洗，不可解动，一夜即愈。

又方

一出衙门，即用热童便一盆，将足浸之。如便冷，烧红砖二块淬之即热。直至童便面上，浮起白油，其伤尽出，庶不癀痹。再用肥皂捣如泥入鸡蛋清和匀，敷伤处，以草纸包裹，用脚条缚紧，一夜不动即效。

内服末药方

人中白煅一两　自然铜五钱　乳香去油二钱　木耳烧灰存性，五钱　牛膝三钱

共为末，再用牛膝三五钱，煎酒调服。

如无末药，可用：

当归　川芎　乳香　独活　鳖虱　胡麻　毛姜　红花　五加皮各一钱

将生白酒一壶，煎数沸，随量饮，避风寒，厚被盖出汗即愈。如骨伤。加土鳖一枚。

治拶伤①方　指上拶过有凹痕，用银朱和酒磨浓，依痕圈之自复。

治自刎断喉方　自刎者，乃迅速之症，须救在早，迟则额冷气绝，必难救矣。

初刎时，气未绝，身未冷，急用热鸡皮贴患处，安稳枕卧，或用丝线缝合刀口，掺上桃花散多些为要。急以绵纸四五层，盖刀口上，以女人旧布裹脚，周围绕五六转扎之，颈项郁而不直，刀口方不开。三日后急手解去前药，再用桃花散掺刀口，仍急缠扎。过数日，用红肉膏敷患处，外用生肌长肉大膏药贴之，再以绢帛围裹，针线缝紧，俟其长肉收功。

桃花散方

石灰半升　大黄一两五钱，切片

二味同炒，至石灰变红色为度，去大黄，筛极细末，此药并治一切刀疮出血不止俱效。

馀粮丸　治脱力劳伤。

皂矾八两，用红醋二茶杯煅至通红色，放地上出火毒　馀粮石四两，醋煅七次　砂仁四钱，姜汁炒　白豆蔻三钱　枳壳四钱，炒　厚朴四钱，炒　真广皮三钱　干漆一两，炒到烟尽　白芷二钱　川贝母二钱　铁梗茵陈五钱，不见火　海金沙一钱　益母花五钱　广木香二钱　地骨皮二钱

上各为末，煮黑枣为丸，缓症朝服七分，夜服八分，重症每服一二钱，好酒下。此方不独治肿胀，如妇女干血痨，产后朝凉暮热，男妇反胃、噎膈、腹痛，小儿吃泥土生米等物，及积年虚黄脱力黄疸等症。极重者，服至六两全愈。孕妇忌服。服此药者，忌河豚，终身忌荞麦。

又方

禹粮石四两，醋煅　皂矾四两，浮麦煅红透　生地二两，醋炒　熟地二两，酒煮　当归一两，酒炒　贝母去心，一两　红花五钱　香附童便浸炒，二两　生木香一两　陈香橼炒，二两　白术土炒，一两　茵陈　杜仲盐水炒　砂仁去衣　蔻仁炒　白芷　川牛膝酒炒　川椒焙　陈皮炒　陈松萝　百草霜炒　枳壳各一两　豨莶草酒拌，晒　益母花各二两

_____

① 拶伤：因受拶刑而伤。拶刑是古时用一种专用刑具夹手指的酷刑。拶，压紧。

上共为末，枣肉二斤，丸桐子大，朝服七分，暮服八分，陈酒送下。忌荞麦、诸豆、面食、鱼腥、萱花、糟物、瓜茄、生冷。产后去皂矾。

围　药

将军铁箍散　治诸毒疮红肿突起，用药四围箍之，不令滋蔓走注毒气。

南星　大黄　苍耳根　盐霜白梅各一两　白芨　白蔹　防风　川乌各五钱　草乌　雄黄各三钱

上为细末，先以苍耳根、霜梅捣烂拌药，如干入醋调得所①，在疮四围用药作铁箍敷之，止留疮高突处，如药干，以鸡毛蘸水润之，日换二三次大妙。方内亦可再加陈小粉、五倍、白芷、蜗牛、芙蓉叶、薄荷、人中白等药。

又方

白芨　白蔹　南星　半夏　刘寄奴各四两　草乌　五倍子　石膏　大黄各六两　芙蓉叶八两

上共为末。毒硬②者，绿豆粉和醋调敷。毒软者，以蜜调敷，留头出气，外以纸贴之神效。

又方

五倍子十两，焙黑　凤仙花子三两　皂荚三两，炙灰存性　大黄　陈小粉③炒黑　明矾各三两　土木鳖炒黑　人中白如无，皮硝代之。以上各一两

共为细末，醋调敷神效。一方：加芙蓉叶三两。

围药方　无脓即消，有脓即溃。

五倍子一两　白芷六钱　藤黄　百草霜各三钱　生半夏　生南星　白芨　陈小粉飞面各四钱

共为末，红醋调敷。

一笔消　治一切痈肿。

雄黄　胆矾　硼砂　藤黄　铜绿　皮硝　草乌各一两　麝香二钱

上为细末。和蟾酥为条，如笔管大，金箔为衣。用时以醋磨浓，将新笔蘸药涂四围，连涂数次即愈。

神应围药　治气血不和，壅遏为疮，高肿赤痛者，又兼治痰郁寒湿为疮者。

用雄小活鲫鱼七个，鲜山药四两，大葱头连须二十一个，共捣烂，再用千年陈石灰半斤，生南星、生半夏、白芨、赤芍细末各一两，和匀阴干，再研为细末，临用之时，蜜水调敷四围，外用绵纸掩之。

治一切无名肿毒围药

藤黄五钱　五倍子二两　白蜜　葱头各一两

用米醋调围患处，留顶勿敷。

应手散

金银花　白芨　白蔹　川乌　草乌　芙蓉叶　南星　半夏　大黄　五倍子炒黑　陈小粉炒黑　陈石灰用桃、桑、槐枝拌炒红色为度，各四两　牙皂二两　乳香　没药　蟾酥各五钱　丁香四钱

共研细末，临用时加麝香一分，阳毒用醋调敷，阴毒烧酒调敷。如毒坚硬，加鲜山药、葱白头、人头上垢、糖霜④，捣和前药，调敷患处，中留一孔出气。

四虫丹　治诸般疔疮发背，一应恶疮神效。

芙蓉叶　紫地丁各一斤　千金子十两，去油壳　桑虫二两，炙干　活桑一两，晒干或炙干　姜汁　蒜汁各半斤　葱汁五两

上用阴阳水四斤，煎至半斤去渣，再用江蚝⑤三两，麝香三钱，雄黄一两研，蜈蚣一两研，烧酒三两，盛倾银罐内，将

---

① 得所：合适即可。得，合适。所，可以。培元堂本作"得匀"，可互参。

② 毒硬：毒疮局部发硬。毒，苦恶有害之物，此指毒疮。

③ 小粉：小麦或其他粮食所制成的淀粉。

④ 糖霜：原作"塘霜"，据培元堂本改。

⑤ 江蚝：待考，疑为蚯蚓之类虫药。

铁油盏盖定，炭火升过，候酒尽即起。再用烧酒一斤，并后五味入药内，熬成膏子，用瓷器收贮。临用时将井水化开，围患处如火之热，其毒即时消退，可收下再治后人。如不煎膏，将前药晒干，洒烧酒，再晒再洒，酒尽为度，作末收藏。临用时筛细，以井水调围亦炒。

立消肿毒方：名**五色蟾酥墨**。

雄黄　银朱　胆矾　韶粉　藤黄　铜绿　硼砂各一两　麝香一钱

上共为末，用蟾酥为条，如笔管大，阴干，水磨涂患处立消。

治一切阴症，毒疮恶疖初起，白色不甚肿，附骨极痛，敷药提出阳分：

生半夏　生山栀　生白芥子

上各等分，飞面、葱汁、白蜜调，围顶上，留一小孔，干则以葱蜜汁润之。一日两换，自然红肿高起。

治阴症疽发：

艾叶一斤　硫黄　雄黄各五钱

以水同煮半日，捣烂候温敷上，再煮再易，十馀次，知[1]痛者可生。

治阴症敷药方

山栀　苦杏仁各二十一粒　北细辛二钱青壳鸭蛋清一个　白萝卜一小个　飞面一文葱头二十个，连须　蜜一两

上药研末，共捣烂，寒天隔汤炖温敷患处，每日一换，敷三次即消。

治阳症围药方

花粉　黄柏　姜黄　薄荷叶　人中白大贝　五倍子　芙蓉叶各三两　白芷南星　白芨　白蔹各一两五钱　大黄　小粉各五两

上共为末，敷患处。

拔毒异法

以极细铁屑，将好醋煎二三沸，捞醋中铁屑，铺于患处，将上好活磁石一大块，频频吸之，阴症用此，其毒自出也。

清凉救苦散　治一切天行时疫，头面耳目鼻腮项颈红肿痛。

芙蓉叶　桑叶　白芨　白蔹　车前大黄　黄连　黄柏　白芷　雄黄　赤小豆芒硝

上各等分，研末，蜜水调敷，频频扫之。

提　药

提药方　治诸毒不起，敷之立起。

藤黄　雄黄各三钱　蟾酥　红药各二钱冰片　麝香各一钱　蓖麻子肉一两

先将蓖麻肉去皮，打如鱼冻水，入诸药打成膏，瓷罐收贮，勿令泄气。按此方与砂藤散相较，斟酌其分量，该用藤黄、雄黄各三钱，红药三钱或四钱，冰片、蟾酥或不用，麝香或三分，再宜加辰砂一钱。

大提药方　围敷初起对口发背恶疽，四五日即可消。

雄黄　藤黄　真当门子[2]各一钱　朱砂三分　蓖麻子肉三钱，要不老不嫩　红升药一钱五分，如用一钱则略缓难效

先将蓖麻子研如泥，后和各药研烂，用象牙匣封藏，外用虎皮包好，则不泄气。

黄提药方

郁金　雄黄　藤黄各二钱　牛黄　蟾酥　硇砂　麝香　冰片各五分　巴豆肉八钱蓖麻肉

上各研细捣糍[3]，遇症放膏药上少许贴之。治一切恶毒，未成可消，已成用之化腐，疔毒更妙。

白灵药

---

① 知：原作"和"，据培元堂本改。

② 真当门子：即麝香。

③ 捣糍：捣如糍粑一样。糍，原作"磁"，据文义改。

芦甘石一两　黄连一钱　黄柏　黄芩各二钱

将三黄煎浓汁，将甘石放在银罐内，烧极红收汁，约九次，以甘石酥为度，晒干研细，加冰片五分，治口碎，点眼甚妙。加珍珠少许，治下疳，可生肌长肉。凡有热毒，配三白头升药，人乳调敷立愈。

红升丹　名五灵升药。

水银　白矾各五钱　朱砂　雄黄各二钱五分　火硝八钱

上照升法升之，凡一切无名肿毒，如溃久内败，四边紫色黯色，将灵药水调研稀，以鸡毛扫于黯肉上，立刻红活，死肉脱去，再上生肌散即收功。凡通肠痔漏，将此药以纸捻成条，插管内七日，其管即随药条脱去。

降　药

白降丹　名夏冰对配丹。

水银　净火硝　白矾　皂矾　炒白盐

以上药各九钱。炼法：将前药共研至不见水银星，盛于新大倾银罐内以微火熔化，火急则水银上升走炉，须用烰炭为妙。熬至罐内无白烟起，再以竹木枝拨之，无药屑拨起为度，则药吸于罐底，谓之结胎。胎成用大木盆一个盛水，水盆内置净铁火盆一个，以木盆内水，及铁盆之半腰为度。然后将前结就之胎，连罐覆于铁盆内之居中，以盐水和黄土封固罐口，勿令①出气，出气即走炉。再用净灰铺于铁盆内，灰及罐腰，将灰按平，不可摇动药罐，恐伤封口，即要走炉，铺灰毕，取烧红栗炭，攒围罐底，用扇微扇，炼一炷香，谓之文火。再略重扇，炼一炷香，谓之武火。炭随少随添，勿令间断而见罐底。再炼一炷香，即退火。待次日盆灰冷定，用帚扫去盆灰，并将封口土去净，开看，铁盆内所有白霜，即谓之丹，将瓷瓶收贮待用，愈陈愈妙。其罐内原胎，研掺癣疮神效。若恐胎结不老，罐覆盆内一遇火炼，胎落铁盆，便无丹降，亦为走炉。法用铁丝作一三脚小架，顶炉内撑住丹胎，再为稳要。此丹，如遇痈疽发背疔毒，一切恶毒，用一厘许，以津唾调点毒顶上，以膏药盖之，次日毒根尽拔于毒顶上，顶上结成黑肉一块，三四日即脱落，再用升药数次即收功，此丹用蒸粉糕，以水少润，共和极匀为细条，晒干收竹筒内，名为锭子。凡毒成管，即约量管之深浅，插入锭子，上盖膏药，次日挤脓，如此一二次，其管即化为脓，管尽再上升药数次，即收功矣。此丹比升丹功速十倍，但性最烈，点毒甚痛，法用生半夏对搀，再加冰片少许，能令肉麻不痛。

又方

水银一两　青盐　皂矾各二两　火硝二两半　硇砂　雄黄　朱砂各三钱　白砒五分　明矾二两

上共研匀，放阳城罐内，微火煨干，后降三炷香，候冷取药。不可放生人、鸡犬冲破。凡肿毒未成名件者，用醋调点患处头上，看毒大小，如桐子大泡起，毒即消。若已成不肯穿者，亦用此丸，将膏药贴头上，半日即穿。

又方

水银　火硝　生矾各五分　食盐二分

上共研末，人倾银罐内，放炭火上文火煎滚，滚至边上先起焦黄色，候至满面俱焦黄米色为度。将罐离火候冷，再用圆正擂盆一个，里面须拣光细者，将银罐连药轻轻倒合在擂盆内。罐口与擂盆缝间，须用棉纸条，墨水润湿，加盐泥封固，然后将擂盆坐于大水盆中，罐底上先加文火

① 令：原作“命”，据培元堂本改。

用扇扇之，先文后武，煅至以五寸线香为度。退去炭火候冷，先扫去罐口外盐泥，然后开罐取降于擂盆底内之药。药色以洁白如霜者为上，若青黄黑色者不可用。或以银簪脚与磨亮刀头略沾微唾蘸药在上①，即刻起锈者为佳。每用，用新棉花蘸药敲些些于膏药上，比升药更要少些，贴后两杯热茶时即发痛，半日即止。毒重者，每日一换膏。毒轻者，贴两三日亦不妨。若贴大肿毒，膏上先放些寸香②、阿魏，然后上此药少许贴之。若要做咬头药，代针丸，将面糊以竹片拌和，做成细条切作芝麻粒大，放膏心中对肿头贴之。此药不可沾在指头上，沾则要疼痛发泡退皮。此药陈久者，少痛性和缓，却要多用些。如第一次降完开出，倘药色不白，可将罐内之药刮净，此药无所用处。只将降于擂盆底内之药刮出，另将水银、火硝、生矾各五分，食盐二分，并将擂盆内降不透之药，与四味头一并研和，从新再入银罐，照依前法降之。此药若一次降不如法，不妨两次三次连降，即降至十数次方能降好，计筹已有水银五钱在内矣。每次只要将银罐铲净，或另换新银罐，每次只要用水银、火硝、生矾各五分，食盐二分，直降到好方止。初起煎时，须要火候得法。若火候不及，则罐中结胎尚嫩，水银尚活，倒合转来，非连胎堕入擂盆底内，即活水银先溜入擂盆底中。若火候太过，结胎太老，非水银先已飞去，即有降不下之病。总以结胎不嫩不老为度，用烰炭③火最得法。凡疮毒已穿破者忌用。

代 针 点 头

代针膏　治疮疡脓熟不溃。

乳香二分　白丁香④　巴豆炒焦　硇各五分

上为末，热水调点疮头，干则常以硇水润之。

又方

桑木灰七钱　矿子灰⑤五钱　荞麦秸灰　茄科⑥灰各一两

上四味，放锅内，水五碗，滚十数滚，用布袋滤去渣，将水从新用铁勺熬至一小杯存用。如肿毒数日，内有脓不得自破，其头如疮大者，将此药在头上画一十字即破，其脓就出。诸般大疮，有疔角腐肉不脱者，用此药水洗之即去。又点面上黑痣、雀斑神效。

透骨丹

蟾酥　硼砂　轻粉　巴豆各五钱　蜗牛二个　麝香一分

先将药研细，后入巴、蜗再研，瓷瓶收贮，每用少许，乳汁化开，将疮头轻轻拨破，挑药如米许大，纳于疮口，外以膏药盖之。

长 肉 收 口

生肌散：即名海龙粉。

龙骨　血竭　红粉霜　乳香　没药　海螵蛸　赤石脂各一分　嫩石膏二分

上为细末，敷上极效，大凡诸生肌散内，要配红粉霜，若要去腐肉，每生肌散一两，配入粉霜或三分或五分，如治下疳等疮，每两只配入一二分。

又方

血竭　象皮　蚌壳灰　大贝母　龙骨各一钱　赤石脂　熟石膏各二钱　儿茶八分　乳香六分

收口掺药

---

① 上：原作"土"，据培元堂本改。
② 寸香：即麝香。
③ 烰炭：质地较松浮的木炭。
④ 白丁香：雄雀粪。
⑤ 矿子灰：即石灰，为石灰岩经加热煅烧而成。
⑥ 茄科：即植物茄子的茎部及根部。

龙骨一钱，煅熟　厚象皮二钱，煅　熟石膏五钱　儿茶　轻粉　乳香　没药二味去油　琥珀各五分　白螺蛳壳煅末，二钱

上共为细末，掺上即愈。

又方

灯草灰　白螺蛳壳煅末　旧黑伞纸煅灰　轻粉各三分　冰片　珍珠各五厘　血竭二分

八宝丹　治腐肉已尽，新肉迟生，掺上立效。

乳香　没药各去油　血竭　轻粉各二钱　儿茶　龙骨　铅粉各一钱　冰片五分

共为极细末，用笔管绷细纱筛疮上。

润肌散　治一切疮疖结盖后干痛，及冬月手足冻裂，并汤火伤。

当归　生地各五钱　真麻油四两

将药入油内熬十数沸去渣，加黄蜡一两，瓷瓶收贮。一方：用黄占七钱，白占五钱。

麻　药

麻药方　此系外科动刀针不痛之药。

白芷　制半夏　川芎　木鳖去壳，依法泡制　乌药　牙皂　当归　大茴香　紫金皮各二两　木香五钱　川乌　草乌各一两，俱生用

共为细末，每服一钱，好酒调下，麻木不知疼痛，若人昏沉，用盐水饮之即解。

又方　名孙武散。

荜拨　生半夏　南星　肉桂　乳香　没药　胡椒各一钱　川乌　三七　蟾酥　草乌各二钱　丁香八分　麝香少许　花蕊石二钱半　风茄子三钱

共为细末，入瓷瓶内，临用敷之。

瘤　瘿

治血瘤方

用甘草煎膏，以笔涂四围，一日上三次。又将芫花、大戟①、甘遂，各等分为

末，醋调，另以新笔涂甘草圈内，勿近甘草，次日缩小，再如前涂三四次愈。

系瘤法　兼去鼠奶痔。

用芫花根洗净，带湿，不得犯铁器，于木石器中捣取汁，用线一条浸半日或一宿，以线系瘤，经宿即落。如未落再换线，不过两次自落。落后以龙骨、诃子末敷疮口，即合。系鼠奶痔依上法，累用之极效。如无芫花根，只用花泡浓水浸线。

消瘤方

用极细生铁屑，醋拌放铜勺内煅，干则再拌，如此三次，研极细，再用醋调敷，便觉患处不甚适意，过一宿剥去再敷，以平为度。

治眼皮生瘤方

用生鸡蛋一个，顶上敲一小洞，入川贝母末三分，仍糊好，饭上煮熟食之，每日吃三个，一月愈。

枯瘤散

灰苋菜即藜藿晒干烧灰，半碗　荞麦烧灰，半碗　风化石灰一碗

三味和一处，淋汁三碗，慢火熬成霜，取下配后药：

番木鳖三个，捣去油　巴豆六十粒，捣去油　胡椒十九粒，擦去粗皮　明雄一钱　人言一钱

上共为末，入前药和匀，以瓷瓶收贮，不可见风，以滴醋调匀，用新羊毛笔蘸药点瘤当头，瘤有碗大则点药如龙眼核大，若茶杯大则点药如黄豆大，干则频频点之，其瘤干枯自落。如血瘤破，以发灰掺之。粉瘤破，以白麻皮烧灰掺之；外以膏护好，自能敛口收功。

敛瘤膏　治瘿瘤枯落后，用此搽贴，生肌收口。

海螵蛸　血竭　轻粉　龙骨　象皮　乳香各一钱　鸡蛋五个，煮熟，用黄熬油一小盅

---

① 大戟：原脱"大"字，据培元堂本补。

上各研细末，将蛋油调匀，用甘草汤洗净患处，以鸡毛扫敷，再将膏药贴之。

治瘰气颈肿方

黄药子一斤，酒十斤浸之，入瓶蒸透，常常饮之，勿绝酒气，三五日渐消。常把镜照，或以线①每日量之，觉消即停饮，否则令人项细也。

海带丸　治瘰气久不消。

海带　海藻　贝母　青皮　陈皮各等分

上共为末，蜜丸如弹子大，食后嚼一丸。

诸　疯

治大麻疯方　此症全身肿胀②，头发③眉毛俱落，两脚臭烂者。

将虾蟆一只，用泥裹之，烧熟去泥，乘热放④瓷碗内，以滚黄酒冲入，上用小瓷碗盖之，泡半时，止服酒，取汗为度，只服一次，三日全愈。

治鹅掌疯方

用白鸽粪为末，夜间先⑤用生桐油涂患处，将鸽粪烧烟熏之。须用旧吊桶去底，罩火上，以手架桶上，手上用物遮蔽，勿使烟气泄去⑥，熏至黄色为度，熏后勿洗手，须过一夜，二三次即愈。

又方

用紫背浮萍不拘多少，晒干，瓦上烧烟将患处熏之，到热时，用扁柏捣汁涂之，极重者三次必愈。

又方

将豨莶草一把，藏糟一小块，煎汤洗手，将生桐油搽患处，用青松毛⑦扎紧，炭火上烧烟熏手，勿见汤水，次日再洗，再搽再熏，如此七日全愈，指甲坏者俱效。屡试屡验，真神方也。六月伏中治之，更便除根。

又方

用大黄鳝一条，去肠与头尾，切一寸一段，以香油一两，入锅内，将鳝鱼竖起煎之，将枯，去鱼留油，入瓷罐内，将穿山甲烧为末，用少许，以此油调搽患处，将炭火炙。

又方　并治一切手足疯。

用香樟木打碎煎汤，每日早晚温洗三次，洗半年必愈。

治鹤膝风方　此症初起，虽用火针及灸，及一切敷提之药，皆不能效。必要使两膝眼发泡，泡穿出黄水，方能奏功。

用老虎脚迹草取其根打烂，入蚬壳内，合膝眼上扎好，待发泡挑穿出水，俟其结疤即能行矣。大约一月全愈。一方：用铁线吊草根一分，石见穿草用根梗，俱红色者佳，连根梗叶俱用。如秋冬根梗俱老，止用其叶半分。俱要当日取鲜鲜者，隔宿勿用。同打，加飞面少许，亦扎膝眼内。

又方

闹羊花　苍术各四两

将童便煎数滚洗患处。

又方

大肥皂四个，去核　生姜　葱各四两　大附子八钱　硫黄五钱

将陈米醋一斤煮药，捣如膏，加樟冰一两共研，和敷患处止痛。

治白癜风方

硫黄　蜜陀僧　轻粉各一钱　麝香五厘

上共为细末，白水茄蒂蘸药搽之，生姜片亦可，糟茄蒂更妙。

---

① 以线：原脱，据培元堂本补。
② 肿胀：原脱"胀"字，据培元堂本补。
③ 头发：原脱"头"字，据培元堂本补。
④ 放：原作"熬"，据培元堂本改。
⑤ 先：原作"气"，据培元堂本改。
⑥ 泄去：原作"去泄"，据培元堂本改。
⑦ 松毛：松树叶。

治肾囊风湿热疙瘩作痒，搔之则痛，名**蛇床子汤**。

蛇床子　归尾　灵仙　苦参各五钱

用水五碗煎数滚，入盆内先熏后洗，两三次即愈。

治肾囊痒方

用葱三十根，胡椒、花椒各一两，蛇床子末一两，均作三服，煎汤洗之立愈。

治肾囊肿痒，内有疥虫：

用好花椒烘脆研极细末，真柏油调涂，外以旧帛包之。

治肾囊风肾子肿大：一名绣球风。

将鸡蛋煮熟，去白留黄炒出油，再用老杉木烧灰存性，调油搽之。

治肾子烂出方

用老杉木烧灰存性，苏叶为末，各等分，敷上，仍以苏叶包之。

治肾子肿如水晶阴汗潮湿方

用灶心土三升研碎，砂锅内炒极热，加①川椒、小茴香于上。将阴囊放在上面、冷即再炒，三次即愈。内服除湿汤。

治囊湿方

白枯矾五钱　蛇床子二钱　黄柏　大黄　石菖蒲各一两

上为细末和匀、河水调敷，湿则干掺。或用六一散掺之亦效。

治男子阳痿囊湿，女人阴痒方

用蛇床子煎汤洗之立愈。

癣　疥

治各种癣疮方

用鲜鲜羊蹄叶不拘多少捣烂，加川椒、白糖并食盐少许，以布共包之，浸好陈醋内半日，取布包搽癣，三日即愈。

治湿癣方　癣成湿疮，浸淫转甚，以至诸药不效者。

用芦荟二两，炙甘草一两，俱研极细末，先以温浆水将癣洗净敷之，立干便瘥，真神方也。

治癣方

用大露蜂房一个，不拘多少，以生矾填入孔内，用破罐盛之，仰口朝上，用炭火煅令白矾化尽为度，取出研末，搽癣上，一二次即除根，永不再发。

又方

火硝　石灰　轻粉　硫磺　银朱

上各等分研细，用老姜汁、谷树汁、大蒜汁、蜜汁、土大黄汁共和一盅，将前药入汁内，搅如浆糊，先用穿山甲刮破，取槟榔切断，蘸药搽，五日愈。

又方　名九熏丹。

用上好铜青二三两研细，将上好烧酒拌之，须不干不湿，涂于粗工碗底内，翻转合地上，以砖垫露一线，下以蕲艾熏之，候干再拌再熏，如此九次，少亦要七次，约以青色带黑为度，然后再研细，将烧酒拌做成锭子。用时以醋磨搽，每日三五次，三五日后，若觉干裂，以菜油少许润之，七日可愈矣。

又方

生半夏三粒　明矾一钱　凤仙花二十朵，梗叶亦可　土大黄根不拘多少

上共捣烂，和醋少许，先以穿山甲刮碎患处，搽上即愈。

又方

银朱　藤黄各一钱

将谷树汁调搽，一二次即愈。

又方

川槿皮　海桐皮　尖槟　樟冰　苦参　黄柏　白芨各二钱　雷丸一钱五分　枫子杏仁各二十粒　木鳖四个

用火酒浸七日，将穿山甲刮癣少碎，以酒搽之即愈。

又方

———————

① 加：原作"如"，据培元堂本改。

土槿皮二两　苦参一两　斑猫一钱，去头足尾，炒黄　土木鳖子肉①三钱　尖槟榔　生矾　生南星各五钱　生半夏三钱

用河水、井水、火酒各一碗，将前六味先浸一宿，至临煎时入南星、半夏，再添河水、井水、火酒各一碗，煎一炷香时候，去渣存性，埋土中七日出火毒，否则发泡痛甚，不时涂搽。

又方　名五黄散。

鸡脚大黄　硫黄　雄黄　姜黄　藤黄

上各等分为细末，菜油调涂患处，七日勿洗浴，全愈。

又方

硫黄一两，研细　蛇床子一两，略炒枯取起，乘热②掺入硫末，令其收入　生矾　枯矾　炒过花椒衣　樟脑　冰片各五钱　银朱三钱　飞盐三分

上共为细末，以生猪板油去筋膜捣如泥，调和少许，先将患处刮碎，以手指染药搽之。药不须多，但取滋润，浴后搽之，每日三五次，忌浴三日即愈。或柏油调亦可。并治疥疮。

治癞疥疮方

生矾　枯矾　水银各二钱　雄黄三钱　尖槟榔五钱，忌见火　蛇床子五钱，炒　斑猫七个，用糯米同炒，炒熟去米不用

先将水银放罐子内，即入青铅二钱，俟青铅与水银烊成一块取起。然后将槟榔研细，次将斑猫研，再将明矾、雄黄研，总以极细为妙。诸药和匀，方入水银再研，用无蜡柏油再研。和搽，搽一二次即愈。凡男妇并小儿头上、乳头上、阴囊上俱忌搽，未出痘小儿忌搽。

又方

蛇床子　苦参　芜荑各一两　雄黄五钱　枯矾一两二钱　硫黄五钱　轻粉二钱　樟脑二钱　大枫子肉　川椒各五钱

上各为细末，生猪油调搽。

汗　斑

治汗斑方

白附子　硫黄　蜜陀僧各一两

上俱为末，用生姜蘸搽，三五日即愈。

又方

蜜陀僧五钱　硫黄一两

上研细末醋调，煨姜蘸搽患处，次日即焦。每日搽一次，七日内须忌洗浴，待其黑色退即愈矣。

治夏月汗斑如疹方

蜜陀僧八钱　雄黄四钱

上研极细，以姜蘸药搽之。

治痱子方：

绿豆粉一两　滑石五钱　轻粉二钱

上为细末，以棉蘸药扑于患处。

雀　斑

治雀斑方　名艳容膏。

白芷　甘菊花去梗，各三钱　白果二十个　红枣十五个　珠儿粉五钱　猪胰一个

上将珠粉研细，馀俱捣烂拌匀，外以蜜拌酒酿炖化，入前药蒸过，每晚搽面，清晨洗去。

又方　名玉容散。

白僵蚕　白附子　白芷　三奈　硼砂各三钱　石膏　滑石各五钱　白丁香一钱　冰片三分

上为细末，临睡用少许，水和搽面，人乳调搽更妙。

治雀斑、酒刺、白屑疯皮作痒：名**玉肌散**。

真绿豆粉八两　滑石一两　白芷一两　白附子五钱

---

① 土木鳖子肉：原作“土木鳖子内”，据培元堂本改。

② 热：原脱，据培元堂本补。

上共为细末，每晚用数钱搽面。

治雀斑亦治疮疤：

将清水调鹰粪涂之自愈。

疣　痣

点一切疣痣及瘜肉鸡眼方

桑柴灰、风化石灰各一斤，鲜威灵仙六两，煎浓汁，淋二灰取汁熬成稀膏，瓷器收贮，用点诸患处，不必挑破，应手而除。

治痣方

用水调石灰一盏，如稠粥样，拣整糯米不破者，半插灰中，半出灰外。经一宿，米色变如水晶样，用簪挑少许，置米于痣上，半日痣自脱出①，不得着水，三二日愈。

小　儿

小儿初生②

治小儿初生下，满身无皮但是红肉：

用早稻米粉干扑，至生皮方止。或以伏龙肝、鸡子清调涂。

小儿初生，即服此药，花痘稀疏，并不生疮疖：

大黄一分　甘草一分　朱砂五厘，另研末

将上二味入乳浸，饭上炖一时去渣，加入朱砂调匀服之。

凡小儿初生，口腭并牙根生白点，名马牙，不能食乳：

急用针挑破出血，用好京墨，薄荷汤磨，以手指蘸墨遍口腭擦之，切勿令食乳，待睡方可。

小儿雪口

硼砂七厘　火硝三厘　冰片五厘　铜绿一厘

共研极细末，用新羊毛笔，蘸桐油润笔，再蘸药末，敷于口舌上，半日即愈，甚者敷二三次。

小儿初生数日内不吃乳：旧方用猪婆乳，然而难得。

今即用活蚌剖开，取水三四茶匙服之，即能吃乳矣，神妙。

小儿脐风

初生后七日，或脐口受风，令儿生病。令乳母每日午时前，看小儿上腭牙根，但有如粟米白泡，随用手轻磨破，可免他疾。

脐烂不干：

用白羯子、即䴘子，烧灰敷上即愈。或用枯矾、龙骨煅过为末敷上。

封脐散　断脐带后用。

龙骨一钱，煅　红棉灰一钱　归头一钱，焙

上为细末，用少许干掺脐内。

小儿无辜卒死

取葱白纳入下部及两鼻孔中，气通或嚏即活。

稀　痘③

稀痘丹

赤豆小饭赤豆　黑豆　绿豆　粉草各一两

为细末，用竹筒刮去皮，两头留节，一头凿一孔，以药末入筒中，用杉木砧塞紧，黄蜡封固，外以小绳系之，投入腊月厕中，满一月即取出，洗净风干。每药一

---

① 自脱出：原作"自汗出"，据培元堂本改。

② 小儿初生：原在此标题第4行，今据原本内容移此。

③ 稀痘：诸刻本均无此，参照人卫本增补。

两配腊月梅花片三钱和匀。若得雪中梅花片落地者，不着人手以针刺取者更妙。如急用，入纸封套内略烘即干。儿大者用一钱，小者用五分，俱以霜后丝瓜藤上小丝瓜煎汤调，空心服，汤宜多服。服后忌荤腥十二日，解出黑粪为验。一次可稀，三次不出，每年服一次。

稀痘神方　传方之家已十三代未出天花矣。

蓖麻子三十六粒，去壳，拣白色者去衣用，黄色者不用　朱砂一钱，须透红劈砂，另研细末　真麝香五厘

将三味于乳钵内研烂如泥，每年端午日午时，用手指蘸药，搽儿头顶心、前心、后心、两手心、两足心、两手弯、两腿弯、两腋下，共搽十三处，如铜钱大，约半分厚。搽药后，任其自干自落，不可洗去，即端阳前半月，初生小儿亦可至期搽用。

痧　痘①

梅花丸　治小儿痘疹，起死回生之药②。

腊月取梅花不拘多少，阴干有一两外用。

当归一钱五分　茯苓一钱　升麻五分　竹茹八分　甘草三分

用水盅半，煎至③八分，温热时将梅花拌浸一日，取出晒干研极细末。如小儿病，用雄鸡一只，吊起左足良久，将竹枪入鸡喉内取血，调梅花末为丸，如绿豆大，滚水送下二丸，即刻见功。如小女儿病，用老雌鸡吊右足，如前取血。制造晒干，以好瓷器收贮，不拘远年近日听用。此方济人万无一失，小儿临危，任是毒甚，略有微气，用滚水送下，不拘时，只不宜多服。

人牙散

人牙一两，盐泥固济，煅存性

研极细末，每服一枚，酒下。凡痘密如蚕种，皮毛一片，无异蚕迹者，死症也。法取人牙煅研酒调，四五朝时服之，痘可立起。

换痘丹

犀角一两　梅蕊一两　丝瓜灰一两　雄黄一钱　朱砂二钱　滑石一钱　麝香三分

上为末，用麻黄膏丸如芡实大，每服一丸，酒浆化下。凡痘密如蚕种，皮毛一片者，服此毒便解，痘即变，另发一层好痘，起死回生。

紫金锭　治小儿一切危痘，各照汤引磨服神效。

辰砂五钱　陈胆星五钱　蝉蜕三钱　甘草三钱　麝香一钱　蛇含石四两　　一方：加僵蚕四钱　白附子四钱　　白茯神四钱　白术四钱　　一方：加僵蚕三钱　白附子五钱　减去甘草一钱

共为极细末，饭捣丸，每锭重五分。

救　逆　痘

痘至七八日，或十日，灰陷倒塌，抓破无血，空壳无浆，目开不食，破损处如焦木灰色④，危笃垂死。

老白雄鸡冠血，愈多愈妙，白酒酿十匙，芫荽汁二十匙，三味搅和，隔汤炖，徐徐热服。少待皮肤红活，即有另发大痘，目复闭，面复肿，其内陷之毒，皆复发出，渐思饮食，初与米饮，次与黄芪粥饮，不必更服他药也。服一次若未全起，五更再与一服，倘面红气喘不妨。

神灯照法　治痘痒塌之极，火到痒

---

① 痧痘：诸刻本均无此，参照人卫本增补。
② 药：诸本皆作"病"，据文义改。
③ 至：原作"致"，据培元堂本改。
④ 灰色：原作"灰红"，据培元堂本改。

除。

川椒　艾叶　红枣　芜荽　茵陈　乳香　白芷梢　陈香橼　安息香

共为末，作纸捻熏照。

白螺散　治痘抓破。

白蛳螺不拘多少　片脑少许

香油调搽患处即愈。

治痘后翻疤，脓水渍蔓延：

赤石脂一两　寒水石一两　大贝母七钱

为末干掺。

象牙散　治痘后翻疤。

新象牙三钱　儿茶一钱半　僵蚕二钱，炒断丝　珍珠三钱，腐制

共为极细末，用油胭腊调涂，毒水如注，渐渐收口。

痘疮馀毒眼目膜障：

用蛇退一具，洗净焙燥，又用[1]天花粉与蛇退各等分，以羊肝破开，入药在内，麻皮缚定，又用米泔水煮熟食之，旬馀即愈。再蛇退须用洁白色者，若用杂色者有毒。

拔毒散　治痘后手足肩背痘毒痈肿。

韶粉[2]一两　大黄五钱，炒　雄黄三钱，另研　五倍子一两，炒　乳香五钱，另研　没药五钱，另研　黄丹五钱　白芨一两，炙　白蔹一两，炙　黄柏七钱，炒　白芷一两，焙

共为细末，蜜水调搽。

治痘毒方

用鲜鲜楝树根皮，同绿豆捣烂，厚敷患处立愈。

齿病敷药方　治小儿痘疹馀毒，牙龈破烂出血，或成走马牙疳者立效。并治大人牙烂，口舌破碎，如神。

人中白一钱　铜绿三分　麝香一分

共为细末，茶洗口牙净后，用指头蘸药末敷上即愈。

天花开在眼中方　用新象牙磨水，滴入眼，其花即退。

痧症发不透：

穿山甲五分，炙为末，收起

先以西河柳一两，薄荷五分，水煎滤清，入白酒酿、山甲末，调和热服，暑月不用酒酿。

惊痫[3]

探生散　治小儿急慢惊风，诸药不治，以此定其死生。

雄黄一钱　没药一钱　乳香五分　麝香二分半

上为末，用少许吹鼻中，如眼泪鼻涕皆出者可治。

青礞石散　治小儿急慢惊风，潮涎壅塞，命在须臾，此药入口即活。

青礞石一两，入砂锅内，同火硝一两，用炭火煅令通红，以硝尽为度，候冷如金色，研为细末，每服二三分，薄荷汤下。

治小儿急慢惊风：

五月五日午时，取白颈蚯蚓，不拘多少，去泥，活捣烂，加辰砂等分，和匀为丸，如绿豆大，金箔为衣。每服一丸，白汤送下。取蚯蚓时，以竹刀截两断，看其跳快者，治急惊风，跳慢者，治慢惊风，作二处修合极妙。

小儿急惊风

急惊者，身热面红痰盛，忽然手足牵引，啼不出声，目睛上视者是。

取活蚌一个，银簪脚挑开，滴入姜汁，将蚌仰天片时，即有水出，用瓷杯受之，隔汤炖热，灌下立愈，神效。

小儿急惊风：

石菖蒲捣拦，绞汁二三十匙，老姜汁

---

① 又用：原作"用用"，据培元堂本改。

② 韶粉：铅粉之异名。

③ 惊痫：诸刻本无此，参照人卫本增补。

数匙，和匀灌下即愈。

哑惊风：

细叶菖蒲捣汁，和雪梨汁同饮。

小儿惊痫迷闷嚼舌仰目者：

犀角尖五分，磨

滚水冲服。

小儿五痫：

甘遂末一钱

猪心一个，外以干面糊包，包在灶火内煨熟，去甘遂末，连面食之。

秘传抱龙丸　专治小儿著惊，吓伤心肝二经，即唇青四肢摇动，起卧不安。盖抱者，保也。龙者象东方肝木也，故此丸为治惊之要药也。

赤芍一钱　川贝母一钱七分　防风五钱桔梗三钱　明天麻一钱七分　钩藤三钱三分　枳壳三钱　薄荷叶三钱　胆星七钱　陈皮三钱天竺黄三钱　茯神二钱

共为细末，炼蜜丸芡实大，朱砂为衣，每服一丸，滚汤下，有外邪姜汤化下。

诸羊癫风：

白矾一两　雨茶①一两

共为细末，蜜和丸，桐子大，每服五十丸，食远陈茶送下，小儿二三十丸。

疳疮、疳积、诸疮丹毒②

猴子疳，名**二粉散**。是症从肛门，或阴囊边红晕烂起，渐至皮肤，不结靥，或眼梢口旁亦红。若不早治，必至烂死。凡见此症时切忌洗浴，只用软棉帛蘸甘草汤揩净用药，虽延蔓遍身，可保立愈，此方极秘，已救人无算矣。

绿豆粉一两　标朱③一钱④　冰片一分或二三分亦可　轻粉一钱半

上为极细末，将金汁调，鹅毛蘸敷上。如无金汁，雪水亦可，或用灯心甘草汤亦可。一方：轻粉用二钱，加牛黄二

分。内再服化毒丹。

乳母煎药方　小儿患猴疳，乳母亦宜服药，量精神强弱，服分数不拘。

黄连　金银花　连翘　甘草　赤芍当归　牛膝　桔梗　黑山栀　薄荷　木通

上各等分，用新汲水煎，渣再煎，食远服。

头耳疳疮：

将明松香，用草纸卷之，浸菜油内半日取出，点火将淋下油，加飞丹、枯矾在内调匀，冷定搽之。

头面疳疮：

黄丹三钱　枯矾一钱　黄柏三钱　铜绿三钱　白芷三钱

共研细，菜油调搽，一二次必愈。

头上疳疮：

明松香一两，入葱管内煮过，待冷干了，同飞丹一两，煅过头发三钱，研细，菜油调搽。

又方

飞丹五钱　搽面官粉⑤三钱　明松香一两

将葱管数根，入松香在内，水煮数滚，去葱晒干研末。五倍子将铜勺焙黑，略有微烟取出研末三钱。枯矾灰一钱，共研极细，如疮干，用菜油调搽，湿则干掺立愈。

治面耳疳疮下疳诸般恶症：

樟脑二两　铜青　轻粉　枫子肉各一两蛇床子二两　雄黄　黄丹　寒水石　硫黄豆腐制，各一两五钱　漏芦　枯矾各二两

共为细末，猪油调搽。

痧痘后走马牙疳：

---

① 雨茶：谷雨节所采之茶叶。
② 疳疮、疳积、诸疮丹毒：诸刻本无此，参照人卫本增补。
③ 标朱：即朱砂。
④ 一钱：培元堂本作"一两"，可互参。
⑤ 官粉：培元堂本作"宫粉"，义同。

明矾五分　冰片一分半　白硼砂二钱　人中白一钱，煅　皮硝一钱　雄黄牛粪尖一个，火煅黑存性

共研细末，吹入患处立愈。

小儿痘后痧后牙疳方

雄黄牛粪尖，须用经霜者妙，瓦上炒成灰，存性，每钱入冰片二分研细，吹患处立愈。

治小儿走马牙疳方

用女人溺桶中白以火煅过，研末一钱　铜绿三分　麝一分。

共为末，搽患处即愈。

小儿口疳：并治走马牙疳。

冰片一分五厘　甘草二分　儿茶二分　龙骨一分二厘　黄柏五厘　薄荷五分

春夏用薄荷五分，儿茶二分，秋冬用薄荷三分五厘，儿茶一分五厘。腐烂者，方加龙骨。走马疳，加珍珠五厘，西牛黄三厘。症凶者，方用上二物。

口疳吹药

人中白一两　黄柏末一两　青黛一钱　枯矾三钱　冰片少许　文蛤三钱　紫甘蔗皮灰五钱，炒过

共为细末，吹之立愈。

集仙固齿丹

五倍三分　龙骨二分　甘草三分　蔗皮灰五分　人中白五分　黄柏末三分　青黛一分　枯矾一分　冰片一分　薄荷三分　儿茶三分　黄牛粪尖一个，炙存性

共为细末吹之。

治小儿口疮，并治牙疳：

人龙①用尿洗净，瓦上焙脆研细，和青黛少许，冰片少许，研匀搽之立愈。

珠荟散　治小儿五疳积发热，牙疳并花后牙疳。

真芦荟五分　龙脑　薄荷叶五分　珍珠四分，研至无声　真青黛三分　官硼砂二分　大冰片五厘　儿茶五分

上为极细末，瓷瓶贮好，以蜡塞口，勿令泄气，临用吹患处。

治小儿疳疾：

用虾蟆一个，放在瓶内，将纸封口，过七日，再用洗净粪中蛆，不拘多少，入瓶中，任虾蟆食之，用炭火煅灰存性为末，蜜丸食之。

治头面疳疮，及白泡湿毒等疮，并治痘后翻疤，妇人蚀疮神效。

五倍子一两，去蛀屑，微焙　枯矾二钱五分　没药二钱，去油　飞丹五钱，汤泡淡，炒　蛇床子七钱，略焙　白芷六钱，烘　真轻粉三钱　明雄黄一钱　乳香二钱，去油

共为极细末，将老松香和熟猪油卷在青客布内，以火燃之，滴油于碗内，待冷，将油调药搽之即愈。

消疳无价散　治小儿疳积，并治疳眼。

石决明一两半，煅过　芦甘石五钱，童便煅　滑石五钱　雄黄二钱　朱砂五钱　冰片五分　海螵蛸五钱，煅去壳

共为细末，量儿大小，或三分五六七分，用不落水鸡肝，竹刀切片，上开下连，掺药在内，将箸包好，入砂罐，米泔半碗，重汤煮熟，连汤食尽。眼盲者，眼四五肝即愈。

鸡肝药

滑石六钱，水飞　雄黄二钱　朱砂三钱，水飞，忌见火　冰片三分　石决明一两半，煅　海螵蛸四钱，煅去壳　芦甘石六钱，童便煅七次　赤石脂三钱，煅

共为末，每鸡肝一具，入药末五分，陈酒、米泔各半盏，饭上蒸熟食之，开瞖复明。又方：每岁服一分。

疳积夜眼方　名五色鸡肝散。

石决明一两，九孔者，童便煅　芦甘石六

———————

① 人龙：蛔虫之异名。

钱，煅　赤石脂五钱，煅　朱砂五钱，水飞，不见火　海螵蛸四钱，炒黄　雄黄四钱　白滑石八钱

各研极细末，每岁一分，用不落水鸡肝一具，竹刀切开，掺药在内，箬包扎，瓦罐内米泔煮熟食之，极重者二三服即愈。此药忌见铜锡铁器。

治小儿夜盲，或疳积后目闭翳膜者：

羯羊肝一具　谷精草一握

瓦罐内煮熟，不时食之甚效。

小儿咳嗽发喘，鼻扇肺胀：名**百花矾**。

透明白生矾一钱，研极细末

用生白蜜三四钱调和，放舌上，徐徐吃下即愈。

治小儿痞块：名**三反膏**。

生甘草　甘遂　苋莱各三钱　鳖肉一两　硇砂一钱　木鳖子肉四个，去壳

加葱白七根，入蜜少许，捣成膏，摊狗皮上贴之，如药略干，加葱蜜润下，用二次愈。

治虫：

朝吃榧子三四个，下午吃使君子三四个，其虫即尽。但须兼服补脾胃药，不然虫尽则伤人，慎之。

治小儿虫积方：

榧子二三斤，陆续吃完即愈。

蒜螺丹　治小儿水肿腹胀，小便不利。

大田螺四个　大蒜五个　车前三钱　麝香少许

上前三味同研，后加麝香再研为饼，每用一个贴脐中，将膏药护之，水从小便出。

兑金丸　有黄黑二种，通治小儿百病，二种药共十四两。

白丑黄者用二两，去壳，磨极细，头末　大黄二两　川连三钱　雄黄二两　胆星五钱　神曲五钱　黑丑黑者用二两，去壳，磨极细，头末

虾蟆极大者，用一具，须要黄者，用银罐入内，用油盏盖住，铁丝扎好，外用炭火煅出黑烟，至黄烟出为度，放地上冷透出火毒，擘开如墨黑者良，如小者用两具，五月五日午时煅　青黛二两①　石膏一两　滑石一两　胡连三钱　神曲五钱

上二种丸药，俱用生研，水法丸如米柸之小，每岁各一丸，匀服，早晚各进一次。

阳春白雪糕　补养脾胃。

白茯苓四两　山药四两，炒　芡实四两　莲肉四两，去心　陈仓米半升　糯米半升　白糖二斤

先将药米粉蒸熟，再入白糖，印作饼子晒干。

锅焦丸　小儿常用健脾消食。

锅焦炒黄，三斤　神曲四两，炒　砂仁二两，炒　山楂四两，蒸　莲肉四两，去心　鸡肫皮一两，炒

共为细末，加白糖、米粉和匀，焙作饼用。

肥儿丸　常用可免饮食伤脾之症。

山药二两，炒　茯苓　白扁豆炒　五谷虫淘洗净，炒　山楂炒　白芍炒　麦牙炒　神曲炒　当归各一两五钱　白术土炒　陈皮　使君子肉煨，各一两　生甘草七钱　胡连七钱，姜汁炒

蜜丸绿豆大，每服一钱。

小儿胎痰，独生一个白色不红者：

南星　半夏　川乌　草乌

俱生用等分研末，或葱蜜，或鸡鸭蛋清调敷，一切外症，色白者皆可用。

胎癞：名**粉艾丹**。

先用猪胆汁浴净，再用官粉调涂碗内晒干，用艾熏至老黄色，取下为末，绢袋扑之。

————————

① 二两：锦文堂本作"一两"，可互参。

小儿白秃癞疮[1]：名**美首膏**。

百草霜一两　雄黄一两　胆矾六钱　轻粉一钱　榆树皮三钱

用石灰窑内烧红流结土渣四两，共为细末，猪胆汁调，剃头后搽之，神方也。

治白秃头疮方[2]　俗称腊梨头[3]。

用皂矾一钱，炒红　土楝树子三钱，炒黄豆五钱，炒焦　川椒一钱，炒出汗

共研极细，以豆腐泔水洗之，待燥，用柏油调搽，随愈。

小儿头上黄水疮及秃痂神效，**名香粉油**。

黄丹一两，水飞　无名异一钱，炒　官粉一钱，炒　轻粉三分，炒

片松香二两为末，入葱管内，用线扎定，水煮融化，去葱候干，共为细末，香油调搽神效。

治黄水疮：**八宝丹**。

螵蛸一两，去骨　赤石脂一钱二分，煅　文蛤一钱二分，炒焦　白龙骨八钱　儿茶一钱　枯矾一钱　黄丹一钱　官粉七分

共为末，掺上神效。

治小儿黄水疮：不论头面遍身俱有，水流湿处即生。

用铅粉不拘多少研细，井花水浓调糊干大碗内，将艾火熏，烟覆碗内粉，熏至绿色为度，取下研细。疮湿者干搽，干者用麻油调搽。

治黄水疮方

石膏三钱，煅　龙骨三钱，煅　片松香三钱　白矾三钱，煅

上药共研细末，以鸡蛋黄熬油，和前药敷上。

治小儿体肥，耳后腋下阴间湿痒者：

用海螵蛸研末，炒微黄敷之甚良，其次用官粉敷之亦好。

治小儿瘰疬头：

铜绿八钱　杏仁七十五粒，去皮尖　木鳖子五个，去壳　乳香五钱　没药五钱　血竭一钱　轻粉一钱　明松香四两　蓖麻子肉一两

共捣成千捶膏贴之。

小儿瘰疬头：**名绿燕丹**。

取多年柏油，入铜勺内熬滚去渣，再入铜绿、生矾、燕窝泥调匀搽。

又方

用死猫头一个，在瓦上煅焦黑，存性研末，掺在加味太乙膏上，贴之即愈。

小儿鼻衄不能吃乳：

鲜生地黄捣烂取汁，灌之即愈。

砭小儿丹法

小儿头上生游丹欲砭者，必令卧在凳上，将脚跟一头，用砖二块垫起凳脚，以坠毒气于头顶，然后用瓷锋砭之，使毒气皆从头顶而出。若乳母抱立，则毒气顺下，壅塞咽喉，必难生矣。慎之！慎之！

赤游丹：

青黛二分　雄黄五厘　蜒蚰一条

用瓦松一枝，同打烂绞汁敷。

又方：

活蜒蚰　葱头　飞面

鸡子白调敷。一方：加白蜜少许。

小儿遗尿：

用不落水鸡胵胵[4]一具，鸡肠一条，猪尿胞一个，各炙焦为细末，每服一钱，黄酒送下，女用雄，男用雌。

---

[1] 小儿白秃癞疮：原在此节后有"治小儿白秃癞疮方"一节，其内容与此节相同，仅文字顺序略异，培元堂本及其余诸本均无此节，今据培元堂本删之。

[2] 治白秃头疮方：原无此节，据培元堂本补。

[3] 腊梨头：即癞痢头。

[4] 鸡胵胵：即鸡肫。胵胵，本义为反刍动物的胃，此言鸡胃。

妇　人

经带崩漏①

治干血痨奇方　过三年者不治。

用白鸽子一只，去肝②肠净，入血竭，一年者一两，二年者二两，三年者三两，以③针线缝住，用无灰酒煮数沸，令病人吃之，瘀血即行。如心中慌乱者，食白煮肉一块即止。

治妇人女子带下虚脱症极效方

芡实粉二两　白茯苓二两　赤石脂一两，煅　牡蛎一两，醋煅　禹馀粮一两，煅　牛角䚡一两，炙黄

共为末，好醋一杯，拌和前药晒干，再捣末打糊为丸，每服二钱。

治妇人久积虚寒，小便白浊，并滑数不禁：

用鹿角屑炒黄为末，每服二钱，温酒空心下。

治妇人脏躁④之症：好哭悲伤，癫狂骂人，如有鬼神。平时女人好哭，自己不知其故，服之最妙⑤。

生甘草三两　小麦一升　红枣十枚

水六升，煮三升，分三次服即愈。

经闭：

土鳖虫一两，炙存性　上好血珀末五钱　麝香三钱

酒打和为丸，每服三分。

血淋：用发灰二两，藕汁调服。痛胀甚者，三日即愈。

治血崩：

大生地一两，炒　龙骨四钱，煅研极细　生牡蛎四钱，研极细　石榴皮三钱，炒　乌梅肉三钱，炒　阿胶六钱，蒲黄炒　陈棕灰三钱　百草霜三钱　陈京墨二钱⑥，炒

上研极细末，用淮山药五钱研末，醋水打糊为丸，分作七日服。内加人参三钱尤效，或用人参汤送下。

血崩方

陈棕灰　百草霜　头发灰各一两

共为末，每服一钱，陈酒下。

治血崩不止：

用陈棕、棉花子二味，烧灰存性，黄酒送下即止。

月水逆行上出口鼻：

韭汁、童便温服。

小便血：

鲜地骨皮洗净，捣自然汁，无汁以水煎浓汁，每服一杯，加酒少许，食前温服。能清心肾，开郁结，兼以分利。若专温补，反生湿热为害矣。

治孕妇痢疾秘传妙方

用鸡蛋一个，破一孔，如指大，以银簪脚搅匀，加入黄丹三钱五分，用纸封口，在饭锅上蒸熟食之即愈。

胎　前⑦

安胎方　胎气不安，或腹痛，或腰痛，或饮食不甘，俱宜服之，或五六个月常服数贴最妙，足月亦可服。

人参五分，虚者加倍　白术一钱，土炒　陈皮五分　甘草三分　当归一钱　川芎八分　白芍一钱，炒　砂仁七分，炒　紫苏一钱　香附六分，炒　黄芩一钱，炒

腹痛倍加白芍，腰痛加盐水炒杜仲、川断。内热口渴去砂仁，加麦冬，见红加酒炒地榆、生地。以上各一钱。

---

① 经带崩漏：诸刻本皆无此，参照人卫本增补。
② 肝：培元堂本作"肚"，可互参。
③ 以：培元堂本作"用"，可互参。
④ 脏躁：原本作"脏燥"，据《金匮要略》改。
⑤ 妙：原作"炒"，据培元堂本改。
⑥ 二钱：培元堂本作"三钱"，可互参。
⑦ 胎前：诸刻本皆无此，参照人卫本增补。

又方

归身—钱五分　川芎七分　白芍—钱,炒　熟地—钱　白术—钱五分　条芩—钱五分,炒　砂仁—钱,炒　陈皮—钱　苏梗五分　炙甘草四分

如或下血加蒲黄、阿胶。腹痛加香附、枳壳。如恶阻加竹茹,去地黄。

治胎漏方

用炒熟蚕豆壳磨末,每服三四钱,加沙糖少许调服。

治死胎不下:

皮硝二钱,壮者三钱,寒月加熟附子五分,酒半杯,童便一杯,煎二三沸温服。

治胎衣不下:

用牛膝三钱,葵子五钱,水煎服。

产　后①

产后腹胀闭结,膨闷气结,坐卧不安:

大麦芽炒为末,用一合,陈酒调。一方:每服三钱。

产后面紫:乃恶血上冲气壅,故目不合。

山楂—两,炒枯

童便煎服。

产后面黑:乃恶血入肺,发喘欲死。

苏木—两

水三盅,煎至一盅,调人参细末五钱服。

治产后恶露不尽发热:

用童子母鸡一只,竹刀杀,干择去毛破肚,将陈酒洗净,用益母草花一二两,装入鸡肚内,加陈酒浸,隔汤煮烂,去益母花,只将鸡淡吃,连酒汁亦吃,留鸡骨炙存性研末,沙糖调酒过下。先吃鸡一只,第二三只,将金茶匙草,代益母花,照前法入鸡肚内煮吃,骨亦吃,一二

只即愈。

产后血晕:

韭菜切入有嘴瓶内,将醋三碗,煎滚入瓶内,将瓶嘴塞产妇鼻孔即醒。

产后阴翻:

泽兰叶煎浓汤熏洗即收。

杂　症

吹乳不通:

雄猪前脚爪一个,鬼馒头②二个,并煮食之,一日即通,虽无子,女人食之亦有乳。

治乳不通:

丝瓜连子烧存性,酒下一二钱,被盖取汗即通。

治乳岩方　此病先因乳中一粒大如豆,渐渐大如鸡蛋,七八年后方破烂,一破则不可治矣,宜急服此药。

生蟹壳数十枚,放砂锅内焙焦为末,每服二钱,好酒调下,须日日服,不可间断。

青皮散　治乳痈初起。

青皮去瓤　山甲炒　白芷　甘草　土贝母各八分

为细末,温酒调服。

乳痈乳痛敷方

活鲫鱼—个　鲜山药—段如鱼长者

同捣烂敷上,以纸盖之。

吹奶乳痈:

南星　半夏　皂角去皮弦子,炒黄　五倍子去虫窠,炒黄

各等分,研极细末,米醋调敷,一宿立效。

乳痈煎方

乳香—钱　没药五分　苡仁二钱　川芎五

_____

① 产后:诸刻本皆无此,参照人卫本增补。

② 鬼馒头:木莲之别名。

分　甘草五分　防风一钱　银花二钱　知母一钱

陈皮一钱　当归五分　瓜蒌仁二钱　木通一钱

香附一钱　贝母五分　橘叶二十片，鲜者更妙

水酒①各半煎，食后服，四服必愈。

乳痈、乳岩及外吹：

螃蟹蒸熟，取脚上指甲，砂锅内微火炙脆研末一两，配鹿角挫末二钱。如遇此症，用陈酒饮一杯，将药一钱或八分放在舌上，以酒送下，再饮一杯，俱食后服。

治乳癣：

用虾蟆一个去皮令净，入半夏三钱，麝香半分，共打烂为一大饼，敷患处，用帛缚之，约三时许解去，其效如神。

乳痈奶疖：

活螃蟹十馀只，取脚爪尖，约七八钱，阴阳瓦炙黄研末，陈酒送下，出汗即愈。

治乳痈癣疬疮敷药

用野花椒叶晒干为末，鸡子清调敷立愈，痈尤效。

神效瓜蒌散　治妇人乳疽奶劳。

黄栝蒌子多者一个，去皮，焙为细末，如急用只烂研　川当归洗，去芦焙切细，半两　生甘草半两　滴乳香一钱，另研　通明没药二钱半，另研

上用无灰酒三升，同于银石器中，慢火熬取一升清汁，分为三次，食后服。如有奶劳便服此药，杜绝病根。如毒气已成，能化脓为黄水；毒未成即内消。疾甚者再合服，以退为度。乳疽之方甚多，独此一方，神效无比，万不失一。

内消乳疬方

大贝母、白芷等分为末，每服二钱，白酒下。如有郁症，加白蒺藜。若有孕，忌用白芷。

治男妇乳疬秘方　无不立愈。

鲜橘叶多些　夏枯草　香附童便制　青皮

先将夏枯草切碎，用青皮、香附晒干，后将橘叶放石臼内打烂，同前药拌匀，再晒极干，后方上磨为极细末，陈米饭为丸，白汤下，不拘时服。

治乳瘰疬：溃烂者方可服，神效。

雄鼠粪三钱，两头尖者便是　土楝树子三钱，经霜者佳，川者不用　露蜂房三钱

俱煅存性为末，分作三服，酒下，间两日服。一服痛即止，脓尽收敛奇效。

治乳痈：极凶者不过四贴。

炒白芍八分　甘草三分　苏梗七分　柴胡七分　炒黄芩八分　香附一钱，醋炒　当归八分，酒洗　川芎七分　金银花一钱半　贝母一钱半　连翘八分　瓜蒌霜八分，去油净

加橘叶三十片，水二盅，煎八分，食远服。无孕加青皮八分醋炒，有孕去青皮加姜汁、炒砂仁末五分同煎。一方：瓜蒌用一个，去油。

海上乳毒奇方

当归　漏芦　穿山甲　独活　乳香　没药　桔梗　青皮

水酒煎服立消。

雄黄藜芦散　治妇人阴中突出如蛇，或鸡冠菌②样者。

雄黄一钱　冰片二分　轻粉一钱　鳖头煅黄色，一钱　葱管藜芦二钱，研细如面

俱为末，和匀再研，瓷罐收贮，先用芎归汤煎洗，随后搽药，早晚二次，其患渐收。

芎归汤

川芎　当归　白芷　甘草　胆草各等分

每用五钱，煎汤洗患处搽药。

妇人乳肿：不论内外吹，**名必消散**。

取五谷大杨树上木耳菌，拭净，瓦上炙焦存性为末，每服三钱，沙糖调陈酒送

---

① 酒：原作"煎"，据培元堂本改。

② 菌：原作"茵"，据培元堂本改。

下即消，

妇人阴户内生疮，痒痛难堪：

用鲜猪肝切成条，于香油中微烫过，抹樟脑，川椒末，插入户内，引蛆虫，候一时辰，取出再换，二三条即愈。

妇人阴户内生疮作痒：

活蚌一个，剖开将有肉半个，手拿对阴户一夜，次日又用个一全安。蛤蚌亦不用甚大。

女人阴疮如虫咬痒痛者：

生捣桃叶，绵裹纳之，一日三四易。

妇人交接伤阴，出血不止：

五倍子研极细末掺之。

类证普济本事方释义

类证普济本事方释义序

　　余幼习举子业，丹铅①之暇，喜涉猎岐黄家言。自《素问》、《难经》，及汉、唐、宋诸名家所著书，靡不旁搜博览，以广见闻。岁十四，遭先君子忧②，既孤且贫，不能自给。因弃举子业，而一意肆力于岐黄，得睹家藏宋许学士《本事方》。学士讳叔微，字知可，官集贤院学士，盖士而精于医者也。观其用药制方，穷源悉委，深得古人三昧③。苟非三折肱④，良不易辨。盖其心存普济，于以阐发前人之秘，以嘉惠后人者，厥功伟矣。顾世之不知者或疑之，以其官居禁中，岂其一无所建白于世，而顾不以功名显，并不以文章名。考之《宋史》，姓名不少概见，即儒林、艺术⑤，曾不得一侧名其间，而仅见之稗官野史⑥，抑又何也？不知宋自高庙⑦而后，国事日非，奸良莫辨。学士以文章经济⑧之身，处闲散之位，事权不属，强聒何为。因发愤著书，以自抒无聊之志，所谓邦无道，危行言孙。学士固不求人知，人又何能知学士也？且《宋史》成于元代，于中朝士，多所简略，安知非蒐罗未及而故逸之也。虽然君子不得志于时，而著书立说，藏之名山，传之后世，亦未可为不幸。今其书具在，读者诚能服膺而勿失，於以寿人而寿国，何莫非学士之力乎？余惧其久而湮没弗彰也，因不揣鄙陋，为笺释其义而授之梓，因为弁数言于首。

乾隆十年岁次乙丑十二月上旬长洲后学叶桂识

① 丹铅：旧时点校书籍所用的丹砂与铅粉，意指读书
② 先君子忧：自称去世的父亲。忧，丧葬之事。
③ 三昧：事物的诀要或精义。
④ 三折肱：《左传·定公十三年》：三折肱，知为良医。指多次实践，可获得真知。
⑤ 艺术：指术数技艺，谓阴阳占候卜筮之术。此处指《宋史》中之方技传。
⑥ 稗官野史：稗官，小官。野史，中国古代私家编撰的史书。
⑦ 高庙：庙，庙号。此处指宋高宗赵构。
⑧ 经济：此指经世济民，治理国家之才干和学问。

顾　序

　　天下事，精其艺者必有心传，学其艺者每有心得。今与古以心相印，乃成不朽之业也。予幼抛举业，从事岐黄，凡《内经》、《素问》、《金匮》，靡不童而习之。以及丹溪、东垣、节庵①诸大家，亦尝博览兼收，特所见异辞，所闻异辞，莫能得其融会贯通之所在。厥后，得许学士《本事方》一书。观其因症著方，因方辨症，始觉豁然心目。然犹以为人所共见之书也，及得叶香岩先生《释义》，探原索委，使许氏未发之奇，不传之巧，尽剖而出之。予一旦秘之枕中，胜读十年书矣。嗟乎，古今人气体不相同也。无论上古之世，即如仲景以来数千年，气体厚薄，迥乎有别。以古人之成方，治今人之气体，不亦泥哉！而许学士仅去今六百馀载，香岩先生，予曾肩随共事，则是书尤觉切近於斯世也。夫先生得学士书，遂升堂入室，疗疾如神。学士得先生注，则义显理明。苦心悉见，是两人相须正殷，所谓精其艺者有心传，学其艺者有心得，非虚言也。予虽椎鲁②，敢让先生以独得而不为分惠乎。且将以先生所得者，为予心得云。

乾隆五十六年岁次辛亥仲冬吴县顾文烜西畴氏撰

---

①　节庵：明代医家陶华，字尚文，号节庵，著有《伤寒六书》。
②　椎鲁：愚钝。

黄　序

　　余尝谓：天下事有不为，未有为之而效不至者。世人自幼习举子业，殚心于经书文艺。不几年，辄登上第，居显官，人皆以为此积学所致。余曰：此特为之而效至耳。夫天下事为之而效至者，岂徒科举之业哉！古语云：不为良相，即为良医。医之活人，其效见于当时者，在其术；其效见于后世者，在其书。昔宋儒许学士著《普济本事方》十卷，迄今医家，奉为圭臬。国朝叶香岩先生为之《释义》，许创于前，叶述于后，为之而有其效者，前后一揆矣。香岩之书，向未刊行，家无藏本，而传抄之帙，流落人间。故西畴顾君奉为枕中秘，叶氏子孙访求数十载，渺不可得。西畴身后，叶氏始访而得之，将缮本付梓，因原本与坊本多有异同，恐无以信今传后，遂从余家借得宋刻残本前六卷，及老医周蕴石家抄本后四卷，并无名氏旧抄本十卷，逐一勘对，始知《释义》本，实系许氏原书，非坊间新刻可及。刊成之日，属序于余，余曰：予不知医理也，但有医书耳。有医书而可为医理之助者，予所愿也。许书宋刻，世所罕见，余幸有之，以待今日校勘释义之用，此亦非余为之而效自至者乎。究心医理之效，通于医者得之；究心医书之效，藏其书者得之。岂不相得益彰乎？余嘉是书之刊成，而并感叶氏与余商榷之盛意，遂不辞而赘数语，以见事事为之而效自至者，凡事皆然也。继则世之读书者，又安可不稽古求是乎哉！

　　　　　　　　　　　　　嘉庆岁在甲戌六月立秋前五日黄丕烈序

石　序

　　叶君澹安将刻其曾祖天士先生所著许氏《本事方释义》一书，而问序于余。观其原书，既有许学士之序矣，著为《释义》，则又有先生之自序，余复何言？虽然先生所以著此书之意，与澹安刻此书之故，不可以不述也。昔者神农辨百草，伊尹制为汤液，古圣君贤相，有经纬天地，翊赞幽明之功。而必斤斤于此者，诚欲消斯民夭札疒疾之灾，而全其生也。故太史公为扁鹊、仓公立传，而后世作史者宗其意，必立"方术"一门。良以医之为道，有仁寿斯民之功，非可以寻常小道视之耳。虽然六气有顺逆，四时有正变，阴阳有衰旺，血气有盈虚，起居则贵与贱，劳逸不同，禀赋则古与今，强弱亦异。治疾者，差之毫厘，谬以千里。执古方以治今病，岂有当乎。谚云：学医人费。此虽戏言，不可不察也，医岂易言哉！特是执古方不可以为医，而舍古方又何以为医？是在神明于规矩之中，若大匠诲人，不越乎斧斤绳墨，而巧拙则存乎其人尔。此许氏本事立方，而先生又因方而释其义之意也。方先生之以医鸣于世也，神明变化，起死回生。余生晚，不及见先生，然吴中父老皆乐谈其轶事，书之虽累牍不能尽，谓为今之扁鹊、淳于意可也。将来本朝国史为方术立传，必以先生为第一人矣。顾其生平少所著作，世惟传《医方指南》一编。其书乃先生弃世后，门下学者各以所闻知荟萃而成。其方不尽出先生之手，而又无所发明，观者不知其用意之所在，故书虽盛行于世，先生度世之金针①不在斯也。此书于某方治某病，某药行某经，君臣佐使，攻补升降，一一发明其义，虽所录无多，令人可获举一反三之效。其嘉惠后学，功岂在古人下哉！先生自谓一生心得在此，故迟之久而后成。书成在乾隆十年，先生年已八十矣。将缮本付梓，是岁先生遽归道山②，而其书亦亡。嘉庆八年，澹安之弟羽壶，于古簏③中捡得先生所著序文，因而知有此书。然求之累年不可得。至十七年，澹安之侄半帆始因其友刘景黄言，访而得之于成南顾西畴家，借归校之，宛然赵璧复还。澹安亟谋剞劂④，以期寿世。惟视世所行坊本，少三十馀方。复购宋本校之，则与此书同，而坊本所多者，宋本皆无之，殆好事者于何时附益之耳。澹安以为医者依方疗疾，多一方则多一方之用，与其过而去之，毋宁过而存之，故其方虽无先生释义，仍加采录，附于原书之末。学者欲知先生圣神工巧之处，观此可以窥豹一斑矣。余先祖介庵先生，亦以医术名于世。余以仕官劳形，不克继承先业。然生平颇好方书，常景仰先生之风，而怪《指南》一书

---

① 金针：秘法，诀窍。元好问《论诗》诗云：鸳鸯绣出从教看，莫把金针度与人。
② 遽归道山：指骤然去世。
③ 簏：用竹子、柳条编成的圆形盛器。
④ 剞劂：雕刻书。

之冗杂不足以传也。今得此书，略见先生心力之所在，故乐得为之序。

嘉庆十九年六月同里石韫玉序

吴　序

　　吾吴叶天士先生以医名，手到病除，迄今数十年，贩夫竖子[①]，类能举其名字。植德既高，后裔皆才俊。孙堂，精音律，有《纳书》、《楹业谱》行世。曾孙铨，以名诸生献赋，授官中书[②]，予咸与之友，顾未尝轻言医，盖守先生之遗训严矣。铨早世[③]，其子滋，亦能文，邮寄先生所著《本事方释义》示予，而请为之序。予受而读之，叹曰：医之为道，虽本性生，未有不成之于学者也。先生天禀颖特，于岐黄家言，无所不窥。既得宋集贤院学士许叔微所撰《本事方》，抉精探微，为之句比字栉，而务发挥其所以然。精审不苟，实为晚年论定之书。然后知先生神明规矩，其于古人成法，沉潜默识，而后能变化从心若是。余深痛夫乡曲小夫，目不知书，骋其师心自用，而以性命为尝试，真所谓以药饵为刀刃者。呜乎！得先生是书，熟读而深思之，其尚知所返哉！抑予往尝见俗子佣书，遇古医方脱落残缺，辄任意补缀，一字之讹，流毒杀人。是书得滋与其世父[④]钟遍求宋刊善本，详加校正，叶氏之有后，可喜也，且援以为习医而细心读书者法。

嘉庆十九年四月望日同里吴云谨序

---

① 贩夫竖子：贩卖货物的小商人和童仆。泛指社会地位低下之人。
② 中书：清代官名，在内阁中担任撰拟、记载、翻译等工作，官阶为从七品。
③ 早世：世当作逝。言其早逝。
④ 世父：即伯父。

朱　序

　　天士先生生应星占①，少研儒术，天才汗漫，三余爱涉岐黄；人事崎岖，一艺强名和缓，遂乃宣扬金匮，游戏银丸，手援祛獭之针，门驻悬蛇之辂。世惊其视垣一方，证肺六叶，触手生春，离法得意，传为华佗天授，以识分铢，俞跗②神通，治蠲汤液矣。不知其葃③枕奇咳，磨研理论，晞④虱凝精，绣鸳开觉者，盖有在也。兹裔孙澹安先生是以有《类证普济本事方释义》之刻。《本事方》者，宋集贤院学士许叔微之所著也，学士负希文⑤之志而晦于医，高卢扁之名而轶于史。始缘甄权⑥之孝而练其术，终法陆贽⑦之仁而笔诸书，彼其五诊精参，六微洞究，严析夫四然二反之交，匀调乎三佐一君之用，其通微则秦氏之禁方地，其集验则仓公之诊籍也。特以措词近古，聱牙或骇殷盘，加之刊本传讹，触目颇嗔燕烛。先生乃取家藏善本，馨心摘玄，出意译秘，成《释义》十卷，将付剞劂氏而未果也。今日者宰树逾围，楹书感涕，持夸朋好，群惊仙遇龙威，为体病瘝⑧，弗忍秘同鸿宝，裔孙等爰出藏山之本，谨刊行世之书。呜乎！百年手泽，一寸心田，不禁对是编而愀乎有感也。缅惟黄土抟人，赭鞭别草，论量五色，黄神探俞穴之微；消息三停，素女发明堂之诀。嗣是礼课十全，传称三折。《汉志》七家，唐官四属，医术尚矣！经方夥矣！然而道经委蜕，技绝针㐌，仙井湮沦，灵虚罄橘。训医为意，几多胶柱以调弦；用药如兵，无奈书书而费纸。夫古者郑人谛色，耶律窥形，铜穴胸罗，竹筵指喻。岂有影测支兰，漫施案杌。无如闻病之阴阳易遁，隔帷之色候难区。桓侯无恙，谁徵腠理之邪？壶子藏机，艰辨权衡之气，加以一方必佐使相须，一草复根茎异性。苦忆鲦⑨鱼，最良已瘘，谁知萱草，不定忘忧。而又或悖刚柔之剂，或乖配合之宜，谓巴豆而可君，信乌头以为帝，假云用毒攻毒，可复以寒增寒？此诊脉之与处剂并难也。有此二难，重之两失，经谈五运，窥天莫验有无；法列九针，论益岂兼补泻。病痟胡域乎春阳，病痤讵拘乎辛水。执叔和《脉诀》，宁赋形禀气之皆

---

① 星占：古代星占学中星与人所处的位置。通过观测星辰运行，可预知人之祸福。
② 俞跗：相传为上古时黄帝臣子，善医术。
③ 葃（zuò 做）：藉。
④ 晞：干燥。
⑤ 希文：北宋著名政治家、文学家范仲淹，字希文。著有《范文正公集》。
⑥ 甄权：唐初医学家，著有《脉经》、《针方》等书。
⑦ 陆贽：唐建中间翰林学士，字敬舆。贬忠州别驾时，辑有《陆氏集验方》。
⑧ 痟瘝：疾病，《书．康浩》，痟瘝乃身。
⑨ 鲦（tiáo 条）：鱼名。

同；袭廷绍①成方，奈枳实豆汤之不效。至若绍兴南局，香燥偏多；完素②北人，寒凉入主。子和③务泻实之方，丹溪持补阴之剂。尚温则熨五分之是炫，用冷则瓶百灌而弗衰。究之六芝五石，投宜自是同功，斗火盘冰④，执己终无一是，此泥古之与偏私并失也。澹安先生暨其犹子讷人、半帆等，雅游竹素，弗业刀圭，非持门风，务标宗数，第以仙瓢宛在，难私一卷之经；命钥攸关，合扩千金之德。幸读者细绎殚精，神明应手。果堪遇学士于卷中，快领凿心之斧，讵假起先生于地下，更施续命之汤。

嘉庆甲戌孟冬朔日吴县朱昌和谨序

---

① 廷绍：五代南唐时医家吴廷绍，曾为太医令。
② 完素：金代医家刘完素，字守真，著有《宣明论方》等书。
③ 子和：金代医家张从正，字子和，著有《儒门事亲》等书。
④ 斗火盘冰：宋代医家石藏用，临床喜用热药；与之同时的名医陈承，治病喜用凉药。二人用药偏执，但均有效，故时人有：藏用担头三斗火，陈承箧中一盘冰之语。见《老学庵笔记》。

许学士普济本事方原序

医之道大矣。可以养生，可以全身，可以尽年，可以利天下与来世，是非浅识者所能为也。苟精此道者，通神明，夺造化，擅回生起死之功，则精神之运，必有默相於冥冥之中者，岂可谓之艺与技术为等耶？窃疑上古之时，如岐伯辅黄帝，伊尹相商王，皆有方书，以瘳民瘼。逮及后世，周有和、缓①，秦有扁鹊，汉有仓公，魏有华佗，宋有徐文伯②，唐有孙思邈，又皆神奇出人意表，背望踵蹑，代③不乏人。自兹以往，其妙不传，间有能者，仅可一、二数。何古人精巧如是而今人之不逮也。予尝思之，古人以此救人，故天畀其道，使普惠含灵；后人以此射利，故天啬其术而不轻畀，予无足疑者。予年十一，连遭家祸，父以时疫，母以气中，百日之间，并失怙恃④。痛念里无良医，束手待尽。及长成人，刻意方书，誓欲以救物为心。杳冥之中，似有所警。年运而往，今逼桑榆⑤。漫集已试之方及所得新意，录以传远，题为《普济本事方》。孟荣有《本事诗》，杨元素有《本事曲》，皆有当时事实，庶几观者，见其曲折也。予既以救物为心，予而不求其报，则是方也，乌得不与众共之。

---

① 和、缓：医和、医缓，春秋时秦之名医。
② 徐文伯：南北朝医家，著有《疗妇人瘕》、《药方》等书。
③ 代：原作民，诸本同。据《普济本事方》改。
④ 怙恃：父母之代称。《诗．小雅．蓼莪》：无父何怙，无母何恃。
⑤ 桑榆：喻垂老之年。刘禹锡酬乐天咏《垂老》诗：莫道桑榆晚，为霞尚满天。

类证普济本事方序

　　甚哉！治病於未病之先者，无其人哉！世皆治病於已病之后，於是乎方立。然方固不同。有传之於古，有验之於今，有得之师授，有得之人传。总未明乎方之旨，以及药之升降、浮沉、寒热、温平、良毒之性，与夫宣通、补泻、轻重、滑涩、燥湿、反正、类从之理，而徒执方以疗病，犹夫未能格知诚正，而欲秉国钧，执国政，致斯民于仁寿之域也，得乎哉？故良医与良相同尊，有由来也。许子叔微，白沙人也，凤颖慧，嗜岐黄。绍兴中举进士，仕翰林学士，服官之暇，研究经论。每遇疑难，必阐其蕴，发其微，究其源，穷其奥，以故奇症怪病，皆能疗之。手著《伤寒发微论》、《伤寒百证歌》、《议证二十二篇》、《仲景脉法》诸书，皆脍炙人口。至《本事方》其后焉者也。举生平救治诸方投而辄验者，集成一书。分为十卷，名曰《证治普济本事方》。於本事而颜之曰普济，不特以慈祥恺恻之怀，发而为救世利民之事，并欲使黄冠缁衣①，咸受其化裁，不致抱疴而莫救，庸医昧士，俱遵其例派，毋庸杜撰以争奇。故于方后，或述病源，或明用药，使人一览而易晓焉。向使许子非沉溺于三皇五帝之书，浸淫乎诸子百家之说，乌能出奇无穷，良效如是？业医者得其方而玩索之，识见於是而益开，举业於是而益粹。即不知医者，身处乎僻壤穷乡，求良医不速者，得是书而珍惜之，开卷亦可检方，斟酌即能自药。其有补於天下后世也，岂浅鲜哉！是亦普济之义也夫。

　　　　　　　　　　　　　　　　　　　　　　　　　钱开礼谨序

---

① 黄冠缁衣：僧道专用之衣帽，此泛指僧道。

类证普济本事方坊刻王氏本备录_{计二十七条}计二十七条

第一卷计第一条

苏合香圆① 治气中暴厥。

白术　青木香　乌犀角屑　香附子炒去毛　朱砂研，水飞　诃黎勒煨，取皮　白檀香　安息香另末，无灰酒一升熬膏　沉香　麝香研　丁香　荜拨各二两　龙脑研　苏合香油各一两，入安息香膏内　熏陆香②一两，别研

上为细末。入研药匀，用安息香膏并炼白蜜和剂。每服旋圆如梧子大。早取井华水，温冷任意，化服四圆，老人、小儿化服一圆。温酒服亦得。并空心服之。腊纸裹一圆如弹子大，绯绢袋当心带之，一切邪神不敢近。

第二卷_{计九条}计九条

卫真汤 按：在黑锡圆下。 治丈夫妇人元气衰惫，荣卫怯弱，真阳不固，三焦不和。上盛下虚，夜梦鬼交。觉来盗汗，面无精光。唇口舌燥，耳内蝉鸣。腰痛背倦，心气虚乏。精神不宁，惊悸健忘，饮食无味，日渐瘦悴。外肾湿痒，夜多小便，肿重冷痛，牵引小便。足膝缓弱，行步艰难。妇人血海久冷，经候不调，或过期不至，或一月两来。赤白带下，漏分五色。子宫感寒，久不成孕，并皆治之。此药大能生气血，遇夜半子时肾水旺极之际，补肾实脏，男子摄血化精。诸病未萌之前，皆能制治，使不复为梗。

人参一两半　当归酒浸一宿　青皮去白丁香各一两　川牛膝童便、酒各半盏，浸一宿

生地黄各二两　白茯苓　木香　肉豆蔻熟地黄温水洗　山药各三两　金钗石斛五两

上为细末。每三大钱，酒调下，盐汤亦得，空心食前一服。妇人诸病，童便同酒调，空心服。

鳖甲圆 按：在石斛散下。 治劳嗽虚症，及鼻流清涕，耳作蝉鸣，眼见黑花，一切虚症。丈夫妇人皆可服。

五味子二两　鳖甲　地骨皮各三两

上为末，炼蜜圆如梧子大，空心食前，温酒或盐汤任意服三、五十圆。妇人醋汤下。

此方乃曲江人家秘方，服效者众，且处方有理。

治气虚头疼**又方** 按：在第二方之下。 治肾虚头痛。

硫黄　食盐等分

为末，水调生面，和圆梧子大。每薄荷茶下五圆。

白附子散**又方** 治偏正头风。

白附子　白芷　猪牙皂荚去皮，等分

为末。食后茶清服，仰卧少顷。

荆芥散 按：此下三方，在羚羊角散之下。 治头风。

荆芥　石膏煨③成性，等分

上为细末。每服二钱、姜三片、葱白三寸和须使，水一盏，煎至七分，食后

---

① 圆：同丸。下同。
② 熏陆香：即乳香。
③ 煨：诸本同。疑当作煅。

服。

透顶散　治偏正头风，夹脑风[1]，并一切头风，不问年深日近。

细辛_{表白者，三茎}　瓜蒂_{七个}　丁香_{三粒}
糯米_{七粒}　脑子[2]　麝香_{各一黑豆大}

上将脑、麝乳钵内研极细，却将前四味研匀，另自治为末，然后入乳钵内荡起，脑、麝令匀，用瓦罐子盛之，谨闭罐口。患人随左右搐之一大豆许，良久，出涎一升许则安。

又方

女人头晕，天地转动，名曰心眩，非血风也。胆子矾[3]一两，细研。胡饼[4]剂子一个，按平一指厚，以篦子勒成骰子大块，勿界断，於瓦上焙乾。每服一骰子，为末，灯心竹茹汤调下。

_{黑龙圆}**又方**　治八般头风。

草乌尖　细辛_{等分}　黄丹_{少许}

上为细末，用苇管搐入鼻中。

又方

头风白屑痒甚。

藜芦末沐头，擦之，紧包二日夜，避风，效。

第三卷_{计一条}

川芎圆　按：在芫花圆下　治膈上痰。

川芎_{二两，细锉，慢火熬熟}　川大黄_{二两，蒸令乾}

上件焙乾为末。用不蛀皂角五、七挺，温水揉汁，绢滤出渣。瓦罐中熬成膏。和前二味为圆如桐子大。每服十五圆，小儿三圆，姜汤下。

第四卷_{计三条}

_{灵砂丹}**又方**　治热毒赤痢。

黄连二两，切，瓦焙令焦，当归一两，焙为末，入麝香少许。每服二钱，陈米饮下。佛智和尚在闽以此济人。

寒热痁[5]疾方　按：在地仙散下

人言[6]_{一钱}　绿豆根

为末，无根井水圆绿豆大，黄丹为衣。阴乾。发日五更，冷水下五七圆。

酒浸牛膝圆　按：在鹿茸圆下。　治腰脚筋骨痠无力。

牛膝_{三两，炙黄}　川椒_{半两，去目并合口者}
附子_{一个，炮去皮脐}　虎胫骨_{真者半两，醋炙黄}

上㕮咀，用生绢作袋，入药扎口。用煮酒一斗，春、秋浸十日，夏浸七日，冬浸十四日，每空心饮一大盏。酒尽，出药为末，醋糊为圆。每服二十圆，空心，温酒盐汤任下，忌动风等物。

第五卷_{计十七条}

_{槐花散}**又方**　治肠风下血。

五倍子　白矾_{各半两}

为末，顺流水圆梧子大。每服七圆，米饮下，忌酒。

又方　治酒痢下血。

百药煎、五倍子、陈槐花等分，焙研末，酒和圆梧子大，每服五十圆，米饮下。

_{肠痔下血}**又方**　治热毒下血方。

---

① 夹脑风：病证名，头风之一种，其特点是两太阳连脑皆痛。
② 脑子：龙脑冰片之别名。
③ 胆子矾：即胆矾。
④ 胡饼：即烧饼。
⑤ 痁（shan 山）：疟疾。
⑥ 人言：出《本事方》，为砒石之别名。

金星草^①　干姜^②各三两

为末，每服一钱，新汲水下^③。

^{梅师方}**又方**　治衄血不止。

薄荷汁滴之，或以干者水煮，棉裹塞鼻。

热病后眼患方　按：在菊花散下　治诸眼患，因热病后毒气攻眼，生翳膜遮障。服此药遂旋消退，不犯刀针。

青葙子　防风　枳壳各一两　茺蔚子　细辛　黄连各半两　枸杞子　泽泻　生地黄　石决明各一两半　车前子　川当归　麦门冬去心，各二两

上各如法修治，焙干为末，炼蜜圆如梧子大。每服三十圆，饭饮吞下。忌一切热毒物。

治睛疼难忍者方　按：以下三方在庞安常二方下。

川当归　防风　细辛　薄荷各等分

上为末。每三钱，麦门冬熟水调下，食后，日、午、夜卧各一服。

针头圆　治男、妇、室女、小儿诸般赤眼。

川乌尖七枚，怀干　白僵蚕七枚，去嘴怀干　鹏砂^④十文

上为末，用猪胆汁调药成软块，摊碗内。荆芥、艾各一两，皂角小者一茎，烧，将药复熏之。常将药膏搅匀转，又摊又熏，以皂角、荆芥、艾尽为度，再收成块。用油纸裹，入地中。冬天两日夜，夏天一夜，春、秋一日夜，取出圆如针头大。每一圆入眼中，妙。

又方

眼生黑花，年久不治者。椒目炒，一两，苍术炒，一两，为末，醋和圆梧子大。每服三十圆，醋汤下。

^{犀角升麻汤}**又方**　治牙齿疼痛方。

大川芎䓖一个，入旧糟内藏一月取，焙，入细辛同研末，揩牙。

又方　治牙齿肿痛方。

马齿苋一把，嚼汁渍之，即日肿消。

又方

风虫牙痛，龈常出血，渐^⑤至崩落、口臭，极效。大黄，米泔浸软，生地黄，各旋切一片，合定贴上，一夜即愈。未愈再贴。忌说话，恐引入风。

^{口生疮方}**又方**　按：以下五方，俱在口生疮方下　治膈上热极，口舌生疮方。

腻粉^⑥一匕　杏仁七粒，不去皮尖

上二味，临卧时细嚼，令涎出则吐之。用温汤漱口，未痊可又用。

又方　治同上。

胆矾一块，用百沸汤化开，含漱一夕，可瘥八分。

又方　治口舌生疮方。

用生姜一块，临睡时细嚼含睡，不得出气，眠著不妨，睡觉咽下。

加减甘露饮　治男子、妇人、小儿胃客热，口臭牙宣，赤眼口疮，一切疮疼，已散未散，皆可服之。

熟地黄　生地黄　天门冬去心　黄芩　枇杷叶　山茵陈　枳壳　金钗石斛各一两　犀角尖　甘草各五钱

上为末。每服二钱，水一盏，煎至七分，去渣，食后临卧温服。小儿一服分作两服，更斟酌与之。

又方　治虚壅上攻，口舌生疮。

草乌一个　南星一个　生姜一块

为末，醋调作掩子，贴手脚心。

^{黄芪汤}**又方**　治耳卒聋闭方。

---

① 金星草：有多种。据《嘉祐本草》所载，应为水龙骨科植物大果密网蕨之全草。
② 干姜：原作冰干姜，诸本同。
③ 下：原作上。
④ 鹏砂：即硼砂。
⑤ 渐：原作斩，诸本同，据文义改。
⑥ 腻粉：即轻粉。

以鼠胆汁二枚滴之，如雷鸣时即通。

第六卷计五条

治鼠瘘、瘰疬方　按：以下五方，在决明甘草汤下。

刺猬皮，瓦上炒，研末，加水银粉敷。

又方　治同上。

土附子一枚　食盐三斤　小便五升

上三味，同浸半月日，取出，将附子去黑皮，阴干为末。用黑豆煮烂，研为膏，圆附子末如梧子大。每服十圆，酒吞下，早晚二服。

火丹方　治丹从脐起。

槟榔末，醋调敷之。

又方　治烟火丹发从背起，或两胁及两足赤如火。

景天草、真珠末一两，捣和如泥涂之。

又方　治萤火丹从头起。

慎火草①，和苦酒涂之。

第七卷计一条

染须发方　按：在卷末。

生地黄一斤，生姜半斤，各洗，研自然汁，留滓用。不卧。皂荚十条，去皮弦，蘸汁，炙至汁尽为度，同入罐内，泥固，煅存性，为末。用铁器盛末三钱，汤调停二日，临卧染须发，即黑。

---

① 慎火草：《本经》之慎火，《千金方》之慎火草，均为景天之别名。

普济本事方治药制度总例

古之圣人，不治已病而治未病，是以民无夭札①，物无疵疠②，患病者少，故无方药以治病也。后世之人不然也，以酒为浆，以妄为常，不知持满，不时御神，务快其心，匿于生乐，起居无时，饮食无节，奸贪诈伪，无所不至，以致六气侵于外，七情扰于中，故人每每多病。所见之病，或内因，或外因，或不内外因。或暴至，或因循，病态百出，不得不有赖于金石、草木、昆虫、鸟兽、鳞介之药也。然而必土产之道地，炮制之精良，按方留心施治，无不效验。否则虽是长桑、扁鹊、仲景诸贤之方，投之不得效验也。非惟无益于病，抑且有害于人，则道地之与炮制，岂可忽乎哉？但炮制之法，宜生宜熟，宜刀圭③，宜㕮咀，宜酒制，宜酥炙，当悉遵雷公制度，庶不悖古人立方之意。仆不揣鄙陋，聊赘数言，以供同志之采择云。白沙许叔微知可氏谨识。

菟丝子，酒浸。曝焙干用。纸条子同碾，即便为末。

半夏沸汤浸至温，洗去滑，换汤洗七遍，薄切焙。

乳香，挂窗孔中风乾研，或用人指④甲研，或以乳钵坐水盆中研。

天雄、附子、乌头⑤，灰火炮裂，去皮、尖⑥用。

牡蛎，盐泥固济干，火烧通赤，去泥用。

鹿茸，酥炙黄，燎去毛。

诸角，镑治为细末方入药。

苁蓉、牛膝，酒浸水洗，焙干用。

破故纸、蛇床子、茴香，炒令香。

桂，去粗皮，取心用，不见火。

葶苈，苦者炒令香。

桃、杏、郁李仁，皆去皮尖，微炒。

天、麦二门冬，略用水渂⑦，去心。

杜仲，去皮，锉如豆，炒令黑。

桑螵蛸，涂酥，慢火炙令香。

大黄，以温纸裹，甑上蒸。

枳壳，去瓤细切，麸炒黄。

厚朴，去粗皮，生姜汁炙。

椒，去目并合口，微火炒，地上出⑧汗。

前胡、柴胡、藁本，皆去苗净洗。

诸花，皆去萼及梗。

远志、牡丹、地骨皮，去心。

阿胶，碎之，蛤粉炒成珠子。

石苇、枇杷叶，温水浸，刷去毛，焙。

蛇蜕、蝉蜕，洗去土炙。蝉去头、

---

① 夭札：遭疫疠而早死。
② 疵疠：灾害，疾病。
③ 刀圭：有两义。一是指古代一种量药末的器具，形状如刀圭的圭角，一端是尖形，中部略凹陷，一刀圭约等于方寸匕的十分之一；一是古代对于医术的一种别称。此处指前者。
④ 指：原作执，诸本同。据《普济本方》改。
⑤ 乌头：《普济本方》另作一条。
⑥ 尖：《普济本方》作"脐"。另条乌头方下作"尖"。
⑦ 渂：湿润。
⑧ 出：原脱，诸本同。据《普济本方》补。

足。

巴豆，去皮、心膜，细研，新瓦上出油。

蛇黄[1]，炭火煅通赤，醋淬三、五度。

酸枣仁，微炒，去皮研。

当归，洗去芦，薄切，焙干称。

花蛇、乌蛇肉，酒浸，去皮骨炙。

真珠母，未钻真珠也，研如粉。

吴茱萸，浸七次，焙。

香附子，麸炒，舂去皮。

芫青、斑猫[2]，去头、翅、足。

败龟、虎骨，并酥炙。

僵蚕，去丝、嘴，炒。

乾漆，炒至大烟出。

防风，去钗股者。

皂角，去皮弦，炙用。

茵芋，去梗，锉，炒用。

木鳖，去壳研。

虎睛，酒浸，切，焙。

威灵仙，去苗，洗。

紫苏子，淘洗。

鳖甲，醋炙黄。

黄连，去须用。

甘草，炙。

干姜，炮。

蜈蚣，去头足。

蝎，去毒。

水蛭，炒焦。

柏子仁，研。

茯神，去木。

细辛，去叶。

神曲，碎炒。

青皮，去白。

茯苓，去皮。

---

① 蛇黄：为蛇含石之别名。
② 斑猫：即斑蝥。

校刻本事方释义例言

一、是书家藏原稿残缺，壬申秋，始从顾氏假①得全书，谋付梓。因书经传抄，不无讹脱，参考数月，始得告竣。意主校对，故并列异同，不敢以己意断其是非。

一、释义所据原书，措辞简净，与世行坊刻云间②王氏本迥异，乃是家藏善本。而许氏原书，录在中秘，民间无从取证，惟宋刊前六卷残本，及周氏蕴石后四卷抄本，多与相合，故专用一本参校，而坊本不复赘入。然坊本具在，读者取而互阅之可也。

一、是书既多鲁鱼之讹③，而宋本及周本亦多纰缪，似仍不及释义所据本也。今一以释义原本为主，而二本之互异者，注于每句之下。

一、诸本语句不同，而于义无别者，不复注明，以省谬辐④。

一、自宋本、周本而外，藏书家颇多，旧抄本有可参校异同者，亦为采入。

一、诸本俱聱牙难读，则仍并注坊本，以备参考。

一、书中所引《素问》、《千金方》诸书，既经作者删节，语句不必尽合，其或义有相歧，亦间为注出，然不免挂漏也。

一、原本不存旧序，而宋本有许氏自序一篇，又无名氏旧抄本有钱开礼一序，今并补入。

一、原本有治药总例一则，当是治药引言，为宋本所缺，而制度，各条则无之，今从宋本补入，恰如觅得玉合子也。

一、《释义》主于畅达，其或复述原文，亦镎于⑤申之之意，读者勿讶其词繁不杀也。惟字句偶有不顺，或亦传写之误，略为条贯其辞。

一、《释义》辨药之气味及所入经络，或繁简不同，或前后互异，对病发药，不可拘以一律，今悉依原本，不易一字。

一、凡参校增入之注，俱冠一按字，以别于原文。

一、坊刻所载之方，较诸本独多，不知为后人窜入，抑仍许氏所增损也。今悉附录于后，不欲以无《释义》而置之。

一、是书自宋刊残本外，唯凭抄本校对，其药味分两，间有参差，在用之者自能临证变通。然何如归于一是为无憾乎，倘藏书家收弆⑥善本，慨然出示，俾得更加考订，

---

① 假：借。
② 云间：旧江苏松江府之别称
③ 鲁鱼之讹：文字相似，容易写错。此处指传抄中容易发生错误。
④ 谬辐：交错纠缠，文字太多，内容太广。此指篇幅。
⑤ 镎于：古代乐器。
⑥ 收弆（jǔ 举）：收藏。

补附卷末，于以嘉惠斯世，则亦不负学士普济之意云。

曾孙钟　元孙滋、潮谨识

附：叶香岩传

长州沈德潜撰

君名桂，字天士，号香岩。先世自歙县迁吴。诸生隆山公，曾祖也。祖紫帆，有孝行，通医理。至君考阳生而精其术。范少参长倩无子，晚得茯庵太史，生无谷道，啼不止。延医视之，皆束手。阳生翁至曰：是在膜里，须金刀割之。割之而谷道果开。太史既长，为紫帆翁作传以报焉。君少从师受经书，暮归，阳生翁授以岐黄学。年十四，翁弃养①，君乃从翁门人朱君某专学为医。朱君即举翁平日所教教之，君闻即彻其蕴，见出朱君上，因有闻于时。君察脉，望色，听声，写形，言病之所在，如见五藏癥结。治方不执成见，尝云：剂之寒温，视疾之凉热。自刘河间以暑火立论，专用寒凉。东垣论脾胃之火，必务温养，习用参附。丹溪创阴虚火动之说，又偏于寒凉，嗣是宗丹溪者多寒凉，宗东垣者多温养。近之医者，茫无定识，假兼备以幸中，借和平以藏拙，甚至朝用一方，晚易一剂，而无有成见。盖病有见证，有变症，有转症，必灼见其初终转变，胸有成竹，而后施之以方，否则，以药治药，实以人试药也。持论如是，以是名著朝廷，下至贩夫竖子，远至邻省外服②，无不知有叶天士先生，由其实至而名归也。居家敦伦纪，内行修备，交朋友以忠信，人以事就商，为剖析成败，如决疾然，洞中窍会。以患难相告者，倾囊拯之，无所顾藉。君又不止以医擅名者。没年八十，配潘孺人。子二：奕章、龙章。奕章亦善医，以君名掩。孙二：堂、坚。曾孙三人，习儒业，食君之德，高大家声将于是乎在。

论曰：自太史公③传仓公，件系其事。陈承祚④作《华佗传》因之。后戴九灵⑤、宋景濂⑥仿其体作《名医传》。君不欲以医自名，并不欲以医传后。临殁诫其子曰：医可为而不可为，必天资敏悟，又读万卷书而后，可借术济世。不然，鲜有不杀人者，是以药饵为刀刃也。吾死，子孙慎无轻言医。鸣呼！可谓达且仁矣。

---

① 弃养：父母去世的婉称。
② 外服：此指受中国传统文化影响较深的国家如朝鲜、越南等。
③ 太史公：西汉史学家、文学家司马迁，元封三年任太史令，故后人称其为太史公，所著《史记》，亦称《太史公书》。
④ 陈承祚：三国蜀汉史学家陈寿，字承祚，著有《三国志》。
⑤ 戴九灵：元代学者戴良，字叔能，号九灵山人，著有《九灵山房集》。
⑥ 宋景濂：元末明初文学家宋濂，字景濂，号潜溪，著有《宋学士全集》，为《元史》主编。

目　　录

类证普济本事方卷第一

宋白沙许学士原本

长洲叶桂香岩释义

治中风肝胆筋骨诸风

治肝经因虚，内受风邪，卧则魂散而不守，状若惊悸。**真珠圆**。

真珠母三分，研细同碾　熟干地黄　当归各一两半　人参　柏子仁　酸枣仁各一两　云茯神　暹逻犀角　龙齿　海南沉香忌火，各半钱

上为细末，炼蜜为圆如梧子大，辰砂为衣。每服四、五十圆，金银薄荷汤送下。日午、夜卧服。

释义：此安神熄风之方也。真珠母气味咸寒，入足厥阴，以之为君。熟地黄气味甘寒微苦，入足少阴。当归气味苦辛甘微温，入手少阴。二味为臣。人参气味甘微温。入足阳明。柏子仁气味苦辛微温，入足厥阴。枣仁气味苦平，入手少阴。茯神气味甘平，入手少阴。犀角气味苦酸咸寒，入足厥阴。龙齿气味凉涩，入足厥阴。沉香气味辛微温，入足少阴。以之为佐、使者，因肝虚受邪，内风鼓动，致神魂不守。藉水之滋养，肝风得熄，飞扬者得以镇静，使坎离交合，神旺气和，自然安适矣。

独活汤

独活黑者　防风　华阴细辛　酸枣仁前胡　半夏曲　五味子　沙参　羌活　甘草　白茯苓　人参各一两

上为粗末，每服四大钱。水一盏半，生姜三片，乌梅肉半个，同煎至八分，去滓。不拘时候。

释义：此祛风养正之方也。独活气味苦辛甘平，气味俱薄，浮而升，阳也。入足厥阴、少阴，引经之风药，故以之为君。防风气味辛甘温，入手、足太阳之风药。细辛气味辛温，气厚于味，阳也，入足厥阴、少阴，引经之药。枣仁气味苦平，入手少阴。前胡气味苦辛微寒，阳中之阴，降也，入手足太阴、阳明之风药，其功长于下气。半夏气味苦辛微温，沉而降，阴中阳也，入足阳明，除痰散逆。五味子气味酸苦咸微温，收敛散逆之气，入足少阴。沙参气味甘苦微寒，能补五脏之阴，入足厥阴。羌活之气味与独活同，入足太阳，兼能利水。甘草气味甘平，兼通入十二经络，诸味得之，皆能缓其性，乃君子之品也。茯苓气味甘平淡渗，入足阳明，引诸药达于至阴之处。人参气味甘微温，入足阳明，能补五脏之阳，使身中正气大旺，外邪不能侵犯矣。

绍兴癸丑，予待次四明①。有董生者，患神②气不宁，每卧则魂飞扬，觉身

---

① 四明：浙江旧宁波府之别称。
② 神：原作"作"，诸本同。据《普济本事方》改。

在床，而神魂离体，惊悸多魇，通夕无寐。更数医而不效。予为诊视，询之曰：医作何病治？董曰：众皆以为心病。予曰：以脉言之，肝经受邪，非心病也。肝经因虚，邪气袭之。肝，藏魂者也，游魂为变。平人肝不受邪，故卧则魂归於肝，神静而得寐。今肝有邪，魂不得归，是以卧则魂飞扬若离体也。肝主怒，故小怒则剧。董欣然曰：前此未之闻，虽未服药，已觉沉疴去体矣。愿求药法。予曰：公且持此说与众医议所治之方，而徐质之。阅旬日复至云：医遍议古今方书，无与病相对者。故予处此二方以赠，服一月而病悉除。此方大抵以真珠母为君，龙齿佐之。真珠母入肝经为第一，龙齿与肝同类故也。龙齿、虎睛，今人例作镇心药。殊不知龙齿安魂，虎睛定魄，各言类也。东方苍龙，木也，属肝而藏魂。西方白虎，金也，属肺而藏魄。龙能变化，故魂游而不定。虎能专静，故魄止而有守。予谓治魄不宁者，宜以虎睛。治魂飞扬者，宜以龙齿。万物有成理而不说，亦在夫人达之而已。

治中风虽能言，口不喎斜，而手足軃①曳，脉虚浮而数，风中腑也。盖风中血脉按：宋本无血字则口眼喎斜，风中腑则肢体废，风中脏则性命危。凡风中腑，宜汗而解。**星附散**。

天南星　半夏二味薄切，姜汁浸透　川乌　白附子　黑附子　白茯苓　人参　白僵蚕　没药以上各等分

上为粗末，每服二钱，水酒各一盏，同煎至八分，去滓热服，二、三服，汗出瘥。顷在桐庐，有人患此症，三投此药得汗，手足能举。

释义：天南星气味苦辛温，食之令人麻，入手、足太阴脾肺之药。半夏气味苦辛温，入足阳明，除痰散逆。川乌气味辛

大热，入足太阳、少阴，外邪透骨者，非此不能入。白附子气味辛甘大温，入足阳明，神迷痰塞者，非此不能醒。黑附子气味辛大热微咸，入手、足少阴，茯苓气味淡渗甘平，入足阳明。人参气味甘温，入足阳明，守定中宫正气，群药得以流行。白僵蚕气味咸辛，入手、足阳明，引药入络。没药气味苦平辛香，入足阳明，能散血而引药入络。盖中风原系急病，经络诸窍闭塞，非守护中宫正气，则群剂辛热攻邪之药何由奏效？此真祛邪扶正之方也。

治体虚有风，外受寒湿，身如在空中，**二生散**。

生附子去皮脐　生天南星各等分

上二味，㕮咀②，每服四大钱。水一盏半，生姜十片，慢火煎至八分，去滓服。戊午年，予在新安有此疾，张医博子发授此方，三服愈。

释义：此攻邪祛病之方也。外有风邪，内有湿邪，身如在空中，补药难投。取生附子气味辛热，直入手、足少阴，天南星气味苦辛温，直入手、足太阴；再佐以生姜之味辛达表，使内外之邪不得停留。病既去，则正气自然渐复矣。

治中风忽然昏若醉，形体昏闷，四肢不收，风涎潮于上膈，气闭不通，宜用**救急稀涎散**。

猪牙皂角四挺，肥实不蛀者，去黑皮　晋矾光明者，一两

上细末，研匀。轻者半钱，重者三字匕。温水调灌下。不大呕吐，但微微冷涎出一二升便得醒。醒后缓而调，治按：宋本醒作惺，后作次。不可使大便。按：宋

---

① 軃（duǒ 朵）：指肢体下垂。
② 㕮咀：炮制方法之一。古人在无刀时，或为防刀具影响药效时，用嘴将药物咬成粗粒，以便加水煎服。

本作便大段，疑误，当从坊本作便大服①。亦恐过伤人。孙兆方。

释义：猪牙皂角，气味辛温开窍。晋矾气味凉涩，俱入手太阴、足阳明，能开窍，通经络，祛风，降痰涎。暴病救急之方也。得神清气爽，再当审药疗治。

治中风同前证。**胜金圆**。

生薄荷按：宋本注半斤　朱砂研，各半两。按：宋本无各字　瓜蒂末　藜芦末各一两　猪牙皂角二两，槌碎。水一升，同薄荷一处捣取汁，慢火熬成膏

上将朱砂末一分，与二味末研匀，用膏子搜和，圆如龙眼大，以馀朱砂为衣。温酒化服一圆，甚者二圆，以吐为度。得吐即省，不省者不可治。《必用方》论中风无吐法，引金虎、碧霞为戒，且如卒暴涎生，声如引锯，牙关紧急，气门闭不行，汤药不能入，命在须臾，执以无吐法可乎？但不当用银粉药，恐损脾，坏人四肢尔。予每用此二方，每每有验。

释义：薄荷气味辛凉，入手太阴、足厥阴。朱砂气味苦温，入手少阴。瓜蒂气味苦寒，入手阳明。藜芦气味辛温，入手阳明。猪牙皂角气味辛温开窍，入手太阴。中风而致神昏肢瘫，气闭不宣，卒暴生涎，声如引锯，非宣通不能效验，即吐法亦宣通之意也。

治一切风。**拒风丹**。

川芎四两　天麻　甘草各一两　防风一两半　荜拨半两　细辛三钱半

上细末，炼蜜和杵，分作三十圆。按：宋本作每两作三十圆。每服一粒，细嚼，荆芥汤或温酒下。寻常些小伤风，头痛鼻塞，项强筋急皆可服。予家常合，老幼所须之药。按：此下应照坊本，增入苏合香圆则后方贯，今将坊本所增备录附后。

释义：川芎气味辛温，上行头目，入足少阳、厥阴，引经之风药。天麻气味辛平，入足阳明、厥阴，能熄肝风，此头晕。甘草气味甘平，通和诸经络，防风气味辛甘温，入手、足太阳之风药。荜拨气味辛温，入足太阴，能通中宫之阳。细辛气味辛温，入足少阴，此乃偶因气郁伤风，头痛项强，鼻塞，痰逆如厥。辛散诸品佐以甘缓，则外邪去而正不伤，以之为丹丸者，亦缓治之法也。

世言气中者，虽不见于方书，然暴喜伤阳，暴怒伤阴②，忧愁失意按：宋本作不意。气多厥逆，往往多得此疾，便觉涎潮昏塞，牙关紧急，若概作中风候，用药非止不相当，多致杀人尧③祐庚午，母氏亲遭此祸，至今饮恨。母氏平时食素，气血羸弱，因先子捐馆忧恼，忽一日气厥，牙禁涎潮。有一里医便作中风，以大通圆三粒下之。大下数次，一夕而去。予常痛恨，每见此症，急化苏合香圆四、五粒，灌之便醒，然后随其虚实寒热而调治之，无不愈者。经云：无故而喑，脉不至，不治自己。谓气暴逆也，气复则已。审如是，虽不服药亦可。

范子默记崇宁中凡两中风，始则口眼㖞斜，次则涎潮闭塞，左右共灸十二穴，得气通。十二穴者，谓听会、颊车、地仓、百会、肩髃、曲池、风市、足三里、绝骨、发际、大椎、风池也，依而用之，无不立④效。

元符中，一宗人得疾，逾年不瘥，谒⑤医於王思和绎，思和具脉状云：病因惊恐，肝脏为邪，邪来乘阳明之经，即胃是也。邪盛不畏胜我者，又来乘肺，肺缘

---

① 便大服：诸本同。据文意应是使大便。
② 阴：原作"云"，诸本同。据《普济本事方》改。
③ 尧：诸本同。据许叔微生卒年考，当作嘉。
④ 立：原作"泣"，迳改。
⑤ 谒：原作"酒"，据《普济本事方》改。

久病气弱全无，复受肝凌侮，其病时复头眩，瘛疭抽掣，心胞伏涎，久之则害脾气。要当平肝气使归经，则脾不受克。脾为中州土，主四肢一体之事，脾气旺则土生金，金旺则肺安矣。按：宋本上旺字作正。今疾欲作时，觉气上冲者，是肝侮肺，肺不受侮，故有此上冲。胕胜则复受金克，故搐搦也。以热药治之，则风愈甚，以冷药治之，则气已虚。肺属金，金为清化，便觉脏腑不调。今用中和温药，抑肝补脾，渐可安愈。今心忪，非心忪也，胃之大络名曰虚里，络胸膈及两乳间，虚而有痰则动，须臾时发一阵热者。按：宋本臾作更须。是其候也。服下三方，一月而愈。思和，名医，寓仪真时人少知者，后至都下，声名籍甚，为医官。政和中，度为黄冠，终蕊珠侍宸。**续断汤。**

续断　杜仲　肉桂　防风　牛膝　白茯苓　细辛　人参　甘草　当归　白芍药各一两　川芎　秦艽　川独活　熟干地黄各三两

上为细末。每服二钱，水一盏，生姜三片，枣一个，同煎至七分。空心食前稍热服。

释义：续断气味苦辛微温，入足厥阴，能续筋骨。杜仲气味辛甘温，入足厥阴，益精气，壮筋骨。肉桂气味辛甘大热，入足厥阴、少阴。防风气味辛甘温，乃足太阳引经之风药。牛膝气味酸咸平，入足厥阴。茯苓气味甘平淡渗，入足明阳。细辛气味辛温，入足少阴。人参气味甘温，入足阳明。甘草气味甘平，入足太阴。当归气味辛温；白芍气味酸微寒，皆入足厥阴。川芎气味辛温，入足少阳、厥阴。秦艽气味苦平，入手、足阳明。兼入肝、胆。独活气味苦辛，入足少阴。熟地黄气味甘寒微苦，入足少阴。因惊恐致

病，脾受肝侮。土为金母，母病则金不胜木，用抑肝补脾，向安中下，渐可向愈矣。

薯蓣圆

薯蓣　人参　沙参　远志　防风　真珠母　紫石英研，水飞　茯神　虎骨各一两　虎睛一对。二味须真者　龙齿　华阴细辛　石菖蒲　五味子　丹参各一两。按：宋本作各一分

上细末，炼蜜为圆梧子大，每服三十圆至五十圆，金银薄荷汤下，食后临卧服。

释义：薯蓣即山药也，气味甘平，入足太阴、阳明。人参气味甘温，能补五脏之阳。沙参气味甘苦微寒，能补五脏之阴。远志气味辛温，入手、足少阴。防风气味辛甘温，入足太阳。真珠母气味咸苦寒，入足厥阴。紫石英气味辛温，入足厥阴。茯神气味甘平，入手少阴。虎骨气味咸辛，入足厥阴。虎睛气味咸平，入手太阴，能定魄。龙齿气味凉涩，入足厥阴，能安魂。细辛气味辛温，入肾。石菖蒲气味辛平，入手少阴。五味子气味酸苦咸微温，入肾，收敛散逆之气。丹参气味苦微寒，入手少阴。惊恐所致之病久不愈，致神不内守，魂魄飞扬，填补五脏之阴阳，使心肾交合，外邪乌能侵入耶？

独活散

川独活　白术　白茯苓　葳蕤　秦艽　柏子仁　甘草各一两　犀角　川椒去目，炒黑，出汗　熟干地黄　枳实　白芷　官桂各半两　人参一两。按：宋本作一分

上细末，每服二钱，水一盏，生姜三片，枣一个，同煎至七分，不拘时候服。

释义：独活气味苦辛甘平，入足厥阴、少阴。白术气味甘温微苦，入足太阴、阳明。茯苓气味甘平淡渗，入足阳明。葳蕤气味甘平，入手、足太阴。秦艽

气味苦平，入手、足阳明，兼入肝胆。柏子仁气味苦辛微温，入足厥阴。甘草气味甘平，入足太阳。犀角气味苦酸咸寒，入足厥阴、手少阴。川椒气味辛温，入手、足太阴及命门。熟地黄气味甘寒微苦，入足少阴。枳实气味苦寒，入足太阴。白芷气味辛温，入手、足阳明，引经之药。官桂气味辛温，入足厥阴。人参气味甘温，入足阳明。即惊恐亦七情所伤之病，致脏腑偏胜不平，故用补五脏之药护持正气，虽用独活为主，再佐以辛温苦寒之品，使偏胜者得以和平，客病何由得入哉？

治风在肝脾，语謇脚弱，大便多秘。**地黄酒。**

熟干地黄_{四两}　附子　茵芋　羌活　防风　芎䓖_{各一两}　石斛_{二两}　丹参　牛蒡根_{各二两半}　牛膝　杜仲　桂枝_{各一两半}　大麻子_{一升}

上细锉，入绢袋盛，宽贮之。用无灰酒一斗五升，封渍七日，逐日空心食前饮一盏，微醺，勿令吐。按：宋本微作常。

释义：熟地黄气味甘寒微苦，入足少阴。附子气味咸辛大热，入手、足少阴。茵芋气味苦温微辛，入足少阳、厥阴。羌活气味苦辛，入足太阳、厥阴、少阳。防风气味苦辛甘微温，入手、足太阳。芎䓖气味辛温，入足少阳、厥阴，上行头目。石斛气味苦甘平微咸，入足太阴、少阴。丹参气味苦微寒，入手少阴。牛蒡根气味辛凉微苦，入手太阴，手、足阳明。牛膝气味酸咸平，入足厥阴。杜仲气味辛平微温，入足少阴、厥阴。桂枝①气味辛甘温达表，入足太阳。大麻子仁气味甘平，入手阳明、足太阴，润燥之品。此邪在肝脾之经络，语謇脚弱，便难。护持下焦正气，使攻病之味得行其志，则邪去而正自复矣。

治中风内虚，脚弱语謇。**防风汤。**

石斛_{一两。按：宋本作一两半}　干地黄　杜仲　丹参_{各一两一分}　防风　川芎　麦门冬　桂心　川独活_{各一两}

上为粗末。每服五钱，水一大盏半，枣一枚，同煎至八分，去滓温服。

释义：石斛气味甘平微苦咸，入足太阴、少阴。干地黄气味甘寒微苦，入足少阴。杜仲气味辛平微温，入足少阴、厥阴。丹参气味苦微寒，入心。防风气味苦辛甘温，入手、足太阳。川芎气味辛温，入足少阳、厥阴。麦门冬气味甘凉微苦，入手太阴、少阴。桂心气味辛甘大热，入足少阴、厥阴。独活气味苦辛甘平，入足少阴、厥阴之风药。因内虚中风，语謇脚弱，表平温经之品，得风药之引入经络，祛邪扶正，其功岂不伟哉！

治中风入脾肝经年，四肢不遂，舌强语謇。**竹沥汤。**

威灵仙　附子　桔梗　防风　蔓荆子　枳壳　川芎　当归_{各等分}

上为粗末，每服四钱，水一盏，竹沥半盏，生姜三片，同煎至八分，去滓温服，日三、四，忌茗。

释义：威灵仙气味苦平微辛咸，去风利水，通十二经脉。附子气味辛咸大热，入手、足少阴。桔梗气味苦辛平，入手太阴及足少阴，能利咽喉。防风气味苦辛甘温，入手、足太阳。蔓荆子气味苦微温，入足太阳，上行而散。枳壳气味苦寒，入足太阴。川芎气味辛温，入足少阳，厥阴，能行头目。当归气味辛甘温，入心脾。此治风邪入肝脾，久不能愈者。诸药之升降搜逐，藉竹沥之甘寒滑润，兼能利窍，生姜之辛温达表，邪不能容留经络，其疾自当去矣。

治久风邪入肝、脾二经，言语不转。

---

① 枝：原作"校"，迳改。

防己汤。

汉防己　防风　桂心　附子按：宋本注各半两　威灵仙按：宋本注三分　麻黄各半两。按：宋本无各字

上为粗末，每服四钱，水一盏，引子半盏，煎至七分，去滓温服，日三、四。引子用竹沥、荆沥、地黄汁各一盏，生姜汁半盏，和匀用之。以上四方，庞先生传，审而用之，良验。

释义：汉防己气味辛平，能行下焦，祛风利湿，入足太阳。防风气味辛甘温，入足太阳。桂心气味辛甘大热，入足少阴、厥阴。附子气味咸辛大热，入手、足少阴。威灵仙气味苦微辛咸平，通利诸经络。麻黄气味辛温，入手太阴、足太阳，表散药中之峻者也。肝脾二经之风邪久不能去，得群药中之疏利，犹虑留邪，佐以竹沥、荆沥之甘寒而滑，生地黄汁之苦寒而润，生姜汁之辛温而通，邪岂能留耶？

治筋急项强，不可转侧。**木瓜煎。**

宣州木瓜二个，取盖去穰　没药二两，研　乳香一两，研。按：宋本本作一分，研

上二味，纳木瓜中，用盖子合了，竹签定之，饭上蒸三、四次，烂研成膏子。每服三、五匙，地黄酒化下。生地黄汁半盏，无灰上酝二盏和之，用八分一盏，热暖化膏。有人患此病，自午后发，黄昏时定。予曰：此患必先从足起，经言：十二经络各有筋，惟足少阴之筋自足至项。大抵筋者，肝之合也。日中至黄昏，天之阳，阳中之阴也。又曰：阳中之阴，肺也，自离至兑，阴旺阳弱之时，故灵宝毕法云：离至乾，肾气绝而肝气弱，肝肾二脏受阴气，故发于是时，予授此方，三日而愈。

释义：木瓜气味酸平，入手、足太阴，能行下焦，治霍乱转筋诸恙。没药气味苦平，通瘀血，入足阳明。乳香气味辛

微温，入手、足少阴，宣通瘀痹，病致筋急项强，不能转侧者。得木瓜之收敛正气，通行下焦，又兼二味之通瘀伸经，生地黄汁之润下，酒之辛温上升，使经络之中安妥，病何由得留哉！

同官歙丞张德操尝言，其内子昔患筋挛，脚不能屈伸者逾年，动则令人持抱，求医于泗水杨吉老，吉老云：此筋病也，宜服下三方。服一年而愈。

治筋极。**养血地黄圆**春夏服之。

熟干地黄十两。按：宋本作十分　顽荆按：宋本作一分　山茱萸五分　黑狗脊去毛，炙　地肤子　白术　干漆　蛴螬新瓦上炙。按：宋本作干之，炒　天雄　车前子各三分　萆薢　山羊胫骨按：此朱宋本作山芋，坊本亦然　泽泻　牛膝各一两

上细末，炼蜜杵和圆如梧子大。每服五十圆，温酒下，空心，夜卧服。

释义：熟地黄气味甘寒微苦，入足少阴。顽荆气味苦微温，入足太阳。山茱萸气味酸平，入足少阴、厥阴。狗脊气味苦平，入足太阳、少阴，能健筋强骨。地肤子气味苦微寒，入足太阳，能引诸药入皮肤。白术气味甘温微苦，入足太阴、阳明。干漆气味辛温，降而行血，入足厥阴。蛴螬气味咸微温，通瘀血，入肝明目。天雄气味辛大热，入下焦命门之品，热药中之峻者也。车前子气味甘寒，入足太阳、阳明，能利小便。萆薢气味苦平，利湿祛风，入足阳明、厥阴。山羊胫骨气味甘温微咸，强筋壮骨，入足厥阴。泽泻气味甘苦微咸，入足太阳、少阴。牛膝气味酸咸平，入足厥阴。此舒筋养血之方也。肝脾肾三经既有专补之品，而搜风逐湿诸味，各得行其志以驱邪，焉有不获奇效者乎？

治筋痹肢节束痛。**羚羊角汤**秋服之。

羚羊角　皮桂按：宋本作肉桂　附子

独活各一两三钱半　白芍药　防风炙　芎蒡各一两

上为粗末。每服三大钱，水一盏半，生姜三片，同煎至八分，取清汁服。日可二、三服。

释义：羚羊角气味辛咸微寒，入足厥阴。皮桂气味辛热，入足少阴、厥阴。附子气味咸辛大热，入心、肾。独活气味苦辛甘平，入肝、肾。白芍气味酸微寒，入肝。防风气味苦辛甘，入手、足太阳。川芎气味辛温，入肝、胆。此通络养筋之方也。秋月诸气收敛，惟以一味酸收，诸味辛温行走，则正气收肃，而客病却矣。

治寒冷湿痹，留於筋脉，挛缩不得转侧。**乌头汤**冬服之。

大乌头　细辛　川椒　甘草　秦艽附子　官桂　白芍药各七分　干姜　白茯苓　防风炙　当归各一两　川独活一两三钱半

上为粗末。每服三钱，水一盏半，枣二枚，同煎至八分，去滓，空心食前服。

释义：乌头气味苦辛大热，食之令人麻，能祛风逐湿，治顽疮风毒，入足太阳、少阴。细辛气味辛温，入足少阴。川椒气味辛温，入脾、肺，兼走命门。甘草气味甘平，通行诸经，以缓药性。秦艽气味苦平，入手、足阳明。附子气味辛咸大热，入手、足少阴。官桂气味辛温，入足少阴、厥阴。白芍气味酸微寒，入肝。干姜气味辛热，入手少阴、足太阴，能引药入经络。茯苓气味甘平淡渗，入胃。防风气味苦辛甘平，入手、足太阳。当归气味辛甘微苦温，入心、肝。独活气味辛甘平，入肝、肾。此因三气留著于脉络，四肢拘挛，不得屈伸，痛痹无知。非辛热有毒之药，佐以引经风药，不能中病。然犹藉归、芍之养血，甘草之缓中，病去而正不伤矣。

凡中风用续命、排风、风引、竹沥诸汤，及神精丹，茵芋酒之类，更加以灸，无不愈者。然此疾积习之久，非一日所能攻按：宋本攻作致，皆大剂久服而取效。《唐书》载王太后中风，暗默不语，医者蒸黄芪数斛以熏之得瘥，盖此类也。今人服三五盏便①求效，责医也亦速矣。孟子曰：七年之病，三年之艾，久而后知尔。

治一切瘫痪疯风。**铁弹圆**。

乳香　没药各一两　五灵脂四两　川乌一两半

上先将乳香、没药，於阴凉处当风研细极，更加上麝香一钱研细，再将下二味为极细末，然后同前药碾和。再研，滴水为圆如弹子大，阴干，磁盒收贮。每服一粒，薄荷酒磨下，日三服。按：宋本酒作汤。

释义：乳香气味辛微温，入手、足少阴。没药气味苦平，入足阳明，皆能通瘀血，伸缩经络。五灵脂气味甘温，能通瘀行血，入足厥阴。川乌气味辛热，入足太阳、少阴。风邪入骨者，非此不能达。再佐麝香之走窜入窍。盖瘫痪之症，五脏无病，病在脉络，四肢麻痹不仁，表里之药俱不能却，非有毒通瘀，辛香入络之品，不能直入病处。峻利之药而用丸剂者，亦缓攻之意也。

黑神圆。

草乌头生，不去皮　五灵脂各等分

上为细末，六月六日滴水为圆如弹子大。四十岁以下，一圆分六服。病甚者服一圆，按：宋本作病甚一圆分二服。薄荷酒磨下，觉微麻为度。

释义：草乌头气味苦辛大热，入足太阳、少阴。五灵脂气味甘温，入足厥阴。此因中风瘫痪，年久不愈，五脏虽无伤，

---

① 便：诸本皆无。据《普济本事方》补。

而经络四肢为邪痹阻，伸缩不能自如者，非辛热有毒之药，及通瘀行血之品，不能直走病所。故服药后欲其微知麻者，取其药性到也。与上方症同。

治风客阳经，邪伤腠理，背脊强直按：宋本脊作脊，口眼㖞斜，体热恶寒，痰厥头痛，肉𥆧筋惕，若坠深渊，按：宋本作辛颊鼻渊。及酒饮过多，呕吐涎沫，头目眩晕，如坐车船。常服解五邪伤寒，辟雾露瘴气，爽神志，诸风不生。**定风饼子。**

天麻　川乌　天南星　半夏　川姜　川芎　白茯苓　甘草各等分，并生者

上细末，生姜汁为圆如龙眼大，即捏作饼子，生朱砂为衣。每服一饼，细嚼，热生姜汤下，不拘时候。熙丰间，王丞相常服，预防风疾神验。

释义：天麻气味辛平，入足阳明、厥阴，能熄肝风，止头晕。川乌气味辛热，入足太阳。天南星气味苦辛温，入手、足太阴。半夏气味辛温，入足阳明。川姜气味辛热，入足阳明、厥阴。川芎气味辛温，入肝、胆。茯苓气味甘平淡渗，入足阳明。甘草气味甘平，通行十二经络，能缓诸药之性。此备用预防之药也。风邪客于三阳经，及寒邪瘴疠之邪侵犯，所现诸症不安之状，诸药辛温，皆能上升，独取甘草之缓，茯苓之下行，朱砂之味苦微温，入心以安神，则诸风自然不生矣。

治胆虚冷，目眩头疼，心神恐畏，不能独处，胸中满闷。**补胆茯神散。**按：宋本无补胆二字。

茯神一两　远志　防风　细辛　白术　前胡　人参　桂心　熟干地黄　甘菊花各三分　枳壳半两

上为细末，每服三钱，水一盏，生姜三片，同煎至六分，温服，不拘老幼皆宜服。

释义：茯神气味甘平，入心。远志气味辛温，入心、肾。防风气味苦辛甘，入手、足太阳。细辛气味辛温，入肾。白术气味甘温，入脾。前胡气味辛微寒，入手、足太阴、阳明。人参气味甘温，入胃。桂心气味辛甘大热，入肝、肾。熟地黄气味甘寒微苦，入肾。甘菊花气味苦辛凉，入肝、胆。枳壳气味苦寒，入脾。此因胆虚神怯致病，有不安诸恙，故以补心脾肝肾之药守正，佐以辛温、辛凉之品，正气既旺，外侮焉能入哉？

治胆虚不得眠，四肢无力。**鳖甲圆。**
鳖甲　酸枣仁　羌活　黄芪　牛膝　人参　五味子各等分

上为细末，炼蜜杵圆如梧子大，每服三、四十圆，温酒下，空心服。按：三字宋本无。

释义：鳖甲气味咸平，入足厥阴。枣仁气味苦平，入心，羌活气味苦辛平，入足太阳。黄芪气味甘微温，入手、足太阴。牛膝气味酸咸，入肝、肾。人参气味甘温，入脾、胃。五味子气味酸微苦咸，入肾。此因胆虚为病，培养中宫，使中土有恃，肝家气旺，则少阳胆有所凭依，故六腑以通为补，必藉五脏之内守也。

治胆虚目暗，喉痛唾数，眼目眩冒，五色所障，梦见被人讼，恐惧，面色变青。**补胆防风汤。**

防风十分　人参六分　细辛五分　芎䓖　甘草　茯神　独活　前胡各八分

上为粗末，每服四大钱，水一盏半，枣二枚，同煎至八分，去滓，食前服。

释义：防风气味苦辛甘平，入手、足太阳，引经之风药。人参气味甘温，入脾、胃。细辛气味辛温，入肾。芎䓖气味辛温，入肝、胆。甘草气味甘平，入脾、胃。茯神气味甘平，入心。独活气味苦辛甘平，肝、肾引经之风药。前胡气味辛微

寒，手足太阴、阳明之风药。此胆虚挟邪，诸症不安。以人参之扶正，甘草之缓中，茯神之安神，再佐以枣之入荣，则诸风药得施其技，焉有不中病情哉！

治胆虚常多畏恐，不能独卧，如人捕状，头目不利。**人参散**。

人参　枳壳　五味子　桂心　枸杞子　山茱萸　甘菊花　茯神各三分　柏子仁　熟干地黄各一两

上为细末，每服二钱，空心温酒调服按：宋本无空心二字。

释义：人参气味甘温，微苦寒，入脾、胃。枳壳气味苦寒，入脾。五味子气味微苦咸，入肾。桂心气味辛甘大热，入肝、肾。枸杞子气味甘温，入足厥阴、少阴。山茱萸气味酸微温，入足厥阴。甘菊花气味苦辛凉，入肝、胆。茯神气味甘平，入心。柏子仁气味苦微温，入心、肝。熟干地黄气味甘寒微苦，入肾。药必酒送，乃入胆也。亦因胆虚致病。肝胆属木，方中补肾之品居多，取古人所云，虚则补其母也。

治肝厥状如痫疾不醒，呕吐，醒后头虚晕发热方。

麻黄　钓藤取皮　石膏　干姜　半夏曲　柴胡　甘草　枳壳　甘菊各等分

上为粗末。每服四钱，水一盏半，生姜三片，枣一枚，同煎至八分，去滓温服。

释义：麻黄气味辛温，入足太阳、手太阴，表散药中之峻者也。钓藤气味甘微寒，入手、足厥阴。石膏气味辛大寒，入足阳明。葛根气味甘平，入足阳明。半夏曲气味辛微温，入足阳明。柴胡气味苦平微辛，入手、足少阳。甘草气味甘平，能缓诸药之性。枳壳气味苦寒，皆入脾。甘菊花气味苦辛凉，入肝。此治肝厥状如痫疾，以诸风药驱邪，得甘草、石膏之甘寒熄风，姜枣之和荣卫，则正既不伤，外邪自然解矣。

类证普济本事方卷第一终
元孙滋校字

类证普济本事方卷第二

宋白沙许学士原本

长洲叶桂香岩释义

治心小肠脾胃病

治因惊言语颠错，不能服温药，宜**远志圆**。

远志　朱砂入麝香少许同研　南星　白附子　白茯苓　酸枣仁　人参各半两　金箔五片

上为细末，炼蜜圆如梧子大，朱砂为衣。每服三十圆，薄荷汤下，食后临卧服。

释义：远志气味辛温，入手、足少阴。朱砂气味苦温，入手少阴。南星气味苦温，入手、足太阴。白附子气味辛甘大温，入足阳明。茯苓气味甘平淡渗，入足阳明。枣仁气味苦平，入心。人参气味甘温，入脾、胃。金箔气味辛平，入手太阴、少阴，能镇惊安神。此因惊致病，言语错乱，安心神之品佐以豁痰开秘，焉有不神安而心静耶！

茯神散。

茯神　熟干地黄　白芍药　川芎　当归　桔梗　白茯苓　远志　人参以上各等分。

上为细末。每服二钱，水一盏，灯心十茎，枣一枚，按：宋本无十茎一枚四字，同煎至七分，不拘时候。

宋明远教授之母七十四岁，因戎马惊疾如上证，服此二方得力。

释义：茯神气味甘平，入手少阴。茯苓气味同而淡渗，入足阳明。桔梗气味苦辛平，入手太阴。远志气味辛温，入手、足少阴。人参气味甘温，入脾、胃。芎、归、芍、地乃四物汤，养血药也。此因惊致病。心主血，肝藏血。血既得养，神魂安而惊自①定。再佐以灯心之微苦以清心，枣之和缓以和荣，则高年戎②马之惊，自然精神复而病却矣。

宁志膏。

人参　酸枣仁各一两　辰砂半两，水飞。按：宋本无水飞二字。　乳香一分

上为细末，炼蜜和杵圆如弹子大。每服一粒，薄荷汤化下。

予族弟妇缘兵火失心，制此方与之，服二十粒愈。亲识多传去，服之皆验。

释义：人参气味甘温，入脾、胃。枣仁气味苦平，入心。辰砂气味苦温，入心。乳香气味辛微温，入手、足少阴。兵火失心，亦是因惊致病，以薄荷汤送药，乃手太阴、手少阴之引经药也。甘温护持中土，佐以苦味入心，辛香开窍，使以轻扬为引，表里皆得安妥矣。

治惊忧积气，心受风邪，发则牙关紧

① 自：原作"青"，诸本同。系刻误。
② 戎：原作"成"，诸本皆同。据上文义，系刻误。

急，涎潮昏塞，醒则精神若痴。**惊气圆**。

紫苏子一两　附子·　南木香　白僵蚕　花蛇　橘红　天麻　麻黄　天南星洗浸一日，薄切片，姜汁浸一夕，各半两　干蝎　朱砂各一分，留少许作衣。

上为末，研入脑、麝少许，同研极匀，炼蜜杵圆如龙眼大。每服一粒，金银薄荷汤化下，温酒亦得。

释义：苏子气味辛温，入手太阴、足厥阴，能降逆下气。附子气味辛咸大热，入手、足少阴。南木香气味辛温，入足厥阴。白僵蚕气味咸辛平，入手、足阳明，引经之药。白花蛇气味甘咸温，能截惊定搐，搜风透骨。橘红气味苦辛温，入手、足太阴。天麻气味辛平，入足阳明、厥阴，能熄风，止头晕。麻黄气味辛温，入手太阴、足太阳，表散药中之峻利者也。天南星气味苦辛温，入手、足太阴。干蝎气味甘平，入足厥阴。因惊致病，必用朱砂之苦微温入心，再佐以麝香之辛香走窍，薄荷或酒之上升作引，则降气、温经、疏风、搜逐而疾去矣。

此余家秘方也。戊申年，军中一人犯法，褫衣将受刃，得释，神失如凝。予与一粒，服讫而寐，及觉，病已失矣。山东提辖张载扬按：宋本山作江其妻因避寇失心，已数年。予授此方，不终剂而愈。又黄山沃巡检彦，其妻狂厥者逾年，更十余医而不验。予授此方，去附子加铁粉，亦不终剂而愈。铁粉非但化涎镇心，至如摧抑肝邪特异。若多志[1]怒，肝邪太盛，铁粉能制伏之。《素问》云：阳厥狂怒，治以铁落饮。按：宋本落作烙。金制木之意也。此亦前人未尝论及。

安神镇心，治惊悸，消风痰，止眩晕。按：宋本作止头眩。**辰砂远志圆**。

石菖蒲　远志[2]　人参　茯神　川芎　山芋　铁粉　麦门冬　天麻　半夏曲　天南星锉如骰子，大麸炒黄　白附子生，各一两　细辛　辰砂各半两

上为细末，生姜五两捣取汁，和水煮糊圆如绿豆大，以朱砂为衣，阴干。每服二十粒，按：宋本作每服三五十粒，夜卧生姜汤送下，小儿减半服按：宋本半作圆。

释义：石菖蒲气味辛温，入手少阴、足厥阴。远志气味辛微温。入心、肾。人参气味甘温，入脾、胃。茯神气味甘平，入心。川芎气味辛温，入肝、胆。山芋气味辛平，入足阳明。铁粉气味咸平，入足厥阴，能安神强志。麦冬气味甘凉微苦，入手太阴、少阴。天麻气味辛平，入足阳明、厥阴。半夏曲气味辛微温，入胃。天南星气味辛温，入手、足太阴。白附子气味辛甘温，入胃。细辛气味辛温，入肾。辰砂气味苦温，入心。因惊悸致病，故必镇心安神，兼以扶持正气。以姜为引，虽有微毒之味，只能搜病，并不有伤正气也。

茯苓圆。

辰砂　石菖蒲　人参　远志　茯神　白茯苓　真铁粉　半夏曲　南星牛胆制，各等分

上为细末，生姜四两捣取汁，和水煮糊圆如梧子大，别用朱砂为衣，阴干。每服十粒，加至二十粒。按：宋本二作三。夜卧，生姜汤下。上二方，医官都君子尝用以疗心疾，良验。

释义：辰砂气味苦温，入手，少阴。石菖蒲气味辛温，入手少阴、足厥阴。人参气味甘温，入脾、胃。远志气味辛微温，入心、肾。茯神气味甘平，入心。茯

---

① 志：诸本皆同。据《普济本事方》，当作恚，系刻书之误。

② 远志：脱，诸本皆同。据本方释义文补。

苓气味同而淡渗，入脾、胃。真铁粉气味咸平，入肝。半夏曲气味辛微温，入胃。陈胆星气味苦寒，入手少阴、足厥阴。生姜为引，即同治上心疾。不用辛温峻利之品者，欲其专行手少阴、足厥阴二经，使得安神定心，不使药性之胜脾胃也。

治心惊热，小便涩，及治五淋。**火府丹**。按：惊字与《释义》合，坊本作经，合《本事》。

生干地黄二两　木通　黄芩各一两

上为细末，炼蜜杵和圆如梧子大。每服三十粒，木通煎汤下。此药治淋涩脐下满痛。

释义：生地黄气味苦微甘微寒，入手、足少阴。木通气味苦平，入手太阳，能泄丙丁之火。黄芩气味苦平，入手、足少阳，阳明。此因火邪内伏，致神识如惊，小史①短涩。心与小肠相为表里，小肠为火府，非苦不通，泄其府则脏自安矣。

壬戌年，一卒病渴，日饮斛②水，不食者三月，心中烦闷。时已十月，余谓必心经有伏热，与此药数服。每服五十粒，温水下。越二日，不觉来谢云：当日三服渴止，又次日三服，饮食如故。此本治淋用以治渴，信知用药要在变通也。

开胃，养气，进食。**七珍散**。

人参　白术　黄芪蜜水涂炙　山芋白茯苓　粟米微炒　甘草各一两

上为细末，每服二钱，水一盏，姜、枣同煎至七分，食前服。按：三字宋本无。如故不思饮食，按：如故，宋本作如大故。加白扁豆一两蒸用，名八珍散。

释义：人参气味甘温，入脾、胃。白术气味甘温，入足太阴。黄芪气味甘微温，入手、足太阴。山芋气味辛平，入足阳明。茯苓气味甘平淡渗，入脾、胃。粟米气味甘咸微寒，入足太阴、阳明。甘草

气味甘平，能行十二经络，佐以姜、枣之和荣卫。此方因病后未复，胃口未开，故以和胃健脾为主。纯用王道之品，而不用攻病药石者，乃疮痍未起，调养元元之意。

余制此方，温平不热，每有伤寒、疟疾、中暑得瘥之后，用此以调脾胃。日三、四服，十日外，饮食倍常。

治脾气久虚。按：宋本气作元。不进饮食，停饮肋痛。**曲术圆**。

神曲十两，微炒　白术五两　干姜　官桂各三两　吴茱萸　川椒各二两

上为细末，煮稀糊圆按：四字，宋本作薄糊圆如梧子大，每服三、五十圆，生姜汤下，食前稍空心服。有饮，加半夏曲二两。癸亥中，余作数剂自服，饮食倍进。

释义：神曲气味甘辛微温，入足太阴、阳明。白术气味甘温，入足太阴。干姜气味辛温，入足太阴。官桂气味辛温，入足厥阴。吴茱萸气味辛热，入足阳明、厥阴。川椒气味辛热，入足厥阴。此乃久病不复，脾家失健运之司，水饮停於肋下作痛。健脾药中佐以泄厥阴之品者，犹虑肝木之乘虚克土也。

和气调中进食。**白术汤**。

白术　厚朴　桂心　桔梗　干姜　人参　当归　茯苓　甘草以上各等分

上为粗末，每服四钱，水一盏半，枣二枚，同煎至八分，去滓，不拘时候。庞老方。

释义：白术气味甘温微苦，入足太阴。厚朴气味辛温，入足太阴。桂心气味辛热，入肝制木。桔梗气味苦辛平，入手太阴，为诸药之舟楫。干姜气味辛温，入

---

① 史：诸本同。指小便。
② 斛：原作"斗"，据《普济本事方》改。

足太阴。人参气味甘温，入脾、胃。当归气味辛微温，入手少阴、足厥阴。茯苓气味甘平淡渗，入胃。甘草气味甘平，调和诸经络。再佐以枣之和荣。盖病虽去而正未复，非调和中气，谷食渐加，精神何由复乎！

治脾肾虚弱，全不进食。**二神圆**。

破故纸四两，炒　肉豆蔻二两，生

上为细末，用大肥枣四十九个，生姜四两切片，同煎。枣烂去姜，取枣刮去皮核，用肉研为膏，入药和杵，圆如梧子大。每服三十圆，盐汤下。有人全不进食，服补脾药皆不效。予授此方，服之顿然[1]能食。此病不可全作脾虚，盖肾气怯弱，真元衰劣，自是不能消化饮食。譬如鼎釜之中，置诸米谷，下无火力。虽终日米不熟，其何能化。黄鲁直[2]尝记服菟丝子，淘净酒浸，曝干为末，日抄数匙，以温酒下。十日外，饮啖如汤沃雪，亦知此理也。

释义：破故纸气味辛大温，入足太阴，兼入命门。肉豆蔻气味辛温，入足太阴、阳明，兼固肠胃。此因久泻不复，脾肾阳衰，不能纳食健运故。昔贤有云：补肾不如补脾，犹藉姜、枣之辛甘和荣卫，使中宫阳气稍苏，则下焦之元真亦因之而渐苏矣。

温脾散。

舶上茴香炒　陈艾　缩砂仁　桔梗香白芷　厚朴各一两　木香　白术　香附子各半两　甘草一两半　红豆　良姜　麦芽按：宋本作麦蘖　干葛各三分

上为细末，每服一钱。水一盏，枣一枚，同煎至七分，食前温服。

释义：舶上茴香气味辛平微温，入手足少阴、厥阴，足太阳。青皮气味辛温，入足少阳、厥阴。陈艾气味苦微温，入足太阴、少阴、厥阴。砂仁气味辛温涩，入足少阴、太阴。桔梗气味苦辛平，入手太阴，为诸药之舟楫。香白芷气味辛温，入手太阴，手、足阳明，引经之药。厚朴气味苦辛温，入手、足太阴、阳明。木香气味辛温，入手、足太阴，阳明。白术气味甘温，入足太阴。香附子气味辛微温，入手、足厥阴。甘草气味甘平，能行诸经络，缓诸药之性。红豆气味甘酸平，入手、足太阳，能祛湿逐水。良姜气味辛温，入足厥阴。麦芽气味甘平，入手少阴、太阳。干葛气味甘辛平，入足阳明，引经之药。此因病后脾家受困。脾喜热饮，故方名温脾。脾胃药中多加肝经药者，惟恐乘土之虚，肝木侵犯，所以欲补脾必先泄木，一定之理也。

治肺肾经病

肺之积名曰息贲，在右胁下大如杯，令人洒淅寒热，喘嗽，发痈疽。**枣膏圆**。

葶苈　陈橘皮　桔梗各等分

上先以下二味为末，入葶苈研匀，煮肥枣肉和圆如梧子大。每服五七圆，米饮下。予尝患停饮，久积肺经按：宋本积作渍，食已必嗽按：宋本嗽作噫，渐喘，觉肺系[3]急，服此良验。

释义：甜葶苈气味苦寒，入手太阴，性能行水下气。陈橘皮气味苦辛温，入手、足太阴。桔梗气味苦辛平，入手太阴。息贲令人洒淅寒热，喘逆而咳者，此肺家欲发痈疽之象。以泻肺之药，佐以枣之甘缓，不使药之下行他经，欲其专走入肺也。

---

[1] 顿然：诸本同。《普济本事方》作欣然。
[2] 黄鲁直：北宋诗人黄庭坚，字鲁直，号山谷道人，著有《山谷精华录》等诗词集。
[3] 肺系：指肺与喉咙相联系部位。

平肺气，补虚消饮。**五味子圆。**

五味子二两　桂心　大杏仁北来者　青皮　细辛　人参　槟榔煨，各一两　干姜　附子各半两

上为细末，炼蜜圆如梧子大。每服三、四十圆，温酒或白汤下，空心食前，日三服。

释义：五味子气味酸微温，入足少阴。桂心气味甘辛热，入肝。杏仁气味苦辛微温，入手太阴。青皮气味辛温，入肝、胆。细辛气味辛温，入足少阴。人参气味甘温，入脾、胃。槟榔气味苦辛温，入足太阴、太阳，能下气消积。炮干姜气味辛温，入脾。附子气味辛咸大热，入手、足少阴。此因正气虚弱不振，致积饮停留。必辛甘温之守护中宫，而平肺消饮之品各得展其技矣。

喘急肺积。**葶苈圆。**

苦葶苈一两一分　当归　肉桂　白蒺藜　干姜　川乌头　吴茱萸　鳖甲　大杏仁　茯苓　人参各半两　槟榔一两

上为细末，煮枣肉和杵圆如梧子大。每服二三十圆，姜、枣汤下，日三四服，不拘时候。

释义：苦葶苈气味苦辛寒，入手太阴。当归气味辛温，入手少阴、足厥阴。肉桂气味甘辛大热，入足厥阴。白蒺藜气味甘辛温，入足厥阴，能明目。干姜气味辛热，入足太阴。川乌头气味辛热，入足太阳。吴茱萸气味辛热，入足厥阴。鳖甲气味咸平，入足厥阴。杏仁气味苦辛微温，入手太阴。茯苓气味甘平淡渗，入足阳明，能引诸药达于至阴之处。人参气味甘温，入脾、胃。槟榔气味苦辛温，入足太阴、太阳，能消积下气。肺有积饮，咳逆欲喘，由乎中土气怯，不能养金制木。得中土有权，饮浊不致泛溢，肺金职司不废，乌有不安者乎？

多年肺气喘急哮嗽，终夕不得卧者，按：七字，宋本作哅[1]嗽晨夕不得。**紫金丹。**

信砒水飞如面半钱。按：宋本注一钱半，研飞如粉　淡豆豉好者二钱，用水略润少顷时，以纸挹干，研成膏。按：宋本二钱作一两半，挹作浥

上用豆豉膏子，和砒同杵极匀，圆如麻子大。每服十五圆或十圆。按：三字，宋本无。小儿量大小与之，并用腊茶澄清极冷吞下，临卧，以知为度。服药半月之内，忌进热物。按：十字，宋本无。

有一亲表妇人，患此病十年，遍求医皆不效。忽有一道人货此药，漫赎一服服之，是夜减半，数服顿愈，遂多金丐得此方。余屡用以救人，特为神异。

释义：信砒气味苦辛酸大热，有大毒，能直入十二经络。淡豆气味苦寒，入手、足太阴、阳明。必冷腊茶送者，因多年冷哮咳嗽，喘不得卧，非辛热有毒之药不能直透重关，非陈痛之物，不能引药入里，再佐以苦寒极冷之茶，引入病深之所，亦物以类聚之意也，厥功岂不捷耶！

治肺虚实不调，鼻塞多涕，咽中有痰而喘，按：宋本痰作涎。项强筋急或痛。**细辛汤。**

细辛　半夏曲　茯苓　桔梗各四钱　桂枝三钱　甘草二钱

上为粗末，每服四钱。水二盏，生姜四片，蜜半匙，同煎至七分。温服，日三服。

释义：细辛气味辛温，入足少阴。半夏曲气味辛微温，入足阳明。茯苓气味甘平淡渗，入足阳明，能引药达下。桔梗气味苦辛平，入手太阴，为诸药之舟楫。桂枝气味辛甘温，入足太阳，能引药达表。甘草气味甘平，通行十二经络，缓诸药之

---

① 哅（hǒu）：通吼。此指咳喘痰鸣。

性。此因肺家冷热虚实不调，辛温、淡渗、苦辛、甘缓中，再佐以姜之辛温和卫，蜜之甘缓和荣，则倾歆①得以和平矣。

治肺痈吐脓血作臭气，胸乳间皆痛。**升麻汤**。按：宋本无间字。

川升麻　桔梗　薏苡仁　地榆　子芩②　牡丹皮　白芍药各半两　甘草三分

上锉粗末，每服一两。水一升半，煎至五合，去滓，日二、三服。

释义：川升麻气味苦辛微温，入足太阴、阳明之表药。桔梗气味苦辛平，入手太阴。薏苡仁气味甘微寒，入手、足太阴，手少阴。地榆气味苦咸微寒，入手、足阳明。子芩气味苦平，入手、足少阳，阳明。丹皮气味辛平，入足少阳、厥阴。白芍气味酸微寒，入肝。甘草气味甘平，入足太阴、阳明。此肺痈已成脓血，臭气上升，胸乳作痛。以表药提其清阳，以泄肺清热之药泻浊阴，戊巳二味和中。清既得升，浊亦得降，焉有不奏功耶？

治肺喘久不止，成息贲者，按：六字，宋本作而息贲三字。**五灵脂圆**。

五灵脂二两半　木香半两　葶苈一分
马兜铃去壳炒，一分

上为细末，枣肉和圆如梧子大。每服二十圆，生姜汤下。日三服。

释义：五灵脂气味甘温，入手太阴、足厥阴。木香气味辛温，入手、足太阴。葶苈气味苦辛寒，入肺。马兜铃气味苦辛微寒，入手太阴。肺家壅痹，气机不宣，咳喘不止，欲成息贲。故以入血之药，佐以辛温及轻扬泄肺之品，又以枣之甘，姜之辛，调其荣卫，则病自去，无庸他图矣。

脾恶湿，肾恶燥，如硫黄、附子、钟乳炼丹之类皆刚剂。用之以助阳补接真气则可。按：宋本用之下有人字。若云补

肾，则正肾所恶者。古人制方，益肾皆滋润之药，故仲景八味圆本谓之肾气圆，以地黄为主。又如肾沥汤之类，皆正补肾经也。近世盛行香茸圆，可补肾经，亦有数方具后。

蔡太师③所服**香茸圆**。

鹿茸　熟干地黄各二两　附子　苁蓉
破故纸　当归各一两　沉香半两　麝香一钱

上为细末，入麝香研匀，炼蜜杵圆如梧子大。每服三、五十圆，空心，用盐汤下。

释义：此通补督脉之方也。鹿茸气味甘温，入足太阳、少阴。熟地黄气味甘寒微苦，入足少阴。附子气味咸温，入手、足少阴。肉苁蓉气味咸温，入足少阴。破故纸气味辛温，入脾、肾。当归气味辛甘微温，入手少阴、足厥阴。沉香气味辛温，入肾。麝香气味辛温，入手、足少阴，能引诸药入经络。送药用盐汤者，引药入下也。乃蔡元长④所服之药，因高年下焦阳气衰弱，投以温暖，必藉血气有情，辛香走窍之药，庶几效验之速耳。

又方。

鹿茸二两　沉香　人参　白芍药　熟干地黄　生干地黄　苁蓉　牛膝　泽泻　大附子　当归各一两　麝香一钱

上为细末，酒和圆如梧子大。每服五十圆，盐酒或盐汤下。

释义：鹿茸气味甘温，专补督脉。沉香气味辛温，入肾。人参气味甘温，入脾、胃。白芍气味酸微寒，入肝。熟地黄气味甘苦微寒，入肾。生地黄气味苦寒，

---

① 歆：(丅机）通倚。

② 子芩：亦作条芩，黄芩之新根，长于清泄肺热。

③ 蔡太师：原作"蔡冬师"，诸本皆同。据《普济本事方》改。

④ 蔡元长：北宋蔡京，字元长，崇宁元年任太师。

入心。肉苁蓉气味咸温，入肾。牛膝气味辛咸平，入肝。泽泻气味咸平，入足太阳。附子气味咸温，入肾。当归气味辛甘微温，入肝。麝香气味辛温，入手、足少阴，能引药入经络。此药舆前方功效相同，而以酒圆，送以盐酒、盐汤，使其入脉络也。

又方。

熟干地黄五两　鹿茸三两　菟丝子四两，别末　附子二两　沉香一两

上为细末，入麝香半钱，研匀，炼蜜杵圆如梧子大。每服三十圆至五十，盐酒或盐汤下。

释义：此方专补脾肾。熟地黄气味甘寒微苦，入肾。鹿茸气味甘温，入足少阴、太阳。菟丝子气味甘平，入足少阴、太阴。附子气味咸温，入手、足少阴。沉香气味辛温，入肾，能徒乍焦[①]，再佐以麝香之走窍。盐酒之送药，盖高年中下两亏者，非此不能效也。

治肾气上攻，项背不能转侧。**椒附散。**

大附子一枚八钱以上者，勿皮脐，切片，炮末之。按：宋本八钱作六钱

上每末二大钱，好川椒二十粒，用白面填满，水一盏半，生姜七片，同煎至七分，去椒，入盐少许，通口空心服。

释义：附子气味咸辛大热，入手、足少阴。川椒气味辛热，入足厥阴。病因下焦空虚，肾气不安，其位反上攻，项背不能转移。微佐以盐，使其引归经络。大凡治病，未可以一例看，当随机应变耳。

一亲患项筋痛连及背胛，不可转侧。服诸风药皆不效。予尝忆《千金方》按：宋本方作髓有肾气攻背强痛等症。按：四字，宋本作项强一症。予处此方与之，两服顿瘥，自后与人皆有验。盖肾气自腰夹脊上至曹溪穴，然后入泥丸宫。曹溪一穴，非精于般运者不能透，今逆行至此不得通，用椒以引经归则安矣。肾气上达，按：宋本作萧气上达。椒下达。诗云：椒聊且，贻我握椒，皆是此意也。

治肾经虚，腰痛不能转侧。**麋茸圆。**

麋茸一两，治如鹿茸。无麋茸，以鹿茸代菟丝子取末一两　舶上茴香半两

上为末，以羊内肾二对，法酒煮烂，去膜，研如泥，同上药圆如梧子大，阴干。如肾膏少，入酒糊佐之。每服三、五十圆，空心温酒盐汤下。按：宋本无空心二子。

释义：麋乃泽兽也，气味甘温，入足少阴。菟丝子气味甘平，入脾、肾。舶上茴香气味辛温，入肝、肾。羊内肾气味辛甘温，入足少阴。此虽肾虚腰痛，必有水气阴湿之邪相感而起，故补肾药中，必兼补脾之药，观先生之治验，可见一斑矣。

戊戌年八月，淮南大水，城下浸灌者连月。予忽脏腑不调，腹中如水吼者数日，调治得愈，自此腰痛不可屈折，虽颊面亦相妨，服遍药不效，如是凡三月余。后思之，此必水气阴盛，肾经感此而得，乃灸肾俞三七壮，服此药瘥。

治肾虚或时脚肿，兼治脾元。**地黄圆。**

熟地黄二两半　肉苁蓉　白茯苓　泽泻　五味子各三两　桂枝　附子各半两　黄芪独茎者一两

上为细末，炼蜜杵和圆如梧子大。每服四、五十圆，空心温酒下，食前再服。

释义：熟地黄气味甘苦微寒，入足少阴。肉苁蓉气味咸温，入肾。茯苓气味甘平淡渗，入胃。泽泻气味咸微寒，入足太阳。五味子气味酸咸温，入肾。桂枝气味辛温，入足太阳。附子气味辛咸热，入

[①] 徒乍焦：诸本同。据医理，当作走三焦。

手、足少阴。黄芪气味甘微温，入手、足太阴。此肾虚而兼脾弱，则湿留不去，或时脚肿，故补肾药中必佐以辛热之品，淡渗下行之味，兼理脾肺之药。以酒送之，斯气化流行，脾肾不致失司，病有焉不去耶？

治肾虚及足膝无力。**青盐圆**。

茴香三两　菟丝子末，四两　干山药二两　青盐一两

上先将菟丝子淘洗净，用无灰酒浸七日，取出曝干，冬天近火煨之，曝干，另为末。馀药磨细末，和匀，酒糊圆如梧子大。每服三、五十圆，空心盐酒、盐汤下。予顷常服数年，壮力进食。有一妇人足踹曳，因令服此药，久之履地，行步如故。

释义：大茴香气味辛温，入肾。菟丝子气味甘平，入脾。干山药气味甘平，入脾。青盐气味咸微寒，入足少阴。下焦肾虚，致足膝行走无力，其始必因肾家气弱不能运水，故必补脾之药，佐以酒浸，引药入肾，以祛湿邪，而本脏自安也。

补益虚劳方

治肝肾俱虚，收敛精气，补真戢阳，充悦肌肤，进美饮食。宜**五味子圆**。

五味子　川巴戟　肉苁蓉　人参　菟丝子　熟地黄　覆盆子　白术　益智仁　茴香按：宋本作土茴香　骨碎补洗去毛　白龙骨　牡蛎以上各等分

上为细末，炼蜜杵和圆如梧子大，焙干。每服三十圆，空心，食前米饮下，日二、三服。此药补精气，能止汗。

释义：五味子气味酸咸微温，入足少阴。川巴戟气味甘温，入足少阴、厥阴。肉苁蓉气味咸温，入肾。人参气味甘温，入脾、胃。菟丝子气味甘平，入脾、肾。

熟地黄气味甘苦微寒，入肾。覆盆子气味辛甘微温，入肝、肾。白术气味甘温，入脾。益智仁气味辛温，入足太阴。茴香气味辛温，入肝、肾。骨碎补气味苦温，入足少阴。白龙骨气味凉涩，入足少阴，能收敛浮越之气。牡蛎气味咸涩微寒，入足少阴。此方主治肝肾皆虚，精气不能收敛，肌肤不能润泽。补下药中必兼补中焦之品者，以精气必生于五谷也。

平补五脏虚羸，六府怯弱，充肌肤，进饮食。**人参圆**。

人参　山芋　白术　白茯苓　石斛　黄芪取头末　五味子以上各一两

上为细末，炼蜜和圆如梧子大。每服三十圆，空心食前米饮下。久服不热，尤宜少年。

释义：人参气味甘温，入脾、胃。山芋气味辛平，入胃。白术气味甘温，入手、足太阴。茯苓气味甘平淡渗，入胃。石斛气味苦咸微寒，入足阳明、厥阴。黄芪气味甘平，入手、足太阴。五味气味酸咸微温，入肾。此平补五脏六腑之方，药品纯正，气味平和，乃调和元气，效偃武修文①之治也。

补血益气。治虚劳少力。**双和散**。

黄芪　熟地黄　当归　川芎各一两　白芍药二两半　官桂　甘草各三分

上为粗末。每服四大钱，水一盏半，生姜二片，肥枣一枚，煎至八分，去滓热服。予制此方，止是建中、四物二方而已。每伤寒、疟疾、中暑、大病之后，虚劳气乏者，以此调治皆验，不热不冷，温而有补。

释义：黄芪气味甘平，入手、足太

────────────

① 偃武修文：《书·武成》：王来自商，到于丰，乃偃武修文。此处指，不用峻猛之药，专用平和之剂，亦可收到满意的疗效。

阴。熟地黄气味甘寒微苦，入肾。当归气味辛微温，入手少阴、足厥阴。川芎气味辛温，入肝、胆。白芍气味酸微寒，入足厥阴。官桂气味辛温，入肝。甘草气味甘平，入脾，能行十二经络。佐以姜、枣之和荣卫。因病后身体虚弱，四肢少力，欲成劳怯者，非益气补血不能复元，有类养荣之意焉。

黑锡圆 此丹阳慈济真方。

黑铅　硫黄各三两，二味熔化结砂子。按：宋本无二味熔化四字　舶上茴香　附子　胡芦巴　破故纸　川楝子肉　肉豆蔻各一两　川巴戟　木香　沉香各半两

上将砂子研极细，馀药为末，研匀入碾，自朝至暮，以黑光色为度。酒糊圆如梧子大，阴干贮布袋内，擦令光莹。按：宋本擦作揉。如丈夫元脏虚冷，真阳不固，三焦不和，上热下冷，夜梦鬼交，觉来盗汗，面无精光，肌体燥涩，耳内虚鸣，腰脊疼痛，心气虚乏，精神不宁，饮食无味，日渐憔悴，按：宋本憔作瘦。膀胱久冷，夜多小便；妇人月事愆期，血海久冷，恶露不止，赤白带下；及阴毒伤寒，面青舌卷，阴缩难言，四肢厥冷，不省人事。急用枣汤吞下一、二百圆，即便回阳，命无不活。但是一切冷疾，盐酒或盐汤空心吞下三、四十圆，妇人艾醋汤下。此药大能调治荣卫，升降阴阳，安和五脏，洒陈六腑，补损益虚，回阳返阴，功验神圣。

释义：黑铅气味甘寒，入足少阴。硫黄气味辛热，入右肾命门。舶上茴香气味辛温，入肝、肾。附子气味辛咸大热，入心、肾。胡芦巴气味辛温，入肾。破故纸气味辛温，入脾、肾。川楝子气味苦微寒，入手、足厥阴。肉豆蔻气味辛温，入脾。巴戟气味甘温，入肝、肾。木香气味辛温，入手、足太阴。沉香气味辛温，入

肾。此方主治元阳衰脱，痰逆厥冷。非重镇之药佐以辛热之剂，不能直达下焦，挽回真阳于无何有之乡，乃水火既济，神妙之方也。

治虚劳羸瘦乏力，少食倦怠，多惊畏。**石斛散**。

石斛　白茯苓各四钱　柏子仁　牛膝　远志　木香　五味子　杏仁　肉苁蓉　诃子　陈橘皮按：宋本作青橘皮　柴胡按：宋本注炒字　人参　熟地黄各三钱　甘草二钱　干姜一钱半　神曲　麦芽各六钱。按：宋本作麦蘖

上为细末。每服二钱，米饮调下，食前，日二、三服。

释义：石斛气味甘平，微苦咸，入足厥阴、少阴。茯苓气味甘平淡渗，入胃，能引诸药达于至阴之处。柏子仁气味苦辛，微温，入足厥阴。牛膝气味酸咸平，入肝。远志气味辛温，入手、足少阴。木香气味辛温，入手、足太阴。五味子气味酸咸微温，入肾。杏仁气味苦辛微温，入肺。肉苁蓉气味咸温，入肾。诃子气味苦温微涩，入手阳明，手、足太阴。陈橘皮气味辛温微苦，入手、足太阴。柴胡气味辛平，入足少阳。人参气味甘温，入脾、胃。熟地黄气味甘寒微苦，入肾。甘草气味甘平，入脾，能行十二经络。干姜气味辛温，入手、足太阴。神曲气味甘温，入脾、胃。麦芽气味甘平，入脾、胃。此因虚劳不复，神倦多惊，以补足三阴之药固其本，佐以清肺平肝，祛除陈腐之药，则病去而元自复矣。

治虚损，补精髓，壮筋骨，益心智，安魂魄，令人悦泽驻颜，轻身延年益寿，闭固天癸。**八仙丹**。

伏火朱砂　真磁石　赤石脂　代赭石

石中黄① 禹余粮五味并火煅醋淬 乳香 没药各一两

上为细末，匀研极细，糯米浓饮圆如梧子大，或如豆大。每服一粒，空心盐汤下。有人年几七旬，梦漏羸弱，气惙惙然虚损。得此方服之，顿尔强壮，精气闭固，饮食如旧。予尝制以自服，良验。

释义：朱砂气味苦温，入心。伏火者，如丹之炼过，乃杀其悍烈之性，欲其专益心志也。磁石气味辛温，入足少阴。赤石脂气味辛甘酸微温，入手、足阳明。代赭石气味甘平，入手少阴、足厥阴。石中黄气味甘平，入足太阴。禹余粮气味甘平，入手、足阳明。乳香气味辛微温，入手、足少阴。没药气味苦平，入足阳明。以盐汤送药者，取其下行也。只服一粒者，亦畏石性之刚庚也。此方虽是补精髓，壮筋骨，安魂定魄，益智延年，功效难以尽述。然颇多金石之品，近世不明此理者，实不易轻用也。

治头痛头晕方

治风眩头晕。川芎散。

小川芎半两 山茱萸一两 山药 人参 甘菊花 茯神各半两

上细末，每服二钱，温酒调下，不拘时候，日三服。不可误用野菊。庞先生方。

释义：川芎气味辛温，入肝、胆。山茱萸气味酸甘平微温，入肝。山气味甘平，入脾。人参气味甘温，入脾、胃。甘菊花气味辛凉，入肝、胆。茯神气味甘平、入心。以酒送药，亦取其升也。风眩头晕，以辛温、辛凉之药升散其风；以酸甘、甘温之药，调和中宫正气，则厥功奏捷矣。按：方名川芎散，则药之次序，疑当从释义。

治肝厥头晕，清头目。钓藤散。按：钓藤，宋本俱作钓藤，与《本草纲目》合，今从之。

钓藤 陈皮 半夏 麦门冬 茯苓 茯神 人参 甘菊花 防风各半两 甘草一分 石膏一两

上为粗末。每服四钱，水一盏半，生姜七片，煎至八分②，去滓，食远时温服。

释义：钓藤气味甘微寒，入手、足厥阴。陈皮气味辛温，入手、足太阴。半夏气味辛温，入胃。麦冬气味甘寒微苦，入手太阴、少阴。茯苓气味甘平淡渗，入胃。茯神气味甘平，入心。人参气味甘温，入脾、胃。甘菊花气味辛凉，入肝、胆。防风气味甘辛温，入手、足太阳。甘草气味甘平，入脾。石膏气味辛寒，入手、足阳明。又兼生姜之达表。此肝厥头晕，致眼目昏花，治以疏肝泄风凉剂，必佐以参苓等补药之护中，斯邪不胜正，病必去也。

治肾气不足，气逆上行，头痛不可忍，谓之肾厥，其脉举之则弦，按之石坚，宜玉真圆。

硫黄二两 石膏煅通赤，研 半夏汤洗七次，各一两 消石一分，研。按：宋本消作硝

上为细末，研匀，生姜汁糊圆如梧子大，阴干。每服二十圆，按：宋本二作三。姜汤或米饮下，更灸关元穴百壮。

释义：硫黄气味辛大热，入右肾命门。石膏气味辛寒，入足阳明。半夏气味辛温，入足阳明。消石气味咸寒，入足少阴。此因肾厥头痛，以辛热、咸寒入肾，

---

① 石中黄：与太乙余粮相类的一种矿物药。《本草纲目》称：生于池泽者为禹余粮，生于山谷者为太乙余粮，其中水黄浊者为石中黄水，其凝结如粉者为余粮，凝干如石者为石中黄。

② 分：原脱，据《普济本事方》补。

和其阴阳，再以辛寒、辛温入胃。佐以姜汁，欲其速入胃也。且胃为肾之关，其关下行，则上逆之气不致窃踞清虚之府，而上下各得其宜矣。

《良方》中黄圆子①亦佳。《素问》云：头痛颠疾，下虚上实，过在足少阴巨阳，甚则入肾。徇蒙招摇，目瞑耳聋，下实上虚，过在足少阳、厥阴，甚则在肝按：《素问》作入肝。下虚者，肾虚也。故肾厥则头痛。上虚者，肝虚也，故肝厥则头晕。徇蒙者，如以物蒙其首，招摇不定。目眩耳聋，皆晕之状也。故肝厥头晕，肾厥颠痛，不同如此，治肝厥钓藤散在前。

治气虚头疼方。

大附子一个，剜去心。全蝎二个入在内，以取出之附子心为末，同钟乳一分，面少许，水和裹炮熟，都碾为细末，以焦黄色为度。葱茶煎调下一钱或半钱。

释义：大附子气味咸辛热，入手、足少阴。全蝎气味甘平，入足厥阴，能引药升降。钟乳气味咸温，入肝、肾。葱、茶苦辛泄降。此气虚乃阳气虚也，得阳气大旺，佐以苦辛，则气有恃而下行，其疼自缓耳。

又方。

大川芎二个，锉作四片　大附子一个，和皮，生为末

上以水和附子末如面剂，裹川芎作四处，如附子末少，入面少许。裹毕，以针穿数孔，用真脑、麝熏有穴处。内香，再捻合穴子，如未觉内有香，即再薰一炷时候。用细炉灰于铫子内炒热灰炮附子，取出研细末，每服半钱，葱、茶煎调送下，不拘时候服。上泗医杨吉老二方，神良。

释义：大川芎气味辛温，入肝、胆。大附子气味咸辛热，入心、肾。麝香辛

温，香能走窍。葱、茶苦辛泄降，亦阳虚头疼之病也，与上方功效彷佛相同。

又方。

好川芎半两，为末，每服二钱，煎腊茶澄清调下，甚捷。曾有妇人产后头痛，一服愈。

释义：川芎气味辛温，入足少阳、厥阴。腊茶气味苦寒直降，是升降之法也。此非气虚头疼之病，乃血虚头疼之病也，以川芎为血药中之气分药耳。

治气虚头晕。**白芷圆。**

白芷　石斛　干姜各一两半　细辛　五味子　厚朴　肉桂　防风　茯苓　甘草　陈皮各一两　白术一两一分

上为细末，炼蜜圆如梧子大。每服三十圆，清米饮下，不饥不饱服。乡人邵致远年八十有三，有此疾，得此方，数服即愈。渠云杨吉老传。

释义：白芷气味辛温，入手、足阳明，引经之药。石斛气味甘平微咸，入肝、脾、肾三经。干姜气味辛温，入手、足太阴。细辛气味辛温，入足少阴。五味子气味酸咸温，入肾。厚朴气味辛温，入足太阴、阳明。肉桂气味辛甘热，入肝。防风气味辛甘平，入手、足太阳。茯苓气味甘平淡渗，入胃，能引诸药入于至阴之处。甘草气味甘平，入脾，通行十二经络，能缓诸药之性。陈皮气味辛平微温，入脾、胃。白术气味甘温，入手、足太阴。此治气虚头晕之方也。诸经络皆有赖于中土，故守中之药居多，中宫气旺，则辛热之品得各行其志，而病情中矣。

治风寒客于头中，偏痛无时，疼痛牵引两目，按：疼痛，宋本作久之。遂致失

---

① 黄圆子：《普济本事方》作"硫黄丸"。

明。宜**白附子散**。

白附子一两　麻黄不去节　川乌　南星各半两　全蝎五个　干姜　朱砂　麝香各一分

上为细末，酒调一字匕服之，按：宋本无匕字。去枕卧少时。按：宋本无卧字。此方见《必用方》。

庚寅年，一族人患头痛不可忍，一服即瘥。

释义：白附子气味辛甘大热，入足阳明。麻黄气味辛温，入足太阳。川乌气味苦辛大热，入足太阳、少阴。南星气味苦辛温，直入手、足太阴。全蝎气味甘平，入足厥阴，最能行走入络。干姜气味辛温，入手、足太阴。朱砂气味苦温，入心。麝香气味辛香温，入手、足少阴，能引药入络。此因客邪入于头中，偏痛无时，以致失明。非辛香温热能行之药不能搜逐其邪，非温散之药不能送邪达外。外内清平，其病焉有不去者乎？

治一切头旋，本体因风邪乘于阳经，按：本体因，宋本作本因体虚。上注于头面，遂入脑。亦因痰水在于胸膈之上，犯大寒，使阳气不行，痰水结聚，上冲于头目，故令头旋。按：宋本无故字。

羚羊角散。

羚羊角　茯神各一两　芎䓖　防风半夏汤洗七次　白芷　甘草各半两　枳壳附子各一分。按：宋本作各三分

上为粗末。每服四钱，水一盏半，生姜三片按：三片，宋本作半分，慢火煎至七分，去滓，不拘时候服按：宋本服字上有温字。

释义：羚羊角气味辛咸微寒，入足厥阴。茯神气味甘平，入心。芎䓖气味辛温，入肝、胆。防风气味辛甘平，入足太阳。半夏气味辛温，入胃。白芷气味辛温，入手、足阳明。甘草气味甘平，入足太阴。枳壳气味苦寒，入脾。附子气味辛咸大热，入手、足少阴。佐以生姜之达表。此因风邪乘于阳位，窃踞清虚之府，使阳气不能流行，阴寒之气结聚而不化。故辛散之药，少佐以辛热温通之品，则结聚者开，而阳气得行，病无不去矣。

治虚风头旋，吐涎不已。**养正丹**。

黑铅　水银　硫黄　朱砂各一两

上用建盆一只，按：宋本盆作盏。火上熔铅成汁，次下水银，用柳杖子打匀，按：宋本杖作枝。取下放少时，下二味末，打匀，令冷取下，研为粉。用米饮圆或用枣肉圆如梧子大。每服三十粒，盐汤下。此药升降阴阳，补接真气，非止头旋吐涎而已。按：宋本无吐涎二字。

释义：黑铅气味甘寒，入足少阴。水银气味辛寒，能伏五金为泥，能行九窍。硫黄气味辛大热，入右肾命门。朱砂气味苦温，入心。虚风头旋，吐涎不止，阴阳二气不能交接者，诸药不能效验。万不得已，故用金石之品。惟恐药性悍戾，以枣肉和圆，以缓其性。盐汤送药，以达于下，欲药性之不即发于上也。

治一切中风头疼。**黑龙圆**。

天南星泡洗　川乌黑豆蒸三次，各半斤石膏半斤　麻黄　干薄荷各四两　藁本　白芷各二两　京墨一两半

上为细末，炼蜜杵圆如弹子大。每服一圆，煎薄荷茶汤嚼化下。按：宋本无煎字。

释义：天南星气味苦辛温，入手、足太阴。川乌气味苦辛大热，入足太阳、少阴。石膏气味辛寒，入手、足阳明。麻黄气味辛温，入足太阳。薄荷气味辛凉，入手太阴、少阴。藁本气味辛温，入足太

阳、阳明。白芷气味辛温，入手、足阳明。京墨气味辛温，能解诸药之毒。大凡中风头疼而用圆剂攻病者，必非暴病也。辛、热、寒、凉表散之药，恐伤正气，而病仍不去，故作圆药攻之，性缓而至病所矣。

类证普济本事方卷第二终

元孙潮校字

类证普济本事方卷第三

宋白沙许学士原本
长洲叶桂香岩释义

风寒湿痹白虎历节走注诸病

治风湿四肢浮肿，肌肉麻痹，甚则手足无力，筋脉缓急，宜**续断圆**。

川续断　萆薢　当归切，微炒　附子
防风　天麻各一两　乳香　没药各半两
川芎三分

上为细末，炼蜜圆如梧子大。每服三、四十圆，温酒或米饮下，空心食前。

释义：川续断气味苦辛微温，入足厥阴。萆薢气味苦平，入足太阳。当归气味辛温，入手少阴、足厥阴。附子气味辛咸大热，入手、足少阴。防风气味辛甘平，入足太阴。天麻气味辛平，入足阳明、厥阴。乳香气味辛微温，入手、足少阴。没药气味苦平，入足阳明。川芎气味辛温，入肝、胆。此风湿之邪久伏，致肢浮肌肿，麻痹不仁诸患。先以养血温经之药，佐以祛风利湿之品，使以入络之味，又以酒送药，则三焦脏腑经脉之间皆行药力，鲜不中病矣。

治荣卫涩少，寒湿因而从之痹滞，关节不利而痛者。**增损续断圆**。杨吉老方。

川续断　薏苡仁　牡丹皮　桂心　山芋　白茯苓　黄芪　山茱萸　石斛　麦门冬各一两　干地黄三两　人参　防风炙　白术炮　鹿角胶各七钱

上为细末，炼蜜圆如梧子大。每服三、四十圆，温酒下，空心食前。

释义：川续断气味苦辛微温，入足厥阴。薏苡仁气味甘平淡渗，入手、足太阴。牡丹皮气味辛平，入足少阳。桂心气味辛甘热，入足厥阴。山芋气味甘平，入脾、胃。茯苓气味甘平淡渗，能引药达下，入足阳明。黄芪气味甘平，入手、足太阴。山茱萸气味酸微温，入肝、肾。石斛气味甘平微苦，入足三阴。麦门冬气味甘寒微苦，入手太阴、少阴。干地黄气味甘寒微苦，入足少阴。人参气味甘温，入足阳明。防风气味辛甘平，入足太阳。白术气味甘温，入脾。鹿角胶气味咸温，入足太阳、少阴。此寒湿之邪，因荣卫涩少，乘虚而入，致痹滞关节不利而痛者。以补足三阴之药固本，以渗利祛风之品祛病，则三焦荣卫皆不致受病矣。

治风寒湿痹，麻木不仁。**川乌粥法**。

川乌生，为末

上用香熟白米作粥半碗，药末四钱，同米用慢火熬熟，稀薄不要稠，下姜汁一茶匙按：宋本作茶脚，蜜三大匙，搅匀，空腹啜之，温为佳。如是中湿，更入薏苡仁末二钱，增米作一中碗服。

此粥大治手足四肢不遂，按：宋本遂作随。痛重不能举者，有此证预服防之。左氏云：风淫末疾，谓四肢为四末也。脾主四肢，风邪客于肝则淫脾，脾为肝克，故疾在四肢。谷气能引风温之药径入脾经，故四肢得安。此汤剂有力。予尝制此方以授人，服者良验。

释义：川乌气味苦辛大热，入足太阴、少阴。能行走经络。风寒湿三气之邪流入经脉隧道，致气血壅滞，麻痹不仁，四肢不遂。夫邪客于肝，肝必侵犯脾土，故肝脾相犯之候，每多此症。非辛热善行走之药，不能直入病所。独用一味者，欲其力量之大而专也。

治湿伤肾，肾不养肝，肝自生风，遂成风湿流注四肢、筋骨，或入左肩髃，肌肉疼痛，渐入左指中，**薏苡仁散**。

薏苡仁一两　当归　小川芎　干姜　甘草　官桂　川乌一方无此。按：宋本无注。防风　茵芋　人参　羌活　白术　麻黄　独活各半两

上为细末。每服二钱，空心临卧，温酒调下，日三服。

释义：薏苡仁气味甘平淡渗，入手、足太阳。当归气味辛甘微温，入足厥阴。小川芎气味辛温，入肝、胆。干姜气味辛温，入手、足太阴。甘草气味甘平，入脾。官桂气味辛温，入足厥阴。川乌气味苦辛大热，入足太阳、少阴。防风气味辛甘平，入足太阳。茵芋气味苦辛温，入手、足阳明，太阴。人参气味甘温，入足阳明。羌活气味辛甘平，入足太阳，善能行水。白术气味甘温，入手、足太阴。麻黄气味辛温，入足太阳之表。独活气味苦辛甘平，入足少阴、厥阴，引经之药。温酒调送，亦引经也。此三气之邪流注，经络、肌肉、筋骨皆受邪困，是肝、脾、肾三脏皆病也。故以甘缓辛温之补药守护中焦，而以渗利行经表散之药驱逐流注之邪，则久郁之病，可一旦扫除矣。

治五种痹，腿并臂间发作不定，此脾胃虚，卫气不温分肉，为风寒湿所著。**芎附散**。

小川芎　附子　黄芪　白术　防风　熟干地黄　当归　桂心　柴胡　甘草以上各等分

上为粗末，每服四钱，水一盏半，生姜三片，枣一个，同煎至七分，去渣，食前，日三服。常服不生壅热，兼消积冷。

释义：小川芎气味辛温，入肝、胆。附子气味辛咸大热，入手、足少阴。黄芪气味甘平，入手、足太阴。白术气味甘温，入手、足太阴。防风气味辛甘平，入足太阳。熟地黄气味甘寒微苦，入肾。当归气味辛甘温，入肝。桂心气味辛甘热，入肝。柴胡气味辛平，入足少阳。甘草气味甘平，能行十二经络，缓诸药之性。此卫气不温分肉，间为三气所乘，致留著不去，故发作无定。以补血养气之药护持正气，以风药及辛热之药搜逐留著之邪，则卫气坚固，无隙可乘，病亦何从入哉！

治白虎历节，诸风疼痛，游走无定，状如虫啮，昼静夜剧，及一切手足不测疼痛。**麝香圆**。

川乌大八角者三个，生用　全蝎二十一个，生用　黑豆二十一粒，生晒用　地龙半两，生用

上为细末，入麝香半字匕，同研匀，糯米煮糊为圆，如绿豆大。每服七圆，甚者十圆，夜卧令膈空，温酒下，微出冷汗，一身便瘥。

释义：此即古方中之蠲痛丹也。川乌气味苦辛大热，入足太阳、少阴。全蝎气味甘平，入足厥，善能走经络。黑豆气味苦平，入足少阴。地龙气味咸寒，入足阳明、厥阴，能行诸经络。麝香气味辛香微温，善能入窍。白虎历节诸风，痛楚无时，流走无定。送药以酒，亦是引经，非辛香不能走窍，非辛热能行之药不能入络，非甘平咸寒及谷味，不能调和正气。

痛既蠲，病鲜不愈矣！

予得此方，凡是历节，及不测疼痛，一、二服便瘥。在歙州日，按：宋本州作川。有一贵家妇人遍身走注疼痛，至夜则发，如虫啮其肌。多作鬼邪治。予曰：此正历节病也。三服愈。

历节宜发汗。**麻黄散**。

麻黄一两一分　羌活一两　黄芩三分
细辛真华阴者　黄芪各半两

上为粗末。每服五钱，水二盏，煎至八分，去渣温服。接续三四服。有汗 慎风按：宋本作畏风。

释义：麻黄气味辛温达表，入足太阳。羌活气味辛甘平，入足太阳。黄芩气味苦寒，入手太阴，手、足阳明。细辛气味辛温，入足少阴。黄芪气味甘平，入手、足太阴。此因历节痹痛，当发汗表邪，以麻、羌之辛温表散，以芩、辛之苦干和内，以芪之甘平固表。斯发汗而表不伤，邪去而正气愈旺也。非深明大道者乎！

治历节肿满疼痛。**茵芋圆**。

茵芋　朱砂　薏苡仁各一分　牵牛子一两半　郁李仁半两

上为细末。炼蜜杵圆如桐子大，轻粉滚为衣。按：宋本滚作衮。每服十圆至十五圆、至二十圆，五更初，温水下，到晚未利，再一、二服，快利为度，白粥将息。

释义：茵芋气味苦辛温，入手、足阳明。朱砂气味苦温，入手少阴。薏苡仁气味甘平淡渗，入手、足太阴。牵牛子气味苦辛微寒，入手、足阳明。郁李仁气味辛温而润，入手、足太阴，阳明。轻粉气味辛咸微寒，为衣者，取其能引药入下也。历节而致肿满，非下利不能杀其势，故渗湿行经，必使其下利也。

治风热成历节，攻手指，作赤肿麻木，甚则攻肩背两膝，遇暑热或大便秘即作。**牛蒡子散**。

牛蒡子三两　新豆豉炒　羌活各一两
生地黄二两半　黄芪一两半

上为细末。白汤调二钱服，空心食前，日三服。此病多胸膈生痰，久则赤肿，附著肢节，久而不退，遂成历风。此孙真人所预戒也，宜早治之。

释义：牛蒡子气味苦辛平微寒，入手太阴、手、足阳明，引经之药。新豆豉气味苦寒，入手、足太阴，阳明。羌活气味辛甘平，入足太阳，善能利水。生地黄气味甘寒微苦，入手、足少阴。黄芪气味甘平，入手、足太阴。此治历节久而四肢四末皆病，将成历风，疼痛不休者，气血药中兼以散邪利湿，乃古人思患预防之意也。术于此者，不可不察焉。

治历风手指挛曲，节间疼不可忍，渐至断落。**蓖麻法**。

蓖麻子去皮　黄连锉如豆，各二两。按：宋本二作一

上以小瓶子入水一升同浸，春、夏三日，秋冬五日，后取蓖麻子一粒，擘破，面东以浸药水吞下。平旦服，渐加至四、五粒，微利不妨。水少更添，忌动风物。累用得效神良。

释义：蓖麻子气味苦辛温，入手、足阳明。黄连气味苦寒，入手少阴。此治已成历风，节骨间痛不可忍，渐至欲断落者。以苦辛温之味微利其经络之壅滞，以苦寒之味调和其心荣，使风毒不致侵入脏腑，则经络所伏之邪，渐次得解矣。此方虽述神良，丹方之流也。

治历风。**柏叶散**。

柏叶　麻黄　山栀子　枳壳　羌活
羊肝石　白蒺藜　升麻　子芩　防风　牛蒡子　荆芥　茺蔚子　大黄各半两　苦参一两　乌蛇一两

上为细末。每服二钱，温水调下，日七、八服。庞老方。

释义：柏叶气味苦辛微寒，入足太阴。麻黄气味辛温而则散，入足太阳。山栀子气味苦寒，入手太阴、少阴。枳壳气味苦寒，入脾。羌活气味辛温，能行水，入足太阳。羊肝石气味淡平，入足少阳、厥阴，能解药毒。白蒺藜气味甘辛温，入足厥阴，能明目。升麻气味苦辛，微温而散，入足阳明。子芩气味苦寒，入手太阴。防风气味辛甘平，入足太阳。牛蒡子气味苦辛平微寒，入手太阴。荆芥气味辛温，入足厥阴。茺蔚子气味辛甘微温，入手、足厥阴。大黄气味苦寒，入手、足阳明。苦参气味苦寒，入手、足少阴。乌蛇气味甘平，善能治风，入足少阳、厥阴。此治厉风之方也。血分中热气阻痹，脉络不主流行，必成癣疥，久则延为厉风。故用凉血药兼以疏风，古人有云：治风先治血，血行风自灭也。

治风毒疮，按：宋本风毒作肺毒。如大风疾。**绿灵散**。

用桑叶洗，熟蒸一日，晒干为末。每服三钱，开水调下，不拘时候，日三、四服。出《经验》。

释义：桑叶气味苦甘辛凉，入手、足阳明、厥阴。此药能明目，凉血熄风。风疾之始，肤痒如疮，久郁化热成毒，将变大风之症。故必以凉血为务，则郁久之热稍减，内风得熄矣。

治走疰历节，按：宋本疰作注。诸风软痛，卒中倒地，跌仆伤损。**趁痛圆**。

草乌头三两，生，去皮尖。按：宋本生作不

熟地黄　南星　半夏曲　白僵蚕　乌药各半两，并晒干

上为细末，酒糊圆如梧子大，日干。每服五、七粒，空心夜卧温酒下。如跌仆痛，用姜汁和酒研十数粒搽之。如卒中倒

地，姜汁、茶清研五、六圆灌下，立醒。大知禅师方。

释义：草乌头气味苦辛大热，入足太阳、少阴。熟地黄气味甘寒微苦，入足少阴。南星气味苦辛温，入手、足太阴。半夏曲气味辛微温，入足阳明。白僵蚕气味咸平，入手、足阳明，能引药入络。乌药气味辛温，入足阳明、少阴。酒和者，亦引经也。此因走注历节诸风，卒然昏倒损伤者，非大热引经之药不能走至病所。而佐以地黄者，取其养血熄风，虽诸味之攻病，不致伤及他经也。

治宿患风癣，遍身黑色，肌体如木，皮肤粗涩，及四肢麻痹，宜服**乌头圆**。

草乌头一斤，入竹笼子内，以水浸，用碎瓦块，按：三字宋本作瓦子。于笼内，就水中泷洗，如打菱角法。直候泷洗去大皮及尖，控起令干。用麻油四两，盐四两，入铫内炒令深黄色，倾出油，只留盐并乌头，再炒令黑色烟出为度。取一枚劈破，心如米一点白恰好也。如白多，再炒，趁热杵罗为末，用醋糊圆如梧子大，干之。每服三十圆，空心晚食前，温酒下。

真州资福寺雅白老僧，按：宋本作真州资福大雅白老。元祐间有此疾。服数年，肌肤黑点须除，按：宋本点作黥。脚力强健，视听不衰。有一宗人，遍身紫癜风，身如墨服，服逾年，体悦泽。教予服之，亦得一年许，诸风疹疮皆除。然性差热，虽制去毒，要之五、七日作乌头粥啜之为佳。粥法用豫章集中者。

释义：草乌头气味苦辛大热，入足太阳、少阴，能行走经络。宿患风癣，遍身黑色，肌体麻木，皮肤不仁，四肢麻痹，久不能愈者，非此不能透入诸经络。制药用油、盐，和药用醋者，咸能软坚，酸能约束。只用一味而不用他药者，欲其专攻

是疾，无暇治及他处耳。

治风痰停饮痰癖嗽

治停痰宿饮。**化痰圆**。

半夏汤洗七次，别末　人参　白茯苓　白术　桔梗切作小块，生姜汁浸，各一两　枳实　香附子　前胡　甘草各半两

上细末。用半夏末、生姜汁同煮，糊圆如梧子大。每服三、四十圆，食前姜汤下。

释义：半夏气味辛温，入足阳明。人参气味甘温，入脾、胃。茯苓气味甘平淡渗，入足阳明。白术气味甘温，入手、足太阴。桔梗气味苦辛平，入手太阴，为诸药之舟楫。枳实气味苦寒，入脾。香附子气味辛甘平，入足厥阴、少阳。前胡气味苦平辛微寒，入手太阴。甘草气味甘平，入足太阴。此主治停痰宿饮之方也。古人有云：邪之所凑，其里必虚①。参苓术甘四味，乃四君子汤也，用以守护中宫而消痰祛饮之药，以姜为引，直捣其巢，宿饮自除矣。

治中脘风涎痰饮眩瞑，呕吐酸水，头疼恶心。**三生圆**。

半夏二两　南星　白附子各一两

上并生为细末，滴水圆如梧子大，以生面滚衣，阴干。按：宋本滚作衮。每服十圆至二十圆，不拘时候，生姜汤下。

释义：半夏气味辛温，入足阳明。天南星气味苦辛温，入手、足太阴。白附子气味辛甘大温，入足阳明。三味皆生用。而以姜汤送者，以脘中之痰饮窃踞为患，致瞑眩呕吐，头疼恶心，非峻利之药不能扫除也。

治心腹中脘痰水冷气，心下汪洋，嘈杂肠鸣，多睡②，口中清水自出，肋胁急胀，痛不欲食。此胃气虚冷所致，其脉沉弦细迟。**旋覆花汤**。

旋覆花　细辛　橘皮　桂心　人参　甘草　桔梗　白芍药　半夏以上各半两　赤茯苓三分

上为粗末。每服四钱，水一盏半，生姜七片，煎至八分，去渣温服。

释义：旋覆花气味咸温，入手太阴、阳明。细辛气味辛温，入足少阴。橘皮气味辛微温，入手、足太阴。桂心气味辛甘热，入足厥阴。人参气味甘温，入脾、胃。甘草气味甘平，入脾。桔梗气味苦辛平，入肺。白芍气味酸微寒，入足厥阴。半夏气味辛温，入足阳明。赤茯苓气味甘平淡渗，入手太阳、足阳明。以姜汁为引，引药入里。此胃气虚冷，痰饮蟠踞心下，冷气汪洋，嘈杂肠鸣，人倦多睡，胁肋急胀，不欲思食。以咸苦辛酸之药逐痰祛饮，以甘缓之药调和中焦正气，则病去而渐能纳食矣。

治心下停饮冷痰，头目晕眩，睡卧口中多涎。**槟榔圆**。

槟榔三分　丁香按：宋本注一分　半夏各三两。按：宋本无各字　细辛　干姜　人参各半两

上为细末，姜汁煮糊圆如梧子大。每服二、三十圆，姜汤下，日三服。

释义：槟榔气味苦辛温，入足太阴、太阳，能消积下气。丁香气味辛热，入足阳明、太阴。半夏气味辛温，入足阳。细辛气味辛温，入足少阴。干姜气味辛温，入手、足太阴。人参气味甘温，入足阳明。心下停饮冷痰，非辛温不能祛逐，非甘温补药不能养正气。正气大旺，停饮自去耳。

---

① 其里必虚：《素问·评热病论》：邪之所凑，其气必虚。里当作气。

② 睡：《普济本事方》作唾。

治酒癖停饮，吐酸水。**干姜圆**。《圣惠方》

干姜　葛根　枳壳　橘红　前胡各半两　白术　半夏曲各一两　甘草　吴茱萸各一分

上为细末，炼蜜圆如梧子大。每服三十圆，用米饮下。甲寅年，服上二方有验。

释义：干姜气味辛温，入手、足太阴。葛根气味辛微温，入足阳明，能解酒毒。枳壳气味苦寒，入足太阴。橘红气味辛微温，入手、足太阴。前胡气味苦辛微寒，入手太阴。白术气味甘温，入手、足太阴。半夏曲气味辛微温，入足阳明。甘草气味甘平，入脾。吴茱萸气味辛热，入足阳明、厥阴。此方治酒癖停饮，呕吐酸水。皆由中宫脾土受困。以辛温培土之药干足佐运，以辛散升腾之药鼓动阳气，则中土之阳气振，阴浊自然扫除矣。

治积聚停饮，痰水生虫，久则成反胃，及变为胃痛。其说在《灵枢》及巢氏《病源》。**芫花圆**。

芫花醋制干，称一两　干漆　狼牙根　桔梗炒黄　藜芦炒　槟榔各半两　巴豆十个，炒微黑黄

上为细末，醋糊圆如赤豆大。每服二、三圆，按：宋本作每服二、三十圆，坊本同。加至五、七圆，按：坊本作加至五十圆。食前姜汤下。

释义：芫花气味咸辛温，入手、足太阳，善能行水。干漆气味辛温，入足厥阴，降而行血。狼牙根气味苦辛寒，入足少阳、厥阴，善能杀虫。桔梗气味苦辛平，入手太阴，为诸药之舟楫。藜芦气味辛温，入手阳明，能行积滞。槟榔气味辛温，入足太阴、太阳，能下气消积。巴豆气味辛热，有毒，入手、足阳明，足太阴。此积聚痰饮，久而不去，甚至生虫反胃，胃变为痛。非有毒、行血、下气、攻坚、消积之药，不能扫除沉痼也。

此方常服，化痰消坚杀虫。予患饮癖三十年，暮年多嘈杂，痰饮来潮即吐，有时急饮半杯即止，盖合此证也。因读巢氏《病源》论酒痕云：饮酒多而食谷少，积久渐瘦，其病常思酒，不得酒则吐。多睡，不复能食，是胃中有虫使然，名为酒痕。此药治之，要之须禁酒即易治，不禁，无益也。予生平有二疾：一则脏腑下血，二则膈中停饮。下血有时而止，停饮则发无时。始因年少时夜坐为文，左向伏几案，是以饮食多坠向左边。中夜以后稍困乏，必饮酒两三杯，既卧就枕，又向左边侧睡。气壮盛时殊不觉。三、五年后，觉酒止从左边下辘辘有声，胁痛，饮食殊减，十数日必呕吐数升酸苦水。暑月止是右边身有邪①，湁湁常润，左边病处绝燥。遍访名医及海上方脉之②，少有验者。间或中病，止得月馀复作。其补则如天雄、附子、礜石，其利则如牵牛、甘遂、大戟，备尝之矣。予后揣度之，已成癖囊，如潦水之有科臼，不盈科不行。水盈科而行者也，清者可行，浊者依然停③潴，盖下无路以决之也，是以积之五、七日必呕而去，稍宽数日复作。脾土也，恶湿。而水则流湿，莫若燥脾以胜湿。崇土以填科臼，则疾当去矣。于是悉屏诸药，服苍术一味，三月而疾除。自此一向服数年，不吐不呕，胸膈宽畅，饮啖如故。暑月汗亦周体而身凉，饮觉从中而下。前此饮溃于肝，目亦多昏眩，其后灯下能书细字，皆苍术之力也。其法：苍术一斤，去皮切，末之，用生芝麻半两，水二盏，研

———————————

① 邪：诸本同。《普济本事方》作汗。

② 脉之：诸本同。据《普济本事方》，作服之。

③ 停：原作"渟"，诸本同。据《普济本事方》改。

滤取汁。大枣十五枚，烂煮去皮核，研。以麻汁匀研成稀膏，搜和入曰①熟杵圆如梧子大，干之。每日空腹，用温汤吞下五十圆，增至一百圆、二百圆。忌桃、李、雀、鸽。初服时，必膈微燥。且以茅术制之。觉燥甚，进山栀散一服，久之不燥矣。予服半年以后，止用燥烈味极辛者，削去皮，不浸极有力，亦自然不燥也。山栀散用山栀子一味，干之为末，沸汤点服。故知久坐不可伏向一边，时或运动，亦消息之法。

治肺感风寒作嗽。**紫苏散**。

紫苏　桑白皮　青皮　五味子　杏子仁　麻黄　甘草各等分

上为细末。每服二钱，水一盏，煎至七分，温服。

释义：紫苏子气味辛温发散，入手太阴，足太阳，阳明之表。桑白皮气味苦辛平，入手太阴。青皮气味苦辛温微酸，入足少阳、厥阴。五味子气味酸甘平苦咸，虽入肾，然研细用，五脏之味俱全，不专走一经也。杏子仁气味苦辛微温，入手太阴、阳明。麻黄气味辛温，入手太阴、足太阳之表。甘草气味甘平，入脾，兼入十二经络，能和诸药之性。因肺经感冒风寒咳嗽者，惟恐涉及他经。以辛温理邪之药专攻肺经留邪，则留邪既散，而诸经安适矣。

利膈去涎，思食止嗽。**诃子汤**。

诃子煨，去核　青皮　麦门冬各半两　槟榔四个　半夏三分　甘草一分

上为粗末。每服四钱，水二盏，生姜七片，同煎至七分，去渣温服，日二、三服。

释义：诃子气味温涩，入手阳明、足太阴。青皮气味苦辛温微酸，入足少阳、厥阴。麦门冬气味甘寒微苦，入手太阴、少阴。槟榔气味辛温，入足太阴、太阳。

半夏气味辛温，入足阳明。甘草气味甘平，入脾。此因咳嗽涎痰，致中膈不利，纳食渐少。虽滋养肺家，中土不旺，而肺终不能醒，不可泥于肺病不用燥药也。以辛温之药健运中宫，气旺则金有所恃，孰谓肺病必用滋腻乎？

治诸嗽久不瘥。**贝母汤**。

贝母去心，姜制半日晒干。按：宋本晒作焙　黄芩生　干姜生　陈皮　五味子各一两　桑白皮一两。按：宋本无注　半夏半两。按：宋本无　柴胡　桂心各一两。按：宋本作各半两　木香　甘草各一分

上为粗末。每服五钱，水一盏半，杏仁七个，去皮尖碎之，生姜七片，同煎至七分，去渣热服。黄师文②云：戊申冬，有姓蒋者，其妻积年久嗽，制此方授之，一服即瘥。以此治诸嗽，悉皆愈。

释义：贝母气味苦甘微寒，入手太阴、少阴。黄芩气味苦寒，入手太阴。干姜气味辛温，入手、足太阴。陈皮气味苦辛微温，入手、足太阴。五味子气味俱全，兼入五脏。桑白皮以气味苦辛温，入手太阴。半夏气味辛温，入足阳明。柴胡气味辛甘平，入足少阳。桂心气味辛甘大热，入足厥阴。木香气味辛温，入足太阴。甘草气味甘平，入脾，能和诸药之性，兼入十二经络。再佐以生姜之达表，不专为肺经咳嗽而设也。经云：五脏六腑皆能令人咳嗽。故方中之品，兼行五脏，积久成痼，能一旦肃清矣。

治积聚凝滞五噎膈气

大抵治积，或以所恶者攻之，以所喜

---

① 曰：诸本同。当作白。
② 黄师文：宋代名医，长于治疗内科疾病。见《续医说·古今名医》

者诱之，则易愈。如硇砂、水银治肉积，神曲、麦蘖治酒积，水蛭、虻虫治血积，木香、槟榔治气积，牵牛、甘遂治水积，雄黄、腻粉治涎积，礞石、巴豆治食积，各从其类也。若用群队之药，分其势则难取效。许嗣宗[①]所谓譬犹猎不知兔，广络原野，冀一人获之，术亦疏矣。须是认得分明，是何积聚，然后增加用药。不尔，反有所损。嗣宗自谓不著书，按：坊本作不必著书。在临时变通也。

治五种积气及五噎，胸膈不快，停痰宿饮。**缠金丹**。

木香　丁香　沉香　槟榔　官桂　胡椒　硇砂研　白丁香　肉豆蔻　飞矾各一分　马兜铃按：宋本注炒　南木香按：宋本作南星　五灵脂　瓜蒌根　半夏各半两　朱砂三分，留半为衣

上为细末，入硇砂、朱砂二味，同药研和匀。生姜汁煮糊圆如梧子大，朱砂为衣。每服三圆，生姜汤下，或干嚼萝卜下。

释义：广木香气味辛温，入足太阴。丁香气味辛温，入手、足太阴，少阴，阳明。沉香气味辛温，入足少阴。槟榔气味辛温，入足太阴、太阳。官桂气味辛温，入足厥阴。胡椒气味辛热，入足太阴、少阴、厥阴。硇砂气味咸苦微温，入足阳明、厥阴。白丁香气味苦辛温，入足太阴、阳明。肉豆蔻气味辛温，入足太阴、阳明。飞矾气味酸寒涩，入手太阴、足厥阴。马兜铃气味苦辛微温，入手太阴，最能宣壅痹。南木香气味辛温，入足厥阴。五灵脂气味甘温，入手太阴、足厥阴。瓜蒌根气味苦寒，入手太阴、足阳明。半夏气味辛温，入足阳明。朱砂气味苦温，入手少阴。此治五种积气及五噎之病，痰饮停伏，胸膈不快。非一、二处受病，乃十二经皆被病魔窃踞。生姜为圆、为引，萝卜为引者，亦取其引药入内，分途走经络之意也。

治心下蓄积痞闷，或作痛，多噫败卵气。**枳壳散**。

枳壳　白术各半两　香附子一两　槟榔三钱

上为细末。每服二钱，米饮调下，日三服，不拘时候。庞老方。

释义：枳壳气味苦寒，入足太阴。白术气味甘温，入手、足太阴。香附子气味苦平，入足厥阴。槟榔气味辛温，入足太阴。此心下积聚痞闷，有时作痞，脘中不爽，多噫败卵颊气胀疼者，皆由中气馁弱不振。以甘温守中，而用破气消积之药攻病，则正气不伤，而宿病顿去矣。

治伏积注气，发则喘闷。**诃子圆**。

诃子　白茯苓　桃仁　枳壳　桂心　槟榔　鳖甲　桔梗　白芍药　川芎　川乌　人参　橘红以上各等分

上为细末，炼蜜杵圆如梧子大。酒下二十圆，熟水亦得，不拘时候服。

释义：诃子气味温涩，入手阳明、足太阴。茯苓气味甘平淡渗，入足阳明。桃仁气苦辛甘平微温，入手、足厥阴。枳壳气味苦寒，入足太阴。桂心气味辛热，入足厥阴。槟榔气味苦辛温，入足太阴、太阳。鳖甲气味咸平，入足厥阴。桔梗气味苦辛平，入手太阴，为诸药之舟楫。白芍药气味酸微寒，入足厥阴。川芎气味辛温，入肝、胆。川乌气味苦辛大热，入足太阳、少阴。人参气味甘温，入脾、胃。橘红气味苦辛，入手、足太阴。送药以酒，欲药性之速行也。此治伏积注气为病，发则欲喘闷者。大凡久病入血，非血药不能引药直达病所，非辛温大热之药不

---

① 许嗣宗：诸本皆同。当作许胤宗，一作引宋，隋唐时名医。

能扫荡伏郁。再佐以扶持中气之药，虽攻病不使正气受伤也。

治一切积聚、停饮心痛。按：宋本停作有。**硇砂圆**。

硇砂　荆三棱别末　干姜　香豆芷　巴豆去油，各半两　大黄别末　干漆各一两　木香　青皮　胡椒各一分　槟榔　肉豆蔻各一个

上为细末，酽醋二升煎巴豆五七沸，后下三棱、大黄末同煎五七沸，入硇砂同煎成稀膏。稠稀得所，便入诸药和匀，杵圆如绿豆大。年深气块，生姜汤下四、五圆。食积，熟水下。白痢，干姜汤下。赤痢，甘草汤下。血痢，当归汤下，葱酒亦得。

释义：硇砂气味咸苦微温，入足太阳、阳明、厥阴。荆三棱气味苦平，入足厥阴，能破血攻坚。干姜气味辛温，入手、足太阴。香白芷气味辛温，入足太阳。巴豆气味辛温，入足太阴、阳明，能消癥，下凝寒之滞。大黄气味苦寒，入足阳明，有斩关夺门之能。干漆气味辛温，降而行血，入足厥阴。木香气味辛温，入足太阴。青皮气味辛温微酸，入足厥阴。胡椒气味辛热，入足太阴、少阴、厥阴。槟榔气味辛温，入足太阴、太阳。肉豆蔻气味辛温，入足太阴、阳明。凡一切积聚停饮，以及下利诸病，久而不愈者，非藉破血消滞下夺不能效。必佐以温中者，欲药性之流行也。

治男子妇人患食劳、气劳，遍身黄肿，欲变成水，及久患痃癖，小肠膀胱，按：坊本多气字。面目悉黄。**紫金丹**。

胆矾三两　黄蜡一两　青州枣五十个

上于瓷盒内，用头醋五升，先下矾、枣，慢火熬半日以来，取出枣，去皮核，次下蜡，一处更煮半日如膏。入好蜡茶末二两，同和圆如梧子大。每服二、三十圆，茶、酒任下。如久患肠风痔漏，按：宋本肠风作漏风。陈米汤饮下。

宗室赵彦才下血，面如蜡，不进食，盖酒病也。授此方服之，终剂而血止，面色鲜润，食亦倍常。新安有一兵士亦如是，与三百粒，作十服，亦愈。

释义：胆矾气味咸酸微凉，入足太阳、阳明。黄蜡气味甘平微温，入手、足太阴。青州枣气味甘平微温，入手、足太阴、阳明。蜡茶气味苦寒直降，欲其速下也。炼药以醋者，约之也。送药以米饮者，扶中也。此治脱力劳伤，饥饱不调，宿有痃癖，周身发黄，欲变成水盅，非渗湿之药，不能引药入于病所，故效验独捷耳。酒客发黄、便血，尤宜服此药。

治沉积。**感应圆**。

丁香　木香各半两　干姜一两　百草霜二两，研　肉豆蔻二十个　巴豆七十个，取霜　杏仁一百四十个　煮酒腊糟四两　麻油一两，如冬月增半两，减腊糟半两。按：宋本如作秋

上以二香、姜、蔻，为细末，并三味研极匀。炼油、腊糟和成济，油纸裹，旋圆如绿豆大。熟水下五、七圆。此药近年盛行于世，有数方，惟此方最高。予得之于王景长，用之的有准。

释义：丁香气味辛温，入手、足太阴、阳明。木香气味辛温，入足太阴。干姜气味辛温，入手、足太阴。百草霜气味苦辛温，入足太阴、厥阴。肉豆蔻气味辛温，入足太阴、阳明。巴豆气味辛温，入足太阴、阳明。杏仁气味苦辛微温，入手太阴、阳明。煮酒腊糟气味辛温，入足少阳、厥阴。麻油气味甘平，入足厥阴。此药治运年宿积。欲达病所，必以辛香；欲去宿积，必投巴豆。再佐以糟之辛温，麻油之滑润，焉有不能祛除宿病耶？

治五种积气，三焦痞塞，胸膈满闷，背膂引疼，心腹膨胀，胁肋刺痛，食饮不

下，噎塞不通，呕吐痰逆，口苦吞酸，羸瘦少力，短气烦闷。常服顺气宽中，消痃癖、积聚，散惊忧恚气，按：宋本无散字。宜服**枳壳散**。

枳壳　荆三棱　橘皮　益智仁　蓬莪术　槟榔　肉桂各一两　干姜　厚朴　甘草　青皮　木香　肉豆蔻各半两

上为细末。每服二钱，水一盏，生姜三片，枣一个，同煎至七分，热服，盐点亦得，不拘时候。

释义：枳壳气味苦寒，入足太阴。荆三棱气味苦平，入足厥阴。橘皮气味苦辛微温，入手、足太阴。益智仁气味辛温，入足太阴。蓬莪术气味苦辛温，入足厥阴，与三棱同功。槟榔气味辛温，入足太阴、太阳。肉桂气味辛热，入足厥阴。干姜气味辛温，入手、足太阴。厚朴气味苦辛微温，入手、足太阴。甘草气味甘平，入脾。青皮气味苦辛温微酸，入足厥阴。木香气味辛温，入脾。肉豆蔻气味辛温，入足太阴、阳明。佐以姜枣和荣卫。乃宽中顺气之药，能治五种积气，三焦痞塞，心疼腹胀，痃癖诸症。无非令中宫之气流畅，勿使其不宣也。

治气、食、忧、劳、思、虑。**五噎膈气圆**。

半夏　桔梗各二两　肉桂　枳壳各一两半

上为细末，姜汁糊圆如梧子大。姜汤下三十圆，食后临卧服。

释义：半夏气味辛温，入足阳明。桔梗气味苦辛平，入手太阴，为诸药之舟楫，能引药达上。肉桂气味辛甘大热，入足厥阴。枳壳气味苦寒，入足太阴。姜汁圆，姜汤送，欲令药之入里也。此七情六欲之伤，致成五噎膈气之疴。所用之药，乃苦辛以开其郁，使升降无阻，自然奏效矣。

治胸膈闷塞作噎。**熏膈圆**。

麦门冬　甘草各半两　人参　桂心　细辛　川椒　运志去心炒。按：宋本作运志肉　附子　干姜各二钱

上为细末，炼蜜圆如鸡头大。绵裹一圆含化，食后，日夜三服。

释义：麦门冬气味甘凉微苦，入手太阴、少阴。甘草气味甘平，入足太阴。人参气味甘温，入足阳明。桂心气味辛甘大热，入足厥阴。细辛气味辛温，入足少阴。川椒气味辛热，入足厥阴。运志气味辛温，入手、足少阴。附子气味辛咸大热，入手、足少阴。干姜气味辛温，入手、足太阴。因胸膈闷塞作噎，致不能纳食，虽藉辛温诸药以通之，又惟恐津液被劫，必以甘凉滋养之味护其中，愈加得力矣。

治膀胱疝气小肠精漏诸病

治膀胱疝气，外肾肿胀，痛不可忍。**念珠圆**。

乳香　硇砂各三钱，水飞净　黄蜡一两

上乳香研细，硇砂同研匀，熔蜡和圆，分作一百单八粒，按：宋本单作丹。以线穿之，露一夕，次日用蛤粉为衣。旋取一粒，用乳香汤吞下。

顷年有人货疝气药，肩上担人我二字以为招口①，日货数千钱。有一国医多金得之，用之良验，即此方也。按：四字宋本无。

释义：乳香气味辛香微温，入手、足少阴，最能止痛。硇砂气味咸苦微温，入足太阳、阳明、厥阴，最能软坚消积。黄蜡气味甘平微温，亦淡而能渗，故俗谚有味如嚼蜡之说。圆必作一百单八粒为率

——————————

① 口：诸本同。据《普济本事方》当作目。

者，以头痛之极，必起善念，念佛之时，想病势之必减也，故以之为名。蛤粉为衣，取其咸能润燥而软坚也。再以乳香汤送药者，欲其速止痛也。此治外肾肿胀及疝气等疾，皆有效验。

硇砂圆。

木香　沉香　巴豆肉全者各一两　青皮一两，不去皮。按：宋本一作二　铜青半两，研　硇砂一分

上二香、青皮三味，细锉，同巴豆慢火炒令紫色为度，去巴豆，为末，入青、砂二味，研匀，蒸饼和圆如梧子大。每服七圆至十圆，盐汤吞下，日二、三服。空心食前服。

释义：木香气味辛温，入足太阴。沉香气味苦辛温，入足少阴。巴豆肉气味辛温，入足太阴、阳明。青皮气味苦辛酸微温，入足厥阴。铜青气味酸平，入足少阳、厥阴，能杀痹虫。硇砂气味咸苦微温，入足太阳、阳明、厥阴。蒸饼和圆，盐汤送药，不欲药性之发于上也。此治同上病而药比上略峻，司是术者，宜留心斟酌也。

治膀胱肿硬，牵引疼痛，及治小肠气，阴囊肿，毛间水出，服**金铃圆**。

金铃子肉五两　茴香炒　马蔺花炒　菟丝子　海蛤　破故纸　海带各三两　木香　丁香各一两

上为细末，蒸饼和圆，按：宋本无蒸饼二字。如梧子大。每服二、三十圆，温酒送下，盐汤亦可。空心食前服。

释义：金铃子气味苦微寒，入手、足厥阴。茴香气味辛温，入足厥阴。马蔺花气味甘平，入足厥阴，能治恶疮，去白虫。菟丝子气味甘平，入脾、肾。海蛤气味咸寒，入足少阴、厥阴。破故纸气味苦辛大温，入足太阴，兼入命门。海带气味咸寒，入足厥阴。木香气味辛温，入足太

阴。丁香气味辛温，入足阳明、厥阴。蒸饼和圆，盐汤送，皆欲药之达下也。膀胱肿硬疼痛，及小肠疝气，阴囊肿，毛间水出者，非此药不能直行病所。味苦者为君，诸药之辛而咸者，皆从之下行耳。

治小便难，小肠胀，不急治杀人。

上用葱白三斤，细锉，炒令热，以帕子裹，分作两处。更替熨脐下，即通。

释义：葱白气味辛温，通而兼散，入足太阳、厥阴。炒热熨脐下，乃关元穴也。得浊气下行，小便通而胀缓矣。此备急之要方也。

治膀胱气痛。**茴香散。**

茴香　金铃子肉　蓬莪术　荆三棱各一两　甘草半两，炙

上为细末。每服二钱，热酒调下。强幼安云：每发痛甚，连日只服此药，每日二、三服，立定。

顷在徽城日，歙尉宋荀甫[1]膀胱气作，疼不可忍。医者以刚剂与之，疼愈甚，小便不通三日矣，脐下虚胀，心闷。予因候之，见其面赤黑，脉洪大。予曰：投热药太过，阴阳痞塞，气不得通，一之奈何[2]？宋尉尚手持四神丹数粒，云：医者谓痛不止，更服此。予曰：若服此定毙。后无悔，渠恳求治。予适右[3]五苓散一两许，分三服，易其名，用连须葱一茎，茴香一撮，盐一钱，水一盏半，煎七分，令接续三服。中夜下小便如墨汁者一、二升，脐下宽，得睡。翌日诊之，脉已平矣。楼用硇砂圆与之，数日瘥。大抵此疾，因虚得之，不可以虚而骤投补药。经云：邪之所凑，其气必虚。留而不去，其病则实。故必先涤所蓄之邪，然后补

---

① 宋荀甫：诸本同。《普济本事》作宋荀甫。

② 一之奈何：诸本同。《普济本事方》作为之奈何。

③ 予适右：当作予适有。

之。是以诸方多借巴豆气者，谓此也。

释义：茴香气味辛温，入足厥阴。金铃子肉气味苦微寒，入手、足厥阴。蓬莪术气味苦辛温，入足厥阴。荆三棱气味苦平，入足厥阴。甘草气味甘平，入足太阴，能缓诸药之性。热酒调送，欲药性之入厥阴也。此治膀胱气痛不可忍者，刚剂屡投而效，故治以攻坚破积之药，虽有缓中之品，而苦辛泄肝之药居多，气既得泄，病自缓矣。

治遗精梦漏，关锁不固。**金锁丹**，亦名茴香圆。

舶上茴香　胡芦巴　破故纸　白龙骨以上各一两　木香一两半　胡桃肉三七个，研

羊石子①三对，批开，盐半两擦，炙熟，研如膏。

按：宋本擦作搽，如膏作如法

上五味为细末，下二味同研成膏。和酒浸蒸饼为糊杵熟圆如梧子大。每服三、五十圆，空心温酒下。

释义：舶上茴香气味辛温，入足少阴、厥阴。胡芦巴气味辛温，入足少阴。破故纸气味辛大温，入足太阴，兼入命门。白龙膏气味凉涩，入手、足少阴、厥阴。木香气味辛温，入足太阴。胡桃肉气味温涩，入足少阴。羊石子气味辛甘微咸，入足少阴。酒浸，酒送，欲其入里也。此治遗精梦漏，关锁不固。以补肾之品，佐以辛香固涩，则下焦有恃，鲜不中病矣。

治经络热，梦漏，心忪恍惚，膈热。**清心圆**。

好黄柏皮一两

上为细末，用生脑子一钱，同研匀，炼蜜圆如梧子大。每服十圆至十五圆，浓煎麦门冬汤下。大智禅师方云：按：宋本无云。梦遗不可全作虚冷，亦有经络热而得之也。

释义：黄柏气味苦寒，入手、足少阴。生脑子即冰片也，气味辛香大热，通行十二经络，引药入里。走窍之药，送以麦门冬，欲令入心也。此症非肾虚不固，系经络内热，故取苦寒以坚阴，辛香以入络也。

猪苓圆。

上用半夏一两，破如豆大，用木猪苓四两，先将一半炒半夏黄色，不令焦，地上出火毒半日，取半夏为末，更用前猪苓末二两同研极匀，炼蜜糊圆如梧子大，候干，更再用存下猪苓二两，炒微裂，同用不泄气沙瓶养之。每服三、四十②圆，空心温酒或盐汤下。常服于未申之间③，冷酒任下。按：取半夏为末以下，宋本作糊圆如梧子大，候干，更用前猪苓末二两，炒微裂同用。不泄沙瓶养之。空心温酒、盐汤下三、四十圆。常服于申未间，冷酒下。

释义：木猪苓气味苦微寒，入足太阳。半夏气味辛温，入足阳明。送药以酒、盐汤者，欲药性之下行也。此治年壮之人，情欲萌动，精虽未泄，已离本位，溺管中疼，或兼梦遗者，未可作下虚治，宜以此药治之。大凡看病，切勿见病治病耳。

此药治梦遗有数种。下元虚惫，精不禁者，宜服茴香圆。年壮气盛，久节淫欲，经络壅滞者，宜服清心圆。有情欲动中经，所谓所愿不得，名曰白淫耳，宜良方茯苓散。正如瓶中煎汤，气盛盈溢者，如瓶中沸汤而溢。欲动心邪者，如瓶之倾侧而出。虚惫不禁者，如瓶中有罅而漏。不可一概用药也。又有一说，经曰：肾气闭即精泄。《素问》云：肾者，作强之

① 羊石子：又名羊外肾，为山羊、绵羊的睾丸。
② 十：原作"下"，迳改。
③ 未申之间：诸本同。《普济本事方》作申未间。

官，伎巧出焉。又曰：肾气藏精。盖肾能摄精气以生育人伦者也。或敛或散，皆主于肾。今也肾气闭，则一身之精气无所管摄，故妄行而出不时也。猪苓圆一方，正为此设。盖古方也，今盛行于时，而人多莫测其用药之意。盖半夏有利性，而猪苓导水。盖导肾气使通之意也。予药囊中常贮此药，缓急以与人，三、五服皆随手而验。林监丞庇民亦数服而愈。

类证普济本事方卷第三终

元孙灌校字

类证普济本事方卷第四

宋白沙许学士原本

长洲叶桂香岩释义

反胃呕吐

治翻胃。**附子散**。

附子一枚极大者，坐于砖上。四面著火，渐渐逼热，淬入生姜自然汁中。再用火逼，再淬，约尽姜汁半碗，焙干末之。每服二钱，水一盏，粟米少许，同煎至七分，去渣温服。不过三服。

释义：大附子气味咸辛大热，入手、足少阴，通下焦之阳。生姜自然汁气味辛大温，达表，入手、足太阴，通中焦、下焦之阳。用火逼淬干者，但取通中下之阳，不欲其发表也。必加粟米者，以反胃不能纳食，虽得姜、附之通阳，中宫无恃，恐其阴浊复聚，致令反复也。

鲫鱼散。

大鲫鱼一个，去肠留胆，纳绿矾末填满，缝口，以炭火炙令黄干，为末。每服一钱，陈米饮调下，日三服。

释义：鲫鱼气味甘温，入足阳明、太阴。绿矾气味咸酸微凉，能引浊下行。陈米饮送药，扶中气也。此亦治反胃之病。中宫虽有浊阴窃踞，不耐辛温之刚燥。以甘温酸咸之品引浊下趋，即以陈米饮调中，勿使中土失职。真王道之药也。

定呕吐，利膈。**枇杷叶散**。

枇杷叶去毛　人参各一钱。按：宋本钱作分

茯苓半两　茅根二两，切。按：宋本两作分
半夏一钱，切。按：宋本注三分切

上细锉。每服四钱，水一盏半，生姜七片，慢火煎至七分，去渣，入槟榔末二钱，钱按：宋本作半钱。和匀服之。庞老方。

释义：枇杷叶气味苦辛，入手太阴、阳明，最能下气，冬夏不凋，得天地四时之气。人参气味甘温，入足阳明。茯苓气味甘平淡渗，入足阳明。茅根气味甘寒，入手太阴、足阳明，能除伏郁之热。半夏气味辛温，入足阳明。使以生姜、槟榔末，取其辛通而能下行也。此呕吐，中脘如痞，膈间之气不利，苦辛之药，以下其气，急以甘温补中之品护持中土，则土旺而浊不侵犯矣。

食后多吐，欲作反胃。按：宋本作翻胃。**白术散**。

泽泻　白术　茯苓各等分

上为细末。每服一钱，白汤调，温服。

释义：泽泻气味咸微寒，入足太阳。白术气味甘温，入足太阴。茯苓气味甘平淡渗，入足阳明，能引诸药达于至阴之处。此治食后多吐，将成反胃之病。其人必是酒客，中宫气虚，饮浊上干。三味最能达阴泄浊，又能和中养正，所以确中病情也。

治胃热呕吐。**竹茹汤**。

干葛三两　甘草二钱。按：宋本作三分
半夏三钱，姜汁半盏，浆水一升，煮耗半。按：宋本
钱作分

上粗末，每服五钱。水二盏，姜三
片，竹茹一弹大，枣一个，同煎至一盏，
去滓温服。

胃热者，手足心俱热。政和中，一宗
人病伤寒得汗，身凉数日忽呕吐，药与饮
食俱不下。医者皆进丁香、藿香、滑石等
药，下咽即吐。予曰：此汗后馀热留于胃
脘，孙兆竹茹汤政①相当尔。亟治药与
之，即时愈。《良方》槐花散亦相类。

释义：干葛气味辛微温，能解酒毒，
入足阳明。甘草气味甘平，入足太阴。半
夏气味辛温，入足阳明。竹茹气味甘寒，
入足阳明。姜、枣以和荣卫。胃热呕吐不
止，亦必因胃中酒气蕴热。故以微辛温之
药令其入胃，引入甘寒之品，则酒热稍
解，气得下降，胃气安而病自已也。

治霍乱吐泻不止及转筋，诸药不效
者，一粒治一人。**青金丹**。

硫黄一两，研　水银八钱

上二味，铫子内炒，柳木箆子不住搅
匀，更以柳枝蘸冷醋频频洒。候如铁色，
法如青金块方成。按：坊本法作凝。刮
下，再研如粉。留少半为散，馀以粽子尖
三个，醋约半盏，研稀稠得所，成膏和圆
如鸡头肉大，朱砂为衣，每服一圆，煎丁
香汤磨化下，热服。如服散，丁香汤调下
一钱。伤寒阴阳乘伏，用龙脑冷水磨下，
日三、二服。

释义：硫黄气味辛大热，入右肾命
门。水银气味辛寒，能行九窍，能伏五金
为泥。丁香汤送，以热为引也。龙脑汤
送，以凉为引也。此治霍乱转筋，阴阳乘
伏，二气欲离，诸药不能效者，乃急救之
方。司是术者，当留心斟酌焉。

治呕吐不止。**香灵圆**。

丁香　好辰砂研，各八钱。按：宋本八作六
五灵脂四钱

上香、脂先为细末，后入砂，再研
匀。狗胆汁或猪胆汁为圆，如鸡头大。每
服一圆，生姜橘皮汤磨下。

释义：丁香气味辛温，入足阳明、厥
阴。辰砂气味苦温，入手少阴。五灵脂气
味甘温，入手太阴、足厥阴。圆以狗胆汁
及猪胆汁者，以其苦寒直下也。送以生姜
橘皮汤者，以辛通能入里也。此胃中气不
得下，浊饮上逆，致呕吐不止，以辛温、
苦温之药，通其在上中之浊饮，以苦寒之
味，引之下行，则病情无有不中矣。

脏腑泄滑及诸痢

治脾胃不和，泄泻不止，诸药不效。
诃子圆。

诃子皮　川姜　肉豆蔻　龙骨　木香
赤石脂　附子各等分

上为细末，蒸饼和圆，按：宋本无蒸
饼二字。如梧子大。每服四十圆，空心米
饮下。按：宋本无空心二字。

释义：诃子皮气味温涩，入手阳明、
足太阴。川姜气味辛温，入手、足太阴。
肉豆蔻气味辛温，入足太阴、阳明。龙骨
气味凉涩，入手、足少阴、厥阴。木香气
味辛温，入足太阴。赤石脂气味辛甘酸微
温，入手、足阳明。附子气味咸辛大热，
入手、足少阴。蒸饼和圆，欲药下行也。
米饮送者，欲和中也。此通塞互用之方
也。因脾胃不和，泄泻久不能止，诸药不
效。肾为胃之关，久泻无有不伤肾者，非
通塞互用不能效也。

治脾胃中风湿，脏腑泄滑。**鞠劳圆**。

---

① 政：通正。

芎蒡　神曲　白术　附子各等分

上为细末，即以神曲煮糊圆，按：八字，宋本作用糊圆三字。如梧子大。每服三、五十圆，食前米饮下。按：宋本无食前二字。

释义：芎蒡气味辛温，入足少阳、厥阴。神曲气味辛甘平入足阳明、太阴。白术甘温，入足太阴。附子气味咸辛大热，入手、足少阴。送药以米饮，和中也。此脾胃气弱不振，脏腑中风动湿生，致泄滑不止。必以风药为主，而佐以甘温守中。以风能胜湿，甘缓能熄风耳。

左氏述楚子围萧，萧将溃，还无社与司马卯言号申叔展。叔展曰①：有麦曲乎？有山鞠穷乎？鞠穷，芎蒡也。意欲令逃水中以避祸，是知芎蒡能除湿。予尝加术、附以制方，治脾湿而泄者，万无不中。此药亦治飧泄，《素问》云：春伤于风，夏必飧泄。飧泄者，食谷不化。盖春木旺时，肝生风邪淫于脾经，至夏饮冷当风，故多飧泄。此药尤宜。

磨积，止泄痢，治心腹冷痛。**陈曲圆。**

陈曲一两半　干姜　官桂　白术　当归　厚朴　人参　甘草各半两

上细末，炼蜜圆如梧子大。每服三、四十圆，温酒或淡醋汤下，空心食前，日二服。发时不时增数。

释义：陈曲气味辛甘微温，入足阳明、太阴。干姜气味辛温，入手、足太阴。官桂辛温，入足厥阴。白术气味甘温，入足太阴。当归气味辛温，入手少阴、足厥阴。厚朴气味辛温，入足阳明。人参气味甘温，入足阳明。甘草气味甘平，入足太阴。因中虚不运，积聚不消，泄痢不止，心腹疼痛。以理中护其中，以归、桂和其荣，曲、朴疏其滞。或酒或醋汤送者，引至病所也。此邪少虚多之治法

也。

治冷气下泻。**木香圆。**

木香半两　川乌一两，生

上细末，酽醋糊圆如梧子大。陈皮醋汤下三、五十圆，不拘时候服。

释义：木香气味辛温，入足太阴。川乌气味苦辛大热，入足太阴、少阴。醋糊圆，陈皮醋汤送，欲药性之达病所也。此冷气内伏，下利不止，非辛温大热之药，不能直入以祛除也。

治痼冷在肠胃间，连年腹痛泄泻，休作无时，服诸热药不效。宜先去宿积，按：五字，宋本作宜先取去四字。然后调治易瘥，不可畏虚以养病也。**宜温脾汤。**

厚朴　干姜　甘草　桂心　附子生，各二两。按：宋本二作半　大黄生，四钱，碎切，汤一盏，渍半日，搦去滓，煎汤时和滓下

上细锉，水二升半，煎八合后，下大黄汁再煎六合，去滓，澄去脚。不要太暖，按：宋本作不要晚食。分三服，温温自夜至晓令尽，未进食前，按：宋本未进作不快，更以干姜圆佐之。

释义：厚朴气味辛温，入足阳明。干姜气味辛温，入手、足太阴。甘草气味甘平，入足太阴。桂心气味辛甘大热，入足厥阴。附子气味咸辛大热，入手、足少阴。大黄气味苦寒，入足阳明。此温下之方也。久痢不止成休息者，必有宿积未去，虽投温补之药不效，不可畏攻而养病以贻害也。古云：树德务滋，去疾务尽。

干姜圆。

干姜　巴豆去心炒黄，研　大黄　人参各一两。按：宋本两作钱

上除巴豆，馀为末，同研，炼蜜圆如梧子大。服前汤时，用汤下一圆，米饮亦

---

① 叔展曰：《普济本事方》原文为："左氏述楚子围萧，萧将溃，申叔展告还无社曰"。

得。

释义：干姜气味辛温，入手、足太阴。巴豆气味辛温，入足太阴、阳明。大黄气味苦寒，入足阳明。人参气味甘温，入足阳明。此即古方中之备急圆加参也。因忧愁，中伤食积，久在肠胃，吐痢频发，暑月更甚。以数年久不愈之证，欲攻病虑其体虚，欲补虚虑其留邪，故温下之药佐以扶正，则两不相悖矣。

有人因忧愁，中伤食，结积在肠胃，故发吐利。自后至暑月稍伤，则发暴下，数日不已。《玉函》云：下利至隔年月日不期而发者，此为有积，宜下之。止用温脾汤尤佳。如难取效，可佐以干姜圆，后服白术散。

白术散。

白术　木香　附子　人参各等分

上细末，每服二钱。水一盏、生姜三片，枣一个，煎六分，食前温服。按：宋本无食前二字。

释义：白术气味甘温，入足太阴。木香气味辛温，入足太阴。附子气味咸辛大热，入手、足少阴。人参气味甘温，入脾、胃。姜、枣和荣卫。此方因温下之后，病去元虚，尤恐未尽之积复聚。治以辛香疏滞中焦，不致留邪。咸辛暖下，下焦亦不致留邪，则甘温之补，行受其益焉，有不能复元者乎？

治积痢。**灵砂丹。**

硇砂　朱砂各一分，并研极细

上另用黄蜡半两，巴豆三七粒，去壳、皮、膜，同于银石器内重汤煮一伏时，候巴豆紫色为度。去二七粒，止将一七粒与前药二味同再研极匀。再熔蜡匮药，每旋圆绿豆大。每服三圆至五圆。水泻，生姜汤下。白痢，艾叶下。赤痢，按：赤痢宋本作赤白。乌梅汤下。服时须极空腹。服毕一时，方可吃食，临卧尤

佳。次食淡粥一日。疟疾，乳香汤面东五更服，按：宋本无五更二字。不发日，晚间服。

此药不动气，服之泻者止，痢者断，疼者愈，有积者内化，亦不动脏腑。大凡痢，有沉积者，不先去其积，虽然暂安，按：宋本作虽安暂安。后必为害。尝记陈侍郎泾仲庚戌秋过仪真①求诊，初不觉有疾，及诊视，则肝脉沉弦附骨，重取则牢。按：宋本无重字。予曰：病在左胁，有血积，必发痛。陈曰：诚如是。前此守九江被召，冒暑涉长江。暨抵行朝，血痢已数日矣。急欲登对，医者以刚剂燥之，虽得止，数日脐下一块大如杯，不旬日，如碗大，发则不可忍。故急请宫祠以归。为之奈何？予曰：积痢不可强止，故血结于脐胁下，非抵当圆不可。渠疑而不肯服。次年竟以此疾终。

释义：硇砂气味咸苦微温，入足阳明、厥阴。朱砂气味苦温，入手少阴。黄蜡味甘平微温，淡而能渗，入手、足太阴。巴豆气味辛温，入足太阴、阳明。送药用各种汤者，因何病而用何汤也。此方主治疟痢及积聚腹痛泄泻之疾。亦因积久不去，难投补剂，若不先去，必成大患。故善治病者，必欲去之尽也。

治隔年痢不止②。**木香散。**

木香用黄连各半两，锉细同炒。按：宋本作用黄连半两，各锉炒　甘草炙，一两　罂粟壳锉用。生姜半两，碎，同炒。

上细末，入麝香少许，研匀。陈米饮下二钱。佛智和尚传云：在闽中，尝合以济人，治血痢尤奇。

释义：木香气味辛温，入足太阴。黄

① 仪真：宋为仪真郡，明为仪真县，清为仪征县，今属江苏省仪征市。
② 治隔年痢不止：诸本同。《普济本事方》作治诸痢。

连气味苦寒，入手少阴。甘草气味甘平，入足太阴。罂粟壳气味酸涩微寒，入足少阴。少加麝香，欲药性之入里也。陈米饮送，取其和中也。此治久痢不止，欲脱肛者。以香连通肠胃之积滞，佐以甘缓、酸涩、固塞之药，其病焉有不去哉？

治肾泄。**五味子散。**

五味子二两 吴茱萸半两，细粒绿色者

上二味，同炒，香熟为度，细末。每服二钱，陈米饮下。

顷年有一亲识，每五更初欲晓时，必溏痢一次，如是数月。有人云：此名肾泄，肾感阴气而然。得此方服之而愈。

释义：五味子气味酸咸微温，入足少阴，然研碎用则五味皆全，兼能入五脏也。吴茱萸气味辛温，入足阳明、厥阴。此方治肾泄不止。而送药以米饮者，中宫有谷气可恃，使药性直入少阴，则所感之阴气得辛温之益，而肾中之阳自振矣。

虚热风壅喉闭清利头目

治虚烦上盛，脾肺有热，咽喉生疮。**利膈汤。**

鸡苏叶① 荆芥穗 防风 桔梗 人参按：宋本此味在末注半两 牛蒡子隔纸炒 甘草各一两

上细末，每服一钱，沸汤点服。如咽痛，口疮甚者，加僵蚕一两。都君子②方。按：宋本作国医都君子方。

释义：鸡苏叶气味辛温而散，入手太阴、足太阳。荆芥穗气味辛温，入足太阳、少阴、厥阴。防风气味辛甘微温，入足太阳。桔梗气味苦辛平，入手太阴，能利咽喉，为诸药之舟楫。人参气味甘温，入足阳明。牛蒡子气味苦辛微寒，入手太阴，手、足阳明，引经之药。甘草气味甘平，入足太阴，能行十二经络，能缓诸药

之性。此因虚烦上盛，脾肺中有热，咽喉生疮不利者，以辛散之药清其上焦，以甘桔利咽喉，惟恐中气再虚，以甘缓护中，俾各味有权耳。

治风盛膈壅，鼻塞清涕，热气攻眼，下泪多眵，齿间紧急，作偏头疼。**川芎散。**

川芎 柴胡各一两 半夏曲 甘草炙甘菊 细辛 人参 前胡 防风各半两

上为粗末，每服四钱，水一盏生姜四片，薄荷五叶，同煎至七分，去滓，食前温服。按：宋本无食前二字。

释义：川芎气味辛温，入肝、胆。柴胡气味辛甘平，入足少阳。半夏曲气味辛温，入足阳明。甘草气味甘平，入足太阴。甘菊气味辛凉，入肝、胆。细辛气味辛温，入足少阴。人参气味甘温，入足阳明。前胡气味苦辛微寒，入手、足太阴、阳明，其功长于下气。防风气味辛温，入足太阳。再佐以生姜之辛温而散，薄荷之辛凉而散，使上壅者得以宣降，则所患之症，得甘平、甘温之品护中，而辛凉之药，各得施其技，焉有不效者耶！

治头痛面赤，烦闷咽干，上膈风痰，头目晕昏，百节疼痛，背项拘急。**芎辛圆。**

川芎 防风 僵蚕 独活各一两 桔梗三两 天麻四两 细辛 白附子 羌活甘草各半两 薄荷 荆芥各一两半

上细末，炼蜜圆如弹子大。每服一粒，清茶吞下，按：宋本吞作嚼。温酒亦可，食后时服。按：四字，宋作食后二字。

释义：川芎气味辛温，主足少阳、厥

---

① 鸡苏叶：即水苏之叶。

② 都君子：疑指北宋医官都响。

阴。防风气味辛甘微温，入足太阳。僵蚕气味辛咸，入手、足阳明，能引药入络。独活气味苦辛甘平，入足少阴、厥阴。桔梗气味苦辛平，入手太阴，为诸药之舟楫。天麻气味辛平，入足阳明、厥阴，能泄肝风，止头晕。细辛气味辛温，入足少阴。白附子气味辛甘大温，入足阳明。羌活气味苦辛甘平，入足太阳。甘草气味甘平，入手太阴。薄荷气味辛凉，入手太、足厥阴。荆芥气味辛温，入足太阳、少阴。清茶送，取其降也。温酒送，取其散也。此症非群剂风药不能散，兼以甘、桔清咽利膈，则病自然少减矣。

治上焦虚热，肺脘咽膈有气，如烟抢上。**通膈圆**。

黄连　茯苓　人参各三两　朱砂一分真脑子少许

上细末，研匀，炼蜜圆如梧子大。熟水下三、五圆，日二、三服。

释义：黄连气味苦寒，入手少阴。茯苓气味甘平淡渗，入足阳明。人参气味甘温，入足阳明。朱砂气味苦温，入手少阴。脑子气味辛大热，能行十二经络。此上焦虚热，肺脘胸膈之间有气，如烟上逆欲抢者，非大热之品，不能引苦寒之药入里也。

治心经有热。**门冬圆**。

麦门冬一两　川黄连半两

上细末，炼蜜圆如梧子大。食后，熟水下二、三十圆。

释义：麦门冬气味甘寒微苦，入手太阴、少阴。黄连气味苦寒，入手少阴。因心经有热，外无急病，未可急攻，以滋清之药佐以清心之品，不使重伤胃气。用圆药者，乃缓治之法也。

治心热。**千金地黄圆**。

川黄连四两，粗末　生地黄半斤，研取汁，连滓二味拌匀，日干

上细末，炼蜜圆如梧子大。每服三十圆。食后麦门冬汤下。

释义：川黄连气味苦寒，入手少阴。生地黄气味苦甘寒，入手、足少阴、厥阴。佐以麦门冬之滋清。因心经蕴热，非味苦不能入心，非滋养不能去热也。

治邪热客于经络，肌热痰嗽，五心烦躁，头目昏痛，夜多盗汗。此药补和真气，解劳倦，妇人血热，虚劳骨蒸并皆治，宜服**人参散**。

人参　当归　白茯苓　柴胡　半夏曲　白术　赤芍药　干葛　甘草各一两　子芩半两

上为细末，每服三钱，水一盏，生姜四片，枣二个，煎至八分，不拘时候带热服。但是有劳热证皆可服，热退即止。大抵透肌解热，干葛第一，柴胡次之，所以升麻葛根汤为解肌之冠也。

释义：人参气味甘温，入足阳明。当归气味辛温，入手、足少阴、厥阴。茯苓气味甘平淡渗，入足阳明。柴胡气味辛甘平，入足少阳。半夏曲气味辛温，入足阳明。白术气味甘温，入手、足太阴。赤芍药气味苦平，入手阳明、足少阳，能行血中之滞。干葛气味辛甘平，入足阳明。甘草气味甘平，入足太阴。子芩气味苦寒，入手、足太阴。再以姜、枣和其荣。因邪热客于经络，肌热痰嗽，五心烦躁，将成虚劳者，以四君子护持正气，以苦辛之药清其伏邪，则邪既去而正气复，鲜有不建功者矣。

调荣卫，顺二焦，治风壅，消痰涎，退烦热。**清气散**。

前胡　柴胡　川芎　枳壳　白术　青皮　羌活　独活　甘草　茯苓　人参各等分

上为末，每服二钱，水一盏，荆芥一穗，煎七分，食后乘热服。按：宋本无食

后乘热四字。此方即败毒散中去桔梗加白术、青皮。增损亦有理，用之良验。

释义：前胡气味苦辛微寒，入手、足太阴，阳明。柴胡气味辛甘平，入足少阳。川芎气味辛温，入肝、胆。枳壳气味苦寒，入足太阴。白术气味甘温，入手、足太阴。青皮气味辛酸微温，入肝、胆。羌活气味苦辛甘平，入足太阳。独活气味苦辛甘平，入足少阴。甘草气味甘平，入足太阴。茯苓气味甘平淡渗，入足阳明。人参气味甘温，入脾胃。少佐以荆芥穗之辛温，盖即用古方败毒散增损者也。因荣卫不调，三焦不顺，风热壅秘，痰涎上逆。故以补中之品扶持正气，以诸风药祛除外邪，则病退而元气不伤矣。

治邪入经络，体瘦肌热，推陈致新，解利伤寒时疾，中暍伏暑。**柴胡散。**

柴胡四两　甘草一两

上细末，每服二钱，水一盏，同煎至八分，食后热服。此药冬月可以润心肺，止咳嗽，除壅热。春夏可以御伤寒，辟时气，解暑毒。居常不可缺，兼不论长幼，按：宋本论作以。皆可服之，仓卒可以便得。

释义：柴胡气味辛甘平，入足少阳。甘草气味甘平，入足太阴，能行十二经络，缓诸药之性。此药虽辛散为君，而以甘缓佐之，则伏邪之入经络，体瘦肌消，发热不解，有类伤寒，欲作劳瘵者，自能和解也。

治骨蒸肌热，解一切虚烦躁，生津液。**地仙散。**

地骨皮洗　防风各一两　甘草一分

上细末，每服二钱。水一盏，生姜三片，竹叶七片，煎至七分，不拘时候服。《信效方》增人参半两，鸡苏一两，甘草添一分。

释义：地骨皮气味苦甘寒，入手太阴、足厥阴，能治有汗之骨蒸。防风气味辛甘微温，入足太阳。甘草气味甘平，入足太阴。此治骨蒸内热，阴虚烦躁，津液欲伤者。再以生姜之辛温而散，竹叶之辛凉而清，使内外和平，则病魔焉有不去者乎？

肿满水气蛊胀

治腹中有湿热气，目下作肿，如新卧起之状①。两足胫微肿，病在肾，肾者少阴也。标在肺，肺者太阴也。故中满气急，咳嗽喘息有音，每就卧，则右胁有气上冲，肩腋与缺盆相牵引不快，少思饮食。**葶苈圆。**

甜葶苈半两　郁李仁汤泡去皮，熬紫色，称三分，二味别研如膏，令极匀　白术半两　牵牛子半两。一半生，一半熟用　桑白皮　赤茯苓　汉防己　羌活　陈橘皮　泽泻以上各三分

上细末，与上二味同研，炼蜜圆和入臼内杵之，按：宋本杵作治。圆如梧子大。初服十圆，空心晚食前，日二服，生姜橘皮汤下。不知，加至二、三十圆，以知为度。

释义：甜葶苈气味苦辛寒，入手太阴，性能行水下气。郁李仁气味辛平，入手、足太阴，阳明。白术气味甘温，入足太阴。牵牛子气味苦寒，入手、足阳明，足太阳，善能行水。桑白皮气味苦辛，入手太阴。赤茯苓气味甘平淡渗，入足阳明、太阳。汉防己气味苦辛平，入足太阳，能行下焦，祛风利湿。羌活气味苦辛甘平，入足太阳，善能行水。陈橘皮气味辛温，入手、足太阴。泽泻气味苦咸平，

---

① 新卧起之状：诸本同。《普济本事方》作新卧起蚕状。

入足太阳。此药因湿热浮肿，本病在肾，标病在肺，致中满气急，咳喘不得卧者，非利湿行水不能效也。送药以生姜、橘皮之辛通，则在上之邪从汗而去，在下之邪从溲而去也。

治脾元虚，浮肿。**实脾散**。

大附子一个　草果　干姜各二两　甘草一两　大腹皮连皮六个　木瓜一个，去穣切片

上用水于砂器内同煮至水存一半，按：五字，宋本作一半以来四字。劈开干姜，心内不白为度，不得全令水干，恐近底焦。取出，锉焙为末。每服二钱，按：宋本无服二钱三字。空心，日、午用沸汤点服。

释义：此温通之方也。大附子气味咸辛大热，入手、足少阴。草果气味辛温，入足太阴。干姜气味辛温，入手、足太阴。甘草气味甘平，入足太阴。大腹皮气味苦辛温，入手、足太阴，能下气利湿。木瓜气味酸平，入手、足太阴。此脾元虚弱，不能运湿，致面浮足肿，非辛温通阳，则脾阳不能振也。

治水气。**羌活散**。

羌活　萝卜子各等分

上同炒香熟，去萝卜子不用，末之。温酒调下二钱，一日一服，二日二服，三日三服取效。嘉兴主薄张昌时传方。

释义：羌活气味辛甘平，入足太阳，善能行水。萝卜子气味苦辛温，入足太阴、阳明，善能导滞。以酒送药，取其温通也。因水气盘踞，滞浊阻痹不行，故行水之药与行滞之药兼而行之，厥功大矣。

治四肢肿满。**大枣汤**。

白术三两，咬咀。每服半两，水一盏半，大枣三枚，拍破，同煎至九分，去滓，温，日三、四服。不拘时候。

释义：白术气味甘温微苦，入足太阴。大枣气味甘酸微温，入手少阴、足太

阴、阳明。四肢浮肿，由乎中宫气弱，土衰不能运湿，故用培土之药。得中焦气旺，脾胃不致失职，自然肿消而病安矣。

治肿满，小便不利。**茯苓散**。

郁李仁四钱　槟榔二个　赤茯苓　白术　甘遂切片炒，各一钱。按：宋本作各二钱　橘皮一钱半

上细末，每服一钱，姜、枣汤调下，不拘时候服。

释义：郁李仁气味辛平而润，入手、足太阴、阳明。槟榔气味苦辛温，入足太阴、太阳，能消积气。赤茯苓气味甘平淡渗，入足阳明。白术气味甘温微苦，入足太阴。甘遂气味苦寒，入足太阳，泄水之圣药。橘皮气味苦辛微温，入手、足太阴。此因湿邪肿满，小溲不利，故用分消群剂，使水气下泄。惟恐土衰水不能去，以术培土，姜、枣和荣卫，则溺得通利，岂有不奏绩耶？

又方。

厚朴半两　牵牛子二两炒，研取末一两。按：宋本作五两炒，取末

上细末，每服二钱，不拘时候，姜、枣汤调下。

释义：厚朴气味辛温，入足阳明、太阴。牵牛子气味苦寒，入手、足阳明、太阳，善能行水。此水肿胀满，小便不利，以辛温泄其表，苦寒泄其里。得小溲下行，胀满自减矣。

治游风攻头面，或四肢作肿块。**知母汤**。

知母一两　麻黄　黄芪　甘草　羌活　白术　枳壳各半两

上粗末。每服四钱，水一盏半，牛蒡子百粒研碎，煎至七分，温，日三、四服。觉冷，不用牛蒡子。

释义：知母气味苦寒，入足阳明、少阴。麻黄气味辛温，发散，入足太阳。黄

芪气味甘平，入手、足太阴。甘草气味甘平，入足太阴。羌活气味辛甘平，入足太阳。白术气味甘温微苦，入足太阴。枳壳气味苦寒，入足太阴。牛蒡子气味辛凉，入手太阴。此治游风攻头面，或四肢作肿发块，致手足拘挛。以甘平之品护其正，以苦寒之药熄其风，以辛温表散之药泄其邪，则邪散风熄，正旺气和而痉安矣。

有一达官，其母年七十中风，手足拘挛，平日止是附子之类自养①。一日面浮肿，手背亦肿。寻常有一国医供药，诊云是水病，欲下大戟、牵牛以导之。其家大惊忧惶，召予议之。予曰：《素问》称面肿曰风，足胫肿曰水，此服附子太过，正虚风生热之症，咽必噎塞，膈中不利。诚如予言。按：宋本无如予二字。乃进升麻牛蒡元参汤，按：宋本元参作团参。继以知母汤，三日悉愈。

尝见一医书中论水、蛊二病。脐腹四肢悉肿者为水，但腹胀四肢不甚肿者为蛊。有中表一妇人患蛊病，予谓不可下，当实脾。不然之，卒后入棺木，腹与棺盖平。治蛊宜石中黄圆，方缺。按：宋本无方缺二字。

肾脏风及足膝腰腿脚气等疾

治肾脏风攻注脚膝方。

连珠甘遂一两　木鳖子二个，一雌一雄，去壳

上细末，豮猪②腰子二个，批开，药末一钱掺匀，湿纸裹数重，慢火煨熟，放温，五更初细嚼，米饮下。

释义：连珠甘遂气味苦寒，入足太阳，善能泄水。木鳖子气味甘温微苦，入足太阴。豮猪腰子气味咸寒，入足少阴，且猪为北方水畜，用其肾，取其引药入下也。此肾脏风水攻注脚膝，非苦寒导水及

有毒之药，不能走入筋骨之间，虽有似乎丹方，然而功效最捷。

积水多则利多，少则少也。宜软饭将息。若患一脚，切看左右。如左脚，用左边腰子；右用右边者，药末止一钱。壬子年间③在毗陵有姓马人鬻酒，按：宋本酒作油。久不见，因询其亲云：宿患肾脏风，今一足发肿如瓠，自腰以下，巨细通为一律，痛不可忍，卧欲转侧，必两人挟持方可动，或者欲以铍刃决之。予曰：未可。予有药，当合以赠。如上法服之，辰巳间下脓如水晶者数升，即时痛止肿退。一月后，尚拄拐而行。予再以赤乌散，令涂贴其膝方愈。后十年过毗陵，率其子列拜以谢，云：向脚疾至今不复作，虽积年肾脏风并已失去，今健步自若矣。按：宋本自作不。

治肾脏风上攻下注，按：宋本注作疰。生疮并癣。**乌头圆**。

川乌二两　草乌一两。二味以黑豆半升煮透软，去皮脐切，日干　天麻　地龙去土称　白附子各半两

上为细末，酒糊圆如梧子大。每服二、三十圆，空心食前，盐酒、盐汤吞下。

释义：川乌气味苦辛大热，入足太阳、少阴。草乌气味苦辛大热，入足太阳、少阴。皆善能走经络。天麻气味辛平，入足阳明、厥阴。地龙气味咸寒，入足阳明、厥阴，能入经络皮肤。白附子气味辛甘大热，入足阳明。盐酒送药，令其入下也。黑豆煮药，解药毒也。此肾脏风毒上攻下注生疮癣者，非大热入络之药，不能扫除其患也。

---

① 自养：诸本同。《普济本事方》作扶养。
② 豮猪：阉割过的猪。
③ 间：原作"问"，迳改。

去风补血益气，壮筋骨，强脚力。**虎骨酒**。

虎胫骨真者　萆薢　仙灵脾　薏苡仁牛膝　熟地黄各二两

上细锉，绢袋盛，浸酒二斗，七日后可用。饮一盏，再入一盏，可得百日。按：十六字宋本作饮子一盏入一盏，可得百日十一字。妇人去牛膝。

释义：虎胫骨气味辛温，入足厥阴。萆薢气味苦辛，入足太阳。仙灵脾气味辛寒，入手、足阳明、三焦、命门。薏苡仁气味甘平淡渗，入手、足太阴。牛膝气味酸咸平，入足厥阴。熟地黄气味甘苦微寒，入足少阴。此酒祛风补血益气，壮筋强骨，行走有力，乃王道之品，久服自有效验也。

又方

治脚腰疼痛挛急，不得屈伸，及腿膝冷麻。虎骨酒。

虎骨一具，及胫骨二茎，用酥涂，炙黄，槌碎。浸无灰酒三斗，密封七日，空心，晚食，温之随意饮。

释义：虎全骨气味辛温微咸，虎胫骨气味辛温，皆入足厥阴。不用他药，独以之浸酒者，取其大能祛风强筋骨也。

治脚气。**槟榔汤**。按：此方宋本在虎骨酒第一方之下，与总目不符。

槟榔末三钱。按：宋本作三钱匕　生姜三片紫苏叶七叶　陈橘三枚

上以水一大盏，煎七分，去滓，稍热服，不拘时候。

释义：槟榔气味辛温，能下气，入足太阴、太阳。生姜气味辛温，入手、足太阴。紫苏气味辛温，入足太阳。陈橘子气味辛温微酸，入足厥阴。脚气疼痛不能履地者，皆因风湿入络，气血凝滞，不得流行，故以辛温疏其经络也。

少府监韩正彦暴得疾，手足不举，诸医以为风，针灸臂腿不知痛。孙兆作脚气治，与此药乃愈。

益气血，补肝肾，祛风湿，壮脚膝。**地黄圆**。

熟干地黄一两　牛膝　石斛各三分　肉苁蓉　茵芋　防风　川芎　五味子　桂心附子　薏苡仁各半两

上为末，炼蜜圆如梧子大。每服三四十圆，酒吞下，空心，食前。

释义：熟干地黄气味甘苦微寒，入足少阴。牛膝气味酸咸平，入足厥阴。石斛气味甘平微苦咸，入足太阴、少阴。肉苁蓉气味咸温，入足少阴。茵芋气味苦辛温，入手、足阳明。防风气味辛甘微温，入足太阳。川芎气味辛温，入足少阳、厥阴。五味子气味酸咸微温，入足少阴。桂心气味辛甘大热，入足厥阴。附子气味辛咸大热，入手、足少阴。薏苡仁气味甘平淡渗，入手、足太阴。此补虚祛邪之方也。虚而邪走下焦，不能即愈者，宜此缓治之。

治肝肾虚风气弱，按：虚风，宋本作风虚。脚不可践地，腰脊疼痛，风毒流注下部，按：宋本作流疰下经。行止艰难，小便余沥。此药补五脏内伤，调中益精凉血，坚强筋骨，益智轻身耐寒。按：宋本作耐老。**思仙续断圆**。

思仙木五两，杜仲也　五加皮　防风薏苡仁　羌活　川续断　牛膝各三两　萆薢四两　生地黄五两

上细末，好酒三升，化青盐三两，用大木瓜半斤去皮子，以盐酒煮木瓜成膏，和杵圆如梧子大。每服三、四十圆，空心食前，温酒盐汤下。膏子少，益以酒糊。

释义：思仙木气味甘①平微温，入足少阴、厥阴。五加皮气味辛温，入足阳

————————

① 甘：原作"音"，迳改。

明、厥阴，能逐瘀去伤。防风气味辛甘平，入足太阳。薏苡仁气味甘平淡渗，入手、足太阴。羌活气味辛甘平，入足太阳。川续断气味苦辛微温，入足厥阴。牛膝气味酸咸平，入足厥阴。萆薢气味苦平，入足太阳。生地黄气味苦甘微寒，入手、足少阴。再以木瓜之酸平能入下，好酒之辛温能入络，及盐之下行，则下虚足痿者，得补药之养正，风药与利湿药之祛除，其病焉有不愈者哉！

治两脚软弱，虚羸无力，及小儿不能行。**续骨丹**。

天麻明净大者，酒浸一夕　白附子　牛膝　木鳖子各半两　乌头一分，炮　川羌活半两　地龙去土，称一分　滴乳①　真没药各二钱　朱砂一钱，另研。按：宋本无另研二字

上为细末，按：宋本无为细末三字。以生南星末一两，无灰酒煮糊如鸡头大，朱砂为衣。薄荷汤磨一粒，食前服。

释义：天麻气味辛平，入足阳明、厥阴。白附子气味辛甘大温，入足阳明。牛膝气味酸咸平，足厥阴。木鳖子气味甘温微苦，入足太阴。乌头气味苦辛大热，入足太阳、少阴。羌活气味辛甘平，入足太阳。地龙气味咸寒，入足阳明、厥阴。乳香气味辛温，入足少阴。没药气味苦平，入足阳明。朱砂气味苦温，入手少阴。南星气味苦辛温，入手、足太阴。以酒圆，薄荷汤送，取其引药入络也。此治虚羸无力，两脚软弱，及小儿不能行走者，皆用辛通热药，少佐以下行之品，不欲其停留在上，而任行于筋骨也。

治风气积滞成脚气，常觉微肿，发则或痛。**茵芋圆**。

茵芋叶炒　薏苡仁各半两　郁李一两　牵牛子三两，生取末一两半

上细末，炼蜜圆如梧子大。每服二十圆，五更姜、枣汤下。未利，加至三十圆。日三快为度，白粥补。

释义：茵芋气味苦辛温，入手、足阳明。薏苡仁气味甘平淡渗，入手、足太阴。郁李仁气味辛平，入手、足太阴，阳明。牵牛子气味苦寒，入手、足阳明，太阳，最能行水利湿。此因风气积滞既久而成，非行水下走之药不能中病也。

治腰脚走注疼痛，此是脚气。**宜薏苡仁圆**。

薏苡仁　茵芋　白芍药　牛膝　川芎　丹参　防风　独活各半两　熟干地黄　桂心　橘红各一两　侧子②一枚

上细末，炼蜜圆如梧子大。每服三、四十圆，酒下，食前，日三服。木瓜汤下亦得。

释义：薏苡仁气味甘平淡渗，入手、足太阴。茵芋气味苦辛温，入手、足阳明。白芍药气味酸微寒，入足厥阴。牛膝气味咸酸平，入足厥阴。川芎气味辛温，入足少阳、厥阴。丹参气味苦微寒，入手少阴。防风气味辛甘微温，入足太阳。独活气味辛甘平，入足少阴。熟地黄气味甘苦微寒，入足少阴。桂心气味辛甘大热，入足厥阴。橘红气味苦辛微温，入手、足太阴。侧子气味苦辛咸大热，入足太阳、少阴之经。脚气疼痛，腰脚走注痛不可忍者，以血药养其经络，而以风药、辛热、渗湿之味搜剔其邪，病自祛矣。

今人谓之脚气者，黄帝所谓缓风湿痹也《千金方》云：顽弱名缓风，疼痛为湿痹。大抵此疾，不可以三五服便效，须久服得力。唐张文仲③云：风有一百二十四种，气有八十种。唯脚气、头风、上

---

① 滴乳：即乳香。
② 侧子：乌头子根之小者。
③ 张文仲：唐代医家，著有《疗风气诸方》、《随身备急方》等。

气，常须服药不绝，自余则随其发动，临时消息。但有风气之人，春末夏初及秋暮，得通泄则不困剧。所谓通泄者，如麻黄、牵牛、郁李仁之类是已，不必苦駃①，利药也。

治肾虚腰痛。**鹿茸②圆**。

鹿茸不拘多少，切作片子，酥炙黄，末之，酒糊圆如梧子大。空心食前，盐汤下三、五十圆。

释义：鹿茸气味甘温，入足太阳、少阴，能通补督脉。下焦肾虚，以致腰疼不已。只用一味者，取其专走入肾。酒和圆，盐汤送，欲其下行兼通足太阳也。

治腰腿痛，气滞。**药棋子**。

牵牛不拘多少，用新瓦入文煿③得通赤，便以牵牛顿在瓦上，自然一半生，一半熟，不得拨动。取末一两，入细研硫黄一分，同研匀，分三分。每用白面一匙，水和擀开，切作棋子。五更初，以水一盏煮熟，连汤温送下。住即已，未住，隔日再作。予尝有此疾，每发，止一服痛止。巢氏《病源》曰：腿腰痛者，或堕伤腰，是以痛。

释义：牵牛气味苦寒，入手、足阳明，太阳。半生半熟用者，不欲其行之速也。研入硫黄，和以白面者，欲药入经络，行至痛楚处也。跌仆堕伤腰痛，亦有用之而愈者。

类证普济本事方卷第四终

元孙滑校字

---

① 駃（jué 决）：原作驶，诸本同。据《普济本事方》改。
② 茸：原作耳，据《普济本事方》改。
③ 煿（bó 薄）：同爆。

类证普济本事方卷第五

宋白沙许学士原本
长洲叶桂香岩释义

治肠风泻血痔漏脏毒

治肠风泻血久不止。**玉屑圆**。

槐根白皮去粗皮　苦楝根去皮，各三两
椿根白皮四两。三味于九月后，二月前取软者，日
干　天南星　半夏各半两，并生　威灵仙一两
寒食面三两

上为细末，滴水圆如梧子大，干之。
每服三十圆，水八分一盏，煎沸，下圆子
煮令浮，以匙抄取，温温送下，不嚼，空
心食前服。

释义：槐根白皮气味苦寒，入手、足
阳明。苦楝根气味苦寒，入足厥阴。椿根
白皮气味苦寒，入手、足阳明。天南星气
味苦辛温，入手、足太阴。半夏气味苦辛
温，入足阳明。威灵仙气味微辛咸平，通
利诸经络。寒食面气味甘温，入足阳明。
此治肠风下血，久不能止者。以味苦者坚
其阴，以味辛者通其阳，则阴阳既得和
平，而病自瘳矣。

顷年有一人下血几盈盆，顿尔疲茶[1]
诸药皆不效。予曰：此正肠风。令服玉屑
圆，三服止。予苦疾三十年，蓄下血药方
近五十余品，其间或验或否，或始验而久
不应，或初不验弃之，再服有验者，未易
历谈按：宋本立作谈。大抵此疾品类不
同，对病则多愈。如下清血色鲜者，肠风

也。血浊而色黯者，脏毒也。肛门直射如
血线者，虫痔也。亦有一种下部虚，阳气
不升，血随气而降者。仲景云：脉弦而
大，弦则为减，大则为芤。减则为寒，芤
则为虚。寒虚相搏，此名为革。妇人则半
产漏下，男子则亡血失精。此下部虚而下
血者也。若得革脉，却宜服温补药。虫痔
宜熏。《千金方》用猬皮、艾者甚佳。予
尝作此法，颇得力。

治脏毒。**蒜连圆**。

鹰爪黄连[2]末，用独头蒜一颗煨香烂
熟，研匀，入白治熟，圆如梧子大。每服
三、四十圆，陈米饮下。

释义：黄连气味苦寒，入手少阴，
手、足阳明。独头蒜气味辛温，入手、足
阳明，足少阴、厥阴。因肠胃中郁热蕴蓄
成脏毒者，非苦寒不能泄热，非辛温不能
引入病所。陈米饮送者，欲药之缓行于肠
胃间也。此亦丹方之流。

治肠风脏毒。**槐花散**。

槐花炒　柏叶烂杵，焙　荆芥穗　枳壳
上修事了，方称等分，细末。用清米
饮调下二钱，空心食前服。

释义：槐花气味苦寒，入手、足阳

---

[1]　茶（nié 聂，阳声）：疲倦貌。
[2]　鹰爪黄连：又称鸡爪黄连，味连，为黄连品种之
一。

明，厥阴。柏叶气味苦辛微寒，入足太阴。荆芥穗气味辛温，入足太阳、少阳。枳壳气味苦寒，入足太阴。此脏毒肠风下血不止，纯用辛凉苦寒之药以泄肠胃之热，血得凉而宁静，则病自然减耳。

巢氏《病源》论肠癖为痔，皆因饱食过度，按：宋本皆因作久困。房室劳损，血气流溢，渗入大肠，冲发于下时，便清血，腹中刺痛，病名脉痔。又论脏毒肠风，按：脏，宋本作脾，与《病源》异，疑误。本缘荣卫虚弱，风气进袭，因热乘之，使血气流散，积热壅遏，血渗肠间，故大便下血。**椿皮圆**。

臭椿根皮刮去粗皮，焙干，四两。按：宋本作臭椿花　苍术　枳壳各二两

上细末，醋糊圆如梧子大。空心食前，米饮下三、四十圆。

释义：臭椿根皮气味苦辛寒，入足少阳，足厥阴①苍术气味辛温，入足太阴、阳明。枳壳气味苦寒，入足太阴。此因饱食、房劳。血渗大肠，腹中刺痛下血，谓之脉痔。热气蕴积，不能流畅，故投以苦寒燥剂，每多效验也。

治肠痔在腹内。有鼠乳下血方。

白臭芜荑按：宋本无臭字　贯众　狼牙根　猬皮炙焦。按：此味宋本在二引根下注各一分　椿东引根白皮　槐东引白皮各一两。按：宋本无注　雄黄半两　白鳝头一个，炙焦

上细末，用腊月猪脂糊圆，每一圆弹子大。棉裹，纳下部，日三易。

释义：白臭芜荑气味辛平入足太阴，手、足阳明，能消积杀虫。贯众气味苦寒，入手、足阳明，足厥阴。狼牙根气味辛寒，入足厥阴。猬皮气味甘平，入足厥阴、手阳明。椿东引根白皮气味苦寒，入手、足太阴，厥阴。槐东引根白皮气味苦平，入手、足阳明，厥阴，皆取东方生气。雄黄气味辛温，入足太阴，能杀虫。

白鳝头气味甘平，入手、足阳明，厥阴，善能引入经络。腊月猪脂取其润也。为圆，绵裹纳于下部，因肠痔久而不愈，腹内有鼠奶下血，其中湿热久郁，必有虫生，故一日三易，使久郁之热易去，而引出所生之虫也。

治痔有鼠乳结核作渴。疼痛方。

皂角醋炙　黄芪　荆芥　槐子　穿山甲　木香　露蜂房炒焦　猬皮炙　鳖甲醋炙　桔梗　芍药各一分　大黄半两，生。按：宋本无生字

上细末，炼蜜圆如梧子大。每服二、三十圆，温汤下，食前，日三服。未知，加至四、五十圆。

释义：皂角气味辛温，入手太阴。黄芪气味甘平，入手、足太阴。荆芥气味辛温，入足太阳、少阳。槐子气味苦寒，入手、足阳明。穿山甲气味咸寒，入足厥阴、阳明，能引药入经络。木香气味辛温，入足太阴。露蜂房气味辛咸，入手、足太阴，阳明。猬皮气味咸温，入足少阳、厥阴。鳖甲气味咸寒，入足少阳、厥阴。桔梗气味苦辛平，入手太阴，为诸药之舟楫。芍药气味酸寒，入足厥阴。大黄气味苦寒，入足阳明。此内托下毒方也。内蕴之毒已成鼠乳桔核，致烦渴腹痛，以辛温有毒之药引入病处，以调和气血，及辛香咸寒之药排其脓。佐以舟楫之品，再以苦寒之味下夺，则久郁之毒得宣。用圆药者，缓攻之法也。

治远年肠风痔漏。**黄芪圆**。

黄芪　枳壳　威灵仙各二两　续断炒　槐角子　北矾②枯　当归炒　干姜　附子　生熟地黄③　连翘炒，各半两

---

① 足厥阴：原作阳厥阴，诸本同。据《药性论》等改。
② 北矾：即白矾产于北方者。
③ 生熟地黄：诸本同。《普济本事方》作生干地黄。

上细末，蜜圆如梧子大。米饮下三十圆，空心食前服。按：五字宋本无。晁推官方。

释义：黄芪气味甘平，入手、足太阴。枳壳气味苦寒，入足太阴。威灵仙气味苦辛咸平，去风利水，能通十二经络。续断气味苦辛微温，入足厥阴。槐角子气味苦寒，入足太阴。北矾气味凉涩，入手太阴，手、足阳明。当归气味辛甘微温，入手少阴、足厥阴。干姜气味辛温，入手、足太阴。附子气味辛咸大热[1]，入手、足少阴。生干地黄气味甘微苦寒，入手、足少阴。连翘气味辛凉，入手太阴。此远年肠风，及痔成漏，故投药必冷热气血相间杂，方能引药入络。否则，不能直至患处。治以圆剂，非急攻之病可知矣。

治肠痔。鳖甲圆。

鳖甲　猬皮炙焦黑　穿山甲炙焦　白矾枯　附子　猪牙皂角各半两，炙焦，存二分性　麝香一分，研

上细末，研匀，蒸饼圆如梧子大。米饮下三十圆，食前，日三服。

释义：鳖甲气味咸平，入足厥阴。猬皮气味甘平，入足厥阴、手阳明。穿山甲气味咸寒，入足厥阴、阳明。白矾气味凉涩，入手、足太阴，阳明。附子气味辛咸大热，入手、足少阴。猪牙皂角气味辛温开窍，入手、足太阴，阳明。麝香气味辛温，入手、足少阴。蒸饼糊圆，引入下也。治肠风而有痔者，以咸平之药，直入患处，以凉涩辛咸温之品佐之。又恐药性之不能即至病所，复使以辛香之品，引入经络，焉有不中病者哉！

又方。

槐花炒　白矾枯，各一两　附子半两

上细末，蒸饼圆如梧子大。每服二十圆，米饮下，食前，日三服。以上二方庞老者。

释义：槐花气味苦寒，入足阳明、厥阴。白矾气味凉涩，入手、足太阴，阳明。附子气味辛咸大热，入手、足少阴。肠风、肠痔，乃肠中湿热所致。苦寒凉涩之品不能直下，故佐以辛咸大热之品引入病所。再以蒸饼糊圆，米饮送药，又欲其缓行于肠胃间也。

衄血吐血咯血方[2]

治衄血无时。茜梅圆。

茜草根　艾叶各一两　乌梅肉焙干，半两

上细末，炼蜜圆如梧子大。空心食前，按：四字宋本无。乌梅汤下三十圆。

释义：茜草根气味苦寒平微涩，入手、足厥阴。艾叶气味苦微温，入足太阴、少阴、厥阴。乌梅肉气味酸平，入足厥阴。血热妄行而衄血无时，乃阳胜阴也。厥阳上逆无制，以苦辛酸泄之，则阳气下行，而病自缓矣。

经云：天暑地热，经水沸溢。盖血妄行，阳胜阴也。鞠运副茂之，按：宋本副作苦，坊本作黄。尝苦此疾，予授此方，令服而愈。三黄散亦可用。

三黄散。

大黄一两　黄连　黄芩各半两

上细末。每服二钱，新汲水调下。蜜水亦得。

释义：大黄气味苦寒，入足阳明、太阴。黄连气味苦寒，入手少阴、太阳。黄芩气味苦寒，入手太阴、阳明。此阳气上逆，血热妄行。非大苦寒之药不能使肠气下行。乃正治之方也。

---

[1] 辛咸大热：原文辛下大热。据本书前后文中所载附子性味，下当作咸。

[2] 衄血吐血咯血方：据《普济本事方》，标题当作"衄血劳瘵吐血咯血"。

又方。

山栀子不拘多少，烧存性，末之。搐入鼻中，立愈。

释义：山栀子气味苦寒，入足厥阴，能泄三焦之火，能解丹石之毒。热毒壅蔽者，非此不能开其郁也。

蔡子渥传云：同官无锡监酒赵无疵，其兄衄血甚，已死入殓，血尚未止。偶一道人过门，闻其家哭，询问其由。道人曰：是曾服丹或烧炼药，予有药用之即活[1]。囊间出此药半钱匕，吹入鼻中，立止，良久得活，并传此方。

治鼻衄过多，昏冒欲死。**梅师方**。

上用陈香墨浓研，点入鼻中。

释义：香墨气味甘平，入足少阴、厥阴。阳气上升，鼻衄过多，以致昏冒欲死者，以甘平之味和之，则上升之阳得降矣。

润肺安血止嗽。治吐血、咯血。**天门冬圆**。

天门冬一两　甘草　杏仁炒　贝母　白茯苓　阿胶各半两

上细末，炼蜜圆如弹子大。咽津含化一圆，日夜可十圆，不拘时候。

释义：天门气味苦寒，入手、足少阴，厥阴。甘草气味甘平，入足太阴。杏仁气味苦微温，入手太阴。贝母气味苦微寒，入手太阴、少阴。白茯苓气味甘平淡渗，入足阳明，能引诸药入于至阴之处。阿胶气味咸寒，入足厥阴、少阴。此治吐血、咯血之方也。肺家不润，虚火上炎，血不安宁，咳呛不止者，以甘寒润肺之品调和阴阳，则上炎之火，下行潜伏，嗽焉有不止耶！

因嗽咯血成劳，眼睛疼，四肢倦，脚无力。**黄芪散**。

黄芪　麦门冬　熟地黄　桔梗　白芍药各半两　甘草一分

上粗末，每服四钱。水一盏半，姜三片，煎七分，去滓温服，日三服。

释义：黄芪气味甘平，入手、足太阴。麦门冬气味甘寒微苦，入手太阴、少阴。熟地黄气味甘寒微苦，入足少阴。桔梗气味苦平，入手太阴。白芍药气味酸微寒，入足厥阴。甘草气味甘平，入足太阴，能行十二经络，能缓诸药之性。加生姜以泄卫。此咳嗽咯血成劳，眼睛疼痛，四肢无力者，非补气补血之药不能挽回也。

治久嗽咯血成肺痿，多吐白涎，胸膈满闷，不食。**扁豆散**。

白扁豆　生姜各半两　枇杷叶去毛　半夏　人参　白术各一两。按：宋本作各一分白茅根三分

上细锉，水三升，煎至一升，去滓，下槟榔末一钱和匀，分四服，不拘时候。

释义：白扁豆气味甘平，入手、足太阴，阳明。生姜气味辛，温而散，入手、足太阴。枇杷叶气味苦平，入手太阴、足阳明。半夏气味辛温，入足阳明。人参气味甘温，入脾、胃。白术气味甘温微苦，入足太阴。白茅根气味甘寒，入手太阴、足阳明，能除伏郁之热。微使以槟榔末，取其辛温降而能开也。此久嗽咯血成肺痿，多吐白沫，胸膈满闷，不能纳食者，非甘平不能养胃，非辛温、甘温不能醒脾。脾胃有权，而肺痿自愈矣。

治劳瘵吐血损肺，及血妄行。**神传膏**。

剪草一斤，婺、台州[2]皆有，惟婺州[3]者可用。状如茜草，按：宋本状作

---

① 活：《普济本事方》作"括"。
② 台州：春秋越地，宋为台州临海郡，治所在今浙江省临海县。
③ 婺州：宋为婺州东阳郡，今浙江省金华市。

根。又如细辛。每用一斤，洗净，为末，入生蜜一斤和为膏，以瓷器盛之，按：宋本无瓷字。不得犯铁。九蒸九曝，日一蒸曝。病人五更起面东坐，不得语，用匙抄药如粥服，每服四匙，良久，用稀粟米饮压之。药须冷服，粥饮亦不可太热。或吐或下皆不妨。如久病损肺咯血，只一服愈。寻常咳嗽，血溢妄行，按：宋本无溢字，下同。每服一匙可也。有一贵人，其国封①病瘵，其尊人②尝以此方界之，九日而药成。前一夕，病者梦人戒令翌日勿乱服药。次日将服之，为屋土坠入器中，不可服。再合成，又将服，为猫覆器，又不得服。按：二字，宋本作可食。又再作，未就而是人卒矣。此药之异如此。若小小血溢妄行，一啜而愈。或云是陆农师夫人乡人艾孚先尝亲说此事。渠后作人，观本草亦收入集中，但人未识，不苦信尔。

释义：剪草气味苦寒，入手太阴，手、足厥阴。劳瘵而致久咳，吐血不止，损伤及肺，血溢妄行，此方虽近似丹方，亦是培土生金之法。若认得真，大有益也。

眼目头面口齿鼻舌唇耳诸疾

镇肝明目。**羊肝圆。**

羖羊肝一具，新瓦盆中煿干，更焙之。肝若大，止用一半 甘菊花 羌活 柏子仁 细辛 官桂 白术 五味子各半两 黄连三分

上细末，炼蜜圆如梧子大。空心食前，温水下三、四十圆。

释义：羖羊肝气味苦寒，入足厥阴。甘菊花气味辛凉，入手太阴、足厥阴、少阳。羌活气味辛甘平，入足太阳。柏子仁气味辛微温，入手少阴。细辛气味辛温，入足少阴。官桂气味辛甘温，入足厥阴。

白术气味甘温，入足太阴。五味子气味酸甘辛苦微温，入足少阴，兼入五脏。黄连气味苦寒，入手少阴。肝阳上逆，致目不明，以辛凉、辛平、辛温、苦寒之品泄其邪，而以甘温收摄之味扶其正，则肝气得镇而安，目疾自然向愈矣。

又方。

白羖羊肝只用子肝一片，薄切，新瓦上煿干 熟地黄一两半 菟丝子 车前子 麦门冬 蕤仁 决明子 泽泻 地肤子去壳 防风 黄芩 白茯苓 五味子 枸杞子 茺蔚子 杏仁大者，炒 细辛华阴者 苦葶苈 桂心 青葙子以上各一两。按：宋本作麦葙子

上细末，炼蜜圆如梧子大。每服三、四十圆，温水下，日三服，不拘时候。

释义：白羖羊肝气味苦寒，入足厥阴。熟地黄气味甘苦微寒，入足少阴。菟丝子气味甘平，入肝、肾。车前子气味甘寒，入足太阳、阳明，能利小便。麦门冬气味甘寒微苦，入手太阴、少阴。蕤仁气味甘温，入足厥阴。草决明子气味咸苦平，入足厥阴。泽泻气味咸平，入足太阳。地肤子气味苦寒，入足太阳，能引药入皮肤。防风气味辛甘微温，入足太阳。黄芩气味苦寒，入手、足少阳，阳明。白茯苓气味甘平淡渗，入足阳明。五味子气味酸甘咸苦辛，入足少阴，兼能入五脏。枸杞子气味甘温，入足厥阴。茺蔚子气味辛甘微温，入手、足厥阴，杏仁气味苦辛微温，入手太阴、阳明。华阴细辛气味辛温，入足少阴。苦葶苈气味苦辛寒，入手太阴。桂心气味辛甘大热，入足厥阴。青葙子气味苦寒，入足厥阴。此治眼目内障，视物不明者。大凡目疾，都因肝阳上

① 国封：泛指对方之先祖。

② 尊人：即尊大人之简你，指对方之父。

升致病，故方中苦寒之味居多，辛温不过十之一、二，以之为引经，其意欲阳气之下行也。

张台卿尝苦目暗，京师医者，令灸肝俞，遂转不见物，因得此方，服之遂明。有一男子内障，医治无效，因以余剂遗之，一夕灯下语其家曰：适偶有所见，如隔门缝见火者，及旦视之，眼中翳膜俱裂如线。按：宋本俱作且。张云：此药灵，勿妄与人。忽之则无验。予隘①之，且欲广其传也。

又方。

羌活　川芎　旋覆花　防风各半两甘草　苍术米泔浸一夕，去皮，日干，不见火楮叶　桑叶并八月采，阴干称准。以上各一两甘菊花　楮实　蝉退　木贼草各一两。按：宋本作各一分

上木臼中治为末。清茶调下二钱，早、晚、食后、临卧，各一服。

暴赤眼亦治。赤眼忌湿面及酒。楮叶须真实者，余不堪用。不尔，诸药悉无效。合时不得焙及犯铁器。予观此方，取楮叶者必无实者，盖阴阳二物相匹配尔。有实者，阳也。无实取叶者，阴也。所以，不得真，诸药悉无效。

释义：羌活气味辛甘平，入足太阳。川芎气味辛温，入肝、胆。旋覆花气味咸温，入手太阴、阳明。防风气味辛甘微温，入足太阳。甘草气味甘平，入足太阴，通行十二经络，能缓诸药之性。苍术气味辛温，入足太阴。楮叶气味甘凉，入足厥阴。桑叶气味辛甘凉，入手太阴、足厥阴。甘菊花气味辛凉，入手太阴。楮实气味甘温，入足少阴、厥阴。蝉退气味咸甘寒，入足少阳、厥阴。木贼草气味甘苦微温，入足少阳、厥阴。此亦因肝阳上逆，头目疼痛，将欲降之，必先升之，故虽有咸苦之品，而辛散之药居多，且以清

茶送药也。

治肝肾风毒热气上冲眼痛。**菊花散。**

甘菊花　牛蒡子炒熟，各八两　防风三两　白蒺藜去刺，一两　甘草一两。按：宋本作一两半

上细末。每服二钱，熟水调下，食后、临卧服。

释义：甘菊花气味辛凉，入手太阴。牛蒡子气味苦辛平微寒，入手太阴，手、足阳明。防风气味辛甘微温，入足太阳。白蒺藜气味辛甘微温，入足厥阴。甘草气味甘平，入足太阴，通行十二经络，能缓诸药之性。此肝肾风毒，热气上冲，头目疼痛，欲损目者。以辛凉、甘温者各二味，散其毒热，再以甘平之味和之，缓之，使上冲之气，渐得和平，则用药之能事毕矣。

《素问》云：久视伤血。血主肝②，故勤书则伤。肝主目昏，肝伤则自生风按：宋本自作目，热气上凑于目，其昏亦甚。不可专服补药，须服益血、镇肝、明目药。**地黄圆。**

熟干地黄一两半　黄连　决明子各一两没药　甘菊花　防风　羌活　桂心　光明朱砂各半两

上细末，炼蜜圆如梧子大。每服三十圆，熟水下，食后，日三服。

释义：熟干地黄气味甘苦微寒，入足少阴。黄连气味苦寒，入手少阴。草决明子气味咸苦平，入足厥阴。没药气味苦平，入足阳明，能通瘀入络。甘菊花气味辛凉，入手太阴，足厥阴、少阳。防风气味辛甘微温；羌活气味辛甘平，皆入足太阳，乃引经之风药。桂心气味辛甘大热，入足厥阴。光明朱砂气味苦温，入手少

---

① 隘（音爱）：狭窄，狭小。

② 血主肝：疑当作肝主血。

阴。此肝虚风动，热气上升，致目不明。攻补皆在难投，故用一味壮水之药，佐以苦辛诸品，则升降得宜而奏功矣。

读书之苦，伤肝损目，诚然。晋范甯尝苦目痛，就张湛[①]求方。湛戏之曰：古方宋阳子少得其术，以授鲁东门伯，次授左丘明，遂世世相传。以及汉杜子夏，晋左太冲，凡此诸贤，并有目疾，俱得此方。云用损读书一，减思虑二，专内视三，简外观四，旦起晚五，夜早眠六。凡此六物，熬以神火，下以气箓，蕴于胸中七日。然后纳诸方寸，修之一时，近能数其目睫，远视尺棰之余。长服不已，动见墙壁之外。非但明目，乃亦延年。审如是而行之，非可谓之嘲戏，亦奇方也。

治头风冷泪。**庞安常方二方。**

甘菊花　决明子各三分　白术　羌活　川芎　细辛　白芷　荆芥穗各半两

上细末。每服一钱，温汤调下，食后，日三服。

释义：甘菊花气味辛凉，入手太阴、足厥阴、少阳。草决明子气味咸平，入足厥阴。白术气味甘温微苦，入足太阴。羌活气味辛甘平，入足太阳。川芎气味辛温，入足少阳、厥阴。细辛气味辛温，入足少阳。香白芷气味辛温，入足太阳。荆芥穗气味辛温，入足太阳、少阳。因头风疼久，致目泪冷。清空之府，风邪久郁不去，非群剂辛温之品不能搜逐。微用甘温护中，咸苦平下降，而邪自散矣。

又方。

川芎　甘菊　细辛　白术　香白芷以上各一分

上细末，蜡圆如黍米大。夜卧，纳二圆目中，一辰换一圆。

释义：川芎气味辛温，入足少阳、厥阴。甘菊花气味辛凉，入手太阴，足厥阴、少阳。细辛气味辛温，入足少阴。白术气味甘温微苦，入足太阴。香白芷气味辛温，入足太阳。以蜡糊圆，取其淡渗也。纳药目中，欲其急至病所也。此亦治头风冷泪，惟恐药性不能上行头目及脑故也。

荀牧仲项年尝谓予曰：有一人视一物为两，医者作肝气有余，故见一为二。教服补肝药，皆不验。此何疾也？予曰：孙真人云：目之系上属于脑，后出于脑中。邪中于颈，按：考《千金方》脑颈二字俱作项，与《灵枢》合。因逢身之虚，其入深则随目系入于脑，入于脑则转，转则目系急，急则目眩以转。邪中其睛，所中者不相比则睛散，睛散则歧，故见两物也。令服祛风入脑药得愈。按：荀牧仲之荀，宋本作苟。

王检正希皋昔患鼻额间痛，或麻痹不仁，如是者数年。忽一日，连口唇、颊车、发际皆痛，不可开口，虽言语、饮食亦相妨，左额与颊上常如绷急，按：宋本绷作糊。手触之则痛。予作足阳明经络受风毒，传入经络，血凝滞而不行，故有此证。或者以排风、小续合从水丹之类与之，皆不效。予制此**犀角升麻汤**赠之，服数日而愈。

上等犀角一两一分　真川升麻一两　防风　羌活各三两。按：宋本作各三分　川芎　白附子　白芷　黄芩各半两　甘草一分

上粗末。每服四大钱，水一盏半，煎至八分，去滓，通口服，食后、临卧，日三、四服。

释义：犀角气味苦酸咸微寒，入手、足厥阴。升麻气味辛温，入足阳明。防风气味辛甘温，入足太阳。羌活气味辛甘平，入足太阳。川芎气味辛温，入足少

---

① 张湛：东晋哲学家，字处度，长于养生，撰有《养生要集》、《延生秘录》等。

阴、厥阴。白附子气味大温，入足阳明。白芷气味辛温，入足太阳。黄芩气味苦寒，入手太阴，兼入足阳明。甘草气味甘平，入足太阴，通行十二经络，能缓诸药之性。此足阳明经络受风毒，传入他经络，致气血凝滞而不行。酸咸辛温之为君，再佐以辛温之品，使以苦寒甘缓，得气血流行，病当减矣。

足阳明胃也。经云：肠胃为市。又云：阳明多血多气。胃之中，腥膻五味，无所不纳，如市廛①无所不有也。六经之中，血气俱多，腐熟饮食，故饮食之毒聚于胃。此方以犀角为主，解饮食之毒也。阳明经络，环唇挟口，起于鼻，交频中，循颊车，上耳前，过客主人，循发际，至额颅，故王公所患，皆此一经络也。故以升麻佐之，余药皆涤除风热。升麻、黄芩专入胃经，稍通医者自能晓。

治鼻塞，清涕出，脑冷所致。

通草　辛夷各半两　细辛　甘遂　桂心　芎劳　附子各一两

上为细末，炼蜜和圆如麻子大。绵裹，纳鼻中，蜜封塞，勿令气泄。稍加圆数，微觉小痛，捣姜汁为圆，纳入即愈按：宋本作右细末，蜜圆绵裹内鼻中，蜜封塞，勿令气泄。圆如大麻子。稍加，微觉小痛，捣姜为圆，即愈。考与《千金方》合。

释义：通草气味辛平淡降，入手太阴、太阳。辛夷气味辛温，入手太阴、足阳明。细辛气味辛温，入足少阴。甘遂气味苦寒，入足太阳，善能泄水。桂心气味辛甘大热，入足厥阴。芎劳气味辛温，入足少阴、厥阴。附子气味咸辛大热，入手、足少阴。此孙真人治鼻渊之方。风寒客于胆，久郁化热，移热于脑，故纳药鼻中。以诸辛温之品，少佐以苦寒之药，搜逐蕴伏之邪，使之下趋，自然安耳。

此《千金方》也，治脑冷所致。此疾亦有脑热者，亦有肺寒者。《素问》云：胆移热于脑，则辛颏鼻渊。又曰：泣涕者，脑也，脑渗为涕。又曰：肺之液为涕。其来各有由矣，当详之。鼻渊者，浊涕下不止，清浊亦自异。

治肺风鼻赤酒齇方②。

老山栀为末，溶黄蜡等分，和为圆如弹子大。每服一圆，按：四字宋本无。空心嚼服，清茶过下。按：八字，宋本作空心茶酒嚼下四字。半月效，忌酒及炙煿。

释义：老山栀气味苦寒，入足厥阴、手少阳。黄腊和圆，以其淡而渗，使之下行。清茶送，亦以其苦能下降。此肺风久郁成热，非苦寒不能泄其热也。

又方。

用枇杷叶，去毛、筋，焙干末之。茶调下一、二钱，日三服。按：宋本无筋字。

释义：枇杷气味苦平，入手太阴、足阳明。冬夏不凋，得于天地四时之气，又能下气。清茶调送，亦取其苦降也。此亦治肺风鼻齇，专泄热耳。

治心脾壅热，生木舌肿胀。

元参　升麻　大黄　犀角各三分　甘草半两

上细末。每服三钱，水一盏，煎至五分。温服，不拘时候。

释义：元参气味咸苦，入手、足少阴。升麻气味辛温，入足阳明。大黄气味苦寒，入足阳明。犀角气味苦酸咸微寒，入手、足厥阴。甘草气味甘平，入足太阴，能缓诸药之性。因心脾热气，壅痹不宣，非下行不能杀其势，速下犹恐热不尽，故以甘平之品缓其下行之势，则壅热

---

① 市廛：同市曹，商肆集中之处
② 方：原缺，诸本同。据《普济本事方》补。

去而无不尽矣。

治口生疮方。

升麻一两一分　黄连三分

上细末。绵裹，含汁咽。

释义：升麻气味辛温，入足阳明。黄连气味苦寒，入手少阴。以绵裹，含咽，欲热气之下降，此升降之方也。治口舌生疮，以辛升之，以苦降之，则升降得和，疮自痊矣。

治食诸鱼骨鲠久不出方。

上以皂角末少许，吹鼻中，得鲠出。多秘此方。

释义：此丹方也。皂角气味辛温，入手太阴，最能通窍。以肺主一身之气，气化流行，则骨鲠自出矣。

治悬痈肿痛，不下食。**元参散**。

元参一两　升麻　射干　大黄各半两甘草一分

上细末。每服三钱，水一盏，煎至七分。放温，时时含咽，良验。

释义：元参气味咸苦，入手、足少阴。升麻气味辛温，入足阳明。射干气味苦平，入手、足厥阴。大黄气味苦寒，入足阳明。甘草气味甘平，入足太阴。治悬痈痛，咽阻不能下食者，以苦降之品，少佐辛温，再少使以甘平，则上逆之热缓缓下行，病自减矣。

治聤耳出脓。**红绵散**。

白矾煅成白灰，每用一钱。入胭脂一字匕，按：宋本无匕字。研匀。用绵杖子缠去耳中脓及黄水尽，即用别绵杖子引药入耳中，令到底，掺之即干。如壮盛之人，积热上攻，耳出脓水不瘥，用无忧散、雄黄泻三、五行即瘥。

释义：白矾气味凉涩，入手太阴，手、足阳明。胭脂气味辛温，入足少阳、厥阴。盖耳中出脓水。由乎湿热所致。以凉涩兼燥之品，佐以辛温，引入耳内，则湿热者得燥而干矣。

治肾虚耳鸣，夜间睡着如打战鼓，觉耳内风吹，更四肢抽掣痛。**黄芪圆**。

黄芪独茎者，去芦，一两　白蒺藜炒，瓦擦，扬去细碎刺　羌活去芦，各半两　黑附子大者一个　羖羊内肾一对，焙干。按：宋本无内字

上细末，酒糊圆如梧子大。每服三、四十圆，空心，晚食前煨葱盐汤下。

释义：黄芪气味甘平，入手、足太阴。白蒺藜气味辛甘温，入足厥阴。羌活气味苦辛甘平，入足太阳。黑附子气味辛咸大热，入手、足少阴。羖羊内肾气味甘咸温，入足少阴、厥阴。以酒糊圆，葱盐汤送，取其先升后降也。夜睡耳鸣，如闻打战鼓，四肢掣痛，由乎肾虚下不收摄。以上升之药，引虚阳下降。再以咸辛温血肉之味补其下，则虚阳不致再升。古人有云：精不足者，补之以味也。

治男子二十岁，因疮毒后肾经热，右耳听事不真，每心中不快意，按：宋本无快字。则转觉重虚，耳鸣疼痛。按：宋本无耳字。**地黄汤**。

生干地黄一两半。按：宋本作二两半　桑白皮一两　磁石捣碎，研细，水淘二、三十次，去尽赤汁为度，二两　枳壳　羌活　防风　黄芩　木通　甘草各半两

上粗末。每服四钱，水一盏半，煎七分去滓。日二三服，不拘时候。

释义：生干地黄气味甘寒微苦，入手、足少阴。桑白皮气味苦辛平，入手太阴。磁石气味辛温，入足少阴。枳壳气味苦寒，入足太阴。羌活气味苦辛甘平，入足太阳。防风气味辛甘微温，入足太阳。黄芩气味苦寒，入足少阳、阳明。木通气味苦平，入手太阳，能泄丙丁之火。甘草气味甘平，入足太阴。此因男子少壮发疮毒后，肾经留热，右耳听事不真，心中常怏怏不快，转觉重虚，耳鸣或疼痛。故以

重镇之药，苦降之品，佐以辛散升腾，则升降和平，病自减矣。

治口干烦躁，按：宋本躁作燥。生津液，思食。**黄芪汤**。

黄芪　熟干地黄　白芍药　五味子　麦门冬各三分　白茯苓一分　甘草半两

上粗末。每服三钱，水一盏半，姜、枣、乌梅同煎去滓，空心食前服。按：宋本无空心食前四字。

释义：黄芪气味甘平，入手、足太阴。熟干地黄气味甘苦微寒，入足少阴。白芍药气味酸微寒，入足厥阴。五味子气味酸苦微温，入足少阴。麦门冬气味甘苦微寒，入手太阴、少阴。白茯苓气味甘平淡渗，入足阳明。甘草气味甘平，入足太阴。姜、枣和荣卫，乌梅肉泄肝生津，此治口苦咽干，烦躁，不思食，津少者，诸药专补五脏之阴。津液既生，则诸患自除矣。

类证普济本事方卷第五终
元孙溱校字

类证普济本事方卷第六

宋白沙许学士原本
长洲叶桂香岩释义

诸嗽虚汗消渴

治嗽。**杏酥散**。

杏仁　款冬花　前胡　半夏制　五味子　麻黄　柴胡　桑白皮　人参　桔梗
以上各等分

上细末。每服三钱，水一盏半，生姜五片，同煎七分，通口服。

释义：杏仁气味苦辛微温，入手太阴。款冬花气味辛甘温，入手太阴。前胡气味苦辛微寒，入手、足太阴，阳明，其功长于下气。半夏气味苦辛温，入足阳明，能除痰降逆。五味子气味酸苦微温，入足少阴。麻黄气味辛温发散，入手太阴、足太阳。柴胡气味辛甘微温，入足少阳。桑白皮气味苦辛平，入手太阴。人参气味甘温，入足阳明。桔梗气味苦辛平，入手太阴，为诸药之舟楫。再以生姜之辛温达表。此方主治咳嗽久不止者。肺为娇脏，冷热皆能致病，故辛温、辛凉之药，必佐以甘温护中，培土生金之意也。

戢①阳气，止盗汗，进饮食，退经络热。**柏子仁圆**。

新柏子仁研　半夏曲各二两　牡蛎银罐子内火煅，用醋淬七次，焙干。按：银罐子，宋本作甘锅子　人参　於白术按：宋本作吴白术　麻黄根慢火炙，拭去汗　五味子各一两　净曲半两，慢火炒。按：宋本作净麸

上八味，为末，枣圆如梧子大。空心，米饮下三、五十圆，日二服，得效减一服，如愈即住。按：宋本如作好。作散调亦可。

释义：新柏子仁气味苦辛微温，入足厥阴。半夏曲气味辛温，入足阳明。牡蛎气味咸涩微寒，入足少阴。人参气味甘温，入足阳明。於白术气味甘温微苦，入足阳明。麻黄根气味辛温，入足太阳。五味子气味酸苦辛微温，入足少阴。净曲气味辛甘微温，入足太阴、阳明。枣肉糊圆，欲其留中缓行也。此因阳浮盗汗，经络中热，饮食少纳。故以甘温之品守中，辛温咸涩之品固表，焉有不奏功者哉！

治虚劳盗汗不止。**牡蛎散**。

牡蛎煅　麻黄根　黄芪各等分

上细末。每服二钱，水一盏，煎至七分，食前温服。按：宋本无食前二字。

释义：牡蛎气味咸涩微寒，入足少阴。麻黄根气味辛温，入足太阳。黄芪气味甘平，入手、足太阴。因劳损之病，盗汗不止，若表不固则难以复元。故药虽三味，而能固表止汗，功莫大焉。

治虚风多汗，恶风。按：虚风，宋本作风虚。**防风汤**。

----

① 戢：收敛，收藏。

防风五分 泽泻 牡蛎煅 桂枝各三分

上细末。每服二钱，食后，温酒调下。

释义：防风气味苦辛甘微温，入足太阳。泽泻气味甘苦微咸，入足太阳、少阴。牡蛎气味咸涩微寒，入足太阴。桂枝气味辛甘温，入足太阳。送药以酒，欲其达表也。此表虚冒风，多汗恶风。以咸苦固其里，以辛甘温护其表，则表里和平矣。

又方。

白术 防风各一两 牡蛎三分，煅，研如粉。按：煅研，宋本作炒

上细末。酒调二钱服。恶风，加防风一倍。少气，加白术。按：宋本无少字。面肿，加牡蛎。

释义：此玉屏风散之变法也。白术气味甘温微苦，入足太阴。防风气味苦辛甘微温，入足太阳。牡蛎气味咸涩微寒，入足少阴。以酒为引，取其送药达表。此亦虚风多汗恶风者。以甘温而兼辛温之药，佐以咸涩之药，则表固而汗止矣。

治消渴方。

白浮石 舶上青黛各等分 麝香少许

上细末。每服一钱，温汤调下。

释义：浮石气味咸平，入手太阴。舶上青黛气味苦辛微寒，入足厥阴。麝香气味辛温，入手、足少阴，能引药入经络。凡消渴之病，必因阳盛阴亏，津液内涸所致。故以咸平微苦寒之味助其阴，犹恐不能直入病所，又以辛香走窜之品引其入里，无不效验矣。

治渴疾饮水不止。神效散。

白浮石 蛤粉 蝉壳各等分

上细末，用鲫鱼胆七个，调三钱服，不拘时候。神效。

释义：白浮石气味咸平，入手太阴。蛤粉气味咸平，入足少阴。蝉壳气味咸甘寒，入足少阴、厥阴。鲫鱼胆为引子，取其咸苦能引药入里也。病因消渴，饮水不止。以咸平微寒之药制之，则阳气潜伏，阴气自然稍苏矣。

《古方验录》论消渴有三种，一者渴而饮水多，小便数，脂似麸片甜者，消渴病也。二者吃食多，不甚渴，小便少，似有油而数者，消中病也。按：消中，宋本作中消。三者渴饮水不能多，便腿肿按：宋本便作但，脚先瘦小，阴痿弱，小便数，此肾消病也。特忌房劳。《千金方》云：消渴病所忌者有三：一饮酒，二房室，三咸食及面。能忌此，便不服药亦自可。消渴之人愈与未愈，常须虑患大痈，必于骨节间忽发痈疽而卒。予亲见友人邵任道患渴数年，果以痈疽而死。唐祠部李郎中论：消渴者，肾虚所致。每发则小便甜。医者多不知其疾，故古今亦阙而不言。《洪范》言：稼穑作甘。以物理推之，淋饧醋酒作脯法，须臾即皆能甜也。足明人食之后，滋味皆甜，流在膀胱。若腰肾气盛，则上蒸精气。精气则下入骨髓，按：第二精字，宋本所无。其次以为脂膏，其次以为血肉也，其余则为小便。故小便色黄，血之余也。臊气者，五脏之气。咸润者，则下味也。腰肾既虚冷，则不能蒸于谷气，则尽下为小便。故味甘不变其色，清冷则肌肤枯槁也。由如[1]乳母谷气上泄，皆为乳汁。消渴病者，下泄为小便，皆精气不实于内，则小便数，瘦弱也。又肺为五脏华盖，若下有暖气蒸则肺润。若下冷极，则阳气不能升，故肺干则渴，易于否卦乾上坤下，阳无阴而不降，阴无阳而不升，上下不交，故成否也。譬如釜中有水，以火暖之，其釜若以板覆之，则暖气上腾，故板能润也。若无火

---

[1] 由如：当作犹如。

力，水气不能上，此板则终不得润也。火力者，则是腰肾强盛也。常须暖补肾气，饮食得火力则润上而易消，亦免干渴也。故张仲景云：宜服肾气八味圆。此疾与脚气虽同为肾虚所致，其脚气始发于二、三月，盛于五、六月，衰于七、八月。凡消渴，始终发于七、八月，盛于十一月、十二月，衰于二、三月。其故何也？夫脚气，壅疾也。消渴，宣疾也。春夏阳气上，故壅疾发则宣疾愈。秋冬阳气下，故宣疾发则壅疾愈也。审此二者，疾可理也。犹如善为政者，宽以济猛，猛以济宽，随事制度尔。仲景云：足太阳者，是膀胱之经也。膀胱者，肾之腑。小便数，此为气盛，气盛则消谷，大便硬。衰则为消渴也。男子消渴，饮一斗，小便亦得一斗，宜八味**肾气圆**。按：宋本《古方验录》一节、《千金方》一节，唐祠郎中论一节，共分三节。

干地黄制，半斤。按：宋本无制字　山药四两　茯苓　牡丹皮　制附子按：宋本无制字　浔桂心各三两。按：宋本无浔字　泽泻四两　山萸肉五两

上细末，炼蜜圆如梧子大。每服二、三十圆，空心，温酒下。按：宋本无空心二字。忌猪肉、冷水、芜荑、胡荽。千金地黄圆亦佳，在卷四虚热部心热中。按：九字，宋本作在中部心热中六字。

释义：熟地黄气味甘苦微寒，入足少阴。山药气味甘平，入足太阴、阳明。茯苓气味甘平淡渗，入足阳明。牡丹皮气味辛平，入足少阳、厥阴。附子气味咸辛大热，入手、足少阴。浔桂心气味辛甘大热，入足厥阴。泽泻气味苦咸平，入足太阳。山萸肉气味酸微温，入足厥阴。此即古方八味圆方也。消渴之病，由乎命门火衰，下焦无火，不能蒸动肾阴上供，故必辛咸大热之品，助其真阳、津液上腾，而

消渴缓矣。

治消渴。**三痟圆**[1]。

好川黄连去须，细末，不计多少。锉冬瓜肉研裂自然汁，和成饼子，阴干。再为末，再为汁浸。和成饼，阴干。如是七次，即用冬瓜汁为圆梧子大。每服三、四十圆，以冬瓜汁煎大麦仁汤送下。寻常消渴。按：宋本无消字。止一服愈。

释义：川黄连气味苦寒，入手少阴。冬瓜气味甘微寒，入手太阳，手、足阳明。此治三消之证。致消渴不止者，皆由火气上炎，津液被劫。以苦寒、甘寒之味，制其上炎之火，而津液自振矣。

金疮痈疽打仆诸疮破伤风

治金疮止血，除疼痛，辟风，续筋骨，生肌肉。**地黄散**。

地黄苗　地菘[2]按：菘字，诸本皆从山。考本草，当从草　青蒿　苍耳苗　赤芍药各五两，入水浸取汁　石灰三升　生艾汁三合

上五月五日、七月七日午时修合。以前药汁拌石灰，阴干，再入黄丹三两，更杵罗细。凡有金疮伤析出血，用药封裹，勿令动，着十日差，不肿不脓。

释义：地黄苗气味甘寒，入足少阴、厥阴，能疗疮恶疮及金疮。地菘即天名精也，气味辛甘寒，入足厥阴、阳明，能养血熄风。青蒿气味苦寒，入足少阴、厥阴，能杀虫辟邪，治骨蒸发热，及金疮疼痛。苍耳苗气味苦辛微寒，入足厥阴，能杀疳虫，润肌肤。赤芍药气味苦平，入足厥阴，能行血中之滞。石灰气味辛温，入

---

[1]　三痟圆：诸本同。《普济本事方》作三痟圆。

[2]　地菘：菊科植物天名精之茎叶，亦称麦句姜、野烟，《本经》、《开宝本草》等均谓其有止血散瘀之功。

足厥阴，能疗金疮，止血杀虫。生艾气味苦温，入足太阴、少阴、厥阴。黄丹气味辛微寒，入足厥阴，能疗金疮，止疼痛，疡科必用之药。此因金疮疼痛，筋骨损伤，俱用凉血、表血、行血，生肌止痛之品，药既中病，病岂有不减者乎。

敛金疮口，止疼痛。**刘寄奴散。**

刘寄奴一味，为末，掺金疮口里。

释义：刘寄奴气味苦温，入足厥阴，能行血止疼，去癥瘕，治金疮，极有效验。并治汤火疮尤妙。此虽一味草药，性能行走，使气血不致凝滞，则所伤之处，自然止痛生肌耳。

宋高祖刘裕微时伐荻，见大蛇长数丈，射之伤。明日复至，闻有杵臼声。往视之，见青衣童子数人，于榛①中捣药。问其故？答曰：我王为刘寄奴所射，合药敷之。帝曰：五神何不杀之？按：坊本五作王，与《南史》合。答曰：刘寄奴，王者不死，不可杀。帝叱②之，皆散。遂收药而返。每遇金疮，敷之良验。寄奴，高祖小字也。此药非止治金疮，治汤火疮至妙。《经验方》云：刘寄奴为末，先以糯米浆，用鸡羽扫伤着处，后掺药末在上，并不痛，亦无痕。大凡汤火烫着，按：宋本无火烫二字。急用盐末掺之，护肉不坏，然后药敷之。

治从高堕下，坠损恶血，骨节间疼痛。**芸苔散。**

荆芥 藕节各二两，阴干 芸苔子阴干
川芒消 马齿苋各一两，阴干

上细末，用苏枋木半两，酒一大盏，煎至七分，调下二钱，服不拘时候。

释义：荆芥气味辛温，入足厥阴。藕节气味甘平涩，入足太阴，能消瘀血，解热毒。芸苔子气味辛温，入足厥阴，性能行走消瘀。川芒消气味辛咸寒，入足厥阴，能升能降，能行血破瘀。马齿苋气味

酸寒，入足厥阴，能散血消肿。苏枋木气味甘咸辛平，入足厥阴，能和血通瘀。再加酒煎，总欲其行血也。从高坠下，跌仆损伤，气血凝滞，以群剂消瘀行血之药，再佐以酒之升降，鲜有不效验者矣！

治腕折，伤筋损骨，疼痛不可忍。宜名梦龟散。按：注五字宋本无。

生地黄一斤，切 藏瓜姜糟一斤。按：宋本此下有生姜一味，注四两，切

上都炒令匀热，以布裹，罨③伤折处，冷则易之。

释义：生地黄气味甘苦微寒，入手、足少阴、厥阴。藏瓜姜糟气味辛温，入足少阴、厥阴。必欲藏过瓜姜者，取性之纯粹，兼能引入筋骨也。因打仆而致腕折，筋伤骨损，疼痛难忍者，其气血必凝滞，此方取其行气和血而已。

曾有人伤折，宜用生龟。寻捕一龟将杀之。患人忽梦见龟告言曰：勿相害，吾有奇方可疗，于梦中遂授此方，用之果验。按：四字宋本无。

治打仆坠损，恶血攻心，闷乱疼痛。**水仙散。**

未展荷叶一味，阴干为末。食前以童子热小便一小盏，调下三钱，以利下恶物为度。一方用大干荷叶五片，烧令烟尽，细研，作一服，如上服之。

释义：荷叶气味苦辛平，入足少阳、厥阴。未展者，卷而未开，取其升而轻扬也。童便调送，取其咸能下降也。此药先升后降，使恶血下行，闷乱欲昏者得以心定神安矣。

长肉、止痛、生肌。**槟榔散。**

槟榔 木香各等分

① 榛：植物名，为桦木科落叶乔木。似应作"榛林"。
② 叱：原作"此"，误。
③ 罨：(yǎn掩)敷，掩覆。一种外治方法。

上为细末，薄贴疮上，神效。

释义：槟榔气味辛温，入足太阴、阳明。黄连气味苦寒，入手少阴。木香气味辛温，入足太阴。伤损而疼痛，不能长肉生肌，由乎气味不能和畅。故以辛温，苦寒贴之，则气血流行，肌肉自然生矣。

治打扑伤损，及一切痈肿未破，令内消方。

生地黄研如泥成膏　木香细末

上以**地黄膏**，随肿大小，摊于纸上，掺木香末一层，又再摊地黄膏一层，贴肿上，不过三、五度即愈。

释义：生地黄气味甘苦微寒，入手、足少阴，厥阴，能凉血。木香气味辛温，入足太阴，能疏滞，打伤仆损，痈肿未破者，皆能内消。大凡损伤、痈肿，必因气血不宣畅。今气既得疏，血亦流行，肿岂有不消者哉？

元祐中，宗人许元公赴①省试卷，过兴国寺桥，值微雨，地滑坠马，右臂臼脱。路中一人云：急与接入臼中，血渍臼中即难治也。仆者如其说，神已昏，亦不觉痛也。遂僦②卧轿，舁至景德。须臾，亲旧集议所医者。或云非录事巷田马骑不能了此疾。急鞭马召至，则已日暮矣。田秉烛视其面色，云：尚可治。此疾料理费力，先议所酬，方敢用药。此公去省试，止旬日，又是右臂，正妨作字，今须作两等商量。如旬日内安痊如旧，不妨就试，作一等价。如至期未能就试，即减数，别作一等价。悉如其说，遂用药封其肿黯处，至③中夜方省，达旦已痛止矣。翌日至，悉去其封，药损处已白，其瘀血青黯，已移在臂臼之上。如是数日易之，其肿黯直至肩背。于是用药下之，初下黑血一、二升。三、五日如旧，臂亦不痛，遂得赴试。可谓妙医矣。元公云：若在外方遭此厄，微田生，吾终作折臂鬼矣。故知

堕损手足臼脱，急须接入，不尔，终成芦节也。

宣和中有一国医，忽承快行宣押，就一佛刹医内人，限目今便行。鞭马至，则寂未有人。须臾卧轿中扶下一内人，又一快行送至，奉旨取军令状，限日下安痊。医诊视之，已昏死矣。问其从人，皆不知病之由，惶恐无地。良久，有二、三老内人至，下轿环而泣之，方得其实。云：因蹴秋千，自空而下坠死。医者云：打仆伤损，自属外科。欲申明，又恐后时参差不测。再视之，微觉有气。忽忆药箧中有苏合香圆，急取半两，于火上焙去脑、麝，用酒半升研化灌之。至三更，方呻吟。五更，下恶血数升。调理数日得痊。予谓正当下苏合香圆。盖从高处坠下，必挟惊悸。血气错乱，此药非特逐瘀血，而又醒气，医偶用之，遂见功。此药居家不可缺，如气厥鬼邪，痈殢④传尸，心痛时疾之类皆治。《良方》载甚详，须自合为佳尔。

王蘧⑤《发背方·序》云：元祐三年夏四月官京师，疽发于背，召国医治之逾月，势益甚。徐州萧县人张生，以艾火加疮上灸之，自旦及暮，凡一百五十壮，知痛乃已。明日镊去黑痂，脓血尽溃，肤理皆红，亦不复痛，始别以药敷⑥之，日一易焉。易时旋剪去黑烂恶肉，月许疮乃平。是岁秋夏间，京师士大夫病疽者七人，余独生。此虽司命⑦事，然固有料理，不知其方，遂至不幸者，以人意论

---

① 赴：原作"纳"，诸本同。据《普济本事方》改。

② 僦：租赁，运输。

③ 至：原作云，诸本同。据《普济本事方》改。

④ 痈殢：谓病情不十分严重。《方言》："凡病而不甚曰。"

⑤ 王蘧：宋官吏。编有《发背方》，《宋史·文艺志》作《痈疽方》。

⑥ 敷：原作附。诸本同。据《普济本事方》改。

⑦ 司命：诸本同。《普济本事方》作幸运。

之，可为慨然。于是撰次前后所得方摸版以施，庶几古人济众之意。绍圣三年三月日题。

治诸般痈疽发背。按：宋本痈疽作痈肿。**柞木散**。

柞木叶四两，干　干荷叶　金樱根萱草也　甘草节　地榆各一两

上同锉，捣为煮散。每服半两，水二碗，煎至一碗，分两服，早、晚各一。并滓再煎一服，脓血者自干，未成者自消，忌饮食毒。

释义：柞木叶气味苦平，入足厥阴。干荷叶气味苦辛平，入足少阳、厥阴。金樱根气味甘凉，入足厥阴，能利湿解毒。甘草节气味甘平，入足太阴，最能解毒，通行十二经络。地榆气味咸苦微寒，入手、足阳明。此治痈疽发背之方也。大凡诸毒之发，皆由湿热壅痹，致气血凝滞而成。凉血之药必兼分利湿热，则源头既清，病自消散矣。

敛疮内消方。

黄明胶一两。水半升，煮化，按：宋本作消了。入黄丹一两。再煮三、五沸，又放温冷，以鸡毛扫在疮口上，如未成即涂，肿处自消。

释义：黄胶气味甘平微咸，入足太阴。黄丹气味辛微寒，入足厥阴。诸疮俱因壅遏不宣，致气血凝滞。以辛凉微咸之药，使壅痹流行，则有脓者自干，肿者自消，亦一定一之理也。

治痈疽止痛。拨毒**七宝散**。

干荷叶心当中如钱片大，不计多少，为粗末。每用三匙，水二碗，慢火煎至一碗半，放温淋洗，揩干，以太白膏敷。

释义：干荷叶心当中如钱者，气味辛苦平，入足少阳、厥阴，得震卦仰盂之象。痈疽之毒，凝滞不宣，本属阴晦之象。故必以初生阳气之味升之，则室晦之邪，亦因是而却矣。

沈遇明一方。

干荷叶一两。按：宋本无干字　藁本半两，为末，如前用。

释义：干荷叶气味苦辛平，入足少阳、厥阴。藁本气味辛温，入足太阳。亦治痈疽疼痛。以此拨之，则毒气得泄也。

太白膏。

寒水石水飞过，用腊月猪脂油调成膏。随疮大小，用薄纸摊贴之。

释义：寒水石气味甘寒，入手、足太阳，能清暑热，消肿解毒。腊月猪脂油气味甘寒，入足少阴、厥阴。此拨毒后敷贴之方也。毒虽拨出，气血犹未流畅，以甘寒利湿之品，佐以滋润之味，则毒去而肌生矣。

国老膏。

横纹甘草一斤，擘开槌碎，用水一斗，浸两宿，夏浸一宿，挼细，夹绢滤去滓，入银石器内慢火熬成膏，分作三服。每发，以温酒半升调下。更量年齿老少，分作数服。

释义：甘草气味甘平，入足太阴，通行十二经络，寒药得之缓其寒，热药得之缓其热，乃君子之药也。虽不能解毒于顷刻，然以之熬膏治痈毒者，毒去之后，元气未苏，峻补难投，故用以缓复其元。谓之国老，真功同调燮也。

令发背自溃。**黄芪散**。

绵黄芪细者，洗、焙，一两　甘草半两　皂角针择红紫者，锉，麸炒黄，一两

上细末。每服一钱匕，按：宋本无匕字。酒一盏，乳香一块，煎七分，去滓，食远时温服。按：宋本无食远时三字。

释义：黄芪气味甘平，入手、足太阴。甘草气味甘平，入足太阴。皂角针气味辛咸温，入手太阴、阳明、足厥阴。此方欲令发背自溃，故方中加酒，使其升至

患处也。再佐乳香者，欲其引入经络也。

托里排脓。**生犀散。**

皂角针不计多少，粗大紫色者

上藏瓶中，盐泥固济，炭火烧过存性，放冷出，碾为细末。每服一钱，薄酒微温调下。暑月用陈米饮下。

释义：皂角针气味辛咸温，入手太阴、阳明、足厥阴。此方因发背未能有脓，用之托里排脓。薄酒调送，欲药性之直入患处也。暑月不用酒者，恐犯古所云疮家不可强发汗之意。

清心内固。**黄芪圆。**

绵黄芪　人参各半两。按：宋本作各一两

上细末，入真生龙脑一钱，研细，用生藕汁和圆绿豆大。每服三十圆，温熟水下，加至四十圆，日三服。

释义：黄芪气味甘平，入手、足太阴。人参气味甘温，入足阳明。又佐以生真龙脑之辛凉，入手太阴。生藕汁之甘平而润，入足太阴。此痈疾溃脓之后，本虚心热，非峻补不能固内清心，乃调元益气之方也。

治一切疮毒。**内托散。**

绿豆粉一两，细研　通明乳香一分，慢火于银石器中炒，手指搅使干可捻，急倾①出在纸上，用扇扇冷，便研令极细用

上同研匀。凡一切恶疮，并系难名痈肿。按：宋本并作应。每用二钱至三钱，食后临卧，浓煎甘草汤调下。如打仆及诸般内损。用温酒调下。食后空心服些少即内消。大损，则血从大便出矣。

释义：绿豆粉气味甘寒，入足厥阴。乳香气味辛微温，入手、足少阴，能通瘀活血。痈毒用甘草汤送，内伤用温酒送，一取其凉血解毒，一取其引入经络。因无名肿毒之发，惟恐毒气内攻乘心，故以甘寒之品护之，再言治病，庶几于理不悖矣。

治发背痈疽，方本名**六味车螯散。**
按：注七字，宋本无。

车螯壳②一、两个，泥固济，火煅存性，为末。另以瓜蒌一枚，灯心五十茎，再加甘草节二钱，按：另以瓜蒌以下十八字，宋本作瓜蒌一枚，灯心五十茎，蜜一大匙十三字。用酒一升。先煎下三味，微熟，滤去滓，用白蜜一大匙，按：六字，宋本无。调车螯末二大钱匕。不过二服，止痛去毒。

释义：车螯气味甘咸寒，入足厥阴。瓜蒌气味苦寒，入足阳明。灯心气味甘微凉，入手太阴、少阴。甘草节气味甘平解毒，入足太阴。以酒煮三味，欲药性之升也。再佐以蜜者，取其甘润而能引毒下行也。此发背痈疽，疼痛便难者，使大便下行，毒气少杀，则疼痛之势自然缓矣。

治痈疽已有疮眼，未出脓，痛不可忍。用此药纴，即脓出。按：三字宋本小注。

巴豆一个，去皮膜，不去心油。盐豉十四个，口中含去皮令软。同研烂，入真麝香少许。如难圆，入少稀糊捏作饼子，或如鼠粪尖，或圆子。临时看疮口纴之，只以纸捻子送入药，便不用纸捻子。须臾必痛，忍之，良久脓出。

释义：巴豆气味辛大温，入足太阴、阳明。盐豉气味苦咸寒，入手、足太阴、阳明。少佐以麝香者，欲其香入里也。痈疽已有疮眼，不能出脓，痛不可忍，是毒不能化，所以无脓。以药为纴而即纳于患处，俾得温热之性，则气血流畅，毒自化矣。

治发背方。

---

① 倾：原作溃。据《普济本事方》改。
② 车螯壳：始载于《本草拾遗》，为海产软体动物车螯之壳。

草决明生用一升，捣碎。生甘草一两亦锉碎。水三升，煮取一升。温分二服。大抵血滞则生疮。肝为宿血之脏，而决明和肝气而不损元气也。

释义：草决明气味咸苦平，入足厥阴。生甘草气味甘平，生用则凉，入手、足太阴。背疮之发，由乎热毒壅滞，致气血不能流行。今治以和肝凉血之品，则正气不致受伤，而壅遏之毒亦自稍衰其势耳。

治破伤风，及打扑伤损。**玉真散**。

天南星滚汤泡洗七次。按：滚泡二字宋本无
防风各等分

上细末。如破伤风，按：宋本无风字。以药敷贴疮口，然后以温水调下一钱。如牙关紧急，角弓反张，用药二钱，童子热小便调下。或因斗殴打扑，内有伤损之人，以药二钱，温酒调下。即打伤至死，但心头微温，以童子小便调下二钱，并三服，可救二人性命。

释义：天南星气味辛温，入手、足太阴。防风气味辛甘微温，入足太阳。此治破伤风及打仆伤损之恙。以酒调送，欲药性之上行也。此真救急备用之方，不可不未雨绸缪。

类证普济本事方卷第六终
元孙源、淳校字

类证普济本事方卷第七

宋白沙许学士原本
长洲叶桂香岩释义

诸虫飞尸鬼疰

制诸虫方，宜名芜槟圆。按：注五字周本无。

白芜荑　槟榔各一两

上为细末，蒸饼圆如梧子大。每服十五圆至二十圆，空心温汤下。　按：周本无空心二字。

释义：白芜荑气味辛平，入手、足阳明，足太阴，能消积杀虫。槟榔气味辛温，入足太阴、阳明，能消积下气。此虫积为患，致腹痛不能纳食。惟恐药性之行太疾，故以蒸饼和圆，使其缓缓而行，则停滞虫积可以扫除矣。

制虫解劳，悦泽肌肤，去劳热。宜名**槟漆圆**。按：注五字，周本无。

槟榔一两半　龙胆草一两。按：周本无草字

干漆半两

上为细末，炼蜜圆如梧子大。每服十圆至十五圆。空心，熟水吞下按：周本无空心二字。

释义：槟榔气味辛温，入足太阴、阳明。龙胆草气味苦寒，入足厥阴。干漆气味辛温，入足厥阴。因虫积发热，致肌肤不润，容色不泽。以上三味，最能杀虫解热，故用之屡效。

治寸白虫方。

黑铅灰抄四钱，一服。按：诸本抄俱作炒。先吃猪肉脯少许，一时来，却用砂糖浓水半盏调铅灰。五更服，虫尽下，白粥将息一日。又《良方》疗寸白，用锡沙、芜荑、槟榔者，极佳。按：周本锡沙作锡灰。

释义：黑铅灰气味甘寒，入足少阴，性能杀虫。先食猪肉脯少许者，以虫头下垂，引之朝上也。以糖浓水拌铅灰服，使虫尽下。之后须白粥将息一日者，不欲其留有余未尽也。此即古人所云：树德务滋，去疾务尽之意。

予宣和中每觉心中多嘈杂，意谓饮作，又疑是虫。漫依《良方》所说服之，翌日下虫二条。一条长二尺五寸，头扁阔，尾尖锐，每寸作一节，斑斑如绵纹。一条皆寸断矣。《千金方》谓：劳则生热，热则生虫。心虫曰蛔，脾虫曰寸白，肾虫如寸截丝缕，肝虫如烂杏，肺虫如蚕。五虫皆能杀人，惟肺虫为最急，盖肺虫居肺叶之内，蚀人肺系，故成瘵疾，咯血声嘶，药所不到，治之为难。有人说《道藏》中载诸虫，皆头向下行，惟是初一至初五以前头向上行，故用药者多取月朏①以前，盖谓此也。

———————

① 朏（音匪）：新月开始生明。亦用为阴历每月初三日的代称。

治飞尸者，游走皮肤，穿藏府，每发刺痛，变作无常。遁尸者，附骨入肉，攻凿血脉，每发不可得近。见尸丧、闻哀哭便发。风尸者，淫濯四肢，不知痛之所在，每发昏沉，得风雪便作。沉尸者，缠骨结藏，冲心胁，每发绞切，遇寒冷便作。注尸者，举身沉重，精神错杂，常觉昏废，每节气致变，辄成大恶。皆宜用此方。

忍冬藤叶膏。 按：注五字，周本无。

忍冬叶锉数斛，煮令浓，滤取汁，再熬令成膏。按：五字，周本作煎之二字。每服如鸡子大一块，开水任下，日三服。太一精神丹及苏合香圆治此疾第一。

释义：忍冬叶气味辛甘微寒，入足厥阴，性能清热解毒消肿，兼治五尸之病，久服延年益寿，世人每忽用之。谁知至贱之物，乃有殊常之功效乎！

因死丧惊忧按：周本无死字，悲哀烦恼，感尸气而成，诸变动不已，似冷似热，风气触则发。**雄朱散。**

雄黄 朱砂 桔梗炒 羌活 当归
升麻 川乌 龙齿 犀角 赤芍药按：诸本俱无赤字 鬼箭炒 白僵蚕炒 川芎 南星炮 山栀子 陈皮 木香 白术 虎头骨醋炙。按：诸本作虎颈骨 紫苏子炒 莽草
枳壳 黄芩以上各等分 槟榔二个 麻黄半两 蜈蚣二条，酒炙 干全蝎一条，炙。按：周本作炒一分

上为细末。每服二钱，温酒调下，日三服。

释义：雄黄气味苦辛甘微温，入足厥阴，能解毒杀虫，辟邪祟。朱砂气味苦温，入手少阴。桔梗气味苦平，入手太阴。羌活气味苦辛甘平，入足太阳。当归气味苦辛甘温，入手少阴、足厥阴。升麻气味苦辛甘微温，入足阳明。川乌气味辛大热，入足太阴、少阴。龙齿气味凉涩，入

足厥阴，能镇肝安魂。犀角气味酸咸寒，入手少阴、足厥阴。赤芍药气味苦平，入足厥阴，能行血中滞。鬼箭气味苦寒，入足厥阴，能杀虫，辟邪魅。白僵蚕气味咸辛，入手、足阳明，能引药入经络。川芎气味辛温，入足少阳、厥阴。南星气味苦辛温，入手、足太阴。山栀子气味苦寒，入手少阳、足厥阴。陈皮气味苦辛微温，入手、足太阴。木香气味辛温，入足太阴。白术气味甘温微苦，入足太阴。虎头骨气味辛微热，入足厥阴，能辟邪祟。紫苏子气味苦辛微温，入手太阴、足厥阴，能降气。莽草气味辛温，入足厥阴。枳壳气味苦寒，入足太阴。黄芩气味苦寒，入手太阴、少阳。槟榔气味辛温，入足太阴、阳明。麻黄气味辛温，入足太阳。蜈蚣气味辛温，入足厥阴，能辟邪祟。全蝎气味甘平，入足厥阴。以温酒调送，引入经络也。此治尸气所侵，病状变态百出，故用通行十二经络之药，辟邪镇肝安魂，及苦辛升降开泄之品，必使其病却神安而后已。

顷在徽城日，尝修合神精丹一料。庚申，予家一妇人梦中见二苍头，一在前，一在后，手中各持一物。按：诸本无各字前者云：到也未？后应云：到也。击一下，爆然有声，遂魇。觉后心一点，痛不可忍，昏闷一时许。予忽忆神精丹有此一证，取三粒，令服之，遂至府。过片时归，视之已无病矣。云：服药竟痛止神醒，今如常矣。自后凡遇相识，稍有邪气，即与一、二服，无不应验。神精丹方在《千金方》中，治中风之要药，但近世少得曾青、磁石，为难合耳。

凡人平居无疾苦，忽如死人，身不动摇，默默不知人，目闭不能开，口哑不能言，或微知人，恶闻人声，但如眩冒，移时方寤。此由自汗过多，按：周本无自

字。血少。气并于血，阳独上而不下，气壅塞而不行，故身如死，气过血还，阴阳复通，故移时方瘥，名曰郁冒，亦名血厥，妇人多有之。宜白薇汤，仓公散。

白薇汤。

白薇　当归各一两　人参半两　甘草一分

上为粗末。每服五钱，水二盏，煎至一盏，滤去滓，温服。

释义：白薇气味苦咸微寒，入足阳明。当归气味辛甘微温，入手少阴、足厥阴。人参气味甘温，入足阳明。甘草气味甘平，入足太阴，通行十二经络。以咸苦微寒，及辛甘微温之药，和其阴阳，以甘温甘平之药，扶其正气，则病自然瘥也。

仓公散。

瓜蒂末　藜芦　雄黄　礜石煅。按：周本作矾石

上药各等分，为细末，用少许吹入鼻中。

释义：瓜蒂气味苦寒，入手阳明。藜芦气味苦寒，入手阳明。雄黄气味苦辛甘微温，入足厥阴，能辟邪祟，解毒杀虫。礜石气味辛大热，入足厥阴。此方吹入鼻中，乃开窍之药也。如上之神识不清者，用苦寒以降之，辛温以升之，降升得平，则神清气爽矣。

腹胁疼痛方

治男子两胁疼痛。**枳实散。**

枳实一两　白芍药炒黄　雀脑芎①　人参各半两

上为细末。食前用姜、枣汤调下二钱，酒亦得，日三服。

释义：枳实气味苦寒，入足太阴。白芍药气味酸微寒，入足厥阴。雀脑芎气味辛温，入足少阳、厥阴。人参气味甘温，

入足阳明。姜枣汤调送，或酒送，俱取其调和荣卫，先升后降也。男子两胁疼痛，皆由肝气乘中，故以苦寒、酸寒、辛温之药升降其气，而以甘温之品和其中，疼自止矣。

治胁肋下痛，不美食。**葛根汤。**

葛根半两　桔梗　防风　枳壳　白芍药　甘草　诃子去核。按：周本无注　川芎　白术各一两。按：诸本俱作各一分

上药为粗末。每服四钱，水一盏半，姜、枣同煎至七分，滤去滓，温服，日三、四服。

释义：葛根气味辛甘平，入足阳明。桔梗气味苦辛平，入手太阴。防风气味辛甘微温，入足太阳。枳壳气味苦寒，入足太阴。白芍药气味酸微寒，入足厥阴。甘草气味甘平，入足太阴。诃子气味温涩，入手阳明、足太阴。川芎气味辛温，入足少阳、厥阴。白术气味甘温微苦，入足太阴。因胁肋下痛，致脾胃受困，纳食不美，故以升散之药鼓动脾阳，兼用和中之品佐姜、枣以和荣卫，则肝邪不致乘虚犯胃也。

治悲哀烦恼伤肝气，至两胁骨疼痛，筋脉紧急，腰脚重滞，两股筋急，两胁牵痛，四肢不能举，渐至脊膂挛急。此药大治胁痛。**枳壳煮散。**

枳壳　细辛　桔梗　防风　川芎各四两　葛根一两半　甘草二两

上药为粗末。每服四钱，水一盏半，生姜三片，煎至七分，滤去滓，空心食前温服。

释义：枳壳气味苦寒，入足太阴。细辛气味辛温，入足少阴。桔梗气味苦辛

---

① 雀脑芎：即川芎。《本草正义》："芎藭有纹如雀脑，质虽坚实，而性最疏通，味簿气雄，功专在气分。"

平，入手太阴。防风气味辛甘微温，入足太阳。川芎气味辛温，入足少阳、厥阴。葛根气味辛甘平，入足阳明。甘草气味甘平，入足太阴，能缓诸药之性。此由肝气不舒，故用苦降升散之药，再佐以甘缓，及姜之和荣卫，使升降不致偏胜也。

治胁痛如前，兼去手足枯瘁按：周本瘁作悴。**薏苡仁圆。**

薏苡仁一两　石斛用细者，三分　附子半两　牛膝　生干地黄各三分　细辛　人参　枳壳　柏子仁　川芎　当归各半两　甘草　川椒仁各一分

上药为细末，炼蜜圆如梧子大。每服三、四十圆，温酒吞下，空心食前，日三服。圆药可食前服。煮散可食后服。两相兼服为佳。

释义：薏苡仁气味甘平淡渗，入手、足太阴。石斛气味甘平微苦咸，入足太阴、少阴、厥阴。附子气味辛咸大热，入手、足少阴。牛膝气味酸咸平，入足厥阴。生干地黄气味甘苦微寒，入手、足少阴。细辛气味辛温，入足少阴。人参气味甘温，入足阳明。枳壳气味苦寒，入足太阴。柏子仁气味辛甘微温，入手少阴、足厥阴。川芎气味辛温，入足少阳、厥阴。当归气味辛甘温，入手少阴、足厥阴。甘草气味甘平，入足太阴。椒仁气味辛温，入足太阴、厥阴。温酒送药，引入经络也。胁痛而手足枯瘁，皆由烦恼悲哀，肝气被郁，经络废弛，故养血调气温经之药治之，则气血和平，经络自然安适也。

治因惊伤肝，胁骨里疼痛不已。**桂枝散。**

枳壳小者，一两　桂枝半两

上为细末。每服二钱，姜、枣汤调下，食远时服。按：四字周本无。

释义：枳壳气味苦寒，入足太阴。桂枝气味辛温，入足太阳。因惊伤肝，致胁骨疼痛不已，必延及太阴、太阳。故以苦寒、辛温二味护持经络，再以姜、枣之辛甘和其荣卫，则受伤之肝得安，而疼痛自然缓矣。

治胁下疼痛不可忍，兼治脚弱。**芎葛汤。**

川芎　葛根　桂枝　细辛　枳壳　人参　芍药　麻黄　防风各半两　甘草一分

上药为粗末。每服五钱，水二盏，姜三片，同煎至七分，滤去滓，温服，日三服。有汗须避风。

释义：川芎气味辛温，入足少阳、厥阴。葛根气味辛甘平，入足阳明。桂枝气味辛温，入足太阳。细辛气味辛温，入足少阴。枳壳气味苦寒，入足太阴。人参气味甘温，入足阳明。白芍气味酸微寒，入足厥阴。麻黄气味辛温，入足太阳。防风气味辛甘微温，入足太阳。甘草气味甘平，入足太阴，通行十二经络，能缓诸药之性。使以姜之辛通达表。胁下疼痛不可忍，兼有足弱不堪行走者，乃膀胱之气逆而不降，故以甘温护其中，以酸甘平缓其势，诸辛温、苦辛之品，得各行其性，鲜有气不行而疼不减者矣。

沈存中[①]《良方》载：向在建康，医者王琪按：周本琪作琪。言诸气唯膀胱气，胁下痛最难治，谓神保圆能治之。熙宁中，病项颈筋痛，诸医皆作风治之，数月不瘥，乃流入背膂，久之又注右臂，挛痛甚苦。忆琪语有此一证，乃合服之，一

---

① 沈存中：宋代著名科学家沈括，字存中。对医药造诣很深，著有《沈存中良方》，后人将其与苏轼医方合刊，称《苏沈良方》。

服而瘥。再发，又二服瘥。神保圆①。

治胁下风气作块，寒疝发则连少腹疼痛凑心，其积属②肝，在左③胁下，故病发则左边手足痛，头面昏痛，不思饮食。**止头痛方**。

干葛一两。按：旧钞本作干姜　麻黄三两　侧子一个　川芎　防风　枳实　芍药　桂枝　羌活　甘草　当归各四两。按：周本作各四钱

上药为粗末。每服四钱，水一盏半，姜三片，同煎至七分，滤去滓，通口服，日三、四服。有汗须避风。

释义：干葛气味辛甘平，入足阳明。麻黄气味辛温，入足太阳。侧子气味辛大热，入足太阳。川芎气味辛温，入足少阳、厥阴。防风气味辛甘微温，入足太阳。枳实气味苦寒，入足太阴。白芍气味酸微寒，入足厥阴。桂枝气味辛温，入足太阳。羌活气味辛甘平，入足太阳。甘草气味甘平，入足太阴，能缓诸药之性。当归气味辛甘微温，入手少阴、足厥阴。再佐以姜之辛温和卫。盖辛热、辛温轻扬上升之药，所以直达病所，但升之太过，惟恐血受伤，故以酸甘、辛甘之品护之，庶几两不相悖矣。

杂病计十二条　按：注四字，周本无

雄黄治疮疡尚矣。《周礼·疡医》：凡疗疡，以五毒攻之。郑康成注云：今医方合五毒之药，用黄螯置石胆、丹砂、雄黄、礜石、按：周本作矾石。磁石其中。烧之三日三夜，其烟上著④，以鸡羽取之以注疮，恶肉破，骨则尽出。杨大年尝笔记其事：有族人杨崅按：周本崅作嵋。年少时有疡生于颊，按：周本颊作颐。连齿辅车，外肿若覆瓯，内溃出脓血不辍，吐之痛楚难忍。疗之百方，弥年不瘥。人语

之，依郑法制药成，注之疮中，少顷朽骨连两齿俱溃，遂愈，后便安宁。益信古方攻病之速也。黄螯，即瓦合也。

释义：石胆即胆矾，酸辛而寒。丹砂苦温，雄黄辛甘微温，＊石辛而大热，磁石辛温。烧炼三昼夜，其烟上著，以鸡羽取之，乃升药之法。黄螯，《周礼》注作黄螯。贾《疏》以为黄瓦缶也。

崔元亮《海上方》治一切心痛，无问新久，以生地黄一味，随人所食多少，捣取汁，搜面作馎饦，按：周本馎饦作馄饨，或作冷淘。良久当利，出虫长一尺许。头似壁宫，后不复患。刘禹锡《传信方》：贞元十年，通事舍人崔抗女患心痛，气垂绝，遂作地黄冷淘，食之便吐一物，可方一寸以来，如虾蟆状，无目足等，微似有口，盖为此物所食也，自此顿愈，面中忌用盐。

释义：生地黄气味甘苦微寒，入手、足少阴，厥阴。捣汁和以面者，以五谷之气，令其入胃也。此心痛有虫，久不得愈。以苦寒之药佐以面，引虫上逆而出也。

唐峡州王及郎中充西路安抚使判官，乘骡入骆谷，及宿，有痔疾，因此大作。其状如胡瓜贯于肠头，热如溏灰火。至驿僵仆。主驿吏云：此病某曾患来，须灸即

---

① 神保圆：方名下脱一段，诸本同。据《普济本事方》原文应为：神保圆。木香、胡椒各二钱半，干蝎十个，去毒，巴豆十个，去皮心，研。上为细末，汤释蒸饼圆麻子大，朱砂为衣。每服三粒。心膈痛，柿蒂灯心汤下。腹痛，柿蒂煨姜汤下。血痛，炒姜醋汤下。肺气甚者，白矾、蛤粉各三分，黄丹一分同研为散，煎桑根白皮糯米饮调下三钱。小喘，止用桑皮糯米饮下。肾气胁下痛，茴香酒下。大便不通，蜜汤调槟榔末一钱下。气噎，木香汤下。宿食不消，茶酒浆饮任下。
② 心，其积属：原脱，据《普济本事方》补。
③ 左：《普济本事方》作右。
④ 著：原作者，据《普济本事方》改。

瘘。用柳枝浓煎汤，先洗痔，便以艾炷灸其上。连灸三、五壮，忽觉一道热气入肠中，因大转泻，先血后秽，一时至痛楚。泻后遂失胡瓜，登骤而驰。

释义：柳枝气味苦寒，入手阳明。艾气味气味苦温，入足三阴。此治痔疾之要方也。肠中蕴热，故以苦寒之药煎汤熏洗，再以苦温之味灸之，则肠头得苦而收，病乃去耳。

服桑枝法：以桑枝一小升，细切炒香。以水三大升，煎取二升，一日服尽，无时。《图经》云：桑枝性平，不冷不热，可以常服，疗体中风痒干燥，脚气风气，四肢拘挛，上气眼晕，肺气嗽①，消食，利小便，久服轻身，聪明耳目，令人光泽，兼疗口干。《仙经》云：一切仙药，不得桑煎不服。出《抱朴子》。政和间，予尝病两臂痛，服诸药不效，依此作数剂，臂痛寻愈。

释义：桑枝气味苦甘辛凉，入手、足阳明，厥阴，久服凉血舒筋，轻身明目。此因四肢拘挛，两臂痛楚。或煎汤，或熬膏，久远服之，自有裨益也。

治目方用黄连多矣，而**羊肝圆**尤奇异。用黄连末一两，白羊子肝一具，去膜，同于砂盆内研令极细，众手为圆如梧子大。每服，以温水下三十圆，连作五剂。但是诸眼目疾，及翳障青白皆治。按：诸本白俱作目。忌猪肉、冷水。唐崔承元居官时治一死囚，出活之，因后数年以病目致死。按：周本目作自。一旦，崔为内障所苦，丧明逾年，后夜半叹息独坐，忽闻阶除窸窣之声。崔问为谁？徐曰：是昔年蒙活之囚，今故报恩至此。遂以此方告，言讫而没。崔依此方合服，不数月，眼复明。

释义：黄连气味苦寒，入手少阴。白羊肝气味苦寒，入足厥阴。此治目疾之

方，因操持谋虑，用心太过，厥阴上升，肝阴必致内耗，每每伤目者多。故一味泻心火，兼以血肉之养肝，宜其效验之捷耳。

江右尝有商人左膊上有疮如人面，亦无他苦。商人戏滴酒口中，其面亦赤色。以物食之，亦能食，食多则觉膊内肉胀起，或不食之，则一臂痹。有善医者，教其历试诸药，不拘草木之类。悉试之，无所苦，至贝母，其疮乃聚眉闭口。商人喜曰：此药可治也。因以小苇筒毁其口灌之，数日成痂，遂愈。然不知何疾也。

释义：贝母气味苦甘微寒，入手太阴、少阴，能解肺热，散心胸郁结之气。凡痛疽疡之患，无过气血凝滞，郁遏而成。贝母能使气机流畅，解散郁热，故遂成痂也。

唐郑相公云：予为南海节度使，时年七十有五。按：诸本俱无使时年三字。越地卑湿，伤于内外，众疾俱作，阳气衰绝。乳石补益之药，日投终不应。按：五字，周本作一日端不应，旧钞本作百端不应。元和七年，有诃陵国舶主李摩诃献此方，经七、八日而觉应验，自尔常服，其功神效。十年二月罢郡归京，录方传之。其方用破故纸十两，拣洗为末。用胡桃肉去皮二十两，研如泥，即入前末，更以好炼蜜和匀如饴，盛磁器中。每日按：周本作旦日。以温酒化药一匙服之。不饮酒者，温熟水化下。弥久则延年益气，悦心明目，补添筋骨。但禁食芸苔、羊血，番人呼为**补骨脂圆**。

释义：破故纸气味辛大温，入足太阴，兼入命门。胡桃肉气味温涩，入足少阴。此下焦阳气衰微，筋骨懈弛，耳目昏愦者，他药皆无效验，惟此服之，自有神

---

① 肺气嗽：《普济本事方》作肺气咳嗽。

效也。

江陵府节度使，按：坊本有成讷二字。进豨莶圆方云：臣有弟䜣，按：周本及坊本䜣作讶。年三十一，中风，床枕五年，百医不瘥。有道人钟针者，因睹此患，曰：可饵豨莶圆，必愈。其药多生沃壤，按：周本及坊本多作久。五月间采收，洗去泥土，摘其叶及枝嫩头曝干，铺甑中，层层洒酒与蜜，按：九字，诸本无。九蒸九曝，不必太燥，但取熟为度。按：周本熟作蒸，坊本作足。细末之，蜜和圆如梧子大，空心服，温酒或米饮送下二十圆至三十圆。所患忽加，不得忧虑，加至四十圆，按：坊本作四千圆。必复如故。至五十服　按：坊本作五千圆。当复如丁壮。奉敕宣付医院详录之。又知益州张咏进表云：臣因葺龙兴观，按：周本及坊本葺作换。掘得一碑，内说修养气术并药方二件。依方差人访问，采觅其草，颇有异，金棱紫线，素根紫荄，按：紫线，坊本作银线。此节坊本异同俱与《本草纲目》所引合。惟素根《纲目》作素茎。对节而生。蜀号火枚，茎叶颇同苍耳。谁知至贱之中，乃有殊常之效。臣自吃至百服，眼目清明。服至千服，髭鬓乌黑，筋力矫①健，效验多端。臣本州有都押衙罗守一，曾因中风坠马，失音不语，臣与十服，其病立瘥。又和尚智岩，按：周本及坊本岩作严。年七十患偏风，口眼㖞斜，时时吐涎。臣与十服便得瘥。今合一百剂，差职员史元表进。

释义：豨莶草气味苦寒，入足少阴、厥阴，主治内风四肢麻痹，足膝酸弱无力，久服有验。虽至贱之品，诚有殊常之效。

唐柳州②纂《救三死方》云：元和十二年二月得脚气，夜半痞绝，胁中有块大如石，且死，困塞不知人，搐搦上视，

按：四字，周本无三日。家人号哭。荥阳郑洵美传杉木汤方，服后半食顷，按：周本作日。大下三次，气通块散。其方用杉木节六升，按：各本俱作一大升。橘叶一升，无叶以皮代之。大腹槟榔七个，连子碎之，按：周本连作合。用童子小便三大升，共煮一升半，分二服。若一服得快利，停后服。以前三死皆死矣，会有教者，皆得不死，恐他人不幸有类予病，故录传焉。

释义：杉木节气味辛微温，入足太阴、厥阴。橘叶气味辛温，入足厥阴。槟榔气味辛温，入足太阴。此治脚气上攻，胁有块癖如石欲死者。以童便煎服，取其咸能软坚、使气逆得下泄，自然效验矣。

崔给事顷在泽潞与李抱真作判官。李相方以球杖按球子，其军将以杖相格，承势不能止，因伤李相拇指，并爪甲擘裂，遽索金疮药裹之。强坐，频索酒，饮至数杯，已过量，而色愈青，忍痛不止。有军吏言：取葱新折者，按：周本言作官。便入溏灰火煨热，剥皮擘开，其间有涕，取罨损处。仍多煨取，续续易热者。凡三易之，面色却赤。斯须云：已不痛。按：诸本忆作又。凡十数度易，用热葱并涕裹缠其指，遂毕席笑语。

释义：葱气味辛微温，入手太阴、足厥阴。煨熟用能治打仆损伤，以其能活血，亦能止血也。

驴尿治反胃。《外台》载：昔幼年曾经患此疾，每食饼及羹粥等，须臾吐出。贞观中，许奉御兄弟及柴、蒋等时称名医，奉敕令治。罄竭其术，竟不能疗。渐

---

① 矫：原作"校"，据文义改。
② 唐柳州：唐代文学大家柳宗元，因参与王叔文集团革新，失败后被贬为柳州刺史，故称柳柳州或唐柳州。

至羸惫，死在朝夕。忽有一术士云：按：周本术作卫。服驴小便极验。日服二合，后食，惟吐一半，晡时又服二合，人定时食粥，吐即便定，迄至今日午时奏知。大内中五六人患反胃，同服之，一时俱瘥。但此药稍有毒，服时不可过多，盛取须热服二合。按：周本须作及。病深者七日以来服之，良验。

释义：驴尿气味辛寒，入足阳明、厥阴，能治白玷气，耳聋，及噎膈反胃。以其性之寒而能降也。

葛洪云：鬼疰者，是五尸之一疰。又挟诸鬼邪为害。按：周本挟作状。其病变动，乃有三十六种至九十九种。大略使人寒热淋沥，沉沉默默，不的知其所苦，无处不恶，累年积月，渐就沉滞，以至于死。传与傍人，乃至减门。觉如是候者，急治獭肝一具，阴干，杵细末，水服方寸

匕，日三服。未知再作服。《肘后方》云：此方神良。宣和间，天庆观一法师行考讼极精严。时一妇人投状，述患人有祟所附。须臾召至，附语云：非我为祸，别是一鬼，亦因病人命衰为祟尔。渠今已成形，在患人肺中为虫，食其肺系，故令吐血声嘶。师掠之云：此虫还有畏忌否？久而无语。再掠之良久，云：容某说，惟畏獭爪。屑为末，以酒服之则去矣。患家如其言得愈。此乃予目所见也。究其患亦相似，獭爪者，殆獭肝之类欤。

释义：獭肝、獭爪气味甘咸温，通行十二经络，能治鬼疰蛊毒，及传尸劳瘵，五尸与尸劳之恙，沉沉默默，不知病之所苦，积年累月，淹滞至死。是五脏六腑皆为传染，故必用獭肝、獭爪以搜遂之，使其无处留著耳。

类证普济本事方卷第八

宋白沙许学士原本
长洲叶桂香岩释义

伤寒时疫

治太阳中风，阳脉浮，阴脉弱，发热汗出，恶寒，按：诸本寒作风。鼻鸣干呕。**桂枝汤**。今伤寒古方谓之中风。按：注九字，诸本无。

桂枝　芍药各一两半　甘草一两，炙

上为粗末。每服五钱，按：四字，周本作抄五钱。水一盏半，生姜三片，枣一枚，同煎至八分，去滓温服。若二、三月病温，宜阳旦汤。

释义：桂枝气味辛温，入足太阳，能使风邪达表。白芍药气味酸微寒，入足厥阴，能和阴守正。甘草气味甘平，入足太阴，通行十二经络，能缓诸药之性。此伤寒风邪中太阳，而致阳脉浮，阴脉弱，发热恶寒，鼻鸣干呕者，以辛甘化其阳，酸甘化其阴，姜之辛温泄其卫，枣之甘缓泄其荣，得微汗出，风邪散而卫气和矣。

治太阳病头痛发热，身疼恶风，无汗而喘。**麻黄汤**①。

麻黄去节，百沸汤煮去黄汁，焙干，一两半
桂枝一两　甘草半两

上为粗末。每服五钱，水一盏半，煎至八分，去滓温服。

加减法②并依《活人书》。仲景论伤寒，一则桂枝，二则麻黄，三则青龙。桂枝治中风，麻黄治伤寒，青龙治中风见寒脉，伤寒见风脉。三者如鼎立，人皆能言之，而不晓前人处方用药之意，故医者多不用，无足怪也。且脉浮而缓者，中风也。故啬啬恶寒，淅淅恶风，翕翕发热。仲景以桂枝汤对之。脉浮紧而涩者，伤寒也，故头痛发热，身疼腰痛，骨节疼痛，恶风无汗而喘，仲景以麻黄汤对之。至中风脉浮紧，伤寒脉浮缓，仲景皆以青龙汤对之何也？余尝深究此三者，若证候与脉相对，用之无不应于手而愈。何以言之？风伤卫，卫气也。寒伤荣，荣血也。荣行脉中，卫行脉外。风伤卫则风邪干阳气，按：周本干作中。阳气不固则发越为汗，是以自汗而表虚，故仲景用桂枝以发其邪，芍药以治其血。盖中风则病在脉之外，而其病稍轻，虽同曰发汗，特解肌之药耳。故仲景于桂枝证云：令半身染染微似有汗者佳，不可如水淋漓，病必不除。是知中风不可大发汗，汗过多则反动

---

① 麻黄汤：《普济本事方》所引麻黄汤由麻黄、桂枝、杏仁、甘草四药组成，而叶氏《释义》诸版本均缺杏仁。

② 加减法：《普济本事方》原文为：伤寒热病药性须凉，不可大温。夏至后，麻黄汤须加知母半两、石膏一两，黄芩一分。盖麻黄性热，夏月服之有发黄斑出之失。惟冬及春，与病人素虚寒者，乃用正方，不有加减。原书无并依《活人书》五字。

荣血，邪气乘虚而袭之，故病不除也。寒伤荣则寒邪入阴血，而荣行脉中者也。寒邪居脉中，非特荣受病邪自内作，则并与卫气犯之，久则浸淫及骨，是以汗不出而热，齿干以烦冤。仲景以麻黄发其汗，又以桂枝、甘草助其发散，欲涤除内外之邪，荣卫之病耳。大抵二药皆发汗，而桂枝则发其卫之邪，麻黄并荣卫治之，亦自有浅深也。何以验之？仲景桂枝第十九证云：病常自汗出者，此为荣气和。荣气和者，外不谐，以卫气不共荣气和谐故尔。荣行脉中，卫行脉外，复发其汗，荣卫和则愈，宜桂枝汤。又第四十九证云：发热汗出者，此为荣弱卫强，故使汗出，欲救邪风，宜桂枝汤。是知中风汗出者，荣和而卫不和也。又第一卷云：寸口脉浮而紧，浮则为风，紧则为寒，风则伤卫，寒则伤荣。荣卫俱病，骨节烦疼，当发其汗。是知伤寒脉浮紧者，荣卫俱病也，麻黄汤中并用桂枝，此仲景之意也。至于青龙，虽治伤风见寒脉，伤寒见风脉之病，然仲景云：汗出恶风者，不可服之。服之厥逆，便有筋惕肉瞤之证。故青龙一汤尤难用。按：周本汤作症。须是形证谛当，然后可行，故王宷[1]大夫证治，止用桂枝麻黄各半汤，盖慎之也。

释义：麻黄气味辛温发散，入足太阳。桂枝气味辛温达表，入足太阳。甘草气味甘平，入足太阴，能缓诸药之性。太阳中寒，以致头痛发热，身疼恶风，无汗而喘者。寒邪入中太阳，非大辛温之药不能表散，惟恐药性之猛烈，故必以甘缓佐之，使药力恰中病所也。

桂枝加附子汤。

前方桂枝汤内加附子半两，如前入姜、枣同煎。

释义：即前桂枝汤也，加附子，以其气味辛咸大热，入手、足少阴。乃发汗大过，而致漏不止，恶风，小便难。四肢微急，难以屈伸者，是误汗伤阳，惟恐寒邪入阴，故必以辛咸大热之品理阳，兼和荣卫也。

有一士得太阳病，因发汗，汗不止，恶风，小便涩，足挛曲而不伸。予诊其脉浮而大。浮为风，大为虚。予曰：在仲景方中有两证，大[2]同而小异。一则小便难，一则小便数，用药稍差，有千里之失。仲景第七证云：太阳病，发汗遂漏不止，其人恶风，小便难，四肢微急，难以屈伸者，桂枝加附子汤。第十六证云：伤寒脉浮，自汗出，小便数，心烦，微恶寒，脚挛急，反以桂枝汤攻其表，此误也。得之便厥，咽中干，烦躁吐逆。一则漏风，小便难。按：周本难作涩。一则有汗，小便数，或恶风，或恶寒，病各不同也。予用第七证桂枝加附子汤，三啜而汗止，复佐以甘草芍药汤，足便得伸。其第十六证治法见本方。

桂枝加厚朴杏子汤。

桂枝去皮　芍药各一两　甘草六钱三字
厚朴六钱三字　杏仁去皮尖，十七个

上药锉如麻豆大。每服五大钱，按：五字，周本作抄五大钱。水一盏半，生姜五片，肥枣二枚，擘破，同煎至八分，去滓温服，复取微汗。

释义：桂枝气味辛温，入足太阳。白芍药气味酸微寒，入足厥阴。甘草气味甘平，入足太阴。厚朴气味辛温，入手、足太阴。杏仁气味苦温，入手太阴。此治太阳病表未解而微喘者。表邪不解，肺气壅遏，不能下降。用苦辛温之药，使阴浊下行，宜其奏功之捷耳。

---

① 王宷：宋医学家，字仲弓，为名医庞安常高足，著有《伤寒证治》。
② 大：原作夫。据《普济本事方》改。

戊申正月，有一武臣为寇所执，置舟中横板下数日，得脱归。乘饥恣食，良久解衣扪虱，次日遂作伤寒。自汗而胸膈不利。按：周本无胸字。一医作伤寒而下之，一医作解衣中邪而汗之，杂治数日，渐觉昏困，上喘息高。医者怆惶失措。予诊之曰：太阳病下之，表未解，微喘者，桂枝加厚朴杏仁汤，此仲景之法也。指令医者急治，药一啜喘定，再啜染染微汗，至晚身凉而脉已和矣。医者曰：某平生不曾用仲景方，不知神捷如是。予曰：仲景之法，岂诳后人也哉？人自寡学，无以发明耳。

大柴胡汤。

柴胡二两　黄芩　芍药各三分　半夏六钱二字。按：周本二作三　枳实二枚，炒　大黄半两。伊尹《汤液论》大柴胡同姜、枣共八味，今监本无大黄，或脱之也

上为粗末。每服五钱，按：四字，周本作抄五钱。水一盏半，生姜五片，肥枣一枚擘破，煎至八分，去滓温服，以利为度。未利又服。

释义：柴胡气味辛甘平，入足少阳。黄芩气味苦寒，入手太阴、少阳。白芍药气味酸微寒，入足厥阴。半夏气味辛温，入足阳明。枳实气味苦寒，入足太阴。大黄气味苦寒，入足阳明，有斩关夺门之能。姜之辛以和卫，枣之甘以和荣。此伤寒风邪不解，内结在里，往来寒热，脉洪大者，三焦皆被无形之邪蒙混，非升散之药兼以下夺，岂能一旦扫除哉？

尝记有人病伤寒，必先喜呕，按：周本作心烦喜呕。后来寒热[1]。医以小柴胡与之，不除。予曰：脉洪大而实，热结在里，小柴胡安能去之？仲景云：伤寒十余日，热结在里，复往来寒热者，与大柴胡汤，三服而病除。盖大黄荡涤蕴热，伤寒中要药也。王叔和云：若不用大黄，何以名大柴胡？按：何以，周本作即不。大黄不须酒洗，按：周本作须是酒洗。生用为有力。昔后周姚僧坦[2]，按：诸本俱作坦，考《北史》本传作垣，后仕北周，而此则在梁时事。名医也，帝因发热，欲服大黄药。僧坦曰：大黄乃是快药，至尊年高，不宜轻用。帝不从，服之遂至不起。及元帝有疾，诸医皆谓至尊至贵，不可轻服，宜用平药。僧坦曰：脉洪而实，必有宿食，不用大黄，必无瘥理。元帝从之，果下宿食而愈。合用与不合用，必心下明了谛当，然后可。又记有人病伤寒，身热目痛，鼻干不得卧，大便不通，尺寸脉俱大，已数日。一夕汗出，予谓速以大柴胡下之。医者骇曰：阳明自汗，津液已漏，法当行蜜兑，何苦须用大黄药？予谓曰：子只知抱稳，若用大柴胡，此仲景不传之妙法。公安能知之？予力争，竟用大柴胡，二服而愈。仲景论阳明病多汗者急下之，人多谓已是自汗，若更下之，岂不表里俱虚？又知论少阴证云：少阴病一、二日，口干燥者，急下之。人多谓病发于阴，得之日浅，但见干燥，若更下之，岂不阴气愈盛？举此二者，则其他疑惑处不可胜数。此仲景之书，世人罕读也。予以为不然[3]，仲景称急下者，亦犹急当救表，急当救里。凡称急者有三处，谓才觉汗多，未至津液干燥便速下之，则为径捷，免致用蜜兑也。若胸中识得了了，方可无疑。若未能了了，误用之，反不若蜜兑为稳也。

又记一乡人伤寒身热，大便不通，烦渴郁冒。医者用巴豆药下之，顷得溏利，

---

[1]　后来寒热：《普济本事方》作往来寒热。
[2]　姚僧坦：坦，当作恒。南北朝北周医家，字法卫，吴兴武康人。撰有《集验方》。
[3]　不然：原作下然。据《普济本事方》改。

病宛然如旧。予视之，阳明热结在里，非大柴胡、承气等不可。巴豆止去积，安能荡涤邪热蕴毒邪。急进大柴胡等，三服得汗而解。尝谓仲景一百一十三方，为圆者有五。如理中、陷胸、抵当、乌梅、麻仁是已。但理中、陷胸、抵当，皆大弹子①，煮化而服，与汤、散无异。至于麻仁治脾约，乌梅治湿蜃，皆用小圆以达下部。其他逐邪毒，攻坚癖，导瘀血，润燥屎之类，按：周本攻作破。皆凭汤剂，未闻用已豆小圆药以下邪气也。既下而病不除，不免重以大黄、朴硝下之，安能无损也哉！

治湿温多汗。**白虎加苍术汤。**

知母六两　甘草炙，二两　石膏生，一斤。按：诸本无生字　苍术　白粳米各三两

上药锉如麻豆大。每服四大钱，水一盏半，煎至八分，去滓，取六分清汁，温服。

释义：知母气味苦寒，入足阳明。甘草气味甘平，入足太阴。石膏气味辛寒，入手太阴、足阳明。苍术气味苦辛温，入足太阴。白粳米气味甘平，入手、足太阴。此治暑湿相搏而为湿温病者。以苦寒、辛寒之药清其暑，以辛温雄烈之药燥其湿，而以甘平之药缓其中，则贼邪、正邪皆却，病自安矣。

癸丑年，故人王彦龙作毗陵推官。季夏得疾，胸项多汗，两足逆冷，谵语。医者不晓，杂进药已经旬日。予诊之，其脉关前濡，关后数。予曰：当作湿温治。盖先受暑，后受湿，暑湿相搏，是名湿温。先以白虎加人参汤，次以白虎加苍术汤。头痛渐退，足渐温，汗渐止，三日愈。此病名贼邪，误用药，有死之理。一医难曰：何名贼邪？予曰：《难经》论五邪，有实邪、虚邪、正邪、微邪、贼邪。从后来者为虚邪，从前来者为实邪，从所不胜

者为贼邪，从所胜者为微邪，自病者为正邪。又曰：假令心病中暑为正邪，中湿得之为贼邪。今心先受暑而湿邪胜之，是水克火，从所不胜，斯谓之贼邪。此五邪之中最逆也。《难经》又云：湿温之脉，阳濡而弱，阴小而急，濡弱见于阳部，湿气搏暑也。小急见于阴部，暑气蒸湿也。故经曰：暑湿相搏，名曰湿温，是谓贼邪不特此也。予素有停饮之疾，每至暑月，两足汗漐漐未尝干，每服此药二、三盏，即便愈。

黄芪建中加当归汤。

黄芪　当归各一两半　白芍药三两　桂枝一两一分　甘草一两

上为粗末。每服五钱，生姜三片，枣一枚，擘去核，水一盏半，同煎至八分，去滓，取七分清汁，日三服，夜二服。尺脉尚迟，再作一剂。

释义：黄芪气味甘平，入手、足太阴。当归气味辛甘微温，入手、足少阴，足厥阴。白芍药气味酸微寒，入足厥阴。桂枝气味辛温，入足太阳。甘草气味甘平，入足太阴。姜、枣之辛甘和荣卫。此建中汤也。以之治伤寒头疼烦渴，脉浮数而无力，尺以下迟而弱者，未可表散发汗故也。司是术者，当细心斟酌焉。

昔有乡人邱生者，病伤寒，予为诊视。发热头疼，烦渴，脉虽浮数而无力，尺以下迟而弱。予曰：虽属麻黄证，而尺脉迟弱。仲景云：尺中迟者，荣气不足，血气微少，未可发汗。予于建中汤加当归、黄芪令饮，翌日脉尚尔。其家煎迫，日夜督与发汗药去，按：督与，周本作促。几不逊矣。予忍之，但只用建中调荣而已。至五日，尺部方应，遂投麻黄汤。啜至第二服，发狂，须臾稍定，略睡，已

得①汗矣。信知此事是大难事，按：四字，周本作是难是难。仲景虽云：不避晨夜，即宜便治。然医者亦须顾其表里虚实，待其时日。若不循次第，即暂时得安，亏损五脏，以促寿限，何足贵也？《南史》记范云初为梁武帝属官，武帝有九锡之命，在旦夕矣。云忽感伤寒之疾，恐不得预庆事。召徐文伯②诊视，以实恳之曰：可得便愈乎？文伯曰：便瘥甚易，只恐二年后不复起耳。云曰：朝闻道，夕死犹可，况二年乎？文伯以火烧地布桃叶，按：周本作桃柏叶。设席置云于上，顷刻汗解，裹以温粉，按：周本裹作裼，坊本作扑，翌日遂愈。云甚喜，文伯曰：不足喜也，后二年果卒。夫取汗先期，尚促寿限，况不顾表里，不待时日，但欲速效乎？每见病家不耐，病未及三、四日，昼夜促汗，医者随情顺意，鲜不败事。故予书此，为医者之戒。

蜜兑法③

《必用方》中制度甚详。

释义：蜂蜜气味甘平，入手少阴、厥阴、阳明。伤寒自汗，大便不通，小便利，津液少，口干燥，其脉大而虚，未可汤药荡涤，而用此法，效验尤速，何者？以发热大汗之后，恐更伤津液耳。

有一士人家病者二人，皆旬日矣。一则身热无汗，按：周本无作发。大便不通，小便如涩，按：周本涩作经，坊本作金。神昏如睡。诊其脉长大而实。按：周本实作虚。予用小承气汤下之而愈。按：小承气之小，诸本俱无。一则阳明自汗，大便不通，小便利，津少，口燥，其脉亦大而虚，予作蜜兑，三易之，下燥屎，得溏利而解。其家问曰：皆阳明大便不通，何治之异？予曰：二症虽相似，然自汗，小便利者，不可荡涤五脏，为无津液也。然则伤寒大证相似，两证稍有不同者，

按：周本两作与。要在变通，仔细斟酌。正如格局看命，虽年、月、日、时皆同，而贵贱穷通不相侔者。于一时之中，又有浅深，故治法不可不谨。

治阴中伏阳，**破阴丹**。

硫黄　水银各一两　陈皮　青皮去白，各半两，为末

上先将硫黄置铫子内熔化，次下水银。用铁杖子打匀，令无星，倾入黑茶盏内研细。入下二味，匀研，用厚面糊圆按：周本面作麸如桐子大。每服三十圆。如烦躁，冷盐汤下。如阴证，冷艾汤下。

释义：硫黄气味辛大热，入命门。水银气味辛寒，能行九窍，伏五金为泥。陈皮气味苦辛微温，入手、足太阴。青皮气味辛酸平，入足少阳、厥阴。厚面糊圆，缓其药性也。此阴中伏阳之证，冷热皆在难投，故以冷汤送药，排闼④直入，则所伏之阳得透，自必汗出而解矣。今之司是术者。宜潜心体察焉。

顷年乡人李信道得疾，六脉沉不见，深按至骨则若有力，按：周本若字作弦紧。头疼，身温烦躁，指末皆冷，中满恶心。两更医矣，医皆不识，止供调气药。予因诊视曰：此阴中伏阳也。仲景法中无此证，世人患此者多。若用热药以助之，则为阴邪隔绝，不能导引真阳，反生客热。若用冷药，则所伏真火俞见消灼。须用破散阴气，导达真火之药，使火升水降，然后得汗而解。予授此药二百粒，作

――――――――――

① 得：原作中，据《普济本事方改》。

② 徐文伯：南北朝齐医家，字德秀，撰有《徐文伯药方》等书。

③ 蜜兑法：叶氏在此处删略。《普济本事方》原文为：蜜四两，铜器中文武火煎之稍凝如饴状，搅之勿令焦，候可圆。即取出捻作梃，如指许长二寸。当热时即作，令头锐，纳谷道中，以手急抱定，欲大便时去之。未利再作。

④ 闼（音榻）：小门。

一服，冷盐汤下。不半时，烦躁狂热，手足躁扰，按：周本躁作燥。其家大惊。予曰：此俗所谓换阳也，无恐。须臾稍定，略睡，已是汗矣。自昏达旦方止，身凉而病除。

治妇人室女伤寒发热，或发寒热，经水适来或适断，昼则明了，夜则谵语，按：周本谵多作严。如见鬼状。亦治产后恶露方来，忽尔断绝。**小柴胡加地黄汤。**

柴胡一两一分　人参　半夏汤洗七次
黄芩　甘草　生干地黄各半两。按：周本无干字

上为粗末。每服五钱，水二盏，生姜五片，枣二枚，擘去核，同煎至八分，去滓温服。

释义：柴胡气味辛甘平，入足少阳。人参气味甘温，入足阳明。半夏气味辛温，入足阳明。黄芩气味苦寒，入手太阴、少阳。甘草气味甘平，入足太阴，能缓诸药之性。生干地黄气味甘苦微寒，入手、足少阴、厥阴。姜、枣之辛甘入荣卫。妇人病伤寒，或发寒热，经水适来适断，昼则明了，夜则谵语，如见鬼状，谓之热入血室。外邪已入血分，更恐其深入至阴之处，故用小柴胡汤加生地以凉其血分，则热缓而神安矣。

辛亥间寓居毗陵，学官王仲礼其妹病伤寒，发寒热，遇夜则如有鬼物所凭，六、七日，忽昏塞，涎响如引锯，牙关紧急，瞑目不知人，疾势极危，召予视之。予曰：得病之初，曾值月经来否？其家云：月经方来，病作而经遂止，得一、二日，即发寒热，昼虽静，夜则有鬼祟。从昨日来涎生不省人事。予曰：此热入血室之症也。仲景云：妇人中风，发热恶寒，经水适来，昼则明了，暮则谵语，如见鬼状，发作有时，此各热入血室。医者不晓，以刚剂与之，遂致胸膈不利，涎潮上

脘，按：周本脘作管。喘急息高，昏冒不知人。当先化其涎，后除其热。予急以一呷散投之。两时顷，涎下得睡，即省人事。次以小柴胡加地黄汤，三服而热除，不汗而自解矣。

又记一妇人患热入血室症，医者不识，用补血调气药，迁延数日，按：周本迁延作涵养。遂成血结胸。或劝用前药。予曰：小柴胡用已迟，不可行也。无已，则有一焉，刺期门穴斯可矣。但予不能针，请善针者治之。如言而愈。或问曰[①]：热入血室，何为而成结胸也？予曰：邪气传入经络，与正气相搏，上下流行。或遇经水适来适断时，邪气乘虚而入血室，血为邪迫，上入肝经，肝受邪则谵语而见鬼。后入膻中，则血结于胸也。何以言？妇人平居，水当养于木，血当养于肝也。方未受孕，则下行之以为月水。既妊娠，则中畜之以养胎。及已产，则上壅之以为乳。皆血也。今邪气逐血并归肝经，聚于膻中，结于乳下，故手触之则痛，非汤剂可及，故当刺期门也。《活人书》海蛤散治结胸证，今具于后。

妇人伤寒，血结胸膈，揉而痛，不可抚近。**海蛤散。**

海蛤　滑石　甘草各一两　芒消半两。
按：周本消作硝

上为细末。每服二钱，鸡子清调下。

释义：海蛤气味咸平，入足厥阴。滑石气味甘凉淡渗，入手太阴、太阳、阳明。甘草气味甘平，入足太阴，通行十二经络，能缓诸药之性。芒消气味咸寒，入手、足太阳、阳明、厥阴，能引药直达下焦。凡妇人伤寒，邪气并入血分，血结在里，胸膈痛不可按者，由乎小肠不通。膻中血聚，气机不得流行，故药用咸味。以

---

① 曰：原作田，诸本同，刻误。

鸡子清调送，亦取咸能润下之意，以咸能入血，咸能软坚也。小肠通利，则胸膈血散。膻中血聚，则小肠壅。小肠壅则膻中血不流行，宜此方。若小便血数行，更宜桂枝红花汤，发其汗则愈。《活人书》云：此方疑非仲景方，然其言颇有理，姑存之。

治太阳病汗过不解，头眩筋惕肉𥆧。**真武汤。**

茯苓　芍药各三分。按：周本作各三两

熟附子一枚　生白术半两

加减法从本方①。

上为粗末。每服五钱，按：四字，周本作抄五钱。生姜五片，水一盏半，煎至八分，去滓温服，日三服。

释义：茯苓气味甘平淡渗，入足阳明，能引药于至阴之地。白芍药气味酸微寒，入足厥阴，能和阳益阴。附子气味辛咸大热，入手、足少阴，能换回阳气。白术气味甘温微苦，入足太阴，能止汗固表。生姜气味辛温，入手、足太阴，能引药达表。此因伤寒太阳病，身热微汗，脉弱恶风，误投表汗之药致汗不止，变见诸症者，非此不能救。若得阳回表固，神识渐安，再商善后之计耳。

乡里有姓京者，以鬻绳为业。子年三十，初得病，身微汗，脉弱恶风。医以麻黄汤与之，汗遂不止，发热，心多惊悸，夜不得眠，谵语，不识人，筋惕肉𥆧，振振动摇。医者进惊风药。予曰：此强汗之过也。仲景云：脉微弱，汗出恶风者，不可服青龙汤。服之则筋惕肉𥆧。此为逆也，惟真武汤可救。连进三服，继以清心圆，竹叶汤送下，按：二字周本无。数日遂愈。

白虎加人参汤。

方见《活人书》第六十五证。

有一人病，初呕吐，俄为医者下之，已七、八日而内蒸发热。予诊之曰：当用白虎加人参汤。或曰：既吐复下，且重虚矣，白虎可用乎？予曰：仲景云：若吐下后七、八日不解，热结在里，表里俱热者，白虎加人参汤，此正相当也。盖始吐者，热在胃脘，而脉至今虚且大，按：周本虚且作虚虚。遂三投白虎汤而愈。仲景既称伤寒，若吐下后七、八日不解，热结在里，表里俱热者，白虎加人参汤主之。又云：伤寒脉浮，发热无汗，其表不解，不可与白虎汤。又云：伤寒脉浮滑，此以表有热，里有寒，白虎汤主之。国朝林亿②校正谓，仲景于此表里自差矣。予谓不然。大抵白虎汤能治伤寒中暍，表里发热。故前后二证，或云表里俱热，或云表热里寒，皆可服之。中一证脉浮无汗，其表不解，全是麻黄与葛根证，安可行白虎汤也？林亿但见所称表里不同，便谓之差误，是亦不思之过也。

释义：石膏气味辛寒，入手太阴、足阳明。知母气味苦寒，入足阳明。甘草气味甘平，入足太阴，能缓诸药之性。白粳米气味甘平，入手、足太阴。人参气味甘温，入足阳明。此方治伤寒中暍，表里皆热，烦渴欲饮，脉象反虚者。惟恐日久津伤，故必用此药以救胃阴。只要审病察脉，用之的当耳。

治伤寒汗后吃噫。**肉豆蔻汤。**

肉豆蔻一个　石莲肉炒　茴香各一分

丁香半分　人参半两　枇杷叶五片，刷去毛，炙。按：诸本炙俱作尖

上药锉为细末。用水四盏，生姜十

---

① 加减法从本方：《普济本事方》无此六字。原文为："若小便利者去茯苓。下利者去芍药，加干姜二分。呕者去附子，加生姜二两。咳者加五味子六钱一字，细辛一分，干姜一分。日三服。"

② 林亿：宋医家。官吏。曾校订刊行了《素问》、《难经》等唐以前大量医籍。

片，煎至二盏，去滓，空心温分二服。

释义：肉豆蔻气味辛温，入足太阴、阳明。石莲肉气味甘平微涩，入足太阴、少阴。茴香气味辛温，入足厥阴。丁香气味辛温，入足阳明。枇杷叶气味苦平，入手太阴、足阳明，最能下气。生姜气味辛温而散，入手、足太阴。伤寒汗出太过，致胃气不下降，吃噫不止者，此阳伤于外，浊逆于内也。以辛温兼涩、兼通之药，佐以甘温守中，苦平下气之品，使升降和平，则用药之能事毕矣。

良姜汤。

橘皮　良姜　桂枝　当归各一分　麻黄半分。按：周本注半两　杏仁二十个　甘草一分　槟榔三个，另为末

上为粗末。用水四盏，姜十片，枣三枚，擘去核，同煎至二盏，去滓。后下槟榔末，更煎三、四沸。通口服一盏。未已，再作一剂。

释义：橘皮气味苦辛微温，入手、足太阴。良姜气味辛温，入足厥阴。桂枝气味辛甘温，入足太阳。当归气味辛微温，入足厥阴。麻黄气味辛微温发散，入足太阳。杏仁气味苦温，入手太阴，能下气。甘草气味甘平，入足太阴。槟榔气味辛温下气，入足太阴、太阳。姜、枣之甘平，入荣卫。因伤寒汗后吃噫不止，升降不和，胃气上逆者，此方主之，效验极多，不过和平其升降也。

庞老云：伤寒吃噫不止，是阴阳二气升降，按：周本无二字。欲作汗。升之不止，故胃气上逆为吃噫无休止，宜用此方。

又方。

枳壳半两　木香一钱

上为细末。每服一钱，白汤调下。未知觉，再与服。

释义：枳壳气味苦寒，入足太阴。木

香，气味辛温，入足太阴。此二味乃苦辛泄降之药也。发汗后而致胃气逆而不下，今治在脾，所谓脏病治其腑，脏病治其脏也。

治伤寒衄血。**滑石圆。**周本圆作汤。

飞滑石飞净为末，不拘多少，米饭糊圆如桐子大。每服二十圆，按：周本作十圆。微嚼破，新汲水咽下，立止。只用末一大钱，饭少许同嚼下亦得，老幼皆可服。

释义：滑石气味甘凉淡渗，入手太阴、太阳、阳明。米饭糊圆，按：本文米饭，此作米饮，疑可从，欲药性之在上也。此伤寒当汗不汗，以致鼻衄不止。若再表汗，恐犯衄家不发汗之例。故以平淡之药治之，得衄缓，再斟酌耳。

汤晦叔[1]云：鼻衄者，当汗不汗。所致其血紫黑，按：周本紫作青。不以多少，不可止之。按：八字，周本作多时不已，少乃得止，宜[2]服温和药以调其荣卫。才见鲜血，急以此药止之。

桂枝汤方在前。

有人病发热恶寒自汗，脉浮而微弱，三服此汤而愈。此方在仲景一百一十三方内独冠其首，今人全不用，何哉？按：周本何作苦。仲景云：太阳中风，阳浮而阴弱。阳浮者热自发，阴弱者汗自出。啬啬恶寒，淅淅恶风，翕翕发热，宜桂枝汤。此脉与证，仲景说得甚分明，止是人看不透，所以不敢用。仲景又云：假令寸口脉弱，名曰阳不足。阴气上入阳中，则洒淅恶寒也。尺脉弱，名曰阴不足。阳气下陷入阴中则发热也。此谓元受病而然也。又曰：阳微则恶寒，阴弱则发热。医发其

---

[1]　汤晦叔：生平里籍不详。疑是宋代医家汤尹才。汤著有《伤寒解惑论》一卷，对伤寒汗下之法颇多发挥。该书收入宋人著作《伤寒百问歌》中。

[2]　宜：原作且。今据《普济本事方》改。

汗，使阳气微。又大下之，令阴气弱。此谓医所病而然也。大抵阴不足，阳往从之，故内陷而发热。阳不足，阴往乘之，故阴上入阳中则恶寒。举此二端，甚是明白，人何惮而不行桂枝哉？

治胃中有热、有湿、有宿谷，相搏发黄。**茵陈蒿汤。**

茵陈蒿嫩者，一两半　大黄三分　栀子小者，十枚

上为粗末。每服一钱，水一盏半，煎至八分，去滓，调五苓散二钱服，以知为度。

释义：茵陈蒿气味苦平微寒，入足太阳、太阴。大黄气味苦寒，入足阳明。栀子气味苦寒，入手少阳、足厥阴。煎汤调五苓散，取其利湿也。此伤寒病胃中有湿热，有宿谷，相搏发黄者。必以苦寒清热，佐以渗湿之品，奏功自捷矣。

治头中寒湿发黄疸。**瓜蒂散。**

瓜蒂二十七个　赤小豆　秫米各二十七粒

上为细末，水法捏成圆，如豆大枚许纳鼻中，缩鼻令入，当出黄水。慎不可吹深入。按：诸本无深字。

释义：瓜蒂气味苦寒，入手阳明。赤小豆气味甘酸平，入手太阳，性能利水。秫米气味甘微寒，入手太阴、阳明。头中寒湿不能去，因发黄疸，大宜此药。然病在头中，药力所不能到，妙在纳药鼻中，使药性直入于脑，黄水出尽，头中之病自去矣。

庚戌年避地维扬界，有一人病伤寒七、八日，身体洞黄，鼻目皆痛，两髀及项颈腰脊强急，按：周本项颈作头项。大便涩，小便如金。予曰：脉紧且数，脾元受湿。暑热蕴蓄于太阳之经，宿谷相搏，郁蒸而不得散，故使头面有汗，至颈以下无之。若鼻中气冷，寸口近掌无脉，则不疗。急用茵陈汤调五苓散与之，数服而瘥。

又记一人病身体痛，面黄喘满，头痛，自能饮食，大小便如金。予诊之，脉大而虚，鼻塞且烦。予曰：非湿热宿谷相搏，此乃头中寒湿，茵陈蒿五苓不可行也。仲景云：湿家病，身疼痛，发热面黄而喘，头痛鼻塞而烦，其脉大，自能饮食，中和无病，病在头中寒湿，故鼻塞。纳药鼻中则愈。仲景无药方，此方见《外台·删繁》证云：治天行热毒[①]，通贯脏腑，沉鼓骨髓之间，成为黄疸，按：诸本成作或。宜瓜蒂散，盖此方也。

又记一舟稍病伤寒发黄，鼻内酸痛，身与目如金，按：周本金作常，坊本作径。小便赤而数，大便如金，或者欲行茵陈五苓。予曰：非其治也。小便和大便如常，则知病不在脏腑，今眼睛疼，鼻颊痛，是病在清道中。清道者，华盖，肺之经也。若下大黄，则必腹胀为逆。亦瓜蒂散，先饮水，次搐之，鼻中黄水尽乃愈。

类证普济本事方卷第八终
元孙溥校字

---

① 毒：原作"盖"，迳改。

类证普济本事方卷第九

宋白沙许学士原本
长洲叶桂香岩释义

伤　　寒[①]

治结胸灸法。

巴豆十四枚　黄连七寸，连皮用

上药捣细，用津唾和成膏，填入脐心。以艾灸其上，腹中有声，其病去矣。不拘壮数，病去为度。才灸了，便以温汤浸手帕拭之，恐生疮。

释义：巴豆气味辛温，入足太阴、阳明。黄连气味苦寒，入手少阴。伤寒结胸症，汤药不能效者，乃邪结于胸，致升降失司。以大辛温之药通之，大苦寒之药降之，惟恐药气不能深入，再以艾灸之入内，必使腹中有声，庶几升降有权，方能中病耳。

治伤寒发狂，或弃衣奔走，逾墙上屋。**鹊石散。**

黄连　寒水石各等分

上为细末。每服二钱，浓煎甘草汤，放冷调服。

释义：黄连气味苦寒，入手少阴，能泻心火。寒水石气味甘寒，入手、足太阳，能清暑热。伤寒热邪上郁心胞，致发狂奔走，逾墙上屋，昼夜不宁。此二味能泻丙丁，使之下行，则热邪之势衰，神识自然安矣。

桂枝麻黄各半汤。方在前。

尝记一亲戚病伤寒，身热头疼无汗，大便不通已四、五日。予讯之，见医者治大黄、朴消等欲下之。予曰：子姑少待。予为视之，脉浮缓，卧密室中，自称甚恶风。予曰：表证如此。虽大便不通数日，腹又不胀，别无所苦，何遽便下。大抵仲景法须表证罢方可下。不尔，邪乘虚入，不为结胸，必为热利也。予作桂枝麻黄各半汤与之，继以小柴胡。染染汗出，大便亦通而解。仲景云：凡伤寒之病，多从风寒得之，始表中风寒，入里则不消矣。拟欲攻之，当先解表，乃可下之。若表已解，而内不消，大满大坚实，有燥屎，自可徐下之，虽四、五日不能为祸也。若不宜下而便攻之，内虚邪入，按：周本邪作热。协热遂利，烦躁之变，不可胜数。轻者困笃，重者必死矣。按：原本正文重迭难晓，予删正，此段其理甚明。大抵风寒入里不消，必有燥屎，或大便坚秘。须是脉不浮，不恶风，表证罢乃可下。故大便不通，虽四、五日不能为害。若不顾表而便下之，遂为协热利也。

治瘀血。**抵当圆。**

水蛭五枚，炙　虻虫五枚，去翅足，炒
桃仁六枚，炒。按：周本无炒字　大黄三分，去皮

上为细末，炼蜜糊作一圆。以水一

---

① 伤寒：《普济本事方》原作"伤寒时疫下"。

盏，煎至七分，顿服。晬时当下血。按：周本晬作睡。不下，再作服之。

释义：水蛭气味咸苦平，入足厥阴，性喜食血。虻虫气味咸苦微温，入足厥阴，性喜食血。桃仁气味辛甘平，入足厥阴。大黄气味苦寒，入足阳明。伤寒热邪入里，内结瘀血，身黄，小腹胀满，发狂，小便自利者，宜服此药。以上四味，皆能入血，若小便不利者，即非此症也。

有人病伤寒七、八日，脉微而沉，身黄发狂，小腹胀满，脐下冷，小便利。予曰：仲景云：太阳病，身黄，脉沉结，小腹硬，小便不利者，为无血也。小便自利，其人如狂者，血证谛也。遂投以抵当圆，下黑血数升，狂止，得汗解。经云：血在上则忘，在下则狂。太阳膀胱，随经而畜于膀胱，故脐下膨胀，由阙血阑门，按：周本无阑门二字，他本无阙血二字。渗入大肠。若大便黑者，此其症也。按：诸本症作候。

破阴丹。方在前。

有人初得病，四肢逆冷，脐下筑痛，按：周本筑作重。身疼如被杖。盖阴症也，急服金液、破阴、来复等丹，其脉遂沉而滑。沉者阴也，滑者阳也。病虽阴而见阳脉，有可生之理。仲景所谓阴病见阳脉者生也。乃灸气海、丹田百壮，按：周本乃作仍。手足温，回阳按：诸本作阳回。得汗而解。或问滑脉之状如何便有生理？予曰：仲景云：翕奄沉名曰滑。何谓也？沉为纯阴，翕为正阳，阴阳和合，故名曰滑。古人论滑脉，虽云往来前却流利旋转，替替然与数相似。仲景则三语便足。按：七字诸本作仲景三语而足也。此三字极难晓，翕，合也。言张而复合也，故曰翕，为正阳。沉，言忽降而下也，故曰沉，为正阴。方翕而合，俄降而下。奄，谓奄忽之间，仲景论滑脉可谓谛当

矣。然其言皆有法，故读书难晓。

治伤寒汗后，脾胃伤冷物，胸膈不快，寻常血气不和。宜服**补脾汤**。

人参　淡干姜　白术　甘草　陈橘皮去白　青橘皮去白，各等分

上为细末。每服三钱，水一盏，煎数沸，去滓热服。入盐点服亦得。

释义：此治伤寒后劳复方也。人参气味甘温，入足阳明。干姜气味辛温，入手、足太阴。白术气味甘温微苦，入足太阴。甘草气味甘平，入足太阴。陈皮气味苦辛微温，入手、足太阴。青皮气味辛酸平，入足厥阴。病后易于劳复者，由乎荣卫未和，故必藉脾土气旺，肝木不致乘虚侵犯。理中汤加陈皮，又兼青皮者，远肝邪也。

又记有人患伤寒得汗数日，忽身热自汗，脉弦数，心不得宁，真劳复也。予诊曰：此劳心所致。神之所舍，未复其初，而又劳伤其神。荣卫失度，当补其子，益其脾，解其劳，按：周本解下有发字。庶几得愈。授以补脾汤，佐以小柴胡，病遂得解。或者难曰：虚则补其母，今补其子，何也？予曰：子不知虚劳之异乎？《难经》曰：虚则补其母；实则泻其子，此虚当补其母，人所共知也。《千金方》曰：心劳甚者，补脾气以益之，脾旺则感于心矣。此劳则当补其子，人所未闻也。盖母生我者也，子继我而助我者也。方治其虚，则补其生我者，与《青囊》所谓本骸得气，遗体受荫同义。按：青囊，周本作锦囊，考二书俱有其说。方治其劳，则补其助我者，与荀子所谓未有子富而父贫者同义。此治虚与劳所以异也。

治中暍。**白虎汤**。方在本论中。

有人患头疼身热，心烦燥渴。诊其脉，大而虚。予授以白虎汤，数服愈。仲景云：脉虚身热，得之伤暑。又云：其脉

弦、细、芤、迟何也？《素问》云：寒伤形，热伤气。盖伤气不伤形，则气消而脉虚弱。所谓弦、细、芤、迟者，皆虚脉也。仲景以弦为阴，朱肱①亦云：中暑脉微弱，按：周本中暑作仲景。则皆虚脉可知。

释义：石膏气味辛寒，入手太阴、足阳明。知母气味苦寒，入足阳明。甘草气味甘平，入足太阴。白粳米气味甘平，入手、足太阴。此治中暍之方也。夫中暍，即是中热也。动而得者谓之热，静而得者谓之暑。暑病之脉多虚而无力，故寒凉之剂，必须顾恋中宫。司是术者，宜细心体察焉。

麻黄汤方在前。

有人病伤寒，身热头痛。予诊之，曰：邪在表，此表实证也，当汗之。与麻黄汤。或人问曰：伤寒大抵因虚，故邪得以入之。今邪在表，何以云表实也？予曰：古人称邪之所凑，其气必虚。留而不去，其病则实。盖邪之入人也，始则因虚，及邪居中，则反为实矣。大抵调治伤寒，先要明表里虚实，能明此四字，仲景三百九十七法可坐而定也。何以言之？有表实、有表虚、有里实、有里虚、有表里俱实、有表里俱虚，予于《表里虚实歌》中常论其事矣。仲景麻黄汤之类，为表实而设也。桂枝汤之类，为表虚而设也。里实则承气之类是也。里虚则四逆之类是也。表里俱实，所谓阳盛阴虚，下之则愈也。表里俱虚，所谓阳虚阴盛，汗之则愈也。尝读《华佗传》，有府吏倪寻、李延共止，俱头痛身热，所苦正同。佗曰：寻当下之，延当发汗。或难其异。佗曰：寻内实，延外实，按：周本作寻外实，延内实，与《魏志》合。故治之异也。

小柴胡汤。

柴胡二两　黄芩　人参　甘草各三分

半夏六钱一字，泡七次。按：诸本泡作洗

上为粗末。每服五钱，水一盏半，生姜五片，枣二枚，同煎②至八分，去滓温服，日三服。加减法，《活人书》所载甚详。

释义：柴胡气味辛甘平，入足少阳。黄芩气味苦寒，入手太阴、少阴。人参气味甘温，入足阳明。甘草气味甘平，入足太阴，能缓诸药之性。半夏气味辛温，入足阳明。再以姜、枣之辛甘和荣卫。此治伤寒邪在半表半里，往来寒热，脉象不见少阴、厥阴症者，乃少阳证也。故以甘温、甘平之药守护中宫，则辛甘、辛温、苦寒诸药搜逐外邪，庶不致伤正气耳。

有人患伤寒五、六日，但头汗出，自颈以下无汗，按：周本颈作头。手足冷，心下痞闷，大便秘结，或者见四肢冷，又汗出满闷，以为阴证。予诊其脉沉而紧。予曰：此症诚可疑，然大便秘结，非虚结也。安得为阴？虽脉沉紧为少阴症，然多是自利，未有秘结者，此症半在里半在表也。投以小柴胡得愈。仲景称：伤寒五、六日，头汗出，微恶寒，手足冷，心下满，口不欲食，大便硬，脉细者，此为阳微结，必有表，复有里。脉沉亦在里也，汗出为阳微。假令纯阴结，不得复有外证，悉入在里，此为半在外半在里也。脉虽沉紧，不得为少阴症。所以然者，阴不得有汗。今头汗出，故知非少阴也。可与小柴胡汤。设不了了者，得屎而解。今此疾症候同，故得屎而解也。有人难曰：仲景云：病人脉阴阳俱紧，反汗出者，亡阳也，此属少阴。今云阴不得有汗，何也？又云：头汗出，按：五字周本作今头汗出

---

① 朱肱：字翼中，宋代医学家，著有《伤寒百问》等书。

② 煎：煎，原作"前"，据《普济本事方》改。

者。故知非少阴，何以头汗出便知非少阴证也？予曰：此一段正是仲景议论处，意谓四肢冷，脉沉紧，腹满，全似少阴证。然大便硬，头汗出，不得为少阴。盖头者，三阳同聚。若三阴，至胸而还。有头汗出，自是阳虚，故曰汗出为阳微，是阴不得有汗也。若少阴证，头有汗则死矣。故仲景《平脉法》云：心者，火也，名少阴，其头无汗者可治，有者死。盖心为手少阴，肾为足少阴，相与为上下，惟以意逆者斯可得之。

治太阳阳明合病。**麻黄汤**。方在前。

有人病伤寒，脉浮而长，喘而胸满，身热头痛，腰脊强，鼻干，不得眠。予曰：太阳阳明合病证，仲景法中有三证。下利者，葛根汤。不利，呕吐者，加半夏。喘而胸满者，麻黄汤也。治以麻黄汤，遂得解。有人问：伤寒传入之序，自太阳、阳明、少阳、太阴、少阴、厥阴，所传有次第，何哉？予曰：仲景本论无说，古今亦无言者，惟庞安常谓阳主生，故太阳水传足阳明土，土传足少阳木，为微邪。阴主杀，故足少阳木传足太阴土，土传足少阴水，水传足厥阴木，为贼邪。予以为不然。足少阴水传足厥阴木，安得为贼邪？盖牵强附会，失之穿凿，胡不观《素问·阴阳离合论》云：太阳根起于至阴，结于命门，名曰阴中之阳。阳明根起于厉兑，名曰阴中之阳。少阳根起于窍阴，名曰阴中之少阳。太阴根起于隐白，名曰阴中之太阴。少阴根起于涌泉，名曰阴中之少阴。厥阴根起于大敦，阴之绝阳，名曰阴中之绝阴。其次序正与此合。大抵伤寒始因中风寒，得之于阴，是以止传足经者，皆阴中之阳，阴中之阴也。不特此也，以六气在天者考之，厥阴为初之气，少阴为二之气，太阴为三之气，少阳为四之气，阳明为五之气，太阳为终之

气。此顺也。逆而言之，太阳而后阳明，阳明而后少阳，少阳而后太阴，太阴而后少阴，少阴而后厥阴。伤寒为病，逆而非顺，故以是为序也。

小承气汤，方具仲景本论。

释义：大黄气味苦寒，入足阳明。芒消气味咸苦寒，入手、足太阳、阳明、厥阴。枳实气味苦寒，入足太阴。厚朴气味辛温，入足阳明、太阴。此治阳明病，心中懊恼，微烦者，胃中有燥屎，以大苦寒之药下之，惟恐不能即下，故佐以辛温，气味俱厚之药导引入肠，奏效自捷矣。

有人病伤寒八、九日，身热无汗，时时谵语，时因下后，按：周本后作利。大便不通三日矣。非烦非躁，按：周本躁作燥，下同。非寒非痛，终夜不得卧，心中无晓会处，或时发一声，如叹息之状，医者不晓是何症。予诊之曰：此懊恼、佛郁二证俱作也。胃中有燥屎者，承气汤，下燥屎二十余枚，得利而解。仲景云：阳明病下之，心下懊恼微烦，胃中有燥屎者可攻之。又云：病者小便不利，大便乍难乍易，时有微热，佛郁不得卧者，有燥屎也，承气汤主之。《素问》云：胃不和则卧不安，此夜所以不得眠也。仲景云：胃中燥，大便坚者，按：周本坚作难，他本作艰。必谵语。此所以有时发谵语也。非躁非烦，非寒非痛，所谓心中懊恼也。声如叹息而时发一声，所谓外气佛郁也。燥屎得除，大便通利，胃中安和，故其病悉去也。又有人病伤寒，大便不利，日晡发潮热，手循衣缝，两手撮空，直视喘急，更数医矣，见之皆走。予曰：此诚恶候，得此者十中九死。仲景虽有证而无治法，但云脉弦者生、涩者死，已经吐下，难于用药，谩且救之。若大便得通，而脉弦者庶可治也。与小承气汤，一服而大便利，诸疾渐退，脉且微弦。半月遂愈。或

人问曰：下之而脉弦者生，此何意也？予曰：《金匮玉函经》云：按：周本无经字，下同。循衣妄撮，怵惕不安，微喘直视，脉弦者生，涩者死。微者但发热谵语，承气汤主之。予尝观钱仲阳《小儿直诀》[1]云：手寻衣领及捻物者，肝热也。此症在《玉函经》列于阳明部，盖阳明胃也。肝有热邪，淫于胃经，故以承气泻之。且得脉弦，则肝平而胃不受克，此所以有生之理。若读仲景《论》而不能博通诸医书，以发明其隐奥，专守一书者，吾未见其能也。

又记有人病伤寒下利，身热，神昏多困，谵语不得眠，或者见下利，便以谵语为郑声，为阴虚症。予曰：此小承气证。众骇然。曰：下利而服小承气，仲景之法乎？予曰：此仲景之法也。仲景云：下利而谵语者，有燥屎也，属小承气汤。与服得解。按：四字，周本作而解二字。予尝观《素问》云：微者逆之，甚者从之。逆者正治，从者反治。从少从多，观其事也。帝曰：何谓反治？岐伯曰：塞因塞用，通因通用。王冰注云：大热内结，注泻不止，热宜寒疗，结复须除，以寒下之，结散利止，则通因通用也。正合于此。

治项背强。**葛根汤。**

葛根一两　麻黄三分　桂枝　甘草　芍药各半两

上为粗末，按：周本粗作细。每服五钱，水一盏半，煎至八分，去滓温服，覆汗为度。

释义：葛根气味辛甘平，入足阳明。麻黄气味辛温，入足太阳。桂枝气味辛甘温，入足太阳。甘草气味甘平，入足太阴，能缓诸药之性。白芍药气味酸微寒，入足厥阴。此阳明病，项背强，恶风无汗者，宜服此药。外邪已过太阳，直至阳明，故项强几几。然而用此药者，犹恐邪气再深入他经耳。

有人患伤寒，无汗恶风，项既屈而且强。予曰：项强几几，葛根汤证。或人问曰：何谓几几？予曰：几几者，如足疾屈而强也。按：周本足上多一几字。谢复古[2]谓：病人羸弱，须凭几而起。误也。盖仲景《论》中极有难晓处，如振振欲擗地，心中懊憹，外邪怫郁，郁冒不仁，膈内剧痛，如此之类甚多。

熙宁中，邠守宋迪因其犹子感伤寒之初，不能辨其病症，见其烦渴而汗，多以凉药解治之。至于再三，遂成阴毒，六日卒。迪痛悼之，遂著《阴毒形症诀》三篇。按：周本诀作论。

始得阴毒。

阴毒本因肾气虚寒，因欲事或食冷物后伤风，内既伏阴，外又感寒，或先感外寒而伏内阴，内外皆阴，则阳气不守，遂发头痛，腰重腹痛，眼睛疼，身体倦怠，而不甚热，四肢逆冷，额上及手背冷汗不止，或多烦渴，精神恍惚，如有所失。二、三日间，或可起行，不甚觉重。诊之则六脉俱沉细而疾，尺部短小，寸口或大，六脉俱浮大，或沉取之大，而不甚疾者，非阴症也。若服凉药过多，则渴转甚，燥转急。有此病症，急服还阳、退阴二药即安，惟补血和气而已。宜服正元散、退阴散、五胜散。阴症不宜发汗，如气口脉大，身热而未瘥，用药出汗无妨。按：诸本气口俱作气正。

正元散，治伤寒如觉风寒吹著四肢，按：周本风作伤。头目百骨节疼痛，急煎此药服，如人行五里许，再服。或连进三

---

[1] 《小儿直诀》：为宋代名医钱乙所著《小儿药证直诀》之简称。

[2] 谢复古：宋代人，官翰林学士。撰有《难经注》。

服，出汗立瘥。若患阴毒伤寒，入通阴散半钱同煎。或伤冷伤食，头昏气满，及心腹诸疾，服之无有不效。

麻黄去节　陈皮　生大黄　甘草　干姜　肉桂　芍药　川附子炮。按：周本无炮字　吴茱萸　半夏洗，各等分

上麻黄加一半，吴茱萸减一半，同为末。每服一大钱，水一盏半，生姜三片，枣一枚去核，煎至七分，热呷。如出汗，以衣被盖覆，切须候汗干方去衣被。如是阴毒证，不可用麻黄，免更出汗。

释义：麻黄气味辛温，入足太阳。陈皮气味苦辛微温，入手、足太阴。大黄气味苦寒，入足阳明。甘草气味甘平，入足太阴，能缓诸药之性。干姜气味辛温，入手、足太阴。肉桂气味辛甘大热，入足厥阴。白芍气味酸微寒，入足厥阴。附子气味辛咸大热，入手、足少阴。吴茱萸气味辛热，入足阳明、厥阴。半夏气味辛温，入足阳明。生姜之辛温入卫，枣之甘平入荣。伤寒如觉风寒吹著四肢、头目，骨节疼痛，或伤冷伤食，头昏气满，及心腹诸疾，皆宜服之。此表里未清，阳气先伤，故以大辛热之药护其阳。虽有辛温之达表，苦寒之直下，皆不为害矣。

退阴散，治阴毒伤寒，手足逆冷，脉沉细，头痛腰重。连进三服，小小伤寒冷，按：周本无寒字。每服一字，按：周本字作匙。入正元散内同煎，入盐一捻。阴毒伤寒咳逆，煎一服，细细热呷便止。

川乌生。按：周本无生字　干姜各等分

上为粗末，炒令转色，放冷，再捣为细末。每服一钱，水一盏，盐一捻，煎半盏，去滓温服。

释义：川乌气味苦辛大热，入足太阳、少阴。干姜气味辛温，入手、足太阴。加盐一捻者，欲其入于至阴也。治阴毒伤寒，手足逆冷，脉沉细，头痛腰重，

及咳逆者，皆可服。阳气为阴邪郁遏，故以大辛热之药引阳气直达于外，则阳气得振而阴邪退避矣。

五胜散。治伤寒头痛壮热，骨节疼痛，昏沉困倦，咳嗽鼻塞，不思饮食。兼治伤寒夹冷气并慢阴毒神效方。

白术　甘草　五味子　石膏各四两。按：他本俱作各四钱，周本缺末字　干姜三两半

上为末。每服二钱，用水八分一盏，入盐少许，同煎至六分，通口服。如冷气相挟，入姜、枣煎。或治阴毒病，入艾少许同煎。

释义：白术气味甘温微苦，入足太阴。甘草气味甘平，入足太阴。五味子气味酸咸辛甘苦俱全，入足少阴。石膏气味辛寒，入手太阴、足阳明。干姜气味辛温，入手、足太阴。少佐以艾，引药入经也。姜、枣同煎，和荣卫也。伤寒头痛壮热，骨节疼痛，昏沉困倦，咳嗽鼻塞，不思饮食。及夹冷气，并阴毒等症，皆宜服之。使二气和平，必获效验耳。

阴毒渐深候。

积阴感于下，则微阳消于上。故其候沉重，四肢逆冷，腹痛转甚。或咽喉不利，或心下胀满，结硬燥渴，虚汗不止。或时狂言，指甲面色青黑，六脉沉细，而一息七至以来。有此症者，速于气海或关元二穴灸二、三百壮，以手足和暖为效。仍宜服金液丹、来苏丹、玉女散、还阳散、退阴散等药。

玉女散，治阴毒气上攻腹痛，按：诸本上攻俱作攻上。四肢逆冷恶候并治之。

川乌去皮脐，冷水浸七日后，按：周本日作次。薄切，曝干，经袋盛。有患者，取碾末一大钱，入盐一小钱，水一盏半，煎至七分，通口服，压下阴毒，所注按：周本注作在。如猪血相似。未已，良久再进一服。

释义：川乌气味辛大热，入足太阳、少阴。阴毒气攻，上逆腹痛，四肢逆冷如厥者，此阳气欲竭也。佐之以盐，欲药性之下达。必压下阴毒似猪血者，阳乃得通也。

还阳散：治阴毒面色青，四肢逆冷，心躁腹痛。按：周本躁作燥。

用硫黄末，新汲水调下二钱。良久，或寒一起，或热一起，更看紧慢，再服二钱，汗出瘥。

释义：硫黄气味辛大热，入命门。新汲水调下，欲药性之速也。此阴毒为病，面色青，四肢逆冷，心躁腹痛。非大辛大热之药不能挽回阳气于无何有之乡也。

阴毒沉困候。

沉困之候，与前渐深之候皆同，而更加困重。六脉附骨，取之方有，按之即无，一息八至以上，或不可数也。至此，则药饵难为功矣。但于脐中灼艾，如半枣大，三百壮以来，手足不和暖者，不可治也。偶得和暖，则以前硫黄及热药助之。若阴气散，阳气来，即渐减热药而和治之，以取瘥也。

辨少阴脉紧症。

记有人患伤寒六、七日，心烦昏睡多吐，小便白色，自汗。予诊之，寸口尺中俱紧。予曰：寒中少阴之络，按：诸本络俱作经。是以脉紧。仲景云：病人脉紧而汗出者，亡阳也，属少阴，法当咽痛而复下利。盖谓此也。有难之曰：《脉诀》紧脉属七表。仲景以紧脉属少阴，紧脉属阳耶？属阴邪耶？予曰：仲景云：寸口脉俱紧者，按：周本口作尺。清邪中于上焦，浊邪中于下焦。又云：阴阳俱紧者，口中气出，唇口干燥，蜷卧足冷，鼻中涕出，舌上滑苔，勿妄治也。又云：诸紧为寒。又云：曾为人所难，紧脉从何而来？师云：假令已汗若吐，按：

坊本已作亡，与仲景书合。以肺里寒，故令脉紧。假令咳者，坐饮冷水，故令脉紧。假令下利，以胃虚，有三字，诸本皆同，而仲景书作以胃中虚冷。故令脉紧。又云：寸口脉微，尺脉紧，其人虚损多汗。由是观之，则是寒邪之气，久入经络所致，皆虚寒之脉也。其在阳经，则浮而紧。在阴经，则沉而紧。故仲景云：浮紧者名为伤寒。又曰：阳明脉浮而紧者，必潮热，此在阳则浮而紧也。在阴则沉而紧。故仲景云：寸口脉微，尺脉紧，其人虚损多汗，则阴常在，绝不见阳。又云：少阴脉紧，至七、八日自下利，脉暴微，手足反温，脉紧反去者，此欲解也。此在阴则沉而紧也。仲景云：浮为在表，沉为在里，数为在府，迟为在脏。欲知表里脏腑，先以浮沉迟数为定，然后兼诊脉而别阴阳也。按：周本诊作干。故论伤寒当以仲景脉法为准。伤寒必本仲景，犹兵家之本孙吴[1]，葬书之本郭氏[2]，三命之本珞录[3]，按：周本三作星。壬课之本《心镜》[4]，舍是而之他，是犹舍规矩而求方圆，舍律吕而合五音，必乖缪矣。予尝作《伤寒歌》百篇，其首篇云：伤寒脉证总论篇第一，皆本仲景，今谩录于后：

浮大数动滑阳脉，按：浮大，周本作大浮。阴病见阳生可得。沉涩弦微弱属阴，阳病见阴终死厄。

仲景云：脉大、浮、数、动、滑，此名阳也。脉沉、涩、弱、弦、微，此名阴也。阴病见阳脉者生，阳病见阴脉者死。

---

[1] 孙吴：指孙武和吴起，皆战国时军事家。

[2] 郭氏：郭璞，东晋时训诂学家，又善阴阳卜筮之术，著有《尔雅注》、《葬书》等。

[3] 珞录：珞录子，未知何时人，盖古之隐士。著有《三命指迷赋》。

[4] 《心镜》：疑指《廖公四法心镜》，宋廖瑀撰，言堪舆风水之术。

阴阳交互最难明，轻重酌量当别白。

脉虽有阴阳，须看轻重，以分表里在。

轻手脉浮为在表，表实浮而兼有力。但浮无力表中虚，自汗恶风常淅淅。

伤寒先要辨表里虚实，此四者为急。仲景云：浮为在表，沉为在里。然表症有虚有实。浮而有力者，表实也，故无汗不恶风。浮而无力者，表虚也，故自汗恶风。

重手脉沉为在里，里实脉沉来亦实。重手无力大而虚，此是里虚宜审的。

里症亦有虚实。脉沉而有力者，里实也，故腹满，大便不通。沉而无力者，里虚也，或泄利，或阴症之类。以上八句，辨表里虚实尽矣。

风则虚浮寒牢坚，水停水蓄必沉潜，按：周本停作渟，蓄作滀。动则为痛数为热，支饮应须脉急弦。太过之脉为可怪，不及之脉亦如然。

仲景云：风则虚浮，寒则牢坚，沉潜水滀，支饮急弦，动则为痛，数则热烦，太过可怪，不及亦然，邪不空见，中必有奸。

荣卫太盛名高章，高章相搏名曰纲。荣卫微时名慄卑。按：慄字下，周本注徒颊翻，恐惧也。慄卑相搏损名杨，按：周本杨作彰。荣卫既和名缓迟，缓迟名沉此最良。九种脉中辨疾症，按：周本疾症作虚实。长沙之诀妙难量。

仲景云：寸口卫气盛，名曰高。荣气盛名曰章。高、章相搏名曰纲。卫气弱名曰慄。荣气弱，名曰卑。慄、卑相搏名曰损。卫气和，名曰缓。荣气和，名曰迟。缓、迟相搏，名曰沉。大抵仲景论伤寒症候，自是一家。

瞥瞥有如羹上肥，此脉定知阳气微。萦萦来如蛛丝细，却是体中阴气衰。脉如

泻漆之绝者，病人亡血更何疑。

仲景云：脉瞥瞥如羹上肥者，阳气微也。脉萦萦如蛛丝细者，阳气衰也，脉绵绵如泻漆之绝者，亡血也。阳气衰，《千金》作阴气衰。

阳结蔼蔼如车盖，阴结循竿亦象之。

仲景云：蔼蔼如车盖者，阳结也。累累如循长竿者，按：周本无长字。阴结也。

阳盛则促来一止，阴盛则结缓而迟。

此谓促、结二脉也。仲景云：脉来缓时一止，名曰结。脉来数时一止，名曰促。阳盛则促，阴盛则结。

纵横逆顺宜审察，残贼灾怪要须知。

仲景云：脉有相乘，有纵有横，有逆有顺。何谓也？曰：水行乘火，金行乘木，名曰纵。火行乘水，木行乘金，名曰横。水行乘金，火行乘木，名曰逆。金行乘水，木行乘火，名曰顺也。又问曰：脉有残贼，何谓也？师曰：脉有弦、紧、浮、滑、沉、涩，此六者，名残贼，能为诸脉作病也。又问曰：脉有灾怪，何谓也？答曰：旧时服药，今乃发作，为灾怪。

脉静人病内虚故，人安脉病曰行尸。

仲景云：脉病人不病，曰行尸，以无生气，按：周本生作主，疑误。坊本作王，与仲景书合。故卒眩仆不知人按：周本无卒字。人病脉不病，名曰内虚。以无谷，神虽困，无所苦。

右手气口当主气，主血人迎左其位。气口紧盛食必伤，人迎紧盛风邪炽。

左为人迎，右为气口。人迎紧盛伤于风，气口紧盛伤于食。

数为在腑迟为脏，浮为在表沉在里。

仲景云：浮为在表，沉为在里，数为在腑，迟为在脏。

脉浮而缓风伤卫，浮紧坚涩寒伤荣。按：周本荣卫二字互易，疑误，当二句互

易叶韵为正。脉微大忌令人吐，欲下犹防虚且细。

仲景云：脉微不可吐，虚、细不可下。

沉微气弱汗为难，三者要须常审记。

孙用和①云：阴虚脉沉微而气弱者，不可汗。汗、下、吐，三候脉有不可行者，切当审之。

阳加于阴有汗证，左手沉微却应末。按：坊本应作汗。

《素问》云：阳加于阴为有汗。按：周本为有作谓之。

趺阳胃脉定死生。

仲景云：趺阳脉者，凡十有一。

太溪肾脉为根蒂。

伤寒必诊太溪、趺阳者，谓人以肾脉、胃脉为主。仲景讥世人握手不及足者以此。

脉来六至或七至，邪气渐深须用意。浮大昼加病属阳，沉细夜加分阴位。九至以上来短促，状若涌泉无入气。更加悬绝渐无根，命绝天真当死矣。

孙用和云：按：周本作孙尚云。脉及

六至七至以上，浮大昼加病，沉细夜加病，更及八至，精气消，神气乱，必有散脱精神之候，须切急为治疗。又加之九至十至，虽和、扁亦难治。如八至、九至，加以悬绝者，无根也，如泉之涌，脉无入气，天真尽而必死矣。

病人三部脉调匀，大小浮沉迟数类。此是阴阳气已和，勿药自然应有喜。

仲景云：寸口、关上、尺中三处，大、小、浮、沉、迟、数同等，虽有寒热不解，此脉已和，为必愈。

发热恶寒，近似伤寒者有五种。脉浮而数，其人发热而恶寒者，伤寒之候也。脉浮而紧，其人发热恶寒，或有痛处，是欲为痈疽也。按：周本疽作脓。脉浮，按之反涩，其人发热而恶寒，或膈实而呕吐，此是伤食也。脉浮而滑，其人发热而背寒，按：周本背作恶。或头眩而呕吐，此是风痰之症也。脉浮而弦，其人发热而恶寒，或思饮食，按：周本饮作凡。此是欲作虐症也。能辨其脉，又验其症，斯无误也。

类证普济本事方卷第九终
元孙淮、泰校字

---

① 孙用和：宋代医家，著有《传家秘宝方》、《孙尚药方》等。

类证普济本事方卷第十

宋白沙许学士原本
长洲叶桂香岩释义

治妇人诸疾

治妇人荣卫气虚，挟风冷。胸胁膨胀，腹中病痛。经水愆期，或多或少，崩中漏下，按：诸本俱作伤。腰腿痛重，面色青黄，嗜卧无力。安胎止痛，补虚益血。**四物汤。**

当归　熟地黄　白芍药　芎䓖各等分

上为粗末。每服四钱，水一盏，煎至八分，去滓温服。不拘时候。

释义：当归气味辛甘微温，入手少阴、足厥阴。熟地黄气味甘苦微寒。入足少阴。白芍药气味酸微寒，入足厥阴。芎䓖气味辛温，入足少阳、厥阴。此四物汤乃女科之圣药也。凡妇女荣卫气血虚，月经愆期，怀胎不安，腹痛腰疼，皆宜加减斟酌用之，勿以药味平淡而忽之也。

滑胎。**枳壳散。**

商州枳壳二两　甘草一两

上为细末。每服二钱，百沸汤点服，空心食前，日三服。凡怀孕六、七月以上即服，令儿易生。初生时胎小微黑，百日以后肉渐变白。此虽孙真人滑胎易产方，然抑阳降气，为众方之冠。

释义：枳壳气味苦寒，入足太阴。甘草气味甘平，入足太阴，通行十二经络，能缓诸药之性。凡妇人肥胖者，怀娠六月

以后，常宜服之，庶不至于难产也。

治妊娠冲任脉虚，补血安胎。**内补圆。**

熟干地黄二两。按：诸本俱无干字　当归一两，微炒

上为细末，炼蜜圆如桐子大。每服三、四十圆，温酒下。以上三方，诸集皆载之，在人用之如何尔。大率妇人妊娠，惟在抑阳助阴。《素问》云：阴搏阳别，谓之有子。盖关前为阳，关后为阴。尺中之脉，按之搏手而不绝者，妊子也。妇人平居，阳气微盛无害，及其妊子，则方且闭经隧以养胎。若阳盛搏之，则经脉妄行，胎乃不固。《素问》所谓阴虚阳搏谓之崩也。抑阳助阴之方甚多，然胎前药惟恶群队。按：坊本惟作性。若阴阳交杂，别生他病。唯是枳壳散所以抑阳，四物汤所以助阴故尔。但枳壳散差寒，若音服之，恐有胎寒腹痛之疾，当以内补圆佐之，则阳不至强，阴不至弱，阴阳调匀，有益胎嗣。此前人未尝论及。

释义：熟地黄气味甘苦微寒，入足少阴。当归气味辛甘微温，入手少阴、足厥阴。妇人怀妊，皆冲任脉用事。冲任脉虚，不能受胎。即使有娠，亦不能安固。故妇人补血安胎，在所必用。

治妇人有孕伤食。**木香圆。**

木香二钱匕。按：周本作二钱七分　京三棱

白茯苓　人参各三钱匕。按：周本作各三钱七分

上为细末，面糊圆如绿豆大。每服三十圆，熟水下。

释义：木香气味辛温，入足太阴。京三棱气味苦平，入足厥阴。白茯苓气味甘平淡渗，入足阳明。人参气味甘温，入足阳明。面糊和圆，欲药性之缓行也。治妇人怀孕，饮食不调，以致停滞不消者。以辛温疏其滞，苦平消其积。惟恐伤及胎气，以参苓扶其正，则食滞去，而胎仍无碍也。

治妊娠气不和调，饮食易伤，按：四字，周本作饮食少。**白术散。**

白术炒　干紫苏各一两　白芷微炒，三钱
人参三钱　川芎　诃子皮　青皮各半两
甘草一钱

上为细末。每服二钱，水一盏，姜三片，煎七分，不拘时候温服。

释义：白术气味甘温微苦，入足太阴。干苏叶气味辛温，入足太阳。白芷气味辛温，入足太阳。人参气味甘温，入足阳明。川芎气味辛温，入足少阳、厥阴。诃子气味温涩，入手阳明、足太阳。青皮气味辛酸微温，入足少阳、厥阴。甘草气味甘平，入足太阴，通行十[1]二经络，缓诸药之性。生姜辛温入卫。凡妇人妊娠，气不调和，饮食不节，以致脾胃不和。必鼓动脾阳，使其健运，亦必以扶持胎气为要耳。

经云：饮食自倍，脾胃乃伤。又云：阴之所生，本在五味，按：周本本作过。阴之五宫，伤在五味。若妊子饮食不节，生冷毒物恣性食啖，必致脾胃之疾。故妊娠伤食，难得妥药，惟此二方最稳捷。

治妊娠胎气不和，怀胎近上，胀满疼痛，谓之子悬。兼治临产惊恐气结，连日不下。**紫苏散。**

紫苏茎叶一两。按：周本无注　大腹皮泡。按：周本无注　人参　川芎　陈橘皮　白芍药各半两　当归三钱　甘草八分。按：周本作一分

上药细锉，分作三服。每服[2]用水一盏半，生姜四片，葱白七寸，煎至七分，去渣，空心服。

释义：紫苏茎叶气味辛温，入足太阳。大腹皮气味辛温，入足太阴、太阳。人参气味甘温，入足阳明。川芎气味辛温，入中少阳、厥阴。陈皮气味苦平微温，入手、足太阴。白芍药气味酸微寒，入足厥阴。当归气味辛甘微温，入手少阴、足厥阴。甘草气味甘平，入足太阴，通行十二经络，能缓诸药之性。佐以生姜、葱白之辛通温散。此因胎气不和，腹中疼痛，上逆胀满。非调气养血，扶正疏滞，不能效也。

曾有妇人累日产不下，服遍催生药不验。予曰：此必坐草太早，心下怀惧，气结而然，非顺与不顺也。《素问》云：恐则气下。盖恐则精却，却则上焦闭，闭则气还，还则下焦胀，气乃不行矣。得此药，一服便产。及妇人六、七月子悬者，按：及字周本作后有二字。予用此数数有验，不十服，胎便近下。按：四字，周本作胎便安。

下死胎方。

桂末二钱，麝香当门子一个，同研，暖酒服。须臾，如手推下。比之用水银等，此药不损血气。赵和叔传。

释义：桂末气味辛甘大热，入足厥阴。麝香当门子气味辛温，入手、足少阴。酒性辛温，能行血中之滞，故能下死胎也。

---

① 十：原作"景"，迳改。
② 服：原作"的"，迳改。

治妇人病，多是月经乍多乍少，或前或后，时发疼痛。医者一例呼为经病，不曾说是阴胜阳，是阳胜阴，所以服药少得有效。盖阴气乘阳，则胞寒气冷，血不运行，经所谓天寒地冻，水凝成冰，故令乍少而在月后。若阳气乘阴，则血流散溢，经所谓天暑地热，经水沸溢，故令乍多而在月前。当和其阴阳，调其血气，使不相乘，以平和为福，宜**紫石英圆**。

紫石英　禹余粮烧醋淬　人参　龙骨　川乌头　桂心　桑寄生　杜仲　五味子　远志　泽泻　当归　石斛　苁蓉　干姜各一两　川椒五钱。按：周本无注　牡蛎　甘草各半两

上为细末，炼蜜圆如桐子大。米饮下三十至五十圆，空心食前服。

释义：紫石英气味辛温，入足厥阴。禹余粮气味甘平，入手、足阳明。人参气味甘温，入足阳明。龙骨气味凉涩，入足厥阴。川乌头气味辛大热，入足太阳、少阴。桂心气味辛甘大热，入足厥阴。桑寄生气味甘平，入足厥阴，养血安胎。杜仲气味辛甘微温，入足少阴、厥阴。五味子气味辛酸咸苦甘微温，入足少阴。远志气味辛微温，入手、足少阴。泽泻气味咸微寒，入足太阳。当归气味辛甘微温，入手少阴、足厥阴。石斛气味甘平微咸，入足太阴、少阴、厥阴。肉苁蓉气味咸温，入足少阴。干姜气味辛温，入手、足太阴。川椒气味辛大温，入足太阴、厥阴。牡蛎气味咸微寒，入足少阴。甘草气味甘平，入足太阴，通行十二经络，能缓诸药之性。大凡用药，务使经络、脏腑、阴阳、气血各得其平，一有偏胜，则诸病蜂起。故孙真人即禹余粮圆增损之著此方，不使其阴阳相乘，气血偏陂也。

治妇人、室女，月候不通，疼痛，或成血瘕。**通经圆**。

桂心　青皮去白。按：周本无注　大黄酒炒。按：周本无酒字　干姜　川椒　蓬莪术　川乌　干漆　当归　桃仁各等分

上为细末。先将四钱用米醋熬成膏糊，余六钱末成剂，臼中杵之，圆如桐子大，晒干。每服二十圆，淡醋汤送下，加至三十圆。温酒亦得。空心食前，日二服。

释义：桂心气味辛甘大热，入足厥阴。青皮气味辛酸微温，入足少阳、厥阴。大黄气味苦寒，入足阳明。干姜气味辛温，入手、足太阴。川椒气味辛温，入足厥阴、太阴。蓬莪术气味辛温，入足厥阴。川乌气味辛大热，入足太阳、少阴。干漆气味苦辛温，入足厥阴。当归气味辛甘微温，入手少阴、足厥阴。桃仁气味辛甘平，入足厥阴。米醋熬成膏糊圆，醋汤送下，以醋能泄肝也。此妇人及室女经闭腹疼，或成血瘕之疾者，纯用辛温活血行血之药，使其去故生新，而经自通矣。

徽州灵巫张扩[1]顷年录[2]事在推勘院。有王医者，以医职直宿，日夜与之稔熟，口传此方，渠甚秘之。予后得此方，以治妇人疾不可胜数，且欲广行，不敢自秘。寻常气血凝滞疼痛，数服便效。有一师尼，患恶风体倦，乍寒乍热，面赤心烦，或时自汗。是时疫气大行，医见其寒热，作伤寒治之，以大小柴胡汤杂进数日，病剧。予诊视曰：三部无寒邪脉，但厥阴脉弦长而上出鱼际，宜服抑阴等药。予制此地黄圆。又名**抑阴地黄圆**。按：注七字，周本无。

生干地黄二两　柴胡　秦艽　黄芩各半两　赤芍药一两

上为细末，炼蜜圆如桐子大。每服三

---

① 张扩：宋代医家，名医庞安时之高弟。
② 录：原作"绿"，迳改。

十圆，乌梅汤吞下，不拘时候，日三服。

释义：生干地黄气味甘苦微寒，入手、足少阴、厥阴。柴胡气味辛甘平，入足少阳。秦艽气味苦平，入手、足阳明，兼入肝、胆。黄芩气味苦寒，入手太阴、少阳。赤芍药气味苦平，入足厥阴，能行血中滞。乌梅汤送药，亦取其泄肝也。师尼寡妇，独阴无阳，情欲未遂，以致阴阳交争，乍寒乍热，将欲成劳者，非此不能治。当今之世，每多此病，惟在审病察脉耳。

昔齐褚澄①按：诸本齐俱作宋，考《褚澄传》见《南齐书》。疗尼师寡妇别制方，盖有谓也。此二种鳏居，独阴无阳，欲心萌而多不遂，是以阴阳交争，乍寒乍热，全类温疟，久则为劳。尝读《史记·仓公传》载济北王侍人韩女，病腰背痛寒热，众医皆以为寒热也。仓公曰：病得之欲男子，不可得也。何以知其欲男子不可得而病。诊其脉，肝脉弦出寸口，是以知之。盖男子以精为主，妇人以血为主。男子精盛则思室，妇人血盛则怀胎。夫肝摄血者也，厥阴弦出寸口，又上鱼际，则阴血盛可知。故知褚澄之言，信有谓矣。

治妇人月经不调，每行数日不止，兼有白带，渐渐瘦悴按：周本悴作瘁，饮食少味，累年无子。地黄圆。

干熟地黄一两一分 山茱萸 白芜荑 干姜炒 白芍药锉，微炒 代赭石醋淬，各一两 厚朴 白僵蚕炒，各一两。按：周本缺注

上为细末，炼蜜圆如桐子大。每服四、五十圆。空心，温酒下，日三服。

释义：熟地黄气味甘苦微寒，入足少阴。山茱萸气味酸微温，入足厥阴。白芜荑气味辛平，入手、足阳明，足太阴。干姜气味辛②温，入手、足太阴。白芍药气味酸微寒，入足厥阴。代赭石气味甘平，

入手少阴、足厥阴。厚朴气味辛温，入足阳明、太阴。白僵蚕气味辛咸平，入手、足阳明，能引药入络。温酒送药，亦引入经络也。此妇人月经不调，兼有白带，渐渐瘦悴，饮食无味，累年无子者，急宜治之，使血气冲和，否则终身不孕育也。

此庞老方。凡妇人有白带，是第一等病，令人不产育，宜速治之。昔扁鹊过邯郸，闻贵妇人，多有此病，按：四字周本无。所以专为带下医也。

治妇人月经壅滞。每发心腹脐间，疼痛不可忍，按：周本无间字。及治产后恶露不快，血上抢心，按：周本抢作怆。迷闷不省，气绝欲死。琥珀散。

荆三棱 蓬莪术 赤芍药 刘寄奴 牡丹皮 官桂 熟干地黄 菊花 真蒲黄 当归干称。以上各一两，锉

上前五味，用乌豆一升，生姜半斤切片，米醋四升，同煮豆烂为度。焙干，入后五味，同为末。每服二钱，温酒调，空心食前服。一方不用菊花、蒲黄，用乌药、延胡索亦佳。此予家之秘方也。若是寻常血气痛，只一服。产后血冲心，二服便下。常服尤佳。予前后救人急切不少。此药易合，宜多合以救人。

释义：荆三棱气味苦平，入足厥阴。蓬莪术气味辛温，入足厥阴。赤芍药气味苦平，入足厥阴，能行血中之滞。刘寄奴气味苦温，入足厥阴，能行血止疼，去瘀痕。牡丹皮气味辛平，入足少阳。官桂气味辛甘温，入足厥阴。熟地黄气味甘苦微寒，入足少阴。甘菊花气味辛凉，入手太阴、足少阳、厥阴。蒲黄气味辛温，入足厥阴。当归气味辛甘微温，入手少阴、足

① 褚澄：南北朝齐医家，撰有《杂药方》、《褚氏遗书》等。
② 辛：原作"立"，误。

厥阴。佐以乌豆之润而下行，生姜之辛温而通，米醋之酸而入肝。温酒送药，引入经络。妇人经水壅滞，及产后恶露不快，腹脐疠痛，血上抢心，迷闷欲绝者，此药治之。虽方中养血药少，行血疏滞药多，要不过欲其去故生新，遂大有功于妇人矣。

治妇人血瘕，血积，经候不通。**桃仁煎。**

桃仁去皮尖，麸炒黄　大黄　川朴消各一两　虻虫半两，炒黑

上药四味，为末。以醇醋二升半，银石器中慢火煎取一升五合。先下大黄、桃仁、虻虫三味，不住手搅，可取圆时，然后下川朴消，更不住手搅。良久出之，圆如桐子大。前一日，不用吃晚食，五更初，用温酒吞下五圆，日午取下如赤豆汁、鸡肝、虾蟆衣。按：周本蟆作蟆。未下再服，血鲜红即止，续以调气血药补之。

释义：桃仁气味辛甘平，入足厥阴。大黄气味苦寒，入足阳明。朴消气味咸苦寒，入手、足太阳、阳明、厥阴。虻虫气味咸苦微温，入足厥阴。凡妇人血积血瘕，经候不通者，非此药不能治。盖经闭而致结聚有形，所以行血消滞之药，不得不重耳。

此出《千金方》。顷年在毗陵，有一贵人妻患小便不通，脐腹胀不可忍，众医皆作淋治，如八正散之类数种，治皆不应，痛愈甚。予诊之曰：此血瘕也。非瞑眩药不能去。因用此药，更初服，至日午痛大作，不可忍，遂卧，少顷下血块如拳者数枚，小便如墨汁者一、二升，痛止得愈。此药治病的切，然猛烈太峻，气血虚弱者，更宜斟酌与之。

治妇人妊孕六、七月，因事筑磕著胎，或子死腹中，恶露下，疼痛不已，口

噤欲绝。用此药探之，若不损，则痛止，子母俱安。若胎损，立便逐下。此药催生神效。**佛手散。**

当归　川芎各等分

上为粗末。每服三钱，水一小盏，煎令泣泣欲干，投酒一大盏，再煎至一、二沸，按：诸本皆作止一沸。去渣温服。口噤灌之。如人行五、七里，再进。过二、三服便生。有一方云：此药治伤[1]胎去血多，崩中去血多。金疮去血多。拔齿去血多。昏晕欲倒者，去酒水煎服。

释义：当归气味辛甘微温，入手少阴、足厥阴。川芎气味辛温，入足少阳、厥阴。此治血药也。妇人妊娠六、七月而致损伤腹痛，以此探之，则伤者下，而不伤者安矣。

治崩中下血方。

黄芩为细末。每服一钱，烧称锤淬酒调下。凡崩中药，多是用止血及补血药，此治阳气乘阴，按：诸本无气字。前所谓天暑地热，经水沸溢者。

释义：黄芩气味苦寒，入手太阴、少阳。烧称锤，铁器也，入厥阴。酒性辛温而散，入足少阳、厥阴。此崩中下血，乃阳乘于阴也，故以苦寒之药为君。

治下血不止，或成五色崩漏方。

香附子春去皮毛，中断之，略炒为末。每服二钱，用清米饮调下。此方徐朝奉传。其内人有是疾，服遍药不效，后获此方，遂愈。须久服为佳。亦治产后腹痛，大是妇人仙药，常服和血调气。按：周本和作益。

释义：香附子气味辛微温，入足厥阴，能和气调血。清米饮送，使其缓行也。凡妇人崩漏下血，而至五色不止者，由乎气血不调。用此方则气得和，血自调

---

① 伤：原作阳，据《普济本事方》改。

矣。

治产后中风，口噤，牙关紧急，手足瘈疭。**愈风散**。

荆芥穗轻焙过一两，为细末。每服二钱，温酒调下。

释义：荆芥穗气味辛温，入足厥阴。温酒送药，引入经络。凡妇人产后或起居不慎，汗出太过，腠理开泄，风邪入之，则牙关紧急，手足瘈疭，不省人事。以此治之，辛温之味能开窍，能解表也。

《经验》、《产宝》皆有此方。陈选方中用举卿、古拜二味，盖切脚隐语以秘之也。此药委有奇效神圣之功。大抵产室但无风为佳，不可衣被帐褥太暖。太暖即汗出，汗出则腠理开，易于中风，便致昏冒。曾记有一妇人产后遮护太密，阁内生火，睡久及醒，则昏昏如醉，不省人事。其家惊惶。医用此药，佐以交加散，嘱云：服之必睡，睡中必左手搔头，觉必醒矣。果如其言。

交加散，治妇人荣卫不通，经脉不调，腹中撮痛。气多血小，结聚为瘕，及产后中风。按：周本无及字，中作冲。

生地黄五两，研取汁 生姜五两，研取汁

上交互用汁浸一夜，各炒黄，渍汁尽为度，末之。寻常腹痛，温酒调服三钱。产后尤不可阙。

释义：生地黄气味甘苦微寒，入手、足少阴、厥阴。生姜气味辛温，入手、足太阴。各捣汁，互相浸渍，炒黄，欲其气味之和也。此妇人产后中风，荣卫不通，经脉不调，欲结瘕痕者宜服之。用此二味，只取乎调气血耳。

治妇人诸般淋症。**虎杖散**。按：诸本俱无症虎杖散四字。

苦杖根，俗呼为杜牛膝。按：周本呼为作所谓，均见俗称之误。多取净洗，碎之。以一合，用水五盏，煎一盏，去渣，用麝香、乳香少许，研调下，温服。

释义：苦杖即虎杖，其根气味苦微温，入足厥阴。麝香气味辛温，入手、足少阴，能引入经络。乳香气味辛微温，入手、足少阴，能逐瘀浊。无论男女淋症，小溲疼痛，此药神效。盖下焦本属至阴之处，此方取通则不痛之意。

鄞县武尉耿梦得，其内人患砂石淋者十三年矣。每发按：诸本发皆作溺。痛楚不可忍。溺器中小便下砂石，剥剥有声，百方不效。偶得此方啜之，一夕而愈。目所见也。

半夏散。治产后晕绝。按：五字周本无。

半夏为末，如豆大许。以竹管吹入鼻中，立醒。

释义：半夏气味辛温，入足阳明。妇人产后，瘀浊内闭，致神识如绝。吹入鼻中而醒，以其辛能开窍也。

治产后出血太多，虚烦发渴。**蒲黄散**。

真蒲黄末二钱，米饮调下。渴燥甚，新汲水调下。

释义：蒲黄气味辛微温，入足厥阴。产后亡血过多，虚烦发渴，是孤阳上升。米饮调送，和其中也。新汲水调送，欲阳气之下行也。此药取其能去故生新以和阳耳。

治妊娠时气身大热，令子不落。**护胎方**。

伏龙肝为末，水调涂脐下二寸，干则易之，差即止。又方：取井泥涂心下，干则易。

释义：伏龙肝气味辛咸微温，入足厥阴。水调涂脐下二寸，以土和水，性乃凉也。妊娠患伤寒身大热，胎不安，以之护胎，则血静而安矣。井泥涂心下，亦此义也。

又方。

浮萍_干　川朴消　蛤粉　大黄_{切碎微炒}
板蓝根_{各一两。按：周本无板字}

上为末。水调，封脐上。安胎，解烦
热，极妙。

释义：浮萍气味辛寒，入手太阴、足
厥阴，能解风热。朴消气味咸苦寒，入
手、足太阳、阳明、厥阴。蛤粉气味咸
寒，入足少阴、厥阴。大黄气味苦寒，入
足阳明。蓝根气味苦甘寒，入足厥阴，能
解热毒。怀孕而患时热之病，胎动不安
者，得诸凉药以解其热，则血宁静而胎自
安矣。

妇人患头风者，十居其半，每发必掉
眩，如在舟车上。盖因血虚，肝有风邪袭
之耳。《素问》云：徇蒙招摇，目眩耳
聋，上虚下实，过在足少阳、厥阴，甚则
归肝，盖谓此也。予尝处此方以授人，比
他方药捷而效速。**芎羌散。**

川芎_{一两}　当归_{三分}　羌活　旋覆花
蔓荆子　细辛　石膏　藁本　荆芥穗
半夏曲_炒　防风　熟地黄　甘草_{各半两}

上为末。每服一钱，水一大盏，姜三
片，同煎至七分，去渣温服，不拘时候。

释义：川芎气味辛温，入足少阳、厥
阴。当归气味辛甘微温，入手少阴、足厥
阴。羌活气味辛甘平，入足太阳。旋覆花
气味咸温，入手太阴、阳明。蔓荆子气味
辛温，入足太阳。细辛气味辛温，入足少
阴、太阳。石膏气味辛寒，入足阳明。藁
本气味辛温，入足太阳。荆芥穗气气味辛
温，入足厥阴。半夏曲气味辛温，入足阳
明。防风气味辛甘温，入足太阳。熟地黄
气味甘苦微寒，入足少阴。甘草气味甘
平，入足太了阴，通行十二经络，能缓诸
药之性。妇人患头风者颇多，皆因血虚，
肝有风邪乘之。此方风药居多，辛温、辛
凉之味，恐升腾太过，故以地黄之甘苦微

寒，甘草之甘平和缓以调之，则经络不致
受伤，而肝家之风邪自熄耳。

妇人产后有三种疾。郁冒则多汗，多
汗则大便秘，故难于用药。唯麻子苏子
粥，最佳且稳。

紫苏子、大麻子二味各半合，净洗，
研极细，再用水再研取汁一盏，分二次煮
粥啜之。此粥不唯产后可服，大抵老人、
诸虚人风秘，皆得力。尝有一贵人，母年
八十四，忽尔腹满头疼，恶心，不下食。
召[1]医者数人议，皆供补脾、进食、治
风、清利头目药。数日，病愈甚，全不入
食。其家忧惧，恳予辨之，予谓之曰：药
皆误矣。此疾止是老人风秘，脏腑_{按：诸}
_{本止作正}壅滞，聚于膈中，则腹胀恶
心，不喜食。又上至于巅，则头痛，神不
清也。若得脏腑流畅，诸疾悉去矣。予令
作此粥，两啜而气泄，先下结屎如胡桃者
十余枚，后渐得通利，不用药而自愈。

释义：紫苏子气味辛温，入手太阴、
足厥阴，能降逆下气。大麻子气味辛甘平
而润，入手、足阳明，足太阴，能润肠
胃。凡产后妇人及老年人血液枯燥，风秘
便艰，皆用之有验。一取其降气，一取其
润肠。虽药味殊常，而功效甚捷也。

治妇人天癸已过期，经脉不匀，或
三、四月不行，或一月再至。腰腹疼痛。
《素问》云：七[2]损八益，谓女子七七数
尽，而经脉不依时者，血有余也，不可止
之。但令得依时，不腰痛为善，宜此**当归
散。**

当归　川芎　白芍药　黄芩_{各锉，炒，}
_{各一两}　白术_{半两}　山茱萸_{一两半}

上为细末。每服二钱，温酒调下。空
心食前，日三服。如冷，去黄芩，加桂一

---

① 召：原作占，诸本同。据《普济本事方》改。

② 七：原作十，诸本同，据《普济本事方》改。

两。

释义：当归气味辛甘微温，入手少阴、足厥阴。川芎气味辛温，入足少阳、厥阴。白芍药气味酸微寒，入足厥阴。黄芩气味苦寒，入手太阴、少阳。白术气味甘温微苦，入足太阴。山茱萸气味酸微温，入足厥阴。温酒调送，欲药性之入经络也。盖女子月经，或先期，或过期，皆由气血偏胜，惟调之使其和平为妥耳。

治妇人脏躁。**大枣汤**。

甘草三两　小麦一升　大枣十枚

上药㕮咀，以水六升，煮三升，去渣，温分三服。亦补脾气。乡里有一妇人，数欠伸，按：三字周本作数次，下同。无故悲泣不止。或谓之有祟，祈禳请祷备至，终不应。予忽忆《金匮》有一症云：妇人脏躁，悲伤欲哭，象如神灵所作，按：四字周本作神虚二字。数欠伸者，麦甘大枣汤。按：周本无麦甘二字。予急令治此药，尽剂而愈。古人识病制方，种种妙绝如此，试而后知。

释义：甘草气味甘平，入足太阴。小麦气味甘微寒，入手少阴、太阳。大枣气味甘平，入足太阴。妇人脏躁，悲伤欲哭，状如遇祟者，诸药无效，此方能治之。盖脾土为万物之母，中土不振则木来乘之。药虽三味，甘、枣独补脾，小麦独入心，以火为土之母也。火土有权，中宫有恃，病何自而来哉？

治妊娠热病，胎死腹中。**鹿屑汤**。

鹿角屑一两，水一碗，葱白五茎，豆豉半合，同煎至六分，去渣，温分二服。

释义：鹿角屑气味咸温，入足少阳、太阳，通督脉。葱白气味辛温，通而兼散，入足太阳、厥阴。豆豉气味苦寒，入手、足太阴、阳明。因妊娠患热病，致胎死腹中者，此方主之。大凡妇人怀孕，冲、任、督脉，气旺方能稳固。今因热病

而胎伤欲下之者，必通此冲、任、督脉而后能下也。

治妇人生产数日不下，及胞衣、死胎不下者方。

用蓖麻子七粒，去壳，研如泥，涂足心。才下，便急洗去。此崔元亮《海上方》，人但未知耳。政和中，一乡人之妻产二日不下。予令漫试之。一涂，俄顷便下，自后常用极验。

释义：蓖麻子气味苦辛温，入手、足阳明，最能入经络。凡妇人致胞衣不下者，及胎死不能下者，由乎经络不开也。此方只通阳明，以阳明能束筋骨而利机关，故效验之速耳。

小儿病方

凡候小儿脉，当以大指按三部。一息六、七至为平和。按：周本无七字。十至为发热。五至为内寒。按：诸本寒皆作胀。脉紧为风痫。沉缓为伤食。促、急为虚惊。弦、急为风气不和。沉细为冷。浮为风。大、小不匀为恶候，为鬼祟。浮、大、数为风、为热。伏、结为物聚。单细为疳劳，腹痛，多喘、呕。而脉洪者为有虫。沉而迟，按：诸本沉作浮，下歌中同。潮热者胃寒也，温之则愈。予尝作歌以记之。歌曰：少儿脉紧风痫候，沉、缓伤食多吐呕。弦、急因知气不和，急促虚惊神不守。冷则沉、细风则浮，牢、实大便应秘久。腹痛之候紧而弦，脉乱不治安可救。变蒸之时脉必变，不治自然无过谬。单细疳劳洪有虫，大、小不匀为恶候。脉沉而迟有潮热，此必胃寒来内寇。按：周本内作作。泻利浮、大不可医，仔细斟量宜审究。

凡婴儿未可脉方者，按：周本无方字。俗医多看虎口中纹颜色，与四肢冷热

验之，亦有可取。予又以二歌记之。《虎口色歌》曰：紫热红伤寒，按：诸本热皆作色。青惊白色疳。黑时因中恶，黄即困脾端。《四肢冷热症歌》曰：按：诸本无四肢二字。鼻冷定知是痘症，按：诸本痘症皆作疮疹。耳冷应知风热症。通身皆热是伤寒，上热下冷伤食病。若能以色脉参伍验之，所得亦过半矣。

治小儿一切惊肝、食积风痫之证。按：诸本肝皆作疳。**睡惊圆**。

使君子肉五拾个，烧存性。按：诸本俱无肉字　香墨枣大一块　金银箔各五片。按：诸本俱作各五分　腻粉二分。按：周本作二钱

上药先将使君子肉、墨二味，研细，次入金银箔，于乳钵内同研，次入腻粉并麝香少许，研令极细匀。稀糊圆如桐子大，阴干。每服一圆，薄荷汤磨下。一岁以下半圆。一名青金丹，极效。乡里有一士人家，货此药日得数千钱，按：周本千作十。已百余年矣。

释义：使君子肉气味甘温，入足太阴、阳明。香墨气味甘温，入足少阴、厥阴。金银箔气味辛平，入手太阴、足厥阴。腻粉气味甘寒，入足厥阴、阳明。麝香气味辛温，入手、足少阴、厥阴。薄荷汤送，引药入经络也。小儿惊肝食积风痫之症，皆由中宫气馁，以致肝风内动。此药能安土熄风，故用之良验也。

治小儿呕吐脉数有热。**麦门冬散**。

麦门冬　半夏曲　人参　茯苓各二钱　甘草一钱

上为细末。每服二钱，水一盏，姜三片，煎五分，去渣温服，日二、三服。

释义：麦门冬气味甘寒微苦，入手太阴、少阴。半夏曲气味辛微温，入足阳明。人参气味甘温，入足阳明。茯苓气味甘平淡渗，入足阳明，能引药达下。甘草气味甘平，入足阳明，通行十二经络，能

缓诸药之性。生姜气味辛温，入手、足太阴。凡小儿中虚呕吐，脉数有热，久延惟恐成惊，故以甘寒之药清其热，而以甘温缓中之药护其中，佐以辛温之达表。表里既和，病自减矣。

治小儿呕吐，脉迟、细有寒。**白术散**。

白术　人参各二钱。按：周本作各二钱五分　半夏曲二钱　茯苓　干姜　甘草各一钱

上为细末。每服二钱，水一盏，姜三片，枣一枚擘去核，煎至七分，去渣温服。日二、三服。一方无半夏曲，有木香、藿香。按：注十字，诸本俱无。

释义：白术气味甘温微苦，入足太阴。人参气味甘温，入足阳明。半夏曲气味辛微温，入足阳明。茯苓气味甘平淡渗，入足阳明。干姜气味辛温，入手、足太阴。甘草气味甘平，入足太阴。姜、枣之辛温甘，和荣卫。小儿夹寒呕吐，脉迟细者，恐延成慢惊，故必温养中宫，通调荣卫，则正气旺而呕吐除，病何由入乎？

治小儿久伤脾胃，腹胀。**调中圆**。

干姜　橘红　白术　茯苓　木香　缩砂仁　官桂　良姜各等分

上为细末，稀糊圆如麻子大。每服二十圆，加至三十圆，食后温水送下。

释义：干姜气味辛温，入手、足太阴。橘红气味苦辛微温，入手、足太阴。白术气味甘温微苦，入足太阴。茯苓气味甘平淡渗，入足阳明。木香气味辛温，入足太阴。砂仁气味辛温，入足太阴、少阴。官桂气味辛甘温，入足厥阴。良姜气味辛温，入足厥阴。小儿脾胃久伤，肚腹膨胀，由乎脾阳之气失职，故调中之药多佐以辛温之味，则脾阳苏而病减矣。

治小儿疳瘦，泻白水，腹膨胀。**苟朴圆**。按：自此至扁银圆四方，周本及旧抄本皆缺。

芎䓖　厚朴各一两　白术半两

上为细末，炼蜜圆如小豆子大。每服一圆，米饮化下。小儿三岁以下，只可服半圆。

释义：芎䓖气味辛温，入足少阳、厥阴。厚朴气味辛温，入足太阴、阳明。白术气味甘温微苦，入足太阴。小儿疳蚀，泻白水，腹膨胀，因脾伤不主流行，滞浊窈踞中焦而为积聚。故以辛温疏其滞，以甘温补其虚，并藉辛温以升举其下陷之阳，则泻止胀消，何疳瘦之足忧。

治小儿吐泻，大便酸臭。**消积圆**。此由小儿啼哭未尽以乳与之，传积不化。按：注十六字，坊本无。

丁香九粒，去油。按：坊本无去油二字　缩砂仁十三粒　巴豆二粒，去皮、膜、心、油净　乌梅肉二个

上为细末，面糊圆如黍米大。三岁以上三、五圆；三岁以下二、三圆。温水下，不拘时候，米饮下亦得。

释义：丁香气味辛温，入足阳明、太阴。砂仁气味辛温，入足少阴、太阴。巴豆气味辛温，入足太阴、阳明。乌梅肉气味酸平，入足厥阴。此小儿吐泻酸臭，由乎脾胃积聚不消，乾健之阳失司。故以辛温理阳疏滞，又恐肝木犯土，而以酸泄佐之，则中宫阳气得苏，自然向安矣。

治小儿小便不通。**捻头散**。

延胡索　川苦楝子各等分

上为细末。每服半钱或一钱。捻头汤调下，量儿大小与之，食前服。捻头汤，即沸汤中点滴油数点是。按：十三字字坊本无。

释义：延胡索气味辛温，入足厥阴。川苦楝子气味甘寒，入手、足厥阴。此苦辛泄降之方也。凡小儿小便不通，亦是厥阴为病。肝不疏泄，故必用疏肝之法。

治小儿急慢惊风，积痫。**扁银圆**。

青黛三钱　水银一皂角大①同黑铅炒，结成砂子。按：坊本皂角下有大字　寒食面　黄明胶各二钱，炒焦，研细　轻粉豆大许一块，炒　雄黄　粉霜②　朱砂各一两　脑　麝少许　巴豆二十一粒，去油

上药研细，滴水为圆如麻子大。捏扁，曝干，磁盒盛之。小儿一岁一圆。随意加减，煎枣子汤送下，不得化破。

释义：青黛气味苦辛微寒，入足厥阴。水银气味辛寒，能行九窍，能伏五金为泥。寒食面气味甘平，入足阳明。黄明胶气味咸温，入足太阴、厥阴。轻粉气味辛寒，入足厥阴。雄黄气味苦辛甘微温，入足厥阴。粉霜气味酸辛寒，入足厥阴。朱砂气味苦温，入手少阴。脑、麝气味辛温，入手、足少阴。巴豆气味辛温，入足太阴、阳明。枣子汤送，缓药性也。此方治小儿急慢惊风，积痫之疴，虽然屡有效验，但内多金石之品，司是术者，宜细心斟酌焉。

大凡急惊宜凉泻，慢惊宜温补。此一定法，人皆知之矣。惟慢脾风，因吐泻，脾胃受风为难治，亦难得合式之药。按：七字，周本作难得药。近世多用生附子及青洲白圆子、金液丹合用之，如醒脾圆，皆要药也。

治小儿慢脾风，因吐利后虚困昏睡，欲生风痫。**醒脾圆**。

厚朴　白术　舶上硫黄　天麻各半两　全蝎　防风　人参　官桂各一分

上为细末，酒浸，蒸饼和圆如鸡头大。每服一圆。槌研，温米饮送下。

释义：厚朴气味辛温，入足太阴、阳明。白术气味甘温微苦，入足太阴。舶上

① 一皂角大：大原脱，据《普济本事方》补。

② 粉霜：又名白雪、水银霜、白粉霜，为轻粉之精制品。辛温有毒，有攻毒、利水、通便之功。

硫黄气味辛大热，入命门。天麻气味辛平，入足阳明、厥阴，能熄肝风。全蝎气味甘平，入足厥阴。防风气味辛甘微温，入足太阳。人参气味甘温，入足阳明。官桂气味辛甘温，入足厥阴。酒浸、蒸饼和丸，温米饮送，欲药性之入里，兼以和中也。小儿慢脾风症，因吐利后神倦，如昏睡欲生风痫者，皆脾土虚弱，中宫受困，致肝木乘虚侵克。故专以辛甘温之药培其土，佐以辛散熄其风，则中土既旺，肝木退位，风痫何自而生耶？

又方。

全蝎二个，青薄荷叶包煨。按：诸本二俱作一　白术指面大二块　麻黄长五寸，十个，去节

上为细末。二岁以下服一字。三岁以上服半钱。薄荷汤调下。量儿大小加减服。

释义：全蝎气味甘平，入足厥阴。白术气味甘温微苦，入足太阴。麻黄气味辛温，入足太阳。薄荷汤送药，亦是升阳之意。慢脾风因吐利后脾阳下陷，非风药不能升其阳，非守中不能扶其正，故专用甘温、辛温之品。

治脾风多困。**人参散。**

人参　冬瓜仁各半两　天南星一两。切片，用姜汁、浆水制存性。按：周本制作煮

上为细末。每服一钱，水半盏，煎二、三分，温服。

释义：人参气味甘温，入足阳明。冬瓜仁气味甘微寒，入手太阳，手、足阳明。天南星气味辛温，入手、足太阴。小儿神识昏倦多困，脾虚风动，欲成慢惊。故以甘温护其中，甘寒辛温泄其风，则正

气旺而神识安矣。

治小儿胎虚气弱，吐利生风，昏困嗜卧，或潮热如惊搐。按：如惊二字，周本作发字。**蝎梢圆。**

全蝎微炒　白附子煨制，各半两　通明硫黄一两　半夏一两，切片，姜汁制，焙干

上为细末，姜汁圆如麻子大。每服三十粒，荆芥汤下。更看儿之大小加减服。

释义：全蝎气味甘平，入足厥阴。白附子气味辛甘大温，入足阳明。硫黄气味辛大热，入命门。半夏气味辛温，入足阳明。姜汁和丸，取其辛温能通神明。荆芥汤送，亦以泄风也。小儿胎虚气弱，吐利生风，昏困嗜卧，微热如惊搐者，用之颇验。然太刚猛，亦宜细心斟酌为妥。

治小儿拗哭。**龙齿散。**按：周本齿作脑。

龙齿按：周本作龙脑，注齿亦可　蝉壳钓藤有钩子者　羌活　茯苓　人参各等分

上为细末。每服一大钱，水一大盏，煎至六分，去渣，温热服，不拘时候。按：七字，周本作温服，喜热热服。

释义：龙齿气味凉涩，入足厥阴。蝉壳气味甘咸寒，入足少阳、厥阴。钓藤气味甘微寒，入足厥阴。羌活气味辛甘平，入足太阳。茯苓气味甘平淡渗，入足阳明。人参气味甘温，入足阳明。小儿无故拗哭，亦因肝风内动，脾胃不和所致。故以风药泄其风。而以镇补之药护其中也。

类证普济本事方卷第十终
五世孙榕、栎校字

后　序

　　上《本事方释义》十卷，先曾祖香岩府君所著也。府君精于医，于医家书多所发明。单辞只义，门弟子互相传录。而是书成于乾隆十年，方谋付梓，遽以明春谢世，遂不果，书亦散佚。迨嘉庆八年，已五十余年矣。从弟钧，偶检遗书，获见残帙，则序文及补传裒①然存焉，顾以不见全书为憾。因念吴中必有藏弆②其副本者，既闻城南顾西畴先生家有其书，先生亦淑府君之教而以医著名者。会从弟亡，而先生亦卒，因循至今。侄潮暨从侄滋，始因先生及门刘子景黄，从先生之孙大田假归钞录焉，但其所据本，与坊刻迥异。因复从黄尧圃孝廉假得宋椠残本，及他本参较同异，于是决然知是书之善，而坊刻为不足据也。昔归愚沈宗伯为府君作传，称其于医，不执成见，而是书独墨守古人陈言，为之句比字栉，比于唐人疏经不参异议，则岂非欲变化于成法之外，必神明于成法之中哉。恭阅钦定《四库全书简明目录》，称是书属词简雅，多入微之论，俗医不能甚解，故罕传习。然则今之操是术者，不深微之是究，而徒沿习夫浅近之言，宜其师心自用，以性命为尝试，而不自知其误也，令得是书而朝夕寻览，即所释之义，以求古人配合之妙，损益之精，将见数十年中，必有名世之医与学士并驱者。是则小子刊书之意，盖不独表扬先德，为一家私也。

嘉庆十有八年岁次癸酉夏五月曾孙钟谨识

---

① 裒（póu）：聚集。
② 弆（ju 举）：收藏。

叶氏医案存真

叶　桂　　　方案
叶万青　　　原校

叶　序

　　先高祖《临症指南》一书，为锡山华君岫云所刻，书成于乾隆丙戌，风行海内。余成童时，涉猎及之，不能识也，后检故纸，得家藏方案一册，鲁鱼亥豕，所在多有谬误，此必《指南》选刊所遗者，亦整置未暇究。近年留心斯道，因发箧①读之，然后知先哲之所以享重名者，久而弥光。盖自有在嘉庆丙子，获见天元医案于研六斋周谢庵姨丈家，精光腾跃，叹为希世之宝。道光辛卯，于城东陈顺庵家复见方案摘录百十条，简洁高妙，洵为门诊之精华，又不胜遗珠②之叹。因思华君非同里，又素不业医，能以数年采辑之勤，沾丐③后人，厥功甚伟。余为裔孙，独珍手泽而不公诸当世，华君有知，其谓我何？但《指南》类症分编，余则一无去取，亦不分门别类，自愧识浅，不敢妄为选择，姑还旧观，且自来医家临证虽多，岂能尽备，而兹又篇帙无多乎？其天元医案中，载马元仪先生案颇多，皆神妙，与先祖方案如骖之靳④，另附于后，自为一卷，而祁正明、王晋三两先生之案亦附焉。世有好学深思者，或再搜来选刻，则其功当不在华君下矣，其拭目以俟之。

道光十二年岁在壬辰四月元孙万青谨序

---

① 发箧：发，展开。箧 qiè，小箱子。发箧，即：展开装书的小箱子。
② 遗珠：语出《庄子·天地》："黄帝游乎赤水之北，登乎昆仑之丘，而南望还归，遗其玄珠"，后世用以比喻未被擢用的贤才。
③ 沾丐：同"沾溉"，谓使人受益。
④ 骖之靳：语出《左传·定九年》："吾从子如骖之靳"，后世称先后相随为"骖靳"。

石　叙

　　昔者窃闻之，孙真人以神针疗龙神之疾，神龙感之，赠以禁方三十，孙因著《千金方》三十卷，每卷中杂一龙宫方，今人亦不能一一指出，何方为龙宫所授。惟相传六味丸，即禁方之一。试以此方论之，山药之甘，地黄之苦，丹皮之辛，萸肉之酸，泽泻之咸，五味具备，又以茯苓之淡，调和之，俾五脏六腑均受其益，此其运用之妙，诚不可思议哉。由是知医者之有方，犹匠者之有斧斤、绳墨，非是无以成其事也。吾乡叶天士先生，生在康熙初，没于乾隆十年，工长桑之术，身历三朝，名闻九域，夫人而知之矣。其谢世已九十余年，至今谈方术者，必举其姓字，以为仲景、元化一流人也。其生平所制方，有萃录成编者，其元孙纳人等，校而授梓，问叙于予。夫人祖宗，一言一行，无非彝训①所存，凡为子孙者，必多方表章②之，以寄其数典不忘之志，况方书为活人要术，可以调元赞化③，而消斯民夭札④、厉疾之灾者乎！即如龙宫禁方，非孙氏传之，世人又乌从而知之？谚云：施药不如施方。讷人晜⑤弟斯刻，不特表扬先泽，亦有合乎昔贤善与人同之义，又可缓乎哉？是为叙。

　　　　　　　　　　　　　　　　　　道光丙申七月旧史氏石韫玉撰

---

① 彝训：语出《书·酒诰》："聪听祖考之彝训"，指尊者或长者对后辈训诲的话语。
② 表章：亦作表彰，即表扬、显扬。
③ 调元赞化：调和阴阳，辅佐变化。
④ 夭札：因疾病而早死。
⑤ 晜：第五代孙。

胡　叙

　　精气神为人身之至宝，医能保人所宝，则医书真宝书也。轩岐而下，惟仲景称圣，为制方之祖。嗣后英贤辈出，各抒心得，立法以启后人，方书充栋。后之用法者，能得古人法中之意，而不泥于法，则因病定方，不执方以治病可也。所难者在认症耳！昔嘉言喻氏谓，医不难于用药，而难于认症，故先议病后议药。丹溪朱氏著《脉因证治》一书，亦以认症为先，施治为后。若但执某方治某病，而至于何脉何因何症，辨之不真，焉能用之无误？寒热虚实，疑似甚多，见病治病，十无一效，曷①足怪哉？吴中精于医者，代不乏人，自叶香岩先生，治称神术，百余年来，无有继其传者。惜其生平济人，事殷②无暇，著述如《临证指南》一书，为门人所采辑，久已风行海内。今复见《医案存真》三卷，系其哲嗣③讷人先生汇集家藏方案成编。观其施治之妙，实由辨症之的。其不惑于症之疑似，治不违于法，而又不泥于法者，苟非根柢④《内经》，博涉诸家，其乌能洞彻阴阳标本，随症立方，神明于规矩若是哉？至马、祁、王三家医案，各抒精义，制方附刊于后，亦足资后人采择。此书诚可宝也！书既成，先生济世之业，与其哲嗣济世之心并传不朽，而流泽孔长⑤矣，是为序。

道光丙申秋九月吴郡胡国英识

---

① 曷：何。
② 事殷：殷，众多。事殷，指工作繁忙。
③ 哲嗣：哲，聪明。哲嗣，是对别人后代的敬称。
④ 根柢：根源。根柢，本义为草木之根。柢，亦"根"之义。
⑤ 流泽孔长：孔，深也。流泽孔长，即：恩泽流传，深远而长久。

凡　　例

一、医案皆系叶氏真本，非若《临证指南》，间有杂凑及门方案，转令鱼目混珠。

一、方案不分门类，仍沿昔日抄本之旧，阅者当分别观之。

一、古人用药，本无一定分两，随症轻重用之，方中有载入分两者，亦仍其旧。

一、用药有用别名者，如申姜之类，申姜疑即猴姜，不敢妄易，以俟博雅参考。

一、载某府、某人及年岁大小，系当时门诊及门所录，今悉照原本刊刻。

一、研六斋藏本，后有马元仪方案，及祁正明、王晋三数案，不敢没美，附刊于后。

一、医案抄本，向有圈点，今不刻圈点者，读其文知其义，明眼人自能辨之。

一、家藏复有女科数卷，现在编校未成，容俟续出。

叶氏医案存真卷一

元孙 万青校刊

通下下通，脘中仍结，上下格拒者，乃上热下寒。古人用麻沸汤煮凉药以解上，浓煎温补以治下，使阳气不脱，郁热自罢，今仿之。

黄芩 小川连 枳实

上三味入滚水中煮五十沸即滤。

人参 淡附子 干姜

上三味煎浓汁一杯和入前药服。

疝攻上触，必倾囊呕物，此胃中得食气壅，肝邪无以泄越，得吐而解，盖木郁达之也。此番病发，原自怒起，其为肝厥何疑。

炒黑川椒 炒小茴香 川楝子 橘核 青皮汁 青木香

虚损心热，腭干，咳嗽，失血。此天气令降，身中龙相反升，下焦真气不得收纳故也。惟宁神静坐，斯天君不动，自得阴上承，阳下降，地天交而成泰①矣。

紫胡桃肉 坎气② 糯稻根须 北五味子 白蜜

今年七月，秋暑未除，初病头痛身热，是暑由上窍伤及清阳，医药当辛凉取气，同气相求。中上之轻邪自散，无如辛温、苦寒、清滋之类杂然并投。水谷内蒸，氤氲不解③，见症仍在身半以上，躯壳之间，非关脏腑大病，第④能蔬食十日，可解上焦之郁。

川芎 薄荷 荆芥炭 炒白芷 蔓荆子

菊花蒂 元茶三钱

煎汤代水。

精伤痿躄，尻髀䯊胫，皆如槁木，不知冷热，粪黑肠枯。用润剂通阴中之阳，病人自觉热从内起，略有活动，但系沉痼之病，未许其能却疾也。

鹿茸 当归 枸杞子 熟地 虎骨胶 舶茴香 沙蒺藜 牛膝

脉涩小数，质弱，平昔喜饮。酒性先入肝胆，故易生嗔怒，且涂次侍亲⑤，烦劳郁热，自情怀而升。病属郁劳，惟怡悦为上，用药不易奏功。

桑叶 川贝母 粉丹皮 山栀壳 天花粉 蜜炒广皮

胃主纳，脾主运。能食不化，泄泻，治在太阴脾脏。此脏为柔脏，阳动则能运，凡阴药取味皆静，归、地之属，反助病矣。

淡附子 淡干姜 生益智 生砂仁 人参 茯苓

脉弦，舌白，吐涎，食入膈上即涌

---

① 泰：卦名，乾上坤下，其象为天地交通。此处指心肾交通，健康正常。

② 坎气：脐带。

③ 氤氲不解：正邪相混，病邪不解。氤氲，本意指气或光混和动荡的状态，此引申为用药不当，邪气不散，与正气相混。

④ 第：但，且。

⑤ 涂次侍亲：旅途停留，侍候亲人，此言过于辛劳。古"途"，作涂。次，指旅途或行军途中停留。

出。自述由动怒得之，春病至霜降不愈，心中反痛。以肝病犯胃治法。

金铃子　延胡索　良姜　茯苓　炒半夏　砂仁壳

形壮色白，气虚有痰，痰阻经络，气血不通，经事三年不来。古人治此，必以调气为先，盖气为血帅也。见病治病，终亦无神。

生台术　茯苓块　香附　砂仁　蒺藜　制半夏

淡水熬膏，临好以文火炖收，清晨开水调服。

孕育已十一胎，未到七七，天癸已绝，八脉不司约束，脊腰痠痛，足跗骨中麻痹，间有带淋畏热。此属阴虚。虎潜法治之。

熟地　龟板　虎骨胶　知母　当归　白芍　黄柏　牛膝

虚损，真阴内涸。当戊己君火主令，立夏小满，阳气交并于上，喉舌肿腐，是阴不上承，熏蒸腻涎。吐咯不清，皆五液之变，由司气感及躯质而然。检古方，以仲景少阴咽痛例，用猪肤汤。

用白虎法，渴烦少减，略饥，必形神软倦，津液既遭热迫，阳明脉络自怯。当以清燥法，清气热以涵液。

人参　麦冬　知母　石膏　生地　阿胶　甘草

三日疟，是邪干阴经，表散和解，不能去病，询知不慎口腹。食物之气，亦能助邪，宜先理脾胃而廓清之。

桂枝木　生鳖甲　乌梅肉　常山　广皮　知母　草果　淡黄芩

心悸如饥，头晕肢麻，此乃内起肝风。汗多淋漓，气弱阳泄。近日肌浮腹大，木传土也。仿丹溪养金制木，使脾少贼邪之害。

阿胶　天冬　生白芍　细生地　麦冬

明天麻　菊花炭

痘后四肢疡毒，延绵日久，聚集环跳膝跗，以致不能行走，乃沉疴难愈之疾。据述筋粗强硬，不司舒展。《内经·病能篇》筋纵筋弛，分寒湿、湿热之异。但痘浆未化之毒，混处血脉络间两年之久，攻之决不应病。夫四肢血少气多，初患当取阳明，今已流入阴分，遇风冷辄痛，温通逐邪，理亦可通。然男子未通精之岁，必以生阴为要务。调理方法，宗钱仲阳麋茸六味，壮阴通阳，可以常进。

麋茸　大熟地　红花　当归　枸杞子　杜仲粉　虎胫骨　牛膝

二十日来，以甘温、益气、养阴，治脾营胃卫后天，渐得知饥纳食。思疟、痢致伤下焦，奇经八脉皆损，是以倏起寒热，背部畏冷，遇风必嗽痰。阳维脉无以维持护卫，卫疏则汗泄矣。从虚损门治。

人参　鹿角霜　沙蒺藜　补骨脂　茯神　枸杞炭　鹿茸　当归身

少腹瘕聚，从左上升，每月事将至，经络腹胁先痛。自述嗔怒病加，病在肝俞血海。由气逆血滞，故年逾三旬，未得孕育，下焦时冷。治当理气血以调经，若缕治病样①，未免太拙。

当归　川芎　木香　麝香　香附　桃仁　楂肉　葱白　延胡索　吴茱萸　川楝子　小茴香　韭白

水泛为丸，益母草汤送。

悲忧哭泣致病，不饥欲呕，病属郁症。治当条达肝胃，第胃为阳土，肝寄相火，虽结瘕气，燥热未宜。

制半夏　白茯苓　炒丹皮　炒神曲　吴茱萸　夏枯草　黑山栀　川连

因嗔怒心胸痞胀三年，左胁下坚凝有形，偶触劳忿，则寒热无汗。此属郁痹气

---

① 缕治病样：局限于对症状的治疗。

血，延成肥气①。治当宣通营卫，流行脉络，佐入攻坚，俾寒热得止再议。

炒柴胡　生香附　半夏曲　丹皮　桃仁　青皮　姜汁炒栀仁　生牡蛎

临服入鳖血五匙。

行走多动阳，酒湿多变热，热气上升，犯冒清窍，头蒙聤胀②，衄血成流，上腭腐疡，久必漏卮③。世俗通套，每用犀角地黄，然酒性先入胆，次及胃。酒客性恶甜腻，从苦降定议，以苦能却湿也。

桑叶　苦丁茶④　连翘心　荷叶边丹皮　射干

疟伤真阴，七八年来每交春季，即脊背肩胛胀痛，入夏更甚，冬寒乃瘥。凡春夏之时，天地大气发泄，至秋冬方始敛藏。脏真既少，升泄病来。督脉行身之背，自阴而及于阳，但内伤不复，未易见功，惟养静断欲，用药可希渐效。

鹿角霜　鹿角胶　熟地炭　菟丝饼青盐　柏子仁

暑湿乃夏秋时令之病，其邪先着气分，氤氲蒙昧，有形无质，医投攻夺，乃有形治法。气伤阳损，至今肢冷溏泄，何一非阳微肿胀之征？此宜温补下中，莫治眼前。

人参　白术　木瓜　淡附子　益智仁炒广皮　厚朴

高年少腹气冲脘下，心肋时痛，舌底流涎，得甜味或静卧少瘥，知饥不食，大小便日窒，此皆阴液内枯，阳气结闭。喻西昌⑤有滋液救焚之议，然衰老关格病，苟延岁月而已，医药仅堪图幸。

大麻仁　柏子仁　枸杞子　肉苁蓉紫石英　炒牛膝

三阴疟，是阴分伏邪。汗之、清之不解，但与腻滞补药，邪无出路，遂致吐衄，寒自背起，督脉应乎太阳。

川桂枝　熟半夏　炒白芍　炒黑蜀漆

生牡蛎

淮海水咸土潮，水土异气，自口鼻受入，必聚募原，湿邪久郁化热，阳明络损血溢，咳嗽，视目黄面亮，显然湿热变痰。况病已数年，若是阴虚，必不能延久至今也。从湿热例治。

杏仁　厚朴　米仁　赤茯苓　块滑石绵茵陈

淋属肝胆，而酒性湿热之气，肝胆先受，淬汁次及肠胃。湿甚热郁，溺窍气阻，茎管窄隘。久病积热愈深，不受温补，当忌酒肉厚味。分利虽投，不能却病。从经义苦味法湿，参以解毒。

料豆皮　牡丹皮　黑山栀　芦荟　龙胆草　真青黛　金银花　胡黄连

阴虚汗泄精遗，理应固摄。但先哲涩固之药，必佐通滑以引导涩味，医知斯理者鲜矣。

熟地　萸肉　杜芡实　五味子　龙骨远志　茯神

用猪脊髓、金樱子膏捣和为丸。

幼稚惊痫，至十三岁患发，每发必于子夜阳动之时。想阴未充溢，肝风乘阳，冒乱神识，痰涎上涌，治痰清火无效。盖肝为肾子，木中阴火燔灼肾液，皆为上泛矣。女子天癸得来，斯病当有愈期。

大熟地　怀山药　当归身　茯苓块

---

① 肥气：古病名，属癥瘕的一种。其表现为左胁下状如覆杯，有足似龟。参见《灵枢·邪气脏腑病形》及《难经·五十六难》。原脱"肥"字，据光绪本补。

② 聤胀：耳出恶水，即脓耳。

③ 漏卮：渗漏的酒器，此喻阴血耗损，难以补充。卮，酒杯。

④ 苦丁茶：其品种复杂，江浙一带所产用者，主要为冬青科植物枸骨的叶。

⑤ 喻西昌：即喻嘉言。喻氏名昌，字嘉言，晚号西昌老人。新建（今江西南昌）人。清初著名医家。著有《尚论篇》、《医门法律》、《寓意草》等书。

山萸肉　紫石英　丹皮　泽泻　河车胶

便浊、精浊两者迥殊。据述素有梦遗，浊发遗止，则知精浊矣。分清饮、八正散治浊套药，与此无涉，当固补下焦，不必分利。

熟地　远志　沙蒺藜　线鱼胶　山萸肉　覆盆子　菟丝饼　生龙骨　茯苓块

臭秽触入，游行中道，募原先受，分布三焦上下。头胀，脘闷，洞泄。以芳香逐秽法。

藿香梗　生香附　茯苓皮　白豆蔻　飞滑石　炒厚朴　新会皮①

食下脘中噎阻，背胁气逆而痛，脉右寸独大。据述由嗔怒致病，当与清金制木，形瘦津少，勿用破气燥血。

枇杷叶　桔梗　紫降香汁　川贝　苏子　生香附汁

凡忧愁思虑之内伤不足，必先上损心肺。心主营，肺主卫，二气既亏，不耐烦劳，易于受邪。惟养正则邪自除，无麻、桂大劫散之理，故内伤必取法乎东垣。今血止脉软，形倦不食，仍呛咳不已，痰若粘涎，皆土败金枯之象，急与甘缓补法。

生黄芪　炒白芍　炙草　饴糖　南枣

著左卧即咳甚，是脏阴血液伤极。用益气甘药者，缘有形生于无形耳。

人参　黄芪　当归　白芍　南枣　炙草

寒热因经水不来而甚，此《内经》谓二阳之病发心脾。女子不月，肌肉日瘦，腹有动气，即风消息贲②矣。内损成劳，非通经逐瘀所能愈也。

柏子仁　归身　白芍　桂枝　桂圆肉　生黄芪

今年二三月，久雨阴晦，入山行走，必有瘴气湿邪著于脾胃，腹中胀闭，溏泻夹积，溺赤不爽，目眦肌肉悉黄。夫湿为阴邪，郁久必热，热自湿中而出，当以湿

为本治。

生茅术　炒厚朴　猪苓　草豆蔻　新会皮　绵茵陈　泽泻　茯苓皮

木香汁磨入。

精血五液衰夺，阳化内风，上巅则眩晕欲厥，乘络则四末瘀痹。老年有此，断非攻邪可却。古方侯氏黑散，取乎培实孔窍者缘此。

熟地　杞子　藕汁　河车胶　紫石英　甘菊炭　茯苓　人乳粉

熬膏不③用蜜。

色苍肉瘦，形象尖长，木火之质，阴液最难充旺，春间咳嗽，虽系风温外邪，但既属阴亏，冬藏先已不固，因咳逆震动，浮阳上冒，清空自阻。用药宜取沉静质重，填阴镇阳方是，阅方辛气居半，与磁石相阻，苁蓉阴中之阳，亦非收摄，不效宜矣。

大熟地　灵磁石　萸肉　五味子　牡丹皮　云茯苓　阿胶　怀山药　泽泻　龟板

东垣谓：疟痢皆令脾伤，以为寒为热之邪，由四末蒸犯中焦也。盖头形象天，清阳不旷④，故面目诸窍不和，形寒汗泄，将来浮肿腹大，已了然在目矣。

人参　茯苓　熟附子　淡干姜　厚朴　泽泻

脉弦缓，面目肌肤皆黄，舌白滑腻，胸脘膈间胀闭，病名湿温。由濒海潮湿，气入口鼻至募原，分布三焦，此为外因。

---

① 新会皮：橘皮和柑皮的异名。因产于浙江新会，故名此。

② 风消息贲：古病名。"风消"为热极生风，津液消竭。"息贲"为肺气积于胁下，喘息上贲。见《素问·阴阳别论》。

③ 不：诸本均作"下"，原本义长。

④ 清阳不旷：清阳不以能广泛布散。旷，开朗，辽阔。

仍食水谷腥物，与外入秽浊之邪，两相交混，湿甚热郁，三焦隧道气血不通，遂变黄色。发汗不愈者，湿家本有汗也。清热消导不愈者，热从湿中而起，湿不去则热不除也。夫湿邪无形质，攻滞乃有形治法，其不效宜矣[①]。昔河间治湿热，必取乎苦辛气寒。盖苦降以逐湿，辛香以祛秽，寒取乎气，借气行不闭寒于内也。当世医者，混以伤寒表里为治，殊不知秽湿气入口鼻，游走三焦，不与伤寒同治。

绵茵陈　白豆蔻　厚朴　川通草　广皮白炒　茯苓皮　半夏曲　块滑石

湿浊内蒸，瘀热发黄，三焦壅遏，浊气迷漫，又非有形质滞。此辛香逐秽，宣通是一定法。日期既多，恐浊闭神昏，另以银花汤，化至宝丹二粒。

绵茵陈　白豆蔻　茯苓皮　厚朴　草果　滑石　杏仁　木通　鲜菖蒲根汁
复诊

绵茵陈　厚朴　江枳实　草果仁　细木通　黑山栀　云茯苓　黄柏

痰滞得秽浊胶结，湿中热起，蒸变发黄，脘中痞闷，病在气分。两进消导理气，面目黄色略减，而痞结如故，议与治疸疏滞，兼以苏合香丸逐秽为法。

茵陈　草果仁　枳实　厚朴　广皮　木通

暮服苏合香丸，一丸三服。
复诊

生白术　茯苓块　茵陈　猪苓　厚朴　滑石　泽泻

稚年泻血，是饮食不调，热蒸于络，为肠胃之病。肛痔亦由湿热内蒸而致，热甚则阴液不充，风热上升，故干呛。法当与甘寒之剂，俾金水同出一源，况肺热必移大肠，肾开窍于二阴也。

鲜生地　地骨皮　麦门冬　金银花　稽豆皮　肥知母

下利皆令伤阴，值冲年[②]，情念正萌，遂患梦遗，劳烦饥馁更甚，以精血有形，必从水谷入胃，资其生长也。诊脉数，面亮，茎举则精出，溺后亦淋沥，是阴虚精窍不固，因阳气下坠所致，议固下阴以和阳。

熟地　旱莲草　生龙骨　怀山药　杜芡实　萸肉　云茯苓　莲蕊须　金樱子膏
炼蜜为丸。

疟后耳窍流脓，是窍闭失聪，留邪与气血混为扭结，七八年之久。清散不能速效，当忌荤酒浊味，卧时服茶调散一钱，患耳中以甘遂削尖，插入，口内衔甘草半寸许。两年前晨泄，食入呕吐，此非有年[③]体质之脾肾虚泻，可以二神、四神治也。盖幼冲阳虚，百中仅一耳。今泄泻仍然寒热，咳嗽失血，天癸不来，脉得弦数，形色消夺，全是冲年阴不生长，劳怯大著。无见病治病之理，保其胃口，以冀经通，务以情怀开爽为要，勿恃医药却病。

熟地炭　炒当归　炙甘草　炒白芍
淡黄芩　乌梅肉　黑楂肉

脉细，右濡左数。少年形瘦肌槁，遗泄，是知识太早，致精血难充，脐左动气，食减易饥，阴伤于下，渐延中宫。沉阴恐妨胃，刚补虑劫阴。男子精伤补阴，参入柔剂温药，取坎中寅阳之意。

鹿角霜　龟腹板　白茯苓　枸杞子
柏子仁　炙甘草　沙蒺藜　炒黑远志

胁痛，咳则更甚，渐次腹大坚满，倚左，不能卧右，此闪气致闭。便溏溺利，已非腑实，乃络病也。

桂枝木　炒厚朴　新绛屑　生牡蛎

---

① 不效宜矣：当然无效。宜，当然，无怪。
② 冲年：年龄幼小，此言年龄不大的青年。
③ 有年：多年。

旋覆花　青葱管　生香附　鸡内金

三疟留热，伏于厥阴络中，左胁瘕聚有形，是为疟母。寐则惊惕，若见鬼神。夫肝为藏魂、藏血之乡，热邪内灼，藏聚失司，非攻补可疗，议清解血中之结以祛热。

大生地　柏子仁　炒丹皮　生鳖甲　生牡蛎　郁李仁　炒桃仁

脉数，左促右小，咳嗽已一年，喉痒火升食减，经水仍来，从未生育。凡女人以肝为先天，肝阴不充，相火上燔莫制，嗽久痰带红丝，皆劳怯势成，日见消烁，清肺凉药不效，根本先亏也。急养肝肾之阴，不失延久之计。

乌骨鸡　大熟地　麦门冬　炒白芍　清阿胶　当归身　川贝母　炙甘草　地骨皮　北沙参　白茯苓　焦黄柏

鸡去毛、肠、头、足、翅，入药在肚内，酒煮烂，去骨，用其药肉，捣晒重磨，余汁打糊丸。

遗泄有梦属心，无梦属肾。据述气火下溜，即如溺出之状，茎管中痛，热气上冲咽喉，巅顶掀胀，语言皆怯。此任脉不摄，冲脉气逆。

治法：引之导之，摄以固之，现在便溏食少，勿投沉阴腻滞之药。

砂仁炒熟地　炒黑远志肉　炒莲须　元武板　白龙骨　锁阳　茯苓　杜芡实

以金樱子熬膏为丸。

形劳悒郁之伤，脉得左部弦劲，肝血胆汁已少，目翳红赤。治以凉肝滋液。

稆豆皮　菊花炭　谷精草　淡天冬　枸杞子　生地

牙宣春发，继以喘促，乃肾虚不能纳气归元。戌亥阴火，寅卯阳动，其患更剧。阅古人书，急则用黑锡丹、养正丹之属，平时以温暖下元方法。

人参　熟地　五味子　胡桃肉　熟附子　舶茴香

独粪后血未已，是为远血，宗仲景《金匮》例，用黄土汤。

黄土　生地　奎白芍　人参　清阿胶　川黄柏　归身　泡淡附子

病始足胫，乃自下焦肝肾起病，其形不肿，则非六气湿邪，当从内损门痿躄推求。茰、地滋滞，久服胃伤，食减呕逆，皆因浊味滞气而然。经年不复，损者愈损，脏真不能充沛，奇经八脉不司其用。经云：冲脉为病，男子内结七疝，女子带下瘕聚。夫冲脉即血海，男子藏精，女子系胞。今精沥内结有形，是精空气结，亦犹女子之瘕聚也。凡七疝治法，后人每宗张子和，但彼悉用辛热，与今之精空气结迥殊。久病形消肉脱，议以精血有情，涵养生气。

鲜河车一具，水煮捣烂，入山药、建莲末拌匀，丸如桐子大，清晨人参汤送下。

据述左胁痛引背部，虚里穴中按之有形。纳食不得顺下，频怒劳烦，气逆血郁。五旬以外，精力向衰，延久最虑噎膈。议宣通气血，药取辛润，勿投香燥，即有瘀浊凝留，亦可下趋。

当归尾　京墨汁　桃仁泥　延胡索　五灵脂　老韭白

足跟筋骨痛，不能履地，渐至延及腰脊，向①患遗精此肝肾精血内耗，将成痿躄也。

生精羊肉　炒当归身　舶茴香　老生姜

《灵枢经》云：人身阳气不纳入阳跷穴，则瘖不得寐。饮以半夏汤，今宗之。

半夏　秫米

肠血腹胀便溏，当脐微痛，脾胃阳气

---

① 向：往昔，旧时。

已弱。能食，气不运，湿郁肠胃，血注不已。考古人如罗谦甫①、王损庵②辈，用劫胃水法可效。

真茅术　紫厚朴　升麻炭　炙甘草　附子炭　炮姜炭　炒当归　炒白芍　煨葛根　新会皮

以黄土法丸。

口齿骨骱不开，咽喉痰壅，溺阻肌浮，是皆气分闭塞。经言：诸气膹郁，皆属于肺。肺象空悬，凡重剂竟③走肠胃，故久治不效。

麻黄　杏仁　滑石　牛蒡子　马兜铃　生甘草　射干　马勃

瘀浊久留，脾胃络中，黑粪自下，肌色变黄，纳食渐减，脘中时痛，不易运化，中宫阳气日伤，新血复为瘀阻。夫脾脏主统血，而喜温暖，逐瘀鲜效。读仲圣太阴九条，仅仅温下一法，但温后必以温补醒阳，否则防变中满。

浔桂心　煨木香　生桃仁　制大黄

初以心动精泄，久则关键滑溜，食减至半，业已损及中焦。萸、地滋腻滞胃，下焦之阴，未得其益，中宫之阳，先受其累。至于黄柏味苦，苦更伤阴。当以妙香散加金箔治之为稳。

人参　龙骨　远志　茯神　金箔　益智　茯苓　朱砂　甘草

堕胎十八次，冲任奇脉血液无存。厥气入络，为胀为痛，或时冲逆犯膈，八脉皆不为用，淹淹渐成损怯，徒欲止痛宽胀，乃不明之论，俗医皆然。

真鹿胎　枸杞　牛膝　淡苁蓉　当归身　沙蒺藜　舶茴香　浔桂心

脐旁有块，仍流动，按之软，或时攻胁刺痛，外肾④寒冷拘束，病属肝血肾精之损。凡肾当温，肝宜凉。肾主藏纳，肝喜疏泄，收纳佐以流通，温肾凉肝，是此病制方之大法。

当归身　枸杞子　生牡蛎　炙鳖甲　小茴香　沙蒺藜

产后腹坚有形，气聚不通，渐成胀满，乃冲脉为病。其大便秘阻，血药润滑不应，柔腻气愈凝滞。考徐之才⑤云：肾恶燥，以辛润之。

当归身　精羊肉　舶茴香　老生姜

久嗽形寒，行走喘急，是下焦先损。入冬阳不潜伏，喘甚失音，胃纳颇安。温养元海，佐其摄纳。若以清肺散邪，食减胃伤，必致败坏。

炒熟地　云茯苓　胡桃肉　牛膝　鹿鞭　淡苁蓉　炒黄枸杞

厥阴犯胃，则阳明空虚。仲景云：入谷则哕，与吴茱萸汤。泄肝救胃，即史书围韩救赵同旨。

吴茱萸　淡干姜　炒白芍　云茯苓　人参

劳烦继以悲哀，经阻三月，是二阳之病，发心脾。

当归　泽兰　白芍　川芎　香附　楂肉

接服柏子仁丸。

精腐瘀血，阻闭溺窍为痛。似淋非淋，久则阳维脉伤，寒热起，五液枯耗为便难，乃虚症也。

---

① 罗谦甫：元代医家，名天益，真定（今河北正定）人。为李东垣弟子，著有《内经类编》、《卫生宝鉴》等书。

② 王损庵：明代医家，名肯堂，字宇泰，号损庵，自号念西居士。著有《证治准绳》、《郁冈斋笔记》、《医论》、《医辨》等书，并辑有《古今医统正脉全书》。

③ 竟：自始自终。

④ 外肾：指阴囊及睾丸。

⑤ 徐之才：字士茂，南北朝时期医家，丹阳（今江苏镇江）人。对天文学和医学均有一定研究。修订《雷公药对》、《药对》，还著有《家传秘方》等书，均佚，但徐氏一些论述散见于历代文献，对后世颇具影响。

鹿茸　淡苁蓉　柏子仁　枸杞子　沙蒺藜　茯神　当归

接服：

盐水炒骨脂　淡苁蓉　沙蒺藜　枸杞子　厚杜仲　茯神　鹿茸　龟板

丸方：

河车胶　沙蒺藜　龟板　水煮熟地　麋茸　茯神　苁蓉

味过于酸，肝木乘胃，呕逆心痛，用大建中法。

人参　淡干姜　茯苓　桂木　炒黑川椒　生白蜜

邪与气血交凝，则成疟母。病在络，自左胁渐归于中焦，木乘土位。东垣谓：疟母必伤脾胃。既成形象，宣通佐芳香乃能入络。凡食物肥腻呆滞，尤在禁例，所虑延成中满。

人参　茯苓　木香　草果　陈皮　香附汁　厚朴　青皮

肢冷涌涎，脐上痛坠，泄泻而脉缓，此为脾厥。以辛香醒中，兼解少阳之郁。

生益智　香附汁　厚朴　柴胡　煨木香　陈皮

邪灼膻中，神迷，谵语，呕痰。

牛黄丸，竹叶灯心汤化服。

疟发三日，三月不止。邪留在阴，热解无汗，气冲胸闷，痰涎甚多。问寒起腰髀及背部，议从督脉升阳。

人参　炒黑川椒　鹿茸　茯苓　炒黑小茴　炒当归

妊娠八九月，胎吸母气，阳扰烦蒸，心痛引入少腹，谓之子悬。失治有三冲三激之累。

柏子仁　天冬肉　女贞实　茯神　生地　真陈阿胶

秋深曾诊，拟议此病为里湿，更伤瓜果。辛甘寒分利，脾阳又受辛寒之累，致浊气聚形，频遭食复，阳屡被戕。凡身中

脾阳宜动，动则运。肾阴宜藏，藏则固。斯为病根，局方大健脾丸，仲淳[1]资生丸，多以补虚、通滞、芳香合用者，取其气通浊泄，人参补正之力得矣。

人参　茯苓　益智仁　煨木香　厚朴　新会皮

秋季寒热滞下，总是长夏为暑湿病。盖夏令脾胃司气，治失其宜，致腹满泄泻，跗浮囊肿，皆湿邪无以走泄，阻遏流行气机使然。肿胀势减，仍不饥少食，兼吐瘀浊痰血，要知湿是阴浊，久郁于中，必从热化，初伤气分，久而入络。"病能篇"中，以湿肿属脾。以脾为阴土，得阳乃运。今气困无以运行诸经，腑为室痹。消则愈困，补则壅滞，当疏腑养脏为宜。凡腑以宣通为补，非徒偏热偏寒治矣。

茯苓　厚朴　生谷芽　新会皮　生益智　泽泻

兼用仲淳资生丸去黄连，每早粥后嚼一丸，约二钱。

食物滞于肠胃，太阴阳气不旋，陶节庵[2]用五积散。因汗冷厥逆，禁用攻表。昨主温通开滞气颇应，谓阳气宜通也。

草果　香附　厚朴　陈皮　广木香　茯苓

化服苏合香丸。

血伤骤加惊恐，气郁热升风旋，清神受蒙为厥。凡厥皆隶厥阴，今左股麻痹，忽爽忽迷，皆肝胆中相火、内风未得宁静。病延数日，左脉小濡。热胜津液暗伤，不宜纯与攻涤苦寒，经旨以肝为刚脏，与胃腑对待。柔缓濡润，阳和液复，

① 仲淳：指明代医家缪仲淳。缪氏名希雍，字仲淳，号慕台。江苏常熟人。著有《本草经疏》、《先醒斋医学笔记》等书。
② 陶节庵：明代医家。名华，字尚文，号节庵。浙江余杭人。著有《伤寒六书》。

可免痫症。

鲜生地 石菖蒲 柏子仁 阿胶 天冬 茯神

幼年久有遗精，目疾，不耐劳烦。先后天未曾充旺，秋季疟邪再伤真阴，冬月夜热，嗽痰失血，不饥不食，盗汗伤阳，阳浮不藏，渐干胃口，皆久虚劳怯之象。此恙屏绝酒色怒烦，须安闲坐卧百日，必胃口渐旺，病可渐除，古称精生于谷食也。

北沙参 女贞实 茯苓 炒麦冬 米仁 川斛 芡实

脉左细数而劲，右数大而虚，此肾精肝血内亏，水不涵木，阳夹内风，暴起莫制，指臂拘挛，口目㖞斜在左。盖肝风阳气从左而升，冲气撞心，消渴晕厥，仲景列于"厥阴篇"中。凡肝属阴木，必犯胃之阳土，饮食热气入胃，引动肝阳，即病发矣。此恙已六七年，阴损已极，必屏绝俗扰，怡悦情怀，然后滋养，堪固其阴，必有小效，无骤期①速功。

炒松熟地 陈阿胶 大淡菜 黄肉五味 芡实 金樱子粉

客邸怀抱不舒，肝胆郁遏，升降失度，气坠精开为遗泄，地、黄、龙、牡钝涩，气郁者更郁，理气和肝获效，未经调理全功。当今冬令，温舒收藏之气未坚，失血之后，胸中隐隐不畅，未可凝阴，只宜降气和血。

钓藤钩② 降香 米仁 郁金 茯苓 杜苏子 丹皮 炒桃仁

形充脉弦，饮食如常。述左胁久胀，上年肿突肌溃，收结已来，胁中痛胀仍发，入夜更甚，仅仅仰卧，不可转侧，此支脉结饮，阻其周行气机，病根非外非内，宜通其脉络为是。

熟半夏 青黛 土贝母 白芥子 昆布 海藻 海浮石 土瓜蒌仁 蛤蜊壳粉

竹沥一小杯，姜汁三十匙，泛丸。

凡经脉直行，络脉横行，经气注络，络气还经，是其常度。今络脉窒塞，闪烁为痛，但在云门上焦，犹是清气流行之所，务取轻扬宣气，亦可无碍，湿痰便血。《灵枢》所谓：上焦如雾。

桑叶 芦根 冬瓜子 米仁 桃仁炒

随时服，卧服威喜丸三钱。

中年饱食，虚里穴痛胀，引之吐出，痛胀势减，必起寒热，旬日乃已。夫脾主营，胃主卫。因吐动中，营卫造偏③周行，脉中脉外参差，遂致寒热。且纳物主胃，运化在脾，皆因阳健失司，法当暖中，用火生土意，再以脉沉弦细参论，都系阴象，有年反胃格胀，清阳渐弱，浊阴僭窃④为多。症脉属虚，温补宜佐宣通，守中非法。

生淡干姜 茯苓 人参 熟半夏 白粳米

劳怯形肌日瘁，食减自利，腹痛寒热，由阴虚已及脾胃。无治嗽清滋之理，姑以戊己汤加五⑤味，摄阴为议，是难愈之症。

炒白芍 炙甘草 北五味

久痢肛坠，诊脉左坚沉，温剂不受，阴伤不司收纳，前用桃花汤少减，当与甘酸柔缓。

人参 炙甘草 熟地炭 柿饼炭 五味子

肩背肢末，皆阳气游行之所，牵制不和是络脉中病。首用东垣舒经，接用参、芪、术、附，两法不应，必客气袭入脉

---

① 骤期：短期。骤，迅速。
② 钓藤钩：钩藤上有钩的部分。钓藤，即钩藤之异名。
③ 造偏：开始反常。造，开始。偏：反常。
④ 浊阴僭窃：浊阴过分而为害。僭，过分。
⑤ 五：原脱，据光绪本补。

中。灸刺无功，议用酒醴通和血脉。

钻地风①五两　千年健五两　大黑豆六两

三味投入无灰酒十斤，隔水煮。一日早晚暖服三四杯。

伏邪留于少阴、厥阴之间，为三日疟，百日不愈，邪伤真阴，梦遗盗汗，津液日枯，肠燥便难。养阴虽似有理，但深沉疟邪，何以追拔扫除？议以早服仲景鳖甲煎丸三十粒，开水送，午后服养阴通阳药，用复脉汤加减。

生牡蛎　鹿角霜　酸枣仁　阿胶　麦冬　炙草　生地　桂枝　大枣

脉沉而迟，向有寒疝瘕泄，继而肠血不已，渐渐跗臁麻木无力，此因膏粱酒醴，酿湿内著。中年肾阳日衰，肝风肆横，阳明胃络空乏，无以束筋，流利机关，日加委顿，乃阳虚也。仿古劫胃水法。

生茅术　人参　厚朴　生炮附子　陈皮

狂痫陡发莫制，病去诸事皆清，发时面青食少，议泄肝胆。

龙荟丸二钱半十服

有梦遗精，治在心肾，乃二气不交所致。冬令牙宣，亦主藏纳浅鲜，用镇固宁神方。

熟地　枣仁　茯神　金箔　人中白女贞子　湘莲子　旱莲草　远志　龙骨

蜜丸。

脉虚涩，咽中时瘁，不妨食物，大便干燥，此肺中气不下降，不主运行。消渴心热，皆气郁为热，非实火也。

枇杷叶　苏子　蜜炙橘红　马兜铃茯苓　川贝母

病因食物不节，其受病在脾胃，既成形象，在左胁之旁，是五积六聚。喜暖恶寒，阳气久伤，温剂必佐宣通，食物宜慎。

草果　荜拨　鸡内金　砂仁壳　厚朴广皮

阿魏捣丸。

疟发六七十候，寒热邪聚，必交会于中宫。脾胃阳气消乏，致痞胀不能纳食运化，三年不愈，正气未复。诊脉沉微，阳伤必浊阴盘踞，但以泄气宽胀，中州愈困愈剧。必温通，浊走阳回，是久病治法。

生淡干姜　生益智　厚朴　茯苓　人参　泡淡附子

脉大弦缓，目黄，纳食后中脘滞痛，腹鸣泄泻。夏病至深冬未安，缘濒海潮湿久蒸，兼以怀抱少畅，脾胃之阳日困，所受水谷之气少运，清浊升降失度，外因六气未去，留连脾胃内伤。法当辛香调气醒中，阳气流行，湿郁可去，腥膻重味宜忌。

煎方：杜藿香　煨木香　生茅术　草果　陈皮　生香附汁　茯苓　厚朴

服十剂。

丸方：生于术　人参　益智仁　生茅术　砂仁　茯苓　小青皮　厚朴　新会皮

瘕结在左，腹形长大，必大便得通，胀满可减。年前询病，因嗔怒，且久寡多郁，以泄木调气得效，今冬又发。用大针砂丸十日，白昼颇减，入夜大胀，议通阳泄浊方法。

肉桂　麝香　阿魏　青皮　当归须郁李仁　川楝子

蜜丸。

肾精下损乏阴，气上乘，浮阳上灼，咽喉痛瘁，有喉宣发现，咳嗽喘促，是下焦元海不司收纳，冲脉之气上冲所致。故曰进润剂，望其咳减，为庸医之良法，实

---

① 钻地风：品种复杂，产于浙江，且具有治疗风湿骨痛功效者，为虎耳草科植物钻地风的根皮。

酿病之祸阶①，现在胃弱便溏，则非治嗽可疗矣。劳怯不复，当以固真纳气，培扶胃口，希冀加谷则吉。

人参　茯苓　芡实　坎气　湘莲子　秋石　五味子　胡桃

冬温咳嗽，忽值暴冷，外寒内热，引动宿痰伏饮，夜卧气冲欲坐，喉咽气息有声。宜暖护安居，从痰饮门越婢法。

麻黄　甘草　石膏　生姜　大枣

当风受凉，遂②致左偏麻木，已经三载，今年势缓，痛聚于腰，寒冷烦劳痛甚，此气血凝遏，壮年不为大害。议以酒醒之，是治风先治血之意。

当归　沉香　川芎　松节　生于术　海桐皮　片姜黄　黄芪　桂枝　羌活　没药　虎胫骨

奔驰气火，乘络失血，用缪氏气降使血归经。

苏子　茯苓　丹皮　降香　米仁　茺蔚子　桃仁　藕节汁

向来经水不调，冲任脉病，医未明奇经脉络，久治无功。后患阴疟延虚，经来色淡淋漓，少腹攻触疛痛，晨必瘕泄。当通阳摄阴，非破泄真气，偏寒偏热之治。

鹿角霜　补骨脂　炒当归　小茴香炒黑　白茯苓　炒川椒　紫石英　淡肉苁蓉

便后纯血，食减力疲，脉左坚，是中年阴亏。

熟地　炒白芍　当归　柿饼炭　炙草

霉雨滂沱，咽喉暴痛，必因湿邪干肺，痛止纳食无碍，咽水则呛，兼吐涎沫，此痹阻在喉不在咽，仍以轻剂理肺。

枇杷叶　马兜铃　通草　米仁　射干　茯苓

阳微阴聚，致浊气蒙蔽清神。苓、桂不应，议用大半夏汤合附子粳米汤法。

半夏　人参　白蜜　附子　白粳米

据述泻血五日，血止即患咳呛，左胁下有形如梗，身动行走，必眩晕欲仆。春夏减食，秋冬稍加。交冬，人迎脉络结瘿，诊脉虚，左关尺数。此肝肾精血因惊恐忧劳所伤，阳失阴恋，络中空隙，阳化内风，鼓动不息，日就消烁不肯复，为郁劳之症。四旬以外，生气已浅，非治病可却。春夏，身中真气不耐发泄可知，屏绝家务，开怀颐养，望其病缓。

石决明　女贞实　杞子　黑芝麻　桑叶　阿胶　寄生　柏子仁　茯苓　炒当归

冬温为病，乃正气不能藏固，热气自里而发，齿板舌干唇燥，目微红，面油亮，语言不爽，呼吸似喘。邪伏少阴，病发三焦皆受。仲景谓：发热而渴者，为温病。明示后人，寒外郁，则不渴饮。热内发，斯必渴耳。治法清热存阴，勿令邪热焚劫津液，致瘛疭，痉厥，神昏，谵狂诸症，故仲景复申治疗法云：一逆尚引日，再逆促命期。且忌汗、忌吓、忌辛温。九日不解，议清膈热。

飞滑石　连翘　淡黄芩　郁金汁　竹叶心　天花粉　橘红　苦杏仁

耳聤③，环口浮肿，是少阳阳明风热，久而失解，邪漫经络，倏然疹现随没，当与罗谦甫既济解毒汤。

枯芩　大黄　防风　银花　葛根　升麻　川连　荆芥　甘草

陈酒浸半日阴干煎。

阳明之脉，主束筋骨而利机关。今行走皆艰，纳谷甚少，腹中气攻，头痛，自悲忧五年，日加衰惫。如《灵枢经》论痿云：意伤忧悲愁则肢废也。

枸杞　当归　防风根　黄芪　沙蒺藜

---

① 祸阶：祸的来由。
② 遂：原作"送"，误。
③ 耳聤：脓耳。

元参　牡蛎　羚羊角

阳不交阴，寤不成寐，内风乘巅，髓出鼻窍腥浊，必绝欲经年，可以却病。乃下焦病根，归脾汤永无效期，仿丹溪法。

淡菜　阿胶　熟地　龟板　茯神　天冬

蓐劳下损，损及八脉，医投清内热滋阴，致胃伤食减，寒热，下焦冲气上逆，而咳嗽药惟治肺[①]，与下虚内损，并无干涉。带淋骨热，髓竭液枯，蓐损较平常损怯更难。寒暑更迁不复，草木焉能奏功？勉与血肉有情，望其加谷，望其悠久。

鲜河车一具　人乳八两　生紫石英二两[②]
血余灰二两　秋石一两

人参煎汤送二钱

怒伤肝，恐伤肾，二志交并，真脏内损。烦劳则阳气扰动，值春木之令，络血随气上溢，失血过多，阴气下空，阳无所附，上触清府，致木反乘金，咳呛气促，肺俞恶寒，脉弦数，乃下损之疾。

山萸肉　五味子　咸秋石　青盐　熟地

疟起四肢，扰及中宫，脾胃独受邪攻，清气已伤，不饥不食，胃中不和，夜寤不寐，小溲赤浊，即经言：中气不足，溲溺为变。须疟止之期，干支一周，经腑乃和。明理用药，疏痰气，补脾胃，清气转旋，望其纳谷。

熟半夏　生益智　人参　厚朴　茯苓
广皮

临服入姜汁三分。

饮入脘膈鸣响，唇干，漱不喜饮，脐腹微痛，昼欲寐，夜不寐。是脾胃未和，阳气不得下交于阴。宣通气分，宗仲景腹痛必加芍药以和阴。

人参　白芍　谷芽　半夏曲　黑芝麻
霜桑叶　茯苓　陈皮

今年浮肿腹胀，泄泻，皆雨湿太过，脾阳郁遏，久则气窒，小溲不利。凡分消健中，调治其气，水湿自去，脾阳渐复。酒肉闭气，食物宜忌。

生白术　茯苓皮　生益智　椒目　厚朴　广皮　泽泻　猪苓

服威喜丸稍安，用凉润剂不适。想过进辛寒，辛则伤肺，寒则伤胃，食入不化，嗳气甚多，咯痰气闪欲痛，大便涩少不畅，流行既钝，必清阳转旋，得向愈之理。

蜜炙生姜　茯苓　炙甘草　南枣　桂枝　米仁

伤寒蓄血，都是邪入于里。《内经》谓：阴络伤，血乃下溢。阴为脏病，阴气从下走泄，阳气失恋上冒，遂令神识昏狂，乃脱症也。况在立冬大节之交关，阅医药，今朝所服，犹是羌、防、葛根。前此柴、防服之屡屡，身中阴阳遭此魔障劫尽，焉有安逸之理？虽急急收拾散越，恐未稳迫返耳。

人参　茯神　禹余粮　木瓜　五味
小麦

八旬又四，下元虚惫，膀胱不开，溺淋窒痛。肾藏之阳，通纳皆少，惟峻补元海，可冀小效。至于全好，恐难深许。

当归　鹿茸　茯苓　柏子仁　苁蓉
杞子　熟地　牛膝

厥逆初平，胃口下脘，触着便痛，小便自利，大便黑粘不爽。前者经来暴止，血海恐有凝瘀。议以轻缓通血方法。

丹皮　泽兰　桃仁　料豆皮　小生地
姜汁

昨日用交加散法，黑血略下，痛缓下移，此瘀浊停留，皆为痉厥，以致紊乱气血，奇经失和矣。但心悸，舌赤，阴分自

---

① 肺：原作"柿"，误，据光绪本改。
② 二两：诸本均作"三两"，可互参。

亏。宣瘀之药，多辛善走，择其辛润者，进商回生丹，量进半丸，亦对证稳药。

细生地 姜汁 当归须 丹皮 小茴 桃仁 料豆皮 茺蔚子

阳虚阴亦伤损，疟转间日，虚邪渐入阴分，最多延入三日阴疟。从前频厥，专治厥阴肝脏而效。自遗泄至今，阴不自复，鄙见早服金匮肾气丸四五钱，淡盐汤送，午前进镇阳提邪方法，两路收拾，阴阳仍有泄邪功能，使托邪养正，两无妨碍。

人参 生龙骨 生牡蛎 炒黑蜀漆 川桂枝 淡熟附子 炙草 南枣 生姜

此仲景救逆汤法也，龙属阳入肝，蛎属阴入肾。收涩重镇，脏真自固，然二者顽钝呆滞，藉桂枝以入表，附子以入里，蜀漆飞入经络，引其固涩之性，趋走护阳，使人参、甘草以补中阳，姜、枣以和营卫也。

舌暗强缩，干涸无津，邪气已入膻中，神识昏蒙，积劳心血及虚，致热竟入矣。诊脉虚小无力。俱补则热闭，今晚以至宝丹三分，凉开水调化，匀五六次铫服①，明日再议。

又 心气久耗，营液暗伤，渐枯涸窒塞，小肠火腑失其变化传导，溲溺欲痛，舌刺欲缩，色仍白晦，岂是血滞实火？当滋液以救燔燥，仍佐苦味，以通火液②。

鲜浙江生地 元参 竹卷心 人参 川连 菖蒲 百部 桔梗

又 神气消索③，五液枯寂，此昏躁妄言，乃阴阳不肯交合，欲作脱象。不忍坐视，议三才汤以滋水源，参入磁、朱以宁神志。

三才加磁、朱、金箔。

又 吸短欲躁，午后至更深为甚，热入阴中，子后④清阳用事稍和。自云心中不舒，热熏脚楚。仿邪少虚多例，用仲景复脉汤。

炙草 生芍 人参 生地 麦冬 麻仁 阿胶 鸡子黄

脉微弱而细，鼻准独明，昼日形冷汗泄，不饥少纳，脘腹常痞，泄气自舒。此阳气失护卫，而寒栗汗出，阳失鼓运，而脾胃气钝。前进养营，亦主中宫，想因血药柔软，阳不骤苏，初进甚投，接用则力疲矣。询其不喜饮汤，舌颇明润，非邪结客热之比。议用理中汤法，专以脾阳气是理。不独治病，兼可转运日前之药。昔贤以疟称谓脾寒，重培生阳，使中州默运，实治法之要旨。

人参 生芍 熟术 附子 茯苓 干姜

产后六日，恶露仍下，每呵欠寒栗，凡进汤必呕逆，舌粉白有苔，面目四肢浮肿，兼之消渴，喜得凉饮，胸脘痞闷不饥。此临产外邪乘虚竟入厥阴，邪犯阳明，状如疟证，但产后虚弱，值冬暖不藏之候，得汗方解，显然客邪。然柴胡动竭肝阴，决不可用，议和胃清邪一法。

制半夏 郁金 新会皮 天花粉 杏仁 竹茹

努力络伤，身痛，痰嗽失血，最宜降气通瘀，最忌沉寒呆补。

紫降香末 郁金 茯苓 米仁 苏子 桃仁

入韭白汁十五匙。

产后下焦先亏，腰脊如痿，肛坠不爽，此乃肾虚不摄。痢血与脾病迥异，摄固其阴，略兼通腑。

熟地炭 五味子 茯神 炒白芍 炙

---

① 铫服：置入铫子内服。铫，一种口大有盖，旁边有柄，形状象壶，用于煎药或烧水的器皿。
② 火液：火腑之液，即小便。
③ 神气消索：神气涣散。索，离散。
④ 子后：子时以后。

甘草　炒楂肉

劳倦伏邪，初起即用柴胡、紫苏，三阳混散，津液被劫。热邪上结，胸中懊恼，神烦谵语，渴欲冷饮，诊得脉无神，舌色白，病在上焦气分。阅医药不分上下气血，况冬温聘泄，老人积劳，七日未见病退机关[①]，此属重症。岂可藐视轻谈。

瓜蒌皮　黑栀子　白杏仁　郁金　香豉　枳壳汁

入冬天暖，阳不潜伏，质瘦脂亏，禀乎木火，血液既少，内风暗动，遂致眩晕麻痹，陡然仆倒。水不生木，肝阳横逆，络血流行右阻，谓之偏枯，忌用攻风逐痰。清邪凉血，渐致其和，交节不反，原可扶病延年。

犀角　羚羊角　郁金　元参　连翘心　鲜菖蒲　川贝母　橘红

冬温失藏，稚年阴亏阳亢。三阴之阳，当夜分升腾烦躁，上热不宁，昼则安康人健，宜用六味磁石方法。

生六味加磁石、辰砂。

寒热虽减，脘中犹然不爽，非是食滞，乃气结所致，尚宜开上中之痹。

川连　干姜　淡芩　炒半夏　杏仁　白蔻　枳壳　桔梗

此厥症也，缘情怀失旷[②]，肝胆郁勃，阳气直上无制。夫肝脉贯膈入胃，循绕咽喉。今病发由脘至咽，四肢逆冷。所云上升之气，自肝而出，中夹相火，其病为甚。法以苦降、辛宣、酸泄之治，使阳和气平之后，接续峻补阳明，此病必发稀。以胃土久受木戕，土虚则木易乘克也。

川连　生芍　吴萸　乌梅　橘红　杏仁

肝风不熄，都因天热气泄，高年五液皆少，不主涵木，身中卫阳亦少拥护，遂致麻木不仁。丹溪所云：麻属气虚，血少

便艰也。苟非培养元气，徒以痰、火、风为事，根本先怯，适令召风矣。议用三才汤合桑、麻，滋肝养血熄风治法。

天冬　地黄　人参　胡麻　桑叶　首乌_{生用}

瞳神散大无光，乃动怒阳盛，致血耗水涸，精采散越之象，治宜养血敛液。

熟地　五味　萸肉　茯苓　女贞子　白芍　炙草

丸方：

熟地　五味　茯苓　磁石　萸肉　枸杞　白芍　青盐　龟胶丸。

此肝风夹阳，上逆为厥，得之恼怒惊忧，属七情之病。厥阴肝脉，贯膈乘胃，是以脘中不饥，不思纳谷，木犯土位也。其头晕目眩，亦肝风独行至高之地，而精华之血不得营矣。前用苦降、酸泄、辛宣，病有半月不愈，议兼重镇主之。

川连　吴萸_炒　白芍　乌梅　淡干姜　生牡蛎

脾胃久虚不复，泄泻呕逆，不欲食，喘促，腹膨，烦渴，无寐，是虚中夹暑，最虑慢惊。宜和补中土，兼清暑热，必得呕止泻缓，寝食得宜，庶不致变。

人参　广皮　木瓜　大腹皮　川连　泡姜　乌梅　茯神

形弱脉小，腰痹痿软，足跟痛，是下元精血暗亏，未老先衰，防致痿痹。温养宜柔，勿以桂、附刚愎。

蝗鱼胶　沙苑蒺藜　甘枸杞子　首乌　茯神　虎骨胶　牛膝　柏子仁

溶胶为丸。

壮年形体充壮，时见眩晕，目泪暗出。前议脉濡大，便久溏，用白术益土，

---

① 病退机关：疾病缓解的趋向和关键。机，事物变化的趋向。

② 失旷：不开朗。旷，开朗。

桑叶泄木。入冬尻骨跟痛，耳鸣。皆下少摄纳，当固其下虚，不致内风自动。

九蒸首乌　补骨脂　炒黄甘菊　菟丝子　鳇鱼胶　蒺藜炒　枸杞子

胶汁捣丸。

久劳郁悖，夏季尿血，延及白露，溺出痛涩，血凝成块，阻著尿管。夫淋症，方书列于肝胆部，为有湿热阻其宣化气机，故治法苦辛泄肝，淡渗通窍，施于壮实颇效。今望八老翁，下焦必惫，况加精血自败，化为瘀浊，真气日衰，机窍日闭。诊候之际，病人自述，梦寐若有交接，未尝遗泄。心阳自动，相火随之，然清心安肾等法，未能速效，暂以清营通瘀，宣窍之剂。

天冬　生蒲黄　龙胆草　龟板　生地　阿胶　丹皮　焦黄柏

头中清窍痹窒，风火夹阳上升，味变酸浊，明是火化。火郁发之，治从经旨，以茶调散一钱，卧时用真苦丁茶一钱五分，煎汁调服，俾上窍内膜无阻，冀有小效。

藁本　辛夷　苍耳子　蔓荆子　川芎　菊花

苦丁茶为末。

凡热甚而厥，其邪必在阴分，古称热深厥深。病中遗泄，阴伤邪陷，发表攻里，断难施用，和正托邪，是为稳法。

草果　黄芩　知母　人参　炒半夏

五更时服。

高年气血皆虚，新凉上受，经络不和，脑后筋掣牵痛，阴气安静，乃阳风之邪，议用清散轻剂。

新荷叶　青菊叶　连翘壳　藁本　苦丁茶

太阳开，小水自利。阳明伤，则失其阖，浊上逆。四肢冷汗，气喘，胸腹胀闷，都是阳微欲脱，脉绝厥逆，勉与通脉四逆汤，回阳驱阴以挽之。

淡干姜　泡附子　人参　猪胆汁

服药后，脉微继者生，暴出者死。

初病伏暑，伤于气分，潮热渴饮，邪犯肺也。失治邪张，逆走膻中，遂至舌缩，小便忽闭，鼻烟裂血，耳聋，神呆昏乱。邪热蔓延血分，已经入络，津液被劫，必渐昏寐，所谓内闭外脱。

连翘　银花　石菖蒲　犀角　鲜生地　元参

至宝丹一粒。

遗泄阴亏，疟热再伤阴分，声嘶，火升易怒，神躁。水不润木之征，何人饮佐降阴火。

制首乌　知母　天冬　人参　茯苓　麦冬

劳复，虚寒泄下，加以绝谷胃损，络血洞下，昏乱无神。脉诊三五参差，阴阳已属脱根，恐坏于子丑二时，真气不相维续。勉用大封固一法。

人参　熟附子　生芪　五味子　于术

此吸受秽浊，募原先病，呕逆。邪气分布营卫，热蒸，头胀身痛。经旬至神识昏迷，小溲不通，上中下三焦交病，舌白，渴不多饮。仍是气分室塞。当以芳香通神，淡渗宣窍。俾秽浊气由此分消耳。

通草　猪苓　茯苓皮　米仁　淡竹叶　腹皮　至宝丹

热久伤阴，津液不承。呛咳，舌红罩黑，不饥不食，肌肤甲错，渴饮不休。法当滋救胃液以供肺，惟甘寒为宜。

麦冬　南花粉　白沙参　冬桑叶　蔗浆

望色萎瘁晦黯，闻声呼吸不利，语音若在瓮中，诊脉右缓左急。问初病，忽热忽温，头中如裹，腰痛欲抁扪①，神识呆

———
① 抁扪：抚摩。抁，通"抚"。

钝，昏昏欲寐，肢节瘿疭，咳痰映红，溺溲短缩，便溏带血，不饥不渴，环口微肿。唇干不红，舌白糜腐。此水谷酒腥，湿热相并郁蒸，阻挠清气之游行，致周身气机皆令痹塞。夫热邪、湿邪，皆气也。由募原分布三焦，营卫不主循环，升降清浊失司。邪属无形，先著气分。时师横议表邪宜汗，里滞宜消，见热投凉，殊不知热由湿郁，气行热走。仲景痉暍从湿化，忌汗、忌吓，明示后人，勿伤阴阳耳！但无形之邪，久延必致有形，由气入血，一定理也。据色脉症参之，未见或可采用。

　　羚羊角　茵陈　银花　连翘　通草大腹皮　茯苓皮　猪苓　泽泻　至宝丹

　　产后下虚，血病为多，今脘中痞胀，减食不适，全是气分之病，但调气宽中，勿犯下焦为稳。

　　生香附汁　苏梗　神曲　豆蔻　桔梗　茯苓

　　浊气上逆，恶心不食，冷汗烦躁，最防暴脱。不可但执恶露滞满，而专泄气攻血。

　　人参　淡干姜　淡附子　泽泻
　　冲入童便。

　　疟有十二经，然不离少阳、厥阴。此论客邪之伤，若夹怫郁嗔怒，致厥阴肝气横逆，其势必锐。经言：肝脉贯膈入胃，上循喉咙，而疟邪亦由四末扰中，故不饥不食，胃受困也。夫治病先分气血，久发频发之恙，必伤及络，络乃聚血之所，久病血必瘀闭，香燥破血，凝滞滋血，皆是疟之禁忌也，切宜凛①之。

　　青蒿　生鳖甲　炒桃仁　当归尾　郁金　橘红　茯苓

又方：

　　桃仁　柏子仁　新绛屑　青葱管　归须

　　膈间肿，横如臂，坚硬痛楚，体䯒骱

股皆肿，经谓之伏梁②，又曰风根。此下焦阳虚，气不能运化也。此属危症，勉拟一方，恐未能效。

　　淡川附　荜澄茄　人参　鹿茸　茯苓
　　脉左数，上热下冷，淋带不止，此内热湿郁，久则元虚。

　　花波罗滑为末，浆丸。即珍珠粉丸三钱
　　孕妇忌服。

　　凡有痔疾，最多下血，今因嗔怒，先腹满，随泻血，向来粪结，近日便溏，是风木郁于土位。气滞为膨，气走则泄，议以理中汤，泄木佐之。

　　人参　附子　茅术　醋炒柴胡　炮姜　地榆炭　厚朴　醋炒升麻

　　瘀积于肝，邪正错乱，脏腑之气交伤而成膨疾，腹胀气壅。拟禹余粮丸，破血泄肝，通利二便治之。

　　禹余粮丸十粒。

　　中虚阳郁，胸膈不舒，饮食不快，拟逍遥散，疏肝和脾，使甲胆清阳上达，生化③气行，病可痊愈。

　　人参　柴胡　茯苓　归身　炙黑甘草　焦术　广皮　丹皮　炒白芍

　　偏枯症，"风论"云：邪中五脏六腑之俞穴，各入门户为病，则四肢不举，然阳主左，而阴主右也。又云：汗出偏沮，使人偏枯。此外感之邪，或营卫皆虚，邪乘虚入，或虚风内动，皆有之。医者治之，当补正以逐邪，未可逐邪而不顾本元。然治之之法，以阳明为主。

　　生芪　白芍　当归　防风　续断　萆薢　蚕砂　橘红　虎骨　秦艽

---

① 凛：凛，通"懔"，戒惧。
② 伏梁：古病名，指心下有积如梁之伏。参见《素问·腹中论》、《灵枢·经脉》及《难经·五十六难》。
③ 生化：原本作"生花"，据医理改。

病热，汗出复热而不少为身凉，此非痎疟，狂言失志。经所谓：阴阳交即是病也。交者，液交于外，阳陷于内耳，此属棘手症。

人参　生地　天冬

关格者，经言脉数俱盛四倍，阴阳结邪相离，而不复相管，羸不及于天地之精气则危矣，极言关格之不可治。前贤拟方，亦皆未尽善。愚意离愁郁结，病属七情，果难措手。今此症由甘肥积热，酒性慓①悍，致伤脏腑津液，治以清通清滋，或尚可希冀。

川连　生草　栝蒌皮　元参　枳壳
胆星　苦丁茶　柏子仁　元明粉

等分蜜丸。

自失血半年以来，心悸怔忡，胁左时动。络脉空隙，营液暗伤，议甘缓平补。

酸枣仁　柏子仁　桂圆肉　生地　茯神　杞子　炙甘草

饥时服。

古人治胁痛法有五，或犯寒血滞，或血虚络痛，或血着不通，或肝火抑郁，或暴怒气逆，皆可致痛。今是症脉细弦数不舒，此由肝火抑郁。火郁者络自燥，治法必当清润通络。

潮栝蒌　炒香桃仁　归身　新绛　炒白芍　炙甘草

脉转劲，舌干赤，嗳气不展，状如呃忒②。缘频吐胃伤，诸经之气上逆，填胸聚脘，出入机逆。周行脉痹，肌肉着席而痛，转加平昔辛香燥药不受，先议治肺经，以肺主一身之气化耳。

炒香枇杷叶　苦杏仁去皮，炒
二味水煎一杯许，冲入桔梗、枳壳汁。

天气下降则清明，地气上蒸则晦塞，上焦不行，下脘不通，周身气机皆阻，肺药颇投者，肺主一身之气化也。气舒则胃醒食进，不必见病治病，印定医人眼目。

炒香枇杷叶一两　桔梗一钱　紫菀茸三钱　炒杏仁三钱　米仁三钱　白通草一钱

上药煎清汤一杯。

渴饮③不解，经谓之膈消，即上消症也，言心移热于肺，火刑金象。致病之由，操心太过，刻不宁静。当却尽思虑，遣怀于栽花种竹之间，庶几用药有效。

生地　天冬　枣仁　人参　柏子仁
知母　金石斛　生草　元参

腹中如有水状，行则腹鸣濯濯。经言：肺移寒于肾，水气客于大肠，如囊裹浆，按之不坚，属火衰阳虚，不得转输于膀胱，谓之涌水。

人参　附子　茯苓　白术　干姜　炙草

手足软，不能坐立，是属痿也。痿症《内经》历言：五脏之热，髓枯骨软。治应苦坚滋营，今之医者多作阳虚治之，痿症不愈，皆由是也。

虎潜丸。

厥者，脉动而身静谓之尸厥。此气闭于外，气血未乱，通其阳则生。今厥而脉乱，气血并走于上，如天地之郁，则沙飞水涌，莫之可当，为之大厥。此人身之根蒂空虚，三阳并羸，俟其气返则生，不返则危矣。

大熟地　磁石　代赭石　五味子　白芍　人参　河车

---

① 慓：原作"熛"，据文义改。
② 呃忒：即呃逆。
③ 渴饮：原作"浊饮"，诸本同。据医理改。

叶氏医案存真卷二

汪天植　脉数如浮，重按无力，发热自利，神识烦倦，咳呛痰声如嘶，渴喜热饮，此非足三阳实热之症，乃体属阴虚，冬月失藏，久伏寒邪，已经蕴遏化热。春令阳升，伏邪随气发泄，而病未及一旬，即现虚靡不振之象，因津液先暗耗于未病时也。今宗春温下利治。

淡黄芩　杏仁　枳壳　白芍　郁金汁　橘红

女科有胎气，以立基为要。恶阻呕吐酸味，宜安胃调气。产后下虚，血病为多。今脘中痞胀，减食不适，全是气分之病，但调气宽中，勿动下焦为稳。

生香附汁　苏木　神曲　豆蔻　桔梗　茯苓

春温症　附暑湿热

朱先生劳倦嗔怒，是七情内伤，而温邪感触，气从口鼻直自膜原中道。盖伤寒阳症，邪自太阳，次第传及，至于春温夏热，则鼻受气，肺受病，口入之气，竟由脘中，所以原有手经见症，不比伤寒足六经之病也。其原不同，治法亦异。仲景论温邪不可发汗，汗则劫津伤阳，身必灼热，一逆尚引日，再逆促命期。又云：鼻息鼾，语言难出，剧则惊痫瘈疭，无非重劫津液所致。今病发热，原不是太阳客邪见症，所投羌、防辛温表汗，此误即为逆矣。上窍不纳，下窍不便，亦属常事。必以攻下，希图泄热。殊不知强汗劫津而伤阳，妄下劫液更亡阴。顷诊脉，两手如搐而战，舌干燥而无苔，前板齿干，目欲瞑，口欲开，周身灯照，而淡晦斑纹隐隐约约，几日来时有呃逆。因胃乏谷气而中空，肝阳冲突上冒肆虐耳。为今返正，先与糜粥，使胃中得濡，厥阳不致上冒，而神昏之累可已。进药之理，甘温①可以生津除热，即斑疹亦不足虑。观仲景论中，邪少虚多，阴液阳津并涸者，复脉汤主之，谨仿此义。

炙甘草　人参　生地　白芍　阿胶　麦冬

温邪有升无降，经腑气机交逆，营卫失其常度为寒热。津液日耗，渴饮不饥。阳气独行，则头痛面赤，是皆冬春骤暖，天地失藏，人身应之，患此者最多。考古人治温病，忌表散，误投即谓劫津。逆传心包，最怕神昏，谵语，妄狂，治病以辛甘凉润为主。盖伤寒入足经，温邪入手经也。上润则肺降，不致膹郁。胃热下移，知饥，渴解矣。

嫩竹叶　桑叶　杏仁　蔗汁　麦冬　生甘草　石膏冰糖净炒

起自热病，热伤阴络，血大泻，自当宗血脱益气之旨。今脉左大急疾②，右小微弱，脐旁动气，肌肤枯燥，阴分大耗。正当暑月，何以堪此？拟进九龙法，通补兼施。若得动气稍减，病可平和矣。

熟地炭　山楂糖油炒　琥珀屑　新绛

---

① 甘温：疑为"甘寒"之误。

② 疾：原作"痰"，据医理改。

冲入藕汁

素有浊阴上干之症，近因湿气淫蒸，新旧合而为一，壮热吐苦水，哕，上逆，舌色微白，脉小弦。木气欲升，而复为湿遏之象也。当用苦辛以劫湿邪为主，即仲景先治新，后治痼之意也。

川连　泡姜　炒厚朴　半夏　块苓

即进一剂，哕少缓，可用黄连温胆汤一二盏。

邪热盘踞阳明，体虚不耐重剂，宜轻用苦辛通泄为主。

连翘　杏仁　生香附　橘红　滑石　鲜荷叶　通草　银花

又方：米仁　连翘　银花　橘红　通草　青荷梗

中气素虚，形寒饮冷，遏伏暑湿之火，蕴于膻中，劫津耗液，尽从燥化，肺气不能下输，肠胃燥满不行。下之遂逼血下行，血既下夺，亦云竭矣。阴不配阳，汗从外泄，即为上厥。上厥下竭，肺经独受燥累，急进清燥救肺汤以回阴液。

枇杷叶　人参　麦冬　桑叶　阿胶　杏仁　生石膏　竹叶

继进方：羚羊角　枣仁　茯神　山栀皮　黑豆皮　枇杷叶　麦冬　蔗汁　鲜菖蒲

再进方：小生地　人参　阿胶　茯苓　黑豆皮　枇杷叶　青蒿　麻仁　麦冬

脉来和静，舌苔已退，但时或烦热，胸中未适，此皆燥邪未尽之征，是以神识尚未全复，究竟必以滋燥为先。

阿胶　枇杷叶　麦冬　川斛　山栀　北沙参　茯神　菖蒲

邪脉悉退，微迟和缓，用平调营卫，胃气自复，复脉汤主之。

人参　麦冬　炙草　阿胶　茯神　白芍　麻仁　五味　炒生地

舌白肢厥，语错，丹疹背多胸少，汗大出，此湿邪著于气分。邪郁气痹，故现外寒，非虚脱也。生地、阿胶滋清凉血，则气湿愈阻。此属邪郁，不但分三焦，更须明在气在血。

羚羊角　天竺黄　射干　川贝　米仁　茯苓　石菖蒲

目赤唇焦，齿燥舌黑，嬉笑错语，发哕发斑，温毒遏伏之象。

绿豆壳　银花露　方诸水　犀角　川贝母　人中黄　芦根汁

徐徐温服。

又方：金汁拌浸人参　银花露　鲜菖蒲　元参　鲜生地　羚羊角　真金箔

五十七岁，丰腴体质，适值过劳，阳气受伤，呕吐食物，无头痛身热，已非外感风寒，而间日烦躁渴饮，唇焦舌黑，是内伏热气，由募原以流布三焦，亦如疟邪分争营卫者然。然有年积劳既久，伏邪客病本轻，脉小缓，按之不为鼓击，可为征验，且二便颇通，略能纳谷，焉有停滞积聚？仲景于瘅热无寒之条，不出药方，但曰以饮食消息。后贤参圣意，甘寒以养胃阴，其热自解。要知表散之辛温，消滞之苦温，以及苦寒沉降，多犯圣训戒律矣。

鲜生地　甜杏仁　麦冬　花粉　竹叶心　青蔗汁　连翘

舌心黄边白，渴饮水浆，停胃脘欲吐，微微冷呃，自利稀水，小便不利，诊脉坚劲不和。八旬又二，暑热湿邪内著。必脾胃气苏，始可磨耐，以尊年①不敢过用清消矣。议用清暑益气方。

人参　茯苓　广皮　猪苓　石莲子　川连　黄芩　厚朴　泽泻　煨葛根

脉弦呕吐，心中懊恼，不纳水谷，倏冷忽热，虽因嗔怒七情，兼有客邪伏气，汗多不宜表散，清暑和中为正治。

_____

① 尊年：高龄。

杏仁　半夏　郁金　茯苓　广皮　枳实　金斛

诊脉左虚大，右涩小弱。症见：目瞑短气，遗尿肢掉，神识渐迷，渴不欲饮，侵早①稍安，晡时烦躁，此乃积劳元伤，热气内迫，劫烁脏液，致内风欲扰，有痉厥之虑。仲景谓：元气受伤致病，当与甘药。就暑热伤气，亦属发泄所致，东垣发明内伤暑病益气诸法，足为炳据②。若动攻表里，是速其散越耳。

麦冬　生甘草　鲜莲子　知母　竹叶心

不饥不欲纳食，仍能步趋，长夏湿蒸，著于气分，阳逆则头中胀闷，肌色萎黄。与宣气方法。

西瓜翠衣　飞滑石　米仁　芦根　通草　郁金

脉转数，舌红。面肿消，肤痛，汗减，耳鸣，咽呛，肛痔。湿中化热乘窍，仍清气邪，佐通营卫，桂枝白虎汤主之。

酒家湿胜于内，暑邪秽气亦由口鼻而入，内外相因，延蔓三焦，汗多寒热不解，非风寒从表而散，头胀脘闷，呕恶而渴不多饮，两足反冷，是热在湿中而来。古称湿上甚为热，不与伤寒同论。

杏仁　半夏　茵陈　白蔻　厚朴　广皮　茯苓皮　六一散　鲜菖蒲

三益号　劳倦吸入冷气，营卫不行，则形寒战栗。今中焦未醒，宜和脾胃。

当归　白芍　桂枝　炙草　大枣　煨姜

章　暴冷外加热气内郁，肺窒不降，脘闷如饥，水饮欲呕，头痛寒热，当治上焦。

桔梗　象贝　橘红　兜铃　北沙参　杏仁

热缓神昏，咳痰呕逆，舌不能言。余邪渐入心包络，恐着痪疯，进芳香入络法。

万氏牛黄丸。

秽浊不正之气扰中，痞闷，恶心，头疼，烦渴，形寒内热，邪不在表，未可发散。

杏仁　蒌皮　滑石　通草　白蔻　郁金　花粉　连翘

脉细数舌绛，烦渴时热，病九日，邪气稍衰，正气已亏，不宜再作有余治。

鲜生地　阿胶　元参　麦冬　知母　麻仁

时疫发热，脘闷恶心，斑发不爽，神烦无寐，舌色转红。邪热将入营分。虽胃滞未清，亦宜先清营热，勿得滋腻为稳。

鲜竹心　元参　连翘心　鲜菖蒲　银花　川贝

阴液损伤，阳气上冒，衄血咳痰。理宜和阳存阴，冀津液稍复，望其转机。至于疏滞解表，和表诸法，自然另有高见，非敢参末议③也。

秋石拌人参　阿胶　鲜生地　麦冬

脉软咳痰欲呕，饥时甚。虽是时邪未清，高年正虚，理宜养胃阴，金匮麦冬汤。

麦冬　人参　半夏　甘草　粳米　大枣

胃津既伤，肝风上扰，神迷肢震，面浮欲喘，病势危险，勉拟救胃阴方。

人参　麦冬　生甘草　白粳米　炒半夏　南枣

时疫六日不解，头疼发热，舌绛烦渴，少腹痛剧，已经心包，虑其厥痉。

犀角　连翘心　银花　元参　通草　鲜生地

---

① 侵早：破晓，天刚亮。
② 炳据：明显的证据。炳，光明；显著。
③ 末议：自己议论的谦称。末，轻微，不足道。

又方：

犀角 鲜生地 元参 麦冬 川贝

先厥后热，邪气蕴伏亦久，从传染而得。今脉数舌红，头疼干呕，脘闷多痰，皆是热蒸营卫，虑其再厥。

羚角 犀角 连翘心 川贝 元参 银花 通草 郁金

又方：

犀角 连翘心 川贝 元参 银花 通草 郁金

又方：

犀角 连翘心 川贝 通草 银花 石菖蒲 金汁

又 前方去通草加麦冬

又方：

卷心竹叶 知母 生甘草 麦冬 花粉 川贝

又方：

鲜佩兰汁 麦冬 南花粉 枣仁 米仁 川贝

温热后肝阳乘胃，涎沫自出，胸满如闷咽中间，或气促，潮热时作，四肢微冷。虑其厥逆，进熄风和阳法。

淮小麦 炒半夏 甜杏仁 炒麦冬 南枣

又方：

人参 麦冬 淮小麦 茯苓 南枣 炙甘草

时热食复，胸痞，恶心欲呕，进半夏泻心法。

炒半夏 川连 枳实 杏仁 姜汁 厚朴 草蔻

又方：

人参 山楂 枳实 干姜 姜汁 炒半夏

脉缓舌色灰黄，头疼，周身掣痛，发热不止，乃时疫湿温之症。最忌辛温重药，拟进渗湿之法。

竹心 连翘心 厚朴 木通 杏仁 飞滑石 茵陈 猪苓

脉左数右缓，舌白发热，自汗，小溲溺痛，身半以上皮肤骨节掣痛。皆是湿邪有痹，虑其清窍蒙蔽，有神昏厥逆变幻，拟用轻清渗湿方。

连翘 豆卷 米仁 丝瓜叶 花粉 茵陈 通草 杏仁 飞滑石

脉细舌灰白，渴不能多饮，膨闷不知饥。湿温半月有余，病邪虽解，余湿未尽，良由中宫阳气郁遏，失宣畅机关，故舌喜得香味。理宜护持胃阳，佐以宣浊驱湿，未可再作有余攻伐，虽取快一时，贻祸非轻小也。

半夏 人参 厚朴 橘红 枳实 茯苓

脉促神倦，目上视，咳痰欲喘，唇燥舌红，温邪发热，半月外不解，所拟发散消导之药，病不少减，正气反伤。内风乘虚上扰，虑有痉厥变幻，非轻小之恙，姑与甘缓法。

炒麦冬 北沙参 淮小麦 生甘草 南枣肉

脉虚细无力，热止后汗多，心悸头晕，寐多惊恐，舌红营阴受伤，理宜和阳存阴。

生地 麦冬 淮小麦 阿胶 人参 炒麻仁

陈 诊脉左带微数，右关微弦，胸脘痞闷，右眼角赤，皆是肝木乘坤土。经旨有肾藏志，脾藏意。今梦寐惊惕，是见不藏之象。倘调养失宜，内有七情之扰，外有六淫之侮，再经反复药饵，无过树根草皮，焉能有济。故重言以申其说。

人参 半夏 枳实 茯苓 干姜 小川连

第二案 六脉略和，舌胎已退，胸脘稍宽，渴饮至胃，微觉呆滞，大便干燥。

势见阴枯阳结，通阳之中，佐以润燥，亦属至理。至于调养静摄工夫，不必再赘。

柏子仁　苁蓉　归须　炒桃仁　块苓　桂心

第三案　立夏日诊脉，气和病情减。清晨微觉气闷，阳气尚未全振。再论人身中，阴阳二气每相眷顾，阳病久必伤阴，阴病久必伤阳，故病久之体，调养失慎，必至反复。谆谆至嘱，进苓桂术甘汤以宣上鬲[1]之阳。

第四案　年过五旬，肾气本弱，病缠日久，脾土亦馁。肾恶燥，脾恶湿，经旨昭昭。若欲平稳，宜乎分治为妥，是将来调补丸药章旨。今上鬲已宽，且进下焦调补为法。

苁蓉　归身　杞子　茯神　小茴　柏子仁　天冬　巴戟　牛膝

第五案　病减六七，惟纳食不易运化，饮汤不易下趋，口中味淡，时或作酸，大便燥艰，乃脾阳不振，肾阴未复，故润剂之中，佐以辛香，有合经旨辛甘化风之意。

柏仁　小茴　苁蓉　车前　茯苓　牛膝　归身　桂心

第六案　脉神俱安，大便艰涩不爽，脐间隐隐作痛。高年肾阴暗亏，血液不能灌溉四旁，肠中枯燥，更衣颇觉费力。拟进通幽汤方法以润之。

归须　红花　郁李仁　柏仁　麻仁　生地　升麻

第七案　两日连次更衣，脐间疼痛已止，胸鬲之间，略觉不和，则知病缠日久，不独血液受亏，气分亦为之不振。拟温填药饵，佐以通阳，庶几中下两顾。

苁蓉　茯苓　杞子　小茴　柏仁　牛膝　人参　巴戟

范升九　四肢乍冷，自利未已，目黄稍退，而神倦不语。湿邪内伏，足太阴之气不运。经言：脾窍在舌。邪滞窍必少灵，以致语言欲謇。法当分利佐辛香，以默运坤阳，是太阴里症之法。

生于术　草果仁　厚朴　木瓜　茯苓　泽泻

第二案　身体稍稍转动，语謇神呆，犹气机未为灵转，色脉非是有余，而湿为阴邪，不徒偏寒热已也。

生于术　石菖蒲汁　郁金　茯苓　远志　米仁

第三案　湿滞于中，气蒸于上，失降，不得寐，口起白疳，仍不渴饮。开上郁，佐中运，利肠间，亦是宣通三焦也。

生于术　寒水石　米仁　桔梗　广皮　猪苓　泽泻

第四案　湿胜中宫不运，易生痰饮，不欲食，须使神机灵泛，少佐疏滞。

外台茯苓饮去广皮，加天竺黄、石菖蒲。

第五案　人参　金斛　枳实　于术　茯苓　广皮

第六案　脾胃不醒，皆从前湿蒸之累。气升痰咳，参药缓进。

炒川贝　茯苓　地骨皮　米仁　郁金　淡芩

吴子纯　连朝骤热，必有暑气内侵，头热目瞑，吸短神迷。此正虚邪痹，清补两难，先与益元散三四钱，用嫩竹叶心二钱煎汤，凉用二三小杯，常用绿豆清汤服。

第二案　温邪中伤之后，脾胃不醒，不饥，口渴，议清养胃津为稳。

鲜佩兰叶　川斛　知母　大麦仁　炒麦冬

王廷佑　寒包郁热，亦属温邪。

桔梗　大力　连翘　苏子　滑石　枳

----

① 鬲：通"隔"，此言膈。

壳 赤芍 木通

寒热渐除，间一日复来，即暑邪入里之征，因正气不振故也，但烦渴不减。舌苔黄厚，胃中滞浊犹然不清。河间方法，正直此症，非是抄窃旧方，乃去邪务尽之意。

暑风入肺，咳痰发热，四肢无力，微冷，气喘，神倦。恐邪犯心包，有慢脾惊搐之虑。拟进局方至宝丹，芳香逐暑，使喘缓神安，再商进和脾胃药。

又案：有汗出热缓，神识昏愦，邪热内闭，未得外越，易变痉厥。进芳香开闭，以逐秽邪。牛黄丸。

又方：

生地 甘草 知母 淡竹叶 滑石银花

又方：人参 生草 知母 南枣肉麦冬 茯神 广皮

徐方鹤 脉缓舌白带灰黑色，心中烦热，汗多渴饮，嘈杂如饥，肛中气坠，如欲大便。平昔苦于脱肛，病虽夹湿热，寒凉清湿热之药味难投，拟进和中法。

炒麦冬 粳米 川斛 半夏 南枣

徐 左脉数，舌白目黄，遍身发黄，左腰胁间痹痛。卧则气逆，或嗳气，或咳呛则痛不可忍。湿热着于络中，气机阻遏不宣。况时邪一、九日，正邪势方张之候，故攻病药饵，往往难投，轻药为稳。

豆卷 白蔻 通草 茵陈 米仁 杏仁 猪苓 泽泻

雨湿地蒸，潮秽经旬，人在气交之中，口鼻吸受，从上内侵，头胀脘闷，肉刺骨痛。盖肺位最高，其气主周身贯穿，既被湿阻，气不运通。湿甚生热，汗出热缓，少间再热。凡风寒得汗解，湿邪不从汗解耳。仲景云：湿家不可发汗，汗之则痉。谓湿本阴晦之邪，其伤必先及阳，故汗、下、清热、消导与湿邪不相干涉也。

湿也，热也，皆气也，能蒙蔽周身之气，原无有形质可攻，由上不为清理，漫延中下二焦，非比伤寒六经，自表传里相同。河间畅发此义，专以三焦宣通为法。明张司农亦以苦辛寒主治，总以气分流利为主，气通则湿解矣。今两旬不愈，入暮昏厥。厥者，逆乱之称。以邪深入至阴之中，热蒸上冒，致神明为邪所蒙蔽矣。初湿邪下注，而大便为溏，今则气窒结闭，而大便不通，古称热深厥深。又云：厥少热多则病退，厥多热少则病进。凡厥多隶厥阴也。

掘地坎三五尺，全无瓦砾，方是真土，入新汲井水，用木棍淘二三百下，取泥浆水，澄清二盏，另以绿豆皮、野赤豆皮、马料豆皮各五钱，入地浆水中，煎汤一茶杯许，候温，入生珍珠细粉约七八分、冰片半厘，匀三次服。

再论暑湿客气，由上受以行中道，未按经法，致三焦否①塞。逆乱为厥，厥属邪深在阴，故取地浆重阴之气。珠潜水底咸寒，少佐冰片辛热，能开热痹，直走至阴，以冀厥止。究竟暑湿热气，乃无质之邪，弥漫胸臆，如烟雾缭绕，诸宗气营气，无以展舒，焉有知味知饥？彼攻消峻克，能涤有质之邪滞，非湿结气分之治也。昔轩岐云：从上病者，治其上。且上焦如雾，藉轻扬可以去实。半月不更衣，断勿攻下，皆气窒使然。

川贝 米仁 兜铃 白蔻 连翘 射干 通草

舌红微渴，齿痛味甘，中宫不运，气郁之热，未得全去也。

连翘 米仁 茯苓皮 赤豆皮 川贝白蔻

潘毓翁 中年冲气痰升，喘急随发随

———————
① 否：通"痞"。

止，从肝肾本病治，固是地黄饮子，用意在浊药轻投，勿以味厚凝滞痰气，但以质能引导至下，变饮为丸，纯是浊药柔温。若归脾汤甘温守中，养脾之营，更与痰饮冲逆相背。自七月间，反复必有暑湿客气，从呼吸而受。据述肌肤间发丹疹，浮肿甚速，腠膜映红，若但内症，未必有此。思夏秋口鼻受气，上焦先伤，与肝肾本病两途。上焦失解，理必延漫中下，而三焦皆为病薮①矣。此胀在乎脉络，不在腑肠，水谷无碍者缘此。况久病大虚，温补不受，必当推其至理。伏邪引动宿病，仲景论必先理其邪，且口渴便实，岂温热相宜？自言怀抱郁结，相火内寄肝胆，如茎肿囊纵，湿壅水渍。勉以三焦气分宣通方，仿古二虚一实，偏治其实，开其一面也。

飞滑石　杏仁　茯苓皮　厚朴　猪苓　通草　白蔻仁

积劳伏热，值初冬温暖，天地气不收降，伏邪因之而发，是为冬温。实非暴感，表散无谓。其痰喘气促，左胁刺痛，系身中左升不已，右降失职。高年五液已衰，炎上之威莫制，脉现左细右搏，尤属阴气先伤。烦劳兼以嗔怒，亦主七情动阳。从来内伤兼症，不与外感同法。苦辛劫烁胃津，阴液日就枯槁。故仲景凡于老人虚体，必以甘药调之。夫喘咳之来，固是肺热，以诊脉、面色论之，为下虚正气不主摄纳，肾病何疑？即初起热利，亦是阴不固。拟用复脉汤。

炙甘草　炙生地　炒麦冬　生白芍　麻仁　蔗浆

温邪兼劳倦，从内伤治，已获小效。独左胁痛难转侧，咳嗽气触必加闪痛。想因平素操持，肝阳易炽，营阴暗耗。《内经》以肝为将军之官，谋虑出焉。故身中左升之气属肝主之，右降之气属肺主之。今面微赤而咳频，前此上焦畏热烦躁，其左升之令不已，右降之气失司，已经洞悉。经以左右为阴阳之道路，升降周行，一日夜行五十度，平旦交会于气口。既为拂逆情志，而里气郁遏，冷热外加，营卫因之窒阻。此阴阳道路流行或迟或速，无平旦清明之气，是以发散消导、清火利痰之品，昧于身中，转旋有若天地也。再论平昔精力颇健，今已大年②，下焦先虚。夫下虚者上必实，眩晕，神昏，自利可见矣。以冬令藏聚，返根之候，见症若是为忽然中厥，亦属常有。此授③药之难，自宜瞻前顾后，议用钱氏地黄汤意，栽培三阴脏阴，疏其三阳腑阳，俾脏主藏，腑主通，佐以咸降理逆，谷味有加，再为进商可也。

熟地　白芍　山药　泽泻　丹皮　茯苓　牡蛎　阿胶

暑邪成疟，热结三焦，脘痞有形，烦渴喜冷饮，从河间法主治。

暑热未尽，清窍不利，自言神识如迷，夜不成寐。

竹叶　元参　连翘心　菖蒲　郁金　川贝

高年正气已衰，热邪陷伏，故间疟延为三日，此属厥象。舌润脘痞，噫气欲呕，胃虚客逆，恐有呕吐呃忒之变。议用旋覆代赭，镇其逆乱之气，合泻心法以开热邪壅结为主。

人参　川连　干姜　白芍　旋覆花　代赭石　乌梅　牡蛎　半夏

服一剂，减去半夏、干姜服。

经云：夏伤于暑，秋为痎疟。今时已孟冬，疟始发动。盖以邪气内藏于脏，为

---

① 病薮：病邪集中之处。薮，人或物聚集之所。

② 大年：高年。

③ 授：诸本作"投"，可互参。

厥、少两阴经疟也，拟以温脏法。

厚朴　制附子　生牡蛎　炙甘草　大枣

食菜下痢腹痛，是初因寒湿伤脾，久变湿热，蒸于肠胃，况利后痛不减，腹中硬起不和，不得流通明甚。当以苦泄小肠，兼分利而治。

川连　黄柏　苦楝皮　泽泻　木通　楂肉

口中干燥，小水全无，泉源已竭，阴液无以上承，利症噤口，都是湿热壅于胃口。下元衰惫，冲脉气震高突，此攻病保真，理难捉摸。

川连　草决明　石莲　黄芩　乌梅　白芍

少腹痛，下痢带血。

黄芩　炙草　炒银花　炒丹皮

痢止咳频，脉虚形寒，多悸。进甘缓法，小建中去姜，加玉竹。

阴络受伤，下午黄昏为甚。非自治痢通套可效，大旨以守阴为法。

熟地炭　建莲　茯苓　五味子　赤石脂　泽泻　阿胶

稚年频频伤风咳嗽，汗出痰多，不嗜谷菜，乃卫外不固，肺易偏伤冷热。当春升气泄，忽然指握无力，走动足疲，语言或謇，常有呕恶。盖卫应乎胃，胃属阳明，其脉主司束筋骨，以流利九窍，而四肢原属脾胃，舌为心苗，脾窍通焉。此皆久伤气分，乘气泄而病，乃虚症也。治法以充脾胃脉络，疏窍诸药皆当屏绝，百日可期其效。

人参　蜜炙芪　归身　炙草　广皮　白芍　防风根　煨姜　枣子

脉虚数，喉干舌燥欲咳，乃阴亏于下，燥烁于上，非客病也。

生地　熟地　天冬　麦冬　扁豆

咳嗽肉消，老弱肾病，食入腹胀，大便稍利，势减兼之，昼甚夜轻。据是气分阳府失宣，徒执虚治不效。经云：二虚一实者，偏治其实。开一面文也，据经以疏方。

米仁　茯苓　泽泻　杏仁　寒水石

脉细咳逆，不得侧眠，肌消色夺，经水已闭，食减便溏。久病损及三阴，渐至胃气欲败，药饵难挽。拟进建中法，冀得胃旺纳谷，庶几带疾延年。

建中汤去姜。

王公美　脉沉而咳，不能着枕而卧，此老年下元虚，气不摄纳。浊气痰饮，皆为阴象，乘暮夜阴时寐发。发散清润皆非，当以小青龙法，开太阳经，撤饮下趋。

小青龙去麻、辛、草。

徐十四岁　幼冲①多六气之扰，少七情之伤，痛在下焦肢末，初痛必系寒湿痹阻于经络之中，方书谓为寒为痛，为湿为肿。砭刺疏通，引动脉中之气血，原得小效。寒湿邪气属阴，久蓄不得解散，蒸腐血液，变热成脓，附骨痛疡，久而精神日惫，理必延为漏卮矣。三年宿疴，寒暑迭更，邪必涣解，此为损症。凡女子二七而天癸至，谓体阴用阳也。昔因客气而致病，再因痛伤，已损及真气，诸症所称难状痼疾矣。今倏热蒸蒸，喉燥呛咳，纳食日减，乃损至精髓，草木攻邪，日加剥斫。参苓养气，难充形质。投药必不见长，无治病成法可遵。盖以有情之虚，养非气味之乘，强望胃纳扶持，至春回寒谷，再议丸方。身体热蒸多呛火升，用糯稻根须，漂、洗洁，阴干，两许煎汤。服此能退阴分燔灼之热。种植以来，不见天日，得水土之养，清而不克之药。人参非助热之药，《本草》云：阴中之阳，其气

————
① 幼冲：幼年。

主升，故不宜单用。食少易热，咳呛，芪术归地，皆为壅滞。以人乳旋成粉，和参末捏作钱许小丸，俾濡养血中之气。藉人身之生气，胃气略好，当与景岳一气丹，制膏与服，中有红铅①一味，世间无有真者，以真坎气二十四枚代之，合乎二十四气以默运耳。

吴　风温上受，饮邪上泛，卧枕则咳甚。饮，阴类也。先以轻扬肃上，再议理饮。

桔梗　兜铃　米仁　茯苓　通草　象贝

急火煎服一次。

又案　轻可去实，恰当上受风温，但左胁引动而咳甚。经言：左升太过，右降不及。然非肝木之有余，雨水春木萌动，气升上冲，皆血液之少，不主配偶之义。

甜杏仁　玉竹　甘草　桃仁　炒麻仁

汪裕当　喉痒呛甚，形寒忽热，今早便溏，卧醒咽干，不为口渴。议养胃阴以供肺。

扁豆　北沙参　南枣
元米汤煎。

酒客伏湿，脉数，汗多，咳嗽，食不易运，病在手足太阴。

茅术　扁豆　米仁　桑皮　杏仁　半夏　茯苓

老年冬季喘嗽，是元海不主收摄，冲阳升举，饮邪上泛，阻遏流行，喘嗽愈甚。阅古，都主八味肾气，温养坎中之阳，收纳散失之真，不主消痰清肺，意谓非因六气所致。奈体质不受桂、附，年前议进柔阳通摄，若以建立上中之阳，乃心脾甘温之剂，与下焦不纳无谓。

紫衣胡桃肉　茯苓　补骨脂_{另用胡挑肉拌蒸晒炒}　鹿茸_{切薄片，盐水浸一日烘燥}　肉苁蓉　五味子　远志肉　青盐　柏子霜

蜜丸。

脉细软涩，气冲失血，寐欲遗精，今纳谷不运，神思日倦，缘操持太过，上下失交，当治中焦，心脾之营自旺，诸症可冀渐复。偏热偏寒，都是斫丧真元。

人参　归身　于术　广皮　枣仁　茯神　白芍　炙草

当夏四月，阳气大升，体中阴弱失守，每有吐衄神烦。已交夏至，阴欲来复，进甘药缓补，所谓下损不得犯胃也。

熟地　莲肉　炙草　山药　茯神　芡实　阿胶　柏子仁

稚年吐衄，热伤为多。今脉小肌松，食少胃虚，阳升已露一斑。进甘凉益胃方。

炒麦冬　生扁豆　北沙参　茯神　木瓜　炙草

秋暑失血，初春再发，脉右大，颇能纳食。《金匮》云：男子脉大为劳，极虚亦为劳。要知脉大为劳，是烦劳伤气。脉虚为劳，是情欲致损。大旨病根驱尽，安静一年可愈。

炙绵芪　北沙参　炙草　白芨　苡仁　南枣

据述病原朝寒暮热已止，血逆已平，稍见喘咳，近日复有恶寒发热，此因内虚成疟，尚宜小心。

制首乌　川贝　茯苓　白芍　甘草　丹皮　柴胡　广皮

右寸浮数，余脉虚涩，失血，寒热已止，但喉中作痒咳嗽，大便又不坚固。此脾肺俱亏，正在润肺碍脾，补脾碍肺之时，清心静气，病可渐却，至嘱。

川贝　丹皮　玉竹　生地　茯苓　甘草　牛膝　橘红　北沙参

李云生　咳甚呕血，吐食。肝病犯胃，阳气升逆所致。

① 红铅：室女初次月经。

代赭石　新绛　茯苓　丹皮　旋覆　黑山栀

血症发后，体虚气弱。暑气外侵，而寒热腰痛，饥不欲食。虽咳嗽未减，当治其本，即急则治标之义也。

香薷　扁豆　木瓜　厚朴

痰饮咳嗽，终夕不寐，面浮如盘。昔徽宗宠妃病此，治用真蚌粉，新瓦上炒红，入青黛少许，用淡薤①水，滴麻油数滴，调服二钱。

肝主筋，肾主骨，阴器者，宗筋之所聚。男子天癸未至，强通其精，异时必有难名之病。今患腰膝痠疼，宗筋短缩，大便结涩，小便淋沥，足腿消烁，筋肉拘挛，无非肝亏肾损所致。按脉沉细而兼微数，乃精不营筋，又有伏火。《内经》所谓：发为筋痿，及为白淫者是也。治宜滋肾舒肝，使精血渐充，则筋骨亦渐和柔，但幻症日久，非一朝一夕之功，幸弗期速效。

熟地　归身　牛膝　肉桂　黄柏　线鱼胶　续断　钩勾②

水煎空心服。

交四之气，热胜元虚，乃气泄之候，营卫本乎脾胃，不耐夜坐，舌心腐碎，吸吸短气，似不接续，中焦喜按，始得畅达。目胞欲垂难舒，四肢微冷失和，从前调理见长，每以温养足三阴脏，兼进血气充形，病减七八。今当长夏，脾胃主气，气泄中虚，最防客气之侵，是质重之补宜缓，而养胃，生津、宁神、敛液仍不可少。俟秋深天气下降，仍用前法为稳，拟逐日调理方法。

人参　茯神　天冬　枣仁　知母　建莲肉　炙草　川石斛

熬膏。早上进丸药一次。

遇天气郁悖泛潮，常以鲜佩兰叶泡汤一二次，取芳香不燥，不为秽浊所犯，可

免夏秋时令之病。鲜莲子汤亦好，若汗出口渴，夜坐火升舌碎，必用酸甘化阴，以制浮阳上亢，宜著饭蒸熟。

乌梅肉　冰糖

略煎一沸，微温和服一次。

饭后饮茶，只宜炒大麦汤，畀片③，或香梗茶，其松萝④、六安⑤味苦气降，中气虚者不宜用。瓜果宜少，桃李宜忌。玉蜀黍坚涩难化，中虚禁用。香薷饮泄越渗利，颇不相宜，或有人参者，可以凉服。暂用煎药，当和中清暑，以雨湿已久，中焦易困耳。

人参　木瓜　扁豆　麦冬　茯苓　甘草　佩兰叶

临晚进膏滋药：

人参　熟地　远志　甘草　绵芪　茯苓　桂圆肉　归身　五味　枸杞

照常法熬膏，不用蜜收，白水调服。

当夏季反复变幻，因天地气机大泄，身气久虚，无以主持，故见病治病无功，而安中纳下，每每获效，入秋常进附子七味丸颇合。今秋分节，天气降，地气收，缘久热气伤，虚体未能收肃，是以肢节时寒，头巅欲冷。无非病久诸气交馁，斯外卫之阳少护，液髓暗耗，则血脉不营，而阴乏内守。凡此皆生气之浅鲜也，急当温养益气，填补充形，使秋冬助其收藏，预为来春生发之用。《内经》有四季调神之训，今投药亦当宗此旨。

鹿胎一具　羊内肾生，十对　黄狗肾二十副　肉苁蓉一两五钱　大熟地四两，砂仁制　茯

---

① 薤：调味用的姜、蒜或韭菜碎末。
② 钩勾：即钩藤勾之简称。
③ 畀片：待考。
④ 松萝：为松萝科植物长松萝的丝状体，又名蜈蚣松萝、天蓬草、女萝。
⑤ 六安：安徽县名，以盛产优质茶叶闻名。此指六安所产的茶叶。

神一两五钱　五味一两五钱　湖莲肉二两　人乳粉一两五钱　柏子霜一两五钱　紫河车一具①,漂　青盐八钱

上用诸膏并捣地黄为丸,早服五钱,人参汤送。

有年劳伤神瘁,肤无膏泽,时欲腹鸣啾痛②,营血不得流行之故。开怀安逸,仅可带病延年。

人参　当归　肉桂　白芍　炙草　茯苓　远志　熟地炭

产后肿胀不愈,显然下焦先虚,肝肾气散,不主收纳,形寒痞闷,食少痰多,形消肉削,治从温纳,分利,攻消法。

济生肾气丸三钱,磨沉香汁三分,冲开水送。

身热解堕③,恶风汗出如雨,喘渴④,不任劳事,《内经》谓漏风症。此饮酒汗出当风,邪留腠理也。

白术　泽泻　麋衔草　新会皮

音哑者,阳邪搏于三阴。少阴之脉循喉咙,太阴之脉连舌本,厥阴之脉出咽喉故也。然阳邪搏阴之候,正未易治。

甘草　桔梗　蒌皮　麦冬　川连　杏仁　丹皮　生蒲黄　生地

上燥治气,下燥治血,此为定论。今阳明胃汁之虚,因久痛呕逆,投以香燥破气,津液劫伤,胃气不主下行,肠中传送开合,皆失其职司。经云:六腑以通为补。岂徒理燥而已,仍议清补胃阴为法。

鲜生地　甜梨肉　天冬肉　人参　生白蜜

未交四九,天癸先绝,今年五十有二,初冬脊骨痛连腰胯,膝踹无力,动则气喘,立则伛偻,耳鸣头晕,上热下冷,呼吸必经脉闪痛,时有寒热,谷食日减少味,溺短便艰枯涩。此奇经脉病,渐成痿痹废弃之疴。夫督脉行于身后;带脉横束于腰;维、跷主一身之纲维。今气血索

然,八脉失养。经谓:阳维为病,苦寒热,而诸脉隶肝肾,阳明之间,故所患不专一所。交冬大地气藏,天气主降,为失藏失固,反现泄越之象。治病当法古人。如云:痛则不通,痛无补法。此论邪壅气血之谓,今以络脉失养,是用补方中宣通八脉为正。冬至小寒,阳当生复,病势反加,调之得宜,天暖温煦,可冀痛止。然阳药若桂、附刚猛,风药若灵仙、狗脊之走窜,总皆劫夺耗散,用柔阳辛润通补方妥。

鹿茸　鹿角胶　淡苁蓉　当归　枸杞　生杜仲　牛膝　蒺藜　炒鹿角霜

肠澼下白沫者,肺气下移。经言:气并于阴,犹云阳下陷也。又云:脉沉则生,浮则危者,恐虚阳欲撒之象,而真气欲离耳。

人参　炮姜　桂枝木　黑于术　炮附子　大枣　炙甘草

勉强摇精,致阳缩囊纵,不但形弱伛偻,肛门脐窍皆为收引,咽喉牵绊,自此食物渐渐减少,由精血之伤有形,最难自复。少厥两阴脉,循喉咙,开窍于二阴,既遭损伤,其气不及充注于八脉,见症皆拘束之状。上年进柔剂阳药,服后头巅经脉皆胀,耳窍愈鸣,想是藏阴宜静,试以乘舆身怖⑤,必加局促不安,宜乎升阳之动,药不灵矣。夫少阴内藏,原有温蒸诸法,厥阴相火内寄,恶寒喜凉。仿丹溪潜阳法,仍候高明定义。

元武板　知母　茯苓　秋石　生地　阿胶　远志炭　柏子仁

---

① 具:原作"且",据光绪本改。
② 腹鸣啾痛:肠鸣腹痛。啾,此言细微的肠鸣声响。
③ 解堕:懈怠懒惰。此言因病神伤而神倦乏力。解,通"懈"。
④ 喘渴:疑"喘喝"之误。
⑤ 怖:原作"沛",据光绪本改。

又 交四之气热胜，元虚则气候不耐久坐，舌心腐碎，吸短气似不接续，中焦喜按，始得畅安，目胞欲垂难舒，四肢微冷失和。从前调理见长，每以温养足三阴，兼进血气充形之品，病减。今当长夏，脾胃主气，气泄中虚，最防客气之侵，是质重之补宜缓，而养胃生津、宁神敛液，仍不可少。俟秋深天气下降，仍用前法为稳，拟逐日调理方法。

人参 麦冬 知母 天冬 茯神 甘草 川斛 建莲

遇天气郁悖泛潮，常以枇杷叶拭去毛，净锅炒香，泡汤饮之四次，取芳香不燥，不为秽浊所侵，可免夏秋时令之病，若汗出口渴，夜坐火升舌碎，必用酸甘化阴以制浮阳上亢。

蒸熟乌梅肉一钱，冰糖三钱，煎汤饮。

瓜果桃李御麦①，中虚禁食，香薷饮泄越渗泄，颇不相宜。暂用煎药，当和中清暑。雨湿已久，中焦易困。

人参 茯苓 麦冬 木瓜 甘草 炒香枇杷叶

临晚服膏方：人参 麦冬 熟地 远志炭 五味子 茯苓 枸杞

又 常夏季反复变幻，因天地气机大泄，体气久虚，无以主持，故见病治病，则无功，而安中纳下每每获效，入秋常服附子七味丸颇安。秋分节天气降，地气收，缘火热气伤，虚体未能收肃，是以肢节时寒，头巅欲冷，无非病久诸气皆馁，斯外卫之阳少护，液髓暗枯，则血脉不营，而阴乏内守，凡此皆生气之渐鲜也。急当温养益气，填补充形，使秋令助其收藏，预为来春生发之用。按《内经》有四气调神法，即今投药亦当宗此旨。

鹿胎 熟地 五味子 麦冬 人乳粉苁蓉 黄狗肾 柏子仁 青盐

参汤下。

浊腻膏淋日下，最易损人津液，络脉遂槁。况八脉隧道纤②远，泛然补剂，药力罔效。《难经》谓十二经属通渠，旋转循环无端，惟奇经如沟渠，满溢流入深河，不与十二经并行者也，树根草皮，此症亦难奏效，须用血肉填补固涩，庶可希其获效。

麋茸 河车 人参 蒸黑于术 茯苓湘莲 缩砂 雀卵 蕑茹 乌贼骨

雀卵、河车膏为丸。

疟病，《内经》谓小邪之中，虽云十二经之疟，总不离乎少阳。少阳肝脏相附，疟久盘踞，未免凝痰积血，即成病根矣。虚者补正为先，补正不应，法当破血。

柴胡 草果 炒桃仁 青蒿 半夏归尾 桂枝 炒黑蜀漆

瓜果水寒，暴凉迅风，内外两因，舌白，渴不能饮，脘中胀满，烦不肯寐，身无热，头不疼，微呕，此足太阴中寒。已经冷汗肢厥，脉弱濡伏，医犹以疲敝方药，正如隔靴搔痒矣。

生草果 生于术 藿梗 淡干姜 厚朴 丁香柄

长夏外受暑湿，与水谷之气相并，气阻蒸迫，上焦不行，下脘不通，不嗜饮食，目黄，舌白，邪结气分。

杏仁 厚朴 茯苓 蔻仁 炒半夏姜汁

脉缓，身痛汗出，热解复热。此水谷之气，与湿并阻于气分，郁而成热。治宜利湿宣通，气分湿去，热自解矣，徒进清热不应。

飞滑石 腹皮 茯苓皮 白蔻仁 猪

---

① 御麦：即玉米。
② 纤：曲折。

苓 通草 淡黄芩

舌白，渴不欲饮，呕有痰，口味皆变，头中空痛，两颊赤，此水谷湿热，气并郁蒸肠胃，致清浊变混，忽然烦躁，难鸣苦况。法当苦寒泄热，辛香流气，渗泄利湿，无形之湿热去，有形之积滞自通。

淡黄芩 野郁金 川连 秦皮 白蔻 通草 猪苓 厚朴

脉右虚左弦，身麻肢冷，胎中胀闷，不饥吞酸，由中虚肝气内动之因，五六月当脾胃司胎，又体质不受苦寒，非清火酸泄气分之法所宜。

人参 炒半夏 枳壳 桔梗 姜汁

阳明脉衰，厥阴风动，经络交亏，麻木痛痹，肢节重著[1]，久而成痿，当以护阳之剂。

黄芪 杞子 制川附 续断 防风 白芍 远志 首乌

稚年，秋月时病，愈后食蟹，自必辛酸内茹[2]遂致伤营吐血，先理清营解毒。

苏子 麦冬 生蒲黄 细生地 丹皮 鸡距子[3]

里急后重，腹痛便脓，秘塞不爽，久延交冬，仍是肠滞不通，法当宣通气血。

紫菀 厚朴 炒黑地榆 制军 桔梗 木香 炒黑楂肉 炒青皮

喑哑而痿者，《内经》谓之喑痱，此阳盛已衰，入于阴也。由劳伤其肾，耗夺真阴，当以内养为主，非草木之药所能挽回也。

河车大造丸。

狐疝者，厥阴之痹也。发则睾丸痛引少腹，得呕气泄则止。此属寒湿之阻，议以利湿温经祛风丸方，服久自愈。

川楝子 小茴香 淫羊藿 胡芦巴 茯苓 半夏 杜仲 韭子 砂仁 防风 当归 漂淡苁蓉 泡淡吴茱萸

双合水[4]泛丸，日服二次，每服二钱五分。

产后两三日，恶露即止，下白甚多，明系湿阻，体虚感邪，更疟半月，食减气壅，延久必致虚脱，且拟补虚镇坠以治气逆，气降进食，庶有生机。

代赭石煅 旋覆花 制半夏 人参 茯苓 新会皮 炒白芍

又 服煎汤逆气已降，饮食渐进，有向愈之机，然产后肝肾自虚，若不填纳，恐冲气复逆。

大熟地砂仁炒松 人参 枸杞子炒 炒白芍 茯苓 生杜仲

又 进填纳，神气虽振，寒热未已，白带仍下，湿郁所致，宜用开湿破瘀引邪，以冀疟止。

青蒿 生鳖甲 茯苓 当归 炒桃仁 新会皮 生香附

舌微黄，口微酸苦，脘中微闷，议用温胆法，合四逆散。

竹茹 生白芍 炒半夏 川连 淡芩 枳实汁 桔梗

目黄，舌刺，色赤，伏邪余热未尽。

鲜生地 麦冬 川斛 蔗汁 竹叶心 花粉 鲜地骨皮 梨汁

阳明湿热，痞结心下，拟苦降辛泄，则邪自解耳。

泡干姜 半夏 桔梗 杏仁 川连 厚朴 枳实 豆豉 至宝丹

风温化热，上郁肺气，咽喉阻塞，胸脘不通，故呻吟呼吸不爽。上下交阻，逆而为厥，乃闭塞之甚，病在上焦。幼科消食，发散，表里混治，久延必致慢惊莫救。

---

① 肢节重著：原脱"节重"二字，据光绪本补。

② 辛酸内茹：食入辛酸之物。茹：吃。

③ 鸡距子：原脱"子"字，据光绪本补。鸡距子，即枳椇子。

④ 双合水：待考。

芦根　飞滑石　川通草　甜水梨皮
桑叶

脉濡数，中暑。暑为阳邪，昼属阳分，故张其势而烦渴。夜静属阴，邪逼于内，则多言呓语，皆由体虚邪甚致此。经谓：暑伤气。原属虚症，未敢以凝寒苦清，侵伐元气。

丝瓜叶三片　金石斛三钱　白知母四钱
飞滑石一钱

水煎滤清，候冷，冲入西瓜汁一大茶杯。

凡三阳症，邪未入里归腑，尚在散漫之时，用承气汤误下之，则热不解而下利，神虚妄言见矣。拟苦清以通腑气，仍用葛根解肌开表，斯成表里两解之法耳。

葛根　黄芩　黄连　甘草

脉浮缓，身热不止，汗出不为汗衰。此风湿郁表，瘀热为黄。拟麻黄连翘赤小豆汤。

麻黄　杏仁　生梓白皮　生姜　连翘
细赤豆　甘草　大枣

天雨水煎。

热邪入里，脘痞，按之痛，脉浮滑者，此邪结阳分，拟仲景小陷胸汤。

川黄连　栝蒌实　半夏　杏仁　枳实

脉濡涩数，至暮昏乱，身热未尽，腹痛便黑。阳明蓄血，拟仲景桃仁承气以逐其邪。

桂枝木　大黄　甘草　芒硝　丹皮
桃仁

身重，汗出，疼痛，脉浮缓。此风湿相搏于太阳之表，阳虚邪客。当通营卫以固表，拟桂枝附子汤。

制川附　桂枝　甘草　生姜　大枣

口苦，恶热，腹满，虚烦，汗出。此阳明症也。《内经》云：邪中于面则入于膺。而未全归腑，故有是症。拟仲景栀子厚朴汤。

香豉　栀子　厚朴　连翘　枳壳

脉沉微，下利，呕逆，身痛，四肢厥冷，少阴中寒。应四逆汤，急救其里。

生炮附子　干姜　炙甘草

脉微，下利厥逆，烦躁，面赤戴阳，显然少阴症，格阳于上也。用白通去猪胆汁，以胆汁亦损真阳也。

泡生附子　干姜　葱白

煎好冲入人尿一杯。

病体已虚，风温再侵，喘嗽身热，脘闷，小便不利，全是肺病，此症反复太多，深虑病伤成劳。凡药之苦味辛泄者慎用。

青蔗汁　鲜枸杞根皮　玉竹　桑叶
北沙参　蜜炒知母　炒川贝

夏月感冒，头重，壮热无汗，烦渴。伏暑新凉外束，治以辛香开表。

陈香薷　新会皮　厚朴　藿香　甘草
知母

舌缩，语音不出，呼吸似喘，二便不通，神迷如寐。此少阴肾液先亏，温邪深陷阴中。瘈疭已见，厥阳内风上冒，本质素怯，邪伏殊甚，实为棘手。议护下焦之阴，清解温热之深藏，以冀万一。

阿胶　鲜生地　元参　鲜石菖蒲　川黄连　童子小便

脉濡，懒倦，多汗，口渴，体气素薄，炎暑烁金。当益气，保水之源。

麦冬　人参　知母　五味子

经月疟邪。仲景谓：结为癥瘕者，气血交病。病已入络，久必成满胀，疟母胶固粘著，又非峻攻可拔。当遵仲景鳖甲煎丸之例，日饵不费①，以搜络邪。

鳖甲煎丸三百粒每服十粒，日服二，夜服一。

温邪已入心营，神烦欲昏，质系阴

---

① 费：疑"废"之误。

亏，怕其液涸，不必以斑疹为虑，清神斯邪不结蔽矣。

连翘心　石菖蒲　鲜生地　元参心
金银花　天竺黄　至宝丹一粒

病胁痛吐食，《内经》谓：肝痹。又云：少阳不足病肝痹，得之寒湿。

柴胡　防风　当归　白芍　萆薢　米仁　甘草　茯苓

寒热而呕，罢则汗出，四日一发，牝疟也。"疟论"云：邪气客于六腑而有时，与卫气相失，不能相得，故休四、五日，或数日乃作也。今脉沉弦迟，发必大吐、大汗。阳气与中气乏竭，应扶阳补中，以固元气。

制川附　人参　炮姜　炒白芍　草果仁　牡蛎　炙甘草

加大枣一枚。

善食而饥，经谓瘅成消中，膏粱蕴热过也。禁芳草药石，药石发癫，芳草发狂耳。自应清胃，淡薄蔬食，庶可获愈。

萎皮　枳壳　川连　郁金　金石斛
连翘　焦神曲

悲惊不乐，神志伤也，心火之衰，阴气乘之则多惨戚。拟大建中扬。

桂枝　人参　蜀椒　附子　饴糖

脉洪大，烦渴，汗出，阳明中暍，的系白虎汤候也。

石膏　甘草　麦冬　知母　粳米

脉沉微，腹痛，吐利，汗出，太阴寒伤，拟冷香饮子。

泡淡附子　草果仁　新会皮　甘草

煎好候冷服。

疟母窈踞少阳，气血凝阻。

蜣螂　金铃子　桃仁　三棱　䗪虫
归身　元胡索　蓬术

韭汁丸。

肝虚内热。

制首乌　茯苓　女贞实　酒炙鳖甲
归身　酒炒白芍　香附酒炒

青蒿子熬膏略加蜜捣丸。

述胸脘胀痞，不饥不食，大便溏滑，已有五年。夫胸中乃清气转旋。清阳失运，浊气凝聚为患，水谷气蒸之湿，湿胜遂成五泄，阳气日微，宣脾阳，可使气机之运，气行湿自去耳。

生白术　益智仁　真茅术　厚朴　茯苓　荜拨　广木香　新会皮

寒热咳嗽，初起必有外邪，邪陷入里，则阳气伤，阴浊扰乱，延为肿胀。述腹胀大，上实下坚，浊自下起，逆气挟痰上冲，暮则阴邪用事，着枕咳呛更甚。本草云：诸药皮皆凉，子皆降。降肺气，疏胃滞，暂时通泄，昧于阴邪盛，为肿为胀，大旨形寒吐沫，阳气已寂，汤药以通太阳，续进摄纳少阴，考诸前哲，不越此范。

早服济生肾气丸，晚进桂苓甘味姜附汤。

小产后，肌肉似乎丰溢，是阳气发泄，即外有余内不足。病样甚多，何堪缕治？在女科莫重于调经，气血逆乱，扰动肝脾，心胸痛发而呕。述遇怒着冷痛甚，胃阳已衰，厥浊易逆，先理胃阳，用《金匮》法。

人参　吴茱萸　茯苓　半夏　良姜

从未生育，乃是气血不和，形躯丰溢，是外盛内亏，肌肉疹痒，搔摸成块，风在表，湿热在里，乃是气分之病。病非大恙，而取效最难，明理之医谓：肥人不可多投攻表泄阳。当于夏月，施砭刺法可效。

生茅术须　生香附　白僵蚕　白薢皮
白芥子　老苏梗

男子七旬，下元脂液已少，阳气升腾，阴少承供，目恙先从左起，肝主左升也。血无内藏，阳上蒸迫，为障失明，显然水亏无以生木。不足之症，焉得用龙胆、黄柏泻火之理，倘苦寒伤胃，噬脐莫及①。

羭羊肝　谷精草　浙菊花　制首乌　夜明砂　濂珠②粉　枸杞子

邪深入阴，三日乃发，间疟至，必腰腹中痛，气升即呕，所伏之邪，必在肝络，动则犯胃，故呕逆烦渴。肝乃木火内寄之脏，胃属阳土宜凉，久聚变热，与初起温散不同，邪久不祛，必结痼形疟母。

生鳖甲　生桃仁　知母　滑石　醋炒半夏　草果仁

高年疝症，是下元虚，气冷凝冱③，结聚攻坠，乃沉痼之疾，药难取效。暖气助阳鼓动，俾阴邪浊气稍解，不过暂时小安耳。病在肝肾，道路纡远，药必从咽入胃，由胃入肠，始达病所，而上中无病之处，必受疝药攻克之累，倘胃减妨食，何以救疗？夫阴浊盘踞成形，例取纯阳气雄之药。昔胡大封翁，高年宿疝，用十全大补不效，喻氏驳其半阴半阳非法，议以姜、附为丸、参、苓为衣，喉间知有参、苓，过胃始露猛烈之威灵。恪攻④病所，此议甚正。

生炮附子　淡干姜　大茴香炒

研为细末，真水安息香三钱，捣为小丸，以人参末不拘多少为衣，早服二钱，少少进汤送下。

年方二七，长者呵责受惊，即起痫厥，惊气内应足厥阴肝。述前先见头摇，病发仰极反弓，是厥逆内风，由前上胸，起必嘒然⑤叹者，气冒膻中，神识自蒙蔽也。小溲通利得苏者，小肠赤府泄浊，心包蒙神下降也。是症当理手足厥阴，谅⑥施针刺，以宣其络，服药未易有功。

至宝丹半丸化服。

精气不旺，邪留肾络不解。大凡邪在阳可散，入阴之邪，必温经可托出，留邪为解之、化之不同法也。

人参　鹿茸　鹿角霜　舶茴香　当归　细辛

凡久病必入络脉，医但写药凑方，不明入络之理，药由咽入，过胃至肠而已。此症由肝络而来，过膈入胃，胃翻呕吐。致吐致胀之由，从肝而出也。偏胜病起，务以急攻。用药如用兵，直捣中坚，使病溃散，然非入络之方，弗能效矣。议于病发之时，疏理肝木。病缓再安胃土。

人参　厚朴　茯苓　熟半夏

磨入蓬莪术五分。

正当生旺之年，须苍色变，按：人身发属心火而炎上，眉主肝木而曲直，侧生须应肾水。内不足而色不向荣，且脉象弱芤，男子精气衰薄，不为生育之征。法当宁心神以处静，寡欲养精，妙选无病瘦弱女质，经调怡悦，无拘虑愁烦，遵三十时辰两日半之旨⑦，庶几望其毓麟⑧耳。

肉苁蓉　蛇床子　覆盆子　线鱼胶　补骨脂　舶茴香　五味子　菟丝子　家韭子　沙蒺藜

滞痰阻经脉之气，瘀浊阻络脉之血，病甚难治。每每经水将至之候，必腹痛坚胀，上年用乌骨鸡丸，坚胀势缓痛减，不时举发。今议治法：经水来时，用回生丹三四日。经过用后方，但主宣通络血中

---

① 噬脐莫及：比喻后悔已晚。
② 濂珠：珍珠之异名。
③ 凝冱：凝结闭塞。冱，闭塞。
④ 恪攻：谨慎地攻击。恪，谨慎而恭敬的样子。
⑤ 嘒然：叹气的样子。
⑥ 谅：诚信。
⑦ 遵三十时辰两日半之旨：遵择时种子之法。明·万全《广嗣纪要》种子歌云："三十时中两日半，二十八九君须算。落红满地是佳期，金水过时空撩乱。撩乱之时枉费功，树头树底觅残红。但解花开能结子，何愁丹桂不成丛？"
⑧ 毓麟：生育。毓，同"育"。

气，可免胀满之累。

鹿角霜　败龟板　生香附　熟地炭　南楂肉　小茴香　茅术炭　茯苓块

用鲍鱼汁为丸。

咳呛频多，必呕吐涎沫。明理者，当知咳呛自冲脉气冲，不司收摄，为肝肾阴气不足。咽喉久痛者，缘少阴、厥阴脉循喉，阳气刻刻扰动无制，多属阴亏。脉形细动，不受温补肺药，久进必伤胃口。

熟地炭　女贞子　湘莲肉　茯苓　芡实　川石斛　炒山药

肺家留热，频年呛发，据说痘后有此。长夏诸阳升腾，而霉天反燥。当清肺之急迫，润肺之燥烈。

清阿胶　枯黄芩　南花粉　地骨皮　绿豆皮

久热五液全耗，阴伤非谬，频渴安受梨蔗。晡起寒热，倏然而至，验及舌色绛赤，显然由脏络之空隙，致阴反交恋其阳。按经义从下交合，难易速功，肝肾病必累及跷、维所致。

人参　知母　麋角胶　元武板

问生产频多，经水失期，此冲脉厥气直攻心下，引胁环及少腹，呕吐黑水。黑为胃底之水，便出稀黑，乃肠中之水。经年累月，病伤胃惫，何暇①见病治病，务在安眠进食为议，仿仲景胃虚上逆例。

人参　炒半夏　代赭石　茯苓块　降香　苏木

据述布痘，调理少和，四五年来，不分冬夏，两膝骨痛，暮夜甚，必越日乃解，更述暖熨少安。知寒湿阴，气从下而受。但痘后几更寒暑不愈，经脉必有留邪之气，因新邪举发②，论病名曰痹。痹者气血凝滞之义。古方活络逐邪，每施于新感则效，久则邪兴气血混处，取效颇迟，当此长夏，发泄司令，按图针刺，每五日、七日一举③，经络气血流行，邪气难

以容留，徒药无益，遵古方服活络丹，即再造丸，国朝喻氏谓：酒热先入肝胆，谨慎者饮之，可以壮胆。好饮多以致发疮。其酒毒颇得外泄，以分其势。疮愈，痛搐厥逆，全归肝胆矣。用药以大苦大寒，直清其下。

芦荟　青黛　龙胆草　郁李仁　胡黄连　黑山栀

调入猪胆汁。

瘰疬从情志易怒而来，久郁气火燔灼，值产育频经，奇经八脉不固，阳乘脉动，经来如崩，《内经》谓：阴络伤则内溢。脉来虚数，肌肉易热，阴乏不主内守，浮阳扰越外翔，形症及脉，难用温暖之药，平昔饮酒，不喜甘味滋腻，徒然参、苓，仅到中宫。凡经水于由血海而下，血海即冲脉。自述腰髀痠楚，其损已入奇经。考宋元明诸贤人，凡不受热药体质，必用震灵丹以固下，更佐能入诸经之品，通摄兼进。

人参　茯神　女贞子　天冬肉　炙草　旱莲草　炒枸杞　炒当归

送眼震灵丹六十粒。

上年起病，食物不甘美，头晕耳鸣，足力痿软，年周甲子，向老日衰，下元二气④渐漓⑤，水乏生木之司，液少则肝木内风鼓动，木乘胃土，必食无味。风阳上巅攻窍，上实下虚，医为肾虚，萸地填阴，原不为过，但肾水内寓真火，宜温肝木。相火宜凉，凡益肾取乎温养，必佐谅肝以监制，方无偏党⑥。是症倘加暴怒烦劳，必有卒中之累，戒酒肉浊味上气，肃

---

① 何暇：有什么空闲。暇：空闲。
② 举发：发作。举，行动，此言新邪引发留邪。
③ 一举：一次。此言进行一次针刺。举，举动。
④ 二气：光绪本作"元气"，可互参。
⑤ 渐漓：逐渐衰弱。漓，薄，此言不充盛。
⑥ 偏党：同"偏宕"，指偏激，超出常规。

清填下，无痰火阻碍，清闲怡悦，五志气火不燃。内起之病，关系脏真，不徒求治于药也。

熟地　石斛　天冬　菊炭　巴戟肉　肉苁蓉　沙蒺藜　沙①白芍　怀牛膝　线鱼胶

蜜丸打入青盐四两。

积劳阳动，气蒸上咳，已三四年，仍然经营办事。夏四月，地中阳升，途失血，咽痛，音低。男子五旬以外，下元先亏，此显然五液不充，为久延不愈之沉疴，见血见嗽，与寒降清肺，是夯极者②。

生地黄　清阿胶　鸡子黄　云茯苓　麦冬桔梗

问病，起于功名未遂，情志郁悖，人身之气左升右降，怒必木火暴升，肝胆横逆，肺反为木火乘侮，金无制木之权。呼吸病加，络血被气火扰动，亦令溢出上窍。更加勤读苦工，身静心动，君相何由以宁？春夏频发，地中气升，阳气应之。内起之病，关系脏真，情志安和，庶病可却。

丹皮　钩藤　金斛　白芍　米仁　苏子　藕汁　真降香

渴热向愈，自更衣用力，阴囊忽大，此宿疝举发。明明阴虚气坠，非子和七疝同法。身前陷坠，任脉失其担任。小便通调，酸甘定议。

人参　天冬　熟地　黄肉　川石斛　炙草

酒毒内燔，吐血甚多，六七日后，瘀血又从大便出。酒性先入肝胆，次及胃络，照一脏一腑对治，勿骤用腻滞阴药。

金石斛　丹参　稽豆皮　银花　地骨皮　丹皮　黑山栀　云茯苓

向来下部赤疹，湿热下注，本乎质薄肾虚，秋冬微感外邪，肺气失降，气隧为壅。水谷气蒸，变湿气阻，横渍经脉，膀胱气痹，小溲不爽，不司分别清浊，湿坠大肠便稀，痹塞自下，壅逆及上，喘息气冲，坐不得卧，俯不喜仰，甚于夜者。湿与水皆阴邪，暮夜阴用事也。夫膀胱为肾腑宜开，则水通浊泄。初因外感，太阳先受。治不得其要领。孟子谓：水搏激过颡③，在人身逆而犯上射肺，则肺痹喘息矣。仲圣凡治外邪致动水寒上逆，必用小青龙汤为主。方与《内经》肿胀开鬼门取汗，洁净腑利水相符。宗是议治。

麻黄八分　桂枝一钱，去皮　白芍一钱　杏仁十五粒，去皮　茯苓三钱甘草三分，炙　淡干姜一钱，同五味子一钱，捣，罨④一夜

上午服。

叶氏医案存真卷三

夏至阴气不生，乃损不能复矣。今当大热，气泄愈甚，百脉诸气皆空，脂液尽耗，难望再醒，为寒为热，无非身中阴阳互乘，阳由阴上越，则顶巅痛。风木之火入中。则呕逆呛咳，总之液涸神竭。进两仪煎、琼玉膏，扶至稍凉，再为斟酌。

麦冬　竹叶　人参　乌梅肉　大麦　鲜荷叶汁

水煎，澄冷服。

初春脉动而不鼓，亦收藏之司浅矣。壮年未育，晨吐黑痰，皆水亏火炎，精气不充之象，胃旺能纳谷，当专理下焦，不必以痰为虑。

牛骨髓　羊骨髓　海参胶　线鱼胶　龟鹿胶　芡实　菟丝粉　金樱子粉　五味子　家韭子　大熟地　远志肉　建莲肉　淡菜胶　熟首乌　覆盆子

下寒便难不寐，液涸阳不潜伏，用辛甘化风。

熟地　归身　肉桂　枸杞　怀牛膝　白芍　茯苓　甘菊　苁蓉　柏子仁

程舜文令郎　男子思念未遂，阴火内燔，五液日夺，但孤阳升腾，熏蒸上窍，已失交泰①之义，此非外来之症。凡阴精残备，务在胃旺，纳谷生阴。今咽喉耳鼻诸窍，久遭阴火之逼，寒凉清解，仅调六气中之火，而脏真阴火，乃闪电迅速莫遏②，清凉必不却病。良由精血内空，草木药饵，不能生精充液耳。

猪脊髓　阿胶　川斛　天冬　生地

胡朴庵　脉动于右，气热易升，阴不

上承，能食不能充津液，入春嗽血不止，养少阴之阴，勿苦降碍胃。

鸡子黄　阿胶　生地炒　柏叶炒黑　麦冬　茜草

转方加天冬、抱木茯神。

上假热，下真寒，肝肾大虚，用加减八味丸。

熟地　茯苓　丹皮　山药　五味　当归

脉涩无神，便溏食少，肛有疮疡，两月未合，已成漏症，延绵竟有痼疾之虞。近日嗔怒气扰，中焦隐痛。至于耗气劫夺，万难再饵，议进东垣益气汤减黄芪，加木瓜、白芍，用姜、南枣以制肝木。

脉数多遗，脊痿腰坠，此督任失固，非通不能入脉，非涩无以填精，色苍形瘦，不宜温补。

熟地　牡蛎　远志　五花龙骨　五味　茯苓　芡实　山药　羊肾　脊髓

肝肾两亏，虚火烁金，用纳气法。

熟地　牛膝　白芍　青铅　童便　山药

脉数小，不饥，痰多，阴虚伏热。

滑石　麦冬　竹叶　连翘　杏仁　鲜生地

阴液枯槁，阳气独升，心热惊惕，倏热汗泄，议用复脉汤，甘以缓热，充养五液。

---

① 交泰：交通。泰，通。
② 迅速莫遏：（来势）迅速而不能遏制。

人参　阿胶　炙草　麦冬　牡蛎　麻仁　细生地

脉大不敛，神迷呓语，阴阳不相交合，为欲脱之象。救阴无速功，急宜镇固阴阳，冀其苏息。

生龙骨　生牡蛎　人参　阿胶　茯神　淮小麦

留热未清，营液已耗，但论清邪，恐神索①气夺，腻滞阴药，防余热痫疡，议理心之用，亦清补之意。

人参　麦冬　竹心　淮小麦

心中空洞，下焦寒冷，兼有遗精，便溏，议用三阴补方。

人参　山药炒　茯神　五味　杞子炒　建莲　线鱼胶　熟地炒

脾胃阳微，不运寒痰，噫气，肾虚阴走，遗精无梦。

人参　山药炒　熟地炒　建莲　生牡蛎　龙骨　枸子　麋角胶

男子脉大为劳。暑月阳不伏藏，初夏阳升血溢，皆内损少固。填精固气，是为药饵，静摄绝欲，经年可复。

线鱼胶　真沙苑　五味　龟板　茯神　淡莱胶　金樱膏　石莲　芡实

陈　才交春三月，每夜寒热，渴饮，汗出，是皆阴损于下，孤阳独自上冒也。虚劳兼有漏疡，加以情怀悒郁，损伤不在一处，少腹及腰肋痛，议治在肝胃之间。

桃仁　旋覆花　丹皮　新绛　青葱　柏子仁

许友官　幼年疡溃成漏，后天不能充长，其吐血后，嗽不止，夜热，晨汗热止，日见色夺肉消，减食恶心，便溏。乃劳怯阴阳，中下并伤，草木药饵，何能挽回生生真气？难效之症。

人参　山药　芡实　炙草　五味　熟地炭

寒热半年，少时色黄，气短咳呕，是

内损营卫迭偏，劳怯重病。

人参　茯苓　黄芪　炙草　煨姜　南枣

汪正中　填固包举，遗精已缓，新正劳烦气泄，病后神耗精夺，当此升泄气候，以安神固摄法。

桑螵蛸　金樱子粉　茯神　人参　生龙骨　当归身　金箔　龟板

陈升葵弟　劳病先伤阴气，继而阳伤，夏季脾胃不和，膜胀腹鸣，晨泄。凡阳虚外寒，阴虚热蒸，皆虚不肯复元之象，非草木可为。病人述腹中气通小愈，用药当宗此旨。

人参　谷芽　茯苓　白芍　炙草　新会皮

右痪，舌喑，足痹，头岑，面戴阳，呵欠，微呃，诊脉小濡而缓，此肾纳失司，肝风震突②。但病起耳后暴肿，必兼温热客气。清上轻扬，肿势颇减，七日以来，当阴阳经气一小周天，不必以时邪引病为惑。昔河间《宣明方论》中谓：舌强难言，其咎在乎舌下。筋脉不主流动，以肾脉萦及舌本耳。其主地黄饮子，取意浊药清投，机关渐灵，并无碍乎上气痰热，仿此为法。

熟地　肉苁蓉漂淡　远志炒黑　川石斛　茯神　枸杞子　牛膝　石菖蒲

脉象左部稍振，水亏木中风动，左牙痛，盖风从内旋，乃阳之化风，只以春深地气上升之候，多升少降，无非下元不司收纳，虚证何疑？况因目盲，频用韭子烟熏，查本草药性，辛辣升腾助阳，孙真人于遗浊用之，藉其升阳以涵阴，更无漏泄耳。今痹中八日，声音渐振者，乃精气略有宁静，里窍略有灵机，是顺境也。乃不

---

① 神索：精神焕散。索，离散。

② 震突：亢盛冲撞。震，亢阳之貌。突，冲撞。

明此理，仍用辛以泄气，加人参亦是清散上焦之药，以肝肾脏虚，在于至阴，若再投辛以伤其阴，必致虚症蜂起焉。望其向安，倘必以上有火热，古称实火宜清，虚火宜补，温养柔和，与温热刚燥迥异，幸勿疑讶。

生地　川斛　麦冬　茯神　阿胶　女贞子

十二日来，干支一轮，右肢痿木，右跗足略有痛象，舌窍未灵，味少甘美，虚象显然。三日前，主家以齿痛为热，医迎主见，即投辛凉解散，此症虚在肝肾下焦，若不固纳维本，漫无着落，仍以前法，加入凉肝可也。

熟地　枸杞　牛膝　远志肉　茯神
川斛　天冬　甘菊炭

张石顽①治春榜赵明远，平时六脉微弱，己酉九月，患类中风，经岁不痊。邀石顽诊之，其左手三部弦大而坚，知为肾脏阴伤，壮火食气之候，且人迎斜内向寸，又为三阳经满溢，入阳维之脉，是不能无颠仆不仁之虞。右手三部浮缓，而气口以上微滑，乃痰沫壅塞于膈之象。以清阳之位，而为痰气占据，未免侵溃心主，是以神识不清，语言错误也。或者以其神识不清，语言错误，口角常有微涎，目睛恒不易转，以为邪滞经络，而用祛风导痰之药，殊不知此本肾气不能上通于心，心脏虚热生风之症，良非燥药所宜，或者以其小便清利倍常，以为肾虚，而用八味壮水之剂，殊不知此症虽虚，而虚阳伏于肝脏，所以阳事易举，饮食易饥，又非益火销阴药所宜。或者以其向患休息久痢，大便后常有淡红渍沫，而用补中益气，殊不知脾气陷于下焦者可用升举之法，此阴血久利之余疾，有何清气在下可升发乎？若用升柴，升动肝肾虚阳，鼓激膈上痰饮，能保其不为喘胀逆满之患乎？是升举药，

不宜轻服也。今举河间地黄饮子助其肾，通其心，一举而两得之，但不能薄滋味，远房室，则药虽应病，终无益于治疗也。惟智者善为调摄为第一义。

熟地　巴戟天　苁蓉　山萸肉　茯苓
薄荷　淡熟川附　肉桂　五味子　麦冬
川石斛　远志　鲜石菖蒲

脉左大右濡，肝风震动，阳明脉空，舌强肢软。是属中络，议用缓肝熄风。

连翘　丹参　元参　茯神　细生地
羚羊角

头痛累月，阳脉大，阴脉涩，此阴衰于下，阳亢于上，盛下虚之候也。阳气居上，体本虚也，而浊气干之则实。阴气居下，体本实也，而气反上逆则虚。头为清阳之位，而受浊阴之邪，阴阳混乱，天地否塞②，而成病矣。法用六味地黄汤，加青铅五钱。

头痛经年不愈，早则人事明了，自午至亥，神气昏愦不宁，风火之剂，杂治无功，两脉俱沉且滑，此太阴阳明痰厥头痛也。当用礞石滚痰丸，间服导痰汤，以荡涤其痰。次以六君子汤，少加秦艽、全蝎，调理而安。

五旬外不得安闲，凡恼怒烦动，多主五志之阳上举，而肝胆相火为甚。几年前，制壮水之剂加磁石、龟甲之沉潜，乃乙癸同治之义。今年暴暖多风，风热上搏，清窍为蒙，湿热蒸为脓水，此为客邪乘本体之虚。治标宜轻扬以清上，静坐宅

---

① 张石顽：清代医家。名璐，字路玉，号石顽。长州（今江苏吴县）人。著有《伤寒缵论》、《伤寒绪论》、《本经逢原》、《诊宗三昧》和《张氏医通》等书。

② 否塞：阴阳不交，闭塞不通。否，《易》卦名，乾上坤下，表示天地不交，上下隔阂，闭塞不通之象。

中，可以向安①。

连翘　赤芍药　草决明　羚羊角　薄荷梗　黄芩　山栀皮　荷叶梗

饭后服。

里真气衰，不能贯通外膜，致声若瓮中，而蛙鸣、蚊震之声不绝。前之流脓水，时令湿热气加也。今议补下、镇纳，收敛方法。

龟胶　磁石　牛膝　牡蛎　远志　菖蒲　淡菜胶

同蜜丸。

曹汉臣　厥阴头痛，舌干消渴，心下烦疼，无寐多躁，小腹胀满，小便滴沥，时时疼揢，最怕厥竭。

阿胶　鲜生地　鸡子黄　小黑豆皮

煎半盏，即以汤药送滋肾丸三钱。

稚年阳有余阴不足，骤加惊恐，厥阳直升为头痛，身不发热，二便自通，岂是风寒停滞？羌、防、葛、姜辛温，混发阳经，愈升其阳，必致损目，宜养阴药。

周身掣痛，头不可转，手不能握，足不能运，两脉浮虚。浮虽风象，而内虚者，脉亦浮而无力。以脉参症，当是劳倦伤中，阳明不治之候。阳明者，五脏六腑之海，主束筋骨，而利机关。阳明不治，则气血不荣，十二经络无所禀受，而不用矣。卫中空虚，营行不利，相搏而痛，有由然也。法当大补阳明气血，不与风寒湿所致成痹者同治。

人参　黄芪　归身　甘草　桂枝　秦艽　白术

患痛风，发热神昏，妄言见鬼，手足瘛疭，大便不行，此少阴肾气受伤也。肾既受伤，病累及肝，肝旺火炽，神明内乱，木合火邪，内入则便闭，外攻则身痛，法当滋其内，则火自熄，风自除，痛自止。

生首乌　萎仁　桂枝　秦艽　桔梗

黄连　知母　枳壳

服一剂，症渐减，但心神不安，身体如在舟车，此肾气虚，而肝肺为之不治。正《内经》子虚母亦虚也，母病子亦病也。夫肝藏魂，肺藏魄。二脏不治，故魂魄为之失守耳。

人参　甘草　生地　麦冬　远志　枣仁　羚羊角　川贝　橘红　茯神

患风三月，周身流走作肿，手不能握，足不能履，诊其脉，浮大而数，发热口干。此阴虚生内热，热胜则风生，况风性善行，火热得之，愈增其势，伤于筋脉，则纵缓不收，逆于肉理，则攻肿为楚也。

生地　黄芩　黄连酒炒　红花　羌活

左脉如刃②，右脉缓涩。盖阴亏本质，暑热为虐，水谷气蒸，湿流肢末，遂成挛痹。已经泄泻食减，阳明脉中气衰极矣，缓治可以冀功。

生于术　茯苓　狗脊　茅术　仙灵脾　独活　防己　灵仙

湿痹，络脉不通，用渗湿苦温药小效，但汗出形寒，泄泻食减，阳气大衰，可知难以湿甚生热例治。通阳宣行，以冀脉络流通。

生于术　茯苓　附子　米仁　金毛狗脊　萆薢

高年液涸风动，酒湿气蒸，足趾曾经腐疡，经年来或麻痹，或牵制，不能转侧，已成筋骨之痿，兼之火升眩晕，头面清窍常似不爽，大便艰涩，四五日始一更衣。阳气不能潜伏，阴液日就枯槁。老来痿躄，原无复元之法，诊得脉数动疾，温燥之补，无益反害，仿丹溪虎潜之制，稍

---

① 向安：趋向痊愈。向，趋向。
② 刃：原作"不"，据光绪本改。

为加减，冀得津液少存，亦安闲永年①之算，非攻病也。

大生地一斤　淡天冬三两　肉苁蓉一两五钱　怀牛膝二两　生白芍三两　虎骨胶二两　柏子仁二两　肥知母一两　川黄柏一两

长夏湿痹，经脉流行气钝，兼以下元脉络已虚，痿弱不能步趋，脊膂常似痠楚，大便或结或溏，都属肝肾、奇经为病。盖必佐宣通脉络为正治法，倘徒呆补，夏季后必滋湿扰，须为预理。

肉苁蓉　小茴香　巴戟天　归身　远志　鹿角霜　桑椹子　生茅术　茯苓　熟地姜汁制

另用金毛狗脊三斤，煎膏和丸。

俞天音　脉左大，舌干白苔，肿痛流走四肢，此行痹。喘急不食二十日外矣。

羚羊角　木防己　白芍　桂枝　杏仁　姜黄

脉微而涩，微为阳气虚，涩为阴血伤。去冬已下肢独冷，步趋无力，高年内乏藏纳之司，入夏身动加喘，肉腠麻痹若虫行。此真阳失蛰，胃阳失护，生生意少，岂攻病药石所宜？喻嘉言先生所谓大封大固，莫令真阳泄尽而暴脱，皆为此也，录严氏②《三因方》。

人参　白术　附子

俞文调先生　《灵枢》云：神伤思虑则内脱，意伤忧愁则肢废，皆痿症也。脉形大虚无力，常饵补阳，而今操持萦思，犹未能免，病必迁延。

枸杞　归身　甘菊　桂枝　虎骨

交冬宜藏，老年下虚，二气少续，忽然右痪，舌暗，面亮戴阳，呵欠，吸气短欲呛。此非外来客邪，皆根本先怯。平昔眩晕，肝脏虚风，显然水不生木。坎中真阳内寅，必温理其下。凡阳主乎通，阴主乎摄。扶过七日，少阳生气再振，望其偏废延永③。倘攻风劫痰之治，非本气自病

法则。

人参　熟附　远志　茯神　鲜菖蒲捣汁冲

四十二岁，右脉涩，左脉微，饮食不能健运，嗳呕，间或溏泄，此中宫阳气欲寂④，当用辛温以补之。

人参　干姜　茯苓　淡吴萸　胡芦巴

左脉弦大空虚，右脉虚软涩滞，能食不能运，便溏跗肿，此系积劳伤阳。壮岁经年不复，当作虚症，宜补脾肾治。

人参　于术　茯苓　煨益智　淡附子　白芍　甘草　干姜　胡芦巴

正气已虚，热邪陷伏，故间疟延为三日，其象为厥，舌涸，胸痹，哕呕，恐成翻胃呃逆之症，先以旋覆代赭，镇其上逆之气，以泻心散其胸中之热。

人参　川连　白芍　旋覆　代赭　牡蛎

阳气结闭，已成关格，病属不治，姑用进退黄连汤，上下合法。

黄连　白芍　桂枝　人参

频频劳怒，肝气攻触胃脘，胃阳日衰，纳食欲吐，胃不主降，肠枯不便。仿仲景食谷则哕，用吴茱萸汤。

人参　黄连　茯苓　干姜　吴茱萸

阳微，呕吐，不饥。

人参　半夏　茯苓　白芍　淡附子

春夏阳升，肝木乘胃，呕吐，吐不已，寝食减废，气失下降，肠中不通，病乃怀抱抑郁。两月之久，不敢再以疏泄为治。

人参　川连　乌梅　川楝肉　生白芍

十九岁，翻胃三月，粒米不存，左脉

---

① 永年：长寿。永，长久。
② 严氏：疑"陈氏"之误。《三因方》系陈无择所辑，非严氏所著。
③ 偏废延永：虽偏废但生命延长。
④ 中宫阳气欲寂：中焦阳气不运。寂，安静，不动。

大空虚，右脉细小虚涩，纳食少停，即涌出口，面白神瘁，大便燥结。此阴血枯槁，阳气郁结，已成膈症。勉拟补中纳下法。

人参　于术　麦冬　苇茎　牛涎　半夏　益智　茯苓

发热痰喘，胸满身痛，左边睾丸不时逆上，痛不可忍。肝脉弦急，肺脉独大。此肺肝受邪之故也。肝为木脏，其化风，其生火，风火合邪，旺于本位，则为热为痛。乘于肺金，则为痰为喘。法宜滋达肺金，兼疏肝木。

蒌仁　紫菀　半曲　川贝　桔梗　枳壳　杏仁　苏子　柴胡　秦艽

狐疝：

淡苁蓉　枸杞　巴戟　茯苓　沙蒺藜　当归　茴香　真肉桂

阴茎作痛，痛甚而愦①。诊两脉，浮虚而涩，浮为气虚，涩乃精伤。阴阳两虚，得之忧思劳郁，而伤中也。经云：阳明为气血之海，主润宗筋。又阳气者，精则养神，柔则养筋，今多愦郁，则气必伤。又任劳倦，则血必耗。气血两伤，宗筋失润，故令作痛。治以当归补血汤，加人参、甘草、秦艽、桂心、红花，继用归脾汤调理。

患溺血症，已三月矣。前用升补法不应，右脉虚涩无神，左关独弦，茎中作痛，下多血块，形色憔悴，又多嗳气。据脉论症，乃肝脾积热也。肝热则阴火不宁，而阴血自动，以血为肝脏所藏，而三焦之火，又寄养于肝也，故溺血茎中作痛。脾热则湿气内壅，而生气不伸，以脾为湿土之化，而三焦之气又运行于脾也，故时时嗳气，形色憔悴。法当益肝之阴，则火自平，利脾之湿，则气自和。

生地　白芍　萆薢　丹皮　甘草　车前

继用逍遥散，加车前、萆薢。

下血不已，汗出躁烦，心悸恍惚，头不安枕，转侧不能。两脉虚涩，虚为气虚，涩为阴伤。人身阳根于阴，阴附于阳，两相维系者也。今阴血暴亡，虚阳无偶，势必外越矣。虚阳外越，而阴愈无主，其能内固乎？阴阳相离，气血两亏，法宜兼补。然血有形，难以骤致，气无形，可以急固。固其气，则气自充。气充则不必治血，而血自守矣。先用归脾汤，继以大造丸。

人参　白术　茯神　枣仁　黄芪　龙眼肉　当归　远志　木香　甘草　生姜　大枣

寒热如疟，便血不已，左胁有块，攻逆不已而作痛。脉弦数兼涩，弦则为风，数则为热，涩则气结。此肝脾之气，恒郁不宣，胸中阳和，抑而成火，故神明不精。肝之应为风，肝气动则风从之，故表见寒热也。人身左半，肝肾主之。肝风自逆，故左胁攻楚有块也。肝为藏血之地，肝伤则血不守。且以风淫热胜，益为亡血之由也。

生首乌　黄连　柴胡　黄芩　知母　枳实　厚朴

下血既久，真阴大损，临晚炽热而咳，乃阳失潜伏，宜甘酸益阴为治。

熟地炭　甘草　萸肉　山药　五味　茯苓　芡实　木瓜

屡进润血燥、熄虚风药，诸症向安。入夏四月，苦于便难，寒热。此夏令阳气大泄，阴液更耗，虚风动灼为秘。古人每以辛甘化风主治，因体瘦不受温补，复以咸苦味入阴之意。

鲜生地　胡麻　制首乌　天冬　柏子仁　杞子　茯神　肥知母　川斛膏

---

① 愦：昏乱。此言因疼痛剧烈而昏乱。

面目悉黄，微见黑滞，烦渴腹满，左脉弦数，右脉空大，此内伤发黄，为厥阴肝木，太阴脾土，二脏交伤之候也。夫肝为风脏，其性喜伸而恶屈，郁则木不得伸而屈矣。郁极则其气盛，而风乃发，风发必挟其势以贼脾。脾为湿土之司，土受克，而气不行，则湿胜矣。风性虽善行，遇湿以留之，反壅滞经络而不解，由是湿停热瘀，而烦渴有加，其发黄也必矣。虽曰风湿所致，实由木亢而不宁，土困而不舒，非外来风湿之比，况黑色见于面，则知并伤其肾，以脾病不行胃中谷气，入肾反将脾中浊气下流，故于黄中见黑滞耳，即其腹满，亦是中气不行，虚热内壅，非结热，当下之比，若误下之，则脏气空虚，风从内生矣。若误汗之，则阳气外解，湿愈不能行矣。为商治法，平肝之亢，扶土之虚，兼解郁热，以清气道，除湿蒸而和中气。

人参　白术　白芍　黄连　山栀　归身　丹皮　茵陈　秦艽　柴胡　甘草　半曲

产后下损，八脉交虚，形寒内热，骨痛耳鸣，血液日耗，生气不充，冬季不得复元，春深发泄司令，延为劳瘵矣。

杞子　归身　紫石英　沙蒺藜　茯神　莲肉

产后阴伤，寒热疟，几两月[①]病发，白带淋漓，八脉空隙，大著腹有动瘕，下元虚惫已极，议固下真通脉方。

人参　鹿角霜　茯苓　归身　苁蓉　粗桂枝木

产后十二日，诊脉数疾，上涌下垂，此血去阴伤，孤阳上冒，内风燔燎，肝魂不宁。面赤头痛，昼轻夜重，阴弱阳亢，上实下虚。若不按法施治，必增瘛疭厥逆。议咸润益下和阳方。

小生地　生牡蛎　淮小麦　阿胶　麦冬　元参

产后脉虚，舌白，背寒凛，身痛，干咳，不饥，是血气两损，不肯复元，有蓐劳之虑。急当培养足三阴脏，莫以肺经咳嗽治，再伐胃气，用贞元饮方。

熟地　归身　炙草　茯神　杞子　桂圆肉

饥时服。

产后五十余日，腹满不减，膨胀愈甚，二便不爽，此因下焦空虚，腑阳失气化之司，先宜通阳，得胀势稍缓再议，方用五苓加椒目。

方　此血痹之症，产蓐百脉皆动，春寒凛冽，客气乘隙袭入经络，始而热胜，继则寒多。邪渐陷于阴络，致夜分偏剧汗多，神昏谵语，由邪逼神明，岂是小病？正如仲景劫汗亡阳、惊谵同例。议救逆汤减芍药方治。

产后络脉伤，腹痛频发，嗔怒，食物不宜则甚。当调和脉络，庶不延成痼疾，宜葱白丸。

胎殒阴损于下，厥阳上泛，久有夙病痫症，心营肺卫，最易蒙蔽，是神志或昏或清，皆夹杂夙疾。恶露自行，岂是瘀痹？姑用轻法，以开上膈。

枇杷叶　薏苡仁　杏仁　通草　云苓

下焦阴亏不摄，里热泄泻，厥阳上泛头痛，又产后兼病损。

甘草　熟地　茯神　芡实　山药　建莲　川斛

蓐劳，下虚溏泄，近有风温，咳嗽发热。暂用手太阴上焦药四五日。

桑叶　沙参　麦冬　玉竹　甘草　扁豆

久泻无不伤肾，况兼产后起因，补中必当理下，是为脾肾两补。

———————————

[①] 几两月：几乎两月。

五味子　生杜仲　云茯苓　杜芡实
菟丝粉　台人参　补骨脂　焦白术

肝阳化风为厥，肾液下衰，水不生木，而藏纳失职，此壮盛年岁，已有下虚上实之象。大意养肾主以温润，治肝须得清凉，乃仿复方之法。

大熟地　茯苓　远志　苁蓉　鹿茸
柏子仁　补骨脂　怀牛膝　黄柏　天冬

精羊肉煮烂捣为丸。

怒劳阳升暴厥。苦降和阳，使清神不为浊蒙，便可清爽。此论平时调理，养肝肾之阴，宜至静之剂，从经旨下虚上盛主治。

生地　熟地　龟板　菖蒲　远志　茯苓

脉右涩左微，色悴不华，食减不能健运，嗳呕溏泄，此中宫阳气欲寂。法宜辛温通补，失治酿成中满难调。

人参　泡茱萸　茯苓　泡淡姜　胡芦巴

骤然惊骇，经府气乱，有失常度之流行，是以肿胀无定所，饮食如常，病不在里，何得纷纷杂治？调其气血，以俟营卫宣通。

桑枝　远志　归身　桂枝　钩钩　白蒺藜

病伤久不肯复，食入不运，脾胃之阳日困，与治中法。

煨益智　茯苓　于术　广皮　白芍
煨姜　南枣

脉沉右小，左虚大，脐上有动气，膜胀不嗜食，艰于大便。此中气大虚，肝气内变，忌用攻伐消导，宜泄肝和胃。

茯苓　益智仁　郁金　谷芽　乌梅

寒湿损伤脾阳，遂成中满之症，乃淡泊不堪①所致。

附子　干姜　茯苓　白芍　胡芦巴

脉沉属水，初因食物之滞，继为下夺太速，脾阳顿伤，气窒湿聚，为肿胀矣。

大腹皮　茯苓皮　厚朴　猪苓　泽泻
老姜皮　新会皮　甜葶苈　杏仁

怀抱抑郁，营血受伤，入暮脘痛喜按，乃伤阴络，非实痛也。

柏仁　桂圆　茯神　远志　广皮

精气不足体质，再加思虑郁结心脾，营血受伤，口味甜，血随溢，稍过饥，脘中痛。营主中焦，宜以归脾养营之属。

人参　大枣　远志　茯神　甘草　归身　白芍　桂圆

脉左大坚弦，肝风震动，脾胃络脉不和，不知饥，不安寐，口流涎，右肢肿。当兼理中焦之络，议用茯苓饮法。

茯苓　枳实　人参　炙草　半夏　广皮　远志炭

金式兼　按：太阳经之膀胱俞，在脊骨间十九椎之旁，小便后从兹出汗，是太阳之气不固也。凡天将雨，则头眩目花。经云：头眩，其过在巨阳，是清气之不升也。劳则梦寐不安而遗，饮食不适意即作泻，是逆其志而运化失常。此泻在下焦，统属太阳病，诸阳不能保举，而生种种之疾。议茸珠丸、大安肾丸理膀胱气，自必获效。

鹿茸　茯神　人参　苁蓉　萆薢　菟丝饼　秋石　柏仁　川斛　补骨脂　白蒺藜　桑螵蛸

吴文生　胃中不和，痛泻。

茅术　厚朴　广皮　木香　炮姜　茯苓　猪苓　泽泻　砂仁

汪介臣　鼻冷涕泪，腹胀仍空，形色衰夺，脉微而涩。阳气已惫，浊阴日聚，为胀满不食，危期至速，勉议通阳方法。

人参　茯苓　淡附子　淡干姜

胃弱，肝气不和，口中吞酸作苦，食

————
① 淡泊不堪：不能承受淡泊。堪，承受。

物无味。拟进加味温胆汤法。

温胆汤加人参、川斛。

脾胃不和，腹膨痛，夜自汗，先疏利气滞，保和丸、焦锅巴、陈茶，姜汤下。

脉沉迟，肿胀腹满，茎缩溺不利，起于上年冬底，痰饮咳嗽，气逆不得卧，误认肾虚水泛之恙疗治，遂致增剧难调，勉拟进浚川丸以通水道，得小便频利，冀其势缓。久泻伤肾，下午黄昏为甚，非通套药所宜，拟温肾法。

永隆号　屡通大便，胀势不减，是阳气愈伤，阴浊益壅矣，进通阳法，真武汤去白芍，加泽泻、椒目。

肾阳虚则乏纳气之权，浊阴凝瘕，少腹渐觉有形为胀。脾阳虚则健运失司，食少易滞。受病既属内伤，固以理脏真为最要。益火暖土，使中下之阳得安，迄今图治。至冬至一阳来复，必获全效。

川椒　附子　白芍　茯苓　甘草

因时病而不慎口腹，以致咳痰呛逆，肌肉消烁，食下膜胀，甚则吐食，而成虚损矣。病在土不生金，金衰则不制木，互相戕克，有不能起之象，议以养金制木，使中焦无贼邪之患，壮火培土，使上焦得清化之权亦是一法，未知何如。

甜沙参　淮小麦　鲜莲肉　南枣　怀山药　云茯苓　燕窝

继进方：

人参　山药　白芍　茯苓　炙草　南枣　鲜莲肉

茹素胃弱，向系肝阳热炽，今微眩，耳鸣，心怔。议甘以养胃缓热，少佐酸味。

酸枣仁　柏子仁　炙甘草　鲜白藕汁　大生地　甜细真北沙参　大麦冬　云茯苓　黄肉炭

肝风上巅，头旋耳鸣，麻痹足寒，微呕便涩，经阻三年，久病治从血络中法。

茺蔚子　柏子仁　枸杞子　料豆皮　制首乌　甘菊

询左胁下，每日必有小痛，逾时其痛势布散胸臆背部，从来不延及于腹中下焦，是腑络为病。凡久病从血治为多，今既偏患于上，仍气分之阻，而致水饮瘀浊之凝，此非守中补剂明甚，但攻法必用丸以缓之，非比骤攻暴邪之治，当用稳法。议以阳明少阳方法，俾枢机开阖舒展，谅必有裨益矣。

生钩藤 另研粉　生香附 水磨澄粉　风化硝　炒半夏　茯苓　生白蒺藜 去刺

竹沥、姜汁泛丸。

厥阴腹痛引胸胁，便难，睾丸肿。

当归须　延胡索　小茴香　桃仁泥　川楝子　官桂

李隆吉　客寒入于肠络，欲大便必先腹痛，便解痛已，旬日无溺气下泄，此属肠痹。

公丁香柄　柴胡　木香　白芍　乌药　川楝子

化入更衣丸五粒。

朱客　胁稍隐隐痛，卧起咳甚，冷汗，背有微寒，两足带冷，身体仰卧稍安。左右不堪转侧，此皆脉络中病。良由客寒闭其流行，两脉逆乱，上犯过也。治在血分，通络补虚。

枸杞子 炒　咸蓉干　当归 小茴同炒黑　桃仁 炒　炙山甲

脉数重按无力，左腰胁痛不能转侧，舌苔白，边红，心中热闷，不欲饮，是湿邪滞着，经络阻痹，宜进气分轻清之药，庶几不伤正气。

苡仁　杏仁　川贝　佩兰叶　西瓜翠衣

又　脉数，左腰胁疼未止，舌苔黄，昨进芳香轻剂略安，仍不宜重药。

佩兰叶　浙茯苓　南沙参　薏苡仁

川贝

又 脉数无力，左腰胁疼未止，舌色转红，是病邪虽稍缓，却阴气已经不振，进清余热略兼养阴方。

川贝 淡芩 麦冬 阿胶 川斛 知母

又案：脉数无力，左腰胁疼未止，舌苔已退。虽病邪稍缓，但阴气仍然不振，议用清余热略兼养阴方。

川贝 淡芩 麦冬 阿胶 川斛 元参

胸中不爽，是痰气之阻，仿小青龙法，开太阳为主。盖少阴逆，太阳气化不至也。

五味 炙草 茯苓 杏仁 泡淡姜 生白芍

腑气郁滞为热，中宫少谷为虚。腹满溺浊，口中味淡，乃幼科五疳之病。

使君子一两 鸡肫皮一两 肉果①五钱 川连五钱 干蟾一只 枳实五钱 芜荑五钱 新会陈皮一两 山楂肉一两 白芍一两 人参三钱 饭灰一两

水泛为丸，米饮送下二钱，每早空心服一服。

尖田人案 腹痛三年，夜分乃发。发必腹满，呕不出物，继而泄泻，此为脾厥。脾为太阴之脏，在脏体属阴，其运用则阳。厥阴肝病必有前阴见症，用治中法。

人参 木瓜 炮姜 广皮 青皮 生益智 茯苓

淋症愈后半年，交五六月复发。虽系肝胆郁热，亦必是暑邪内蕴，六腑皆为之不利，胸腹如闷，溺色赤混如血。宜先清热宣腑阳，然后再调本病。

卷心竹叶 寒水石 车前子 牛膝根 广橘红 黑山栀 川郁金 滑石

忍精而溺，尿管闭塞，此淋症也。古云：痛则不通，用《千金》方法。

杜牛膝 麝香三分研细调入

久泻欲呕，腹中有形，升起痛楚，小便不利，喜食麦面，皆肝厥，内风袭胃之症。缘稚年惊恐，多烦多哭，气逆风旋，蛔不自安而动。久调必痊，必当苦降辛宣酸泄，风木得和，脾胃可安。东垣老人治脾胃，必先远肝木矣！

川黄连 白芍 乌梅 干姜 桂木 人参 川楝子 川红椒炒黑

为末，乌梅肉为丸，每服二钱，米饮下忌食甘。

老人久嗽，古人但以温养脾肾，未必以肺药，见病治病贻害。但身小质薄，络脉单弱，桂附雄猛，液枯必犯肺疡。此温剂通纳为无弊耳。

姜汁制熟地四两 补骨脂一两五钱 枸杞子二两 怀牛膝一两五钱 茯苓四两 五味子一两五钱 胡桃肉霜三两 淡苁蓉一两 车前子一两五钱 角沉②五钱

蜜丸，淡盐汤送下。

脉细有遗症，是阴虚不主收纳。因冲气上激为咳嗽，肺药无益。今胃纳颇好，急宜填下绝欲，安养尚可图愈。

熟地 枸杞 建连③ 茯苓 山药 芡实

胃病治法：

小川连三钱, 盐水炒 鹿角霜一两 炒当归一两 淡姜五钱 生香附二两 生晒茯苓二两 炒黑小茴一两 山楂肉二两, 炒 生川楝子肉一两

水泛为丸。

右足痛方

此痿症也！因肝肾两虚，阳明脉络失

---

① 肉果：肉豆蔻的异名。此名出《本草纲目》。

② 角沉：即沉香。

③ 建连：当作"建莲"。

用，筋缩牵强，足痛不堪动作，当温散下焦，莫进疏解。

川乌　北细辛　萆薢　乳香　没药韭菜地上白颈地龙

晚蚕沙煎汤泛丸，每日服二钱，陈酒下。

形瘦身长，禀乎木火。肝风内动，夹火上巅，忽然眩厥跌仆。况阳举遗浊，阴分久虚，拟壮水之主，以治阳光法。

大生地　大熟地　天冬　麦冬　盐水炒川柏

痛胀甚于暮夜，病根已在阴经。从前温补相安，今则服之不应。因以寒凝痰滞为患，进神保丸即上吐下泻。此非有形之滞矣！斯脏液日耗为虚，腑经阳气窒塞为实。行痹日久，时愈时发，脉来六至，湿热居多。今关节肿痛，游走不定，是湿热中又夹风火矣！总宜养血清热，兼用风剂，庶几有中病情耳。方失①

阳邪入厥阴之阴，呕逆二三日不止，腹痛便秘，发热口干，手足冷。

麦冬　蔗汁　枳实　沉香　川连　阿胶　赭石　人参　韭白　獭鼠粪

痧是肺胃气分邪火，内迫津液，上焦受损，元未全复，更为夏热内蒸其血。不必为阴虚治，秋末入冬，用清燥意。

天冬　麦冬　知母　贝母　水梨肉

久嗽失音，脉小，痰冷，冲气，入暮为重。此肺虚气馁②，不易骤愈，酒家有饮邪。

桂苓甘味汤。

奔走烦劳，暴热上蒸，致身中阳气不交于阴，四肢麻木，内风属阳之化。左属肝，肝性刚，柔剂为宜。若用酒药，益助其动阳，是矛盾矣。

生地　天冬　白藕汁　沙蒺藜　桑寄生　女贞子　炒枸杞　川石斛

夏月足跗肌浮，是地气著人之湿。伤

在太阴、阳明，初病失血，继而呕涩拒食。此脾胃湿伤漫延乃尔！

五苓散去泽泻加益智、厚朴、滑石、陈皮。

吴江陈三十八　酒客脾胃自来不旺，大便不实，奔走劳动，失血乃形色之伤。止血理嗽，无非清滋，声音日哑。肺痿气馁，难治之症。

人参　茯苓　米仁　灸草　白芨　黄精

枫桥汪四十　胁膈左右，懊侬不舒，呕逆带血。凡人脏腑之外，必有脉络拘拌，络中乃聚血之地。中年操持，皆令耗血，血不和气，气攻入络，病状难以自明。宣通血分以和络，俾不致瘀着，可免噎膈反胃。

新绛　青葱管　橘叶　桃仁　瓜蒌仁　钩勾

荡口四十六　面黄白削瘦无神，腹大脐突，足冷肿重，自言如著囊沙。曾经用药攻下，下必伤阴，而胀满不减，乃浊阴锢闭，阳伤见症。病在不治之条，但用药究宜温热，以冀通阳泄浊。

生川附　椒目　炒干姜　炒小茴　车前子

长善滨　欧③罿大声用力，气迸失音，虽阴虚脑泄，亦必用轻阳肃上。

桑叶　枇杷叶　生甘草　象贝　米仁　沙参

劳伤胃痛。

熟桃仁　延胡索　柏子仁　当归尾　炒丹皮　漏芦

杨十九　冲年阴火未宁，情志不和，易于动怒，气火迸逆，络血随之上溢。问

---

① 方失：原本无此，据光绪本补。
② 气馁：气虚。馁：空虚。
③ 欧：通"殴"。

纳食不旺，气冲血上，必抚摩气降，血不出口，但络中离位之血，恐致凝遏，越日必气升涌逆矣。

苏子　丹皮　降香末　炒桃仁　米仁　炒楂炭　韭白汁

绍兴眷，三十一　少腹痛坚，攻及当脐。每午后必气胀滞痛，贯串腰尻，环跳肉腠之间，肌肤亦渐浮肿。再问经事愆期，仅得些微黄水，是阴寒已入血络。病盖起于产蓐，累及奇经八脉，身偏不直，俯不能仰，此肝肾入奇经之见症。

炒枯肾气汤。

徽州四十六　此痰饮宿病，劳怒遇冷即发。十年之久，焉能除根？

桂苓五味甘草汤。

枫桥四十三　此肝病也。肝属木主筋，木脏内寄风火。情志不适，热自内起，烁筋袭脉，肢体为之牵强不舒。惟怡悦静养，可希渐愈，药无除根之理。

何首乌　枸杞子　桑寄生　当归身　杜仲　沙苑蒺藜

师婆桥六十三　寒入厥阴之络，结为气疝。痛则气胀上升，气消绝无形迹。老年下元已乏，与破气攻疝，宜温养下元为主。尿管胀是阻溺，当佐以通阳，仿香茸丸法。

鹿茸　麝香　当归　青盐　韭子　蛇床子　复盆子　大茴香

泰兴二十八　色脉是阴虚，其喉妨食纳，乃阴乏上承，热气从左上升，内应肝肾阴火。前议复脉法，大便滑泄，知胃气久为药伤，不受滋阴，必当安闲静室以调之，岂偏寒偏热药能愈？

人参　茯苓　扁豆　木瓜　石斛　北沙参

来安县四十六　病起痰饮，渐为嗽喘。外寒遇劳倦即发，发必胸膈气胀，吐出稀涎浊沫，病退则痰浓，气降乃已。凡饮邪皆阴浊凝聚。两年之久，渐渐腹中痞闷妨食，肛门尻骨坐则无恙。行动站立，时时气坠，若欲大便，显系肾虚不能收摄。惑于在前见痰治嗽，苟非辛解，即属寒降，乃致酿成锢疾。

肾气汤加紫衣胡桃、沉香汁。

吴趋坊四十五　清窍在上焦气分。搐鼻宣通，固是好法，但久恙气锢，湿痰必生，茶调散卧时服五分。

薄荷八钱　川芎四钱　荆芥四钱　羌活二钱　白芷二钱　防风一钱五分　细辛一钱　炙草二钱

茶调匀服。

海宁廿六　劳怯是肾精内损，真阴枯槁，龙雷之火，闪烁无制。肾脉循喉，屡受阴火燔灼，必糜腐而痛。冬无藏精，春生亦无生发，胃气已索，草木何能挽回？

猪肤汤。

葑门三十九　过劳熬夜，阳升痰血。在土旺之令中，夜热非外感。脉尺中动，左数。肝肾内虚，失收肃之令。

北沙参　玉竹　麦冬　扁豆　生草　青甘蔗

嘉善三十二　肺痿失音，形枯气损，用甘药调和，不宜辛散、滋寒矣。

黄芪　白芨　米仁　茯苓

葑门六十九　望七精力不及壮盛，凡男子必下焦先虚。跌仆致损，乃系外伤，筋纵骨短，屈不能伸，是足外踝留著瘀凝。须俟夏月，令疡医磁针砭刺可愈。还少丹。

熟地　山药　枸杞　萸肉　茯苓　杜仲　远志　五味　楮实　小茴　巴戟　苁蓉　石菖蒲

加枣肉为丸。

唯亭十八　读书身静，心劳兼以夜坐，浮阳易升。年少虽未完姻，然情欲一萌，多致不自保惜。阴中龙雷，夹木中相火沸动，失血咳嗽，是脏阴不为宁谧。暂缓书卷，早眠晏起，百日中勿加杂念扰乱，可以全愈。若以草木希愈，非要领也。

知柏八味丸加五味子。

江宁廿一　食已夕顷，酸水涌呕，饥时不食，又不安适。此久病胃虚，而阳乏运行，浊阴凝聚使然。春季以辛温开导气分不效，思虚中挟滞，泄浊温通必佐养正。苟不知避忌食物，焉能取效？

吴茱萸　淡干姜　茯苓　熟川附　小川连　熟半夏

陕西四十七　痰饮乃阴浊所化，以渐有形，阻碍阳气，不得入于阴。阳跷穴空，夜不熟寐。《灵枢》用半夏秫米汤，谓通阴交阳，痰饮不聚也。天王补心丹一派寒凉阴药，转为浊阴树帜矣，护阳为要著。仲景云：凡痰饮当以温药和之。

小半夏汤加秫米。

同里五十三　瘦人多燥，瘅疟热气由四末乘至中焦，胃中津液为邪热劫燥，不饥不食，五味不美，是胃阴伤也。人身不过阴阳二气，偏则病，离则不治矣！

人参　麦冬汁　知母　生甘草

粮船四十　气塞填胸阻喉，不知不食。问病起嗔怒，寅卯病来，临晚病减。凡气与火，必由少阳之木而升，故上午为剧。

瓜蒌皮　黑栀皮　薄荷梗　神曲　新会皮　青蒿梗

淮安二十九　性情古执，气钝少灵慧。凡心藏神，肾藏精。少年先病，精神不易充旺，宜用六味加远志、菖蒲，开通心窍肾精，俾得两相交合。

流贞巷三十七眷　上年五个月，小产二次，再加冬季服事病人。产虚在阴，劳伤在阳。此咳嗽吐粘浊，气逆呕食之由来也。凡食入胃传阳，此咳是下虚不纳，气冲涌水[1]上泛，胃乏运行，食亦继出。奈庸工不明伤损阴中之阳，仅仅消痰清肺，

一派寒凉，必致胃倒败坏。

桂苓甘味汤。

泰兴三十七眷　十年前因夜食，凝滞闭气，食物遂胃脘痛，呕吐。病发腹大如怀妊，得气后泄[2]而胀消。经准不孕，来必腹痛，病根全在气分。用药必兼祛血分寒凝，乃合病机。

吴茱萸　秦椒　川楝子　高良姜　延胡索　蓬莪术　生香附　南山楂

生姜捣汁泛丸。

舟里五十　肺痿声哑，胃减食入不安，难治之虚损。

戊己丸。

东山六十　血痹气滞，腹中不和，而大便燥，夏季以柔和辛润，交霜降土旺之运，连次腹痛，目眦变黄。此非黄疸，是湿热瘀留阻壅乃尔。

炒桃仁　郁李仁　茺蔚子　冬葵子　菠菜叶

淮安四十六　食物有形之滞，从胃入肠。若心胸之下，皆阳气游行之所。因初起停食，几年疑惑，其实阳不转旋，而致结痹。

栝蒌薤白白酒汤。

扬州四十四　痰饮哮喘，遇寒劳怒即发，小青龙汤去麻黄。

木渎三十二眷　经水不来是络脉无血。古云：气旺血自生，大忌通经。

人参　归身　茯苓　桂心　鹿茸

精羊肉胶和丸。

黎里四十四　形色脉象，确是阳虚。酒食聚湿，湿注入肠，肠痹下血。湿为阴

---

① 涌水：古病名，语出《素问·气厥论》："肺移寒于肾为涌水"。王冰注云："肺藏气，肾主水，夫肺寒入肾，肾气有余则上奔于肺，故云涌水"。

② 得气后泄：当气从肛门泄出时。得，遇到；正当。后，肛门。

浊，先伤脾①阳，阳微气衰，麻木起于夜半气血交代之时，中年痱中，大有可虞。

人参 生于术 炮姜 炒黑附子 炙甘草

嘉兴十八 阴火必从晡暮而升，痱中呻吟，是浮阳不易归窟。形瘦，食少，盗汗，摄固其下为是。

六味加阿胶、人中白。

嘉兴十一 肾肝内损，必致奇经失职，俗医混称"阴虚"，仅以钱仲阳小儿所用六味。曰"补阴和阳，益脏泄腑"，要知此时仲阳非为虚损设立。

人参 紫河车 坎气 人乳粉 秋石 茯苓 五味子 紫衣胡桃

娄门六十七 左右为阳阴之道路，向衰年岁，操持经营且不获利，心境失畅，气血不和，久则拘束为痛。甚于夜者，阳气衰微，入夜阴用事而病加也。十二味养营法。

人参 白术 茯苓 炙草 当归 白芍 地黄 黄芪 陈皮 桂心 远志

海盐四十二 据述缘季秋，外邪变疟，延及百日始愈。凡秋疟，是夏月暑湿热内伏，新凉外触，引动伏邪而发。俗医但知柴葛肌，暑湿伤在气分，因药动血，血伤挛痹，筋热则弛，筋寒则纵，遂致酿成痿痹难效症。

当归身 桑寄生 生虎骨 枸杞子 抚芎 沙苑蒺藜

东山三十四 精损于下，阴中龙雷之火燃烁莫制。失血后肛疡脓漏，即阴火下坠所致。行走喘促，涎沫上涌，是肾不摄纳，真气五液变沫涌逆，无治痰治嗽之理。扶胃口，摄肾真，乃为对病之药。

人参 茯苓 坎气 五味子 紫石英 芡实 胡莲 山药

阊门三十四 舌粉白，心中寒，呕酸不止，理胃阳必佐泄肝逆。

吴茱萸 川楝子 生炒黑附子 高良姜 延胡索 云茯苓

万年桥廿八春 半产重于小产，左胁下瘕形，是气乘肝络，攻之则变为中满。从前有震动，胎坠呕逆，寒热之伤。今当培养气血，正旺则瘕自消，不可急忽，致延劳怯。

当归 白芍 鳖血制柴胡 茯苓 蒸于术 南枣 炙甘草

中由吉巷廿八春

案佚②。

人参 北沙参 茯神 青蒿 真纹银

关上十九 气泄，用阳药固气。若治嗽滋阴，引入劳病一途。

黄芪建中汤加人参。

同里廿七 幼年成婚太早，精气未充先泄，上年泄泻，继加痰嗽，纳食较少③，形肌日瘦。今秋深喉痛，是肾精内乏，阴中龙雷闪烁无制。当此秋令肃降，藏职失司，明岁谷雨，万化开遍，此病危矣。

秋石拌人参 生紫石英 紫衣胡桃肉 茯神 女贞实 五味子

枫桥十八 春正月，寒威未去，吸受寒气，先伤胸膈胃脘之阳。食已，嗳噫陈腐酸浊之气，是清阳不为转旋。忌进粘腥厚味，暂用蔬食数日。

荜拨 益智仁 砂仁壳 土蒌皮 生姜

江宁廿九 病人述上年五月住直隶白沟河，北方不比南地，湿蒸则热，夜坐仍凉。想是时寒热，亦是轻邪，医用滚痰丸下夺，表邪闭结不出，肺痿，音哑喉瘰，

---

① 脾：原作"痹"，据光绪本改。

② 案佚：原无，据光绪本补。

③ 少：原作"多"，据光绪本改。

咽物艰难，仿徐之才轻可去实，用有气无味之药。

射干　生甘草　大力子　麻黄苗　蝉衣　囫囵滑石　连皮杏仁

无锡廿二　嗽血秋季再发，夜热汗出，全是阴亏见症，大忌肺药理嗽。绝欲百日，助其收藏，胃口尚好，肾肝阴药中，必佐摄纳。

熟地　五味子　山药　芡实　湖莲　茯神

无锡三十　胁痛失血，以柔剂缓肝之急。

炒熟桃仁　柏子仁　当归尾　炒黑丹皮　钩藤钩

凤阳三十八　疟后脾弱，肝乃乘之，中气不舒，所以易生嗔怒。

焦白术　生益智　茯苓　广皮　枳实皮　檀香末

水泛为丸。

徽州三十五　仲景云：厥阴病气上撞心，明示木中风火上行，多气少血，阴虚之象，治以痫症痰火有余，大谬。

女贞子　天冬肉　茯苓　小生地　山萸肉　建莲肉　赤金箔

淮安廿二　露姜饮止疟，是益中气以祛邪，虚人治法皆然。脾胃未醒，宜忌腥酒浊味。

大半夏加益智、橘红，姜汁泛丸

昆山六十一　老年形寒，足痿呛痰，男子下元肝肾先衰，真阴少承，五液变痰。倘情怀暴怒，内风突来，有痱中之忧。戒酒节劳，务自怡悦。壮其下，以清其上，是根本治法。

熟地　萸肉　淡苁蓉　川石斛　青盐　枸杞　淮牛漆　鹿角胶

山西三十九　夏季吐血，秋深入冬频发。诊脉右弦空左濡，是形神两伤，络血不得宁静，气血因经营而耗，不比方壮矣。

黄芪建中汤。

开门桥廿九　织梭肢体皆动，过劳则气血不流，偏倚为病，在左胁痛，失血，肝络伤，瘀发久必重。

炒桃仁　延胡索　降香末　炒丹皮　钩藤勾

湖州廿四　少壮病不复元，失于保养，延为劳嗽，胃气尚好，可与填精固下。

都气丸去丹、泽，加胡桃肉、二仙胶。

吴江廿七　肌肉日削，竟夜①内热，是内损阴虚，渐延劳祛，安逸可久。天暖气泄，病必渐加。

早服牛乳一杯　另服补阴丸。

宁波四十八　七疝肝病为多，病发有声响为气疝。寒入募络，积疝坚硬下坠，宜八味加大茴香、胡芦巴。

枫桥廿七　眩晕呕水，心中热，神迷若痫，皆操持运机，君相升举，蒙冒清神。生姜辛可通神，但气温先升，佐入凉降剂中乃可。

温胆汤。

南浔廿三　凡外热入肺而咳嗽者，可用表散药。若内伤累及于肺而致咳者，必从内伤治。汗之则泄阳气，肺痿音低，显然药误。

黄芪　黄精　枣仁　白芨

运漕四十四　冬藏失司，咳吐涎沫，是肾病也。医见嗽，咸以肺药治嗽，宜②其年余无效。

桂苓甘味汤。

黄家巷廿七　色夺脉促，寒露霜降嗽甚，风冷形肌凛凛，卫阳疏，气易泄也。

小建中汤。

---

① 竟夜：整夜。竟，自始自终。

② 宜：当然，无怪。

徽州四十三　操持太过，肝肾浮阳上升乘胃，寐不成寐。

金匮酸枣仁汤。

兴化廿四　肛疡成漏年余，真阴五液皆伤，纳食在胃，传入小肠而始变化。因咳痰不出，必呕尽所食乃已。喉痛失音，涎沫吐出，喉中仍似存留。明明少阴脉中阴火内烁，上燔阴液，蒸变涎沫，内损精血，医见咳嗽音低，咸进清金润肺，不明此咳呛之原，是速其笃①已。

猪肤汤。

宜兴十九　疟痢后脾胃两伤，用缪氏法。

双补丸方。

齐门外三十眷　上年产蓐无乳，已见血虚之象。延半年后经水不来，少腹瘕气有形。病人自述背脊常冷，心腹中热。视面黄色夺，问食少不美。夫督脉为阳脉之海，由腰而起，剂颈而还。下元无力，阳虚背寒。任脉为阴海之冲，虚攻入络为瘕。考《内经图翼》，病机宛然在目。此产损蓐劳，非是小恙。无如医不读书，见寒热经闭而妄治，淹缠日久，速其笃已。

人参　鹿角胶霜　粗桂枝　当归小茴香炒　枸杞子　沙蒺藜　白薇

金匮十七　夏伏暑湿，秋季如疟，邪不尽解。能食不化，腹中气滞有形，脾胃不和，用东垣清暑益气法。

人参　黄芪　白术　青皮　陈皮　神曲　炙草　麦冬　五味　黄柏　泽泻　当归　升麻　葛根　苍术

姜枣煎。

太平四十九　左胁有形，渐次腹大，每投攻下泄夺，大便得泻，胀必少减，继则仍然不通。频频攻下，希图暂缓。病中胀浮，下部加针刺以决水之出，肿消，病仍不去。病患六年，久已断想此病之愈。要知此病初由肝气不和，气聚成瘕，屡发

攻泻，脾胃反伤。古云：脐突伤脾。今之所苦，二便欲出，痛如刀刺。盖气胀久下，再夺其血，血液枯，气愈结矣。宣通宜以利窍润剂。

琥珀屑一钱　麝香一分　大黑豆皮四钱　杜牛膝一两

二便通后接服：

茺蔚子　郁李仁　杜牛膝　当归身　冬葵子

南京廿八　环跳筋骨瘘痛，少年精伤，阳维脉少护卫。

当归　巴戟　生虎胫骨　枸杞　沙苑蒺藜　川牛膝　羊内肾捣

横泾三十　劳伤虚体，胀病初愈，因动怒气郁不食，二便皆阻，从肠痹定议。仿丹溪开肺法，以肺主一身之气化。

杏仁　苏子　桑叶　紫菀　姜皮　桃仁

嘉兴五十三　情志内郁，心痛如绞，形瘦液枯，不可气燥热药。

炒桃仁　柏子仁　小胡麻　炒丹皮　延胡索　钩藤钩

中由吉巷四十七眷　病人述自腰以下颓然痿躄，肌肉麻木枯寂，二便不爽，上下气不接续。显然崩漏亡血，阳不下交于阴。中年日就衰夺，惟辛补润燥，冀络虚气攻痛势渐缓。

郁李仁　枸杞子　肉苁蓉　冬葵子　柏子仁　桑寄生　松子仁　黑芝麻

流贞巷四十九　漏经继下如卵，形已见，血损气结。按：任脉为病，女子带下瘕聚，少腹形象是也。血伤忌投气燥温热，但血药不取沉滞，血中宣气为是。

南山楂　茺蔚子　青葱　新绛　生香附

泰兴三十七　精未生成，强泄最难充

---

① 笃：（病势）沉重。

旺，至今未有生育。视形瘦，问食少，精薄易泄。形脉不受刚猛阳药，议藉血肉有情温养气血。

鹿鞭　羊内肾　淡苁蓉　琐阳　生菟丝子　枸杞子　舶茴香　牛膝　青盐

枫桥五十三　咽管似乎狭①窄。一身气化全在于肺，因胃热熏肺，肺职失司，年纪日多，气结痹阻，以薄味肃清上焦，药宜气轻理燥。

鲜枇杷叶　杜苏子　米仁　桑叶　降香末　茯苓

陈家桥三十六　浊止足肿，膝首肿痛，病起夏秋，必接地气之湿，湿自下受。酒客内湿互蒸，内外合邪，汤药决不取效。

蠲痛丹一钱六服。

阊门　中焦痛起，四末逆冷，汗出呕涩及食物，此属脾厥。

炒黑附子　粗桂枝　草果仁　延胡索片姜黄

太仓十八眷　每交夏五六月，喉间宿病俄发②。既愈后仍然鼻塞火升，上热下冷。经水或前或后，形瘦脉小数，是阴弱不旺，肝阳左升太速，右降不及。夏令阴伏于里，阳泄上浮，乃发病根由。

阿胶　石决明　生地　天冬肉　丹皮黑豆皮　银花　白芍药　丹参

十四岁室女，无温热药之例，视色夺脉弱，下焦未寒先冷，经事淋漓，是冲任虚冷，二气不交，冬宜藏阳，用温摄升阳。

麋茸　人参　沙蒺藜　鹿角霜　归身杞子　紫石英　小茴香　蛇床子

同里廿　夏令热气伤阴失血，冬藏气降，血症必然不来。肉瘦精亏，嗽不肯已，但宜滋培脏阴③，预防春深升泄。不可以药理嗽，固本法加五味子。

人参　熟地　生地　麦冬　天冬　五味子

沭阳五十四　住居临海，风瘴疠气，不似平原人众稠密处。瘴疠侵入脑髓骨骺，气血不和，渐次壅遏，上蒸头面，清阳痹阻。经年累月，邪正混处其间，草木不能驱逐。凭理而论，当以虫蚁向阳分疏通逐邪。

蜣螂一两　仙灵脾五钱　蜂房五钱　川芎一钱

火酒飞面泛丸。

同里四十五　心痛得食而缓，是积劳营虚，大忌辛通破气。

桃仁　归身　柏子仁　桂圆肉　炒黑芝麻

廿三　病人遇春季失血，烦劳必有衄血。凡冬月大气藏伏，壮年自能聚精汇神。不加保养，春半阳生升发，反为发病根机，是皆身中精气之薄。胃旺安纳，自节欲静养，则神乃藏。

熟地　黄肉　山药　芡实　湘莲　茯苓　金樱子　五味子　青龙骨

湖州三十八　太阴腹胀，是久劳阳不饥，不能食，二便不通畅，温以通阳，苦温疏滞。

熟附子　熟大黄　草果仁　生厚朴生姜　广陈皮

山塘七十五　立冬未冷，温热之气外入，引动宿饮。始而状如伤风，稀痰数日，继则痰浓咽干，是少阴脉中乏津上承，五液尽化痰涩。皆因下虚易受冷热，是以饮邪上泛。老年咳嗽，大要宜调脾肾，最忌发散泄肺理嗽，暂用越婢法。

麻黄　石膏　甘草　芍药　生姜　大枣

槐树巷廿三　自乳能令阴伤，秋初巅

---

① 狭：原作"挟"。"挟"与"狭"，义不相通，误。
② 俄发：突然发作。俄，时间很短，突然间。
③ 脏阴：光绪本作"脏真"，可互考。

胀失血，是肝火上冲使然。今①妊身三月，法当养阴固胎。

　　人参　子芩　阿胶　桑寄生　白芍
黑壳建莲

　　常熟三十二眷　寡居无欢悦之念，肝胆中气火郁勃，直上直下，莫能制伏，失其疏泄之用，小溲成淋。谓肝脉环绕阴窍，用龙胆泻肝法。

　　龙胆草　黄芩　栀子　当归　生地
柴胡　泽泻　木通　甘草　车前子

　　常熟廿七眷　疟母瘕聚有形，治有宣通气血。第所述病状，已是产虚。八脉交损，不敢攻瘕。

　　当归生姜羊肉汤。

　　徽州三十九　仲景论痰饮分二要：外饮治脾，内饮治肾。又云：凡饮邪必以温药和之。阅方从肾脏主治，不为背谬。阳气微弱，浊阴固聚，自下上逆，喘不着枕。附子走而通阳，深为合理。第其余一派滋阴，束缚附子之剽②疾。

　　真武汤。

　　四十九　积劳伤阳，腹膨仍软，脉弦无胃气，形肉衰削，理中宫阳气之转旋，望其进食，无能却病矣。

　　人参　淡附子　谷芽　茯苓　益智仁
广皮　炙草

　　北城下三十六　温疹是一股乖戾不正无形之气，从口鼻吸受，上窍阻塞，呛物，不得下咽。医不辨有形无形，但曰清火寒降，至药直入肠胃，与咽中不相干涉。

　　连翘心　马勃　牛蒡子　银花　鲜芦根

　　武进四十六　阳伤胃反。

　　熟附子　淡干姜　桂枝　黄连　厚朴
茯苓

　　宿迁四十七　冬月涉水，水寒深入筋骨，积数年而胫膝骨冷筋纵。病在下为

阴，水寒亦是阴邪。久则气血与邪混乱，草木不能驱逐。古人取虫蚁佐芳香直攻筋骨，用许学士法。

　　炒乌头　全蝎　麝香
飞面火酒泛丸。

　　同里五十六　酒热深入血分，瘀呕盈盆，越六七年，病变反胃妨食，呕吐涎沫。问大便仍通，结闭止在中脘，先通瘀开闭。

　　韭白汁　金墨汁　生桃仁　生蒲黄
延胡索　片姜黄

　　吴江十六　天癸尚未至，肉瘦形悴，呛嗽，著枕更剧，暮夜内外皆热，天明微汗热减，痰出或稠或稀，咽中总不爽利。此先天禀赋之薄，稍长真阴不旺，阴虚则生内热。怡悦勿事针黹，必俟经来可得热除。不然，即世俗所称干血劳怯。

　　复脉法去麻仁。

　　无锡三十九　任脉为病，男子内结七疝，女子带下瘕聚。问经水仍至，知是气攻入络，渐次有形，况产后又十六年不育，冲任之病显然。

　　小茴　川楝子　橘核　甜桂枝　蓬莪术　生附子　南山楂　云茯苓

　　南京三十二　通中焦气血，痛缓呕食，是胃气虚逆。

　　旋覆代赭汤。

　　南京三十五　频年发失血症，嗽甚痰出，继以呕嗳，日晡寒热，夜深汗泄。据述医见血，投以郁金、姜黄、韭汁、制大黄，逐瘀下走，希图血止，此是有余治法。夫人禀阴阳，偏则致病。自内损伤，即是不足。脉左动数，尺不附骨，明明肾精肝血内夺，弱阴无能交恋其阳，冲阳上逆，吸气不入，是以咳嗽气并，旋必呕嗳

---

　　① 今：原作"令"，据光绪本改。
　　② 剽：通"僄"，急速。

浊涎粘沫。《内经》谓：五脏六腑皆令人咳。奈何今人以咳治肺，见痰降浊清热，损者更损，殆不复脏阴腑阳消长之机，杂药徒伐胃气。经年累月，已非暴病，填实下隙，须藉有情之属。

人参　紫衣胡桃　紫石英　茯神　五味子　山萸肉　河车胶　秋石

官宰弄三十一　酒客多湿，肠胃中如淖泥，阳气陷，血下注。昔王损庵以刚药劫胃水湿。

理中汤加木瓜。

无锡三十一　夏月带病经营，暑湿乘虚内伏，寒露霜降，天凉收肃，暴冷引动宿邪，寒热数发，形软食减，汗出。医工治嗽，恐其胃倒，渐致劳怯变凶。

归芪建中汤。

双林巷廿六　早食呕吐酸水浊涎，心口痛引腰胯。此阳微浊阴犯络，例以辛热。

川乌头　高良姜　延胡索　川楝子　白豆蔻　茯苓

杭州廿一　据述遗精频致哮喘，病发必甚。此肾虚失纳，真气散越之疾，少年形瘦，难用温药，治当导入任脉阴海以固之。

人参　龟腹甲　坎气　五味子　紫衣胡桃　黄柏　芡实　金樱子膏

双林廿七　痛而喜按属虚，痰多肢冷，是脾厥病。大便三四日一通，乃津液约束。

炒熟桃仁　火麻仁　片姜黄　当归须　炒延胡索

无锡三十九眷　秋七月经停几两月，继下血块，疑是小产，遂经漏不止。入冬血净，加五心脊椎骨热，天明微汗热缓。凡经漏胎走，下元真阴先损，任脉阴海少液，督脉阳海气升，所谓阴虚生热矣。以肝肾脏阴，精血损伤，医投芪术呆守中

上，是不究阴阳气血，不亦左乎①。

人参　阿胶　建莲肉　茯神　女贞子　萸肉　生白芍　炙草　糯稻根

包衙前四十五　自胃痛起，咽食又噎，近加涌泛粘涎。中年经营，劳瘁阳伤，清气不司转旋，上不知饥，大便不爽，九窍不和，都属胃病。

人参　熟半夏　胡芦巴　荜拨　茯苓　老姜汁

陆家滨三十　阴邪盛为肿，便溏溺短，议通腑阳。

生炒黑附子　炒黑远志　生于术　生厚朴　椒目　茯苓　猪苓　青皮

南京三十七　外邪窒闭肺窍，用轻剂治上，食可下咽。水入必呛者，此喉气有阻也，仍以辛润。

杏仁　紫菀　桑叶　茯苓　米仁　通草

钱塘五十四　阅原案开列，皆肺肾病。男子中年以后，下元精血先亏，有形既去，自难充复。五液耗夺，内风阳气易越。治宜从阴引阳，勿以桂附之刚复。

鹿茸　鹿角霜　天冬　天麻　茯苓　淡苁蓉　枸杞子　黄菊花

常山四十三　食入脘闷，嗳气呕吐觉爽，少焉仍然痞闷。视形躯充伟，按脉形小濡。中年阳微不运，即为不足，泄降气分，攻痰是为有余治法，非脉症所宜。

治中法。

淮安三十二　武略用力进气，与酒色精伤不同。失血在长夏热泄之令，胸胁骱骨皆痛，是肝胃络伤。

桃仁　米仁　降香末　茯苓　苏子　韭汁　炒山楂　丹皮

---

① 不亦左乎：不也是不恰当的吗。不亦，"不也是"，多用于表示肯定的疑问句。左，不当；偏颇。

叶天士医案

陆　序

　　三家医案者，叶天士布衣、薛生白徵君、缪宜亭进士之所作也。青囊①一肩，紫书②三卷，壶公③术妙，獭女④神奇。甘居带下⑤之名，自获《肘后》之秘。变金液于六一，改银丸于三七⑥。丹砂玉札，待用无遗，牛溲马勃，收藏不弃。盛以竹节，量以刀圭。赤箭⑦劀⑧于云根⑨，红盐⑩拂于灶上，明珠耻其价，金镜惭其形。杏林之树，以董奉⑪而益珍；橘井之泉，非苏耽⑫其谁凿。游刃恢乎⑬，奏刀骟然⑭，无枝经肯綮之忧，得批却导窾之要⑮。今虽扁卢⑯已杳，和、缓⑰云游。郭玉⑱之针靡传，淳意⑲之经失授。而问秘书于金匮，鼠迹犹存；抄禁方于龙宫⑳，蠹蚀未尽。倘不搜之石室，镌以玉版，

①　青囊：盛书之囊。

②　紫书：道书。此指医书。

③　壶公：行医的人。《后汉书·费长房传》："市中有老翁卖药，悬一壶于肆头，及市罢，辄跳入壶中。"

④　獭（tǎ 塔）女：当作"獭髓"。三国时，吴孙和宠邓夫人，因醉舞如意杖，误伤邓颈，出血，命太医和药，太医言得白獭髓，杂以玉和琥珀屑，愈后可灭瘢痕。或因与上文"壶公"相对，而故作"獭女"。

⑤　带下：此指妇科医。战国时，扁鹊过邯郸，闻贵妇人，即为带下医。

⑥　变金液于六一，改银丸于三七：金液、银丸，喻贵重之物；六一、三七，分别指水和土。此句意为有把水土变成金液银丸的本领。

⑦　赤箭：天麻。

⑧　劀（zuò 坐）：采割。

⑨　云根：高山云起之处。

⑩　红盐：戎盐之色赤者。

⑪　董奉：三国时吴人，隐居庐山，为人治病而不取酬，只令病重者愈后种杏五株，病轻者一株，如此数年，得杏树十万余株，郁然成林。

⑫　苏耽：《神仙传》载，相传汉时有桂阳（今湖南郴县）人苏耽，成仙前谓其母曰：明年天下有疫疾，可用井水一升，泡橘叶一枚，可治一人。届时果然疫病发作，人饮橘叶井水，病即痊愈。

⑬　恢乎：大貌。

⑭　骟（huo 火平声）然：破裂之声。

⑮　无枝经肯綮之忧，得批却导窾之要：枝，肢解。肯綮，筋骨结合处。批，击、截。却，空隙。导窾，引导到空隙间。谓操刀的技术熟练高明。见《庄子·养生主》。

⑯　扁卢：战国时名医扁鹊。

⑰　和、缓：医和，医缓，春秋时秦医。

⑱　郭玉：汉代医家，涪翁弟子。

⑲　淳意：淳于意，为太仓长，又称仓公，汉代医家。

⑳　抄禁方于龙宫：相传孙思邈隐居终南山时，有昆明池龙化作老人至孙石室求救。孙曰：我知昆明龙宫有仙方三千首，尔传与予，将救汝。老人曰：此方上帝不许妄传，今急矣，固无所吝。有顷，捧方而至。孙著《千金方》三十卷，每卷入一方。

则桃胶①莫问，金浆遂漓②。安能唤三折之肱③，起一抔之土，续已断之琴弦，补久亡之笙、诗④乎？此莺湖吴子音先生所以有合刻之选也。

先生以民胞为怀，婆心救世。赤饼⑤胸纳，青芝⑥手采，五行精理，六气辨淫。心源接俞跗⑦之传，意学探允宗⑧之妙。岁活人以万计，日扪心无一疵。固已，严州道上争颂桐君⑨，成都⑩市中惟寻韩伯⑪矣。乃当夫春雨初过，药苗微香，花拂帘垂，茗熟炉沸。茶烟袅于账⑫后，砚云起于池中。簟滑瓯甘，窗疏几净。爰翻玉轴⑬，检牙签⑭，考阴阳之和，按升沉之度。攻必腠理，位必君臣。总思邈之《千金》，资葛洪之万卷，莫不明析虫翼，细察蚊睫。著解颅理脑之效，显涤胃溯肠之能。洵可以寿⑮诸枣梨，观其草木焉。

今夫秘术不宣者，庸医之窄量也；著书行世者，良医之苦心也。设或箧藏内典，枕贮《灵枢》，窃巫彭⑯之制而号为己能，抱岐伯之书而矜为独得，则春风已歇，兰草孤芳，抱朴虚传，简文空劝，竟没飞仙之迹，难言妙道之公。乃先生则玉字亲编，金针暗度⑰，潜消渗鳌⑱广被太和，其心可不谓美哉？其得于是乎溥⑲矣！

长春少有痼疾，长习⑳微疴，药性粗谙，方书渐熟。命含毫而撰序，遂濡笔而成章。嗟拙陋之无文，恐揄扬㉑之未善。神君活我，医者原存割股㉒之心；贤士知余，狂

---

① 桃胶：桃树枝干上流出的脂胶。《抱朴子仙药》："桃胶以桑灰汁溃服之百病愈。"
② 漓：流漓，失散。
③ 三折之肱：谓反复体验而取得经验。此意谓良医。
④ 笙、诗：笙，指古《乐经》。诗，指《诗经》。
⑤ 赤饼：未详。据文意当指医籍，与下文"青芝"相对。
⑥ 青芝：一种贵重药材。此代指药物。
⑦ 俞跗：传说中的上古医家。
⑧ 允宗：宗，通"中"。允宗，"允执厥中"之谓，言不偏不倚的中正之道。
⑨ 桐君：传说中之上古医家人，知医方药饵，著有《药性》和《采药歌》。《严州府志》载：或曰黄帝时人，与巫咸同处方饵。尝采药求道，止于今浙江省桐庐县之东山，依桐树下，或问其姓，则指桐示之，世人因此呼之为桐君。
⑩ 成都：当作长安。
⑪ 韩伯：名康，字伯休，汉桓帝时人，常至名山采药，卖于长安市中，三十余年，口不二价，童叟无欺，有一小女买药，韩执价不移，小女怒而曰：你是韩伯休吗，不二价？韩叹曰：本欲避名，今小女子皆知有我，何用药为？遂隐居霸陵山中，桓帝数聘而不出。
⑫ 账：通"帐"。
⑬ 玉轴：卷轴的美称。
⑭ 牙签：藏书的标识，以便翻检。
⑮ 寿：久传。
⑯ 巫彭：《世本》曰：巫彭初作医。
⑰ 金针暗度：谓传授诀窍。
⑱ 渗鳌（lì zhōu 利州）：渗，气不和，水不利。鳌，乖戾、悖谬。
⑲ 溥：广大、普遍。
⑳ 习：因袭。
㉑ 揄扬：褒贬。
㉒ 割股：《庄子·盗跖》："介之推至忠也，自割其股以食文公。"古以割股疗亲为至孝。此借喻医者之仁心。

夫难疗看花之癖。

道光辛卯九月既望愚侄乌程陆长春瓣香氏谨撰

姚　序

　　余奉命视学江左，按临苏属①，苏属人文渊薮。校士②之暇，留心博访。震泽③吴生金寿，以所纂《三家医案》请序于余。三家者，叶天士、薛生白、缪宜亭三先生也。三先生皆吴中往哲，素闻其治病之神，如磁引针，如鼓应桴。今阅其方案，灵机活泼，议论精醇，诚非学有根源，不克臻此超诣。然非吴生拾遗补缺，汇萃成编，则当日斟今酌古，殊途同归之理，何由观其会通？余故心折三先生，而并以此多④吴生也。

　　吴生博学好古，工诗，善六法⑤，兼通医理，为吴郡张容庭入室弟子。容庭者，继三家而起者也。生于医，固无俟于余言，而余窃有一言为生进者。盖医之道，下流为艺，上通于儒。轩歧以来，《内经》尚⑥矣，而后贤辈出，代有成书。要其旨，虚实以质异，情性以因感，风气以变生。所谓穷阴阳升降之微，悉运会转移之故，五行尽其变，五土异其宜，实足与天地权生息之机，为国家培太平之本，医之学不亦大哉！

　　余望吴生，能近守师承，远宗前哲，功深养到，实至名归。有以传三先生之书，必有以传三先生之学，则此集其嚆矢⑦焉耳。故于请序也书以勖⑧之。并嘱其持示容庭，其不以使者之言为河汉⑨否？

道光纪元岁次辛巳十月既望赐进士及弟
诰授光禄大夫南书房行走户部左侍郎
提督江苏全省学政加三级归安姚文田撰

---

① 苏属：泛指江苏一带。
② 士：通"事"。
③ 震泽：今江苏吴江县。
④ 多：称赞，钦佩。
⑤ 六法：此指绘画的技巧，气韵生动、骨法用笔、应物象形、随类傅彩、经营位置、传模移写。
⑥ 尚：久远。
⑦ 嚆矢：开始。
⑧ 勖：勉励。
⑨ 河汉：喻言论迂阔，不切实际。

附 刊 书 札

自亲雅范，若饮醇醪。别来时忆清芬①，不啻东野云龙之感。缅怀足下，远溯灵兰②，近搜杂著，特开生民之寿域，实为济世之慈航。弟于斯道，交情颇广，未尝有究心如足下者，钦佩之至。兹于梦琴仁弟处，接奉朵云③，极承绮注，垂爱殷拳，深铭五内，并荷惠及瑶章。过奖太甚，益觉汗颜。鄙人自愧才疏，碌碌奔走三十年来，愁长鬈丝，皮宽腰带。身如蕉而破碎，肘生柳以支离。燕影萍踪，依然故我，不免为时光所笑人也。拙著《瘟疫》一书，成于仓猝，笔墨荒芜，岂堪行世？因承不弃，故敢布鼓于雷门④。倘足下必欲付之梓人，务求深加斧政，去其瑕疵。集中尚有纰缪及字画未真处，另呈裁正。承录校刻姓氏，得叨附骥⑤，不胜欣幸。梦琴亦嘱谢谢。

平湖陆增秋山

执别逾岁，笺绘旷鬲⑥，离逖⑦之感，驱役魂梦，朗月照胆，清风吹怀，钦向靡涘⑧，伏维足下，业隆伯休，劬⑨学著书。蓄之有素，救弊补编，一归于正方。今耳塞豆者，何　语此，每与秋山兄言而叹息。足下寻坠绪⑩之茫茫，独旁搜而远绍⑪，作中流之砥柱，回既倒之狂澜。是以触处生春，颂声遍地，所谓无一夫不被泽⑫者也。

昨承托致秋山，尺素领悉。灵兰秘册，尽付剞劂⑬。活人寿世，流泽何穷？恕辈⑭

---

① 清芬：清香。此喻高洁的德行。
② 灵兰：灵台兰室，黄帝藏书之所。此指《内经》。
③ 朵云：书札。
④ 布鼓于雷门：自谦之辞。意思是不要拿着敲之无声的布鼓经过大声巨鼓的雷门。雷门，会稽城门。喻才疏学浅者不要在博学之士面前炫耀自己。
⑤ 附骥：骥，良马。喻依附于才高德望之士。
⑥ 笺绘旷鬲：笺，书札。鬲，通"隔"。旷鬲，很久未通信息。
⑦ 离逖：相离很远。
⑧ 靡涘：水边。
⑨ 劬（qú 渠）：劳苦，劳累。
⑩ 坠绪：事将衰绝而仅存。
⑪ 远绍：绍，继承。
⑫ 被泽：受到恩惠。
⑬ 剞劂（jī jué 基决）：雕版，刻书。
⑭ 恕辈：我们这些人。

指南有针，实堪领教。惟蒙以校刻之中，叨厕①贱名，渐耍②实甚。拳拳盛心，何以克当，感谢奚似。倘刷印后，乞早赐读是幸。景星庆云，先睹为快。

同里陈希恕梦琴

铭奉吾师命校订《三家医案》一书，师于是书，几经岁月，随在搜罗，辑往哲之良方，备临时之宝鉴，案取揣摩，方留绳墨，斟今不致泥古，酌古即可通今。于以公诸同好，不吝青囊，授之吾徒，遥传丹灶。此济世之盛心，指迷之宝筏。师近日又取徐灵胎所批《临证指南》，重为删订。因华氏所刻，门类虽分，精粗交杂。爰复扫除繁芜，务归的当。庶使妙义显呈，金针暗度。继往开来，未始非吾师兹选启其端也。今于医案告成，附识数语，以续请剞劂云。

道光壬辰夏四月门人凌铭志于暖翠楼。

---

① 叨厕：叨；叨光、沾光。厕，通侧。
② 渐耍：犹惭愧，渐，通惭。

叶天士医案

叶天士著   后学吴金寿子音纂

粤东地卑多湿，阳气多泄。宦游十载，恰已五旬，中年二气①不及壮盛坚固。眩晕汗出，乃阳不潜藏，变化内风，扰动虚灵所致。《内经》脏象谓：肾为根本，左右有二。盖一阴一阳，互相交纽，水中有火，为生生化育。惟藏蓄不露，斯永年无病。而肝为肾子，母气既衰，水不生木。肝属风脏，内风乘龙雷相火，迅速飞腾，陡升莫制，每虑仆中之累。是皆内因之症。自述热起脊背，直至巅顶。清之补之无效，未究脏阴内乏，阳气独升之旨。古人以肾脏内寓真阳，非温不纳；肝脏内寄相火，非清不宁。用药之法，填实精气以固其下，佐咸味以达之，兼气重以镇之，介类以潜之，酸味以收之，复入滋阴以凉肝，引之导之，浮阳内风，勿令鼓动。

熟地　北五味子　黄肉　磁石　青盐
琐阳　龟板　茯神　湘莲　天门冬
猪脊筋捣烂，和密丸，热酒送。

经漏百日，淋带不止，是冲、任、督、带、奇经诸脉不能固摄，病在下焦。脉左关沈微而缓，右部浮。阳升于上，阴亏于下。然先以血凝成块，决非血热妄行。况食减味少，胃气屡瘛②，补中益气，仅升脾营，焉得药到病所？滋阴堵塞沈腻，与胃衰少谷相背。考古崩漏不止，先用《局方》震灵丹，直达冲、任以固

之。继用人参汤、震灵丹续其生气，得效再为进商。

震灵丹。

诊脉百至，数促而芤。劳损数年，不复寒热。大汗泄越，将及半载。卧枕嗽甚，起坐少缓。谷食大减，大便不实。由下焦损伤，冲脉之气震动，诸脉皆逆。医投清热理肺，降气消痰，益令胃气戕害。昔越人有下损过脾不治之训。此寒热汗出，二气不交所致，秋半之气不应天气，肃降乖离，已见一斑。生阳不发，入冬可虑。急固散越之阳，望其寒热汗出，稍缓再商。

救逆汤去白术，加人参。

稚年纯阳体质，热症最多。病偏右胸高，呼气不利，肺气不能清肃。热郁内蒸，逆传膻中，致天君③震动，状若痫症。夫肺主卫，心主营，二气循环于肺胃脉中。苟营卫失和，越日触遇，乃发。翁仲仁谓扶肚抬胸，为肺热壅塞。然不及周岁，未受谷食涵养，藏府柔薄，一切苦寒沈降及腻滞阴药，俱在禁例。且肺位最高，逆行心胞络间，仍从上治，抱持勿

---

① 二气：阴阳。
② 屡（chán）瘛：衰弱疲惫。
③ 天君：指心脏。

卧，令上气下行为顺，可使营卫两和。

薄荷　桑叶　米仁　茯苓　郁金　淡竹叶　鲜石菖蒲

再诊。

西瓜翠衣　鲜枇杷叶　通草　茯苓　生米仁　淡竹叶

三诊。宿热未平，秋金燥令亦从天降，致使上气不能全顺。症见咳嗽燥逆。议清气分之热。

大沙参　麦冬　花粉　生甘草　桑叶　灯心

四诊。视面部清窍未能爽适，显然肺热未能全解。议进甘寒。仿喻嘉言清燥意。

桑叶　麦冬　梨肉　川贝母　银花　生甘草

五诊。伏暑上壅，得宣通而降，头项胸次已平。但乳食不能，少运、便溏、日有数次。思肺降之热，必移于府。考古幼稚泄泻，每以"四苓"为主方，不越分利和中之意。

四苓加广皮、木瓜、生谷芽。

据述产育频多，产后两年，经水至今未来。此为病根，已属下元阴亏。长夏初患泄泻，必天雨地湿，潮雾秽浊，气由口鼻吸受。原非发散消攻可去，只因体质甚薄，致秽浊蔓延，充布三焦。上则咳痰、不饥，下则二便涩少。非表有风寒，故无寒热见症。然气分壅塞，津化浊痰，入夜渴饮，胃汁消乏，求助于水，是本虚标实之病。夫肺位最高，与大肠相表里，清肃不行，小便不利矣。

芦根　米仁　通草　茯苓　桑叶　西瓜翠衣

冲入白蔻末。

再诊。前议虚不受补，皆因夏令伏邪著于气分。夫肺主一身之气，既因气阻，清肃不行，诸经不能流畅，三焦悉被其蒙。前言攻邪不效，盖客邪由吸而受，与风寒感冒不同。乃氤氲虚空，聚则为殃耳。故取淡渗、无味、气薄之品，仅通其上，勿动中下，俾虚无伤，伏气可去；稍佐辛香，非燥也，仿辟秽之义。

经霜桑叶　鲜枇杷叶　茯苓　蔻仁　米仁　芦根

脉小右弦，呼吸不利，喉中有声。入夜神迷昏倦，少腹微胀，二便不爽。自言筋骨如针刺，身重难以转侧。右环跳筋纵，不能伸屈。此皆暴寒入内，周行上下，阳气痹塞。且频年交冬痰嗽，天暖自安。老年肾真①衰乏少藏纳之司。水液化痰上泛、寒中少阴，则太阳膀胱之气，无以上承而流通宣化，开合失度，枢机悉阻。浊气升，痰饮逆，最忌喘急神昏。若用发散坠降，恐致伤阳劫阴。议进仲景小青龙法，乃太阳表中之里。通营卫，不耗其阳；开痰饮，不泄其气，仍有收肺逆，通膀胱之义。

小青龙汤。

惊自外触，恐自内起。《内经》论惊必伤肝、恐则伤肾。丹溪谓上升之气多从肝出，谓厥阳暴升莫制，则气塞于上。阴不上承，即天地不能交泰而为否塞。至于梦扰筋缩，乃精气不能护神，神无所依。用药当镇其怯，益其虚，渐引道以致二气之交合，是为医之能事。

妙香散。

尾闾尻骨先痛，继以溲溺淋闭，兼有血瘀。夫督脉部位，隶于太阳脉络。气坠频溺、点滴不爽，分利清热愈痛。古贤每

---

① 真：一作脏。

以柔剂温药，升任督之气。按经旨以治病，谅无误矣。

鹿茸　当归头　淡苁蓉　巴戟天　枸杞　沙蒺藜

脘下胀及少腹，疏肝平胃，不应；肾气，加辛香，又不应。食物仍进，二便仍利。病既非停著有形之滞，自属阳微气结。议与通阳润剂。

阿魏　麝香

丸服。

新产不满百日，天暑，汗出，气泄；加以澡浴汤蒸，更助开发。阳浮上升，阴弱莫制，遂喉痒咳逆，牵连左胁，及气街背部皆痛。盖产后肝血未充，肾液未足，奇经诸脉悉皆怯弱，阴亏阳炽，血不能荣养筋脉。法当味厚质静，流护至阴之脏，兼温奇经。仿仲景阿胶鸡子黄汤。

阿胶　生地　鸡子黄　白芍　稽豆皮　石决明

再诊。考足厥阴肝经，过胃贯膈，上循喉咙。因肝阴少藏，阳气有升无降。每交暮夜，咳甚如哕。戌亥乃肝阴旺时。肝阳扰胃则阳明脉衰，四肢倦怠，面色青晦。阳化内风，掀越鼓动，为肌浮偏肿。心无液养，似嘈非嘈，似痛非痛。热酿涎沫，吐出复聚。余不以咳嗽为治，急于流护至阴，静制风阳内鼓，夜分更以胃药助之。

午服：

鸡子黄　白芍　枸杞子　阿胶　甘菊　炙草

暮服：

人参　南枣　秋石

据述久有胃痛，当年因痛吐蛔，服资生丸，消补相投；用八味丸，温润不合。

凭脉论症，向时①随发随愈。今病发一月，痛止，不纳，口味酸浊。假寐未久，忽躁热，头汗淋漓，口不渴饮。凡肝痛，必犯胃府，且攻涤寒热等药，必先入胃以分布。药不对病，更伤胃气。胃司九窍，清浊既乱于中，焉有下行为顺之理？上下不宣，状如关格，但关格乃阴枯阳结，圣贤尤以为难。今是胃伤困乏，清阳不司旋运，斯为异岐。不必以寒之不应而投热，但主伤在无形，必图清气宣通，则为善治程法。金匮大半夏汤。

大半夏汤。

诊脉左数微弦，寸、尺、关虚数。阅五年前，病原左胁映背胀痛，不能卧席。曾吐瘀血、凝块、紫色。显然肝郁成热，热迫气逆血瘀，虽经调理全愈，而体质中肝阴不充，肝阳易动。凡人身之气，左升主肝，右降主肺。今升多降少，阴不和阳。胃中津液，乏上供涵肺之用。此燥痒咳呛，吐出水沫，合乎经旨：肝病吐涎沫矣。肝木必犯胃上，纳谷最少而肢软少力，非嗽药可以愈病。此皆肝阳逆乘，实系肝阴不足。仲景云：见肝之病，先理脾胃。俾土厚不为木克，原有生金功能。据述凡食鸡子，病必加剧，则知呆滞凝涩之药，皆与病体未合。

北沙参　生扁豆　麦冬　玉竹　桑叶　生甘草　蔗浆

病已十余日，身尚躁热，舌苔粘腻，神呆目定，脉刚而数，烦躁呓语。此暑湿久伏，与时气之秽邪凝合，酿成胶腻之痰，闭塞清明之府，神情迷昧，胃家浊液，蒸遏不宣。药食甘味，必蛔厥上冒。然《内经》有：湿位之下，燥气乘之，

————

① 向时：以往、过去。

是以从之，湿转为燥。若无湿痰之潮气上蒸，舌苔早已燥刺矣。今先滋液，以洁①烈焰之燔。

鲜生地　麦冬　乌梅　蔗浆　银花露　羚羊角　蚌水

再诊。面垢，色白，渴饮，气短如喘，自利。是秽浊气入口鼻，与水谷之气互相混扰。湿气阻窒，氤氲内蒸，三焦皆受。胸背肢节有晦暗斑纹。秽与气血胶固心络，为邪熏灼。神昏呓语。手经蔓延。疫邪不与伤寒同例，法当芳香辟邪，参以解毒，必得不为湿秽蒙闭，可免痉厥之害。

石菖蒲汁　白蔻仁　犀尖　小青皮　连翘心　金银花　六一散　金汁　至宝丹

三诊。邪陷复利，伤及厥阴。症见气上撞心，饥不能食，干呕腹痛，全是肝病见端。肝为至阴之藏，相火内寄。仲圣治法，不用纯刚之剂，以肝为刚脏也。今正交土旺之时，木火为仇。五日内未为稳当，宜慎之。

人参　淡吴萸　当归　白芍　秦皮　炒乌梅

脉沉而微，沈为里寒，微为无阳。舌白似粉，泻起口渴。身体卧著，其痛甚厉。交夏阴气在内，其病日加。寅辰少阳升动，少缓。少腹至阴部位，浊阴凝聚，是为疝瘕。若读书明理之医，凡阴邪盘踞，必以阳药通之，归、地列于四物汤，护持血液。虽佐热剂，反与阴邪树帜。当以纯刚药，直走浊阴凝结之处。调摄非片言可尽也。

川附子　黑川乌　吴茱萸　干姜　猪胆汁

再诊。阴寒盘踞少腹，非纯阳刚剂直入坚冰之地，阴凝不解。此如亚夫之师②从天而降也。医易肾气汤，阴多阳少，立

见病加，反至不食，药不对症。仿通脉四逆汤法。

附子　干姜　猪胆汁

五旬有四，阳气日薄。阳明脉络空乏，不能束筋骨以流利机关。肩痛、肢麻，头目如蒙，行动痿弱无力。此下虚上实，络热内风沸起，当入夏阳升为甚。渗湿利痰，必不应病。议清营热，以泄内风。

犀角　鲜生地　元参　连翘　桑叶　丹皮　天麻　钩藤

下体痿躄，先有遗泄湿疡。频进渗利，阴阳更伤。虽有参、芪、术养脾益气，未能救下。即如长冷③阳微，饭后吐食，乃胃阳顿衰，应乎卫外失职。但下焦之病，都属精血受伤。两投温通柔剂，以肾恶燥，久病宜通任督，通摄兼施，亦与古贤四斤、健步诸法互参。至于胃药，必须另用。夫胃府主乎气，气得下行为顺。东恒有升阳益胃之条，似乎相悖，然芩、连非苦降之气乎？凡吐后一二日，停止上焦血分药，即用扶阳理胃，二日俾中下两固。经旨谓阳明之脉，束筋骨以流利机关，本病即有合矣。

鹿茸　归身　柏子霜　茯苓　苁蓉　巴戟补　骨脂　川石斛　牛膝　枸杞子

吐后间服大半夏汤加干姜、姜汁。

再诊。长夏湿热，经脉流行气钝，兼以下元络脉已虚，痿弱不耐步趋，常似酸楚，大便或结或溏，都属肝肾为病。然益下必佐宣通脉络，乃正治之法。恐夏季后

---

① 洁：义同清。
② 亚夫之师：周亚夫，西汉文帝时将军，镇守边关以御匈奴，讨平七国之乱。
③ 长冷：一作长令。

湿热还扰，预为防理。

鹿角霜　生茅术　茯苓　苁蓉　归身　熟地　桑椹子　巴戟　远志　茴香　酒蒸金毛狗脊

水熬膏。

三诊。痿躄在下，肝肾居多。但素饮必有湿热，热瘀湿滞，气血不行，筋缩，肌肉不仁，体质重著不移，无非湿邪之深沈也。若论阳虚，不该大发疮痍。但病久不可速攻，莫计效迟，方可愈也。

细生地　归身　黄柏　萆薢　苁蓉　川斛　牛膝　蒺藜

四诊。寝食如常，脉沈而缓，独两腿内外肉脱麻木。年逾五旬，阳脉渐衰，跷维不用事，非三气杂感也。温通以佐脉络之流畅，仿古圣四金刚之属。

苁蓉　牛膝　茯苓　萆薢　木瓜　枸杞子　蒺藜

金毛狗脊膏丸。

经云：烦劳则张，精绝，辟积于夏，令人煎厥。夫劳动阳气弛张，则精气不充，留恋其阳，虽有若无，故曰绝，积之既久，逢夏季阳气开泄，五志火动，内风以生。若煎厥，治法以清心益肾，使肝胆相火不致暴起，内风静熄，不为晕厥，然必薄味静养为稳。

细生地　连翘　知母　元参　生白芍　竹叶

肾厥由腰脊而升，发时手足厥冷，口吐涎沫，喉如刀刺。盖足少阴经脉上循喉咙，挟舌本，阴浊自下犯上，必循经而至。仿许学士[1]椒附汤，通阳以泄浊阴为主。

炮附子　淡干姜　胡芦巴　川椒　半夏　茯苓

姜汁泛丸。

脐上心下热炽，喉咙间陈腐气，遂神昏仆厥，经时汗出而醒，口涌血沫，乃膻中热壅，以致心窍受蒙。若非芳香清透，不能宣通络中瘀痹。

犀角　茯神　天竺黄　麝香　丹参　菖蒲　郁金　冰片

各生研末，赤豆皮煎汤，泛丸，竹叶汤送。

暑由上受，先入肺络。日期渐多，气分热邪逆传入营，遂逼入心胞络中，神迷欲躁，舌音短[2]缩，手定[3]牵引。乃暑热流陷，势将发痉。热闭在里，肢体反不发热，热邪内闭，外脱岂非至危至急？考古人方法，清络热必兼芳香开里窍，以清神识。若重药攻邪，直走肠胃，与胞络无干涉也。

犀角　鲜生地　元参　银花　石菖蒲

化至宝丹。

向来久咳伤肺，更值雨潮感邪，但热不寒，是为瘅疟。仲圣云：消烁肌肉，当以饮食消息[4]之，在乎救胃以涵肺。医知是理否？

竹叶　麦冬　连翘　甘草　梨皮　青蔗汁

疟得汗不解，近来竟夜汗出，且胸痞、不饥、形瘦、脉大、便秘。显然阴虚体质，疟邪烁液，致清阳痞结脘中。议以柔剂存阴却邪。

竹卷心　辰砂益元散　生地　麦冬　知母

---

[1] 许学士：许叔微。宋代医家，著有《类证普济本事方》等。

[2] 短：锦章书局本无。

[3] 定：锦章书局本作"足"，义长。

[4] 消息：调养。

脾经疟邪，必由四末扰中。仲景论太阴经几条，深戒攻下，谓脾为孤脏，体阴而用阳，喜暖而恶寒。不饥、痞胀、嗳气，阳伤则运动无权，滞浊弥漫矣。昔贤制方，阳伤取药之气，阴伤取药之味。奈何不究病之阴阳，不分药之气味，便窒则攻下，痞闷则开泄？药不对病，脾胃受伤，数年沉痼。如脾胃，论莫详于东垣，苟能玩读，焉有此等混治？

炒半夏　淡吴萸　生益智　荜拨　干姜　茯苓

苦辛过服，大泻心阳，心虚热收于里。三疟之来，心神迷惑，久延恐成痼症。考诸《金匮》，仲景每以蜀漆散为牝疟治法。

云母石　蜀漆　生龙骨
为末开水调服二钱。

下焦精亏，疟邪遂入少阴，当其发作从背起，乃太阳与少阴表里相应也。阴邪得汗不解，托邪固是，但气易泄。姜、附纯刚，又恐劫阴矣。

人参　鹿茸　桂枝　细辛　杞子炭　归身炭　生姜

脉微而迟，色衰萎黄。凡阳气不足，久利久泻，穷必伤肾。今浮肿渐起目下，是水失火而败，若非暖下，徒见泄泻有红，为脾胃湿热，必至中满败坏。

熟地炭　淡附子　茯苓　车前子　生茅术　干姜

脉左弦右浮涩，始由脘痛贯胁，继则腹大高凸，纳食减少，二便艰涩不爽。此乃有年操持，萦虑太甚，肝木怫郁，脾土自困，清浊混淆，胀势乃成。盖脏真日

漓，府阳不运。考古治胀名家，以通阳为务。若滋阴柔药微加桂、附，凝阴沍①浊，岂是良法？议用局方禹余粮丸，暖其水脏，攻其秽浊，俟其小效；兼进通阳刚补，是为虚症内伤胀满治法。至于攻泻劫夺，都为有形而设，与气伤之病不同也。

禹余粮丸。

脉缓弱，脘中痛胀，呕涌清涎，是脾胃阳微，得之积劳。午后病甚，阳不用事也。大凡脾阳宣通则运，温补极是；而守中及腻滞，皆非通府，勿佐用之。

人参　半夏　淡干姜　生益智　茯苓　生姜汁

大便不通，间服半硫丸五分。

痔血久下，肌肉萎黄，乃血脱气馁，渐加喘促浮肿，再延腹胀，二便不通。此症脏阴有寒，府阳有热。详于《金匮》谷疸篇中，极难调治。

人参　白术　茯苓　智仁　菟丝　木瓜　广皮

经营不遂，情怀怫郁，少火化为壮火，风木挟阳上巅，眩晕不寐。是阳不入阴，非阴虚症也。如果纯虚，岂有由春及秋仍能纳食驱驰？今忽然中脘噎阻，由药伤胃口，致胃阳上逆使然。温胆汤加减之。

陈皮　茯苓　丹皮　栀皮　半夏　枳实　桑叶　竹茹

湿温长夏最多，湿热郁蒸之气由口鼻而入。上焦先病，渐布中下。河间所谓三焦病也，治与风寒食积迥异。仲景云：湿家不可发汗，汗之则痉。湿本阴邪，其中

---

① 沍（hù 户）：闭塞。

人也，则伤阳；汗则阳易泄越而邪留不解，湿蒸热郁，发现为黄，熏蒸气坠之间，正是罨①曲之比。斯时病全在气分，连翘赤小豆汤可以奏效。今经一月，邪弥三焦，自耳前后，左肿及右，痈疡大发。夫痈者壅也。不惟气滞，血亦阻塞，蒸而为脓。谷食不思，陡然肉消殆尽，胃气索然矣。商之治法，补则助壅，清则垂脱。前辈成法，一无可遵。因思湿热秽浊结于头，而清窍议轻可去实之法，选芳香气味，使胃无所苦，或者壅遏得宣。少进浆粥，便是进步。经云：从上病者治其上，《灵枢》云：上焦如雾，非轻扬芳香之气，何以开之。

　　青菊叶　荷叶边　金银花　绿豆皮　马兜铃　连翘　射干

　　煎好露一宿，临服加金汁②一小杯。

　　身腴体质，适值过劳，阳气受伤，呕吐食物，身热而无头痛，已非外感风寒；间日烦躁渴饮，唇焦舌黑。是内伏热气，由募原以流布三焦，亦如疟邪之分争营卫者然。然积劳既久，伏邪客病，脉来小缓，按之不鼓，可为征验。且两便颇通，略能纳谷，焉能停聚积滞？仲景以单热无寒之症，不出方药，但以饮食消息之。后贤参拟甘寒滋养胃阴，其热自解。

　　竹叶　花粉　麦冬　连翘　生地　杏仁　蔗浆

　　寅卯少阳内动，络中血溢，寒热呕逆，骤然泄泻，不能卧。盖阳木必犯阴土，胆汁无藏，少寐多寤，土脏被克，食减无味。宜补上疏木。

　　人参　山药　炙草　白术　扁豆　丹皮

　　虚损泄泻，用异功理中，乃补脾胃以

煦其阳气方法，无如失血遗精，金水久亏，阴乏上承，咽喉失音，而泻仍不已。长夏吸受暑湿之气，与身中浮越之气互为郁蒸，遂起疳蚀。气阻则妨纳食，是劳损为本而杂以暑湿，纯补决不应病。与轻淡气薄之剂，先清上焦，后议补益。

　　芦根　马兜铃　通草　米仁　滑石　西瓜翠衣

　　瘦人阴虚，热邪易入于阴，病后遗精，皆阴弱不固摄也。泄泻在夏秋间，是暑湿内浸，其间有瓜果生冷，不能速行，是中寒下利，什中仅一。况此病因，遗泄患疟，病人自认为虚。医者迎合，以致邪无出路，辗转内攻加剧。夫患房劳而患客邪，不过比平常较胜，未必是阴病。近代名贤，讹传阴症伤人比比。总之遗泄阴亏与利后阴伤，均非刚剂所宜，当拟柔剂扶精气。

　　人参　山药　川斛　芡实　茯苓　生地炭

　　七年沉痼，心惕热迷，咬牙嚼舌，阴火失守，阳乃鸱张。③前方理厥阴、阳明，以和阳主治；继方以咸味纯阴，填水源以生木。病究竟未能却。自述每每遗泄，其病随发。春夏两时发病甚频，况五更寅卯，少阳气振，阳冒病来，更兼操持不已。《内经》胆藏汁三合，肾藏液三合。精遗则肾液少，操劳则胆汁亏，欲望春阳不动，安可得耶？

　　熟地　肉苁蓉　五味子　龙骨　茯苓

──────────

① 罨：覆盖。
② 金汁：粪中清汁，亦名粪清。古法用棕皮棉纸上铺黄土，浇粪汁淋土上，滤取汁盛新瓮内，以碗盖定埋土中，一年取出。苦寒无毒，清心胃两经之热。
③ 鸱张：亢盛。

左牡蛎　石菖蒲　远志　川斛　山萸肉

脉弦数右大，舌绛色面微浮，咳呕上逆，心中热，腹中气撑，卧侧著右，暮夜内外皆热。自五月起，病百日不晓饥饱。病因忧愁嗔怒而起，诸气交逆，少火化为壮火，烦热不熄。五液皆涸，内风煽动，亦属阳化，见症肝病，十之八九。秋金主候，木尚不和。日潮加剧，病属郁劳，难以久延。议咸苦清养厥阴之阴以和阳。

阿胶　川连　生地　糯米　白芍　鸡子黄

再诊。脉百至、右弦数、左细微，寒热无汗，喝饮呕逆；病中咯血，经水反多，邪热入阴，迫血妄行。平日奇经多病，已属内虚。故邪乘虚陷，竟属厥阴之热炽，以犯阳明；故为呕为闷，目胞紫暗羞明，咽中窒塞，头痛。由厥阴热邪通胃贯膈，上及面目诸窍。先寒后热，饥不能食，消渴，气上冲心呕哕，仲景皆例厥阴篇中。此伏邪在至阴之中，必熬至枯涸而后已。表之则伤阳，攻之则劫阴。惟咸味直走阴分，参入苦寒以清伏热。清邪之中，仍护阴气，俾邪退一分，便存得一分之阴，望其少苏。

阿胶　鸡子黄　生地　白芍　黄连　黄柏

右脉平和，左寸关弦动甚锐，面色带赤，体质清癯，得木火之形。禀多动之性，加以操持烦虑，五志之阳无有不炽；宜乎寤多寐少，内风不熄，眩晕自生。经云：阳气下入阴中，阴跷满乃得寐。谋虑不决，则火动伤阴，肝阳独行，乏阴和协而魂不藏，则寐不安。总以益阴、和阳为主治，议加味补心丹兼和肝阳。

人参　生地　元参　桔梗　川连　茯神　天冬　丹参　枣仁　远志　羚羊角

琥珀　麦冬　白芍　杏仁　石菖蒲
炼蜜丸。

五日前胀满已在脘间，兼中下寒冷不暖。议参、附、川乌，驱阴寒之凝结，非补虚方也。十九日阴雨天冷，正阳气不生之象。况日久胃气已疲，腥浊入胃即吐，确是阳微见症。王先生主通阳极妙。若得阳气通调，何患水湿不去？

人参　熟川附子　大茴香　生淡干姜　茯苓　川楝子　川椒
和入童便杯许。

脉弦数，腹膨便泄，目自泪出。经来身体掣痛，今秋冬两月不至。据说两年患病，医药不效。缘情怀抑郁，热自内起，厥阴风木化火，阳明侵削日迫，气血内蒸，血海无贮，渐渐延及干血劳症。凡调经诸法，须论在气在血。今久郁热胜，经阻有年，正气已亏；补药固宜，而气血偏滞，非徒补可以治病。议厥阴、阳明同治，酸苦泄热为先，和补胃气为佐。

吴茱萸　川连　胡连　川楝子　乌梅　人参　白芍　延胡索　云苓　香附　南枣
益母草膏同乌梅肉捣丸。

痰饮乃浊阴所化，阻遏阳气，不入于阴，阴跷空，夜不熟寐。《灵枢经》用半夏秫米汤，谓通阳交阴，饮邪不聚。"天王补心丹"一派寒凉阴药，与浊阴树帜。中年必以护阳为要，即《金匮》所言必以温药和之也。

半夏　秫米　茯苓

少年面色青黄，脉小无神，自幼频有呕吐之症，明是饮食寒暄不调，以致中气不足。咳嗽非外感，不宜疏泄。小建中汤主之。

小建中汤。

气郁单胀，中空无物，卧则气塞，浊饮上冲，渐有不得安卧之象。问其起病之由，多是恼怒动肝，为肝木郁伤脾土。脾失健运，气阻成胀。延及百日，正气愈虚，浊更坚凝，逆走攻肺，上咳气逆欲喘。脘中蕴热，咳出脓血。病根固在脾，今已传及肺部。丹溪曰：养金制木，脾无贼邪之害；滋阴制火，肺得清化之权。目下至要，务在顺气，胸中开爽，寝食不废，便可从容论治。不然，春分节近，更属难调矣。宜先用通上焦法。

紫菀　杏仁　蒌皮　郁金　厚朴　大腹皮　桑皮　茯苓皮　黑山栀

两剂后，早服肾气丸，晚服四君子汤。

阴气先伤，阳气独发，但热无寒，是为瘅疟。舌干渴饮，咳嗽，暑邪尚在肺胃。如饥不嗜食，乃热邪不杀谷也。先用玉女煎存阴，消暑以和肺胃。

玉女煎。

再诊。原方去牛膝，加竹卷心。

任脉、督脉分行乎身之前后。自觉热蒸，不梦自遗，皆奇经虚也。辛温药颇效。六味加五味子不应，方药仅仅达下，未能约束奇经。议用聚精固摄之法。

桑螵蛸　龟板　芡实　沙蒺藜　线鱼胶　胡连　龙骨　金樱子　覆盆子

产后阴虚阳实，热易拂郁。近日客邪，乃冬应寒而温。凡羌活辛温、柴胡扰动肝血，皆属禁忌。谓阳明未复，再动冲阳耳。恶露变成腥水，亦是热犯肝阴之极，液不养筋，内风必动，致面肿身痛，

消渴呕逆，自利，暮热汗多，全是肝胃受病。诸厥皆隶厥阴，呕不能食，厥阴之气冲犯阳明所致。产后厥冒，厥而下利，恐其阴涸难愈。今神气欲昏，正是冲阳上犯。治以镇逆，佐以酸苦，泄热调经。

牡蛎　乌梅　黄芩　茯苓皮　川连　郁金　秦皮　炒山楂

经以肾司二便，若肾无藏液，下窍气不运化，肠中即不能通水液之燥，水火吸消为多。议知、柏苦寒滋其水源，龟甲性潜以通其阴，人中白咸重以入下，苁蓉咸温以通便，少佐肉桂化肝风以制木，是为稳当方法。

黄柏　知母　龟甲　肉苁蓉　人中白　肉桂

蜜丸。

望色萎黄，少膏泽，按脉弦促而芤，纳谷不旺，病已数年。每春夏阳升气泄，偶加烦冗，情志不适，血必溢出上窍，中气非少壮阴火相同。夫心主血，脾统血，肝藏血。脏阴内虚，阳动乃溢，常服归脾汤，去芪、术、木香，加白芍，以和肝脾之阴。所谓王道养正，善药不计骤功。

人参　茯神　炙草　归身　白芍　枣仁　远志　桂圆肉

背痛，得按摩愈痛，吐涎沫，短气，腹满小腹坚，小便不通，大便自利，下身麻木，不得移动，不食不寐，烦则汗出。病机多端无绪。治成法，思冷浊窍踞，阳微不行，为痞塞之象，二气既乖，岂可忽略。引仲景少阴例，急进通阳为要，议用白通加人尿、猪胆汁汤。

去须葱白　生淡干姜　生炮附子

上药用水一盏，煎至四分滤清，加人尿一小杯，猪胆汁一枚，频频调和，勿令

其沉于药底。

再诊。浊阴蔽塞，舍通阳再无别法，服白通加人尿、猪胆汁汤，脉不微续，仍三五参差，尚非稳保。议用四逆通脉方。

人参　淡干姜　人尿　炮附子　猪胆汁

三诊。症象稍减，但少腹浊阴尚踞，胃气不苏，犹虑反复。

人参　生淡干姜　炮附子　茯苓　泽泻

四诊。误用攻表伤阳，致阴邪浊气结闭于下，少腹坚痛，二便阻涩，浊上干逆则呕。非温热佐以咸苦寒，何以直达下焦？

炮附子　淡干姜　人尿　猪胆汁　葱白头

凡疟久邪结，必成疟母，其邪深客于阴络，道路深远，肌肤无汗，能食不运，便溺通调，病不在府，从腹下升逆，贯及两胁腰中，推及八脉中病。理固有之，然立方无据。捉摸忆读仲景，转旋下焦痹阻例以通阳。

苓姜术桂汤。

精未充而先泄，异日必有难状之疾，此南齐褚尚书[①]之言。夫精气所以护神，既受损伤，神形衰怯，数年不得充旺。议双补脾肾，略用通络，舍此竟无别法。

黑地黄丸。痛发时用阿魏丸。

宿癥脘胀，似乎气滞，从小产后失调病起，三年不愈。病伤日虚，不思纳谷，经候如常，及立夏、小满，经候不来。食下即吐，汤饮下咽，脘中胀痹，腹满脐突。大便旬余始解。始而畏寒，令[②]渐怕热。呕吐先出有形之物，继以痰涎白沫，味必酸浊。参诸经旨，全是厥阴肝经受病，阳化内风，乘犯阳明胃土，胃不主乎顺趋达肠，遂成反胃之症。治宜理肝木以安胃土，但气逆沸腾，阳药不能，下膈势必随涌。议分治方法于下。

左金丸盐水煮，蒸饼和丸。

左金平肝，苦辛气味，尤虑下行未速，加盐味令其下行。宗《内经》、本草，咸苦之味入阴，厥阳浊气退避，胃乏中流砥柱，势必风阳再逆。议坐镇中宫，木火庶不乘土。服左金丸，逾二时继用针头代赭石，化州橘红，饭和丸，煎大半夏汤，加姜汁送下。

再诊。昔人云：吐中有散，谓多呕多吐，诸气升腾而散。《内经》以阳明经脉主束筋骨，以利机关。今为厥阴风木久侵，中虚困穷，清空溃散，致浊蒙蟠聚，不徒胸腹胀满，腰痹肌膜亦令浮肿。左金泻肝止呕吐，谓肝家郁勃上冲，大苦寒降其逆，大辛热泄其气。丹溪制方之义，以相火内寄于肝胆，上升之气皆从肝出，气有余便是火。此非有余，因数日不食，阳明胃土伤疲已极，中无砥柱，木横浊攻。历考治胀诸贤，河间分消三焦，戴人必攻六府，此皆有余治法。今乃虚症，若呆钝补阳，适助其胀。议通阳明，兼泄厥阴法。

人参　川楝子　延胡索　麻仁　茯苓　茺蔚子

时刻精遗，少腹胀满，皆肾不收纳，咽喉微干，火升及面，由阴不上承，虚阳浮越。上年用纯阴静药即泻，下损及中。今当固下。

熟地　山药　茯苓　北五味　人参　芡实　湘莲

---

① 褚尚书：褚澄。有《褚氏遗书》传于世。
② 令：锦章书局本作"今"，义长。

人乳粉同河车、金樱二膏为丸。

眼胞上下，脾肾之脉循行。倦于开合，太阴脾脉已钝，甘补用为宜。

蒸于术　枸杞子　桂圆肉　归身　黄芪　炙草

脉弦右大，弦则为饮，大则胃阳已虚。缘操持萦思，积劳伤阳，致不饥不食，勉纳食物不运。嗔怒，兼以夜卧不安，多寤少寐，恍惚，中心懊恼。忽尔腹鸣气震，四肢筋骱①痿弱无力。起病时晨必寒痉，足趺微冷。按是脉症有年，阳虚为本，而痰饮气逆，因虚而聚。夫虚则生寒，实则生热。寝食不安，将及半载，已交四之气②中。长夏湿土乘侮脾胃，虑及肌肿腹胀，故周身束筋利机。阳明胃脉，是积阅医药，气血淆混，寒热互投，不以阴阳偏著，调理宜乎不应。议通补理胃阳为主，疏肝为辅。气宣阳苏，何虑痰浊之蒙昧。以茯苓饮法减术，合薛氏星附六君子意。

人参　茯苓　香附　苏核　白附　半夏　姜汁　陈皮

舌白，不大渴，寒战复热，神躁欲昏，心胸饱闷更甚。疟系客邪，先由四末以及中宫。咳痰呕逆，是邪干肺胃。体虚邪聚，闭塞不通，故神昏烦闷。郁蒸汗泄，得以渐解。营卫之邪未清，寒热蔓延无已，此和、补未必中窾，按经设法为宜。

白蔻仁　黄芩　半夏　竹叶　薏苡仁　姜汁

治目疾，无非辛散寒苦，遂致精滑淋浊。夫阳虚则生外寒，阴虚则生内热。精气皆亏，神志孤独，梦魂纷扰，惊惕恐惧

而无以自主。法当固摄肾关，养心宁神，镇怯理虚，渐次夜视反听③，十分调护，方可治疗。

桑螵蛸散。

舌色白晦，脉得右大，来去不整，左部小促。耳聋身热不寐，语言謇涩。非是少阳伤寒，良由小产，阴气不复，阳气上冒。恐有牵搐暴厥之忧，无以轻浅视之。

生地　阿胶　丹皮　麦冬　白芍　蔗浆

再诊。前方去白芍，加元参、羚羊角。

遗由精窍，淋由溺窍，异出同门，最宜分别。久遗不愈，是精关不摄为虚。但点滴痛痒，少腹坚满，此属淋闭，乃气坠不通，未可便认为虚。况夏秋足指先腐，下焦蕴有湿热，气不流行，膀胱撑满，遂致坚满耳。五苓散主治。

五苓散。

秋暑失血，初春再发，脉右大，能纳食。《金匮》云：男子脉大为劳，极虚亦为劳。要知脉大为劳，是烦劳气伤；脉虚为劳，是情欲致损；安静一年可愈。

黄芪　北沙参　南枣　白芨　炙草　薏苡仁

咳嗽从肺治者，以外邪必由皮毛而入，内合乎肺。然六气皆令火化，散之未解，清之润之即愈。若内因之嗽，由别经

---

① 筋骱：筋骨。
② 四之气：太阴湿土之气，主大暑、立秋、处暑、白露。
③ 夜视反听：夜，锦章书局本作"收"。夜视反听，即养生中的敛视内顾。人习惯眼外视耳外听，养生息宁则须意守呼吸之声，内视五脏六腑。

干连及肺，当明其因，徒治肺无益。夫肾为先天，坎中真阳内藏，而主封蛰。奇经得司其间，冲阳由前直起，且少阴脉循喉咙，挟舌本，阴乏上承，阳独自灼，故阴上阳下则寿，反则死。八味丸阴中之阳，似乎有理。然肉消形瘦，桂、附仍属刚燥。宜温养柔剂，取乎血肉有形之品。议用斑龙，峻补玉堂关下，但鹿角入督升顶，有过升之弊，加以青盐，引入下元，斯为合法。

鹿角胶　鹿角霜　熟地　菟饼　白茯苓　青盐　补骨脂　柏子仁

住居临海，风瘴疠气，侵入脑髓骨骺，气血不和，壅遏内蒸，头面清阳痹阻，久则邪正混处其间。草木不能见效，当以虫蚁疏通逐邪。

蜣螂　蜂房　川芎　威灵仙

火酒飞面为丸。

由夏季目黄神倦，渐至中焦胀满，延至霜降，上吐瘀血，下便污浊。按脉弱细不调，视色神采不振，兼以呼吸带喘。素有寒疾气逆，其宿饮之蓄已非一日。当夏三月，脾胃主令，天气热，地气升，人身气泄，加以饥饱劳疫，而遂减食胀满，是皆病于中，绵延上下矣。夫六府以通为用，不但府不用事其间，经脉络中，气血皆令不行，气壅血瘀，胀势愈加。古人以胀病专以宣通为法而有阴阳之殊，后之攻劫宣通，如神佑、舟车、禹功等方。值此久病淹淹，何敢轻试。议以专通三焦之阳气，驱其锢蔽之浊阴，温补兼进。若不阳气渐苏，难以拟投。引用仲景白通汤。

去须葱白四枚　干姜切片，盐水泡三十余次，去辣味，三钱　猪胆汁十匙　淡附子去皮脐，再用包火煨，一钱

再诊。脉神如昨，胸满胀更急，不思纳食，鼻尖冷甚，热汗出，自吐瘀，便垢至今，神衰吸短。古人谓上下交征，当理其中，但阳微浊僭，格拒不通，理中守剂，不能理烦治剧。此护阳通阳，仍参苦寒，俾浊阴泄得一分，其阳复得一分。安谷之理在焉，不及缕述。

前方去葱白，加人参三钱。

前用生津养阴，已得咳停热退，可以渐入佳境不虞。发热较甚，三昼夜不减，口渴不饥，盖体弱肌疏。邪易侵袭，郁遏不宣，蒸燎如焚，质系金虚火旺。今遇炎威酷烈，相火内煽，暑热外侵，交相烁液，必致煎熬枯涸。欲进苦寒，奈虚火不堪直折，且虑徒伤胃气。议用海藏[①]神术法，上解三阳，下安太阴。

白术　梨汁　防风　麦冬　甘草

酒客淋浊，必系湿热之邪著于气分，故五苓、八正俱用通利。病数年不愈，必由情欲致伤，败精血阻于内窍。溺与精异路同门，茎中因精腐阻居多。必通败精，一定之理。

杜牛膝一两五钱，捣汁，冲入麝香三分。

痰饮留伏而发，最详《金匮玉函》。仲景必分内外，以内饮治肾，外饮治脾。更出总括一论，谓饮邪必和以温药。数年寒暄，感触致病，今屡发热甚于昔。男子中年以后，下元渐衰也。

都气丸加坎气[②]、胡桃。

经来渐迟，色淡而少，当期必暮夜腹

① 海藏：王好古，字进之，号海藏。元代医家，著有《阴症略例》等十数种。
② 坎气：亦名坎脐，即脐带。

痛膜胀，腰髀痠楚，经络牵掣少舒。脉数右小左大。此乃奇经冲任二脉为他经之气所束，以致气机日钝，血少贮蓄。若加暴怒，须防经漏沸溢。用药须择入奇经者为宜，血海固阳明隶属奇经肝肾为多。议两和气血、宣通奇脉方。

当归　茺蔚子　生香附　小茴香　焦麦芽　大黑豆皮

调入西琥珀末一钱。

面肿气喘，咳呛不止，音渐哑。酒客久蓄之湿热，必上薰及肺，为肿为喘，声音闭塞。按《内经》湿淫于内，治以淡渗，佐以苦温。

芦根　薏苡仁　滑石　赤苓　杏仁厚朴

寒入厥阴之脉，结为气疝，痛则胀升，气消绝无踪迹。老年下元已亏，不可破气攻疝，尿管痛，或阻溺。温养下元，佐以通窍。

鹿茸　麝香　韭菜子　蛇床子　茴香归身　青盐　覆盆子

肝肾精血交亏，阳气不肯潜伏，阳升面赤戴阳，阳坠，精关不固。时令冬失潜藏，阳升阳动病加。静处山林，勿预家务。迎夏至一阴来复①，必有好音，倘若衒药，心境操持，与身病无益。

水制熟地　锁阳　元武板②　线鱼胶远志炭

宿瘕在胁下，亦与肥气相类，自述因嗔怒。盖肝之积也，久郁气血不通，肝脏内寄相火。时当夏令，泛潮苦雨，脾胃受湿，自必困倦。肝木横克脾土，胀势日满。所受湿邪，漫无出路，蒸于肠胃，粘脓积滞。利不肯爽，中焦不和，瘕不得

逸。症属难治，且议分消。

白术　厚朴　茯苓　猪苓　茵陈　通草

胎孕而患疟，古人先保胎，佐以治病。兹胗、齿燥、舌白，呕闷自利。乃夏令伏邪，至深秋而发，非柴、枳之属可止。呕吐黑水，腹痛，胎气不动，邪陷入里，蒸迫脏腑，是大危之象。

黄芩　黄连　黄柏　秦皮　川贝母

再诊。寒少热多，即先后厥③之谓热甚。胎攻冲心痛，盖胎在冲，疟邪从四末渐归胃，冲脉属阳明胃脉管辖。上呕青黑涎沫，胎受邪迫，上攻冲心，总是邪热无由发泄，内陷不已，势必坠胎。且协热自利，外邪从里而出，有不死不休之戒。方书保胎，必固阴益气。今热炽壅塞，人参、胶、地反为热邪树帜。前以纯苦气寒，急取固上焦，阳明胃、厥阴肝两治。今则用酸苦辛，泄两经之热邪，外以井泥护胎。

川连　草决明　乌梅肉　石莲肉　黄芩　白芍　炒川椒

三诊。苦辛酸清泄阳明厥阴邪热，兼外护胎法，病减十之二。视苔色芒刺，舌心干板，而心中痛不已。此皆热邪内迫，阳津阴液告穷。两日前虑其陷伏闭寒，今又怕其昏痉，最难调治。夫护胎存阴，清邪去邪，俱不可少。

阿胶　鲜生地　川连　鸡子黄　知母

雨淋冲阳受伤，热水洗浴，迫其冷湿深入与水谷之气互蒸而肌肉发黄，陈无择

① 一阴来复：《周易》剥卦谓阳气尽变为复卦，夏至后一阴始生。
② 元武板：即龟板。
③ 先后厥：锦章书局本作"先厥后"。

云谷疸。能食不饥，舌有黄苔，一年之久，寒湿酿成湿热。凡湿在太阴脾，热在阳明胃，不分经络治不可。

生谷芽　半夏　广皮白　柴胡　黄芩　川连　人参　枳实

经云：谋虑在肝，决断在胆。操持思虑，五志阳气有升无降。肝脉循环，绕乎阴器。气逆拂乱，不司疏泄之权。似疝如淋病象，其实内系肝脏。但治淋治疝，不越子和辛香流气，即从丹溪分消泄热。今形脉已衰，当以虚论。肝病三法，曰辛曰酸曰甘缓。经云食酸令人癃，小便不爽，大忌酸味。

当归　茴香　穿山甲　枸杞子　沙蒺藜

凡当脐动气，脐腹结瘕，肌肉濡动，眩晕羞明。昔贤都主下焦精血之损，二气不得摄纳，则变乱火风，如混蒙之象。泄气温燥攻病，是虚其虚也，温养有情之属为宜。

紫河车　肉苁蓉　当归　青盐　茯苓　胡桃　黄柏　小茴香　柏子仁　紫石英

暑风入肺为瘅疟，《金匮》为阳气独发。嘉言云：体中阴液素虚，所伏热气日久，混入血分，阴虚阳冒，上焦清气皆蒙，胃阳失和，不纳易痞，究竟伏邪未去。凡苦辛疏泄，皆属禁例。夫上实下虚，有客邪留著，镇降不应，仿徐子才轻可去实之例，分别气血，以宣之，以逐之。

犀角　连翘　元参　通草　竹叶　荷叶

十年前小产血崩，损伤未复。家政操持，形神俱不能清静。上年交秋，带下淋浊。不特肝肾脂液告竭，奇经与诸络亦无血存留。气冲犯胃，脘膈刺痛，胁肋高突。更兼下焦寒冷，腰围如带拘束。两足麻木，践地痿软。二便窒塞不爽。五液枯涸，至阳不交阴。见痛用沉香，大谬。凡血液枯槁，大忌香燥。姑以血肉参入人参，若春和温煦，草木藉以滋生。

人参　甘枸杞　归身　肉苁蓉　小茴香　沙蒺藜　黑芝麻　羊内肾

诊脉尺垂，据述冲气上冲，肝脉必搏大无偏。视面色赤亮，肌肉瘦削。乃肾精肝血内耗，阴不和阳，致冲任不主把持，固摄壮水。正谓助阴抑阳。然久损不复，当与味厚质静或血肉有情，填实精髓。考古海藏、可久辈，咸遵是制。内损精血，务宜静养，使其加餐壮胃，所谓精生于谷也。且肝肾久伤，累及八脉，阴伤渐干及阳，岂一法网罗者。

闺中室女，忽然神志时惑，遂月事不来，正《内经》谓二阳之病发心脾也。盖气逆血菀①，经纬紊乱，日加郁痹，焉得聪明清旷？情怀致病，草木药饵都属无情，所以不易奏功。议以上清心窍以通神，下调奇脉以通经。

琥珀末五钱　丹参一两
鲜石菖蒲捣汁法丸，辰砂为衣。

回生丹为小丸，早服一钱，另以大黑豆一两炒赤，置竹篮盖内，以无灰酒淋热豆，取酒服药。

天癸从未至，肉瘦色悴，咳呛著枕更甚。暮夜内外皆热，天明汗出势减。痰或粘或稀，咽中总不爽利。此先天最薄，真阴不旺。弗勤针指，务要安闲怡悦，俾经

————

① 菀（yùn）：通"蕴"。闭积。

来热除，不然俗云干血劳。

复脉汤去姜、桂。

男子结疝，在《内经》则曰冲、任为病。子和统论疏肝。今疝未愈，脐右复高突硬起，乃由疝渐至瘕聚肠覃之属。夫肠覃者，寒气客于大肠，与胃气相抟。大肠与肺表里传送，肺气寒则气凝不行，清气散而浊气结为瘕，迁延日久，如怀胎妊，按之坚，推之移，气病而血不病也。

穿山甲　椒目　桂枝　川楝子　小茴香　茯苓　麝香　白芥子

冒暑远行，热气由口鼻吸入，先犯上中，分走营卫，故为寒热。疟疾当淡泊饮食滋味，清疏胃气。投剂或以凉解芳香，或以甘寒生津，皆可治疗。奈何发散不效、复肆行滋补、致肺气壅闭、胃中凝滞、自上及下一身气机不通、变成肿胀？矫其非而欲与攻逐，无如病久形消，又虑正气垂寂。不得已用保和丸缓疏中焦，渐渐升降得宜，六府转达。府气先通，经脉之气无有不通者矣。

保和丸。

女科肝病，为多产后必及八脉。即如少腹瘕聚，冲气攻心，必呕吐逆上，则喉间闭塞。经水半年不来，越日常有寒热。凡下焦多属血病，瘕属气聚，瘕为血痹，病在冲脉。阴维阳维，混混施治，焉得为奇经？

延胡索　川楝子　蓬术　桃仁　生鳖甲　地鳖虫　麝香　楂炭

脉缓，按之濡弱。谷少不食，厚味运化最迟，饮食不适，即如痛泻。肤腠麻木，骨软筋痛。凡遇暴风骤冷，体中更觉不安。上年肛红，入夏方愈。种种脉症，

是气弱阳微，脾胃少于运化，湿郁生痰，致气机不能灵动。法当健阳佐运，即治痰驱湿之本。

人参　於术　茯苓　半夏　陈皮　益智仁　木瓜　天麻　生姜　大枣

女子四十九，天癸当止，谓阳明脉衰，冲脉力怯，不能招集诸络之血聚于血海，按月行经，此向老皆然。今秋热致伤，客邪不重，已见带淋，肌麻血阻，内伤之势已露。况所患，甚于腰腹，是必脏阴内损，及于八脉。有形之血既去，无形之气掀旋。诸窍百骸，攻迫肆虐，即身中之阳气独行不得，真阴眷恋耳。熟地、五味滋收，固不甚谬，然不入奇经。法当介用潜阳，咸味下引，酸味内收，或佐微苦微润。盖肝恶刚喜凉，肾恶燥喜暖，古人之制然矣。

盐水炒阿胶　茯苓　山萸肉炭　盐水炒鳖甲　知母　女贞子　盐水炒旱莲草　天冬　盐水炒黄柏

幼稚惊痫，古人有阳痫之分。据述自幼至今，不论寒暑，寐必汗泄。乃脏真不固，阳不内依，致内风灼筋，牵强冒窍神迷，且时时神馁恐惧。治在肝肾，用包举大气，内安肝肾。

熟地　石菖蒲　龙骨　五味子　远志　茯苓　锁阳　黄柏　萸肉

紫河车膏丸。

惊则动肝，肝气上逆；忧则伤肺，肺气失降。升降失司，中焦不运，气聚成形，风扰鸣泄。仲景论上升吐蛔，下坠狐惑，都从胃虚起见。风木相侮，阳土日困，食减便溏有诸，由惊忧偏逆致病。因病失治延虚，最难奏效。用药不过生化克

制之理，培其受侮①，平其冲扰；补阳明以宣府，泄厥阴以平逆，如是而已。至于拔病根，在乎居恒颐养，当医药外求之。

人参　干姜　川椒　川楝子　茯苓　桂枝　白芍　乌梅

产育颇多，冲任先伤，其咳嗽失血，呕吐涎沫，都是下元不摄，冲气上逆所致。况晨刻必泻，乃属肝肾虚滑，为瘕泻鹜溏。此病原系蓐劳，根本已怯。倘经水阻隔，无法可商。急急招纳下元散失之真，固之摄之尤虑弗及。若见血见嗽，用滋阴沉降，非内热肺咳，奚益于病？徒使迁延胃败，遂至废食，岂不危哉。

盐水炒补骨脂　石壳莲肉　熟地炭　炒黄山药　覆盆子　五味子　芡实

再诊。前方服二剂泻止，今去补骨脂、覆盆子，加青花龙骨。

三诊。自前方固摄之后五、六日，精神颇觉向安。但寒在四肢背部，热在心前腹中，即《内经》阳虚外寒，阴虚心热之旨。然产后气虚，必自阴分伤及阳位。张景岳云：气因精而虚者，当补精以化气。况产后八脉空虚，填补方中必佐以收拾奇经之散亡也。

熟地炭　龙骨　湘莲　紫石英　五味子　人参　芡实　茯神

丸方：

砂仁拌炒熟地　芡实　桑螵蛸　五味子　紫河车　茯苓　人参　远志　沙苑蒺藜

山药浆丸。

诊脉右弦左濡，久痔注血，致纳食不易运化。此脾营先伤，胃阳继困，府气不能宣畅，大便不爽，温补不能通调。府气疏滞，更损脾胃生阳。东垣每以治土必先达木，不宜过投燥剂。仿古治中汤法，佐以疏肝解郁。

人参　青皮　陈皮　木瓜　黑槐米　益智仁　楂肉　茯苓　黑地榆　水泛丸。

诊脉百至，左小涩结，右部弦大。缘高年中焦清阳已微，浊阴渐阻，致脘中窒塞日盛，物不能纳。下焦阴液枯槁，肠中气痹，溺少便涩。虞花溪②云：噎膈反胃，阴枯阳结为多。衰老之象，最难调理，诚情志偏胜，无形之伤也。若夫痰气瘀血积聚，亦有是病，有形有象即易为力矣；惟无形致伤，以有形之药饵施治，鲜有奏效。当以阴阳二气推求，在上为阳，在下为阴，通则流通，守则呆钝，古人成法，宜遵其言。居恒颐养，不在药饵中矣。议宣通之味，以冀小效。

大半夏汤加枳实、姜汁、川连。

脉右弦左濡，秋凉宿饮，上泛咳呛，入夜著枕欲痉，气冲胃脘，心悸震动，必欲起坐。仲景"论脉篇"，弦为饮，背寒为饮，当治饮，不当治咳。饮属阴邪，乘暮夜窃发。《金匮》法中，每以通阳涤饮，与世俗仅以肺药疏降迥异，用小青龙减麻、辛法。

桂枝　五味子　干姜　茯苓　白芍　炙草　半夏

丸方：八味去附，加沉香。

频因小产，奇脉不固，经来甚多，经过带下。早晨大便溏滑，纳谷日少。时觉心悸震动。始养血滋腻，即脘闷不思纳谷。此皆自下焦损伤，渐及中焦，致脾胃

---

① 受侮：此指胃土。
② 虞花溪：虞抟，字天民，晚号恒德老人，明代浙江义乌县花溪人。著有《医学正传》等。

不能转运。近日拟用王荆公妙香散，宣通补中，仍兼顾下。虽似相投，然于调和经带，其力未专。再议两法分治，中宫宣通，下焦固摄。

鹿角霜　淡骨脂　青盐　炒黑小茴香
紫石英　禹余粮　当归　茯苓

用雄羊肾蒸熟捣丸，人参汤下。

男子血淋成块，尿出痛。医治一年妄①效。夫淋属肝经，郁火湿热皆有是病。思少壮情欲勉强，必致败精凝窍，精腐变瘀，理固有诸。用虎杖散法，服五、六日，痛减血少。晨溺尚有血丝，此随②窍中有未尽之败浊。宜通不宜涩。

人中白　琥珀　沉香　白牵牛　川柏
韭菜汁丸。

产育致虚，病情多歧，不能缕分。思产后八脉皆空，损伤非在一脏一腑，所以诸恙并起。稍涉情志不适，药饵便少功效，沉痼宿恙骤难奏功。阅病原，再诊脉，知内因虚损，小效病复，实由于此。姑拟迩日③再急，在腹胀洞泄，胁腹疠痛，冀得少缓一二，为进商之步。

人参　鹿茸　茯苓　舶茴香　紫石英
补骨脂

另用禹余粮、赤石脂等分，糯米煮糊为丸，煎前方送二十丸。

脚气，古称南地多因湿热，医用苦辛宣通，开气渗湿。久进病未祛除，而血液反耗，心热气冲，目黄呕涎，烦躁头痛，昏厥，四肢筋纵掣痉，大便艰涩。显然肝血衰涸，内风掀起。此风乃阳气之化，非外来八风同例而治。分经辨治。病在肝脏，扰动胃络，由气分湿热延中，血中枯燥。静摄小安，焦烦必甚。盖内伤情怀，草木难解，斯为沉痼。

石决明　稽豆皮　天冬　生地　茺蔚子　阿胶

丸方：

生地　白芍　天冬　桂圆肉　丹参
杞子　阿胶　麦冬　知母　茺蔚子　稽豆皮

乌骨鸡煮烂杵丸。

暑属阴邪，一种湿温秽浊之气，胶结于三焦。故苔灰边白，气喘脘结，周身痛难转侧，小溲窒涩而痛，老年精气已衰，恐有内闭外脱之变。

鲜石菖蒲　厚朴　茯苓皮　橘红　白蔻仁　杏仁

另服苏合香丸。

病久反复，精气损伤，遂成虚怯。据说脐下闪闪升触，逆干咳嗽，兼痰多咽痹。明明元海无根，冲脉气震，无以把握，阴精内枯，阳乏眷恋。非静处山林，屏绝世扰，望其生生复聚。问医便投草木汤液，恐难久持。

鲜紫河车胶　秋石拌人参　云茯神
盐水炒紫衣胡桃肉

经云：脾气散精，上输于肺，地气上升也；肺主治节，通调水道，下输膀胱，天气下降也。愤郁戕肝，肝气拂逆；忧思伤肺，肺气失降。左右二藏即乖，上下不交而否象成④，中宫亦不和畅，至晨夕嘈杂。食少无味，下脘如纳粗物，病久胃汁枯，四肢无力，显然脾病。右胁少腹作

---

① 妄：锦章书局本作"罔"。
② 随：锦章书局本作"盖"。
③ 迩日：近日。
④ 否象成：《周易》卦象上乾下坤是为否卦。彖辞曰：天地不交而万物不通，上下不交而天下无邦。否，闭塞。

痛，升降有声，寅卯病进，午后病退，是清阳之气闭结。若仍勤劳家政，深秋关格是虑。

香附　延胡索　黑山栀　归身　柏子霜　桂圆肉

诸动属阳，烦劳则损气；肝司藏血，怫郁则血菀于上；午后则气并于血，升降混淆为厥。脉来浮数，退而细涩，面黄唇白。热势稍轻，神昏如故。胸膈隐痛，必非停滞，谅有瘀聚所致。目瞤、舌缩，为肾水竭绝之征，瘛疭不止乃肝虚风动之象，病名暴厥。赵养葵所谓薄厥、煎厥之类。开心窍不应，勉以蒲黄散去瘀舒郁，续进滋养天一之水，以冀风宁火熄。

蒲黄散。

情志郁勃，气逆多升，络血上冒。连次小产，冲、任已怯。心嘈震悸，目珠痛，头胀。肝胆厥阳动极。必须怀抱宽舒，可望病痊，否则成痼疾矣。用复脉汤去姜、桂、参，加淮小麦、天冬，石决明。经来后期两旬，牙宣吐血，防其倒经。议养肝阴，兼通冲脉。

生地　天冬　枸杞子　牛膝　茯苓白芍　阿胶　桂圆肉　丹参　茯神

乌骨鸡煮烂为丸。

烦劳气泄，阳升巅顶，瞳神必胀，容色夺，目眶变。呼吸似乎下陷，若热气升。舌本必麻，即痰气阻咽。天暖风和必逸，乃血气因劳致虚，有藉乎天气之煦涵。《内经》云：劳者温之，取味甘气平以补其阴阳血气。然痰气宿恙，勿以腻浊为准。

人参　白术　当归　枸杞子　茯苓甘草　白芍　天麻　嫩钩勾[1]菊花炭

桂圆汁丸，午后服三钱。另早服虎潜丸四钱。

质瘦脉弱，交夏天暖，真气发泄，心热口喝，头痛胁疼，食下如噎，右耳气闭少聪，语言过多，齿戛[2]寒噤，或巅胀面浮。皆津液因热而伤，致令浮阳动搏。议用甘凉生津和阳法。

北沙参　天冬　麦冬　麻仁　杏仁桑叶　蜜水炒橘红

川石斛煮汁泛丸。

筋胀肤疼，发作有年。左胁有形不痛，为瘕。肝气久郁，血虚生热生风，不受辛热之药，以肝木内寄相火，只宜和血熄风，柔筋缓痛。

生首乌　归须　胡麻　丹皮　黑山栀桑叶　嫩钩藤

丸方：

桑寄生　阿胶　钩藤　丹皮　大生地当归　天冬　白芍　黑芝麻　柏子仁

炼蜜丸。

情怀悒郁，肝气不舒。患乳生痈脓溃，血液大耗，气蒸上逆咳嗽，左胁内痛，不能转侧。盖肝络少血内养，左右升降不利，清润治嗽无益。

炒桃仁　当归　茯神　丹皮　阿胶柏子仁

时令温邪内迫，经水不应期至，淋淋不断。二便不通。唇舌俱白，不喜冷饮。神呆恍惚，言语支离。诊脉细小欲绝。当芒种、夏至，阳极泄越，阴未来复，神魂不摄，是谓亡阳昏谵，最属危脱之象。拟用仲景救逆法以扼其危。

---

① 勾：锦章书局本作"藤"。
② 齿戛（jiá甲）：上下牙碰撞之声。

人参　龙骨　制附子　炙草　桂枝
牡蛎　蜀漆　南枣肉

经停两月，恰值嗔怒，阳气升降失和，血随气行，冲、任脉络不固，遂为崩漏。且血凝成大块，非血热宜凉。从来血脱，必须益气。但冲、任、奇经在下焦，又非东垣归、芪、升、柴升举诸法所宜。须固摄奇经之药，乃能按经循络耳。

人参　茯苓　乌贼骨　鲍鱼　茜草
震灵丹冲服。

再诊。昨拟震灵丹通摄，咸苦入阴，加人参见效。但头痛身热，是血大去，阴气不主内守，阳孤失偶泛越。景岳云：阳因阴而离散，宜从阴以收散亡之阳。两仪煎加龟甲、秋石主之，谅中病机。

人参　熟地　茯神　龟板　紫石英
桑螵蛸　当归

酒客中虚聚湿，口鼻吸受秽浊不正之气。初病头胀胸痞身痛。微汗不解，秽湿在募原内蒸，非伤寒之邪从表入里；及中道斜行，鼻受秽湿，皆蕴结于气分。治以芳香，邪气得开。奈不分气血、从热消导、清热攻下、邪混血分成斑冒入膻中、神昏谵妄、内闭脏腑，外象肢冷大汗，势已危笃，仍以病根源秽邪逼迫心胞络论，神气少清，冀其回生？

至宝丹四分，金汁一杯，石菖蒲汁一匙，研细和匀，炖温服。

叶氏医效秘传

金间张友樵先生审定

吴　序

　　医书自《灵》、《素》、《伤寒》、《金匮》外，历代名贤著述，汗牛充栋，求其能续轩岐①一脉，继往开来，有益于世者，余未数觏②，何也？盖其故有二，一则泥古不化，随文敷衍，辞多害义，致使先圣片言举要③，一隅三反之旨，晦而难明，后学反因之而有他歧之惑；一则师心自用，妄诩④聪明，好奇好僻⑤，以无稽之言，迷惑后世，自欺欺人，流毒无穷。故书愈多理愈晦，遂成千古绝传之学，深可悯焉。我朝廓清⑥寰宇，轸念⑦民瘼⑧，爰⑨采海内遗书，删繁订误，去伪存真。御制《金鉴》⑩一书，颁示天下，集医学之大成，予生民以多福，从此山陬海澨⑪，莫不引绳削墨，学有指归，名贤辈出，群登仁寿⑫，皆圣天子深仁厚泽所致也。吾吴叶天士先生，当时为十全之医，四方求治者，户履常盈，惜著作甚少，虽有《指南》一书行世，然总以未窥全豹为憾。余自留心斯道，访求先生遗编，往来胸中者已二十余年矣。辛卯春，同门徐子雪香过草堂，谈及先业师翁春岩有抄藏先生《医效秘传》三卷。余闻之而喜，急索徐子副本读之。前二卷辨别《伤寒》，后一卷摘择经旨，申明脉要，法取应验，理贵简明，不泥古，不好奇，真如月印千潭，只是一月，非学有本原，何能臻此？因与同志者重为校雠，付诸梨枣⑬，以广其传。读是书者，勿以平易近情而忽之，其妙正在平易近情中也。

道光辛卯夏四月笠泽⑭后学吴金寿撰

---

① 轩岐：指高明的医术。轩，黄帝轩辕氏。岐，医家始祖岐伯。
② 觏（gòu）：遇见。
③ 片言举要：片言，指零散的文字、语言材料。举要，列举其大要。
④ 诩（xǔ）：大言。
⑤ 好奇好僻：喜好猎奇冷僻之事。
⑥ 廓清：澄清。
⑦ 轸念：深切怀念。
⑧ 民瘼：民间疾苦。
⑨ 爰：于是。
⑩ 金鉴：这里指《医宗金鉴》。
⑪ 山陬海澨：山陬，山角。海澨，海滨。喻四面八方的范围内。
⑫ 仁寿：指长寿。
⑬ 梨枣：旧时多用梨木、枣木刻印书，故以梨枣为书版的代称。
⑭ 笠泽：水名，松江，即今吴淞江。

张　序

　　医之事岂易言哉？非讨论而悉其源，无以施临症之功。非临症而著其效，无以验讨论之力。二者未至，不足以言医也。吾吴从事斯而以神明称者辈出，其能实从读书阅历中，本心得以立言启后者，必首推天士叶先生，而薛生白、缪方彦两先生亦后先辉映焉。吴子金寿，从余学医，究心有年，出以应世，亦能得心应手。兹持其汇刊叶氏《医效秘传》，暨叶、薛、缪三家医案视余披阅之，以其论证其方，靡不吻合，即薛、缪两家，亦往往与之同条而共贯，宜当时受三先生十全之功甚博，至今犹负重名也。凡从事斯者，诚能即此探其论以立体，究其方以妙用，不特往哲立言启后之心，赖吴子以广布，而吾吴医道继起而擅神明之技者，将从此踵相接也。余故乐得而为之序。

道光十一年四月仙诞日友樵张文燮书时年七十有七

目　录

叶氏医效秘传卷一

古吴叶　桂天士述
后学吴金寿子音校

要 书 说

伤寒之病，不外六经，欲明六经，当知其要。要者何？定其名，分其经，审其症，察其脉，识阴阳，明表里，度虚实，知标本者是也。定其名者，是定其正伤寒，或感冒与风温、温毒之类也。分其经者，是分其阳经阴经直中之类。审其症者，是审其阳症阴症、表症里症、虚症实症、寒症热症之原。察其脉者，是察其有力无力及浮沉迟数弦滑之类也。识阴阳者，谓识其阳病阴病、阳虚阴虚之候。明表里者，是明其在表在里，或在半表半里之间。度虚实者，是度其表虚里虚、表实里实之病耳。知标本者，欲知其一经之中而有标病本病之类也。诚能若是，可谓知其要矣。既知其要，则仲景三百九十七法、一百一十三方，不出握中矣。何患症之不明，病之难愈哉。经曰：知其要者，一言而终。不知其要，流散无穷。又曰：知其要者，万举万当。不知其要，则支离破碎，犹涉海而问津。故曰：伤寒要书。

六 经 图

足太阳膀胱经　　手小肠

足太阳膀胱经，乃诸阳之首，故多传变，受病者为先。其脉起于目内眦，从头下后项，连风府，行身之背，终于左足外踝。故头项痛，腰脊强，发热，恶寒，尺寸俱浮者，太阳经受病也。

若头痛，发热，汗出，恶风，是风伤卫气，乃表虚，宜解肌，桂枝汤主之。若头痛，发热，无汗，恶寒，是寒伤营血，乃表实，宜发散，麻黄汤主之。头痛，发热，恶寒者，此太阳表症标病也。不拘日数多少，便宜发散。若发热，烦渴，小便不利者，此太阳本府受病也。宜利小便，五苓散主之。若小便利者，不可再利，利之则引热入里，而为热结膀胱、其人如狂等症。又不可下，下之则表邪乘虚入里，而为痞满结胸、协热下痢等症。故曰：太阳经症，切不可下。下之则表邪乘虚内陷而传变，不可胜数。又不可利小便，利之则引邪入里，其害不浅。又曰：有汗不可服麻黄汤，无汗不可服桂枝汤。又曰：有汗不可再汗，汗多不可利小便也。

足阳明胃经　　手大肠

足阳明胃经，乃两阳合明于前也。胃府者，府居中土，万物所归也。其脉起于鼻上额，络于目，循于面，行身之前终于左足内踝。经曰：尺寸俱长，阳明受病也。若头额痛，目疼，鼻干，不得眠，此阳明经标病也。不拘日数多少，即宜解肌，葛根汤。若身热烦渴，汗出恶热，此阳明经本病也，宜清邪热。若潮热自汗，谵语发渴，不恶寒反恶热，扬手掷足，斑黄便硬等症，此阳明胃府本实也，急宜下之。故曰：在经当解肌，在府当平热，府实则宜下。

足少阳胆经　　手三焦

足少阳胆经，乃前有阳明，后有太阳，居二阳之中，所以主半表半里。以胆为清净之府，无出入之路，不论在经在府，治法俱同。其脉起于目锐眦，上头角，络耳中，循胸胁，行身之侧，终于右足外踝。经曰：尺寸俱弦，少阳受病也。其症头角痛而目眩，胸胁痛而耳聋，寒热呕而口苦，皆少阳症也。此经有三禁，不可汗，不可下，不可利小便也，只宜小柴胡汤加减和之。

凡头角痛，耳烘烘而鸣，耳之上下肿痛，皆少阳所主部分，邪火为之也。

足太阴脾经　　手肺

足太阴脾经，为三阴之首，其脉始于左足内踝大趾，行至腹，络于嗌，连舌本，行身之前。若寒邪卒中直犯本经者，一时便发腹痛，或吐或利，俱宜温之。若四五日而发，腹满嗌干，此传经之邪也，又宜和之。如不渴而利者，寒也，理中汤温之。渴而利者，热也，猪苓汤清之。

寒热二症，皆有腹满，以热陷于内，邪气盛而充塞也。寒胜于内，胃气虚而壅滞也。

足少阴肾经　　手心

足少阴肾经，为人身之根蒂，其脉始于左足内踝足心，上行贯脊，循喉咙，络舌本，散舌下，注心中，行身之前。若一二日，无热恶寒，足冷踡卧，或厥逆，脉沉无力者，宜温经散寒。若五六日而发，口燥舌干，脉沉有力者，此传经之热邪也，急宜下之。大抵少阴伤寒，多因劳欲损伤肾经而致，切不可妄投凉药。若脉沉足冷，虽发热，急宜温肾以扶元气。经曰：少阴病，始得之，其脉沉，其症反热，此少阴自受风寒以起病，当汗之。若一日，则用麻黄附子细辛汤。二日，则用麻黄附子甘草汤。切要记其日子用药。若三日后，不可妄汗也。

经曰：误发少阴汗者，必动阴血，死不治。少阴病，不问利不利，当分寒热而治。若脉沉实有力，此热也，当下之。若脉沉弱无力，此寒也，宜温之。然寒热二症，皆令有厥，以阳热内附，致手足冷也。阴寒独胜，亦手足冷也。然寒症亦有渴者，以少阴主水，肾虚水燥而渴，欲引水自救，故少阴虚寒，亦有渴症也。

足厥阴肝经　　手心胞

足厥阴肝经，厥者，尽也，六经之尾也。其脉始于右足大指，环阴器，抵少腹，循胁肋，上唇口，与督脉会于巅顶，行身前之侧。若本经不足，寒邪直入，一二日便发，吐利，少腹疼，脉沉无力，无热恶寒，甚则唇青厥冷，呕吐涎沫，舌卷囊缩，此直中厥阴之寒症，急温之。又曰：脉沉有力，饮水不止，此热也，是即传经之热症，急下之。微细无力，或沉伏不见，此寒也，急温之。然寒热二症，皆有舌卷囊缩，以热主煎迫，寒主收引也，须仔细辨之。

伤寒纲领

伤寒一症，虽有《活人书》、《明理论》、《指掌图》、《伤寒论全生集》等书，其间有论缺方，有方失论，有脉无症，有症无法者，何哉？盖缘历年既久，遗失颇多，实非仲景之全书也。后之王叔和以断简残编而补方造论，成无己以顺文注释而集成全书，所以遗祸至今而未止也。嗟乎！仲景之书失全，伤寒之病枉死。盖伤寒原无定体，或入于阳或入于阴。入阳则太阳为首，入阴则少阴为先。故传变不一，治法不同，而其要总不越乎阴阳表里虚实寒热。知八者之要，悉在浮中沈三脉有力无力中分辨之。有力者为阳为实为热，无力者为阴为虚为寒。若能明此八字，则仲景三百九十七法、一百一十三方，了然于胸中矣。今之治伤寒者，一二日不问属虚属实，便用麻黄、桂枝汤以汗之，三四日不问在经在府，便用柴胡、葛根汤以和之，五六日不问在表在里，便用承气等汤以下之，致令阴阳俱病，变症蜂起。夫麻桂两汤，仲景专为冬月正伤寒而立也。今人乃以通治非时暴寒温暑，又将传经阴症与夫直中阴症混同立论，岂不误哉？学者平时之际，须将脉症讲明，方论详审，临病之时，得心应手，则阳症阴症之别，发汗吐下之宜，了然于心，确然无疑。又须如珠走盘，活泼泼地，见太阳症直攻太阳，见少阴症直攻少阴，不可泥于始太阳终厥阴之论。仲景曰：日数虽多，有表症而脉浮者，宜汗之。日数虽少，有里症而脉沈者，宜下之。况乎仲景处方立论甚严，曰可温，曰可下，曰与下，曰急下，与夫先温其里乃攻其表，先解其表，乃攻其里。切不可执定一二日宜发汗，三四日宜和解，五六日方下。更须审脉验症，辨府定经，一一亲切无疑，方可下手。真知其表邪而汗之，真知其直中阴经而温之，桂枝、承气投之必瘥，姜附、理中，发而必当，可谓得其纲领者也。

伤　寒　论

寒者，冬月严寒杀厉之气也。然有冒、有伤、有中之不同。冒者，皮肤受寒，鼻塞眼胀，洒淅寒热，微觉拘倦者是也。伤者，即下文传经之症也。中者，因体虚腠理疏豁，寒邪直入三阴之经，不从表传。其症四肢厥冷，脐腹绞痛，脉沉迟无力者是也。盖自霜降后，至春分前，乃天令严寒，水冰地冻而成杀厉之气。人触犯之，即时而病者，名为正伤寒。其不即病，寒毒藏于肌肤，至春而发者为温病，至夏而发者为热病，古人均为之伤寒也。然伤寒从表入里，次第而传。如发于一二日间，便觉头项痛，腰脊强，发热恶寒，尺寸俱浮，乃太阳经受病也。若以次传经，必传于胃。如发于二三日间，便觉目疼，鼻干，不得眠，日晡潮热，不恶寒，反恶热，尺寸俱长，乃阳明经受病也。若以次传经，必传于胆。如发于三四日间，便觉胸胁痛而耳聋，寒热呕而口苦，尺寸俱弦，乃少阳经受病也。若以次传经，必传于脾。如发于四五日间，便觉腹满，嗌干，自利不渴，尺寸沉细，乃太阴经受病也。若以次传经，必传于肾。如发于五六日间，便觉口燥舌干而渴，尺寸俱沉，乃少阴经受病也。若以次传经，必传于肝。如发于六七日间，便觉烦渴囊缩，尺寸微缓，乃厥阴经受病也。则六经之形症已明矣。然六经既明，未可便视为一定不易之序。有始于太阳，以次传入阴经而终于厥阴者，或太阳不传于阳明、少阳，而即传于少阴者，或不由阳经而直入阴经者，或始终只在一经而不传者，或二阳三阳同受而为合病者，或太阳阳明先后而为并病者。缘经无明文，后人妄治，蒙害者多矣。

伤 寒 标 本

夫标本而曰：先受病为本，次传流受病为标，此言标本之大略也。假令病人发热恶寒，头痛身疼，则知是太阳经表症，标病也。若加发热烦渴小便不利，则知是太阳经入府，本病也。假令病人目痛鼻干不眠，则知是阳明经表症，标病也。若加烦渴欲饮，汗出恶热，则知是阳明经入府，本病也。若加潮热谵语发渴，不恶寒反恶热，扬手掷足，斑黄狂乱，则知是阳明经传入胃府，实病也。假令病人头角痛而耳聋，寒热呕而口苦，则知是少阳经经病也。缘少阳居表里之间，而胆又无出入之路，故皆以小柴胡汤和解之。假令病人腹中满，嗌干，自利不渴，则知是阳经热邪传入太阴经，标病也。若加燥渴腹满，则知是太阴经本病也。若初起便就怕寒吐利，则知是太阴经直中，本病也。假令病人舌干口燥，大便不通，则知是阳经热邪传入少阴经，标病也。若初起便怕寒蜷卧，腹痛，吐泻，则知是少阴经直中，本病也。假令病人囊缩，消渴，舌卷，则知是阳经热邪传入厥阴经，标病也。若初起就怕寒呕吐涎沫，少腹疼痛，舌卷囊缩，则知是厥阴经直中，本病也。若总以六经言之，而不分标病本病，谬之甚矣。故曰：知标知本，万举万当。不知标本，如瞽者①失杖而行，有路而不知也。

表 里 虚 实

有表虚，有里虚，有表实，有里实。仲景用麻黄汤，为表实而设也。用桂枝汤，为表虚而设也。表实用承气，里虚用四逆。昔华佗治倪寻、李延俱患头疼身热。佗曰：寻当下，延当汗。或疑其异。佗曰：寻内实，延外实，是以异也。

发表之药用温　攻里之药用寒　温里之药用热论

表有邪则为阳虚，温之所以助阳也。阳有所助，则阴邪由以自消。发表之药用温者，此也即经曰阳虚阴盛，汗之则愈是也。邪传里，则化热伤阴，寒之所以抑阳也。阳受其抑，则真阴得以自长。攻里之药用寒者，此也故经曰阴虚阳盛，下之则愈是也。若阴经自受寒邪，则阳不足而阴有余，故用辛热以助阳抑阴，此温里之药用热者是也。

传足不传手论

谓伤寒伤足不伤手，可也。谓伤寒传足不传手，则不可也。盖手之六经，皆属金火，故金火不畏寒者也。其足之六经，曰土，曰木，曰水。以水遇寒则冻冰，木遇寒则叶落，土遇寒则裂不坚，是不能胜其寒也，故能伤之。由是观之，岂非伤足不伤手者乎？传之一字，必是书写之误。有感而云。

十六种治法

仲景伤寒正名十六种，其余发狂、谵语、郑声、结胸、痞满等症，皆系十六种正病传变所致，岂可概论作伤寒称之。

一、伤寒

伤寒者，冬时触冒寒邪而病即发者

①　瞽（gǔ）者：目盲。

也。其症头项痛，腰脊强，发热，恶寒，不烦躁，无汗，脉来浮紧而涩。若在冬时霜降后及春分前，宜用麻黄汤。

二、伤风

伤风者，感冒风邪也。其症头痛，身热，恶风，自汗，烦躁，脉来浮缓，宜桂枝汤。脉紧而涩，无汗，恶寒者，伤寒也。紧为恶寒，涩为无汗。然寒伤营属阴，阴主闭藏，是以无汗，故用麻黄轻扬以发表。浮缓，恶风者，伤风也。浮为伤风，缓为自汗，故用桂枝甘温以解肌。

三、伤寒见风

伤寒见风者，其人初感于寒，续中于风是也。外症寒多热少，不烦躁，脉当浮而紧，今反浮而缓者，此伤寒而见风脉，乃营卫并伤之症也。

四、伤风见寒

伤风见寒者，其人先中于风而重感于寒者是也。外症恶风，发热，烦躁，脉当浮而缓，今反浮而紧者，此伤风而见寒脉，亦营卫并伤之症，俱用大青龙汤，或九味羌活汤加减治之。

五、湿

病有伤湿，有中湿，有风湿。伤湿者，湿伤太阳膀胱经者是也。中湿者，湿中太阴脾经或肾经者是也。风湿者，或先伤于湿，后伤于风，风湿相搏而为病者是也。盖东南窊①下之地，水多聚焉，居其处多湿，或中风雨雾露，是名中湿，此脾经与肾经受病也。其症一身尽疼，发热，身黄，脉沉而缓，治宜燥胜可也。或素有湿，又中于风，是为风湿。其症肢体疼痛，难以转侧，脉沉而涩，治宜微表以去其风，行燥以去其湿。大抵治湿之法，咸

用羌防以胜之，二术以燥之，苓泽以渗之，或用附子以温之，看所挟风寒湿热之有无，及上下微甚以治之。切不可大发汗，汗之则风气去而湿气存。又不可下，下之则额上汗出微喘而死矣。

六、湿温

湿温者，其人素伤于湿，又中于暑者也。其症两胫逆冷，腹满，多汗，头目痛，或妄言。切不可发汗，发汗则使人不能言，耳聋，不知痛处，身青，面色变，名曰重暍，重暍宜白虎汤加苍术，去暑燥湿故也。

七、风温

风温者，其人素伤于风，复伤于热，风热相搏故也。其症四肢不收，头疼，身热，常自汗出，治在少阴厥阴。仲景曰：汗出身热者为风温，治宜辛凉疏风解热为主。切不可汗，汗之则发谵语。又不下，下之则小便难。更不可温针，温针则耳聋而难言矣。

湿温汗之，名重暍。风温汗之，多致死。但取小汗，清解表里为佳。

八、冬温温毒

冬温者，冬感温气而成，即时行之气也。何者？冬令严寒，而反温热，人触冒之，名曰冬温。冬温之病，与伤寒大异。以温则气泄，是失其闭藏之令矣，故古人用补中益气带表药以治之。

温毒者，或冬令严寒，触冒寒邪，待天气暄热而发，或伤寒之热未已，再遇温热，变为温毒。温毒为病最重也。治宜寒凉，大解其热。若邪热日深，毒气不泄，发为瘾疹斑烂，与时气发斑，其病尤重，

---

① 窊：低凹，低下。

或升麻葛根汤，或化斑汤治之。

九、中暍

中暍者，夏月所得热病也，与伤寒相类，与热病相同。其症身热，大渴，自汗，烦躁，不甚恶寒，身体疼痛者是也。盖中暍者，热伤太阳经。中暑者，热伤心脾经也。虽与伤寒相似，切不可作伤寒治之。然手足虽冷，脉息虽虚，又不可用热。宜清心利小便，或用清暑之药可也。

《活人书》曰：夏日有四症，伤寒伤风，脉症互见，中暑热病，疑似难明。然脉紧恶寒，谓之伤寒。脉缓恶风，谓之伤风。脉盛壮热，谓之热病。脉虚身热，谓之伤暑。医者可不明辨？又有饥饱劳役之症，以致肌肤燥热，大渴引饮，面红目赤，脉洪而虚，重按全无者，此血虚发热也。症类白虎，惟脉不长，实为异耳。误服白虎汤者，必死。故东垣用当归补血汤治之。嗟乎！中暑果类伤寒矣。殊不知有类中暑者，可不慎欤？

十、温病

温病者，冬时感冒寒邪，不即时而病，藏于肌肉之中，至春温暖而发者是也。其症发热而渴不恶寒者，为温病也。或用升麻葛根汤，或用葛根解肌汤。大抵治温病之法，无正汗之理，此怫郁之热，自内达外，无表症明矣，宜辛平之剂发散之。

十一、热病

热病者，冬伤于寒不即发，至春又不发，郁而至夏发者是也。其病身热，头痛，烦渴，不恶寒，脉洪而盛。盖因夏月时热两盛，治宜苦辛寒清解为主。寒邪郁久化热，经曰：热病者，伤寒之类也。故主苦辛寒法以救之。

温病热病，其脉洪大有力，此阳症见阳脉也，可治。若脉来沉微细小，此阳症见阴脉也，必死。经曰：温病攘攘大热，脉小，足冷者，死。

十二、晚发

晚发者，清明后夏至前而发者是也。其症身热，头疼，或恶风恶寒，或有汗无汗，或烦躁，脉来洪数。亦由冬时感寒所致，比之温热二症稍轻耳。不宜峻剂，宜清解邪热，通用栀子升麻汤加减治之。

十三、痉病

痉病者，太阳经伤风，重感寒湿而致也。又曰：大发湿家汗，则成痉。其症头项强直，身热恶寒，摇头，噤口，背反张者是也。外症发热恶寒，与伤寒相似，但其脉沉迟弦细，两目圆张，而项背反张强硬，如发痫之状。当视其有汗无汗，以分刚痉、柔痉。若无汗，恶寒，名刚痉，宜葛根汤。有汗，不恶寒，名柔痉，桂枝加葛根汤。如汗下太过，重亡津液，以致筋脉失养，不柔和而变痉者，又宜补养气血为主。更有产后或金疮，一切去血过多之症，皆能成痉，亦当补养为先。此则似痉而非痉者，岂可一例而用风药误之？

十四、温疟

温疟者，由伤寒之热未已，再感于寒，变为温疟，或过经坏病，变为温疟。而寒热羁留者，皆因寒热相搏而成，治宜散寒解热为主，并用加减小柴胡汤。如热多倍加柴胡，寒多倍加桂枝，而或柴胡葛根散其寒，石膏知母解其热也。

十五、时行

时行者，谓春应暖而反寒，夏应热而反凉，秋应凉而热，冬应寒而反温是也。

盖四时不正乖戾之气，流行其间而有其气，是以一岁之中，长幼之病相似，此则时行之气也。其外症有类伤寒，治宜解散，并用升麻葛根汤。然时行犹外入之感冒，而瘟疫乃内出之邪毒也。

十六、寒疫

寒疫者，非时感冒之暴寒，亦时行之气也。《伤寒例》曰：从春分以后至秋分节前，天有暴寒，皆时行寒疫也。其症憎寒恶风，头痛身热，或用消风百解散，或用六神通解散加减。大抵此病与温病及暑病相似，但治理有殊耳。然温暑之热，自内而出。寒疫之邪，寒抑阳气，乃外感者也，故治宜解表。若温暑，又兼表里者也。

温热论

原本无，从种福堂本补入。

温邪上受，首先犯肺，逆传心胞。肺主气，属卫。心主血，属营。辨营卫气血，虽与伤寒同，若论治法，则与伤寒大异。盖伤寒之邪，留恋在表，然后化热入里。温邪则热变最速，未传心胞，邪尚在肺，肺主气，其合皮毛，故云在表。在表初用辛凉轻剂，挟风则加入薄荷、牛蒡之属。挟湿加芦根、滑石之流，或透风于热外，或渗湿于热下，不与热相搏，势必孤矣。不尔，风挟温热而燥生，清窍必干，谓水主之气，不能上①荣，两阳相劫也。湿与温合，蒸郁而蒙蔽于上，清窍为之壅塞，浊邪害清也。其病有类伤寒，其验之之法，伤寒多有变症，温热虽久，在一经不移。以此为辨。

前言辛凉散风，甘淡驱湿，若病仍不解，是渐欲入营也。营分受热，则血液受劫，心神不安，夜甚无寐，或斑点隐隐，

即撤去气药。如从风热陷入者，用犀角竹叶之属；如从湿热陷入者，犀角花露之品，参入凉血清热方中。若加烦躁，大便不通，金汁可以加入，老年或平素有寒者，以人中黄代之。急急透斑为要。若斑出热不解者，胃津亡也，主以甘寒，重则如玉女煎，轻则如梨皮蔗浆之类。或其人肾水素亏，虽未及下焦，先自彷徨矣，必验之于舌。如甘寒之中，加入咸寒，务在先安未受邪之地，恐其陷入易易耳。若其邪始终在气分流连者，可冀其战汗透邪，法宜益胃。令水与汗并，热达腠开，邪从汗出。解后，胃气空虚，当肤冷一昼夜，待气还、自温暖如常矣。盖战汗而解，邪退正虚，阳从汗泄，故渐肤冷，未必即成脱症，此时宜令病者安舒静卧，以养阳气来复，旁人切勿惊惶，频频呼唤，扰其元神，使其烦躁。但诊其脉，若虚软和缓，虽倦卧不语，汗出肤冷，却非脱症。若脉急疾，躁扰不卧，肤冷汗出，便为气脱之症矣。更有邪盛正虚，不能一战而解，停一二日，再战汗而愈者，不可不知。再论气病，有不传血分，而邪留三焦，亦如伤寒中少阳病也，彼则和解表里之半，此则分消上下之势，随症变法，如近时杏朴苓等类，或如温胆汤之走泄，因其仍在气分，犹可望其战汗之门户，转疟之机括。大凡看法，卫之后，方言气。营之后，方言血。在卫，汗之可也。到气，才可清气。入营，犹可透热转气，如犀角、玄参、羚羊等物。入血，就恐耗血动血，直须凉血散血，如生地、丹皮、阿胶、赤芍等物。否则前后不循缓急之法，虑其动手便错，反至慌张矣。且吾吴湿邪害人最广，如面色白者，须要顾其阳气，湿胜则阳微也。法应清凉，然到十分之六七，即

---

① 上：原作"土"，今据道堂藏本改。

不可过于寒凉，恐成功反弃。何以故耶？湿热一去，阳亦衰微也。面色苍者，须要顾其津液。清凉到十分之六七，往往热减身寒者，不可就云虚寒而投补剂，恐炉烟虽熄，灰中有火也，须细察精详，方少少与之，慎不可直率而往也。又有酒客，里湿素盛，外邪入里，里湿为合，在阳旺之躯，胃湿恒多，在阴盛之体，脾湿亦不少，然化热则一。热病救阴则易，通阳最难。救阴不在血，而在津与汗。通阳不在温，而在利小便。然较之杂症，则有不同也。

再论三焦不得从外解，必致成里结。里结于何？在阳明胃与肠也。亦须用下法，不可以气血之分，就不可下也。但伤寒热邪在里，劫烁津液，下之宜猛。此多湿邪内搏，下之宜轻。伤寒大便溏，为邪已尽，不可再下。湿温病大便溏，为邪未尽，必大便硬，慎不可再攻也，以屎燥为无湿矣。再人之体，脘在腹上，其地位处于中，按之痛，或自痛，或痞胀，当用苦泄，以其入腹近也。必验之于舌：或黄或浊，可与小陷胸汤或泻心汤，随症治之。或白不燥，或黄白相兼，或灰白不渴，慎不可乱投苦泄。其中有外邪未解，里先结者，或邪郁未伸，或素属中冷者，虽有脘中痞痛，宜从开泄，宣通气滞，以达归于肺，如近俗之杏蔻橘桔等，是轻苦微辛，具流动之品可耳。

再前云舌黄或浊，须要有地之黄。若光滑者，乃无形湿热中具①虚象，大忌前法。其脐已上为大腹，或满或胀或痛，此必邪已入里矣，表症必无，或十之存一。亦要验之于舌，或黄甚，或如沉香色，或如灰黄色，或老黄色，或中有断纹，皆当下之，如小承气汤，用槟榔、青皮、枳实、元明粉、生首乌等。若未现此等舌，不宜用此等法，恐其中有湿聚太阴为满，或寒湿错杂为痛，或气壅为胀，又当以别法治之。

再黄苔不甚厚而滑者，热未伤津，犹可清热透表。若虽薄而干者，邪虽去而津受伤也，苦重之药当禁，宜甘寒轻剂可也。

再论其热传营，舌色必绛。绛，深红色也。初传，绛色中兼黄白色，此气分之邪未尽也，泄卫透营，两和可也。纯绛鲜泽者，胞络受病也，宜犀角、鲜生地、连翘、郁金、石菖蒲等。延之数日，或平素心虚有痰，外热一陷，里络就闭，非菖蒲、郁金等所能开，须用牛黄丸、至宝丹之类以开其闭，恐其昏厥为痉也。

再色绛而舌中心干者，乃心胃火燔，劫烁津液，即黄连、石膏亦可加入。若烦渴烦热，舌心干，四边色红，中心或黄或白者，此非血分也，乃上焦气热烁津，急用凉膈散，散其无形之热，再看其后转变可也。慎勿用血药，以滋腻难散。至舌绛，望之若干，手扪之，原有津液，此津亏湿热熏蒸，将成浊痰蒙闭心胞也。

再有热传营血，其人素有瘀伤，宿血在胸膈中，挟热而搏，其舌色必紫而暗，扪之湿，当加入散血之品，如琥珀、丹参、桃仁、丹皮等。不尔，瘀血与热为伍，阻遏正气，遂变如狂、发狂之症。若紫而肿大者，乃酒毒冲心。若紫而干晦者，肾肝色泛也，难治。舌色绛而上有粘腻，似苔非苔者，中挟秽浊之气，急加芳香逐之。舌绛欲伸出口，而抵齿难骤伸者，痰阻舌根，有内风也。舌绛而光亮，胃阴亡也，急用甘凉濡润之品。若舌绛而干燥者，火邪劫营，凉血清火为要。舌绛而有碎点，白黄者，当生疳也；大红点者，热毒乘心也，用黄连、金汁。其有虽

━━━━━━━
① 具：原作"已"，今据道堂藏本改。

绛而不鲜，干枯而痿者，此肾阴涸，急以阿胶、鸡子黄、地黄、天冬等救之，缓则恐涸极而无救也。其有舌独中心绛干者，此胃热心营受灼也，当于清胃方中加入清心之品，否则延及于尖，为津干火盛也。舌尖绛独干，此心火上炎，用导赤散泻其腑。

再舌苔白厚而干燥者，此胃燥气伤也，滋肾①药中加甘草，令甘守津还之意。舌白而薄者，外感风寒也，当疏散之。若白干薄者，肺津伤也，加麦冬、花露、芦根汁等轻清之品，为上者上之也。若白苔绛底者，湿遏热伏也，当先泄湿透热，防其就干也，勿忧之，再从里透于外，则变润矣。初病舌就干，神不昏者，急养正，微加透邪之药。若神已昏，此内匮矣，不可救药。又不拘何色，舌上生芒刺者，皆是上焦热极也，当用青布拭冷薄荷水揩之，即去者轻，旋即生者也险矣。舌苔不燥，自觉闷极者，属脾湿盛也。或有伤痕血迹者，必问曾经搔挖否，不可以有血而便为枯症，仍从湿治可也。再有神情清爽，舌胀大不能出口者，此脾湿胃热，郁极化风，而毒延口也，用大黄磨入当用剂内，则舌胀自消矣。

再舌上白苔粘腻，吐出浊厚涎沫者，口必甜味也，为脾瘅病，乃湿热气聚，与谷气相搏，土有余也，盈满则上泛，当用省头草②芳香辛散以逐之则退。若舌上苔如碱者，胃中宿滞挟浊秽郁伏，当急急开泄，否则闭结中焦，不能从募原达出矣。

若舌无苔，而有如烟煤隐隐者，不渴肢寒，知挟阴病。如口渴烦热，平时胃燥舌也，不可攻之。若燥者，甘寒益胃；若润者，甘温扶中。此何故？外露而里无矣。

若舌黑而滑者，水来克火，为阴症，当温之。若见短缩，此肾气竭也，为难治。欲救之，加人参、五味子，勉希万一。舌黑而干者，津枯火炽，急急泻南补北。若燥而中心厚③者，土燥水竭，急以咸苦下之。

舌淡红无色者，或干而色不荣者，当是胃津伤，而气无化液也，当用炙甘草汤，不可用寒凉药。

若舌白如粉而滑，四边色紫绛者，温疫病初入募原，未归胃府，急急透解，莫待传陷而入为险恶之病。且见此舌者，病必见凶，须要小心。凡斑疹初见，须用纸捻④照看胸背两胁，点大而在皮肤之上者，为斑；或云头隐隐，或琐碎小粒者，为疹。又宜见而不宜见多。按方书谓斑色红者属胃热，紫者热极，黑者胃烂。然亦必看外症所合，方可断之。然而春夏之间，湿病俱发疹为甚，且其色要辨。如淡红色，四肢清，口不甚渴，脉不洪数，非虚斑即阴斑。或胸微见数点，面赤，足冷，或下利清谷，此阴盛格阳于上而见，当温之。若斑色紫，小点者，心包热也；点大而紫，胃中热也。黑斑而光亮者，热胜毒盛，虽属不治，若其人气血充者，或依法治之，尚可救；若黑而晦者，必死；若黑而隐隐四旁赤色⑤，火郁内伏，大用清凉透发，间有转红成可救者。若夹斑带疹，皆是邪之不一，各随其部而泄。然斑属血者恒多，疹属气者不少。斑疹皆是邪气外露之象发出，宜神情清爽，为外解里

---

① 肾：《临证指南医案·叶天士温热论》作"润"，当从。

② 省头草：正名罗勒，辛，温。化湿和中，祛风活血。

③ 厚：原"厚"下有"痞"字，《临证指南医案·叶天士温热论》无，当从。

④ 然：通撚，今简作捻。

⑤ 色：道堂藏本作"乃"，属下文，可从。

和之意。如斑疹出而昏者，正不胜邪，内陷为患，或胃津内涸之故。

再有一种白痦，小粒如水晶色者，此湿热伤肺，邪虽出而气液枯也，必得甘药补之。或未至久延，伤及气液，乃湿郁卫分，汗出不彻之故，当理气分之邪。或白枯如骨者多凶，为气液竭也。

再温热之病，看舌之后，亦须验齿[1]。齿为肾之余，龈为胃之络，热邪不燥胃津，必耗肾液，且二经之血，皆走其地，病深动血，结瓣于上。阳血者，色必紫，紫如干漆；阴血者，色必黄，黄如酱瓣。阳血若见，安胃为主；阴血若见，救肾为要。然豆瓣色者多险，若症还不逆者尚可治，否则难治矣。何以故耶？盖阴下竭，阳上厥也。

齿若光燥如石者，胃热甚也。若无汗恶寒，卫偏胜也，辛凉泄胃，透汗为要。若如枯骨色者，肾液枯也，为难治。若上半截润，水不上承，心火炎上也，急急清心救水，俟枯处转润为妥。若咬牙啮齿者，湿热化风，痉病。但咬牙者，胃热气走其络也。若咬牙而脉症皆衰者，胃虚无谷以内荣，亦咬牙也，何以故耶？虚则喜实也。舌本不缩而硬，而牙关咬定难开者，此非风痰阻络，即欲作痉症，用酸物擦之即开。酸走筋，木来泄土故也。

若齿垢如灰糕样者，胃气无权，津亡湿浊用事，多死。而初病齿缝流清血，痛者，胃火冲激也；不痛者，龙火内燔也。齿焦无垢者，死。齿焦有垢者，肾热胃劫也，当微下之，或玉女煎清胃救肾可也。再妇人病温与男子同，但多胎前产后，以及经水适来适断。大凡胎前病，古人皆以四物加减用之，谓护胎为要。恐来害妊，如热极，用井底泥，蓝布浸冷，覆盖腹上等，皆是保护之意，但亦要看其邪之可解处。用血腻之药不灵，又当审察，不可认

板法。然须步步保护胎元，恐损正邪陷也。至于产后之法，按方书谓慎用苦寒，恐伤其已亡之阴也，然亦要辨其邪能从上中解者，稍从症用之，亦无妨也。不过勿犯下焦，且属虚体，当如虚怯人病邪而治。总之，毋犯实实虚虚之禁。况产后当血气沸腾之候，最多空窦，邪势必乘虚内陷，虚处受邪，为难治也。如经水适来适断，邪将陷血室，少阳伤寒言之详悉，不必多赘。但数动与正伤寒不同，仲景立小柴胡汤，提出所陷热邪，参、枣扶胃气，以冲脉隶属阳明也，此与虚者为合治。若邪热陷入，与血相结者，当宗陶氏小柴胡汤去参、枣加生地、桃仁、楂肉、丹皮或犀角等。若本经血结自甚，必少腹满痛，轻者刺期门；重者，小柴胡汤去甘药，加延胡、归尾、桃仁，挟寒加肉桂心，气滞者加香附、陈皮、枳壳等。然热陷血室之症，多有谵语如狂之象，防是阳明胃实，当辨之。血结者，身体必重，非若阳明之轻旋便捷者。何以故耶？阴主重浊，络脉被阻，侧旁气痹，连胸背皆拘束不遂，故去邪通络，正合其病，往往延久，上逆心胞，胸中痛，即陶氏所谓血结胸也。王海藏出一桂枝红花汤加海蛤、桃仁，原为表里上下一齐尽解之理，看此方大有巧手，故录出以备学者之用。

附：温　疫

温疫者，因伤寒之热未已，更感时行之气而为温疫也。其症身热，头痛，烦渴，呕逆，或有汗或无汗。皆由温热相合而成，治宜寒凉解热为主。经曰：更遇温气，变为温疫。则知是再[2]感温气而成温疫，更感温热而成温毒者也。何《活人

---

[1] 亦须验齿：一本作"又当辨齿"。

[2] 再：道堂藏本作"两"。

书》混注冬温症下，而《百病歌》强以冬温、温疫为一病。不知冬温是感非节之气，长幼之病相似，时行之气为病也。温疫乃伤寒再感温气而成，实相似而非也。敢录之。

附：瘟　疫

瘟疫者，浑身壮热，憎憎不爽，沿门阖境，递相传染，盛于春夏之间者是也。虽因时气而得，然所感者，皆由恶毒异气而成，非若春寒夏凉秋热冬温之类也。夫天地间之气，升于春，浮于夏，不无有恶毒者在焉？人在其中莫知也，若正气虚者，遂致传染。或病者身热，其气蒸蒸浮越于外，若正气虚者，亦致传染。然感天地之邪者，在春夏间。感病人之邪者，无分春夏者也。是以狱中，此病四时无间，最易传染。其不染者，由正气内实，邪不能感也。然感是邪者，从口鼻而入也。由是正被邪侵，怫郁烦扰，而病作矣。虽因天地之邪，实自内出者也。故感受之因，异伤寒，异温暑，异非时感冒之寒疫。其治法亦异也，故丹溪用人中丸，补、散、降三法并施，《明医杂著》用清热解毒汤，内、外兼施。斯二者，乃治瘟疫之大法也。大率当辟邪散气，扶助正气为主。若与长幼相似之时行混论，则非矣。今人多以温病热病名时行，又以温毒为瘟疫，谬之甚矣。噫，非造道之元，乌能识此？

《西山记》曰：近秽气，伤真气。孙真人曰：乘马夜行，当沐浴更衣，方可近小儿，使不闻马毒气。不然，则多天吊急惊也。钱仲阳曰：步粪秽之履，毋近婴儿。亦此意也。

雍正癸丑，疫气流行，抚吴使者属先生制此方，全活甚众。时人比之普济消毒饮云。

先生云：时毒疠气，必应司天。癸丑，太阴湿土气化运行，后天太阳寒水，湿寒合德，挟中运之火，流行气交，阳光不治，疫气乃行。故凡人之脾胃虚者，乃应其厉气，邪从口鼻皮毛而入。病从湿化者，发热，目黄，胸满，丹疹，泄泻，当察其舌色，或淡白，或舌心干焦者，湿邪犹在气分，用甘露消毒丹治之。若壮热，旬日不解，神昏，谵语，斑疹，当察其舌，绛干光圆硬，津涸液枯，寒从火化，邪已入营矣，用神犀丹。

甘露消毒丹

飞滑石十五两　淡芩十两　茵陈十一两　藿香四两　连翘四两　石菖蒲六两　白蔻四两　薄荷四两　木通五两　射干四两　川贝母五两

神曲糊为末。

神犀丹

犀尖六两　生地一斤，熬膏　香豉八两，熬膏　连翘十两　黄芩六两　板蓝根九两　银花一斤　金汁十两　玄参七两　花粉四两　石菖蒲六两　紫草四两

即用生地、香豉、金汁捣丸，每丸重三钱，开水送下。

类伤寒四症

痰　症

痰者，津液所化。盖由风伤肺，肺气不清而生痰。湿伤脾，脾气凝浊而生痰。其人亦憎寒壮热，恶风自汗，但胸膈病满，气上冲咽，不得息，皆因肺气不舒。故虽类伤寒，但头不痛，项不强，或寸脉浮滑，或沉伏为异尔。宜瓜蒂散或稀涎散吐之。

伤　食

伤食类伤寒者，以其亦有发热，恶

寒，头疼等症，但非若伤寒之甚者也。其症或兼恶食，或噫气作酸，或饱闷作痛，气口脉紧者是也。当于消食门中求之。

虚　烦

烦者，热也，心中郁郁不安，故谓之烦也。盖缘其人素弱，有劳损，因而损气，气衰则精虚，精虚则火旺，即《内经》所谓阴虚生内热也。以内有热，则应于外。然虽发热，而无恶寒头疼身痛等症。治宜补中益气汤加黄柏。

脚　气

脚气类伤寒者，以其有发热，头疼，身痛等症。但初起足胫肿痛，或足膝屈强不能移动为异尔。其病始于受湿，复感挟风寒暑热而成。故陈无择曰：脚气不专主一气，亦不专在一经。若自汗走注为风胜，无汗挛急为寒胜，肿满重著为湿胜，烦渴热蒸为暑胜，若四气兼中，但推其多者为胜。又曰：足胫焮赤而肿者，湿热也。黄白而肿者，寒湿也。大法用二术以燥湿，芩柏以清热，归芍以调血，木香槟榔以行气，乌附行经络以除湿散寒，羌独利关节以散风胜湿，防己牛膝行之下引以去湿消肿。更看所挟风寒暑热之有无微甚，及在表在里，总当于脚气门中求之。切不可用补剂及汤药淋洗，并冷药摊盦，使毒气上入心腹，胸痹气喘，死矣。

新增类伤寒四症

疮　毒

疮毒初生，必有寒热交作，不可作伤寒治之。盖痈毒浮于肌表，脉①亦浮数，经络为邪壅遏，身亦以热，热毒居表，阳气不能卫外，故亦恶寒，其人饮食起居如常，或偏着一处痛者，此即痈毒病也。当验其头、面、身体、手足，若有痛处，或红肿，或坚块，或疗毒者，须疡科治之。

瘀　血

瘀血类伤寒者，以其有寒热故也。盖因素有痰火，或胯缝或腋下，略有动作，必肿硬疼痛，脉来弦数无力者，为异也。宜调气养血活血，有热者，或滋阴降火清痰。

劳　发

劳发有类伤寒，以其虚寒虚热故也。其人或因于劳倦，或伤于七情酒色，以致精神疲惫，营卫失司，恶寒发热，骨节疼痛，其脉或浮芤虚数，或弦涩沉紧，或搏坚，皆其候也。治当察其阴虚阳虚，上损下损，以分藏性之阴阳喜恶而调理之，总当于虚劳门中求之。

痘　疹

凡幼稚之儿，并长成之辈，忽然发热憎寒，头疼身痛，唇红脸赤，嚏欠呕吐，状类伤寒，不可遽施汗下，须问其曾否出痘。如未出，当验其尻骨耳尖并足心皆冷者，再观耳后有红脉赤缕，即令专门调治之。

伤寒治例三十七条

凡治伤寒，须识阴阳二症。如初起之时，头疼身痛，发热，恶寒，脉来浮大，即是阳经之表症也。自此以后，烦躁作渴，或不大便，即是阳经传入阴经之热症也。脉虽沉伏，不可误作阴症治之。如初

―――――――

① 脉：原作"派"，今据上下文义改。

起之时，脐腹绞痛，手足厥逆，唇青指冷，脉来沉伏，即是直中阴经之寒症也。

一、或曾是阳症，其人素弱，不任转下，医者下之太过，忽然脐腹绞痛，洞泄不止，手足厥逆，此阳症而转为阴症也，当温之。

一、或曾是阴症，其人素有内热，医者补之太过，忽然烦躁作渴，大小便不通，此阴症而转为阳症也，当解之。

凡治伤寒，须识表里，汗下无误。如病在表而反下之，则乘虚入里，微为痞气，结胸，甚为肠滑洞泄，此皆误下之坏症也。如病在里而反汗之，则表益虚而里益实矣，或为衄血、斑黄，甚则亡阳，此皆误汗之坏症也。

凡治伤寒，不论日数，但有头疼身痛，恶风恶寒，脉来浮大，即是表症。虽有便难、小便不利，亦当先解其表，后攻其里也。

凡治伤寒，不论日数，但有腹痛吐利，脉来沉弱，即是里症也。虽有恶风恶寒，亦当先救其里，后解其表也。

凡治伤寒，先视两目。若黑白分明，内无热也。目不明者，里有热也。

凡治伤寒，须看唇舌。若唇红而鲜湿者，内无热也。唇干而燥者，热入里也。若舌白滑者，表未解也。舌黄者，热渐深也。舌[1]黑者，热已剧也。

凡欲发汗，须审其头真痛，项真强，风寒真恶，即当用汤药汗之，不可妄用水攻火劫之法。

凡欲攻下，须审其头不痛，风寒不恶，其便果硬，其腹果满，即当以汤药下之，亦不可妄用丸药。

凡伤寒，在霜降以后，春分之前，名为正伤寒，宜用辛热之药以发之。若至春而发，名为温病，至夏而发，名为热病，宜用辛凉之药以解之。若入里者，宜用苦寒之药以下之。若直中者，宜用辛热之药以温之。其在四时，有卒然感冒，当视其寒暄，或用辛热或用辛凉，要在适中。

凡风寒始伤太阳，必用辛温散之，如麻黄桂枝之类。若传入阳明、少阳，必用辛凉解之，如葛根柴胡之类。至邪传入胃府，必用苦寒下之，如承气之类。夫邪自表而入里，用药由温而渐寒。若误治而致热入，攻之必宜苦寒。

凡服汗药，不可太过，过则反致阳虚。如服一剂无汗，再作汤与之，又复无汗，此营卫乏绝，法当养阴辅正而再汗之，三治无汗者死。

凡服下药，燥屎已来，又得溏泄，此已解也。如服下药，但利清水一二次，又无燥屎，痞满如故，此未解也，当再下之。如服下药二三次而不通者，此肠胃枯涩也，当下取之。取之而不通者死。

凡治伤寒，须审胸腹若何。胸满而痛，名为结胸。胸满不痛，名为痞气。如未经下而有之，此传经之邪也。已经下而有之，此误下之坏症也。未经下，饮水多而得者，此水气也。

凡治伤寒，须按其腹痛与不痛，硬与不硬。若腹中痛与硬者，此燥屎也。脐下硬而痛者，此燥屎与蓄血也。脐下筑筑然痛，上冲于心者，此奔豚气也。腹中响，气下趋者，欲作泻也。燥屎者，小便不利，而脐下如疙瘩状。蓄血者，小便利，而脐下如怀孕状。

凡治伤寒，须问渴与不渴。渴而不饮水者，邪在表也。渴而饮水多者，内热甚也。含水不欲吞者，欲作衄也。

凡伤寒得死症，其脉尚可治者，则当弃症从脉，虚补之，实泻之。

凡伤寒得死脉，其症有可治者，则当

---

① 舌：原作"若"，诸校本均作旸，今从。

弃脉从症，表急解之，里急攻之，热则清之，寒则温之。

凡伤寒脉洪大浮数动滑，此阳脉也。阳症宜见此脉，若阴症得此者凶。脉来沉涩弱弦[1]微，此阴脉也。阴症宜见此脉，若阳症得此者凶。

凡伤寒头疼身热，忽然无脉而昏冒，此欲汗之候，如天将明，六合皆晦之象，不须服药。

凡伤寒头疼身热，便是阳症，不可服热药。

太阴，头不疼，身不热。少阴，有反发热而无头疼。厥阴，有头疼而无身热。

凡伤寒之症，不可骤用补益。

凡伤寒不思饮食，不可就用温补脾胃药。

凡伤寒腹痛，亦有热症，不可概用温暖药，当参脉症治之。

凡伤寒自利者，当看阴阳，不可便用止泻温补。

凡伤寒手足厥冷，当分热厥、冷厥。

凡伤寒，若见吐蛔虫者，虽有大热，忌用寒凉。

凡服下药，另用盐炒麸皮于病人腹上款款熨之，使得热，则行而易通。

凡服药吐出不纳，须用姜汁半钟热饮，其吐即止。

凡伤寒发黄，用生姜周身擦之。若心胸胁下结实满闷硬痛，用姜渣炒热，于患处熨之。若加葱水，更妙。

凡伤寒吐血不止，用韭汁磨京墨呷下。如无韭子，鸡子清亦可。

凡伤寒热病，亢极不解，用黄连煎汤一盏，井中顿冷，浸于青布上，搭在胸中，徐徐易之，候热稍退即除。

凡伤寒腹中痛甚，将河水一钟饮之，其痛稍可，属热，当用凉药清之，清之不已，急用寒药下之。若饮水愈加作痛，属寒，当用温药和之，和之不已，急用热药救之。

凡直中真寒阴症，或痛甚无脉，或吐泻脱元无脉，须用酒酿姜汁各半钟服之，脉来可治，脉不来者死。

凡直中阴经之真寒症，或腹中绞痛，或呕逆厥冷，或不省人事，或药不得入口，或六脉暴绝，将葱白三寸捣成饼，先用麝半分，填于脐中，后放葱饼在上，以火熨之，连易二三饼，稍醒，灌入姜汁，然后煎服回阳急救汤。如不醒，再灸关元、气海。若得手足温和、汗出者，生。

凡伤寒阴病，不论热与不热，不分脉之浮沉大小，但指下无力，或重按全无，便是阴病也，最为良法。

表　症

表症者，发热恶寒，头疼身痛，而脉浮者是也。然恶寒者，表症也。恶寒为表之虚，此属太阳，宜汗之。若热多寒少，脉来微弱，或尺脉迟者，不可汗。衄血下血者，不可汗也。坏病者，不可汗也。经水适来者，不可汗也。风温者，不可汗也。湿温者，不可汗也。虚烦者，不可汗也。动气者，不可汗也。又有三阴病，不可发汗，发汗则动经血。若太阴症，脉浮者，宜微汗之。少阴症，发热脉沉者，又宜麻黄附子细辛汤汗之。

里　症

里症者，不恶寒反恶热，潮热，谵语，腹胀满，大便硬，脉沉而滑者是也。然恶热者，里症也。恶热为里之虚[2]，此属阳明，宜下之。若脉浮者，不可下也。

---

[1] 弦：原作"强"，诸本均作"弦"，今从。
[2] 虚：疑作"实"。

虚细者，不可下也。呕吐者，不可下也。不转矢气者，不可下也。小便清者，不可下也。三阴大约可温而不可下，然有积症，又当下也。如太阴腹满时痛，少阴口燥咽干，或腹满，不大便，或下利清水，心下痛，此积症也。

表里俱见症

病人脉浮而大，即是表症，当汗之。其人发热，烦渴，小便赤涩，却当下。此是表里俱见也。五苓散主之。

伤寒不大便六七日，头痛有热，即是里症，当下之。其人小便清者，知不在里，仍在表也，当发汗。此是两症俱见，未可下，宜桂枝汤。

病人心下满，不欲食，大便硬，即是里症，当下之。其人头汗出，微恶寒，手足冷，却当汗。此是两症俱见，仲景所谓半表半里，小柴胡汤主之。

无表里症

伤寒四五日，或十余日，无表症，无里症，俱用小柴胡汤，随症加减用之。

阳　　症

阳症者，即太阳、阳明、少阳也。初病发热头疼项强，以后唇焦口燥，烦渴喜冷，面色光彩，语言清亮，手足温暖，爪甲红润，大便或闭或硬，小便或赤或涩，脉来浮洪数大，此皆阳症之候也，其治或汗或和或下可也。

阴　　症

阴症者，即直中太阴、少阴、厥阴之寒症也。初病无头疼，无身热，无口渴，就便恶寒或战栗，面如刀刮，身体沉重，难以转侧，呕吐泻利，小便清白，踡卧欲寐，手足厥冷，爪甲青黑，面色惨黯而无光，脉来沉涩而细小，此皆阴症之候也。其治或温或补可也。

阳　　毒

阳毒者，阳气独盛，阴气暴绝所致也。或阳症误服温热之药，或吐下后变成阳毒。其人壮热发躁，或狂走骂詈，妄见鬼神，或口吐脓血而发锦斑，或舌卷焦黑，鼻如烟煤，或咽喉肿痛，下利黄赤，六脉洪大而数。轻者，阳毒升麻汤，重则青黛一物汤。

阴　　毒

阴毒者，阴气独盛，阳气暴绝所致也。或虚症误服寒凉之药，或吐泻后变成阴毒。其人脐腹搅痛，身如被杖，或四肢厥冷，六脉沉细微弱，阴毒甘草汤主之。

叶氏医效秘传卷二

古吴叶　桂天士述
后学吴金寿子音校

伤寒诸证论

发　热

发热者，怫怫然发于皮肤之间，熇熇然散而成热者是也。与潮热、寒热、烦躁之热不同。烦躁之热，热在内者也。潮热之热，有时而热，不失其时。寒热之热，寒已而热，相继而发。至于发热，则无时而发也。然有翕翕发热、蒸蒸发热之异。翕翕发热者，若合羽所覆，明其热在外也，故与桂枝汤汗以散之。蒸蒸发热者，若熏蒸之蒸，明其热在内也，故与调胃承气汤下以除之。然发热属表者，即风寒客于皮肤，阳气怫郁所致也。发热属里者，即阳气下陷入阴中所致也。观其热所从来，而汗下之症明矣。若热先自皮肤发者，知邪气在外者也。热先自里生而达于表者，知邪气在里者也。举斯二者，则邪之在表在里又明矣。惟其在表在里，俱有发热，故半表半里亦有发热，何者？以表症未罢，邪气传里，里未作实，是为半表半里。然同一发热也，或始自皮肤而渐传为里热，或始自内热而外达于肌表。故邪气在表而发热者，表热而里不热也。邪气在里而发热者，里热甚而达于表也。其在半表半里而发热者，则表里俱发热者也。《难经》云：发热恶寒者，发于阳也。无热恶寒者，发于阴也。然太阴、厥阴皆不发热，惟少阴病始得之，虽有发热之症，亦脉沉下利手足冷为异尔，故与麻黄附子细辛汤汗以散之。然有汗后发热者，或表邪未尽，或里症已具，或邪在半表半里之间，有下后发热者，或宿垢未尽，或丸药误下。有劳复发热者，盖因新瘥后津液未复，血气尚弱，或语言以伤气，思虑以伤神，邪热随至，原病复举，当调和营卫，清解邪热为佳也。有食复发热者，须涤邪扶正，消食丸为妙也。虽然发热，伤寒之常也，如有阴阳俱虚，及下利与新汗后，又皆恶其热也。岂可一概论耶？

恶　寒

恶寒者，风寒客于营卫之中也。惟其风寒客于营卫，则洒淅然恶寒也。惟其营卫之受风寒，则啬然不欲舒也。其恶寒者，非恶寒热之寒，又非恶风也。盖恶风，见风则恶，若居密室之内，帏帐之中，则坦然自舒也。至于恶寒者，虽不见风，亦自里寒，虽身大热，亦欲近衣。始发之间，战栗鼓颔，甚则体振，肌肤粟起，毫毛毕直，虽在帏帐之中，重衣厚被，亦不能御其寒也。且寒热之寒，谓寒热更作，热至则寒无矣。其恶寒者，虽身发热，而不欲去衣，甚至向火覆被，犹不遏其寒也。所以然者，由阴气上入阳中，或阳微，或风虚相搏所致。恶寒一切属表。若下症悉具而微恶寒者，是表犹未解，当先解表，乃可攻里也。经曰：发热恶寒，发于阳。无热恶寒，发于阴。如伤寒，或已发热，或未发热。若先恶寒，必继之以发热，此则发于阳也。若恶寒而踡卧，脉细而紧，此则发于阴也。在阳者，可发汗。在阴者，可温里。恶寒虽悉属表，而在表自有虚实之别。若汗出而恶寒者，为表虚，可解肌。无汗而恶寒者，为表实，可发汗。如汗后仍不解反恶者，虚故也，芍药甘草附子汤主之。如或少阴病，恶寒而踡卧，手足厥冷，自利烦躁，脉不至者，又为不治之症。

按：发热恶寒，明是伤寒之候，然亦有近似伤寒者。如脉浮而数，发热恶寒，是伤寒症也。若脉浮而发热恶寒，或有痛处，是痛疽症也。脉浮而涩，发热恶寒，或膈实呕吐，噫嗳吞酸，是伤食症也。脉浮而弦，发热恶寒，或恶食，是欲作疟也。由是观之，发热恶寒之症，岂同一而语哉？

背恶寒

背为阳，腹为阴。背恶寒者，阳气不足，阴寒气盛故也。若风寒在表而恶寒，则一身尽寒矣。若阳气衰，阴气盛，寒邪在里，口中和，无热而背恶寒者，属少阴也，宜温之，附子汤主之。若阴气微，阳气盛，热邪陷内，口燥热而背恶寒者，属阳明也，宜清之，白虎加人参汤主之。三者均自背恶寒也，有阴阳寒热之不同，而于口中润燥得之。

恶风

恶风者，见风则怕，在密室之中，无所恶也。盖因风邪伤卫，卫气虚弱，腠理不密，所以汗出而恶风也。然卫气者，能温分肉，充皮肤，肥腠理，司开阖者也。若风邪中于卫，则必恶风，何也？风则伤卫，寒则伤营。卫为风邪所中，分肉不温而热矣，皮毛不充而缓矣，腠理失其肥，则疏而不密，开阖失其司，则泄而不固，是以恶风也。然恶风、恶寒二症，均为表症。以恶风与恶寒比之，恶寒者，啬啬然而憎寒，即不当风而自恶寒。其恶风者，得居密室之中，帏帐之内，舒缓而无所畏也，或用扇，或当风，则渐渐然而恶，此为恶风也。恶寒有属于阳，有属于阴。若是恶风，悉属阳，非若恶寒有阴阳之别也，故三阴之症，并无恶风者是也。然恶风虽悉属表，而发散又有不同。若无汗而恶风，为伤寒，当发其汗。汗出而恶风，为中风，当解其肌。若下症悉具，而恶风未罢者，当先解其外也。又有汗多亡阳，与风湿皆有恶风之症。若发汗过多，遂漏不止，卫虚亡阳，恶风，脉浮者，必以桂枝加术附汤温其经而固其卫。若风湿相搏，骨节烦疼，湿胜自汗，皮腠不密，恶风短气，必用甘草附子汤散其湿而固其卫。由是观之，恶风属卫，明矣。

寒热

寒热者，谓往来寒热也。经曰：血弱气虚，腠理受邪，阴阳相胜，邪正相争而作矣。若邪气之入也，而正气不与之争，但热而无寒也。今热而寒者，谓正气与邪气分争，于是寒热作矣。争则气郁不发于外，而寒热争焉，争甚则愤然而热，故寒已而外热作焉。斯乃寒热之理也。或谓寒热者，阴阳争胜也。以阳胜则热，阴胜则寒，斯乃阴阳之争也。何则？以寒为阴而热为阳，以里为阴而表为阳。邪之客于表者为寒，邪与阳争则为寒矣。邪之入于里者为热，邪与阴争则为热矣。其邪半在表半在里，外与阳争而为寒，内与阴争而为热，是则表里不拘，内外不定，或出或入，由是寒热且往且来而间作也。是以往来寒热，多属半表半里之症。一云：阳不足则阴邪出表而与之争，故阴胜而为寒。阴不足则阳邪入里而与之争，故阳胜而为热。邪居表多则多寒，邪居里多则多热，邪在半表半里则寒热平半矣。审其寒热多少，视其邪气深浅，俱用小柴胡汤和之，若寒多加桂枝，热多加大黄，是大法也。

似　疟

似疟者，与发热恶寒、往来寒热相似，而实非也。寒热似疟者，作止有时。若往来寒热，则作止无时，或往或来，日有至三五发，甚则十数发者是也。至于发热恶寒者，为发热时恶寒并不见，恶寒时发热亦不见也。不若此寒已而热，热已而寒也。然有太阳似疟，有阳明似疟，有厥阴似疟，有妇人热入血室似疟，症虽同而用药异也。

潮　热

潮热者，若潮水之潮，其来不失其时，一日一发，日晡时至者是也。日若三五发，即是发热，非潮热也。潮热者，以表邪传至阳明胃府，胃实而致潮热也。盖阳明旺于未申时，所以发于日晡。是日晡所发潮热者，属阳明也。惟其阳明，故潮热为可下之症。经曰：潮热者，胃实也。又曰：潮热者，此外欲解，可攻其里。又曰：若热不潮，未可与承气汤。虽然潮热属里实可下之症，或脉浮而紧，潮热而利，或小便难，大便溏，与夫潮热于寅卯，则属少阳，潮热于巳午，则属太阳，是皆尚有表邪，未全入里，先须解表，待小便利，大便硬而燥渴者，方可攻之。

自　汗

自汗者，不因发散而自然汗出者是也。盖卫为阳，能护卫皮肤，肥实腠理，禁固津液，不得妄泄。若邪干于卫，不能卫固于外，则皮肤为之缓，腠理为之疏，由是津液妄泄，濈濈然润，絷絷然出，谓之自汗也。故曰：风暑湿邪干之，皆令自汗。惟伤寒人独不出汗，因伤营而不伤卫，以寒气收藏故也。若寒渐入里，传而为热，亦令汗出，以热则营卫通，腠理开，而汗泄矣。然自汗之症，又有表里之别，虚实之异。若汗出恶风及微恶寒，皆表未解，必待发散而后愈。至于漏不止而恶风，及发汗后恶寒，又皆表虚，必得温经而后愈。大抵伤风则恶风自汗，伤湿则身重自汗，中暑则脉虚自汗，中暍则烦渴自汗，湿温则妄言多汗，风温则鼾睡自汗，霍乱则吐泻自汗，柔痉则搐搦自汗，阳明则潮热自汗，阴虚则身倦自汗，亡阳则遂漏不止自汗，各开本条，不及细详，设或汗如贯珠，喘而不休，又为卫绝不治之症也。

盗　汗

盗汗者，谓睡去则出，醒来则止。然杂病盗汗，责其阳虚。伤寒盗汗，由邪气在半表半里使然也。何则？以邪气在表，干于卫中，则自然汗出。此则邪气侵行于里，外连于表，睡则卫气行里，表中阳气不致，津液得泄，故睡则汗出。觉则气散于表，而汗止矣。且自汗有虚有实，而盗汗悉皆和表而已。

头　汗

头者，诸阳之会，邪搏诸阳，津液上凑，则汗见于头也。若邪热内蓄，蒸发腠理，遍身汗出，谓之热越。今瘀热在里，不能发越，热蒸于阳，故令头汗出也。何者？以三阴之经，至颈而还，不循于头，独诸阳脉上循于头耳。夫头汗出者，五内干枯，津液衰少，慎不可再汗也。一云：将欲发黄，先出头汗。则头汗之症，发黄症也，治宜清理湿热。又有水结而头汗出者，宜温散水气。若半表半里而头汗出者，当和营卫。其或瘀热在里，或热入血室，并虚烦之症，皆令头汗。或吐或下，以去其邪。设或小便不利，湿家下后，又为阳脱，而不可治也。

手足汗

手足，即四肢也。四肢，乃诸阳之本，而胃主四肢。手足汗出者，是阳明之症也。然有自汗出，有头汗出，有手足汗出者，悉属阳明也。何者？若一身汗出，谓之热越，是热外达者也。若头汗出，是热不得越，而热气上达者也。今手足汗出，为热聚于胃，逼其津液，而旁达于四肢者也。或谓热聚于胃，故手足汗出矣，而寒聚于胃，独无汗出者何故？经曰：蕴热，则燥屎，谵语，手足汗出者，承气汤主之。挟寒则水谷不分，手足冷，汗自出者，理中汤主之。是以有承气、理中之不同。

无汗

伤寒无汗，何以明之？盖腠理者，津液凑泄之所为腠，文理缝会之中为理。如津液为风暑湿气所干，外凑皮腠，则为自汗。若寒邪中经，腠理致密，津液内渗，则为无汗。然无汗之由，又有数种。如寒邪在表，及邪气行于里，或水饮内蓄，与夫亡阳久虚，皆令无汗者也。如或当汗不汗，服汤剂病症仍在，至三剂不汗者，死。

头痛

头痛者，寒邪入足太阳经，邪气上攻于头所致也。盖三阳之脉皆上于头，而头疼独太阳为专主也。若太阴、少阴之脉至颈而还，不上循头，则无头疼之症。惟厥阴之脉，循喉咙，入颃颡，连目眦，上出额，虽有头疼，却无身汗。故发热，恶寒，头痛者，太阳也。至于头痛，不大便，潮热，谵语者，承气汤主之。头痛，口苦，脉弦者，小柴胡汤主之。头痛，吐涎沫者，吴茱萸汤主之。设或两感于寒而头痛，与夫痛连入脑，手足青至节，又为真头痛，而不可治也。

身体痛

身体痛者，盖因风寒入于肌肤，孔窍闭塞，血脉渐滞不和所致，乃太阳经病也。然有发汗温经之不同。如太阳身痛，恶寒，发热，头疼，无汗者，麻黄汤。风湿身痛，一身困重，莫能转侧者，桂枝汤加附子。阴症身痛如被杖，脉沉自利者，四逆汤。至若脉寸迟而身痛，与汗后脉沉迟而身痛者，皆血不足也，并用黄芪建中汤。劳倦之人，身体疼痛者，必脉虚困倦，用补中益气汤。若疮家身体痛，切不可发汗，汗之则成痉。

胁痛

胁乃少阳部分。伤寒传至少阳，则胁痛之症现矣。然有表里水气而胁痛者，有邪热攻注而胁痛者，有食积相连而胁痛者，有积痰咳喘而胁痛者，有恶血停蓄而胁痛者之不同。

项强

项强者，颈硬而不能回顾左右者也。盖太阳感受风寒，则经脉不利，而项为之急，颈为之强耳。是则伤寒颈项强急，乃太阳表症也，发散则解。若结胸项强，误下之症。寒湿项强，则多痉症。一云：太阳病，项背强几几，反汗出恶风者，桂枝加葛根汤主之。太阳病，项背强几几，无汗恶寒者，葛根汤主之。二者均是项背强急，而发散则有轻重之不同。以发热，汗出，恶风为表虚，可解肌。无汗，恶寒为表实，可发汗。是以治之不同也。

头　眩

有眩运者，有眩冒者。运为转运之运，此则头旋者是也。冒为蒙冒之冒，此为昏迷者是也。乃少阳为病，以少阳属木，木能生风，风主运动，故时目旋而头眩也。针经[①]曰：上虚则眩，下虚则厥。则知是少阳表邪渐行于里，表中阳虚，故有此症也。然有太阳漏汗不止而头眩，有阳明风病善食而头眩，有汗吐下后气虚而头眩，有素因怯弱血少而头眩，有火载痰上而头眩，有正气虚脱而头眩，有妇人经水适来而头眩，有易病真元耗夺而眩运，轻则起方眩运，重则卧亦旋转矣。一云：不经汗吐下，脉弦而眩运者，小柴胡汤主之。若经汗吐下后而眩运者，宜用温经之药。故仲景治头眩而用茯苓桂枝白术甘草、真武之类。

头　重

伤寒头重有二症，有太阳恶寒项强头疼而不能举，宜发散寒邪。有异病百节解散而眩运不能举，宜补益真元。

咽　痛

咽痛者，热毒上冲所致也，宜甘桔、苦酒汤主之。然有阴阳二症，脉浮数，面赤斑斑如锦纹，而咽痛吐脓血者，此阳毒也。脉沉迟，手足冷，或吐利，而咽痛者，此少阴也。

咽　痒

咽痒者，或阳厥误汗而致，或寒伏于肾，阴火上冲而致。

身　痒

身痒者，或太阳不能作汗而致，或阳明久虚无汗而致，或厥阴似疟不能得小汗而致。

耳　聋

耳聋者，邪传少阳之经也。若未曾经汗，宜和解。曾重发汗，宜补。

胸　胁　满

胸满者，谓膈间气塞满闷，非心下满也。胁满者，谓胁肋下气塞填满，非腹中满也。盖邪气自表传里，必先自胸膈、胁肋，以次至腹入胃。是以胸满多带表症，治宜发散。胁满为半表半里症，治宜和解。若腹满，又为里症，而用通利之法也。大抵胸胁满者，以邪气初入里，未停留为实，气郁积而不行，致生满也，发散和解之，斯可矣。若邪气留于胸中，聚而为实者，非涌吐不可也。

心下满

附结胸　痞气　脏结

心下满者，谓正当心下高起满硬者是也。若不经下后而满，则有吐下之殊。若下后而满，则有结胸痞气之别。一云：实邪留结，则为硬为痛，名结胸也。虚邪留滞，则为痞满，满而不痛，名虚痞也。经云：病发于阳，而反下之，热入于里，因作结胸。病发于阴，而反下之，因作痞气。病发于阳者，谓身热恶寒也，应宜发

―――――――

① 经：原作"金"，误，今改。

汗。若早下之，则表邪乘虚而入，结于心下，而为结胸也。病发于阴者，谓无热恶寒也，先宜解表。若早下之，则邪气入于中焦，而为痞气。是以结胸、痞气等症，皆因下早而成，当分大、小、寒、热、水五者以治之。若不按而痛，或腹脐坚硬，手不可近者，大结胸也，大陷胸汤主之。心下满，按之方痛者，小结胸也，小陷胸汤主之。懊侬满闷，身无热者，寒结胸也，三物白散，或枳实理中汤主之。懊侬烦躁，舌上燥渴者，热结胸也，大陷胸汤主之。心下怔忡，头微汗出，身无大热，揉之汩汩有声者，水结胸也，小半夏茯苓汤主之。大抵结胸与痞，皆应下之。若表未解，不可攻之。仲景曰：当先解表，待表解乃可攻之，解表宜桂枝汤，攻痞宜大黄黄连泻心汤。一说：治痞服泻心不愈，然后可用陷胸下之。节庵曰：结胸因下早而成，若未经下，非结胸也，乃表邪传至胸中，未入乎腑，症虽满闷，尚在于表，只须小柴胡汤加枳桔可也。世医但见心下满，便呼为结胸，辄用泻利之药，反成真结胸有之也。设或结胸症，烦躁者，不治。脏结者，其症如结胸状，饮食如故，时时下利，仲景无治法，故曰脏结者，死。

一切结胸等症，先用枳桔以宽其气，外用姜渣揉熨法甚良。

腹　满

腹满者，腹中胀满也。脾为中央土，所以腹满者，多属太阴症也，当分虚实而治。经曰：腹满不减者，为里实，当下之。腹满时减者，为里虚，当温之。然腹满[1]虽为里症，亦有浅深之别。经曰：表已解而内不消，非大满，未可下。是未全入腑也。若大满，大实，坚硬，燥屎，日数虽少，当下之。是邪气已入腑也。若阳邪陷内而为腹胀，则口燥咽干。阴寒入里而为腹胀，则吐利厥逆。一说：腹胀满者，正虚邪胜，阴阳不和，清浊相混，用桔梗半夏汤最良。

少 腹 满

少腹满，即脐下满也。若胸中满，皆为邪气，而非物。今少腹满，则为有物，而非邪气。兹若腹中满者，则有为之燥屎矣。经曰：清阳出上窍，浊阴出下窍。当出不出，积而为满。是知在上而满者，气也。在下而满者，物也。所谓物者，溺与血也。如小便利者，则为蓄血也。小便不利者，乃为溺涩之症，此攻血、渗利，宜分两途。

腹　痛

腹痛，皆因邪气入里，与正气相搏故也。经曰：诸痛为实。又曰：病随利减。此则言其实也。若虚而作痛者，岂可一例视之乎？大凡不可按，不可揉者，实也。可按，可揉者，虚也。时痛时止者，虚也。痛无休息者，实也。阳邪传里，里气作实，腹痛，大便硬者，实也。阴邪入里，里气停寒，腹痛泻利者，虚也。脉来滑大有力者，实也。弦细无力者，虚也。又当分其大、小、少三腹而治之。大腹痛者，即心腹痛也，为有寒邪食积，属太阴。小腹痛者，即脐腹痛也，为有热邪燥屎，属少阴。少腹痛者，即脐以下丹田穴痛，为有瘀血结溺[2]，属厥阴。若阳邪传里而腹痛不常，当以辛温之剂和之，小建中汤之类。若阴寒入里而腹痛，则痛无休时，常欲作利，当以热剂温之，如附子理中汤之类。若燥屎，谵语，不大便，腹满

---

① 满：原无，今据上下文义补。

② 溺：一本作"热"。

而痛者，宜以药下之，如承气汤之类。

烦

烦者，热也，与发热若同而异。发热者，佛佛然发于肌表，有时而已者是也。烦者，其热无时而歇者是也。二者均是表热，而烦热为热所烦，非若发热而时发时止，故为烦热。经曰：病人烦热，汗出则解。又曰：发汗热已解，半日许复烦，脉浮数者，再与桂枝汤。即此观之，烦为表热，明矣。又有烦疼即是热疼，烦渴即是热渴也。以烦为热，又何疑乎？至于胸中烦、心中烦、内烦、虚烦，皆为热也。

虚　烦

虚烦者，心中欲吐不吐，扰乱转侧不安，郁闷不舒之貌。盖因邪热传里，故有胸中烦、心中烦、虚烦之别，非若烦热而为表热也。如不经汗吐下而烦，则是传经之热，不作膈实，但多和解而已。若因汗吐下后而烦，则是内陷之烦，但多涌吐而已。一云：先烦而悸者，为实。先悸而烦者，为虚。学者观其热所从来，审其虚实而治，则无误矣。

烦　躁

烦为扰乱而烦，躁为愤怒而躁。合而言之，烦躁皆热也。析而言之，烦也，躁也，有阴阳之别焉。烦者阳，躁者阴也。经曰：心热则烦，阳盛阴虚。又曰：肾热则躁，阴盛阳虚。烦为热之轻，躁为热之甚也。若烦疼、烦满、烦渴、虚烦者，皆以烦为热也。若不烦而躁者，为佛佛然便作躁闷，此阴盛格阳也，虽大躁欲于泥水中卧，但水不得入口者是也。所谓烦躁者，先发烦而渐至躁也。所谓躁烦者，先发躁而迤逦①复烦也。烦躁之由，又各不同。有邪气在表而烦躁者，有邪气在里而

烦躁者，有火劫而烦躁者，有阳虚而烦躁者，有阴盛而烦躁者。经云：当汗不汗，其人烦躁。又曰：脉浮而数，不汗出而烦躁，俱用大青龙汤主之。是邪气在表而烦躁者也。病人不大便五六日，绕脐下硬痛，烦躁发作有时，此有燥屎也，承气汤主之。是邪气在里而烦躁者也。太阳病，以火熏之，不得汗，其人必躁。太阳病，火熨其背，令大汗出，大热入胃，亦令烦躁。是火劫而烦躁者也。若已下，复发汗，昼日不得眠，夜而安静，不呕，不渴，无表里症，脉沉微，身无大热而烦躁者，干姜附子汤主之。此阳虚而烦躁者也。少阴吐利，手足厥冷，烦躁欲死者，吴茱萸汤主之。此阴盛而烦躁者也。诸如此者，乃症之常，非热也。设或结胸证具而烦躁，吐利四逆而烦躁，恶寒蜷卧而烦躁，皆为死证而不治也。

不　得　眠

夜以阴为主，阴气盛则目闭而安卧。若阴虚为阳所胜，则终夜烦扰而不眠也。心藏神，大汗后则阳气虚，故不眠。心主血，大下后则阴气弱，故不眠。热病，邪热盛，神不清，故不眠。新瘥后，阴气未复，故不眠。若汗出，鼻干，而不得眠者，又为邪入表也。

欲　寐

卫气者，昼则行阳，夜则行阴。行阳则寤，行阴则寐。今欲寐者，盖因阳气虚，阴气盛，故目瞑而多眠也。乃邪传阴而不在阳也。然伤寒之多眠，虽属于少阴居多，而亦有不同。如太阳十余日，脉沉细，恶寒蜷卧而欲寐者，此神气昏也。汗出，身重，鼻干，语涩，目不了了而多眠

① 迤逦：曲折连绵。

者，此风温病也。唇黑有疮，咽干，声哑，默默而多眠者，此狐惑也。若汗下后，邪气已退，正气已复，身凉脉微，鼾息酣睡，此吉兆也。

懊　　侬

懊侬者，心中懊侬，郁闷不舒之貌，比之烦闷尤甚者也。盖也表邪未解而遽下之，阳气内陷于心胸之间，郁而不发，心中恼乱不安，甚则为结胸也。若邪在心胸，宜吐。在胃府，宜下。已吐下后，邪气壅塞而未尽，心中郁闷而不舒，又当随其虚实以治之。

拘　　急

拘急者，手足屈伸不便，如踡卧恶风之貌。以四肢乃诸阳之本，因发汗亡阳，阳虚而有此症也。

舌　　苔

舌者，心之官，应南方火，本红而泽。若伤寒邪热煎烁，则津液枯涸，是以心苗干槁而舌生苔矣。若邪热在表，则生白苔。邪热在里，则生苔刺，其或黄或黑，或涩或滑，或生芒刺，或生裂纹者，为热气之浅深者也。故曰：苔白而滑，邪热渐深。苔黑而裂，邪热尤极，病则危笃矣。大抵鲜红湿润者吉，燥涩干裂者凶。又有一种阴寒症，水极反来克火，亦现黑苔等症。其苔必湿冷而滑，不燥不涩，不渴不热，脉必沉细，症必足冷，又当以四逆汤温之。夏月人病黑苔者，因时火与邪火内外炎烁，尚有可生，未可断其死症。若冬月黑苔者，必死。此心传之妙也。

一切白苔之症，用生姜片蘸蜜擦之。黄苔之症，用青布裹指蘸薄荷汤或冷水频擦之。至若苔黑而裂，乃水刑于心火也。经曰：热病，口干，舌黑者，死。

衄　　血附少阴衄

衄血，鼻中出血者是也。盖因经络热甚，阳气拥重，迫血妄行，出于鼻者，为衄也。然虽热甚，邪尤在经，慎不可发汗。虽云桂枝汤治衄，非治衄也，正欲发散其经中之邪气耳。故杂病衄者，积热在里。伤寒衄者，积热在表。然衄血虽为欲解，若衄不止而头汗，身无汗，及发热不止，又为不治之症也。凡衄血点滴成流，此邪欲解，少顷自愈。若点滴不成流，邪尚在经，未得解散，却须调治。又云：衄血下一二升不止，不必惊惶，以膝纸折叠数层，冷水浸湿，却与病人项后及鼻梁、两太阳穴上，频频搭之即愈。阴症有衄血者何？然阴症无热，何缘有衄？经云：少阴病，但厥无汗。而强发之，必动其血。未知从何道出，或从口鼻，或从耳目，是名下厥上竭，为难治也。

吐　　血

吐血，口中血出是也。盖因当汗失汗，邪热入脏，积瘀于内所致也。若见眼闭目红，神昏语短，眩冒迷妄，烦躁漱水，惊狂谵语，背冷足寒，四肢厥冷，胸腹急满，小便自利，大便黑者，皆瘀血症也。不必悉具，但见一二，便作血症主张。宜清解热毒，使血顺下则安。凡治血症，上焦，犀角地黄汤；中焦，承气汤；下焦，抵当汤。

哕附噫气

哕与干呕相似。哕者其声浊而长，呕则声短而小，皆有声而无物出，是呕为轻，哕为重也。经曰：木衰者，枝叶枯落。病深者，其声哕。盖因胃气本虚，汗下太过，胃气虚冷则哕，或恣饮冷水，水寒相搏则哕。是则胃中虚寒故也，理中汤主之。又有热气郁遏，上塞下不通则哕，轻则和解之、疏利之，甚则温散之。至若哕而不屎者，则病笃矣。又有所谓噫气者，胸喉间气不得下通，然而无声也。盖因寒气客胃，厥逆上行，复出于胃，故为噫也，理中汤加橘皮半夏丁香之类。

呃 逆

呃逆，气自腹中时逆上冲，才发声于咽喉则遽止，轧轧然连续数声，其声短促不长，俗谓之呃忒。古谓之哕，非也。且其气皆从胃中起，至胸嗌之间，而为呃忒也。若将呃逆紊为哕与咳逆，误人多矣。然呃逆之病，或胃中实热失下而作，或服寒凉太过胃中虚冷而作，或胃中痰火冲逆而作，或水气停蓄而作，或食积壅塞而作。寒者，温中以散寒。热者，凉膈以逐热。水停者，分利之。食积者，消导之。痰逆者，开豁之。俱用引而伸之，达而降之，推而逐之，由而顺之，无不愈也。

咳 嗽

肺主气。肺为邪所干，气逆而不下，故令人咳嗽。有肺寒而咳，有停饮而咳，有邪在半表半里而咳，治各不同。其水咳三症，不可不辨。小青龙汤，太阳之表水也。十枣汤，太阳之里水也。真武汤，少阴之水气也。

喘

喘者，气逆而上行，冲冲而气急，喝喝而息数，张口抬肩，摇身掀肚者是也。有邪在表而喘，有邪在里而喘，有水气之喘。在表者，因太阳表邪未解所致，必心腹满而不坚，治宜发散。在里者，因阳明内实失下而致，必心腹胀满，治宜攻下。《指掌赋》云：微喘缘表之未解。喘满而不恶寒者，当下而痊。若饮水过多，水气泛溢而喘，必心下怔忡，治宜行水。若身汗如油，喘而不休，又为绝候。

呕吐附干呕

呕者，声物俱有而渐出。吐者，无声有物而顿出。较其轻重，呕甚于吐也。若有声无物，为干呕也。盖因表邪传里，里气上逆，则为呕也。大抵伤寒呕吐，多属半表半里，间有胃热而呕吐者。经曰：呕多虽有阳明症，不可攻之，为气逆未收敛为实也。若胃热而呕吐者，脉弦数，口燥渴是也。胃寒而呕吐者，脉弦迟逆冷是也。水气而呕吐者，先渴后呕，膈间怔忡是也。脓血而呕吐者，喉中腥腥，血逆上冲是也。又有所谓干呕者，盖因邪热在胃脘，热气与谷气相并，逆上冲胸，故有此症。大率与呕吐治法不远。若太阳汗出而干呕，桂枝汤，主自汗也。少阴下利而干呕，姜附汤，主下利也。厥阴吐涎沫而干呕，吴茱萸汤，主涎沫也。邪去则呕自止矣。又有水气之症，当以表里别之。

悸

悸者，心中筑筑然动，而不能自安，即名怔忡，此属心，心虚故筑然而动，若人捕焉。然悸症有九，其治法惟三。一曰气虚，因发表太过，气衰神弱，心虚不能自持。二曰水停心下，水气乘心，心火畏水不能安。三曰汗为心液，汗之过多，液去心空，无所倚依。各从症治，或养神，或补气，或温经分水可也。

振

振者，耸然动摇者是也。盖汗吐下太过，使气血虚而作。伤寒振者，责其虚寒，至于欲汗之时，其人素虚，必蒸蒸而振，却发热汗出而解。振，近战者也，而轻者为振矣。战则正与邪争，争则鼓栗而战。振则虚而不至争，故止眴动而振也。下后复发汗者振寒，谓其表里俱虚也。血家发汗，寒栗而振者，谓其气血俱虚也。诸如此者，都是振眴耳。兹若振振欲擗地有声为振摇，二者皆发汗过多之阳经虚，不能主持，身为振摇也，非振栗之比，皆用温经助阳滋血益气之剂。一说：气血俱虚，不能营养筋骨，身不能主持，故为振摇也。须大补气血，曾用人参养营汤数服甚效。有一人身摇不得眠，以十味温胆汤倍用人参得效。

战　栗

战栗者，阴阳相争，肢体振动是也。经曰：战者身为之战摇，栗则心战是也。形虽相似，实非一也。既分为二，更有内外之别焉。战者，外也，属阳。栗者，内也，属阴。邪气外与正气争，则为战，战其愈者也。邪气内与正气争，则为栗，栗为甚者也。战者，正气盛。栗者，邪气胜也。一云：战之与振，振轻而战重也。战之与栗，战外而栗内也。昧者通以为战栗，非也。伤寒六七日，欲解时，必发战而汗解也。战则正气胜，故得汗而解。栗则不战，而但心战，摇头鼓颔，遂成寒逆，此阴气内胜，正气虚极，不能胜邪，宜姜附四逆汤以救之。故经曰：阴中于邪，内必栗也。正气内实，邪不能争，则便汗出而不发战。若邪气欲出，其人本虚，邪与正争则为振，甚则为战。战已发热汗出而解矣。若正不胜邪，虽战无汗，为难治。若至半日或至夜有汗，亦解也。七日，或十四日，或五日，或十一日，忽然身寒鼓颔战栗，急与姜米汤热饮，以助阳气，须臾战止汗出而解矣。

短　气

短气者，似喘非喘，呼吸短促不相接

续者是也。然有为之实者，有为之虚者，有在表者，有在里者之不同。经曰：趺阳脉微而紧，紧为寒，微为虚，微紧相搏，则为短气。《金匮要略》云：短气不足以息者，为实。大抵心腹胀满而短气，邪在里而为之实。心腹濡满而短气，邪在表而为之虚。又有水停心下，亦令短气。

渴附舌干口燥

渴者，里热也。津液为热所耗，故令渴也。伤寒传至厥阴，则为消渴，谓饮水多而小便少也。经曰：脉浮而渴，属太阳，小青龙汤去半夏加花粉。有汗而渴，属阳明，白虎汤加人参。便实者，宜下之。自利而渴，属少阴，承气汤主之。至于厥阴，则热之极矣，俱宜下之。大抵胃实热甚而渴，当损其有余。胃虚阴火上浮而渴，当补其不足。太阳症，无汗而渴者，不可与白虎。阳明症，汗多而渴者，不可与五苓。至若六七日，渴欲得水，此为欲愈，宜少与之。若汗下过多，耗夺津液，亦令口渴。又有所谓舌干口燥者，盖因邪热聚胃，消耗津液，胃汁干也，宜调胃承气汤。少阴舌干口燥，此内外枯极，热消肾汁，宜急下之。若汗下过多，津液衰少，或病方瘥，血气尚虚，以致心火下降，肾水不升，而口燥咽干者，宜滋阴养气之剂。

发　黄

经曰：湿热相交，民多病瘅。瘅者，单阳而无阴也。盖因当汗不汗，当下不下，当利小便不利小便所致也。太阴脾土，湿热相蒸，色见于外，必发身黄。若湿气胜，则如熏黄而晦，一身尽痛，乃湿病也。热气胜，则如橘黄而明，一身不痛，乃黄病也。伤寒至此，热势已极，且与蓄血症大抵相类。若小便不利，大便实，为发黄。小便自利，大便黑，为蓄血也。发黄，宜通利小便，分导其气，流行其湿可也。故曰：治湿不利小便，非其治也。兹若形体烟薰，环口黧黑，柔汗发黄，又为脾绝而不可治也。

发　狂

经曰：重阳者狂，重阴者癫。又曰：邪入于阳则狂，邪入于阴则癫。又曰：阳邪并于阳则狂，阴邪并于阴则癫。又曰：热毒在胃，并入于心，使神不宁，而志不定，遂发狂也。盖因阳症失汗，使阳热入深，又失下，使阳气重盛，阴气暴绝，独阳而无阴者也。始则少卧频起，妄语妄笑，甚则登高而歌，弃衣而走，逾垣上屋，热莫可遏，治宜寒凉之剂胜之。伤寒至于发狂，邪热至极，非大吐不能已也。若手足和暖，神气清爽，脉息洪大，目睛光彩，此为可治。若反目直视，四肢厥冷，六脉沉微，狂言不食，此为必死。

凡发狂奔走，势不可遏，须置火盆于病人处，用醋一碗倾于火炭上，令其气冲入病人鼻内，仍将姜汁喷其头、面、身体，手足即安，方可察其阳狂、阴躁，而施治疗。

凡热病发狂，切不可掩闭床帐，须要揭开，候爽气良久，遂用铜镜按在心胸间，俟热势稍退即除。若热太盛，燥渴不止，将硝一斤研细，以水一盆，用青布三五块浸于硝水中，微搅半干，搭在病人胸膛并心上，频频易之，如得睡汗乃愈。

如　狂

如狂者，势缓而尚能阻挡，非若发狂势凶而不能抵御者也。惟起卧不安，未至于狂耳。经曰：热结膀胱，其人如狂，此蓄血症也，治以抵当汤或桃仁承气汤。

惊　狂

惊狂，乃亡阳惊惕之狂，非若重阳奔走之狂也。盖因阳邪在表，发汗再之[1]，而汗不行，以致津液内竭，正气耗散。或置火床榻之下，或烧针灼艾，劫夺取汗，变为此症。所以倏然而起，惕然而动，精神耗乱，肢体不宁。实者，烦躁不已；虚者，真阳脱亡。法当柴芩以劫热，龙牡以收神，又当视其虚实而酌法[2]之。

阴　躁

阴症而发躁者，亦如发狂状，实非狂也。其病初起无头疼，但躁烦欲坐泥水井中，或欲阴凉处坐，躁乱不安，此阴极发躁者也。但手足逆冷，脉沉细，虽烦渴不能饮水者，为异也。用霹雳散治之，更须冷服。甚则身发微热，面赤戴阳，足冷烦躁，脉数无力，乃里寒下虚，虚阳伏阴所致，宜人参四逆汤冷服。俗医乃以面赤身热而误作阳狂实热，反成大害者有之矣。须用凉水半盏试之，入口即吐出而不纳者是也。又须详脉，脉来有力无力者，此为良法。

发　斑

发斑者，盖因伤寒当下失下，邪热蕴蓄于胃而致。不当下而下早，邪热乘虚入胃。又有阳症误服热药者，热极焦腐而致。若汗下后热不解，足冷耳聋，烦闷欲呕，便是发斑之症。然斑症有二，一曰温毒发斑，二曰热病发斑。皆邪热伤血，血热不散，发于皮肤，轻为瘾疹，重为锦纹也，俱用化斑汤主之。切不可发汗，汗则重令开泄，更增斑斓也。大抵身温足暖，

---

① 之：道堂藏本作"三"，可互参。
② 法：道堂藏本作"治"，当从。

脉洪数者，为顺。身凉足冷，脉微细者，为逆。如红润起发者，吉。稠密成片者，凶。微者赤斑，五死一生。甚者黑斑，十死一生。夫斑之方萌，与蚊迹相似，然发斑多见胸腹，蚊迹只见于手足。又脉来洪大，其人昏愦，先红后赤者，斑也。脉不洪大，病人自静，先红后黄者，蚊迹也。

霍乱

经曰：有发热头疼，身痛恶寒，而吐利兼作者，此属何病？答曰：此名霍乱是也。然有干霍乱、湿霍乱之异。湿霍乱者，上吐下利，所伤之物得以尽出而自愈矣。干霍乱者，上不得吐，下不得利，物不能泄出，拥闭邪气，关隔阴阳，烦扰闷乱，绞肠腹痛而死矣。大抵伤寒吐利，邪气所伤。杂病吐利，饮食所伤。呜呼，饮食有节，起居有常，岂能霍乱耶？饮食自倍，肠胃乃伤。丧身之由，实自致耳。

郑声

郑声者，声如郑卫之音，不能正也。孔子曰：恶郑声之乱雅乐也。经曰：虚则郑声。盖因汗下过多，表里虚竭，以致阳脱阴胜。其人正气衰而本音失，精神夺而语句重，手足并冷，神昏，舌短，音响糊涂，与谵语迥不相同。此症十无一治，不得已，姑用独参汤或白通汤。

谵语

谵语者，谓呢喃而语，又作谵语，谓妄有所见而言也。皆由真气昏乱，神识不清之所致也。又曰：表邪不散，陷入于胃，胃中热盛，上乘于心，心为热冒，则神气昏乱，妄有所见而言也。轻则睡中呢喃，重则不睡亦语。有错语，有独语，有狂语，有语言不休，有语言舛乱者之不同，各以见热之轻重也。大抵热入于胃，水涸粪燥，必发谵语。经曰：邪气盛则实。实则谵语。

动气

动气者，筑筑然跳动者是也。盖因其人素有积气，偶感伤寒，医者妄施汗吐下法，致动其气，随脏所主，而见于脐之左右上下，是皆真气不足。动及当脐者，以脾为中州，发汗吐下，先动脾气，故不待言之也。故真气内虚，脏气不治，慎不可汗下也。又有肾脏之气内虚，水结不散，气与水搏，即发奔豚，通宜理中去术加桂。以术能燥肾水而闭气，桂能泄奔豚故也。

瘛疭

瘛者，筋脉急也。疭者，筋脉缓也。急则引而缩，缓则纵而伸，或伸动而不止，名曰瘛疭，俗谓之搐是也。然瘛疭者，风痰也。故癫痫则瘛疭焉。伤寒瘛疭者，皆由汗下之后，脾土受伤，肝木时旺，肺金不能制之。是以木生火，火生热，热生风，风火交煽，则手足动摇而搐搦也。伤寒至此，可谓危矣。治须平木降火，佐以和血脉、祛风痰之剂。倘势稍减，症可治也。

郁冒

郁者，为郁结而气不舒。冒者，为昏冒而神不清。世谓之昏迷者是也。经曰：诸虚乘寒，则为郁冒不仁。又曰：冒家汗出自愈。由此观之，郁冒为虚寒可知矣。若少阴病，下利而头眩，时时自冒者，又为死证，谓其虚极而脱也。观其若是，幸毋忽焉。

自利

自利者，不经攻下而自然泄泻者是

也。然有协热、协寒之别，须当明辨之。夫协热者，即表邪传里，里虚协热，而自下利者是也。又有不应下而误攻之，内虚协热，亦为下利者是也。协寒者，即三阴经病。协热利者，脐下必热，渴欲饮水，泄下黄赤，发热后重，脉数者是也。协寒利者，脐下必寒，自利不渴，泄下清谷，脉微，恶寒者是也。盖伤寒自利多种，须识阴阳二字。如三阳下利，则身热。太阴下利，则手足温。少阴、厥阴下利，则身凉无热。此确论也。大抵伤寒下利，挟太阳脉证，便不得用温药。俗医但见下利，便作阴症，而用温热之药，其不发黄生斑也，几希。至若下利而有头疼，腰痛，肌热，目疼，鼻干，脉长者是也，此太阳阳明合病，葛根汤主之。若下利而有头疼，胸满，口苦，咽干，或往来寒热，脉弦而呕者，此太阳少阳合病也，柴苓汤主之。若下利而有身热，胁痛，往来寒热，或干呕，脉弦而长者，此阳明少阳合病，承气汤主之。若脉不弦者顺，脉弦者逆也。若风邪入胃，木来侮土，故令暴下。其治法，或温或攻，或清下焦，或利小便，切不可发汗耳。设或下利而发热，下利而厥逆，下利而肺实，下利而烦躁不得眠，皆不可治也。

伤寒下利，十有六七，俗人不识，呼为漏底，遽用温燥止涩之剂以助邪，变为危症，深可哀悯。

不 大 便

不大便，谓大便不通。盖因热蓄于胃，胃土燥裂，津液溃耗，以致大便不通。若见发渴，谵语，潮热，自汗，脉实，胀满等证，宜三承气汤选用。若以下后或发汗后，而大便仍不通者，此津液内竭，宜用蜜导或猪胆导法。若带呕者，未全入府，虽有阳明症，不可攻之。若小便清者，知邪不在里，而仍在表，亦不可攻之。若瘥后食早，胃气不能运行而不便，分轻重以消导之。若病后血少，肠胃燥涩而不便者，又分老壮以滋润之。

小 便 自 利

太阳症，下焦有热，小腹必满，应小便不利，今反利者，血症谛也，抵当汤主之。阳明症，自汗出，复发汗，应小便少，今反利者，津液内竭也，屎虽硬，不可攻之，宜蜜导法。少阴症，而小便利者，虚寒症也，四逆汤主之。

小 便 不 利

膀胱乃津液之府，气化则能出焉。若热蓄于下，湿蕴于中，气因热伤，结而不散，甚则小腹硬满而痛，小便闭而不通也。若饮水过多，或中湿发黄，皆以利小便为先。如汗后亡津液，阳明汗多，则以利小便为戒。

小 便 难

经曰：阴虚则小便难。阴虚者，阳必凑之。盖因膀胱受热，故小便涩而不能流利。

小 便 数

小便数者，肾与膀胱俱虚，而有客热乘之也。二经既虚，致受客热，虚则不能制水，故令数。小便数则水行涩，涩则小便不快，故令数。

四　逆附厥

四逆者，四肢逆而不温也。厥者，手足寒冷，甚于四逆也。节庵曰：邪在表，则手足热。邪在半表半里，则手足温。邪在阴经，则手足逆冷。然自热至温，至温至冷，此传经之邪也。轻则四逆散，重则承气汤。若乃直中阴经之邪，初得病便手足厥冷，轻则理中汤，重则四逆汤。阳厥初有头痛，身疼，发热，恶寒，喜冷，便秘，谵语，露手扬衣，发渴，脉沉数者，承气汤。阴厥初无头疼，身热，惟怕寒，战栗，倦卧欲眠，下利清谷，引衣自盖，脉沉迟者，四逆汤。按四逆散，方用柴胡、枳实、芍药、甘草，皆寒冷之物，而治四逆之疾，是知传经之邪，非虚寒症也，故忌用温热之剂。今将传经、直中两症，分作阴厥、阳厥，则四逆与厥，判然分明矣。

蓄　血

蓄血者，瘀血蓄结于内也。盖因邪热相攻，血留不行，故成此症也。经曰：太阳随经，瘀血在里，血为热搏结而不行，蓄于下焦所致也。然血蓄于上，则善忘。血蓄于下，则为如狂。若少腹急满，小便当不利，今反利而大便黑者，血症谛也，宜用咸寒苦泄胜血之剂，或抵当汤之类。若小便不利，津液留结，可利其小便。若小便自利，则是蓄血之症，可下其瘀血也。

遗　溺

膀胱不利为癃，不约为遗溺。若肾虚，则膀胱之气不约，故小便出而不自知也。其治法有阴阳虚实之别。若阳邪，谵妄神昏，热甚而遗尿者，当清心解热。若阴邪，厥逆脉微，寒极而遗尿者，当温肾散寒。设或狂言直视而遗尿者，又为肾绝而不可治也。

摇　头

头者，诸阳之会，诸阳脉皆上于头。阳脉不治，则头为之摇矣。然摇有三：一曰摇头言者，里痛也。以里有痛，语言则剧，欲言而头摇矣。二曰独头摇，卒口噤，背反张者，痉病。以风盛于上，风主动摇，故头摇也。然里病非邪病也，痛使之然。痉病非厥逆也，风使之然。至于阳反独留，形体如烟熏，直视而摇头者，又为心绝也。

怫　郁

怫郁者，盖因表邪发热汗出，覆盖不周，汗出不彻，或早遏风邪，是以阳气郁于肌肤，蒸于头面，聚而不散也。若阴盛而面赤者，其色黯而不光。阳盛而面赤者，其色明而且润。治须察其虚实，不可见面红便作阳火治之。

藏　厥

伤寒七八日，脉微肤冷，烦躁无时暂安者，此名藏厥。多难治，始当用四逆汤。

除　中

伤寒厥深，下利，脉迟，当不能食而反能食者，名曰除中。除中者，中气已绝，病不可治也。

不　仁

不仁者，肌肤顽麻而不知痛痒寒热也。盖因发汗过多，亡其营血，不能周流，经络乃为寒邪辏袭，血脉凝泣而不仁也。设或身汗如油，喘而不休，水浆不入，形体不仁，又为绝候也。

直　视

直视者，视物而目睛不转动者是也。伤寒至于直视，为邪气已极，证候已逆，多难治也。设或目中不了了者，又为可治之症也。二者形症相近，为工者宜熟思之。

筋惕肉瞤

《内经》曰：阳气者，精则养神，柔则养筋。发汗过多，津液枯少，阳气大虚，筋肉失养，故惕然而跳，瞤然而动也，治宜温经养营之剂。故张氏特设真武汤以救之。

热入血室

王冰曰：冲为血室。言诸经之血，朝会于此。其脉起于肾下，并足阳明之经。若冲脉得热，血必妄行，故在男子则为下血、谵语，以邪热传入正阳明府病也。在妇人则为寒热似疟，以邪热乃随经而入也。故曰：妇人则随经而入，男子由阳明而传。一说：伤寒中风，偶遇经水适来，邪随而入，或经水适断，血热而结，或胸满谵语，或往来寒热，或如疟状，皆为热入血室也。皆不可汗下，无犯胃气及中上二焦。并用小柴胡汤加归、芍、生地、丹皮以治之。

吐蚘

吐蚘者，盖因伤寒胃虚之人，素有积冷，妄发其汗，以致胃中虚冷，饥不欲食，食即吐蚘也。先用理中汤，次用乌梅丸。待蚘已定而热不退，或呕恶脉数者，方用小柴胡汤。此症身虽躁热，口虽燥渴，忌用寒凉。

狐惑

狐惑者，犹豫不决，进退之义也。盖伤寒失汗，邪热入腹，以致饮食少而肠胃空虚，三虫①举而求食。其候四肢沉重，精神困倦，恶闻食气，默默欲卧，目闭，舌白，齿晦，面眉间赤白黑色变易无常。然虫蚀下部为狐，下唇有疮，其咽干。虫蚀其藏为惑，上唇有疮，其声哑。通用治

蜇桃仁汤。

漱水不下咽

漱水不下咽有三。若见表症而不下咽者，必作衄，以邪热在经，迫血妄行也。若无表症，加之腹满如狂，此为瘀血停留也。若阴极发躁，渴欲饮水，水入即吐，此无根之火游于咽嗌之间，假作渴也。若能尽饮不解渴而睡卧不宁者，此实火作渴也。

饥不欲食

饥不欲食者，由胃气虚，客热在胸中所致也，宜吐之。仲景曰：手足冷，脉乍紧，心烦，饥不欲食，病在胸，宜瓜蒂散吐之。

过经不解

伤寒六日传六经，为一候，七日当解。若不解，再传，至十三日，谓之过经。然去伤寒之邪，不过汗吐下三法。三法得当，则随手而愈矣。若当汗失汗，则邪热内陷。当下失下，则邪热留滞。传变不已，过经而不解也。亦有汗吐下后，药力欠至，邪气未尽，宿垢凝结于肠胃，余毒壅室于经络，亦致过经而不解也。大法：虚者视轻重而调养之，实者量怯弱而再下之。

百合病

伤寒病后，失于调理，余邪未尽，阴阳错攻，当汗反下，当下反汗，以致为逆，邪不能解，故为百脉一宗，举皆受病，无复经络传次。所以欲食不食，欲卧不卧，欲行不行，似寒无寒，似热无热，默默不知，口苦便赤，药入口即吐利愈

①　虫：道堂藏本作"蛊"。

剧，如有邪祟，其脉微数，此为百合病，故用百合等汤。若溺时头痛，六十日愈。溺时头不痛，淅然寒者，四十日愈。若溺快然而头眩者，二十日愈。

坏 病

伤寒邪未尽，又感风寒暑湿燥火，而成坏病，或汗吐下温针仍不解，或小柴胡证罢而热尚在，亦为坏病。盖病已过经，热留脏腑，阴阳坏乱，日久不痊，气血渐衰，变为此症。视其何逆，以法治之。

劳 复

劳为劳动之劳，复为再病之复也。盖因伤寒新瘥，血气未平，余热未净，劳动其热，热气还经，遂复热也。非止强力摇体，持重远行，至于梳头洗面，忧悲思虑，皆能复也。况其过用者乎？其饮食复者，乃曰多食。过食内滞则复，余邪因食滞而复聚也。又曰：食谷则危，饮酒则剧。经曰：伤寒瘥后，更发热者，小柴胡汤和之。脉浮数者，以汗解之。脉沉实者，以下解之。然伤寒之邪，自外入也。劳复之邪，自内发也。呜呼，食复也，劳复也，诸复可治，而御内则死矣。

昔顾子献不以华敷之诊为信，临死致有舌出数寸之验。由此观之，可不骇哉？

易 病

易病者，乃阴阳交易之谓也。盖大病方瘥，余邪未净，辄动淫欲，毒气返遏，互相为病也。若男病新瘥，妇人与之交而反得病者，谓之阳易。妇病新瘥，男子与之交而得病者，谓之阴易。若不因易而自病重举者，名曰女劳复。通用逍遥散加减。在男子则阴肿，少腹绞痛。在妇人则里急，腰胯重，连腹内掣痛。其症热上冲胸，气乏身重，头重不举，足不能移，眼

中生花，四肢拘急，百节解散。男子卵缩入腹，妇人痛引阴中。俱用烧裈散，或豭[1]鼠粪、竹皮等散，待小便利，阴头肿退为愈。若手足拳挛，舌吐，而脉离经者，又为不治之症也。

发 颐

伤寒汗下不彻，邪结在耳后一寸二分，或两耳下俱肿硬者，名曰发颐。此皆余邪热毒不清，速宜消散，缓则肿溃矣，宜连翘败毒散。

厥

夫阳气衰于下，则为寒厥。阴气衰于下，则为热厥。经云：阳气起于足五指之表，阳脉集于足下而聚于足心，故阳气胜则足下热。阴气起于足五指之里，阴脉集于膝下而聚于足心，故阴气胜则从足五指至膝上寒。其他伤寒时疫，热极入深，手足厥冷者，所谓热深厥亦深，阳极似阴也。若误认为寒而用热药，则杀人于俄顷矣。宜承气汤、白虎汤、大柴胡汤。若真是阴寒而厥者，则宜附子理中汤。阴衰热厥，宜滋阴以制火。又有火郁脾土之中，手足热甚者，东垣升阳散火汤所由设也。

疝

疝气者，睾丸连少腹急痛。有痛在睾丸者，有在五枢穴者，皆足厥阴经也。

按：经云：任脉为病，男子内结七疝。则诸经之疝，无不以任脉为原矣。七疝者，冲、狐、癫、厥、痕、癀、癃。寒则多痛，热则多肿，湿则肿坠，虚亦肿，气分多动，血分不移。在左丸属寒，在右丸属气。痛少肿多。后人谓七疝者，筋、水、狐、癫、气、血、寒。

---

① 豭：雄性动物，《广雅·释兽》：豭，雄也。

叶氏医效秘传卷三

古吴叶　桂天士述
后学吴金寿子音校

阴　虚　论

太极动而生阳，静而生阴。阳动则变，阴动则合，而生五行，各禀其性。惟人得备形气之正，所受天地气生。阳气为气，阴气为血，身中之神，元气之根。根于内者，名曰神机。根于外者，名曰气立。与天地参而在气交之中，随天地之气以升降浮沈。阳实阴虚，气常有余，血常不足，所与天地日月、四时盈虚并同。阴平阳秘，形志以宁。阳本在外，为阴之卫。阴本在内，为阳之守。性感物感，精神外驰，嗜欲无节，阴气耗散，阳无所附，遂至病作。恶寒非寒，恶热非热，证类实邪，此实阴虚发热。热乃火动，有君相之别。相火，所谓龙雷天火。君火，所谓人火。暑热故火乃有二，备于六气。以名而言，形气相生，配于五行，名曰君火。以位而言，生于虚无，守位禀命，目动而见，谓之相火。天以此火而为阳气，以生万物。人以此火以生一身。道气冲和，助我元气。元气不足，相火独盛。火与元气，不能两立。一胜一负，乃致阴虚火动，五乱俱施，金危木盛，土困水横，迭相为制，母子背违。阳强不密，阴气乃离。府藏经络，偏实偏虚，遂失其正，邪悉由矣。虚邪外入，实邪内起，取经治

正，补泻所宜。肝主疏泄，肾司闭藏。肝为相火，有泻无补。肾为真水，有补无泻。水火变病虚实。所以夏月阳极，其本阳虚，水多火少，阴实阳虚。甚至伤寒，病未传变，初治责虚。伤寒祛寒助阳，暑病清暑益气。虚者十补，勿一泄之。却邪养正，平则守常。阳动阴静，五行之机。根本化源，由乎水土。水为物元，土为物母。人能自存，益其根本，递相济养，是为和平，生化不已。若交互克伐，变乱失常，郁而无伸，甚而无制，造化息矣。

肠　澼　下　血

夫饮食不节，起居不时，则阴受之。阴受之则入五脏，为䐜满，为飧泄，久为肠澼。肠澼者，水谷与血另作一派，如泄桶涌出。又有藏毒，乃风暑热蕴毒脏腑，而下瘀血。肠风，乃风邪入脏，而下清血。粪前为近血，粪后为远血。宜升补阳明，不可纯用寒凉，须知寒因热用之法，酒浸炒芩连槐花升麻秦艽白术、四物、归脾之类。果是风邪，加荆芥、防风。邪减收涩，用乌梅地榆。温散，加炒干姜。

治脾肾要知燥润得宜

大抵人之虚，多是阴虚火动，脾胃衰

弱。真阴者，水也。脾胃者，土也。土虽喜燥，然太燥则草木枯槁。水虽喜润，然太润则草木湿烂。是以补脾胃及补肾之剂，务在燥润得宜，随病加减为妙。

经 论 要 旨

气之升降，天地之更相为用也。天气下降，气流于地，地气上升，气腾于天。故高下相召，升降相因。出入废则神机化灭，升降息则气立孤危。

出入，谓喘息也。升降，谓化气也。夫毛羽倮鳞介及飞走蚑行，皆生气根于身中，以为动静之主，故曰神机。然金玉土石溶延草木，皆生气根于外，假气以成立主持，故曰气立。故非出入则无以生长至壮老，非升降则无以生长化收藏。是以升降出入，无器不有。

包藏生气，皆谓生化之气触物然。夫窍横者，皆有出入去来之气；窍竖者，皆有阴阳升降之气，往复于中，何以明之？则壁窗户间，两面同之，皆承来气冲击于人，是出入气也。夫阳升则井寒，阴升则水暖。以物投井，及叶坠空中，翩翩不疾，皆升气所碍也。虚管溉满，捻上悬之，水固不泄，为无升气而不能降也。空瓶小口，顿溉不入，为气不入而不能入。由是观之，升无不降，降无不升。无出则不入，无入则不出。有识无识，有情无情，去出入升降而云存者，未之有也。故曰升降出入，无器不有。

元气凝空，水始生也。赤气炫空，火始生也。苍气浮空，木始生也。素气横空，金始生也。黄气际空，土始生也。人生十岁，五脏[1]始定，血气已通，其气在下，故好走。二十岁，血气已盛，肌肉方长，故好趋。三十岁，五脏大定，肌肉坚固，血脉盛满，故好步。四十岁，五藏六府皆大盛以平定，腠理始疏，荣华颓落，发颇斑白，平盛不摇，故好坐。五十岁，肝气始衰，肝叶始薄，胆汁始减[2]，目始不明。六十岁，心气衰，苦忧思，血气懈惰，故好卧也。七十岁，脾气虚，皮肤枯。八十岁，肺气衰，魄离，故言善误。九十岁，肾气焦，四脏经脉空虚。百岁，五脏皆虚，神气皆去，形[3]骸独居而终矣。

生之来谓之精，两精相搏谓之神，随神往来者谓之魂，并精出入者谓之魄，所以任物者谓之心，心有所忆谓之意，意之所存谓之志，因志而存变谓之思，因思而远慕谓之虑，因虑而处物谓之智。夫人之生，惟精与气。为毛骨血肉者，精也。为呼吸冷热者，气也。然人为万物之灵，非木石比，故其精其气，莫不各有神焉。精之神为之魄，气之神为之魂。耳目所以视听者，魄之为也。此心之所以思者，魂之为也。合魂与魄，乃阴阳之神，而理实贯具乎其中。惟其魂魄之中，有理具焉。是以静则为仁义礼智之性，动则为恻隐羞恶恭敬是非之情，胥此出也。夫虚灵不昧，曰人只有个魂与魄。人之记事，自然记得底是魄。如会任地搜索思量底是魂，日长一日。魄是禀得来合下任的。如月之光彩是魂，无光彩处是魄，魄亦有光，但是藏在里面。又曰：气之呼吸为魂，耳目，精明是藏在里面。如今人听得事，何尝是去听他，乃是他自入耳边来，因透诸心，便记得，此是魄。魄主受纳，魂主经营。故魄属阴，魂属阳。阴凝静，阳散发。人之面，备耳目口鼻舌，犹天之五行也。腹备肝肺脾肾心，犹地之五行也。耳鼻纵而孔

---

[1] 五脏：原无，今据《灵枢·天年篇》补入。
[2] 减：《灵枢·天年篇》作"灭"。
[3] 形：原无，今据《灵枢·天年篇》补入。

窍凹，静而阴也。目口横而睛舌凸，动而阳也。肾属耳，肺属鼻，反动而为阳。肝属目，脾属口，反静而为阴。心舌居动静之间，而心声形于舌，舌音发于心，是心舌者，又为一身之主也。然顶圆而额方，天地定位也。鼻岳耸而口渊深，山泽通气也。眼外耀而舌下津，水火不相射也。喉出响而耳收声，雷风相薄也。此皆与天地造化相肖也。

夫天即气，地即血。天包地，气载血。今人骨肉藏府，皆血也，魄也。神机灵运，皆气也，魂也。人死乃魂去魄存，气散血尚聚也。是以贵养气，气降气转耗也。

人身之天为首，而一身之气自流行贯通，脉络相连。如耳目口鼻，为气之出入，皆在于首，而其为气，必自下而上，故目如日月，而五藏皆属之，岂非自地而起乎？天包地，地之上下有天，天之气循环转旋，无一息之停止。如人身自腹以上为天，腹之下为地，人身之气，自足之涌泉而起，至于头顶，又降而下，循环不穷。然谓之阴阳，亦以其上下言之尔。

天气在地下者，为阴；在地上者，为阳。其为形，虽有阴阳之殊，其为气则一也。

营者，水谷之精气，和调于五藏，洒陈于六府，乃能入于脉，故循脉上下，贯五藏，络六府也。卫者，水谷之悍气。其气慓疾滑利，故循皮肤之中，分肉之间，熏于肓膜，散于胸腹，不能入于脉也。

人有精气津液血脉，以为一气，乃辨为六名。其所以然者，两神相搏，合而成形，常先身生，是为精。上焦开发，宣五谷味，熏肤①充身泽毛，若雾露之溉，是为气。腠理发泄，汗出溱溱，是为津。谷入气满，淖泽注于骨，骨属曲伸，泄泽补益脑髓，皮肤润泽，是为液。中焦受气，

取汁变化而赤，是为血。壅遏营气，令无所避，是为脉。十二经脉，三百六十五络，其血气皆上于面，而走空窍。其精阳气上走于目而为睛，其别气走于耳而为听，其宗气上出于鼻而为臭，其浊气出于胃走唇舌而为味。其气之津液，皆上熏于面。而诸阴脉皆至颈、胸中而还，独诸阳脉皆上至头耳，故人面独耐寒也。妇人无须者，冲任二脉皆起于胞中，上循腹里，为经络之海。不足于血，以其数脱血，冲任之脉不营于唇口，故须不生。有天宦者，此天之所不足也。其冲任不盛，宗筋不成，有气无血，唇口不营，故须不生。

九窍者，肝开窍于目，心开窍于耳，肺开窍于鼻，脾开窍于口，肾开窍于二阴。胃者，水谷之海。冲脉者，十二经脉之海。膻中者，为气之海。脑为髓之海。

形与气任则寿，不相任则夭。皮与肉裹则寿，不相裹则夭。血气筋络胜形则寿，不胜形则夭。形充而皮肤缓者则寿，形充而脉小以弱者气衰，气衰则危矣。形充而颧不起者骨小，骨小则夭矣。形充而大肉䐃坚分理者肉坚，肉坚则寿矣。形充而大肉无分理不坚者肉脆，肉脆则夭矣。平人而气胜形者寿，病而形肉脱气胜形者死，形胜气者危。

太阳常多血少气，少阳常少血多气，阳明常多血多气，太阴常多气少血，少阴常少血多气，厥阴常多血少气。

五运生病者，谓诸风掉眩，皆属于肝。诸痛痒疮，皆属于心。诸湿肿满，皆属于脾。诸气膹郁，皆属于肺。诸寒收引，皆属于肾。

六气为病者，谓诸暴强直，支痛软戾，里急筋缩，皆属于风，厥阴风木，乃肝胆之气也。诸病喘呕吐酸，暴注急迫，

---

① 肤：原作“府”，今据《灵枢·本神篇》改。

转筋，小便浑浊，腹满䐜胀，鼓之如鼓，痈疽疡疹，瘤气结核，吐下霍乱，瞀郁肿胀，鼻塞鼽衄，血溢血泄，淋闭身热，恶寒战栗，惊痫，悲笑，谵妄，衄蔑血污，皆属于热，少阴君火之热，乃心小肠之气也。诸痉强直，积饮，痞膈中满，霍乱吐下，体重胕肿，肉如泥，按之不起，皆属于湿，太阴湿土，乃脾胃之气也。诸热瞀瘛，暴喑冒昧，躁扰狂越，骂詈惊骇，胕肿瘆疼，气热上冲，禁栗如丧神守，嚏呕，疮疡，喉痹，耳鸣耳聋，呕涌溢食不下，目昧不明，暴注瞤瘛，暴病暴死，皆属于火，少阳相火之热，乃心包三焦之气也。诸涩枯涸，干劲皴揭，皆属于燥，阳明燥金，乃肺大肠之气也。诸病泄利，所出水液，澄沏清冷，瘕癥癫疝，坚痞，腹满急满，下利清白，食已不饥，吐利腥秽，屈伸不便，厥逆禁固，皆属于寒，乃肾与膀胱之气也。

六极者，尽力谋虑，劳伤乎肝，应乎筋极。曲运神机，劳伤乎心，应乎脉极。意外过思，劳伤乎脾，应乎肉极。预事而忧，劳伤乎肺，应乎气极。矜持志节，劳伤乎肾，应乎骨极。此因五劳，应乎五极者也。然精极者，五藏六府之气皆衰，形体皆极，眼视无明，齿焦发落，体重耳聋，行履不正，邪气通于六府，厥于五藏，故成精极。

中热消瘅则便寒，寒中之属则便热，胃中热则消谷，令人善饥。脐以上皮热，肠中热，则出黄[1]如糜，脐以下皮热。胃中寒则腹胀。肠中寒则肠鸣、飧泄。胃中寒、肠中热，则胀而且泄。胃中热、肠中寒，则疾饥，少腹痛胀。气海有余者，胸中悗息，面赤；气海不足者，少气不足以言。血海有余，则尝想其身大，怫然不知其所病。血海不足，则尝想其身小，狭然不知其所病。水谷之海有余，则腹满能食。水谷之海不足，则饥而不受谷食。髓海有余，则身轻有力，自过其度。髓海不足，则脑空耳鸣，胫痠眩冒，目无所见，懈惰嗜卧。

肝藏血，血舍魂，肝气虚则恐，实则怒。脾藏营，营舍意，脾气虚则四肢不用，五藏不安，实则腹胀，经溲不利。心藏脉，脉舍神，心气虚则悲，实则笑不休。肺藏气，气舍魄，肺气虚则鼻塞不利，少气，实则喘喝，胸盈仰息。肾藏精，精舍志，肾气虚则厥，实则胀。

肝病者，两胁下痛引少腹，令人善怒，虚则目䀮䀮无所见，耳无所闻，善恐，如人将捕之状，逆则头痛，耳聋。则宗脉虚，虚则下溜，脉有所竭者，故耳鸣。人之自啮[2]其舌者，此厥逆走上，少阴气至则啮舌，少阳气至则啮颊，阳明气至则啮唇矣。故邪之所在，皆为不足。故上气不足，脑为之不满，耳为之苦鸣，头为之苦倾，目为之眩。中气不足，溲便为之变，肠为之苦鸣。下气不足，则为痿厥心悗。人之善忘者，上气不足，下气有余，肠胃实而心肺虚，虚则卫留于下，久不以时上，故善忘也。人之善饥而不嗜食者，精气并于脾，热气留于胃，胃热则消谷，谷消则善饥；胃气逆上，则胃脘寒，故不嗜食也。病而不得卧者，卫气不得入于阴，常留于阳，则阴气虚，故目不瞑也。病而不得视者，卫气留于阴，不得行于阳，则阳气虚，故目闭也。病有标本，故有在标而求之于标，有在本而求之于本，有在本而求之标，有在标而求之本。故知标本者，万举万当，不知标本，是谓妄行。先病而后热者，治其本。先热而后

---

[1]　肠中热，则出黄：原书作小字，疑是后人据《灵枢·师传篇》补入。今改作正文。

[2]　啮：（niè）：咬。

病者，治其标。先寒而后生病者，治其标。先病而后生寒者，治其本。先热而后生病者，治其本。先热而后生中满者，治其标。先病而后泄者，治其本。先泄而后生中满者，治其标。先中满而后烦心者，治其本。大小便不利，治其标。大小便利，治其本。病发而有余，本而标之，先治其本，后治其标。病发而不足，标而本之，先治其标，后治其本。

因形气以定诊之说

逐脉审察者，一成之短①。随人变通者，圆机之士也。瘦小之人，气居于表，六脉常带浮洪。肥盛之人，气敛于中，六脉常带沉数。性急之人，五至方为平脉。性缓之人，四至便作热医。身长之人，下指宜疏。身短之人，下指宜密。北方之人，每见强实。南方之人，每多柔弱。少壮之脉多大，老年之脉多虚，酒后之脉多数，饭后之脉多洪，远行之脉多疾。久饥之脉必空。室女尼姑多濡弱，婴儿之脉常七至。经曰：形气相得者生。三五不调者死。其可不察于此乎？

脉贵提纲之说

脉者，气血之先，阴阳之兆，贵得其纲领而提挈之也。左手为阳，右手为阴。关前为阳，关后为阴。浮取为阳，沉取为阴。躁数为阳，迟慢为阴。有力为阳，无力为阴。长大为阳，短小为阴。明乎此，而脉之大端已在是矣。故曰：约而言之，只浮沉迟数，已见其梗概。博而致之，虽二十四字，未尽其精详。经曰：知其要者，一言而终，不知其要，流散无穷。此之谓也。

阴阳相乘相伏

浮取之候，两关之前，皆阳也。若见紧小短涩之类，是阳不足而阴乘之也。沉取之候，两关之后，皆阴也。若见洪大数滑，是阴不足而阳乘之也。阴脉之中，阳脉间一见焉，此阴中伏阳也。阳脉之中，阴脉间一见焉，此阳中伏阴也。阴乘阳者，必恶寒。阳乘阴者，必发热。阴中伏阳者，期于夏。阳中伏阴者，期于冬。以五行之理推之，而月节可期也。

脉无根有两说

一以尺中为根。人之有尺，犹树之有根。水为天一之元，先天命根也。王叔和曰：寸关虽无，尺犹不绝，如此之流，何忧殒灭，谓之有根也。若肾脉独败，是无根矣。一以沉候为根。经曰：诸脉浮而无根者，皆死。是谓有表无里，是谓孤阳不生。造化所以亘万古而不息者，一阴一阳，互为其根。阴既绝矣，孤阳岂能独存乎？此二说似乎不同，而实则一致。两尺为肾部，沉候之六脉皆肾也。然则两尺无根与沉取之无根，总为肾水绝也。

经脉直指

夫脉者，气血之先，平则和。气盛则洪，气衰则微，气滞则涩，气缩则短，气亏则虚，气急则促，气大则长，气搏则浮，气郁则沉，气寒则迟，气热则数，气结则歇止见矣。若以脉之盛者，察诸病原，未有不得其情者也。左寸盛者，风寒也。右寸盛者，痰火也。左关盛者，气郁也。右关盛者，内伤也。左尺盛者，房劳也。右尺盛者，劳力也。两寸俱盛者，伤风生痰也。两关俱盛者，气郁伤食。两尺

---

① 短：道堂藏本作“矩”。

俱盛者，房劳兼之劳力也。左寸与右关盛者，风寒挟食也。左寸与右尺盛者，劳力受寒也。右寸与左关盛者，气郁生痰也。右寸与左尺盛者，阴虚火动也。左寸与左关盛者，感寒郁气也。左寸与左尺盛者，房劳受寒也。右寸与右关盛者，食积生痰也。右寸与右尺盛者，劳伤元气，感受风邪也。左关与右尺盛者，气郁劳伤也。左关与左尺盛者，房劳郁气也。右关与左尺盛者，醉饱房劳。右关与右尺盛者，饱食劳役也。又有六脉皆浮者为风，滑者为痰，迟则为冷，濡则为湿，洪则为火，紧则为痛，沉则为气，数则为热，弦则为寒，弱则为虚，芤则为失血，涩则为少气，弦紧者为风寒，微弱者为阳虚，短缩者为阴虚，浮滑者为风痰，洪大者为火邪，弦大者为实热。实大为有余，虚大为不足。

妇　人　脉

妇人女子，尺脉常盛，而右手脉大，皆其常也。若肾脉微涩，左手关后尺内脉浮，或肝脉沉急，或尺脉滑而断绝不匀，皆经闭不调之候也。妇人三部浮沉正等，脉来流利，均匀和平，无他病而不月者，娠也。尺脉滑大数而旺者，亦孕也。又左手尺脉洪大为男，右手沉实为女。又曰洪大为女。经曰：阴搏阳别，谓之有子。尺内阴脉搏手，则其中有阳脉也。阴阳相毂，故能有子也。凡女子天癸未行之时属少阴，既行属厥阴，已绝属太阴。胎产之病属厥阴。凡妇人室女，病伤寒热病，及诸寒热气滞，须问经事若何。产后须问恶露有无多少。

辨　胎　脉

脉动入产门者，有胎也。尺中脉滑而旺者，胎脉。左手尺脉浮洪者为男，右手尺脉沉实为女。关脉滑者为男。左手寸口脉大为男，右手寸口脉沉细为女。足太阳膀胱洪大是男，足太阴脉洪是女。阳脉皆为男，阴脉皆为女。阴中见阳为男，阳中见阴为女。手少阴脉动者，妊子也。两手尺部俱洪者为两男。两尺俱沉实者为两女。左手脉逆为三男，右手脉顺者为三女。寸关尺大小连疾相应，是为一男一女。脉滑而疾者，三月胎候也。但疾而不散者，五月也。关上一动一止者，一月。一动二止者，二月，依此推之，万不失一。中冲是阳明胃脉连络，脉来滑疾者，受孕。及九旬，尺脉沉细而滑，或离经，夜中觉痛，日中则生矣。

伤寒不治症

大发热，汗出不止如贯珠，此本气衰者，不治。爪甲青为阳气衰者，不治。循衣摸床，喘而不休，卫气绝者，不治。声如鼻鼾，肺绝者，不治。身体如僵，正气脱也。喘而不休，邪气胜也。汗出如油，喘而不休，水浆不下，形体不仁，乍静乍乱者，此为命绝也，不治。汗出发润，喘而不休者，此为肺绝也。阳反独留，形体如烟熏，直视摇头者，此心绝也。唇吻反青，四肢絷习汗出者，此肝绝也。环口黧黑，柔汗发黄者，此脾绝也。溲便失遗，狂言，目反直视者，此肾绝也。皆不治也。

医书，生死书也，最忌迂而不切，晦而不明，以滋学者之惑，而伤寒一书尤甚。吾师因由博反约，采取前贤往论，集成二卷，复讲明阴阳升降之理，切脉审症之要，为一卷也，名曰医效秘传。书仅盈寸，而旨趣无穷。此吾师不得已成此既明且切之书，以便学者触眼即豁，不致低徊沉索，亦行远自迩、登高自卑之意也。然读是书者，不得因其触眼即豁而不低徊沉索，又大非吾师继往开来之深意矣。

乾隆七年五月望日，门人陆得槐禹川百拜敬识。

附　诸　方

桂枝汤

　　桂枝　芍药　生姜　甘草　大枣

麻黄汤

　　麻黄　桂枝　杏仁　甘草

桂麻各半汤

　　即桂枝汤合麻黄汤。

麻桂饮

　　官桂　当归　炙甘草　麻黄　陈皮

五苓散

　　猪苓　茯苓　术　泽泻　桂

葛根汤

　　葛根　麻黄　生姜　桂枝　芍药　甘草　大枣

桂枝加葛根汤

　　即前方除麻黄。

柴葛解肌汤

　　柴胡　葛根　羌活　白芷　黄芩　芍药　桔梗　甘草

　　加姜、枣、石膏煎。

小柴胡汤

　　柴胡　黄芩　人参　甘草　生姜　半夏　大枣

大柴胡汤

　　柴胡　半夏　黄芩　芍药　生姜　大枣　枳实　大黄

理中汤

　　白术　干姜　甘草　人参

附子理中汤

　　即前方加附子。加枳实、茯苓，蜜丸，即枳实理中丸。

猪苓汤

　　猪苓　茯苓　阿胶　滑石　泽泻

麻黄附子细辛汤

　　麻黄　附子　细辛

麻黄附子甘草汤

　　即前方去细辛加甘草。

大承气汤

　　大黄　芒硝　厚朴　枳实

小承气汤

　　大黄　厚朴　枳实

调胃承气汤

　　大黄　芒硝　甘草

干姜附子汤

　　干姜　附子

四逆汤

　　附子　干姜　甘草

　　冷服。

四逆加人参汤

　　即前方加人参

大青龙汤

　　麻黄　甘草　桂枝　杏仁　石膏　生姜　大枣

小青龙汤

　　麻黄　桂枝　芍药　细辛　甘草　干姜　半夏　五味子

九味羌活汤

　　羌活　防风　苍术　细辛　川芎　白芷　生地　黄芩　甘草

　　加生姜、葱白煎。

白虎汤

　　石膏　知母　甘草　粳米

人参白虎汤

　　即前方加参。

补中益气汤

　　黄芪　人参　甘草　白术　陈皮　当归　升麻　柴胡　生姜　大枣

升麻葛根汤

　　升麻　葛根　芍药　甘草

　　加姜煎。

化斑汤

即白虎汤除粳米，加人参。

当归补血汤

黄芪 当归 空心服。

栀豉汤

肥栀子 香豉

升麻汤

升麻 苍术 麦冬 麻黄 黄芩 大青 石膏 淡竹叶

消风百解散

荆芥 白芷 陈皮 麻黄 苍术 甘草

用葱白、生姜煎。

人中黄丸

大黄 人中黄 苍术 桔梗 滑石 人参 黄连 黄芩 防风 香附

神曲为丸。

清热解毒汤

黄连 黄芩 芍药 生地 人参 石膏 羌活 知母 甘草 升麻 葛根 生姜

瓜蒂散

甜瓜蒂 赤小豆

稀涎散

皂角 白矾

回阳救急汤

附子 干姜 肉桂 人参 白术 茯苓 半夏 陈皮 甘草 五味子

加姜煎，入麝三厘调服。

阳毒升麻汤

升麻 甘草 犀角 射干 黄芩 人参

阴毒甘草汤

升麻 鳖甲 当归 甘草 桂枝

消食丸

砂仁 陈皮 三棱 蓬术 神曲 麦芽 香附

曲和丸。

芍药甘草附子汤

即四逆汤去干姜，加芍药。

桂枝附子去桂加白术汤

附子 甘草 白术 生姜 大枣

甘草附子汤

甘草 附子 白术 桂枝

吴茱萸汤

吴茱萸 人参 大枣 生姜

小建中汤

桂枝 生姜 芍药 甘草 大枣 饴糖

黄芪建中汤

即前方加黄芪。

真武汤

附子 白术 茯苓 白芍 生姜

附子汤

即前方去生姜加人参。

甘桔汤

甘草 桔梗

苦酒汤

半夏 鸡子白 苦酒

大陷胸汤

大黄 芒硝 甘逐

小陷胸汤

黄连 半夏 栝蒌

三物白散

桔梗 贝母 巴豆

小半夏加茯苓汤

半夏 生姜 茯苓

大黄黄连泻心汤

大黄 黄连

桔梗半夏汤

半夏 陈皮 茯苓 甘草 桔梗

加姜煎。

犀角地黄汤

生地 白芍 犀角 丹皮

抵当汤

水蛭 虻虫 桃仁 大黄

十枣汤

芫花　甘逐　大戟　大枣

人参养营汤

人参　白术　白芍　黄芪　当归　茯
苓　熟地　甘草　陈皮　桂心　远志　五
味

加姜、枣煎。

十味温胆汤

半夏　茯苓　陈皮　甘草　枳实　竹
茹　远志　枣仁　人参　熟地

加姜煎。

桃仁承气汤

桃仁　大黄　芒硝　甘草　桂枝

霹雳散

附子　真腊茶

水煎，冷服。

独参汤

人参

去芦煎。

白通汤

附子　干姜　葱白

柴苓汤

即小柴胡汤合五苓散。

蜜煎导法

以蜜炼如饧，捻成指大，长二寸许，
纳谷道中。

猪胆导法

猪胆汁入醋少许，用竹管长三四寸，
以一半纳谷道中，将汁灌入。

四逆散

柴胡　芍药　枳实　甘草

乌梅丸

乌梅　细辛　桂枝　人参　黄连　干
姜　川椒　当归　附子　黄柏　苦酒

治蟨桃仁汤

桃仁　槐子　艾　枣

百合地黄汤

百合　生地黄汁

烧裈散

取妇人中裈近隐处者，剪烧灰，以水
和服。妇人病，取男子裈裆。

獭鼠粪散

韭根　獭鼠粪

连翘败毒散

人参　羌活　独活　柴胡　前胡　川
芎　枳壳　桔梗　茯苓　甘草　连翘　金
银花

加姜、薄荷煎。

升阳散火汤

柴胡　防风　葛根　升麻　人参　白
芍　炙草　生草　羌活　独活

加姜、枣煎。

归脾汤

黄芪　当归　龙眼肉　木香　茯神
远志　酸枣仁　甘草　人参　白术

姜、枣煎。

四物汤

当归　生地　芍药　芎䓖

竹皮汤

青竹皮

景岳全书发挥

吴门　叶天士先生著

程　序

　　《景岳全书发挥》，非辨景岳也，辨崇信景岳偏执温补之误也；非辨崇信景岳也，辨天下后世受偏执温补之害，有莫知其非者以致贻误于无穷也。曷言之？脏腑虚实犹贫富也，病邪为害，犹祸作也，去其祸而贫犹可安，不去其祸而富不可保，一定之理也。无如人情患虚而不顾病，犹之患贫而不顾祸，以攻能致虚、虚不禁攻之说，中患虚讳病之人心，自然乐从，不谋而合。夫寒温一法耳，谓可以御万病，《内经》无是说也，仲圣无是说也，后贤继起亦无是说也，惟景岳则闯然言之，且曰：实而误补，犹可解救。得此说以为张本①，既利投时，又可自全。二百年来，遂群然趋便易之门，走颠顶②之路，昧昧于古人之治法者，皆此书作之俑也。先生恝③焉伤之，昌言：救世能不言之详、而辨之明乎？篇中证必分清，方必细切，而大寒大热、大补大泻之必不敢率意而行也。揆之丹溪《局方发挥》，有心心相印者矣。良医心法，如是如是。曩者，余岳丈讷人公，先生元孙也，欲刻以行世，卒不果。今五世孙晋卿兄，惧是书之久而散佚也，乃节录景岳原文，全录先生批论，手抄付刊，属余校订，诚仁心仁术也。今而后，我知天下后世不特知偏补之为害，而患虚讳病之人心，亦可自返矣。

道光甲辰九月下浣④长洲程翔霄诚斋序

---

①　张本：预为后来之地。
②　颠顶：指不明事理。
③　恝：（nì）：忧思。
④　浣：旧称每月上中下旬为上浣、中浣、下浣。

褚　序

　　张仲景，世称医圣，所著《伤寒论》，为诸家之祖。而王安道摘其三百九十法之脱衍复误，得二百三十八条，多所纠正，为仲景功臣。至越人张介宾《景岳》一书，托于仲景诸家，偏执一见，穿凿附会，后人无攻其失者。吾郡叶先生天士，号香岩，为国初神医，治病奇验，传闻于故老，不可胜纪，而著作之流传甚鲜。今之风行者，若《临证指南》等书类，多门人志录，不尽出先生之手。先生尝谓：自古医书已备，学者神而明之，临机应变，治病有余。是先生信古而不泥古，并不欲轻议前人可知。惟《景岳》行世已久，先生恐其贻误后学，特详为批校，名之曰《发挥》。发挥者，义取《周易》孔疏，且本朱丹溪《局方发挥》例。言景岳之当，发其覆而挥其诬，俾读其书者，毋为其说所部①，而治病必通，类其情也。较之王氏之增益仲景功，尤巨焉。书久藏于家，嘉庆间，先生元孙半帆，欲刊行而未果，盖全书卷帙浩繁，套板②工费，力有所未逮也。嗣半帆族兄讷人议录清本单行，仿前人经说，节其本文为纲，而以批本循行联缀，工较省，卒亦未成。今晋卿为半帆令嗣，始毅然以剞劂，自任节缩衣食，以鸠③其工，可谓善继人之志者矣。记曰：医不三世，不服其药。叶氏自香岩先生后，代明医理，及今晋卿，且五传矣，则其家学之有本源，奚翅④三世遗泽之久而勿替，尤难得也。予不知医，重晋卿之克承先志，故不辞而为赘言。至于贯穴其说，隐括其理，难为是书之元晏，则请俟夫精斯术者。

　　　　　　　　　　　　　时维道光二十四年岁次甲辰秋九月仙根褚逢椿序

---

① 部：用席遮盖。
② 套板：分色套印的书籍。
③ 鸠：聚也。
④ 奚翅：何止，岂但。

张　序

　　小子谫陋，于《枢》、《素》茫未窥涉，然习闻我祖蔚园公好景岳书，与青浦何先生元长反覆讲究有年，然终卒卒无暇读也。自往年先慈患疴久，始就其书捡寻方药，于证脉微奥，固非卤莽所能推测。今叶君晋卿刊其五世祖香岩先生《景岳发挥》，而属为之序，窃以不知医者言医，夫何敢？虽然医犹儒也，请试以臆言之。大抵正学流传，一豪之差，不能无偏。既有偏即有救偏者出。救偏者，正偏之功臣，而或过焉，亦流于偏，则偏与偏互相病。要其各有所得，各见其偏，各救其偏，斯无偏之，不可归于正也。《易曰》：神而明之，存乎其人。斯岂为一家言哉？后汉张仲景，为医中之圣，自是以还，代有国工。元时朱丹溪，生河间、东垣诸家之后，集其大成，其论说主于寒凉。彼见《和剂局方》多用温燥之品，耗损真阴，欲救其偏重于热，不能尽六气之变之弊，而不知矫枉过正，亦未进于中行也。然则天生名医，既已奏功神效，立说垂后矣，阅数百十年而复生一人，或稍变其术而用之，或全反其道而行之，而历针砥石运手爪，若合符节，岂故使后来居上，成积薪之势哉？阅人成世，气禀有殊，补偏救弊，易地皆然，非可概论也。有明之末，张介宾著《景岳全书》，大旨矫丹溪之论，而偏于温补。阅百余年吾吴叶香岩先生出，治证奇效，名震动至今在人口。所著作《本事方释义》、《全生集批本》，及《温热论》、《临证指南》等书，流布海内，未有以偏议先生者也。今《景岳发挥》之刻，晋卿自叙，谓攻击介宾不遗余力。窃意先生之于介宾，犹介宾之于丹溪，丹溪之于局方欤。抑先生独神明于千古，固得其正传，而不复有偏者欤。小子不知医，乌敢妄言医。然而吴人也，习闻先生治病无不效者，其治无不效，其学果无偏者欤。夫医固犹儒也，鹅湖鹿洞均为大儒，知仁偶歧，门户遂别，迄今论定，尊朱者何尝不尊陆。倘识此而后可读先生之《发挥》欤，应亦先生著书意也。愿以还质诸晋卿。

道光甲辰秋日元和张肇辰同甫撰

景岳全书发挥例言

一、原书卷帙浩繁，力难全刻，今仿照前人刻批之例，将批语全行缮录。

一、单刻批语，未免阅者查核之劳，因将原文节删，仍单行居中录出，而批语即双行注于其下，庶可一目了然，不必篇篇核对。

一、凡逐段逐句批者，俱注于原文每段每句之下，如意有未尽，复加批者，加圈别之。

一、凡总批，俱低一格，亦双行另录于每篇每节之末。

一、原书凡属文内有批者，其总纲篇目悉皆标出，以便易于查核。

一、凡总批全篇大意，如附华氏治法之类，其原文一概不录，只将篇目标出。

一、节录原文，其起句首一字有用然、故、又、若等字者，虽可删去，未免抹却上文，故仍之。

一、原书六十四卷，兹刻约编四卷，每类总纲，如传忠录之类，俱低一格，并画方线。其每类篇目，如明理篇之类，俱低二格。

一、原书有另为一节者，仍照原本，另录其有，每节下加圈。另起者，亦照原本，加圈。

一、原书十问篇，每问有数证，每证俱另录，今将每证并录于每问之下，以归简易。

一、八阵中方名俱顶格，其主治加减等俱低一格，至总批则低二格，以便阅者，醒目非乱例也。

目　　录

景岳全书发挥总目终

景岳全书发挥卷一

贾　序

谈兵说剑，壮士损其颜色。乃杀人之手。

全书纪略

《全书》者，博采前人之精义，考验心得之玄微，以自成一家之书。惟医不可自成一家，自成一家，则有一偏之见矣。创药方，分八阵，曰补，曰和，曰寒，曰热，曰固，曰因，曰攻，曰散，名新方八阵。集古方，分八阵，名古方八阵。别辑妇人、小儿、痘疹、外科方，总皆出入古今八阵，以神其用。用八阵以杀人。岁庚辰，携走粤东，告方伯鲁公。公曰：此济世慈航也！真害人之毒药。

此书独以先天水火阴阳、命门真阳立言，说得天花乱坠，敷衍成文，以炫人耳目，毫无实际工夫。治病惟以扶阳温补为常技，将河间、丹溪之言为后学之害而深辟①之，其治病述古中仍述二家之言以垂后世。既云读其书终身受误，景岳何必述其言而误终身耶？可恨，可耻。〇古人云：用药如用兵者。宜随机应变，活泼泼地无执滞之譬也。此书竟将杜撰新方，分为八阵，执方处治，大胆用药，每称奇妙，如临阵相杀之谓宜乎？用新方而误人者多矣。古方已多，何不竟将古方圆融通变以治病，何苦又立新方以炫人乎？

传　忠　录

张子和治病，惟以汗吐下三法为去病之主，景岳独与刘、朱为难，而不及子和，何耶？〇纸上空言，毫无着实，临症用药，惟讲阳气为主，而用热药补塞，聚精会神，著意深毁前贤，自以为高出千古，炫惑后人，致近日俱以热药治病。此书之板，藏于塘栖凌仪吉家，其人患类中之疾，误于此书之论，俱用热补之药，以致口角流涎，面色红亮，手足动摇，口出臭气，不能步履。余用二陈汤加黄连、石膏，清火豁痰，两月即能步履，神清气爽，后余至新场，复来定调理之方而去。

明　理　篇

余有医家之八阵，一而八之，所以神变化。但讲扶阳而以温补为治，何以为神变化？若神化者，可清可温，可寒可热，可攻可补。用兵者，除祸乱，攻强暴，如灭蚩尤，诛少正卯，攻病邪之法也。若竟讲扶阳补正，是用兵但讲德化矣，此老若使之为将，必偾②军误国。

阴　阳　篇

以证而言，表为阳，里为阴；热为阳，寒为阴；上为阳，下为阴；气为阳，

---

① 辟：驳斥，排除。
② 偾：覆亡。

血为阴。辨析阴阳之理，前辈言之详矣，何劳再言？以脉而言，浮大滑数之类皆阳也，沉微细涩之类皆阴也。以药而言，则升散者为阳，敛降者为阴。此等讲阴阳，凡业医者无有不知，不必讲论。若阳有余而更施阳治，则阳愈炽而阴愈消；阳不足而更用阴方，则阴愈盛而阳斯灭矣。既有阳有余之病，何必深罪丹溪而有阳不足之论耶？

一、道产阴阳，火为水主，水即火源，水火原不相离也。既云水火原不相离，何故独重火耶？使火中无水，其热必极，极则亡阴，而万物焦枯矣。即此说不可专言阳而用热药矣。此水火之气，果可呼吸相离乎？即云不可相离，何得专以阳为主？命门为受生之窍，为水火之家，此即先天之北阙①也。先天浑然一体，有生之后，即分为二，而以水谷养之，可以长生，非讲玄虚之言也。

此说即《内经》所谓无阳则阴无以生，无阴则阳无以化，阳根于阴，阴根于阳，不必敷衍以炫人。

一、人之阴阳，以气血脏腑为言，特后天有形之阴阳耳。若先天无形之阴阳，则阳曰元阳，阴曰元阴。若讲先天无形，惟有大气而已。形体尚无，焉得有病？惟成形之后，有欲而人病起矣。今之人，多以后天劳欲贼②及先天。有生之后，即有人欲，故尔有病，圣王设医以疗之。若竟讲先天，毫无人欲，何必设医？若此之论，皆玄虚也，无关于治道。

若讲先天，阴阳浑然一体，俱寓于中，无形可见。既分阴阳，皆属后天，则化生万物，气以成形，而水火有形象矣。治病当以后天为本。

一、天地阴阳之道，本贵和平，则气令调而万物生。既云阴阳和平而万物生，何故独重阳而轻阴？然阳为生之本，阴实

死之基。经云：阳杀阴藏。故道家曰：分阴未尽则不仙，分阳未尽则不死。圣王设医以疗民之疾苦，非谓成仙。凡欲保生重命者，尤当爱惜阳气。经云：阴精所奉其人寿。阴阳互为根蒂，故经云：无阳则阴无以生，无阴则阳无以化。若无阴，则为孤阳而飞越矣。经云：阴在内，阳之守也。阳在外，阴之使也。阳化气，阴成形。若无阴，其阳气何所依附而运行乎？不通之论，业医者，不可执此见识以误人。曩自刘河间出，以暑火立论，专用寒凉，伐此阳气，其害已甚。河间治病，未尝专用寒凉。观其《宣明论》、《保命集》，用药仍有温热，地黄引子亦有附桂，何得谤其专用寒凉也？赖东垣先生论脾胃之火，必须温养。东垣以脾胃不足，内伤者多，故立《脾胃论》、《内外伤辨》。而《脾胃论》中用黄柏、知母居多，未见其谓脾胃之火，必须温养。然尚有燥热之药为耗散元气之论，何得捏未有之语，谤毁前贤？此轩岐之罪人也。丹溪复出，又立阴虚火动之论，制补阴、大补等丸，以知柏为君，寒凉之弊又复盛行。丹溪治虚寒症，亦用热药，何得执补阴丸一方而毁之？嗟乎！法高一尺，魔高一丈。若二子者，谓非轩岐之魔乎？近来吴门诸医俱用桂附参地河车鹿茸等药以杀人，因见此书之论，故敢大胆用热药补之。彼景岳者，真轩岐之魔也。

刻刻以热伤元气为言，景岳于东垣之书尚未细阅，即刘朱之书，亦未看到。

一、阴阳虚实。经曰：阳虚则外寒，阴虚则内热。既云阴虚则内热，理宜滋阴

---

① 北阙：本指古代宫殿北面的门楼，后通称帝王宫禁为北阙，也作朝廷的别称。此处意谓至尊至贵之处。

② 贼：《景岳全书》作"戕"，当从。

降火,岂可用热药而耗阴精乎?丹溪之言,亦为有本。

黄柏、知母施之能食而大便结者,每每奏效。若视为鸩毒,神农不必设此寒凉药矣。但寒热之药,俱宜中病即止。

仲景曰:发热恶寒发于阳,无热恶寒发于阴。此《伤寒论》之言,不必借此以治杂病。

一、阴根于阳,阳根于阴。既云阴根于阳,阳根于阴,二者不可偏废,何故又引道家之言分阴未尽则不仙之语以惑世?凡病有不可正治者,当从阳引阴,从阴引阳,各求其属而衰之。如求汗于血,血属阴,不能作汗。生气于精,从阳引阴也。精属阴。又如引火归源,纳气归肾,从阴引阳也。引火归源之说,用热药于滋阴寒凉之中,使之下行,故谓之引。今医竟将八味益火之源以消阴翳之药作导火归源之治,贻误后人。大罪,大罪。

圣王之设医药,悯黎元①之疾苦而作,亦是补偏救弊之法。寒病用热药,热病用寒药,俱中病即止,非以热药为常服之品。

六 变 辨

六变者,表里寒热虚实也。以表言之,则风寒暑湿火燥感于外者是也。六气伤人,亦有里症。以里言之,则七情劳欲饮食伤于内者是也。寒者,阴之类也,或内寒,或外寒,寒者多虚。伤寒发热,寒积内结,岂可言虚?热者,阳之类也,或内热,或外热,热者多实。亦有阴虚生内热,亦有劳倦发热,不可言多实。内出之病多不足?瘀血食积、七情郁结,温病热病,疟疾痢疾,皆从内而发外,岂可言不足?外入之病多有余。外入之病,亦由内气之虚而侵袭。经云:邪之所凑,其气必虚。未可言有余也。○凡病俱因虚而发。

若元气充实,岂有发病之理乎?

表 证 篇

阳邪化热,热则伤气。热药能耗气,故东垣禁之。经曰:寒则腠理闭,气不行,故气收矣。热则腠理开,营卫通,汗大泄,故气泄矣。景岳言只有避风如避箭,未闻有避热如避箭之说。《内经》云:炅则腠理开,汗大泄,故气泄矣,岂非热伤元气乎?

足经脉长且远,按之可察周身之病,手经脉短且近,皆出入于足经之间,故凡诊伤寒外感者,但言足经不言手经也。此说大非。三阳之中,惟太阳一经,包覆肩背,外为周身纲维,内连脏腑肓腧,此诸阳之主气,犹四通八达之衢也。故凡风寒之伤人,必多自太阳经始。太阳为寒水,故伤寒必从太阳始。

三阳表症,不可攻里,或发表,或微解,或温散,或凉散,或温中托里,而为不散之散。三阳症而讲温中托里,大误后人。或补阴助阴,而为云蒸雨化之散。此说大谬。阳气鼓动而为汗。经云:发表不远热。故仲景发表取汗之药,必用辛温轻扬,岂可用补阴助阴、凝滞重浊之药而能得汗乎?误人多矣。○味厚者为阴,味厚则泄,纯阴降下,岂有发汗之理。气薄则发泄,能发汗升散。《内经》气味之理未明,何敢杜撰立言以误人?

一、浮脉本属表,若血虚动血,阴虚水亏,内火炽盛,关阴格阳者,脉皆浮大,不可概以浮为表论,必当以形气病气有无外症参酌之。凡病俱要脉症相参,不宜专拘脉息。

一、外感寒邪,脉大者必病进,以邪气日盛也。解表之后而脉大者,此为邪

————
① 黎元:百姓,民众。

盛。未发表而脉大，亦无害。若先小后大及渐大渐缓者，此以阴转阳，为胃气渐至，将解之兆也。亦有先小后大而邪气炽盛者，不可谓阴转阳、为胃气渐至将解之兆。看脉尚要圆活，不可执此见识。

一、寒邪未解，脉紧而无力，则邪有余而元气不足也。元气不足，何以逐邪？临此症者，必使元阳渐充，脉渐有力，自小而大，虚而实，渐至洪滑，则阳气渐达，表将解矣。若日见无力而紧数日进，则危亡之道也。临此症者，不可谓元气不足而骤用补剂，助邪为热，热药尤不宜。所谓内伤兼外感，当用补中兼发表。若讲元阳而用热药，必致误人。

阳气渐达而解表，则知滋阴之药不能发汗矣。

一、病必自表而入者，方得谓之表症，若由内及外，便非表症。春夏温热之病，必自内而及外。

一、伤风中风，虽皆名风，不可均作表证。盖伤风病，风自外入者也，可散之温之而已，此表症也。治伤风之病，宜散不宜温。中风之病，虽形症似风，实由内伤所致，本无外邪，故不可以表症论。真中风，亦因外风取中，仍当发表，前辈言之详矣。若内伤乃类中风，当因症用药。若讲本无外邪，何以谓之中风？

一、发热之类，本为火症。此句欠通。伤寒发热，因寒邪闭其腠理，宜辛温发表，岂可言火症？邪气在表发热者，表热而里无热也，此因寒邪。邪气在里发热者，必里热先甚而后及表也，此是火症。里热先甚者，因郁热在内而外达，此为温病。若阴虚水亏而为骨蒸夜热者，此虚热也，不可以邪热为例。丹溪有阴虚发热论。

此段自内达外为温病，自外入里为伤寒，阴虚发热，前贤俱详言之矣。

燥从阳者，因于火；燥从阴者，发于寒。燥因血少，不可作寒治。○从阴者，发于寒，将谓用热药乎？殊不知天令严寒，阳火内伏，销烁津液，不能荣润皮肤而燥，如地土干燥崩裂，不可作寒治而用热药。所以燥湿皆有表里，必须辨明治之。燥症言表里则可，言寒热则不可。

一、湿症当辨表里。此段辨症用药，诸书皆有，不必再言。湿热者，宜清宜利；寒湿者，宜补脾温肾。寒湿者，皆邪气也，不宜补脾温肾。

一、燥症有表里。经曰：清气大来，燥之胜也。风木受邪，肝病生焉。此中风之属也。《质疑录》论类中风为非风，此又言中风之属也，自相矛盾。盖燥胜则阴虚，阴虚则血少，或牵引拘急，或皮腠风消，或脏腑干结，此燥从阳化。非从阳化，乃内火外发。营气不足，而伤乎内者也，治当以养营补阴为主。前症皆类中风，实因血少，故宜养阴。若秋令太过，金气胜而风从之，则肺先受病，此伤风之属也。盖风寒外束，气应皮毛，或身热无汗，或咳嗽喘满，或鼻塞声哑，或咽喉干燥。津液干枯，非表也。此燥以阴生，非阴生，乃寒包热。卫气受邪，而伤乎表者也，治当以轻扬温散之剂，暖肺去寒为主。不宜温散，宜辛凉。○此症皆寒包热，宜辛凉轻扬温散之剂，以散表寒。若温散暖肺，失之多矣。景岳治病，必有误处。

里 证 篇

里症者，病之在内、在脏也。第于内伤外感，疑似之际，当详辨也。东垣《内外伤辨》已详言之矣，不必多赘。

一、症似外感，不恶寒，反恶热，而绝无表症者，此热盛于内也。亦有热郁于内恶寒者。

一、七情内伤，过于思者，伤脾而气结，脾气结者，温之豁之。忧思气结者，必有郁火，宜开郁清火，温之一法，尚欠斟酌。

一、酒湿伤阴，热而烦满者，湿热为病也，清之泄之；酒湿伤阳，腹痛泻利呕恶者，寒湿之病也，温之补之。酒性大热，江河皆冰，惟酒不冰，故为腐肠之药。寒湿两字欠通，温之大谬。

一、痰饮为患者，必有所本，求所从来，方为至治。若但治标，非良法也。《质疑录》论痰，尚有疑义。

虚　实　篇

凡外入之病多有余，内出之病多不足。实言邪气实则当泻，虚言正气虚则当补。经云：邪之所凑，其气必虚。未可竟言有余。内起之病，郁结日久，乘虚窃发，或瘀血食积痰饮，皆内之壅滞，岂可俱用补乎？此说尚要讲究。若实而误补，随可解救，虚而误攻，不可生矣。此说出，而用补死者多矣。如病邪属实，危在顷刻，故云五实死。若实症而用补剂，胀满气急，痰喘不通，顷刻云亡，如闭门逐盗，何能解救？今医专以补为上法，皆此论误之也。大罪大罪。○实症误补，《内经》所谓实实，岂可解救？与虚而误攻同也。但知有虚虚之误，不知有实实之害，景岳失之矣。

一、表实者，或恶热掀衣，或恶寒鼓栗。恶热掀衣，病属里实，岂可云表实？恶寒鼓栗，景岳以为寒，此处以为实为热，何自相矛盾？走注而红痛者，知营卫之有热；拘急而酸疼者，知经络之有寒。亦有湿热为病。

一、里实者，或胀痛，或痞坚，或闭结，或喘满，或懊憹不宁，或躁烦不眠，或气血积聚结滞腹中不散，或寒邪热毒深留脏腑之间。里实者可攻。吴门治法，惟以补为常技。

一、表虚者，或为汗多，或为肉战，肉战亦有胃火者。或目暗羞明，肝肾不足，并非表虚。或耳聋眩晕，属火者有之，非表虚。或肢体多见麻木，血少有痰，非表虚。或举动不胜劳烦，亦非表虚。或毛槁而肌肉削，或颜色憔悴而神气索然。以上皆非表虚，由内之精血虚也。认错。

一、里虚者，为心怯心跳，为惊惶，为神魂不宁，为津液不足，或饥不能食，或渴不喜冷，或畏张目而视，或闻人声而惊。阳明胃火亦有之。上虚则饮食不能运化，或多呕恶而气虚中满。亦有伤食、痰火而恶呕者。下虚则二阴不能流利，有火而不能流利者。或便尿失禁，有肝火而不禁者。肛门脱出，有肝火逼迫而脱出者。而泄泻遗精。有伤食而泄泻者，有欲火妄动而遗精者。○在妇人则为血枯经闭，堕胎崩淋带浊等症。崩有瘀者，带浊有湿热者。

病机不一，不可专认为里虚。

一、阳虚者，火虚也，为神气不足，阳虚未可独言火虚。气属阳，阳气不能外卫，则畏寒而神不足。为眼黑头眩，有肝肾之阴不足，而肝火升腾者，不可以为阳虚。○阴虚者，水亏也，为亡血失血，为戴阳，为骨蒸劳热。戴阳症属真阳不足，格阳于上，此假热也。肾虚者，或为二阴不通。不可专认肾虚。

一、胀满之虚实，仲景云：腹满不减，减不足言，当下之。腹满时减复如故，此为寒，当与温药。夫减不足言者，以中满之甚，无时或减，此实胀也，故当下。腹满时减者，以腹中本无实邪，所以有时或减。复如故者，以脾气虚寒而然，所以当与温药，温即兼言补也。温即兼补，杜撰之言。仲景何不竟言补而言温？

胀满症并治法，《准绳》逐条言之，竟于《准绳》中详考之，可也。

一、《内经》诸篇皆惓惓①以神气为言。神气即胃气也。有生之后，即以谷气充养精气，由此而化生，故一部《内经》以胃气为本。

一、虚补实泻，此易知也，不知实中复有虚，虚中复有实。如病起七情劳倦，酒色所伤，或先天不足，每多身热便秘，戴阳胀满，虚狂假斑等症，似有余而实不足，从而泻之，必枉死矣。又如外感未除，留伏经络，食滞积聚，或气结不散，或顽痰瘀血留藏，病久致羸，似乎不足，其实病本未除，还当治本，若误用补，必益其病。此所谓无实实，无虚虚，损不足而益有余。如此死者，医杀之耳。此经义也。前言实症误补，尤可解救，吾恐世人俱蹈此言而杀人。景岳误之也，《内经》实实虚虚之言，尚未明白，何敢杜撰立言以误人？

肠鸣气走，亦有属火者。经云：诸病有声，皆属于火。食不入胃，经云：食不得入，是有火也。吐逆无时，皮毛憔悴，耳目昏塞，行步喘促，精神不收，此五脏之虚也。吐逆亦有属火者。经云：诸逆冲上，皆属于②火。○轻按之痛，重按之快，食饮如故，曰腑实也。属虚。○肌肉膜胀，食饮不化，大便滑而不止，此腑虚也。有气滞而膜胀，有脾虚而食饮不化，不可尽为腑虚。○腰脚沉重，如坐水中。有湿邪者。

行步艰难，气上冲胸，下虚也。有气虚凝滞，经络不宣通者。

寒　热　篇

火旺之时，阳有余而热病生。水旺之令，阳不足而寒病起。议丹溪阳有余为非，今景岳仍有阳有余而热病生之言。

一、热在表者，为丹肿斑黄。此皆因里热而起。

一、热在下者，为腰足肿痛。热在下为腰足肿痛，河间之热肿不谬矣。

一、寒在表者，为憎寒，身冷浮肿。此等症俱非寒在表，认错病原。

一、寒在里者，为恶心呕吐。有火逆冲上者。

一、寒在上者，为吞酸膈噎。吞酸膈噎而谓之寒，认错 头。经云：诸呕吐酸，皆属于热。又云：三阳结，谓之膈。岂可以寒论乎？

内热甚者，每多畏寒。内热每多畏寒，河间之言不谬矣。何故将阴胜则为寒，阳虚则为外寒以驳之？

一、阳脏之人，多热；阴脏之人，多寒。第阳强者少，十惟二三，阳弱者多，十常五六。甚言阳强者少，而好用热药，以毁丹溪。

寒热真假篇

寒热真假者，阴症似阳，阳症似阴也。察此之法，当专以脉之虚实强弱为主。假寒假热，不可专凭脉息，形色动作自有真象。经云：审察病机。显然自露。凡真热本发热，而假热亦发热，亦面赤躁烦，亦大便不通，实热。小便赤涩，实热。或气促咽喉肿痛，邪火，辨症大误。脉见紧数。热。昧者见之，便认为热，不知身虽有热，而里寒格阳，或虚阳不敛，多有此症。但其内症则口干渴必不喜冷，不欲饮水，内无热也。即喜冷者，饮亦不多，假热之症，必不喜冷。或大便不实，或大便先硬后溏，或小水清频，以此辨

---

① 惓惓：（quǎn quǎn），尽心貌，恳切也。
② 于：原无，今据《内经》补。

之，自然不误。今吴门习气，不察色辨症，孟浪投药者居多。或虚狂而起，倒如狂，禁之自止，或虚斑而斑如蚊迹细碎浅红，其脉必沉细迟弱，或虽浮大紧数而无力无神。凡见此内颓内困等症，攻之必死，急当以四逆、八味、理阴煎、回阳饮之类，倍加附子，填补真阳，以引火归元。此虚则有之，为寒而用热药，尚有误处。

俱宜察色辨症为要。

凡伤寒热甚，邪自阳经传入阴分，为身热发厥，神昏，或时畏寒，状若阴症。此热深厥亦深，热极反兼寒化也。刘河间之热极反兼胜己之化，《内经》亢则害，承乃制也。每每言河间之非，今仍不脱此论。若杂症之假寒者，亦或为畏寒，或战栗，此以热极于内而寒侵于外，则寒热之气两不相投，因而寒栗。所谓恶寒非寒，明是热症。畏寒战栗，河间谓热极似寒，而为火症，宜用寒凉之剂。丹溪《格致余论》有恶寒非寒论，何得深毁二子为轩岐之魔乎？

一、假寒误服热药，假热误服寒药等症，但以冷水少试之。假热者，必不喜水，即有喜者，或服后见呕，便当以温热药解之；假寒者，必多喜水，或服后反快，而无所逆者，便当以寒凉药解之。此试法诚是。

十问篇

一问寒热。人伤于寒则病为热，凡身热脉紧，头痛体疼，拘急无汗，而且得于暂者，外感也。此但言伤寒之寒热。

一、凡身热经旬，或月余不解，有仍属表症者，因初感寒邪，误服寒凉，或虽解散，药未及病，致留蓄在经，此非里也，仍当解散。但言伤寒。

一、凡内症发热者，多属阴虚，或因积热，然必有内症相应，其来也渐。内症发热不一，或因食积，或因瘀血，或因痰凝气滞，不可谓多属阴虚，必辨症明白，万无药误。若谓多属阴虚失之多矣。

一、凡怒气七情伤肝伤脏而为热者，总属真阴不足。丹溪谓君相五志之火妄动，故立阳有余阴不足之论，景岳反言阴有余阳不足以辟之。今又言总属真阴不足，何彼此相反耶？

一、凡劳倦伤脾而发热者，以脾阴不足，故易于伤，伤则热生于肌肉之分，亦阴虚也。据景岳言阳不足，何得又言脾阴不足？毁东垣热伤元气之非。一凡内伤积热者，在症瘕，在血气，或九窍脏腑，果因实证，必有可据，以实火治之。着意毁刘朱之用寒凉，将谓永无火症矣。今仍有实火症一条，何耶？

二问汗。凡表邪盛者，必无汗。有汗则邪随汗去。然有邪在经而汗在皮毛者，有汗后邪减未尽者，不可因有汗而谓无表邪也。此但言伤寒之汗。

一、凡温暑症，有因邪作汗，有得汗不解，皆表证也。表邪未除，在外则连经，在内则连脏，皆有症可凭，有脉可辨。此但言温暑之汗。

一、凡全非表证，有阳虚而得汗者，须实其气；有阴虚而得汗者，须益其精；火盛而汗者，凉之；过饮而汗者，清之。此汗症之有阴阳表里，不可不察也。如此治法，焉得有误？

三问头身。问其头可察上下，问其身可察表里。头痛者，邪在阳分；身痛者，邪在诸经。前后左右，阴阳可辨，有热无热，内外可分，但属表邪，散之可愈。此但言外邪。

一、凡火盛而头痛者，必有内应之证，或在喉口耳目，别无寒热表症，此热于上。看在何经，宜清宜降。若用轻扬散剂，火上升而痛愈甚矣。必以河间、丹溪之法治之，寒凉之药可废乎？

一、凡阴虚头痛者，举发无时。因酒色烦劳情欲，其发则甚，或精或气，非补不可。阴虚必阳亢，未可竟补，必兼滋阴降火。

一、凡头痛属里者，多因于火。亦有阴寒在上，阳虚不能上达在则痛甚者，其症则恶寒呕逆，六脉沉微，或兼弦细，此阳虚头痛也。头痛属阳虚，百中一二，所以多因于火也。

一、凡眩运或头重者，可因之以辨虚实。头重与眩运，不可混同立论。

一、凡病中眩运，多因清阳不升，上虚而然。如丹溪云无痰不作运，殊非确论。果有确见而言之，如体气肥胖，过食厚味醇酒，胃中必有痰饮随肝火升腾而作运者多。余历症四十年，治眩运皆以二陈加黄连、山栀、钩藤、天麻、柴胡、白芍而愈者，多矣。虚则加参术。如瘦人而胸前无阻滞，胃中无痰，可用地黄汤加黄柏、白芍之类。至于头重，尤属上虚。经云：上气不足，脑为之不满，头为之苦倾。此之谓也。眩运之疾，因痰火者多。仲景治眩，亦以痰饮为先，非独丹溪。然丹溪亦言补虚。头重属湿气者多，未可为上虚。经云：邪之所在，皆为不足。上气不足，脑为之不满，耳为之苦鸣。此言邪乘虚客之，非竟言虚也。火盛者，仍以清凉寒药治之。

一、凡身痛之甚者，经曰：痛者，寒气多也，有寒故痛也。必温其经，使血气流通，其邪自去。以通行经络为主，理气行滞则痛自止。

一、凡劳损病剧，忽加身痛之甚者，此阴虚之极，不能滋养筋骨，营气惫矣。仍有阴虚而筋骨身痛者，必宜滋阴，岂可用温热药乎？

四问二便。凡小便，人见其黄，便谓是火，不知人逢劳倦，小水即黄此劳役而火动；焦思多虑，亦黄劳心而火动；泻痢不期，亦黄津液耗而火起；酒色伤阴亦黄阴虚火动，使非有或淋或痛，热症相兼，不可因黄便谓之火。余见逼枯汁而毙者多矣。若用通利，则逼枯汁。若讲培养而兼清，焉得逼枯？经曰：中气不足，溲便为之变。义可知也。非竟说黄赤也。统言大小二便变者，非变色也，谓异于平常也。小便或不禁，或淋漓，或短少频数，或清而多；大便或滑泄，或燥结，皆异于平时之调和也。《内经》之言，包括浑融，不可执定见识。

劳倦、焦思、泻痢、酒色，乃虚火，然痢症有暑热之邪者。若淋痛乃邪火，当分明白而用药，不可谓无火而用热药以误人。《内经》言邪之所在，皆为不足。因不足而邪客之为病，后人往往以不足为病，脱却上文邪之所在句，竟言虚而用补。

一、大便乃肠胃门户，必见实邪，方可议下。否则，导去元气，邪在表者反乘虚而内陷，此讲伤寒。病因内困者，必由泄而愈亏。此方内伤。凡病不足，慎勿强通。大便弥固者弥良。营卫既调，自将通达，即秘结旬余，何虑之有？要调和若愈固者，乃燥结也，当荣养为主。若固结在老年，防有噎膈之症，不可谓弥固弥良。

五问饮食。外感病，食不断者，知其邪未及脏，而恶食不恶食可知。内伤病，食饮变常者，辨其味有喜恶，而爱冷爱热可知。《内外伤辨》言之详矣。

一、凡诸症得食稍安者，虚也，得食更甚者，或虚或实皆有之，当辨而治。此说诚是。

六问胸。大法胸腹胀满，不可用补；不胀不满，不可用攻。然痞与满不同，胀塞中满是实邪，不得不攻。但不欲食，不知饥饱，似胀非胀，中空无物，乃痞气，非真满也。胸腹胀满，固不可补。不知饥饱，似胀非胀，此浊气未清，但当理滞气，不宜骤用参芪术，补住浊气而为胀满。经云：浊气不降，则生䐜胀。

一、凡今人病虚症极多，非补不可。竟言补不分气血。欲察其可补不可补之机，全在察胸腹之宽否何如，以渐而近，如未及病，再为放胆用之。补中兼疏，得其法矣。观东垣用药法可知。

一、凡势在危急，难容少缓者，必先问其胸宽，乃可骤进。若元气虚而胸腹又胀，是必虚不受补之证，强进补剂，非惟无益，适足招谤。非虚不受补，当用疏补兼行之法，虚不受补乃俗说，非正论。

七问聋。其因病而聋者，伤寒三日，少阳受之，为耳聋。此邪在经，气闭而然。以余所验，未有不因气虚而然者。外邪传入少阳，岂可言气虚乎？《素问》曰：精脱者，耳聋。久病则有之。仲景曰：耳聋无闻者，阳气虚也。非言伤寒。

由此观之，属气虚者什九，气闭者什一耳。肾中真阴不足者多。〇外感少阳症，不可言气虚、精脱而宜用补。

一、聋轻者病轻，聋重者病重。随治渐轻，可察病之渐退，进则病亦进。有老年而久聋者。若聋极绝无闻者，此诚精脱之症，历试皆不治。精脱之聋，必有精脱之证。

八问渴。渴不渴，可察表里之寒热。凡内热盛，则大渴喜饮，冰水不绝，腹坚便结，脉实气壮者，阳症也。可用河间法矣。

一、凡虽渴而喜热不喜冷者，此非火症，中寒可知。非火何以渴？水亏故耳。水亏则内热，岂有中寒之理？〇水亏乃阴虚，可用热药乎？〇有郁滞不通畅，得热

则快，得冷则凝，非水亏症。

一、凡阳邪盛而真阴虚，不可因其火盛喜冷，便云实热。盖内水不足，欲得外水以济，水涸精亏，真阴枯也。余尝治垂危伤寒，每以峻补浸冷与服。补阴则可，若以热药冷饮，此治阴极似阳也。或以冰水、参、熟等剂间进，活人多矣。认错关头，杀人不觉。然必其干渴燥结之甚，乃可参附、凉水并进。若无实结，不可与水。岂滋阴之药乎？水涸精亏而用热药，是杀之也。

此乃戴阳格阳症，阴极似阳，当以仲景法治之。如内水不足而用热药，愈涸其水而毙，不可认错关头。

九因脉色，辨阴阳。脉洪滑者为实为阳，然《内经》以脉大四倍以上为关格，皆属真虚，此滑大之未必为阳也。关格认为真虚，大误后人。形色之辨，红黄者，为实热。黄者未必为实热。而仲景云：面赤戴阳者，为阴不足。此红赤之未必为实也。戴阳之红，红而娇嫩带白。

十从气味，章神见。气味有阴阳，阴降阳升，阴静阳动。此皆浑话，何为阴，何为阳，何味升，何味降，不分明白。

一、气味之升降，升者浮而散，降者沉而利，宜升者勿降，宜降者勿升。景岳用地黄、当归沉降之药而为散剂，大谬。

一、气味之动静，静者守而动者走。何等气味，说出甘酸苦辣咸五味，方著实。

论治篇

凡看病施治，贵乎精一。病变虽多，其本则一。一拔其本，诸症尽除。经曰：治病必求其本。凡诊病者，须先探病本，然后用药。受病之本，非本原之本。既得其要，但用一二味，便可拔之，即用至七八味，不过帮助之，引导之，意则一也，

方为高手。治病有标本，用药有活法，最要以识病为第一著。识得真，可以放胆用药。若辨症不清爽，而竟放胆用药，无有不误者。近来吴门诸医，每以虚脱为言，而用参附，参或至一二两，附子三四钱，大剂投之，而毙者多矣。皆专精一二味，便可奏效，误之也。最可哂者，每以不寒不热，兼消兼补之药，确然投之，极称稳当，此何以补偏救弊乎？补中有泻，泻中有补，此东垣用药之妙，节制之师也，何得可哂？又有以治风治火治痰治食之剂，兼而用之，甚称周备，此何以从其本而从其标乎？病有夹杂，治有活法，见痰治痰，见火治火，见风治风，见食治食，乃一定之理。如劳嗽发热而停食，自然先消食而后滋阴，此乃急则治标，缓则治本也。若安危在举动之间，用药虽善，若无胆量勇敢而药不及病，尚恐弗济，剞可执两端乎？胆量勇敢，认病不真，坏事多矣。因识病最难也。故施治之要，必须精一不杂。精一不杂，最能坏事。与其制补以消，孰若少用纯补，以渐而进之为愈也。此真谓之探病。与其制攻以补，孰若微用纯攻，自一而再之为愈也。微则力薄，不能胜病。○六君子用广皮，归脾汤用木香，枳术丸、参橘煎、参苏饮，岂非制补以消乎？后言仲景之小柴胡、节庵之黄龙汤，皆制攻以补，而景岳又赞专精妙处，何议论之不同耶？若必不得已而用行中之补，实中之行，是亦势所当然，如小柴胡汤人参、柴胡并用，黄龙汤人参、大黄并用，此正精专妙处。前云兼补兼泻，亦势所当然耳。至东垣之方有二十余味者，欲效其法，须总会其一方之性味，某为专主，某为佐使，能会其一局之意，斯得东垣之心矣。景岳岂能会其一局之意乎？所立新方，岂与东垣合乎？虽然东垣非不善也，余则宁师仲景，不敢宗东垣。

所立新方俱师仲景者乎？

一、《内经》治法。岐伯曰：劳者温之温养也，摩之，浴之，薄之渐磨之也。

《内经》治法不一，则知病亦不一，岂可竟以阳为主而以热药补剂为常技乎？

一、用药本贵专精，但用一味为君，二三味为佐使，大剂进之，多多益善。若三五七分之说，亦不过点名具数，儿戏而已。七方十剂之道，景岳尚未讲究。

一、凡治实者，譬如耘禾之生稗，禾之贼也，有一去一，有二去二。若有一去二，伤一禾矣，有二去四，伤二禾矣。此用攻之贵得其真，不可过也。所以畏攻而不敢放胆。凡治虚者，譬如给饷，一人一升，十人一斗，日饷足矣。若百人一斗，千人一斛，三军之众，岂能活者，此用补之贵乎轻重有度，难从简也。所以喜补而大胆峻补，多致误人。

一、虚实之治，大抵实能受寒，虚能受热，所以补必兼温，泻必兼凉。此说大谬。所谓执死法也。若阴虚水耗，而用温补，如火益热矣。盖凉为秋气，主杀万物，逢之便无生长，欲补元气，故非所宜。生脉散、人参白虎汤，岂非凉补乎？即有火盛气虚，宜凉补者，亦不过因火暂用，火去即止，终非治虚之法也。用热药亦宜此法，中病即止，非可以久用也。或以苦寒之物，谓能补阴，则《内经》有曰：形不足者，温之以气温者，养也。温存以养，非温热之义；精不足者，补之以味。夫气味之宜于人者，谓之补，未闻以味苦气劣亦谓之补也。《内经》有曰：水位之主，其泻以咸，其补以苦。然此特以五行岁气之味，据理而言耳。有因岁气而病者，当以此法治之。剞其又云麦、羊肉、杏、薤，皆苦之类，是苦而补者也，岂若大黄、黄柏之气味苦劣，而谓之能补，无是理也。去邪即所以补正。肾欲坚，急食苦以坚之，以苦补之。此《内经》之言也。闻之王应震曰：一点真阳寄坎宫，固根须用味甘温，甘温有益寒无补，堪笑庸医错用功。一言以蔽之矣。欲用附桂之误耳。夫温者，不寒不热之性。今以桂附热药谓之温补，不知何所取义？

一、补泻之法，补亦治，泻亦治，如以新暴之病而少壮者，乃可攻之泻之。新暴之病而少壮者，亦有不宜攻泻。凡临症治病，不必论其有虚症无虚症，但无实症可据而为病者，便当兼补。混话。有虚无虚即当兼补，使世医不论病情而用补，误人多矣。亦不必论其有火无火，但无热症可据，便当兼温以培命门脾胃之气。使世医竟讲八味热药矣，大误，大误。○有寒者，可用热药。又言无热即当温补以培命门，所以举世俱喜用热药。

温补两字，尚未讲明。《内经》言：劳者温之。谓温存以养，使气自充。若言用热药温补命门，大失经旨矣。

一、治法有逆从，以寒治热，以热治寒，此正治也，正即逆也。以热治热，以寒治寒，此反治也，反即从也。如以热药治寒病，而寒不去者，是无火也，当治命门，以参、熟、桂、附之类，此王太仆所谓益火之源以消阴翳，亦正治也。又如热药治寒病，而寒不退，反用寒凉而愈，此假寒症，亦从治法也。反治之道，非以热治热，以寒治寒。微者逆之，如寒病热病，其势尚微，用热治寒，用寒治热，是谓正治。若热极用寒药逆治，则格拒而反甚，故少加热药为引导，使无格拒直入病所；用热药治寒病，少加寒药以顺病气而无格拒，使之同气相求，谓之从治。非竟以热药治热病，寒药治寒病也。若热药治寒病而寒不退者，所谓热之而寒者取之阳，求其属也。热药治寒病，用寒药为引导，则无格拒，寒药热饮则愈，所谓从

治，乃顺其性以折之，非以寒凉直折之谓从治也，景岳认错治法。又有寒药治热病而热不愈，反用参、附、八味之类而愈者，此即假热病，以热从治之法也，亦所谓甘温除大热也。假热之病，仍是寒病，所以用热药治之，非从治法也。假热之病用热药，冷饮则愈。

一、探病之法，不可不知。凡虚实寒热难辨，补泻之意未定者，当先探之。若疑其虚，探以消导，不投则知虚矣；疑其实，探以纯补，觉滞则知实矣。假寒者，略温必躁烦；假热者，略寒必呕恶。探得其情，意有定矣。但探法宜精简，不可杂乱。能精简不必探矣。

景岳立探病之法，最能误人，但能议论纷纷，不能历症识病，所以有探之之法也。○前云治病要专精纯一，胆量勇敢，今又立探病之法，则知景岳不能识病之真矣。○经云审察病机。又云：能合色脉，可以万全。医者审察色脉，症自有一定之理。审其为寒而用热药，审其为热而用寒药，察其虚而用补，察其邪实而用攻，岂可以探之也？探之得其当犹可也，不得其当，则安危在反掌间矣，岂可以探之乎？

一、《医诊》治法有行医不识气，治病从何据一联，亦甚有理。古人云，不知五运六气，捡遍方书何济？不识气者，不知五运六气也，非气血之气。夫天地之道，主气，先天也；阴成形，后天也。故凡上下升降，寒热往来，晦明变易，风水留行，无不因气为动静，而人之于气，亦由是也。阴阳互相为用，不可单言阳气，独不观太极图乎？阴阳毫无偏胜，阴中有阳，阳中有阴，互为根蒂，岂可专言阳而不言阴乎？若竟讲阳而不言阴，则天地但有春夏而无秋冬。《内经》不必言阳杀阴藏矣。虚劳遗漏、阴虚火炎者多，亡阳失血之属，气不固则元不复，此气之虚也。

虽曰泻火，实所以降气也。泻火与降气，两法。虽曰补阴，实所以生气也。血脱益气，气有生血之功，血无益气之理，况阴无骤补之法，补阴生气，此说未妥。气聚则生，散则死，所以病之生也，不离乎气。医之治病，亦不离乎气。气聚于形而生，若无形聚于何处而生？气散者，因身中之阴精竭，无所依附而散也。治病但讲气而不言血，亦是执一之见。近见浅辈临症，不曰内伤外感，则曰痰逆气滞。呵！呵！此医家八字诀也。有此八字，何必八阵？又何必端本澄源以求迂阔哉？近来医家不知内伤外感，痰逆气滞甚多，端本澄源必欲扶阳乎？为病不一，治病亦不一。讲先天阳气者，可谓迂阔害人。

附：华氏治法[①]

华元化治病，遵《内经》之法，不一而治。庸浅之辈，竟讲扶阳补法为主，大失《内经》之旨。

气味篇

有气味兼用者，和合之妙，贵乎相成。有君臣相配者，宜否之机，最嫌相左。既欲合宜，尤当知忌，一味不投，众善俱弃，故欲表散者，须远酸寒。何故云滋阴可以散表？

神气存亡论

经曰：得神者昌，失神者亡。神者，有胃气也。以形证言之，目光精彩，言语清亮，神思不乱，肌肉不削，气息如常，大小便不脱。若此者，虽脉有可疑，尚无足虑，以其形之神在也。若目暗睛迷，形羸色败，喘急泄泻，或通身大肉已脱，或言语失论，虚空见鬼，或暴病，沉迷烦躁，昏不知人，或一时卒倒，手撒遗尿。若此者，虽脉无凶候，必死无疑，以其[②]

形之神去也。所谓审察病机，能合色脉也。今医往往不审病之虚实，形象之盛衰，专以脉之无凭者而言，使病家狐疑而误事。凡药入胃，必赖胃气施布。若邪气胜，胃气竭者，汤药纵下，胃气不能施化。呼之不应，遣之不动，此脏气元神尽去，无可得而使也。此之谓无胃气。

君火相火论

余向释《内经》，于君火以明，相火以位之义，说固详矣，而犹有未尽者。及见东垣云：相火者，下焦包络之火，元气之贼也。东垣无下焦二字，包络即膻中，系臣使之官，因代心君行事，故为相。○火能生物，亦能害物，在动静之机，静则生物，亢则害物。故易云：燥万物者，莫炽乎火。东垣以相火之亢动而耗人元气，故谓之贼。若以明以位则安静而不动，焉可谓之贼？何必纷纷多议？予闻此说，尝掩口而笑，觉其不察之甚也。不必笑。火动即耗人元气。故经云：阳气者，烦劳则张，精绝。盖君道惟神，其用在虚；相道惟力，其用在实。故君之能神者，以其明也。非光焰，乃虚灵不昧，故谓之明。景岳尚欠斟酌。两间生气，总曰元气。元气惟阳为主，阳气惟火而已。阳气乃无形之气，可以生物，无一息之间断。火乃有形之火，即能害物，不可谓阳气即是火。○天以阴阳五行化生万物，气以成形而理亦赋焉，未闻以火成形而理亦赋焉。景岳其将何辞以对？如轻清而光焰于上者，火之明；重实而温蓄于下者，火之位。明即位之神，无明则神用无由著；位即明之本，无位则光焰何从生。一阳居二阴之间，成乎坎也，此所谓水养之而蓄于下。

---

① 法：原无，今据《景岳全书》补。
② 其：原无，今据《景岳全书》补。

若光焰则亢而动矣，而下焦之火亦起，故情欲之动，由心而起。不生光焰，方是正心诚意，毫无人欲，故谓之以明。《大学》所谓虚灵不昧，以具众理而应万事者也，即明德，非光焰也。人生所赖者惟此，惟此胃气而已，故人绝水谷则死。若竟以君相之火为本，而置脾胃为末，务非治病之要言。然以予之见，则见君相之义，无脏不有。据云君相之火，无脏不有，即五志之火矣。君相之火动，即人欲之邪火矣，其为贼元气而病也，何疑？总言大体，则相火当在命门，在包络即臣使之官，代君行令。析言职守，则脏腑各有君相。生出许多议论，与《内经》不合。凡五脏发见之神奇，使无其地，何以生？地不厚，何以蓄此？皆从位而发，五脏各有位，则亦各有相，相强则君强。故圣人特命此名，诚重之也。相火安静不动，故为位。而后人指之为贼，抑何异耶？《内经》言热伤气，故指之为贼。故予不得不辨。不必辨。或曰：彼之指为贼者，亦有深意。《内经》壮火耗气之说，不必讲矣。盖人之情欲，妄动则火起，致伤元气。即君相之火动也。予曰：此固邪正之歧，最当明辨也。动则邪火，静则正火。夫情欲之动，邪念也。邪念之火为邪气。君相之火，正气也，正气之蓄为元气。君相之火动，是为邪火。应事接物，皆心为之用。凡邪念之起，由心之动，心动则火起，相火亦随之而起，耗人元气、精血。自古圣贤教人正心诚意，恐其邪念起，故君子必慎其独也。无静极则动，人欲之萌也。心动即是邪火，安得强词夺理，以毁前贤？譬之产业，能守，能荡，罪不罪，在子孙，镃基[1]何与焉？此譬甚觉牵强。

火本一物，君相之火，镇静不动，则能生物。一动则为人欲，为邪火而害物，故谓之贼。何必哓哓[2]立说以惑世人？

先天后天论

此论乃风鉴之语。

凡人有生之后，俱以后天为本。圣王之医药，亦为人有生之后，饮食起居，七情六欲，风寒暑湿燥火之侵袭而为病，故设医药以治之，亦是补偏救弊之意。观此书，每每以先天真阳之气为重，而以热药治病为要领，深辟刘朱。殊不知先天强壮者，能斫削而坏，先天不足者亦能培养而寿。《内经》所谓阴精所奉其人寿。俱赖后天水谷培养之也，不必将先天立言以治病。

标　本　论

本为病之源，标为病之变。近闻时医云：急则治其标，缓则治其本。予闻此说，本属不经，而亦有可取。既属不经，何得又云可取？既云可取，不可谓之不经。所谓不经者，谓其治标治本，对待为言，则或彼或此，乃可相参为用矣。若然，则《内经》曰治病必求其本，亦何谓耶？治病必求其本，必求其受病之本也。或因风寒暑湿燥火，或因七情六欲，或因饮食起居，受病不一。认清受病之因，非标本之本也。《内经》之言包括甚多，即如类中风一症，因痰因火，俱因本元不足而猝然颠仆，痰涎涌甚，不能开口进药，自然先通其窍，或吐其痰，使得开口，然后究本寻源而用药。岂非急则治其标，缓则治其本乎？何必生出一番议论。○仓卒之急病，命悬顷刻，不得不用急法以治之。如缠喉风一症，宜吐痰开口为急务。

求　本　论

《内经》云：治病必求其本。此本

―――――――――

① 镃基：农具，即锄头。
② 哓哓：争辩声。

字包括甚多，须认清门路而治。景岳将万病之本，只此表里虚实寒热六者而已，如此简便，不察病起何因，竟将六者而论。将《内经》句细加详审，其理自见。

治 形 论

形以阴言，实惟精血二字，足以尽之。水中有真气，火中有真液。此句尚有疑议。不从精血，何以使之降升？脾肾为五脏之本，不从精血，何以使之灌溉？然则精血即形也，形即精血也。天一生水，水即形之祖也。每每讲阳气真火，此处又重治形。据此不可偏执以阳为主。故凡欲治病者，必以形体为主；欲治形者，必以精血为先。使能知此，则神用无方。然用此法，无逾药饵。若讲药饵治形，竟是皮毛工夫，非老子之言也。

景岳每每以阳为主，所以有阳来则生，阳去则死之论。今又以形言，则知有形则阳气可附而生，形坏则阳去而死。可见阴阳不可偏废。

脏 象 别 论

脏气各有强弱，禀赋各有阴阳。有一脏之偏强，常致欺凌他脏。有一脏之偏弱，每因受制多虞。有素挟风邪者，必因多燥。热药非燥乎？有一人之禀而先后不同者，如阳脏而纵嗜寒凉，久之而阳气受伤，变为阴矣。或阴脏而素耽辛热，久之而阴日以涸，变为阳矣。据此说，热药不可久用。设欲以一隙之偏见而应无穷之变机，吾知其遗害于人多矣。阳常不足，即一隙之偏见。

即此一论，变化无穷。寒热之药，不可久服，何得讲阳不足之论？

天 年 论

凡疾苦之望医，犹凶荒之望岁，其恳其切，其念何如。第庸医多，则杀人亦多，每见寒热倒施，虚实谬认，一匕之讹，吉凶随应。困者莫知其然，虽死不觉，明公鉴其多误，能无恻心？第彼非无自，盖自《原病式》以来，祖述相传，日以滋盛，而黎元阴受此害者，不知若干矣。照《原病式》察病之情而治之，活人多矣，何得深罪之也？若照景岳治病用药，受此害者，亦多矣。○《原病式》阐发《内经》，非无本之言，诸名家尝宗之，独景岳以为害生民。乃观新方，仍有用寒凉之药。而河间因病机属火热者多，然用药如地黄饮子，仍用桂附，何得动辄深罪河间耶？

将“上古天真论”敷衍为天年论以炫人。此乃修真之士，恬澹虚无，真气从之，精神内守，病安从来？今人不能如是，七情六欲交侵，以致疾病，故设医药以疗之。何必纷纷议论，以炫己长。

中 兴 论

千言万论，不过要人爱惜精气为本，何必好奇而云中兴论。

逆 数 论

夫变易之数，即升降之数也。其所以无穷者，降以升为主，是即所谓逆数也。若无此逆，则有降无升，流而不返。而大道如环，何所赖乎？由是逆顺交变，则阳与阴对，热与寒对，以及升降、长消、进退、成败、勤惰、劳逸、善恶、生死，无一非对。圣人说易，取其意象。如此支离附会，穿凿著迹，毕竟以辞害意。凡此一逆一顺，其变无穷。惟从逆者，从阳得生；从顺者，从阴得死。详考卦气之圆图，其义昭然可见也。观其阳盛之极，自夏至一阴初姤，由五六七八历巽坎艮坤，天道从西右行。凡医学风水，俱以后天八卦为方位起数，不言先天方位。即以先天方位而言，景岳之意又重在逆数，一边又独注向在阳上去，不知下文是故易逆数也，往者来者，俱仍归到逆上去。故朱子注云：故皆逆数也。玩一皆字，则知逆中有生，顺中亦有生矣，是即阴中生阳，阳中生阴之义。何必多为其说耶？则阳气日降，万物日消者，皆顺数也。万物皆潜藏，升降浮沉则顺之。然言天言人，总言生道也。而保生之道，其堪违阳道乎？千言万论，要将阳字为主。然医贵圆通，安容执滞，非曰尽不从阴也，从阴正以卫阳也。仍不脱出阴字，何必费许多笔墨？

逆数顺数，皆玄虚也，无关于治病。

反 佐 论

用药处方，有反佐之道。《内经》论治曰：奇之不去，则偶之；偶之不去，则反佐以取之。所谓寒热温凉，反从其病也。近观丹溪之治吞酸症，必以炒黄连为君，而以吴茱萸佐之；其治心腹痛症，谓宜倍加栀子，而以炒干姜佐之。凡此之类，余不解也。夫既谓其热，何以复用干姜、茱萸？既谓其寒，何以复用连、栀？使其病轻，或藉以行散；如其病重，人但见其日甚，而不知犯寒犯热，自相矛盾，一左一右，动皆掣肘，能无误乎？总之其意要辟丹溪耳。仲景、东垣用寒药，有以热药佐使者，如滋肾丸黄柏、知母，而以肉桂佐之。○吞酸吐酸，乃肝火也。黄连恐其寒凉拒格，故少佐茱萸入肝而清火。胃火用姜汁炒山栀，亦是此意。独不观附子泻心汤寒热并用，岂仲景不知用药之理乎？可谓之自相矛盾乎？尝观轩岐之反佐，为创经权之道也；后世之反佐，徒开杂乱之门也。至其变也，则泾渭不分者以之，模糊疑似者以之，寒热并用、攻补兼施者以之。东垣用药，寒热并用，攻补兼

施，称为医中之王道，岂模糊疑似而不分乎？观新方八阵，真杂乱无理。

升阳散火论

火这为病，其发也，有阴有阳。发于阴者，火自内生；发于阳者，火自外致。内生者，为五内之火，宜清降；外致者，为风热之火，宜散升。余阅方书，所见头目、口齿、咽喉、脏腑阴火等症，悉云风热。亦有言阴虚火亢者。余之立方处治，宜抑者直从降，宜举者直从升，所以效速而无耽延之患，亦不过见之真而取之捷耳。未必见之真而取之捷，治锁喉风而不知其理，意欲用参补之，后致于死。○三月小儿发热，误认感寒而用细辛、白芷、川芎、羌活，耗其肺气而泻喘并作，用参汤全活，岂见之真乎？

夏月伏阴续论

世言夏月伏在内，此阴字有虚之义，离中虚，坎中满，《易》义可知矣。若作阴凉看，其误甚矣。且其时，阳浮地上，燔灼焚燎，流金烁石，何阴冷之有？若于夏月火令之时，妄投温热，宁免实实虚虚之患乎？此丹溪之言虚是固然矣。若以阴冷二字为误，而夏月禁用温热，此则余所不服也。丹溪因天令炎热，销烁真阴，不宜妄投热药，以伐天和。若遇寒症，仍用热药，恐妄用之也。妄之一字，当详察之，犹恐误用，非谓不宜也。景岳将妄字改作禁字，大误，大误。在冬月亦不宜妄投寒药，以伐天和。既云夏月之阳尽浮于外，则阴伏于内矣，阴盛则阳衰也，非寒而何？阴阳之理，毫无偏胜。夏月阳浮于外，则外热内寒，冬月外寒内热，此浮沉升降，非夏月阴盛阳衰也。若欲补阳，必欲销尽其阴乎？经云：夏食凉以养阴。虽有寒邪致病，亦当少用热药，所谓无伐

天和是也。阳浮于外，则气虚于中矣，气虚即阳虚也，非寒而何？阳浮于外，阴守于内，欲去其阴，则为孤阳而死矣。据云气虚于中，则丹溪之言不谬矣。然尤有显然者，井泉之水，冬温夏冷，此非外寒内热、外热内寒之明验乎？三冬之时，阳在内，阴在外，故外寒内热。若讲夏月阳衰，岂冬月阴衰乎？若夏月为寒，宜用温热，冬月阳在内之时，可用寒凉矣，《内经》毋伐天和之说不必言矣。景岳误人不浅。至若主气之外，又有客气，而天以五周，地以六备，寒暄递迁，气更应异。丹溪言其常，司天言六气之变而为病。是无论冬夏，皆有非时之气以动，为民病者也。非时之气为温病、热病、时疫，亦不用热药。又岂因夏月火令，遂可谓无寒而禁温热乎？非禁也，不宜妄投热药。且伏阴之义，本以阴阳对待，寒热为言。若但以阴字为虚，则夏月伏阴，宜多虚证，冬月伏阳即无虚矣。夏令天气炎热，热伤元气，故令人倦怠乏力，孙真人制生脉散补之。冬月阳在内，故刚强不倦。今见中时之病，盛夏每多吐泻，受暑热者多。深冬偏见疮疹，诸如此类，岂非冬多内热，夏多中寒乎？偶有疮疡，亦是内伏之火邪，故在夏月，患疮疖者多。总之夏有热症，亦有寒症，冬有实症，亦有虚症，虽从时从证，贵乎因病制宜。然夏月伏阴之义，有不可不察者也。既云因病制宜，不可偏执一端矣。今若丹溪之论，则于理反悖，不悖。而何切于用？丹溪治病用药，皆切当于理。观治江郑兄夏月患虚脱之症，艾灸气海穴，用人参膏二斤而开口，用参十斤而安。景岳亦细阅《局方发挥》否？近见徐东皋亦述丹溪之说，而曲引孟子冬日饮汤、夏日饮水之言为证。噫，此公都子之言也，不过借喻内外，原非用析阴阳。圣贤借喻，亦是言理。

阳不足再辨

如人自有生以来，男必十六而精通，女必十四而经至；因水谷之气，化生精血而成。其衰也，男精竭于八八，女血净于七七，凡精血既去，而人犹赖以不死者，惟此气耳。先天之卦数已终，后天之谷气化生无穷。夫气为阳，精血阴也。此气从阴精而起。若无精，其气何以独立？阴精，后天水谷化生。经云：谷入于胃，化而为血，以养身。不知精即水也，水即阳也。此乃水中之一阳，无水则无阳，譬之油干即火灭。丹溪补阴之说，非谬也。○水即阳之说，此言甚幻。若以化生言，则万物之生，其初皆水，先天后天，皆本于是，阴阳互为根蒂，不可偏废。而水即阳之化也。此先天之论。若讲后天，有生之后以水谷养之，至十六岁而阴精成，此时竟讲无形之阳，其精血从何处而来？景岳将先天阳气辟丹溪，而自成一家之言，大误后学。又若精在人身，盛则阳强，衰则阳痿。可见精衰则阳痿，当补阴为主。再若养生家所重者，惟曰纯阳，纯阳之阳，以精言也。精若漏渗，何阳之有？既云纯阳而阳以精言，精若渗漏何阳之有，可见阴精去而阳气散，当补阴则阳气常存。丹溪补阴之说不诬矣。凡精血之生，皆为阳气，得阳则生，阳化气，阴成形。失阳则死。阴竭则阳去，岂有阴竭而阳气独存者乎？譬诸草木，初生苗，继生枝叶，再生花实；皆雨露之所滋，而化生枝叶花实。其衰也，花实落而枝叶存，以渐而凋也。木液竭而生意尽，收藏之道也，非阳衰也。人之衰也，精血去而形犹存，以渐而终也。精血去而形犹存者，非阳气也，乃后天水谷之精气以养之也，故人绝水谷即死。即此阳气，亦是水谷化生。凡在生者，无非生气为之主。生阳由谷气而生。

而一生之生气，何莫非阳气为之主，而但有初中之异耳。有生之后，惟以胃气为本，而以水谷为养。若讲无形之阳气，从何处生来？若以精至为阴至，岂花果之成，亦草木之阴至耶？花果雨露滋养而成。阳强则寿，阳衰则夭，又何以见阳之有余也？阳亢则衰，阴绝则阳去，景岳但讲阳气而不言阴精所奉其人寿，《内经》之理未明，强词夺理以毁丹溪，大罪，大罪。观"天年篇"曰：人生百岁，五脏皆虚，神气皆去，形骸独居而终矣。五脏皆虚者，五脏之精也，即阴也。形骸者，精之躯壳也。有精即有气，形骸内，阴阳精气皆寓于中，阴精绝则阳无附而死矣，所谓阴不足，乃大理也，何必矫强立言？夫形，阴也；神气，阳也，神气去而形犹存，此正阳常不足之结局也，而可谓阳常有余乎？赵氏《医贯》亦云：人之真火，如鳌山走马灯，火动则拜舞飞走，火熄则徒存躯壳而不动，独加意补阳为主。景岳之言，亦犹是耳。余谓不然，殊不知火之中有油焉，油旺则火明，油少则火暗，油干则火灭，我欲加油则火常明。夫五脏之虚，乃五脏之阴精虚，非阳气虚也，阴精绝则孤阳无所附而死。此阴不足之结局，故经云：阴精所奉其人寿。不明大理，妄自穿凿。○人之形，躯壳也，非阴也，有此形而阴阳寓于中。人之初生，藉水谷之精气而日渐长大，及其死也，精竭而阳气去，徒存躯壳。若讲形为阴精，误矣。故善治精者，能使精中生气。此景岳常谈。今欲以不足之元阳，认作有余而云火，则相习以苦寒之劣物，用为补剂以滋阴。丹溪言滋阴，未讲苦寒，景岳将苦寒二字责丹溪，然景岳寒阵新方仍用之，何耶？然天地之道，本自和平，一有不平，则灾害至矣。既云和平，不宜专讲阳矣。而余谓阳常不足，岂亦非一偏之见乎？真一偏之

见。夫人所重者，惟此有生，而何以能生，惟此阳气。精生气。

景岳"小儿补肾论"云：小儿精气未盛，后天之阴不足也。父母多欲水亏，先天之阴不足也。据此说，小儿尚且先后天之阴不足，况大人情欲多端，真阴易耗，所以丹溪有阴不足论，而景岳以阳不足辨之，何言之不相合若此？

小儿补肾论

夫小儿之精气未盛，后天之阴不足也；父母之多欲水亏，先天之阴不足也。丹溪之论，不必言其非矣。凡小儿之病最多者，惟惊风之属。而惊风之作，则必见反张戴眼，斜视抽搐等证。此其故，总由筋急而然。盖血不养筋，所以筋急，真阴亏损，所以血虚。血属后天，乃真水未足，不能荣木，肝木失其所养，故手足搐搦牵引而为惊风，非外邪为病，此热极生风。《原病式》言之详矣。

丹溪言阴常不足者，因人之初生，必待乳哺水谷，积十六岁而阴气始成，而为人之父母，所以有阳有余阴不足论。幼科钱仲阳独以六味丸为幼科之药，丹溪之言可为后世法。景岳创阳不足论以辟之，及观此篇仍脱不出。丹溪之论，未成人之时亦讲补肾，不必言其阴不足之非矣。

命门余论

一、命门为精血之海，脾胃为水谷之海，均为五脏六腑之本。然命门为元气之根，为水火之宅，五脏之阴气、阳气，非此不能滋发。先天之本在命门，后天之本在脾胃。有生之后，惟以脾胃为根本，资生之本，生化之源，故人绝水谷则死。精血亦饮食化生，经云：人受气于谷。余独重脾胃。○既云水火之宅，阴阳寓于中，何故竟讲阳而不言阴？而脾胃以中州之

土，非火能生，但言火而不言水。然必春气始于下，则三阳从地起，而后万物得化生。卦有六爻，但知有三阳，而不知有三阴也。吾故曰：脾胃为灌注之本，得后天之气也；命门为化生之源，得先天之气也。先天阴阳，合而为一。若竟讲先天，日日用补肾之药而不饮食，岂有得生者乎？故以脾胃为本。所以《内经》以胃气为主。

一、命门有火候，即元阳之谓也，即生物之火也。姑以大纲言之，则一阳之元气，必自下而升，而三焦之普濩①，乃各见其候。前云命门为水火之宅，今但讲火候，不知天一生水之义，亦是偏见。○中焦如灶釜者，凡饮食之滋，本于水谷，胃中阳气，其热如釜，所以朝食午化，午食申化，如釜化之速。观灶釜之少一炬则迟化，增一炬则速化，火力不到则全然不化，即其证也。经云：一阴一阳之谓道。阴阳水火，不可偏胜，此但言火候，而不及水之一字。殊不知胃为水谷之海，多气多血，胃中津液充润，食物可以转输运动而下行，若干枯，则不能转输而下达。如竟讲火候而不及津血，则肠胃槁而成噎膈矣。○灶下多火，釜中之物皆焦干而坏，此理易明。总之喜用热药耳。○上焦如太虚者，凡变化必著于神明，而神明必根于阳气。阳之在下则温暖，故曰相火以位；阳之在上则昭明，故曰君火以明。是以阳长则阴消，而离照当空，故五官治而万类盛。上焦如太虚，即朱子云：虚灵不昧，以具众理，而应万事者也，是毫无人欲之起也。若心君之火一起，即人欲所蔽而昏矣，不可言火也。火宜镇静不动，方是以明以位。若讲阳长阴消，必欲使真阴消尽而为之离照当空，五官治而万类盛乎？○此以三焦论火候，则各有所司，而何以皆归之命门？不知水中之火，乃先天真一之

气，藏于坎中，自下而上，与胃气相接而化，实生生之本也。是以花萼之荣在根柢，花萼之荣，必藉水以滋养。使真阳不发于渊源，则总属无根之火矣。无真阴之水，谓之无根之火。火无油，不能常明。若使命门阴胜，则元阳畏避，而龙火无藏身之地，故致游散不归，而为烦热格阳等病。龙有水则能潜伏于下，阴胜两字不知是真阴胜、阴寒胜？混言阴胜，不分明白。治此者，惟从其性，但使阳和之气直入坎中，据其窟宅而招之诱之，则相求同气，而虚阳无不归原矣。一阳居二阴之间，因阴衰而阳亢，岂可以热药招之？昧者不明此理，多以虚阳作实热，当以真阴养之。不思温养此火，而但知寒凉可以灭火，安望其尚留生意耶？水可养火，火旺则水干，如灯中之油，油干则火灭。温养两字，不可作热药治，当以真阴养之。赵养葵所谓水养火也。此实医家第一活人大义。若讲热药治虚火，杀人多矣。惟以滋阴之中，少加热药为引导则可。

一、命门有生气，即乾元不息之机也，无生则息矣。盖阳主动而升，阴主静而降。惟动惟升，所以阳得生气；惟静惟降，所以阴得死气。命门生气，即坎中阳气也，不可竟言阳，因阳在水中。又如水暖则化气，化气则升，无不生也；水寒则成冰，成冰则降，无不死也。阳伏于下，阴浮于上，万类潜藏，至春发生，故河水坚冰而阳气下伏而暖，昆虫草森潜藏于下，非死也。至若人之生气，无所不在。俱是浮谈。

命门一阳居二阴之间，生气即一阳也。坎中之阳气升腾，因有坎中之水养之，所以不致孤阳飞越。今竟以生气为阳，而脱却阳中有阴之义，殊不知阳根于

———————

① 濩：分布，布散。

阴，无阴则阳无以化。据云：水暖则气升，不知天令严寒，井中之水暖而气升者，此阳闭藏于内也。夏月则无之，阴在内也。又云：水寒则成冰，无不死也，不知水寒成冰，万物潜藏，故鱼龙在水底，未见其死，所谓阳杀阴藏也。何必哓哓多说以惑人？

盖命门为北辰之枢，司阴阳之柄，阴阳和则出入有常，阴阳病则启闭无序。即此言阴阳不可偏废，何故独以阳为重？故有为癃闭不通者，以阴竭水枯，干涸之不行也。癃闭之治不一，不可单讲阴竭水枯之一端。有为滑泄不禁者，以阳虚火败，收摄之无主也。滑泄不禁，不可单言阳虚火败。若执两法而治，未免失之多矣。然精无气不行，气无水不化，此其中又有可分不可分之妙用。此即《内经》所谓无阳则阴无以生，无阴则阳无以化，阴阳互用而不可分。

一、命门有阴虚，以邪火之偏胜也。邪火之偏胜，缘真水之不足也。故其为病，虽是火证，而非邪热实热之比。盖虚热之火不可以寒胜，所谓劳者温之也。此温字当作养字解，温存以养，使气自充，若作温热解，失之多矣。盖虚火因其无水，只当补水以配火，则阴阳平而病自愈。赵养葵之言。若但知知、柏为补阴，则愈败其肾，而致泄泻食减，必速其殆矣。阳亢之时，亦当用之。

阴虚以邪火之偏胜也，邪火之偏胜，由真水之不足。即此而论，水因邪火而耗，当滋水而兼降火。譬之釜中之水，灶底之火煎熬而耗，若但加水而不退火，终无益也；加水而兼退火，则水不干，如六味加知、柏是也。若胃气伤，不可用耳，景岳寒阵中方仍用之以治阴虚火亢，独不害人耶？

误 谬 论

医之为道，性命判于呼吸，祸福决自指端，此于人生关系，较之他事为尤切。以此重任，使不有此见此识，诚不可猜摸尝试以误生灵，矧立法垂训，尤难苟且，倘一言失当，则遗祸无穷，一剂妄投，则害人不浅。汝之阳不足论，遗祸无穷。窃见相传方论，每多失经意，背经旨。总属意见有不到，至理有未明，故各逞胸臆，用示己长。汝之逞胸臆，示己长，特自不觉耳。第以疑似之间，加之便佞，则真为伪夺。是非乱而强辨出，由是贤者固执，愚者亦固执。汝之强辨，专以阳为重，亦愚者之固执，抑贤者之固执乎？

辨 河 间

刘河间《原病式》所列病机，原出《内经》，而以病机十九条总于篇末，且曰：有者求之，无者求之，盛者责之，虚者责之，令其调达，而致和平。补偏救弊，使气道流行而和平。岂竟讲热药补塞乎？自《原病式》出，而丹溪得之定城，遂目为至宝，因续著《局方发挥》，及阳常有余等论，丹溪著《局方发挥》，不可执方治病，非若新方之害人。即如东垣之明，亦因之而曰：火与元气不两立。即壮火食气，热伤气也。今之医流，则无非刘、朱之徒，动辄言火，莫可解救，多致伐人生气，败人元阳，杀人于冥冥之中而莫之觉也。用热药而杀人者，皆景岳之误也。医道之坏，莫此为甚。医道之坏，坏于此书。此书之作，坏于《医贯》。

《内经》病机十九条，属火者五，属热者四，属寒者一，可见火热为病者多，故河间、丹溪、东垣出，而著《原病式》、"阳有余阴不足论"、《脾胃论》、《内外伤辨》、《局方发挥》，用药宜活，因病而施，所以后人得以受其益。今出景岳之书以辟之，亦生民之厄运也。目下时医俱奉此书为至宝，用新方而治病，蒙其害者多矣。○此书独立主见，以阳为重，重用热药，深毁前贤，不知未有此书，生民患病者，未见皆死，既有此书，未见皆活，但见各处来就医者，多为热药补火而误也。

宾谓吐酸吞酸，总由停积不化。而停积不化，由脾胃不健，非温脾健胃不可也，而尚可认为火盛耶？停积不化，则郁而为热，犹如仓廪之米豆，其气不通则发热，其理可知。若竟讲温补，其痞塞更甚矣。且妄引经文为证，其谬孰甚？河间发明《内经》诸呕吐酸，皆属于热之言，岂妄引乎？景岳将《内经》之言俱废矣，真轩岐之罪人。

夫泻白为寒，人皆知也，而青挟肝邪，脾虚者有之，岂热证乎？青乃肝火煅炼，积滞而下痢。红因损脏，阴络伤者有之，岂①尽热乎？红因损脏络而下血，此肠红之症，误认为痢，大谬，大谬。黑为水色，元阳衰者有之，岂热乎？痢证热极而黑，《准绳》有瘀血一条，色亦紫黑，有热毒熏灼而黑者。诸家皆为热，景岳以为阳衰，不知出于何书，大误后人。凡泻痢者，水走大肠，小水多涩，水枯液涸，便尿多黄，泻于②痢病属两途，岂可混言？水泻由大肠而去，故以分利为先。此黄涩之证，未必皆由热也？未必两字甚游移，则非尽寒也。至如完谷不化，澄澈清冷，诚大寒矣，河间只言痢不言澄澈清冷，《原病式》属在寒症，并未言火也。然人偶以寒邪伤脏，或偶以生冷犯脾，稍失温和，即病泻痢，此本受寒，然未必即大寒证也。景岳泻痢并言，大非识病之处。且凡脾胃初伤，阳气犹在，何至清冷，遂成完谷不化？盖由生冷伤于前，复以寒凉败于后也。但言痢未言完谷不化，

《原病式》澄澈清冷仍议寒症，并不言热，何必言其谬？○凡饮食入胃，其神化而归于营卫者，乃为膏血，其不化而留于肠胃者，惟糟粕耳。此其为精为秽，本自殊途，是以糟粕不能化脓，从可知矣。且垢亦非脓，而实肠脏之脂膏也。粘腻积滞而云脂膏，认病不真，贻祸后人。如久痢不已，或经年累月，而所下皆有脓垢者，岂热化之脓，可以久延如此乎？其非脓也明矣，安得皆云为热？仲景治痢，用黄芩芍药汤、白头翁汤，皆苦寒之药，岂有误乎？欲罪河间，仲景之言亦当照顾。此盖以肠脏受伤，而致膏脂不固。若不安养脏气，而用寒凉，未有不脏气日败，而至于死。仲景治痢之方可去矣。

河间因病机属热属火者多，故阐发阴阳之理，恐后人误用热药耳。观其立方处治，仍有桂、附、参、术等补剂，非谓无寒症，而概用寒凉。景岳独以一偏之见，专以温补为主，助阳为本，深罪刘、李、朱三大家，惟张仲景为医中之圣，不敢斥言，然尚有滋阴发汗之谬言，以补仲景之未及，真医中之贼也。

以五色分五脏，其理颇通，若谓本则一出于热，则大不通矣。夫泻出于脏，无不本于脾胃，脾胃之伤，以五气皆能犯之。将泻之一字立说，大谬，大谬。

泻与痢大不相同，泻者无积而不后重逼迫；痢者有积而后重逼迫腹痛。河间言痢不言泻，景岳以泻而言，脱去痢字而议河间之非，真认错关头。

一、河间曰：治痢莫若以辛苦寒药治之，或微佐辛热则可。据此说，最为治痢之害。治痢用香连丸，诸名家用之，奏效者多矣，何云治痢之害？总之，此书之

---

① 岂：原作"其"，今据《景岳全书》改。
② 于：疑作"与"。

作，以辟刘、朱为本，而近时用热药杀人者，皆宗此论而惑人，可谓医中妖孽。自丹溪之后，凡治痢者，悉用寒凉，皆此说之误之也。用寒凉推荡而痢愈者亦多，用热药而死者亦不少。毋论其他，姑以苦能燥湿之言辨之。夫五味之理①悉出《内经》，有曰：以苦燥之者，盖言苦之燥者也。河间不能详察，便谓是苦皆燥，而不知《内经》之言苦者，其性有二，其用有六。用味苦之药燥之，《内经》不言苦之燥者也。景岳不明经旨，反言河间之非。《内经》云：脾苦湿，急食苦以燥之。河间之言不谬。《内经》并不言其性二，其用六，景岳妄将经旨私自杜撰。〇河间言诸苦寒多泄，惟黄连、黄柏性冷而燥，未尝言是苦皆燥。药性言黄连能厚肠胃，故凡火之泻者，必以吴茱萸、炒黄连以治之，暴注之泻必用黄连。何必矫强立言而深毁河间？曰：湿淫于内，治以苦热；燥淫于内，治以苦温。是皆言苦之阳也。《内经》治以苦热，非竟以苦热为治。下句云：佐以酸淡，以苦燥之，以淡泄之。燥淫于内，治以苦温，佐以甘辛，以苦下之。非竟讲一句，其中有佐使之药。若但言苦燥苦温，其湿得热则郁蒸，而湿气更甚；燥症得温，其燥更甚，故下文佐以甘辛，以苦下之，其火得下泄，其燥自润。景岳单扯一句而言，不将下文细究，而妄自议论前人。苦之发者，麻黄、白芷、升、柴之属也。白芷，味辛。苦之温者，人参、味甘。附子、姜、桂、吴茱萸、肉蔻、秦椒之属也。诸药之味俱辛，并非苦也。误认为苦，大错，大错。苦之坚者，续断、地榆、五味、诃子之属也。黄柏能坚肾，此四味并非苦者也。夫气化之道，惟阳则燥，惟阴则湿，此不易之理也。夫地炎热则润，严寒则地土燥烈，此不易之理。岂以沉阴下降有如黄连、黄柏

之属者，以至苦大寒之性而犹谓其能燥，有是理乎？《内经》云：脾苦湿，急食苦以燥之。又云：肾欲坚，急食苦以坚之，以苦补之。有湿热，必用黄连。〇河间未尝不分寒热，惟暑热之邪而言热。近来治痢，俱用温补止涩而死，皆景岳杀之也。是但知苦燥之一言，惟黄连、黄柏未尝言是苦皆燥。而不察苦发、苦温、苦坚、苦泄、苦下之五者，抑又何也？坚者，即燥之义也。河间本《内经》五脏苦欲补泻而立言，非杜撰创立之语。因致后人治痢，多不分寒热虚实，动以河间之法，至死不悟，谁之咎与？夏伤于暑，秋为痢疟，故以清暑热之药。然治病有寒热虚实，必察色辨证，审其为寒而用热药，审其为虚而用补药，审其为热而用寒药，审其为邪实而用推荡，不可执定见识而咎河间。

　　夫肿胀之病，因热者固有之，河间之言不谬矣，但未及论寒胀耳。因热固有之，则仍有热胀者矣。而因寒者尤不少。经曰：脏寒生满病。又曰：胃中寒则胀满。此皆轩岐之言也。诸腹胀大，胕肿，皆属于热，亦是轩岐之言，则知河间非无本之言也。且庶物隆盛，乃太和之阳化，以此拟形质之强壮则可，以此拟胕肿之病象则左矣。往往胃热则胕肿。〇热胜则肿，此《内经》之言也。六月土令，湿热土浮而万物隆盛，至秋渐渐收缩。此天地升降沉浮之理，何必强词夺理？

　　寒战皆为火证，而何以经曰阴胜则为寒，又曰阳虚畏外寒，又曰阳虚而阴盛，外无气，故先寒栗也，又曰阳明虚则寒栗鼓颔也？河间悉言为火，其然否可知也。经云：诸禁鼓栗，皆属于火。则知战栗乃热极而反见寒象，畏寒、外寒、寒栗与禁栗不同，畏寒、外寒、寒栗，但有怕寒之

---

① 理：原作性，今据《景岳全书》改。

意，禁栗乃战栗动摇之象，自有分别，不必深辟河间。○即如疟疾，寒战之极，必发壮热，因内伏之邪热外达也。

据此所云，恐则喜惊，恐则伤肾。然经曰：肝气虚则恐。又曰：恐则气下，惊则气乱。夫肝肾既亏，而复见气下、气乱，无非阳气受伤之病。阳气受伤，则何由心火遽甚而惊则皆由火也？气下，气之下坠也。气乱，气之扰乱不宁也。不宁则火起，非阳气受伤之病，将谓补阳乎？今常见惊恐之人，必阳痿遗溺，其虚可知。火炎于上，不能降下而阳痿；惊则肝胆之火妄动而下注疏泄，遗溺也。然因火入心而惊者有之，未有因恐而惊者，皆可指为火，则倍理甚矣。惊恐相连为病者多。五志之火，由惊恐悲哀喜怒忧思而起，于理不悖。

夫邪火盛而阳狂见鬼者固然有之，又岂无阳气大虚而阴邪为鬼者乎？因热者固有之，则知河间非杜撰矣。《难经》曰：脱阴者目盲，脱阳者见鬼。华元化曰：得其阳者生，得其阴者死。岂皆妄意之言乎？脱阴脱阳，俱是绝症，得其阳者生，得其阴者死，非如见鬼神之解。

辨　丹　溪

尝见朱丹溪阳常有余阴常不足论，且妄引《内经》强以为证。此诚大倍经旨，大伐生机之谬谈也。盖人得天地之气以有生，而有生之气即阳气也，无阳则无生矣。无阴则阳无以生矣。经云：无阴则阳无以化。据景岳可删去一句矣。故自生至壮，无非阳气为之主，而精血皆其化生也。精生气之说不必言矣。是以阳盛则精血盛，生气盛也；阳盛则阴衰。阴阳宜平，不宜偏。阳衰则精血衰，生气衰也。故经曰：中焦受气取汁，变化而赤是谓血。岂非血生于气乎？谷气入胃而化生

血，非气也，所谓精生于谷。经云：人受气于谷，谷入于胃，以传于肺，五脏六腑皆以受气。何得云阳衰则精血衰、生气衰也？与《内经》之旨大相悖谬。故东垣著《脾胃论》以垂后世，为万世医门之法。○中焦者，胃也。水谷之精气，化而为血，胃中水谷即有形之物，变化而为血，若胃中但有气而无水谷，将何以化血乎？水谷即阴也。景岳其有说乎？丹溪但知精血属阴，而不知所以生精血者，先由此阳气。倘精血不足，又安能阳气有余？由此虑之，何不曰难成易亏之阳气，而反曰难成易亏之阴气？是何异？但知有母而不知有父乎？人出自母胎，乳哺水谷至十六岁阴精始成，岂有不因水谷而专讲扶阳乎？何"小儿补肾论"又议王节斋之非？何前后之不符耶？其所立补阴等方，谓其能补阴也。然知、柏止堪降火，安能补阴？若任用之，则戕伐生气而阴愈亡。景岳寒阵新方中治阴虚火盛，仍用知、柏，独不伐生气乎？及察其引证经文，则何其谬诞，若经曰：阳者，天气也，主外；阴者，地气也，主内。故阳道实，阴道虚。此"太阴阳明论"言脾之与胃生病有异。以阳明主表，太阴主里。《内经》之言，包括总理。如阳者天气也至阳道实阴道虚八句，统言天地阴阳之理，后言犯虚邪贼风阳受之，饮食不节起居不时者阴受之，言病也。阳受之则入六腑，阴受之则入五脏，言阴阳表里也，非单言脾与胃。凡犯贼风虚邪者，阳受之，阳受之则入六腑。而外邪在表，邪必有余，故曰阳道实也。饮食不节，起居不时者，阴受之，阴受之则入五脏。而内伤脏气，脏必受亏，故曰阴道虚也。阳病多实，阴病多虚有如此，岂以天地和平之阴阳而谓其阳常有余，阴常不足乎？言脏腑表里受病，不言虚实，岂有入五脏而多虚者，如下文䐜满闭塞，

下为飧泄，久为肠澼，皆为虚乎？景岳《内经》之言尚欠明白，丹溪言阳道实则入表，阴道虚则入里，岂非阳有余阴不足乎？又经曰：至阴虚，天气绝；至阳盛，地气不足。此本以上下不交者为言，亦非阳有余阴不足之谓也。且下二句犹或似之，而上云至阴虚，天气绝，则何以为解？丹溪之言，亦有似之。

圣王悯黎元之疾苦而设医。观《内经》病机十九条，属火热者多，故河间、丹溪、东垣出而治病，俱阐发《内经》之旨，而垂后世。若寒症仍用温热，但寒症少而热症多，犹恐热药耗人元气，故谆谆告诫。何生民不幸，出此景岳之妖孽，创新奇之语，而为阳不足论，深心著意，以毁前贤，使世人喜用热药，至死不悔。及至立新方，寒阵中仍用寒凉，抑又何耶？

据丹溪相火论，无非阐扬火病而崇其补阴之说也。据景岳将阳字敷衍，创论以辟丹溪，使人用热药而害人，真岐黄之妖孽也。两仪动静，为五行之先天，先天者，性道也；五行寒热，为两仪之后天，后天者，变体也。凡疾病俱因后天变动而起。若讲先天，则毫无人欲，五志之火寂然不动，焉有疾病？阳为元气之大主，火为病气之变见，而动乃阳之性道，安得以性道为病变，而言凡动皆属火也。人欲之萌动，由先天性道中来，不必哓哓多说。即自天人论之，则曰天行健，岂天动即火乎？又曰君子以自强不息，岂人动即火乎？丹或独言人之病。天之运动，此常道也。人之四体运动，周身气道流行，合天之数，是谓无病。若七情六欲交战于中，劳役过度，厚味煎炒，则火起焉，如天之雷电而火起焉，岂天无火乎？镇静不动则能生物，劳动太过则起而害物。若谓凡动皆属火，则岂必其不动而后可乎？若人奔走劳动，则汗出脱衣，岂非动则火起之明

验与？夫以阳作火，词若相似，而理则大倍矣。动静以理言，何为大倍？在丹溪则曰：阴虚则病，阴绝则死；阴绝则孤阳飞越而死，如盏中之油干则火灭。余则曰：阳虚则病，阳脱则死。阳为外卫，阴为内守。阳之脱也，因内守之阴耗竭，阳无所附而脱，故阴精所奉其人寿。景岳不知大理，妄自穿凿以误人。因动生火，此或因情欲之思者，止有一证，如欲念不遂，或纵欲太过，致动相火而为劳瘵者，诚有之也。非一证也。不可以一欲念不遂，纵欲太过，致动相火而论。即此一证，亦是阴精耗竭，相火亢盛而病。丹溪之言，不为谬矣。如五志之动，皆能生火，则不然也。经曰：喜伤心，怒伤肝，思伤脾，忧伤肺，恐伤肾。五脏受伤，则五火何由而起？五志即人欲之火。五脏者，藏精气者也。精气衰，则火起也。经曰：五脏者，主藏精者也。伤则失守而阴虚，阴虚则无气，无气则死矣。经云：阴虚生内热。又云：热伤气。不闻有阴虚则无气之语。可见脏不可伤，气亦不可伤，未闻伤即为火也。经云：壮火食气。即为火也。即云为火，必有火证，使无火证，而但以动字敷衍其说，是何异捉影为形？动静以理言，不为敷衍，如天为阳，阳主动，地为阴，阴主静。天之动，疾风雷电，即天之火也。人肖天地，人之动，喜怒悲思恐，触而发之则火起矣，即人欲之火也。常见五志所伤之人，伤极必生战栗，是盖以元阳不固，神气失守而然。五志之火起，将元阳不固创论，真为杜撰。

原经文五火之说，乃"解精微论"中言厥病之目无所见也。谓阴阳不交，所以为厥，厥者，逆。阳逆于上，火不降，阴逆于下，水不升，水火既不升降，而目以一阴之微精，不胜五脏之阳逆，此单言厥逆之为病也。厥病有一水不胜五

火，至他病亦有之。岂言火有五，而水止一乎？五志人欲之火，即是五火。**又按：**二火之说，乃论人有身寒之甚，而反不战栗者，名为骨痹。谓其人肾水素胜，以水为事，则肾脂枯而髓不能满，故寒甚至骨也。岂非真阴不足之寒乎？精气不足则骨髓空虚而畏寒，故纫时老人朝涉，乃骨髓充实，所以不畏寒。又以肝为一阳，心为二阳，二脏皆有伏火，则一水不胜二火，所以身虽寒而不冻栗，此单言骨痹之为病也。如此又岂阳常有余之谓乎？一水不胜二火，即是阳有余矣。○《内经》之言包括浑融。一水不胜二火，虽言骨痹，而议火多水少，理则一也。丹溪言阳有余阴不足，亦非杜撰之言，非比汝阴有余阳不足之杜撰也。

予味丹溪云：气之病寒者，十无一二。夫气本属阳。经云：气伤精。岂非气有余而为火乎？经曰：气实者，热也；气虚者，寒也。据景岳引经文气实者热也，则气有余便是火之说不谬矣。又经曰：血气者，喜温而恶寒。寒则泣不能流，温则消而去之。则其义可知矣。但讲温不言热，若用热药，则血气反为所耗。温者，温和之意，即温养也。且今人之气实与气虚者，孰为多寡？则寒热又可知矣。《内经》病机属火者多。景岳将《内经》细究则知火症居多矣。岂《内经》之言不足凭乎？然而何以证之？如心气虚则神不明，肺气虚则治节有不行，脾气虚则食饮不健，肝气虚则魂怯不宁，肾气虚则阳衰而精少志屈，胃气虚则仓廪匮而并及诸经，三焦虚则上中下俱失其职，命门虚则精气神总属无根，《内经》云：五脏六腑皆受气于胃，不言命门也。凡此者何非气虚①之类？气虚即阳虚，阳虚则五内不暖而无寒生寒，所以多阳衰嬴败之病。气虚因热邪耗散其气之故。《内经》云：热伤

气。若以阳虚而用热药，则愈耗其气。故东垣刻刻戒辛热之药，有耗散元气之祸。孙真人夏月热气熏灼，元气受伤，以生脉散补之，未闻有补火之说。○景岳每每言气虚即阳虚而用热药，不知气虚当用参芪，若用热药，气愈耗矣。其曰：气有余便是火，而余反之曰：气不足便是寒。气不足便是寒，气有余便是火，两句对讲，不必强辨。

据丹溪曰：湿热为病，十居八九，则无怪乎寒凉之药，亦宜八九矣。东南卑下之地，地卑土湿，湿气熏蒸而湿热，故病居八九。以天道证之，交四五巳午之月，天令郁蒸，衣服器皿皆霉黴败坏，岂非湿热所致乎？西北地土高燥，则无霉黴之患。

丹溪夏月伏阴论，据此则夏月止宜寒凉矣。丹溪言夏月炎热，肺金受制，不宜妄投热药，以耗元气，非谓竟用寒凉。不宜妄用者，盖恐孟浪投之耳。亦将妄字一解为妙。春夏有阴寒之令，秋冬有温热之时，所谓主气不足，客气胜也。反四时则病。所谓必先岁气，无伐天和，亦此谓也。寒热温凉，此四时之令。故《内经》"四气调神论"宜应四时以养生。若论客气，乃非其时而病，丹溪必不执法处治，景岳何必将客气以毁之。丹溪止知时热宜凉，而舍时从证，又何以不知也？丹溪治夏月寒症，亦用热药，从权治法，丹溪岂不知乎？观其所论，止言夏月忌温热，丹溪明明说妄字，何故改作忌字？不言冬月忌寒凉，何其畏火之见，主火之言，一至于此？言夏月，其冬月不言而喻矣。

一、丹溪《局方发挥》曰：经云：暴注下迫，皆属于热。又曰：暴注属火。又曰：下痢清白，属寒。故泻痢一证，似

---

① 虚：原无，今据《景岳全书》补。

乎属热者多，属寒者少。详玩《局方》专以涩热为用，若用于下痢清白而属寒者斯可矣。可见丹溪治下痢清白者，仍讲温热之药。其属热者，投以涩热，非杀之而何？据此说，以二火一水言泻痢之由，殊未当也。夫经言暴注下迫，皆属于热者，谓暴泻如注之下迫，非肠澼下痢之谓也。丹溪言暴注下迫，乃夏秋感受暑热之邪而为痢，脓血稠黏，逼迫肛门，腹痛后重，非飧泄，久为肠澼也。秋令之痢，乃暴病，属湿热者多，飧泄肠澼乃久病，岂可并论乎？且《内经》言，泻痢之证，寒者极多，于泄泻门详列可考。何丹溪独引二火之说？言痢而不言泄泻，若泄泻而认为痢，景岳失之多矣。夫以泻痢为火者，本出河间，而丹溪宗之，故变为此说，遂致诸家方论，皆言湿热，而不知复有寒湿矣。诸家皆言湿热，惟景岳独言寒湿，不知湿气郁蒸则为热。在丹溪之言火多者，谓热药能杀人，病机属热者多，属寒者少，景岳不知《内经》之言。而余察其为寒多者，痢属热者多。则但见寒药之杀人耳。治痢往往用仲景黄芩芍药汤而愈者多矣，岂仲景之法非欤？〇热病寒病，用药得宜，皆能活，非寒药专能杀人。若是，则《内经》治热以寒、热者寒之之句可删矣。

仲景治痢，可下者十法，可温者五法，可见属热者多。景岳将《金匮要略》细读之，然后再讲著书。

据丹溪，以痢之赤白言血气，而分属大肠小肠，其于五行之说则然，而于病情则凿矣。盖小肠为心之府，宜主血；此言红积小肠，属血分，故红。大肠为肺之府，宜主气。此白积属气分。然水谷气化于小肠，岂小肠之非气乎？或粪前见血，岂大肠之无血乎？经曰：血者，神气也。此非赤化于气乎？血者，水谷所化。又

曰：白血出者死。此非白亦为血乎？盖赤白无关[1]血气，但其来浅者白，而来深者则赤也。故经曰：阳络伤则血外溢，此言血出上窍而吐衄。阴络伤则血内溢。此言便血，即肠红，非言痢也。景岳认错经旨。〇丹溪言痢，有气血之分，不言阳络伤、阴络伤之衄血、便血。辨别毫无确当。至若初得一二日间，元气未虚，必推荡之。则此说不可概言矣。此证有不宜下者，有必不可下者，岂以一二日间必可推荡耶？丹溪原云：元气未虚必下。今单执下句而疑其必字耶。〇丹溪言元气未虚必推荡之，此《内经》通因通用之法。若元气不足，自然不用推荡。观《格致余论》治叶先生之痢，后重逼迫，正合承气症，因气口脉虚，面色黄而白，平昔过饱伤胃。遂与参术十余剂，先补其胃气，而后用承气推荡之。丹溪岂孟浪乎？景岳看书未到，竟将推荡两字深罪之，大谬，大谬。宜推荡者，亦不过数十中之一二耳。不可执定十中一二，可推荡则推荡，可清则清，可补则补，在用之权变耳。〇仲景治痢，至其时复发，此下未尽也，复下之。想景岳未读此书也。在丹溪亦曰：余近年涉历，此造用之书。亦有大虚大寒者。此亦丹溪晚年之一隙耳，亦知前言之过否。则知丹溪仍有用温补，何得责其用寒凉，吹毛求疵以毁之。

一、丹溪痢疾门附录曰：诸有积者，以肚热缠痛推之；诸有气者，以肚如蟹渤验之。大要以散风邪，行滞气，开胃脘为先，不可遽用补涩，致增变证。此段丹溪治痢有外感，有气滞，当用通因通用之法，不可骤用补涩，使积邪无处出路，必变症蜂起，而淹延不已。

据此三法，亦不过言其大概。至若补

---

[1] 无关：《景岳全书》作无不关乎，当从。

住寒邪之说，则大有不通。经云：邪之所凑，其气必虚。凡病之起，无有不因虚而发。外感内伤，七情饮食，皆乘虚而窃发。至于痢症，因内有积滞，外受暑热，故积滞稠黏，腹痛后重，理宜用仲景法下之。若补住，必变肿胀。此自然之理。○景岳将补住寒邪句，纷纷胡说以责丹溪，不细览《内经》之言，治病竟以一补为良法，真轩岐之妖孽也。夫既受寒邪，即当辨其虚实。实而补之，则随补随甚，即显见也，又何待乎变证？误补则有变证。若因脏气受伤者，则无非虚证，即宜温补。丹溪治脏气受伤之病，自然补之如人参膏。治阴脱之症，亦见奇效。岂丹溪不知治虚症乎？盖温可逐寒邪，补可健脾肾，脾肾健，寒邪去，则无不速愈，何反有补住之理，变证之说？既云寒邪，当去寒邪为主，若邪而用补，其邪从何而去？若补住寒邪，其变症自然蜂起。景岳之言，害人不少。若执补住之说而禁用之，则虚者日虚而变症百出矣。若邪未去而执用温补，其邪更甚，必致变证百出矣。余所见，寒凉变症之害，不可胜纪，近则旬日，远则经年，终于殒命而后已。邪未去而补，邪气闭塞于内，扰乱本元，绵延岁月而殒命矣。《内经》客者除之之说，不必言矣。未闻以温补变症而淹延不已者。温补则邪不散，必淹延而死。余年出古稀，涉历不少，虽古稀之年，涉历尚少，故执定温补而无活法。凡遇人言，无不曰补住寒邪，无不曰邪得补而愈盛，既云邪，则当去邪为是。若补之，如闭门逐盗，盗自何出？所谓藉寇兵而赍盗粮也。不通之论。致病者宁受凉而死，不愿温补而生。治病当寒凉用寒凉，当温补用温补，不可执寒凉为非而害人。仲景承气汤、白虎汤，岂非寒凉乎？余切悲之，今反其说曰：以寒遇寒，则留住寒邪，邪得寒而愈甚，理所必然。经云：人之伤于寒也，则为病热。以次传入于内，始而发表，入里用寒药攻之，仲景法也。岂寒邪不可用寒耶？

又总原刘、朱二家之说，无非偏执言火。自二子之说行，而轩岐之受诬久矣。使轩岐再起，能无眦裂而发竖乎？二子之说有误于人，何景岳述古之治，每每宗之而治病？且又云：丹溪治虚火仍用参芪之属，则知丹溪未尝不用温补；河间治肾水不足之类中，仍以地黄饮子，其中有桂附，则知二子遇热药补剂之病，亦尝用之，何得如此痛骂而辟之耶？若景岳颠倒是非，着意辟其言火而用寒凉，何新方寒阵中用知柏地黄汤治阴虚火亢者，岂非寒凉乎？景岳用之，独不害人耶？何敢肆言无忌，以谤前贤？

刘、朱二家，未尝竟用寒凉，遇虚寒症，亦常用参、术、桂、附。想景岳河间《宣明论》、《保命集》诸方未曾看耳。即《丹溪心法》诸方亦未尝不用温补，何必深罪其言。○岐黄之书，寒热温凉，随病而用，岂执定温热之药哉？若云寒凉害人，何经云热淫于内，治以咸寒，火淫于内，治以咸冷？可不言矣。景岳竟议温补之药，世人蒙其害者多矣。

论　时　医

一时医治病，常以标本藉口，曰：急则治其标，缓则治其本，是岂知《内经》必求其本之意？《内经》治病必求其本，求其受病之本也，或本风寒六气，或本七情六欲，此一本字，包括最多。急则治标，缓则治本者，如人患劳怯之症，偶然食积，或感风寒，自当暂治其停食、风寒，然后再治其本病。诸如此类，所谓急则治标也。景岳将标本之本，认为本元之本，大错关头。故但见其所急在病，而全不知所急在命也。此皆浮词不经之言。急治标，缓治本者，此古人治病之缓急，因病之害命，故急治其病，若舍病而曰所急在命，不知所处治乎？

一、中风症悉由内伤，本无外感。悉由两字，执死见也。本无外感，此风字从何处来？若云悉由内伤，而用补剂，误人多矣。○既云中风，因外之风邪乘虚而袭之，轻则口眼㖞斜，半身不遂，痰涎壅甚，语言不出，二便闭塞，或发表或豁痰开窍，通行经络，使邪去而后议补，此先贤之大法也。岂可云悉由内伤而骤补乎？大非正论。

一、伤寒关系全在虚实二字。实者易治，虚者难治。实者，邪气之实也，邪盛亦难处治，未可轻言易治。若治挟虚伤寒，不知托散，而但知攻邪，则愈攻愈虚，无有不死。托散之说，仲景之书不载。

一、伤寒阳经与阳证不同，阳经者，邪在表也；阳证者，热在里也。若以阳经作阳证，妄用寒凉，致外内合邪而不可解者，必死。阳经亦有用清凉解散者。

一、痢疾之作，惟脾肾薄弱者极易犯之。往往农夫强壮之人，患痢者甚多。夫因热贪凉，致伤脏气，此人事之病，非天时之病也。秋时患痢，亦因夏月感受暑热之邪，至秋收敛之时，其邪内发而为痢，在他月则无之，则知热邪之痢者多。痢证多在秋深，斯时也，炎暑既消，不可执言热毒，秋凉日至，何堪妄用寒凉？患在秋凉，感于夏月，经云：夏伤于暑，秋为疟痢。又有一生畏寒冷之物而亦患痢，岂寒凉为痢乎？

一、小儿痘疹发热，此其正候，盖不热则毒不能透，凡其蒸热之力，即元气之力，故自起至靥，无不赖此热力为之主。惟热甚而毒甚者，有内热真火脉证，方可

治以清凉，此不过数十中之一二耳。如无内热，而但有外热，必不可攻热以拔元气而伤脾肾。近代痘科全不知此，但见发热，止知寒凉，致伤脾食减，屆时泄泻而毙者，皆此类也。近来俱以清火解毒而全活者甚多，未见有用参、芪、桂、附而愈者。

一、痘疮不起，如毒盛而不可起者，此不救之证。大用清火解毒而全活者有之。

一、妇人经脉滞逆，或过期不至，总由冲任不足而然。若讲滞逆，不得不用消瘀行滞之药。若讲血枯，必当补养，故血滞与血枯不同。

一、凡情欲致伤，多为血症，或时发热，此真阴受伤。若但知治火，不知治阴，则阴日亡，而成劳瘵矣。真阴受伤，因欲火煎熬而伤。若无火，焉能耗阴？当先制其火，而后滋阴并清心静养，使火不沸腾而阴自生矣。○劳字之义，尚未详解。上面两个火字，下面一个力字，因用力劳动而火起，吐血咳嗽之病作，故要讲火之为病。

一、痰症必有所因，是痰不能生病，皆因病生痰也。若止治痰而不知所以生痰，则痰必愈甚。因痰而生病者多，何反言之？痰之生也，由恣食肥腻厚味，或好饮酒，或因抑郁气滞，积渐使然，胶固于胃，触动而发。故仲景有五饮之停积，王隐君有顽痰老痰之治，何得妄生议论以误人？

一、膨满总由脾胃，脾胃虽虚，未必即胀，若但知消导，则气愈虚而胀必甚。《内经》中满者，泻之于内；开鬼门，洁净府；去陈莝之言，可删去矣。

一、气滞隔塞，总属脾虚不运。若不养脾，但知破气，则气日亏而渐成噎隔。若竟讲养脾，《内经》言留者攻之，结者

散之，坚者削之之治不必言矣。实实之误，景岳大罪。

一、小水短赤，惟劳倦气虚、阴虚者多有之，若通作火治，而用寒凉，则变有不测矣。劳倦阴虚，东垣于参芪之中常用知柏，不可固执不宜寒凉。

一、病本大虚，治以微补，本无济益，若疑为误而改用消伐，则死。有似虚而用补剂，不能取效，至病深药浅，用补药至死不悔，皆此说误之也。

一、任医须择贤者。若彼宵小之辈，惟妄炫己长，好翻人案，多致淆惑是非，生命所系不浅。景岳即蹈此辙，大翻前人之案，杀人而不知觉也。

王叔和以左为人迎，右为气口，致后人每以左脉辨外感，右脉辨内伤，岂左无内伤，而右无外感乎？两句混乱，大谬，大谬。

《内外伤辨》东垣发明之，故有"辨脉"一条：外感风寒，皆有余之症，是从前客邪来也，其病必见于左手，左手主表，乃行阳二十五度。内伤饮食，饮食不节，劳役过度，皆不足之症，必见于右手，右手主里，乃行阴二十五度也。故外感风寒，则独见左寸人迎脉浮紧，按之洪大。紧者，急于弦，是足太阳寒水之脉。按之洪大有力，中见手少阴心火之脉。丁与壬合，内显洪大，乃伤寒证脉也。此乃东垣内伤外感辨脉之言。恐后人内伤外感不明，故细细详审而著《内外伤辨》，以垂后世，仁民之意深矣。岂有谬乎？景岳妄自穿凿，贻害不浅。

一、病人善服药者，闻其气，尝其味，便可觉宜否，固无待入腹而始知也。有病之人，或外感而人事不清，或内伤而口不知味，岂有病人尝其味而觉宜否乎？医者尚不能尝气味之性，必如神农可以尝而知之然。此说荒唐不经，病者无识无知

者多，故用医治之。如可尝而知之，不必延医矣。

京师水火说

此说人人共知，可以不必言。

医非小道记

予出中年，尝游东藩之野，遇异人焉。果遇异人而创此异言以误人乎？亦无对证之语，借此异人以惑世。

景岳自谓博览群书，而为明医圣贤尚且谦退，而景岳每每自夸，可耻，可耻。

病家两要说

病不贵于能延医，而贵于能延真医。景岳自谓真医矣。阅此书，瑕疵甚多，偏执一见，不明大理，真庸医之辈。使主者不有定见，能无不被其惑而致误事者鲜矣。此浮言之当忌也。景岳浮言驳辨，有似是而非者甚多，病家信以为高明，用之必有误处。

保 天 吟

一气先天名太极，太极生生是为易。易中造化分阴阳，分出阴阳运不息。刚柔相荡立乾坤，剥复决姤群生植，禀得先天成后天，气血原来是真的。既云先天名太极，易中造化分阴阳，又云刚柔乾坤后天气血，则知阴阳无偏胜也，何故讲治病独以阳为主？

脉 神 章

《内经》脉义

胃气

"平人气象论"曰：平人之常气

禀于胃，胃者，平人之常气也。人无胃气曰逆，逆者死。胃气为人之根本，非真阳为根本，景岳细思之。

又曰：人以水谷为本，故人绝水谷则死，脉无胃气亦死。先天真阴真阳虽足，一绝水谷，人即死矣。请景岳再思之，不必浮谈阴阳水火以炫人。

脉色

能合色脉，可以万全。

人迎气口

详人迎本足阳明经脉，在结喉两旁。气口乃手太阴经脉，在两手寸口。东垣《内外伤辨》亦云：左为人迎，右为气口。其中有至理。足阳明经脉虽在结喉，而诊脉在右关。

寸口诸脉

寸口脉沉而弱，曰寒热及疝瘕，少腹痛。若竟讲下竟下，少腹、膝、足中事也，当在尺中，今诊在寸口，则知诊脉不可执一。

真脏脉

黄帝问曰：见真脏者死，何也？岐伯曰：五脏者，皆禀气于胃。胃者，五脏之本也。五脏者，皆禀气于胃，胃者五脏之本。景岳独以真阳、元阳、命门为根本，每每以此立言。而今医读是书，治病不曰补火即曰导火归源，补火生土，习俗以为常套，未闻以脾胃为本。〇按：此胃气即人之阳气，阳气衰则胃气弱，阳气败则胃气绝矣。创出一阳气。脉为气血之先，胃为水谷之海，水谷之精气，变化为脉，故人绝水谷则死，有胃气者，不疾不徐，难以名状也，即和缓也，岂可将一阳气为言？不知脉之一字从何处来，脉者，血脉也，何得以阳气乱惑人心？所谓凡阳有五者，即五脏之阳也。

五脏之气，互相灌濡，故五脏各兼五气。是可见无往而非阳气，亦无往而非胃气，无胃气即真脏独见也，故曰死。但知五脏之阳气，不知五脏之阴精，可谓有阳而无阴。竟说胃气，不必生出一阳气。

通一子脉义

脉神

脉者，血气之神，邪正之鉴也。何前篇脱却血之一字而竟以阳气为胃气？大谬。故血气盛者脉必盛，衰者脉必衰，无病者脉必正，有病者脉必乖。人之疾病，无论表里寒热，皆有虚实，既知表里寒热，而复以虚实二字决之，则千病万病，可一贯矣。有病虚而见实脉，有病实而见虚脉，不可以实脉便是实症，虚脉便是虚症，必察色问情为要。不可以虚实二字决之，千病万病可以一贯，误人非浅。

部位解

按：本经曰：上竟上者，胸喉中事；下竟下者，少腹腰股膝胫中事。所以脉之形见上者，候上；下者，候下。自王叔和云：心与小肠合于左寸，肺与大肠合于右寸，致后人遂有左心小肠，右肺太肠之说，其谬甚矣。经络亦在上部。经络受病，在寸诊之，亦为有理，如齿属肾，其在上部，肾虚齿痛，诊在寸乎？尺乎？肝开窍于目，亦在上，肝火作痛，诊在关乎？寸乎？故诊脉要圆活变通，不可拘执上竟上、下竟下之说，所谓切而知之之谓巧也。

正脉十六部

沉滑为宿食，为伏痰。景岳言痰因病而生，非因痰而生病。既云伏痰，乃痰伏于内而致病，何其言之不符？〇沉而实者，多滞多气，故曰下手脉沉，便知是气。郁。

数脉有阴有阳，今世相传，皆以数为热，及考《内经》，但曰：诸急者多寒，急者紧也，大急六至者曰数为热，细急六至者曰紧，紧主寒主痛。缓者多热，滑者阳气盛，微有热。粗大者，阴不足，阳有余，为热中也。缓而滑者，曰热中。余此，则无以数言热者。《内经》云数则烦心。岂非热乎？自余历验以来，凡见内热伏火等证，脉反不数，而惟洪滑有力，如经所言是也。内热伏热等症，往往沉细带数，重按有力，丹溪"涩脉论"其言甚详。○惟脉不可以言传，当以意悟之，而以审察病机为要。经云能合色脉，可以万全，若专讲脉息，未免误人。○凡寒邪外感，脉必暴见紧数。紧则为寒，数则为热，二脉不知分别，何得云切而知之乎？○又有阴虚之数者，必数而弦滑，虽有烦热，亦宜慎用寒凉。阴虚则脉数，水衰火亢之象，并非虚寒也。○一疟有数脉。凡疟作之时，脉必紧数，疟止之时，脉必和缓。岂作即有火，而止则无火乎？弦数者多，故曰疟脉多弦，未可言紧。○夏伤于暑，秋为痎疟。热邪内伏，寒邪外束，发为疟疾，故脉弦数。疟来其热邪外达，脉象弦数，疟止其火内伏，弦数即平，是暑热之邪随疟之进退而变动耳，非无热也。○凡痢疾之作，率由寒湿内伤，脾肾俱虚，所以脉数，但兼弦涩细弱者，总皆虚数，非热数也。悉宜温补命门，百不失一。痢疾热者居多，此数句一出，杀人多矣。景岳罪孽不小。○一胎孕有数脉。以冲任气阻，所以脉数，本非火也。以血不足而热。此当以强弱分寒热，不可因其脉数而执以黄芩为圣药。强者于火无疑，弱者亦阴分不足而热，故脉数。数则为热，黄芩清血中之火，加于凉血养血药中，则胎不受火燔灼而安，故为圣药。○按以上数脉诸证，凡邪盛者多数脉，虚甚者尤多数脉，则其是热非热，从可知矣。虚甚而见数脉，亦真阴之虚，虚火妄动，但可滋阴，不可以温热药治之。

洪脉为血气燔灼，大热之候。火气非血气。浮洪为表热，沉洪为里热，为胀满，为烦渴狂躁，为斑疹，为头痛面热，咽干喉痛，口疮痈肿，为大小便不通，为动血，此阳实阴虚，气实血虚之候。此非气实血虚，乃阳火亢盛之症。

微脉乃血气俱虚之候，为畏寒恐惧，怯弱少气，中寒胀满，呕哕泄泻，虚汗食不化，腰腹疼痛，伤精失血，眩运厥逆。此虽气血俱虚，尤为元阳亏损，最是阴寒之候。以上诸症，治法不一，不可竟以元阳亏损，而用热药。

滑脉又凡病虚损者，多有弦滑之脉，此阴虚然也。泻痢者，亦多弦滑，此脾肾受伤也。不得通以火论。不可通以寒论。

涩脉为血气俱虚之候，为少气忧烦，痹痛拘挛，麻木无汗，脾寒少食，胃寒多呕，二便违和，四肢厥冷，男子伤精，女子失血不孕，经脉不调。凡此总属阳虚。诸家言气多血少，岂以脉之不利，犹有气多者乎？涩为血少伤精。以上诸症，或寒或热，治法不一，不得谓之总属阳虚，而用热药。若景岳诊脉治病，大有误人。

至如留滞郁结等病，本亦结脉之证应，然必其形强气实，而举按有力，此多因郁滞者也。留滞有形象可据。

伏脉有因胸腹痛剧，有因气逆于经，脉道不通，有偶因气脱不续，此必暴病暴逆者乃有之，调其气而脉自复矣。伏脉之见，果有气滞痰凝，纠结于肠胃之中，有形象可据。若无凝滞，方可论虚，虚症察色听声，显然自露。

胃气解

脉无胃气，即名真脏。脉见真脏，何以当死？盖人有元气，出自先天；人有胃气，出乎后天。后天必本先天为主持，先天必赖后天为滋养。无所本者死，无所养者亦死。何从验之？如但弦、但钩、但毛、但石之类，皆真脏也。胃气一生要紧关头，胃气旺，饮食化生精血，充之于脉，不宜专重命门真火。何故前论创立一阳气即是胃气？况阳气因水谷之精气旺而充身泽肤，而为外卫也。总之要发阳之一字耳。

宜忌歌

伤寒病热兮，洪大易治而沉细难医；要分有力无力。霍乱喜浮大而畏微迟。吐泻之后，宜沉小而虚。

景岳全书发挥卷一终

五世孙梾敬录校刊

光绪己卯海昌后学顾崑耘芝氏重校

景岳全书发挥卷二

长洲　叶　桂天士甫著

伤　　寒

经　　义

帝曰：人伤于寒而传为热，何也？岐伯曰：夫寒盛则生热也。此言真伤寒，自表传入里而为热，因寒邪郁遏其火而热也。

伤 寒 总 名

黄帝曰：今夫热病者，皆伤寒之类也。此言温暑病有类伤寒，故曰伤寒之类也。又曰：凡病伤寒而成温者，先夏至日为病温，后夏至日为病暑。因冬令寒邪郁遏其火，至春发为温病，至夏发为热病，由内达外之病也。此皆《内经》之明言也。故凡病温热而因于外感者，本于寒。《内经》明言伤寒之类，不竟言伤寒，解释未明，徒误后学。近或有以温病热病谓非真伤寒者，在未达其义耳。《内经》何不竟言伤寒而曰病温病热？景岳于经义尚未详悉，抑有意欲毁河间，故将经义涂抹耶？

初诊伤寒法

凡病伤寒者，初必发热，憎寒无汗，以邪闭皮毛，病在卫也。渐至筋脉拘急，头背骨节疼痛，以邪入经络，病在营也。自此而渐，至呕吐、不食、胀满等证，则由外入内，由经入府，皆可因证而察其表里矣。若无表热，亦不憎寒，身无疼痛，脉不紧数者，此其邪不在表，病必属里也。里证满闷、舌苔、口渴、便坚为属里，未可以无前症而为病必属里，必字不可轻言。

论　　脉

伤寒之邪，实无定体，或入阳经气分，则太阳为首；寒伤营，热伤气，当分明白。或入阴经精分，则少阴为先。血分不可言精分。

一、脉大者为病进。大因邪气胜，病日甚也。然亦有宜大不宜大者，如脉体本大，而加洪数，此则病进也。如脉体本小，因服药而渐见滑大有力者，此自阴转阳，必将汗解。盖脉至不鼓者，由气虚而然，无阳岂能作汗也？何必议血药能发汗之方，自相矛盾。

愚按：浮为在表，沉为在里。此古今相传之法也。然沉脉亦有表证，浮脉亦有表证。故凡欲察表邪者，不宜单据浮沉，只当以紧数与否为辨。伤寒不宜专拘脉息，当以证为主。故《内经》言，审察病机，能合色脉，可以万全。若专拘脉息，未免有误。故节庵言伤寒证，不言伤寒病。

伤寒始自仲景，后诸大家言之详矣，不必另立议论，以误后人。○仲景《伤寒论》为伤寒之祖，历代诸家议论甚多。至明陶节庵《六书》分别详悉，简要明白。王肯堂有《伤寒准绳》，大纲细目，朗若列眉，可谓集大成矣。学者于此考究，治病有余。后人往往好名而立伤寒书，俱不脱前人窠臼。其中有另立议论者，皆非纯正之言。书愈多，法愈乱，徒使后学茫无头绪。景岳于伤寒亦不可言矣。

风 寒 辨

凡病伤寒者，本由寒气所伤，而风即寒之帅也。故凡寒之浅者为伤风，风之深者为伤寒；而浅不深，半正半邪之间者，为疟疾；留于经络，而肢体疼痛者，为风痹。凡此，皆风寒之所为也。仲景言：无汗，恶寒，发热，脉浮为伤寒；有汗，恶风，发热，脉浮缓为伤风。分别甚清，何必又牵杂病之因风者插入伤寒门中，真混乱无头绪。

伤寒三证

伤寒为病，以冬令水冰地裂之时，多杀厉之气，人触之而即病者，是为正伤寒，此即阴寒直中之证也。此为中寒，非伤寒。仲景有发热恶寒者，发于阳也；无热恶寒者，发于阴也。不必多议。然惟流离穷困之世多有之。此是内伤劳倦之证，当从东垣法，不可言伤寒，混乱后学，可罪，可罪。○其有冬时感寒，至春夏又遇风寒，而伏邪乃动，故在春为温病，在夏为暑病。寒邪郁遏，阳气不得伸越，至春时强木旺之月，复感风寒，触动内之伏邪而发为温病，夏至后发者为热病。俱自内达外，当从河间法，不可作伤寒治。景岳未明大理，徒乱后学。○又有时行之气

者，如春寒、夏凉、秋热、冬温，此非其时而有其气，是以一岁之中，病多相似。此乃时行感受不正之气，发热头痛，当以时令司天之法治之，不可言伤寒。景岳不分明白，俱混言伤寒，大误后学。凡此三者，皆伤寒之属。此言大谬。第其病有不同，治有浅深。既云病有不同，不可俱言伤寒矣。

传 经 辨

陶节庵《六书》简便明白，观之不致惑乱。若欲详悉，《准绳》中细细考究可也，不必另立此说。

阳证阴证辨

已有节庵辨证明白，不必再议，徒费唇舌。

两 感

病两感于寒者，一日则太阳与少阴表里俱病。此为两感，脏腑俱受邪也。**按门人钱祯曰**：两感者，本表里之同病，似皆以外感为言，而实有未尽然者，正以内外俱伤，便是两感。今见少阴先溃于内，而太阳继之于外者，即纵情肆欲之两感也。内伤证不必入伤寒。太阴受伤于里，而阳明重感于表者，即劳倦竭力、饮食不调之两感也。此为内伤而挟外邪，东垣自有治法，并非两感于寒也。

表 里 辨

阳邪在表，则表热；阴邪在表，则表寒。非阳邪在表而表热，因受寒邪，郁遏其火而发热。亦非阴邪在表而表寒。经云：发热恶寒者，发于阳也；无热恶寒者，发于阴也。不必言表热表寒以惑人。○邪在表则不烦不呕，邪在里则烦满而呕。少阳症，胸胁痛而呕。○凡病本在

表，外证悉具，而脉反沉微者，以元阳不足，不能外达也。未可以脉沉微而议其元阳不足，而用温热之药。用发表之药而脉自浮大，乃内伏之邪从内外达也，不可不知。但当救里，以助阳散寒为上策。邪在表而即用救里，助阳散寒，必致发狂、发斑，大误后人，所谓表症而用里药，大错！大错！

寒 热 辨

邪气在表发热者，表热里不热也，宜温散之。辛温发表。

阳不足则阴气上入阳中而为恶寒，阴胜则寒也，宜温之。伤寒恶寒，非阴胜则寒而宜温药。

经曰：阳微则恶寒，阴弱则发热。经义非言伤寒，而言杂病。

论 汗

曰：太阳病，脉浮紧，无汗，发热，身疼，八九日不解，表症仍在者，当发其汗。按此一证，虽以太阳经为言，然阳明、少阳日久不解者，亦仍当汗散。阳明、少阳，日久不解，当用柴葛解肌。若仍当汗散而用发汗之药，必致变症。景岳论伤寒治法，大有误人。

按仲景表汗之条，缕悉尚多，今但述其切要，第其所用汗剂，不曰麻黄，则曰桂枝，此寒邪初感，温散之妙法也。后人以麻黄、桂枝为异物而不敢用，而复有强为释者，谓仲景乃为隆冬直中阴寒者设耳。而不知四时阴胜之邪，皆宜者也。霜降后，天气严寒，触冒之者，名曰伤寒。故仲景用麻黄、桂枝以散外之寒邪。若春夏天令暄热之时，必不可用。景岳治温热，必致误人。

一、各经表证，凡有汗出不彻者，其人必身热不退，而仍觉躁烦，或四体酸痛，坐卧不安者，但诊其脉紧不退，及热时干燥无汗者，即其证也，仍宜汗之。烦躁坐卧不安，此内有邪热，未可以脉紧不退而再用发表，出汗必致逼其火邪亢盛，狂妄发班而病重。此言大误。如果汗透而热不退，或愈甚者，是即所谓阴阳交，魂魄离，大凶之兆也。因发表多汗而大凶。

一、凡汗之不彻者，其故有三：邪深汗浅，卫解而营不解，一不彻也；或邪重汗轻，二不彻也；或邪去未清，因虚复感，三不彻也。凡此当辨其详而再汗之。尚要斟酌，未可轻言再汗。

一、凡既愈复热者，或以邪方散而胃未清，因而过食者，是为食复；因食而复热，宜消其食，其热自退，岂可再汗？大谬，大谬。或新病方瘳，不能调摄，或劳伤脾阴而复热者，是名劳复；或不慎房室而再感者，是名女劳复。若此者，或从补或从汗，当因变制宜，权其缓急而治分虚实也。劳复、房劳复俱属内伤，岂可再汗以耗其元气？

一、取汗之法，当自然，不宜急暴。余见有子病者，其父母欲其速愈，且当温暖之令，覆以重被，恐犹不足，而以身压之，竟致亡阳而毙。是但知汗出无妨，而不知汗之杀人，此强发之鉴也。因食复而发汗，因劳复、女劳复而发汗，必致亡阳而死，即此类也。请景岳细思之。

凡病外感而脉见微弱者，其汗最不易出，其邪最不易解，何也？正以元气不能托送。不可竟言脉之微弱而为元气虚也。虚必有见证，如懒于言语，身体倦怠乏力，面色少神，此为真不足。元气虚而邪不能退，则专救根本，以待其自解自汗为宜。若元气虚而表邪不解专救根本之说，未可尽信，惟东垣法用参芪于羌防发表中，庶得奏效。

论　吐

一、凡用吐药，中病即止，不必尽剂。凡药治病，皆当中病即止。

论　下

曰：汗出谵语者，以有燥屎在胃中，此为风也，须下之。风字尚有疑议。

按：若非大满而犹生寒热者，是表病犹未除也，不可下。乃少阳之邪。

凡伤寒热邪传里者，服药后，用盐炒麸皮绢包熨腹，使药气得热则行，大便必易通也。此法恐火气助邪，当用紫苏煎汤薰浴最良。

舌色辨

辨舌之法，莫如《准绳》中为详细。

其有元气大损，而阴邪独见者，其色亦黄黑；真水涸竭者，其舌亦干焦。此肾中水火俱亏，原非实热之证。阴邪岂有真水涸竭而舌干焦者乎？热能耗水而津液干枯，则舌焦燥，岂可认为阴证而用热药？若云肾中水火俱亏，于理欠通。水亏必火亢，火衰则水不致涸竭。请景岳细思之。若青黑少神而润滑不燥者，则无非水乘火位，虚寒证也。凡见此者，但当详求脉证，以虚实为主，不可因其焦黑，而执言清火。伤寒固尔，诸证亦然。亦不可执为寒证而用热药。惟黑而滑润，不渴不喜饮为寒，然必察色辨证为要。

余在燕都，治一阴虚伤寒，舌黑之甚，其芒刺干裂，焦黑如炭，身热便结，大渴喜冷，而脉则无力，神则昏沉。阴虚两字，尚要讲明。阴虚者，水因火耗，当用滋阴。若用桂附，则非阴虚，乃虚寒火衰之症，或戴阳格阳、阴症似阳，乃可用耳。此处关头，宜细详察。余察其形气未脱，遂以甘温壮水救其本，间用凉水滋其

标，前后凡用参地辈一二斤，附桂各数两，冷水亦一二斗，然后诸症渐退。若用桂附人参，此虚寒之症，冷水必不喜，岂可饮一二斗乎？此言甚觉谬妄。惟邪热炽盛，可用冷水。所以诊伤寒者，若以舌色辨虚实，则不能无误，盖实固能黑，以火盛而焦也；虚亦能黑，以水亏而枯也。水亏之黑，岂可用热乎？

此讲伤寒，不讲阴虚。伤寒当以仲景法为主，温病热病以河间法治之，劳倦内伤以东垣法治之，阴虚以丹溪法治之，不必混同立论。

大抵舌黑之症，有火极似水者，宜凉膈散之类，以泻其阳。有水来克火者，宜理中汤以消阴翳。水来克火之舌黑，其人不渴不喜饮水，舌亦不干燥，可用热药。以此辨之，可以无误。

饮　水

其有阴虚火盛者，元气既弱，精血又枯，多见舌裂唇焦，大渴喜冷，三焦如焚，二便闭结等症，使非藉天一之精，何以济燃眉之急？故宜以冰水解其标，而继以甘温培其本。若元气虚而精血枯，岂可用冰水乎？用之则有寒战、呃逆之祸。此狂妄之治也。其有内真寒外假热、阴盛格阳等症，则将甘温大补之剂浸冷而饮之，亦用水之意也。热因寒用之法。节庵诸书言之详矣。

三阳阴证辨

以上乃三阳经之阴证。此为两感，一脏一腑同受其邪，非三阳经阴症。

再论阴证阳证及
李子建《伤寒十劝》之害

经有阴阳，则三阳为阳症，三阴为阴症。症有阴阳，则实热为阳症，虚寒为阴

症。凡经之阴阳，有寒有热，故阳经有阴症，阴经有阳症。症之阴阳，有假有真，故发热亦有阴症，厥逆亦有阳症。此经自经而证自证，不可混也。而今之医流，每致混指阴阳，肆行克伐，杀人于反掌之间，而终身不悟。阳证实邪肆行温补，杀人于反掌之间，而终身不悟。皆景岳竟讲阴症误之也。原其所由，本于李子建《伤寒十劝》。如一劝云：伤寒头痛及身热，便是阳症，不可服热药。阳症用热药之误。观仲景治太阳经伤寒，头痛发热无汗者，用麻黄汤；汗出恶风者，用桂枝汤；阳明病，脉浮，无汗而喘者，宜麻黄汤。凡此之类，岂非用热药，以治阳经之头痛发热乎？此乃辛温发表，以散表之寒邪，非热药治内。若邪热传里，岂可用热药乎？〇太阳经伤寒无汗者，用麻黄汤散其表寒，得汗而解，此火郁则发之也。若以温补治，并以热药温中，必然发狂谵语矣。凡寒邪之感人，必先入三阳之表，使于此时能用温散，则浅而且易。故岐伯曰：发表不远热。发表药温而兼散，若竟讲温补，必致害人。此惟仲景知之，故能温散如此，是岂阳经之病，便是阳证耶？发热恶寒者，发于阳也。岂非阳症乎？经证不明，而戒用温热，最妄之谈。邪热入里，大忌温热。二劝曰：伤寒必须直攻毒气，不可补益。据此，则凡是伤寒，尽皆实症矣。此讲邪气，故用攻法，而不宜补。若果虚症，自然用补，非凡是伤寒皆实症也。何岐伯曰：邪之所凑，其气必虚。因气虚而邪入之，先以去邪为急，而后议补。若邪未去而用补，如闭门逐盗矣。又观仲景论伤寒虚症虚脉，及不可汗吐下者，凡百十余条。若果无热恶寒之寒症、虚症，自然用补，如仲景竟讲温补，承气、十枣、陷胸等方俱不立矣。此外如东垣、丹溪、节庵辈所用补中益气、此乃内伤之药。回阳返本、此是直中寒症之药。温经益元此乃戴阳之药。等汤，则其宜否温补，概可知矣。伤寒直攻邪气，此仲景用麻黄、葛根、承气、陷胸、十枣等汤以攻之，岂非直攻其邪乎？至于东垣补中益气，乃内伤之药，不宜混入伤寒外感之中。回阳返本、温经益元，乃伤寒阴症而设。若竟讲补益，则伤寒无实症矣，仲景不立汗吐下之法矣。总之攻补之法，仲景、东垣、节庵皆认证用之，非但讲补也。景岳治伤寒，必致杀人。矧今之人，凡以劳倦情欲及天禀薄弱者，十居七八。一旦因虚感邪，若但知直攻毒气，不顾元阳，则寇未逐而主先伤，顾可直攻无忌乎？劳倦内伤与伤寒各自不同，不宜牵入伤寒中。东垣有《内外伤辨》，概可知矣。但宜辨症明白，果是外感，自然去邪为要。果是内伤，自然用东垣法治之。此是议伤寒外感，非议内伤也，何必多言。三劝曰：伤寒不思食，不可温脾胃。但伤寒之热症固不能食，而寒症之不食者尤多，以中寒而不温脾，则元阳必脱而死矣。此讲伤寒不讲中寒。伤寒、中寒自有分别，不宜混乱。四劝曰：伤寒腹痛，亦有热证，不可轻服温暖药。据所云亦有热症，则寒症居多矣，而特以温暖为禁者，何也？寒症居多，但用温暖，而不知亦有热症腹痛者，当细细详察，不可俱认为寒证而用温暖。因热症不少，恐世人俱认寒症以热药治热证之误，故言之，是慎之也，非妄谈也。独不见仲景之治腹痛，有用真武、通脉四逆者，有用四逆加附子者，有曰手足厥冷，小腹满，按之痛者，此冷结膀胱关元也。使此证而亦忌温暖，则寒在阴分，能无毙乎？此证自然用温暖。李子建言热症不可轻用温暖，不言寒症忌温暖，看书不将字义细解，惟纷纷罪人之误，不知汝之误，亦已多矣。再如五劝之伤寒自利，不可例服补、暖、挟热自利者多。止泻药，泻利不宜止涩。六劝之禁用艾火，禁艾火灸，亦为正论。七劝之手足厥冷，不可例作阴证等说，有热厥之证，不可认为寒厥，一例作阴证误治，故言之。总属禁热之谈，余亦不屑与之多辨。余亦不屑与景岳言之。详考仲景《伤寒论》见所立三百九十七法，而虚寒者百有余；一百十三方，用参者二十，用桂附者五十有余。又东垣曰：实火宜泻，虚火宜补。薛立斋曰：凡元气虚弱而发热者，皆内真寒而外假热也。若此者，岂皆余之杜撰耶？薛立斋、李东垣俱言内伤劳倦发热，不言伤寒。仲景言伤寒，有虚有实，有寒有热，有白虎、泻心、陷胸诸方，仍有寒凉攻邪者。临症处治，用药随机应变，岂可云尽属虚寒而戒用寒凉乎？今观十劝之中，凡禁用温补者，居其八九。致末学但知凉泻之一长，尽忘虚寒之大害，嗟！嗟！何物匪才，敢言十劝。治伤寒以仲景为主。仲景立汗吐下三法，岂非直攻其邪乎？若竟讲阴症、虚症，舍邪炽热症之法而用药，必致杀人。何物匪才，敢执一偏之见而误后人？可罪，可罪。余有契姻，以中年过劳，因患劳倦发热，余为速救其本，已将复元，忽遭子建之徒，坚执十劝以相抗，不数剂，而遂置之死地，诚可痛恨也。劳倦发热，子建未必坚执为伤寒发热而误治。若照景岳伤寒发热，每每以为内伤劳倦而用温补，必致置之死地而后已。近来医家俱用温补治伤寒，皆此书误之也。

治　法

凡治伤寒，不必拘于日数，但见表证，即当治表，见里证，即当治里。因证辨经，随经施治。不必拘于日数，节庵已言之矣。不必景岳再言。其有脉气不足，

形气不足者，则不可言发言攻，而当从乎补矣。形气不足者，即属内伤，不可牵入伤寒门。

少阳经，半表半里之证，治宜和解，以新方诸柴胡饮及小柴胡汤之类酌用之。少阳症，仲景自有小柴胡汤和之，新方柴胡饮杂乱无理，宜屏①之。

伤寒如表证悉除，反见怕热，躁渴谵语，斑黄发狂，或潮热自汗，大便不通，小便短赤，或腹满胀痛，上气喘促，脉实有力者，即是传里之热症，即当清里。如实邪内结，不得宣通，必大为荡涤，庶使里通而表亦通也。邪已入里，而用攻法，又云表亦通，岂汗之乎？然必肠胃燥结，大满大实者，乃可攻之。故法曰：痞满燥实坚五者具，而后可下。又曰：下不嫌迟，恐误攻也。仲景有急下之以存津液，不可言不嫌迟。

一、凡治伤寒，如时寒火衰，内无热邪而表不解者，宜辛温热剂散之。伤寒不言火衰，仲景未有此说。时热火盛而表不解者，宜辛甘凉剂散之。第凉散之法，当辨其表里俱有热证，若表虽热而内无热证者，此表邪未解，因寒为热也，不可妄用凉药。发热而渴者，此热邪在内也。发热不渴者，此热邪未入内也，宜解表发汗。若温病热病，邪气自内达外，未可轻用发汗，若误汗之，祸不可言。

论虚邪治法

凡患伤寒治法，在表宜散，里宜攻，此大则也。然伤寒死生之机，全在虚实二字。夫邪之所凑，其气必虚。故伤寒为患，多系乘虚而入者，时医不察虚实，动曰伤寒无补法，任意攻邪。凡病之起，无有不因内气之虚而发，外之风寒暑湿，内

①　屏：除去，排除。

之气血食积痰饮，外邪乘虚侵入，内病亦乘虚而窃发，不独伤寒也。《内经》云：邪之所凑，其气必虚。因邪气乘虚而凑袭之，既入之后，又当以逐邪为先，如仲景之汗吐下三法，皆为去邪也。若竟讲补益，仲景断不立此法矣。不知凡患伤寒而死者，必由元气之先败。临症者，但见脉弱无神，耳聋手颤，气怯畏寒，颜色青白，诸形证不足等候，便当思顾元气。此等症俱属内伤劳倦不足之病，并无外邪形状，不必谓之虚邪，竟讲不足之症治之。此无疑难，人人共知，不劳过虑。若元气大虚，则邪气虽盛，亦不可攻。凡元气大虚者，随感随发，邪气不甚，当以补中益气汤出入加减为要。东垣立法最好，不必好奇而用新方之凝滞血药热药以误人。如平居偶感阴寒，邪未深入，但见发热身痛，脉数不洪，内无火证，素禀不足者，当用理阴煎加柴胡，或麻黄。凝滞血药而加麻黄，此大无文理之方。若虚在阴分，而液涸水亏，不能作汗，当用补阴益气、三柴胡饮。阴虚竟讲阴虚，治法不必取汗，亦不宜列在伤寒内。若阴盛格阳，真寒假热者，则当以大补元煎、右归饮、八味丸之类。戴阳格阳，阴症似阳，仲景以四逆汤温之，不必用杂乱之方。若邪火热甚，而水枯干涸者，或用凉水渐解其热。表未解而固闭者，或兼微解渐去其寒。或邪实正虚，原有不敌之势，但能保定根本，则邪将不战而自解。若讲用凉水，乃邪热炽盛而可用。若水枯干涸，此肾阴亏损，当滋水为主，岂可用凉水乎？凉水非解表热之法，如何保定根本，使邪不战而自解？此皆无本之谈也。**此中大有玄妙。不妙。余藉此而存活者，五十年来若干人矣。五十年来，不知误人若干。**

补中亦能解表

夫补者，所以补中，何以亦能散表？盖阳虚者，气虚也，气虚于中，安能达表，非补其气，肌能解乎？内伤不足之症，东垣有《内外伤辨》，辨其为内伤劳倦发热，当用补中益气出入加减以治之，未可以阳虚伤寒而立论。若论阳虚，必恶寒不热，乃直中之寒症也，当温之不可发表，立言不相符合。阴虚者，即血虚也，血虚于里，安能化液，非补其精，汗能生乎？经云：阴虚生内热。阴虚即肾虚水耗，岂可汗乎？虽用滋阴，不能得汗，若汗出，则阴愈耗矣，用丹溪阴虚发热之论，而以滋水为急务。妄立阴虚伤寒之名，而误后人。

张仲景以伤寒最重，故立论。刘河间以温病热病不可作伤寒治，宜辛凉疏散为要，此二家以外感言也。东垣有《内外伤辨》，恐内伤发热误治也。丹溪有阴虚发热，不可升阳，当滋阴为要。阴虚伤寒、阳虚伤寒，仲景之书不载，此杜撰之言也。

寒中亦能散表

夫寒中者，所以清火，何以亦能散表？盖阳亢阴衰者，即水亏火盛也，水涸于经，安能作汗？水亏火盛，滋阴降火为要，岂可发汗乎？若云温热之病，亦宜清凉之剂以散之，不可用滋阴凝滞，郁遏其邪，而热势不得宣散也。若论伤寒，断无是理，使景岳而在理，当进①之四夷。

伤寒三表法

何为三表？盖邪浅者，散在皮毛也；

---

① 进：同屏，排斥。《礼记·大学》：唯圣人放流之，进诸四夷，不与同中国。

渐深者，散在筋骨也；深入者，散在脏腑也。故浅而实者，宜直散；虚而深者，宜托散。托散者，但强其主，而邪无不散也。如理阴煎、大温中、六味回阳饮、十全大补汤之类，皆建中逐邪，脏腑之散剂也。诸前贤未尝有用十全大补以逐邪者。以散为散者，谁不知之，惟不散之散，则玄之又玄矣。坏之又坏。

仲景治伤寒初起在表，辛温之剂汗之，使邪从汗解而愈。传入少阳则和之，渐入于里，则邪入于脏，热症宜下，寒症宜温，此不易之论。若托里而散，此又创一新奇之言而误人。补中益气汤，东垣治内伤发热，岂可治伤寒？十全大补，治气血两虚则可，稍涉外邪，而服之必致危毙。既云伤寒，当以仲景之言为正，不必翻新创论，贻误后人。

伤寒无补法辨

按伤寒一证，惟元气虚者为最重，虚而不补，何以挽回？奈何近代医流，咸谓伤寒无补法。为邪盛者言，非谓俱不宜补也。兹第以一岁之事言之，如万历乙巳岁，都下瘟疫盛行，凡年衰及内伤不足者，余用大温大补兼散之剂，得以全活者数十余人。瘟疫时行与伤寒不同。瘟疫时行，遭荒乱之时，人民饥馁劳苦，元气不足，传染时疫，故东垣亦为此而立补中益气汤出入加减以治之，非大补大温兼散之也。若论伤寒，有邪盛者，有邪入里者，有寒有热，有虚有实，治法或表或攻，或补或温，其法不一，未可竟以一补为要法。余痛夫枉者之非命，因遍求经传，并无伤寒无补法之例。必求其由，则惟陶节庵有云：伤寒汗、吐、下后，不可便用参芪大补，使邪气得补，而热愈盛。遍求经传，无伤寒无补法之例，何孙真人、陶节庵言之？但言邪得补而愈炽，不言虚证无

补法。此一说者，亦本于孙真人之言，云服承气汤得利瘥，慎不中补也。实邪已攻之后，尚不宜补，况邪气未攻，而可补乎？甚言补之不可轻用也。此外则有最庸最拙，为世之害者，莫如李子建之《伤寒十劝》，故余于前论直叱其非。最庸最拙之人，竟讲大补大温以治伤寒。李子建非谓虚症不宜补，何得直叱其非？今人之患伤寒者，惟劳倦内伤，七情挟虚之类，十居七八。劳倦内伤，七情挟虚，自有东垣法，不必混入伤寒。而不知以直攻而死者，皆挟虚之辈也。虚证自然用补，不宜直攻。其有本来无术，偏能惑人，但逢时病，必曰：寒邪未散，何可用补？若讲邪气，自然不宜用补。倘以邪实正虚而不知固本，将何以望其不败乎？邪实正虚之证，未可竟固其本。邪实自当去邪，补之则邪从何而散？正虚自当补正，攻之则正气愈虚。病属两难，法当兼顾。若云补则邪散，断无此是理。矧补以治虚，非以治实，何为补住寒邪？补以补中，非以补外，何谓关门赶贼？经云：邪之所凑，其气必虚。留而不去，则成为实。实者，邪气之实也。仲景邪热入里则急下之以存津液。若先补之，其邪从何而去？岂非闭门乎？若云不必赶贼，承气汤之设，将何用乎？仲景之言非欤，景岳之言是欤。如仲景之用小柴胡汤，以人参柴胡并用，恐邪气传入太阴，故先拒其邪之入里。东垣之用补中益气，以参术升柴并用，盖一以散邪，一以固本。此内伤之证而用之，非外感之药。

攻补寒热，因病而施，所谓神化莫测，非竟温补也。景岳尚欠斟酌。

病 宜 速 治

一、伤寒之病，皆自风寒得之，若待入里，必致延久。而亲属之切近者，日就

其气，气从鼻入，必将传染。伤寒与时症，大不相同。伤寒乃冬月杀厉之气，触冒感受；时行疫症乃能传染，其气从口鼻而入。景岳将伤寒认为时疫传染之症，泾渭不分，大错关头。

温病暑病

温病暑病之作，本由冬时寒毒内藏，故至春发为温病，至夏发为暑病，此以寒毒所化，故总谓之伤寒。温病热病，乃冬月寒邪，郁遏其火。因闭藏之令，伏藏于内，至春夏，内伏之火得外邪触动而发，故发热，不恶寒而渴。渴者，内火消烁也，故用清凉解散。若不渴而恶寒，为寒疫之症。若云寒毒内藏，岂有热病之理？当云寒邪郁遏其火，至春夏发为温病热病则可。

一、温病暑病，宜从凉散，固其然也。若值四时寒邪客胜，感冒不正之气，虽外热如火而内无热证者，不得以温暑之名，概用凉药。四时寒邪不正之气感冒之者，乃时行疫症，治法与温热不同，不可混杂于温热之中。景岳论证不清，大误后人。

发　斑

一、成无己曰：大热则伤血，热不散，里实表虚，邪乘虚出于皮肤而为斑也。若汗之，重令开泄，更增斑也。自后诸家所述皆同，予以为不然。凡伤寒之邪，本自外而入，深入不解，则又自内而出，因里实，故自内而出。但使内外通达，邪必由表而解。即如犀角地黄汤，乃治斑之要药，人知此汤但能凉血解毒，而不知善于解表散邪。若用之得宜，则必通身大汗。犀角地黄汤治发斑，因邪热入于血分，故用生地凉血。若云能解表发汗，此说自古及今，从未及言，而景岳独创为

发表之剂，真妖怪之语。

发　狂

一、近见伤寒家则别有如狂之症，古人所未及言者，盖或由失志，或由悲忧，或由失精，或由劳倦思虑，此其本病已伤于内，而寒邪复感于外，则病随邪起，其证如狂，亦所谓虚狂也。七情致病，有似狂而实非狂，非伤寒中病别有如狂之证，徒乱人之治也。而虚狂之证，必外无黄赤之色，刚暴之气，内无胸腹之结，滑实之脉，察其上则口无焦渴，察其下则便无硬结，是皆精气受伤，神魂不守之症。凡治此者，须辨阴阳。其有虚而挟邪者，邪在阳分，则宜补中益气之类；邪在阴分，则宜补阴益气煎之类。既云精气受伤，神魂不守之症，宜补精安神之药治之。又云虚而挟邪，邪在阳分阴分者，俱用补剂，又以热药，则邪从何出？神魂焉得安宁？此说尚要讲究。

一、凡身有微热，或面赤戴阳，烦躁不宁，脉弱无力，此阴症似阳也，名为阴躁。盖以阳虚于下，则气不归原，故浮散于上，而发躁如狂，速当温补其下。戴阳格阳，乃阴极似阳，假热之症，为阴躁，非如狂。

劳力感寒

劳力感寒，东垣自有内伤治法，不劳景岳将无学问之新方，混乱牵入。

动　气

动气治法，亦要察其病情。景岳惟讲直救真阴，此执一法耳。

战　汗

夫战为正气将复，栗则邪气肆强，故伤寒六七日，有但栗不战竟成寒逆者，多

不可救。此以正气虚，阴邪胜。凡遇此证，非用大补温热之剂，焉能御之？《内经》诸禁鼓栗，皆属于热。不可竟言阴邪内盛，而用大补温热之剂，必宜审察病机，庶无错误。

余尝治一衰翁，年逾七旬，陡患伤寒，初起即用温补。不言姓名，竟无对证。总为要用参附而设也。

下　利

若以寒利作热利，妄用寒凉，无有不死。若挟热利而妄用热药，必致狂妄发斑，亦不可不知。

按此三条，乃言热利之当清也。然寒邪在表，脉无不数，但数而有力者，为阳症；数而无力者，即阴症也。脉数无力，乃真阴不足，虚热也，非阴寒症。

一、凡自利家，身凉脉小者，为顺；身热脉大者，为逆。挟热者，脉大亦不妨。

诸　风

经　义

"阴阳应象大论"曰：风胜则动，热胜则肿，燥胜则干，寒胜则浮，湿胜则濡泻。刘河间《原病式》病机实本于此。

论古今中风之辨

一、《难经》曰：伤寒有几？其脉有变否？然：伤寒有五：有中风，伤寒，湿温，热病，温病。其所苦各不同。此伤寒内之诸病，不宜入类中风内。

仲景曰：太阳病，发热汗出，恶风脉缓者，名为中风。可见《内经》之言中风者，本以外感寒邪为言也。外感不一，未可竟言寒邪。

观仲景之论中风。其所云半身不遂者，此为痹，乃指痛风之属为言，谓其由于风寒也。痹与痛风，各有分别。痹乃经络阻滞不通而不痛，痛风乃流走不定而作痛。认病不真，混治必致误人。再如邪在皮肤，及在络在经，入腑入脏者，此由浅而深，亦皆以外邪传变为言也。自唐宋来，渐有中经、中血脉、中腑脏之说，而凡以内伤偏枯气脱卒倒厥逆等症，悉为中风，而忘却真中风矣。外中风邪，必由内伤而起，未可竟认外邪传变也。

即木郁之发内一条之言。耳鸣，眩转，目不识人，善暴僵仆，此中风内发之证，由外感而起内病。所以《内经》言风者，百病之长也。既云百病之长，凡内之痰火瘀血食积等类，无有不因外邪所触而起。既发之后，当认清门路，或治外或治内，看缓急先后而用药，未可执定非风而议前人，将百病之长一句细思之，其理自见。○据《内经》言：风者，百病之始也，清净则肉腠闭拒，虽有大风苛毒，弗之能害。则知元气充实，不能侵入。元气虚，腠理不密，风邪乘虚入之而为病。类中之病，亦由内气之虚，必先祛邪而后补。东垣之治法本此，不可议其非而罪之。

论中风属风

夫中于风者，即真风也；属于风者，即木邪也。真风者，外感之表症也；属风者，内伤之里症也，即厥逆内夺之属也。因外感而起内病，故有语言謇涩等症，曰内起可也。外感为真中风，内起为类中风。曰类者，有似于风也。肝为风木之脏，故曰属肝。内外皆有风，故曰皆。细究字义，其理自明，不可言非风也。

论河间中风说

据河间论，谓非肝木之风，亦非外中之风，由乎将息失宜，此独得之见，诚然善矣。既云独得之见，非轩岐之魔矣。然皆谓为热甚，则不然也。天气郁热之极，必有暴风之起，岂非热极生风之谓欤？此内起之风，风乃肝木为病也。凡将息失宜，五志过极，本属劳伤症也。而劳伤血气者，岂皆火证？又岂无阳虚病乎？五志过极，则火起，津液悉化为痰而上逆，卒倒无知而为废人，岂非《内经》所谓诸逆冲上之火乎？经曰：喜怒伤气，寒暑伤形，暴怒伤阴，暴喜伤阳。夫伤阴者，水亏也；伤阳者，火虚也。五志过极，非劳伤也。怒则火起于肝，喜则火起于心，思则火起于脾，忧则火起于肺，恐则火起于肾，此为五志之火。至于暴怒伤阴者，非水亏也，因肾肝属阴，心肺属阳，怒伤肝，故曰伤阴。喜伤心，心火亢盛，故曰伤阳，非火虚也。景岳不知大理，将水亏火虚误解。以虚作火，鲜不危矣。河间地黄饮子亦用桂附，未见其用寒凉也，何每每毁其用寒凉而害人？医之治病，寒凉温热在用之得其当耳。

据河间脉浮恶寒拘急不仁等证，本皆伤寒之类也，何又名为中腑？似伤寒实非伤寒，故言类也。○经云：人之伤于寒也，则为病热。伤寒必发热，类中身不发热，但有内病窃发耳。且续命汤、三化汤之属，但可以散风寒，攻实热，若云将息失宜者，岂尚堪治之以此？河间立地黄饮子岂非将息失宜、内伤不足之药乎？何得云其混乱？故意毁谤河间。

论东垣中风说

据东垣年逾四旬气衰之说，余深服之。然忧喜忿怒伤气者，固有此疾，而酒色劳倦伤阴者，尤多此疾。盖气生于阳，形成于阴。阳衰则气去，故神志昏乱，阴亏则形坏，故肢体废弛。气去则脱矣，焉得神志昏乱？神志昏乱，乃火之妄动，非阳衰也。因君相之火起，故躁扰不宁，若阳衰则寂静安宁，语言怯弱而清爽。所以此病多在四旬之外，正以其渐伤渐败，而至此始见其非外感，而总由内伤可知也。因内气衰而外邪袭之。今以气脱形坏之病，若气脱必用大剂参芪。顾可谓之风热而散之攻之也否乎？东垣不言散之攻之，惟言和脏腑，通经络。

夫既曰将息失宜，又曰气衰所致，本皆言其虚也，因气衰而窃发内病。而治法皆用汗下，则分明又作实邪矣。经云：邪之所凑，其气必虚，留而不去，则成为实。去其邪而后补正。

论丹溪中风说

据丹溪引《内经》以下皆谓外中风邪之说，不知《内经》之言风者，皆以外感为言，原非后世之所谓中风也。外感必兼内症。至若东南之人，只是湿痰生热，热生风，此仍述河间之说，而非风等证，岂皆热病？即云为痰，又岂无寒痰，而何以痰即生热，热即生风也？痰得风火则能上升，横行而为害。若寒痰但能凝滞固结，不能上升，惟得风火，则上升为害矣。虽痰之为物，本为湿动，然脾健则无，脾弱则有，而脾败则甚。竟讲健脾而补，其痰焉得出路？治痰之法不一，未可执健脾一法也。是可见因病所以生痰，非因痰所以生病也。因病生痰非因痰生病之说，甚谬。仲景有五饮致病，而皆以半夏为君，岂非治痰之病乎？

论真中风

此外如贼风虚邪之伤人，则岁岁有

之，是无非外感之病，未闻有因外感而卒然昏愦致死也。外感卒然昏愦而死者，亦由内伤不足也。矧今人之所谓中风者，或于寂然无风之时，素无外感而忽然运仆，忽然偏废，此其是风非风，又可知矣。此内起之风，热极而然。

非　风

古人言类中风者，有类中风，故曰类。若言非，不似中风形状矣，仍当易类中风为是，不必好奇而杜撰立名。

论正名

今人之所谓中风者，则以《内经》之厥逆，悉指为风矣。有似中风，故曰类。惟近代徐东皋有云：痉厥类风，凡尸厥、痰厥、气厥、血厥、酒厥等证，皆与中风相类，此言若乎近之，而殊亦未善也。悉是类中风。既名为风，安得不从风治？既从风治，安得不用散风之药？以风药而散厥证，所散者，非元气乎？因致真阴愈伤，真气愈失，是速其死矣。厥证治法不一，非可以元气虚为言。若竟讲限虚阳虚而用补，是亦速其死矣。当认清门路治之。

论有邪无邪

有邪者，病由乎经，即风寒湿三气之外侵也；无邪者，病出乎脏，而精虚则气去，所以为眩运卒倒，气去则神去，所以为昏愦无知也。虚脱之证，必现形象之虚，若有痰塞火升之证，万不可孟浪投补。有邪者，邪必乘虚而入，故当先扶正气。当去邪而后扶正。若讲先扶正气，邪气焉得外达？如闭门逐寇矣。不通之论。

论肝邪

夫肝邪者，即胃气之贼也。一胜一负，不相并立。凡非风等证，其病为强直掉眩之类，皆肝邪风木之化也。其为四肢不用，痰涎壅盛者，皆胃败脾虚之候也。未可尽指为胃败脾虚，治法宜圆活，审症用药必能奏效。若执一而治，不免误人。

论气虚

凡非风卒倒等证，无非气脱而然。凡病此者，多以素不能慎，或七情内伤，酒色过度，先伤五脏之真阴，此致病之本也。伤真阴则阳无附而脱。阴亏于前，阳损于后，阴陷于下，阳乏于上，以致阴阳相失，精气不交，所以忽尔昏愦，卒然仆倒，此非阳气暴脱之候乎？阳脱亦是阴亏于前。故其为病，或为遗尿者，命门之气脱也。肾虚不能闭藏也。今人见此，无不指为风痰，而治从消散。此等之症，乃脱症也。虽至愚之医，必不用消散之药。不知风中于外，痰郁于中，皆实邪也。而实邪为病，何遽令人暴绝若此？实邪为病，亦能暴亡。故《内经》云：五实死。邪气闭塞而死也。景岳将《内经》之言细思之。故凡治卒倒昏沉等症，若无痰气阻塞，必须以大剂参附峻补元气。精衰非附子热药可治。盖精即气之根，气生于下，即向生之气也。经曰：精化为气，即此之谓。既曰精化气，不当用热药。

类中之症，亦有虚脱，如遗尿自汗，口开手撒者，皆脱症也，不可救药，当从补治。若痰涎壅盛，二便闭塞，语言蹇涩，目瞀神昏，此乃闭症，当从清火豁痰开窍，通行经络。

论痰之本

凡非风之多痰者，悉由中虚而然。夫

痰即水也，其本在肾，其标在脾。胃为贮痰之器。不观之强壮之人，任其多饮多食，则随食随化，未见其为痰也。多饮多食者，其痰最多。景岳历证尚少故也。醇酒肥腻积于胃中，为火煅炼而成。若胃中无物，焉得成痰？故凡病虚劳者，其痰必多，而病至垂危，其痰益甚，正以脾气愈虚，则全不能化，而水液尽化为痰也。虚劳之人，因火煎熬津液而成痰，所以肌肉消瘦而饮食尚能多进，乃肾水虚而火亢耳。非脾气愈虚，认错病源。岂非痰必由于虚乎？此说大误后人。故治痰者，必当温脾强肾，以治痰之本。治痰竟讲温脾强肾，仲景治痰饮之方不必立矣。执一之人，焉可议医？

论经络痰邪

凡经络之痰，盖即津血之所化也，使果营卫和调，则津自津，血自血，何痰之有？血色赤，凝结则为瘀血，不能为痰。津液随气所滞，则为痰。惟是元阳亏损，神机耗败，则水中无气，而津凝血败，皆化为痰耳。津凝则成痰，血败则成瘀，壅滞经络，不用化痰消瘀，何能得通？岂可竟用补乎？照景岳治病，必致误人。若谓痰在经络，非攻不去，则必并精血而尽去之，庶乎可也。津凝血败之痰，不去何为？但虚者，补中兼消为可。故凡用痰药，如滚痰丸、清气化痰丸之类，必其元气无伤，偶尔壅滞，或见微痰之不清者，乃可暂用分消。既云痰乃精血，若攻之并精血而尽去之，何又转出滚痰丸等偶有壅滞者乃可暂用？则知不可专补矣。

论　治　痰

凡非风初病而痰气不甚者，必不可猜其为痰，而妄用痰药。非全无痰也，但不甚耳。既不甚，何谓猜其痰？痰若甚，则病危急矣，岂可不用痰药？○开痰之法，惟吐为捷，如古方之独圣散、稀涎散之属，皆吐痰剂也，但恐元气大虚，不能当此峻利之物，或但用新方之吐法为妥，元气大虚之人，吐之必死，惟实者可吐。景岳立言，大欠斟酌。或用牛黄丸、抱龙丸之类。景岳仍用治痰之药、去痰之法，岂不伤精血乎？

张子和善用吐法，然有不可吐之禁。景岳但讲吐之为妙，如元气虚者，万万不宜。

若气不甚虚，而或寒、湿生痰者，宜六安煎、二陈汤主之。景岳言治痰宜补，何又立此治痰之方？○阴气不足，多痰兼燥而咳者，金水六君煎。两相悖谬之方。○脾肾虚寒，不能运化而为痰者，不必兼治痰气，只宜温补根本。只宜温补四字执板。○若中气虚者，理中汤，六君子为妙。或温胃饮。阴不足者，理阴煎之类最佳。不佳。

一、薛立斋曰：若脾气亏损，痰客中焦，闭塞清道，以致四肢百骸发为诸病者，理宜壮脾气为主，佐以治痰，则中气健而痰涎自化。补脾而兼治痰，此方甚是。东垣用药，补中兼疏，乃活法也。

论　寒　热　证

尝见有引《内经》之意而曰：偏于左者，以左寒而右热；偏于右者，以右寒而左热，诚谬言也。不知偏左者，其急在左，而右本无恙也；偏右者亦然。故无论左右，凡其拘急之处，即血气所亏之处也。《内经》言寒则拘急。此邪之所袭，未见其言血气所亏。○经云：邪之所凑，其气必虚。气为卫，外卫密，邪气无从而入。气虚不能为外卫，邪气乘虚而入，故但言气虚不言血虚。景岳混言气血所亏，大失经旨。必先散其邪而后补，所以仲景用散表之药。以药治者，左右皆宜从补。皆宜从补，则寒邪何得消散而舒畅？至若经言寒热，则凡如唇缓流涎，声重，语迟含糊者，是皆纵缓之类。纵缓者多由乎热，而间亦有寒者，气虚故也。皆是邪气乘虚而入，故见诸证。歪斜牵引，抽搐反张者，皆拘急之类。拘急者多由乎寒，而间亦有热者，血虚故也。歪斜牵引抽搐反张拘急，此暴病也，不可言血虚。若血虚而用凝滞之药，其病更甚。血虚不足，其病缓，缓则当用荣养之法治之。

如寒而拘急者，以寒盛则血凝，血凝则滞涩，滞涩则拘急，此寒伤其营也。亦是伤寒。又若寒而弛纵者，以寒盛则气虚，气虚则不摄，不摄则弛纵，此寒伤其卫也。此伤寒也，必身发寒热。○《内经》云：寒伤形，热伤气。又云：壮火食气。火为元气之贼。景岳独创寒盛气虚之说，乃杜撰之言，贻误后人。

论治血气

凡非风口眼歪斜，半身不遂，及四肢无力，掉摇拘挛之属，皆筋骨之病也。夫肝主筋，肾主骨，肝藏血，肾藏精。精血亏损，不能滋养百骸，故筋有缓急，骨有痿弱之病，总由精血败伤而然。口眼歪斜，掉摇拘挛之属，皆肝木为病，亦由外之风寒所触而发，乃暴病非常病，审症察色，因病用药，未可言精血败伤也。病久当用滋养。若初起即用滋养，其歪斜掉摇拘挛反甚矣。

一、偏枯拘急痿弱之类，本由阴虚，言之详矣。然血气本不相离，故阴中有气，阴中亦有血。阴中两字，不知指肾指身体？若肾，只有藏精之说，未有藏血者。夫血非气不行，气非血不化。凡血中无气，则病为纵缓废弛；气中无血，则病为抽掣拘挛。何也？盖气主动，无气则不能动；血主静，无血则不能静。故筋缓者，当责其无气；筋急者，当责其无血。夫气血并行而不相离者，血中岂无气乎？气行而血自行，气道中无血，则干枯而不活动矣。无气无血之说，俱属不经。若人无气无血，则死矣。但可言气弱不能举动，血少不能荣润耳。景岳立言不善。

非风诸证治法

凡非风症，未有不因表里俱虚而病者也。外病者，病在经；内病者，病在藏。治此之法，只当以培补元气为主。经病者，病在经络，或手足偏废，口眼歪斜，当用治经络之药。在脏则语言謇涩，痰涎壅盛，当用治脏之药。若但补元气，不分明白，失之多矣。

一、人于中年之后，多有此症，其衰可知。经云：人年四十，而阴气自半，正以阴虚为言也。此阴虚乃阴精也。经云：阴精所奉，其人寿。夫人生于阳而根于阴，根本衰则人必病。所谓根本者，即真阴也。指阴精。人知阴虚惟一，而不知阴虚有二：此阴字当改为肾字。肾藏精藏气，气即阳气也。如阴中之水虚，则多热多燥，而病在精血；阴中之火虚，则多寒多滞，而病在神气。一阳居二阴之间，成乎坎，即肾也，肾藏精与气，精为水，气为火，火即无形之气也，水火俱寓于肾，即坎中之水火也。若言阴中之水火，则误矣。景岳立言，每每好奇。○水虚者，宜左归饮。方中有甘草，焉得达肾？

一、非风眩运，掉摇惑乱者，总由气虚于上而然。总由两字，执一不通。○经云：诸风掉眩，皆属肝木，肝为风木之藏故也。惑乱者，躁扰不宁也。乃肝火妄动，何得云气虚于上？经曰：上气不足，脑为之不满，头为之苦倾，目为之苦眩。又曰：上虚则眩。此明训也。《内经》

云：邪之所在，皆为不足。故上气不足，脑为之不满，头为之苦倾。眩运、掉摇、惑乱与脑不满、头倾大不相同，亦非气虚于上。引证不明，用药悖谬。丹溪曰：无痰不作运。岂眩运者，必皆痰症耶？此言最为不妥。谓必无痰，此言亦不妥。痰随肝火升腾而眩运者，多不尽属虚。

一、非风麻木不仁等症，因其血气不至，所以不知痛痒。凡遇此症，只宜培养血气，勿得误认为痰。只宜两字，执一不通。当随病机而用药，有痰者仍治痰，看虚实加减为妙。○麻木之病，因气血不足，不能荣养，经隧空虚，痰涎乘虚流注经络而麻者多。凡遇此症，当审症用药，不可云只宜补养。此说一出，误人多矣。

一、非风遗尿者，由肾气之虚脱也。然必命门火衰，所以不能收摄。命门之火，岂能收摄乎？惟无形之气，可以摄之。

论用药佐使

凡非风而有兼证者，则通经佐使之法本不可废。通经佐使之法本不可废，前云气虚于上者，是执一不通之言。○如参芪所以补气，而气虚之甚者，非姜附之佐，必不能追散失之元阳。寒者可用。通经之法，大都实者可用寒凉，虚者必宜温热也。实者可用寒凉，虚者必宜温热，此二句甚不妥。亦有邪气充塞于内，若用寒凉，则闭遏不通而病反甚，必宜疏通其滞；虚者，亦当分别是气虚，是阴虚。若阴虚而用温热，则真阴愈耗矣。今人谓附子有毒，多不敢用。《内经》所谓大毒治病，十去其六，恐过则有伤。不知制用得宜，何毒之有？此诚奇品，其毋忽之。药石颇多，独赞附子奇品，今医每每好用而误人，皆景岳害之也。

辨经脏诸证

凡非风等证，当辨其在经在脏。既云非风，何以为在经在脏？惟有类中风，故云在经在脏。然在经在脏，虽有不同，而曰阴曰阳，无不本乎气血。在经在脏，亦由邪之所凑，或痰或火，或气虚或七情所致，竟曰阴阳气血，不分明白，糊混而言，大误后人。若必曰某脏某经，必用某方某药，不知变通，多失其真。凡治病，必先明经络脏腑，审色辨证，知病在何经何脏，然后用某药治某经某脏，毋使诛伐无过。所以仲景用药，太阳经用太阳药，阳明用阳明药，少阳用少阳药，太阴用太阴药，少阴用少阴药，厥阴用厥阴药，毫无差失。喻嘉言云：先议病后议药，不明十二经络，开口动手便错。若照景岳之言，真不知变通极矣。含混用药，不分经络脏腑，大误后人。

汗　证

论　证

火盛而汗出者，以火烁阴，阴虚可知也；无火而汗出者，以表气不固，阳虚可知也。表气不固，此气虚不能卫外，非无火也。若言无火，于理不通。

一、汗证有阴阳，阳汗者，热汗也；阴汗者，冷汗也。人但知热能致汗，而不知寒亦致汗。有汗多亡阳者，有因寒而汗出者。盖气为阳为外卫，阳气虚不能固表而寒，非寒亦致汗也，此说大谬。亦有热极而冷者，亢则害承乃制也。又有痰症而冷汗自出者。

瘟 疫

论 证

一、瘟疫本即伤寒，无非外邪之病，但染时气而病无少长率相似者，是即瘟疫之谓。瘟疫乃时行传染不正之气为病，何得云本即伤寒，无非外邪之病？既云伤寒乃外之寒邪所袭而病，自表传里。既云但染时气而病，则非伤寒也，此言殊谬。春温之病，冬令寒邪郁伏火气，至春得风寒所触，自内而发外，从春令，故曰温病。瘟疫病乃感受时行不正之气而病，所以传染，少长相似者，不论四时皆有之。景岳于瘟疫伤寒，温病热病尚未清爽，用药惟投温散发表出汗，治法大谬。

瘟 疫 脉 候

瘟病汗不出，或出不至下部者死。伤寒症有此说。若时疫，万不可发汗。

治 法 六 要

余注《类经》，所列伤寒治要有六，曰汗、补、温、清、吐、下。《内经》言伤寒治之，各通其藏脉，病日衰已矣。未满三日，可汗而已；其满三日者，可泄而已。未见有补之说。若言补之，乃内伤劳倦发热，有类外感，故东垣有《内外伤辨》，立补中益气加减治之。若混乱治法，必致误人。

汗有六要五忌

治伤寒之法，六要之外，又有五忌。盖六法之中，惟汗为主，亦有不宜汗者。正以伤寒之愈，未有不从汗解者。故法虽有六，汗实统之。有传里而下之者，不可执定发汗。若传里而发汗，必致发狂谵语。

汗 散 法

凡伤寒瘟疫，表症初感，速宜取汗，不可迟也。伤寒瘟疫，不可混同，各有治法。

清 利 法

冷水禀天一之性，大能清热解烦，滋阴壮水。虽虚证不可用，然亦有当用者。但察其喉口热极，唇舌干焦，大便不通，而大渴喜冷者，此阴虚水亏症也，不妨与参、地、桂、附、干姜之属，相间并用。既云水亏，当用滋阴，何得用姜桂参附以助火邪而愈耗其水？千古以来，未闻用桂附热药而谓滋阴者，恶极，恶极。

下 法

今见时医有妄下而亦不致死者。岂有妄下而不致死者乎？

疟 疾

论 截 疟

凡欲截之，若气血俱虚，用人参、生姜各一两煎服，顿止。松江赵嘉柱疟发数次，用此法变血痢而死，不可孟浪。

疟疾之发，由于受暑伤食者，多清暑消导为要，若骤用温补截之，为害不浅。疟不死人，截之而补早，必传入里而为痢，或不得发越而为鼓胀。此等之论，宜屏绝之。

论似疟非疟

惟阴虚之证则最不易辨，盖阴中之水

虚者，阴虚也；阴中之火虚者，亦阴虚也。火虚即阳虚，仲景用八味丸益火之源，以消阴翳也。阴虚乃真阴亏损，宜壮水之主，以制阳光。阴虚两字，将何着落？○火虚但谓真火虚衰，治当八味，不必好奇而云阴中火衰。○其有倏热往来，或面赤如脂，而腹喜热饮，或上热下冷，或喉口大热，而大便不实，此其证虽若热，而脉必细微，或虽洪大而浮空无力者，是皆阳气无根而孤浮于上，此阴中之火虚也。治宜益火之本，使之归源，如海藏八味地黄丸，或右归饮之类主之。阳为火，阴为水。水衰阳无所附而浮于上，故谓之孤阳，宜补填真阴，则孤阳下附，岂可热药治之乎？仲景戴阳格阳之症而用热药，此内寒而外假热，阴极似阳，仍是寒症，故用热药。若是孤阳因水衰而沸腾上越，岂可用桂附而补火乎？其将孤阳两字细思之。

述　　古

一、古法云：以清脾饮治秋时正疟，随症加减，大效。若胃中有伏痰郁结者，以草果饮，一服可愈。景岳议疟非痰食，何以用清脾饮、草果饮两方治之？

丹溪曰：邪气深入阴分、血分，而成久疟者，必当用升发药，自藏而出之于腑，然后自表作汗而解。景岳云：刘朱之言不息，轩岐之道不彰，丹溪之言不足凭矣，何又述其言耶？

辨　　古

愚谓疟疾之作，本由风寒水湿之邪感而致病，亦有非风非水而衣薄受凉，凡体怯者，皆能为疟。总之无非外邪为之本，岂果因食因痰有能成疟者耶？疟之作也，必胸膈不宽，呕吐不食，岂非食物停滞而为痰乎？久疟不已，而成疟母，岂非食积

痰血结成乎？何前云清脾饮最效，又云草果饮一服可愈，是非消导痰食之药乎？○疟疾以痰食之药而愈者，多矣。《内经》虽未言及，然夏月受暑，又兼饮食停滞，至秋感受外邪而起内病，故经但言外邪起疟，而不及内耳。经虽不载，未可谓绝无痰食者，何必矫强立说以非前贤？

火　　证

经　　义

"保命全形论"曰：木得金而伐，火得水而灭，土得木而达，金得火而缺，水得土而绝。五行之中，不言土得木而克而言达者，因土者顽然块垒而已，木藉土生，得土之气发荣滋长而达于外，以彰土德，故不曰克而曰达。

论君火相火之病

经云：心为君主之官，神明出焉。心属火，故曰君火以明。明者非火之明，乃《大学》所谓明德之明，因虚灵不昧，以具众理而应万事者也。以包络护捧其心，不使邪气干入，故曰心包络，即膻中也，为臣使之官，代君行令，谓之相火，非出于肾。肾中之火，一阳居二阴之间，坎中之火，即龙雷之火，水中之火也，不可言相火。惟东垣言相火属心包络，因臣使之官，故曰相。君火一动，相火即起，相从君令也。景岳议论纷纷，尚未考究。

论病机火证

诸篇所言，在专悉病情，故必详必尽。仍要悉病情为本。余以刘河间《原病式》之谬，故于《类经》惟引经释经，不敢杜撰一言，冀在解人之惑。非谬也。详审病机，俱有当于理者，理之所无，方

可谓之谬。

论 虚 火

凡虚火证，即假热证也。虚火因肾虚水不能制火而火起，非假热症。假热者，似是而非。阴极格阳，物极则反，阴症似阳，并非虚火。阳虚者，亦能发热，此以元阳败竭，水不归源也。阳虚发热，独创之论。火不归源，如盏无油而火沸腾，非阳虚也。阳戴于上，而见于头面咽喉之间者，此其上虽热而下则寒，所谓无根之火也。非无根之火，乃寒极似热也。阳浮于外，而发于皮肤肌肉之间者，此其外虽热而内则寒，所谓格阳之火也。格阳症，乃阴盛格阳，躁扰不宁，欲卧于泥水之中，饮水不得入口，并不发热。阳陷于下，而见于便溺二阴之间者，此其下虽热而中则寒，所谓失位之火也。阳陷于下者，阳气陷入于阴中不能收摄，而二便遗失，用东垣之法以升阳，非下热中寒、失位之火也。失位之火，即阳无所附而飞越，谬甚。阳亢乘阴，而见于精血髓液之间者，此其金水败而铅汞干，所谓阴虚之火也。此肾水不足之虚火也。第阴虚之火惟一，曰金水败者是也。竟言水衰，不必言金。阳虚之火有三，曰上中下者是也。阳虚者，火衰也。何必言火？若以阳虚发热，则治宜益火。但有劳倦发热。〇阳虚只有恶寒，未见其发热者，只有阴症，戴阳格阳，躁扰不宁，似乎阴症耳。

气本属阳，阳气不足，则寒从中生，寒从中生，则阳无所存而浮散于外，是即虚火假热之谓也。而假寒之证，其义亦然。假寒假热之症，凡辨证明白，显然毕露。《内经》所谓审察病机为要。

一、火有虚实，故热有真假，而察之之法，总以中气为主，而外证无足凭也。陶节庵云：症者，证也，如对证之证，有诸内必形诸外。故《内经》云：能合色脉，可以万全。岂可言外证无足凭乎？大误后人。而不知内热者当远热，内寒者当远寒，内有可据，本皆真病，又何假之有？外证可据，在内将何据乎？

论五志之火

人于食息之常，孰不以五志为生，亦孰不以五志为用，而未闻以五志之动皆为火也。《内经》一水不胜五火。五志之火，动则火起，静则不起，此一定之理。

虚 损

经 义

"口问篇"曰：邪之所在，皆为不足。邪之所在皆为不足，谓邪气之入，因不足而侵入也。上气不足，故脑不满，耳苦鸣，头苦倾，目为眩，虽虚亦有邪之所在也。中气不足，下气不足，皆有邪之所在，不可竟言虚，当察其病之机为要。岐伯曰：脉盛，皮热，腹胀，前后不通，闷瞀，此谓五实。景岳谓实而误补犹可解救之说，大误后人。实而用补，所谓实实。

论虚损病源

凡劳伤虚损，五脏各有所主，而惟心脏最多。此七情所伤。

一、喜因欲遂而发，若乎无阳，而经曰：喜伤心。又曰：暴喜伤阳。又曰：喜乐者，神惮散而不藏。又曰：肺喜乐无极则伤魄。盖心藏神，肺藏气，二阳藏也。故暴喜过甚则伤阳，而神气因以耗散。肺藏魄而主气，司呼吸，而出入者，非藏气也。

一、淫欲邪思又与忧思不同，而损惟

在肾。盖心耽欲念，肾必应之，凡君火动于上，则相火应于下。夫相火者，水中之火也，相火，包络之火，即膻中也。经云：膻中者，臣使之官，即相也，代君行令，非水中之火也。静而守位则为阳气，炽而无制则为龙雷，而涸泽燎原，无所不至。坎中之火居于下，即龙雷之火。

　　景岳"君火相火论"情欲之火，邪火也；君相之火，正气也。何东垣指相火为元气之贼，丹溪亦述而论之，乃掩口而笑。今仍云心耽欲念，君火动于上，相火应于下，炽而无制则为龙雷，而涸泽燎原，无所不至。故余曰：火本一物，静则生物，动则害物。邪念之动，由心而起。景岳另立邪念之火，与君相之火各别，以辟东垣、丹溪，今仍与东垣、丹溪合。何必矫强立说，以惑人耶？

　　气以怒伤，而木郁无伸，以致侵脾气陷，而为呕为胀，为泄为痛，为食欲不行者，此伤其阳者也。木郁无伸，此肝气郁于脾土之中，不得疏泄而克土，脾气不运，而为胀为呕，为泄为痛，为饮食不行，岂有伤其阳者乎？

　　一、色欲过度者，多成劳损。盖人自有生以后，惟赖后天精气以为立命之本。景岳每每讲先天虚浮之谈，此处亦重后天为立命之本，则知不必顺数逆数之浮谈也。

　　一、劳倦不顾者，多成劳损。夫劳之于人，孰能免之，如贫贱之劳，作息有度，习以为常，何病之有？惟安闲柔脆之辈，而苦竭心力，斯为害矣。贫贱之劳，岂无病哉？饥饱不时，奔走负重，冲风冒雪，但非劳心劳形则有之，此皆致病之由也。

　　一、少年纵酒者，多成劳损。盖酒成于酿，其性则热，汁化于水，其质则寒。酒性大热，故为腐肠之药。若云汁化于水，其质则寒，于理不通。热之性在水中，故酒浸食物必烂，岂有热去而水寒者乎？如桂附之热，必经水煎，岂亦寒乎？

论　证①

　　阴中之阴虚者，其病为发热躁烦，面赤舌燥，咽痛口疮，吐血衄血便血，大便燥结，小水痛涩等症；阴中之阳虚者，其病为怯寒憔悴，气短神疲，头运呕恶，腹痛飧泄，二便不禁等症。阴中之阴，阴中之阳，景岳以为特出之语，殊不知肾中真阴虚，则火亢而为吐血衄血诸症。肾中之真阳虚，为怯寒，二便滑泄不禁，倦怠少食诸症起矣。不必言阴中之阴、阴中之阳。盖肾为精血之海，而人之生气，即同天地之阳气，无非自下而上，所以肾为五脏之本。五脏之本，独重胃气，故一部《内经》以胃气为本。

　　一、虚损两颧红赤或唇红者，阴虚于下，逼阳于上也。仲景曰：其面戴阳者，下虚故也。若谓逼阳于上而为上热，可有逼阴于下而为下寒者乎？○仲景戴阳症，乃寒极似阳，非水衰火亢也。认错病情。

论　治

　　有水盛火亏，而见脏腑寒脾肾败者，即阳虚之证也。岂有真水盛而病者乎？○气属阳，气虚当以参术补之，非火亏也，不可用桂附。

　　一、阳虚者多寒，非谓外来之寒，但阳气不足，则寒生于中也，若待既寒，则阳已败矣。而不知病见虚弱，别无热证者，便是阳虚之候。若无热症，便为阳虚而用热药，必致火亢而为吐血。欲补阳气，惟辛甘温燥之剂为宜。辛能耗散元气，燥能消烁精血，皆非虚损之药，故东

---

① 论证：原无，今据《景岳全书》补。

垣有耗散元气之论。姜桂燥热，所当禁用。〇欲补阳气，惟参芪为主，非温燥所宜。景岳认气虚即是阳虚，妄投桂附，不知火衰宜桂附，气虚宜参芪，热药有耗元气，故东垣禁之。请读《脾胃论》即可知矣。

兼受风寒而嗽者，宜金水六君煎．此杜撰之方，大忌。〇贝母丸治嗽最佳。贝母力微。

若大吐大衄，六脉细脱，手足厥冷，危在顷刻，而血犹不止者，速宜用镇阴煎，其血自止。血脱益气，大剂独参汤、补血汤为要。

大脱血之证，镇阴煎、回阳饮俱非对病之药。有形之血不能速生，几微之气所当急固，惟以大剂独参汤、补血汤为主，此古人血脱益气之良法，阳生阴长之妙用也。景岳不知此理，将热药、血药乱投，大谬。

附　按

立斋治韩州同色欲过度，当峻补其阴，遂以加减八味丸一斤，用桂一两，以水顿煎六碗，冷服，熟睡。至晚，又温饮一碗，而证退。补阴而用八味丸，益火则阴愈耗。翼日，畏寒足冷诸证仍至，是无火也，当补其阳。一人而倏阴虚，倏无火，两相悖谬。

又治一童子，年十四，发热，吐血，余谓宜补中益气，以滋化源。内有升麻，非阴虚吐血所宜。

劳倦内伤

经　义

竟以东垣《内外伤辨》、《脾胃论》

讲究可也。

论　证

外感内伤，俱有恶寒发热等症，外感寒热者，即伤寒也；内伤寒热者，即劳倦也。伤寒以外邪有余，多宜攻散；劳倦以内伤不足，多宜温补。景岳治伤寒，俱讲温散补托，必致杀人。即温补二字，尚要讲究。若讲温热之药，则失之多矣。

有因积劳饥饱，致伤脾肾，则最易感邪，而病为发热头痛，脉紧恶寒，类伤寒等症，此内伤外感兼而有之，是即所谓劳力感寒症也。若以此为真伤寒，则既由劳伤，已因不足。若以此为非伤寒，则甚至发斑发狂，结胸谵语无不有之。此等之证，仍属热邪，不可混入内伤劳倦，惟发斑有内伤者。

论　治

若脾胃中气受伤者，理中汤、养中煎。新方不必用。于东垣补中益气内加减，细心讲究，自然切中病情。若用新方，必致有误。

余复制补阴益气煎，凡阳虚于下，水亏不能作汗，而邪有不解者，此方尤胜。阳气鼓动，方能作汗。如讲水亏不能作汗，而用养阴凝滞之药，断无此理，乃好奇之语。

辨　脉

夫人迎本阳明胃脉，在结喉两旁，此乃胃之经络动。气口本太阴肺脉，两手所同称也。百脉朝会于肺，故五脏六腑皆诊于此。又如所云左大者为风邪，右大者为饮食，则尤其不然。左为肝胆之应，风木所司，故外感诊之；右为脾胃之应，饮食失节，故诊于右。理之必然。若议东垣为非，则脉既大谬，而治病皆误，东垣之书可废矣。景岳好奇而毁前贤，大罪，大罪。夫人生禀赋之常，凡右脉大者，十居八九，左脉大者，十居一二。凡右脉大者，十居八九，左脉大者，十居一二，此言大谬。人生禀赋之脉不同，或天禀素弱，脉亦细小；天禀刚强，脉亦坚劲有力；或肝火有余，左脉弦大；或脾胃健旺，右脉滑大，此禀赋不同，脉亦随之有强有弱，岂可大概而论？外感者，两手俱紧数，但当以有力无力分阴阳。如此论脉，误人不浅。自叔和至今，凡阴受其殃者，不知几多人矣。此不得不辨，以为东垣之一助也。东垣医中之王道，历症用药，伊匡朝夕人民，岂阴受其殃乎？景岳之辨，谅东垣未必服也。

东垣辨气少气盛。东垣《内外伤辨》极为详悉，不必竟辨气少气盛。

关　格

论　证

曰吐逆者，特隔食一证耳，曰不得小便者，特癃闭一证耳，二证自有本条，与关格何涉？隔食、癃闭，其来也渐；关格之证，其来也暴，故曰不得尽期而死。其证阴阳离绝，不治而死。景岳多添出病证治法，亦好奇翻新之言也。

论　治

关格之脉，必弦大至极。夫弦者为中虚，浮大为阴虚，此肾水大亏，有阳无阴之脉也。治此者，宜以峻补真阴为主。仲景关格之脉，在尺则为关，关则不得小便；在寸则为格，格则吐逆。有是脉有是证，甚为简约明白，何得又生出肾水大亏，有阳无阴之脉，治当峻补真？阴反多

支离矣。

饮　食　门

经　义

"藏气法时论"曰：脾苦湿，急食苦以燥之。黄连性燥而厚肠胃，独景岳以为滑泄，而泻痢者不用。○肾欲坚，急食苦以坚之。黄柏苦能坚肾，独景岳畏之如鸩毒。

"宣明五气篇"曰：辛走气，气病无多食辛。药之热者，其味多辛，桂附姜椒俱耗气，东垣《脾胃论》中皆禁之。景岳独喜热回阳为根本，是未察《内经》之言也。

论　治

一、凡失饥伤饱，损及脾胃，令人胸膈痞闷，不能消化，或嗳气吞酸，神体困倦，此皆脾气受伤，中虚而然，宜木香人参枳术丸，或大健脾丸去黄连主之。有湿热者，不可去。○若虚在下焦，而阴中无阳，不能生土者，惟理阴煎加减主之。又将阴中无阳，火不生土，而用归地桂附，为脾胃药。

一、以脾胃受伤，病邪虽去而中气未复，故或有数日不能食，或胸喉中若有所哽如梅核气者，此中本无停积，但以阳气未舒，阴翳作滞，胃气太虚，不能运化而然。轻则温胃饮，甚则必加参附，但使阳气得行，行则胃口自开也。阳气未舒者，因阳气郁滞不能伸越，故喉中若有所梗如梅核气状。宜以开郁行气，疏肝为主，逍遥散加山栀、香附，必能奏效。若认阴翳作滞，而用温胃、参附之药，必致热甚，咽喉干燥，而病增剧。

一、以酒质伤脏，致生泄泻不已，若因湿生寒，以泻伤阴，致损命门阳气者，非胃关煎及五德丸之类不可。湿生寒而用热药，又是新奇之语。古人以酒为腐肠之药，因其性热也，造酒因热酿成，故鱼肉一经酒糟，则熟腐矣。岂有质寒之理？

论脾胃三方

一、补中益气汤，以升柴助升气，以参芪归术助阳气，东垣立方之意，诚尽善矣。第肺象天，脾象地，地天既交，所以成泰。然不知泰之前有临，临之前有复，此实三阳之元始。故余再制补阴益气煎，正所以助临复之气也。去芪术而加熟地、山药，凝滞胃中，其气焉得运行？此亦好奇翻新也。○又补中益气汤，若全无表邪寒热，而但有中气亏甚者，则升柴之类大非所宜。妙在升柴以升清阳之气，东垣深明药性之理，藉此以升参芪之气，得君臣佐使之法，合《内经》之旨。景岳但知一味用补，不知佐使之理，大误后人。惟有邪者，固可因升而散，使或无邪，能不因散而愈耗其中气乎？有参芪，何得耗气？且升柴并非耗气之药。当此之时，即纯用培补犹恐不及，而再兼疏泄，安望成功？即地黄丸用泽泻之意。故于诸证之中，凡其不宜用此者，则有不可不察。如表不固而汗不敛者，不可用。升柴参芪之性，达表而固表。补中益气汤治自汗者，用之见效，何景岳不知用药之理而议东垣？可罪，可罪。外无表邪而阴虚发热者，不可用。东垣但讲升阳益气，不曰治阴虚发热，何必牵引多端？

脾　胃

论　脾　胃

是以水谷之海，本赖先天为之主，而精血之海，又必赖后天为之资。景岳开口必言先天为立命之本，动辄以补阳为主。今此处脱不出。后天谷气以化生精血，以养先天，故东垣立《脾胃论》以救世。丹溪阴不足论以人之出自母胎，惟藉乳哺水谷之精气滋养，至十六岁而阴气始成，而与阳气为配。可见阴气之难成，故以养阴为本。独景岳反言之，而以阳常不足以辟丹溪，所谓自成一家也。自成一家，斯有偏见之害矣。故经曰：平人之常气禀于胃。胃者，平人之常气也。人无胃气曰逆，逆者死。又曰：人以水谷为本，人绝水谷则死，脉无胃气亦死。正以人之胃气即土气也，万物无土皆不可，故土居五行之中而旺于四季，即此义也。景岳每每以阳气为本，此处言胃气为本，乃是治病关头。若讲阳气，竟以热药回阳，可能久存乎？故水谷尤要于扶阳也。脾胃属土，惟火能生，故其本性则常恶寒喜暖，使非真有邪火，则寒凉之物最宜慎用。土旺四季之末，寒热温凉，随时而用。故脾胃有心之脾胃，肺之脾胃，肝之脾胃，肾之脾胃，认清门路，寒热温凉以治之，未可但言惟火能生土而用热药。

论东垣《脾胃论》

内伤不足之病，苟误认作外感之病，而反泻之，则虚其虚也。实实虚虚，如此死者，医杀之耳。然则奈何？惟当以辛甘温之剂补其中而升其阳，甘寒以泻其火则愈矣。仍讲甘寒泻火，不言热药泻火。经曰：劳者温之。温者，养也。又曰：温能除大热，参芪之属。大忌苦寒之药。香燥热药，有耗元气，东垣亦禁之。兹察其所谓苍天贵清净，阳气恶烦劳者，此指劳倦之为病也。烦劳则火起，故用泻火之药。劳字之义，有两火在上，岂非劳则火起乎？如曰：饮食失节，寒温不适，脾胃乃伤，此固喜怒忧恐，损耗元气，资助心火，心不主令，相火代之，相火者，下焦包络之火，元气之贼也，火与元气不两立，火胜则乘其土位，此所以为病。若此数语，则大见矛盾矣。五志之火妄动，则耗元气，火起于妄。心君妄想则心火动，相火亦随之而起，故东垣补中益气汤中加黄柏，以泻阴火。乃权衡之道，非纯用苦寒，必于参芪中加之，则胃气不伤，而热势可清也。即桂附热药，亦借此以引导耳。夫元气既损，多见生阳日缩，神气日消，何以反助心火？劳则气耗，邪火独亢，故经曰：阳气者，烦劳则张，精绝，辟积于夏，使人煎厥。脾胃属土，得火则生，何谓火胜则乘其土位？火亦能焦土，不可竟言生土，凡经火烧则干硬而不生物。热伤元气，而因劳动火者，固常有之，此自不得不从清补。东垣补中加清火，不为矛盾。若因劳犯寒，而寒伤脾胃者，尤酷尤甚，此可概言为火乎？寒性缓，非比火性之酷烈也。第热证显而寒证隐，故热证易见而寒证不之觉也。寒热之证，察色问情，俱易辨之。何谓寒证不之觉？矧元气属阳，火其类也。气与火大不同，气无形，火有形，故能耗气也。而阴为阳贼，寒其仇也，生机被伐，无不速亡。若真阴非阳贼也，寒邪能害人而速，若虚寒不致速亡。故经云少火生气，未闻少寒生气也。又云避风如避箭，未闻避热如避箭也。热地如炉伤人最速。夏月农夫，赤日暴烈，求其避而不可得，更甚于箭也。请景岳于赤日中晒之何如耳。由此观之，何不曰寒与元气不两立，而反云火与元气不两立乎？《内经》云：壮火散气，少火生气。景岳云寒与元气不两立而毁东垣，《内经》之义尚未明白，何必矫强立论？不过要用热药耳。兹举火字特以为言，致令后生尽忘东垣前四条之格言，而单执不两立之说，用为治火之成按，是东垣戒之而反以诲之，此其白璧之瑕，余实不能不为东垣惜也。东垣谓火为元气之贼者，因热气熏灼，令人倦怠乏力，无气以动，故加知柏于益气汤中，以制火而益元气。东垣用药，升中有降，散中有敛，真节制之兵。何得议为白璧之瑕？将显而易知者言之，试观夏月炎热，人必倦怠乏力，懒惰欲睡，口渴喜冷，岂非热伤元气乎？冬月外虽严寒，殊不知阳火潜藏于内，人亦刚强而不倦，冰坚地燥，元气不衰而强于作用，岂可谓之寒与元气不两立乎？矫强立论，乃东垣之罪人，实后世害民之贼。用是思及仲景，见其立方之则大而简，东垣之方小而杂，何其悬绝一至如此？仲景制方虽大，其服而分为几服，以知为度，不必尽剂。〇东垣与仲景用药不同，其理则一，不必判其孰是孰非。

论治脾胃

太阴常多血少气，阳明常多血多气，使此中血瘀，则承气、抵当之类，总属脾胃之药；使此中血虚，则四物、五物、理阴、五福之类，又孰非脾胃之药乎？血药凝滞中官，脾胃焉得受纳运化，岂脾胃之药乎？若脾得健运，饮食大进，化生精血。经云：食气入胃，浊气归心，淫精于脉。可见健脾食进，血自化生，不必用血药也。景岳往往以归地为脾胃药，亦偏执之言。

述 古

又曰：汉张仲景著《伤寒论》，专以外伤为法，其中顾盼脾胃元气之秘，世医鲜有知之者。凡医先以胃气为主，非独张仲景也。用攻剂亦要看胃气旺方可用。惟见王伦《杂著》①戒用人参之谬说，乐用苦寒攻病之标，致误苍生，死于非命，抑何限耶！苦寒原是攻病，非攻元气也。若邪热未除而用参芪，是犹闭门逐盗，必致蔓延为害。况斯世斯时，人物剧繁，禀气益薄，兼之劳役名利之场，甚至蹈水火而不知恤，耽酒色以竭其真，不谓内伤元气，吾弗信也。凡人之病，无有不因元气之虚，而邪气得以乘虚侵入。既入之后，即宜去邪，然后补正。若骤用补剂，必致害人。

眩 运

经 义

"口问篇"曰：上气不足，脑不满，耳苦鸣，头苦倾，目为之眩。凡看书要将上下文细究，其理自明。《内经》上文有邪之所在，皆为不足。故上气不足，脑为之不满，耳为之苦鸣，头为之苦倾，目为之眩。此言邪之所凑，皆因不足而袭之，七情六欲，风寒暑湿，或痰或火，乘虚侵入而为耳鸣、目眩等证。今竟将不足引经义，脱却上文两句，大失《内经》之义。

"决气篇"曰：精脱者，耳聋。气脱者，目不明。此两句不当列在眩运门，当在脱证内。

论 证

眩运一证，虚者居其八九，而兼火兼痰者，不过十中一二耳。仍有痰有火，不可责丹溪为非。丹溪亦言兼气虚者当补气，未尝不用补也。不知景岳刻刻要与丹溪为仇，曷故？即如《内经》之言，亦无非言虚。亦有六气所侵而眩晕，巨阳、厥阴火气升腾而发眴②仆，岂皆虚耶？眩运病情不一，《内经》六气司天，岂皆虚之一字言之乎？

所列诸证，皆因病而运，非眩运之本病，竟将本病治则眩运自除，何必牵扯多端以惑人？

一、河间之论眩运，独取"至真要大论"一句，曰：诸风掉眩，皆属肝木，风主动故也。河间、丹溪但言眩运本证。此释风木之义，固然似矣。既云固然，非杜撰也。必若"口问篇"、"卫气篇"、"决气篇"、"经脉篇"、"海论"等义，方为最切最近之论，何河间一无引证，引诸风掉眩，皆属肝木。而独言风火二字以该眩运一证，岂无失乎？汝之言无非言虚，岂可以一虚字该之乎？〇若据此论，则凡属眩运，无非痰证也。丹溪言挟虚挟火，未尝竟言痰也。何轩岐之言绝不及痰，而但曰上气不足，头为之苦倾，目为之眩；脱却邪之所在句，单取下文立说。曰督脉虚则头重。非眩运。凡此者，岂皆痰症乎？丹溪亦言挟气虚而兼用补气降火之药治之。余则曰：无虚不能作眩，当以治虚为主，而酌兼其标。若竟讲虚而用补，《内经》六气致运，岂皆宜补耶？不问七情六气，但执一虚字而用补剂，可谓执死法也。误人不浅。

凡病无有不因虚而致，因虚而痰火得以干之，即邪之所在，皆为不足也。

---

① 《杂著》：指《明医杂著》，明·王伦撰。全书共6卷，刊于1549年。

② 眴：(xún)：目眩。

一、头痛之病，上实证也；头眩之病，上虚证也。因虚而邪袭之。故《内经》分别甚明，曰：头痛巅疾，上实下虚。又曰：上实下虚，为厥巅疾。据此言，仍讲上实。实者，邪气之实也，不言上虚。至若眩运之病，则曰：上气不足；又曰：上虚则眩。未闻言上之实也。上实下虚，岂《内经》之言非欤？而后世诸家，如严用和、杨仁斋辈，有曰结而为饮，随气上逆者；仍有痰饮之论。有曰疲劳过度，下虚上实者；邪气之实。即如朱凡溪，亦曰痰在上，火在下，凡此皆言上实也。痰在上，岂非上实？何与《内经》相反若此？夫眩运之证，或为头重，为眼黑，或为脑髓旋转不可以动，求其言实之由，不过为头重者为上实，而不知头本不重于往日，而惟不胜其重者，乃甚于往日耳，上力不胜，阳之虚也，岂上实乎？有因湿而重者，非阳也。阳虚则畏寒矣，岂有重之理乎？又何气不归元，及诸气逆奔之有？气不归元，补肾纳气降火。凡逆上之气，补而必兼降火，《内经》所谓：诸逆冲上，皆属于火。

一、头眩有大小之异，但忽运而忽止者，人皆谓之头运眼花，卒倒而不醒者，人必谓之中风中痰。火升则运，火降则止，皆水衰之故。如卒倒而不醒者，又兼痰随火升，上干心窍也。不知忽止者，以气血未败，故旋见而旋止，即小中风也；小中风之名杜撰。卒倒而甚者，以根本既亏，故遽病而难复，即大头眩也，此乃痰火之类中。且必见于中年之外，较之少壮，益又可知。于此察之，则其是风非风，是痰非痰，而虚实从可悟矣。竟云虚，而不分受病之源，故云非风非痰。何今人不识病机，但见眩仆不语，无不谓之风痰。病机两字，可见活而不执，非只讲虚之一字可知矣。

论　治

一、头眩虽属上虚，然不能无涉于下。盖上虚者，阳中之阳虚也；下虚者，阴中之阳虚也。造出阳中之阳、阴中之阳，专以一补为长技。○所以凡治上虚者，犹当以兼补气血为最。不论病情，以补为死法。

一、眩运证，凡有如首条所载病源者，当各因其证治之。其或有火者宜兼清火，有痰者宜兼清痰，仍讲清火、清痰，则知丹溪之法不可废矣。亦在乎因机应变，然无不当以治虚为先。既云因机应变，不可以治虚为先。如痰火盛，又当以痰火为先。

一、古法之治眩运，亦有当察者。丹溪曰：湿痰者，多宜二陈。火者，加酒芩。挟气虚者，相火也，治痰为先。挟气药降火，如东垣半夏白术天麻汤之类。景岳言丹溪之论痰火眩运为非，今仍以丹溪、东垣治痰之药治眩运何耶？若丹溪治虚症眩运亦用人参大剂补之而愈，未可竟言痰火而责之。○眩运不可当者，以大黄酒炒为末，茶汤下。前云无虚不作眩，又治法用大黄，何也？

述　古

述古中有痰涎郁遏者，有因风火而动者，非讲尽属虚也。

吐法新按

先君寿峰公少时好酒，四旬外遂戒不饮。至七旬，偶饮一杯，次早眩运不能起，先君素善吐法，因吐去清痰而眩运顿愈。原其所由，不过以恶酒之脏，而忽被酒气，则真阴清气为之淆乱而然。吐去痰饮，酒气可除。吐能升气，清阳可复，此非治痰而实以治乱耳。真阴、清气何得即成有形之痰饮？因平素有蓄，故动而出耳。否则吐去痰饮一句，将何着落？

好酒者，平素有湿痰在胃，虽不饮酒，其根尚在，得酒触动，借酒之性，胃中痰饮随火上升而眩运，吐去其痰而眩运顿愈，非真阴清气淆乱也。不察至理，想出奇论以炫人。景岳深辟丹溪无痰不作眩，其父之痰，从何吐出？创言立说，贻害非浅。

怔忡惊恐

论　怔　忡

怔忡之病，心胸筑筑振动，惶惶惕惕，无时得宁者是也。然古无是名，在《内经》则曰：胃之大络，名曰虚里，出于左乳下，其动应衣，宗气泄也。在越人、仲景则有动气在上下左右之辨，云：诸动气皆不可汗下也，凡此皆怔忡之类。此动气也，宗气也，非怔忡之证。怔忡乃心胸之间，上冲而筑筑惕惕然动，怔怔忡忡不能自安也。将动气为怔忡，大非也。此证惟阴虚劳损之人乃有之，盖阴虚于下，则宗气无根，而气不归源，所以在上则浮撼于胸臆，在下则振动于脐旁，怔忡之病不一，非但阴虚于下。既云阴虚，则无以滋荣肝木，木火上冲而怔忡不宁也。虚微者动亦微，虚甚者动亦甚。有血虚与痰，有阴火上冲，怔忡不已，甚者火炎于上，或头运眼花，不可竟作虚论。若误认为痰火而妄施清利，则速其危矣。认是痰火，只作痰火治。

考之《准绳》中为痰为火为郁，为思虑劳心，致怔忡者不一，不宜竟言虚而用补，须将《准绳》中逐一分别明白可也。○双林韩佐相患怔忡病三载不愈，时

医俱用景岳之言，而用参芪地黄群补之药，日甚一日，就医于余。余用豁痰降火之药一剂，是夜即大减，后以温胆汤加山栀、黄连、石膏、胆星、枣仁，丸服，不一月而全愈。照此书而执用补剂，必致误人。

论　惊　恐

若因惊而病者，如惊则气乱，而心无所倚，神无所归，虑无所定之类，此必于闻见夺气而得之，是宜安养心神，滋培肝胆，当以专扶元气为主。必兼清火而治，自然奏效。《内经》所谓惊则气乱者，火气乱之也。若竟讲元气则肝胆之火不静，而惊不能定。总之主气强者不易惊，而易惊者，必肝胆之不足也。不足而有火，火性动故也。故虽有客邪，亦当知先本后标之义。若先治本，其邪何从而解散？○盖惊出于暂，而暂者即可复；恐积于渐，而渐者不可解，甚至心怯而神伤，精却则阴痿，日消月缩，不亡不已。丹溪治周本心大恐，心不自安，如人将捕之状，夜卧不发，两耳后如见火光炎上，饮食虽进而无味，以参术当归为君，陈皮为佐，加盐炒黄柏、炙元参少许，服之月余而愈。经云：恐伤肾。用黄柏元参引参术归入补肾药也。景岳每毁丹溪，观其治恐用补而加黄柏、元参，得君臣佐使之法，非景岳之新方比也。

论　治

上不宁者，未有不由乎下，心气虚者，示有不因乎精。此心肝脾肾之气，名虽异而治有不可离者，亦以精气互根之宜然，而君相相资之全力也。惊恐之病，未可竟言心肾君相相资之全力，乃因火之妄动者多。然或宜先气而后精，或宜先精而后气，此二句混讲。兼热者宜清，兼寒者

宜暖，又当因其病情而酌用之。故用方者，宜圆不宜凿也。即此说未可但言补。

一、心脾血气本虚，而为怔忡，为惊恐，或偶以大惊猝恐而致神志昏乱者，此皆火之扰乱也。俱宜七福饮，甚者大补元煎。新方治法，未能切中病情。○命门水亏，真阴不足而怔忡者，左归饮。心之不宁，乃火冲动。○命门火亏，真阳不足而怔忡者，右归饮。怔忡之病而讲真阳不足，大误后人。○若水亏火盛，烦躁热渴，而怔忡惊悸不宁者，二阴煎或加减一阴煎。莫若知柏地黄汤或丸为正法，新方乃无学问之方。○若思郁过度，耗伤心血者，逍遥饮或益营汤。开郁清火，豁痰安神。○若寒痰停蓄心下者，姜术汤。宜二陈。若用姜术，脱却痰字矣。心神虚怯，微兼痰火而惊悸者，八物定志丸。温胆汤加清火药为妙。○若大恐大惧，以致损伤心脾肾气而神消精却者，必用七福饮、理阴煎或大补元煎之类。大恐大惊而用温热之药，俱非正治之法也。

不　寐

经　义

所引经义有因欠而不卧，有因少壮老人气血之盛衰而论卧与不卧，有因肿而不得卧，有因不能正偃而不得卧，有因水病不得卧，有因外邪、饮食不节不得卧，有因胃脉逆上不得卧，此皆因病所致，非专讲不得卧之病。

论　证

凡如伤寒、伤风、疟疾之不寐者，此皆外邪深入之扰也。此但不得卧，非外邪之致病，伤寒但有阳明病不得眠。舍此之

外，则凡思虑劳倦，惊恐忧疑而常多不寐者，总属真阴精血之不足，阴阳不交，而神有不安其室耳。不得卧者，胃不和也。何云总属真阴精血不足？大误后人。

一、饮浓茶则不寐，饮浓茶令人不寐，此说无本。心有事亦不寐者，以心气之被伐也。盖心藏神，为阳气之宅也，卫主气，司阳气之化也。凡卫气入阴则静，静则寐，正以阳有所归，故神安而寐也。不寐与心神不宁病属二端，不可混而为一。只有心火妄动而神不安，未闻阳有所归而神安也。而浓茶以阴寒之性大制元阳。浓茶谓之阴寒，则黄连、黄柏、石膏等寒药俱不用矣。故欲求寐者，当养阴中之阳。此说大为不经。

一、凡治病者，服药即得寐，此得效之徵也。其有误治妄投者，必致烦恼懊憹，更增不快。不得安寐而用热药，谓之误治妄投。

论　治

一、无邪而不寐者，必营气之不足也。开口便说营气不足，大失《内经》之旨。营主血，血虚则无以养心，心虚则神不守舍，《内经》不讲心，惟讲和胃而通阴阳，故但用半夏汤。脱却《内经》题旨，将七情六欲，纷纷议论，而误后人。故或为惊惕，或为恐畏，此等皆五志之火妄动而不寐。或无因而多妄思，以致终夜不寐，及忽寐忽醒，而为神魂不安等证。心藏神，肝藏魂，二脏之火妄动，则神魂不宁而不寐，非营气不足也。○若思虑劳倦伤心脾，以致气虚精陷，为怔忡、惊悸、不寐者，宜寿脾煎。治法未合病情。○若七情内伤，血气耗损，或恐畏伤肾，或惊惧伤胆，神以精亏而无依无寐者，宜五福、七福饮，或三阴、五君子煎。凝滞血药，胃中壅滞，反致不寐。

《内经》所谓决渎壅塞，经络大通，阴阳和得。此说将何解释？景岳之误后人，为害不浅。○凡人以劳倦思虑太过者，必致血耗液亡，神魂无主而不寐者，即有微痰微火，皆不必顾。将痰火治之为要。只宜培养气血。大误后人。

一、有邪而不寐者，去其邪而神自安也，故凡治风寒之邪必宜散，如诸柴胡饮及麻黄、桂枝、紫苏、干葛之类是也。仲景只有阳明病不得眠，未闻有少阳、太阳而不得眠者，此仲景之罪人也。痰饮之邪，宜化痰。不寐之症，属痰火者多。

徐东皋曰：痰火扰乱，心神不宁，思虑过伤，火炽痰郁，而致不眠者多矣。有因肾水不足，真阴不升，而心阳独亢者，亦不得眠。有火郁不得疏散，每至五更，随气上升而发躁，便不成寐，此宜用解郁清痰降火之法也。解郁清痰降火治不寐为要法。

徐东皋所说，乃是正论。

三消干渴

论　症

一、消有阴阳，不可不察。如多渴曰消渴，善饥曰消谷，小便淋浊如膏曰肾消。凡此者，多由于火，火盛则阴虚，是皆阳消症也。至阴消之义，则未有知者。盖消者，消烁也，亦消耗也，阴阳血气之属日见消败者，皆谓之消，不可尽以火证为言。如“气厥论”曰：心移寒于肺，为肺消，饮一溲二，死不治。此仲景治汉武帝之消，用八味地黄丸也。○饮一溲二，此无火以消之，故饮少溲多。若有火消耗，溲必黄赤而短少。以此辨之，寒热自明。

论　治

一、下消证，小便淋浊，如膏如油，或加烦躁耳焦，此肾水亏竭之证，古法用六味丸之类主之固宜，然以余观之，亦当辨其寒热滑涩，分而治之。若如膏如油，此火之煎熬，断无寒之理。○若下焦淋浊而全无火者，乃气不摄精而然，以左归饮、大补元煎之类主之。莫若生脉散。○若火衰不能化气，气虚不能化液者，当以右归饮、右归丸、八味丸之类主之。火衰不能化气之言，《内经》无此议论，独创新奇，大误后人。○若下焦无火而兼滑者，当以固肾补阴为主。只有下焦有火煽动而滑，又气虚不能摄精而滑，当补脾肺之气，气能统摄故也。

又有阳不化气则水精不布，水不得火则有降无升，所以直入膀胱而饮一溲二。《内经》只有精化气之说，未见有阳化气之语。杜撰无本，大误后学。阳虚之消，谓宜补火，人必不信。不知釜底加薪，氤氲彻顶，槁禾①得雨，生意归巅。此无他，皆阳气之使然也。余因消证多虚，难堪剥削，故再笔于此，以告明者。不必笔于此，仲景治汉武帝用八味丸者，即此说也。

咳　嗽

论　证

余观咳嗽之要，止惟二证，一外感，一内伤。夫外感之咳，必由皮毛而入。盖皮毛为肺之合，而凡外邪袭之，则必先入

————
① 禾：原作“木”，今据《景岳全书》改。

于肺，久而不愈，则必自肺而传于五脏也。《内经》云：五脏皆令人咳，非独肺也。何得云自肺而传于五脏？与《内经》大相悖谬。内伤之嗽，必起于阴分。盖肺属燥金，为水之母，阴损于下，则阳孤于上，水涸金枯，肺苦于燥，燥则痒，痒则咳不能已也。内伤之嗽，不独阴分受伤，七情、饮食、劳倦而起者多。又有因外感而起，久而成劳嗽者，不可不知，当因病用药。总之，咳证虽多，无非肺病。经云：五脏六腑皆令人咳。景岳《内经》尚未读过，何敢立言以误人？盖外感之咳，阳邪也，阳邪自外而入，故治宜辛温，邪得温而自散也。寒邪可用辛温散之。内伤之咳，阴病也，阴气受伤于内，治宜甘平养阴，阴气复而嗽自愈也。咳嗽竟讲养阴一法，失之太简。然外感之邪多有余，若实中有虚，宜兼补以散之。内伤之病多不足，若虚中挟实，亦当兼清以润之。大都咳嗽之因，无出于此，于此求之，自得其本，得其本则治无不应。得其本，非专于一。求其受病之因，非一端也。又何有巢氏之十咳证，陈氏之三因证，徒致乱人心目而不得其际也。咳嗽非一端而起，当审察病情而治，何云徒乱人心目？景岳治嗽，不能细心考究，反言乱人心目，贻害不浅。

风寒湿燥火，皆是外邪，审其所感何气而治之，未可以温散为一法。内伤咳嗽，亦非一端，未可以养阴为一法。景岳失之太简。内伤之嗽，先因伤脏，故必由脏以及肺，此脏为本，而肺为标也。肺亦脏也，治肺即治脏，岂肺非五脏中之一脏乎？景岳立言，尚欠斟酌。经云：治病必求其本，何今人之不察也？自己不能细心究治，反言今人之不察，可笑。○治病必求其本，言求其受病之根本也。此本字尚要讲究。宾按：劳风之证，即劳力伤风证

也。劳非一端，不可竟言劳力而兼外邪咳嗽。嗽久即成肺劳。

外感嗽证治

一、外感有嗽，内伤亦有嗽，但其素无积劳虚损等症而陡病嗽者，即外感证也。有风邪入肺而嗽，亦有饥饱劳役，风寒侵袭而嗽，未可言素无积劳虚损者。○若内伤之嗽，其来有渐，或因酒色，或因劳伤，必先有微嗽，而日渐以甚。不足之嗽，往往因风所侵而起者多。《内经》云：邪之所凑，其气必虚。

外感嗽证治若肺脘燥涩，痰气不利，或年老血衰，咳嗽费力者，宜六安煎加当归二三钱。外感咳嗽，痰气不利，而加当归，其邪焉得解散？宜苏子、杏仁、枳壳，以顺气而润燥。

一、外感之嗽，凡属阴虚少血，或脾肺虚寒者，最易感邪。但察其脉体稍弱，胸膈无滞，经云：邪之所凑，其气必虚。因虚而邪得乘之，必宜去邪而后补正。若但讲补，如闭门逐盗，盗自何出？宜金水六君煎加减主之，足称神剂。若外感咳嗽而用归地，嗽必更甚，此为恶剂。○二陈汤乃和胃豁痰之剂，加当归、熟地凝滞之品，两相悖谬。○若但以脾胃土虚，不能生金，而邪不能解，宜六君子汤以补脾肺；脾胃虽虚，不宜竟用六君子，宜加苏子、杏仁、桑皮之类。若用参术，其邪何从而散？或脾虚不能制水，泛而为痰，宜理中汤，或理阴煎、八味丸之类。景岳治病，尚未分清脏腑，水泛为痰与脾虚生痰，两途治法，岂可以理中、八味同治？如脾用理中，肾用八味，方是合式。○水泛为痰，肾虚不能纳藏于下，津液泛而为痰，其色清稀白亮，当以补肾为主。若讲脾虚，谓之湿痰，当以加味六君子治之。

一、外感之证，春多升浮之气，治宜

兼降，如泽泻、前胡、海石、瓜蒌之属是也。外邪用泽泻，反引入里。夏多炎热之气，治宜兼凉，如芩连知柏之属是也。夏月虽炎热，外感咳嗽不宜用知柏，此降肾家相火之药，焉可施之外感咳嗽？如阴虚火炎者可耳。药性不明，立方大谬。秋多阴湿之气，治宜兼燥，如姜术细辛之属是也。喻嘉言独论秋伤于燥，言伤湿之非，景岳亦从而和之。此处又言秋多阴湿之气，则知仍有伤于湿者矣。

一、咳嗽凡遇秋冬即发者，寒包热也，但解其寒，其热自散，宜六安煎、非解散之方。二陈汤、金水六君煎。寒包热之嗽，宜二陈加苏子、杏仁、薄荷、黄芩、生姜之类。如新方之归地，可治寒包热乎？用之反增咳嗽。如内热甚者，不妨佐以黄芩、知母之类。非寒包热之药，滋阴则可耳。

内伤咳证治

一、凡内伤之嗽，本于阴分，即五脏之精气是也。而又惟肾为元精之本，肺为元气之主，故脏气受伤，病必自上而下，由肺由脾以极于肾；脏精受伤，病必自下而上，由肾由脾以极于肺，肺肾俱病，则他脏不免矣。前云肺为标，此处又言肺为本，何前后之不同耶？故欲治上者，不在上而在下；欲治下者，不在下而在上。知气中有精，精中有气，斯可言虚劳之嗽矣。《内经》所谓上病疗下，下病求诸上，非气中有精，精中有气。

凡治劳损咳嗽，必当以壮水滋阴为主，庶肺气得充，嗽可渐愈，宜一阴煎、左归饮、琼玉膏、六味地黄丸之类。不必左归、一阴也，六味丸、琼玉膏、固本膏可矣。○其有元阳下亏，生气不布，致脾困于中，肺困于上，而为喘促痞满，痰涎呕恶，泄泻畏寒，凡见脉细弱，证虚寒而

咳嗽不已者，不必治嗽，但补其阳而嗽自止。此等之证，皆脾虚也，当用六君子加减，不宜用新方凝滞之药。用之恐恶心痞满更甚矣。

一、咳嗽声哑者，肺本属金，盖金实则不鸣，金破亦不鸣。金实者，以肺中有邪，非寒即火；金破者，真阴受损，非气虚即精虚也。寒邪者，宜辛宜温；火邪者，宜甘宜清；气虚者，宜补阳；精虚者，宜补阴。咳嗽声哑，此火烁金也。金破而声不鸣，宜清金保肺，滋阴降火为主，未见有阳虚而声哑，补阳而声出者，此亦杜撰语耳。

一、外邪证多有误认为劳伤而遂成真劳者，必其人气体柔弱，医家望之已有成心，见发热认为火，见咳嗽认为劳，不明表里，率用滋阴降火等剂。即如汝之外邪咳嗽而用归地，岂不凝滞耶？俗云：伤风不愈变成劳。夫伤风岂能变劳？特以庸医误治耳。伤风咳嗽，而以归地加入二陈汤治之，真庸医也。故于此证，当察在表在里，及新邪久病等因，脉色形气等辨，辨得其真，则但以六安煎、金水六君煎，或柴陈煎之类，不数剂而可愈矣。此等之方，皆非切中病情之药，尚宜细细斟酌。

一、干咳嗽证，在丹溪云：火郁之甚[1]，乃痰郁火邪在肺中，用苦梗以开之，下用补阴降火，不已则成劳，须用倒仓法。此证多是不得志者有之。愚谓既云不得志，则其忧思内伤，岂痰火病也？又岂苦梗倒仓所宜攻也？忧思则气郁结而为火，肺中郁火升腾而为干咳，故用苦梗开其郁火，使之外达，然后滋阴降火，此先后之法也。若竟以津液干涸而用滋阴凝滞，其火焉得宣散？盖干咳嗽者，以肺中津液不足，枯涸而然。内有郁结之火。此

---

[1] 甚：《丹溪心法·咳嗽》作"证"，当从。

系内伤亏损，肺肾不交，气不生精，精不化气，此二句，老生常谈。所以干涩如此。郁火煎熬，所以干涩。但其有火无火，亦当辨治。动辄言有火无火，未有无火而为干咳嗽者。若脏气微寒者，非辛不润，故必先补阳，自可生阴。补阳气可以生阴，非热药可以生阴。不明大理，焉可立方治病？若兼内热有火者，须保真阴，故必先壮水，自能制火。必宜清火，则肺不受烁。若以此证而但知消痰开郁，将见气愈耗，水愈亏矣。气降则痰降，开郁则火散而不烁肺。《内经》所谓诸气膹郁，皆属于肺。郁火干咳，先宜开郁清火。若照景岳治法，杀人多矣。

辨　古

河间曰：咳谓无痰而有声，肺气伤而不清也；嗽是无声而有痰，脾湿动而为痰也；咳嗽谓有痰而有声，盖因伤于肺气，动于脾湿，咳而嗽也。脾湿者，秋伤于湿，积于脾也。故经曰：秋伤于湿，冬必咳嗽。此咳嗽之大旨。大抵素秋之气宜清肃，而反动之，气必上冲为咳嗽，甚则动于湿而为痰也。湿生痰也。

愚观河间此说，谓治嗽当先治痰，因以南星、半夏之属为主，似得治嗽之法矣。此其意谓嗽必因痰，故胜其痰而嗽自愈，则理有不然也。王节斋言之，景岳述之，而今又云理有不然。河间因《内经》秋伤于湿，冬必咳嗽，故将《内经》之旨阐发而为治，不讲外感风寒也。咳嗽而云痰，痰之生也，由于湿之故。盖外感之嗽，因风寒在肺，则肺气不清，所以动嗽，动嗽然后动痰。此风邪痰嗽之本，本于外感，非外感本于痰也。内有痰，故得风而嗽。若无痰，竟头痛发热矣，焉得咳嗽？又如内伤之嗽，必因阴虚，阴虚则水涸金枯，所以动嗽，脾虚肾败，所以化

痰。此阴虚痰嗽之本，本于内伤，非内伤本于痰也。河间但议咳嗽属痰，未讲阴虚。若治阴虚咳嗽，必不用半夏辛散之药矣。然治外感之嗽者，诚惟二陈之属为最效。岂非治痰之药乎？盖南星、半夏、生姜、陈皮、枳壳之类，其味皆辛，岂非河间治痰之药乎？辛能入肺散寒，寒邪散则痰嗽自愈，此正所以治本，治本不知何药。而实非以治痰也。非治痰何以用二陈？若内伤阴虚之嗽，则大忌辛燥。河间但言外感之嗽。若内伤阴虚之嗽，必不用此药矣。河间何以不察，而谓南星、半夏之属但能治痰，岂果治痰之标便能治嗽之本乎？河间未尝将此药治阴虚咳嗽，何必罪之？

此辨甚觉牵强。河间但论咳嗽，《内经》言五脏皆令人咳，非独肺也，将一阴虚咳嗽以驳之。河间但言六气所伤，未及阴虚耳，观前论可知矣，故丹溪出而治阴虚之嗽，补河间之未及也。

述　古

杨仁斋曰：肺出气也，肾纳气也。凡咳嗽引动百骸，觉气从脐下逆上者，此肾虚不能收气归原，当以地黄丸、安肾丸主之，毋徒事于肺，此虚则补子之义也。此但言肾虚之治。

《衍义》云：有暴嗽，诸药不效，或教进生料鹿茸丸、大菟丝子丸方愈。有本有标，却不可因暴嗽而疑骤补之非。因服诸药不效，故补肾而愈。若初起即补，未免有误。

丹溪曰：咳嗽有风有寒，有痰有火，有虚有劳，有郁，有肺胀。咳嗽不一，当认清门路而治。

王节斋曰：因嗽而有痰者，咳为重，主治在肺。因痰致咳者，痰为重，主治在脾。但是食积成痰，痰气上升，以致咳

嗽，只治其痰，消其积，而咳自止。景岳辨河间不必治痰，今述节斋只治痰消积而咳自止，何两相悖谬耶？

薛立斋曰：肺主皮毛。肺气虚，则腠理不密，风邪易入，法当解表，兼实肺气；肺有火，则腠理不闭，风邪外乘，治宜解表，兼清肺火。实表未可骤用，清肺火乃正论。立斋尚有悖谬。故凡肺受邪不能输化，而小便短少，皮肤渐肿，咳嗽日增者，宜用六君子以补脾肺，六味丸以滋肾水。既云肺受邪，宜清肺邪，岂可用补？○咳唾有血，用麦门冬汤，兼以六味丸亦有六气所伤。○夏月心火乘肺，轻则用麦门冬汤，重则用人参平肺散。上焦实热，凉膈散；虚热，用六君子汤。太燥，恐肺不堪。○若病邪既去，宜用补中益气加山药、五味以养元气，柴升各二分以升生气。咳嗽不宜升提，立斋往往用之。○午后嗽者，属肾气亏损，火炎水涸，或津液涌而为痰者，乃真脏为患也，须六味丸壮肾水滋化源为主，以补中益气汤养脾土，生肺肾为佐。内有升柴，当去之。

灸 法

咳嗽病受寒邪者，可灸。若火烁金之嗽而用灸法，如火益热矣。学者当明是理。

喘 促

论 证

肺主皮毛，而居上焦，故邪气犯之，则上焦气壅，而为喘，气壅者，宜清宜破也。肾主精髓而在下焦，若真阴亏损，精不化气，则下不上交而为促，促者，断之基也，气既短促，而加消散，如压卵矣。

气不归原，不能纳藏肾布于肺为喘，不必言精不化气，为常套之语。景岳每将精不化气，气不化精二句，不离口吻。

虚 喘 证 治

一、虚喘证，其人别无风寒咳嗽等疾，而忽气短似喘，或经微劳、饥时，或于精泄、大汗、大小便、大病之后，或妇人月期之后而喘促更甚，或气道噎塞，上下若不相续，势剧垂危者，但察其表里无邪，脉息微弱无力，悉宜以贞元饮主之，加减如本方，其效如神。非纳气归源之药，喘证用之，未为确当，而称如神？经曰：肝苦急，急食甘以缓之，即此之类。若肝火旺，上冲清道，以甘缓之。若肾虚，气不归源，当加味地黄丸，加牛膝、沉香、五味、砂仁、磁石以降之，当辨明用药。若火烁肺金，上焦热甚，烦渴多汗，气虚作喘者，宜人参白虎主之。宜生脉白虎合用。若火在阴分，宜玉女煎主之。火在阴分，而用石膏，于理不通。竟以知柏地黄汤治之。○若阴虚，自小腹火气上冲而喘者，宜补阴降火，以六味地黄汤加知柏之类主之。深毁丹溪用知柏之害人，今阴虚火炎之喘，仍用之耶？凡治水喘者，不宜妄用攻击，当求肿胀门法治之。若因喘而肿，当以清肺为要。肺受火烁，乾金不能施化，小便不利，致积水而为肿，清肺则小便自利而肿退矣。○古法治心下有水气上乘于肺，喘不得卧者，以《直指》神秘汤主之。但此汤多主气分，若水因气滞者则可，若水因气虚者，必当以加减金匮肾气汤之类主之。肾虚水泛溢而肿，当以金匮肾气汤治之。若气虚，当用参术。景岳尚未详察，而用药不当。

一、老弱人久病气虚发喘者，但当以养肺为主。生脉散为要。凡阴胜者，宜温养之，如参、归、姜、桂、甘草，或加芪、术之属。寒不能为喘，阴胜者，阴寒胜也，阴主降，不能升而为喘。火主升，升则为喘，故《内经》云：诸逆冲上，皆属于火。景岳阴阳升降之理尚未明白，何敢立言垂世乎?

一、关格之证为喘者。关格乃上吐而大小便不通，危在旦夕，不得尽其命而死矣，不可言喘症。

实喘证治

一、实喘之证，以邪实在肺也，肺之实邪，非风寒则火邪耳。治风寒之实喘，宜以温散；治火热之实喘，治以寒凉。肺家有火，为风寒外束，故为喘急，当辛散之中加清火，未可竟为温散而伤肺。〇辛以散之，因外之风寒郁遏，肺气不得疏泄而喘，非肺中有寒也。景岳尚未讲究。〇又有痰喘之说，前人皆曰治痰，不知痰岂能喘，而必有所以生痰者，当求其本而治之。痰闭肺窍则喘，故以豁痰降气而平，如三子养亲汤之类，岂可谓痰无喘乎? 导痰汤、小胃丹，皆治痰喘之方也。

一、凡风寒外感，邪实于肺而咳喘并行者，宜六安煎加细辛。细辛非肺家寒包火之药，宜加苏子、桑皮。

一、痰盛作喘者，虽宜治痰，如二陈、六安煎、导痰、千缗、滚痰丸、抱龙丸之类，可治实痰之喘也；前言痰不能作喘，今又云痰盛作喘，岂非自相矛盾? 六君子、金水六君煎之类，可治虚痰之喘也。治痰用归地，痰何以化? 金水六君之立，甚觉无理。

一、喘有夙根，遇寒即发，或遇劳发者，亦名哮喘。未发时，以扶正为主；即发时，以攻邪为主。此即痰火证，因胃中有积痰，肺中伏火一遇风寒触动，其痰火发越而为喘，宜豁痰清火，少兼发表。愈后以六味丸加降火纳气之药，或健脾加豁

痰清火为要。若用温补，而以八味金匮等丸，必致热伤其肺。

述　古

东垣曰：华佗云：盛而为喘，减而为枯。故《活人》亦云，发喘者，气有余也。凡看文字，须要会得本意。气盛当认作气衰，有余当认作不足。肺气果盛，又为有余，则当清肃下行而不喘，以其火入于肺，衰与不足而为喘焉。故言盛者，非肺气盛也，言肺中之火盛也；言有余者，非肺气有余也，言肺中之火有余也。此言是确论。观此不当用温补之药矣。故泻以苦寒之剂，非泻肺也，泻肺中之火，实补肺气也。邪去而元气自复也。

呃　逆

论　证

一、咳逆之名，原出《内经》，本以咳嗽气逆者为言。王安道《溯洄集》有"呕哕咳逆辨"。

一、呃逆证有伤寒之呃逆，杂证之呃逆，在古人则悉以虚寒为言，惟丹溪引《内经》之言曰：诸逆冲上，皆属于火。余向见此说，疑其与古人相左，不以为然，及晚年历验，始有定见，景岳亦晚年之一隙耳。乃知丹溪此言为不诬也。毁丹溪用寒凉之误，何必再引其说为不诬，则知景岳之书不足凭矣。

论　治

一、胃火为呃者，其证极多，但察脉见滑实而形气不虚，胸膈有滞，或大便坚实不行者，皆胃中有火，所以上冲为呃。河间《原病式》诸逆冲上皆属于火，发

《内经》之旨，景岳仍引呃逆属火耶。但降其火，其呃自止，惟安胃饮为最妙。安胃饮并非治胃火之方，最夹杂于呃逆，大不相宜，自称最妙，可耻可耻。宜以二陈加黄连、山栀、香附、枳壳，顺气降火为主方是。

一、气逆为哕而兼胀闷者，或羌活附子汤。治呃逆不宜此方，羌活乃发散之品。

一、食滞而呃者，宜加减二陈加山楂、白芥子、乌药之属。消痰顺气，非治食也，当用枳实、厚朴。若因劳倦内伤而致呃逆者，宜补中益气加丁香。呃逆宜降不宜升，当用六君子汤。

一、下焦虚寒者，其肝肾生气之源不能畅达。不能畅达，乃抑郁不舒，岂可云虚寒？故凡虚弱之人多见呃逆，正以元阳无力，易为抑遏而然。此呃逆之本，多在肾中，故余制归气饮主之。虚弱之人，气不归原，上升而呃逆，或气滞而不行，不得升降而呃逆，何得言元阳无力，易为抑遏，而本多在肾中？归气饮之杂乱无理而可治乎？岂有属肾而用此方？○元阳无力，焉得上升而呃逆？惟藉火可以上升。归气饮，最无学问之方，宜去之。

伤寒呃逆

一、伤寒胃中虚冷等症，大约与前杂症相似，悉宜以温中等剂治之。热为寒束而呃，若竟言虚冷，则凝滞而不得升上，惟藉火乃可上升。

一、伤寒邪有未解而用温补太过者，其中焦气逆，最能为哕，惟安胃饮最妙。安胃饮，大无学问之方，治呃逆症未必见效。

一、伤寒误攻，或吐或下，或误用寒凉，致脾肾胃气虚寒而发哕者，当以温胃、理阴等法调之。温胃、理阴俱有归

地，非胃家呃逆之方，用之反增满闷耳。

郁　证

论《内经》五郁之治

且夺者挽回之谓，大实非大攻不足以荡邪，大虚非大补不足以夺命，是皆所谓夺也。土郁夺之，谓郁而壅瘀不通，故夺去其壅瘀，使之下行，而土得平治，非挽回谓之夺也。郁者不通之故，非大虚之症，而用大补，此说欠通。

论　脉

至若结促之脉，虽为郁病所常有，然病郁者，未必皆结促也。惟血气内亏，则脉多间断；若平素不结而因病忽结者，此以不相接续，尤属内虚。气滞不宣通，则痰亦凝结，阻其脉之隧道，故有间断结促沉涩之象，非血气内亏，可专用补也。

论情志三郁证治

兹予辨其三证，曰怒郁，曰思郁，曰忧郁。如怒郁者，方其大怒，气逆则实，邪在肝，多见气满腹胀，所当平也。及其怒后逆气已去，惟中气受伤矣，既无胀痛等症，而或为倦怠，少食，此以木邪克土，损在脾矣，是可不知培养而仍加消伐，则所伐者谁乎？木邪克土，疏肝扶脾为要，不宜竟讲培养而用补。○又若思郁者，则惟旷女釐妇①及灯窗困厄，积疑任怨者皆有之。此等之症，非药所能愈。○又若忧郁病者，则全属大虚，本无邪实，此多以衣食之累，利害之牵，及悲忧惊恐而致郁者，总皆受郁之类。忧思郁结，则

① 旷女釐妇：旷女：指无夫的成年女子，《抱朴子·外篇》："内聚旷女，外多鳏男。"釐妇：寡妇。

气滞不行，宜开郁以兼补，未可论其全属大虚而用峻补。景岳议论，于理欠通。然情志之病，非药可疗，必得遂其愿而病庶可愈，若讲大补，亦无益也。

一、怒郁之治，若暴怒伤肝，逆气未解，而为胀满疼痛者，宜解肝煎、神香散。治郁之方，不必好奇，总之以逍遥散、温胆汤、越鞠丸出入加减，大补凝滞之药，不可轻用。

若思忆不遂，致遗精带浊，病在心肺不摄者，宜秘元煎。此非药可治。若用补涩之药，其火不得疏泄，上升而为咳嗽吐红者多矣，必遂其欲而后可。若照此等治法，必致败坏。○治郁之方，若讲凝滞补涩，抑郁之火，无从宣散，反增满闷发热耳。○若心膈气有不顺，或微见疼痛者，宜归脾汤，或加砂仁、豆蔻、丁香之类以顺之。香燥之药，有耗气助火之患。若忧郁伤脾而吞酸呕恶者，宜温胃饮或神香散。郁而为火，宜和胃气，清肝火，不宜温胃。

郁证无有不伤脾胃者，虽虚不可补塞。补中兼疏，庶得郁开脾旺，逍遥散加减，为治郁之大法。○凡郁证属七情，非药所能治，必改心易虑，内观自养，可以却疾。

诸郁滞治法

凡诸郁滞，如气血食痰，风湿寒热，表里脏腑，一有滞逆，皆为之郁。既云一有滞逆，皆为之郁，治郁之药，不可竟言补矣。○以上诸郁治法，皆所以治实邪也。若阳虚则气不能行，阴虚则血不能行，气血不行，无非郁证，若用前法，则愈虚愈郁矣。郁者，郁而不舒也，宜开郁而兼扶脾，未或以阳虚阴虚而用补火滋阴，则失之多矣。

附　按

丹溪治一室女，因事忤意，郁结在脾，半年不食，但日食菱枣数枚，深恶粥饭。予意脾气实，非枳实不能散，以温胆去竹茹与之，数十贴而愈。观此治法，非明哲焉能至此？景岳岂能及耶？

呕　吐

经　义

"脉解篇"曰：太阴所谓食则呕者，物盛满而上溢，故呕也。食填太仓，岂虚寒乎？○少阴所谓呕咳上气喘者，阴气在下，阳气在上，诸阳气浮，无所依从，故呕咳上气喘也。阳浮于上而呕咳，岂虚寒乎？

"六元正纪大论"曰：少阳所至，为呕涌。少阳之火上冲而呕涌。○厥阴所至，为胁痛，呕泄。属肝火。

"四时气篇"曰：善呕，呕有苦，长太息，心中憺憺，恐人将捕之。邪在胆，逆在胃。属少阳之火。

"诊要经终论"曰：太阴终者，腹胀闭不得息，善噫，善呕，呕则逆，逆则面赤。火逆炎上。

论　证

呕吐一证，当详辨虚实，实者有邪，去其邪则愈；虚者无邪，则全由胃气之虚也。所谓邪者，或暴伤寒凉饮食，或因胃火上冲。仍有胃火上冲者，可见河间之言不谬，轩岐未必裂眦发竖。

一、呕家虽有火证，详列后条，然病呕吐者，多以寒气犯胃，故胃寒者十居八九，内热者十止一二。呕吐受病不一，不可言胃寒者十居八九。○若吐而有物者，属寒；若呕而有声无物者，属火。又王太仆云：食入即出者，火也；食久反出者，寒也。未可以寒多热少而毁河间。而外感之呕，则尤多寒邪，不宜妄用寒凉。少阳一证，小柴胡有黄芩，岂仲景妄用欤？观刘河间曰：胃膈热甚则为呕，火气炎上之象也。此言过矣，若执而用之，其害不小。经云：诸逆冲上，诸呕吐酸，皆属于火。河间本《内经》之言而著《原病式》，何得谤其为非？岂《内经》之言过欤？抑景岳之言是欤？况河间亦有用温热者，不可专以寒凉责之。又孙真人曰：呕家圣药是生姜。此的确之见也。用生姜者，辛以散之，散其火也，非真寒也，故竹茹并用。

若杂证之呕吐，非胃寒不能化，则脾虚不能运耳。脾胃既虚，其可攻乎？杂证呕吐，不可专认胃寒而用热药。《内经》云：诸逆冲上，皆属于火；诸呕吐酸，皆属于热。岂《内经》之言不足凭欤？且上下之病气或无涉，而上下之元气实相依，此呕吐之所以不可攻者。仲景有大黄甘草汤治食已即吐，岂仲景非欤？

虚呕证治

凡胃虚作呕者，其证不一。若胃脘不胀者，非实邪也。有火则不胀。胸膈不痛者，非气逆也。有物则痛。内无热躁者，非火证也。郁结之火内伏，亦无躁热。无食无火而忽为呕吐者，胃虚也。忽然呕吐，非胃虚也，必病久乃属虚。呕吐无常而时作时止者，胃虚也。时作时止，火气升降也，非胃虚。食无所停而闻食则呕者，胃虚也。亦有伤食恶食而呕者，未可尽为胃虚。或吞酸或嗳腐，时苦恶心，兀兀然，泛泛然，冷咽靡宁者，胃虚也。此伤食而有肝火者，有是症，未可为胃虚。

或朝食暮吐，或暮食朝吐，食入中焦而不化者，胃虚也。此是寒证。凡此虚证，必皆宜补，是固然矣。若专讲一补为治，是执死法也。然胃本属土，非火不生，非暖不化，是土寒者，即土虚也，土虚者，即火虚也。此论呕吐，非论脾寒不化，大失题旨。所以东垣《脾胃论》特著温补之法，盖特为胃气而设也。《脾胃论》每以热伤元气为言，香燥热药有耗散元气之戒，往往脾胃药加黄柏以泻阴火，未尝竟讲温补。补中必兼疏理，用药有监制，此东垣法也。景岳于《脾胃论》尚未细究。夫呕因火者，余非言其必无。河间论胃膈热甚之呕，信不诬矣。但因火呕者少，因寒呕者多耳；因胃实呕者少，因胃寒呕者多耳。故不得不有此辨。不必辨呕吐之症。《准绳》分别甚详。竟于《准绳》中考之可也。

一、虚呕之治，但当以温胃补脾为主。虚呕亦有火者，六君子加黄连，投之必中。○若胃寒甚者，宜附子理中汤。竟讲胃寒，亦偏见也。○若虚在阴分，水泛为痰而呕吐者，宜金水六君煎。呕吐而用归地，必致满闷气逆。

实呕证治

若因寒滞者，必多疼痛。因食滞者，必多胀满。亦能作痛。如无实证实脉而见呕吐者，不可以实邪治。亦不宜峻补，当以和胃为主。

凡邪在少阳，表邪未解，而渐次入里，所以外为寒热，内为作呕，治宜解表散寒。宜小柴胡和之。解表散寒，未为切当。

一、气逆作呕者，多因郁怒，致动肝气，胃受肝邪，所以作呕。治此者，必当兼顾胃气，宜六君子或理中汤主之。郁怒动气，宜疏肝开郁和胃，不宜骤用六君、理中。景岳用药，尚欠斟酌。

凡邪在少阳、阳明、太阴者，皆能作呕，但解表邪，呕必自止。呕属少阳，当以小柴胡和之。解表两字，于理不通。○其在痢疾之呕，多因胃气虚寒。盖表非寒邪无以成疟，里非寒邪无以成痢。痢疾之呕不一，不可单作寒治。疟疾之症，夏秋间必因内伤饮食，外受暑邪而起。若云寒邪虚证，而用温热补剂，必致杀人。近来苏杭治疟痢，俱用温补，而死者多矣，此书害之也。

一方，治呕吐之极，或反胃，粥汤入胃即吐，垂死者，用参二两，水煮热服，兼以人参煮粥食之，即不吐。参煮粥治反胃，不吐未为的确。

吐　蛔

凡吐蛔者，必因病而吐蛔，非因蛔而致吐也。有蛔厥而吐，岂非因蛔而吐乎？

治呕气味论

气虚者，最畏不堪之气。有火邪者，亦畏。凡治阳虚呕吐，则一切香散咸酸辛味不堪等物，悉以己意相测，测有不妥，切不可用。补阳之药，味辛者多。但补其阳，阳回则呕必自止。此但言虚寒而不及火逆。凡遇呕吐，要察形色气象，而用药不可以阳回而呕自止，妄投辛热补药以误人。

述　古

王太仆曰：内格呕逆，食不得入，是有火也。病呕而吐，食入反出，是无火也。食不得入，有火拒格。食入反出，无火拒格。食入胃中，不得运化，久而吐出，方是无火。若食入即出，是有火也。不可不辨明。

刘河间谓：呕者，火气炎上。此特一端耳。刘河间治寒者，仍用热药。观《宣明论》、《保命集》可知矣。未可斥其害人。河间因《局方》俱用温热，故独揭有火热者论之，如仲景独揭伤寒而不及温热耳。

薛立斋曰：若脾胃气虚而胸膈不利，用六君子汤。胸膈不利，尚要理气，加香砂为要。○若过服辛热而呕吐噎膈者，四君子加芍、归，益脾土以抑阴火。四君、芍归，岂抑阴火之药软？○胃火内格而饮食不入者，用六君加芩、连。既有胃火，参术不宜。若服耗气之剂，血无所生，而大便燥结者，用四君加芍、归。大便燥结属血枯，反以参术补气何哉？○若火逆冲上，食不得入者，用四君加山栀、黄连，火逆上冲，非四君子能治。必以二陈加清火，可以止呕。清热养血。养血二字欠通。○痰饮阻滞，而食不得入者，用六君加木香、山栀，痰饮阻滞而投参术，则气滞而不化，必宜豁痰理气，开其胸膈，然后可用参术。补脾化痰。补脾则痰自化，虽属治本之法，然必兼疏理气道，是为活法。

胃火上冲呕吐新按

一金宅少妇，素任性，每多胸胁痛，又呕吐等证，随调随愈。后于秋时，前证复作，而呕吐更甚，甚至厥脱不省如垂绝者。余诊之，见其脉乱数甚，而且烦热躁扰，莫堪名状，意非阳明之火，何以急剧若此？因以太清饮投之，即醋睡不复吐矣。后以滋阴轻清等剂，调理而愈。呕吐以滋阴调理，此偶然耳，未可为常法。

大都呕吐多胃寒，而复有火证若此者，经曰：诸逆冲上，皆属于火，即此是也。河间言火，亦本于此。

吐蚘新按

观此二证，前之小儿因凉药伤脾，所以生虫；后之女人因生果伤胃，所以生虫，可见阴湿内淫，而脾胃虚寒，即生虫之由也。故治虫之法，察其无疳热等证，当温补脾胃为主。因食生冷凝滞之物，郁遏日久，寒化为热，热气熏蒸而化为虫，非阴湿可以化虫也。故天令炎热则生虫，天令严寒，诸虫皆死。景岳将天令物理细思之，温补脾胃之论，自可去矣。

景岳全书发挥卷二终

五世孙栋敬录校刊

光绪己卯海昌后学顾崐耘芝氏重校

景岳全书发挥卷三

长洲　叶　桂天士甫著

霍　乱

论　证

有旱潦暴雨，清浊相混，误中沙气阴毒而病者。即霍乱俗名痧者，误也，《内经》无此说。凡邪之易受者，必其脾气本柔，而既吐既泻，则脾气更虚矣。强壮之人，往往外邪、饮食互相为病。故治霍乱者，必宜以和胃健脾为主。健者，培补之谓也。凡霍乱者，米饮不宜进，岂可培补乎？霍乱之症，多在夏秋暑热侵入，肥腻生冷郁遏不通，致腹痛吐泻、挥霍扰乱不宁，用二陈、藿香、厚朴等消导清暑而愈者多矣。若竟讲寒邪，脱却热邪一条，而用温热补剂，未免误人。景岳意在辟刘朱，故脱去暑热而立论。

一、转筋霍乱症，以其足腹之筋拘挛急痛，甚至牵缩阴丸，痛迫小腹，最为急候。此肠胃有暑热食物，得外邪触而内发，筋急拘挛而痛，此肝火旺而克土，宜以红蓼、紫苏煎汤，浴之最妙。此足阳明、厥阴气血俱伤之候也。若以气血俱伤而用养血补气之剂，必致杀人。○转筋者，肝木盛而克土，此为贼邪，最为危急，因肝性急，肝火为外寒所束，不得疏

泄，故筋急拘挛作痛，即寒包火也。惟浴法最妙，外得温暖，外寒散去，内火疏泄，其筋即舒。未可为血虚而补之。盖阳明为五脏六腑之海，主润宗筋。此证以阳明血气骤损，筋急而然，本非火也。此乃常病之议论，非暴病肝邪。

经云：湿热不攘，大筋软短，小筋弛长，软短为拘，弛长为痿。此因湿热伤筋而拘急。然霍乱之症，属湿热伤于肠胃，混乱搅扰而吐泻，即暴注之火也。如景岳之论，断无火证，皆属于寒，往往用热药补剂，而死者多矣。间有口食生冷，外受寒邪，可用温热，然须察色辨症为可。如面色红，唇焦口渴，大便肛门热，此火邪未清，当用黄连香薷饮，或二陈和胃加清火之剂；如面不红而白，肛门不热，审知口食生冷，外受寒邪，可用温热之药，不可一概谓之寒也。若执定是寒，必致寒人。

一、夏秋新凉之交，或疾风暴雨，乍寒乍暖之时，此皆阴阳相驳之际，或少有不调，为微寒所侵，则霍乱吐泻、搅肠腹痛、疟痢之类，顷刻可至。内有暑热食物，得外寒触动而起。若只冒微寒，但头疼身热，焉有吐泻腹痛之理？景岳察症不明，但将一寒邪受病而毁河间。

论　治

一、霍乱初起，当阴阳搅乱，邪正不分之时，宜以姜盐淡汤，令其徐饮徐吐，或以二陈探吐之，则吐中自有发散之意。内有暑热之邪，食物之滞，故用吐法以去胃中之邪。若竟受寒，其邪在表，但头痛寒热，当用发表之药，岂可即用吐乎？但吐泻之后，胃气未清，切不可急与粥汤，以致邪滞复聚。粥汤尚不可与，而可用热药乎？

若虚在阴分，水中无火，因泻而呕恶不已，胸腹膨膨者，必用理阴煎，或去当归加人参主之。霍乱症属水土混淆，食物停滞，故吐泻皆属脾胃，何得牵虚在阴分，水中无火而用凝滞之药乎？呕恶腹痛而用此等之药，杀人多矣。可不细心理会而孟浪投药乎？〇景岳开口便说水中无火，人若无火，焉得再生？言火衰则可。景岳真可谓大言不惭。

一、霍乱杂症，凡霍乱后身热不退，脉数无汗者，酌其虚实，于前法中加柴胡。寒邪甚者，宜麻黄。霍乱吐泻，邪从吐泻而去，津液衰耗，岂可以麻黄汗之再耗津液？如此用药，杀人多矣。〇若吐利后转筋者，理中加石膏。既云霍乱属寒，何又用石膏耶？

一、霍乱后，多有烦渴者，此以吐利亡津，肾水干涸，故渴欲饮水，势所必然。但宜温暖调脾，脾气得和，渴将自止。津液耗亡，肾水干涸，岂温暖热药可治乎？独参汤、生脉散，庶乎合宜。

恶　心　嗳　气

经　义

"口问篇"曰：人之噫者，何气使然？曰：寒气客于胃，厥逆从下上散，得出于胃，故为噫。内有郁火，外受寒邪，遏而不通，则为噫。

恶　心　证　治

一、虚寒恶心，其证最多。属痰火者多，故用竹茹、生姜为要。属寒者，间或有之，未可以虚寒最多立言。或形气不足之辈，悉以胃气弱也，宜温补为主。不可执定温补。〇若脾肾虚寒，痰滞咳嗽而恶心者，金水六君煎。恶心专属脾胃，不可混言脾肾，亦不可执定脾虚，用药宜理胃中之滞，归地血药，断无所宜。

嗳　气　证　治

据丹溪曰：嗳气以胃中有痰有火。愚谓此说未必皆然。盖嗳气多由滞逆，滞逆多由气不行，气逆不行者，多寒少热，可皆谓之火耶？痰、气、食闭塞胸膈之间，郁其肝火，不得伸越而嗳，非寒多热少也。亦有胃中空虚无物，下焦火气冲上，连绵不绝而嗳者，竟宜降火，当用滋肾丸以降之，不可言寒也。王注象火炎上，烟随焰出。

气滞不行，不得下降，随火上冲而噫。若寒，但能凝结不行，不能上升也。《准绳》云：噫者，是火土之气郁而不发，故噫而出。又云：有痰闭膈间而嗳者。又云：如烟随焰出。景岳于《准绳》，尚未看过。

若脾肾虚寒，命门不暖，阴邪不降，而痞满嗳气者，理阴煎加减。嗳气而言命门不暖，断无是理。

一、丹溪曰：嗳气以胃有痰火，宜半夏、南星、香附、石膏、栀子。按此治必真有火邪乃可用，否则恐滞于中而嗳愈甚。用熟地岂不滞于中乎？

吞　酸

经　义

经义皆言火与热，独景岳背经义而言寒。

辨　证

吐酸一证，在河间言其为热，在东垣言其为寒，夫理有一定，奚容谬异？《内经》吐酸言热者，言本也；东垣言寒者，言标者。其人素有肝火，为寒所束，不得宣通而作酸，故暂用辛热之药，散其外寒，其火发越，则酸自止。经曰：诸呕吐酸，皆属于热，故河间《病机》悉训为火。不知《内经》此论，乃以运气所属概言病应，非以呕吐注泄皆为内热病也。运气致病，原属一理。如果言热，何以又曰：寒气客于肠胃，厥逆上出，故痛而呕也。此言痛而呕，非言酸也。又曰：太阳之复，心胃生寒，胸中不和，唾出清水及为哕噫。此言呕吐之有寒也。此言吐清水为哕噫，不言酸也。〇此段借呕吐哕噫濡泄以言寒，脱却酸之一字，今河间言吐酸，不言前诸证，并非矛盾。乃有不明宗旨，悖理妄谈，谬借经文，证已偏见。经文明言皆属于热，岂经文不足凭与？

夫酸本肝木之味，何不曰火衰不能生土，则脾气虚而肝邪侮之，故为酸也。据此说，《内经》何不曰诸呕吐酸，皆属于寒乎？即以气血强盛之人，偶伤生冷，久留不去，而郁为热者，此以郁久化热，或亦有之，岂果因生冷而反热耶？原因郁久化热而酸，何必牵扯多说而为寒耶。〇譬如造酒然，饭冷盖暖则成酒，热极则酸矣。理甚明白，不必纷纷胡说。引《内

经》本以外感言，而河间引以证内伤，谬亦甚矣。《内经》并不言外感，惟言诸呕吐酸，皆属于火，何得以河间为谬？

一、辨东垣吐酸之论为是。据《发明》曰：《内经》言诸呕吐酸，皆属于热。此上焦受外来客邪也，胃气不受外邪故呕，仲景以生姜、半夏治之。仲景用生姜、半夏者，辛以散之，防其外寒，内郁之火得以外达，则酸自愈，即火郁发之、木郁达之之意焉耳。

酸者，木之味也。收气者，金气也。木气为金气收敛，木不得伸越，郁而为酸，用辛热之药散其收敛之性，木遂其性而酸自止，此治吞酸之大法，亦从治之理，乃治标之道也，景岳不必苦为辨驳。

一、吐酸症，诸言为热者，岂不各有其说？吞酸与吐酸不同，丹溪言吐酸，故用清火，东垣言吞酸，故用热药散外寒，治各不同，其理则一。即如饮食之酸由乎热，似近理矣，然食在釜中，能化而不能酸者，以火力强而速无留也。如天气热，虽在釜中，亦能酸臭；天气寒，焉有酸臭之理？此一辨，则知热极而酸无疑矣，不必胡说。尝见水浆冷积既久，未有不酸者，此岂热耶？水浆在缸，天寒地冻之时，几月不酸，何言冷积久而致酸耶？不通之论。且人之胃气，原自大热，所以三餐入胃，顷刻消化，此方是真阳火候之应。因胃中热，故能作酸。酸者，木之味也。木性疏泄，因外受寒凉，胃中之火为寒所束，不得发越，郁而为酸，其为热也明矣。何必牵扯多端，妄生议论。但有暂用辛热，使外寒宣散，郁火得达而酸自除，此亦从治之法也，何必强词夺理。故凡病吞酸者，多见饮食不快，必渐至中满、痞隔、泄泻等症，岂非脾气不强，胃脘阳虚之病？作酸谓阳虚，与《内经》

相反。余向在燕都，治一缙绅①，余告以寒，彼执为热，竟为芩连所毙，岂非前说误之耶？语无对证，以惑后世。本无吞酸、吐酸等症，或偶因呕吐所出，或酸或苦，及诸不堪之味，此皆肠胃中痰饮积聚所化。肠中之物，岂有逆上而出者乎？不通之论。其在上中二脘者，无非脾胃虚寒，不能运化之病。若虚寒不运，原物吐出，毫无酸苦之味。其在下脘偶出者，则寒热俱有，但当因症以治其呕吐，呕吐止，则酸苦无从见矣。呕吐亦有分别，有声无物谓之呕，呕属火者多。经云：食久即吐，是无火也。因下焦无火，不能熟腐水谷，久而不化，故原物吐出，并无酸苦之味。若是有火煅炼，必定酸苦矣。若执定无火，《内经》皆属于热一句可删去矣。

论　治

一、用黄连为君，以治吐酸，乃丹溪之法也。观丹溪之治，轩岐必不眦裂发竖。

一、呕吐清水，古法以二术二陈，或六君子。议吐酸非论吐清水，两病各别，寒热两途，岂可将吐清水混驳河间之吐酸？酸则为热矣。

述　古

薛立斋曰：吐酸吞酸，大略不同。吐者，湿中生热；吞者，虚热内郁，皆属脾胃虚寒，中传末症。立斋一生治病，专主温补培元，凡病惟以归脾、六君、补中、逍遥、八味、六味数方而已。至于去病邪之方，并未有见。

反　胃

论　证

观王太仆曰：内格呕逆，食不得入，是有火也。病呕而吐，食入反出，是无火也。此一言者，诚尽之矣。反胃一证，竟讲火虚，脱却上文三句，将谓无火症乎？然无火之由，犹有上中下三焦之辨。若寒在上焦，多为恶心，或泛泛欲吐者，此胃脘之阳虚也。此胃火泛泛也，未可言阳虚。

论　治

一、治反胃之法，当辨其新久，所致之因，或纵食生冷，败其真阳。谓郁遏停滞则可，若言败其真阳则不可，当以温暖消导。若病稍久，或气体禀弱，则当专用温补。扶脾胃之中，随时加减，不宜专用温补而投热药。或水泛为痰者，宜金水六君煎。水泛为痰，乃肾虚，岂可二陈加归地乎？无学问之方，置之高阁。

一、反胃症，多有大便闭结者，盖脾胃气虚，然后治节不行，而无以生血，血涸于下，所以结闭不行，此真阴枯槁证也。新场叶砚孙患反胃，胃脘作痛，服二陈石膏，得痢症而愈。此乃火热炎上也。治此之法，但见其阴虚兼寒者，宜以补阳为主。既云阴虚，不当言寒矣，经云阴虚生内热，岂有兼寒者乎？○养阴润肠则可，补阳则阴愈耗。

述　古

仲景曰：病人脉数，数为热，当消谷

---

① 缙绅：缙，同搢，插；绅：束腰的大带。古时任宦者垂绅插笏，故称士大夫为缙绅。

引食，而反吐者，何也？师曰：以发其汗，令阳微，膈气虚，脉乃数，数为客热，不能消谷，胃中虚冷故也。热亦不能消谷，未可全属火虚。

简 易 方

用甘蔗汁二分，姜汁一分，和匀，每服半碗或一碗，日三服，则止。此方最好，但姜汁宜十分之一。

噎 膈

经 义

胀病胃痛亦混引在噎膈门，认病不真，必致误人。

论 证

少年少见此证，而惟中衰耗伤者多有之，此其为虚为实，概可知矣。虚为正虚，实为实邪。

一、噎膈反胃二证，丹溪谓其名虽不同，病出一体，然而实有不同也。始而噎膈者，食下，噎塞难下，汤饮滑润之物可进，其病在咽嗌之间。膈者在胸膈胃口之间，或痰或瘀血，或食积阻滞不通，食物入胃，不得下达而呕出，渐至食下即吐而反胃矣。岂非病出一体乎？食入反出者，以阳虚不能化也，可补可温，其治犹易。此说未为确当。

食不得下者，以气结不能行也，或开或助，治有两难。非独气结，痰血食积，俱能为膈。所以反胃之治，多宜益火之源，以助化功；噎膈之治，多宜调养心脾，以舒结气。反胃之病，胸膈有阻滞，不可益火之源。惟中空无物，食下，朝食暮吐，此法可耳。

夫结之为义，《内经》原非言热，如本篇①曰：阴阳结邪，多阴少阳，曰石水。此言石水，非言膈。又"举痛论"曰：思则气结。是岂以结为热耶？此言气结，非言膈，景岳将石水、气结引证噎膈，大错，大错。且热则流通，寒则凝结，热则干枯焦燥而结。此自阴阳之至理。阳主火，《易》曰：燥万物者莫焊火，故赤日暴烈而干结，此阴阳之至理也。景岳其有说乎？矧《内经》之言，三阳结者，止言小肠、膀胱，全与大肠无涉。小肠属火，膀胱属水，火不化则阳气不行，而传导失职。火岂有不化之理？只有干燥为病。然人之病结者，本非一端。盖气能结，血亦能结，阳能结，阴亦能结，余非曰结必皆寒，而全无热也，仍转出热结一段，何必言原非言热。但阴结阳结，症自不同。阳结者，热结也，因火盛烁阴，所以干结，此表邪传里，及阳明实热者乃有之。此伤寒传里之热结，非膈症之结于下也。认错关头。阴结者，正以命门无火，气不化精，所以凝结于下，而治节不行。景岳动言无火。人若无火，则冰冷僵死。气不化精，此无形之气化之，非有形之火能化精也。〇寒结自有阴寒之象，然甚少，不可谓无热症即是寒结。此惟内伤血气，败及真阴者乃有之，即噎膈之属是也。真阴岂寒败之乎？因热耗之也。若讲命门火衰而治噎膈，误人不浅。夫噎膈之症，人皆知为内伤也，而犹云为热，岂必使元阳尽去，而别有生生之道乎？余不得不辨。若云为寒而用热药，必使真阴耗尽，肠胃枯干，大便如羊屎，岂有生之道乎？余亦不得不辨。

且既云燥热之剂，随手得快，则固非无效也，夫燥热已能奏效，岂真火证而能

---
① 本篇：指《素问·阴阳别论篇》。

奏效乎？内有痰火纠结不通，得热药则开通道路，故暂时得快，所谓热得热则宣通，似乎相宜，久服则津液愈干而纠结，必致大便燥结如羊屎而不治矣。盖脾土恶湿，故燥之可也；火能生土，故热之亦可也。温燥扶阳，此自脾家正治。脾固恶湿，故太湿则伤脾，虽喜燥，然太燥则干裂，故贵清和。东垣《脾胃论》香燥热药有耗散元气之言，想景岳尚未看到。夫朝食而午不饥，午食而晚不饥，饮食化迟，便是阳亏之候，而矧乎全不能行，全不能化者。噎膈是血枯痰腻阻隔难下，非食下难化而云阳亏不运，真认错病原。○噎膈之症而云阳亏，岂燥结粪如羊屎而不通者是寒乎？因津液为火所耗而干结，其理甚明，若以热药治之，必致速毙。景岳翻前贤之论，谬甚。

论　治

　　凡治噎膈，当以脾肾为主。上焦之噎膈，其责在脾；下焦之闭结，其责在肾。治脾者，宜温养；治肾者，宜滋润。既云滋润，不得谓之阳衰矣。

　　一、噎膈初起，微虚者，宜温胃饮加当归、厚朴。二味同用，孰是孰非？

　　一、噎膈便结者，但察其无火无滞，而止因血燥阴虚者，宜五福饮，或大营煎加苁蓉。云火衰则可，云无火则不可。然便结属火衰者少，因热能耗血而干枯。

　　一、用温补以治噎膈，人必疑其壅滞，不知中气败证，此其为甚，使非速救根本，则脾气何由再健？治噎膈竟讲温补，大误后人。若急图目前之快，妄用大黄、芒硝、滚石丸之属，必致胃气日败，万无生理矣。大便久结，不得不用此法以治之，此急则治标也。

　　胸膈有热者，加连、芩、桔梗、瓜蒌之类。将谓阳衰，今又用寒凉，何耶？○

噎膈，大便燥结之甚者，必用大黄，或二陈加酒蒸大黄、桃仁以润之，乃急则治标之法也。仍是治标，岂将此法常用乎？通后当认清病源而治。

述　古

　　其病令人胸膈痞闷，呕逆噎塞，妨碍饮食。治法宜调阴阳，化痰下气。阴阳平匀，气顺痰下，则病无由作矣。岂尽为阴结乎？

　　刘宗厚曰：夫治此疾也，咽嗌闭塞，胸膈痞闷，似属气滞，然服耗气药过多，中气不运而致者，当补气而自运。耗气过多，故补气。大便燥结如羊屎，似属血热，然服通利药过多，致血液耗竭而愈燥结者，当补血润血而自行。利多伤阴，故补血润血。

　　此因病而用药，非正讲阴结火衰。

肿　胀

经　义

　　"腹中论"帝曰：有病心腹满，旦食则不能暮食，此为何病？有物壅塞，故不能食。景岳再当细心详察。岐伯曰：名为鼓胀。帝曰：其病有复发者，何也？曰：此饮食不节，故时有病也。不节饮食，则知食物停滞而病，非但气水也。景岳有说乎？

　　"六元正纪大论"曰：太阴所至，为中满，霍乱吐下。当列在痞满条下，非肿胀也。

　　"水热穴论"帝曰：少阴何以主肾？肾何以主水？此段经文单言水肿。

　　按：以上诸肿，皆言水之为病也。水肿与胀满不同，不可混言诸胀皆水，宜分清爽,《准绳》中明白不乱,当考之。

按:以上二条,乃言饮食之为胀也。此二条乃胀满,非水肿,宜别之。

论　证

肿胀之病,原有内外之分。盖中满者,谓之胀,而肌肤之胀者,亦谓之胀;若以肿言,则单言肌表。此其所当辨也。肿与胀不同,中满但言胸腹满闷不通;肿者,外面肌肤浮肿,有气有水,内则仍可饮食;胀者,内则坚满不能饮食,食下愈胀,食积、瘀血、痰气、湿热、寒气不一而成,未可竟言气水,但讲气水,失之多矣。然余察之经旨,验之病情,则惟在气水二字,足以尽之。景岳于经义尚详悉。若惟在气水,则《内经》之言,何其多矣。此中玄妙,难以尽言。大误后人,自夸玄妙,可耻,可耻。

一、病在气分者,因气之滞,如气血、饮食、寒热、风湿之逆,气虚不能运化之逆,但治节有不行者,悉由气分皆能作胀。气乃无形之浊气,积滞、瘀血、痰饮乃有形之物阻滞肠胃,气道不流行而胀,故《内经》治法有去陈莝之条,议论不清,徒误后学,当以前贤之论考之。而治之之要,全在察其虚实。大都阳症多热,热症多实;亦有虚者。阴症多寒,寒症多虚。亦有实者。虚实之治,反如冰炭,若误用之,必致害矣。虚实之治法不一,不可竟以补虚攻实为一定之法。

一、少年纵酒无节,多成水鼓。盖酒性本湿,壮者气行则已,酒即血也。此言杜撰,无理。故于诸鼓之中,尤以酒鼓为最危难治之症。此症亦为湿热停滞而成,不必翻新而为酒鼓。

气分诸胀论治

一、脾胃虚寒,中气不健,而三焦胀满者,是为气虚中满。其证必多吞酸嗳腐,恶食恶寒,或为溏泄,而别无火症火脉者,必属脏寒。此乃食物停滞而胀,非气虚中满也,惟外虽胀满,内则中空无物,此为气虚。景岳辨症,尚未明白。凡治此者,若察其病由中焦,当以脾胃为主,宜参、芪、术、姜、甘草之属。胀病虽有气虚,黄芪不宜多用,腠理闭密,其胀不能疏泄。

若肾虚兼痰者,宜金水六君煎。肾虚兼痰,乃水泛为痰,岂可用二陈归地夹杂之药?

若邪传入里,太阳阳明并病,而胃实热甚,必日晡潮热,大渴引饮。此等乃伤寒中之证,不当列在肿胀门,混乱不明。

水肿论治

故凡治肿者必先治水,治水者必先治气,若气不能化,则水必不利。求古治法,惟薛立斋加减金匮肾气汤,诚对症之方也。金匮肾气丸,仲景以治肾虚水泛为肿,故能见效。今人凡见肿胀,不论阴阳虚实,气血食积,一概用之,何也?

一、凡素禀阳盛,三焦多火,而病为水肿者,古云阳水。此湿热相因,阴虚之症也。既云湿热,不可谓之阴虚。阴虚与湿热,病属两途,治法迥别,岂可混同一病而以一法可治乎?○其有热甚者,宜加减一阴煎。混言热甚,不分明白。若湿热而用滋阴,凝滞泥膈,湿热更甚。○其有虚中挟实,胸膈不清,宜加陈皮、芥子之类。胸膈不清,一阴煎中加陈皮、芥子,岂能理群队滋阴之滞乎?○其有生平不宜熟地者,则单用生地亦可。不宜熟地者,因胃中有滞也,岂可仍用生地壮水之药以凝滞之?必须理其胸膈之滞为可。

一、水肿症,以精血皆化为水,多属虚败,治宜温脾补肾。精血化水,岂有此理？因所饮之水湿，脾弱不能运化，积水而为肿。然有一等不能受补者，不得不从半补，有并半补亦不能受者，不得不全用分消，然惟少年之暂病则可，若气血既衰，而复不能受补，则大危之候也。不能受补，因邪盛而补之，助邪为患。若无邪无积之人补之，自然得宜。当补则补，当消则消，消补兼用，因病而施。补不相宜，此不宜补之也。不受补之语，乃医家讳自己之误，岂有不受补而反用分消而愈乎？可用分消，则知非虚症矣。故余之治此，凡属中年积损者，必以温补而愈。补法不一，不可执定温补两字为常法。夫温补即所以化气，气化而愈者，愈出自然；消伐所以逐邪，逐邪而暂愈者，愈由勉强。此其一为真愈，一为假愈，岂有假愈而果愈哉？逐邪之后，即当调补，此先后治法，自然全愈，岂有假愈真愈之理？

新　按

向余治一陶姓之友，年逾四旬，因患伤寒，为医误治，乃以大剂参、附、熟地之类，幸得挽回。愈后喜饮，未及两月，忽病肿胀。因其前病，中气本伤，近病又因酒湿，非加减肾气汤不可，遂连进数服，终不见效。酒湿过度，脾胃受伤，肾气汤凝滞泥膈，岂能见效？以脾胃药治之，自然奏效。因识病不真，治之悖谬，故不见效。余熟计其前后病因，本属脾肾大虚，遂悉去利水等药，专用参附理阴煎加白术，大剂与之，二十余剂而愈。人叹服曰：以此胀而以此治，何其见之神也。伤脾胃自然用参术，何神之有？

述　古

丹溪曰：水肿脉多沉，病阳水兼阳症，脉必沉数；病阴水兼阴症，脉必沉迟。丹溪之论阴水阳水分别而治，后人可

师可法。景岳不必痛恶之，轩岐未必眦裂发竖。

积　聚

经　义

阴络伤则血内溢，血内溢则后血。景岳言阴络伤为痢疾，岂非大谬乎？

论　治

客者除之，上之下之。客者除之下非言积聚治法，凡病皆然。

述　古

故治积者，当先养正，则积自除。譬如满座皆君子，纵有一小人，自无容地而去。惟小人最难去，自古历朝小人当权，但见贤人君子为其攻击祛逐，不知凡几，而小人未见能自去也，必大刑大罚始得退去，此喻不合。

痞　满

经　义

痞乃痞塞不通之象，与中满、胀满有别，经义诸多混引，大错，大错。

论　证

痞者，痞塞不开之谓；满者，胀满不行之谓。盖满则近胀，痞则不必胀也。痞与胀既不同，何故混引经义？实痞实满者，可散可消；虚痞虚满者，非大加温补不可。虚痞虚满，不可执定温补两字，尚宜圆活施治。

论　治

此症极多，不得因其不食，妄用消耗，将至胃气日损，变症百出矣。治宜温补，但使脾肾气强，则痞满开而饮食自进。不可执定温补一法。痞满之病，属脾胃者多，肾药凝滞，多不相宜。〇又凡脾胃虚者，多兼寒症，何也？盖脾胃属土，土虚者多因无火，土寒则气化无权。岂有无火而得生者？亦有为生冷外寒所侵，而致中寒者。此言合理。〇又一妇人，病后久不食，自言病前曾食牛肉。余佯应之，而培补如前，方得愈。故凡病如此者，只宜温补，不可行滞。亦有疏补兼用之法，不宜专执温补一法。

泄　泻

论　证

凡《内经》有言飧泄者，有言濡泄者，皆泄泻也；有言肠澼者，即下痢也。然痢之初作，必由于泻。泻与痢当分明白，不可言痢由泻起。泻由水谷不分，出于中焦；痢以脂血伤败，病由下焦。若言痢以脂血伤败，非也。往往脓血稠黏，后重逼迫，腹中作痛，用调气和血，推荡清热而愈者甚多，焉有脂血伤败而得生者乎？

一、泄泻之本，无不由于脾胃。泄泻当实脾利水；痢当调气和血，推荡清热。治法不一，不宜混同立论。

分利治法

有寒泻而小水不利者，以小肠之火受伤，气化无权而然也。小肠之火受伤，其说欠通。因膀胱为寒水，气化不及州都而

不利，故五苓散用肉桂。

诸泄泻论治

一、凡兼真阴不足而为泄泻者，真阴不足，岂有患泄泻之病乎？则或多脐下之痛，或寅卯为甚，或食久不化而为呕恶、溏泄，或泻不甚臭而多见完谷等症，盖因丹田不暖，所以尾闾[1]不固，阴中少火，所以中焦易寒，此其咎在下焦，故曰真阴不足也。真阴不足，因泄泻久而津液枯耗故也。以上诸症，皆真火不足，何得言真阴不足，大错大错。惟胃关煎一剂，乃为最上之乘。既云真阴不足，岂可用胃关煎之热药，健脾之中而加熟地乎？

一、肾泄症，即前所谓真阴不足症也。肾泄属肾虚而不收藏，惟以四神丸为一定之方，不必好奇而用杂乱之方。若云肾泄即为真阴不足，当以养阴之药治之，反增滑泄不禁矣。大误。若必欲阳生于阴，而肾气充固，又惟八味地黄丸为宜。然余用此，似犹未尽善，故特制胃关煎、一气丹、九气、复阳丹之属。此等热药，岂可治真阴不足乎？即治肾泄，未为尽善。

一、凡脾泄久泄证，大都与前治脾弱法不相远，但新泻者可治标，久泄者不可治标。且久泄无火，多因脾肾虚寒也。久泄之病，其端甚多。不可专属脾肾虚寒，当于《准绳》中考之。〇若止因脾虚者，惟四君子汤、参术汤为宜。泄泻之症，不宜汤剂。

一、大泻如倾，元气渐脱者，速用四味回阳饮，或六味回阳饮，或六味回阳主

---

[1] 尾闾：尾指百川之下；闾指水聚之处。后引申为事物的归向。此指命门，《类经附翼·真阴论》云：“故五液皆归乎精，而五精皆统乎肾，肾有精室，是曰命门。”

之。凡暴泻如此者，无不即效。暴泻亦有属火者，不可专属之虚，当察色审症而治。一酒泄症，饮酒之人多有之。夫酒性本热，酒质则寒。只可言湿，不可言寒。因酒而生寒湿者，因其质也，以性去质不去，而水留为寒也。水留为湿则可，若言寒则不可。○若阳虚之人，则与此大异。盖脾虚不能胜湿，而湿胜即能生寒，阳气因寒，所以日败，胃气因湿，所以日虚。湿胜生寒之说，其言大谬。伤脾则有之，为阴寒无是理也。余于四旬之外，亦尝病此，将自己现身说法，以辟前贤而误后人。遍求治法，见朱丹溪曰：伤酒晨泄者，宜理中加葛根，或酒蒸黄连丸。王节斋曰：饮酒便泄者，此酒积热泻也，宜加黄连、茵陈、干姜、木香之属。薛立斋曰：酒湿未散，脾气未虚，宜用此药分利。若湿热已去，中气被伤，宜用六君调补中气。又曰：酒性大热，乃无形之物，无形元气受伤，当用葛花解醒汤。凡此诸论，若已尽之。然朱、王二家之说，不分寒热，皆用黄连，是但知酒之有热，而不知酒之有寒，乌足凭也。酒湿伤脾而用健脾补中，此说诚是。若言寒湿而用热药，必致害人。○古云酒为腐肠之药，其热可知，凡鱼肉等物，一经酒糟，便即熟腐，观此则不可用热药矣。惟薛氏之说，虽云大热，而所重在脾，诚若善矣。立斋所重在脾，未闻言寒。东垣亦言伤脾，不言寒也。景岳创此见解，大误后人。余因效之，初服葛花解醒，继服六君、补中及理中、八味，俱不效。因潜思熟计，非峻补命门，终无益也。乃自制胃关煎、右归、一气等方，以治其病，竟得全愈。酒伤胃而峻补命门，是不用刃而杀之也。有一马合山者，平昔好酒，软痿乏力，有似类中，余以和脾胃之药加清火之品。酒积下泄，有一医者用金匮肾气汤、八味汤治

之，竟至口中臭秽，糜烂不堪而死，信乎酒伤病之不可用热药也。若必以酒为热，则其为古法所误者，诚不少矣。酒为寒之说，亦好奇之言，误者多矣。○古法不足凭，新法岂可凭乎？

若肝气未平而作胀满者，宜解肝煎先顺其气，宜疏肝气之药，如木香、青皮、香附，乃直入肝家。解肝煎俱无疏肝之药，何得谓解？

一、风泄证，亦当辨其风寒、风热。寒者，以风寒在胃，而脾土受伤，如《内经》云春伤于风，夏生飧泄之属是也，宜以前温胃理中之法治之。东垣以风药举之，此为大法，不必温胃理中。

述　古

若胁胀、善怒、泻青，此肝乘脾虚也，宜六君加柴、升、木香。宜用青皮、香附，不必用升麻。

痢　疾

经　义

"百病始生篇"曰：阴络伤则血内溢，血内溢则后血。此非痢疾，乃便血。

论　证

痢疾一证，即《内经》之澼也，古今方书，因其闭滞不利，故又谓之滞下。既云滞下，当理气为主，不宜不[1]补矣。前泄泻门诸法，本与此通，必互相参酌用之为善。泄泻痢疾，大不相同。痢疾之症，不必纷纷议论，将河间、丹溪之论深恶痛绝以毁之，竟将脂膏精血虚寒立言以

---

① 不：疑误，似作"用"。

误后人，学者详考《准绳》为当。夫痢因于暑而言其为热，岂不宜然，然炎热者，天之常令也，贪凉者，人之常事也，过食生冷，所以致痢。多见人之慎疾者，虽盛暑不犯寒凉，终无痢患，岂其独不受热乎？此其病在寒邪，不在暑热，病在人事，不在天时，从可知矣。张仲景立《伤寒论》，谓霜降天气严寒，触冒之者，谓之伤寒。治伤暑伤热，皆在夏月之症，岂非天时致病乎？不在天时之说，真为杜撰不经。但胃强气实者，虽日用水果，而阳气能胜，故不致疾。其次之者，虽未即病，而日用日积，迫夫新凉得气，则伏阴内动，乘机而起，故寒湿犯脾，多在七八月之间，此阳消阴长之征也。阳岂有消之理？秋金收敛，阳气渐收，邪气内入，所以流注大肠而为痢。再其次者，多以脾肾本弱，则随犯随病，尤为易见。夫以生冷下咽，泻痢随起，岂即化为热乎？夏月天气酷烈，人多食西瓜并六一散井水调饮，未见其泻痢随起。若云脏寒，夏月食凉之人，俱患痢而死矣，谬甚。或曰：然亦有用寒药而愈者。曰：以胃强阳盛之人，而得湿而热者有之；以元气壮实，而邪不胜正者亦有之，然此辈极少。以胃弱阳虚，而因寒伤脏者，此辈极多，若用寒凉或加荡涤，则无有不死。凡病之起，无有不乘虚而窃发者，若果元气壮实，邪气焉得侵入？经云：邪之所凑，其气必虚。留而不去，则成为实。实者邪气之实也，非元气之壮实。况痢疾一病，夏受暑热，内伤食物，郁遏于内，至秋收敛，不得外达，迫于大肠而为痢。故在夏秋之间，痢症甚多，在他月则无痢症。若在他月而为痢者，当作滞下，郁积或有泻而无积皆可，用别法治之。

戴元礼曰：以酷热之毒，至秋阳气始敛，火气下降，因作滞下之证，大谬之言

也。此言正合大理，岂有谬乎？强词夺理，自作聪明，毁谤前贤，以误后人，大罪大罪。

俚　词

曰：夏月多炎，阴邪易入。暑热是主，风寒是客，身不被风，疟从何致？口不受寒，痢从何得？经云：夏月食凉以养阴。尝见农夫劳苦之人，夏月酷热时饮冷水，热气不伤，而人清爽，未见人人患痢而死。又见终年不食冷物，亦患痢疾，仍用清火理滞而愈。此等俚言，害人不浅。

景岳但知口食生冷，停滞为积，误认为寒而用温补。殊不知夏月炎热，其气俱浮于外，故为蕃秀之月，因食寒冷，郁遏其暑热，不得外达，食物厚味为内伏之火，煅炼成积，伤于血分则为红，伤于气分则为白；气滞不行，火气逼迫于肛门则为后重；滞于大小肠则为腹痛。故仲景用下药通之，河间、丹溪用调血和气而愈。此时令不得发越，至秋收敛于内而为痢也。此理甚明，何得认为寒而用温热之药？世人读是书而蒙其害者多矣。自古及今，未闻夏秋治痢而用温补者。余历症四十余年，治痢惟以疏理推荡清火而愈者，不计其数，观其用热药而死者甚多，同志之士，不可执此书之见以误人。

论泻痢虚实

凡其素无纵肆，而患泻痢，泻痢并言，大失论病之法。此必以或瓜或果，或饮食稍凉，偶伤胃气而然，果何积之有？何热之有？此等症乃伤脾胃而泄泻，非夏秋之痢浓血粘腻、后重逼迫之比，不宜混同立论。

论积垢

凡腹中积聚之辨，乃饮食之滞，留蓄

于中，或结聚成块，或胀满硬痛，不化不行，有所阻隔者，乃为之积。今人不察，但见痢如浓垢者，皆谓之积，不知此非粗①粕之属，而实附肠着脏之脂膏，皆精血之属也。脂膏岂有在肠之理？仲景言下利浓血，未见其言脂膏而用补。无论瘦人肥人，皆有此脂，若果无脂，则肠脏之间，岂容单薄赤露，非惟藩篱不固，而且脏必易伤，无是理也。强辨饰非。今之患泻痢者，正以五内受伤，脂膏不固，故日剥而下。此言出而后世用温热补剂者，皆景岳杀之也。前辈诸贤不足凭，而仲景医之圣者也，治痢可下者十法，可温者五法，何必创此见解，贻祸后人，将谓仲景不足凭乎？造孽不小。

论 五 色

凡五色之辨，如痢脓垢之属，无非血气所化，但白者其来浅，浮近之脂膏也。赤者，其来深，由脂膏而切肤络也。积滞而言脂膏，大谬已极。人有红白稠黏之物，或一月或半月下去不计，用治痢之药而愈者多矣。岂有脂膏大去而犹得生者乎？或有经年累月时作时止，古人用独黄汤下之而愈。仲景治痢至期复发者，此下之未尽也，复下之，岂仲景之言谬乎？紫红紫白者少热证，以阴凝血败，损而然也。若讲阴凝血败而用温补，必致不救。惟肠红便血，往往得温暖而愈者有之。有以紫红虽多而不可言热者，以阴络受伤而非暴注之比也。阴络受伤，乃肠红而非时痢之比也。若辨黄黑二色，则凡黄深而秽臭者，此有热症，亦有寒症；大凡热极则臭秽，未有寒而臭秽者。故天热则食物必臭，此理之自然也。若青黑而腥薄者，此肝肾腐败之色也。必因热极而腐败，岂有寒而能腐败乎？

论 腹 痛

再若虚寒刮痛之义，人多不知。盖元气不足于内，虽无外寒，而中气不暖，即寒症也，所以泻利不止。泻与痢大不相同，岂可混同立论？故凡寒侵腑脏及脉络受伤，血动气滞者，皆能为痛。气滞不行而痛。或喜揉按，或喜暖熨，或如饥而不欲食，或作呕而吞酸，但无实热等症，总属虚寒。往往热气内滞，得温暖汤浴则热气外散而舒适，热得热则同气相求故也，不可以得热喜暖，便为虚寒。至于吞酸，因郁遏发热而酸，亦不可认为虚寒。尝见一医云：痢疾须过七日，方可用补。而不知六日已死，愚亦甚矣。总之邪气方张之时，日数虽多，亦不宜骤补。但其痛之甚者，当于温补中稍加木香以顺其气，或加当归以和其血。温补之法，夏秋之痢不宜孟浪而投。其或痛不至甚，则但以温补脾肾为主。若讲温补脾肾，在泄泻久者可用，若施之积滞作痛、后重逼迫者，是杀人不用刃也。

论里急后重

盖中焦有热，则热邪下迫；中焦有寒，则寒邪下迫；脾肾气虚，则气陷下迫。但当察其所因，以治脾肾之本。寒无下迫之理。火性急速，故下迫。脾肾气虚泄泻者有之，惟夏秋之痢，属湿热下迫者多。若讲脾肾，惟久泻而无积滞腹痛者可用，非夏秋之痢可用也。景岳将脾肾不足混入痢中，大误。故河间之用芍药汤，仲景治痢主方。谓行血则便自愈，调气则后重除，是固然矣。然调气之法，如气热者凉之，寒者温之，虚者补之，陷者举之，必使气和，乃为调气行血之法，其义亦

---

① 粗（zhā）：渣滓。

然。腹痛则宜和，芍药、甘草为要；后重宜调气，枳壳、木香之类，此前贤无有不言者。古人痢疾谓之滞下，气滞而不舒畅也。若讲寒热虚实而谓之调气，则竟讲寒热虚实之治，不必言调气矣。新翻议论，误人不浅。矧痢止则后重自止，未有痢不愈而后重能愈者也。止痢惟以调气和血清热为主，若讲止法而用兜涩，即谓之闭门逐盗矣。请问景岳，止痢将何法以治之？

论大孔肿痛

凡病痢，多有大孔肿痛者，何也？盖脾胃不和，则水谷之气失其正化，而浊恶难堪之味出诸孔道，此痛楚之不能免也。此皆火邪煅炼而为浊恶，非因寒气而成。若火因泻陷，阳为阴逐，则胃中阳气并逼于下，无从解散，此肿之所由生也。要牵寒气为痛，故生出阳为阴逐。惟其热邪在肠胃，用寒凉清之，得以下行，故肛门肿痛。痛与不痛，亦由气之陷与不陷耳。肛门之痛，由邪火下注而然，并非气陷与寒也。欲治此者，但治其痢，痢止则肿痛自散，亦如后重法也。治痢莫若调气清火解毒为主，往往热毒有肛门溃烂之患。自丹溪云：大孔痛因热流于下，是但知火能为肿为痛，亦焉知元阳之下陷也？若谓元阳下陷而用热药，必致溃败。景岳另创见识，贻害无穷。

论 口 渴

真渴者，必好茶饮，但以喜热喜凉，即可辨其寒热。往往胸膈不宽，郁热不散者，得热则胸膈舒畅，热则宣通，未可喜热即为寒症。若火有余者，自当清火；水不足者，自当滋阴，是固然矣。然气为水母，气虚不能生水者，不补其母，则水不能生而渴不止也。此乃虚则补母之法，惟

生脉散为要。土为水主，脾虚不能约水者，不强其主则水不能蓄，而渴不止也。此两句可为杜撰。水衰反用补脾之药，则土能制水，水津愈耗而渴矣。惟水湿泛溢，当培土以约制之。其言大悖。

论 小 水

凡泻痢之症，小水必多不利。泻痢并论，不分明白而混治，大误后人，可恨可恨。凡因于热者，必其热赤之甚，或多涩痛，或见鲜血。此乃尿血，误入小便不利。若非真热，则或以中寒而逼阳于下者有之，此又杜撰。或泻痢亡阴而水亏色变者有之，阴亡则火亢。或下焦阳气不暖而水无以化者有之。阳气不暖，断无黄赤之理。但察其三焦无火，则虽黄虽涩，总皆亡阴亡液之证。亡阴亡液，俱是真水衰耗，岂有三焦无火之理？大悖。《内经》曰：中气不足，溲便为之变。至哉斯言。脱却邪之所在，皆为不足二句，竟言不足，不言邪之所在。溲便为之变者，大小便俱在内。变者，异于常也，非竟言虚。每见有小水清白而兼腹痛者，仍用芩连之类，可恨，可恨。小水清白，自然不宜芩连，不必可恨。但阴亡而谓之三焦无火，真为可恨。

论阴阳疑似

夫阴阳之用，欲其相济，不欲其相贼。阴阳相济为调和，此言合理，非竟以阳为主。盖阴阳之性，阴喜静而恶动，阳喜暖而畏寒。及其相贼，则阴畏阳亢，所以阴遇阳邪，非枯则槁；阳畏阴毒，所以阳逢阴寇，不走即飞。此阴阳相妒之机，诚多难测。据理则易测。若今之患痢最甚者，上下皆有热症，而实非真热者，何以见之？如烦则似热非热，躁则似狂非狂，懊侬不宁，莫可名状，此非真阳症也。

盖以精血败伤，火中无水，而阴失其静，故若此也。既云火中无水，而谓之内寒，令人不解。又如飞者飞于上，走者走于下。飞于上则为口渴，喉疮，面红，身热；走于下则为孔热孔痛，便黄便血，此非实热症也。盖以水火相刑，阳为阴逐而火离其位，故若此也。阴逐两字，又杜撰。因真阴枯竭，故孤阳飞越，宜滋真阴。○既有阴逐，必有阳逐，不知阳逐之症，可有说乎？今之人见此等症候，是但知外有热，而不知内有寒也，知上下有热，而不知中焦有寒也，又岂知烦躁之为阴虚，而飞走之为阳虚也。飞走非阳虚也，因阴竭而阳无所附而飞耳。景岳大错关头。且如肌表皆有热症，本当恶热而反不舍衣被，或脐腹喜暖而宜熨宜按者，此外虽热而内则有寒也。伤寒之症，在太阳，必头痛恶寒，发热而口不渴，当发表。若讲内寒，失之多矣。东垣《内外伤辨》外感恶寒虽近烈火不除，若谓之内寒而用温补，杀人多矣。请景岳将《内外伤辨》细读，然后议病。此外，有阳气素弱及脉色少神如前论等症，若止知为火，治以寒凉，是外热不相及，而中寒必更甚，致飞者愈飞，走者愈走，所谓雪上加霜，欲孤阳之不灭，不可得也。既云孤阳，则阴竭矣，反以热药治之，是以火济火。凡治此者，但能引火归原，使丹田暖则火就燥，下原固则气归精。引火归原，因肾水不足，虚火上亢，用滋阴降火之法，少加热药为引导，引之下降，使无拒格之患。若讲温补热药为引火，大误，大误。世医俱将此法治人，为害不浅。戴阳格阳，可用温热，若论阴虚，断无是理。

论　治

一、生冷初伤，饮食失调，而胃气未损，元气未亏，或为胀痛，为暴泻暴痢等症。此等症乃伤食致病，不当列在痢疾门。

一、脾肾虚弱之辈，但犯生冷，极易作痢。脾肾泻之症，未可与夏秋之痢同治。

一、病痢，凡脾肾俱虚而危剧可畏者，只宜以胃关煎为最。凡痢初起，有脓血后重者，即讲温补脾肾，是杀人不用刃也。

一、痢疾呕恶，兀兀欲吐，或闻食气即恶心者，此胃气虚寒，不能容受而然，必宜温补安胃。凡痢初起恶心欲吐，有火气上冲者，有积毒上攻者，有胃虚而肝火冲胃者，不可认胃气虚寒而用热药。○若阴中火虚，气不归原而呕者，宜胃关、理阴煎主之。初痢讲阴中火虚，气不归原而呕，万中一二。○若胃火上冲而致呕吐者，则必有烦热胀满等症。亦有不烦热不满而呕属火者。

一、痢有发热者，似乎属火。挟外邪者，必发热。然实热之症，反未必发热，惟痢伤精血，阴虚水亏者，则最多为热为躁也。初痢未必伤精血而阴虚水亏，久痢则有之。○若脉本无力，全属虚火，则不可治火，单宜壮水补阴，如三阴煎、六味、八味等丸。初痢而讲六味、八味，必致误人。○若阴盛格阳而为外热者，宜胃关煎。痢疾非伤寒之比，而云阴盛格阳，大谬。

盖噤口者，以食不得入，经云食不得入，是有火也。虽亦有实热证，而惟脾胃虚寒者居多。居多两字当改亦有之。若因食积胃中而噤口者，其胸腹必有胀满或硬痛，此当行滞去积。亦有不胀满不硬痛，竟为热邪上攻而呕吐不食者。然实症无几。实乃邪气之实，故用去邪。无积无火而食不能入，其故何也？以脏气不能容受也。此句不解。惟胃中有物，故不能容受。一由肾气之弱，故命门不能暖，则大肠不固，小肠不化，则胃气不行。讲泄泻则有之，若讲痢，乃六淫暑热者多。欲实下焦，非地、附、茱、桂之属不可。余之活人于此者，不胜纪矣。若不审察明白而投热补之药，必致肠胃溃烂而死。总之景岳刻意毁谤前贤，另立一番见识，以炫世人。

述　　古

仲景曰：夫六腑气绝于外者，手足寒，上气，脚缩；五脏气绝于内，下利不禁，甚者手足不仁。此利非痢疾之痢，乃泄泻通利之利，认错关头。○下利腹胀满，身体疼痛者，先温其里，乃攻其表。此伤寒利，大错。

《褚氏遗书》曰：阴已耗而复竭之，则大小便牵痛。此非痢疾之比，乃大小便使然。又大错。

东垣曰：饮食有伤，起居不时，损其胃气则上升，清华之气反从下降，是为飧泄，久则太阴传少阴，而为肠澼，里急后重，脓血相杂，数至圊而不能即便者，专用补中益气为主。泄泻久可用，若腹痛后重，脓血稠粘，则不可用。○里急者，腹中不宽快也，亦有虚坐而大便不行者，皆血虚也，血虚则里急后重。非腹中不宽快，因气滞下而逼迫。若云不宽快，乃作胀，非后重也。议病尚未明白。

薛立斋曰：若白痢久，胃弱气虚，数至圊而不能便，或少有白脓者，乃土不生金，肺与大肠气伤而下坠也，当用补中益气。因无腹痛脓血，但少有白脓而下坠，故用升提。○若饮食不入，发热作渴，势甚危急，用十全大补汤。不应，二神丸。若讲痢而用此药，未为尽善。必察症脉，果属虚寒，方可用之。○若脾经气虚，不能统血，用四君加芎、归。脾虚不能统血，乃便血之症，非红痢粘腻之血，故可补脾升提。

凡呕吐，食不得入，或脾胃素有实热，或过食辛辣厚味而暴患者，宜开胃行滞。当清火，非开胃。

凡痢，腹痛后重，怕手按腹，或脉洪实者，为积滞闭结。燥粪坚结，怕手按腹。若竟脓血稠粘而痛，亦喜手按。若气血虚弱，宜十全大补加附子、粟壳。要看气血虚弱之形象脉息。○若命门火衰，宜八味以补母气。命门火衰，泄泻则有，若讲痢，断无此理。○若腹痛作渴，饮汤，手按之而痛稍止者，宜温补脾胃。作渴饮汤，因痢多液耗，用温补则阴愈耗，大谬。有阳虚陷入阴中，则脱血阵阵而下者，医尚谓血痢不已，仍用苦寒，至脉绝，四肢厥冷而死者，曷可胜纪？血痢者，但有血而无腹痛后重。稠粘之血积，为血痢。若见脉绝，四肢厥冷，自然用补，虽至庸之医，必不用寒凉攻伐矣。

附　　按

王海藏治杨师三朝三大醉，至醒，大渴，饮冷水、冰茶各三杯，遂便血约一盆。先用吴茱萸丸，又用平胃、五苓，血止后复为白痢。又与神应丸，四服痢乃止。因寒而致病，故用热药。若一概以热药治痢，杀人多矣。○酒能动血，三朝大醉，其血妄行，饮冷水冰茶，其血凝为瘀血，从大便而下行，故用温热之药散其余滞而愈。本非痢症，亦非寒毒，若一概谓夏月血痢不宜用黄连，大失致病之情。暑毒在脾，温气连脚，下泄则痢，不痢则疟。独炼雄黄，蒸饼和药，甘草作汤，服之安乐。暑毒故用雄黄、甘草解之，非不可用寒凉也。

《唐太宗实录》云：上病气痢，久未痊，下诏访问。时金吾长张宝藏曾困此疾，即疏以乳煎荜茇方，服之立效。气痢久，故用之。若暴痢，必不可用。

余治胡政之痢，其年七十二岁，先胸膈不宽，饮食不进者两月余。自以为膈症，与诸老决别，住太仓调理。至八月初患痢，血积稠粘，里急后重，肛门如火。诸医以为年老气血衰耗，以培脾胃为主，其痢更甚，且烦躁内热，饮食不进而恶心。延余诊治，脉息滑大，肛门如火，小便不利，后重逼迫，余用大黄、槟榔、枳壳、黄芩、厚朴为丸，服之大下红积不计，胸腹稍舒，热势更甚，用井水调益元散，连饮三碗，其肛门之火热如焚因凉水清其火而下降，仍用西瓜水不时呷之，服药以黄芩芍药汤加枳壳、滑石、木通、厚朴、槟榔、金银花，连进十五剂，一月余病势平安，膈①间通泰，饮食大进而愈。寿至八十六而殁。此时若以温补培本，必然致死。然清火而不用黄连者，恐厚肠胃而大便愈难耳。又治华玉英令郎号琴五患痢，大便泻血水，一日夜五六十次，里急后重，肛门如火热，小便不利。诸医用和血调气利水之药，不能取效。延余诊视，脉大而数，唇口俱红。余曰如此暴注下迫，皆属于火，津液枯耗，焉得小便？惟以水能制之，用井水调益元散，并以西瓜水不时与之，小便即来，用芍药汤加芩、连、枳壳之类，半月平安。计饮冷水益元散十三碗，西瓜四十余枚而愈。又新场朱次章于丙申年秋患疟痢，积滞紫红黑，腹痛后重，口渴喜冷，饮食不进。投大黄清火之药，连下数次，并用西瓜、益元散不计，得以热退身凉，两月而渐愈。人参、白术补气之类，俱置不用，以凉血滋阴而收功。又新场叶砚孙春间患膈症，饮食不进，用清火豁痰之药，并以蔗汁、芦根汁饮之。至八月初，忽然下痢红积，里急后重，用槟黄丸通之，俱用滑石、芩、连、

归、芍、枳壳等药而痢止，胸膈亦宽泰，饮食渐进。后以滋阴之药煎膏调理而愈。以上诸证，若讲温补热药，必致杀人。

心 腹 痛

经　义

宾按：本篇论痛，总计十三条，所言寒气与热气相薄，及热气留于小肠闭而不通者，止二条为热证，而其他皆属于寒，则此证之概可知。此言外之寒邪客之而痛，非内寒为痛多。有内有郁结之火，每每寒邪触之而痛，误用热药而甚者多矣。不可谓经文言寒而竟以寒之一字概之。

痛者，寒气多也。有寒，故痛也。往往内有肝火，外为寒邪束之，不得发越而痛，故受寒则痛也。散其外寒，其火外达，痛自止矣。当明此理。《五邪篇》曰：邪在肝，则两胁中痛。将胁痛亦引入心腹痛门中。

论　证

辨之之法，但当察其可按者为虚，拒按者为实。久痛多虚，暴痛多实。久痛亦有停滞者，当以手按痛与不痛以辨虚实，不可以久痛便为虚。

虽热证亦常有痛，然必有明辨。如经所言，肠中痛而瘅热焦渴，则坚干不得出，闭而不通者，此因燥结热闭，故能作痛，然必有烦热等症，乃因于火，最易见也。寒症察色辨症，亦最易见。今之医家，但见心腹痛症，无问寒热，便云诸痛皆属于火，多用寒凉，今之医家，未必如此执滞。不知此说出自何典？出自《内

---

① 膈：原作"隔"，今据文义改。

经》诸痛痒疮，皆属于火。又见丹溪治法云：凡心腹痛者，必用温散，此是郁结不行，阻气不运，故痛也。此说诚是也。然又引《原病式》云：若欲行温散，宁无助火添病也。由是古方多以山栀为主，加热药为向导，或二陈加芎、术，倍加栀子，痛甚者，加干姜反佐之。若此议论治法，余则大有不服。郁久成火。若单用清火则郁结不通，痛更甚矣，故用温散之药，开其郁结，犹恐助火添病，加山栀以散其火，少佐干姜以通之，热得热则同气相求而无拒格之患，此理最明，何谓不服？夫致病之由，热者自热，寒者自寒，病因火邪，清利自愈，固不必反佐也；病因寒滞，温散自愈，又何为反助火耶？散其外寒，则痛止，暂时得安，犹恐热药助火，其痛复发，故寒热并用，相制而两安也。盖寒者热之，热者寒之，此自正治之正理，岂可不论经权，不分从逆，既宜栀子，又宜干姜，概用反佐，而治寒犯寒，治热犯热乎？仲景既宜黄连、黄芩，又宜干姜，岂不知治寒犯寒，治热犯热乎？古人用药，寒热并用，攻补兼施者多。景岳不知用药之法，妄自议论丹溪，可罪，可罪。

仲景医之圣者也，半夏泻心汤芩、连、干姜并用，附子泻心汤大黄、芩、连、附子寒热并用，治伤寒胸口有热，胃中有邪气，腹中痛，欲呕吐者，用黄连、甘草、姜、桂、人参、半夏、大枣名黄连汤，是皆寒热并用，岂其见不真而杂乱乎？东垣治王善夫小便不利而肿，用知、柏各二两，肉桂二钱反佐以通其关，小便通而肿愈，岂有误欤？《金匮》大黄附子细辛治寒气内积，胁下偏痛。若照景岳说热者自热，寒者自寒，何寒气内积，反用大黄之寒？岂仲景误人于疑似之间乎？反佐之论，徒误后人耳目。

论　　治

一、凡痛在上焦者，如因停滞，既痛且胀，不易行散，而痛难忍者，欲其滞去速效，无如吐之之妙。在上者，可吐。如停滞在下，则不可吐。

一、凡胸膈大痛，连及胁背，药不能纳，到口即吐者，就其势探而吐之，则最易最捷，吐出邪滞积痰，痛可立止。既然到口即吐，吐已极矣，岂可再吐乎？有物在胃，尚可吐也。若痰积已出，中空无物，反伤胃气。子和善用吐法，然尚有可吐、不可吐之语。

述　　古

痛甚者，脉必伏，用温药附子之类，不可用参、术。此痛不可补也。〇肥白人腹痛，多是气虚兼湿痰。亦宜手按辨其虚实，不可因其肥白，便认为虚。〇心痛，用山栀并劫药止之，若复发，前药必不效，仍有效者。可用元明粉，一服立止。元明粉通利之药，痛随利减，所以立止。若复发，不可多用。

食停小腹新按

然又有食停小腹者，食已入肠，已消化矣。惟气滞成形，故理气见效。且知饮食下行之道，乃必由小腹下右角间而后出于广肠，此自古无人言及者。食物自小肠而传入大肠以及广肠而出，虽至庸之医，皆知此理，岂有古人而不知者乎？妄自夸张，可耻。

括沙新按

向予荆人，年及四旬，于八月终初寒之时，因暴雨后中阴寒沙毒之气，忽于二鼓时，呕恶，胸腹搅痛，势不可当。忽忆括沙法，刮之良久，忽腹中大响，遂大泻如倾，其痛遂减，一饭顷，通身瘙痒，随发出疙瘩风饼如钱大者，不计其数，至四鼓而退。医家治病必本《内经》，非《内经》之言则为杜撰。考诸《内经》从无沙之一字，近来好奇者，凡病先议沙而用刮沙一法，惟干霍乱腹痛不吐不泻，俗名绞肠沙，亦因秽恶不正之气所触，或感受山岚瘴气之毒，毒气攻冲，故古人委中出血、十指出血以泄其毒，即针之一法，亦有刮之而安者，即《内经》开之、发之、散之之法也。若云寒邪外感之毒，则竟言寒邪外感，不必将杜撰沙字言矣。既云通身瘙痒，疙瘩风饼，此亦风湿之邪，非寒毒之气。既云寒毒，自当温散矣。而俗言沙症，不可用砂仁，因其温热也，温热不可用，则知非寒毒矣。凡毒皆属火，故解毒汤用黄连，未闻用热药解毒。因邪气闭塞腠理经络，不得外达，攻于肠胃而痛，故用宣通之法而泄其邪则愈。考之于经，揆之于理，不得不为之辨，以正其讹。

附　按

此盖痰在膈上，攻下之亦不去，必得吐法而后愈，经曰：有故无殒，此之谓软。非妇人重身，何引有故无殒？经义未明，妄敢立言垂后。

简　易　方

因病立方，不可妄用单方。盖病有寒热之分，后方皆辛热之药，倘或孟浪，生死立见。慎之。

胁　痛

经　义

所引经义，有并非胁痛者，有因他病牵及两胁，并非胁痛本病者。诸如此类，不一而足，殊为混引。

论　治

若元气本虚，阴寒外闭，邪不能解，而胁痛畏寒者，非大温中饮不可。胁痛虽属虚者，此方不可浪投。

腰　痛

论　证

腰痛证，旧有五辨，一曰阳虚不足，少阴肾衰。亦有阴虚不足者。

论　治

凡积而渐至者，皆不足；暴而痛甚者，多有余。内伤禀赋者，皆不足；外感邪实者，多有余。非本元有余，乃邪气盛也。

头　痛

论　治

一、外感头痛，自有表证可察。盖其身必寒热，脉必紧数，或多清涕，或兼咳嗽，或脊背酸痛，或兼项强，是皆寒邪在经而然，散去寒邪，其痛自止，如川芎、细辛、蔓荆、柴胡之类，皆最宜也。头痛属外感，看在何经而用何药，如太阳膀胱寒邪所侵，当用羌活、防风、苏叶，至于柴胡，只属少阳，白芷属阳明，川芎、细辛属厥阴，不明经络，胡乱用药，失之多矣。

其或头脑振振痛而兼胀，而绝无表邪者，必火邪也。欲治阳明之火，无如白虎加泽泻、木通、生地、麦冬之类。此等之药，与阳明何涉？用药之理，尚未明白。但治火之法，不宜佐以升散，盖外邪之火，可散而去，内郁之火，得升而愈炽矣。《内经》云：火郁则发之，此句将何着落？惟以清凉疏泄为妙。

一、阳虚头痛，即气虚之属也。竟言气虚可也。

一、痰厥头痛，方书皆有此名，然以余论之，则必别有所因，但以头痛而兼痰者有之，未必因痰头痛也，因痰而头痛，名痰厥头痛，半夏白术天麻汤主之。东垣云：痰厥头痛，非半夏不能疗。景岳每言痰不自生，必因病而生痰，故有未必因痰之说。此则不得不兼痰治之，宜和胃饮、平胃散。非治痰之方。

眼　目

论　证

至于目黄一证，尤宜辨其虚实，不可谓黄者必由热也。实热之黄，如造曲者然，此以湿热内蓄，郁蒸而成，热去则黄退，非清利不可。若虚寒之黄，则犹草木之凋，此以元阳日剥，津液消索而然。肾虚精衰，非元阳日剥。

述　古

其有热泪交流，两睑①赤痛，乃肝之热极；迎风有泪，为肾虚客热，凉肝泻肾，必得其宜。至于五脏，各以类推。虚则生寒，实则生热，补泻之用，须在参详。虚乃精血不足，岂有生寒之理？

鼻　证

论　治

然以余之见，谓此炎上之火，而治兼辛散，有所不宜，莫若但清阴火，兼以滋阴。若郁遏者，但清阴火而以滋阴，则凝滞而愈郁，故以辛散清火兼治，必能见效。○其有漏泄既多，伤其髓海，则气虚于上，多见头脑隐痛及眩运不宁等症，此非补阳不可。鼻渊脑漏，久病则有阴分不足，未必尽为寒而用补阳之药。此景岳创见以误人，但当照顾本元为要。

声　喑

论　治

一、风寒袭于皮毛②，则热郁于内，肺金不清，而闭塞喉窍，咳嗽甚而声喑者，宜参苏饮、人参补肺，不宜用。金水六君煎。内有归地，亦不宜用。

咽　喉

论　证

喉痹一证，在古方书虽有十八证之辨，而古人悉指为相火。然此症虽多由火，而复有非火症者，不可不察也。喉痹虽多由火，而清火之药亦不宜骤用，恐寒凉凝滞，其火不通而痰升气喘，必致危亡。凡实火可清者，真火症也；虚火不宜

---

① 睑：原作"脸"，今据文义改。
② 毛：原误作"手"，今据《景岳全书》改。

清者，即水亏症也；水亏者，缓病。若暴病，当以辛凉疏散，豁痰开窍为主。且复有阴盛格阳者，即真寒症也。故经曰：太阳在泉，寒淫所胜，民病嗌痛颔肿，其义即此。虽云寒湿所胜，实有寒包火之义。

若缠喉风则满片红肿，多不成脓，亦不必出血，但使火降，其肿自消。缠喉风不宜骤用寒凉降火，先宜辛凉发散，兼豁痰理气，则火可散，痰可降。若用寒凉，必致气喘痰升而死。此景岳之所不知也。

论　治

凡火浮于上，而热结于头面咽喉者，最宜清降，切不可用散风升阳等剂。阴分不足者，忌散风升阳。若恶寒发热者，宜散风之中加清火，则火邪散而安，竟讲清火则火愈不散。景岳但知其一，不知其二。经云：火郁则发之，即此义也。○凡火壅于上，而食物之治，最宜雪梨浆、绿豆饮之属。最忌生冷。冷物入咽，痰火必凝结不通而死。或以萝卜汁和清泉少加元明粉搅匀饮之。惟淡姜、薄荷为妙，辛以散之。

一、锁喉风证，时人以咽喉肿痛，饮食难入，或痰气壅塞不通者，皆称为锁喉风，而不知有真锁喉风者。余尝见一女，年已及笄①，忽于仲秋，喉窍紧涩，息难出入，不半日而愈甚。及延余视，脉无火也，喉无肿无痛也，观其貌则面青瞠目不能语也，听其声则喉窍如针，抽息之窘如线。余见而疑之，意谓风邪闭塞，非用辛温不能解散，遂以二陈加姜与之，无效。意复用独参汤以救其肺，然见其势危，恐滋怨谤，未敢下手，如此者一日夜而殁。后又一人亦如此而殁。若此二人者，余莫识其所以病。然意必肺气竭绝而然，倘再有值此者，恐非独参决不能救。若肺气竭绝，必自汗气喘。此是闭塞关窍，不通而

死。用人参则愈闭其气，焉得不死？景岳立言，害人不浅。

锁喉风，杜撰立名也。病有闭症脱症者，闭症者，气道闭塞关窍而死；脱症者，大汗大吐大泻，虚脱而死。闭症当以开通关窍为急；脱症当以补虚收敛为要。即如此女之病，乃闭症也。夫女子善怀性执抑郁者多，年已及笄，未免有难出诸口者，愤闷抑郁，肝气不得疏泄，决非一日。交秋令则肝气愈敛，或食生冷，或受寒凉，郁遏肝气，肝性急，触而暴发，上干心肺之窍，口不能言，无肿无痛。现面色之青者，知其为肝病也。经云：暴病暴死，皆属于火。火郁于内，不能外达，故似寒症。闭塞经络不通，脉道不行，多见沉涩无火之脉。此时治法，惟紫金丹淡姜汤磨灌，则关隘必开，因内有麝香通窍。开口之后，然后用二陈加石菖蒲、枳壳、郁金、香附之类降之。若为脱症用参，此雪上加霜耳。凡治病，难明之症，必有谛理焉，故不得不为之细辨。景岳自恃绝世聪明，毁谤前贤，今遇此等之症，束手无策，毫无识见，而竟以独参汤议补，何得谓之明理乎？○余在新场镇闵介申家，彼一仆妇在闵若舟家为乳母，年满归家，适值中秋，往彼候安，因食梨藕生冷，一时喉间锁定，不能出声，不知痛痒，手足冰冷，面色白而青，脉息沉伏，药不能进，余以前法治之而安。盖因郁怒，又食生冷而起也。又治裁衣费姓之女，年已二十外未嫁，忽然倒仆，手足冰冷，面色青，无痰声，不开口，脉息伏，亦用紫金丹开口进药而愈。如此症者甚多。凡遇不开口，无痛楚，忽然而起者，先以开通关嗌为第一者，语言得出，可以得生。若认为虚，

---

① 笄（jī）：古代盘头发用的簪子。此处指其女子年龄已至十五岁或成人。

妄投人参，无有不死者。

齿　牙

论　治

亦有阴虚于下，格阳于上，则六脉微细，全非实热。牙缝之血大出不止，而手足厥冷者，速宜以镇阴煎主之。若大脱血，手足厥冷，宜独参汤、补血汤为要，此血脱益气之法。镇阴煎不能济事。

遗　精

经　义

故阳强不能密，阴气乃绝。景岳每每以扶阳为主，《内经》言阳强不能密，阴气乃绝。

是故五脏主藏精者也，不可伤，伤则失守而阴虚，阴虚则无气，无气则死矣。景岳每言阳来则生，阳去则死，《内经》独言阴虚则无气，无气则死矣，则知《内经》仍重阴精也。

"经脉篇"曰：人始生，先成精，精成而脑髓生。人始生，先成精，可知不独专以阳为本。

论　证

梦遗精滑，总皆失精之病，虽症有不同，而本则一。盖遗精之始，无不由心，正以心为君火，肾为相火，心有所动，肾必应之。故凡少年多欲之人，或有妄想，或有妄遇，以致君火摇于上，相火炽于下，则水不能藏，而精随以泄。景岳议相火为正气，何东垣议其为贼？既以相称之，而竟以贼名之，其失圣人之意也，远

矣。其说如此，而此处又言君火摇于上，相火炽于下，则水不能藏而精随以泄。故余曰：火本一物也，静则生物，动则害物，邪念之起，由心而动，岂有从他处来乎？"君相火论"中，情欲之动，邪念也。邪念之火，为邪气，君相之火为正气，何此处又言君相之火动而精泄？议论自相矛盾，好奇立说，以惑世人。

论　治

一、精道滑而常梦常遗者，惟苓术菟丝丸最佳，其次小菟丝丸、金锁思仙丹之类。梦遗之症，无有不因君相之火煽动者，补药中必兼清君相之火。

一、相火易动，肝肾多热而易泄者，经验猪肚丸为最，或固精丸之类主之。固精涩精往往施之，相火易动者，其火必上炎而吐血咳嗽，此又不可不知。

今人之治遗泄，动以知、柏为君，或专用固本坎离丸之类，不知苦寒之性，极能沉降泻水，肾虚者，尤非所宜。相火动而遗者，必于六味丸中加知、柏以降之，此乃泻肾中火，非泻肾也。大便实脾胃壮而能食者，必宜用之。

述　古

英全善《纲目》云：一壮年梦遗白浊，与涩药益甚，知其郁滞，改用导赤散大剂，遗浊皆止。往往梦遗症属郁者居大半，用补涩药更甚。

淋　浊

论　证

若或以劳倦过伤，或久病，或酒色耗伤真阴，或素服凉药，愈服愈赤，愈见

短少，而无痛涩等症者，此系水亏液涸，全非赤浊之比。经曰：中气不足，溲便为之变，即此类也。但当温补下元，使之气化，水必自清。既引经文中气不足，溲便为之变，当以补中气为主，何得讲温补下元？

一、白浊症，有浊在溺者，其色如泔。凡肥甘酒醴、辛热炙煿之物，用之过当，皆能致浊，此湿热之由内生者也。又有炎热湿蒸，主客时令之气侵及脏腑者，亦能致浊，此湿热之由外入者也。然外入者少，内生者多。总之，必有热症热脉，方是火症，清去其火，浊无不愈。由内而生者，当清胃中湿热；由外而得者，当清暑热而利小便，宜分两法。

淋之为病，小便痛涩滴沥，欲去不去，欲止不止者是也，是亦便浊之类。淋与浊当分两病，不可混同立论。○然淋之初，病无不由乎热剧，无容辨矣。但有久服寒凉而不愈者，有淋久不止及痛涩皆去，而膏液不已淋如白浊者，此惟中气下陷及命门不固之症也。中气下陷为正论，若议火衰则不可。

论 治

若小水不利，而烦热难解者，惟绿豆饮最妙。绿豆饮非任大力量之药。若胞气不固，而液浊不清者，此亦败精之属也，宜秘元煎，或水陆二仙丹以固之。败精不宜固涩。

血 证

论 证

万物生成之道，惟阴与阳。无阳无以生，生者，神其化也；非阴无以成，成者，立其形也。人有阴阳，即为血气。景岳刻刻以阳为主，今又言非阴无以成，成者立其形也。有形，其阳依之而活动，阴阳互相为用，不可单重阳矣。是以人有此形，惟赖此血，故血衰则形萎，血败则形坏。而百骸表里之属，凡血亏之处，随所在而各见其偏废之病。倘至血脱，则形何以立？气何所归？亡阴亡阳，其危一也。景岳每言人有此生，惟赖阳气而已，今言人有形惟赖此血，又言血脱则形何立，可知丹溪补阴之论，不为大害。

盖动者多由于火，火盛则逼血妄行；损者多由于气，气伤则血无以存。故有以七情而动火者，有以七情而伤气者。动者皆由于火，河间五志之火，信不诬矣。何得罪其言火而误人？《原病式》可废乎？或中气虚寒，则不能收摄而注陷于下。虚有不能摄血，寒则凝涩而已，言寒无是理也。由此观之，则凡五志之火，皆能及胃。景岳言五志之火为非，今又言五志之火皆能及胃，何前后言之不同耶？

论 治

凡治血症，须知其要，而血动之由，惟火惟气耳。动血之由，惟火惟气，河间言火，不为谬矣。故察火者，但察其有火无火；察气者，但察其气虚气实。未有无火而血妄行者，惟气不能摄血则有之。议论大错。

一、凡诸口鼻见血者，多由阳盛阴虚，二火逼血妄行诸窍也。多由两字可见因火而血行者，皆为火之动也，无火两字亦不必言。

一、气逆于藏，则血随气乱而错经妄行，然必有气逆喘满，或胸胁痛胀，尺寸弦强等症，此当顺气为先，宜陈皮、青皮、杏仁、芥子、泽泻之属主之。白芥子理皮里膜外之痰，未闻有理血中之气。泽泻但能利水而泻火，未闻有顺气之功。用药错乱，焉可立方治病？

经曰：起居不节，用力过度，则络脉伤。阳络伤则血外溢，血外溢则吐衄；阴络伤则血内溢，血内溢则后血。此二言者，最得损伤失血之源。故凡治损伤无火无气而血不止者，无火无气，则成僵尸矣。最不宜妄用寒凉以伐生气，又不宜妄用辛燥以动阳气。盖此二者，大非真阴亏损者所宜。而治此之法，但宜纯甘至静之品。阳络伤，阴络伤，用药随病之寒热虚实而投之，非但宜纯甘至静之品可执一治也。

若胸膈膻中之间，觉有牵痛，如丝如缕，或懊㤭嘈杂有不可名状者，此病在心主包络也。嘈杂属胃，非心包络也。○若胁肋牵痛，或躁扰喘急不宁，往来寒热者，此病在肝也。躁扰，肾扰。喘急，肺病。○若气短似喘，声哑不出，火烁金，肺病也。咽干喉痛，动气忡忡者，病在肾也。咽干喉痛，肺胃受烁。血有因于气实者，宜行之降之，以青皮、陈皮、乌、沉、香附、萎、杏、前胡、芥子、海石之属。白芥子、海石非血中气药，治痰则可。血有寒滞不化及火不归原者，宜温之，以桂、附、干姜、姜汁之属。姜汁治痰则可。血有大热者，宜寒之泻之，以芩、连、知、柏、栀子、石膏、龙胆、苦参、桑皮、香薷之属。香薷乃暑月发散之剂，非血症所宜，其性温散，大热忌之。血有陷者，宜举之，以升、柴、芎、芷之属。白芷亦非血中之药。血有涩者，宜利之，以牛膝、车前、茯苓、泽泻、木通、瞿麦、滑石之属。此皆利水之药，非血涩之药，大谬。

以上治血症之药，皆一定之法。然其中尚有疑议，自当随机应变为妙。

吐血论治

若虚在气分者，宜五福饮，或大补元煎，气虚血脱者，竟宜补气，气能摄血也，如参芪为主，佐以扶脾补元。若夹杂补肾凝滞之品，其阳和之气可连行乎？治病当认清门路而用药。况诸血证皆以胃药收功，因脾胃为生化之源，能统摄其血也。若血药补肾，亦缓著之治，且凝滞胸膈，有妨饮食耳。

若阳分不足者，宜理中汤。理中者，理中焦脾胃。因脾胃之气有伤，非阳分不足，亦非火不生土。解释命名，尚未详细。○若素多劳倦思虑，或善呕吐，或善泄泻，而忽致吐血下血者，此脾虚不摄，非火证也，宜六味回阳饮。内有归地，非呕吐所宜。归脾、六君为要剂。杜撰回阳饮，非若前贤之用药有深意存焉。盖有形之血不能即生，无形之气所当急固，但使气不尽脱，则命可保，血可生，宜急用人参一二两。黄芪一两，当归二钱，名补血汤，煎服最好。

一、吐血不止者，惟饮童便最效。童便可暂而不可久，久则伤胃。

吐血下血新按

倪孝廉者，年逾四旬，素以思虑之劳，伤及脾气，时有呕吐之症。一日于暑末时，因连日交际，致劳心脾，遂上为吐血，下为泄血。余往视之，则形势俱剧，乃用参、地、姜、草大剂与之。初服毫不为动，呕吐之症，不讲参术同用，而用熟地、干姜，岂能见效？次服呕吐稍止，而脉有生意，乃加附子、干姜、参、地、术、草、茯苓服之而呕吐亦止。幸加白术扶脾。凡呕吐脾胃之症，不用白术、广皮、茯苓，而以归、地为治，岂能见效？若云见效，亦偶然耳。

劳伤脾胃而吐血，寒凉固不可用，热药亦不宜用，恐其助火咳嗽，惟归脾、六君、四君加减治之，最为万妥。如景岳之六味回阳饮，自称其妙，亦纸上空言，未能见之实事。劳字之义，两火上炎，岂非有火乎？但宜温养，不可寒凉，故经云：劳者温之，温者养也，温存以养，使气自充，非讲热药以温养也。

吐血述古

徐东皋论王节斋曰：凡酒色过度，损伤肺肾真阴，咳嗽吐痰，吐、衄、咳、咯血等症，误服参、芪等甘温之药，则病日增。噫！此一隅之说，非天下之通论。火亢吐血，自然清火，故仲景治火亢者，以泻心汤泻其火，岂仲景非与？其有虚火，体气弱甚者，宁有不用参、芪者乎？葛可久治大吐血后用独参汤，所以治其虚也。气虚血脱，自然用独参汤。又如丹溪治一人，年五十，劳嗽吐血，用参、芪、术、苓、百合、阿胶、芍药、桑皮、杏、贝、瓜蒌、海石、五味、天冬而愈。丹溪治血症，仍用参、芪奏效，何景岳责其寒凉误人耶？

咳血辨古

盖凡阴虚生火等症，多以真阴受伤，水亏而然，此其所重在阴，不当在火。若治火太过，未免脾肾俱败，必致不救。若阴虚火盛，不得不用降火。若竟讲滋阴则火自熄，往往不能见效，譬如釜中之水，灶底之火，火旺则水煎干，频加其水，火终不退，莫若加水而釜底抽薪，自然釜中之水不干，此理最明也。但火退之后，必宜参、芪补气，气为火耗故也。气能生水，此先后缓急之法，不可谓知、柏之害人，在用之得其当耳。至于误用寒凉，呕恶膨满，饮食不运，腹痛泄泻，此皆脾胃

受伤，又非理阴煎、右归丸、八味所治宜，竟以温补脾胃为主。盖理阴、右归、八味皆有地黄凝滞之品，故用于呕恶、胀满不运者，大非所宜。所重者，惟在脾胃之药收功耳。景岳常技，每每以新方左归、右归、回阳、理阴等药治病，大误其事，莫若用古方为稳当也。

溺血论治

常见相火妄动，逆而不通者，微则淋浊，甚则见血，治宜清利膀胱之火，以生地、白芍、山栀、知、柏、龙胆、泽泻等剂。相火妄动，以致溺血，仍用黄柏、知母寒凉之药，不必议东垣指其为贼矣。

故无论焦心劳力，或厚味酒浆，而上中二焦五志口腹之火，凡从清道以降者，必由小肠以达膀胱也。议河间五志之火为非，今溺血又提五志之火，何耶？故凡劳伤五脏，或五志之火，致令冲任动血者，多从精道而出。景岳又将五志之火为言，何与前言不相符合？抑另有五志之火与？但病在小肠者，必从溺出；病在命门者，必从精出，凡于小腹下精泄处觉有酸痛而出者，即命门之病。此处难辨，属水道出者为血，属精道而出者为败精、粘腻之物。凡血出命门而涩痛者为血淋，不痛者多为溺血。总属膀胱。肾与膀胱相为表里，房劳伤膀胱则溺血。

便血论治

一、脾胃气虚而大便下血者，其血不甚鲜红，或紫或黑，此阳败而然。大便下血不鲜明，或紫黑，未可全属阳败。有瘀血而紫黑者，有热极有毒而黑者，当清当消为主。若用温补热药，必致败坏。当察色辨症，然后用药。凡动血之初，多由于火，及火邪既衰而仍有不能止者，非虚即滑也。凡此之类，皆当以固涩为主。不必

涩，竟以补脾胃为主。脾能统血，血症皆以胃药收功。

一、怒气伤肝，血因气逆而下者，宜化肝煎、枳壳汤之类主之。补脾之中，必宜疏肝，肝气条达，不致郁而克土。疏肝即所以补脾也。用药之法，景岳尚未讲究。

一、凡因劳倦七情，内伤不足，致大便动血者，非伤心脾，即伤肝肾。此中气受伤，故有为呕恶痞满，有疼痛泄泻，有寒热往来，饮食不进者，时医不能察本，而肆用寒凉，妄加攻击，必致延绵日困。及其既甚，多有大便下紫黑败血者，此胃气大损，脾元脱竭，血无所统，故注泄下行，阳败于阴，故色为灰黑，此危剧症也。脏腑败坏而见紫黑、灰黑之色，亦因邪热熏灼而败，未见阴寒而能熏灼败坏者。明理者知之。○此等用药，以脾胃为主，当察色辨症为要，紫黑灰黑处，尚要细心理会。若脏腑败坏，虽用回阳，亦无益也。○亦有脏毒下血皆紫黑者，不可谓之寒而用热药。

痰　饮

论　证

尝[1]闻之立斋先生曰：使气血俱盛，何痰之有？经云：邪之所凑，其气必虚。留而不去，则成为实。若痰气壅滞，而竟以补虚，未免有实实之误。

实痰者何？谓其元气犹实也。此则宜行消伐，但去其痰，无不可也。实痰者，元气犹实也。前云元气实则运化而不成痰，何云元气实宜行消伐？则知仍可用攻矣。○前论不必治痰，今云但去其痰无不可也，何言之悖谬若此耶？且凡实痰本不

多，其来也骤，其去也速。积久而成，何云其来也骤？是以实痰无足虑。倏忽壅塞不通而死，何得谓无足虑？故经云：五实死。治痰之法无他，但使元气日强，则痰必日少。若元气日衰，则水谷津液，无非痰耳。治痰必先理气，气行则津液流行，而不成痰，非竟讲补元气也。立斋虽为一代名医，一生治病，惟讲补元而已，仲景之法，未见其讲究。虽云宗东垣之学，然东垣用攻者亦有之，但刻刻照顾脾胃耳，至于立斋但学东垣之补，未学东垣之清火消导攻伐也。然则治此者，可不辨其虚实，而欲一概攻之，如王隐君所论，百病皆生于痰，悉用滚痰丸之类，其亦但知目前，而不知日后之害哉。新场镇汪醇右夫人，向有胃脘痛，饮食不运等症，医者调治皆以扶脾培土为主，后竟眩晕耳鸣，胸膈不宽，饮食不进，心神恍惚，若有癫狂之状。余诊视之，议其胃中有痰，当用滚痰丸治之。举家以为元气素虚，岂可用攻？强用滚痰丸三钱，大便下如胶者碗许，胸膈稍宽，始信为胶痰所阻。连服三次，去顽痰不计，诸症悉退。但病蒂未除，自此以后，稍觉旧病复发，即以滚痰丸服之，去痰即安，已数年有余矣。若论痰不可攻，攻药不可多服，则此症无可生之理矣。

论　治

若脾气微虚，不能制湿，或不运而为痰者，其证必食减，神倦，痞闷等症，宜六君、五味、异功之类主之，金水六君亦妙。脾虚不能制湿，用归地湿气愈滞矣。亦妙两字难言。○肝肾伤则水液妄行，或痰饮起自脐下，直冲而上，此脾肾俱伤，命门土母之病也。虽八味丸，乃其正治，

----

[1]　尝：原作"言"，今据《景岳全书》改。

然无如理阴煎，其效更如神也。理阴煎大无学问之方，称为其效更神，而八味丸反为不如，可耻。

有以肿胀而生痰者，此水入脾经，谓之反克，脏平者，宜六味丸、左归饮之类主之。水入脾经，谓之反克，此水湿伤脾，宜培土以制水，岂有反用滋阴之药助其阴湿乎？大谬。

一、诸家治痰之法，多有治其标者，虽不可执，亦不可废也。前云不必治痰，今又言诸家治痰之法不可废也，何议论之游移不定？则知景岳之治病，未见其确当。

先君吐法记

张子和《儒门事亲》云：凡人之病，自外而入，由内而起，皆邪气也。邪气加诸身，速攻之可也。及其闻攻则不悦，闻补则乐之。至于无邪无积之人，始可议补；有邪有积而议补者，如鲧湮洪水之徒也。故立汗吐下三法以去病，病在表者汗之，在上者吐之，在下者下之，以去病为先。病去之后，以谷肉果菜补之，非药补也。景岳言子和吐法之妙，不知汗下之法更妙。然吐法惟在上者吐之，非一概可吐也。又有"补论"一篇，其言误补之害。惟庸医治病，纯讲补其虚，不敢治其实，世人皆为平稳而自误。景岳但见其吐法，不见"补论"一篇乎？子和之学，亦宗河间，与东垣、丹溪并传，大用寒凉攻击以治病，毫不用补，补之适足为害也。景岳独重子和而毁河间、丹溪，岂子和另有温补之书，抑不敢议其非欤？

述 古 治

古方用十枣汤、控涎丹、神祐丸、滚痰、苏合丸之类，皆形气充实之药也，西北人用之，或有效验。西北人亦有弱者，东南人亦有壮者，不可执一而论。

《玉机微义》云：顺气特一法耳，要观痰之深浅，有痰积胶固，气道因之不顺，宜先逐去积痰，然后气可得顺。此言确当合理，宜记。

湿　证

论　证

何今之医家，动辄便言火多成热，而未闻知有寒多生湿者？寒多生湿之论，景岳独创之见，以辟金元诸公，甚觉悖理。北方地高土燥，至天令严寒之时，地土燥裂，岂有寒生湿之理？东南地土本湿，至冬严寒亦燥裂矣。景岳其有说乎？好奇立说，以责前贤而误后人，可罪，可罪。

论　治

惟湿中有火，则湿热熏蒸而停郁为热；湿中无火，则湿气不化，而流聚为寒。故凡病内湿者，多属气虚之人，气属阳，阳虚则寒从中生，寒生则湿气留之。水湿本阴也，郁蒸为热，故为湿热。若但有湿而不蒸热，当以治湿之药而加热药，以宣散利导之。若云湿不化而为寒，于理欠通，当云湿不化而伤脾则有之。若因寒而生湿则不然，当云因湿而为寒者有之。此之变病，惟肿胀泄泻，痰饮呕吐等症多有之。此湿伤脾，宜脾胃药加热药为是。○病之微者，宜温宜利宜燥，如五苓、平胃、渗湿汤、六味地黄之类。六味地黄丸治湿，宜酌之。

一、治湿之法，古人云宜理脾、清热、利小便为上，故曰治湿不利小便，非其治也，此固然矣，然湿热之症宜清利，寒湿之症多不宜利也。古人治湿不利小便，非其治也，此不易之论。湿邪不论寒热，皆当利小便以去湿，但有寒热之分耳，若云寒湿不宜利小便，其湿从何处而去？景岳翻前人之论，未为确当。再若湿热之症，亦有忌利者，以湿热伤阴者也。阴气既伤，而复利之，则邪湿未清，而精血已耗，如汗多而渴，热燥而烦，小水干赤，中气不足，溲便如膏之类，切勿利之。湿热伤阴之说，尚要讲究。湿胜则濡泄，胕肿胀满，脾病居多，郁遏不通则成热矣。湿热合而为病，亦属脾胃者多。若讲伤阴，惟火热能耗，阴不足，火邪炽，故见汗多而渴，热燥而烦，小水干赤，皆真阴亏损之病，非湿热所伤之病，自然不宜利小便。阴虚者，只宜壮水，真水既行，则邪湿自无所容矣。此说大谬。经云治湿以燥，未闻治湿以润之理。

黄　疸

论　证

一、阴黄症，则全非湿热，而总由血气之败。若云败，则不救矣。当云虚，尚可疗治。凡神思困倦，言语轻微，或怔忡眩晕，畏寒少食，四肢无力，或大便不实，小水如膏，及脉无力等症，悉皆阳虚之候。当云脾虚，用药以参、术、芪为主。使非速救元气，大补脾肾，终无复元之理。竟宜补脾，不宜补肾。因脾虚而见黄色，故宜补脾。若言补肾，未免凝滞不化，尚欠斟酌。

《准绳》黄疸一条，脉沉细无力，身冷而黄，或自汗泄利，小便清白，为阴黄，宜温。若气血之虚，饥饱劳役，七情内伤，此脾虚而痿黄，当扶脾胃为主，不当列在阴黄内。

一、胆黄症，凡大惊恐及斗殴伤者，皆有之。尝见有虎狼之惊，突然丧胆而病黄者，其病则骤；有酷吏之遭，祸害之虑，恐怖不已而病黄者，其病则徐。如南北朝有太学生魏准者，因惶惧而死，举体皆青，人为胆破，即此之类。胆黄之说，有大谬不然者。夫斗殴惊恐，酷吏之遭，有伤于肝，致瘀血停滞而黄者有之，即魏准因惶惧，举体皆青，非黄也，引此为证，未为确当。经曰：胆液泄则口苦，胃气逆则呕苦，故曰呕胆。义犹此也。经文胆液泄则口苦而呕，并非言黄也，胆黄症尚有疑义。

痿　证

述　古

薛立斋曰：痿症多因足三阴虚损，若脾肾不足而无力者，用还少丹；肝肾虚热而足无力者，六味丸，如不应，急用八味丸。六味乃壮水之主，八味乃益火之源，大相径庭，岂有同一治乎？〇肝肾虚热而足无力，乃水衰，岂有反用八味丸补火？立斋何悖谬若此？

阳　痿

论　治

其有忧思恐惧太过者，每多损抑阳气，若不益火，终无生意。忧思恐惧，有伤脾肾者，以元气为本，非竟讲益火，火旺则元气愈损。

述　古

又曰：琼玉膏、固本丸、坎离丸，此

辈俱是沉寒泻火，非肠胃有燥热者不宜服。若足三阴经阴虚发热者，久服令人无子，盖损其阳气，则阴血无所生故也。足三阴发热者，正宜琼玉、固本培补真阴，且内有人参，岂有久服无子之理？《易》云男女媾精，精足则有子。立斋可谓名医，何得以此言惑人？

疝 气

论 证

若血涸不月，月罢腰膝上热，足躄，嗌干，癃闭，少腹有块，或定或移，前阴突出，后阴痔核，皆女子疝[①]也，但女子不谓之[②]疝，而谓之瘕。若年少得之，不计男妇，皆无子。此说诚非谬也。子和之治，惟讲汗吐下三法去邪，甚言补之误人，热药治病之非，而景岳不敢斥之，反以其说为是，不知何故？

论 治

一、治疝必先治气，故病名亦曰疝气，非无谓也。盖有寒气、热气、湿气、逆气，气在阳分则有气中之气，气在阴分则有血中之气。凡气实者，必须破气；气虚者，必须补气。治气则当理气，气行则诸邪皆流通而愈。若云补气，气滞则反不通而痛矣。

一、热疝大能作痛，凡火邪聚于阴分而为痛者，必有热症热脉，或大便秘结，或小水热闭不通，或为胀满而烦热喜冷者是也，宜大分清饮，或茵陈饮加茴香、川楝子之类。热疝如丹溪黄柏、山栀之类不可废也，茴香、楝子又不宜矣。

一、疝遇色欲而发者，是必阴虚之属。若阴虚兼动相火者，宜以六味加黄

柏、知母、山栀、茴香、川楝之类主之。既云阴虚，茴香、川楝之属不宜用矣。凡治虚疝，当察其虚在阴分，或在阳分。阴虚者，轻则暖肝煎、八味地黄汤。既云阴虚，何得用八味益火？

述 古

许学士云：大抵此疾，虽因虚得之，不可以虚而骤补。经云：邪之所凑，其气必虚。留而不去，其病则实。故必先涤所蓄之热，然后补之。此说一定之理。

刘宗厚云：谨按疝症虽始为因虚而得，必邪实迫痛而未下者，故当先泻而后补也。此言合理。

张子和曰：《内经》曰：木郁达之。达谓吐也，令条达其气也。肝之积，本当吐者，然观其病之上下，以顺为贵，仲景所谓上宜吐，下宜泻者，此也。疝症有肝火上冲于胃而呕吐不止者，不可不知。

脱 肛

论 治

若湿热下坠，疼痛脱肛甚者，抽薪饮、大分清饮。湿热下坠疼痛者，清火为先。

癫 狂 痴 呆

论 证

癫狂之病，病本不同。《准绳》分别甚详，不必肆言无忌。癫病之至，忽然僵

---

① 疝：原作"病"，今据《儒门事亲》改。

② 之：原作"七"，今据《儒门事亲》改。

仆而时作时止。此痫症之发作如此，岂可混为癫症？认症未明，安敢放胆议人？

后世诸家，有谓癫狂之病，大概是热，此则未必然也。未必二字亦是游移之语。

一、癫，即痫也。《内经》所言癫症甚详，而痫则无辨，即此可知。后世有癫痫、风痫、风癫等名，所指不一，则徒滋惑乱，不必然也。癫痫症有不同，《内经》虽无痫症之辨，《灵枢》则有痫瘛、痫厥之名，然病发各别。癫者，或狂或愚，或歌或笑，或悲或泣，如醉如痴，言语有头无尾，秽洁不知，积年累月不愈，俗呼心风，此志愿高大，不遂所欲者多有之。痫症之发，则昏不短人，眩仆倒地，不省高下，甚而瘛疭抽掣，或口眼㖞斜，或作六畜之声，过时苏醒如平人。癫痫之辨甚详，岂可混为一症？景岳自谓博览群书，超迈前人，独创异议，而癫痫两症，尚未明白，妄自尊大，毁谤前贤，可罪，可罪。

论　　治

若痰饮壅闭，气道不通者，必须先用吐法，并当清其饮食，此治狂之要。非清也，《内经》所谓夺食即止。

一、癫症多由痰气。凡气有所逆，痰有所滞，皆能壅闭经络，格塞心窍，故发则晕仆，口眼相引，目睛上视，手足搐搦，腰脊强直，食顷乃苏。痫症之发，如此情状，岂可认为癫症乎？辨症未明，用药必误，害人非浅。

一、癫痫症无火者多。若无火邪，不得妄用凉药，恐伤脾气，以致变生他症，且复有阴盛阳衰及气血暴脱，而绝无痰火气逆等病者，则凡四君、四物、八珍、十全大补等汤或加干姜、桂、附，皆所必用。此乃暴脱之症，岂可谓之癫痫？认病

不明，大误后人之治。○若照此用药，必致误人。景岳平生技艺，只将阴阳水火言之又言，而以阳气为主，眩人耳目。

述　　古

《千金方》云：小儿之痫有三，风痫、惊痫、食痫也。据云无痫，何得又引前贤之说？岂痫即癫耶？○又云：病先身热，掣纵，惊啼叫唤，而后发痫，脉浮者，为阳痫，病在六腑外，在肌肉，犹易治也。在肌肉，何得惊啼叫唤？愚谓二家之说，虽若切当，然风寒外感，自有表症，饮食内伤，是有里症，俱未必乱神。若此而癫痫为病，则忽尔昏厥，此其病则专在心经，以及肝胆二脏，又非风寒饮食所能顿病若此者。癫症之发，属胃有痰火，因风寒触动，内之痰火，得风而上升为厥；或因食物填塞胃中，不得通泰，其痰火上涌而厥；因惊而动肝胆之火，痰随火升而厥，故小儿之痫有三。若景岳云其病专在心经及肝胆，尚未明白，妄自议论前人。

丹溪曰：大法行痰为主，黄连、南星、瓜蒌、半夏，寻火寻痰，分多少而治，无不愈。仍用丹溪之法，何必罪其为寒凉害人？○因胃中之痰，随肝胆之火上升，干其心肺之窍而昏厥，此乃至理。

癃　　闭

论　　证

夫膀胱为藏水之腑，而水之入也，由气以化水，故有气斯有水；水之出也，由水以达气，故有水始有溺。人之饮由口而入，故云饮食入胃，游溢精气，上输于脾，脾气散精，上归于肺，通调水道，下

输膀胱。此有形之水，从口而入，由肺气施化，下及膀胱而溺出矣。经云：膀胱者，州都之官，津液藏焉，气化则能出矣。未闻有由气化水之说。盖饮入于胃，则气传入膀胱而溺。若云气化水，乃无形之气化其水而藏诸肾，非有形之水可以气化成水而为溺。景岳之言，于理欠通。经云：浊阴出下窍。此句不讲矣。然则水中有气，气即水也；气中有水，水即气也。今凡病气虚而闭者，必以真阳下竭，元海无根，水火不交，阴阳否隔，所以气自气而不化水，水自水而蓄不行。气不化水，则水腑枯竭者有之；水蓄不行，则浸渍腐败者有之。气既不能化，而欲强为通利，果能行乎？阴中已无阳，而再用苦寒之剂，能无甚乎？只消一句气化则能出矣，不必纷纷闲话，何人不知此理？○真阳下竭，元海无根，气中有水，水中有气，凡议论必牵引之，以为妙论，如《水浒传》每每以劫法场为言，《西游记》每每以观音出现为言，景岳书中每以此几句为套语，世人不察其立言之误而宗之，每以回阳为本而用热药，贻祸不浅。

论 治

凡气实等症，无如吐之妙者，譬之滴水之器，闭其上窍，则下窍不通，开其上窍，则下窍必利。此丹溪言之详矣，不必依样画胡芦而再说矣。

一、久服桂附之属，以致水亏阳亢，而小便不通者，宜解毒壮水。仍有桂附多服，致水亏阳亢，则知热药非常服之品矣。

一、服分利既多，而小水愈不通者，此必下竭之症。察其水亏者，必须大补真阴；火虚者，必须峻补阳气。景岳治癃闭，但知大补真阴，峻补阳气，殊不知肺受火烁，乾金不能施化，失其清肃降下之

令，以致小便不利者，当用清肺为主。清肺则小便自利，所谓水出高源，下病取上之法。景岳尚未及此，何得谓之博览群书？可愧，可愧。

秘 结

论 证

秘结一证，在古方书有虚、风、气、热、寒、湿等秘，而东垣又有热燥、风燥、阳结、阴结之说，此其立名太烦，又无确据，不得其要，而徒滋疑惑，不无为临症之害也。秘结当分气血，不可混同立论。秘者，气之秘也；结者，干燥而结，津液枯也。气滞而秘，宜理气；气虚而秘，宜补气；血虚而结，宜滋润；火亢而结，宜通利，不必多论。至阴结者，天寒地冻，水泉不流，用辛热以治之。

论 治

火盛水亏，阴虚而燥者，宜丹溪补阴丸、人参固本，或六味加知、柏、麻仁之类。每毁丹溪滋阴知柏之害人，今仍引补阴丸以治燥结，何耶？

一、老人便结，大都皆属血燥。盖人年四十而阴气自半，则阴虚之渐也，此外则愈老愈衰，精血日耗，故多有干结之症。治此之法无他，惟虚者补之，燥者润之而尽之矣。可见丹溪阳有余阴不足之论不诬矣。景岳独议其非，而今又引人年四十则阴虚之渐，愈老愈衰，精血日耗，治法燥者润之，何耶？

述 古

立斋又曰：肾开窍于二阴，大小便也。若肾经津涸者，用六味丸；脾肺气虚

者，补中益气汤；脾经郁结者，加味归脾汤。郁结之症，立斋每用归脾汤，不知补气之药，焉能开其郁结？反有胀满之虞。郁结两字，作何解释？

疠 风

述古变证治法

立斋曰：一身起疙瘩，搔破脓水淋漓，若寒热往来者，肝经气血虚而有火也，用八珍加丹皮、柴胡。有火当用清火凉血为要，参、芪、术未为要药。○寒热内热者，血气弱而虚热也，八珍倍加参、术。内热而倍加参、术，反助其热。○若恶寒形寒者，阳气虚寒也，用十全大补汤。恶寒形寒，未可竟为阳气虚寒，尚要审其饮食、起居。○若面部抓之麻木，气血不能上荣也，补中益气汤。补中益气非治麻木之药。○若痿弱筋挛者，血气不能滋养也，补中益气佐以六味地黄丸。痿弱筋挛者，阴血不能荣养也，亦非补中益气所能治。○薛立斋治病，不论气血寒热，惟以补中益气为常套，亦执板，无治法之处。

一、遍身疙瘩，或瘾疹搔痒，此风热伤血，用羌活当归散。气虚者，佐以补中益气加山栀、钩藤；血虚者，佐以加味逍遥散加钩藤。疙瘩瘾疹搔痒，既云风热伤血，当用凉血清火等药，岂有气虚而用补中益气之理？既云血虚，当用四物加丹皮之类。

诸 气

经 义

天 地 气

"天元纪大论"曰：在天为气，在地成形，形气相感，而化生万物矣。形气相依，景岳此书独重阳气，乃一偏之见。

阴 阳 气

壮火之气衰，少火之气壮。壮火食气，气食少火。壮火散气，少火生气。东垣火为元气之贼，故火与元气不两立。景岳云寒与元气不两立，是失《内经》之旨。

经 脉 类

经脉诸脏病因

又曰：肾为阴中之阴，肾主闭藏；肝为阴中之阳，肝主疏泄。二脏俱有相火，其系上属于心，故心火一动，则相火翕然从之，多致血不静而妄行，此固一说。景岳云君相之火正气也，何东垣以相火为元气之贼？以丹溪之言阴常不足为非，而又将丹溪之论引入，知景岳胸中未有定见。

经 不 调

若虚而挟火，则所重在虚，当以养营安血为主。矧亦有无火而先期者，则或补中气，或固命门，皆不宜过用寒凉也。虚而有火者，宜补中兼清火。若云固命门而用热药，断无此理。

主治之法，脾经血燥，加味逍遥散；脾经郁滞，归脾汤；肝经怒火，加味小柴胡汤；血分有热，加味四物汤；劳役动火,补中益气汤。有火者,不宜升。补中益气,东垣用之于内伤劳倦发热,元气下陷者。肝脾血弱,补脾养血为要,非用升柴以升散。立斋每以补中益气为常套,不知东垣立方之意而概用升柴。○肝脾郁结,脾经郁火,理宜开郁清火,逍遥散加山栀、香附、丹皮,庶乎合法。立斋每每以归脾汤治之,不知何故?参、芪、归、术,壅滞气道,如何开郁?如何清火?立斋一代明医,未免有不通处,往往补中、归脾二方,随病常用,可谓执死法也。当因病立方为善,东垣加减用药,可称活套。

又曰:人之少有老态,不耐寒暑,不胜劳役,四时迭病,皆因气血方长,而劳心亏损,或早年斫丧,故其见证,难以名状。若左尺虚弱,或细数,是左肾之真阴之不足也,用六味地黄丸;右尺迟软,或沉细而数欲绝,是命门之相火不足也,用八味丸。论脉不论症,未免有误。要见真阴不足之象,可用六味;见真火不足之象,可用八味。至两尺微弱,是阴阳俱虚,用十补丸。此皆滋其化源也。滋其化源者,虚则补母之法,立斋补脾补肾即云滋其化源,不知何故?

血热经早

凡血热者,多有先期而至,然必察其阴气之虚实。若形色多赤,或紫而浓,或去多,其脉洪滑,其脏气、饮食喜冷畏热,皆火之类也。亦有不喜冷者,有火得冷则拒格而不通畅。

大都热则善流而愆期不止者,如续断、地榆、丹参、茜根、栀子之属皆可用。可用生地、白芍、丹皮、条芩、山栀之属,续断、地榆非凉血清热之药。○若脉症无火而经早不及期者,乃其心脾气虚,不能固摄而然,宜大营煎、大补元

煎,此方为俱不善。或五福饮加杜仲、五味之类。宜归脾、补中出入加减,气能摄血,非血药所能治者。

血热经迟

其有阴火内烁,血本热而亦每过期者,此水亏血少,燥涩而然,治宜清火滋阴。要问腹痛不痛,如腹痛而下有紫黑块者,此血热而气滞有瘀也,宜加香附、胡索为主。

血寒经迟

血何以寒?亦惟阳气不足,则寒从中生,而生化失期,是即所谓寒也。但言阳气不足,不必又言寒从中生矣。至若阴寒由外而入,生冷由内而伤,或至血逆,或为疼痛,是又寒滞之症。凡内外受寒者,必腹痛。凡阳气不足,血寒经迟者,色多不鲜,或色见沉黑,或涩滞而少,未必皆寒。若痛者,当理滞气。凡此者,皆无火之症。火衰,不必言无火。○大约寒则多滞,宜加姜、桂、吴茱萸、荜拨之类。虽属虚寒,宜补药中加热药一二味,不宜群队热药加入。

血虚经乱

凡女科家虽有属虚者,补药中宜加香附、砂仁以理气,则补药可以运化,如新方皆凝滞竟补而已。

肾虚经乱

右肾真阴①不足,而经有不调者。此说甚非。

经期腹痛

凡涉虚弱不足,而经滞作痛者,惟用

---

① 阴:疑作"阳"。

决津煎、五物煎加减主之。经滞作痛，乃气不行，熟地最不宜，当以理气为要，如香附、青皮之类。○凡妇人但遇经期则必作痛，或食则呕吐，肢体困倦，或兼寒热，是必素禀气血不足，止宜八珍汤、大营煎之类。此等证逍遥散、六君子竟调脾胃为主，四物血药不必用也。虽血不足者，亦当扶脾，脾为生化之源，资生之本也。景岳每以气为先而立方用药，皆以血药凝滞之品为主方，与论不合。

立斋曰：前症若风寒伤脾者，六君加炮姜。外邪未可用补。

崩淋经漏不止

惟是阴虚之说，则但伤营气，无非阴虚，而五脏之阴皆能受病，故神伤则血无所主，心病则神伤。气伤则血无所从，肺病则气伤。意伤则不能统血摄血，脾病则意伤。魂伤则不能蓄血藏血，肝病则魂伤。志伤则不能固闭真阴。肾病则志伤。所以五脏皆有阴虚，五脏皆有阳搏。故治此之法，宜审脏气，察阴阳。无火者，求其脏而培补之；有火者，察其经而清养之，此不易之良法也。火岂可言无，无则死矣，当言衰则可。此但讲阳搏阴虚，未言无火。但元气既虚，极多假热。察色。先贤有云：凡下血症，须用四君子辈以收功。非但下血，诸血症皆以胃药收功。

若阴虚血热妄行者，宜保阴煎、加减一阴煎。既云血热妄行，宜凉血清火，一阴煎内有牛膝，使血下行，不宜用。○若火盛迫血妄行而无虚症者，宜徙新饮。徙新饮内以广皮为君，不加生地凉血，立方不知君臣佐使之法。○凡血淋治法，大约如前。新方治病，未为尽善。

一、崩淋之病，有暴崩者，有久崩者。暴崩者，其来骤，其治亦易。暴崩，其势甚急，有卒然而脱者，岂可云易治？

且五脏五气，无不相涉，故五脏中皆有神气，皆有肺气、胃气、肝气、肾气，而其中之或此或彼，为利为害，各有互相倚伏之妙。神气即胃气，不必多为分说。故必悟脏气之本，强弱何在？死生之权，缓急何在？精气之要，消长何在？攻补之法，先后何在？此皆混话，毫无实见。斯足称慧然之明哲。景岳之方，未见明哲。

若隔之浅者，其崩尚轻；隔之久者，其崩必甚。此因隔而崩也，当预服四物、八珍之类以调之，否则恐其郁久而决，则为患滋大也。郁久而决，以开郁为主，当因病用药，非预服四物、八珍可治。

立斋曰：前证治法，固①脾胃亏损不能摄血归源者，用六君加芎、归、柴胡。竟扶脾胃，不必加芎、归、柴胡。○若脾经郁结而血不归经，用归脾加柴、栀、丹皮。宜理气则郁开，香附、砂仁之类。○若悲伤胞络而血下崩，用四君加柴、栀、升麻。此处可用补中益气。

杀血心痛

陈临川《良方》云：妇人血崩而心痛甚，名曰杀血心痛，由心脾血虚也。若小产去血过多而心痛甚者，亦然。用乌贼骨炒，醋汤调下；失笑散亦效。既云心脾血虚，宜用补脾养血，失笑散乃消瘀之药，岂可用乎？惟瘀血痛者可耳。

一妇血崩兼心痛三年矣，诸药不应，每痛甚，虚症悉具，面色痿黄。余曰：心主血，盖由去血过多，心无所养，以致作痛，宜十全大补汤，参术倍之。归脾汤更好，乃切中病情之药。

热入血室

热入血室，莫若以小柴胡汤加生地、

---

① 固：疑作"因"。

丹皮、山栀为正治。景岳新方，俱不合法。

辨 血 色

今人但见紫色，不分虚实，便谓内热，不知紫赤鲜红，浓而成片者，是皆新血妄行，多由内热；紫而兼黑，或散或薄，及沉黑色败者，多以真气内损，必属虚寒。未必真为寒，脾虚则有之，然必察其面色之痿黄为要。○此等症当察色审症，辨其寒热虚实而治，未可以为真气内损属虚寒也。若尽以紫色作热症，则无不随药而毙矣。凡肠澼、便血之属，无不皆然。亦要辨别寒热虚实。

血 枯 经 闭

"评热病论"曰：月事不来者，胞脉闭也。降心火则经来。血枯与血隔，本自不同。盖隔者，阻隔也；枯者，枯竭也。阻隔者，因邪气之隔滞，血有所逆也。气滞血凝。

若经候微少，渐渐不通，手足骨肉烦疼，日渐赢瘦，潮热，脉微数，此由阴虚血弱，阳往乘之，少水不能减盛火，火逼水涸，耗亡津液，治当养血益阴。宜降心火为要。逍遥散治抑郁经闭最好，加山栀、香附、丹皮更妙。火逼水枯，不得不以滋阴清火，若讲寒凉凝血则谬矣，盖血既为火所耗，何凝之有？惟有瘀滞者，不可用耳。五谷入胃，化为血，以荣四末，内养脏腑。若服苦寒，复伤胃气，必致不起。张子和以谷肉果菜补之，为胃气也。

胎 孕 类

胎 脉

《脉诀》云：欲产之妇脉离经，沉细而滑也。离者异也，经者常也，异于平常之脉也。○《质疑》谓：离经之脉，即歇至者是也。非单谓歇至。《启蒙》曰：欲产之妇脉离经，离经之脉认分明，其来大小不调匀，或如雀啄屋漏应，是即异于平常之脉也。腰痛腹痛眼生花，产在须臾却非病。见此脉，见此症。

安 胎

一、胎气有寒而不安者，其症或吞酸吐酸，或呕恶胀满，或喜热畏凉，或下寒泄泻，或脉多沉细，绝无火证，而胎不安者，皆属阳虚寒症，但温其中而胎自安矣。胎气有寒而不安者，盖暂时受寒者有之。若为阳虚寒症而用热药，大误人也。若肝肾不足于下者，宜左归饮、右归饮、固阴煎主之。若桂附，非怀妊所宜。

○若多呕恶者，当随前症前方，加二陈之类以和之。竟宜和胃扶脾，不必前方。

气滞兼痰者，四七汤、二陈加当归主之。有痰加当归，于理不通。

一、王节斋曰：调理妊妇，在于清热养血，白术补脾为安胎君药，条实黄芩为安胎圣药，清热故也。立斋亦以此法为要。此一说者，虽若有理，而实有大病，不可不辨也。夫孕之胎气，必随母之脏气，大都阴虚者多热气，阳虚者多寒气，寒之则寒、热之则热者，是为平气。今以十人言之，则寒者居三，热者居三，平者居四，此大较也。母气之寒者不能受胎，太热者亦不能受胎，和平则有子。恶阻一症，肝火一干胃家，用二陈、六君，内加生姜、竹茹、黄连，治之必效。若讲用生姜、半夏，盖因呕吐也，非胃寒也。亦有加条芩而呕吐得安者，多矣，不可议其为非。但妊妇内热者多，寒者百中一二也，不可认错关头，而祸后人。今之胎妇，气实者少，气虚者多。气虚则阳虚，而再用黄芩，有即受其损而病者。亦有热伤元气而虚者，可用凉药，气为阳，《内经》云热伤气，故用清热。若谓阳虚，则为火衰，当用热药，血得热而妄行，必致伤胎。今人不察，但以圣药二字，认为胎家必用之药，无论人之阴阳强弱，凡属安胎，无不用之，其害盖不少矣。凡受胎者，内热而饮食少进者，多因热伤血，故用酒炒黄芩，清血中之火。白术健脾进食，饮食多进，可以化生精血，护养胎元。在夏月热伤元气，尤宜加用。倘有杂病，当以胎前治法，不可胶柱鼓瑟。

若心惊胆怯，烦闷不安者，名子烦，用竹叶汤。未应，血虚佐四物，气虚佐四君。子烦因热者多，四物、四君尚要斟酌。〇若下血不止，名漏胎，血虚用二黄散，血去多用八珍汤。未应，用补中益气。凡胎漏去血，宜用补气清火，以气能摄血也。芎归行血，大不宜用。〇若小便涩少，或成淋沥，名子淋，用安营散。不应，兼八珍。腿足转筋，而小便不利，急用八味丸，缓则不救。怀妊，小便不利，阴分不足，肺金虚弱者有之。若讲八味丸，丸者缓也，岂可以缓药治急病？然八味丸治火衰者则可，若治怀妊，百中一二也。〇或胎作胀，或胀作痛，此是脾胃气虚，不能承载，用安胎饮加升麻、白术。不应，用补中益气。怀妊作胀，气滞而脾弱者多。胀而痛，则气愈滞矣，宜理气健脾。若认脾胃气虚不能承载，此胎气下坠也，可用升提补中气，若胀而痛，用之必气急而喘，胎上逼心而死。立斋一代明医，此处尚欠斟酌。〇或因劳役所伤，或食煎炒，小便带血，此是血得热而流于胞中，宜清膀胱，用逍遥散。既云血得热而流于胞中，宜用凉血清火，逍遥散非切中病情之药。立斋明理之人，用药每每执

方，未能尽善，亦喜温补而畏寒凉，故景岳独爱之。夫胎之在腹，如果之在枝，枝枯则果落，固理之自然。妇人性偏恣欲，火动于中，亦能致胎不安而有堕者。此言受病之情。有因母病动胎者，但疗母病，则胎自稳。此言甚当。

恶　阻

若胃虚兼寒多呕者，宜六味异功煎、温胃饮之类。虚寒者少，胃虚而有肝火者多。〇若肝肾阳虚作呕者，宜理阴煎主之。恶阻而讲肝肾阳虚，用凝滞热药，景岳独创之论也，其无后乎。

立斋曰：半夏乃健脾气、化痰滞之主药也，脾胃虚弱而呕吐，或痰涎壅滞，饮食少思，胎不安，必用茯苓半夏汤，倍加白术。竹茹、生姜，必用之药。胎气上逼若胃寒气实而逼者，宜和胃饮。经云：诸逆冲上，皆属于火。故寒主降，火主升。胃寒气实者而逼者，非胃中寒也。因胃中气实，郁而为火，得外寒触动内火而上逼，当疏通气道，其火气自然下降，不可以胃寒而用热药温胃。〇如脾虚而气不行者，宜四君，甚者八珍汤。脾虚而气不行，当加入理气，反云甚者八珍汤，岂四物能行气者乎？谬甚。〇若脾肾虚寒不行者，宜理阴煎。胎气上逆，岂有脾肾虚寒者乎？〇若脾肾气虚兼火者，宜逍遥散，或加黄芩、枳壳、砂仁。脾肾气虚则有寒者，当以补脾肾之气，岂有反用逍遥散加枳壳以耗气？立言治法不相符合，何得谓之明医？

一方　若胎动烦躁，唇口青黑，手足厥冷，须用当归汤。不救者多。

胎　漏

立斋曰：前症若因气热，用防风黄芩丸。用防风令人不解。〇若因血热，用加

味逍遥散。既云血热，宜加生地、条芩，方合病因。○若因血去太多，用八珍汤。去血太多，芎、归亦不宜用。○若因脾火，用加味归脾汤。既云脾火，归脾汤中未见有清脾火之药。

立斋用药，未免有不中肯綮者。

妊娠卒然下血

此中或当治标，或当救本，或兼标本而调理之。倘不知先后缓急，恐治标未已，而救本无暇也。景岳"标本论"中言时医有云急则治标，缓则治本，谓其不经，而云诸病皆当治本，惟中满与大小便不利两症当治其标耳。此处妊娠卒然下血，何得云或当治标？又生出一症矣，岂另有标本耶？何必好奇立说以惑人？

若察其胎气已动，势有难留，则五物煎、决津煎，皆切要之药。未为切要。○决津煎岂能下胎者乎？

数　堕　胎

故善保胎者，必当专顾血虚，宜胎元饮为主而加减之，其次芍药芎归汤，再次泰山磐石散，或千金保孕丸，皆有夺造化之功，所当酌用者也。不必服药，调养为主。○又立斋法，治血虚血热，数堕胎者，于调补之外，值初夏，浓煎白术汤下黄芩末二钱，与数十贴，得保而生，亦可法也。此称立斋用白术汤下黄芩末为可法，何得前议节斋用白术、条芩安胎之非？立斋用之可法，节斋用之不可法，何两相悖谬耶？

鬼　胎

又凡鬼胎之病，必以血气不足而兼凝滞者多有之，但见经候不调，预为调补，必无是病。若其既病，当调补元气为主，继以去积之药乃可也。然用补之外，而欲补中兼行者，无如决津煎。欲去滞而不至猛峻者，无如通瘀煎。既云鬼胎为气血不足而兼凝滞，经候不调，预为调补，兼行者无如决津煎，去滞者无如通瘀煎，但此两方，皆属平平补中兼行之药，未可执此两方，方中之药未能切中。虚有气虚血虚，如气虚，参、术中加桃仁、香附、青皮、延胡、归尾、牛膝，补气而兼行血也；如血虚，四物汤中加前项等药，以行瘀滞，庶得谓之补中兼行。决津煎惟以归、地补血，牛膝、肉桂、乌药以行滞，又用泽泻利水。血滞也而用利水，立方之意，殊为天渊。古人行瘀，必用桃仁，理气必用香附，此女科之要药，舍此而不用，何耶？又阅通瘀煎，既云瘀矣，而不用桃仁为君，只以归尾、山楂，余皆行气之品，而以泽泻利水，杜撰立方，徒误后人。前贤之明哲，莫如仲景，行瘀之方不脱桃仁，岂仲景不足法欤？或以当归红花煎浓送赤金豆亦妙。赤金豆毒药害人，何不竟效前人而用代抵当丸？

妊娠药禁

蚖[①]班水蛭及虻虫，乌头附子配天雄。桂附宜禁，何安胎用右归饮？

产　育　类

滑　胎

盖血多则润而产必易，血亏则涩而产必难，故于未产之前，但宜培养气血为主，如四物汤、滑胎煎、五福饮、小营煎、八珍汤之类，即皆滑胎之要药。胎不必滑，养血补药反能凝滞，胃口不快，饮

---

① 蚖：古代指蝾螈和蜥蜴类动物，后作蚖。

食不进矣。惟以饮食调之，戒七情为要。

催　　生

凡催生之药，无如脱花煎，少用肉桂五七分为最稳。若气虚无力者，加人参二三钱，虚甚者，任意加用之。人参亦不必用，常见贫穷劳苦之妇，易产而无病，所以不必用药。○女科书惟《女科经论》最好，有论无方，圆活不执。

产　　要

一、凡富贵之家过于安逸者，每多气血壅滞，常致胎元不能转动。此于未产之先，亦须常为运动，使气血流畅，胎易转而产亦易矣。富贵之家，每为人参所误，因气滞也。

胞破产难

胞水破而不产，未可便为难产，如水来而血亦来，方为难产。然必以腰痛为正产，如无腹痛、腰痛，而竟有水来，此胞外之水，不必惊惶，听其自然，有停数日而产者，亦无难意。此余所历过，昔刘翔千夫人曾有此。○即有血水并来而难产者，亦不必服药，安心静养，切勿惊惶，以骇产妇，亦不必用力，竟说产时未到以安其心。有迟四五日而产者，余亦历过多妇。

胞衣不出

又一法，以本妇头发，搅入喉中，使之作呕，则气升血散，胞软亦自落矣。此法最好。

气脱血晕

古人多云：恶露乘虚上攻，故致血晕。不知此症有二，曰血晕，曰气脱。若以气脱作血晕，而用辛香逐血化痰等剂，

则立毙矣。当归补血汤亦可；如有汗，黄芪建中汤亦妙。此血脱益气之法也。○如无胀痛气粗之类，悉属气虚，宜大剂芎归汤、八珍汤之类主之。气虚非芎归所能治，即血脱亦当补气，气为卫，外卫固，营血自生。景岳用药治法，尚未明白，何敢著书立说？

子死腹中

新法下胎方或止用脱花煎更妙。未必妙。

产门不开不闭子宫不收

若忧思伤脾血热者，加味归脾汤。血热者，宜加凉血清火，非竟用归脾。

小　　产

方其初受，亦不过一滴之玄精耳，此其橐籥①正无依，根荄②尚无地，巩之则固，决之则流。但云受胎之后宜绝欲，《女科经论》中言之最雅，不必纷纷胡说。

下胎断产

至若水银、虻虫、水蛭、班蝥之属，不惟伤胎，且伤母矣。绝胎莫如用涩精药丸服。

产　后　类

论产后当大补气血

产后病治，尝见丹溪云：产后当大补气血，即有杂症，以末治之，一切病多是

————————

① 橐籥：古代冶炼用以鼓风吹火的装备，犹今之风箱。橐，外面的箱子；籥，里面的送风管。后比喻为动力、源泉。
② 根荄：草木的根，也喻事物的根本。

血虚，皆不可发表。此其意谓血气随胎而去，必属大虚，故无论诸症，皆当以大补为先，其他皆属可缓。余于初年，诚然佩服，及执而用之，每为所困。丹溪不言无论诸症皆当大补为先，景岳妄自加入，欲加之罪耳。○景岳看书，尚未详细。丹溪云：产后气血大虚，虽有他症，以末治之。又云：不可发表。此乃照顾本元之意。因产后气血大虚，虽有他症，以末着治之，非谓不治他症，竟讲大补也。血虚发表，犹恐重亡津液，故忌之。《局方发挥》云：初产之妇，好血未必亏，污血未必积，脏腑未必寒，何以药为？饮食起居，勤加调护，何病之有？或有他病，当求病起何因，病在何经，气病治气，血病治血，寒者温之，热者清之，凝者行之，虚者补之，血多者止之。观其用药治病之圆活，绝无执法。景岳议大补气血一言之非，看书未到，妄毁前贤。故将丹溪《局方发挥》之言辨之，请景岳细读之，方知毁丹溪之误。

第因丹溪之言，人多偏执，故不得不详尽其说，以解后人之惑也。《局方发挥》之言并不偏执，非若汝之以阳为主之偏执也。

论产后三禁

观《病机机要》云：治胎产之病，当从厥阴症论之，宜无犯胃气及上二焦，是为三禁，谓不可汗，不可下，不可利小便。因产后气血俱虚，故有三禁。

产后腹痛

凡新产之后，多有儿枕腹痛者，摸之有块，按之亦微拒手，古方谓之儿枕，皆指为胞中之宿血，此大不然。夫胎胞俱去，血亦岂能独留？盖子宫蓄子既久，忽尔相离，血海陡虚，所以作痛。胞门受伤，必致壅肿，所以亦若有块，而实非真块。肿既未消，故亦拒按。治此者，但安养其脏，不久即愈。惟殿胞煎为最妙，其次则四神散、五物煎，皆极佳。若误认为瘀，妄用桃仁、红花、玄胡、青皮之属，反损脏气，必增虚病。儿枕痛议非瘀血，血海陡虚而痛，此说未可全信，往往用理气消瘀之药而愈者多矣。但去血过多，不可消瘀。然五物煎即四物加肉桂，初产用之，胸膈满闷不宽，饮食不进矣。丹溪以不服药为妙，若用药，仍以理气为先，气行则痛自止矣。○一、有母体本虚而血少者，产时亦无多血，此辈尤非血滞。若有疼痛，治以前法，或以大、小营煎、黄雌鸡汤主之。但觉凝滞，非痛所宜。○

一、凡新产之后，其有阳气虚弱而寒从中生，此句不确。或寒由外入，致心腹作痛，呕吐不食，四肢厥冷者，宜九蜜煎、大岩蜜汤，或理阴煎主之。呕吐不食，归、地不相宜。○一、产后恶露不尽，留滞作痛者，亦常有之，然与虚痛不同，必由渐而甚，或大小便不行，或小腹硬实作胀，痛极不可近手。腹痛有瘀，仍有大小便利、小腹不胀者。○若肾气虚寒，为泻痢而兼腹痛者，宜胃关、理阴煎之类主之。泻痢非理阴煎血药可治。○一、产后有饮食停滞及气逆作痛，当因其类而消之，如排气饮、大和中饮之类，皆可酌用。两方尚要加减。

产后发热

若见头疼身痛，憎寒发热，或腰背拘急，脉见紧数，即产后外感症也。此等外感，不过随感随病，自与正伤寒宿感者不同。伤寒亦随感随病，岂有宿感者乎？若宿感，即温病热病矣。勿谓新产之后不宜表散，但当酌其虚实而用得其宜耳。大发表不宜，恐多汗耳。丹溪之意，正谓此也。○凡产后感邪，气不甚虚者，宜三柴胡饮。此方未为妙。○若气虚脾弱而感者，宜四柴胡、五柴胡饮。气虚脾弱，此两方俱不宜。○若肝脾肾三阴不足而感者，宜补阴益气煎。若虚寒之甚者，宜理阴煎。俱非感冒外邪之方，用之不妥。○若产妇强壮气实而感者，宜正柴胡饮。内有芍药，不宜。

新方未能尽善，用宜斟酌。

产后乍寒乍热

若败血不散，流入阴中而作寒热者，宜决津煎、殿胞煎。败血而用此两方，必不效。

蓐　劳

若兼外邪发热者，宜补阴益气煎、补中益气汤。此两方不宜骤用，慎之。○若兼外邪发热而中寒背恶寒者，宜理阴煎。亦宜斟酌。

产后喘促

产后喘急有二，一以阴虚之极，一以寒邪在肺。盖产后既以大虚，焉得气实而喘？若肺无寒邪而见喘促者，此血去阴虚，孤阳无主，故气穷短促而浮脱于上，此实肝肾不接，无根将脱之兆。经曰：肝苦急，急食甘以缓之，正此类也，惟贞元饮为治此之神剂。肾虚气不归源而喘，非肝火上冲，何以为肝苦急，急食甘以缓之？又用归地，岂能纳气降下乎？○如此之症，宜六味汤加人参、五味、胡桃、砂仁镇坠之药，方得气归藏于肾，贞元饮非神剂也。○若风寒外感，邪气入肺而喘急者，此必气粗胸胀，或咳嗽，自与气短似喘上下不接者不同，治当疏散兼补为主，此即丹溪所谓以末治之。宜金水六君或六君子汤。此两方更不相宜。

产后恶露不止

若肝脾气虚，不能收摄而血不止者，宜寿脾煎。何必寿脾煎，竟用归脾汤可也。○若气血俱虚而淡血津津不已者，宜大补元煎。补肾凝滞，服之脾胃不运。○若怒火伤肝而血不藏者，宜加味四物汤。逍遥散好。

恶露不止而有紫色成块腹痛者，当以理气消瘀，不可补涩，补之则成胀满。

产后发痉

凡遇此证，速当察其阴阳，大补气血，用大补元或理阴煎，及十全大补之类，庶保其生。若认为风痰，而用发散、消导等剂，则死无疑矣。要察色辨症。若血燥血枯，津液耗亡者，面色必白而无神，脉息细小，胸膈无滞，神气倦怠，方可用补。若面色带红，神气不倦，胸膈不舒，脉息有力，当以顺气豁痰舒肝为主，不可概作虚治以误人。

产后大便秘涩

虽数日不通，饮食如常，腹中如故，仍用八珍加桃、杏仁治之。白术恐非相宜。

带浊遗淋类

带　下

凡妇人淋带，虽分微甚，而实为同类，盖带其微，而淋其甚者也，总由命门不固。带者，带脉也，奇经八脉之一也，如带之周围于腰，故曰带下，由此而下注，非竟云命门所司。但其在腰，故属肾，而疏泄则在肝，肝火动则绵绵而来。

故治法有脾虚者，补脾而清肝火，肾虚者补肾而清肝火，心不静者清心，心君静则肝火亦静。清肝火，惟黄柏为要，因龙雷之火寄旺于肝耳。如湿热，惟苍术、黄柏可以治之。然必察色，可以知病情也。

一、元气虚弱而带下者，宜寿脾、固阴、菟丝等煎。补中益气汤加黄柏最宜。○若阳气虚寒，脉见微涩，色白清冷，腹痛多寒者，宜加姜附。带下属热者多，属寒者少。

白浊遗淋

故带浊之源，无非皆出于阴分，然带由脾肾之虚滑者多。必有肝火燥动而下流。○若脾湿下流者，宜归脾、六君子。脾湿下流，当健脾利水，则湿可去，惟胃苓汤为要。

妇人梦与鬼交

故凡病生于心者，当先以静心为主，然后因其病而药之。情志之病，非药可愈，故"仓公传"云：脉出鱼际，此思男子而不得也。岂药能疗乎？

子　嗣　类

宜　麟　策

子嗣一门，立宜麟策，千言万论，不过以精气足为主。《易》云：男女媾精则成胎矣。虽讲尽人事，亦有天数焉。景岳如此讲究调养，可以早年得子而寿，何以晚年得子则夭？可谓能言而不能行。常见贫穷劳苦之人，多男多女，岂有调养之策乎？可不必说。

药　食

古之明医，亦有乏嗣者，岂无种子之药欤？景岳将自己体察，不必纷纷多说。

癥　瘕　类

论　证

盖癥者征也，瘕者假也，征成形而坚硬不移，假无形而可聚可散。成形者，由血结者谓血癥，由食结谓食癥。无形者，惟在气分，气滞则聚而见形，行则散而无迹。虽属成形，而坚硬不移，亦由气滞而结。

血　癥

一、血瘀作痛，或成形不散，在脐腹之下，若暂见停蓄而根盘未固者，宜五物、决阴等加减主之，则血去痛止，足称神剂。此两方但能补血，不能行血，又无理气之药，其血焉得下行？必得桃仁、胡索、青皮、香附可以行动。自称神剂，可耻，可耻。

如郁结伤脾者，宜归脾、逍遥、寿脾煎。宜开郁结，竟补无益。○病久脾肾气滞，而小腹胀者，宜八味地黄丸。有癥瘕者，虽属虚，宜补中兼理气。

食　癥

胃气强者，必不致留聚饮食。而饮食之不化者，必由脾肾气弱而然。癥者，有所征验也。因停食气滞，乃脾不运行之故，非关肾弱。景岳凡病必将肾虚火衰阳虚立言，乃老生常谈也。

气　瘕

瘕者，假也，假借其气而成形，故聚散无常，此女子之疝也。

惟正气不行，而后邪气得聚。经曰：邪之所凑，其气必虚。故凡为此病，必气虚者多。留而不去，则成为实。实者，邪气之实也，非正气之实。

气结膀胱，小水不利者，小分清饮、四苓、五苓散。既云气结，治宜理气，气行则小便自利，不必分利。景岳治病，尚未明白。○气结大肠，干秘不行者，搜风顺气丸、麻仁丸。既云气结，此气秘而大便不通，当用理气如苏子、杏仁、枳壳之类。○水亏血虚而秘滞者，济川煎。此方未妙。○肝气逆而为聚者，解肝煎；兼火者，化肝煎。新方俱未善。○气聚兼热，火郁不行者，抽薪饮、大分清饮。此二方惟利小便清火而已，理气开郁俱不用，何也？凡今人之病，虚者最多，而用补者少，治与病违，而欲以药济人，盖亦罕矣。子和云：庸医但知补之为良，而不知去病为要。世人亦喜补而畏攻，大误。

景岳全书发挥卷三终
五世孙栻敬录校刊
光绪己卯海昌后学顾崑耘芝氏重校

景岳全书发挥卷四

长洲　叶　桂天士甫著

小　儿　则

小儿之体柔嫩，易实易虚，用药一误，生死立判，所以药不可轻投也。故子和有"过爱小儿反害小儿论"，丹溪有"慈幼论"，不可不观。试观贫穷之家，食物淡薄，衣裳不周，有病无药，生子多育，可见小儿有病，不必服药，以调和为要。

初　诞　法

保婴诸书皆云：分娩之时，口含血块，啼声一出，随即咽下，而毒伏命门，致他日发为惊风、发热、痘疹等证。此说固似有理，然婴儿通体无非血气所结，而此亦血气之余，即使咽下，亦必从便而出，何以独留为害？无足凭也。惟是形体初成，固当为之清除①。其法于未啼时，用软帛裹指，挖去口中之血。母之有火者，热气蕴蓄，结成血块，自宜去之，咽下虽从便出，其毒气留于肠胃也。既云此说无足为凭，今仍云挖去，何必言前人之非耶。若母气素寒，小儿清弱者，母气素寒，焉能受胎？惟热能受，故有胎毒而出痘。只以淡姜汤拭口，最能去胃寒，并可免吐泻之患，此法最妙。未见其妙。拭后仍用核桃法。以核桃去皮，嚼烂，包纳儿口，使吮其汁。此法亦未见长。○一古法

拭口多有用黄连者，不知黄连大苦大寒，小儿以胃气为主，安得初生即以苦劣之气相犯，致损胃气，则他日变呕变泻，由此而起矣。小儿在腹蕴热者多，黄连解毒，亦是极妙，何得一拭口即伤胃气而变呕泻？犹如毒药之不可犯，此言大谬。何小儿初生即云胃寒，甚言其姜汤之妙？足见景岳偏执热药之误。

护　养　法

衣服当随寒热加减，但令背暖，亦勿令出汗，恐表虚风热易伤。乳哺亦不宜过饱。陈氏所谓忍三分寒，吃七分饱。既云小儿胃寒，又云忍三分寒，自相矛盾。

初生儿看病法

以手指探其口，虽发声而从容咂指者，其病轻；若即发声不咂指，而色或青红兼紫者，此落地受寒之甚也。青红兼紫，此外受寒邪，郁遏其火，非内寒也。生儿怯弱，必须以药扶助之。天禀怯弱，亦非药能扶助，调其饮食，适其寒温可也。若七日内肌肉顿肥，则必病矣。过此以往渐肥者，不足虑也。治肥之法，宜清痰湿，解胎毒。朝内之儿，药难轻用。

---

① 除：原作"楚"，今据文义改。

声　暗

又曰：内夺而厥，则为喑俳，此肾虚也。小儿无此症。

颜　色

白主气虚，甚则气脱，主无火，主脾肺不足。当云阳气弱，若无火，则死。○两颧鲜红，或作或止者，谓之面戴阳，乃真阴虚弱，非阳症也。乃胃家有火，阳明胃脉荣于面，不可认戴阳而用热药。在大人则有此病。

撮口脐风

凡治此之法，痰盛者，先治痰；火盛者，先清火；若无火无痰，专当温补脾胃。调养脾胃。

惊　风

慢惊者，阴症也，虚症也。此脾肺俱虚，肝邪无制，因而侮脾生风，无阳之症也。故其形气病气俱不足者，是为慢惊，此当专顾脾肾，以救元气。肝脾两脏受病，若讲补肾，则凝滞不舒，胸膈不宽，痰气反甚矣。

论惊风证治

若痰因火动，治火为先；火以痰留，去痰为主。火甚者，宜龙胆、山栀、黄连、黄柏、石膏、大黄之属。虽火甚，胆草、大黄不宜轻用。痰之甚者，宜牛黄、胆星、天竺黄、南星、半夏、白芥子之属。白芥子非惊风治痰之药。

急惊风

若不顾真阴，过用祛风化痰之药，则脾益虚，血益燥，邪气绵延，必成慢惊矣。此中阴虚之义，皆人所不知。小儿纯阳之体，因阴精不足也，至十六岁而始成，故丹溪有阳有余阴不足论。而景岳独议其非，今仍言小儿阴虚，人皆不知，不知丹溪已言之久矣，何两不相符耶？

若屡用惊药而脾胃虚寒者，须用六君子以补脾土，丁香、木香以培阳气。立斋治惊风，不言补肾，竟讲肝脾，亦是高见。

慢惊风

脾肾虚寒之甚，或吐泻不止，宜附子理阴煎；再甚者，宜六味回阳，或四味回阳饮。慢惊虽虚寒，而补脾之中加热药为主，理阴、回阳皆血药加参附，未为切中，当以参术扶脾为先。观立斋用药，高出景岳万万矣。

愚按：附子温中回阳，为慢惊之圣药。竟讲附子回阳之妙，此景岳之常技，不知以参术为主，而以附子佐之，乃为正治。景岳不知君臣佐使，故持论如此，观前贤用药，俱重脾胃，则可知矣。

大惊卒恐

治大惊气散之病，当以收复神气为主。惊则气乱，虽大惊未可竟以收复神气为主。当察色审症，有痰者，清痰安神；有火者，清火安神，不可单用补剂，须以活法处治为妙。

发　搐

肾虚则二便不禁，津液枯槁，为声不出，为戴眼，肢体厥逆，火不归源。小儿火不归源者少。○若病已久，尤当专顾脾肾。幼科治小儿，当以后天脾胃为主，先天肾家且慢讲。

夜　啼

若阴盛阳衰，心气不足，至夜则神有

不安而啼叫者，宜四君子、五味异功，或七福饮。心气不足，至夜神有不安而啼，宜养心安神，非四君、五味、七福之治。〇若兼吐泻少食，脾胃虚寒也。吐泻少食不一，其治非独脾胃虚寒。〇若大便不化，食少腹胀，脾胃虚弱也。与前症同，其治亦同。〇若面色白，黑睛少，至夜分阴中阳虚而啼者，肝肾不足也，宜六味、八味丸。小儿不必用此两方。〇火之微者，宜生脉、导赤。有火亦非生脉散之治。

夜啼治法，再宜斟酌，不可竟言补脾肾。

外感发热治法

凡暴感者，极易解散，一汗可愈。但察其气血平和，别无实热等症，或但倦怠昏睡者，则但以四柴胡饮，或五柴胡饮为主。竟讲柴胡解散，亦是景岳常技。须分经络见症用药，方谓高明。若照新方治外感发热，杀人多矣。〇若中气不足而兼热兼嗽者，宜金水六君煎。大不通之方。〇冬受寒邪，至春夏而发热者，是为小儿正伤寒。春夏之病称正伤寒，大谬。

新按：余之仲儿，生于乙卯五月，于本年初秋，忽感寒发热，脉微紧。然知其脏气属阴，不敢清解，遂与芎、苏、羌、芷、细辛、生姜之属。一剂下咽，不惟热不退而反大泻，连二日不止，而喘继之，愈泻则愈喘。沉思良久，渐有所得，乃用人参二钱，生姜五片，煎汁半盏，自午至酉，完此一剂。复以人参如前煎汤，尽其剂，而气息遂平，泻亦止，而热亦退矣。余因纪此，以见温中散寒之功，其妙有如此者。五月至新秋，仅两月耳，婴儿不能言语，脉亦难凭。初秋暑邪尚炽，感而发热，当用清暑之药，乃孟浪投以辛温发表，纯阳柔嫩之躯，当暑伤元气之时，肺

气焉得不耗散乎？肺与大肠相表里，肺气虚，注其大肠而作泻，肺气耗散则喘作，此辛温发表之误也，故用参补其肺气而愈。乃不省其药误，反云治病之妙，何愦愦若此？设竟云人参可以治发热，必误后人，故不得不为之辨白。

外感发热弗药可愈

但于熟睡之顷，夏以单被，冬以绵被，蒙头松盖，勿壅其鼻。蒙头亦有误。若寒邪甚者，两三微汗之，无有不愈。过汗之亦不妙。

诸 热 辨 证

其有取汗至再而热不退者，必痈毒、痘疹之候。发热竟讲取汗，必有所误。

一、小儿饮食内伤，本无发热之症，盖饮食伤脏，则为胀痛吐泻，本非肌表之病，焉得发热？内伤饮食，亦有发热者，但不头痛恶寒耳。此景岳未到之处。今人但见小儿发热，则多言伤食，而妄行消导，谬亦甚矣。发热多端，不可但言外感。

一、小儿疳积发热，此诚饮食内伤所致。自内而发于外。

凡阴虚发热者，此即劳损症也，亦名为童子劳。五六岁至数岁则有之，此得自母胎也。

内 热 症

故内热者，宜清凉，不宜升散。升散则内火愈炽，火空则发也。外热以肤腠之邪，风寒外袭，病在阳分，外热未可执定风寒外袭，而妄投发表。故外热者，宜解散，不宜清降。有辛温解散、辛凉解散，察症用药，未可竟言解散而不分明白。

肢体热，轻则惺惺散，重则人参羌活散。内热不可用羌活发表。〇阳明火盛，

兼少阴水亏者，玉女煎。病属两途，石膏施于肾水不足者不宜。○汗后阴虚，阳无所附而热者，四物汤加参、芪。川芎汗出不宜用。

用新方尚要斟酌，因景岳不分经络脏腑也。

吐　泻

若邪在中焦，止于呕吐，若连及下焦，则并为泻矣。故在中上者，宜治脾胃，连及下焦者，宜调脾肾。小儿竟调脾胃，不必用补肾以凝滞，反伤胃气耳。凡无故吐泻，察其无火者，必生冷寒气伤胃所致。今小儿所病，大约皆是此证，宜养中煎，杜撰之方。或温胃饮。有当归，大忌。○若兼血虚燥渴者，宜五君子加当归。吐泻燥渴，此津液亏耗之故，非血虚也，宜生脉散。○若兼脾肾虚寒，或多痰涎，或兼喘促，宜理阴煎；甚者，人参、附子、理阴煎为最妙，勿谓呕吐不宜熟地也。呕吐，脾胃病也，岂可用归地乎？且呕吐者，一闻当归气味，其呕更甚，宜用六君子为上策。景岳每每自称新方奇妙，用药不知脏腑各别之理，妄自夸奖，可耻之甚也。

吐泻新按

余季子于丁巳正月生，及白露时甫及半周，余见新凉日至，恐为寒气所伤，切属眷属，而眷属不以为意，数日后果吐泻大作。余即用温脾和胃之药，不效；随用理中等剂，亦不效；三日后加人参及姜、桂、吴茱、肉蔻之类，亦不效。余不得已，乃用人参五六钱，制附、姜、桂等，下咽即吐，一滴不存。斯时也，其形气之危，已万无生理。余静坐默测，忽于夜半而生意起，谓其胃虚已极，药之气味不投，则胃不能受，必得甘辣可口之药，庶

乎胃气可安，乃用胡椒、煨姜、人参，取其气味之甘辛纯正也，陆续渐进，竟得获效，但泻仍未止也。自四鼓至午未间，已尽二两之参矣。参尽后忽尔躁扰，烦剧之甚，余凝神熟思，其必数日不食，胃气新复，而仓廪空虚，饥甚则然也。乃以粥与之，遂寂然安卧矣。至次日复加制附，始得泻止全愈。半岁之婴儿，如此大剂姜、桂等热药，加之胡椒三钱，人参二两，虽属寒所侵，不必如此大剂也，幸而得生，乃粥之功。经云：五虚死，粥浆则生。若竟讲用热药补剂，肠胃何堪消受？景岳将自己之子以证用热药大补之效，使后人信彼之说。立斋虽善用温补，未有若此之甚也。业幼科者，不可执此法以误人。

大凡脾胃之症，不宜补肾，肾药味厚凝滞，不能行运，况吐泻之症，尤不宜也。景岳往往脾胃症而用归、地，自称神妙，不可信为实然。

附　按

薛氏治一儿，每饮食失节，或外惊所忤，即吐泻发搐，服镇惊化痰等药而愈。后发搐益甚，饮食不进，虽参、术，到口即吐。余用白术和土炒，米泔煎数沸，不时灌半匙，仍呕。次日灌之，微呕。再日灌之，欲呕。此后渐加至半杯，不呕，乃浓煎服而愈。观立斋治吐泻者，以脾胃为主，未见其用归、地，此乃认清门路之治法，景岳所不及也。

霍乱吐泻

霍乱之症，必挟外之暑湿秽恶之邪，内伤食物而起，必宜霍香正气散加减治之。景岳新方，不宜乱投。

论泻痢粪尿色

不必执定粪色黄酸臭者非热，当察

色听声，观其神气强弱而论之。总之以健脾为第一着，寒热之药，且置缓局。

吐　乳

小儿吐泻，虽有寒热之殊，然寒者多而热者少，虚者多而实者少，总由胃弱而然。吐乳亦不可执守寒多热少，虚多实少，从薛氏之治，则美矣。若儿小乳多，满而溢者，亦是常事。多则伤矣。

五疳症

按杨氏云：疳者，干也，在小儿为五疳，在大人为五劳。然既云为疳，又云为劳，岂非精血败竭之症乎？败竭则无可生之理，岂能药治乎？当云不足为是。虽此症真热者固多，而元气既败，则假热者尤多也。热伤元气，当用凉补，不可谓假热而用热药。即前所用亦有地黄、异功、益黄、益气之类，恐此数方不足以尽之，其或血气俱损，有非大补不可者；阴虚假热，脾败肾亏，又有非温补不可者。地黄、异功、益气，俱是补肾、补脾正治之方，乃云不足以尽之，又云非大补、温补不可，其意欲用新方蛮补热药耳。观薛氏治疳，用药未见有大补大热之方，景岳偏见，宜痛绝之。

盗　汗

小儿元气未充，腠理不密，所以极易汗出，故凡饮食过热，或衣被过暖，皆能致汗。东垣诸公云：此是小儿常事，不必治之。东垣诸公之言，大有深意，不比景岳回阳、参附、十全大补之治，盖诸公因小儿易虚易实，不敢孟浪投药，恐有误也。贫穷之家无药，故儿多育；富贵之家善补，故儿多殇。

一治法：凡小儿无故常多盗汗，或自汗者，宜以团参散为主。盗汗、自汗，治

各不同，岂有但用补气者乎？

腹胀腹痛

若有坚积停滞，胀痛拒按，形气俱实者，宜赤金豆。景岳最喜补剂，而治小儿腹胀腹痛有坚积，形气俱实者，用赤金豆攻之，殊不知此药有巴豆峻利大热之药，有伤肠胃，故子和三法之中，下法忌巴豆热药，恐伤肠胃也。若他人用之，景岳必议其非，今彼创立攻剂新方，则曰宜用，此医中之妖孽也。

余初年在京，治一五岁邻女，适经药铺，见有巴豆，其父误为松仁，以一粒与之，嚼而味辣，即吐出，而已半粒下咽矣。少顷，大泻十余次，泻后次日，即致肚腹通身悉皆肿胀，绝口不食。巴豆半粒下咽，即至大泻，几至于死，今立赤金豆之峻利，独不伤元气乎？但能责人，不能责己，可恶之极。

痞　块

若但知攻痞，则胃气益弱，运化失权，不惟不能消痞，且致脾土亏损，则痞邪益横，而变证百出矣。补中兼消，惟洁古枳术丸最好。

变　蒸

立斋言变蒸不必服药，此最妙者也。

麻　疹

疹　脉

凡出疹，自热起至收完，但看右手一指，脉洪大有力，虽有别证，亦不为害。此乃有胃气。

故凡诊得阴脉者，即当识为阴症，而

速救元神，宜用伤寒温补托法，参酌治之。痧疹用温补托法，必致误人。

疹　证

其为毒也，总由君相二火燔灼太阴，而脾肺受之。但论脾肺受病，君相之火燔灼使然，此不易之言，非比景岳之阴症温补托里也。

毒归五脏，变有四症，归脾则泄泻不止，归心则烦热不退而发惊，归肺则咳嗽血出，归肾则牙龈烂而疳蚀。此说合理。

疹　期

吾家治法，定不在五日内用药，必待见疹，方用徐徐升表。用药亦有次第，凡一剂必作十余次饮之，况疹在皮肤之间，若作一次服，则药性太急，每致谵语烦躁。此服药之理，疹属肺，因肺药不厌频而少，非若景岳不论上下脏腑之分别，一概以大剂服之。

但使见有确真，发无不当，则于未出之前，或解或补，必有得预防之力，以潜消其毒者。其毒在内，岂可潜消？必由表而出，此万氏之高见也。若照景岳，孟浪大剂，大误。

麻疹初热

古法用升麻葛根汤以表散毒邪，余制透邪煎代之更佳，或柴归饮亦妙。当归大不宜，服之必不妙。经曰：必先岁气，毋伐天和。言不可妄汗妄下也。看司天之气，并时令寒热，非言汗下之误。

疹出没

一、发热六七日以后，明是疹子却不见出，此必皮肤坚厚，腠理闭密，或为风寒所袭，或曾有吐泻，皆能伏也。急用托里散表之剂，如麻黄汤去杏仁，加蝉退、升麻，外用胡荽酒之类。若见吐泻而疹不出，在景岳必用温中托里，岂敢托里散表，故景岳之言不可尽信，以其偏用温补也。

景岳曰：按此万氏之法，极得随时制宜之善，已尽发表之义矣。然发表之义，亦最不易，即如营卫不足而疹不能出者，其症甚多，若徒知发之，而不知滋之，则营卫有弱者，非惟不能发，而且恐穷其源矣。又要用血药发表之意。

疹形色

若疹色淡白者，心血不足也，养血化斑汤主之，或四物加防风。四物大非所宜，此景岳滋阴发表之杜撰。

总论治法

一、热甚，小便赤涩，谵语惊恐者，导赤散、四苓散加辰砂。四苓内有白术，不宜用。

一、喘者，小柴胡去人参加五味。喘要看虚实，邪火未清者，五味不宜用。小柴胡亦非治喘之方。

小便不利而呕吐者，四苓散。一二日不通者，导赤散。四苓与导赤同是利小便之方，而各有分别。如湿邪伤脾而泄泻，小便不利者，可用四苓；如心火移热于小肠而小便不利，当用导赤，导心火下降也。景岳尚有不明之处。

一、寒热往来似疟，小柴胡汤，如兼咳嗽，去人参。宜加杏仁、桔梗、前胡、桑皮之类，去人参不效。

一、余毒未尽，变生痈疽疮疖者，升麻汤加荆、防、牛蒡。尚宜清火解毒。但察其别无热症热脉，而兼之色白气馁者，便须速救脾气，急从温补，宜温胃饮。又执温补而用新方。又如气喘一症，大有虚实，盖十喘九虚。甚言虚者多，亦不可执此说。或以大泻，或以大汗而致喘者，必皆气脱之候，此非六气煎，或贞元饮必不可也。又欲用新方误人，贞元饮但有归、地血药，大泻、大汗而喘者，参、芪、术为主，岂可用此无理之方？

疹 吐 泻

景岳曰：自古方书，凡发挥未尽，及用治未当者，间亦有之。汝之发挥，不无认错。盖古人以泄泻为热者什九，故多用河间黄芩芍药汤为主治，黄芩芍药汤，此仲景热利之要药，邪热下利若作脾胃虚弱论，必致误人。而不知凡属泄泻，最多脾肾虚寒也。最多两字，无非要侧于温补。景岳一生，每每以脾肾并讲，用药必以脾肾兼治。大凡补肾不利脾胃，因凝滞滑润也。若但知清火解毒，则脾必日败，而渐成屋漏、青菜色，及气促、绝食不治之证矣。此热邪伤其肠胃而成屋漏、青菜色，并非虚寒，若因寒，利必青白。景岳每每误认而用热补，大错关头。故凡治泄泻者，即虽是疹，亦必察其有无邪热。如无热症热脉，即当于痘疮泄泻条求法治之。疹因脾肺受热而起，热邪下流大肠则泻。若疹后日久，当以调补脾胃。若初起，断不可认为脾虚也。

附 麻 疹

咳嗽加麻黄、杏仁、麦冬、石膏。麻黄宜去。

喘而便闭者，前胡枳壳汤加五味子。五味不宜骤用。〇泄泻解毒汤或四苓散。两方治各不同。〇烦热大渴作泻者，白虎汤加苍术、猪苓。苍术宜少。〇伤食呕吐，四君汤。未可竟用四君子，宜加消食之药。〇夏月因热作呕，四苓散加人参。因热作呕，宜二陈加黄连、生姜、竹茹。用四苓散加参，并非治呕之药。伤冷则温

中、理中之药。温中、理中两方，在麻疹尚宜斟酌。

痘 疮

总 论

设或知证而不知形，则无以洞其外；知形而不知脉，则无以测其内；知脉而不知本，则无以探其源；知本而不知因，则无以穷其变；知因而不知药，则无以神其治。窦太史独列痘在外科，因其形症在外也。但痘为先天胎毒，非若后天七情六欲、风寒暑湿燥火有感而发毒也。〇症与形皆外象，有诸内必形诸外，观其外象，则知内之毒浅深矣。故《内经》云：能合色脉，可以万全。又望而知之为神，切脉又其次也，不知景岳探源知本穷变之法何如耳？每每自夸，以神其说，但未到之处甚多。大抵不足者，反自夸耳。

察 脉 法

故余于初熟时，便能断其吉凶，人多惊服，而不知所窥在脉也。脉之理微，故在望闻问之末。舍望闻问而竟以脉之一字，可断吉凶，虽在岐扁，不能如此。景岳自夸为神奇，真可愧也。

论 脉

故曰：脉静身凉者生，见浆之后则可。脉躁身热者死。未脓之前则可，脓成后则不宜。痘疮不比伤寒。大抵四时以胃气为本。此《脉经》之常语，不必言之。

形 色 情 性

察其形色情性，可以预知吉凶也。既切脉即知吉凶，何必又说形色。

五 脏 症

盖痘疹皆出于脏腑，未有表里不相通者，但出于腑者在痘亦轻，出于脏者在疹亦重。痘由内而发，故云脏；疹由外感而发，故云腑，即表里也。心虚者，人参、麦冬、生地、当归之类。初起未可即用。

辨虚实寒热

一、察痘之要，惟在虚实二字。邪实者，宜清宜泻；血气虚者，宜补宜温。且痘本胎毒，非藉元气不能达，非藉元气不能收。故凡欲解毒清火，亦须凭藉元气。痘本胎毒，触而外发。初发之时，若讲元气不足，而用补托，其毒不能外达，必致不救。余幼时见幼科治痘，贯浆必以参芪提之，谓之提浆；脓溃之时，必用保元汤、参、芪、肉桂温补之。数年之后，渐用清火解毒，参亦少用。近来二三十年，竟用黄连清火解毒，托里、保元俱置不用，黄连甚至用二三两而得愈者，参芪不沾唇，痘者俱皆全活。不知时世异耶？抑人之火毒盛耶？

总 论 治 法

然血气本自互根，原不可分为两。血气互根，原不可分，此言一出，血药、气药夹杂而用，则何所适从？故所立新方，皆杂乱无理。殊不知气有生血之功，血无益气之理。血虚而补气，乃无形生有形，阳生阴长之妙。若气虚而用血药，则阴凝难以化气。景岳用药之理，尚未明白。

又如痘疮初见发热，每多不审虚实，止云速当解毒，凡于十日之外，多有泄泻而致毙者。畏用寒凉解毒，当今之世，有大不然者。

一、秘传治痘之法，首尾当以四物汤为主，随症加减用之。此秘传之法，首尾以四物加减用之，此执定死法也，不可从。

一、首尾皆忌汗下，此先哲治痘之心法。有汗下症，又不得不用，在用之当耳。

热 证 论 治

如文中主温补，仲阳主凉泻，虽若各有所主，然无非因病而药，各有所宜。痘乃先天淫火胎毒而成，毒，火也，必宜清凉解毒为先。当中病即止，不可太过耳。

一、纯阳无阴之症。无阴则死矣，当云阴衰。

发热三朝治款

凡初见发热，状类伤寒，未知是痘非痘，即当先用汗散。此时欲散表邪，即当兼调营气，宜柴归饮为第一。新方不善。〇若初发热，有恶寒身振如疟状者，阳气虚也，宜柴葛桂枝汤加黄芪。不宜认作阳气虚，而妄加黄芪。

一、发热之时，有腹痛胀满者，必外邪与毒气相并，未得外达而然，宜参苏饮加砂仁，温而散之。厚朴、枳壳以疏其内，则腹痛胀满自除。

一、痘疮首尾皆畏泄泻。若热毒下注，亦能作泻。

报痘三朝治款

一、痘疮见点后，身热稍退，别有内热等症，或色不甚红，顶不甚突者，便有虚象，虽在三五日内，亦不可用寒凉，恐伤脾胃，为害不小，须以保元汤，或六物煎之类。亦要看光景而用。

如冬月严寒，或非时阴邪，外闭寒胜而出迟者，宜五物煎加生姜、麻黄、细辛之类。血药凝滞。〇若气分大虚而出不快者，宜保元汤、六气煎。不宜孟浪大补。

○头面出不快，当用川芎、荆芥、羌、防、天麻之类为引使。天麻可不必。

若红点初出，暗昧干燥不起发者凶，宜四物汤。内宜生地凉血，用熟地则滞。○有益火回阳，健脾止泻而发痘者，如附、桂、干姜、肉蔻之属是也。此等热药，亦非常用。但实热症显，虚寒症隐，人多误认。亦易知，察色辨症即知之。

以上凡解毒之后，红紫退，二便调，能食不渴，此表里皆清也，切勿再为解毒，须急以保元、四物、六物之类。表里皆清，不必急用补剂，竟调饮食，慎起居为妙。○热毒壅伏于内，须通利之，以祛其热毒，宜柴胡饮子。凉膈散稳当。○另用吴茱萸末，水调摊足心，引下热毒，解散其势。不见有效。若热毒熏烁，则成焦黑；若阳气不充，则成灰黑。且黑为水色，其亏在肾，以阴犯阳，最为恶候。俱属热毒熏灼而黑。经云：亢则害，承乃制。物极则反。热极则反见胜己之化，不可以阳气不足而用热药。○若热毒凝聚，大便秘结，或躁渴而为焦紫黑陷者，须通其便，先解里急，宜柴胡饮子。凉膈散亦可。○若大便不结，别无大热等症，而痘色黯黑者，总由脾虚不能制水，故见黑色。不可以大便不结一症，即认为虚寒而用温补，尚要察声色形象之虚实而用药。脾虚不能制水，未为确当。○《心鉴》云：凡治黑痘，当用保元汤加芎、桂，补提其气。当今之世，俱不以此法主治，竟以清火解毒收功者，多多矣。

凡痘夹斑疹齐出者，亦宜辨其寒热，若表里俱热而邪不解者，宜柴葛煎加减。此方未能尽善，尚宜清火解毒。○若热邪不甚而表邪甚者，宜疏邪饮，或柴归饮加羌、防、葛根之类。表邪甚，岂可用当归？新奇之方，不必用也。○若痘夹斑疹而眼红唇裂，表热也。此症未必表热。

一、贼痘者，于出齐之后，中有独红独赤独大，摸之皮软而不碍手者，此贼痘也。三日之外，变成水疱，甚至紫黑疱，皆危证也，急用保元汤，或六气煎加紫草、红花、蝉退解之，或灯草、木通汤调益元散，利去心经之热，而红自退。用益元散利去心经之热，何得用保元、六气热药补剂耶？立言自相悖谬，误人多矣。

一、病于未出之先，倘有湿疮脓水流注者，用滑石敷之。熟石膏末好。

起发三朝治款

一、痘不起发，或起而不透者，多由元气内虚，不能托送，故毒气留伏不出也。不可尽谓元气内虚而不起发，即用补剂，亦有毒气壅遏不起者，不可不知。

一、痘虽起发红活，若顶平色嫩皮薄不坚厚者，此气虚也。恐变为痒遍？宜六气，或六物加减主之。既云气虚，当补气以托之，何得又用四物加参草以补血？用药不分明白，此景岳之大病也。

一、痘色红紫满顶，或火欣肿者，血热毒盛也，宜凉血养营煎加丹皮、木通、牛蒡之属。宜清火解毒。

一、痘已出齐，而热尚不退，或躁渴引饮，或二火司气之令，可少与冷水数口无妨。梨汁、蔗汁甘寒不伤胃气而解毒。

一、出齐后，痘有小孔，自顶直下至脚，不白不黑，与痘色相同者，名为蛀痘。此因表虚，腠理不密，而为此症，失之不治，则大泄元气，宜保元汤，或六气加糯米、川芎、丁香，提气灌脓。丁香、肉桂太热。

灌脓三朝治款

痘疮初出，一点血耳，渐起渐长，则由血成浆，由浆成脓，始成实矣。虽由血成浆成脓，实藉元气以蒸之。凡痈疽得脓则无害，必以黄芪为内托，痘亦犹是也。脾胃弱则血气衰少，所以不能周灌，故虽见浆而浆亦不满，或清淡灰白，不能作脓。总属血气大虚之候，宜急用六物煎，或六气煎。六物、六气两方各别，一以四物加参，一以参芪术加归桂，气血两途，岂可同治一病乎？当认清病原，不宜混乱。○若大便不实，或见溏泻，最为可畏。盖泻则浆停，泻止则贯满矣，宜用温胃饮。内有当归，于脾胃不相宜。

结靥三朝治款

若血虚热毒未清者，宜四物加牛蒡、木通、山楂。热毒未清，如此三味，未必能清，宜金银花、甘草之类为主。○若因食少，脾胃气虚而不收者，宜六气，或六物煎。六物不利于脾胃。○若当靥不靥之际，忽见头面温，足指冷，身不热，或泄泻腹胀，气促烦渴，急与陈氏异功散，或九味异功煎。九味异功煎内热药四味加归、地、参、芪、草，若泄泻腹胀，宜白术、茯苓、广皮、参、芪以补脾气，佐以热药，则立方有君臣佐使之法。若景岳之立方，则失[①]古人之法矣。○有因饮水过多，或触湿气，致脾胃肌肉湿淫，不收难靥者，宜五苓，或四苓加山楂利之。山楂岂利水之药？○有天寒失于盖覆，疮受寒凝而不收者，宜五积散。大热。

若痘已脓成，不能结靥，而及致溃烂，或和皮脱去者，名倒靥，乃毒气入内也，急须大补中气以托其里，宜六气煎。毒气入内而用大温补之药，未为尽善。

靥后落痂治款

一、收靥迟而痂不落，昏昏欲睡，此邪气已退，正气未复，脾胃虚弱也，宜五福饮。脾胃虚弱，竟补脾胃，不必五福饮，因内有归地也。一痘痂既落，中气暴虚，多有不能食者，宜五味异功，或养中煎。异功散最妥，不必用杜撰养中煎。

出 不 快

故凡治此者，必当察其热之微甚，以辨虚实。再察外邪之有无，以辨表里。如无外邪，亦无痘疔而火邪不甚者，尽属虚症，宜从温补。痘出不快者，如无外邪而火邪不甚，尽属虚症，宜从温补，此说大不然也。总之景岳治病，其念头刻刻存在温补两字耳。

陷 伏

一、则内虚而阳气不能外达，故致出而复没，或斑点白色，或灰黑倒陷者，必其人不能乳食，或腹胀内寒，手足冷，或吐泻，或寒战咬牙，皆内虚也，速宜温中。痘症属阳气不能外达，用热药大补之剂而出者，甚少。若服药后而反加烦躁昏乱者，死。果是阳虚，焉得服大热大补而反加烦躁昏乱乎？盖因误用热补耳。○甚者通大便，宜承气汤。不知凉膈散之妙。凡治此者，但得阳气不败，脾胃温暖，身温欲饮水者，生。毒气盛，焉有阳气败之理？○三则外感风寒，肌窍闭塞，血脉不行，必身痛，或四肢微厥，斑点不长，或变紫黑如瘾疹者，此倒伏也，宜温肌散表，用桂枝葛根汤。桂枝实表之药。

一、将起发时，虽有浆水，但色见黑黯者，最为可畏，急用六气煎。尚有寒热，未可一概温补。

有虽不泄泻而虚寒甚者，宜九味异功煎。有虚寒气象，可温补。

痒瘩抓破

盖如疮疡之痛，由乎热，今不作痛而

---

① 失：原作"夫"，今据文义改。

作痒，此其无热可知，无热由乎阳虚，阳虚便是寒症。经云：诸痛痒疮，皆属于火。但痒为虚火，未可以虚即兼寒而用热药。虽云当补，然尤不可不温。补其气，则能内托。

一、痘疮初见点便作痒者，此邪在半表半里之间，而进退迟疑，总由元阳无力，欲达不能也，速当温补阳气，兼以疏散。元气不足，不能内托而出则有之。若云元阳无力而用热药，则误矣。

一、血渗肌肤，咸蛰皮肉而作痒者，亦以气虚而然，宜保元汤加芍药、当归以制血，既言气虚，何以用归、芍制血？制血二字，不知何意？或加丁香以治里，官桂以治表。丁香、官桂俱是热药，何以有表里之分？若言桂枝则可。

一、痘疮干而作痒者，宜养血润燥，以五物加荆、防。去肉桂，竟以四物可也。

凡痒必用僵蚕，此书不言，谅必有所议也。

痘疔黑陷

一、凡痘疔及黑陷者，宜服六气煎加川芎、紫草、红花、木通之类，以补血凉血而疔自退。六气煎皆补温气分之药，岂有凉血补血而疔自退者乎？立言悖谬，徒误后人。

一、痘疮黑陷者，必气不足，血不活也。毒气深入，不可竟言气不足血不活。○俟火邪略退，即宜用六气煎。略退是火邪未清也，岂可即用大温补之药？恐反助邪为祸。

如火邪不甚，症无大热者，惟五物或六物为最宜也。火邪不甚者，服此五物、六物，火邪自然必甚。

饮　　食

其有痘已尽出而仍不欲食者，当徐用四物加神曲、砂仁、陈皮，必能食矣。四物汤，血药也，岂能健脾开胃而进饮食乎？用药悖谬之极。

一、凡命门元阳不足，则中焦胃气不暖，故多痞满不食，下焦肾气不化，故多二阴不调，此必用理阴煎。此言不大然，理阴煎大无学问之方，岂可施之痘后脾虚不食者乎？

一、凡外感寒邪，则不能食，须表散寒邪，自能食矣，宜加减参苏，或柴陈煎，或异功加柴胡。外感风寒，乃太阳经病，异功散加一味柴胡，乃扶脾胃清少阳之剂，而能去风寒乎？不明经络治病，开口便错。

咽喉口齿

若上焦虽热而下焦不热，或不喜饮食者，只用加味甘桔汤，不必牛蒡，恐其性凉伤脾也。火邪上炎，往往两足冰冷，火降则暖矣。不宜认为虚寒，而以热药误人。

呕　　吐

痘疮呕吐，大都虚寒者多，实热者少，但当温养脾胃。初起吐泻，属邪热外达者多，不可即用温补。

一、凡呕吐之病，病在上中二焦，切不可妄用下药，致犯下焦元气，则必反其而危矣。即或有大便不通者，亦当调补胃气。若热邪内炽，大便不通，小便赤涩，不得不用通利之法。大便一通，呕吐即止，此不可不知也。若竟用调补，而不去通大便，日久则愈结而愈呕矣。急病缓治，必有变局。

一、痘疮别无风寒食滞，胀满疼痛等

症，而为呕吐或干呕恶心者，必脾胃虚寒也。未可云尽属脾胃虚寒，有肝火上冲胃中而呕者，经云诸呕吐酸、诸逆冲上，皆属于火是也。

一、脾气微寒微呕而中焦不寒者，宜异功散。脾属中焦，既云脾气微寒，又云中焦不寒，岂脾非中焦乎？悖谬。

一、脾肾虚寒，命门不暖，而为吐泻者，必饮食不化，水谷不分，而下腹多痛，非胃关或理阴煎不可。两方血药凝滞，吐泻而讲补命门，岂能愈乎？○喜用新方，不能切中病情。

程氏曰：凡痘疮呕吐之症，须辨冷热。此言甚好。

呕吐宜以二陈为主，热必清火，寒加热药。

泄　泻

自见点至收靥，毒气俱已在表，俱要元气内充，大便坚实，庶能托载收成。大便太结又不宜。

故凡见泄泻，呕吐腹痛，而别无实热者，无论痘前痘后，速宜温救脾肾。泄泻惟以后天脾胃为要，若治肾未免不利于泄泻。资始之本在肾，资生之本在脾。景岳每云脾肾并治，温补脾胃，所谓老生常谈也。

若泄泻而山根、唇口微青，或口鼻微寒，手足不热，泻色淡黄，或兼青白，睡或露睛，此皆脾肾虚寒之症，非救命门，终不见效，宜胃关、理阴主之。又讲命门而用凝滞血药，岂能助脾胃乎？此时正当参、术、桂、附温补脾胃可也，不必夹杂肾药，盖脾为生化之源故也。○若泄泻势甚，温脾不效，必用胃关，或理阴之类。理阴未必可治泄泻。○若久泻滑脱不止，宜胃关、温胃，或陈氏异功，送五德丸。杜撰之方。○若胃本不虚，但以寒湿伤

脾，或饮水而为泄泻，宜佐关、抑扶煎。此方治湿，何以切中？不用二术燥湿健脾，而用山药何以燥湿？

凡湿热内蓄，小水不利，微热不甚而为泄泻者，宜五苓、四苓散。胃苓散为要。

寒 战 咬 牙

寒战有热极似水者，不可尽作阴盛阳虚而用温补，经云诸禁鼓栗，如丧神守，皆属于火是也。

烦　躁

一、邪毒未解，热甚于表而烦躁者，宜柴胡麦门冬散，或羌活汤。虽热甚于表而烦躁，羌活大不宜用。

一、阴虚假热，自利烦躁者，肝肾水亏也，轻则五阴煎，甚则九味异功煎。既云肝肾水亏，九味异功之内，丁香、附、桂、干姜，群队大热之药，其真阴愈为之煎涸矣。○用新方必致害人。

烦躁属阴不足而虚火不静也，岂可以大热之药愈耗其阴乎？景岳治病，每以热药误人，亦不自省其过耳。

喘　急

一、寒邪在肺作喘者，此外感之症，必咳嗽，或鼻塞，身热，胸满不清，治当疏散，宜六安煎，或二陈加苏叶。苏子降气。若寒邪外闭之甚者，宜加麻黄、细辛之类。寒邪包火，宜加石膏。○若兼气血不足，而风寒在肺作喘者，惟金水六君为最。内有归、地，大非风寒所宜。

一、喘以气虚者，人多不能知之。凡下泻而上喘者，必虚喘也。凡小儿喘息，觉在鼻尖而气不长者，必虚喘也。此实气促，原非气喘。若见此症，急须速补脾肺，或救肾阴，轻则参姜饮、六气煎，甚

则六味回阳饮。泄泻喘促，皆属脾肺气虚，岂可用归、地乎？况热药耗散肺气，尤宜忌之。景岳动辄用六味回阳，此取祸之道也。〇虚喘惟生脉散、观音应梦散最妙。〇若大便不泻，而或多汗，或腹膨，或见痰饮狂躁，但以阴虚水亏，气短似喘，而脉无神者，宜贞元饮加参、姜之类。归、地非腹胀、痰饮所宜。景岳惯以归、地治脾胃，殊不知治病之道。

声　喑

一、风寒外袭皮毛，壅闭肺窍，或致咳嗽，偶为失音，此惟外感，宜解散之，以加减参苏饮，或六安煎加薄荷、桔梗主之。内有芥子，宜换苏子。

一、火邪上炎，肺金受制，气道壅闭而声不出者，宜导赤合甘桔汤加牛蒡主之。既云气道闭塞，当加理气之品。生地之用将谓导丙丁之火下降，不若黄芩、枳壳。水亏则肺涸，故声不出，当滋阴益水，以救其本，宜大补元煎。水亏肺涸，岂热药所能治乎？宜六味加麦冬、五味，方合病情。

一、肾气虚不能上达而声不出者，治如前，或用四物加麦冬、茯苓。肾虚非用四物，当用六味为要。景岳用药之理，尚未明白。

惊　搐

一、心脾阳气虚寒，则神怯而易惊搐。察其声色气象，然后用补，未可竟言心脾阳气虚寒。

若虚在阴分，汗不出，热不退，而惊搐者，柴归饮。新方不必用，亦不能发汗。

腰　痛

若肾气虚陷，不能传送外达者，必用

理阴煎。肾虚而用热药，恐水愈耗难出。

腹　痛

若大便不通而痛甚者，赤金豆。内皆峻猛之药，此方大忌，痘家尤忌。

腹　胀

若寒在脾肾，下焦不化而作胀者，非理阴煎不可。归、地服之愈胀。

厥　逆

一、痘疮始出，手足冷，或其人先有吐利，致伤脾胃，脾胃气虚，则为厥逆，宜六气、六物加姜、桂主之。六物非吐利所宜。

一、热毒内甚而厥者，必烦热便秘，胀满脉滑等症，宜四顺清凉饮，或承气汤。按之腹坚实者，可用。

夹　疹

一、痘疹俱多者，毒必大盛，虽治得其法，疹毒已解，亦必气血重伤，终难为力。遇此者，惟当保养脾胃，调和气血为主。若竟保养脾胃，调和气血，其痘疹之毒，将何以解？

夹　斑

斑以热毒郁于血分，而浮于肌肉之间，乃足阳明胃经所主，或寒邪陷入阳明，郁而成热，亦致发斑。非陷入，乃郁遏其火。

一、治斑之法，大抵斑在起发之前者，多用表散。必兼清火解毒为主。斑既已退，即宜用四君子之类，以固其脾。斑虽退，热邪未能即清，岂可即用补脾？

斑退后，以保元汤加木香、豆蔻，以解紫草之寒。热药不宜即用。

昼 夜 啼 哭

或谓啼哭非痰即热，而不究其本，则失之远矣。痰亦有之，未可谓必无也。

大 小 便 闭

一、热毒内盛而痘疮干黑倒陷，烦躁便结者，百祥丸。凉膈散好。

一、痘后余热不尽，内陷膀胱而小水不利者，导赤散，可用。或五苓散。两方利小便，各有分别。余热不尽者，五苓散大不相宜。景岳但知利小便，不知治各不同，何得谓之明理者？

目　　证

一、戴眼证，此精气为脓血汗液所耗，乃太阳少阴真阴亏竭大虚之症。盖太阳为上网，血枯则筋急，所以上吊也，宜大补气血，以六物、六气煎。既云真阴亏竭，宜滋真阴，何得气血并补而加热药？治法大异，何也？

一、痘疮靥后，精血俱耗，而眼涩羞明，光短倦开，或生翳障①，宜四物，甚者六物煎加木贼、蝉退、蒺藜。不宜用肉桂。

一、痘疮热毒伤目，凡必用之药，肾火盛者，黄柏、知母。谓丹溪滋阴降火用知、柏之非，岂小儿可用，大人不可用耶？

外 科 钤

虚　　实

今饮食进少且难消化，属脾胃虚寒。盖脾胃属土，乃命门火虚不能生土而然，不宜直补脾胃，当服八味丸，补火以生土也。正宜直补脾胃为主。八味丸入胃，亦要脾气运化，脾气既虚，丸药凝滞，入胃焉得运化？○补火生土，目今医家为老生常谈。殊不知胃主肌肉，脓溃之后，惟以补脾胃为要。

不生肌，不收敛，脾气虚也，四君加地黄、木香。地黄凝滞，木香太燥，二药两相悖谬，不必并加。

故丹溪曰：但见肿痛，参之脉症，虚弱便与滋补，气血无亏，可保终吉。旨哉斯言。景岳每毁丹溪用寒凉，今仍以补剂治肿毒而赞其旨哉斯言，可恶之极。

总 论 治 法

故丹溪云：痈疽因积毒在脏腑，宜先助胃壮气，以固其本。景岳每毁丹溪寒凉之害，至其治痈疽，先壮胃气，以固其本，并不以滋阴之药治之。○痈疽刻刻照顾胃气，此乃紧要关头。

论②汗下

愚谓疮肿之属表邪者，惟时毒、丹毒、斑疹，及头面上焦之症多有之。察其果有外邪，脉见紧数，有寒热者，方宜表散，然必辨其阴阳盛衰，或宜温散，或凉散，或平散，或兼补而散。前症皆阳毒，不宜兼补。

论 灸 法

头为诸阳之会，肾俞肺俞俱不宜灸，以火烁金、火耗水故也。

脓 针 辨

立斋专门外科，故其说最详细，而景岳宗其治法而引之，是非景岳之说也。

---

① 障：原作"瘴"，今据《景岳全书》改。
② 论：原无，今据《景岳全书》补。

用针勿忌居神

立斋曰：针灸之法，有太乙人神，周身血忌，逐年居神，逐日人神，而其穴有禁针禁灸之论。但疮疡气血已伤，肌肉已坏，急宜迎而夺之，顺而取之，非平人针灸之比，何忌之有？病急宜从权治，缓则蔓延为害。

围　药

丹溪曰：敷贴之剂，应酬轻小热症耳。若不辨其阴症阳症，妄敷寒凉，则迷塞腠理，凝滞气血，毒反内攻，而肉反死矣。景岳言丹溪以寒凉之药误人，此处仍禁寒凉，不得以一偏之见责人。

腐　肉

若脓血未尽，便用生肌敛疮之剂，欲其早愈，殊不知恶肉未尽，其疮早合，后必再发。此说甚好。

舍时从证

壬午冬，金台一男子患腹痛，误服干姜理中，即口鼻出血，烦躁发狂，入井而死。在景岳必用回阳之剂，而误治矣。

温补按则

然疮口开张，血气虚也；欲呕不呕，脾胃虚也；色赤焮肿，虚火之象也。遂与十全大补汤加酒炒黄柏、知母、五味、麦冬，及饮童便，饮食顿进，肌肉顿生。此处用知、柏，未见其伤胃气，且能进饮食，因泻其阴火，不致热伤元气耳。

定　痛

临机应变，方为上医，不可执方而无权也。凡业医者，断不可执一偏之见。既欲止痛，又欲散毒，无如降痈散之神妙

也。薄荷、野菊、茅根、土贝四味，未必神妙。

生 肌 收 口

东垣云：胃乃发生之源，为人生之本。丹溪亦谓：治疮疡，当助胃壮气，使根本坚固。此处丹溪亦不言滋阴降火，可见丹溪并不偏执。景岳不必深恶而痛绝之。

用 香 散 药

河间云：凡疮止于一经，或兼二经，止当求责其经，不可干扰余经也。河间之言，亦不可废，景岳何必深斥之。

肿　疡

丹溪曰：肿疡内外皆壅，宜以托里表散为主，如欲用大黄，宁无孟浪之非？溃疡内外皆虚，宜以补接为主，如欲用香散，未免虚虚之失。丹溪用药，不敢孟浪，以伤元气，何景岳妄议其滋阴降火之非？

作　呕

脉实便秘而呕者，宜泻火。若景岳治呕，惟用温中，不用清火矣。戒忌调护古人号黄芪为羊肉，则既宜黄芪，未有不宜羊肉。惟猪、牛肉、酒及伤脾助湿等物，则不可不忌。牛肉健脾，胜于羊肉、猪肉，虽有生痰动风之语，淡煮食之，亦不妨也，但不可煎炙，以助火。

疔　疮

疔疮不宜发散，恐毒走散也。

时　毒

李明之存心于医，可请治之。东垣用药之法，最称奇妙，景岳一味蛮补，不讲

经络脏腑、君臣佐使之道，惟以新方八阵自称奇妙，亦未知东垣之法耳。

肺痈肺痿

此症初起，邪结在肺者，惟桔梗杏仁煎为治此之第一。此方未可称为第一，尚要审病之因，不可执一处治，惟瓜蒌子散为妙。

鹤膝风

其有痢后而成者，又名痢后风，此以泻痢亡阴，尤宜壮肾。有痢后湿热未清而下流者，不可专主补阴。

凡体气虚弱，邪入骨界，遏绝隧道，若非用附、桂辛温之药，开散关节、腠理之寒邪，通畅隧道经络之气血，决不能愈。桂、附但可引经，不宜专用为君。

便 毒

若焮肿痛甚，脓已将成，势不能消，宜用降痈散。不必用新方，《外科正宗》治法最妙。

悬 痈

欲其生肌收敛，肾虚，六味丸；血虚，四物加参、术；气虚，四君加芎、归；脾虚者，补中益气汤；归脾汤好。气血俱虚者，八珍并十全大补。莫若人参养荣汤。若用寒凉消毒，则误矣。热药亦不宜。

大凡疮疡等症，若肾经火气亢盛，致阴水不能生化，而患阴虚发热者，宜用坎离丸，取其苦寒能化水中之火，令火气衰而水自生。立斋用坎离丸苦寒能化水中之火，令火衰而水自生，若景岳必以为苦寒而有伤元阳之气矣。

本 草 正

山 草 部

人参

丹溪云：虚火可补，参、术之类是也。丹溪治虚火，仍用参、芪、术补之，未见其用寒凉也。景岳刻刻言其专用寒凉清火而深罪之，何今述其用参、术治虚火？可见未尝偏执寒凉也。予请剖之曰：如龙雷之火，原属虚火，因水衰而起。得水则燔，得日则散，是即假热之火，原属寒症，故云假热。故补阳则消矣。今医每每言龙雷之火，得太阳一照，火自消靡，此言甚是悖理。龙雷之起，正当天令炎热、赤日酷烈之时，未见天寒地冻、阴晦凛冽而龙雷作者，则知仍因阳亢，而非热药所能治者。若用热药，乃戴阳格阳、阴极似阳之症，此处尚要讲究明白。

甘草

味甘气平，生凉炙温，可升可降。甘草之性，中和入脾，甘以缓之，不能下达。故肾药用之，不能下降，可降之说，未必然也。

柴胡

兼之性滑，善通大便。但有和解治寒热，未闻有通大便之语。热结不通者，用佐当归、黄芩，正所宜也。热结者用此，未必效。○愚谓柴胡之性，善泄善散，泄字当作疏。所以大能走汗，大能泄气。柴胡但能和解少阳之邪，未闻有发汗之说，新方用当归、柴胡发表，大错。○仲景治伤寒邪传少阳之经，因胆无出入之门，不可汗下，惟用小柴胡和解，则知但能治寒热，非发汗之药，景岳云大能走汗，认错用药之法。

黄芩

实者，凉下焦之热，能除赤痢。景岳言痢属虚寒伤脏，大忌寒凉药性，言其治赤痢，何耶？

黄连

景岳曰：人之脾胃，所以盛载万物，发生万物，本象地而属土，土暖则气行而燥，土寒则气凝而湿。土暖其气熏蒸而湿润，土寒则气凝冰坚，土裂而燥。独不见冬月天寒地冻，水泉不流，地上干燥而裂矣？此至理也，何景岳反言之？○景岳将药性之理，翻新变乱而责河间，以私意而乱正理，可谓医中之贼。独因陶弘景《别录》中有调胃厚肠之一言，而刘河间复证之曰：诸苦寒药多泄，惟黄连、黄柏性冷而燥。因致后世视为奇见。弘景本《内经》之言：脾苦湿，急食苦以燥之。黄连之去湿热厚肠胃而止泻痢，此《内经》之义。又云：肾欲坚，急食苦以坚之，用苦补之。故用黄柏之苦以坚肾补肾，亦是《内经》之义，非杜撰立言。景岳好奇立说，将《内经》之言为虚文，以己意翻前人之案，恶极。不知黄连、黄柏之燥，于何见之？于《内经》见之。虽曰黄连治痢亦有效者，仍有效者，不必其悖理惑人。然必其素禀阳脏，或纵口腹，湿热为痢者，乃其所宜。且凡以纵肆不节而血气强者，即或误用，未必杀人，久之邪去，亦必渐愈，而功归黄连，何不可也。总之要辨河间用连之非，虽愈亦非连之功。此外则凡以元气素弱，伤脾患痢，或无火邪而寒湿动脾者，若妄用黄连，则脾肾日败，百无一生。余为此言，而人有未必信者，多以苦燥二字有未明耳。未明《内经》苦燥之义而罪河间，然河间遇虚寒之痢，断不偏执而用苦寒。

知母

古书言知母佐黄柏，滋阴降火，有金水相生之义。滋阴即补阴，丹溪之言，有本而说，何为大谬？故洁古、东垣皆以为滋阴降火之要药，继自丹溪而后，则皆用以为补阴，诚大谬矣。制其火则阴受其益，即是补阴，洁古、东垣用之，皆为滋阴降火之要药，丹溪用之则为大谬，何耶？夫知母以沉寒之性，本无生气，用以清火则可，用以补阴，则何补之有？前云去火可以保阴，是即保也，不必强词夺理，专心谤毁丹溪。

隰　草　部

地黄

生地色黄，兼入脾胃。

熟地黄

夫地黄产于中洲沃土之乡，得土气之最厚者也，其色黄，土之色也。生地黄色，蒸熟则黑，故入肾。得土之气，而曰非太阴阳明之药，吾弗信也。此言大错，其色黑，乃北方之色。惟是生者性凉，脾阳不足者，所当慎用。至若熟则性平，禀至阴之德，气味纯静，故能补五脏之真阴，而又于多血之脏为最要，得非脾胃经药耶？脾胃属土，宜疏通则万物发生，故《内经》云：土得木而达。东垣《脾胃论》中用药有加减法，健脾之中必加理气，稍涉胸膈不宽，生、熟地即勿加入，此东垣细究《内经》之旨而用药。景岳自创僻见，以阴凝味厚之药治脾胃，与前贤大相悖谬，将药性气味之理，晦乱惑人，可为怪异。且犹有最玄最妙者，则熟地兼散剂，方能发汗，何也？以汗化于血，而无阴不作汗也。最恶之论。《内经》云：味厚者属阴。熟地纯阴下降，岂有发汗之理？据云汗化于血，血岂能即为汗乎？熟地兼温剂，始能回阳，何也？以阳生于下，而无复不成乾也。阴凝之药，但能补阴，岂能回阳于顷刻乎？而今人有畏其滞腻者，则崔氏何以用肾气丸而治痰浮？此肾虚水泛为痰而用之。有畏其滑泽者，熟地岂燥乎？则仲景何以用八味丸而医肾泄？此肾虚而泄，故用之。有谓阳能生阴，阴不能生阳者，阴阳之理，原自互根，彼此相须，缺一不可，景岳每每以阳为主，而以阳常不足立说，今又重阴，何耶？故《内经》曰：精化为气，得非阴亦生阳乎？何必毁丹溪为非？亦言阴亦生阳，颠倒是非，甚是可恶。地黄几次蒸晒，则太阳与烈火交炼，温而不寒，其色则黑入肾，其味厚而纯阴下降，故为补肾要药。八味以之为君，崔氏用以治痰者，肾虚水泛为痰也。仲景用之治肾泄，非脾胃也，若病在脾胃而用之，自然凝滞不化。景岳新方，凡呕吐泄泻，作酸食不化，俱用归、地，自称神妙，以为新奇。并用以发汗，夫汗犹雨也，阳气升腾而为云雨，岂有阴凝之药而能作汗乎？不观诸《内经》云味厚者属阴而下降，气薄则发泄，故能作汗。据云汗化于血，血属阴，阴无骤补之法，岂有分两之熟地入口，而顷刻化血为汗乎？故大脱血之症，惟以参、芪固气，气有生血之功。有形之血不能速生，几微之气宜当急固，此血脱益气之法。惟气薄之药，鼓其阳气升腾而为汗，是以血药发汗，大误人者也。古人用补肾之药，必兼利水，泻其无形之火也。八味、六味丸，俱是补肾要药，而用茯苓、泽泻，岂古人不知用药之法乎？殊不知人身上有两道，咽、喉是也。咽主咽物，水谷之道；喉主纳气，声音之道，二者不可并用。下之前阴，亦有两道，一精道，一水道。二者不可并用，精道利水道闭，水道利精道闭，故凡补精之药，必佐利水，则精自固，如五子衍宗丸用车前者，明此理也。以人事验之，凡阳事举者，得溲即痿而不泄，此明证也。景岳好

奇翻新，穿凿前人，变乱是非，以惑后人，可谓医中妖孽。

麻黄

今见后人多有畏之为毒药而不敢用，又有谓夏月不宜用麻黄者，皆不达可哂也。仲景云：霜降以后，天令严寒，人有触冒之者，为伤寒，头痛恶寒无汗，用麻黄汤汗之。在夏令，腠理疏豁，易于出汗，非比冬月闭密之时，故不用之，不必哂也。

然柴胡、麻黄俱为散邪要药，但阳邪宜柴胡，阴邪宜麻黄，不可不察也。柴胡与麻黄俱为散邪发汗之药，此言真可哂也。柴胡但能和解，与麻黄之发汗大不相同，何得云阳邪宜柴胡？大谬。

芳　草　部

当归

营虚而表不解者，佐以柴葛麻桂等剂，大能发表。若讲当归能发汗，此岐黄复出之语。

毒　草　部

附子

大能引火归元，制服虚热。引火归源，寒药中加附子为引，导其火下降。若竟讲附子温热，非引导也。○引火两字，景岳尚未讲明，用热药引寒药于病所也，但可引经，不可单以附子为主药，景岳尊之为主药，则误矣。君臣佐使之道，尚未明白。

辨毒。夫天下之制毒者，无妙于火。火之所以能制毒者，以能革物之性，故以气而遇火则失其气，味而遇火则失其味，刚者革其刚，柔者失其柔。故制附子之法，但用水煮极熟，则亦全失辣味，并其热性俱失。火能制毒之说谬极。据云气而遇火则失其气，人参气药之主，初掘人

参，必经一煮，然后烘晒用之，而不失为补气之药。据云味而遇火则失其味，地黄味之厚者，必以九次蒸晒而熟，何六味、八味用之为君以补肾？又如黄芪用蜜炙，白芍用酒炒，白术用土炒，稀莶必九次蒸晒，如此之类不一，而皆用之以治病，岂有失气味之性而反能取效乎？故凡食物之有毒者，但制造极熟，便当无害，即河豚、生蟹之属，诸有病于人者，皆其欠熟而生性之未尽也。又云食物有毒，一经煮熟，即无害也。此说害人非浅。凡牛马自死者，人误食其有毒之肉，其人即死。《内经》云：膏粱之变，足生大疔。又云：肥甘令人发热。岂皆不用火而生食之乎？至于多服桂、附亦发附毒，岂附子生用乎？总之赞扬附子之妙，而以热药为养生之术，此景岳之本心也。

竹　木　部

胡椒

杀一切虫鱼鳖蕈诸药食阴凝之毒。景岳云煮熟则无毒，岂鱼鳖蕈皆生食者乎？

槐蕊

味苦，性寒。寒凉亦能伤胃气，景岳独赞槐蕊酒之治毒最妙，不可因其妙而伤胃气。

黄柏

丹溪言其制伏龙火，补肾强阴。然龙火岂沉寒可除？水枯岂苦劣可补？龙雷之火，因热而起。冬月天寒，未见有龙雷之起。阴虚水竭，得降愈亡，扑灭元阳，莫此为甚。阴之虚因火亢也，非降火则水愈耗，焉有得降愈亡之理？○经云：肾欲坚，急食苦以坚之，用苦补之。黄柏坚肾补肾，此岐黄之言也，丹溪有本之论。景岳将无本之说以惑人。○予尝闻之丹溪曰：火有二，君火者，人火也，心火也，可以湿伏，可以水灭，可以直折，黄连之

属，可以制之；黄连入心。相火者，天火也，龙雷之火也，阴火也，不可以水湿折之，当从其性而伏之，惟黄柏之属，可以降之。黄柏入肾，故清龙雷之火，其性入肾，故从其性而伏之。按此议论，若有高见，而实矫强之甚，大是误人。夫所谓从其性者，即《内经》从治之说也。《内经》从治之说，热因寒用，寒因热用，借此为引导耳，即热药冷饮，寒药热饮之法。从治者，谓以火济火，以热治热也，非以火济火，乃以热药为引导。亦所谓甘温治大热也。甘温者，平和之品，非辛热之药可以除大热也，乃参、芪之类，非桂、附也。岂以黄连便是正治，黄柏便是从治乎？丹溪因黄柏入肾，因入肾之性而从其类也，非以火济火谓之从治。从治之法，以热药为引导，非竟用热药也。景岳未读《内经》苦能补肾之语，而乃妄议丹溪。即曰黄连主心火，黄柏主肾火，然以便血溺血者，俱宜黄连，又岂非膀胱、大肠下部药乎？心主血，心火妄动，血因之而下流，小肠与心为表里，心移热于小肠，则便血溺血。治舌疮口疮者，俱宜黄柏，又岂非心脾上部药乎？舌疮口疮，上病也，用黄柏降火者，上病疗下之法。景岳治病之法未明，妄将药性穿凿。

侧柏

味苦，气辛，性寒。善清血凉血，止吐血。侧柏性燥火旺，吐血者忌之。

金　石　部

石膏

胃虚弱者忌服，阴虚热者禁。景岳新方玉女煎用之，岂阴虚可用乎？

人　部

紫河车

近复有以纯酒煮膏，去柤①收藏，而日服其膏者。然其既离毛里，已绝生气，既无奇效，又胡忍食之？以残厥子之先天。东方朔曰：铜山西崩，洛钟东应。母子自然之理，不可不信。此说甚是有理。

新方八阵

新方八略引

余因选古方之得宜者，列为八阵，已不为不多矣。第以余观之，若犹有未尽，因复制新方八阵。新方悖谬已极，皆宜去之。凡各方之下，多附加减等法。加减俱属不经。八阵之中，如攻方、寒方之不多及者，以古法既多，不必更为添足也。不必八阵，将七方十剂讲究，方合《内经》之旨。

古人因病以立方，非立方以俟病也。古方已多，医者竟将古方圆融通变，而治病有余矣，何必立此新方以误人。细阅诸方，非蛮补即新奇，皆非纯正。东垣之法，凡脾胃之方，必兼疏理，地土得疏，乃能发生万物。经云：土得木而达。观此可知矣。

一　补　略

水失火而败者，不补火何以苏垂绝②之阴？此说甚觉欠通。总之其意专注热药耳，不过要火煎熬水也。赵氏谓水养火之论，却是确理。○经云：无阳则阴无以生，无阴则阳无以化。而景岳云水失火而败者，意欲用热药也，不知气属阳，血属阴，阴血散，必宜补气，气能摄血故也。若以水失火而用热药，谬矣。

凡业医者，当于七方十剂中讲究，用药足矣，不必好奇而宗此。

三　攻　略

然实而误补，不过增病，病增者，可解；虚而误攻，必先脱元，元脱者，无治矣。实而误补，不过增病，此二句误人不浅。如邪气充实，大小便不通，气急痰喘，昏冒不省，误投补剂，顷刻而毙，所谓实实也。虚症误攻，亦同实实之误，所谓虚虚也，故《内经》实实虚虚两句并讲，岂可云不过增病乎？误用补剂致死者，皆景岳之言害之也。

四　散　略

岂谓某经某药必不可移易，亦不过分其轻重耳，如阳明之升麻、干葛，未有不走太阳、少阳者。岂有阳明经之药而走太阳、少阳者？仲景立方，认清经络而用，陶节庵云：但见太阳，直攻太阳，但见阳明，直攻阳明等语，岂有杂乱者乎？若新方，皆杂乱而无文理。凡热渴烦躁者，喜干葛，而呕恶者忌之。呕恶乃胃病，干葛为胃药，故东垣用之以和胃，不知何故而忌之？寒热往来者，宜柴胡，而泄泻者忌之。泄泻有用升提者，补中益气汤内岂无柴胡？寒邪在上者，宜升麻、川芎，而内热炎升者忌之。邪在上者，未必用升麻、川芎。古人有上病疗下之法，尚且不知，何必著书立说以误后人？

五　寒　略

据古方书，咸谓黄连清心，黄芩清肺，石斛、芍药清脾，龙胆清肝，黄柏清肾。今之用者，多守此法，是亦胶柱法也。非胶柱，分经络而用之，此上古法也，否则何以药性必云某药入某经？大凡

---

① 柤：即渣滓。《广韵》："柤，煎药滓"。
② 绝：《景岳全书》作"寂"。

寒凉之物，皆能泻火，岂有凉此而不凉彼者？但当分其轻清重浊，性力微甚，用得其宜则善矣。寒凉之药，亦各走其经络、脏腑，如黄连入心，黄柏入肾，石膏入胃，各有所司，何得云岂有凉此而不凉彼者，但当分其轻清重浊，性力微甚乎？用药不分经络脏腑，是大误人者也。此新方之所以颠预①也。

六　热　略

观丹溪曰：气有余便是火。余续之曰：气不足便是寒。景岳言气不足便是寒，丹溪言气有余便是火，乃一定之理，两句当对讲。庸医多有不识，每以假热为真火。景岳将自为明医乎？尚未，尚未。故惟高明见道之士，常以阳衰根本为忧，此热方之不可不预也。未可竟言阳衰根本，阴衰亦是要紧根本，所以劳怯吐血咳嗽之人，多为阴虚火亢而起。吴茱萸善暖下焦，腹痛泄泻者极妙。腹痛泄泻，不可单言吴萸可治，当用理中、建中为是。气短气怯者，忌故纸，故纸降气也。此说大谬，能纳肾气。

八　因　略

八略而不言七方十剂、《内经》之言，不足凭与。

补　阵

《局方》之坏，幸丹溪发挥，其弊尽去。今又有此新方，贻祸于后。

大补元煎

人参　山药　熟地　杜仲　当归　山茱萸　枸杞　炙草

如气分偏虚者，加芪、术；如胃口滞者，不必用。前方凝滞之药，岂能理胃口之滞乎？○如血滞者，加川芎，去山萸。血滞者，理血中之滞。前方加芎，岂理滞

乎？必加理气之药为妙。如枸杞、熟地，非所宜也。

左归饮

熟地　山药　枸杞　山萸　茯苓　甘草　补肾之药而加甘草，焉得径达？古人六味、八味、还少、肾气、美髯等方，未见用甘草，药性之理未明，何敢大胆立方？

如肺热而烦者，加麦冬；血滞，加丹皮。血滞者，因气之滞也，岂可用一派凝滞之药加丹皮以理之？处方不得其宜。○脾热易饥者，加芍药。脾热易饥而用前方，吾恐壅滞愈热。○血热妄动，加生地。宜凉血，前方不宜。

右归饮

熟地　山药　山萸　枸杞　甘草　杜仲　肉桂　附子

如火衰不能生土，为呕哕吞酸者，加炮姜。呕哕吞酸，此脾虚而有肝火也，宜扶脾胃、清肝火为主。若补火生土之说，东垣《脾胃论》中从无有此说，今医家每每言之。如要补火，宜用桂、附加于参、芪、术之中为妥。若以凝滞补肾之药可以补脾而运化，我未之闻也。○如阳衰中寒，泄泻腹痛，加人参、肉蔻。宜建中、理中，为一定之法。前方凝滞，不妥。○如小腹多痛者，加吴茱萸。小腹痛，有寒者，有气滞者，有瘀血者，种种不一，不可用前方而加萸萸。○如淋带不止，加故纸。淋带属湿热有火者多，不可用前方。

左归丸

大怀地　山药　枸杞　山萸　牛膝　菟丝　鹿胶　龟胶

如火烁肺金，干枯多嗽者，加百合。宜以麦冬、天冬、知母、生地、丹皮、沙

---

① 颠预：不明事理。

参之类，前方加百合，未中病情。○如小水不利不清，加茯苓。小水不利不清，宜清肺、导赤，前方加苓，亦未中病情。○如大便燥结，去菟丝，加苁蓉。大便燥结，用前方亦无见效。

治病用药，随机应变，岂可以一方而统治诸病乎？近来吴门俱用此方而治病，杀人多矣，皆景岳此方害之也。○用此方加减治病，可谓执死法。凡用药，有开有阖，有宣有补，东垣用药之妙，尚未详察。

右归丸

大怀地　山药　山萸　枸杞　鹿胶　菟丝　杜仲　当归　肉桂　附子

如饮食减少，或不易化，或呕恶吞酸，皆脾胃虚寒之症，加干姜。饮食减少而不化，宜健脾理气，东垣《脾胃论》中详言之矣。呕吐吞酸而用凝滞之药，未为切中。

此方可谓之了命丹，往往富贵之人藉此纵欲，以为有药扶持，及至发毒，或噎膈，或类中，至死而不知此方之害也。

五福饮　凡五脏气血亏损，此能兼治，足称王道。蛮补。

人参　熟地　当归　白术　甘草

一阴煎　此治水亏火胜之剂，故曰一阴。水亏火胜，莫如六味加知、柏、二冬为要，何必好奇而名一阴？

生地　熟地　芍药　麦冬　甘草　牛膝　丹参

如虚火上浮，或吐血、衄血不止者，加泽泻。岂可用一味泽泻而能降火者乎。

加减法俱未尽善。

加减一阴煎

生地　芍药　麦冬　熟地　甘草　知母　地骨皮

如躁烦热甚便结，加石膏。阴分不足之症，岂可用石膏？○如火浮于上者，加

泽泻。若云降火，缓不济事，但能利水。

三阴煎　此治肝脾虚损，精血不足，及疟疾汗多，邪散而寒热犹不止。亦有暑邪内发而汗，未可专用此方。大凡疟必本少阳、阳明，若用此方，必致胀满而死。

当归　熟地　甘草　芍药　枣仁　人参

如呕恶，加生姜。宜二陈加减以和胃。若用此方，呕恶更甚。○汗多烦躁，加五味。烦属乎心，躁属乎肾，皆火之扰也。乃加五味，不知何故？○小腹隐痛，加枸杞。不知是气滞是寒是瘀血？辨症未明，竟加枸杞，大失斟酌。○如有胀闷，加陈皮。胀闷，气滞也。血分之药加陈皮，岂能退胀闷乎？

四阴煎

生地　麦冬　白芍　百合　沙参　茯苓　甘草

如血燥经迟，枯涩不至者，加牛膝。何不加当归、丹参？

五阴煎　凡真阴亏损，脾虚失血，或见溏泄未甚者，所重在脾。既云所重在脾，何以重用熟地以滋阴？立言用药，两相悖谬。

熟地　山药　扁豆　甘草　茯苓　芍药　五味　人参　白术

大营煎

当归　熟地　枸杞　甘草　杜仲　牛膝　肉桂

如带浊腹痛，加故纸。带浊腹痛，不用理气清热而加故纸，不能切中病情。○中气虚寒呕恶者，加干姜。不用六君加姜、桂，而以一派血[1]药补肾，则脾胃何能转输运行？而呕恶何由除乎？立言用药，悖谬已极。

补阴益气煎　此补中益气汤之变方

---

[1] 派血：原作"泒向"，疑误，今据上下文义改。

也。东垣自有加减法，不劳变也。

人参　当归　熟地　陈皮　甘草　升麻　柴胡　山药

用白术健脾而用山药，立方不善。

两仪膏　若虚在阴分而精不化气者，莫妙于此。其有未至大病而素觉阴虚者，用以调元，尤称神妙。凡方后必称奇妙、神妙者，不过耸动听闻，要人用之耳，可丑之极。

人参　熟地

贞元饮　治气短似喘，呼吸促急，提不能升，咽不能降，气道噎塞，势剧垂危者。常人但知为气急，其病在上，而不知元海无根，亏损肝肾，此子午不交，气脱症也。此肾虚气不归源也，当用六味加镇坠纳气之药为治，岂可用归、地凝滞胸膈？加之甘草，焉得下达？自称神剂，无耻之极。○肾纳气，肺布气，肾虚气不归源。杜撰此方，不明大理，用药悖谬。

熟地　甘草　当归

如兼呕恶或恶寒者，加煨姜。呕恶而用此方，大无学问。不知呕家忌甘，且归、地非治呕之药。

当归地黄饮

当归乃后天之血药。熟地　山药　杜仲　牛膝　山萸　甘草甘以缓之，焉得下达？

如多带浊，去牛膝，加金樱子，或加故纸。带浊有湿痰湿火者，当辨症用药，不宜专用补涩。

济川煎　凡病涉虚损，而大便闭结不通，宜此主之。此用通于补之剂也，最妙。未尽善，古人用生地、苁蓉以润之为妙，不必翻新。

当归　牛膝　苁蓉　泽泻　升麻　枳壳

如气虚，加人参。有火者，加芩。肾虚，加地。此等加减，杂乱无理。

地黄醴

大怀地　沉香　枸杞

用烧酒浸烧酒之性，最耗气伤血，是趋世助阳之品。

归肾丸翻新地黄丸。

熟地　山药　山萸　茯苓　归身　枸杞　杜仲　菟丝

赞化血余丹翻新还少丹。

血余　熟地　枸杞　当归　鹿胶　菟丝　杜仲　巴戟　小茴　茯苓　苁蓉　胡桃　首乌　人参

养元粉翻新八仙糕。

糯米　山药　芡实　莲肉　川椒

玄武豆

羊腰子　枸杞　故纸　大茴　小茴　苁蓉　青盐　黑豆

用水煮药去渣，入豆煮干摊晒，磁瓶收贮。日服之，其效无穷。不知治何病而谓其效无穷？景岳无非好奇趋世，藉此纵欲，害人不浅。

王母桃世人好补，立此新奇蛮补方。

白术　熟地①　首乌　巴戟　枸杞

休疟饮　此止疟最妙之剂也。若汗散既多，元气不复，或以衰老，或以弱质，而疟不止者，俱宜用此，此化暴善后之第一方也。初起助邪为患，化暴善后之说，治民则可，治病不然。

人参　白术　当归　首乌　甘草

如邪有未净而留连难愈者，邪未尽，竟宜去邪为要。于此方加柴胡、麻黄、细辛、紫苏之属。看何邪而用对症之药，不可拘执麻黄、细辛。

服早必致变症，久疟纯虚者，方可服。然治疟而用此方，坏者不少。余在嘉杭，医者用此，误人甚多。

———

① 熟地：原脱，今据《景岳全书》补。

和　阵

金水六君煎　治肺肾虚寒，水泛为痰，或年迈阴虚，血气不足，外受风寒，咳嗽呕恶，多痰喘急等症。水泛为痰而用二陈，于理不通。风寒咳嗽而用归、地，其邪焉得解散？呕恶而用归、地，必致胸膈痞闷。○水泛为痰，当用地黄汤；风寒咳嗽，当用二陈加羌、防、杏仁、苏子之类。此方两相悖谬。

当归　熟地　陈皮　半夏　茯苓　甘草

如大便不实而多湿者，去当归，加山药。多湿者，不用术而加山药，不知何故？

○如痰盛气滞，胸胁不快者，加芥子。岂有用归、地凝滞而可加芥子以宽之乎？○如阴寒盛而嗽不愈者，加细辛。阴寒之嗽，岂归、地可解？○如兼表邪寒热者，加柴胡。表邪寒热而用归、地，此杀人不用刃也。立方杂乱，加减亦不善。

六安煎

陈皮　半夏　茯苓　甘草　杏仁　白芥子不用苏子而用芥子，换新鲜好奇。

凡外感风邪咳嗽而寒气盛者，多不易散，宜加细辛。外感风邪而挟寒咳嗽，当用羌活、防风以散之，冬月用麻黄。若用细辛，未中病情。○若头痛鼻塞者，加芎、芷、蔓荆。头痛当明经络，不宜竟以三味加减。○若风邪咳嗽不止，而兼肺胃火者，加芩，甚者加知母、石膏。风邪咳嗽，忌用知母。○凡寒邪咳嗽痰不利者，加当归。用当归，令人不解。○凡非风初感，痰胜而气不顺者，加藿香。藿香散气，未闻顺气治痰。

和胃二陈煎　干姜和胃而独以干姜为主，此之谓暖胃，非和胃也，何必好奇。当加生姜于二陈中为是，生姜治痰止呕，前贤每每用之，此老独以干姜为主，何也？

砂仁　陈皮　半夏　茯苓　甘草

苓术二陈煎　治痰饮水气停蓄心下，呕吐吞酸等症。有火者，不可专言寒。

猪苓　白术　泽泻　陈皮　半夏　茯苓　甘草　干姜

和胃饮立方不美，不必好奇。此即平胃散之变方也。凡呕吐等症，多有胃虚者，一闻苍术之气，亦能动呕，故以干姜代之。既云胃气虚，宜换白术、半夏，不宜单加干姜以代苍术，其湿如何可去？

陈皮　厚朴　干姜　甘草

此方凡藿香、木香、丁香、茯苓、半夏、扁豆、砂仁、泽泻之类，皆可增用。此老健脾每用扁豆、山药而不用白术，亦用药不善也。

排气饮

陈皮　木香　藿香　香附　枳壳　泽泻　乌药　厚朴

如气逆之甚者，加芥子。宜苏子。○如痛在小腹者，加小茴。宜青皮。○如兼疝者，加荔枝核。疝气不一，不可专以荔核。

大和中饮

陈皮　枳实　砂仁　山楂　麦芽　厚朴　泽泻

胀甚者，加芥子。气胀而用白芥子，亦是新奇。

小和中饮

陈皮　山楂消痰，胎气不宜。　茯苓　厚朴　甘草　扁豆闭气，不宜。若云健脾，莫若加白术健脾以安胎。

如寒滞不行者，加干姜、肉桂。动血伤胎，看要紧用。

小分清饮

茯苓　泽泻　薏仁不用白术健脾燥湿而用薏仁，未明药性之理。

猪苓　枳壳　厚朴

如阴虚水不能达者，加生地、牛膝。既云阴虚，前药岂可用乎？误人不浅。

解肝煎　治暴怒伤肝，气逆胀满阴滞等症。不中病情。如兼肝火，宜用化肝煎。无情肝火药。

陈皮　半夏　厚朴　茯苓　苏叶　芍药　砂仁

如胁肋胀痛，加芥子。宜加青皮切当。芥子治皮里膜外之痰，未中病情。

廓清饮　亦未尽善。枳壳　厚朴　腹皮　白芥子每每用芥子，不知何故？

萝卜子　茯苓　泽泻　陈皮

扫虫煎　有火内热者，不宜。

青皮　小茴　槟榔　乌药　榧肉　吴茱　乌梅　甘草　朱砂　雄黄

如恶心作吐，加干姜。生姜为要。

十香丸

木香　沉香　泽泻　乌药　陈皮　丁香　小茴　香附　荔核　皂角气滞寒滞而用荔核、皂角，好奇。

芍药枳术丸　此较枳术丸，其效如神。加赤芍、陈皮而云神效，可笑。

白术　赤芍奇，将谓有瘀血乎？　枳实　陈皮

如脏寒，加干姜。每每喜用干姜，亦是偏见。

苍术丸

云苓　白芍　甘草　川椒　小茴　厚朴　茅术　破故纸肾泄者宜之

贝母丸

贝母贝母轻淡，不能速效。

若治肺痈，宜加白矾。收涩而燥，不宜轻用。

括痰丸　治一切停痰积饮，吞酸呕酸，胸胁胀闷疼痛等症。停痰积饮，吞酸吐酸，俱是脾胃受湿而有肝火，用白芥子、干姜、猪苓莫若用白术、苍术、茯

苓、生姜、吴茱、炒黄连为妙。

半夏　芥子　干姜　猪苓　甘草　陈皮

神香散

丁香　白蔻　噎膈用二味最误人，暂服稍效，久则为害。

攻　阵

赤金豆○亦名八仙丹。大凡药之恶者，反以美名称之。此丸去病捷速，较之硝、黄、更甚于硝黄。棱、莪之类过伤脏气者，为胜。巴霜热毒伤胃，寒积者酌用。

巴霜　生附子　皂角　轻粉　丁香　木香　天竺黄　朱砂

攻剂古方已备，何必好奇而立名式。

太平丸

陈皮　厚朴　木香　乌药　芥子　草蔻　三棱　蓬术　干姜　牙皂　泽泻

用巴豆煮，研丸。

此方耗人真气，可称为不太平丸。

敦阜丸平胃散为妥，平胃可以平治，敦阜谓土太过也。

木香　山楂　麦芽　皂角　丁香　乌药　青皮　陈皮　泽泻　巴霜　用此药腐肠害人，攻之不得其当。喜用巴豆而畏大黄，何也？

散　阵

一柴胡饮　一为水数，从寒散也。亦是好奇立说。但外有邪而内兼火者，宜此主之。一方而包括诸病之治，未免有误，当认病用药。

柴胡　黄芩　芍药　生地用芍药、生地而谓散剂，亦好奇　陈皮　甘草

二柴胡饮　凡遇四时外感，四时外感亦要看在何经而用药，何可执定此方？或其人元气充实，脏气素平无火，元气充

实，脏气素平，何必服药。或逢寒胜之令，本无内热，皆不宜妄用凉药，以致寒滞不散。景岳动用血药，血药不凝滞乎？

陈皮 半夏 细辛 厚朴 生姜 柴胡 甘草

如邪盛者，可加羌活、防风、白芷、紫苏之属。浑言邪盛，不知是何邪在何经，妄加发散。○如头痛不止，加川芎。看何经头痛，不宜浑加川芎。○如阴寒气胜，必加麻黄，或兼桂枝。桂枝、麻黄治有两法，有汗用桂枝，无汗用麻黄。用药不明，误人非浅。

三柴胡饮 血气虚弱不能达邪，宜此主之。内伤兼外感，散而兼补，东垣已备，不必好奇而用血药。

柴胡 芍药 甘草 陈皮 生姜 当归 有外感而用归、芍，必致误人。

四柴胡饮 凡人元气不足，或忍饥劳倦，而外感风寒。外感当用羌、防。内伤劳倦外感发热者，宜照东垣补中益气加减，不必立此方。

柴胡 甘草 生姜 当归不大相宜。人参

五柴胡饮 此则兼培血气以逐寒邪，尤切于时用者也，神效不可尽述。此句恶极。凡伤寒疟疾痘疮，皆宜。伤寒疟疾痘疮而用归、地、芍药，其邪焉得解散？此杀人不用刃也。

柴胡 当归 熟地 白术 芍药 用归、地、芍而名散剂，害人不浅。甘草 陈皮

脾滞者，减白术。归地岂不滞乎？○头痛，加川芎。头痛不一，专加川芎，可谓执死法。○劳倦伤脾阳虚者，加升麻。劳倦伤脾，不用参、芪而用归、地，悖谬。

正柴胡饮

柴胡 防风 陈皮 芍药收敛，宜

缓用。甘草 生姜

如头痛，加芎。当看何经，不可执定加芎。

麻桂饮 治伤寒、瘟疫、阴暑、疟疾，凡阴寒气胜而邪不能散者，非此不可。无论诸经、四季，即宜是药，勿谓夏月不可用也。不必厚盖，但取微汗透彻为度。夏月厚盖而用麻、桂取汗，必致闷死。○夏月虽有寒邪，宜轻扬之剂。

官桂夏月不宜轻用。 麻黄夏月不宜轻用。 当归非发汗药。 甘草 陈皮

若阴气不足，加熟地。此说无本。

照陶节庵羌活冲和汤加减甚好，何必立此方以害人？

大温中饮 凡以素禀薄弱之辈，或感阴邪时疫，时疫而用此方，必致发狂发斑，胃烂而死。但于初感时，速用此饮，速用速毙。无不随药随愈，真神剂也。恶极之语。

熟地 白术 当归 人参 甘草 柴胡 麻黄 肉桂 干姜

头痛，加芎。执死法。○如泄泻，宜少减柴胡，加防风、细辛。用归、地大非所宜。

○尝见伤寒之治，惟仲景能知温散，亦知补气而散。不可大补。至若阳根于阴，汗化于液，从补血而散，而云腾致雨之妙，但见热气熏蒸而云腾致雨。则仲景犹所未及，仲景，医之圣者，立方周备，岂有未及而俟景岳发之乎？肆言无忌。故予制此方，乃邪从营解第一义也。阳气鼓动而能汗，阴凝之药可以发汗，于理大谬，仲景之罪人也。

此方甚觉欠通，今医往往好奇而用此治外感，杀人甚多，在夏月尤甚。

柴陈煎 治伤风兼寒，咳嗽发热，痞满多痰，咳嗽宜加苏子、杏仁，发热当用羌、防，痞满当用枳壳。

柴胡　陈皮　半夏　茯苓　甘草　生姜

如寒胜者，加细辛。须看何经受寒。○痞满气滞者，加芥子。何不加枳、朴？

柴胡乃少阳经药，寒热往来者宜之。若伤风寒咳嗽，乃伤肺经，因肺主皮毛，故先伤之，《内经》所谓形寒饮冷则伤肺，宜用解散表邪之药。经络未明，焉可立方？

柴芩煎　治伤寒表邪未解，内外俱热。应将伤寒表邪未解句着落立方，若柴胡乃少阳和解之药，非伤寒散表之药。处方不善，何必好奇以误人。

柴胡　黄芩　栀子　泽泻　木通　枳壳

柴苓饮　治风湿发黄，发热身痛，小水不利，中寒泄泻等症。将五苓散加柴胡换名柴苓饮以炫人。五苓散之治，乃因膀胱湿邪而用之，少加肉桂以引导而利水。若加一味柴胡为治风湿发热，不知何故？倘寒热如疟，或可用之。○风湿发黄发热，此内有湿热，外受风邪之病，宜用清湿热散风邪之药。若竟是泄泻，小水不利，当用五苓散，若兼治风湿发热身痛，未为确当。

柴胡　猪苓　茯苓　泽泻　白术　肉桂

柴胡白虎汤　治阳明温热，表邪不解。既云阳明，柴胡是少阳药，麦冬不宜，当用知母。

柴胡　石膏　黄芩　麦冬　甘草

归葛饮　治阳明温暑时证，大热大渴，津液枯涸，阴虚不能作汗等证。阴虚非用当归，当归味厚，亦不能作汗，且暑热皆六淫之邪，不可混于阴虚中。治病不分明白，必致杀人。

当归　干葛

此方谓可作汗，亦好奇之论。

柴葛煎　治瘟毒表里俱热。此方但能解肌。

柴胡　干葛　芍药　黄芩　甘草　连翘

秘传走马通圣散

麻黄　甘甘　雄黄好奇。

归柴饮　治营虚不能作汗，及真阴不足，外感寒邪难解者，此神方也。此大无文理之恶方，用此三味而能作汗，断无是理。○人之汗，犹天之雨也，阳气鼓动，方能作汗，岂有用血药凝滞而能开腠理出汗者乎？如大便多溏，以冬术代当归。白术健脾，乃气分药，岂可代当归？

当归　柴胡　甘草

寒　阵

景岳谓阴寒之药，最能杀人，故辟①刘、朱。今仍立寒阵之方，则知刘、朱之言，不可废也。景岳但知罪人，不知罪己耶。

保阴煎　凡一切阴虚内热动血等症。阴虚内热，丹溪以滋阴之中加黄柏，因水为火耗，清火则水不耗。景岳《质疑录》深罪之，今立此方以治一切阴虚内热等症，何耶？

生地　熟地　芍药　山药　续断　黄芩　黄柏　甘草

徙薪饮

陈皮　黄芩　麦冬　芍药　黄柏　茯苓　丹皮

将陈皮为主，景岳君臣佐使之理，七方十剂之法，尚未讲究，焉敢大胆立方？

大分清饮　治积热闭结，小水不利，或致腰腹下部极痛，或湿热下利，黄疸溺血，邪热蓄血，腹痛淋闭等症。蓄血而用此方，血何从而去？

---

① 辟：驳斥之义。

茯苓 泽泻 木通 猪苓 栀子 枳壳 车前

如邪热蓄血腹痛，加红花、青皮。红花轻浅，蓄血非桃仁不除。

化阴煎

生地 熟地 牛膝 猪苓 泽泻 知母 黄柏 绿豆新奇。龙胆阴亏水涸而用龙胆、黄柏，非伤胃者乎？ 车前子

茵陈饮 治挟热泄泻热痢，口渴喜冷，小水不利，黄疸湿热闭涩等症。此方甚觉平淡，不能去湿热之邪。

茵陈 栀子 泽泻 青皮 甘草 甘菊奇。

清膈煎 治痰因火动，气壅喘满，内热烦渴。用药应将火字着落，既因火动，自当清火。

陈皮 贝母 胆星 海石 芥子 木通

如痰火上壅而水不利者，加泽泻。痰火上壅，肺受火烁，不能施化膀胱，而小便不利，当用清肺豁痰之药，则小便自利。不解下病上取之法，竟用泽泻，亦无益也。治法未明，焉可立方？○如痰火闭结，大便不通而兼胀满，加大黄，或朴硝。痰火闭结，此气滞痰凝之故，岂可用硝、黄？当用瓜蒌、苏子、枳壳、杏仁之类。

化肝煎

青皮 陈皮 芍药 丹皮 栀子 泽泻 土贝

如大便下血，加地榆；小便下血，加木通。大便下血，须辨何经何脏，或新或瘀，未可一味地榆而尽之。小便下血，亦要辨明，未可竟以木通一味而导水。○如胁腹胀痛，加芥子。惯用芥子，亦是大病。岂有胁腹胀痛不用香附、木香、厚朴者乎？

安胃饮 治胃火上冲，呃逆不止。胃火上冲，呃逆不止，而用此方，谓之安胃，真大无学问之方。当以二陈加黄连、山栀、香附、枳壳，顺气降火为主。

陈皮 山楂 麦芽 木通 泽泻 黄芩 石斛

玉女煎 治水亏火盛，六脉浮洪滑大，少阴不足，阳明有余。既云水亏火盛，竟宜滋阴降火，不必用石膏。少阴不足是肾虚火亢，当补肾为主。至若阳明有余，乃胃中之实火，当清胃火。病属两途，岂可石膏、熟地并用乎？认病不真，立方悖谬。若真阴亏损，而用石膏，害人不浅。

石膏 熟地 麦冬 知母 牛膝

绿豆饮

绿豆凡豆最秘气，多饮则胀闷，此法焉得退热？且用之缓不济事。

玉泉散竟用白虎汤可也，何必好奇。

石膏 甘草

河间《宣明论》方名石膏散，治热嗽喘甚者，景岳《宣明论》尚未看见，徒费唇舌而毁河间。

约营煎 治血热便血，无论脾胃、大小肠、膀胱，皆宜用此。用药宜因病而施，岂可无论脾胃、大小肠、膀胱皆宜用之乎？

生地 芍药 甘草 续断 地榆 黄芩 槐花 荆芥穗 乌梅

热 阵

六味回阳饮 治阴阳将脱。近来医家，不审病之真假，每见厥逆昏晕，即为虚脱，用此方而死者甚多，尚云不能挽回，委之命数，在病家亦不觉也，悲夫！

人参 附子 干姜 甘草 熟地 当归

如泄泻，加乌梅，或五味。泄泻属脾虚者多，但知加酸敛之药，而不知健脾。

然方中有归、地之泥滑，立方之怀①极矣。○如虚阳上浮，加茯苓。虚阳上浮而加茯苓之淡渗，尚欠斟酌。○如肝经郁滞，加肉桂。肝经郁滞，岂可用此方而加桂乎？杀人多矣。

理阴煎　此方通治真阴虚弱，胀满呕哕，痰饮恶心，吐泻腹痛。此等症俱属脾虚，岂有归、地而治胀满痰饮吐泻之疾乎？害人不浅。又凡真阴不足，真阴不足是小衰也，不用六味乃用姜、桂、当归？或素多劳倦之辈，忽感寒邪，不能解散，寒邪不能解散，用归、地岂能解散乎？必反致胸膈不宽而发热，害人不浅。宜用此汤，照后加减以温补阴分，托散表邪，连连数服，使阴气渐充，则汗从阴达。连进血药，必致满闷，岂有汗出之理乎？

熟地　当归　甘草　干姜　或加桂

若寒凝阴盛，邪有难解者，必加麻黄。寒凝阴盛而用归、地，必致害人。此寒邪初感温散第一方。惟仲景独知此义，第仲景之温散，首用麻黄、桂枝二汤，余之温散，即以理阴煎及大温中饮为增减。仲景之温散，因伤寒在表发热，故用麻黄、桂枝以汗之，若用血药凝滞，安能解表发汗乎？杜撰立言，误人非浅。此虽一从阳分，杜撰胡说。一从阴分，其迹若异，《内经》言气薄则发泄，岂有味厚之药能发泄乎？然一逐于外，一托于内，而用温则一也。托内用气药，岂有用归、地而云托内？○若阴胜之时，外感寒邪，外感寒邪而用归、地，仲景之法未载。或背寒者，乃太阳少阴症也，此谓两感。加细辛，甚者加附子，并加柴胡。此少阳经药，加入太阳少阴证，混乱无头绪。○若脾肾两虚，水泛为痰，或呕或胀，加茯苓，或加芥子。脾肾两虚而用芥子，反耗真气。○若泄泻不止，及肾泄者，或去当归，加山药、扁豆。泄泻而用山药、扁

豆，亦是常技。

此方大无文理，若真阳不足，理宜八味，若中焦虚寒，当理中焦而用理中汤，此方可谓之两头蛮。

养中煎　治中气虚寒，为呕为泄者。中气虚寒，而为呕泻者，东垣《脾胃论》中必用白术、半夏、六君、理中，为至当不易之理。

人参　山药　扁豆　甘草　茯苓　干姜

如胃中空虚觉馁者，加熟地。但能凝滞为害。

温胃饮　治中寒呕吐，吞酸泄泻，不思饮食。呕吐吞酸，不用半夏、茯苓而用扁豆、当归，未能切中病情。

人参　白术　扁豆　陈皮　干姜　甘草　当归

如下寒带浊者，加②故纸。必有湿热。○如气滞或兼胸腹痛者，加藿香、丁香、木香、白蔻、砂仁、芥子之属。常技用芥子，大非正治。○如水泛为痰，此属肾虚。而胸腹痞满者，此属脾虚气滞，胡乱立方加减。加茯苓。水泛为痰与胸腹痞满，病属两途，岂可但加茯苓而能愈乎？水泛为痰，此因肾虚而泛上，当用地黄丸。

五君子煎　治脾胃虚寒，呕吐泄泻而兼湿者。呕吐必用半夏，去此以为五君子煎，新奇误人。

人参　白术　茯苓　甘草　干姜

参姜饮　治脾肺胃气虚寒，呕吐咳嗽气短。此等症竟以六君子出入加减为要，何必立此以好奇。

人参　干姜　甘草

胃关煎　治脾肾虚寒作泻。肾虚而

---

① 怀：疑作坏。

② 加：原作"如"，今据《景岳全书》改。

寒，当用八味、还少丹；脾虚泄泻，宜参、术、姜、桂之类，不可混乱。

熟地　山药　扁豆　甘草　干姜　吴萸　白术

滞痛不通者，加当归，此气滞而痛，岂可用当归？〇滑脱不禁者，加乌梅，或五味。但知收涩，不知健脾而用参、术。

此等加减，可谓头痛救头，脚痛救脚，毫无见识。

佐关煎　治生冷伤脾，泻痢未久。生冷伤脾泄泻，不用苍、白二术健脾，惯用山药、扁豆，此未见东垣《脾胃论》也。

厚朴　陈皮　山药　扁豆　甘草　猪苓　泽泻　干姜　肉桂

如泻甚不止者，或加故纸，或肉蔻。泻甚而不用参、术，但知用肉果、故纸止涩，亦是浅见。

抑扶煎　治气冷阴寒，或暴伤生冷致成泻痢，或胀痛呕恶，皆宜用此。其有寒湿伤脏，霍乱邪实者，最宜用此。

厚朴　陈皮　乌药　猪苓　泽泻　甘草　干姜　吴萸

如血虚多痛，加当归。前症岂有血虚者乎？

四维散　治脾肾虚寒，滑脱之甚，或泄痢不止，或气虚下陷，二阴血脱不禁者。不用芪、术补气健脾，而以姜、附、乌梅热药收敛，不知脾能统摄之理，岂可立方误人？

人参　附子　干姜　甘草　乌梅

镇阴煎　治阴虚于下，格阳于上，则真阳失守，血随而溢，以致大吐大衄。经云阴虚生内热，水衰则火炎也；格阳于上者，阴极似阳也，病属两途。阴虚当养阴，格阳当温热，大相悬殊。真阳失守而吐衄，非火衰也，乃阳气虚而不能统摄其血，当用参、芪为主，岂可用此方治之乎？误人非浅。速宜用此，使孤阳有归，

则血自安也。孤阳两字，尚未讲明。孤阳者，真阴耗也，宜六味中少加肉桂以导之，不宜多用热药以耗阴。

熟地　牛膝　甘草　泽泻　肉桂　附子

如兼呕恶，加干姜。呕恶乃中气虚，当用六君为要，岂可用前方而加干姜？大无学问。

归气饮　治气逆不顺，呃逆呕吐。呃逆呕吐，而以熟地为君，反增满闷呕逆。此等之方，皆非切中病情。

熟地　茯苓　扁豆　干姜　丁香　陈皮　藿香　甘草

暖肝煎　肝不必暖也。

当归　枸杞　茯苓　小茴　肉桂　乌药　沉香

寿脾煎　治脾虚不能摄血，或妇人无火崩淋等症。无火何以得生？云火衰则可。此归脾汤之变方，其效如神。不必变，变则坏矣。〇将归脾汤去黄芪、茯神、木香、龙眼，加山药、干姜、莲肉，自称神效，无耻极矣。脱血气虚而不用芪，不知何故？

白术　当归　山药　甘草　枣仁　远志　干姜　莲肉　人参

如血未止，加乌梅，畏酸不用；或加地榆。但知酸敛止涩之法，而不知气能摄血之理，黄芪补气摄血，古人每每用之，何不遵前贤药法而妄自加减？〇气陷而坠，加升麻，或白芷。白芷香窜耗散，不宜用。〇兼溏泄者，加故纸。有湿胜脾虚，不宜竟补肾。〇阳虚畏寒，加附子。辨明阳虚恶寒，郁火恶寒，方可加入。〇血去过多，阴虚气馁，心跳不宁者，加熟地。血去过多，宜以参、芪为主，有形之血不能速生，几微之气宜当急固，此血脱益气之良法也。加熟地纯阴之药，徒增满闷。

三气饮　治血气亏损，风寒湿三气乘虚内侵。既云风寒湿三气乘虚内侵，而用凝滞之药，其邪从何处出路？

当归　枸杞　杜仲　熟地　牛膝　茯苓　芍药　肉桂　细辛　白芷　甘草　附子

五德丸　治脾肾虚寒，飧泄鹜溏等症，或暴伤生冷，或受时气寒湿，或酒湿伤脾，腹痛作泄，或饮食失宜，呕恶痛泄，无火等症。古方之治脾肾泄，有二神、四神丸，何必加木香、干姜去肉果而为五德乎？又云治暴伤生冷，或时气寒湿，酒湿伤脾，呕恶泄泻诸症，夫暴伤生冷，宜用苍术、厚朴、二陈、生姜之类以和之；时气寒湿，宜用藿香正气之类；酒湿伤脾，宜用葛花解酲；呕恶痛泄，宜用二陈、平胃。治各不同，何可以一方而统治诸病乎？如时气寒湿，而用五苓、补骨，其邪焉得疏散？酒湿伤脾，而用吴茱、干姜，胃热更甚。如此用药舛谬，使世医效之而误人，其罪可置地狱。

补骨脂　吴萸　木香　干姜　五味或以肉蔻代或用乌药亦可。乌药与肉蔻，治病迥别，岂可云亦可？

七德丸　治生冷伤脾，初患泻痢，腹痛。平胃、二陈、香砂、枳术，为一定之法，何必立此七德以炫人？凡宜和胃者，无不神效。和胃不用二陈、白术，用乌药、吴萸、补骨脂谓之和胃，可笑之极。

乌药　吴萸　干姜　苍术　木香茯苓　故纸

复阳丹　治阴寒呕吐泄泻，腹痛寒疝。用白术以健脾，二陈以和胃，苍术以治湿，建中以治寒痛，不必好奇而立复阳丹。

附子　炮姜　胡椒　五味　甘草　白面

黄芽丸　治脾胃虚寒，或饮食不化，或时多胀满泄泻，吞酸呕吐。何不用六君子而乃妄立此方？

人参　干姜

一气丹　此即参附汤之变方也。不必更变。

人参　附子

九气丹　治脾肾虚寒。何不用还少、八味？好奇杜撰。

熟地　附子　肉蔻　焦姜　吴萸　故纸　荜茇前贤未见用。五味　甘草

温脏丸　治诸虫积既逐而复生者，多由脏气虚寒。人之肠胃中有蛔虫，或为寒侵、火迫而厥，仲景立乌梅丸以安之，方中仍有黄柏、黄连寒热并用之法。至于虫积之生，由食物不化，郁久而蒸，是湿热化生，未有脏气虚寒而生者。独不观天气炎热则诸虫化生，天令严寒则诸虫绝灭，自然之理也。脏气虚寒之说出于何典？

人参　白术　当归　芍药　茯苓　川椒　榧肉　史君子　槟榔　干姜　吴萸

圣术丸　治饮食偶伤，或吐泻胸痞胁痛，或过用克伐致伤脏气，有同前症，速宜用此。若治寒湿泻痢呕吐，尤为圣药。此等症俱用六君子出入加减，或照东垣《脾胃论》中用药，足矣。东垣议论脾胃之病，详悉周备，未见其称神称妙。景岳方后每每自称神自称妙，可称无耻。

白术　干姜　肉桂　陈皮

固　　阵

秘元煎

远志　山药　芡实　枣仁　白术　茯苓　甘草　人参　五味　金樱子

如尚有火觉热者，加苦参遗精有火，用黄柏入肾以坚之，用苦参新奇。

固真丸　治梦遗精滑。有梦而遗，必有肝火，用此涩药，必致咳嗽吐血。

菟丝子　牡蛎　金樱子　茯苓

玉关丸

白面　枯矾　文蛤　五味　诃子

此等涩药，不可轻用。

敦阜糕　经云：土太过曰敦阜，宜平治之。今脾不足而云敦阜，命名之义已谬矣。　白面　白术　故纸

因　　阵

逍遥饮　逍遥散治妇人郁抑而经不调者，为一定之方，何必创此以惑人？方愈多，治愈乱，此书出而使后世之医无头绪。

当归　芍药　熟地　枣仁　茯神　远志　陈皮　甘草

决津煎　治妇人血虚经滞，不能流畅而痛极者，当以香附、胡索、青皮、芍药为要。当以水济水，若江河一决，而积垢皆去。熟地凝滞，焉能去积垢？此用补为泻之神剂也。又自夸。

当归　泽泻但能利水，不能行积垢经滞而治痛，痛宜芍药。　牛膝　肉桂　熟地　乌药

如阴滞不行者，非加附子不可。一味肉桂可以行滞散寒，不必附子。○如血滞血涩者，加红花。非桃仁、胡索、青皮不能行血滞血涩。○如小腹不暖而痛极者，加吴萸。既用桂以行血中之滞而暖之，不必用吴萸之燥烈。○如大便结涩者，加苁蓉，微者以山楂代之。大便结涩，岂有用山楂润之乎？

五物煎　治妇人血虚凝滞，蓄积不行，小腹痛急，产难经滞，及痘疮血虚寒滞等症，神效。未必神效。必得行气之药，可以理凝滞蓄积，若熟地，则泥膈。

当归　熟地　芍药　川芎　肉桂

兼胃寒或呕恶者，加炮姜。此脾胃症，可用血药治乎？○水道不利，加泽泻，或猪苓。若妇人凝滞蓄积而小便不利，当以消瘀理气则小便自利，岂可以猪苓、泽泻利水乎？○痘疮血虚寒胜，寒邪在表者，加细辛、麻黄、柴胡、紫苏之属。表邪岂可用四物乎？

加减不明，用药杂乱，焉可著书误人？

调经饮　治妇人经脉阻滞，气逆不调，多痛而实者。经脉阻滞不用桃仁、胡索，不知何故？

当归　牛膝　山楂　香附　青皮　茯苓

如因不避生冷而寒滞其血者，加肉桂、吴萸之类。非吴茱萸之症，理宜炮姜、生姜。○或痛在小腹者，加小茴。肉桂单入肝经血分，不必小茴。

通瘀煎　治妇人气滞血积，经脉不利，及产后瘀血实痛。产后瘀血实痛，当以桃仁、延胡为主药，舍此而不用，何耶？君臣佐使之道，尚未明白。

归尾　山楂　香附　红花无力。　乌药　青皮　木香　泽泻此利水之药，与血分无涉。

兼寒滞，加桂，或吴萸。惯用茱萸，亦是偏见。

胎元饮

人参　当归　杜仲　芍药　熟地　白术　甘草　陈皮

如气分虚甚者，倍白术，加黄芪。但芪、术气浮，能滞胃口，倘胸闷不快者，须慎用之。芪、术能滞胃口，归、地岂不滞而用之乎？○如阴虚小腹作痛，加枸杞。当用白芍。

脱花煎　凡临盆将产者，宜先服此，此药催生最佳。临盆将产而重用肉桂，必致火气上冲而晕。可不催生矣，瓜熟香飘，自有天然之妙，不必催生。○此等方不必立，徒使后人用药之误。

当归　肉桂　川芎　牛膝　车前子

红花

九蜜煎 治产后阳气虚寒，或阴邪入脏，心腹疼痛，呕吐不食，四肢厥冷。产后呕吐不食，四肢厥冷，当扶脾胃为主。此等之方，但能温热养血，反有泥膈伤胃之虞，宜用六君加姜、桂，方是正法。

当归 熟地 芍药 茯苓 甘草 干姜 肉桂 细辛 吴茱萸

清化饮

芍药 麦冬 丹皮 茯苓 黄芩 生地 石斛

愚按：丹溪云：芍药酸寒，大伐发生之气，产后忌用之。此亦言之过也。《女科经论》有宜用白芍药论，不必愚按。

毓麟珠 治妇人气血俱虚，经脉不调，或带浊，腹痛，腰酸，或饮食不甘，瘦弱不孕。凡种子之方，无以加此。此等之方，一味用补而温暖，未能切中病情。女子不孕多端，用药不一，大概以调经理气凉血为要。

人参 白术 茯苓 芍药 川芎 甘草 当归 熟地 菟丝 杜仲 鹿角霜 川椒

赞育丹 治阳痿精衰，虚寒无子。人之无子，虽属肾不足，然非药之能子，若可以用药有子，天地间无乏嗣之人矣。

熟地 白术 当归 枸杞 杜仲 仙茅 巴戟 山萸 淫羊藿 苁蓉 韭子 蛇床子 附子 肉桂

柴归饮 治痘疮初起，发热未退，无论是痘是邪，疑似之间，均宜用此。痘疮初起发热，此先天之火毒内发，岂可即用归、芍？景岳治痘，必致害人，医者万万不可看此等方书。

当归 芍药 柴胡 荆芥穗 甘草

六物煎 治痘疹血气不充，随症加减，神效。四物汤加人参、甘草，不为甚好，自称神效，大言不惭。

甘草 当归 川芎 芍药 人参 熟地

九味异功煎 治痘疮寒战咬牙倒陷，呕吐泄泻，腹痛虚寒等证。呕吐泄泻不用术、苓而用归、地，热药多而扶脾胃者少，大失立方之体。

人参 黄芪 当归 熟地 甘草 丁香 肉桂 干姜 附子

豕膏 愚意先以当归煎汁，同炼过猪脂，同炼去其水气，乃入白蜜，或有滞者，以饴代蜜更妙，即《内经》所谓以辛润之也。饴糖非辛润之物。

槐花蕊

凡绵花疮毒及下疳初感，或经久难愈，用新槐蕊、酒，吞三钱，日三服，可免终身毒患，亦无寒凉败脾之虑。槐花，大寒之药，景岳用之，则无败脾之患乎？

古 方 八 阵

补 阵

加味四君汤

人参 白术 茯苓 甘草 黄芪 扁豆加此闭气。

加味六君汤 用古方治病，运用之妙，存乎其人，何劳加减。且既云古方，不必加减。

人参 白术 黄芪 山药 甘草 茯苓 砂仁 厚朴 肉蔻

归脾汤

人参 黄芪 白术 茯苓 枣仁 远志 当归 木香 甘草 龙眼肉

愚意此汤之用木香，特因郁结疼痛者设，如无痛郁等症，必须除去，以避香燥，岂不于气虚血动者为尤善乎？又远志味辛，气升而散，凡多汗而躁热者，宜酌用。木香疏肝开郁，于补气中加之，则气不滞而运行，内有当归，何虑香燥？古人立方，有开有阖，岂景岳新方可比乎？用远志交通心肾，何虑其热？内有参、芪可以固汗，桂、附且用之，况远志乎？

人参汤

人参为末，鸡蛋清调服。

愚意有恶腥者，但以牛乳调饮。不必画蛇添足，牛乳更腥膻于鸡子清。

独参汤

兼以人参煮粥尤妙。药与谷食各不相同，不必煮粥混乱，然谷气更妙于人参。

生脉散

人参　麦冬　五味

俗医之治脉脱者，每多用此，是岂知脉脱由阳气，岂麦冬、五味之所宜也？肺为气之主，热伤气，故用麦冬清火。恐气耗散，故用五味敛之，而不使汗泄。肺朝百脉，脉脱者益气，孙真人立方之意深矣。不知其义，妄自穿凿。

柔脾汤

甘草　白芍　黄芪　熟地

如阳乘于阴，血得热则流散，经水沸溢，理宜凉解。如阴乘于阳，所谓天寒地冻，水凝成冰，须当温散。仲景治吐血，一寒一热，自有两方。

全鹿丸

此药能补诸虚百损，五劳七伤，功效不能尽述，服一料可延年一纪。人之所赖以生者，谷肉果菜以养之。至于有病则用药以治之，无故而服药，犹无故而用兵，未免人民扰乱，反有所伤，故无病服药，脏腑有偏胜之毒。然愚昧者，以为服之则精血强壮，可以长生。不知草野之人，无药补养，年皆上寿，且精力壮盛，步履强健。富贵之人，藉此纵欲，反多疾病。至于立方之人，无有不赞其妙者。若不察而轻信之，及至发作药毒而死，犹不觉悟，委之于命，可恨也，可哀

也。

人参　白术　茯苓　甘草　当归　川芎　生地　熟地　黄芪　天冬　麦冬　枸杞　杜仲　牛膝　山药　芡实　菟丝　五味　锁阳　苁蓉　故纸　巴戟　胡芦巴　续断　覆盆子　楮实子　秋石　陈皮　川椒　小茴香　沉香　青盐　鹿肉煮熟，焙干为末，取皮同杂熬膏，和药末捣丸，鹿骨为末同入。

新场镇有开绸缎铺者，湖州沈里千之子，号赤文，年二十，读书作文，明敏过人，父母爱之如掌珠。将毕姻，合全鹿丸一料，少年四人分服。赤文于冬令服至春初，从师宋修上到馆攻举业，忽患浑身作痛，有如痛风，渐渐腹中作痛，有形之块累累[1]于肠，肌肉消瘦，饮食不进。延刘公原、瞿原若治之，乃父一闻消导清火之药，畏惧不用，惟以参、术投服。七月初旬，余至叶坤生家，道经其门，乃父邀进，问余言小儿晚间大便去黑粪如拳大者一块，目下遍身如火，欲饮井水，不知何故？余进诊，视脉息数大，身体骨立，渴喜冷饮，视其所下之块，黑而坚硬，意为瘀血结成。适闵介申家有酒蒸大黄丸，用二钱，下黑块不计，用水浸之，胖如黑豆，询其所以，乃全鹿丸未化也，始知为药所误。不数日，热极而死。同服三少年，一患喉痹而死，一患肛门毒而死，一患吐血咳嗽而死。此皆无病而喜服温补药之害也。录此以劝世人，不必好补而服药。

和　阵

五膈宽中散　治七情四气伤于脾胃，致阴阳不和，遂成膈噎。《局方》治膈噎，俱用香燥热药，故丹溪发挥其弊，宜乎？景岳谓三阳结为寒结。

---

① 累累：连续成串。

青皮　陈皮　香附　厚朴　甘草　白蔻　砂仁　丁香　木香

易老天麻丸

天麻　牛膝　草薢　当归　附子　羌活　生地

按：此方与愈风丹大同，但生地性凉，恐滞经络，宜改熟地为妥。且以六十四两之诸药，而佐以一两之附子，果能效否？最少亦宜四两或六两方可。此方因血虚有痰，经络不宣通而有湿者而立。风邪凑袭，致麻木不随，故以血药为君，佐以天麻、羌活、草薢散风去湿祛痰之药，少加附子引经通达，非为寒邪也。景岳不知立方之意，妄谓附子宜多，殊属可笑。盖其本念，喜用附子，并以重用为常技耳。

散　阵

愈风汤

羌活　甘草　防风　当归　蔓荆子　川芎　细辛　黄芪　枳壳　人参　麻黄　白芷　甘菊　薄荷　枸杞　知母　地骨皮　独活　秦艽　黄芩　芍药　苍术　生地　肉桂

景岳曰：中风一症，病在血分，多属肝经，肝主风木，故名中风。奈何自唐宋以来，竟以风字看重，遂多用表散之药。不知凡病此者，悉由内伤，本无外感。既无外感，而治以发散，是速其危耳。经云：邪之所凑，其气必虚。因内气之虚，外风触之而发，故名中风，而用散风兼补之药。若不因外风所触，竟卒倒颠仆，则名类中风，病由内起，当寻痰寻火寻气而治，不宜发表。若因风而起，必宜散去外邪，观病之机而施治。若照景岳之论，世间无真中风，悉是类中风矣。中风之名，自古有之，非风之名，实为杜撰。近来医家，一遇此症，俱用参、附热补，而毙者多矣。倘其中亦或有兼表邪而病者，则诸

方亦不可废。仍有兼表邪而用发表者，何必多议。

热　阵

四神丸

故纸　肉蔻　木香　小茴
用姜煮枣肉为丸。

按①：此丸不宜用枣，但以姜汁煮面糊为丸更佳。用大枣以益脾，则饮食进而泄泻止，补肾而兼助脾，立方之意甚妙。用姜汁、面糊，不解何故？

石刻安肾丸此方不宜妄用。

附子　肉桂　川乌　川椒　菟丝　巴戟　故纸　赤石脂　远志　茯神　茯苓　苍术　山茱萸　杜仲　石斛　胡芦巴　柏子仁　韭子　小茴　苁蓉　川楝子　鹿茸　青盐　山药

已寒丸

肉桂　附子　乌头　良姜　干姜　芍药　茴香

海藏云：已寒上五味虽热，以芍药、茴香润剂引而下之，阴得阳而化，故大小便自通。如此燥热，一味芍药岂能润之？

红丸子

京三棱　蓬术　青皮　橘红　干姜　胡椒

妊妇恶阻，呕吐不食，百药不治者，惟此最妙。妊妇用之，未必见效，不可因其说而误用。

妇人规古方

二味参苏饮　治产后瘀血入肺，咳嗽喘急。

人参　苏木

若口鼻黑气起，宜用此药加附子五钱。性喜附子。咳嗽喘急，肺病也，岂用

----

① 按：本按《景岳全书》原在薛氏四神丸方下。

附子者乎?

景岳全书发挥卷四终

五世孙柲敬录校刊

光绪己卯海昌后学顾崐耘芝氏重校

跋

　　《景岳全书发挥》者，余五世祖香岩公手笔也。公生平著作流传者，惟《本事方释义》、《全生集》批本而已。然皆祖述前人，未尝独辟己见。他若《温热论》等篇，不过就当时临证所得以训及门耳。至于医案，则后人汇集成书，其间真伪杂出，鱼目混珠，今虽盛行于世，要非公所急欲垂世者也。公尝谓：方愈多，治愈乱。自古医书已备，学者神而明之，临机应变，治病有余。若欲炫己长，排众论，创一说，变一方，适足以淆惑后人，鲜有不误人者。是则公之不轻作，实亦不必作也。独家藏《景岳全书》，则公自序至终，奋笔几万言，发其覆，纠其谬，无微弗至，一若深恶而痛绝之者，是岂好与前人辨难哉？盖诚有见是书之偏执温补也，引证之穿凿附会也，持论之强词夺理也，辨证之不明虚实寒热也，立方之不审君臣佐使也，且言之凿凿，似有灼见之真，致后人尊之信之，而莫或疑之。苟不痛斥其非，力挽其失，其误人岂有极哉？此公之所以发愤而作不能已也，第当日未经付梓。嘉庆间先考半帆府君，欲仿套板全刻，因病未果。厥后族伯父讷人公念是书所重在批，始议别录清本单行传世，旋以事阻。呜呼！计自先考欲刻之时至今，垂四十年矣，一则天不假年，一则力有不逮。若当吾躬而不急谋剞劂，万一年远散失，不特手泽无存，罪在子孙，而先人补偏救弊之苦衷，将何以大白于天下乎？是则小子所深惧也。今标不揣固陋，殚一载之功，敬谨手录，宗讷人公之意，以缵①先考未竟之志，共编四卷，措资付刊。庶使业是道者，咸有遵循，知趋时务补者误，浪投攻剂者误，好奇炫世者误，舍证论脉者亦误，而数百年《景岳全书》之流毒，遂晓然于天下医家之心目矣。昔沈文悫之传公也曰：治病不执成见，石琢堂殿撰序《本事方释义》曰：神明于规矩，惟能神明于成法中，乃能变化于规矩外。是书一出，不又与《本事方释义》、《全生集》批本相为表里也哉？夫亦可窥公学术之全矣。名曰发挥者，公于新方八阵中首列丹溪《局方发挥》之功，则公之一片婆心，不辞苦口，固隐然窃比于丹溪也。兹敢附著其例。

时道光二十四年岁次甲辰春三月五世孙标谨识

---

① 缵：继承。《说文》：缵，继也。

叶天士晚年方案真本

叶　桂　　　　方案

张筱林　　　　参校

张　序

　　叙曰：古之志士①隐沦卜祝②，藏器屠钓③，非贱鼎钟④，轻轩冕⑤也。丧乱既降，匪才不宏⑥，故有辱身以济物⑦，降志以匡时⑧。若家无一命之恩，朝无许史之戚⑨，而希黼黻⑩求殊异⑪，亦足耻也！

　　夫利禄有损于贤豪，贤豪无求于利禄，故甘岩壑⑫，悦栖遁者⑬，怒⑭闻足音。然闲旷性之所适，衣食身之所资，不能弃所资，取所怿⑮，是以君平握粟⑯以自怡，韩康负囊⑰而不悔。小林先生，隐君子也。以医三致千金⑱，视夫士大夫之屈志意，竞名利，又与夫无岩处奇士之行，而说仁义，长贫贱者不可同年而语。义而能富，孔父⑲不等浮云⑳；巧者有馀，子长于焉验道矣。予尝叹夫技不足养妻子，财不足给祭祀，守残缺，命高蹈㉑，何足称焉。此乃小林先生之所羞也。惜其术成不可托后昆㉒，惧其艺之将没，乃寄意《临证指南》，托其宗旨，抒其所得，亦可慨矣！尝自谓：人颂予为济世，如予者乃世济耳。盖无骄之心，见于是语与是书，殆司马迁所谓富而好行其德者欤。夫证莫

---

① 志士：有高尚道德和情操的人。

② 隐沦卜祝：隐居不露，从事占卜与祭祀。隐，隐藏；隐士。卜，占卜；预测。祝，祭祀。

③ 藏器屠钓：隐没才能，从事卑贱工作。藏，隐没。器，才能。屠钓，屠宰和钓鱼，旧指操卑贱职业者，此代指隐居未遇的贤人。

④ 鼎钟：借指功业。古代钟鼎上刻铭文，以表彰有功者，故以鼎钟借指功业。

⑤ 轩冕：古时大夫以上官员的车乘与冕服。此文借指官位爵禄。

⑥ 匪才不宏：只有有才能的人，才能大展宏图。匪，非也。宏，宏图大业。

⑦ 辱身以济物：屈辱自己的身份，取得某一事件的成功。辱，屈辱。身，份。济，成功。物，事物，引申为事件。

⑧ 降志以匡时：降低志向，去挽救时局。匡时，匡正时世，挽救时局。

⑨ 许史之戚：许伯和史高之类的权门贵戚。许史，本为汉宣帝之外戚许伯和史高的并称，后借指权门贵戚。

⑩ 黼黻：泛指礼服上所绣的华美的花纹，借指爵禄。

⑪ 求殊异：追求与众不同。殊异，奇异；不寻常。

⑫ 甘岩壑：安于居住在山峦溪谷。

⑬ 悦栖遁者：喜欢隐居的人。栖遁，避世隐居。

⑭ 怒：《大成》本作"恶"，义长。

⑮ 怿：快乐。

⑯ 君平握粟：君平，姓严，名遵，字君平，为汉代高士，隐居不仕，曾卖卜于成都。握粟："握粟出卜"之省称，意为预测祸福，祈求去凶赐吉。

⑰ 韩康负囊：韩康背着药囊卖药。韩康，字伯休。汉代隐逸高士，曾卖药于长安。负囊，背负药囊。

⑱ 三致千金：发财致富。三，多次；再三。致，获得。

⑲ 孔父：孔子。

⑳ 不等浮云：不同于飘浮不定的云彩。

㉑ 守残缺，命高蹈：抱残守缺，自命高超。

㉒ 后昆：亦作"后绲"，指后嗣；子孙。

大于寒热，班固疾医之以热益热，以寒增寒。然则医之能辨寒热者鲜矣。淳于意自云：药方试之多不验，则十全者难矣，况《素问》、《九灵》文辞质奥，通人①尚难章句。医乃神圣所慎，今则视为读书不成去学剑②之事也，恶③能决嫌疑定可治哉？又尝论世之学师医师，其权与朝廷等，且为朝廷之害。何以言之？人虽圣，俗师教之无不狂也；人虽寿，庸医治之无不夭也。是朝廷培之，俗师覆之。朝廷生之，庸医杀之。杨马④之文章，郑孔⑤之学术，管乐⑥之事功，亦云少未遇俗师，长未遇庸医耳。世之父兄孙子，方卑辞厚礼于俗师庸医之前。悲夫！若小林先生之综览书史，强记博闻，予窃慕焉。宜其逍遥池馆⑦，谋度酒食⑧，耆艾⑨若童稚，健步若壮夫，撰述传于远裔，待收侔⑩于千户也，有味哉！

张祥龄撰

---

① 通人：学识渊博的人。通，通达；懂得。
② 学剑：学习武艺。
③ 恶：疑问代词，"何"？"安"？"怎么"？
④ 杨马：汉代文学家杨雄和司马相如的并称。杨，诸本均作"扬"。
⑤ 郑孔：经学家郑玄和孔安国的并称。
⑥ 管乐：管仲与乐毅的并称。前者为春秋时期齐国名相，后者为战国时期燕国名将。
⑦ 逍遥池馆：快乐于池苑馆舍。池馆，池苑馆舍。
⑧ 谋度酒食：考虑揆度酒食。谋度，考虑揆度。
⑨ 耆艾：泛指老人。
⑩ 收侔：收获谋求。收，收获。侔，谋求。

杂　症

丁常熟，二十四岁　劳嗽寒热，是百脉空隙，二气久虚所致。纯用填精益髓，犹虑弗能充养，肌肉日见干瘪，病人说医用沉香，声音遂哑。大凡香气如烟云，先升后降，况诸香皆泄气，沉香入少阴肾，疏之泄之，尤为劳怯忌用。

萸肉　山药　建莲　五味　茯神　熟地炭　芡实　川斛

顾嘉善　四十八岁　五六月间，气候温热，地泛潮湿，六气之邪，其时湿热为盛。凡湿伤气，热亦伤气，邪入气分，未及入血，瘾疹搔痒，其色仍白，气分郁痹之湿邪也。病人说汗出或进食后，疹即旋发。邪留阳明，阳明主肌肉。医称曰风，愈以散药，不分气血，邪混入血分，疹色变赤。此邪较初感又深一层矣。

飞滑石　石膏　紫花地丁　寒水石　白藓皮　三角胡麻　生干首乌　木防己

王淮安，二十九岁　平昔好饮，脾气已伤。醉后便溏不实，夫酒性湿而动血，聚湿必伤脾胃之阳。三年失血，食大减少，恶酒如仇，全是脾胃受困。世俗医者见血见嗽，以滋降清肺治法。滋必滞腻，理嗽清寒，此中阳久困不苏，堕入劳损矣。

异功散。

范湖州二十五岁　形色黄瘦，脘痛呛血，问纳食减平日之七，自初春至霜降不得醒复。此内损七情，淹淹劳怯。若不扶其脾胃，但以嗽呛为治，殆不可为矣。

参归建中汤。

高陆墓，二十岁　少壮，脉小涩属阴，

脐左起瘕，年来渐大而长，此系小肠部位。小肠失司变化传导，大便旬日始通，但脾胃约束津液不行。古人必用温通缓攻，但通肠壅，莫令碍脾。

麻仁　桂心　桃仁　大黄

蜜丸，服二钱。

冯宁波，二十五岁　面起痒疮，疮愈头痛，牙关不开。凡头面乃阳气游行之所，不容浊气留着。外疡既合，邪痹入骨骱。散风药仅走肤膜，上焦气多，血药无能为干上部之隧。

角针①　蜂房　淡豆豉　牙皂　甜瓜蒂　大豆卷

韩海州，四十五岁　单单腹大，脉得右弦空，左渐弱，乃积劳阳伤之胀，久病之变，难望其愈。

大针砂丸三钱。

华南京，二十二岁　胃病已久，呕水，大便结燥，药已不可用。

桃仁　姜汁　茯苓　延胡　半夏　广皮白

陆太仓，三十二岁　阴损瘕泄②，以酸收甘补。

人参　茯神　炒白芍　熟地炭　炙甘

---

① 角针：皂角刺。
② 瘕泄：即"大瘕泄"，此案指一种阴虚似痢症。《医贯·痢疾论》："有一种阴虚似痢者，即五泄中之大瘕泄者是也……阴已耗而复竭之，则大小便牵痛，愈痛则愈便，愈便则愈痛，其证红白相杂，里急后重，悉似痢疾，必小便短涩而痛，或欲小便而大便先脱，或欲小便而大便自遗"。

草 五味子

山药浆丸。

朱靖江，二十五岁 自春季失血，血止痰嗽，左脉细数，是阴虚劳嗽。幸胃纳不减，可填补真阴。肺药理嗽，必伤胃气，但精血药不能生长，加慎保养，冀交春不致血来，屡发则难治矣。

熟地 黄肉 云茯苓 山药 天冬 五味 麦冬 阿胶 龟板 黄柏

袁黎里，二十九岁 肛疡脓漏将一年，气下垂，精血伤。补下流，佐坚阴除热。

人参 熟地 湖莲肉 海参 茯苓 黄柏

沈东山，二十九岁 食入吐，久不化。胃中无阳，浊气逆攻，不贯注入肠，大便坚痹。

用半硫丸钱半。

钱嘉善，三十六岁 情志不和，病起于内，由痛吞酸呕吐，卧着气冲，必是下起。议泄木安土。

吴萸泡 人参 茯苓 川楝肉 干姜 半夏炒

顾来安县，四十六岁 此病起痰饮咳嗽，或外寒劳倦即发，发必胸脘气胀，吐出稀涎浊沫，病退痰浓气降乃已。此饮邪皆浊饮久聚，两年渐渐腹中痞闷妨食，肛门尻骨，坐则无恙，行动站立，刻刻气坠，若大便欲下之象。肾虚不收摄显然。或于在前见痰嗽以肺治，苟非辛解。即以寒降，以致酿成痼疾。

肾气丸加胡桃肉、角沉香。

何三十二岁 酒客大便不旺，奔走劳动失血，乃酒色之伤，止血理嗽药味，无非清降滋润，声音日哑，肺痿气馁，为难治之症。

人参 茯苓 米仁 炙草 白芨 黄精

姜盐城，五十七岁 胁膈左右，懊恼不

舒，有呕逆带血，凡人脏脏之外，必有脉络拘绊。络中聚血，中年操持，皆令耗血，气攻入络，必有难以自明其病状之苦况。宜宣通血分以和络，俾不致瘀着，可免噎膈反胃。

新绛 青葱 橘叶 桃仁 钩藤 土蒌皮

吴荡口，四十六岁 面黄白，消瘦无神，腹大脐突，足冷肿重，自言如着囊沙，曾经因胀攻下，下必伤阳，而满胀如故。乃浊阴锢闭①，真阳大伤，见症是不治之条。用药究理，暖以通阳泄浊。

生炒附子 椒目 炒黄干姜 炒小茴 车前子

沈长善浜，二十岁 殴詈②大声用力，气逆失音，虽阴虚脑泄，亦宜以轻扬肃上。

桑叶 枇杷叶 生甘草 象贝 米仁 大北沙参

蒋枫桥，十九岁 冲年③阴火未宁，情志易动，加怒气火迸逆④，络血上溢，问纳食不旺，气冲血上，必抚摩气降，血不出口，但络中离位之血，恐致凝遏，越日必气升涌逆矣。

杜苏子 降香末 炒桃仁 粉丹皮炒 炒南楂 薏苡仁

加老韭白汁。

程徽州，四十六岁 此痰饮宿病，劳怒遇冷即发。已十年之久，不能除根。

桂苓甘味汤。

何八字桥，廿一岁 此肝病也，肝主筋，木脏内寄火风。情志不适，热自内起，铄筋袭骨，有牵强不舒之状。惟怡悦可平，药无除病之理。

———

① 锢闭：闭塞。锢，封闭；关闭。
② 殴詈：打骂。殴，槌击。詈，骂；责备。
③ 冲年：童年；青少年。
④ 情志易动，加怒气火迸逆：《大成》本作"情志易加，动怒气火迸逆"，可参。

首乌　杞子　桑寄生　归身　沙苑　杜仲

吴朱婆桥，六十三岁　寒入厥阴之络，结为气疝。痛则胀升，气消寂无踪迹。老年下元已乏，不可破气攻疝，温养下元，尿管胀或阻溺佐宣通，仿香茸丸。

鹿茸　大茴　韭子　蛇床　当归　麝香　青盐　覆盆子

戴太兴，廿八岁　色脉是阴虚，其喉妨纳，乃阴乏上承，热气从左升，内应肝肾阴火，前议复脉。大便滑泻，知胃气久为病伤，不受滋阴。必当安闲静室以调，非偏寒偏热药能愈。

人参　扁豆　川斛　茯神　木瓜　北沙参

汪吴趋坊，四十五岁　清窍在上焦气分，搐鼻宣通气固妙，但久恙气铟，湿痰必生。

茶调散卧时服五分。

杨海宁，廿六岁　此劳怯是肾精损而枯槁，龙雷如电光闪烁无制。肾脉循喉，屡受阴火熏灼，必糜腐而痛，冬无藏精，春生寂然，胃气已索，草木何能资生？

猪肤汤。

张蔚门，三十九岁　过劳熬夜，阳升咳血，痰多，夜热，非因外感。尺脉中动，左数，肝肾内虚，失收肃之象。

北沙参　玉竹　麦冬炒　扁豆　甘草炙　蔗汁

钱嘉善，三十三岁　肺痿失音，形肉枯瘪，气损甘药调和，不宜辛散滋寒矣。

白芨　米仁　黄芪　茯苓

李海州　望七力量不比壮盛。凡男子下焦先虚，其跌仆致伤，从外而伤，筋纵骨短，不能再伸，外踝留着瘀凝形色。须至夏月，令疡医磁针砭刺可愈。

还少丹

王唯亭，十八岁　读书身静心劳，夜坐浮阳易升。少年人虽未完姻，然偶起情欲之念，人皆有诸，致阴中龙雷夹木中相火，震动而沸，失血咳嗽，乃脏阴不宁。暂缓书卷，早眠晏起，百日中勿加杂念，扰乱神志，可以全愈。服草木图愈，非要领也。

蒋枫镇，十九岁　血止心脘热燥，当养胃阴。

生白扁豆　大北沙参　骨皮　玉竹　桑叶　甘草　青甘蔗汁

高江宁，廿一岁　食已少顷，酸水涌呕，但饥时不食，仍不安适。久病致胃虚，阳不运行，浊阴乃聚。春季以开导气分，辛温不效。思虑中夹滞，泄浊温通，必佐养正。苟不明避忌，食物焉能取效。

川连　吴萸　茯苓　淡熟川附　淡干姜　熟半夏　人参

王四十七岁　痰饮，乃阴浊化有形之物。阻阳气不入于阴，阳跻穴空，夜不熟寐。《灵枢经》用半夏秫米汤，谓通阳交阴，痰饮不聚也。天王补心一派寒凉阴药，与浊阴树帜，中年必不受。护阳为要！仲景云：凡痰饮当以温药和之。

小半夏汤加秫米。

陈同里，五十三岁　瘦人多燥，瘅疟，热气由四末乘至中焦，胃中津液，为热劫铄干枯，不饥不饱，五味不美，是胃阴伤也。

麦冬汁　人参　知母　生甘草

毛四十岁　气塞填胸阻喉，不饥不饱。病起嗔怒，寅卯病来，临晚病减。凡气与火，必由少阳木性而升，故上午为剧。

瓜蒌皮　薄荷梗　神曲　黑栀皮　新会红①　青蒿梗

---

① 新会红：浙江新会所产之橘红。

何淮安，十九岁　性情固执，灵慧气钝①，大凡心藏神，肾藏精，少年先病，精神不易生旺有诸，宜用六味加远志、菖蒲，开导心窍肾精，两相交合。

王用直，五十五岁　肺痿声哑，胃减食少不安，难治之症。

戊己汤。

席东山，五十岁　血痹气滞，腹中不和，而大便燥结不润。夏季以柔药辛润，交霜降土旺，连次腹痛，目眦变黄，此非黄疸，湿热瘀留阻壅乃尔。

炒桃仁　郁李仁　茺蔚子　冬葵子
菠菜干

刘淮安，二十六岁　有物有形之滞，从胃入肠，当心胸之下，皆阳气游行之所，因初起停食几年，疑惑其实，阳不旋转，而致结痹。

薤白白酒汤。

江通州，四十四岁　痰饮哮喘，遇寒劳怒即发。

小青龙去麻黄。

陈黎里，四十四岁　形色脉象确是阳虚，酒食聚湿，湿注肠痔下血。湿为阴浊，先伤脾阳。阳微气衰，麻木起于夜半亥子，乃一日气血交代，良由阳微少续，有中年中痱之疾。

人参　生于术　炮姜　炙草　炒黑附子

张嘉兴，十八岁　阴火从晡暮而升，寐中呻吟，是浮阳不易归窟，形瘦食少，盗汗，摄固为是。

六味加人中白、阿胶。

李娄门，六十七岁　左右为阴阳之道路，而暮年频又操持经营，且不获利，心境失畅，则行动之气血，拘束不和，为痛甚于夜者，阳气衰微，入夜阴病加也，养营法。操持经营而不获利，则心营拂郁而失养。以养营法和畅气血，俾肝木欣欣向

荣，无拘束不和之患矣。

张海盐，六十三岁　据述秋季外邪变疟，延几月始愈，夫秋疟是夏令暑湿热内伏，新凉外触，引动伏邪而发，俗医但知柴葛解肌、小柴胡等汤，不知暑湿伤②在气分，因药动血，血伤挛脾③筋热则弛，筋寒则纵，乃致有年痿痹，难效之疴。

当归　寄生　虎骨　杞子　沙苑　抚芎

孙南仓桥，廿四岁　精损于下，阴中龙雷燃烁莫制，失血后肛疡脓漏，即阴火下坠所致。行走喘促，涎沫盈碗上涌。肾不摄纳真气，五液化沫涌逆，无消痰治嗽之理，扶胃口，摄肾真，此时之要务。

人参　坎气　胡黄连　紫石英　茯苓
五味子　芡实　山药

吴关上　气泄，用阳药固气。庸医治嗽滋阴，引入劳病一途。

黄芪建中加人参。

王同里，廿七岁　向成婚太早，精未充先泄。上年起于泄泻，继加痰嗽，食纳较多，形肌日瘦，深秋喉痛，是肾精内乏，当冬令潜降，阴中龙雷闪烁，无收藏职司，谷雨万花开遍，此病必加反复。

秋石拌人参　紫衣胡桃肉　茯神　紫石英　女贞子　北五味子

沈三十四岁　六腑阳气不行，浊凝便艰，浊结则痛。半硫丸，热药中最滑。入肠泄浊阴沉滞，胃阳当未醒复，薄味相宜。

炒生川附　生淡干姜
葱白汁泛丸。

陆宝山，十八岁　春正气候，寒威未去，

---

① 灵慧气钝：思维不敏捷。灵慧，机灵，聪明。钝，迟钝，笨拙。

② 伤：《大成》本无，可互参。

③ 挛脾：诸本皆作此，疑"挛痹"之误。

吸受寒气，先伤胸膈胃脘之阳，食已嗳噫酸浊陈腐之气。乃清阳不至旋转运用，忌进腥粘，始用蔬食，病去胃口不得乱药。

荜拨　生益智仁　生姜　砂仁壳　土瓜蒌皮

唐江宁，廿九岁　病人述：上年夏五月，住直隶白沟。河北省不比南地，雨湿热蒸，夜坐寒侵，即寒热亦是轻邪。医用滚痰丸下夺，表邪结闭，肺痿，音哑喉痛，咽物艰难，仿徐之才轻可去实，有气无味之药。

射干　甘草　大力　滑石块　麻黄苗　蝉蜕　杏仁

张无锡，廿二岁　嗽血，秋季再发，夜热汗出，全是阴虚。大忌肺药理嗽，绝欲百日，助其收藏，胃口颇好。肾肝阴药，必佐摄纳。

熟地　炒山药　芡实　五味　湖莲　茯神

陆西淮，六十一岁　人到花甲，下元先亏，嗜酒湿聚，便滑，视面色雄伟，精采外露，加劳怒内风突来，有痹中之象。

七宝美髯丹加三角胡麻。

陈东仓，三十三岁　脉小缓涩，自胃脘胀至少腹，大便已溏泄。肝苦辛，小效不愈，少壮形色已衰。法当理阳宣通，虑其肿浮腹大。

人参　木瓜　广皮　炮姜　益智　茯苓

沈湖州　农人单腹胀，乃劳力饥饱失时所致，最难见效。

肾气丸。

陈廿七岁　精血夺，足痿。

人参　茯苓　大茴　当归　琐阳　精羊肉

胶丸。

龚无锡，六十三岁　老年嗜蟹介，咸寒伤血，上下皆溢，当理其中。

理中汤。

杨无锡，三十一岁　肋痛失血，以柔剂缓肝之急。

桃仁炒　丹皮炒　归尾　柏子仁　钩藤

杜凤阳，三十八岁　疟后脾弱肝乘，中气不舒，易生嗔怒。

生益智仁　檀香末　茯苓块　新会皮　枳实皮

为末水泛丸。

汪徽州，三十五岁　仲景云：厥阴病气上撞心，明示木中风火上行，都因血少阴虚，以痫症痰火有余，大谬。

女贞　茯神　萸肉　天冬　细生地　建莲　赤金箔

钱淮安，廿二岁　露姜饮止疟，是益中气以祛邪，虚人治法皆然，脾胃未醒，忌腥酒浊味。

大半夏加橘红、益智，姜汁丸。

汤胥门，五十六岁　酒客大便久溏，世俗谓聚湿脾伤损肾。脾病入肾，有久泻久痢为肾病矣。失血用滋阴凉降者，十居七八，以少年阴虚火炎为多。如中年积劳，走动欲喘，久立肛坠后重，所宜在乎摄肾固纳。理中汤劫胃水，能止上下失血，王损庵法立见，非是杜撰，不效之所以然，以肾虚恶燥耳。

人参　萸肉　茯苓　石莲子　木瓜　炙草　五味子

罗廿三岁　壮年述冬季夜汗。入春吐血，问纳颇旺，无力举动，但喉痒发呛，此阴虚龙火上灼。议用虎潜去牛膝、当归，加五味、二冬。

沈昆山，六十一岁　老人形寒足痿，呛痰。男子下元肝肾先衰，其真阴少承，五液化痰，倘情怀暴怒，内风突来，有中痹之累。戒酒节劳，务自悦怡养，壮其下以清上。

熟地　萸肉　苁蓉　川斛　戎盐　牛膝　枸杞　鹿筋胶

任山西，三十岁　夏季吐血，深秋入冬频发，右脉弦实左濡，是形神并劳，络血不得宁静。经营耗费气血，不比少壮矣。

黄芪建中汤。

范无锡，廿九岁　织梭身体皆动，过劳气血偏倚，左胁痛，失血，呕血。肝络伤瘀，久发则重。

炒桃仁　延胡　新绛屑　降香末　炒丹皮　钩藤

沈湖州，廿九岁　病伤不复元。壮失保养，延为劳嗽，胃气颇好，可与填精固下。

都气法去丹、泽，加水陆二仙、胡桃肉。

洪吴江，二十七岁　肌肉日瘦，竟夜①内热，是内损阴虚。渐挨劳怯。安逸可久，天暖气泄病加。

早服乳酪一杯，另服补阴丸。

王宁波，四十八岁　七疝肝病为多，有声响为气疝。寒入募络，积疝坚硬下坠。中年不可从张子和，用八味加大茴香、胡芦巴。

雍枫桥，廿七岁　眩晕，呕水，心中热，神迷若痫，皆操持运机，易于升举，蒙冒清神。生姜辛可通神，但气温先升，佐入凉降剂中乃可。

温胆汤。

沈南浔，三十三岁　凡外邪入肺而咳嗽者，可用表散肺气。若内伤累及于肺致咳者，必从内伤治。汗之则泄阳气，肺痿食减音低，显然药误。

黄芪　米仁　黄精　白芨

金运漕，四十四岁　冬藏失司，嗽吐涎沫，是肾病也。医见嗽咸以肺药治之，年馀无效。

桂苓甘味汤。

何王家巷，廿七岁　色夺脉促，寒露霜降嗽甚。风冷形肌凛凛，卫阳空疏气泄，群医不识，是为瞽医。

小建中汤。

蔡南濠，四十三岁　操持太过，肝肾浮阳上冒，寤不成寐。

金匮酸枣仁汤。

顾铁瓶巷，十六岁　稚年筋脉未坚，努力搂抱，致气血流行有触，胸背骨偏突成损。此属不足，非因外邪。在身半以上，为阳主气，致右肛疡成漏年馀。真阴五液皆伤，纳食在胃，传入小肠而始变化，因咳痰不出，致呕尽所见乃已。喉痛失音，涎沫吐出，喉中仍然留存，明明少阴肾脉中龙火内闪，上燔阴液，蒸变涎沫，内损精血所致。医见嗽哑，清金润肺，未明呛嗽之源，是就其凶。

猪肤汤。

庄宜兴，十九岁　疟痢后脾肾两伤，用缪氏法。

双补丸。

周金匮，十九岁　夏伏暑湿，秋季如疟，邪不尽解成疮，能食不化，腹中有形，脾胃不和，用东垣法。

李　劳久伤阳，胃痛吞酸，痰多。

熟半夏　延胡索　胡芦巴　高良姜　老生姜　川楝子　块茯苓

王南金，二十八岁　环跳筋骨痠痛，少年积劳伤阳，维脉血少护卫。

归身　枸杞　生虎胫骨　巴戟　川牛膝　沙苑　青盐　羊肉

胶丸。

张横泾，三十七岁　劳伤虚质，胀病初愈，因动怒气郁不食，二便皆阻。论肠痹，从丹溪开肺法。

杏仁　紫菀　蒌皮　苏子　桑叶　桃

---

① 竟夜：整夜。竟，自始至终。

仁

黄嘉兴，五十三岁　情志内郁，心痛如绞，形瘦液枯，不可气燥热药。

炒桃仁　柏子仁　延胡　炒丹皮　小胡麻　钩藤

张大兴　精未生来，强泄有形，最难充旺，至今未有生育。形瘦食少，易泄精薄，形脉不受刚猛阳药，议藉血肉有情，充养精血。

淡苁蓉　鹿鞭　巴戟　牛膝　羊肾　琐阳　枸杞　青盐　菟丝　舶茴香

戴枫桥，五十二岁　喉咽管似乎隘窄，一身气降，全在于肺。由胃热升，肺失司，年纪日多，气结痹阻，薄味肃清上焦，用药以气轻理燥。

枇杷叶　苏子　米仁　桑叶　降香　茯苓

马陆家桥　浊止足肿，膝首肿痛，起于夏秋，必夹地气，湿自下受，酒客内湿互蒸，内外合邪，汤药决不取效。

蠲痛丹。

周塘栖，廿五岁　湿是阴邪，肤腠中气升，瘰结病起，大便自泻，从太阴治。

生白术　淡熟小附子　细川桂枝尖　茯苓块

李嘉兴　质虚不耐烦冗，动则阳升，由阴不和阳，深秋痢症虽愈，犹夏季致伤。

人参　茯苓　枣仁　炙草　小麦　青花龙骨

王北濠，廿五岁　中焦痛起，四肢逆冷，汗出，呕涎及食物，此属脾厥。

极黑附子　草果仁　粗桂皮　片姜黄　延胡索

吕同里，二十岁　夏令热气伤阴失血，冬藏气降，血症必然不来。肉瘦精虚，嗽不肯已，宜滋培脏阴，预防春深升泄病发。

固本加五味子。

汪沭阳，五十四岁　居住临海，风障疠气。不比平原，人众稠密。障疠侵入脑髓骨骼，气血不和，壅遏内蒸。头面清真痹阻，经年累月，邪正混处其间，草木不能驱逐。具理而论，当以虫蚁向阳分疏通逐邪。

蜣螂　威灵仙　蜂房　川芎

火酒飞面同丸。

吕同里，四十五岁　心痛得食反缓，是积劳营虚，大忌破降气药。

桃仁　桂圆肉　炒黑芝麻　当归身　柏子仁

罗廿三岁　病人述：遇春季则失血，烦劳必有衄血。凡冬月大气藏伏，壮年自能聚精汇神。不加保养，春半地中阳升，发生之气交，反为发病动机矣！是皆身中精气之薄，胃纳安旺？自能知惜静养则神藏。

熟地　山药　芡实　五味　金樱　湖莲　萸肉　龙骨　茯神

朱湖州，三十八岁　大阴①腹胀，是久劳伤阳，不饥不饱，二便不通爽。温以通阳，苦温疏滞。

制附子　熟大黄　草果　生厚朴　生姜　广皮

夏山塘，七十五岁　初冬温热气入，引动宿饮。始而状如伤风，稀痰数日，痰浓喉干。少阴中五液变痰，乏津上承，皆下虚易受冷热，致阴上泛。老人频年咳嗽，古人操持脾肾要领，大忌发散泄肺，暂用越婢法。

沈槐树巷，廿二岁　自交秋初，皆令阴阳巅胀失血，三月怀妊，法当养阴固胎。

人参　黑壳建莲　子芩　阿胶　白芍　桑寄生

――――――

① 大阴：《大成》本作"太阴"，义同。

戴徽州，三十九岁　仲景论痰饮分二要，外饮治脾，内饮治肾，又云凡饮邪必以温药和之。阅方是温养肾脏，不为背谬。考痰饮有形，原其始也。阳气微弱，浊阴固聚自下逆行。喘不着枕，附子走而通阳，极为合理。然其馀一派滋柔护阴，束缚附子之剽疾矣。

真武汤。

李　积劳伤阳，腹膨仍软，脉弦，无胃气，形衰废食，理中宫阳气之转旋，望其进食，延久无能却病矣。

人参　淡附子　谷芽　茯苓　益智　广皮

沈北城下，三十六岁　温疹皆病气鼻口吸受其秽，邪是天地乖戾不正之气，无形之物，上窍阻塞，呛物不下，医不知无形有形，但曰清火寒降，至药直入肠胃，与咽中不相干涉。

连翘心—两　射干三分　鲜芦—两　马屁勃①七分　牛蒡子钱半　银花—钱

徐宿迁，四十七岁　冬月涉水之寒，深入筋骨，积数年发，胫膝骨冷筋纵，病在下为阴，久必气血与邪交混，草木不能驱逐，古人取虫蚁佐芳香，直攻筋骨，用许学士法。

炒乌头　山东地龙　全蝎　麝香

钱同里，五十六岁　酒热入血，瘀呕盈盆，越六、七年变成反胃妨食，呕吐涎沫，问大便仍通，结闭在脘中，姑以通瘀开闭。

韭白汁　桃仁　延胡　京墨汁　生蒲黄　片子姜黄

韩新开湖，四十五岁　臭气入喉，呛咳失血，缘肾脉上循咽喉舌下，是肾虚气逆也。风药治表，清寒降气，无识者皆然。病人说病来必先寒冷，阴中阳虚不收摄。

人参　枸杞　茯苓　沉香汁　坎气　建莲肉　人乳粉

李无锡，三十三岁　呛呕，下焦寒冷。薛氏八味丸。

顾南京，三十二岁　频年发失血症，嗽甚痰多，必有呕哕，日晡寒热，夜深汗泄，据述见血，医投郁金、姜黄、韭汁、制大黄，逐瘀下走，希图血止为效。此有馀治法。凡人禀阴阳，造偏致损，由内损伤即是不足，脉左动数，尺不附骨，明明肾精肝血内夺，弱阴无能交恋其阳，冲阳上逆，吸气不入，咳嗽气并失旋，必呕哕浊涎粘沫。《内经》谓五脏六腑皆令人咳，奈今医以咳治肺，见痰降气清热，损者更损，殆不能复。不知脏腑阴阳消长之机，杂药徒伐胃口，经年累月，已非暴病，填实下隙须藉有形之属。

人参　紫衣胡桃肉　紫石英　茯神　五味子　黄肉　河车胶—钱　秋石二分

张官宰弄，三十一岁　酒客多湿，肠胃中如淖泥，阳气陷，血下注，昔王损庵以刚药劫胃水湿。

理中汤加木瓜。

华南京，三十二岁　通中焦气血，痛缓，呕食，是胃虚气逆。

旋覆代赭汤。

叶无锡，三十一岁　夏月带病经营，暑热乘虚内伏，秋深天凉，收肃暴冷，引动宿邪，寒热数发，形软减食、汗出，与归芪建中汤。

王双林，廿六岁　早食呕吐酸水浊涎，心口痛引腰胯，此阳微浊阴犯络，例以辛热。

乌头　良姜　延胡　川楝　红豆蔻　茯苓

王杭州，廿一岁　据述遗精频至，哮喘病发必甚，此肾虚失纳不固，真气散越冲急。少年形瘦，难用温法，当导引入任脉

① 马屁勃：即马勃。

阴海以固之。

龟腹板　人参　芡实　金樱膏　坎气
紫胡桃　五味　黄柏

金杭州，三十四岁　当正面傍左发疡，
牵出黄水①，湿中生热，由阳明少阳经
来，宜薄滋味，忌辛辣。

连翘心　飞滑石　浙茯苓　苍耳子
干浮萍草　白藓皮　金银花　紫花地丁草

张双林，廿七岁　痛而喜按属虚，痰多
肢冷，是脾厥病，大便三四日，乃津液约
束。

炒桃仁　火麻仁　片姜黄　淡归须
炒延胡

张无锡，三十九岁　初秋经停几两月，
下血块疑似小产，遂经漏不止。入冬血
净，加五心脊椎骨热，天明微汗热缓。凡
经漏胎走，下元真阴先损，任脉阴海少
液，督脉阳海气升，所谓阴虚生热矣。精
血损伤，医投芪术呆补中上，是不究阴阳
气血耳。

人参　建莲　女贞　茯神　糯稻根
阿胶　炙甘草　白芍　萸肉

张包衙前，四十五岁　自胃痛起，咽食又
噎，近加涌泛粘涎，经营劳瘁伤阳，清气
不转旋，上不知饥，大便不爽，九窍不
和，都属胃病。

人参　熟半夏　茯苓　胡芦巴　荜拨
老姜汁

王陆家浜，三十岁　阴邪盛为肿，便溏
溺短，议通腑阳。

生炒黑川附子　椒目　炒焦远志　生
于术　生厚朴　茯苓　猪苓　青皮

钱五十四岁　外邪窒闭肺窍，用轻剂治
上，食可下咽，水入必呛。此喉气有阻，
仍以辛润。

杏仁　桑叶　米仁　紫菀　浙茯苓
川通草

唐　阅原案开列，皆肝肾为下元。男
子中年已后，精血先亏，有形既去难复，
五液内夺，阳气易越，治法从阴引阳，勿
以桂附之刚。

鹿茸　角霜　当归　天冬　茯苓　苁
蓉　杞子　天麻　浙黄菊

詹四十三岁　食入脘闷，嗳气，呕吐觉
爽，少焉仍然痞闷，形躯充伟，脉形小
濡，中年阳微不运，是为不足。泄降气分
攻痰，有馀治法，非此脉症所宜。

治中法。

沈北城下　辛气开上，肺气降可效。

芦根　白蔻仁　杏仁　米仁　浙苓
厚朴

刘三十三岁　武略用力进气，与酒色精
伤不同。失血在长夏热泄之令，胸附骨皆
痛，乃肝胃络伤。

桃仁　苏子　南楂　米仁　茯苓　韭
汁　丹皮　降香

陈　久嗽失音，脉小痰冷，此肺虚气
馁，不易骤愈，酒家有饮邪冲气，入暮为
重。

桂苓甘味汤。

孙三十六岁　奔走劳烦，暴热上蒸，即
是身中阳气不交于阴。麻木在四肢，内风
属阳之化。左属肝，肝性刚，柔剂为宜。
若用酒药，益助其动阳，是矛盾矣。

生地　天冬　藕汁　沙苑　寄生　女
贞　炒枸杞　川斛

唐五十六岁　夏，足跗肌浮，是地气着
人之湿邪，伤在太阴、阳明。初病失血，
继而呕涎拒食，医不知湿伤脾胃，漫延乃
尔。

五苓散去泽泻，加益智仁、厚朴、广
皮、滑石。

龚茜泾，六十八岁　心下胃口之上，痛
有两月，问酒客往昔肠血。每痛发，食进

---

① 黄水：原脱"水"字，据《大成》本补。

少其痛始缓，食进多痛即立至，据说饮热酒脘中爽然，则知浊凝厚味，皆助阴伤阳，宜戒。

　　荜拨　红豆蔻　乌药　苏梗　良姜
延胡　生香附

　　吴三十九岁　自幼失血，是父母遗热，后天真阴不旺，幸胃纳颇强，不致延成损怯。血利十六个月，腹中不痛，但肛门下坠，刻刻如大便欲出。世俗见利，咸治肝胃，此系肾虚阴阳下窍不固，固摄其下为是。

　　熟地炭　萸肉炭　山药　五味子　生白芍　茯苓

　　王五十三岁　问有女无男，呛咳甚于日晡黄昏，肌肉消瘦。夏季失血，天令暴暖，阳浮热灼，弱阴无从制伏。夫精损阴火上铄，必绝欲可以生聚，半百未生育，当自谅情保节。

　　熟地　龟甲　鱼胶　牛膝　茯神　远志　萸肉　青盐　沙苑　五味　柏子仁

　　程廿二岁　偶食闭气物，胸中痞闷不饥，脉小涩，怕冷。清阳受伤，不宜专用消克。

　　杏仁　生姜　广皮　厚朴　荜拨　生益智　苏合香丸

　　李廿五岁　精泄痿躄，内枯损及奇经，六年沉疴，药难取效。

　　淡苁蓉　琐阳　羊肉胶　舶茴香　菟丝子　青盐

　　戴枫桥　用肺药开上气不效，病人说痰味咸。谷道窄，从肾气逆升入咽，用滋肾丸。每服三钱盐汤下。

　　许常熟　奔驰劳动摇精，精腐溺浊，继出血筋，真阴大泄于下。胸痞不知饥，腹中鸣响攻动，乃清阳结闭于上，此皆不知阴阳虚实，但以淡渗凉降，反伤胃中之阳。

　　茯苓　炙甘草　煨熟广木香　人参

茯神　益智仁　生谷芽　新会皮

　　储宜兴，三十三岁　问生不长育，自觉形体不为跷捷，阴中之阳不足，精气未能坚充。莫言攻病，务宜益体。夫生化之源，在乎水中有火，议斑龙丸。

　　王山塘，廿四岁　八日间痛发一次，日来不饥，大便不爽。凡痛呕出黄浊，水难下咽。浊气自下上涌，即有呕吐之状，肠中滞气不行，胃中涎沫不泻。

　　半硫丸，每服一钱二分。

　　嵇石塔头，四十八岁　夏月黄疸，是脾胃湿热气化。治疸茵陈，乃苦清淡渗，右胁之傍为虚里穴，久进寒药，胃伤气阻成痞。问大便不爽，用阿魏丸，每服一钱。

　　庄新盛，廿二岁　烟熏犯肺，呛逆咽痛，以清气分之热。轻可轻扬，味重即非治上。

　　大沙参　绿豆皮　葳蕤　桑叶　生甘草　灯心

　　沈五十二岁　巅顶近脑，久痛骨陷，乃少年时不惜身命，真精走泄，脑髓不满，夏月乏阴内护，痛软不能起床。五旬有二，向衰，谅难充精复元。

　　龟腹甲心　黄柏　虎胫骨　熟地　琐阳　盐水炒牛膝

　　蜜丸。

　　杨三十八岁　病未复无，勉强劳力伤气，胸腹动气攻冲，或现横梗，皆清阳微弱，不司转旋。

　　小建中汤。

　　顾荐门　失血既止，入冬不但血来，呛嗽火升，外寒内热，夫冬为蛰藏汇神之令，少壮不自保惜收藏，反致泄越，乃肾肝脏阴内怯，阳气闪炼自烁，草木填阴，暂时堵塞其隙，精血无以宁养，务潜以绝欲，[①] 百日不发为是，屡发必凶。

————————

① 潜以绝欲：专心一意地绝欲。潜，专一。

熟地炒炭　茯神　萸肉　五味　湖莲
芡实　女贞　川斛

于金坛，廿六岁　风热伤卫外之阳，再发散升药动阳，血自阳络而出。医用大黄逐瘀使下，下则阴伤，不饥痞闷，痰粘不渴，急急醒脾扶胃，再以清寒治嗽，决无愈期。

人参　白芍　生益智　茯苓　炙草
广皮

服十剂后，接服异功散。

张廿九岁　劳伤阳气，当壮盛年岁，自能保养安逸，气旺可愈。

人参当归建中汤。

曹三十一岁　肾虚水液变痰，下部溃疡成漏，血后嗽呛不止，精血内夺，龙雷闪烁，阴损及阳，症非渺小。庸医见痰血及嗽，辄投凉剂，不知肾藏生气宜温，若胃倒便泻，坐视凶危矣。

人参　胡桃肉　五味子　茯神　鲜河车胶　湖莲子　芡实

沈廿五岁　年十三时，自食鹿角胶吐血，继用龟板胶而愈。缘稚少阳体升补督脉已非，述有遗泄，虑血再发。肌肉消瘦，阴虚偏热，既虑凤恙，当戒奔驰用力，静处身心自宁，无发病之累。

六味去丹泽，加水陆二仙、覆盆、湖莲、龟腹版心。

杨廿二岁　阴损体质，学艺倾银，火燃外烁内，液枯不能复，日饮上池无用。

糯稻根须　天冬　熟地　五味子

莫无锡，四十六岁　易怒，气火逆行，脘中微窒，气阻妨食。先开上痹，瘦人脉数弦，勿投香燥。

枇杷叶　降香末　黑栀皮　土蒌皮
杜苏子　新会皮去白

管四十三岁　食减肉瘦，食已不运，诊关前沉濡小涩，尺中虚芤。脾阳宜动，肾阳宜藏。见此脉症，未老早衰。内损以调

偏，莫言攻邪。

人参　茯苓　荜拔　胡芦巴　生益智
生姜

倪枫桥，廿三岁　劳伤营卫，不任烦冗，元气不足，兼后天生真不旺，古人必以甘温气味，从中调之。

建中法加人参、桂心、当归。

邵枫桥，七十七岁　高年，四末肉肿骨大，乃气血已衰，不能涵注，内风暗起，谓风淫末疾。

桑寄生　枸杞子　虎掌骨　沙苑
照常熬膏不用蜜收。

徐廿三岁　内损，血后痰嗽，渐渐声哑，乃精血先伤，阴中龙火闪烁。迭经再发，损必难复，填实下元，虑其不及。庸医见血滋降，见嗽清肺消痰，不知肾液被阴火煅炼化痰，频发必凶。保养可久，服景岳一气丹。

徐十七岁　虚质肝络受寒为疝，议温养入营中和血治疝。

炒橘核　桂心　粗桂枝　归身　茯苓
冬葵子　小茴香

王陆家浜，三十六岁　纯阳气分药见效，则知病人酒肉冷物乱食，湿内聚伤阳，若不慎口必危。

生白术　炒黑生附子　茯苓　泽泻

徐廿六岁　少年读书久坐，心阳亢坠，皆令肾伤。医药乱治胃伤，虚里胀闷，吐水而滑精未已，乃无形交损。

人参　抱木茯神　远志　茯苓　益智仁　砂仁壳　青花龙骨　炙草

汪廿九岁　厥起五年，脉形细促，乃肾肝精血内怯，冬藏失降，脏阴不摄，致厥阳内风飞翔，冒昧精神。病在至阴，热气集于身半以上，皆是下元根蒂之浅。欲图其愈，必静居林壑，屏绝世务。一年寒暑，隧道阴阳交纽，不致离绝。

龟腹板心　活灵磁石　山萸肉　细川

石斛　辰砂　川牛膝　人中白　黄柏

章　形壮脉弦，肢麻，胸背气不和，头巅忽然刺痛，是情志内郁，气热烦蒸，肝胆木火变风，烁筋袭巅。若暴怒劳烦，有跌扑痱中①之累。

人参　茯苓　真半曲　木瓜　刺蒺藜　新会皮

顾　劳伤形气寒，脉小失血，乱药伤胃食减。必用人参益胃，凉药治嗽必死。

人参　炙草　南枣　饴糖　当归　白芍　桂枝

徐　内损肝肾，久嗽失血，近日畏寒，吐血盈碗，冬不藏纳，阴伤及阳，法当贞元煎温养。

人参　熟地　桂心　茯苓　五味　白芍　童便半杯

钮湖州，廿八岁　五六年胃痛，发必呕吐不便。

桃仁炒　麻仁　墨汁　延胡　归须　南楂炒

加韭汁十五匙

孙廿二岁　胸中乃清阳游行之所，少年气弱，操持经营，皆扰动神机，病名胸痹。仲景轻剂，通上焦之阳。

薤白　桂枝　半夏　生姜　茯苓　白酒

申余杭，廿六岁　劳病，水枯肾竭不治。猪肤汤。

曹西山　炎日远行，热入络动血，入冬间发，乃身心不安逸，阳亢阴虚。

天王补心丹。

方　面肿气喘，呛不止，音渐哑。周身之气降，全在乎肺。酒客久蓄之湿，湿中生热，气必熏蒸及上，肺热为肿为喘，声音闭塞矣。按《内经》云：湿淫于内，治以淡渗，佐以苦温。渗则湿从下走，酒客恶甘，宜苦温以通湿，湿是阴邪耳。

活水芦根　米仁　厚朴　滑石块　浙茯苓　杏仁

邹四十六岁　辛能入肾，肾恶燥。凡辛能入血，则补辛以气走，通泄则燥伤肾阴。方中仙灵脾泄湿，半夏远志辛燥，由阳直泄气至下，人参、五味生津，亦为邪药之锋甚所劫，何愦愦乃尔。

人参　茯神　天冬　熟地　五味　柏子霜

猪肾捣丸。

项二十七岁　失血如饥腹痛，是烦劳致伤，见血投凉，希图降止，乃胃伤减食，其病日凶。

熟地炭　湖莲肉　山药　茯神　芡实　炙草

张蠡墅，四十七岁　两月昼热夜凉，咳嗽喘急，是中年劳碌伤气。忌酒发汗，甘温益气。

人参　炙甘草　薏苡仁　白芨　蜜水炙黄芪

方三十六岁　脉细小垂尺，身动喘急，壮年形色若巅老，此情欲下损，精血内枯，气撒不收，夫有形精血，药不能生。精夺奇脉已空，俗医蛮补，何尝填精能入奇经？

人参　胡桃肉　茯苓　补骨脂　河车胶丸

钱四十岁　情志郁结，是内因生胀，自投攻泻，胀加溺闭，已属锢疾难治，议通下焦之阳。

生附子去皮脐，切小块炒极黑色，三钱

水一盏，煎至四分，入童便一小杯，猪胆汁一个。

何南濠　甘温益气见效，粪后肠血，乃营虚。

下药饴糖浆丸　人参　白术　归身　炮姜　黄芪　黄精　炙草　白芍

―――――――

① 痱中：风病，偏枯，即今之中风。

施　阳明之阳已困，胸胀引背，动怒必发，医药无效。

人参　熟半夏　生白蜜　姜汁　茯苓

吴江阴，十六岁　十二年春夏发疮，内因之湿，本乎脾胃，忌口可愈。

生真于术一斤　白蒺藜一斤

用糯薏苡仁十两煎汁泛丸

王三十二岁　湿去八九，前议运脾安肾，治本既乏，人参双补未合，况屡见黄色，仍以脾胃之法。

生于术　生杜仲　泽泻　茯苓　米仁　川斛

水泛丸。

陆陕西，三十八岁　血脉有热，外冷袭腠，气血不和，凝涩肌隧，遂见瘾疹。凡痛多属冷闭，痒由热熏。渺小之恙久发，欲除根不易。平时调理，忌食腥浊。发时用凉膈散二日，愈时用和血熄风。

连翘　生甘草　炒黑山栀　赤芍　薄荷　桔梗　枯芩　生大黄

接用丸方：黑豆皮汤丸　首乌　胡麻　当归　松节　茯苓　地肤子

戴枫桥　咽痹痰咸，是肾虚水泛。下焦少力，浮阳上升，阴不上承，以咸补甘泻实下。

熟地　远志　苁蓉　茯苓　青盐　骨脂　胡桃

红枣肉丸。

苗三十六岁　痛起寒月，胃脘贯及右胁。腹鸣攻至少腹，少腹气还攻胃口，呕吐酸浊，或食或不食，三年之久。病由胃络逆走入肝，肝木复来乘胃土。主以辛热，佐以苦降。

吴萸　良姜　茯苓　川楝　延胡　蓬术

狄二十四岁　左搏尺动，肝肾阴伤，血后干呛，夜汗。阴火闪动，阳不内交，虚怯阴损，壮水固本为要，医但治嗽清肺，

必致胃乏减食。

人参　茯神　芡实　山药　熟地　五味　萸肉　湖莲　生龙骨

鲜河车胶丸。

朱木渎，三十岁　外视伟然，是阳气发越于外，冬乏藏阳，肝肾无藏。上年酸甘见效，今当佐苦坚阴。

熟地　五味　萸肉　茯神　天冬　黄柏

陆水关桥，廿三岁　久嗽，入夜气冲，失血。肾逆必开太阳。

桂苓甘味汤。

吴三十二岁　脾胃最详东垣，例以升降宣通，忌腻浊物。味补必疏，欲降浊，必引伸清气，皆平调和法。几年小效未平，仍是脾阳胃阴。

南楂肉　九蒸于术

干荷叶煮汤一杯泛丸。

汤四十六岁　是肾虚精夺于里，阳失内交，阳泄为汗。肾脉循咽，元海不司收摄，冲气升腾，水液变痰，升集壅阻，而为喘促。夏月阴内阳外，忌寒属阳虚。究其源头，精损于先，乃阴分先亏，损及乎阳也。

天真丸去黄芪，加鹿茸、补骨脂、紫衣胡桃肉。

李木渎，廿一岁　男子血涌，出口已多，面色气散，冬乏藏纳，是无根失守，凶危至速，况脉小无神，医以寒降清火，希冀止血何谓。

人参　牛膝　白芍　熟地　枸杞

魏花溪，三十五岁　胸中是清阳转旋之所，凡饥饱忧劳太过，阳气不行，则浊阴锢结，非有积聚之比，酒肉助阴聚湿，永不能愈。

荜拨　厚朴　茯苓　公丁香柄　茅术　米仁

许五十岁　劳倦伤阳失血，庸医以凉

药再伤气分之阳，指麻身痛，法当甘温。

人参当归建中汤去姜。

汪水潭头　肾阴已怯，心阳遇烦多动，所谓脏阴络损之血，甘以缓热，酸以固阴。

熟地炒，枯水洗一次　旱莲草　茯神　萸肉　女贞　柏子仁　柿饼炭三钱

张大马坊　脉沉细，久嗽，五更阳动，咳频汗泄，阳不伏藏，肾气怯也。

茯苓　甜桂枝　炙草　五味子

詹衢州，四十三岁　阅开列病原，肾精内损，心神不敛，脏阴不主内守，阳浮散漫不交。中年未老先衰，内伤脏真，心事情欲为多。问后嗣繁衍，绝欲保真，胜于日尝草木。

九制大熟地　人参　金箔　石菖蒲　远志肉　茯神　生白龙骨　生益智

红枣蜜丸。

吴东山，廿七岁　频失血，已伤阴，冬至后脉弦属不藏，是肾阴不足，虚浮热气之升。戒酒节欲，勿日奔驰，可免春深反复。

六味去丹泽，加龟腹板心、清阿胶、天冬、秋石。

邵杭州，三十六岁　寇宗奭桑螵蛸散，温固下窍，佐以宁静。以阳之动，既有齿痛热升，理阴药和阳摄阴。

芡实　旱莲草　琐阳　金樱子膏　龟板心　女贞子

蜜丸。

李横街，十九岁　精滑无梦，咳涎常呕，乃肾不摄纳，肺药无用。

人参条　紫胡桃肉　人乳粉　坎气漂洁　茯苓　五味子

江章莲荡，廿二岁　惊恐内动肝肾，真阴不旺，阳失偶而浮越。下虚上实，过劳有厥仆之累。

熟地　龟板　天冬　白芍　萸肉　琐

阳　归身　黄柏

蜜丸。

徐五十六岁　眼胞上下，脾肾之脉循行。垂不开阖，太阴脾脉已倦，甘补多用为宜。

蒸于术　枸杞　桂圆　归身　黄芪　炙草　煨木香　浙菊花

周十八岁　能食胃和，后天颇好。视形神及脉，非中年沛充，乃先天禀薄而然，冬寒宜藏密，且缓夜坐勤读。

六味加石人乳粉。

蜜丸。

张茜泾三十七岁　三疟已十三个月，汗多不解，骨节痛极，气短嗳噫，四肢麻。凡气伤日久，必固其阳。

人参　炒蜀漆　生左牡蛎　桂枝　淡熟川附子　五花生龙骨　老生姜　南枣肉

林线香桥，廿七岁　阴火扰动精走，用滋肾丸，每服三钱。

郭谈家巷　凡滋味食下不化，嗳出不变气味。盖在地所产粱肉，成形者皆阴类。宜食飞翔之物，以质轻无油膘浊凝。医用妙香，谓香能醒脾，不致燥烈伤肾。

人参　茯苓　茯神　石菖蒲　檀香末　生益智

朱临顿路　精血空隙在下，有形既去难生，但阴中之阳虚，桂附辛热刚猛，即犯劫阴燥肾。此温字若春阳聚，万象发生，以有形精血，身中固生气耳。

淡苁蓉　桑螵蛸　炒黑大茴香　锁阳　生菟丝子粉

顾三十二岁　气候渐冷，冬至收藏，阳浮气泛，嗽甚哕多。前议柔药固肾方不谬，早上仍用，不宜更张，佐以镇胃安脾，中流有砥柱，溃决逆行之势，可望安澜。晚餐宜早，逾时用冬白术三钱大黄精五钱煎服。

钱娄门，十七岁　少年面色青黄，脉小

无神，自幼频有呕吐，是后天饮食寒暄，致中气不足。咳嗽非外感不宜散泄，小建中汤法主之。

李三十二岁　喜寒为实，喜暖为虚。冲气逆干则呛，粘涎着于喉间，是肾精内怯，气不摄固于下元矣。肾脏水中有火，是为生气，当此壮年，脉细不附骨，其禀质之薄显然。

紫河车　紫衣胡桃　五味子　云茯苓
枸杞　人参　沙苑　黄柏盐水炒　秋石
捣丸。

薛范壮前，八十岁　禀阳刚之质，色厉声壮。迩来两月，肠红①色深浓浊。卧醒咯痰已久，肺热下移于肠，肠络得热而泄。自言粪燥越日，金水源燥，因迫动血。

大生地　柿饼灰　生白芍　淡天冬
侧柏叶

孙三十四岁　内损精血，有形难复，淹淹年岁，非医药功能。病中安谷知饥，后天生气未惫。若究医药，必温煦血肉有情，有裨身中血气。冬春用天真丸。

朱唐市，三十一岁　农人冷雨淋身，在夏天暴冷包热，原非大症。木鳖有毒，石膏清散，攻攒触之气闭塞，咳久咽痛。轻剂取气，开其上壅。若药味重，力不在肺。

射干　生草　牛蒡　麻黄　米仁　嫩苏叶

朱　形瘦虚数之脉，血屡次发，痰嗽不止，此非肺咳，乃血去阴伤，阴火如电烁而致咳。如日进清肺降气消痰，则内损不起矣。

都气法去丹泽，加脊髓、芡实、莲肉。

李廿六岁　壮年形瘦肌减，自述无因滑泄，长夏内阴不生旺而失血。显然阴虚，窍隧不固。大忌劳力奔走，虽在经

营，当诸事慎养。身心调理之恙，不取药之寒热攻病也。

桑螵蛸散。

陈乍浦，五十岁　咽食物有形不觉痛，若咽水必有阻塞。此内应肺之气分，肺象空悬，主呼出之气，气窒生热，法当清肃气分。

连翘心　滑石块　大力子　生甘草
南花粉　枇杷叶

张六十四岁　有年仍操持经营，烦冗营伤，心痛引脊。医用附子痛甚，知不宜刚猛迅走之药。

茯苓桂枝汤去芍。

朱廿二岁　夏热秋燥伤于气分，胸痞多嗳，大便燥结。凡上燥清肺，不取沉腻滋降。

大沙参　玉竹　苏子　桑叶　麦冬汁
蜜炒橘红

管三十二岁　积劳气逆，肝胆热升，咯血胶痰。既有是恙，务宜戒酒勿劳。药用和肝胃之阳，阳和气顺，胸胁痛自已。

桃仁　丹皮　钩藤　山楂　栀皮　金斛　茯苓　麻仁

翁四十四岁　夏月露宿，冷湿下入阴络，少腹坚凝有形，两傍筋绊牵引，自述梦遗。然有形固结，非补助之症，当与结疝同治，乃络中病。

南木香　穿山甲　金铃子　橘核　延胡　蓬术　麝香
葱白汁丸。

沈四十岁　几年失血，继而久咳，乃内损之咳，痰多治嗽无用，已失音嘶响，损象何疑？

黄精　白芨　米仁　茯苓
四味熬膏，早服牛乳一杯。

陈六十四岁　据述三年前因怒，寒热卧

---

① 肠红：即便血。

床，继而痰嗽，至今饮食如常，嗽病不愈。思人左升太过，则右降不及，况花甲以外，下元必虚，龙相上窜，嗽焉得愈？古人谓：老年久嗽，皆从肝肾主议，不当消痰清燥，议用都气丸，加角沉香，紫衣胡桃肉。

叶皋桥，五十一岁　过劳瘀从上下溢，胸闷格呕。先以辛润，宣通血中之气。

炒桃仁　降香末　茯苓　苏子　大麻仁　蜜炒橘红

顾　向年操持劳心，心阳动上亢，夹肝胆相火、肾中龙火，自至阴藏之火，直上巅顶，贯串诸窍，由情志内动而来，不比外受六淫客邪之变火。医药如凉药清肺不效，改投引火归源以治肾。诊脉坚而搏指，温下滋补，决不相投。仿东垣王善甫法，用滋肾丸。

叶东山，五十岁　酒肉生热，因湿变痰，忧愁思虑，气郁助火，皆令老年中焦格拒阻食，姜半之辛开，萎连之苦降，即古人痰因气窒，降气为先。痰为热生，清火为要。但苦辛泄降，多进克伐，亦非中年以后，仅博目前之效。议不伤胃气，冬月可久用者。

甜北梨汁五斤　莱菔汁五斤
和匀熬膏。

郭四十岁　咽中气阻至脘，物与气触则呕，病及一年，大便由渐窒塞。夫气降通行，全在乎肺，气阻必津液不流。上枯下燥，肺在上焦主气，当清气分之燥。

枇杷叶　土萎皮　桑叶　赤苏子　苦杏仁　黑山栀

王　禀质阳亢阴虚，频年客途粤土。南方地薄，阳气升泄，失血咳嗽形寒，火升盗汗，皆是阴损阳不内入交偶。医见嗽治肺，必延绵入凶。

熟地　芡实　五味　茯神　建莲　炒山药

侯四十二岁　痰饮留伏而发，最详《金匮玉函》，仲景必分内外，以内饮治肾，外饮治脾，更出总括一论，谓饮邪当以温药和之。忆越数年举发春夏秋之时，此因时寒暄感触致病。今屡发反频，势甚于昔，乃男子中年以后，下元渐衰也。

都气丸加坎气、胡桃肉。

庄长顺布行，廿九岁　开列病原，是精腐于下，系肾脏阴中之阳虚。凡肾火内藏，真阳喜温煦，则生阳自充。若以姜桂乌附燥热，斯燥伤肾矣。

鹿尾　大茴　苁蓉　菟丝　羊肾　云苓　巴戟　归身　骨脂　韭子　蛇床子

杨三十岁　三疟是邪在阴而发，自秋入冬，寒热悠悠忽忽。自述烦劳，必心胸痞胀。凡劳则伤阳，议以温养营分，亦托邪一法。

人参　归身　桂心　茯苓　炙甘草　炒黑蜀漆　老生姜　南枣肉

戈三十七岁　夺精阴损，不肯生聚，致肾中龙火如电光闪烁。庸医以喉痛音哑咳嗽，愈用寒凉清火强降，亦如倾盆大雨，而电闪更炽耳。凡肾脉上循喉咙，萦于舌下，诸络贯通，出乎耳窍，必得阴中五液上涵，龙光不得上射冲搏，况在冬月，气宜潜藏，下乏把握失藏，春半阳升必加重，夏半阴不能生危矣。

钱十二岁　痫厥昏迷日发，自言脐下少腹中痛，此稚年阴弱，偶尔异形异声，致惊气入肝，厥阴冲气，乱其神识，遂令卒倒无知。

乌梅肉　川连　白芍　川椒　干姜桂枝

杨三十三岁　产后十五年不得孕育，瘕聚心痛气冲，乃冲脉受病，久则未易图速功。

南山楂　茯苓　蓬术　香附　炒小茴香　葱白

马三十二岁　巅顶腹痛，溺淋便难。

龙荟丸二钱

陈六十三岁　三疟是邪入阴经，缘年力向衰，少阴肾怯，夏秋间所受暑热风湿，由募原陷于入里，交冬气冷收肃，藏阳之乡，反为邪踞。正气内入，与邪相触，因其道路行远，至三日遇而后发。凡邪从汗解，为阳邪入腑可下。今邪留阴经络脉之中，发渐日迟，邪留劫铄五液，令人延缠日月，消铄肌肉。盖四时气候更迁，使人身维续生真。彼草木微长，焉得搜剔留络伏邪？必须春半阳升丕振①，留伏无藏匿之地。今日之要，避忌暴寒，戒食腥浊，胃不受伤，不致变病。

生牡蛎　黄柏　清阿胶　甜桂枝　北细辛　寒水石

王六十四岁　平日驱驰任劳，由脊背痛引胁肋，及左肩胛屈曲至指末，久延麻木。凡背部乃阳气游行之所，久劳阳疏，风邪由经入络。肝为风脏，血伤邪乘，因气不充，交夜入阴痛加。阳气衰微，阴邪犯阳，考古东垣制。

舒经汤。

陈南城下，五十岁　海风入喉侵肺，久着散之无用，议缓逐以通上窍。

马勃　射干　蝉衣　麻黄

为末。以葶苈子五钱、大枣十个煎水泛丸。

金关上，四十九岁　凡痞胀治在气，燥实治在血，四者全见，攻之宜急。此症肝络少血，木火气上膈而痛，辛润柔降，得以止痛，通大便。厥是肝阳化风，燥升受热，动怒必来，不在医药中事。

芝麻　柏子仁　天冬　生地　苏子

姚曹家巷，四十四岁　心腹如焚，肌腠寒冷，知饥不甘纳食，大便久溏，此属劳怯。医药见嗽，清肺清热，损者愈损，未必用药能除病。

黄精　白芨　米仁　炙草

曹　疟热攻络，络血涌逆，胁痛咳嗽。液被疟伤，阳升入巅为头痛。络病在表里之间，攻之不肯散，搜血分留邪伏热。

生鳖甲　炒桃仁　知母　丹皮　鲜生地　寒水石

葛东山，七岁　成浆必藉热蒸湿气，痘前发惊，是痘毒由血脉而出，乃常有事。牛黄大苦大寒，直入心胞。若因时气未解，古人谓用之如油入面，反令内结。数月语言不灵，热气胶痰，蒙蔽膻中清气。

远志　石菖蒲　天竺黄　金箔　胆星　川连　银箔　麝香　冰片

蜜丸重五分

杨　夏季暑湿，必入气分，谓二邪亦是一股气，同气相感，如泄泻溲少，皆湿郁阻气。以六和汤、甘露饮有凭可证之方，已后不分气血，凉热互进，气分之邪，引之入血。此亦如五胡乱华②，贤如温祖，难救神州陆沉③。

杏仁　蔻仁　大麦仁　米仁　浙苓　橘红　佩兰叶

程六十二岁　形神衰，食物减，是积劳气伤。甘温益气，可以醒复。男子六旬，下元固虚，若胃口日疲，地味浊阴，反伤中和。

异功散。

汪　长夏湿气，主伤脾胃中阳。湿是阴浊之气，不饥泄泻。湿滞气阻，升降不利，咳声震动而血溢。医知风寒火颇多，

---

① 丕振：大振。丕，大。
② 五胡乱华：晋武帝死后，晋室内乱，北方匈奴族的刘渊等多个少数民族，相继在中原称帝。后世贬称为"五胡乱华"，此喻邪入血分，嚣张莫制。
③ 神州陆沉：中原沦陷，比喻暑湿之邪侵入血分，病情严重。神州，此言中原地区。陆沉，比喻国土沦陷。

而明暑湿燥绝少。愈治愈穷，茫茫无效，到吴已易三方，病减及半，推原和中为要。

生谷芽 茯苓 白芍 炙草 米仁 北沙参

钱信心巷，四十三岁 肾精内夺，骨痿肉消，溺溲不禁如淋，大便不爽，气注精关，液枯窍阻。有形既去，草木不能生精血。莫若取血气填进冲任之脉络，必多服久进，肾液默生，可保身命。

河车人乳炼膏，煎参汤送。

齐四十八岁 四五月暴暖，雨湿泄泻，是劳烦气弱，易受时令之气。今见症脾胃不和，乃长夏热泄元气，胃津伤，口必不辨五味。

人参 砂仁 桔梗 米仁 乌梅 白蔻仁 橘红 谷芽

章水关桥，四十九岁 病人说咳嗽四年，每着枕必咳，寐熟乃已。此肾虚气冲上犯，医见嗽治肺，延及跗肿，阴囊皆浮，阴水散漫，阳乏开阖，都属肺药之害。

薛氏[1]肾气汤。

沈三十三岁 初春时候尚冷，水涸开湖，挑脚劳力，居于寒湿冷处，是脱力内伤气弱，嗽加寒热，大忌发散清肺。

小建中汤。

俞齐门，廿八岁 气自少腹攻至心下则痛，气渐下归而散。问惊恐为病，由肝肾之厥逆。仲景厥阴例，不以纯刚。

乌梅 白芨 川椒 川楝 桂枝 淡干姜

沈三十五岁 此嗽是支脉结饮，治肺无益，近日嗔怒怄气[2]，寒热一月，汗多不渴，舌淡白，身痛偏左，咽痒必咳。

玉竹 大沙参 米仁 生草 扁豆 茯苓

金枚墩，廿四岁 瘦人易燥偏热，养胃阴，和肝阳，可以久服。

大生地 清阿胶 淡天冬 北沙参 麻仁 白芍

尤齐门，四十三岁 胸中属身半已上，是阳气流行之所。据说偶然阻塞，嗳气可爽，医药全以萸地滋腻血药，况中年劳形，亦主伤气。

早服桑麻丸，夜服威喜丸。

胡廿二岁 肾虚遗精，上年秋冬，用填阴固摄而效。自交春夏遗发，吞酸不饥，痰多呕吐，显然胃逆热郁，且以清理。

川连 桔梗 广藿梗 薏苡仁 橘白 白蔻仁

曹三十四岁 痛久必留瘀聚，屡次反复，以辛通入络。

桃仁 归须 麻仁 柏子仁 降香汁

汪三十三岁 肝血内乏，则阴虚于下，阳愈上冒，变风化燥。凡脚气筋挛骨痛，无脂液濡养，春夏阳浮举发，最是阳不入交于阴，必上及诸清窍，目痛头岑，坐不得寐，治宜润燥养津，引阳下降。

鲜生地 淡天冬 清阿胶 大麻仁 柏子仁 肥知母

孙五十九岁 食入气冲，痰升阻塞咽干，此为反胃。病根起于久积烦劳，壮盛不觉，及气血已衰有年，人恒有此症。未见医愈，自能身心安逸，可望久延年月。

黑栀 半夏 橘红 茯苓 金斛 竹沥一两 姜汁三分

丁四十八岁 平日酒肉浊物助阴，脘中凝结有形，此皆阳气流行之所。仲景陷胸、泻心皆治痞结，谓外邪内陷治法。今是内伤与阳气邪结异例。

荜拨 良姜 乌药 川乌 红豆蔻

---

① 薛氏：《大成》本作严氏，可互参。
② 怄气：诸本皆作"呕气"，据文义改。怄，闹别扭，生闷气。"呕"无"怄"之义。下同。

香附　茯苓

邓廿七岁　精损在下，奇经久空，阳维脉络空隙，寒热已历几月，相沿日久，渐干中焦，能食仍有痞闷便溏。阴伤已入阳位，是虚损大症。俗医无知，惟有寒热滋降而已。

人参　麋茸　生菟丝子　炒黑川椒　茯苓　炒黑茴香

王十八岁　真阴未充，冬失藏聚，春阳初动，阴火内灼成疡，溃脓更伤血液，此咳乃浮阳上熏之气。日晡及暮，神烦不宁，治在少阴。

乌胶　龟腹版心　黄柏　天冬　川石斛　生地

张三十一岁　单单腹大，按之软，吸吸有声。问二便不爽，平日嗜饮，聚湿变热，蟠聚脾胃。盖湿伤大阴①，热起阳明，湿本热标。

绵茵陈　茯苓皮　金斛　大腹皮　晚蚕沙　寒水石

沈廿九岁　男子左血右气。左麻木，血虚生风，延右面颊及阳明脉矣。以辛甘血药，理血中之气。

枸杞　菊花　刺蒺藜　桑寄生　蜜丸。

李廿八岁　酸梅泄气伤中，阳升失血，议养胃阴。

生白扁豆　肥白知母　生甘草　麦门冬　甜北沙参

徐醋库巷　年多下元自馁，气少固纳。凡辛能入肾，辛甘润药颇效。阴中之阳气，由阳明脉上及鼻中，当以酸易辛为静药。

紫胡桃　萸肉　五味　茯苓　琐阳　补骨脂

青盐丸。

汪　夏湿化热，清肃气分，已愈七八。湿解渐燥，乃有胜则复，胃津未壮，食味不美。生津当以甘凉，如金匮麦门冬汤。

宋五十岁　《内经》曰：中气不足，溲便为变。不饥口苦，脾阳不得旋转运行胃津。脉络久已呆钝，乃劳伤气分，暑邪虚实药中，议缩脾饮。

人参　广皮　乌梅肉　煨姜　益智仁　茯苓

张四十九岁　平昔劳形伤阳，遭悲忧内损脏阴，致十二经脉逆乱，气血混淆，前后痛②欲捶摩，喜其动稍得流行耳。寝食不安，用药焉能去病？悲伤郁伤，先以心营肺卫立法。

川贝　枇杷叶　松子仁　柏子仁　苏子　麻仁

罗六十三岁　情怀内起之热，燔燎身中脂液，嘈杂如饥，厌恶食物无味。胃是阳土，以阴为用，津液既穷，五火皆燃，非六气外客之邪，膏、连苦辛寒不可用。必神静安坐，五志自宁，日饵汤药无用。

人参　知母　茯神　甘草　生地　天冬　鲜莲子

潘廿六岁　少年失血遗精，阴虚为多。夫精血有形，既去难复。即是内损阴虚，日久渐干阳位，肝肾病必延胃府，所列病原，大暑令节，乃天运地气之交替，人身气馁，失司维续，必有不适之状。褚澄云：难状之疾，谓难以鸣诉病之苦况也。

妙香散。

顾　暑湿必伤脾胃，二邪皆阴，不必苦寒清热。调气分利水，此邪可去。中年病伤气弱，以强中醒后天。

人参　炒扁豆　木瓜　茯苓　炙草　广皮

胡三十四岁　不量自已，每事争先，此

---

① 大阴：《大成》本作"太阴"。

② 前后痛：即大小便时疼痛。

非伤于一时。春夏天暖，地中阳升，失血咳嗽，声音渐哑，填实真阴以和阳。

熟地　黄肉　淮山药　茯苓　天冬　麦冬　龟甲心　女贞　芡实　建莲肉

钱四十七岁　瘦人暑热入营，疟来咳痰盈碗。平日饮酒之热蓄于肝胃，舌黄，渴饮。议用玉女煎。

杨三十八岁　胃伤食减，形倦舌赤，此系脾病。

四兽饮。

王司前，十三岁　液被泻损，口渴，舌白面黄，不是实热。血由络下，粪从肠出，乃异歧也。

炒归身　炒白芍　煨葛根　炒南楂　炒焦麦芽　炒荷叶

钱七岁　暑风上入，气分先受，非风寒停滞用发散消导者。气分窒痹，头岑[1]腹痛，治之非法，邪热入血分矣。

连翘心　竹叶心　犀角尖　益元散　绿豆壳　南花粉

徐廿四岁　据述暴惊动怒，内伤由肝及胃，胃脉衰，肝风动，浮肿下起。若漫延中宫，渐次凶矣。两年馀久恙，先议薛新甫法。

八味丸二两五钱，匀十服。

谢蔚门，三十四岁　上下失血，头胀，口渴，溏泻。若是阴虚火升，不应舌白色黄。饥不纳食，忽又心嘈五十日，病中吸受暑气热气。察色脉，须清心养胃。

人参　竹叶心　麦冬　木瓜　生扁豆　川石斛

张三十九岁　中年色萎黄，脉弦空。知饥不欲食，不知味。据说春季外感咳嗽，延秋气怯神弱，乃病伤成劳，大忌消痰理嗽。

麦门冬汤。

杨关上，四十五岁　疟痢乃长夏湿热二气之邪，医不分气血，反伤胃中之阳。呃逆六七昼夜不已，味变焦苦，议和肝胃。

人参　炒黑川椒　茯苓　乌梅肉　生淡干姜　生白芍

顾四十六岁　据云：负重闪气，继而与人争哄，劳力气泄为虚，怄气[2]怫意为实。声出于上，金空乃鸣。凡房劳动精，亦令阴火上灼，议左归法。

周十三岁　凡交夏肉瘦形倦，气短欲寐，俗谓"注夏病"。是后天脾胃不旺，时令热，则气泄也。

人参　茯苓　藿香　南楂　白术　神曲　川连　麦冬　砂仁　广皮　桔梗　米仁

是丸方。

高五十一岁　足心涌泉穴，内合少阴肾脏。中年已后，下元精血先虚，虚风内起，先麻木而骨软筋纵，乃痿之象，必以血肉温养。

生精羊肉　肉苁蓉　青盐　牛膝　归身　大茴　制首乌　茯苓

盛木渎，五十四岁　暑必兼湿，湿郁生热，头胀目黄，舌腐，不饥能食。暑湿热皆是一股邪气，迷漫充塞三焦，状如云雾，当以芳香逐秽，其次莫如利小便。

杏仁　厚朴　蔻仁　滑石　苓皮　橘白　绵茵陈　寒水石　佩兰叶

张四十一岁　此膏淋也，是精腐离位壅隧。精溺异路，出于同门。日久精血化瘀，新者亦留腐败，考古法用虎杖散。

尹三十六岁　此痿症也。诊脉小濡无力，属阳气不足，湿着筋骨。凡筋驰为热，筋纵为寒，大便久溏，为湿生五泄之征。汗易出，是卫外之阳不固。久恙不峻攻，仿东垣肥人之病，虑虚其阳，固护卫阳，仍有攻邪，仍有宣通之用。世俗每指

---

① 头岑：头胀痛。岑，胀痛貌。

② 怄气：诸本均作"呕气"，误，据文义改。

左瘫右痪，谓男子左属血，右属气者，非此。

生于术　川乌头　蜜炙黄芪　防风　生桂枝　熟附子

李廿八岁　暑湿气痹，咳逆微呕，有发疟之象。

杏仁　白蔻仁　厚朴　丝瓜叶　连翘　象贝　射干

丰蓊门横街　易饥能食，阳亢为消。此溲溺忽然如淋，乃阴不足也。

天冬　麦冬　生地　熟地　知母　黄柏　人中白

阿胶为丸。

金麒麟巷，五十九岁　平日操持，或情怀怫郁，内伤病皆脏真偏以致病。庸医但以热攻，苦辛杂沓，津枯胃惫，清气不司转旋，知饥不安谷。

大半夏汤。

钱四十七岁　前方去犀角、连翘，加川贝、黑栀皮。

陈廿六岁　此劳病，自肾损延及胃腑。脉垂色夺，肌消日加枯槁。阴损及阳，草木不能生出精血，服之不效为此。

一气丹。

偶关上，五十九岁　瘦人液枯，烦劳动阳，气逆冲气，渐如噎膈衰老之象，安闲可久。

枇杷叶　杜苏子　柏子仁　火麻仁　炒桃仁

张五十五岁　穷乏之人，身心劳动，赖以养家。此久嗽失血声嘶，是心营肺卫之损伤，不与富户酒色精夺同推。

黄精　白芨　米仁　茯苓

戴十六岁　男子情窦动萌，龙雷内灼，阴不得充，遂有失血咳逆内热，皆阴虚而来。自能潜心笃志，养之可愈，数发必凶。

六味去丹皮、泽泻，加龟板、莲肉、芡实、人乳粉，金樱膏。

王三十一岁　劳力气血逆乱，内聚瘀血，壅阻气分，痛而呕，紫滞形色。久病只宜缓逐，不可急攻。

桃仁　茺蔚子　延胡　归尾　南楂　漏芦　青葱

杨花步　背寒属卫阳微，汗泄热缓。人参建中汤去姜。

严仓前，三十三岁　长夏湿邪，治不按法，变疟不尽泄其邪，痛泻不爽，不能受食，勉强与食即呕吐，是脾胃运行之阳，久为苦寒消克所致。

苏合丸。

汪　到吴诸恙向愈，金①从两和脾胃。近日家中病人纠缠，以有怫郁，肝胆木火因之沸起，气从左胁上撞，即丹溪上升之气自肝而出。木必犯土，胃气为减。

人参　茯苓　炙草　生谷芽　木瓜　川斛

席东山，廿九岁　问病已逾年，食饱腹膨微痛便溏，久嗽痰多。凡越几日，必熇熇身热，此劳伤，由脾胃失运，郁而来热，痰多，食不相和，则非地黄滋滞者。

米仁　南枣　生麦芽　桔梗　胡连　茯苓　白芍　广皮

张三十岁　此肾虚不纳，冲气上干，喘嗽失音，夜坐不卧。医每治肺，日疲致凶。早服薛氏八味丸三钱。

杨廿二岁　心事闷萦，腑嗝痞痹，多嗳吐涎。述脐左及小腹有形而坚，按之微痛，大便亦不爽适。此属小肠部位，腑病宜通。

枳实　桔梗　蓬术　青皮　槟榔　芦荟

葱汁泛丸。

———————

① 金：都。

沈丁家巷，六十五岁　痔血与肠风不同。心中嘈辣，营分有热，非温蒸补药矣。

生地　白芍　柿饼炭　槐花　银花　地榆

程四十二岁　夏四月阳升病发，深秋暨冬自愈。夫厥阴肝为阴之尽，阳之始。吐蛔而起，必从肝入胃。仲景辛酸两和，寒苦直降，辛热宣通，所该甚广。白术、甘草守中为忌。

川椒　川连　桂枝　附子　乌梅　干姜　白芍　细辛　人参　川楝子　黄柏

韩五十四岁　时令之湿外袭，水谷之湿内蕴，游行躯壳，少阳、阳明脉中久湿，湿中生热。《内经》淡渗佐苦温，新受之邪易驱，已经两月馀，病成变热矣。

南花粉　飞滑石　石膏　桂枝　薏苡仁　羚羊角

周钮家巷，六十七岁　老年精血内枯，开阖失司。癃闭分利，仍是泻法。成形者，散漫之气也。

鹿茸二两　麝香二钱　归身一两

用生姜一两，羊肉四两煎汤泛丸。

汪五十七岁　胸痹是上焦清阳不为舒展，仲景以轻剂通阳。

桂枝瓜蒌薤白汤。

王木渎，三十九岁　瘀血壅滞，腹大蛊鼓，有形无形之分。温通为正法，非肾气汤、丸治阴水泛滥。

桃仁　肉桂　制大黄　椒目　陈香橼二两

煎汤泛丸

黄江西，六十三岁　病是劳倦内伤，客途舟中，往来复受时令暑湿。病已过月，不饥不大便，脉微小属阴。暑湿皆属阴浊，气分为浊阴蔽塞。仲景谓阴结湿结，肠胃无阳气运行，强通大便，浊反逆致，此入夜阴用事而痛甚矣。

淡干姜　生炒黑附子　炙黑甘草　生大白芍

唐廿三岁　脉动，泻后利纯血，后重肛坠，乃阴虚络伤，下元不为收摄。必绝欲经年，肾精默充①可愈。

人参　熟地炭　炙甘草　五味子　禹馀粮

郁三十八岁　秋暑暴热，烁津损液，消渴再灼，阴不承载于上。金水同乃子母生，方：

人参　鲜生地　麦冬　柏子仁　知母　青甘蔗汁

杨三十三岁　阳气为烦劳久伤，腹痛辘辘水声，重按痛缓。非水积聚，盖阳乏少运，必阴浊凝滞。理阳为宜，大忌逐水攻滞。

生白术　熟附子　泽泻　左牡蛎

水泛丸。

李寿星桥，五十七岁　寒湿伤阳，痞满妨食，脉沉色黄，是脾胃病。议辛温通中焦之阳。

生益智　荜拨　檀香末　姜汁　茯苓　炒焦半夏

江宝林寺前，廿五岁　瘅疟，邪在肺，口渴，骨节烦疼。用桂枝白虎汤。

黄嘉兴，三十九岁　向年戊亥时发厥，是以肝肾阴虚，阴火内风蒙神，治逾五载。迄今左目流泪，至暮少明，胃脘中隙痛。经谓：肝脉贯膈入胃，肝窍在目。此皆精血内亏，不足之象。若云平肝，是疏克攻治，乃相反矣。

天冬　熟地　杞子　元参　浙菊花　谷精珠

邹十岁　稚年泻血便溏，有三四载，面黄形瘦。五疳之症，起于五味杂沓，肠胃生热。若不慎口食，久疳延劳不治。

———————

① 默充：不知不觉地滋长充盛。默，静默；暗暗。此处引申为不知不觉。

川连　胡连　茯苓　白芍　枳实皮
焦术　南楂　臭芜荑　使君子

乌梅肉丸。

秦廿二岁　据述久逗客邸，情志不适，致脘中两胁按之而痛。大便久不爽利，脉形弦坚，面色不华，纳食已少，虚中有滞，以宣通腑络。

熟桃仁　海石　土瓜蒌　熟半夏　橘红　枳实皮

秦三十九岁　劳心力办事，气怯神耗致病。医咳嗽失血，多以清凉为药。视其形色脉象，凡劳伤治嗽药不惟无效，必胃口日疲。

小建中汤。

贺四十八岁　肾水脂液，变化痰饮。每遇寒冷，劳动身心，喘嗽吐涎即至。相沿既久，肾愈怯，里气散漫不收，此皆下元无根也。

人参　茯苓　于术　白芍　熟附子　五味子

郑三十四岁　雨淋，卫阳受伤，热水洗澡，迫其冷湿深入，水谷之气与冷热互蒸，肌肉发黄。陈无择曰：谷瘅能食不饥，舌有黄苔。一年之久，寒湿已酿湿热。凡湿伤必太阴脾，热必在阳明胃。不分经络乱治，乃不读书医工。

人参　川黄连　生谷芽　熟半夏　枳实　嫩柴胡　淡黄芩　陈皮白

姜汁泛丸。

陈葑门，六十七岁　老年仍有经营办事之劳。当暑天发泄之候，已经久嗽，而后呛血，是阳升上冒，阴不承载之病。病中再患疡溃脓泄，阴液走漏，天柱骨倒，尪羸仅存皮骨。两交令节，生气不来，草木焉得挽回？固阴敛液，希图延挨日月而已。

每日饮人乳一杯。

戈六十岁　便泻几年，粪内带血，肌肉大瘦，色黄无力，延及夏秋，食物大减。是积劳阳伤，受得温补，可望再苏。

附子理中汤。

吴三十五岁　遭逢数奇，情志郁勃，劳伤客感兼有。病实体虚，照顾勿犯二气，是攻邪宜轻。

连翘　飞滑石　花粉　白蔻仁　桔梗　杏仁　橘红　枳壳

张肛上，三十三岁　烈日追呼，气伤热迫。保胃阴以养肺，益肾阴以固本。

生白扁豆　白玉竹　北沙参　甘草　麦冬肉　桑叶

陈廿岁　少壮春夏失血，次年至期再发，在里阴损不复，数发必凶，用药勿犯胃纳。

六味加麦冬、五味子、秋石。

张桐桥，五十二岁　久痢三年。

理阴煎。

沈塘栖，四十五岁　舌乃心苗，肾脉系焉。舌下肿硬，伸缩不得自然，乃心阳自亢，肾阴暗耗。内关脏液虚损，清热消肿无用，常服大补阴丸。

陈关上，十九岁　瓜水辛寒伤阳，渴泻腹鸣。

公丁香柄　诃子皮　官桂　生广木香　茯苓　炮黑姜　茅术　新会皮　厚朴

叶廿七岁　此肾损久泻亡阴，当暑热气自上吸入，气伤热炽，音哑痰多，水涸金痿，非小恙也。绝欲固下，勿扰烦以宁心，精气再苏，望其瘥可。

熟地炭　生扁豆　人参　茯神　川石斛　女贞子

汪　不以失血，独取时令湿邪，得以病减。凡六气有胜必复，湿去必至燥来。新秋暴暑烁津，且养胃阴，白露后可立丸方。

麦冬汤。

孙横山头，廿岁　男子及长，欲萌未遂，肾中龙火暗动，精血由此暗伤。阴虚自内脏而来，凉肝嗽药，必致败坏。盖胃口一疲，精血枯槁矣。

人参　熟地　茯神　五味　天冬　麦冬

孙五十八岁　爱饮火酒，酒毒湿热，自肠胃经络蒸搏肌腠，疮痍遍及肢体，经年久蕴不解。法当用局方凉膈散，攻其无形之热。

胡十四岁　性情执拗，郁悖气逆，粒米入脘即痛，父训即若痴呆。由肝胆木横来劫胃土。上年入冬自愈，秋金肃降，木火不主威，非狗肉温浊之功能，乃适逢其时耳。

夏枯草　生香附　川贝　土瓜蒌　黑栀皮　化州橘红

顾五十岁　五六月间，天热潮雨，湿气着人，渐次浮肿，能食不化，腰胀。脾真已伤，湿结阻气，大便秘塞。脾病传肾为逆，阴囊肿大矣。

甘露饮去石膏。

李四十三岁　令寒暑疟初减，而脘腹痞闷，是宿病，宜清虚旬日。

厚朴　草果　半夏　生姜　广皮　茯苓皮

送保和丸二钱五分。

殷十九岁　先天禀薄，及长真阴不充，完姻精气下泄。春深入夏，阳气陡升，阴弱少恋，血痰上溢，着枕嗽甚，乃阴中龙相，有如电光闪烁，倾盆大雨，其光芒仍炽，是身中阴枯阳亢，日进凉药无用。明明肝肾为病，医投肺药，希图缓嗽，嗽必不效，胃口必减食，形瘦。莫如绝欲，静处林壑，养精血，增谷食。既损难逭[1]，静养渐复。

水煮熟地　茯神　山药　女贞　黄肉　芡实　湖莲　川斛

韩十七岁　病人说两年前初春，高处跳跃至地，入夜即有寒热，继而少腹形高，两足屈曲。医谓腹痛、肠痛。从无脓血便出，自病至今，筋纵着骨而胀，即起寒热，瘀留深入厥阴，在躯壳间，久则成疡。

穿山甲　自然铜　川乌头　全蝎　半两钱　地鳖虫　生青鳖甲　粉丹皮　麝香
黑豆皮煎汤泛丸。

朱五十二岁　此操持太过，肝血胆汁内耗，致阳气上冒入巅，外泄汗淋，阳不入阴，阳跷穴空不寐，茎痿不举。非寒，皆肝液无有，有暴仆暴厥之危。

小麦　黄肉　南枣　白芍　炙草　白石英

浦廿二岁　阴虚受暑，如饮腹满。

小温中丸二钱五分。

朱廿八岁　归脾汤以治嗽治血，谓操持劳心，先损乎上。秦越人云：上损过脾不治。不曰补脾曰归，以四脏皆归中宫，斯上下皆得宁静。无如劳以性成，心阳下坠为疡，疡以挂线，脂液全耗，而形寒怯风，不但肾液损伤，阴中之阳已被剥斲，劳怯多由精气之夺。

鲜河车胶　人参　炒枸杞　云茯苓　紫衣胡桃肉　沙苑

金十六岁　着枕气冲，显是阴中之热。验寸搏，舌白，浊饮。拟议暑热上吸心营，肺卫客气未平，先用玉女煎。

陆西津桥，廿二岁　节令嗽血复发，明是虚损。数发必重，全在知命调养。近日胸脘不爽，身痛气弱，腻滞阴药姑缓，议养胃阴。

生扁豆　北沙参　生甘草　米拌炒麦冬　白糯米

范三十七岁　穷乏之客，身心劳瘁。少壮失血，尚能支持，中年未老先衰，久嗽

──────────

[1]　难逭：难免。逭，免除；宽恕。

失音，非是肺热，乃脏阴内损，不能充复。得纳谷安逸，可望延久。

早服六味加阿胶、秋石；晚用黄精、米仁膏。

张四十三岁　思虑悲忧，由心肺二脏，不宜攻劫峻利。盖手经例以轻药，谓二脏处位最高。问饮酒过量，次日必然便溏，盖湿聚变痰，必伤阳阻气。痰饮由阳微气弱而来，悲忧又系内起情怀之恙，务以解郁理气，气顺即治痰矣。

枇杷叶　薏苡仁　白蔻仁　茯苓　杜苏子　新会橘红　鲜石菖蒲根汁　降香汁

屈廿二岁　长夏患痧胀，两三月渐渐腹大，入夜腹痛。凡痧是臭污秽气、留聚入络，变出肿胀，议以秽药宣通。

阿魏丸。

迟四十八岁　背寒为饮。凡遇冷或劳烦，喘嗽气逆，聚于胸臆，越日气降痰厚，其病自缓。年分已多，况云中年不能安逸，议病发用《金匮》法可效，治嗽肺药不效。

桂苓甘味汤。

朱三十岁　此内损也，损者益之。按脉虚芤，精夺于下，当补益肝肾精血。

李廿七岁　两年久病，决非风寒暑湿。据云腹鸣不和，左胁下坚硬，直至少腹，睾丸偏大。子和七疝，主肝为多。男子纵欲伤及冲任，亦多是病。辛香流气，壮年可用。

小茴香　真橘核　茯苓　泽泻　川楝子　青木香　黑栀仁　青皮子
水泛为丸。

李四十岁　臭秽不正之气入自口鼻，着于募原，不饥呕逆，中焦病也。宣通浊痹为正，发散清寒为忌。

草果　槟榔　藿梗　厚朴　杏仁　白蔻　半夏　姜汁

顾二十岁　内损是脏阴中来，缘少年

欲念萌动未遂，龙雷闪烁，其精离位。精血虽有形象，损怯①药不能复，必胃旺安纳。古称精生于谷。迨病日久，阴损枯涸，渐干阳位，胃口淹淹不振。中乏砥柱，如妖庙焚燎莫制。阳主消铄，遂肌瘦喉刺。《褚氏遗书》论损怯，首云：男子神志先散，为难治之症。此下损及中至上之义。问大便三日一行而枯涩，五液干枯，皆本乎肾。肾恶燥，味咸为补，佐苦坚阴。医以不按经义杂治，谈何容易！

人参　阿胶　鲜生地　茯神　龟板　柏子仁

俞申衙前，五十岁　男子中年，下元先亏，肾脏阴中之阳不司涵煦，阴不承载于上，遂渴饮溲频，溺有硝卤之形，《内经》有遗热、遗寒之分。上、中之消主气热，下消以摄肾蒸阳，以运津液。

八味汤。

李四十三岁　疟寒必呕，胃滞痰浊未已。舌上微白，不嗜饮。开结理气如是。

草果　厚朴　荜拨　橘白　杏仁　熟半夏　姜汁

张五十三岁　三疟久延两三年，面肌黄萎，唇口枯白，食入脘腹䐜胀。足痿如堕，至晚浮肿。其所伤者脾阳肾阳，然脾以运行则健，肾宜收纳为命根，非一方兼用，按古法。

早服肾气丸，晚服理中汤。

周六十岁　气血已衰，噎膈反胃，每每中年以后。盖操家劳瘁，必伤心脾之营，营液日枯，清气日结，而食管渐渐窄隘，郁久痰涎内聚，食入涎沫迎涌，而致反胃，此乃气分之结。萸地枸杞滋养肝肾，胃先觉其腻滞，焉得肝肾有益？

大半夏汤。

吴三十五岁　据述咽中气冲，即起咳

---

① 损怯：诸本均作"损去"，误，据文义改。

嗽。经年调治，渐致食减力乏，此皆不分外因，徒受治痰治嗽之累。凡久恙当问寝食，参视形色脉象。越人谓下损及胃是已。

建中法。

吴通关坊，四十四岁 劳伤治不以法，反受药伤，络血涸而为痛。食入痛来，病在胃络，以甘缓肝急以救胃。

桂圆肉 炒桃仁

孙北濠，廿六岁 食后左胁气逆痛，是肝胆气热。

丹皮 钩藤 生地 川石斛 柏子仁 茯苓

李五十六岁 少腹满胀，必在夜卧而甚。晨起肠泄浊气，白昼仍可办事。延及几年，气冲胃脘，高突而冷，舌根亦胀痛，自胸及于舌。医用吴萸、川楝，苦辛温佐苦寒降泄不安，则知有年下元已虚，气散漫不为下归摄矣。

八味丸三钱

金三十五岁 便泻下血多年，延及跗肿腹膨，食少色夺，无治痰嗽凉药之理。

九蒸熟白术 淡熟附子

王七十七岁 高年气衰，不耐暑，伏久热迫，津液被伤，阳不内归，寐少不静。例用竹叶地黄汤，养液除热，莫予气燥味劣，反致戕胃。

尹织造府前，五十八岁 望六①，运行之阳已微弱，饮酒及食物，气滞而湿聚，脉络不行，不饥，气攻触痛，舌上白腻，以辛温开气痹，分湿理痰。

半夏 茯苓 荜拨 生姜 生益智 新会皮

丁五十一岁 面色亮，脉弦，此属痰饮，饮伏下焦肾络。中年冷暖不和，烦劳伤气，着枕必气逆，饮泛喘促，脘闷咽阻，治之可效，而不除根。

越婢法。

杨五十二岁 气从左升，自肝而出，酸水涌上，食入呕出。胃中乏阳运行，木来克土。当此年岁，反胃妨食，乃大症也。

人参 茯苓 吴萸 干姜 胡芦巴 炒黑川椒

沈五十三岁 吞酸嘈杂，不化食味。

藿香 橘白 川连 金石斛 茯苓 黑栀皮

胡用直，四十六岁 望色瘦少膏泽，按脉弦促而芤。问纳谷不旺，病几数年。每春夏阳升气泄，偶加烦冗，或情感不适，血必溢出上窍。已交中年，非少壮阴火相同。夫心主血，脾统血，肝藏血，脏阴内虚，阳动乃溢，常服归脾汤，减芪、术木香，加芍和肝脾之阳，久进有益。宜静摄不宜烦劳，乃王道养正，善药不计骤功者。

徐富郎中巷，四十三岁 向来纳谷不旺，自失血咳嗽以来，仅能静坐，若身动必加气喘。问仍在操持应接。脉来虚濡，此皆内损脏真。若见血投凉，因嗽理肺，即是谬药。

人参 茯苓 黄精 炙草 枸杞子 白芨 枣仁 桂圆肉

黄六十九岁 凡食腥油浊物，胃脘必痛。老人运行之阳已衰，浊味皆阴凝内痛，必以取气阳药。沉香、白蔻破泄真气，误用则刺其凶。

人参 小熟附子 生姜 白蜜 桂枝 茯苓

陈十八岁 暑伤，热入于阴，瘅疟。

生淡鳖甲 肥白知母 粉牡丹皮 川贝母 大原生地 地骨皮 麦门冬肉 生粉甘草

张廿五岁 血色浓厚，是肝肾阴虚。凡劳心情欲，必要禁忌。医药以寒凉滋

---

① 望六：接近六旬。望：接近。

清，久则胃伤减食变凶。

　　熟地　芡实　山药炒　湖莲肉　川石
斛　茯苓

　　邵三十三岁　五液变痰涎，皆肾液之
化。阴不承载，咳痹痛甚，乃劳怯之末
传。能勉强纳谷，可望久延。

　　阿胶　鸡子黄　黑豆皮　川石斛　戎
盐

　　叶十七岁　冲气自下而起，丹溪谓上
升从肝而出。木侮胃，食少呛逆，不得著
枕卧眠。夏热时，风迎胸痛，艾灸稍安。
久恙阳微，须用甘温。前法皆以疏通不
效，本虚无疑。《金匮》：见肝之病，必
先理脾胃，防患于克制尔。

　　人参建中汤。

　　诸新开河桥，十六岁　形瘦色黄，交阴身
热。冲年夏热，真阴不生，秋燥加嗽，最
有损怯之累。

　　竹叶地黄汤。

　　李三十六岁　浊秽中结，渴饮则呕。

　　苏合香丸。

　　程四十七岁　肌色淡白，脉右弦左缓
弱，大便久溏，嗳噫哕声不已。日前谓吐
蛔起见，以酸苦和胃理肝，病人述用药不
饥脘闷。乃中宫阳微，味多酸浊。酸苦属
阴，不中病矣。议运行中焦之阳气，辛可
以胜酸。

　　人参　茯苓　益智仁　生姜　胡芦巴
厚朴

　　李茜泾，廿一岁　务农劳力，周身脉络
皆动。暑天负重，两次失血。况已先有泻
血，血聚在络，络系脏腑外郭①。盖静养
血宁，必一年可以坚固。

　　熟地　归身　杞子　沙苑　茯苓　山
药　杜仲　巴戟　川斛

　　徐十八岁　有梦乃遗，是心动神弛精
散，用交心肾法。

　　水煮熟地　黄肉　远志肉　生龙骨

茯神　石菖蒲　芡实　湘莲子肉

　　顾廿三岁　三日疟是入阴经而发，延
及数月乃罢。其疟热在里，劫损肝血肾
精。长夏一阴不复，遂加寒热汗出。此病
伤成痨，淹淹肉消形软。必绝欲，生出精
血，有充复之理，草木无情无用。

　　人参　河车胶　茯神　黄肉　五味
芡实　山药　建莲

　　曹廿一岁　声出于肺，全赖元海之气
旺，俾阳中之阴承载于上，而声音自扬。
据吃柿饼遂呕，考其性甘寒而清肺热，久
嗽气散不受，参、芪甘温，亦有见效者。
若五旬男子，下元日亏，金水同出一源，
形色黄萎少泽，全是下虚上实，所幸纳
谷，不致骤凶。经年累月，焉有速功？

　　阿胶　天冬　黑豆皮　鸡子黄　大生
地

　　二十剂后服六味加五味、川斛。

　　汪五十岁　脏真系于目珠，不独肝窍。
中年五液不充，阳夹内风，侵及清窍，光
明为阳蒙蔽。非六气致伤，法当酸收甘缓
补法，但六味汤究属是三阴三阳平剂，不
切。

　　炒焦枸杞　菊花炭　黄肉　五味　人
参　炙草

　　孙北濠，廿六岁　气郁滞则血不行，当
理血中之气。

　　南楂　生香附

　　另煎四物汤收入，烘炒磨末，益母膏
丸。

　　徐廿四岁　初诊谓下焦跗肿浮肿，以
收摄肝肾，病者用过颇安，但胸脘不舒
展，改进开泄血中之气，服之又不安，且
面少华色，痞闷又如饥。当以虚论，未有
骤功。

　　人参　桂心　茯苓　炒当归　煨姜

――――――――

①　外郭：外城。郭，外城。

炙甘草

吴三十四岁 操家烦冗，兼有嗔怒，肝脾不和，膜胀由胁至脘，木犯中土，必妨食不饥。理气舒郁，和其中宫。

南楂 生香附 神曲 茯苓 钩藤 橘红

赵三十三岁 脘痛映脊，甚则四肢逆冷，问当年产后瘕泄，今带、漏，脊椎痿垂。《内经》云：阴维脉病苦心痛。医不知维脉阴阳异治，谓痛以破气降气，何见识浅陋乃尔！

鹿茸 角霜 当归 小茴 枸杞 白蒺藜 茯苓 苁蓉

沈三十二岁 壮年。望色夺肉瘦，脉左细右空，此男子精损，真气不主收纳。自述少腹筑筑动气而痛。病形脉症，已在下焦，治肺嗽大谬，杂治日延劳怯。

薛氏八味丸三钱

金六十五岁 热伤气分，水谷不化之湿，留着胃络。已入秋凉，衰年气弱，夏令伏邪未去，议东垣清暑益气，减去滞药。

人参 茯苓 神曲 升麻 葛根 泽泻 广皮 木瓜 川连

赵廿三岁 当年厥症，用填精固摄乃愈，知少壮情念内萌，阴火突起，乱其神明。今夏热食减厥发，继而淋浊，热入伤阴，苟不绝欲，未必见效。

人参 茯苓 扁豆 炙草 炒麦冬 川石斛

刘三十七岁 操持用心，心阳扰动，暗耗脂液，上则悸怔气怯，下则肠枯便难，视色苍肉瘦。温补不受，先仿徐之才滑可去涩。

柏子仁 松子仁 郁李仁 冬葵子 杜苏子 麻仁

诸十六岁 夜热不止，舌绛形干。前议伏暑伤阴，用竹叶地黄汤不应，是先天

禀薄，夏至一阴不生，阴虚生热，成痨之象。

三才加丹皮、骨皮。

赵五十七岁 头晕心嘈廿年，向老年岁，血耗阳化内热，近来减食。不必偏寒偏热，以甘柔缓热熄风，无燥热戕胃之累。

桂圆 枸杞 天冬 生地 茯神 柏子仁

陶廿九岁 暑着必阻游行之气，但热无寒，疮痹不尽其邪，骨节痛，肢末肿。从仲景湿温例，用苍术白虎汤。

杨廿六岁 脉虚数，久嗽呛血，劳则寒热。

虎潜丸四钱

顾廿二岁 少壮冬不藏精，仲春内热召风，谓风温咳嗽。内伤略兼外邪，治邪必兼养正。昔人有温邪忌汗下者，谓阴阳二气不可再伤也。一逆再逆，病日深矣。视面色黄白少泽，按脉形致虚，下垂入尺。问咳频气不舒展，必有呕恶之状，显然肾虚少纳。肝阳阴火冲起，犯胃为呕，熏肺喉痒。其不致骤凶，赖水谷未减安受。考血必聚络，气攻热灼，络血上涌，精血有形损伤，草木无情，不能生续，血脱益气，乃急固其暴。治法以潜心宁静，必情念不萌，绝欲肾安，斯精血生聚。若频发不已，虽安养不能却病。

人参 熟地 川斛 五味 女贞子 茯神 漂淡天冬 紫衣胡桃肉

陈十六岁 秋燥咳嗽。

桑叶 川贝母 南沙参 南花粉 玉竹

肖廿一岁 伏暑上郁。

连翘 飞滑石 大竹叶 白杏仁 象贝

张荠门，六十九岁 老年下虚痰多，入夜冲气起坐。新凉内侵，肾水泛，气不收

纳，常服肾气丸。

桂苓甘味汤。

范廿四岁　劳嗽三年，形羸便溏。大凡久损，必调脾肾为根本。当夏热发泄之后，须培脾胃，得加谷安适，仅图延久。

戊己汤。

许五十三岁　脉大而空豁。中年操持，形体劳瘁。此失血食无味，乃气弱所致。见血投凉必凶。

小异功散。

吴廿三岁　夏病入秋嗽血，外寒内热，乃虚症。阴阳交伤，色萎黄。脉大濡，可与人参建中汤。

李三十岁　农人。入夏必烦倦。饮酒者脾胃必弱。建中益气法。

熟于术　益智仁　茯苓　木瓜　广皮　生白扁豆

李十八岁　三疟伤阴，阴伤内热，已经失血咳嗽。少年劳损，宜安逸静养，但药无益。

鳖甲　阿胶　白芍　丹皮　茯神　北沙参　生地　天冬

王五十一岁　血枯，脘痹便艰，虑格拒妨食。

麻仁　桃仁　郁李仁　苏子　柏子仁　归梢

马五十岁　形壮，脉小数。口喎，左肢麻木。男子虚风，内虚肝脏。养血可以熄风，非外邪驱风攻痰。

枸杞　白蒺藜　玉竹　北沙参　当归身　经霜桑叶

高廿九岁　向来阴虚热胜之质，夏至阴生，未能保摄安养，暑伏热气内迫，尤令伤阴。秋半气燥，热亦化燥，心中漾动失血，阳不下潜所致。

生地　麦冬　清阿胶　桑叶　知母　生石膏　生甘草

顾混堂巷，廿八岁　壮盛，色白肉瘦，脉细小如数，下垂。察色凭脉，是属肾虚，五液不运，精微内蒸粘涩浊沫。凡有思虑烦劳，肝阳夹热气上升，痰沫随气乘胃而出上窍，其聚处在乎肾络。八味丸即古肾气丸，理阴阳以收肾气，使水沫不致上泛，不为差谬。少壮必先伤于阴，拙见议减桂辛甘伐肝，加五味三倍，少用沉香入少阴之络。考经旨，肾阴中有真阳温煦，生生自旺。若肝脏日刚，木火内寄，情志怫逆，必相火勃起，谓凉则肝宁，昔贤谓肝宜凉，肾宜温也。

丁廿二岁　劳怯在前，痛利后加。外如寒，内必热，阴伤及阳矣。病深且多，医药焉能瞻前顾后，姑以痛坠少缓，冀其胃苏，非治病也。

理阴煎去炮姜、加白芍。

薛廿五岁　少年心阳下注，肾阴暗伤，尿血血淋，非膀胱协邪热也。夫阴伤忌辛，肾虚恶燥。医投东垣辛甘化燥变热，于病悖极。生脉中有五味，亦未读食酸令人癃闭之律，溺出茎痛，阴液枯寂。

茯神　柏子仁　黑芝麻　稆豆衣　天冬　川石斛

马齐门，十五岁　纯阳之体，脉来濡，腹大按之不坚，脉象非阳。述食时不适意，郁伤在脾，法当辛温通补。

人参　厚朴　煨姜　益智　茯苓　煨木香

吴三十九岁　夏季用苦润，通小肠火腑。病人说大便仍不爽，肛门下坠，里急后重，始而脐旁，渐及胃脘，按之而痛，食入胀加，遇嗔怒病甚，姑以解郁和中之药。

生香附　乌药　苏梗　茯苓　新会皮　生益智

吴四十二岁　面色枯黄，枯若老颓，脉形全乏生阳，咽物必痰涩浊沫上涌阻痹。述秽毒疳蚀，毒收即发此病。治反胃噎格，决不效验。

汤四十五岁　阳升巅顶，上虚下细。心有狐疑动多。阳不下潜，入夜心事交集，寤不成寐。潜阳益阴主治。

淮小麦　炙草　知母　生地　茯苓　丹参

王六十五岁　老人下元久亏，二便不和，皆是肾病。肛坠下血，下乏关闸之固，医谓脾虚下陷大谬，知肾恶燥烈。

人参　炙草　五味　萸肉　女贞　旱莲草

唐四十七岁　肾虚不纳，久嗽。

附子七味丸三钱

刘五十岁　春夏地气上升，人身中阳气发泄，不论男女，中年后下元先馁。人应天地气交，此喘嗽气冲，入夜欲坐难眠，皆肾衰不足摄纳真气。脉小弱，非外客邪，治其本病。

肾气去桂、牛膝，加沉香、五味。

陶木渎，十三岁　夏季泄泻，秋半腹膨仍痛。问饮瓜汁水寒，脾胃阳伤，气呆乃胀。疏通带补，必佐温以复阳。

人参　茯苓　公丁香　甘松　厚朴广皮　木瓜　南楂肉

吴三十二岁　述暑伏减食，即热伤气之征。中秋节令，知饥未得加餐。大凡损怯之精血枯寂，必资安谷生精，勿徒味厚药滋滞。

小建中汤。

潘二十岁　据述失血三年，不分四季而发，已逾数次。问未曾完姻及当家操持之累，必系先天禀薄，难耐动劳，用都气加秋石。

鲍廿四岁　述厥冒来必迅疾，醒来亦速，既醒精神少灵慧，逾时卧息乃清。凡六气之速，莫如火风，此内起脏真之阳，肝胆最速，乃下焦肾水暗亏，水不生木。议填补酸收壮阴法。

真金箔　白廉珠①　石菖蒲　熟地远志肉　五味子　萸肉　茯苓　龟板

周廿三岁　形羸瘦，色枯瘁，身略动必喘息气急。此皆下焦精血已枯，肾气不收，散漫沸腾。凡肝由左升，肺由右降，肾精交夺，升多降少。右背胸胁高突，不得着卧，当此地位，乏前哲成法，可以却病。早上饮人乳，接服附子七味丸。

金三十六岁　脐间冲气上逆，自觉垒②攻及脘中，痛胀兼作。若响动下行，痛胀始缓，嗳多呕沫，大便艰涩。十年宿病，图效颇难。

桃仁　延胡　郁李仁　川楝　火麻仁冬葵子

张五十岁　神不灵爽，乏欢悦之念。宿痫由情志不适而致，内因之恙，向老食少，理窍开结，治痰必佐参、苓养正。

人参　炒黑远志肉　茯苓块　石菖蒲新会红　熟半夏　竹沥　姜汁

高六十六岁　问不头痛身热，已非外邪，何用发散？述熬夜后口㖞舌强，肢麻。老年人因劳气泄，用如东垣所议。

生黄芪　炙甘草　当归　桂枝　生姜南枣

秦四十七岁　血虚肝风头晕。

天冬　生地　杞子　桂圆　菊花　石膏

方五泾庙前，廿六岁　温通血分之浊不效，痛泄不已，两足筋纵。议三建③驱阴邪以通脉。

秦五十一岁　脉沉微，少腹冲气，两胁胀痛呕逆。

真武汤。

---

① 白廉珠：白珍珠。廉珠：又名合浦珠，为珍珠贝科动物合浦珠母贝受刺激所形成的珍珠。
② 垒：疑为"屡"。
③ 三建：徐灵胎注为：天雄、生附子、川乌、沉香、木香等。

林三十五岁 此夏受湿邪成疟，气分受病，脾胃未醒，过秋分天降露霜，此气肃清。

生白术 宣木瓜 茯苓 益智仁 新会陈皮

杨东许巷，廿岁 农人劳力，左胁有形自能升动，未必瘀血。当理血中之气，须戒用力。不致变凶。

左牡蛎 茯苓 海石 桂枝 熟半夏 枳实皮

张四十五岁 中年肉瘦色黄，言语动作呛嗽，几番大血，自知劳瘵。凡劳烦身心，必心脾营伤，医每嗽血，辄投地、冬滋阴凉药。中年操持之劳，与少年纵欲阴伤迥异。盖心主血，脾统血，操持思虑，乃情志之动，非寒凉可胜，当用严氏归脾汤，去木香、黄芪。

杭六十岁 疝病属肝，子和每用辛香泄气。老人睾大偏木，夜溺有淋，非辛香治疝，向老下元已亏，固真理阳犹恐不及。

炒黑川椒 鹿茸 当归身 韭子炒 舶上茴香 补骨脂
羊内肾丸。

谢六十一岁 《内经》论诸痛在络，络护脏腑外郭。逆气攻入络脉为痛，久则络血瘀气凝滞，现出块垒为瘕。所吐黑汁，即瘀浊水液相混。初因嗔怒动肝，肝传胃土，以致呕吐。老人脂液日枯，血枯则便艰，辛香温燥愈进必凶，渐成反胃格症矣。肝性刚，凡辛香取气皆刚燥。议辛润柔剂，无滞腻浊味，以之治格，不失按经仿古。

炒熟桃仁 青葱管 炒黑芝麻 当归须 桑叶 冬葵子

张黄埭，廿六岁 夏季寒热，入秋乃止，色黄脉弱，知饥不思纳食，举动痿软无力。明是久病伤损，已交白露不醒。议用养营法，去芪术、五味、地黄，加南枣肉。

沈五十三岁 操家君相多动，酒热先入肝胆，血溢在左鼻窍，左升热气，从肝胆而出。戒酒及怒气，肝血宁必止。医用犀角地黄，乃阳明经降血之药，是不识经脏，无足道也。

炒丹皮 黑山栀 降香末 真青黛 小稽豆皮 炒柿饼炭 侧柏叶

张十六岁 先天禀薄，真水不旺，先气不充，少壮诸事懒倦，竟夜阴中龙雷内烁，早间齿龈血痕。风伤①内攻，巅晕流泪，是根本之恙，胃口亦弱，不宜太清内热。

熟地 黑壳建莲 茯神 芡实 山药 炙草 川斛 木瓜

顾三十岁 体质是阴虚，夏季时热，必伤胃口，不易饥，进食恶心，皆胃口不和，不宜荤浊。

炒扁豆 茯苓 广藿香 生谷芽 广皮 金石斛

张三十六岁 据说三年前，病后左胁起有形坚凝，无痛胀，但未交冬，下焦已冷。议温通阳，望其开结。

生左牡蛎 姜汁炒天南星 真甜交桂 竹节白附子 当归身 小川芎
姜汁泛丸。

王四十二岁 舌白不饥不渴，气急痰多，食入恶心欲胀，腹鸣，大便不爽，此寒热恶心，为阳伤气痹。

茯苓 半夏 桂枝 生姜 鲜薤白 炙草

萧五十三岁 面色萎黄少采，脉来小濡微涩，此皆壮盛积劳，向衰阳弱，病至食下咽，气迎阻挡，明明反胃格拒。安静快活，可延年岁。

———————

① 风伤：疑为"风阳"。

大半夏汤。

潘廿八岁 咳嗽在先，肺病。近日凉风外受，气闭声音不出。视舌边绛赤有黄苔，寒已变为热。

越婢法加米仁、茯苓。

钱二十岁 左搏倍右，阴火沸腾，由欲念萌动不遂而来，胃旺可清阴火。

生地 天冬 元参 知母 生甘草 麦冬 川贝母

朱带城桥，廿三岁 阳虚胃痛，用辛温见效。街衢往来，秽气内入伤阳，痛再作，先驱秽浊。

苏合香丸。

姚廿三岁 精血损伤骨痿，庸医都以辛苦药酒，病不能去，反传胃口。无治病捷径，理胃为先。

仓廪汤。

徐三十九岁 劳形阳伤失血。

小建中汤去姜。

王四十五岁 暑风能蒸热，不能解热，即是热伤气分。粗工以血药之滋，未读暑病诸集。

绿豆皮 灯草心 鲜骨皮 竹叶心 经霜桑叶

王五十八岁 气恼而起，肝木犯胃，胃气逆翻呕食，其涎沫即津液蒸变。仿仲景，胃虚则客气上逆。

旋覆代赭汤。

刘四十岁 疝瘕由客邪凝结经脉，用毒药锋锐，走而不守，气血通行乃解。

王 酒力湿热下注，蒸血为脓，疡溃半年，气血皆损，麻木不仁为虚，当以两补气血，勿以温燥。

天真丸。

陈 诊右关前弦动，述右胁胛下似胀不舒。思少阳阳木必犯阴土，木郁土中，温开不应，议解郁安中。

人参 茯苓 柴胡 白芍 神曲 生姜

李部前，三十六岁 自说本来无病，饮药酒反病。乱治遍尝寒凉温热，致胃口大伤。近加丧子，目睛胞垂，无治病方法。

疏肝散。

孙廿六岁 劳损未复，少年形瘦减食。

归芪建中汤。

顾盘门 问饥时垢血通爽，饱时便出不爽，此太阳失运矣。首方理湿热，继用固肠滑，皆不效，议辛甘运阳。

理中汤去参加桂圆肉。

谭仙人塘，四十八岁 凡劳必身心皆动，动必生热。热灼络血上溢，肉瘦脉数。中年生阴日浅，可与甘寒润剂。

生地 麦冬 扁豆 北沙参 甘蔗汁 白玉竹

王六十三岁 色苍瘦，目黄，脉弦。向来气冲脘痛，今痛缓气冲至咽，是左升肝气太甚，右降肺气不及，大旨操持运机致病。

枇杷叶 黑山栀 川贝 苏子 降香末 新会红 炒桃仁

赵五十岁 下焦冰冷，睾丸偏大。

川乌头 舶上茴香 川椒 胡芦巴 川楝子肉 吴茱萸 熟川附子

黑豆汁泛丸。

陈 心虚忡悸，君相多升。

生地 天冬 茯神 柏子仁 枣仁 炙甘草

沈新市，三十四岁 产后不复元，血去阴伤骨热。大凡实火可用清凉，虚热宜以温补，药取味甘气温。温养气血，令其复元，但产伤之损，蒂劳病根，全在肝肾，延及奇经八脉，非缕杂治所宜。

人参 鲜河车 枸杞 紫石英 茯神 紫衣胡桃 归身 淡肉苁蓉

周嘉兴，四十一岁 少腹痛坚，攻及当脐，每午后必痛，气胀贯串腰尻环跳肉腠之间，肌肤亦渐浮肿。再问经事愆期，仅仅些微黄水，是阴寒已入血络，病必起于产褥、经后，连累奇经八脉。身伛不直，俛不得仰，肝肾入奇脉之见症。

炒枯肾气汤。

戈木渎，廿四岁　经水不来，是络脉无血。古云：气旺血自生，大忌通经。

人参　茯苓　麋茸　归身　桂心

羊肉胶丸。

张万年桥，二十八岁　半产重于大产。左胁有形，是气乘肝络，攻之则变中满。从前胎坠寒热呕逆，震动之伤。当培养气血，不可急忽，不致劳怯。

归身　鳖血制柴胡　广皮　南枣肉　白芍　茯苓　蒸于术　炙甘草

封泰兴，三十七岁　十年前夜饱凝滞，食闭气物，遂胃脘痛呕吐。病中腹大如怀妊，得气下泄而胀消，经准不育，来必腹痛。久病焉有速效，祛寒凝开气为主。

吴萸　秦椒　川楝子　高良姜　延胡　蓬术　香附　山楂

姜汁泛丸。

陆虎邱，廿一岁　肾肝内损劳怯，必致奇经失职，俗医混称阴虚，仅以六味，日补阴和阳，益脏泄腑，比时仲阳非为阴损而设。

河车　坎气　紫衣胡桃霜　人参　茯苓　五味子　人乳粉　秋石

沈齐门，三十岁　上春产蓐无乳，已见乏血虚象，延及年半，经水不来，少腹瘕气有形。病人自述背脊常冷，心腹中热。视面黄色夺，问食少不美。夫督脉为阳脉之海，由腰而起，齐颈而还，下元无力，其脉自背至颈，阳虚生寒。任脉为阴海，冲乏贮血，气入脉络为瘕。考《内经图翼》，病机宛然在目。此产损蓐劳，非是小恙。无如医不读书，见寒热经闭而妄治，淹缠成损而已。

人参　小茴拌炒当归　枸杞　鹿角霜　桂枝　沙苑　白薇

庚太平，四十九岁　左胁有形，渐次腹大。每投攻下泄夺，大便得泻，胀必少减，继而仍然不通。频频攻下，希图暂缓，病中胀浮下焦。加针刺决水，水出肿消，病仍不去。病患六载，三年前已经断。想此病之初，由肝气不和，气聚成瘕，频加攻泻，脾胃反伤。古云：脐突伤脾。今之所苦，二便欲出，痛如刀针刺割。盖气胀久下，再夺其血，血液枯，气愈结，宣通宜以利窍润剂。

琥珀一钱　大黑豆皮五钱　麝香一分　杜牛膝一两

二便通后接服：

茺蔚子　郁李仁　杜牛膝　当归　冬葵子

邱钟由吉巷，四十七岁　病人述自腰以下颓然痿躄，肌肉麻木枯寂，二便皆不爽，上下气不接续，显然崩漏亡血，阳不下交于阴，中年日就衰夺，惟辛补润燥，冀络气顺利，乃久病之缓调。

松子仁　柏子仁　郁李仁　冬葵子　枸杞子　肉苁蓉　桑寄生　黑芝麻

施刘真巷　经漏，脐下如卵形，已见血损气结。冲脉为病，女子瘕聚带下，少腹形象是也。血伤忌投气燥温热血药，不取沉滞，血中宣气为主。

南楂肉　茺蔚子　新绛　青葱管　生香附

徐太仓，十八岁　每交五六月，喉间宿病，蛾发既愈，仍有鼻塞火升，上热下冷。经水或前或后，形瘦，脉小数。是阴弱不旺，肝阳左升太速，右降不及，夏季阴伏于里，阳泄上浮，致病发因由。

阿胶　石决明　丹皮　生地　天冬　黑豆皮　银花　白芍　丹参

陈白莲桥，十四岁　室女无温热药之例。

视色夺脉弱，下焦未寒先冷。经事淋漓，是冲任虚冷，二气不交。冬宜藏阳，用温摄升阳。

麋茸　鹿角霜　紫石英　人参　归身　枸杞　沙苑　小茴　蛇床子

沈槐树巷，廿二岁　自交秋初，皆令阴阳巅胀失血。三月怀妊，法当养阴固胎。

人参　黑壳建莲　子芩　阿胶　生白芍　桑寄生

马常熟，三十二岁　寡居无欢悦之意，肝胆中郁悖气火直上直下，莫能制伏，先其所泄之用，小溲成淋，谓肝脉环绕阴窍。用龙胆泻肝汤。

唐常熟，廿七岁　疟母瘕聚有形，治必宣通气血。所述病状，已是产虚，八脉受损，不敢攻瘕。

当归生姜羊肉汤。

朱吴江，十六岁　天癸从未至，肉瘦色悴，呛嗽著枕更甚，暮夜内外皆热，天明汗出热减，痰中或稠或稀，咽中总不爽阑。此先天所禀最薄，既长真阴不旺，阴虚生内热。怡悦勿攻针黹，必要经来，可得热除。即世俗所谓干血劳怯。

复脉汤去麻仁。

王无锡　冲脉为病，男子成疝，女子带下瘕聚。经水仍来，是气攻入络脉，为有形矣。况产后又十六年不育，冲任病显然。

小茴香　川楝子　橘核　桂枝　茯苓　南楂肉　生香附　蓬术

邵枫桥，廿八岁　每怀妊百日内即产，已历十馀次矣。今春溲溺如淋，入夏若崩若溺半月。半月后经水又来，上午少瘥，临晚夜深，频频至圊，溲溺滴沥疲痛。夫胎瀕二三月，足厥阴肝病，且胎形渐重，任脉不固下坠，血伤液枯，阴气不收。此溺淋是肝肾阴虚，庸医清火分利，更夺真阴。半年缠绵，致难以速功。养阴方中忌

投酸味，令人癃闭。

细生地　黑豆皮　生鸡子黄　清阿胶　人中黄　川石斛

李用直，三十三岁　凡女科有胎气，以立基为要。恶阻呕吐酸味，是热化。安胃调气。

人参　竹茹　茯苓　半夏　金斛　生姜

钮吉安州，三十五岁　女科肝病最多，产后必病及八脉。即如少腹聚瘕，瘕气攻心下必呕吐。逆上则咽喉闭塞，经水年半不来，越日必有寒热。凡下焦血病为多，瘕属气结，癥为血痹，病在冲脉、阴维、阳维脉中，混杂医药，焉得入奇经？

地鳖虫一两　延胡一两　山楂一两　桃仁五钱　蓬术五钱　金铃子五钱　麝香三钱

共为末，用青鳖甲五六两，去衣捣碎。用无灰酒煮汁一杯，和前药末为丸。每服二钱，益母草汤送下。

钮荡口，廿四岁　六年前产儿，自乳年馀，乳汁涸。病起延绵至今，食少如饥，仍不加餐。经水不调，色黑微痛。盖病根全在乳尽亡血，形瘦，火升失血，劳怯阴伤。

人参　阿胶　白芍　细生地　炙甘草　桂枝

庚四十九岁　瘕结阴络，络病善胀，自古及今，无硝黄攻伤其阴之理。腹胀忌咸，谓水寒逆犯脾阳。此胀误在频频攻荡，阴亡液损，二便不通。《内经》谓：食酸令人癃闭。医药言食酸忌咸，乃目不知书。

桑叶　柏子仁　松子仁　黑芝麻　青果汁丸。

吴枫桥，廿五岁　药气味杂乱恶劣，胃口久受其苦伤，致食即呕吐，非反胃也。穷其起病根由，原系心境愁肠，气热内蕴，血液日干。若此年岁，久不孕育。多

以见病治病未着，未适调经理偏之旨。今入冬小雪，从液亏不主恋阳，预诊春木萌动，转焉发病之机。

阿胶　人参　生地　杜仲　茯神　天冬　杞子　桂圆肉　桑寄生　大麻仁

另用乌骨鸡一具，去毛血头翅足肚杂，漂洁。用淡水加无灰酒一碗，米醋一杯许，煮烂沥去肉骨，取汁捣丸。

朱八圻，十六岁　女子十四而天癸至，以禀质为阴。二七少阳生动，阴体以阳为用也。父母有病而生，属乎先天。即良医妙药，弗能疗疾，如苗禾秀而不实，树果将成自坠耳。庸人不识其故，徒以清热治嗽，坐困胃口而致凶者屡屡。

生白藕　桑寄生　清阿胶　天冬　云茯神　甘州枸杞子　桂圆肉　大元生地

曹长善浜，廿二岁　产后寒入胞门，经水逾期不爽，少腹瘕形渐大，面色清㿠肉瘦。自上秋产蓐瘕起，今夏诊二次，议以瘕属气结，用《大全方》葱白丸及乌骨鸡煎丸温通冲、任脉，令气血自和。两方不效，是下元虚冷，再攻必变胀矣。

人参　云茯苓　交桂心　生蕲艾　当归身　鹿角玄霜　小茴香　生香附

袁四十五岁　平日郁气化火，久则深藏入阴。三时温暑湿热，异气有触，伏热内应而动。是气滞为胀，湿郁为泻，热移于下，湿腐侵肌。凡湿与热皆气分病，既久蔓延，延及血分。自深秋经逾旬日，越两月不来，而消渴形寒，足胫跗骨中热灼燥痒。大凡风热淫于内，必以甘寒，乃和梨汁、蔗浆之属，益胃阴制伏肝阳内风之动，正合《内经》和阳益阴，肝胃忌刚之旨。

日间服桑麻丸，用青果汁丸。夜服梨汁、蔗浆熬膏。

汪廿八岁　视色究脉，损在奇经诸脉，晨起瘕泄，交晡夜溺淋痛楚，任、督为阴

阳二海，脂液枯竭，由阴损损及乎阳，引导令其渐交，非时下可以速功。

人参　鹿茸　舶茴香　龟板心　生菟丝子粉　归身

用生羊肾十二枚，去脂蒸烂捣丸。另煎漂淡鲍鱼汤，送三钱。

周　情志易生嗔怒，肝胆木火上攻胃脘，心悸忽嘈，手抚动跃。夫动皆阳化，沉香、肉桂辛热，肝有催扦恶燥之累[1]，非入理也。

柏子仁　归须　桃仁　大麻仁　南楂肉

周四十一岁　两三月经水不来，少腹痛胀下坠。寒疝属虚，当予金匮当归羊肉生姜汤。

张刘真巷，三十七岁　上年五个月已小产二次，再加冬季伏侍病人劳乏。产虚在阴，劳伤在阳。咳嗽吐粘浊沫，咳逆上气，必呕食。凡食入胃传肠，此咳是下虚不纳，气冲涌水上泛，奈何庸医都以消痰清肺寒凉，不明伤损阴中之阳，必致胃倒败坏。

桂苓甘味汤。

顾松江，三十三岁　形似壮而肌肉松软，脉小促，按之无力。问壮年未有生育，明明肾虚，真气不摄。血随气升而溢，龙火熏蒸为咳，先议用：

熟地　萸肉　山药　丹皮　茯苓　泽泻　牛膝　五味

范廿五岁　惊恐悲哀，伤于情怀，内因络病，当以血药宣润，不必苦辛气燥。

炒桃仁　黑芝麻　归须　柏子仁　苏子　冬桑叶

周东汇，廿一岁　此情怀多嗔，郁热自

---

① 肝有催扦恶燥之累：肝有受（温药）催残干犯而恶燥之累。催，催残。扦，干犯。此言肝火上攻，误用沉香、肉桂等湿燥之药，有伤肝耗液之累。

内生，经来愆期，心嘈辣，腹中痛，干咳忽呛，皆肝胃气热上冲，久则失血经阻，最宜预虑。

小黑穞豆皮　细生地　清阿胶　生白芍　云茯神　漂淡天门冬

巴西沿塘，三十四岁　十年前产育，即经候不和，带下，腰椎痠垂，少腹刺痛。损伤奇脉，已非一所。凡先伤于阴，例取温柔，佐以凉肝，合乎通补，谓经水必循日月耳。

丁廿五岁　蓐劳自春入秋，肌肉消，色萎黄，外加微寒，心腹最热。脏阴损不肯复，气攻络中，腹有痕形，血空气聚，非有物积聚也。

人参　煨木香　茯苓　生菟丝子粉　炒小茴　炒当归

邱钟由吉巷，廿八岁　凡交三月胎殒，是足厥阴肝阴内怯，热入于阴。冲脉胎形渐长，任脉不司担任而坠，见症脊椎尻垂，腰痠痿弱，肾肝奇经虚不摄固，议孙真人方。

桑寄生　清阿胶　生白芍　细生地　蕲艾炭　条黄芩　砂仁末　当归身

尤神仙庙前，四十三岁　漏经四十馀日，色瘀腐成块。病中动怒，遂胸膈胀闷且痛，少腹胀满，瘀下稍宽。医治漏血，投地、芍、归、胶，下焦未沾其益，脘膈先受其滞，宗经议先理其上。

生香附汁　南楂　苏梗　生麦芽　桃仁　延胡

徐三十五岁　少壮从不孕育，冲、任脉中久虚。六七年少腹有形，日渐坚大，口食寒凉泄泻，是下焦阳衰，冷浊气聚成痕。庸医希图宽胀，久服平肝破气，气愈损，坚胀愈加。

炒枯肾气汤。

袁同里　经年累月宿恙，全是郁悖内因。五志中之阳气有升无降，故得泄泻反爽，背椎必捶摩而胀减。盖脏阴之热鼓动，经腑中气皆逆行上巅。春间经漏，议进滋清补方，亦从权随时令也。暑伏已过，肃降未至，以顺天之气，应乎人身推求。

川黄连　广藿香　生麦芽　茯苓皮　蓬术汁　胡黄连　泽泻　南楂　丹皮

居胥门，六十岁　女人多产，奇经八脉诸络患病，五液走泄殆尽而枯。年已六十，反患淋漏带下，大便日见枯涩，少腹形膨膜胀，血液难生，气散不收，日服炒枯肾气汤一剂。

徐白马头，十八岁　非但经水不来，食下脘中即痛，是肝胆气热逆乘，致胃气亦逆。问大便渐溏，木侮土位，且形瘦内热，凡理气多属辛燥，明理，欲治病先理体质之宜忌。

白芍　炙甘草　新会皮　生谷芽　炒焦丹皮　炒桃仁　茯苓　楂肉　生香附　蓬术

方长浜，三十岁　络脉少血，气聚形象，升降而动。起居如惊，趼踵乏力登高。久已未育，乃下焦肝肾虚损，累及八脉。

紫石英　巴戟肉　归身　鹿角胶　白石英　淡苁蓉　枸杞子　杜仲

羊肉肾丸。

叶　自五月间生产，将交白露，日泻五六次。每泻必先痛，形寒战栗，气冲入脘欲呕，脉来右濡，下坠入尺。以冷湿夹阴浊，致阻遏阳气流行。法当辛温，宣通阳痹。

炒黑川椒　煨广木香　天台乌药　川楝子　生益智仁　生香附

沈桐泾桥，四十五岁　经漏已三年，淋漓带下黄白。视色脉不受温暖，固下汤散力量难以直达冲任，古《局方》中有震灵丹，每早服六十粒，是固奇脉药，可使其缓。欲求全愈，非大剂人参不可。

包十八岁　经阻三月，咳嗽失血，交夜蒸蒸身热，脉来左搏而促，是阳气烦蒸，致逆诸络，血液不得汇集冲脉。秋深经水不来，必加寒热瘦削，称干血劳矣。

生鳖甲　全当归　生白芍　粉丹皮　原生地　茺蔚子　南楂肉　生麦芽

仰三十岁　产后自乳三年，肉消夜热，咳嗽蓐劳，皆产伤真阴，阴虚生热。络中无血，气入络，变化有形，为气聚之瘕。医攻瘕则谬，理嗽亦非。以下损之伤，在肝肾、奇经之虚。肺药寒凉，望其止嗽，嗽必不效，胃伤经阻则凶。

炙甘草汤。

冯十四岁　室女经初至，必是畏热。因热受凉，致冲、任伤，遂经漏不已。血色凝紫，腹中仍痛，是从前经至失调所致。和血脉之中必佐阴中之阳，勿腻滞者。问痛得按姑缓，属虚。

当归身　炒小茴香　甘枸杞　真沙苑　人参　鹿角霜　交桂心　紫石英

陈廿九岁　产后二年，经水不转，呕涎沫，不饥，喜酸味。肝阴久虚，伤损在下焦，阳气逆乘，头巅晕痛，议用酸甘化阴和阳。

原生地　白芍　乌梅肉　大麻仁　炙甘草　炒焦枸杞　漂淡天门冬

蔡四十四岁　上年产后致损，所见皆由肝肾阴虚，忌予燥热。见崩漏虚热，胕肿寒热，不必缕缕。

清阿胶　云茯神　细生地　生白芍　粗桂枝木　炙甘草

方五泾庙前，二十六岁　死胎至旬日乃下，必有尸秽浊气留着冲、任脉中，至今黄白淋带，病人说腰已下冰冷，大便久溏，产后刚药难用，用朱南阳方法。

猳鼠粪汤。

俞申卫前，五十岁　任、督失担任督摄之司，脂液暗消不禁，八味丸可以常服，再议固奇脉方法以佐之。

鹿茸　补骨脂　人参　生菟丝　覆盆子　锁阳

顾廿二岁　产后形肉日瘦，经水逾期，此属内损。问经来无痛，与方书气滞经迟迥异，养肝调冲任可矣。

乌骨雄鸡　原生地　枸杞子　白芍　桂圆肉　当归身　紫丹参　柏子仁　云茯苓

朱徐家湖头，三十五岁　操家劳烦，过动内起之热，皆情怀中来。热灼血伤，经水愆期，食少干呛，难用通经峻克。居家安闲，不致骤成劳损。

资生丸。

闵　既产已过十年不孕育。经将至，周身脉络牵掣。腹中不和，若用力劳瘁，即起寒热，乃经后劳乏，奇经益损。当安逸一年，络血宁，八脉自苏。愚人遍尝药汤，不知养病大旨。损不能复，劳怯莫救。

鹿角霜　枸杞子　小茴香　当归　沙苑蒺藜　南楂肉　茯苓　香附

邱钟由吉巷，四十七岁　十年前小产血崩，损伤未复，家政操持，形神俱不获安养。上年夏秋漏带，久矣淋漓，不但肝肾脂液先竭，奇经与诸络无血存蓄。气冲犯上，气攻聚络。为胃脘刺痛，胁肋高突。更推下焦寒冷。腰围如带拘缚，两足麻木，跌地痿软，二便塞窒不爽，五液枯槁，至阳不交于阴，有关性命大症。病人说一年尝药，从未见效，更有医见痛用沉香者。凡血枯液涸，香燥大忌，姜桂燥烈，亦非亡血所宜，姑以血肉参入人参。若春和温煦，草木藉以资生。血有形难生，益气，无形以充有形耳。

人参　当归身小茴拌炒拣去　羊内肾　肉苁蓉　枸杞子　真沙苑　黑芝麻

钱廿四岁　上秋产蓐，自乳伤血。夏

热泄气,一阴不复。入秋咳嗽,震动失血,饮食不少,经年不致凶。既已断乳,必在冬前经转可卜①,春深不致反复。

茯神　炒白芍　钩藤　炒楂　炒麦芽　焦丹皮　新会皮

伍蔚门,廿二岁　上年秋冬,经漏带淋。初用震灵丹,继进参茸升阳佐温摄而安。自夏五月咳嗽,已至秋分,咳甚必呕,腰脊如坠。问经闭已两月,显然下虚冲气。天明欲便,乃瘕泄之渐。

附:都气丸三钱

陆蔚门,廿五岁　未嫁有喉痹,上热下寒,由情志郁悖之热上灼,有升不降者。情志无怡悦之念,遣嫁宜速,医药无用。

川贝　夏枯草　连翘心　钩藤　江西神曲　茯苓

张三十九岁　半产是下焦先虚,血少内风鼓动,眩晕,腰椎不和。胃弱恶心,勿以温燥。

茯神　阿胶　川斛　天冬　生地　女贞子　枸杞子　菊花炭

杜　少腹气冲胃脘,每痛呕恶,吐粘涎。三年频发,少腹已结瘕形,月事迟。肝胃病始伤及冲脉,病是嗔忿而得。治法不越调经,俾气血流行。不致逆攻犯络。《内经》论痛,皆曰络病。医药不入络脉,乃无效矣。

南楂肉　小茴香　延胡索醋炒　蓬莪术　川椒　金铃子　生香附　云茯苓　青葱管

赵杨安浜,十九岁　惊恐起病,遇怒而发。肝厥乃阳气暴升,痰随气火上举,神识乃迷。近加小产后,必须养肝阴佐入凉肝。

原生地　茯神　清阿胶　天冬　柏子仁　白芍　人中白　紫丹参

王　脉虚数,倏寒热,口渴思饮,营卫失和,阳明津损。初因必夹温邪,不受

姜、桂辛温。有年衰体,宜保胃口,攻伐非养老汤液也。

沙参　花粉　玉竹　甘草　桑叶　甜杏仁　元米

陈　脘中宿病,痛发呕吐黑水,五六日方止,诊脉左大而弦。肝木犯胃,浊气厥逆。大便数日不通。久病必在血络,久郁必从热化。用苦辛泄降,少佐通瘀。

川连　金铃子　山栀　元胡　半夏　橘红　桃仁

陆　春阳萌动,气火暗袭经络,痛在板胸左右胁肋。皆血络空旷,气攻如痞胀之形,其实无物。热起左小指无名指间,手厥阴脉直到劳宫矣。养血难进滋腻,破气热燥非宜,议以辛甘润剂濡之。

柏子仁　桃仁　桂圆　茯神　山栀　橘红

顾　左耳窍汨汨有声,左胁冲脉冲起欲胀,肝脏血络大虚,气偏乘络,络空为胀。当年痛发,用归脾最安,但芪、术呆守中上,似与气升膜胀相左。有年奇脉已空,以宣通补液,使奇脉流行,虚胀可缓。

杞子　归身　柏子仁　桃仁　桂圆　鹿角霜　小茴香　香附　茯苓

吴　肝血久空,阳明胃脉亦虚,肌肉肤胀,气聚热流著,自觉热炽,不可作实热治。通经脉之壅,仍佐和血熄风,使内风稍宁,望其稍逸。

杞子　白蒺藜　虎骨　牛膝　天冬　生地　归身　柏子仁

周　情怀动则生热,是五志气火上灼心营肺卫,腭痛鼻渊,咽中似窄,只宜甘药濡养,莫见热而投寒。

人参　麦冬　川贝　柏子仁　茯神　甘草

────

① 可卜:可以预测。卜,预测

朱　大队阴药佐以人参，诚为阴分益气之法。服之热疿累累而起，恶露缓缓而下。扶正却邪，并行不悖。今谷食已安，谅无反复，然难成易亏之阴，须安养可望图成。倘加情志感触，轻则奇经淋带，重则髓枯内损。

苏　老年阳气日微，浊阴自下上干，由少腹痛胀及于胃脘，渐妨饮食，痞散成鼓矣。法当适阳以驱浊阴，倘昧此旨，徒以豆蔻、沉香破泄，耗其真气，斯胀满立至。

熟附子　生干姜。

水煎，滤茶盏内七分，调入生猪胆汁一枚，以极苦为度。

王　胃弱不食，脾虚便溏，由脏气单薄，腑阳遂失流行。结痂之际，当进清凉宣解，乃论其常也。凡重痘得自愈者，正气收纳，邪热外泄，一定之理。今乃体虚邪未尽解之症，犹非纯补纯攻。

人参　焦术　茯苓　白芍　川连　楂肉　广皮　泽泻　米仁

陈　四十八岁　遇烦劳，必脘中气窒噎痛。

望五年岁，不宜有此。

桂枝栝蒌薤白汤。

吕　北濠，廿八岁　暑邪先受，饮瓜汁水寒，胃口再为冷湿凝着。此症是脾胃病，舌白背寒，从里症治。

杏仁　荜拨　广皮　厚朴　草果　白蔻仁　桔梗　枳壳

叶天士晚年方案真本终

跋

　　叶氏《临证指南》一书，风行海内，操轩岐术者恒家置一编。说者谓中多赝鼎①，命意立方间有可议，实非当时之定本也。曩②从贝师游，有叶先生手写方数页，治法入神妙，字迹亦苍劲及古。闻先生家别有存本相承，洎六世③，不以示人，乃真洄溪所评定者。咸丰初，粤逆扰吴下④，其家中落⑤，货大书籯于市⑥，故纸充塞，检之则是书在焉。振家以厚币易归，如获波斯鸿宝⑦，只身窜海上⑧，抱书以行，人或讥诮之，不顾也。今忽忽⑨垂三十年，振家亦老矣，脱终失坠⑩，岂非先生之罪人欤? 先生元孙讷人，曾刻《医案存真》，而此书未尽刊入，藏为家秘，爰⑪属及门诸子详加校订，以公斯世。先生之真传不泯，亦振家之幸，振家尝叩先生之书而讨论之，偶有所得，附赘于上，聊以醒读者之目。先生达于医，著述不多见，晚年求医者，户限欲穿⑫，鲜著书暇，其《温热论》数则，赴证洞庭山，与门人成于舟中者，饮无所得。

光绪十四年戊子仲冬吴县后学张振家跋

① 赝鼎：伪托。
② 曩：从前。
③ 洎六世：至六代。洎，到；及；至。
④ 吴下：泛指吴地。下：用于名词后表示处所。
⑤ 中落：中途没落。
⑥ 货大书籯于市：其意为：在市场上出售用大竹器盛装的书。货，出售。籯，竹编盛器。
⑦ 波斯鸿宝：海外珍宝。波斯，古称安息，今之伊朗。古亦泛指海外出产宝贝的地方。鸿宝，大宝。
⑧ 窜海上：迁移上海。窜，更改。此言迁居。海上，此言上海。
⑨ 忽忽：疾速貌。
⑩ 脱终失坠：万一丧失。脱，副词，假使；万一。失坠，亦作"失队"，丧失。
⑪ 爰：助词，无义。
⑫ 户限欲穿：门坎几乎被踩破，形容进出的人多。户限，门栏。欲穿，几乎被踩被。欲，将要。

眉寿堂方案选存

清　吴县　　　　叶天士
　吴县　郭维浚闻升纂

眉寿堂方案选存卷上

清　吴县　　　　叶天士
吴县　郭维浚闻升纂

春　温

温邪有升无降，经肺气机交逆，营卫失其常度为寒热。胃津日耗，渴饮不饥。阳气独行，则头痛面赤。是皆冬春骤暖，天地失藏，人身应之，患此者最多。考古人温病忌表散，误投即谓邪热逆传心包，最怕神昏谵语。治法以辛甘凉泄肺胃，盖伤寒入足经，温邪入手经也。土润则肺降，不致膹郁，胃热下移，知饥渴解矣。

嫩青竹叶　白糖炒石膏　杏仁　甘蔗汁　经霜桑叶　麦门冬　生甘草

劳倦嗔怒是七情内伤，而温邪感触，气从口鼻直走膜原①中道。盖伤寒阳证，邪是太阳次第传及，至于春温夏热，鼻受气则肺受病。口入之气，竟由脘中②，所以原有手经见症，不比伤寒足六经病也。其原不同，治法亦异。仲景论温邪不可发汗，汗则劫津伤阳，身必灼热，一逆尚引日，再逆促命期。又云：鼻息鼾，语言难出，剧则惊痫瘈疭。无非重劫阴阳而然。今病发热，原不似太阳客邪见证，所投羌防辛温表汗之误，即为逆矣。上窍不纳，下窍不出，亦属常事，必以攻下稀水泄热，殊不知强汗劫津而阳伤，妄下劫液而伤阴矣。顷诊③脉两手如搐而战，舌干燥而无津，齿前板干，目欲瞑，口欲开。周

身灯照，而淡晦斑红，隐隐跃跃。几日来时有呃逆，因胃乏谷气而中空，肝阳冲突，上冒肆虐耳。为今反正，先与糜粥，使胃中得濡，厥阳不致上冒，而神昏之累可已。进药之理，甘温可以生津除热，即斑疹亦不足虑也。观仲景论中，邪少虚多，阴液阳津并涸者，复脉汤主之。谨仿此意。

人参　生地　炙甘草　麦冬　阿胶
白芍

冬月热伏于里，春令风温入肺，引动旧时伏热，营卫流行，邪干怫郁④遂致寒热。四十日来，形神瘦削，入夜着枕便躁。经云：不得卧，卧则喘烦，乃肺气之逆也。幼稚阳常有余，阴常不足，故昼轻夜重耳，病名风温。手太阴肺，属上焦至高之所，若清痰消食，若苦寒通便方药，皆徒攻肠胃，焉能恰当至理？倘气闭窍塞，慢惊亦是久延致危，万难调理。久而失治，肺津日枯，气失清降，又属肺胀喘促。议孙真人苇茎汤，宣通气血，以驱伏

---

① 膜原：即募原。
② 竟由脘中：直接归于脘中。竟，直接；一直。由，归属。
③ 顷诊：就诊时检楂。顷，短时间，引申为刚才或不久前，此处指"就诊的时候"。诊，检楂。
④ 怫郁：原本作"拂郁"，"拂"与"怫"义不通，据文义改。怫郁，愤懑，心情不舒畅。

邪之意。

心营肺卫，为温邪留伏。气血流行，与邪相遇搏激，遂有寒热如疟之状。今形神主羸瘦，久延经月，速则恐其成惊，再延恐致儿劳。多进苦药消克，胃口又虑败倒。急清气热以通营卫，使温邪无容留之地，寒热可冀其止。至于痰嗽，必得胃口充旺，而肺金自全，要非药饵强劫之谓。

轻剂桂枝白虎汤。

稚年阳亢阴虚，温邪深入不解，留伏营卫之中，昼夜气行，遇邪则热，如疟同义。先议清气分，兼通营卫一法。

川桂枝　知母　生甘草　生石膏　麦冬　白风米

清气热，通营卫，果得咳热皆缓。前论温邪犯肺是矣。但稚年易实易虚，寒暄食物之调，最宜谨慎，勿致反复为上。

鲜地骨皮　大沙参　生甘草　嘉定天花粉　炒川贝　金银花

风温不解，早凉晚热，舌绛口渴，热邪未清，阴液衰也，胃汁耗则不知饥。宜生津和阳以苏胃。

淡黄芩　乌梅　青蒿　生白芍　橘红　鳖甲

温邪内伏，潮热自利。暮甚于昼者，稚年阴气浅也。仲景于暮春瘟病，内应肝胆例，黄芩汤为主。

黄芩　杏仁　淡竹叶　白芍　甘草　木通

温邪深入，咽阻，心中热闷，自利，三焦咸病，恐热极欲厥。

淡黄芩　川连　杏仁　生白芍　乌梅　淡竹叶

风温入肺，肺气失降，郁蒸热聚，咳痰，卧不安静。高年积劳之体，最宜甘寒清燥，所谓风温得润而解。

桑叶　甜杏仁　麦冬　蔗梨汁　沙参　玉竹　竹叶

左大空搏，阳不潜伏，咳吐涎。

陈阿胶　炒麦冬　生白芍　鸡子黄　生地炭　炙甘草

脉大咽干，痰多咳频，食下腹闷，此风温日久，劳倦内热，津伤液燥。

冬桑叶　甜杏仁　麦门冬　蔗浆　大沙参　玉竹　生甘草　梨汁

风温入肺，咳嗽，脉坚搏，夜卧汗出。阴分先亏，最多失血。大忌发散苦辛，从温邪当甘润而解。

桑叶　甜杏仁　炒麦冬　白沙参　玉竹　生甘草

元米汤煎。

风温不解，肺气不利，寒热汗出。吐血，更有恼怒肝逆。内外两因之症，为左右立法。

芦根汁　杏仁　丹皮　黑栀皮　生米仁　郁金　钩藤　瓜蒌仁

肺痹[①]，脘中及腹痛，自利清谷，是风温邪热相搏，诸气失于宣降，拟进开手太阴法，以滋气化，得小便利可安。

芦根汁　桑叶　瓜蒌皮　枯芩　杏仁　桔梗　郁金汁　橘红

风温入肺，肺郁失降，气窒上焦清空之地。发散则犯温邪劫津，故口渴气逆不已，腹痛而呕，胃络受伤耳。

桑叶　杏仁　蔓荆子　象贝　马勃　牛蒡子

面浮咽痛，温邪未解，轻剂苦辛泄降。

桑叶　大沙参　通草　连翘　大力子　滑石

温邪上混，头痛气喘，治在手太阴肺。酒客痰热素盛，苦降为宜。

杏仁　花粉　连翘　枳实汁　橘红　黄芩　白芍　郁金汁

———————

① 肺痹：原作"肺脾"，误，据医理改。

风温入手太阴，气郁热聚，喘逆口渴，营卫失和，周身掣痛。脉右搏，防失血。

桑叶　杏仁　生米仁　苏梗　栀皮　郁金

风温不解，顿嗽呕吐，宜淡渗以利热清胃。

芦根　杏仁　滑石　米仁　桑叶　通草

风温阳逆呕噫。

枇杷叶　白杏仁　金石斛　桑叶　大沙参　茯苓

外寒内热，温邪气逆为呕。

嫩苏梗　杏仁　黄芩　冬桑叶　橘红　厚朴

温邪呕逆。

淡黄芩　竹茹　半夏曲　川石斛　郁金　钩藤　茯苓　广皮白

风温轻恙，误汗表疏，形寒自汗。先进建中法以和营卫，继当以参苓补剂，则表里平和可安。昨进建中法，因表气不固，形寒汗泄，主乎护阳理营。今继进金匮麦冬汤，以苏津液，得胃阴稍振，然后商进峻补，庶为合宜，不致偏胜之弊。

炒麦冬　生甘草　甜梨浆　北沙参　生白芍　甘蔗汁

久嗽失音，岁暮用参芪益气得效。春令风温，燥熏其汗，亦如火劫逼阳同例。但仲景救逆，在太阳少阴。此证气泄肺伤互异，从风温汗出不解，葳蕤汤主之。

咳嗽二年，形瘦减谷。冬季喉垂渐痛，已见水亏，阳气不藏。春月气升日盛，皆阴乏上承，阳结于上，为喉痹矣。近日寒热，风温客气，脉小数，为阴伤，忌用辛散。

桑叶　玉竹　川贝母　大沙参　麦冬　生甘草

背寒复热，发于晡时，暮夜寐多惊惕，食入欲呕。此肝阴久虚，阳独上炽。风温乃是客气，多延渐为本虚矣。

泡淡黄芩　生牡蛎　乌梅肉　生白芍　桂枝木　大枣

又：人参　炒阿胶　煅牡蛎　茯神　炒白芍　炒乌梅

冬月温邪内伏，入春寒热咳嗽，身痛渐汗乃解，与温疟同法。

桂枝白虎汤。

风温如疟烦倦，乃内热水亏。

犀角地黄汤加知母、泽泻。

风温上受，气郁热生，咽痛嗽频，震动痰血。以清肃上焦，薄味调理。

桑叶　花粉　大力子　杏仁　大沙参　射干　连翘仁　象贝

风温上郁，是冷暖侵肺使然。轻剂清解，忌发散。

杏仁　黑栀皮　瓜蒌皮　象贝　桑叶　嫩苏梗　郁金汁

气逆痰升，呼吸不爽，仍宜清解。

杏仁　象贝　白沙参　滑石　桑叶　橘皮　郁金汁　紫菀

风温郁热上升，支饮亦令上泛，渴烦咳涎。下虚上实，仍宜轻剂清理。

桂枝木　茯苓　白芍　石膏　米仁　甘草

又：小青龙汤去麻、辛、半、甘，加石膏。

面赤足冷，脉沉弦细，吸短有声，昏昏欲寐，下焦淋带不断。此下虚不摄，饮浊上泛，咳无止期。从来饮家咳逆，当治其饮。仲景谓饮家短气倚息。以外饮属脾，用苓桂术甘，理脾阳以运行；内饮属肾，进肾气以收摄固纳。仿此为法。

肾气丸，淡盐汤送下。

又：熟地炭　茯苓　淡苁蓉　五味子　白芍　胡桃肉

左坚数甚，舌暗不言，得饮渐呛渐

呃。此温邪内伏，少阴水亏液燥，热气上冒，乃中厥之象。老年最怕面赤神昏，为衰脱耳。

生地　知母　炒远志　梨汁　天冬　川石斛　石菖蒲　蔗汁

久虚劳损，几年不复。当春深阳气发泄，温邪乘虚入阴，寒热汗出，不纳谷食，脘中痞闷不舒，胃乏气运，侧眠咳痰。病势险笃，恐难万全。

人参　覆花　木瓜　茯苓　赭石　炒粳米

此因惊忧内伤肝脏，邪热乘虚内陷，直走厥阴，消渴渐呕，汗大泄，胸腹胀。此第论证端，都属在里，半月以外之病。左脉坚搏如刃，耳聋昏躁不静，岂是脉证相合？议以镇逆一法，冀其神清勿躁，不致厥脱。

生牡蛎　生白芍　桂枝木　生龙骨　乌梅肉

阳亢阴虚，烦躁妄言无寐。苟非镇静，焉得神清。议乙癸同治，熄内风，和阳扰为近理。

水制熟地　茯苓　生白芍　磁石　泽泻　山药　丹皮　辰砂

多言原从热治，诊脉小数，又当元气大泄之余，故壮水制阳，王道成法。若但说实火，纯以苦降，必致变症蜂起。试论食粥后，原有片时安静，岂非水谷镇胃，虚阳不致扰动，焉得纯以实火治。以阴阳偏胜为理，不致败坏。

天冬　川黄连　生地　女贞　茯神　鸡子黄　阿胶　白芍

左三部动数倍右，阳扰不和恋，定是阴中之火，所以粥食镇胃稍安。且善饥欲食，即《内经》阳亢为消之验。治法总在足三阴，勿参入乱药为正。质重益阴，佐以介类潜藏立法。

熟地　龟甲　萸肉　白芍　茯神　鳖甲　女贞　炙草

鼻煤唇裂舌腐。频与芩连，热不肯已，此病轻药重，致流行之气结闭不行，郁遏不通，其热愈甚。上则不嗜饮纳食，小便虽利，便必管痛。三焦皆闭，神昏痉厥有诸矣。

竹叶　杏仁　川贝母　连翘　射干　鲜石菖蒲汁

自停狠药，日有向愈之机。胃困则痞闷不欲食，今虽未加餐，已知甘美，皆醒之渐也。童真无下虚之理，溲溺欲出，尿管必痛，良由肺津胃汁因苦辛燥烈气味劫夺枯槁，无以运行。若必以分利为治，所谓泉源既竭，当滋其化源。九窍不和，都属胃病也。

甜杏仁　蔗汁　麦冬　梨汁

初春暴冷，暖覆卧床，渐渐失音，久则咽喉皆痛，痰沫上泛，纳食照常，已非虚象，致内为热迫，外为寒郁。

越婢加半夏汤。

温邪形寒痰嗽，脉形细小。少阴本气素弱，治邪宜以轻药，勿得动下。

苏梗　桑叶　沙参　杏仁　玉竹　橘红

温邪烁阴，寒热渴饮，不汗出。

玉女煎去麦冬，加竹叶、灯心。

时疠湿温

疫邪三焦兼受，营卫失度，体虚防厥。

犀角　连翘　川贝母　元参　银花　鲜菖蒲

舌白灰刺，肢痉牵厥，神识少慧如寐，嘿嘿呓语。秽邪欲闭宜开，久延胃气已乏，辟秽须轻，辅以养胃。

人参　半夏　鲜菖蒲根汁　粳米　麦冬

口鼻吸入秽浊，着于膜府。不饥呕逆，中焦病也。宣通浊痹为正法，忌清凉发散。

杏仁　草果仁　槟榔　藿香　蔻仁　制半夏　厚朴　姜汁

鼻煤舌缩，耳聋神呆，环口裂血，津液被劫，必渐昏昧，邪已入络，所谓内闭外脱。

犀角尖　元参　银花露　鲜生地　连翘　石菖蒲

又化服至宝丹

秽浊闭塞胸膈，神迷昏厥，速速开窍。

牛黄丸。

热蕴三焦，烦渴不寐，遍体赤斑，两脉搏数。

犀角尖　生地　连翘　金银花　羚羊角　元参　花粉　菖蒲根

营虚斑伏不透，咽痛呕恶，议金匮升麻鳖甲汤。

升麻一钱　归身二钱　川椒三分　鳖甲四钱　赤芍一钱

热久阴伤，津液不承，咳呛，舌红罩黑，不饥不食，肌肤甲错，渴饮不休，当滋胃汁以供肺，惟甘寒为宜。

麦冬　桑叶　蔗汁　花粉　梨汁

久郁内伤，着于时令之湿热。舌焦黄，头痛汗出腰痛，乃内外两因之病，最防昏厥。

羚羊角　黑栀皮　黄芩　石菖蒲　连翘仁　郁金

秽浊热气，蔽塞神昏，舌黄呃逆。势甚险笃，先用万氏清心牛黄丸一服。

时气兼劳倦悒郁①，舌黄，气促身痛，当以内伤为重，禁风药。

杏仁　瓜蒌皮　黑栀　桔梗　枳实　滑石

温邪入里，昏昏似寐，并不大热渴饮，必夹湿气，故身痛耳聋。当宣通其里，莫以发散消导，大犯湿温劫津之戒。

杏仁　栀皮　香豉　连翘　郁金　淡芩

风温湿热，状如疟症。神昏妄言烦渴，已非表病。木防己汤主之。

木防己　黑栀　土萎皮　石膏　连翘　杏仁

脉右大，舌黄不渴，呕吐粘痰，神躁，语言不清，身热不除。此劳倦内伤，更感温邪，须防变痉。

厚朴　广皮　六一散　石菖蒲根汁　白蔻仁　茯苓　淡竹叶

此湿温也，湿着关节为痛。湿阻气隧为痞闷，湿留肠胃为下利，湿蒸则里热如火，是以畏见日光。积劳阳气大伤，肠风营阴耗泄。体虚而兼六淫之邪，颇为重症。大旨以和阳明、厥阴为主。

枯黄芩　川楝皮　制半夏　广皮白　生白芍　乌梅肉　茯苓　川黄柏

湿邪骨骱发红瘰，胸聚浊痰，消浊未已，用木防己汤。

木防己　杏仁　生米仁通草五钱，煎汤代水　生石膏　滑石　寒水石

暑

三气交蒸，暑邪无不夹湿，湿病俱以入暑门。

本系劳倦气虚之体，当此暴热，热从口鼻受，竟走中道。经云：气虚身热，得之伤暑。暑热蒸迫，津液日槁。阳升不寐，喘促舌干，齿前板燥，刻欲昏冒矣。甘寒生津益气，一定之理。

人参白虎汤加卷心竹叶、麦门冬。

---

① 悒郁：原作"挹郁"，误。"悒"、"挹"，义不相通。悒，忧愁不安。挹，"舀"、"拉"。后同。

烦渴耳聋，但热无寒，渐呕，胸腹痞胀。此暑热由口鼻入，三焦受浊，营卫不通，痞不成寐。日期半月，热深入阴，防其瘛疭发厥。

桂枝白虎汤。

暑风头胀口渴，身热呕痰，脉弦，防疟。

香薷　花粉　贝母　杏仁　苏梗　橘红

暑风未变成疟，欲呕，脘痹气喘，乃上焦受病。正气久虚，无发散消导，更通大便之理。此乃口鼻受气，与风寒停食不相侔者。

杏仁　花粉　黄芩　苏梗　白蔻　厚朴

暑邪在上，清空诸窍热疮，咳痰气促，肺热急清。

竹叶　杏仁　黄芩　连翘　川贝　郁金

潮热烦渴，欲得冷饮。暑燥津液，故发疹唇疮。不足尽其邪，理进清气热，通营卫。

桂枝白虎汤加麦冬。

热伤肺气，烦渴便秘，但暑病忌下，尚宜甘寒生津为主。

竹叶石膏汤去半夏，加玉竹。

气热劫津烦渴，安寐则减，此虚象也。况咳嗽百日，肺气大伤，此益气生津，谅不可少，勿以拘宿垢未下，致因循也。

人参　卷心竹叶　木瓜　麦冬　大麦仁

暑热由中而受，不可表散。

藿香梗　杏仁　黄芩　木瓜　丝瓜叶　蔻仁　橘红

暑热消烁胃汁，口渴不饥，以制木和胃。

醒头草①　生白芍　橘红　麦门冬

乌梅肉　半曲

脉右弦，中痞。暑邪入里，三焦俱病。况发汗后热不解，其病不在表可知矣。进苦胜于辛方法。

杏仁　金石斛　黄芩　花粉　桔梗　陈皮　草果

阴虚之体，遇夏气泄，元气受伤，神倦不耐烦劳。复因暑邪窃踞中宫，遂致胃不知饥，口不知味，或恶心，或嗳气，腹鸣渐痛。岂非病在中焦，久延三焦俱困。恐有疟、利之虞，宜安闲调摄，旬日可安，进温胆法。

竹茹　金石斛　木瓜　郁金　半曲　广皮　乌梅

暴热伤气，形均日减。汗泄则烦倦，气浮越面肿。夏月正在气泄，当治后天。仿东垣清暑益气法。

人参　五味　神曲　黄柏　煨葛根　麦冬　川连　麦芽　泽泻

久虚之体，客气易于乘袭。近因湿热秽气所触，中宫不和，升降失节，宜先进六和汤。

长夏脾胃主乎气候。暑湿气自口入，由膜原以入中宫，脾胃受困，正气已馁，勉进食物，不肯转运。气机呆钝，清浊失职，郁遏于中，少火皆为壮火。欲嗳不得，心中热，思冷饮，坐起头旋欲晕，形骸疲倦无力，皆壮火食气，内风掀旋之象。药饵效与不效在医，而平居调护功夫须自琢磨，冀免小愈病加之累，屡经反复，再无复元之日。古人因病损真，生气不来，最深虑及此。

人参　醋炒半夏　生白芍　郁金汁　川连　乌梅肉　枳实汁

头胀，脘闷渐痛，渴喜饮水，下咽则呕，烦热无寐，大便渐溏不爽。此暑热气

---

① 醒头草：佩兰的异名。

从口鼻而入，竟走三焦，清浊为阻，营卫不行，是以发散消导，毫无取效，徒令克烁胃汁，所以呕烦不已也。法宜苦降和阳方。

　　杏仁　黄芩　竹茹　花粉　枳实汁　橘红　蔻仁　半曲　郁金

　　暑热多日，深入血中，所以衄血，热泄身凉，顷诊脉弦左搏。连日呕逆，胃气受戕，而发散消食，都是劫耗胃汁之物，几日伤触，焉有霍起之理？意者变疟，或旬日不晓饥饿，竟有诸矣。

　　杏仁　竹茹　花粉　犀角　橘红　半曲　郁金汁　丹皮

　　又：犀角　生芍　条芩　生地　丹参　侧柏

　　热深日多，至于动血。血属阴象，主乎养胎。邪热乘袭，胎元难固，因此变症有诸，况呕家最能伤胎。今脘痞潮热为病证，徒攻病，置胎气于不理，非也。

　　川连　条芩　知母　乌梅　生芍　枳实汁

　　脉左数，下重。热入血中，恐胎难保。暮夜烦躁无寐，亦是阴伤。太仆所云：寒之不寒为无水，当益其阴。今日衄血又来，应减气辛耗散。仿苦寒佐以咸寒为治。

　　黄芩　川连　人中白　白芍　知母　元参

　　脉形细小搏数，舌刺肌燥，津液告涸。呕逆烦冤，食粥乃定，胃气已虚。虑有变证，清热安胎为主，更兼养胃。

　　川连　竹茹　知母　元参　麦冬　条芩

　　心中热，舌生刺。暮夜烦躁①觉热，呕逆触动少腹，一团热气炽甚。阴伤，胎元未能稳保。频频叮咛，主家视参如毒奈何？与王先生再议他法。

　　生地炭　天冬　知母　阿胶　川斛　茯神

　　少阴中暑，阴液已涸，舌痿形缩，齿板燥，烦躁多日。食瓜肠滞大下，此阴不主收摄矣。证属大危，难以图治，勉拟竹叶地黄汤。

　　生地炭　山药　白芍　麦冬　泽泻　茯苓　丹皮　竹叶

　　潮热耳聋汗出，神识昏冒，脉细数下垂入尺。壮年热病，脉形如是之衰，怕其昏厥在迩，以上实下虚故也。拟复脉汤法。

　　复脉汤去姜、桂，加蔗浆。

　　体瘦阴亏，暑热更劫津液，风阳上燔为厥。清神兼顾其阳，议用景岳玉女煎。

　　鲜生地　知母　竹叶心　生石膏　甘草　连翘仁

　　渴欲凉饮，秽浊热气内蒸，不知饥，不大便，不安寐。九窍不和，都是胃病，舌白恶心。病在膈上气分，用河间苦辛寒法。

　　石膏　知母　黑栀　姜汁　杏仁　半夏　厚朴

　　暑邪数日，发热后，左颐下肿，神烦无寐。拟进辛凉渐苦法。

　　连翘　苦丁茶　黑山栀　马勃　鲜荷叶　飞滑石

　　劳倦夹暑热不解，鼻煤，舌灰白，咳逆痰喘，潮热自汗，神识不清，语言错谬。此邪结在里，病属险途，拟万氏清心牛黄丸，以驱蕴伏之邪。冀其神气清，再商去其他病。上焦之病都属气，气窒则上下不通，而中宫遂胀。热病蒸灼，喉舌疳蚀，清气之中，必佐解毒。

　　连翘　金银花　马兜铃　水芦根　川贝　白金汁　川通草

　　连朝骤热，必有暑气内侵。头热目

────────
① 躁：原作"燥"，据医理改。

瞑，吸短神迷，此正虚邪留，清补两难，先与益元散三钱，用嫩竹心二钱，煎汤凉用。当服绿豆清汤代茶。

暑热吸受，先伤于上。初病咳逆，震动血络，暑热仍在。见血治血，已属不法，参入重剂，伤及无病之地。晡时头胀，潮热咳呕，邪在气分，当推上病治下之旨。

西瓜翠　白通草　六一散　白芦根　生薏仁

暑湿上入，气分先受，非风寒停滞，用发散消导者。治之不法，邪入血分矣。

犀角　竹叶　绿豆皮　连翘　花粉　益元散

暑入营络，吐痰血，以心营肺卫两清法。竹叶　生地　麦冬　连翘　元参　川贝

舌绛口渴，夜热神烦，大便不实，胸中痞闷。乃伏暑入里，非表散可解，进开心胞一法。

竹叶　犀角　细叶菖蒲　川连　元参　郁金

伏暑发热，经旬不解，暮夜神识不清，少腹胀痛，大便不通。秽浊蕴结，虑其内闭痉厥之患。

清心牛黄丸。

汗出神烦，晡时潮热，胃中痛至少腹。热邪凝结血分，恐瘀滞之变，进清血中之热。

鲜生地　丹参　山栀　银花露　丹皮　元参　郁金汁　白金汁

上现衄血，心痛殃①及小腹，昼静夜躁，常以寒栗，宛如热入血室。前云邪在血中阴分，已属显然。滋清血药，正在以搜剔伏邪耳。

鲜生地　犀角尖　元参　丹皮　金银花　生芍

小溲茎中痛，是余热未清，从下行也，进导赤散法。

细生地　知母　黑山栀　甘草梢　丹皮　麦冬　金银花　小木通

阴虚热伏，半月不解，舌绛唇紫，呼吸不利。溺短赤，便秘涩，此皆辛散苦药劫尽津液，况兼精浊下淋，热气已入至阴之界，岂区区清解为治者。

生地　麦冬　炙草　甘蔗汁　阿胶　鸡子黄　麻仁

暑风不解，身痛热，渴而呕，水结之象。

杏仁　橘红　花粉　豆蔻　藿香　半夏　厚朴　木瓜

未病先遗，阴气走泄。医投柴、葛、荆、防，再泄其阳，大汗淋漓，寒热愈甚。长夏暑热必兼湿气，足胫常冷。邪在中上二焦，恐阴弱内陷耳！是投剂解其暑湿热邪，务在轻小为稳。

丝瓜叶　杏仁　黄芩　花粉　连翘　郁金　豆蔻　橘白

劳倦伤阳，当风沐浴，卫外气泄疏豁。药以柴、葛再泄其阳，杂以消导，更耗其气。胃伤热迫，呕逆气冲，但夏热必兼湿邪，周身掣痛。法当酸苦安胃泄热，使厥阳稍平，即商辅正。

川黄连　枯黄芩　姜汁炒竹茹　炒乌梅　生白芍　郁金

冒暑伏热，引饮过多，脾胃深受寒湿，令人喘胀噫哕。水湿结聚，溺溲涩，便难。险笃之症，仿古人暑门方，大顺散主之。

杏仁　炮姜　肉桂　甘草

冒暑伏热，引饮过多，脾胃既受寒湿②，阳气郁遏，不主转旋，遂痞结欲

① 殃：原作"泱"，误。"殃"、"泱"义不相通。殃，祸害；损害。泱，深广；弘大。
② 寒湿：原作"寒温"，据医理改。

呕。古人以大顺散温中下气为治。

杏仁　炙甘草　茯苓　炒干姜　肉桂心　半夏

脉形略起，按之短涩。进温中下气，似乎闪烁欲动，知阳渐气结有形，非真食滞重着之物，愚见不用寒凉犯胃。以肥人之病，虑虚其阳，矧夏月阴气在里，里之有形，便是浊阴。《内经》论诸痛为寒内客，今暑热蒸迫，理无外寒，然口食凉茶瓜果，此水寒入脘，未能即化为热，素因脾胃气弱所致。津液不运，自有烦渴，再验舌色，未必定以实热。但以辛香开气之属，可以醒阳，可以宣浊，上下分布，病机自减。高明采取如何？

郁金汁　杏仁　半夏　白蔻仁　厚朴块茯苓

又：吴茱萸　炒半夏　槐枝木　金铃子　块茯苓

病减六七，胃中清气未旋，津液未肯分布，故口渴喜饮，岂是实火。常以梅饼苏胃生津，午后进四磨汤一次。

人参　乌药　桔梗　郁金

各磨汁，开水冲服。

年高体丰，暑湿为阴邪，肥人阳气不足，忽冷忽热，烦躁舌白，饮水不多，便溏溲数。此湿邪伤太阴脾土，阳气内郁，与邪相混，渐延昏痉呃逆之变。

生白术　半夏　茵陈　厚朴　橘红茯苓

暑必兼湿，湿郁生热，头胀目黄，舌腐不饥。暑湿热都是一般浊气，弥漫充塞三焦，状如云雾，当以芳香逐秽，其次莫如利小便。

省头草　厚朴　广皮　寒水石　茵陈白蔻仁　杏仁　茯苓　滑石

夏季暑湿先入气分，如泄泻溲少，皆湿热郁阻气分，六和、甘露，可证据之方也。

省头草　杏仁　米仁　大麦　白蔻仁橘红　茯苓

时序湿热，与水谷内因之湿互异，况舌白下利，中阳已弱。脉缓，干呕而烦。夏暑最怕发痉昏厥，议通中焦之阳以驱湿。

杏仁　半夏　猪苓　茯苓　姜汁

脉短无神，并不口渴思饮，水入欲呕欲哕，下利黄水。八日来身热汗出不解，时时谵语，防其昏厥瘛疭，是湿热深陷入里，议用桂苓甘露饮。

杏仁　益智仁　茯苓　猪苓　厚朴木瓜　滑石　泽泻

脉大，舌白渴饮，胁痛欲呕，湿热阻其经隧，寒热未已，议用木防己汤。

木防己　杏仁　知母　姜汁　石膏厚朴　半夏

舌白口腻，痰多自利，湿热未尽，中焦不运，防变胀满。

川连　人参　半夏　白芍　枳实　茯苓

热邪内结，耳聋，自利稀水，用泻心法。

淡芩　生淡干姜　枳实　半夏　川黄连　白芍

湿郁太阴，热聚阳明，舌黄口燥不欲食。此热因湿而生，议用桂苓甘露饮。

白术　猪苓　滑石　寒水石　茯苓泽泻　石膏　肉桂

酒客湿胜，中焦阳气素亏，易痞易溏，不饥不饱，皆清阳不肯转旋。况烦劳伤阳，亦属内症发热，非外感所致也。

杏仁　广皮白　煨姜　茯苓　厚朴白蔻仁　半夏　泽泻

服理中后，胃痛泄泻转加，心热渴不欲饮，必有暑湿内结，暂用酸苦泄热。

川连　淡黄芩　炒广皮　乌梅　生白芍　木瓜

阳虚体丰，夏热耗气，胃弱不纳不饥，此九窍不和，都胃病矣。法当镇逆理虚，略佐苦降。以胃为阳土，气下为顺耳。

人参　淡干姜　川连　代赭石　茯苓　生白芍

脉渐阴浊上僭，与真武法，减术换参。

真武法两日，脘中有知饥意，与阳渐结痞无疑。阴浊得泄，即当温养太阴，使脾阳鼓动健运，冀其纳谷安然，用治中法。

人参　益智仁　淡干姜　茯苓　广皮白　木瓜

潮热耳聋，有似阳邪。诊得脉空大，自利不渴，舌上粉苔，形枯色槁，岂是实证？议以劳倦夹湿，从脾胃病治。

人参　广皮白　茯苓　炮姜　生益智仁　泽泻

交夏形瘦食减，气怯欲寐，世俗谓之注夏。后天脾胃不和，热伤气也。

人参　白术　炒楂　砂仁　桔梗　茯苓　广皮　神曲　川连　米仁

热病失治，三焦皆被邪结，不甚清明。左胁瘕聚有形，食下渐胀。大便日前颇利，目今便秘，是肠胃经络之邪未清，清空之窍尚蒙。调治之法，亦宜分三焦为法，白金丸可用，午后进汤药。

方未见。

热邪深入为厥，阳气上冒神昏。病魔多日，已在血分，况脐下坚满乎！仲景云：厥应下，下之不止，利者死。凡咸苦皆通阴，均谓之"下"，不必硝、黄也。

方未见。

阴阳两为病伤，热邪深陷至阴。阴液涸尽，遂躁乱不已，已属至危。思从前诸医发散、消导、苦寒、辛燥，都令劫烁阴阳。仲景云：凡元气有伤而病不减，可与甘药。仿此。

复脉汤。

夏令热伏，入秋而发，即仲景谓阴气先伤，阳乃独发之谓。脉右搏数，胃汁受损。暂忌厚味，进甘寒养胃，内热自罢。

卷心竹叶　知母　大麦仁　麦冬　白芍　乌梅肉

夏令伏邪，至秋深而发，发汗不解，继又泄泻。此伏里①之证，与暴感不同，所以表散、和解不能取效。病有四旬，脉细搏如刃，面色消夺，犹里热口渴，舌色白，病中遗泄，此久热迫蒸，阴阳失守，苦药燥损，津液日枯，因热致病。医不以河间三时法则，分三焦以逐邪，昧于从事节庵陋习，宜乎淹淹不已。若不急调，久延虚怯一途，古人所谓因病致损也，慎之！

卷心竹叶　生地炭　生白芍　米炒麦冬　炒丹皮　乌梅肉

伏暑深秋乃发，是属里证，虽经遗泄，系阴虚夹邪。忌用温散，再伤阴液。今自利口渴腹满，可与四逆散方法。

黄芩　枳实　六一散　生芍　广皮白

夏季暑热内伏，秋凉伏邪内发。初起耳窍流脓，已非风寒在表。今十余日大便不解，目黄赤，舌起黄苔，耳聋昏谵，渐有内闭之状，非轻症也。

连翘　黄芩　大黄　黑栀　生甘草　枳实

急火煎四十沸，即滤清服。

湿热之邪郁于气分，身热目黄自利。夏月受之，深秋而发。

木防己　杏仁　黄芩　生石膏　枳实　白芍

脉沉目黄，气喘呛呕，脘闷肢冷潮热，汗出略缓，少顷复热。病九日不解，

---

① 伏里：原作"伏理"，误。据医理改。

口干自利。此湿邪内胜为热，三焦不通，夏伏至霜降而发，其病为重。

杏仁　半夏　山茵陈　鲜石菖蒲　厚朴　草果仁　茯苓皮　川通草

久痛，用辛温两通气血不效。病已十年，不明起病之由，今便溏溺赤，水谷湿热不运，必夹湿阻气，主以分消。

薏苡仁　厚朴　猪苓　茯苓皮　蔻仁　山茵陈　泽泻

又：香砂平胃散，加茯苓、茵陈。

酒客湿热内蕴，长夏湿热外加。医不晓客邪兼有宿病，发散消导，胃汁大伤，先利粘腻，继而吐血。今两跗麻痹，膝中逆冷，阴液枯涸，脉络少气，舌绛烦渴，溺赤短涩，热未尽，本先夺，偻废之象，恐不能免。

滑石　生石膏　寒水石　白芍　川柏　麦冬　鲜生地　阿胶　炙草　麻仁

舌白心黄，湿着太阴，食不运，呕吐。

杏仁　广皮白　草果仁　藿梗　厚朴　半夏

痛胀得吐而安，随发寒热，口苦目黄，皆湿热内扰，胃口不清。《灵枢》谓中气不足，溲便为变矣。

柴胡　花粉　谷芽　生姜　黄芩　半夏　枳实　大枣

暑湿虽去，胃气未复，务宜薄味静养，勿令客邪再扰。

川石斛　广皮　半夏曲　煨益智仁　茯苓　青皮

热秽上加，头胀脘痞，宜蔬食清上。

竹叶心　桑叶　黄芩　连翘　花粉　杏仁

脉沉舌赤，邪入血分，烦躁，神气欲昏，用竹叶地黄汤。

竹叶心　浙生地　犀角尖　连翘心　元参　细叶菖蒲

初病伏暑，伤于气分，潮热渴饮，邪犯肺也。失治则遂传膻中，遂舌绛缩，小便忽闭，鼻煤裂血，环口疮蚀，耳聋神呆，此气分之邪热漫延于血分矣。夫肺主卫，心主营，营卫二气，昼夜流行于经隧之中，与邪相遇，或凉或热。今则入于络，津液被劫，必渐昏昧，所谓内闭外脱。

犀角尖　元参心　金银花　鲜生地　连翘　细叶菖蒲根

心营肺卫同治。

鲜生地　蔗汁　生甘草梢　麦门冬　花粉

暑湿本阴邪，必伤于气分，久则三焦均受，自头巅胸胁，流行皆阻，便溺不爽，但湿久而生热，治湿必究其本。

桂苓甘露饮。

伏暑得新凉，身热咳嗽，治在肺，舌白不渴，囊肿。暑必兼湿，湿滞为肿。

芦根　茯苓　淡竹叶　杏仁　通草

燥　病

形脉俱虚，不饥不食。积劳虚人，得深秋凉气外侵，引动宿邪，内蒸而为烦渴，已非柴、芩、半夏之症。急救津液，以清伏邪。

竹叶　生地　梨汁　连翘　麦冬　蔗汁

不治失血，独取时令湿邪，得以病减。凡六气有胜必复，湿去致燥来。新秋暴暑烁津，且养胃阴，白露后可立调理方。

麦冬　人参　大枣　半夏　生草　粳米

脉虚数，形寒，心中烦热，五更后气升咳呛。当秋分节燥金司令，大热发泄之余，皆能化燥。肺为娇脏，最处上焦，先受其冲，宜润燥以滋其化源。

　　冬桑叶　南花粉　生米仁　大沙参
玉竹　蜜炙橘红

　　用白糯米三合，淘净，滚水泡，取极
清汤代水煎服。

　　夜来咳嗽略稀，即得假寐目瞑。夫温
邪内热，津液被劫，已属化燥，而秋令天
气下降，草木改色。肺位最高，上焦先
受。大凡湿由地升，燥从天降，乃定理
也。今皮肤甲错，肌肉消烁，无有速于是
也。兹论气分主治，以上焦主气也。议用
喻氏方，减去血药，以清燥专理上焦。

　　经霜桑叶　玉竹　甜杏仁将滤入生石膏
末二钱　枇杷叶　甜梨皮　花粉

　　初秋咽痛发呛，是气交中暑热燥气从
呼吸而入。肺位最高，清空失司，惟轻清
可解。药过于苦辛寒，胃伤食减，而上焦
仍窒。古人谓金空则有声。声嘶脉数，有
肺痿之虑。

　　甜水梨　兜铃　北沙参　川贝母　诃
子皮　蔗浆　甜杏仁

　　熬膏。

寒　病

　　伤寒病，发汗后表不解，干咳呕逆，
夜不得卧，遵古人小青龙法。

　　杏仁　桂枝　干姜　白芍　米仁　石
膏　五味　甘草

　　下焦阴阳素虚，雪地奔走，寒从口鼻
而入，肺受邪则上逆而喘，阳受伤则戢戢
汗出。由中邪入，表散无益，宜其肺逆，
喘缓可救。

　　桂枝　干姜　杏仁　白芍　五味　茯
苓

　　烦劳遇冷，营卫交窒，虚人夹邪，只
宜轻剂疏解。

　　桂枝　炙草　杏仁　白芍　大枣　茯
苓

　　呕恶腹痛，舌干不喜饮，脉左弱右
大。劳倦中寒，脘中格拒，皆是太阴见
证。古人有生料、熟料五积散，因援其
意，候裁。

　　杏仁　草果仁　半夏　厚朴　广皮
煨姜

　　冷气吸入，即是寒中太阴，与霍乱互
参，正气散、冷香引饮，辟秽苏阳即效。
而脾胃阳气未为全复，议用治中汤数剂，
夜分清虚为妙。

　　人参　生益智仁　砂仁　煨姜　广皮
茯苓皮　木瓜

　　暴冷从口鼻入，直犯太阴，上呕下利
腹痛，为中寒阴症，脉细涩欲绝，急急温
暖中下之阳。

　　人参　淡干姜　生芍　焦术　淡附子
茯苓

　　因脘中痞闷，去术之缓中，再加桂枝
以理阳。

　　人参　桂枝　干姜　附子　茯苓　白
芍

　　又：人参　白芍　附子　茯苓　甘草

冬　温

　　高年水亏，温邪深入阴分。热在里，
外象反冷，热伤阴则小溲欲痛，皆冬温本
病。仲景以存阴为章旨，奈何医药以桂
枝、附子辛热，再劫干津液，是何意见？

　　生地　阿胶　炙甘草　麦冬　炒麻仁
生白芍

　　温邪水亏热入，脉细数，口渴舌绛，
不知饥饿，皮肤干涸甲错。热劫津液，务
以存阴为先，不当以苦寒反令化热。

　　复脉汤。

　　舌干不喜饮，腹鸣下利，皆阴液不肯
上注，亦属枯槁之象。仲景于邪少虚多，

每以复脉汤升其津液。

复脉汤去桂枝、麻仁，冲入青蔗浆一杯。

肾虚温邪内入，形神消烁，无寐废食，临晚寒热，得汗而解，议用复脉汤去姜加芍。

脉左搏右细，颧赤气喘，昨夜大便后，汗泄，竟夕①不安。冬温伏热，阴衰阳冒之象，最属重症。

生地炭　炒麦冬　蔗汁　炙甘草　生白芍

肾虚温邪内入，热迫液伤，舌白，不知饥，不欲食。宗仲景邪少虚多例，以甘药用复脉法。

炙甘草　麦冬肉　桂枝　人参　大麻仁　生地

冬温水亏，上焦热炽。

生地六味汤去萸肉，加生白芍、鸡子黄、小麦。

温邪暮热，由乎阴虚阳浮。热解无汗，不欲饮水，岂是阳经为病？冬令失藏，法从肾肝论治。

阿胶　生地炭　炙黑甘草　小麦　生白芍　炒松麦冬

容色消夺，脉形渐细，不知饥，不欲纳，扪之不热，而自云热，并不渴饮，间有寒栗之状。此营卫不振，当治中焦。

人参　泡干姜②　益智仁　茯苓　木瓜　生白芍

着右卧称甚气闷，阳明气未全降，宜补土降逆。

人参　白旋覆花　生白芍　茯苓　代赭石　南枣肉

脉左动是阴虚。温邪深入，但大苦直降，恐化燥劫津阴，议以甘咸寒之属。

鲜生地　竹叶心　生甘草　元参心　麦门冬

气喘痰鸣，鼻窍焦黑。温邪上受，肾真下竭，阴不接阳，神识日迷，皆是衰脱之象。据右脉散大无绪，黄昏面色戴阳，少阴虽绝，当宗河间法，复入清上滋其化源。

熟地炭　淡苁蓉　白茯神　牛膝炭　天门冬　石菖蒲

温邪十四日，舌绛渴饮，面带油亮。此水亏热入营分，最防昏厥。当清其血中之邪，以存阴液。

鲜生地　知母　生白芍　竹叶心　麦冬　丹皮

冬温，热气深入少阴，舌赤心黄，潮热不渴，大旨当存阴为要，勿令昏愦。

鲜生地　知母　生白芍　竹叶心　麦冬　丹皮

冬温，脉数舌赤，口渴暮甚，水亏热侵阴分。

杏仁　赤芍　花粉　黑栀　桔梗　连翘　广皮

温邪入肺，上唇高肿。初起病在气分，治以苦辛寒轻剂，不得犯中下二焦。

薄荷　连翘　杏仁　牛蒡　黑栀皮　生石膏

温邪上受，肺气痹寒③，周身皮肤大痛，汗大泄，坐不得卧，渴欲饮水，干呕不已。从前温邪皆从热化，议以营卫邪郁例，用仲景越婢汤法。

杏仁　桂枝木　茯苓　炒半夏　生石膏

寸搏咳逆，骨痛暮热。温邪入肺，营卫不和，议清气中之热，佐以通营。

桂枝白虎汤。

冬温热入，烁及筋骨，非风寒袭经，络痛宜汗之比。生津清热，温邪自解。

――――――――――

① 竟夕：整个晚上。竟，指总体。

② 泡干姜：疑为"炮干姜"。

③ 痹寒：疑为"痹塞"。

桂枝木　知母　杏仁　花粉　滑石　甘草

冬温伏邪，先厥后热，热深从里而发，汗出烦躁，当救胃汁。

竹叶心　乌梅肉　川石斛　麦门冬　生甘草　生谷芽

脏真下虚，阳夹上冒，胃少纳不饥，齿根实肿，巅顶麻痹。素多郁遏，骤难温补，况今冬温，正少藏，热易入。姑拟轻剂咸苦，软结开降，俾厥阴、阳明稍和，另商损益调理。

黄芩　川石斛　瓜蒌皮　牡蛎　木瓜　山楂

阴虚体质，复加劳力奔走，致阳气亦伤。舌边赤，中心黄，咽干腹膨。热在里，脉气结聚，胃失司降，当进解郁清燥。

杏仁　炒黄竹茹　瓜蒌仁　紫菀　金石斛　广皮白

过暖气泄，失冬藏之用。此病后烦倦，痰嗽带血，高年上实下虚。即如冬温客气，无辛散之理，甘凉润剂，与胃无损为宜。

桑叶　杏仁　黑栀　玉竹　白沙参　象贝

冬温为病，乃正气不能藏固，热气自里而发。齿板，舌干唇燥，目渐红，面油亮，语言不爽，呼吸似喘。邪伏少阴，病发三焦皆受。仲景谓：发热而渴者为温病，明示后人，寒外郁则不渴，热内发斯必渴耳。治法以清热存阴，勿令邪气焚劫津液，致瘛疭痉厥、神昏谵狂诸患，故仲景复伸治疗，若非一逆尚引日，再逆促命期，且忌汗下、忌温针可考。九日不解，议清膈上之热。

竹叶　杏仁　花粉　淡黄芩　连翘　橘红　滑石　郁金汁

疟　疾

脉弦口渴，少阳寒热乘胃劫津，可与小柴胡汤和正以解邪。

小柴胡去半夏，加花粉、白芍。

脉右臾左弦，寒热渐早，口渴喜热饮，此胃津日损，木火尚炽，生津养胃以扶正，辛酸两和木火之郁热。

柴胡　人参　麦冬　橘红　黄芩　知母　白芍　乌梅

又：生鳖甲　知母　乌梅　炒桃仁　丹皮　草果　白芍

又：人参　知母　金石斛　川连　乌梅　茯苓

不知饥饱，大便溏泄三次，寒热犯中，脾胃不和，未宜纯补，议用四兽饮意。

人参　草果仁　炙甘草　茯苓　广皮　木瓜

阴虚之体，冷热失调，为疟寒热，重伤胃汁为呕吐，夏至后病暑，宜生津和阳以安胃口，勿徒消克。

嫩竹叶　金石斛　广橘红　知母　制半夏　木瓜

津伤复疟，寒热烦渴。

桂枝白虎汤，加花粉。

脉弦如刀，烦渴脘痞，呕吐，蛔虫上升。此胃气已虚，暑热复入，三焦不行，客[①]气逆乘，况病后调理失宜，本虚标实，姑进安蛔降逆，冀得呕逆缓，气道稍顺，再议。

川连　乌梅肉　枳实汁　川椒　生白芍　生姜

暑热未退，胃气已虚，蛔逆中痞，呕吐涎沫，是厥阴犯胃，胃气有欲到之象，

———————

① 客：原作"渴"，误，据医理改。

进安胃法。

进安胃法呕逆稍缓，夜寐神识不安，辰前寒战畏冷，是寒热反复，阴阳并伤，有散失之势，拟救逆法，镇摄阴阳，得安其位，然后病机可减。

龙骨　桂枝木　人参　牡蛎　生白芍
蜀漆

交寅卯，两手及臂冷，是脾胃虚，阳失旋运，至午前复温，以阳旺于日中，故虽进稀粥，脘中痞闷，议进治中汤，健运中宫，使肝邪不敢戕伐中土。所谓疟痢之病，多因脾弱也。

人参　半曲　乌梅　茯苓　益智仁
广皮　木瓜　泽泻

疟后胃虚，客气易逆，吐涎沫，不知饮食，进养胃制肝法。

人参　半夏曲　桂枝木　龙骨　乌梅
陈皮白　生白芍　牡蛎

脉弦迟，形寒神倦，得之忧思惊恐，卫外阳气暴折，阴寒不正之气得以乘袭，将有疟疾，病机宜静摄护阳，庶外邪不至深入为害。

当归建中汤去姜，加牡蛎。

形色脉证俱虚，寒热结耗胃津，脘中不知饥饿，二便皆觉不爽，徒进清热，消克中宫，更是坐困，考古暑病凡旬日不解，必当酸泄矫阳，以苏胃汁，元虚之体，恐滋变病。

桂枝木　生牡蛎　炒乌梅　生白芍
炒蜀漆　大枣

又：去大枣，加龙骨。

体虚温疟，当从和正解邪，禁用柴、荆发散，及沉重伤下药。

桂枝木　黄芩　杏仁　花粉　生白芍
半夏曲　橘红　豆蔻

寒热由四末迫劫胃津，是以病余不食不饥，叨叨汗泄。当养胃阴生津，以俟克复。

人参　卷心竹叶　生芍　茯苓　麦门
冬　麻仁

温疟阴伤，足热阳亢，病发日早。

六味去萸肉、山药，加人参、生芍、生鳖甲。

热邪入肺为温疟。

桂枝白虎汤。

但热无寒，咳嗽渐呕，周身疼楚。此为温疟伏邪日久，发由肺经。宗仲景桂枝白虎汤，二剂当已。

桂枝白虎汤加麦冬。

瘅疟邪在肺，口渴，骨节烦疼。

桂枝白虎汤。

肺疟咳逆欲吐。

芦根汁　花粉　杏仁　半夏曲　橘红

劳怯一年，近日头胀潮热口渴，乃暑热深入为瘅疟也。《金匮》云：阴气先伤，阳气独发为病。不必发散消导，再伤正气，但以甘寒生津和阳，务使营卫和，热自熄。

北沙参　知母　生鳖甲　麦冬　乌梅
生白芍

夏暑久郁为瘅疟，热胜则肺胃津伤，五心热，多咳，故薄味清养，自能向愈，甘寒除热生津方进商。

麦冬　花粉　竹叶　沙参　甜杏仁
甘草

暑风入肺为瘅热①，《金匮》谓阳气独发。嘉言云：体阴素虚，而所伏暑气，日久混入血分，阴虚阳冒，上焦清窍皆蒙；胃阳失和，不纳易痞。究竟伏邪未去，凡苦辛疏滞，都属禁例。夫上实下虚，有客邪留着，镇降决不应病，仿之才轻可去实之例，分别气血，以宣之逐之。

青大竹叶　连翘　犀角　鲜荷叶汁

————

① 瘅热：古病名，指热性病。参见《素问·举痛论》。

元参　通草

脉数，稚年阴气先伤，阳气独发，暮夜潮热，天晓乃缓，由夏暑内伏，入秋乃发，病名瘅疟。色白肌瘦，久热延虚，不可汗下消导，再伤阴阳。舌边赤，中心苔腻，兼欲呛咳，热灼上焦，肺脏亦病。法宜育阴制阳，仍佐清暑肃上，用景岳玉女煎。

鲜生地　石膏　生甘草　麦门冬　知母　竹叶心

热势减半，脉犹劲数。夏季久伏之邪，由里而发，汗泄不能解彻。稚年阳盛阴虚，病当夜甚，从河间三焦并清法。

甘露饮。

脉数右大，渴饮神迷，闻声若在瓮中，舌边赤苔有刺。伏暑必夹湿化疟，热蒸迫以伤津，胃汁不复，脘中常闷。夫热病以存阴为先，疟已半月，须参里症。议清胃生津，若景岳玉女煎之属。

鲜生地　麦冬　竹叶　生石膏　知母　甘草

体质阴虚，暑邪深入，暮热渐渴，汗泄可解。此仲景所谓阴气先伤，阳气独发，病名瘅疟。妄投苦辛消导，胃津劫损，气钝不知饥矣。

竹叶心　鲜生地　滑石　知母　牡丹皮　生草

营液劫尽，邪透膻中，遂心热惶惶，难诉苦况。丹溪谓：上升之气自肝而出。况先厥后热，亦是肝病。用紫雪芳香走窜，勿使里邪结闭耳。汤药用饮子煎法，取轻清不滞，仅解在膈上之蕴热，议用景岳玉女煎。

鲜生地　知母　竹叶　风米　麦冬　石膏　生草

脉左盛，邪留在血。寒热颇减未已，滋清理热，以俟廓清，不必过治。

鲜生地　生鳖甲　知母　天冬　丹皮

花粉

仲景云：凡元气有伤，热邪不去者，当与甘药。人之一身，不外阴阳二气而成，知阳虚用建中，阴虚用复脉，断断然也。是方全以复脉甘药护身中阴液，刘河间加入三石，名曰甘露饮子。盖滋清阴药，能救阴液，并能驱逐热邪之深伏。上焦如雾，滑石之甘淡以驱之；中焦如沤，石膏之甘辛寒以清之；下焦如渎，寒水石之甘咸寒以泄之。俾去邪不损真阴，非柴胡、鳖甲之比。方名饮子，取重药以轻投，斯入阴不滞，攻邪不伐，又与汤、散方法迥异耳，夏月最宜进商。奈世人忽而不究者颇多，故辨及之。

复脉汤加三石。

春季失血，是冬藏未固，阴虚本病无疑。小愈以来，夏至一阴未能来复，血症再来，原属虚病。今诊得右脉急数倍左，面油亮，汗淋涕浊，舌干白苔，烦渴欲饮，交午、未，蒸蒸发热，头胀，周身掣痛，喘促嗽频，夜深热缓，始得少寐。若论虚损，不应有此见证。考《金匮》云：阴气先伤，阳气独胜，令人热胜烦冤，病名瘅疟。要知异气触自口鼻，由肺象[①]循募原，直行中道，布于营卫，循环相遇，邪正相并，则发热矣。津液被劫，日就消烁，火热刑金，咳喘为甚，此与本病虚损划然两途。仲景定例，先理客邪新病，恐补则助邪害正耳。是以右脉之诊为凭，议当辛甘之剂，驱其暑湿之邪，必使热减，议调本病。勿得畏虚，养邪贻害，至嘱。

桂枝　知母　麦冬　石膏　甘草　粳米

前法大清气分，兼通营卫，石膏佐以桂枝，清肺为多，其余皆滋清胃热，仍有生津之意。今诊两手相等，小数。交未

---

① 肺象：疑"肺系"之误。

末，热势较昨似轻。右脉不甚急搏，而心热烦闷作渴之象如昔。验舌苔干白，舌边过赤，阴虚之体，其热邪乘虚入三焦，皆有诸矣。况冬病风寒，必究六经；夏暑温热，须推三焦。河间创于《宣明论》中，非吾臆说也。凡热清片刻，议进甘露饮子一剂，服至五日再议。

滑石　生石膏　寒水石　桂枝　白芍　麦冬　鲜生地　阿胶　人参　炙草　火麻仁

先用清水二盏，空煎至一半，入药煎四五十沸，澄清冷服。

未病形容先瘦，既病夜热早凉。犹然行动安舒，未必真重病伤寒也。但八九日病来小愈，骤食粉团腥面。当宗食谷发热，损谷则愈，仲景先未尝立方。此腹痛洞泄，食滞阻其肠胃，火腑不可变化。究其病根，论幼科体具纯阳，瘦损于病前，亦阳亢为消烁。仲景谓：瘅疟者但热不寒。本条之阴气先伤，阳气独发，热烁烦冤，令人消烁肌肉，亦不设方，但曰以饮食消息主之。嘉言主以甘寒生津可愈，重后天胃气耳。洞泻既频，津液更伤，苦寒多饵，热仍不已。暮夜昏谵，自知胸膈拒痛，腹中不和。此皆病轻药重，致阴阳二气之残惫。法当停药与谷，谅进甘酸，解其烦渴，方有斟酌。

疟来呕吐，失血成块且多，乃平素劳伤积瘀，因寒热攻动胃络，瘀浊遂泛。血后肢冷汗出，阳明虚也。但疟邪仍来，口渴胸痞。虽是热邪未尽，然苦寒枳、朴等药再伐胃气，恐非所宜。

鲜生地　生鳖甲　知母　生白芍　牡丹皮　竹叶心

疟热攻络，络血涌逆，胁痛咳嗽。液被疟伤，阳升入巅为头痛。络病在表里，攻之不肯散，议搜血分留邪伏热。

鳖甲　丹皮　知母　鲜生地　桃仁

寒水石

面赤口渴，脉大而空，劳倦夹虚，不可纯作时症感治。

桂枝木　炙甘草　泡淡黄芩　生白芍　南枣肉　生姜

脉空搏，面赤舌白，消渴汗出，昼夜不已，两足逆冷，寒热潮迟。此积劳阳虚，外邪易陷，本虚标实，复进柴葛加消导，谓之劫津，仍宜和营主治。

归建中去糖。

又：淡黄芩　知母　花粉　乌梅　广皮白　制半夏　草果　枳实　白芍

外寒势缓，热渴势甚，此少阳木火迫劫胃汁，脘中津衰。热蒸痰饮，倘饮水过多，中焦不运，恐为水结。仿白虎之意，不泥其方，以示勿太过耳。

鲜竹叶　飞滑石　乌梅肉　麦门冬　知母　生白芍

胃为肝阳之扰，冲气如呃，热时烦躁不眠，纯属里证，法当酸苦泄热，俾阳明凝和。

知母　淡黄芩　生鳖甲　卷心竹叶　丹皮　生白芍　乌梅肉

胃虚热气上行，故觉气塞，当养胃阴生津，使阳和则邪清。积劳有年之体，甘寒为宜。

人参　竹叶　知母　粳米　麦冬　石膏　生甘草

又：鳖甲煎丸，早服七粒，午时七粒，暮时七粒，白滚汤送下。

又：生牡蛎　桂枝木　人参　花粉　生白芍　乌梅肉

间日疟脉弦，烦渴无汗，头微痛，往来寒热欲呕，可与小柴胡汤。

柴胡　人参　生姜　黄芩　半夏

寒热虽止，心热口渴，营分余邪未解。仿景岳玉女煎意，滋清营热，此伏暑可去。

生地　知母　生甘草　生白芍　生石膏　竹叶心

口鼻吸入，上焦先受。因阴虚内热体质，咳嗽震动络中，遂致血上而头胀，烦渴寒热。究是客邪，先以清暑方法。

杏仁　竹叶心　黑栀皮　连翘心　石膏　荷叶汁

阴虚暑邪未尽，瘅热汗解，用景岳玉女煎。

石膏　竹叶心　生地　知母　麦冬　白芍

夏季疟发，温热恒多。攻下动里，里伤邪陷，变痢大痛，利频不爽。强食脘中遂胀，湿热阻遏，气偏滞也。况久病大虚，恐有变厥之虑。

黄连　黄芩　人参　乌梅　白芍　当归

手指尖及背部皆寒，唇舌亦皆麻木。夫背为阳脉经行之所，四肢亦属诸阳之本，况麻为气虚，凡阴伤阳无不损。当撤去苦寒，进和中制木意。

人参　炙草　炒白粳米　新会皮　木瓜　白芍　炒荷叶蒂

脉大右涩，舌白，鼻窍干黑，不饥不食。由暑湿内伏，新凉外来成疟。汗泄表解，伏气未罢，填塞胸膈，余热结于气分。思得肺化，如秋冬天降，则清肃令行，况初病身痛，亦湿热阻气之象，诸家不及道此。

瓜蒌皮　杏仁　黑栀　郁金　川贝　枇杷叶

肥人多痰多湿，暑热夏受，秋深凉来，伏热乃发。汗多不解，非关表寒。烦渴喜饮，均是里病。肺失降而胸痞闷，湿邪盛而战粟多。湿热合邪，同是气分，是太阴、阳明之疟。医不分经络混治，所以旬日之外，邪未退舍也。

木防己　杏仁　炒半夏　枳实汁　生石膏　炒厚朴　生姜汁

巅胀汗多，脘痞欲呕，热多寒少。初因遗泄阴伤，伏暑内发为疟，忌用柴葛再泄其阳。

淡黄芩　花粉　萎皮　杏仁　醋炒半夏　豆蔻　橘红　飞滑石

寒热已止，脘痞不饥，此清阳不主运通，益气佐以芳香醒中。

人参　白蔻仁　炒白芍　陈皮　炒半夏　茯苓

舌灰白，胸痞，疟来欲呕，昏厥，热时渴饮，此暑热不解，邪欲深陷，议泻心法。

黄连　黄芩　厚朴　半夏　杏仁　姜汁

脉数，舌边白。暑湿热内伏为疟，呕逆胸满，间日寒热。邪势未解，议以酸苦泄热主治。

川连　草果仁　黄芩　广皮白　乌梅　知母　半夏　生姜

脾肾阳虚，背寒吐涎。邪虽未尽，又虑正伤，扶正驱邪，以冀劫疟。

人参　草果仁　炒焦半夏　生姜　乌梅肉　新会皮

粤中阳气偏泄，途中烦劳涉虚。暑热内伏，凉风外加，疟来间日者，邪深不得与卫气行阳也。但客邪六气，总化为热。吐蛔消渴哕逆，厥阴、阳明病也，里证显然，柴葛泄表动阳须忌。

川黄连　人参　黄芩　乌梅肉　生姜汁　枳实　半夏　生白芍

病起腹痛泄泻，继而转疟。舌腻，渴不能饮，呕逆吐痰，脘中热闷，乃暑热内伏，足太阴之阳不主旋转运通，有以霍乱而起。缘未及分经辨症，邪留不解，有内结之象，不特老人质弱，如今霜降土旺，天令欲收，邪势未衰，未为稳妥，议用泻心汤法。

淡黄芩　川连　杏仁　炒半夏　厚朴
姜汁

头痛恶心呕涎，冷自四肢起，舌白渴
饮胸痞闷，眼白带黄，汗多，乃太阴湿疟
也。夏秋伏邪而发，并非暴受风寒，不可
发散。

杏仁　枳壳　广皮白　半夏　藿梗
蔻仁　厚朴　姜汁

疟发于秋，名曰伏气，两旬不解，消
滞清火而不见效。寒少热多，口渴喜暖，
心中懊侬，不能自主。是无形气结，蒌、
连、枳、半，只治有形有滞，寒热未能开
提，懊侬气结，况无汗为烦，表里气机
不行，显然室闭。宗仲景栀豉汤，一升一
降，以开其结。

栀子　香豉各三钱

浴后寒热，卫阳损也，用建中汤。

人参　归身　桂枝木　蜜姜　黄芪
炙草　白芍　大枣

阳气发泄，寒热脉大。

蜀漆　龙骨　人参　桂木　牡蛎　生
芍

左数甚。

人参　五味　山药　熟地　芡实　茯
神

左数寒热。

人参　桂枝木　南枣　炙草　煅牡蛎

又：人参　生白芍　生牡蛎　乌梅肉
炙甘草　小麦

又：何人饮。

又：鳖甲煎丸。

从来通则不痛。"通"者，非流气下
夺之谓，作通阴通阳训则可。阅《内经》
论痛，都因寒客。今脉左搏而大，气坠便
不爽，宛是阴液少，气失疏泄。议用辛酸
甘缓而和体用。

小茴香炒当归　生白芍

另参汤远药进。

又：熟地　炙草　山药　秋石丸　五
味　白芍　茯神

脉左细右空。小产亡血未复，风邪外
袭营卫孔隙，寒热汗出。视目紫晦，面色
枯瘁，其真气衰夺，最虑痉厥之变。此辛
甘缓和补法，以护正托邪。

人参　白术　干姜　桂枝　炙草

脉虚数，舌白。身痛脘痞，有痰，寒
热日迟。此阴阳两损，时令湿邪外薄，内
应太阴，谓之虚邪，宜从中治。

人参　半夏　知母　生姜　茅术　陈
皮　草果仁　乌梅肉

夜来忽然昏晕，目无光，筋骨痛。营
液暗损，任、督皆急之象。

人参　炙甘草　鹿茸　当归　酒炒白
芍　鹿角霜

自昏厥以来，耳聋舌白，呕逆涎沫，
大便不通，必有暑邪吸入胃脘。此肝气升
举，诸阳皆冒，腑气窒塞，恐内闭昏脱，
最为可虑。体虚夹邪，先清邪以安胃，议
以酸苦泄热驱暑。暑汗无止涩之例，总以
勿进表散，乃里症治法也。

川黄连　黄芩　广皮白　乌梅肉　生
姜汁　炒半夏　枳实

两脉皆起，神气亦苏，但大便未通，
中虚舌白，理难攻下。况肝虚易惊，又属
疟伤致厥，仲景虽有厥应下之文，验诸色
脉，不可徒执书文以致误。

人参　半夏　生白芍　川连　枳实
乌梅肉

前此未尽疟邪仍至，兼之恼怒，肝气
结聚中焦，补虚之中必佐散邪开结。

人参　生牡蛎　白芍　橘红　炙鳖甲
丹皮

产后下虚，利后为疟，是营卫交损，
况色脉并非外邪，补剂频进不应，由治错
乱。经云：阳维为病苦寒热。

人参　桂枝木　炒当归　鹿角霜　炙

甘草　炮黑姜

积劳伤阳，哀戚动脏，重重内损，其夏秋伏邪，已深在重围。此从阴经而来，朱汉老非治时邪，病人服药而安，温药助阳也。考三阴而投温补扶正，正谓托邪。知母入咽即呃，阳明之阳几渐，不饥不食不寐，阳不流行，三焦困，脾胃惫矣。肛坠属阴伤气陷，难任纯刚之剂。

人参　当归米炒　厚朴　麋角酒浸烘　炮姜　草果

阴疟足太阴经，先进柴胡姜桂汤。

柴胡　黄芩　栝蒌根　甘草　桂枝　干姜　生牡蛎

疟两旬不解，寒多热少，是为牝疟，进牡蛎散。

牡蛎　龙骨　肉桂　白芍　云母　蜀漆　炙草　大枣

牝疟寒多，内热心悸。

阳旦汤，加生牡蛎、花粉。

劳疟不止，肢肿寒多。

阳旦汤，加牡蛎、云母石。

阴疟四月，汗泄，下肢肿。

早服八味丸。

淡附子　细辛　生白术　泽泻

厥阴阴疟不止，能食。

熟地炭　淡苁蓉　牡蛎　五味子　鹿角霜　龙骨

阴疟三年不愈，下虚遗泄。

蜀漆　牡蛎　炙黄芪　桂枝　龙骨　炙甘草

阴疟久虚。

益气汤加附子。

阴疟脉沉，渐背寒肢冷，脘中食入痞满。此属阳气伤极，春深木旺，恐变浮肿胀病，宜理中兼理下焦，勿得驱邪治疟。

附子桂枝人参汤，加块茯苓、生姜、大枣。

冬月伏邪，至春发为温疟，汗出不解，非因新感可知。脉虚，先有遗症，忌进耗散真气，和正解邪为稳。

桂枝　草果　杏仁　白芍　枯芩　桔梗

疟由四末，必犯中焦，胃独受其侮克，故烦渴脘痞不饥。今日舌绛便溏，阴气先伤，阳邪未尽，宜芩、芍和里，益以泻木邪，救胃阴。

黄芩　丹皮　白蔻仁　白芍　青蒿　乌梅肉

经月疟后，易生嗔怒。春令内应肝胆，其用太过，其体尤虚，所以自觉馁怯。考仲景，一月疟未痊期，血气凝结胁中，必有瘕聚，名曰疟母。母者，疟邪病根也，鳖甲煎丸主之，使气血通行，留邪无可容矣。

服露姜饮颇逸，第寒热仍来，知邪伏于阴，不得透解。大便不通，又经旬日，议从厥阴搜逐，使肝遂疏泄，可望疟止。每天明、午刻、交子，各用鳖甲煎丸七粒，连进六日，斯三阴三阳皆通，邪无容足之地矣。

疟久邪入络，络主血，邪结血分，则为疟母。仲景鳖甲煎丸专以升降宣瘀治肝，谓寒热不离少阳，久必入肝。肝主血，左胁为肝膜俞也，攻病固当如是。但久有遗精，食少不化，诸恙病非一端。此攻邪温补，未能却病，莫若养正，气旺邪自除，古有诸矣。

午服妙香散，晚服阿魏丸。

久疟针挑，汗出乃止，经脉邪去，络脉留邪，胁下遂结疟母。按之坚，形高突。四年带病，仍然能食便通，其结聚不在肠胃。药下咽入胃，入肠不效，盖络脉附于脏腑①之外廓耳。

生鳖甲青色刮去衣，四两　穿山甲炙，二

———————
① 脏腑：原作"脏肺"，误。

两 五灵脂烧至烟尽为度，二两 麝香忌火，另研，五钱 辰砂忌火，另研水飞，五钱

上药各研，净末分两加入阿魏一钱，同捣丸，饥时服二钱。

三疟已久，自述烦劳必心胸痞胀。凡劳则伤阳，议温养营分托邪一法。

人参 桂枝 炙甘草 南枣 茯苓 蜀漆 当归身 生姜

疟三日乃发，是邪伏在阴，经年虽止，正伤难复。卫阳外泄，汗出神疲，宜甘温益气之属。五旬向衰，必节劳保养，不徒恃药。

养营法用煨姜三两、南枣四两，煮汁泛丸。

三日疟是邪伏阴分而发，非和解可效。久发不止，补剂必以升阳，引伏邪至阳分乃愈，守补药则非。

鹿茸 人参 熟附子 炒黑杞子 鹿角霜 当归 茯苓 炒沙苑

稚年三日疟，太阴脾伤为多，饮食忌用腥膻，劫邪继以升阳。

常山 白尤 厚朴 草果 陈皮 姜汁

诊左现小数，右缓濡弱。食已烦倦，是脾阳衰渐，古人谓疟、痢都因脾弱也。况便溏足冷，色夺形瘦，若不急补后天，以崇母气，区区疲药，元气消急矣。用局方加味四兽饮。

人参 熟尤 草果仁 广皮 茯苓 炙草 乌梅肉

此劳伤阳气之疟，循环不已，脉络久空，当升补阳气。

生芪 炙草 生姜 鹿角 当归 南枣

露姜饮止疟，是益中气以驱邪，虚人治法皆然。脾胃未醒，忌进腥浊。

人参 炙草 半夏 益智仁 橘红 姜汁

阴泄阳冒频遗，軱衄寒热消渴，气上撞心，欲寐惊惕，饮多呕逆，两足如坠，茎中凝窒。《金匮》谓阴气先伤，阳乃独发。见症厥阴经疟，与上焦治异。

鲜生地 知母 生甘草梢 元参 川斛 竹叶

热病时疟，不分清理在气在血，以发散消导，劫伤胃汁，遂不饥不食。突遭惊骇，肝阳暴越，复令倏热倏凉，两足皆冷，腹胀不和。胁中有形触痛，由久病入络。阴阳不通，二便窒闭，先与更衣丸二钱，俟半日后，大便得通。次日用药，当以两和厥阴、阳明方法。

生牡蛎 柏子仁 生白芍 川楝肉 小黑豆皮 细根生地

疟热伤阴，阴液不得上承，舌心扪之如板。目瞑面肿，惊惕，肝阳化风内震。胃气愈逆，脘痞，欲人抚摩。热气聚膈，蒸迫膻中，必至神昏闭塞，老年凶危俄顷，然非形质之结，清寒攻荡可效，况已泻利在前，邪陷阴伤显然。夫阴伤属下，热聚居上，救阴之剂未遑[①]透膈以滋下，芩连凉膈，苦辛燥气再伤阴，究非至当。展转筹划，法宜分理，议于今晚先进清心牛黄丸一服，匀三次温开水与服。取其芳香清燥以开其结。明日再诊议方。

冒暑远行，热气由口鼻入，犯上犯中，分布营卫，故为寒热疟疾。当淡薄食物，清肃胃气。投药以凉解芳香，或甘寒生津，皆可疗此。奈何发散以去寒，不知口鼻受热，与皮肤受寒迥别，治之不效，肆行滋补，参、尤、芪、地，粘腻中宫，肺气壅闭，胃中滞凝，肿胀每上至下，一身气机不通。张戴人所谓邪得补而势盛，如养寇殃良之比。但病久形消，矫其非而再为攻逐，又虑正气之垂寂，故改汤为

———————
① 未遑：不能迅速。遑，急迫；匆忙。

丸。丸者缓也，使中焦得疏，渐渐转运，升降得宣，六腑有再通之理。腑通，经脉之气无有不通者矣。每日进丹溪保和丸。

左胁下宿积有形，今疟症反复，左胁又结疟母，胸脘痞闷，大便艰难，乃疟症余邪与气血胶结，六腑亦因之不宣。宜攻以通其瘀滞，先进鳖甲煎丸三钱。早上、午时、暮时各用七粒，开水送下。

疟邪未尽，堵截气窒，致腹满足肿，气逆欲喘。水湿内蕴，治当分利。

杏仁　牡蛎　猪苓　厚朴　泽泻　茯苓

疟止太早，邪热未尽，脘痞不饥，口渴自利，防有滞下。

川连　黄芩　半夏　枳实　白芍　橘白

同议上下合邪，泄厥阴以安阳明，仍佐肃清暑湿方法。

桂枝木　川连　人参　生牡蛎　乌梅　白芍

痰哮由外邪而发，坐不得卧，肾病为多。以风寒必客太阳，体弱内侵少阴耳。若夫暑湿热气，触自口鼻，背部疡疖，乃鼻窍应肺，是手经受邪，辛凉气轻之剂可解。以肺欲受辛，其象上悬，气味沉重，药力下走而肺邪不解。然夏病入冬，气候迭更，热邪久而深入，气血日被损伤，滋清如胶、地，搜逐如鳖甲煎丸，无如不独阴亏，八脉气衰，为寒为热，病形渐延损怯，喉痛，火升上热，缓必下热，此刚药难投，柔温之养，佐通奇脉定议。

生鹿角霜三钱　炒黑枸杞钱半　茯苓钱半　炒黑归身钱半　熟地炭三钱　生沙苑一钱

痕泄下冷热升，议通摄任、督之散越。

鹿角霜三钱　熟地炭五钱　补骨脂盐水先煎百沸，八分　败龟板刮光炙脱研，三钱　云茯苓钱半　石壳建莲连壳勿研，十粒

经先期三日，热多寒少，脉左弦大。血分偏热，治厥阴疟邪窒在血。

生鳖甲　冬桑叶　青蒿梗　炒桃仁　炒丹皮　川贝母

疟乃暑湿客邪，血证逢时便从。已是阴亏体质，治邪须顾本元，议与竹叶地黄汤。

竹叶　知母　川贝母　鲜生地　薄荷

寒热后，诊脉小弱，舌白，渴不欲饮，痰多气闷。疟未尽而正已虚，不可过攻，防其衰脱。

生尤　半夏　草果仁　广皮　茯苓　厚朴

疮家湿疟，忌用表散。

苍尤白虎加草果仁。

伏邪成疟，寒热间日作，汗多欲呕，中脘痞闷不饥，进泻心汤法。

川连　黄芩　杏仁　枳实　姜汁　半夏　厚朴　草果

脉无力，寒热夜作，烦渴恶心，舌黄中痞。虽是伏暑为疟，然平素烦劳，即属内伤。未可泥于发散消食，先进泻心汤以泄蕴热。

川连　淡黄芩　花粉　枳实　姜汁　炒半夏　豆蔻　橘红

寒热后津伤，舌上黑胎，口干不知味，食不易饥，大便不爽，宜进滋养阴液法。

麦冬　知母　橘红　人参　川石斛　乌梅肉

产后来满百日，下焦精血未旺，遂患三疟，缘真气内怯，邪不肯外出。医药清散攻下，仅治三阴之疟，遂致魄汗[①]淋漓，乃阳气脱散败坏之象矣。

人参　补骨脂　炒黑茴香　茯苓　归

————

① 魄汗：肺经所出之汗。一云：表虚之汗。

身

湿盛寒战，不解成疟。湿主关节为痛，邪在里为烦，总以湿热里症，治宜用苦辛。

川连　黄芩　杏仁　姜汁　半夏　厚朴

脉大，寒热渴饮，舌渐黄，气分热胜，血弱已久，恐邪漫劫津，清气热即以和阳，议用张氏玉女煎。

石膏　竹叶心　鲜生地　知母　生甘草　生白芍

伏邪留于少阴、厥阴之间，为三日疟。百日不愈，邪伤真阴。梦遗盗汗，津液日枯，肠燥便难。养阴药虽为有益，但深沉疟邪，何以得追拔扫除？议以仲景鳖甲丸三十粒，早上开水送下，午后进养阴通阳药。

复脉汤，去人参、生姜，加牡蛎、鹿角霜。

邪与气血胶凝则为疟。女病在络。自左胁渐归于中焦，木乘土位，东垣谓疟久必伤脾胃。既成形象，宜通恶守，佐芳香乃能入络。凡食物肥腻呆滞，尤在禁例，所虑延及中满。

人参　草果　陈皮　木香　茯苓　厚朴　青皮　郁金汁

深秋曾诊，拟议此病为暑湿食瓜，辛甘寒分利，奈何脾阳又受辛寒之累，致浊阴聚形，频遭食复，阳属受戕。凡身中脾阳宜动，动则运。肾阳宜藏，藏则固，斯为命根。局方大建脾丸、仲淳[①]资生丸，多以补虚通滞，芳香合用，取其气通浊泄，人参辅正之力得矣。

人参　陈皮　厚朴　益智仁　茯苓　木香

间日寒战，发热渴饮，此为疟。饮水结聚，而心中痛胀，乃病上加病。不敢用涌吐之药，暂与开肺气壅遏一方。

生石膏　大杏仁　生甘草　蜜水炒麻黄

脉如平人，但热不寒，烦渴，身疼时呕，此温疟也，仲景有桂枝白虎汤一法，一剂知，二剂已也。

桂枝白虎汤。

---

① 淳：原作"醇"，据医家缪仲淳姓名改。

眉寿堂方案选存卷下

清　吴县　　　　叶天士
吴县　郭维浚闻升纂

女　科

女科首重调经，只因见嗽见热，但以肺药清凉，希冀嗽缓，无如胃口反伤，腹痛便溏，恶食呕逆。此寒热乃营卫欹斜①明矣。病系忧郁成劳，情志内伤，故药不奏功，议戊己汤。

人参　炒白芍　鲜芡实　茯苓　炙甘草　炒扁豆去皮

向来经水调和，自上年冬季，每月经转两次，天柱脊椎即（酸）垂，心中嘈杂忽痛，头面烘热，脊背指足常冷，经期落后四五十日，此属八脉不和，皆肝肾脂液暗伤，养液熄风，冀其奇充经调。

乌骨雄鸡去毛骨头足肠杂、青蒿汁、酒醋加水，煮汁收胶。

清阿胶　鹿角胶　枸杞子　当归身
生地黄　元武胶　桂圆肉　白芍药　天门冬　白茯苓

以胶为丸，淡盐汤送下，每日四钱。

经阻三月，咳嗽失血，交夜蒸蒸发热，脉来左搏而促。是阳气烦蒸，攻逆诸络，血液不得汇集冲脉。深秋经水不来，必加寒热瘦削，成干血劳矣。

鳖甲　全归　丹皮　山楂　生地　白芍　茺蔚　麦冬

久病形神日消，脉象坚大，是谓脉无

胃气矣。曾于上年夏季便泻腹痛食减，舒肝健脾疏补，春进安胃丸，此生气不至。当女子天癸将通之岁，经脉气机怫逆，久郁热蒸，渐为枯涸之象，最足虑也。议用汪石山郁劳治法。

川芎　白芍　湖莲肉　青蒿　当归
熟地　南楂肉　香附

病起左肢痛痿，即《灵枢》云：意伤忧愁则肢废也。盖肝脏多气少血，气胜则热，血不营养经脉，阳明日空，血海无贮，经事遂闭。内风夹阳上升，眩晕，咳出痰沫。冬令天地闭藏，病不致凶。万花畅茂，有增剧之虑。议镇肝安胃法，用麦甘大枣汤。麦以镇逆，枣、甘益虚，遵《内经》肝苦急，急食甘以缓之也。

麦甘大枣汤。

气郁滞则血不行，当理血中之气。

四物汤加香附、楂炭、益母草。

脉涩经滞，食入脘痞，都因情怀失和，肝脾郁结使然。

香附　广皮　蔻仁　丹皮　楂炭　茯苓　神曲　钩藤

停经已九月，少腹重坠而痛，及诊少阴脉涩小，并非妊象。冲任虚馁，怕其暴崩。

八珍汤，加砂仁。

---

① 营卫欹斜：营卫失常。欹斜，歪斜不正；倾斜。

昼夜腹痛，泄气而①缓。夜卧扪之，常高突有形横处其间，为肝郁不舒，致冲、任二脉乏气流行。经期不来，营卫阻闭，为寒热互作。因泄泻已久，风木久乘中土，峻攻非宜。

川楝子　当归身　青木香　山楂　龙胆草　小茴香　炒橘核　青葱

泄泻食减，经水不来，而寒热咳嗽，日无间断。据说嗔怒病来，其象已是劳怯。郁劳经闭，最为难治之症。

人参　蒸冬术　炙草　茯苓　广皮　白芍

郁损经停，膹胀难便。

归身　川楝子　茺蔚子　小茴　生白芍　泽兰

经水不来，是络脉无血。古云：气旺血自生，大忌通瘀。

人参　当归　麋角胶　茯苓　桂心　羊肉胶。

天癸从未至，肉瘦色瘁，咳呛着枕更甚，暮夜内外皆热，天明汗出热减，痰出或稠或稀，咽中总不爽利。此先天最薄，真阴不旺，勿攻针黹②，务安闲怡悦，俾经来可以热除，不然，世称干血劳矣。

复脉汤去麻仁。

两三月经水不来，少腹痛胀下坠。寒疝属虚，可与当归生姜羊肉汤。

经闭淋沥。

初③

柏仁　肉苁蓉　女贞子　郁仁　当归　川石斛

肝风逆，经闭淋沥，便艰。

复④

柏子仁　当归身　川石斛　女贞子　郁李仁　黑穭豆　淡苁蓉

肝痹胀至心下，腹大经闭，二便涩少。初

橘叶　青皮　银柴胡　茯苓皮　青葱

楂肉　五灵脂　大腹皮

血结为瘕，腹胀大如缶，进疏肝通瘀稍安，续进针砂丸以缓攻之。

此劳怯是悒郁内损，阳土为阴木乘侮，冲脉乏血，经闭肉瘦气胀，减食便溏，五液日枯，阴不上承，喉舌干涸，仍不嗜汤饮。《内经》谓二阳之病发心脾，风消息贲，皆是久损传变见萌。

人参　乌梅肉　南楂肉　茯苓　白芍　老苏梗

阴痫脉迟，经水二月一至。

六味加阿胶、白芍。

经来潮潮涩少，汤饮入脘嗳吐。平昔善吐涎沫，心摇震惕。厥阴、阳明皆逆，龙荟丸主之。

龙荟丸，每服二钱。

经来涩少，便泻汗出。因惊恐致病，由肝传脾，用戊己汤。

风动液亏，腹痛肠红，经闭，暮热惊恐，治在肾肝。

熟地炭　黄肉炭　炙草　五味子　白茯神　白芍

自八月中经止，即食入呕吐，医认怀娠恶阻治，延至小寒节，头巅痛，心中热，吐清涎浊沫。水药仍受，粒米食物下咽即吐，欲寐洒然惊惕，肌表及足寒，晡刻头面热，腹胀，心腹皆痛。初病嗔怒而来，确是肝木犯胃，最怕暴厥急至。

金铃子　黑山栀　炒半夏　生姜汁　延胡索　炒香豉　茯苓

经水两月不来，腹形胀大，兼有形攻触。目瞑将寐，先欲厥冷，后渐热多汗。此皆郁损成蛊之象。

---

① 而：当作"则"。
② 针黹：针线活。
③ 初：言初诊。
④ 复：言复诊。

当归须　茺蔚子　五灵脂　小茴香
小香附　炒楂肉

嗽急心腹坚胀，入夜气冲欲坐，下部已冷。久有瘕聚，问月事不来三年。此浊气饮壅塞，以致血脉不通，为络脉之胀。

桂枝　淡姜　五味子　茯苓　白术
北细辛

暴崩，癖聚腹胀，经水不来五月，络虚所致。

葱白丸。

红枣、蕲艾煎汤送下。

动怒血吐成升，月余再吐，自述少腹常痛，夜必身热汗出。必经水得通，可免干血劳怯。

醋炙鳖甲　胡黄连　炒焦延胡　炒桃仁　茺蔚子　炒楂肉

脉数经迟，面起痱①疹。肝阳内风，冲逆上升，胃减少食。

清阿胶　炙甘草　柏子仁　小生地
白茯神　火麻仁

左肢麻木，经迟宿痎②，中年从未生育。脉数，怒则腹胀。和肝胃之阳，即调经要领。生地　当归　砂仁盐水炒　炒楂仁　稽豆皮　香附　知母

胃痛四年，因郁怒而起。经落不调，瘕聚腹胀，欲呕便泻。久病入络，兼理血分。

金铃子肉　桃仁　五灵脂　炒延胡索
生蒲黄　生香附

质偏于热，阴液易亏。女人肝为先天，月事虽准而少，里乏储蓄，无以交会冲脉，此从不孕育之因由也。凡生气及阴血，皆根于阳。阳浮为热，阴弱不主恋阳，脊背常痛，当从督、任脉治。

元武版　桑螵蛸　当归身　细子芩
鹿胎　枸杞子　桂圆肉　茯苓

经来绵绵不止，恐延淋带，此后遇里急，为阴弱不内守治。

熟地炭　芡实　艾炭　茯神　湖莲
炒归身

脉数，下焦冷，经淋不止，少腹腰臂痛，火升面热。

枸杞子　生杜仲　生地　沙蒺藜　川石斛　女贞

脏属阴，阴亏内热自起，阳搏动则经多如崩，带下绵绵。治宜坚固其阴。

熟地　牡蛎　秦皮　樗皮　艾　阿胶
黄柏　白芍　茯苓

羊肉胶丸

五十岁天癸当绝，而反多于昔，冲、任之脉不固，已属下焦主病。脉不束骨，痛无定所，与三气客痹迥异。群药未尝及下，胃伤肝垂呕吐。问病人口味苦，气塞必哕，心如悬旌，当以胃虚客气攻逆，议用旋覆代赭汤。

人参　炒黑川椒　乌梅肉　茯苓　钉头代赭　生白芍

冬温失藏，肝木反泄，阳明脉虚，血海不按期而经下，乃体不足用太过之象。法当辛酸甘缓，两和肝之阴阳，而苦降走泄，不但妨胃，且助劫耗。

炙甘草　枸杞子　柏子仁　生白芍
桂圆肉　茯苓

暴崩去血过多，络中空虚，浮阳夹内风以动，心悸，筋脉痿软。奇经已乏，每经来必病，最难调治。

炒熟地　阿胶　女贞子　湖莲肉　白芍　旱莲草

郁悖③阳升，八脉不和，下少固摄，有崩漏之累。

枸杞　鹿角霜　小茴　醋艾　茯苓
沙苑　淡苁蓉　当归　香附　益母草丸

---

① 痱：原作"沸"，误，据医理改。
② 宿痎：既往多忧伤。痎，忧伤。
③ 郁悖：原作"郁勃"，据医理改，后同。

久漏成崩，上有疡症，用药极难，仿《内经》七方之一，固下漏，少佐清上。

醋炙螵蛸　茜草

煎好滤清，加黄芩、阿胶，煎数十沸，取清服。

经漏已三年，淋漓带下黄白。视色脉不受温暖，固下汤散力量难以直达冲、任。古《局方》中有震灵丹。每早服六十粒，是固奇脉药。欲求全愈，非大剂人参不可。

室女经初至①，必然畏热。因热求凉，致伤冲、任，经漏不已，血色渐紫，腹中痛，得按略缓，是从前经至失调之故。和血脉之中，必佐通阴中之阳。

杞子　沙苑　鹿角霜　人参　当归　小茴　紫石英　桂心

十四岁室女，无温补热药之例。视色夺脉弱，下焦未寒先冷，经事淋漓，是冲任二气不交。冬宜藏阳，用温补升阳。

鹿角霜　杞子　当归　人参　蛇床子　麋茸　沙苑　小茴　紫石英

血瘀自下为顺，但形神顿减，明是积劳已伤。血脱必益气，否则有复瘀之虑。

补中益气汤。

经漏四十余日，色黯瘀腐成块。病中动怒，遂胸膈胀闷且痛，瘀下稍宽，医治漏血，投地、芍、归、胶，下焦先未治得其益，上焦先受其滞。宗经义先理其上。

老苏梗　南山楂　桃仁　香附汁　麦芽　延胡

久崩淋带，少腹结瘕，液涸气坠，二便皆阻。辛甘补方，冀得宣通，勿谓崩症徒以涩药。

柏子霜　淡苁蓉　郁李仁　当归身　枸杞子　葵子

经漏腹胀，脏阴为病，浊攻脾胃为呕逆。

人参　淡附子　茯苓　蒸术　淡干姜

长斋有年，脾胃久虚。疟由四末，必犯中焦。血海隶乎阳明，苦味辛散，皆伤胃系。虽天癸久绝，病邪、药味扰动血络，是为暴崩欲脱。阅医童便、阿胶，味咸滑润，大便溏泻，岂宜润下？即熟地、五味，补敛阴液，咽汤停脘，顷欲吐尽。滋腻酸浊之物，下焦未得其益，脘中先以受其戕。议以仲景理中汤，血脱有益气之治。坤土阳和旋转，希图中流砥柱，倘得知味纳谷，是为转机。重证之尤，勿得忽视！

人参　炒焦于术　炮姜炭　茯苓　炙黑甘草

十年不孕，奇脉大伤，经来如崩，周身筋掣，自脑后痛连腰脊，食少腹胀，干呕气冲，小溲如淋窒痛。盖奇经诸脉，隶于肝肾恒多，肾失纳，肝失藏，脉络气血消乏，何以束骨充形？此病之最延绵难却也。阅古人法中，脏真宜固，脉络宜通，非偏寒偏热之治。

鹿角霜　当归身　柏子仁　川桂枝　小茴香　真茯神

交节令血下成块，腰痛溺淋，乃下元虚，八脉无气，最多反复，议升阳固脉法。

人参　鹿茸　补骨脂　当归　鹿角霜　茯苓

入土旺用事，食减恶心，淋带反多。老年阳气渐泄下坠，议东垣升阳法。

人参　熟术　炙草　当归　羌活　防风　独活　广皮

经阻两月，脉象虚数，呕吐清水，仍以恶阻调治。

竹茹　半夏　广皮　生姜　茯苓　厚朴

凡交三月胎殒，是肝阴内怯，任脉不

---

① 至：原作"致"，据文义改。

司担任。今见症脊椎尻垂，腰酸痿弱，肝肾奇经虚不固摄，议用孙真人法。

阿胶　当归　生地　寄生　艾炭　白芍　子芩　砂仁

女科胎前以立基为要。恶阻呕吐味酸，是热化，宜安胃调气。

人参　半夏　竹茹　茯苓　生姜

培土安胎。

人参　焦尤　建莲　茯苓　广皮　砂仁

气塞干哕，不欲进谷。怀妊四月，腹大如足月，足跗浮肿，得血下洞泄而来。询知两月前已不纳，立秋交节，血乃暴下，为阳明胃虚，滞气逆攻。血海隶乎阳明，致有淋漓之状。法当清热安中，以暴胀常多热证耳。

生白芍　乌梅肉　苏梗　参汤另进　子黄芩　知母　川连

脉左右弦，身麻肢冷，脘中胀闷，不饥吞酸，由中虚肝气内动之故。五六月当脾胃司胎①，又体质不受苦寒，非清火破泄气分之治所宜。

人参　枳壳　生姜汁　半夏　桔梗

厥阴之阳上冲，呕逆腹痛，防胎上攻，以苦寒清泄法。

川连　黄芩　川楝肉　青皮　白芍郁金

胎气日长，诸经气机不行，略进水谷之物，变化水湿，不肯从膀胱而下，横渍肌肤为肿，逆奔射肺，咳嗽气冲，夜不得卧；阴阳不分，二便不爽。延绵经月，药难治效，当刺太阳穴，使其气通，坐其安产。

桂枝　五味　牡蛎　杏仁　茯苓　淡姜　泽泻

临月，用清热理气。

苏梗　苓皮　知母　白芍　砂仁　腹皮　黄芩

怀妊若患时症，古人主在保胎。今喜暖恶寒，升则厥，痛坠欲便，腰腹绕痛，大虑胎坠。辛香温柔之品，冀其止厥。

鹿角霜　沙苑　枸杞　小茴　淡苁蓉　茯苓　柏仁　当归

暑湿阻气，胎热由下而升，两热相搏，咽喉欲痹，寒战，周身诸脉震动，防胎下坠，治宜清上。

竹叶　枇杷叶　知母　连翘　郁金　川贝

胎孕而患时疟，古人先保产，佐以治病。兹诊唇燥舌白，呕闷自利，乃夏令伏邪至秋深而发，非柴胡、枳实之属可止。呕吐黑水腹痛，胎气不动，邪热深陷入里，蒸迫脏腑，是凶危之象。

黄芩　黄柏　川贝　黄连　秦皮

寒少热多，即先厥后热之谓。热甚胎攻冲心而痛。盖胎在冲脉，疟邪由四末渐归胃系，冲脉属阳明胃脉管辖，上呕青黑涎沫，胎受邪迫，上冲攻心，总是热邪无由而发泄，内陷不已，势必堕胎，且协热自利，外邪从里而出，有不死不休之戒。方书保胎必固阴益气，今热炽壅塞，参、胶、归、地，反为热邪树帜矣！前以绝苦无寒，取其急过上焦，阳明胃与厥阴两治。今用酸苦泄两经之邪热，外以井泥护胎。

川连　乌梅肉　黄芩　草决明　川椒　石莲肉　白芍

苦辛酸，清泄阳明、厥阴邪热，兼外护胎法，病势减十之二三。视舌黑芒刺，舌心干板，而心中痛不已，此皆热邪内迫，阳精阴液告涸。两日前虑其陷伏闭塞，今又怕液涸昏痉，最难调治。夫护胎存阴，清热去邪，两不可少。

---

① 五六月当脾胃司胎：此说源于古代逐月养胎论，参见《诸病源候论·妊娠候》。

川连 鲜生地 知母 阿胶 鸡子黄

始于嗔怒动肝，冬季温暖少藏，肝气多升，肺气不降，遂令咳逆喘促，热郁入里，耳聋自利。延绵经月，真损必然殒胎，非轻小之恙。

黄芩 蒌皮 杏仁 白芍 橘皮 乌梅

午后诊脉，问及踢伤胎漏，用两补气血安胎。

人参 炒当归 炙草 炒砂仁末 茯苓 炒白芍 广皮

痛由背绕肋，胀至胃脘，停住不移。妊交六月，阳明司胎。阳升气阻于络，斯为痛胀宿恙，当春半而发，脉弦搏鼓指。胃为阳腑，和阳以苦味之流行，仍佐宣利气分郁遏为治。

金石斛 鲜竹茹 黑山栀 老苏梗 化州橘红 香附汁

小产后劳动嗔怒，陡然血崩，乃身中阳动，阴弱失守之证。用药气味，最忌辛温走泄，无有不向安者。缘辛香温热，胃中不安，致呕逆频频，神复欲愦。皆血下而阴亏为病，呕多则阳气再伤耳。古人上下变病当治其中，此安胃第一要旨。以胃为脏腑之大源，能纳谷，斯后天生气再振，何容缕缕经营乎！

人参 小麦 茯神 乌梅 木瓜 白芍

镇补肝胃，既得进谷。阅来教①仍是阴弱阳浮，姑拟补摄足三阴脏，必得小效。

人参 炙黑甘草 山药 芡实 熟地炭 茯神

起病由于小产后，是冲任脉虚所致，温养摄纳，最为近理。病根在下致胀，乃芪、术、升、柴守而兼升，浊僭上行。炒焦肾气丸可以常进，但不能入奇脉耳，更议法以辅其不及可也。

鹿茸 补骨脂 人参 大茴香 鹿角霜 归身 苁蓉

蕲艾煎汤代水。

小产后，血下暴崩，汗淋昏冒，寐则梦与②人争斗，此脏血大走，肝魂易越，补方必兼敛摄。血崩久淋带，致冲、任脉络不固，不但不得孕育，更延痛疾耳。

人参 龙齿 炒归身 炒枸杞 炙草 茯神 炒枣仁 五味子

小产后经年淋漓，旬日带下绵绵不断，骨节痿软。经临筋脉牵掣，骨热如蒸，皆冲、任受伤，久而不复，五液皆枯，日就损怯一途。所幸胃气尚存，按候调摄经年，冀可血气充复。

四物汤，加胡黄连、炒黄柏。

惊恐起病，由怒而发，是为肝厥。阳气暴升，痰随气上，神识乃迷。近加小产后，必须养肝阴，佐入凉肝。

生地 柏仁 丹参 天冬 阿胶 茯神 白芍 人中白

小产后，汗多寒热。

龙骨 白芍 南枣 牡蛎 炙草

小产后经月，泄泻腹痛，下血不止，干咳呛逆。乃气血两虚，当以建中法。

归芪建中去姜。

半产后，冲任虚，瘕聚，少腹痛，胃痛形寒身疼。

桂枝③加桂、当归、茯苓，去姜。

半产后，失血咳逆不得卧。

小青龙法。

半产后，咳逆不得卧，腹膨。

肾气丸—两

用沙囊悬起煎汤，早上服。

蓐劳下损，咳逆不得卧。

---

① 阅来教：阅读来信。来教，对他人来信的敬称。
② 与：原本作"于"，误，据文义改。
③ 桂枝：此为"桂枝汤"之省称。

乌骨鸡丸。

遇劳气泄胎坠，胎去下焦先空，足冷腰脊皆病。阴阳两损，但以温养之补，怀孕即止。

人参　沙苑　归身　肉桂　雄羊内肾　茯神　麋茸　白芍_{酒炒}　枸杞

共为丸。

产后骤脱，参附急救，是脱阳固气方法，但损在阴分，其头痛汗出烦渴，乃阳气上冒。凡开泄则伤阳，辛热则伤阴，皆非新产郁冒之治。

细生地　黑楂肉　牡蛎　真阿胶　茺蔚子

恶露冲心，防其昏厥。

泽兰　楂炭　香附　川贝　童便　茺蔚　延胡　广皮　通草

新产阴气下泄，阳气上冒。日晡至戌、亥，阳明胃衰，厥阴肝横，肝血无藏，气冲扰膈，致心下格拒，气干膻中，神识昏谵。若恶露冲心则死，焉有天明再醒之理？回生丹酸苦直达下焦血分，用之不应，谅非瘀痹。想初由汗淋发热，凡外感风寒，理从外解。此热炽神乱，即仲景之新产郁冒也。倘失治必四肢牵掣，如惊如风痫，立见危殆。议从亡阳汗出谵语例，用救逆法。

龙骨　桂枝　南枣　牡蛎　炙草　小麦

浊气上逆，恶心不食，冷汗烦躁，最防暴脱。不可但执恶露滞满，而专泄气攻血。

人参　干姜　泽兰　附子　童便

产后血去阴伤，肝肾先亏，致奇经诸络不至内固，阴既不守，阳泄为汗，多惊多恐，神气欲撒。此摄阴固液，而有形岂易速旺？古人必曰封固，曰镇纳，皆为此而致[1]。

人参　桂枝　龙骨　炙草　附子　煨姜　牡蛎　蜀漆

产后阴损下虚，孤阳泄越，汗出惊悸，百脉少气，肢体痿废，易饥消谷。阳常动烁，阴不内守，五液日枯，喉舌干涸。理进血肉有情[2]，交阴阳，和气血，乃损症至治。

羊肉　五味　紫衣胡桃　当归　牡蛎

产后汗大出，目瞑神昏，此为郁冒欲脱，大危之象。勉拟镇固补虚一法。

生龙骨　桂枝　人参　生牡蛎　炙草　归身

生羊肉煎汤。

产后蓐劳，厥阳逆行，头痛昏晕身热。

生龙骨　生白芍　炙甘草　当归　生牡蛎　桂枝木　大枣肉　羊肉

产后将半月，头汗耳聋，便泻不食。阴分大虚，阳气上冒，防其痉厥，不可忽视。

熟地炭　炒当归　炮姜　茯神　炒白芍　炙草

产后十七朝，因恼怒阳升为郁冒，寒热如疟，经半月不止，乃阴伤于下，阳浮[3]于上，肝胆之邪肆行无制，故午寒午热，不得息也。拟进甘缓法，使阴气稍复，寒热可缓。

复脉汤去姜，加甘蔗汁。

郁冒汗出，血下液亏。

人参　龙骨　枣仁　熟地　五味　茯神

产后真阴下虚，真气不主收纳，咳逆汗泄，肉腠刺痛。未至半月，恶露已尽，大便不实，断非清润治嗽可疗，此摄固敛

---

① 致：给予。

② 血肉有情：原作"血气有情"，据《叶案存真》改。

③ 阳浮：原作"阳潜"，据文义及医理改。

液，一定治法。

熟地 山药 枸杞 五味 建莲 芡实

产后下虚，腹中刺痛。虽因恶露未尽而起，然病经五十日，未可专以逐瘀为主。

当归生姜羊肉汤。

频产脉络已空，胎前已见带下，痛甚不随利减，奇经气撒不摄。仲景建中之议，取意在①脾营，为上中法，而药力原不及下焦。肾气汤乃收摄阴中之阳，产后营虚，不耐桂、附之猛烈。当年先哲，每炒炭煎服，亦如河间浊药轻投，盖汤、散、饮子，不同法程耳。

熟地四钱 山药二钱 丹皮钱半 附子一钱 车前一钱 萸肉二钱 茯苓三钱 泽泻钱半 肉桂一钱 牛膝一钱

各炒炭，急火煎服。

产后几五十日，下利滑腻，痞闷呕逆。此阳结于上，阴撒于下，仿仲景独治阳明法。

人参 赤石脂 五味子 茯神 炮姜炭 炒黄米

产后衃过多，阴伤阳损，致畏冷倏热，急宜温养营气，勿杂治也。

人参 归身 桂心 桂圆 茯神 炒芍 炙草 枸杞

产后五十日，暮热汗出，身动气喘，带下绵绵不断，腰脊痠软牵痛，此肝肾液亏，冲、任空乏，法当通补下焦，久延怕成蓐劳。

淡苁蓉 炒杞子 当归身 紫石英 白茯苓 生杜仲 炒白芍 五味子

阴虚潮热，在产后肝肾本虚。始误于逐瘀泄气，镇补稍安。再误延胡、枳实攻逐，腹中刺痛，营伤何疑？

人参秋石拌烘 生地 炙草 茯神 阿胶 白芍

产后下损，治嗽肺药是上焦药，药不对症，先伤脾胃，此食减腹膨跗肿所由来也。

人参 沙苑 杜仲 茯神 螵蛸 枸杞

产后去血，阴伤骨热。大凡实火可用清凉，虚热宜用温补。药取味甘气温，温养气血，令其复元。况产伤之损，蓐劳病根全在肝肾，延及奇经，岂泛然杂治所宜。

人参 杞子 苁蓉 紫石英 河车 当归 胡桃 茯神

产后形肉日瘦，经水逾期，此属内损。问经来无痛，与方书气滞经迟迥异，养肝、冲、任可矣。

当归 生地 柏子仁 丹参 白芍 杞子 茯神 桂枝

乌骨鸡丸。

蓐劳自春入秋，肌肉消，色痿黄，外象渐寒，心腹最热。脏阴损不肯复，形空气聚，非有物积滞也。

人参 生菟丝子 炒当归 茯苓 煨木香 小茴香

眉心痛，心中热，腰脊痠痛，五心皆热。自产后半载，肉消减食，乃下焦阴液大耗，而肝风夹阳震动矣。病自内损，服药无益。阅医虽曰养阴，半投芍、柴，不知何意？

生地 炙草 阿胶 羚羊角汁 麦冬 白芍 麻仁

产后发热后，阴虚为多。阴不内守，阳外泄为汗出，自秋徂冬②，形肉消烁。

人参 炙草 炒芍 五味 炮姜 茯神

甘温佐以酸收，阴阳有渐交之机，热

---

① 在：原作"左"，据医理改。

② 自秋徂冬：从秋季到冬季。徂，往。

缓加谷，可谓明验。然产后损伤，古人远刚取柔①，使有情生气日泰②，理体可以却病。

　　人参　熟地　河车胶　归身　五味子

　　产后内虚，复感冬温，遂寒战后汗出，乃厥阴如疟，非轻症也。

　　炒生地　炙甘草　阿胶　炒麦冬　生白芍　麻仁

　　蓐损当夏发泄，恶风畏冷，便溏汗出，法宜养营。

　　人参　冬尤　桂心　五味子　炒白芍　茯神　广皮　炙草　全当归

　　蓐劳下损，损及八脉，医投清内热滋阴，致胃伤食减寒热，下元冲气上逆咳呕，而咳嗽药治肺，与内虚下损益无干涉。带淋骨热，髓竭液枯，蓐损较平常损怯更难。寒暑更迁不复，草木焉能奏功？免与血肉有情，望其加谷，可得悠久。

　　紫河车洗洁,一具　人乳八两　生紫石英一斤,捶碎　血余炭二两　秋石一两

　　同煎，河水熬膏。人参汤服二钱。

　　产后自乳阴伤，即是亡血虚象。陡然惊恐，内动肝肾，脊椎尾间骨凸，肌瘰，自脏阴损及奇脉矣。先冷后热，厥冷见症，良由骨枯髓竭，草根树皮，何能济事？

　　常用人乳热饮，日二三次。

　　产后失调，蓐劳下损，必映奇经。心腹痛寒热，脊痠腰瘘，形肌消烁殆尽。若缕缕而治③，即是夯极④。凡病宜通，补而兼通，能入奇经。

　　人参　炒黑枸杞　炒黑小茴　麋茸　炒蒺藜　当归身

　　蓐劳下损，久则延及三焦，不独八脉。晨泻呕食，心热下冷，吸短胀痛，焉有寒凉止嗽清热之理。扶得胃口安谷，月事仍来，方得回春。

　　异功散，加南枣。

　　脉数左甚，冲气上咳吐血，嘈杂如抓，常有眩晕喘促，此产后失调，肾肝内损。若不断乳静养，春末夏初，必致受累。

　　熟地炭　炒山药　炒枸杞　五味子　建莲肉　白茯神

　　形冷惊怕，旬日经淋漏注，心忪悸如悬旌，自七八年产后致病。夫肝主惊，肾主恐。产后先虚在下，奇脉不为固束，急急温补固摄，仍佐通药，其力可到八脉。

　　紫石英　炒枸杞　人参　麋茸　乌贼骨　沙苑　茯苓

　　冲任内损，经淡日迟，形神渐渐瘦瘵，犹是产后不复，先议温通八脉一法。

　　当归身　鹿角霜　紫石英　小茴香　淡苁蓉　茯苓

　　产后下虚，血病为多。今脘中痞胀，减食不运，全是气分之病，但调气宽中，勿动下焦为稳。

　　生香附　桔梗　神曲　苏梗　蔻仁　茯苓

　　产后病起下焦为多。今右偏头痛，得暖为甚，纳食则脘腹加痛，必泻则已。夫痛随利减，已现湿郁气阻。热自湿升，恒有是证，从脾胃门调治。

　　生于术　紫厚朴　煨木香　嫩香梗　茯苓皮　小茵陈　新会皮　香附汁

　　产后腹痛脉数，足不能伸，瘀留入络，结为小肠痈矣。

　　失笑散加桃仁、归尾、醋炒蓬尤。

　　死胎至旬日乃下，必有尸浊秽气留着冲、任脉中。至今黄、白带淋，自腰以下

----

① 远刚取柔：避免刚燥药食，选用柔润药食。
② 日泰：日渐充盛。泰，美好；通畅，此引申为"充盛"。
③ 缕缕而治：一丝一丝地治疗，形容治疗措施不力。缕，一丝丝，形容纤细。
④ 夯极：愚蠢之极。夯，通"笨"。

冷，大便久溏。产后刚剂难进，议用朱南阳方法。

猬鼠粪汤。

女科肝病为多，产后必病及八脉，即如少腹聚瘕，瘕气攻心下必呕吐，上泛则咽喉闭塞。经水半年不来，越日必有寒热。凡下焦多属血病，瘕属气聚，癥为血痹，病在冲脉、阴维、阳维，混混医药，乌得入于奇脉乎？

地鳖虫 川楝肉 鳖甲 桃仁 麝香 延胡索 楂肉 蓬朮

卒然心痛寒热，恰在产后，即《内经》所谓阳维为病苦寒热，阴维为病苦心痛。维主一身之纲维，其阳行卫，其阴行营。二脉致偏，不饥少纳，腹胀瘕聚泄泻。夏月经必先期，秋冬下焦常冷。

鹿角霜 当归 生杜仲 芡实 白茯苓 沙苑 小茴 淡苁蓉 湖莲 炒黑艾 紫石英醋炒

红枣肉为丸。

又：去艾，加河车胶。

脘痛映脊，甚则四肢逆冷。问当年产后瘕泄，今带淋经漏，脊椎痠垂。《内经》云：阴维为病苦心痛。维脉阴伤异治，非破气降气能疗。

鹿茸 枸杞子 当归 沙苑 鹿角霜 肉苁蓉 小茴 茯苓

产后瘕癥。

葱白丸，每服二钱，艾枣汤送下。

产后坚痛，少腹癥。

桂心 当归 白芍 茯苓 紫英 小茴 香附

羊肉胶丸。

背痛彻心，带证多下，兼有气逆冲心，周身寒栗，乃冲任脉虚损，病从产后来。

归身 炙草 桂心 白芍 杞子 茯苓

肝脾不和，少腹胀，足浮肿，带下因于产后未复。

大腹皮 当归身 茺蔚子 柏子仁 茯苓皮 小茴香 小香附

胎前水溢浮肿，喘满不得卧，开太阳获效，既产浮肿自然渐退。女科不明产后下虚，多以破气宽胀，百日来腹大且满，按之则痛，此皆气散弥漫，为难治之症。议用炒枯肾气丸，兼调琥珀末以调其血。

冬至一阳初复，骤有肢麻火升，其失藏已属下虚。月余，值黄昏，气塞心痛喘逆。戌、亥阴时，冲逆下起，肝脏厥逆，直将犯上，至于坐不得卧。直至产后，下虚更极，水谷湿气未能循腑分流，傍渍渗入经脉，从前厥逆，肝气、肝风由然沸腾搏激，似湍水东西，可使过颡之喻。[1] 究竟病根，全在平昔抑郁，《内经》惊恐明指肝肾，今既失司，腑气不主宣化，至阴之脏调之非易，议以专走足太阳表中之里，冀阴阳渐分，经旨谓太阳司开立法。

薏苡仁 淡干姜 茯苓块 大杏仁 五味子 生白芍

此水气结聚，壅遏经隧，致呼吸有阻为噫气，而其声在咽疷。况任脉行乎身前，母子经行，必关冲、任。今气痹水蓄，血亦化水为肿胀，胸高腹大。水性就下，搏激可使过颡。下窍久闭，状如瓮疷。曷不效禹治水之功？徒执寒热补泻为法，宜乎久药无功也。

十枣丸。

经水不来，先天素弱。因多郁嗔怒，肝木疏泄，水饮傍渍而肿胀，最为难治。

米仁 牡蛎 防己 茯苓 泽泻 萆

---

[1] 似湍水东西，可使过颡之喻：比喻（肝气、肝风）好象由东向西的急流，上逆经过喉咙。"湍水东西"，比喻前述邪气傍渍经脉，致肝气、肝风沸腾搏激的病机。湍，水流急速。颡，喉咙。

薜

多产，五液走泄殆尽。年已六旬，反患淋漓带下，大便日见枯涩，少腹形膨膜胀。血液既去，气散不收，行气破气，是速其凶矣。

炒焦肾气汤。

腰痛如束，腹膨欲胀，八脉为病。

鹿角　小茴　茯苓　杜仲　当归

本质最虚，多忧积郁。春深入夏，阳气发泄，脾弱失运，纳谷渐减，土中阳渐，湿生气钝，肝木来克，肿胀日著。血败化水凝结，小便日加短涩。湿坠注肠，大便鹜溏。阳气不交于下，膝下寒冷不温。脉涩经闭，显然血蛊。浊气上干，必有喘急，夜坐不卧。见症险笃已极，勿得小视。以通阳腑理虚，冀阴浊不致闭锢。

人参　淡干姜　茯苓　淡附子　猪胆汁　泽泻

动怒忽心腹痛有形，此气聚成瘕。乃肝虚气逆，用辛补体用方。

人参　炙草　当归　川楝子皮　茯神　白芍　桃仁

肝失疏泄，二便不利。少腹素有瘕症，气逆为厥，治以辛润。

当归　葱管　柏子仁　小茴　桃仁　茯苓

冬季腹大，大便不实，以通阳泄浊。初用相投，久则不应。久寡独阴无阳，郁虑，至少腹结癥，其病在肝。五旬外正气日衰，邪不可峻攻矣。

六味加小茴香、川楝子，水泛为丸。

冲、任脉虚带下，少腹瘕聚，肢麻。

归身　桑叶　牡蛎　茺蔚子　茯神　建莲

少腹瘕聚攻痛，淋涩不止。

葱白丸，艾、枣汤送下。

肝阳上升，阴失内守，心痛火升，带下。

生地炭　天冬　杜仲　归身　女贞子　茯神　川斛　柏仁

八脉空虚，冲阳上逆，上热下冷，肉瞤筋惕，带下变色，晨必瘕泄，非滋清阴润所宜。

桑螵蛸　生杜仲　湖莲　菟丝子　沙蒺藜　茯苓

食少便溏带下。

人参　生术　小茴　鹿角霜　杜仲　茯苓　炮姜　炒当归　桑螵蛸　艾炭

红枣肉为丸。

脘中气通，带下赤白，此平素血虚，近日时气复伤其阳。六脉无力，下滑不禁，为病卧久，非堵塞可愈，仿东垣固真寄升降方法。

人参　生干姜　柴胡　郁李仁　广皮　炙甘草　黄芩　白葵子

脉数盗汗，心嘈咳嗽，腹痛便溏，形体日瘦，小溲淋痛。此肝肾真阴大虚，欲为劳怯，不可轻视。

熟地　芡实　炙草　女贞子　五味　山药　茯神

阴虚淋闭未减，近日腹痛吐泻，喜得冷饮，必有暑湿内着太阴脾脏，与本病两途，先宜分消调中，俟痛泻平再议。

黄芩　益智仁　黑山楂　白芍　陈皮　白　木瓜

下焦热甚，阴阳气泄，腹痛未止，与和中坚阴法。

熟地　炒归身　黄柏　炒楂　炒白芍　草薜

惊忧恼怒，肝失其用，遂成淋闭。

当归身　柏仁　车前　郁李仁　牛膝　黄柏

寡居少欢悦之念，肝胆中郁悖气火，直上直下，莫能制伏。失其疏泄之用，小溲成淋。以厥阴肝脉环绕阴器，议进龙胆泻肝汤。

鬼神亡灵，皆属阴魅，寡居独阴无阳。病起惊恐，必肾肝致脏损所致。经水仍至。以宁摄神魂，定议韩祗和法。

当归身 羊肉 龙骨 肉桂心 生姜 牡蛎

任督失司，脂液暗消，八味丸可以常服，再议固奇脉方法以佐之。

人参 菟丝子 覆盆 鹿茸 琐阳 骨脂

产后厥证，下虚为多。怕风寒，面肿，肌肉如虫行，腹泻肢纵。此方虚风，议和八脉。

枸杞 小茴 鹿角霜 菟丝子 杜仲 当归 沙苑 茯苓

姜、枣汤泛丸。

脉沉，怀妊八月，久咳背冷，冲逆不得卧。此因抑郁，阳失转旋，浊凝饮结，当治饮不治咳。

桂枝 淡姜 白芍 茯苓 五味

色脉无神，虚烦久咳，寒热不止。因悲哀惊恐，病势反加，胃气渐减，大便不实，月事过期不至，恐有下损及中之虑，拟建中法。

人参 白芍 桂枝 茯神 黄芪 炙草 牡蛎 南枣

脉细弱，形寒久嗽，寒热频来，易于惊恐，经来色淡且少，不耐烦劳，此阴阳内损，营卫造偏。仲景凡元气有伤，当与甘药。知清凉治嗽等法，非醇正之道。

黄芪建中汤去姜。

虚损久嗽失血，昼寒暮热，经闭食减，大便不实。当交春病增，少阳生气不至，春半后肝木大旺，其能久延乎！

炒生地 阿胶 炙甘草 莲肉 炒麦冬 茯神 生白芍

又：人参 芡实 生地炭 茯神 莲肉 川石斛

悒郁内损经阻，筋骨皆痛，损伤不复，即是劳怯。温养流通，望其郁脾①气血融和。但以清热见血理嗽治，百无一活。

当归 生鹿角 桑寄生 枸杞 生杜仲

寡居菀劳②，系乎情志损伤，草木难以奏功。因近日火升下寒，暂进加味贞元饮，制龙相之陡起。

熟地 白芍 青铅 牛膝炭 茯苓

虚体惊恐，遂成痫厥，议镇肝熄风，养阴平阳法。

生龙骨 生地 生白芍 生牡蛎 阿胶 乌梅肉

血液已空，肝风翻越，产后大虚之体，厥逆昏冒，皆是肝阴欲绝，阳气夹内风上蒙清窍。昨议镇肝熄风，旦日颇安，暮夜再厥，阴气枯槁已露，最难调摄何疑？

制首乌 天冬 生地 黑穞豆皮 茯苓 川斛

肝风阳气升于清空，咽喉阻痹，心似悬旌。缘春半地气上加，产后下虚，藏纳未固，随时令而越。议用镇阳守阴方。

龙骨 阿胶 生白芍 牡蛎 鸡子黄 米醋

又：人参 小麦 生白芍 阿胶 茯神 川楝肉

又：淡天冬 陈阿胶 制首乌 茯神 黑豆皮 生白芍

脉涩数，上盛下垂，肝肾真阴下亏，阳气内风上泛，舌龈欲腐，跗肿。进肾气丸三日，即见肠红，暮夜热蒸，晨朝汗泄，大便常有溏泄淋滞诸恙。当理足三阴之阴，仍佐固真摄下主之。

---

① 郁脾：疑为"郁痹"之误。
② 菀劳：思积于中不得发泄而成劳。菀，通"蕴"，蕴积；郁结。郁结，思积于中不得发泄。

水制熟地　女贞子　茯神　白芍　五味子　禹余粮　芡实　秋石

糯稻根须、山药粉丸。

脉沉右弦，月经渐少而闭，肿由下而上，此血化为水，气壅经脉。大便久泻，小便不利，六腑不通，从太阳开导，以泄其水。

五苓散，加厚朴，调入琥珀末。

胃脘痛起，必经漏带淋，呕吐不纳食。医者多以开泄理肝，及参、连、姜、桂治三月，病几危殆。六月念四诊，议宗《内经》阴维脉病获效。秋燥冬温气加，因咳嗽而吐血。思络空气乘，非偏寒偏热可治。女人肝为先天，首重调经，恪守此议为正。

乌骨鸡胶　生地　女贞　建莲　桂圆膏　白归身　阿胶　柏仁　茯神

胶、膏为丸。

烦劳继以悲哀，经阻三月，是二阳之病发心脾。

当归　川芎　泽泻　白芍　香附　楂肉

接服柏子仁丸。

娠八九月，胎吸母液，阳扰烦蒸，心痛引入少腹，谓之子悬。失治有三冲、三激之累。

生地　天冬　柏仁　阿胶　女贞　茯神

初产

益母草　炒楂肉　延胡索　泽兰　炒麦冬　黑豆皮

安胎。

桑寄生　人参　石壳建莲①　川断　砂仁　台州青苎

产后，宗王损庵②劫胃水法，用理中汤。

人参　焦尤　炒姜　炙草

劫胃水已应，议升阴中之阳，互入摄固。

人参　炒当归　五味子　茯神　麋茸

蓐劳久损不复，舌络牙关牵掣。阴乏上承，浮阳内风上炽，当与静药养阴和阳。

生地　天冬　当归身　桂圆膏　阿胶　麦冬　女贞子　乌鸡胶

丸方。

脉数左弦右涩。产后经年，右肢痛楚，不能步趋，虽曰劳怒伤肝，营阴暗亏，不能涵养筋骨所致，然久久阳明之脉交伤，焉能束骨利机关之用？肌肉渐瘦，寒热不止，是足三阴交虚成损，上及胃腑之象。议药当主通补，但病久延，根蒂已亏，恐淹缠不已，病日加增，未敢轻谈易易也。

羚羊角　制首乌　女贞子　生杜仲　白蒺藜　大胡麻　金石斛　黄芪

脉右弦左数。五年前经漏癥痕，又复生产，继之带下绵绵。年来色夺气短，食减，外寒内热，脊骨腰髀③疫楚若坠，时欲拊扪④少安，仲景谓产损诸病，多从下焦肝肾起见。脏阴亏损，渐干阳分，而冲、任、督、带诸奇脉受伤，有形精血难以速成，下焦空乏，隧道迂⑤远，虽补剂频施，不能沾及，故未易取效也。若暴崩暴漏，温经固涩可投。今屡年带淋，脂液暗耗，阴分大伤，岂可温热刚暴，再劫其阴？宜从阳引阴，扶之培之可耳。见病治病，有何益哉？日久髓枯，将有损不得复

---

① 石壳建莲：原作"石亮建莲"，据医理改。
② 王损庵：王氏名肯堂，字宇泰，号损庵，为明代著名医家。著有《证治准绳》、《医论》、《医辨》等书，并辑有《古今医统正脉全书》。
③ 髀：原作"脾"，据医理改。
④ 拊扪：抚摸。拊，抚摸。扪，按；摸。
⑤ 迂：原作"於"。"迂"、"於"义不相通，据文义改。

而成劳怯者。

　　鹿龟霜　苁蓉　当归　熟地　沙苑
杜仲　小茴香　茯苓

　　症是损怯经闭，诊左脉濡小。前用温
通汤药，心下稍舒。继用膏子柔腻，便
溏，少腹坚硬，小溲不利。凡胀属气滞，
质虚断不可强执通经，议早服五苓散，暮
服禹余粮丸。壮水脏以分利小便，是气郁
胀闭治法。

　　白术　猪苓　桂心　茯苓　泽泻

幼　科

　　形瘦，胁中有形，五心烦热盗汗，虽
是童真，久延疳劳。

　　使君子　广皮　胡莲　楂肉　砂仁
白术　茯苓　白芍　厚朴　鸡肫皮

　　久病腹膨，目眶下紫，是脾虚夹积，
即疳热之症。

　　干蟾丸。

　　利后阴伤，五心烦热。稚年恐致疳
病，最宜薄味调养，夏、冬可与清热肥儿
丸之属。

　　白芍　胡黄连　南桥山楂　干荷叶
茯苓　牡丹皮　炒泽泻

　　汗后泄泻不解，非因表里客邪，初起
呕吐而泻，今噫气尚然秽浊，知平素过爱
杂食。屡伤脾胃，两旬不愈，为幼科疳蚀
瘦蒸之症。乳汁甘美，虑热化痰，再吐便
有惊厥矣。

　　胡黄连　枳实　猪苓　广皮白　楂肉
　泽泻　犀角尖　白金汁　鲜石菖蒲　连
翘心　鲜生地　金银花

　　温邪入肺，肺移热于大肠为泻。泻白
散清其受病之源颇是，但上焦气壅热聚，
气逆则咳喘呕吐。幼年怕有痉厥，进辛寒
解邪，竖抱令卧，勿使肺叶张举，易得安
痊，乃百试百中捷径。

　　杏仁　米仁　荷叶梗　连翘　橘红蜜
炙

　　稚年食物不节，胃土受伤，热蒸于
里，肝胆木火化风，遂成痫厥。口鸣①
喎，肢牵，皆风火燥及络脉。若仍乱食，
厥逆不止，有五痫不治沉疴。

　　川连　胆星　远志　枳实　黑栀　橘
红　桔梗　莱菔子

　　稚年形消脉小，食物日少，晡热早
凉，汗出，损劳难治。幼科门内损，必皮
毛血肉之伤起因，议调营卫。

　　黄芪　归身　米糖　南枣

　　幼年，冬月短气烦闷，寐中筋惕肉
瞤。乃因未充长，阳浮则动，当用六味丸
加麦冬、五味。

　　稚年脾胃气弱，夏秋疟痢，宜顾恋中
土。医不明此理，惟发散消导，致元气衰
惫，肝风内鼓，爰成慢脾惊搐，遂令无药
可挽，勉拟一方。

　　犀角尖　白金汁　鲜石菖蒲　连翘心
　鲜生地　金银花

痘　科

　　诊后夜来大便三次，午后看视，堆沙
甚薄，额准诸痘，枯瘪少浆，可见元气日
虚，里毒无以领载而出。今日理进攻托，
迟则恐其干涸塌陷。

　　黄芪　当归　僵蚕　桑虫②浆　防风
　炙草　山甲　木香汁

　　次日，浆有五分不肯肥饱充顶。昨停
凉药，寝食大便颇宜。顷灯燃看视，自
云：畏寒。经云：形寒饮冷为肺损。盖见
肺主一身气化，气虚性薄，皮腠不营，法

---

①　口鸣：口中有类似动物的鸣叫声。

②　桑虫：天牛科昆虫星天牛、桑天牛或其他近缘昆
　　虫的幼虫。

当参、芪益气，气充浆成矣。近日幼科以毒为疑虑，吾谓气壮毒化，邪与正不并立也。

归身　人参　川芎　炙草　黄芪　官桂　广皮　木香

次用钱氏异功散加木香、木香。

次用四浆散。

又：首乌　茯苓　百合　炒芍　米仁　沙参

四朝半，汗出卫疏，肌肉柔嫩，气虚证也。今日犹在六日前，宜和血脉升顶，少候形充，即商内托。至于保护脾胃，犹不可缺。

川芎　僵蚕　紫矿①　广皮　当归　炙草　丹皮　鸡顶血

五朝，赖有形红润色泽，得以运行浆汁，而呕恶泄泻，脾胃气弱，已见一斑。五行火能生土，况肺金温暖，气化流行，如阳春布德同旨。

人参　炙草　厚朴　官桂　丁香　木香　腹皮　当归

六朝，清浆已有六七，色颇鲜明，气血有生长之机。助元正所以化毒，兼理脾胃。

保元汤，加川芎、木香、肉果②、黄米。

七朝，浆已八分，其色淡白。要知气血不足，到此便顾脾胃，色渐苍黄，即可回痂，以杜气弱难收之弊窦。议钱氏异功意。

人参　白术　广皮　茯苓　炙草　米仁

八朝，痘至回痂，皮毛内应乎肺，此音低咳嗽，有自来矣。古人进清凉以助结痂，譬之秋令收藏，万物乃登。小便频长，腑无留毒壅滞，非徒为虚而呆补为也。

米仁　苦皮百合　甘草梢　茯苓　地骨皮　淡竹叶

九朝，回痂嗽呛音低，痘气由里传及肺部。气之所至，即为热气熏灼，只因脾气未实，沉寒亦犯禁忌，故小便欲长，验肺气降也。轻清凉解，毋伤中也。古人云：疹前痘后，最宜详慎。

淡黄芩　绿豆皮　米仁　甘草梢　地骨皮　金银花　连翘　茯苓

五朝，痘已大发，面部细粒繁冗，界地不清，抑且神躁不安，身软痿顿，毒火时疬并重布，此血热大险之痘。今日痘热虽透，所谓痘虽出，毒犹在里，大剂寒凉，疏利气血，使时火去，神识清，颧颊诸痘绽立，分清界地，乃是好处。

犀角　楂肉　川连　连翘　元参　青皮　羚羊　丹皮　紫矿　大力　赤芍　木通

四朝，议用清火解毒，活血疏滞，痘繁干燥，乃不得起胀之象，险重。

犀角　楂肉　生地　连翘　元参　羚羊　丹皮　金汁　土贝　紫草　黄连膏　猪尾血膏

银花汤煎。

五朝，两日来大剂清解，痘粒仍属干痿，可见火毒蒙蔽气血，邪胜正怯何疑？毒不外透，徒在里蒸搏，痰潮侵咽，呛逆来矣。总频与清凉，痘之润泽，非成浆形色，至险至险！议以牛黄、珍珠护心包，以利毒痰，汤药方法，不越寒凉范围矣。

川黄连　犀角汁　土贝　丹皮　金汁　生地　地龙汁　羚羊汁　连翘　桔梗　元参

六朝，三次大便，竟是药汁，乃胃中谷气已少，苦寒直从下走。究竟痘形干

---

① 紫矿：紫草茸之异名，系紫胶科昆虫紫胶虫所分泌的胶汁。本品有清热解毒，凉血活血之功。

② 肉果：肉豆蔻之异名。

痿，肢泡累然，并无毒肯解化之兆也。已经洞泄，其滑润又当酌进，必得胃苏纳谷，希冀堆沙发臭。

黄连　土贝　羚羊角　丹皮　黄芩　桔梗　连翘　紫茸

七朝，虽是清浆，颜色呆钝，仍是郁毒，尚多气血不足宣布之象。况肢腿发疱，搔痒损泄，皆伏危机。今日清解滋血，佐以攻托，务使胃苏进谷，稳过十二朝，方有好意。

黄连　生地　银花　僵蚕　桑虫汁　黄芩　丹皮　连翘　紫茸

银花、地丁汤煎。

九朝，神衰困倦，夜来缭舌①咬牙，烦不肯寐，况进粥食甚是勉强，犹非全好光景，古云：重恙必讲寝食。今阳火与痘毒尚亢，而阴血、津液暗烁，清凉多进，热不尽解。攻蒸两投，毒未熔化，磨挨多日，究无实济，因思《内经》云：寒之不寒为无水，当养其阴。拟此连进三天，扶过十二朝再议。

炒熟地　茯神　麦冬　天门冬　川斛　米仁

头面有收敛之象，虽曰回痂，而食物不加，便溲未调。究竟毒未尽化，正气先怯，危机仍若②。连进苦寒攻毒以来，胃气受药，亦致废食。凡欲自思进之物，皆能醒豁脾胃之性。停药以和胃，越二日再议。

三朝，时疠毒火兼盛，表里不清，烦躁神昏，布痘不爽，痘属险笃。幸赖年已十三，能耐摧拔，庶可幸成。

石膏　大黄　青皮　连翘　红花　方诸水　黄芩　桃仁泥　楂肉　牛蒡　滑石

四朝，时疠毒火，当蔽心包络，所以昏愦谵妄。况痘子界地隐隐夹疹，血热烦蒸已极。不独治痘，先须清神为要，议三黄解毒汤。

淡芩　黄柏　石膏　黄连　滑石　黑栀

五朝，神识颇清，全赖苦降之力。论年长出痘，人事已晓，肝中相火，肾脏龙火，皆得掀腾升发。少阴脉循咽夹舌，厥阴脉贯膈绕咽，一水不能制伏，恐其阻塞咽喉，阳气燔灼，吐涌涎沫为胶，原在难治之例矣。经云：火淫于内，治以苦寒，佐以咸寒。咸能润下，直入至阴。温邪宜润忌燥，不仅痘门通套已也。

川连　元参　黑山栀　犀角　方诸水　川柏　生地　龙胆草　丹皮

六朝

川连膏　丹参　犀角汁　连翘　生地膏　元参　丹皮　羚羊汁　土贝

银花汤煎。

又：川连膏　天冬　麦冬　连翘　银花　元参　生地　川贝　生草

十一朝，浆满回痂，毒气已泄，口唇痘子，未若肌表浆痂，必成熟腐而落。此最动之处，最易变疳，明日便约疳医洗治为要。

川贝　生草　天冬　银花　麦冬　元参　知母　连翘

又：天冬　生首乌　生黄芪　银花　麦冬　小胡麻　地骨皮　连翘

又：金石斛　天冬　生首乌　连翘　地骨皮　麦冬　金银花　山豆根

十八朝，虎潜丸。

八朝，火毒即是血热，理用寒凉。气虚乃元弱不领毒外达，治宜内托。二症相反，有如冰炭，若之火毒便非气虚。今周岁婴孩，面有清浆五六，背部根晕皆散，

---

① 缭舌：舌体不自主的活动状态，如舌颤、弄舌之类。缭，围绕；缠绕。此描述舌体围绕口腔内的器官组织，不自主的活动状态。

② 仍若：依旧如此。仍，仍然；依旧。若，如；如象。

八日来不思纳谷，反现呕恶咬牙，泄泻渴烦等象，全属里虚毒陷，若不急保脾胃，温养气血以运行浆汁，必致延挨告变。陈文中云：渴泻呕恶，或腹胀，或不腹胀，十一味木香散主之。凭理考古，不敢因循苟且也。

九朝，七味豆蔻丸，研入米饮内服。

十朝，泻止能食，最是好处，但痂疮甚薄，浆汁不浓。毒未化尽，半月后恐有余毒缠绵。今解毒凉药，脾胃尚弱，未可骤进。姑与健脾利水一二日，当停药安谷，至初十间再行解毒为稳。

　　熟白尤　炙甘草　米仁　炒陈皮　白茯苓　炒白芍　炒谷芽　炒泽泻

三朝，正面不掀①发，色犹郁伏。时气固从热论，验形体已属不足。刻下轻润凉解，活血六七日，受补可疗，然症象已繁多属险。

　　犀角　紫草　连翘　木通　滑石　楂肉　丹皮　甘草　红花　笋尖

四朝，正痘皆发，形软蓬松，色娇皮嫩，是气虚形色大著。或以身夹斑点为血热，此乃时疬混入血中，非本体之见端，故六日前清凉活血，皆解邪之法。七日间助元内托，乃养正之法。仍以轻清，议用：

　　犀角　红花　紫草　杏仁　僵蚕　羚羊　丹皮　甘草　连翘　楂肉
　　加鸡冠血。

五朝不肯光华，形象扁塌，此气血俱馁，未能领载毒气以化浆，则知寒凉解毒，乃通套常方，而煦提气血，方称工巧。

　　川芎　炙草　僵蚕　紫茸　归身　楂肉　角刺　桔梗
　　加鸡冠血。

气血寒凉太过，脾胃伤则呕涩，议用异功散。

寒战咬牙，泄利清滑，粥食不受。从前寒滑，重伤脾胃，致毒不尽，神内怯，肠中滑不自持，虽参、尤亦从滑下，惟有陈氏法急固下利。

七味豆蔻丸。

脾气初结，未可解毒凉润。

　　白尤炭　建莲　山药　炙黑草　薏苡仁　茯苓　泽泻

二朝，时气与内毒痹结，喘促，痘不发越，宜通气血，调畅六腑。

　　石膏　大黄酒炒制　红花　青皮　滑石　楂肉　桃仁　木通

三朝，痘形八九不得均匀，而形色干烧，已为火象，清解凉血透毒为治。

　　犀角尖　楂肉　连翘　丹皮　生草　羚羊角　紫茸　牛蒡　桔梗

四朝

　　羚羊角　元参　僵蚕　生地　紫茸　川黄连　桔梗　楂肉　丹皮　鸡冠血
　　银花汤煎。

五朝，火毒未化，咬牙呛咳，呕恶腹膨，清解兼疏滞。

　　羚羊角　楂肉　僵蚕　紫茸　连翘　川黄连　广皮　土贝　丹皮　桔梗
　　银花汤煎。

六朝，火毒未为尽透，腹膨便溏，不欲进食。此脾正亏，而肠胃中滞气不行也。议以养营托里，疏理滞气之法。

　　川芎　腹皮　僵蚕　厚朴　当归　广皮　角针　青皮

八朝，攻毒以来，浆未鼎充，而腹膨呕逆身热，二便颇通，岂云食滞？脚之②脾胃间尚有蕴伏热毒，阻挠流行气机。脾滞为胀，胃逆为呕。若不清理痘中杂病，须防喘急疳蚀。

---

① 掀：疑为"焮"，后同。
② 脚之：疑衍字

竹茹　枳实　麦冬　青皮　川连　橘红　茯苓　腹皮

九朝

川黄连　黄芩　桔梗　银花　橘红　益元散　连翘　川贝　地丁

痘形色不雄伟掀发，是属气虚，议进透肌安表。

荆芥　赤芍　楂肉　桔梗　笋尖　牛蒡　红花　广皮　甘草

四朝，痘已发齐，稠密不准①，额准盘松不绽，诸部亦少光彩。气虚毒重，八九恐生痒塌。今议用升顶提透，不可擅用寒凉。

川芎　归身　紫茸　僵蚕　鸡顶血　桔梗　红花　楂肉　甘草　酒浆

五朝，元虚痘密，起发成浆最难。今日再进提托，少候形充，即商内托，受补为佳。

川芎　炙草　僵蚕　楂肉　羊肉　归身　广皮　角针　紫茸　鸡顶血

六朝，地阁颐颊稍稍光润，所谓行浆之色。奈何天庭枯白，形似蛇皮。阳位不宣，究非善状，急急温补气血，从内托毒，迟则变症，补必无益矣。

人参　川芎　广皮　楂肉　黄芪　当归　炙草　鸡顶血

七朝

人参　川芎　当归　广皮　黄芪　鹿茸　炙草　楂肉

八朝，浆有四分，阔塌发痒，慎之。

人参　黄芪　炙草　木香　归身　鹿茸　坎气　广皮　肉果

九朝，面部清浆欲涸，周身晕散塌阔，咬牙泄泻，纳谷不多，两日痒甚，今日稍和。表里正虚，毒陷欲涸，再当攻发，继进木香异功散，理肺安脾为要。

十一朝，头面半浆回痂，肢体灰陷不荣，虚中留毒，险笃在于明后，今寒战咬牙不食，则正气欲脱，拟以附子理中汤加茯苓。

四朝，身小痘多，气虚血热。今时气未尽，尚宜疏解。五日后便当补托，犹宜加意，可冀有成。

荆芥　楂肉　红花　桔梗　冬米　牛蒡　僵蚕　川芎　丹皮

五朝，身小痘多，元气甚薄。凡起胀灌浆，全要精神，待毒自发热，体少安适，至七八成浆，神气已经耗损，故痘书云：小舟重载。八九风波可见。元气日薄，痒塌，内外症象都在是期。虚中夹毒，明明险象，今议用和血提顶起胀方法。

川芎　炙草　紫茸　木香　鸡顶血　当归　广皮　炒楂　僵蚕

六朝，痘虽放白，已具行浆之势，所嫌顶不高耸，况又咬牙，大便频下，内虚之象，已见一斑。今急急补托，使精神稍振，可以送毒化浆。

黄芪　炙草　木香　僵蚕　归身　川芎　广皮　黄米

七朝，色白不能红润，大便频下，是精神内竭，有下陷之象。拟进参归鹿茸汤，冀其元气稍振，便可侥幸成功。

本方加肉果、诃子皮、炒广皮、木香。

八朝，浆水不行，咬牙腹痛泄泻，此正虚气滞毒凝，补托极妥，虑虚不承受。陈文中云：渴泻腹胀，可与木香异功散，以安中疏滞。

人参　苏梗　厚朴　丁香　当归　木香　前胡　青皮　腹皮　川芎　加炒黄米

六朝，形纯色扁，是痘发毒郁于里，不肯成浆，焉得毒化。况内证如不食，口

---

① 不准：不正常，此指痘疮形态而言。准，正确；标准。

臭下利，元气为毒拘束之象已著。无对症之药不得已，以当世通行凉解，实无济也。

犀角　紫矿　僵蚕　生地　连翘　丹皮　楂肉

银花汤煎。

六朝，肉部肿疮枯，周身形象不伟，本虚气血不行，毒气漫无拘束，必得痘形充长，颜色润泽，方有成浆之望。议以清毒内托，两和气血。

黄连　归身　丹皮　广皮　川芎　炙草　紫矿　僵蚕　鸡顶血

七朝，色稍润，形尚瘪，血有承载之基，气少煦运之力。古人每以十宣保元勃气，翁氏[①]亦主六日后专运气血为主。今日初见浆来，疮家气血耗损，深虑两日间痒塌。

人参　木香　川芎　酒浆　归身　炙草　楂肉

九朝

人参　僵蚕　归身　黄芪　甲末　广皮

十朝，浆未充盈，泄泻黏腻，虽痰咳上焦未肃，理必急护脾阳，此陈氏方法，何惮不用耶？

人参　酒炒归身　炙草　肉果　黄芪　酒炒白芍　木香　广皮

炒黄米汤煎此后十一朝方。

十一朝，鼎不充满，皮壳已腐，不任攻发，惟宜补托。

人参　焦朮　丁香　诃子皮　肉桂　广皮　厚朴　肉果　炒黄米此前九朝方。

十二朝

炒白芍　茯苓　甘草　丹皮　生米仁　骨皮　银花　泽泻

七朝，音哑痰潮，下利粘腻。翁仲仁云：喘急见于泻后，总是气虚而断。呕恶不食，脾肺两败，危如朝露矣。陈氏异功

散温里托毒，急救太阴脏真。

八朝，内症安和，仍宜理阳。

人参　丁香　肉果　肉桂　茯苓　白朮　木香　姜附

炒黄米汤煎。

二朝，见点隐隐不透，左太阳背部紫斑，虽经下过，精神已惫，难任荡涤。闷伏之象，显然已著，即投攻发药石，恐有倒戈之虑。

荆芥　桃仁　牛蒡　紫草　大黄　青皮　防风　红花　桔梗　川芎　滑石　楂肉

蓝汁[②]

百日婴儿，未沾谷食，胃受乳汁甘美，腑气嫩薄，痘发震动，里真已觉凄凄不安。药味苦劣，胃中气弱，必有呕吐泄泻，是病未攻而正反伤矣。况此薄质，宜乎和，不可推荡，乃至理也。总属邀天幸[③]，不堪用人工者，议解肌透毒，乳母代食，兼通乳汁。

生地　赤芍　紫茸　楂肉　漏芦　红花　荆芥　丹皮　木通　通草

形瘦质弱，当夏至气疾发痘，汗泄肌疏，暑热伤气，五朝来形象枯瘪，乏光润充伟之象，盖元气不能运毒以化浆矣。有限日期，若不气充外灌，必致外剥，内陷诸窍。大凡治痘，必须论体，此虚弱夹毒之证，最难调治，与实火壮盛迥别。议进芎归汤，和血内托，以助充长。

川芎　炙草　紫茸　天虫[④]鸡顶血

---

① 翁氏：指翁仲仁。翁氏，字嘉德，明代医家。以小儿科闻名，著有《痘疹心法》（已佚）及《痘疹金镜录》等书。
② 蓝汁：大青叶取汁。大青叶品种甚多，江浙地区习用爵床科植物马蓝的叶。
③ 邀天幸：谋求侥幸。邀，谋求；遇到。天幸，天赐之幸；侥幸。
④ 天虫：僵蚕的异名。

当归　炒楂　丹皮　桔梗

空泡遍起，不肯灌浆，世俗每拘气过则泡，金用^①凉药，清其气火。夫不足之体，焉得正气有余？良由血不附气为空累耳，故保元汤内托扶浆，一定至理。此证扶持过十二朝，投得清凉解毒，合乎先补后清之旨，方有好音。

人参　黄芪　当归　白粳米　炙草广皮　川芎

面浆七八，虽曰稀清，护养弗损，亦可浓厚成痂。但胸中身背形象损伤者，难以聚浆，其它仅有空壳，根晕少附，况兼呕恶，气逆^②神烦，内证未得安静，虚中夹毒，又非徒补可安。此益元气血之中，谅必参以清凉。就翁氏论痘，原叱过补。十天痘疹，合乎秋冬之令，夏季发泄，大忌攻击以速其腐溃。至嘱至嘱！

人参　煨木香　归身　粳米　川连酒炒　白芍　广皮

昼静夜烦，阳亢阴虚，缘稚年之体属阳，乏阴协和。清凉解毒，仅能理时疬火毒，先天藏蓄之毒，兆于有形之始，岂刻时可彻？论理壮水制阳，益阴解烦，仿仲景之议可也。

六味去萸加芍。

正在关津，而阳分散漫之毒现于头巅。内虚不受芩、连苦寒，姑进益阴脏，通阳腑，勿使深入里。此方逸去。

冬温未解，神气未为清爽。痘虽热症，体柔肌白，是为元虚。清寒不可太过，胃无妨碍，自无变症，壳薄痘多，看护宜慎。

犀角　炒楂肉　牛蒡子　连翘　羚羊丹皮　制天虫　桔梗

临服入鸡冠血十五滴。

痧　疹

痧不外透，火郁于肺，肺胀则喘。口渴频烦，热邪在上，况发厥如惊，尤属热象。辛寒解利郁热，从《内经》夏至后为病暑治。

连翘　杏仁　黄芩　山栀　芦根　牛蒡　石膏　紫菀　木通

病在暴冷而发，肌表头面不透，是外蕴为寒，内伏为热。肺病主卫，卫为气分，两解为是。

麻黄　牛蒡　射干　桔梗　石膏　杏仁　生草　枳壳汁

暴冷外加，伏热更炽，邪郁则气血壅遏，痧疹不肯外达。痰气交阻，神昏喘促，渐入心胞，有内闭外脱之象。

连翘　射干　滑石　银花　菖蒲　通草

又：牛黄丸。

温疹乃口鼻吸入秽浊之气，乃无形之邪，上窍阻塞，呛物不下。医不知有形无形，但曰清火寒降，至药直入肠胃，与咽中毫不相干。

牛蒡子　银花　马勃　连翘　射干芦根

外　科

脉细数。春、夏间水颗如疥，下焦先发，延及四肢，此先天遗热伏于阴分，乘天地之气升越而发。病虽渐渺，除根最难，盖阴液难成易损，情欲之感，皆与真阴有乖也。

虎潜丸。

---

① 金用：都用。金，都；皆。
② 气逆：原脱"气"字，据医理补。

寝食如常。自上年失血之后，巅顶、肌肤发现疥瘰搔痒，春发冬瘥，先以和血平调方。

制首乌 九蒸桑叶 浙菊花 炒杞子 三角胡麻 金银花

红枣肉和丸，每三钱。

阳气发泄，水谷气蒸，留湿为疡。流脓之后，而睾丸偏坠。下焦疮疾皆湿甚郁热之征①，以宜行气分，健阳运湿治。

刺蒺藜鸡子清制，四两 生薏仁四两 制半夏 生益智仁二两 生于术八两 白茯苓

水泛丸。

骨骱屈伸之间，疥癣经年不愈，痛痒流水，外治敷贴不效，曲折处结核，抑且频噫干呕，纳食咽中似②阻。经水期至，常有带下。此阳明经络中久有湿热，浸淫既久，必有虫蚀。外治清热去湿杀虫，内服药饵以调和气血为主，佐苦辛通其经络，使气血流行，内外两治相合。

生芪皮 防风 生米仁 白蒺藜 当归 防己 桔梗 威灵仙

大风疠疾，周身皮脱如麸，夜则烘烘潮热，昼起鼓栗寒战，其风毒流布营卫，无地循环不到，烁人气血，深入脏腑，为疡科紧要之症。余非疡科，仅阅古人方书，推古方醉仙散为首。考其药性，藉毒驱毒，虑有齿牙之伤。此症发于秋，甚于冬，至春暖入夏，则鲜相沿发，非缠绵之恙。非规矩准绳所能调摄者，暂宗罗氏③既济解毒汤，与高丽参末。

黄芩 升麻 大黄 防风 黄连 柴胡 威灵仙 甘草

陈酒浸一日，竹篮内摊干，煎服。

咽喉肿痛，汤入咽有阻，此皆郁热欲变喉风痹塞，急急清散。

牛蒡 元参 金银花 桔梗 连翘 射干 绿豆壳 通草

另用川连、冰片、硼砂、牛黄点痛处。

喉痹势缓，郁火酿痰，未经全清，补汤少进。

炒黄川贝 天花粉 大沙参 夏枯草花 鲜菊叶 白通草

痈疡脓溃以来，卧床气机未畅，肥甘过进，胃壅生热，致口中味甜，纳少不饥。只因津液溃散之余，原非痰凝之比。辛燥渗泄，都是动药，洞然忽空，求助于食，阳动为消也。自述火升由下上巅，病来迅若风雷，与仲景厥阴心热如饥恰合。可见厥阳震，内风生，肝失和，胃受扰，咽干舌枯，亦是厥阴消渴。此肝为主病之脏，胃为受病之腑。古人谓九窍不和，都从胃治。夫清养胃阴，必先制肝阳之扰，故取甘酸化阴之法。

人参 炙甘草 炒麦冬 佩兰叶 木瓜 生白芍 乌梅肉

疡溃腻补，胃阳壅遏，加以暑湿熏蒸，自口鼻由中道而入，胃更不和，呕逆泄泻。古人谓九窍之疾都为胃病也，但胃为阳腑，刚燥须忌。久卧床褥，脾困艰运，和补仍佐通泄为宜，勿使气分呆滞。

人参 金石斛 广皮 荷叶 茯苓 乌梅肉 木瓜 泽泻

溃疡未合，频进培养，反昼夜渐寒潮热，食物日减，形神日损，近热甚衄血，口渴舌绛，肉腠麻木。本虚之体，夹杂暑热，虑液涸昏厥，拟用复脉汤。菀悖阳生，血气紊乱，遂成痈疡。溃脓以来，进参、芪内托，益气生肌，虽为正治，但中上两焦补法，阳愈升腾，肝木震动，烁筋

---

① 征：原作"微"，误，据文义改。
② 似：原作"以"，误，据文义改。
③ 罗氏：指罗天益。罗氏字谦甫，元代医家，为李杲门人。著有《卫生宝鉴》《内经类编》等书。

袭络，致有偏枯麻痹。诊面色油光，平居大便久溏，酒客虚中，有湿不受甘腻温柔，议以苦降和阳，佐以熄风。其平时调理方法，俟再斟酌。

金石斛 陈胆星 人参 橘红 乌梅肉 茯苓

溃疡营损不能食，便泻复闭。

四君子汤，加当归、白芍。

年高表疏，海氛①风毒侵入阳位，盘踞闭塞隧道，发为痈疡，中下两焦受困。今津竭便难，无味食减，内风日炽，节过春半，恐有病加之虑，宜润补。

淡苁蓉 枸杞 柏仁 牛膝 当归 麻仁

破伤失血液涸。

淡苁蓉 枸杞 生地 川石斛 当归 天冬

阳上冒，郁热蒙窍。

桑叶 鸡子白 海浮石 芦根 沙参 麦冬 川贝母

阴分固虚，经脉有湿热阻塞，所以下焦发疡。津液不得上涵，遂久咳不止。幸得能食，不致伤及中宫，薄味静养图安。

生地 干何首乌 米仁 黄柏 麦冬 三角胡麻 茯苓 萆薢

阴损有漏疮，咳逆欲呕。

炒熟地 女贞 山药 炙甘草 白芍 茯神

能食形色夺，肛疡痛，遗精，酸苦泄热不应，当通阳摄阴。

苁蓉 熟地 黄柏 远志 茯苓 琐阳 龟甲 白芍

羊肉胶丸。

督虚腰背痛，神倦，有痔下血。

早服斑龙丸，加五味。晚服归芍异功，水泛丸。

阴伤湿热，下坠肛痔，溺涩精浊。

生地 黄柏 川斛 炒黑槐米 丹皮

知母 泽泻 金银花

瘰疬不消，伏邪寒热。

海石 生牡蛎 黄芩 橘红 小生地 蛤粉 夏枯草 土贝 银花 丹皮 水泛丸。

疬劳寒热食减。

参归芪建中汤，去糖加茯苓。

病起北方，冬月始于腰间，肤膜凝形，既经消散。凡静坐良久，若皮里膜外中有牵绊不和之状。想凝着之寒，必入营分血络之中，由此壮年不愈，气血日薄，有痈疡累瘁矣。

麝香 全蝎 川乌头 乳香 地龙 没药

脉得左搏大，右缓。夏秋热气从口鼻入，由膜原以分布脉络，是时水谷腥腻助热聚湿，经谓湿胜则肿，热烁为痛。所患右脉及左甚，病久邪深，入于血分矣。《经》云：阳明之脉束筋骨以利机关。今躁痛夜剧，便秘不爽，且有渴饮，古称九窍不和，都属胃病。水谷气内蒸，暑湿气外侮，内外相薄，痹而不通，当思苦辛寒以宣之，宗河间法。

飞滑石 生石膏 寒水石 杏仁 木防己 萆薢

晚蚕沙一两，煎汤，滤清煎。

夏秋内伏暑湿，皆是阴邪久疮，渐致食入痞满。形寒脉小，当温中醒阳，莫以清凉治疮。

米仁 生白术 薄肉桂 茯苓 五加皮 猪苓

患处热蒸痛痒，是经脉气血不行。但痈疽之余，毒轻为疮痏，重延流注。清解固宜，然胃弱少餐，苦寒宜慎，且疡发身坐以上，气分之郁必究。

金银花 川贝母 白蒺藜 夏枯草

---

① 海氛：海上的云气。

地骨皮　香附汁

　　疮家营卫自虚，寒热神疲，调补二气非谬。久虚不复，不徒恃药，当以静养身心为要。

　　黄芪　当归身　制首乌　茯苓　桂枝皮　枸杞子

　　饴糖浆为丸。

　　耳聤环口浮肿，是少阳、阳明风热，久而失解，邪漫经络显然。疹现随没，当与罗谦甫既济解毒。

　　枯芩　升麻　荆芥　银花　大黄　黄连　葛根　防风　甘草

　　酒浸半日，阴干煎。

　　风毒湿郁，为六气所伤。医治经年，必损气血，为内伤症。

　　白蒺藜鸡子制　枸杞子

眉寿堂方案选存终

未刻本叶天士医案

古歙　叶桂天士　　　　著
古吴　小狂周显仲升　集
　　　程门雪　　圈点

吴中天士叶老先生方案序

　　闻之士生斯世，不为良相，当为良医。盖以良相、良医皆可救斯人之疲癃①残疾，而不忍坐视其颠连②而莫告也。然非识学兼到，相固不能济世，即医亦不能济人。吾考古之名相，无识何以旌别淑慝③，求贤以辅治？无学何以本仁祖义，监古以善今？古之名医，无识何以审病源之虚实，而调剂得其平？无学何以明脉理之精微，而制治有其要？是可知医国、医人初无二理，为相良固难，为医良亦不易也。无怪乎求良医于当代，不少概见④，惟吴中天士叶老先生庶名克副实⑤，不愧为良欤！粤稽叶老先生精通脉理，洞见病源，用药尤能心小胆大，当日之无远无近染疴求治者，日不暇给⑥。症多怪异，而方亦新奇。每授汤丸，无不效验，所谓不笏而饶相业⑦，有枢以转天心者，舍先生其谁属？所以仲升周子日侍左右，每见方案，无不汇而集之，积成卷帙。虽人之致病各殊，投剂亦异，未可以张冠戴李，致有毫厘千里之失。然读书临症之余，备以广博览，亦未始无旁通之益焉。其年顾亲翁，世业歧黄，亦有见及此，因即假周子原本，细心抄录，持以示余，乞余为序。余于披览之下，见叶⑧先生按症酌方，各有因心之妙用。子夏云：虽小道，必有可观者焉。良不诬也！后之学者，苟勿视为古人糟粕，而能深求其精义，无负叶老先生揆方之精心，与周子汇集之苦志，则识学虽未必兼到，而亦稍稍有合乎不为良相，当为良医之遗意，岂不大有功于斯世哉！余不揣固陋，冒昧为序，望勿以言之不文而姗笑⑨之，幸甚。

时乾隆己丑孟夏洵恩氏朱周燮书于存古堂之邀月轩

---

① 疲癃：苦难。
② 颠连：困顿不堪。颠，仆倒，坠落，此言困苦。
③ 旌别淑慝：识别善恶。旌别，识别。淑，美好。慝，邪恶。
④ 概见：概略的记载。
⑤ 名克副实：名实相称。克，能够。副，相称。
⑥ 日不暇给：每天为了（患者）而没有空闲。暇，空闲。给，为；替。
⑦ 不笏而饶相业：不拿朝见君王的手板，而能与良相同功，喻叶天士为与良相同功的良医。笏，古时大臣们手中所执的朝见君王的手板。
⑧ 叶：其后疑脱一"老"字。
⑨ 姗笑：讥笑。姗，通讪，讥议。

方　　案

古歙　叶桂天士　　　著
古吴　小狂周显仲升　集

嗽而脉数，脏阴亏矣，金水同治。第参之色脉，恐延损怯。

熟地　甜北参　麦冬　茯神　川石斛　天冬

脉数咳嗽，盗汗形寒，营卫交虚矣。

小建中汤。

脉数无序，阴亏阳亢之象，虽血来点粒，春夏木火炎炎，焉得保其不发？

生地　女贞实　丹皮　川斛　旱莲草　赤苓

脉弦且出鱼际，木火郁而不泄，阳明无有不受其戕，是以食下稍有不适，则为䐜胀①，饥则嘈杂难耐。自宜肝胃同治，肝木宜疏，胃腑宜降，乃其治也。

归身　焦术　陈皮　柴胡　神曲　白芍　茯苓　炙草　香附　麦芽

阳微，阴浊泛逆，先为咳喘，继而腹满便溏，所谓喘必生胀是也。

真武汤。

脉细如丝，形神尪羸，嗽而气逆，下焦阳气颇衰，最虑喘脱，延至春和日暖，始可无虞。

茯苓　炙黑甘草　制附子　桂枝　北五味子　胡桃肉

用泻白散颇效，但不能寐，舌心辣痛，阴亦亏矣。

生地　川贝　元参　麦冬　茯神　灯薪②

努力络瘀，入春气升激络，血欲外溢未泄，气还瘀凝，胠胀腹膨，心中烙热，古谓治血莫如理气，气宣血降，良有以也。

黑栀　苏子　牛膝　桃仁　丹皮　茜草

形寒心悸，头旋身如溶溶，此二维任带病也。由带中血液下渗，奇经失灌溉之源，日久有怔忡腰折之患，极早图之。

熟地　牡蛎　桂心　巴戟　茯神　杞子　白芍　白薇

气痹不宣，食不运。

半夏　枳实　橘白　姜汁　茯苓　厚朴

固摄下焦方。

紫河车胶　熟地　山药　黄肉　杞子　大龟腹版　杜仲　五味　茯神　芡实　真麋角胶　苁蓉　川斛　建莲

寒着气阻，右胁痹痛。

杏仁　桂枝　茯苓　生姜　瓜蒌　苡仁

脉数而软，嗽逆暮盛。

贞元饮加茯神、葳蕤。

痫厥议非痰病，用填摄下焦，潜阳熄风颇应，但风木司气，春三月发陈，尤宜

_____
① 䐜胀：气胀。
② 灯薪：灯草，又名灯芯草。薪，草也。

屏除烦劳恼怒，恐厥阳鼓动，厥复发耳。

　　熟地　天冬　虎骨　龟板　茯神　牛膝　牡蛎　黄柏　远志　海参　川斛　湘莲

　　阅病原，望色萎黄，参脉微细，此中阳困顿之候也，是以烦劳病呕尤甚，法宜温之。

　　人参　吴萸　熟附子　半夏　茯苓　淡干姜

　　温邪侵于肺卫，作之咳嗽。

　　杏仁　桑叶　川贝母　花粉　黄芩　南沙参

　　脉沉弦，脘胀噫气，口燥不寐，宜和肝胃。

　　川黄连　茯苓　枳实　淡干姜　半夏　橘白

　　温邪作咳。

　　玉竹　南沙参　生草　桑叶　川贝母　花粉

　　脉微细。

　　茯苓　熟淡附子　粗桂枝　炙草　紫衣胡桃　北五味

　　嗽减不寐，心中热。

　　温胆汤。

　　脉虚，知饥恶食，宜益营分。

　　当归　茯苓　炙黑草　煨姜　陈皮　大南枣

　　肺痈。

　　苇茎汤加旋覆花、蒌仁。

　　脏真不固，阳浮失守，化风内煽，心悸不寐。火升气逆，阴不能平，阳不能秘耳。

　　桂七味汤加牡蛎。

　　肝逆脘痛，右关独弦。

　　川楝子　茯苓　半夏　香附汁　良姜　青皮

　　风侵于肺络，咳嗽不已，渐延劳嗽。

　　白旋覆花　杜苏子　扁杏仁　瓜蒌仁

霜　广橘红　海浮石

　　血溢阳升，法宜摄纳。

　　熟地　茯神　川石斛　珠菜　牛膝　稆豆①皮

　　辛以宣气，苦以降逆。

　　四磨饮。

　　腹痛已止，左脉尚弦。

　　人参　茯苓　橘红　小川连　楂肉　白芍　青皮　吴萸　使君子　麦芽

　　咽喉如梗，脊热头旋，形神尪羸，脉来微细，经事如期。此属督脉空虚之候也，法宜温养。

　　鹿角霜　紫石英　白薇　川石斛　枸杞子　茯神　杜仲　桑椹子

　　咳嗽，梦泄，内热，金水同治。

　　熟地　川石斛　扁豆　茯神　北沙参　麦冬

　　阳衰则神痹②，补阳宜甘温。

　　六君子汤。

　　温邪未净。

　　玉竹　桑叶　川贝母　花粉　茯神　南沙参

　　左脉弦，咳嗽，阳气偏亢，温邪侵之，宜用甘药。

　　北梨肉　白花粉　青蒿　白沙参　霍石斛　川贝

　　此非肺邪，乃下焦阳气浇漓③，浊阴僭逆④，为之浮肿咳嗽也。女科致此，当以阴中求阳。

　　济生肾气丸。

　　脉尚弦芤，初之气中，乙癸同治。

　　熟地　天冬　牡蛎　人参　茯神　川斛

————————
① 稆豆：黑大豆之异名。
② 痹：疑为"痵"。
③ 浇漓：浮薄不厚。本义多指社会风气浮薄，此借以言人体阳气不足。
④ 僭逆：太过而为患。僭，过分。逆，反常。

此火虚阴邪上干，神志冒昧，头旋形寒。

八味丸。

温邪郁于肺卫，咳嗽音嘶。

射干　花粉　生草　桔梗　玄参　象贝

知饥，食下腹胀，脾钝胃强使然。

焦术　茯苓　神曲　炙甘草　广皮　川连　白芍　麦芽　山楂肉炭　青皮

脉涩，食下拒纳，宜理胃阳。

半夏　吴朱萸　延胡索　山楂　茯苓　高良姜　广橘红　麦芽

咳嗽失血，左脉弦数，少阴颇亏，厥阳不潜使然。

熟地　茯神　山药　牡蛎　川斛　湘莲

此冲疝也，由精血暗伤，冲气失守使然，法宜温养通摄兼施。

天真丹。

嗽逆，冲气不纳，形浮。

茯苓　桂枝　北五味　炙甘草

脉细涩，咳嗽三月不愈，温邪伏于肺卫使然，渐延阴损劳怯。

玉竹　桑叶　花粉　川贝　南参　梨肉

咽喉病缠绵不已，从少阴治。缓图，乃不易正则也，葆真静养，尤为最要。

熟地　虎胫骨　川石斛　湘莲　秋石　女贞子　龟甲版　牛膝　黄柏　天门冬　旱莲草　茯神

噫气脉弦长，此木火上逆刑金，清降之司失职，延久有噎格①之患，开怀为主。

枇杷叶　黑山栀　橘红　杜苏子　香附子　茯苓

经事参差，不时寒热盗汗，阴血下夺，阳无所附，营卫为之不谐也。

炙甘草　白芍　火麻仁　生地　粗桂枝　牡蛎　麦门冬　阿胶

腹膨呕逆，当温通阳气。

附子　吴萸　茯苓　干姜

用建中颇应，腰痛气逆，宜益下焦，贞元饮以继之可也。

少阴空虚，厥阳少涵上冒，头胀嘈杂，当乙癸同治。

生地　牡蛎　鸡子黄　茯神　天冬　真阿胶

阳浮不潜，耳鸣齿痛，当摄少阴。

大补阴丸。

阴损难复，谷雨气泄可虑。

熟地　茯神　天门冬　人参　阿胶　鸡子黄

腑阳不宣，腹膨溺短。

大针砂丸。

火虚不能煖土，不饥妨食，法宜脾肾同治。

人参　巴戟天　益智仁　茯苓　胡芦巴　菟丝饼

哮症交夏宜针。

咽腐不愈，咳呛音嘶，虚阳炎炎，由少阴之阴不能上承也。

生地　糯稻根须　人中白　元参　大鸡子黄　生甘草

脉出鱼际，吞酸神倦，此木火内郁，阳明受戕，所谓壮火食气是也。

川黄连　茯苓　枳实　吴茱萸　半夏　干姜

劳伤络瘀，失血之后，腹胀难运，络虚为胀，良有以也。

旋覆花汤加桃仁、大麦芽。

劳伤中气，口苦妨食，小溲不利。

茯苓　白术　厚朴　广皮　泽泻　猪苓

温邪作咳形寒，曾失血，宜用轻药。

---

① 噎格：即噎膈。格，通"膈"，下同。

杏仁　桑叶　川贝　桔梗　橘红

因湿作咳，疮疡。

桑皮　米仁　橘红　姜皮　杏仁　前胡

形寒，心悸，咳嗽。

小建中汤。

此血虚络松，气失其护，左胁喜按，难以名状。宜辛润理虚，切勿乱投药饵。

杞子　柏子仁　酸枣仁　茯神　桂元肉　大胡麻

阴不平，阳不秘，火升汗泄。

熟地　牡蛎　天冬　人参　茯神　湘莲

壮水之药，且晚难以奏绩。

大补阴汤。

脉涩，便血，心悸，头胀，此营虚阳浮不潜为病。

生地　牡蛎　白芍　阿胶　茯神　条芩

背痛形凛，经阻带多，法宜温养奇经。

鹿角霜　沙苑　紫石英　当归　小茴香　茯苓　生杜仲　羊肉

湿郁，溺痛，形寒。

桂枝　茵陈　大豆黄卷　苓皮　萆薢　飞净滑石

饮阻于肺，咳嗽失血，宜用清降。

旋覆花　薏苡仁　苏子　蒌仁霜　浙茯苓　橘红

劳伤失血，脉细。

茯苓　花蕊石　茜草　参三七　莲藕节　牛膝

脉微形痹，正气已亏，温邪未净，症势不轻。

玉竹　白沙参　北梨肉　川贝　南花粉　霍石斛

左脉数，咳嗽耳聋。

熟地　天门冬　川斛　茯神　稽豆皮

牛膝

郁则络瘀气痹，失血气逆。法宜宣通，但脉弦劲，正气已虚，当以甘缓。

淮小麦　茯神　炙草　柏子仁　白芍　枣仁

脉涩，痰多肢麻，虚风鼓动使然。

钩藤　橘红　浙菊花　桑叶　茯苓　天竺黄

阳微形浮。

茯苓　桂枝　附子　白术　泽泻　薏米

头重脘闷，脉弦。

桑叶　橘白　半曲　茯苓　菊花　川斛

嗽减痰多，交雨水节，血复溢。

旋覆花　扁杏仁　米仁　蒌仁霜　冬瓜子　浙苓

此少阴阳伤，渐致妨食形羸，中阳亦渐次告困矣。

真武丸。

营阴枯槁，心悸，嘈杂，咳嗽。

炙甘草汤去参、姜，加牡蛎、白芍。

风块而多汗泄，非辛凉解肌可治。

黄芩泻白散。

络瘀泻之为①，但左脉弦劲，肝阴颇亏，厥阳偏炽，亦不宜以此为长计也。

生地　淡菜②　新鲜藕　牛膝　茯神　稽豆皮

泄木安中，令其升降自如，则木不为之曲直矣。

人参　半夏　广橘白　吴萸　茯苓　枳实　淡干姜　川连

饮邪作嗽，不得卧。

杏仁　茯苓　半夏　白芥子　米仁

---

① 为：疑衍文。

② 淡菜：为贻贝科动物厚壳贻贝和其他贻贝类的贝肉。

橘红

劳伤失血后，咳嗽气逆。

都气丸。

噫气嗽逆，当降肺胃。

枇杷叶　半夏　广橘红　青竹茹　茯苓　白粳米

脉浮弦。

桑叶　花粉　南沙参　川贝　杏仁　生甘草

下焦不纳，气逆脘闷。

熟地　牛膝　紫石英　泽泻　茯苓　川斛　沉香汁　萸肉

咳嗽，音嘶，痰多。

熟地　牡蛎　丹皮　山药　茯苓　川斛　泽泻　牛膝

阴虚温侵作咳，痰血。

玉竹　南沙参　白花粉　川贝　霍石斛　生甘草

形寒，饮阻作嗽，背痛。

桂枝汤去芍加茯苓、杏仁。

脉涩，咳嗽，背凛。

茯苓桂枝汤去芍加米仁。

知饥少运，宜理脾气。

谷芽　半夏曲　广橘白　茯苓　宣木瓜　煨生姜

阴弱，温邪上侵，发热咽痛，治以轻剂。

薄荷　象贝　桔梗　连翘　花粉　生草

下焦不纳，嗽逆喘急，最虑春半气泄，宜慎调护。

桂苓五味甘草汤加紫衣胡桃肉。

下虚气逆，作咳内热。

熟地　天冬　知母　茯神　麦冬　川斛

阳伤饮逆，咳嗽腹膨。

真武汤。

温邪上郁，咳嗽音哑。

薄荷　射干　连翘　桔梗　杏仁　象贝

下焦空虚，阳浮化风，头旋耳鸣，法宜收摄。

熟地　牡蛎　川斛　磁石　萸肉　牛膝　茯神　青盐

阳郁形凛，发热，脘痛。

杏仁　生姜　桂枝　厚朴　花粉　橘白

腰痛心悸，烦动则喘。少阴肾真不固，封蛰失司使然。切勿动怒，恐肝阳直升，扰络失血。

熟地　茯苓　左牡蛎　泽泻　牛膝　稽豆皮

脘闷不爽，不时头胀发热，此木火内郁，升降之机不泄，肝胃同治。

丹皮　半夏曲　钩藤　茯苓　黑山栀　橘红

湿热内郁发黄，丹溪谓五疸皆由湿热而成。

茵陈　枳实皮　广皮　大豆黄卷　谷芽　陈皮　茯苓

脉沉迟，阳气殊虚，湿痰内阻经隧，右眶跳跃，乃类中之萌也。当戒酒，勿劳动为要。

于潜白术　天麻　半夏　浙江黄菊　茯苓　钩藤

脉弦数，咳嗽，头胀。

青蒿　南沙参　苦参　川贝　白花粉　橘红

木郁胃困。

黑山栀　神曲　茯苓　大麦芽　青皮　橘红

高年中消，木火乘中，由营液内槁使然。

麦冬　川斛　北沙参　知母　甘草　白粳米

脉数，梦泄，咳嗽。

熟地　茯神　麦冬　女贞子　川斛
湘莲　北参　旱莲草

阴亏阳亢。

大补阴汤。

病后脉数不复，三阴亏矣。谨慎调
理，弗致重损。

熟地　淮山药　粉丹皮　北沙参　泽
泻　白茯苓　湘莲肉　白芍药

痰阻于中，阳明不宣。

半夏片　白蜜　茯苓　生姜汁

劳伤肾真，腰痛咳嗽。

贞元饮。

脉细数，咳嗽音哑，此属阴损，金水
同治。

固本汤加北沙参。

小溲浑浊，梦泄腰痛。

熟地　北五味　线鱼胶　覆盆子　巴
戟天　青盐　菟丝子　白茯神　沙苑　杜
仲　萆薢　远志肉

久嗽腰痛，行动气逆，脉细失血。

熟地　山药　麦冬　川斛　茯神　北
参

冷物伤中，脘痛呕恶，大便如油。

丁香柄　半夏　吴萸　淡附子　茯苓
干姜

心悸形凛，不时遗泄。

茯苓　炙甘草　桂枝　大枣

肺热，咳嗽痰血，宜禁火逼。

玉竹　竹茹　白扁豆皮　柿霜　川贝
霍山石斛

先清气分之热，续商培元。

桑叶　青蒿　川贝　南参　骨皮　川
斛

养阴涵木，以和浮阳。

生地　稆豆皮　珠菜　茯神　川石斛
鲜藕

温邪脉小，怕其内闭。

枇杷叶　杏仁　淡豉　瓜蒌皮　枳壳

橘红

脉弦涩，肢麻痰多。阴血颇亏，虽有
痰阻，以末治之。

枸杞子　浙江黄菊　茯神　白蒺藜
稆豆净皮　桑叶

温侵作咳。

玉竹　南沙参　竹茹　桑叶　川贝母
杏仁

脉数无序，上焦肺气燥矣！胸臆隐隐
痹痛，怕其咳吐痰血。

枇杷叶　蒌皮　杏仁　北梨汁　苏子
川贝

脾呆胃钝，湿热内蒸，小溲浑浊，下
溢白沃，当从中治。

焦术　川连　谷芽　荷叶蒂　神曲
广皮　木瓜　炙甘草

此败精凝瘀为淋，法宜通泄。

虎杖散。

脉弦腹痛，便泄不爽。此下焦阳微，
阴浊僭逆使然。

胡芦巴　萆薢　桂心　巴戟天　青皮
茯苓

脉歇，阳伤阴干，便泄腹膨，宜节食
物。

真武汤。

食饮下咽，必咳逆，方爽能纳，属噎
格之渐。

枇杷叶　苏子　蒌仁霜　旋覆花　茯
苓　广橘红

食下拒纳，左脉弦数，此属噎格。

旋覆花　半夏　姜汁　代赭石　茯苓
川连

温邪郁于肺卫，咳嗽音嘶，脉微。

泻白散。

脉弦而涩，肝阴颇亏，中气亦弱，肝
胃同治。

何首乌　茯神　制白蒺藜　桑椹子
川石斛　杞子　浙江黄菊　建莲肉

左脉数。

熟地　川石斛　茯神　麦冬　旱莲草　女贞

腹鸣，渐有胀满之势，小溲不利。

熟地　茯苓　桂心　山药　牡蛎　泽泻　牛膝　丹皮

三疟，食下少运，头胀。

归身　白芍　陈皮　茯苓　大枣　焦术　炙草　柴胡　生姜

脉微不耐按，真元已惫，何暇理邪？症危不易图治。

贞①元饮。

木郁泄之。

越鞠丸。

此劳伤营卫，寒热时作，心悸胸痛，怕其失血。

小建中汤加芍加牡蛎

温邪咳嗽。

薄荷　连翘　黑栀　花粉　桔梗　生草

酒客夹湿发热，疹未宣达，湿温内郁，蒸黄脘痹，法宜和之。

茵陈　广白　连皮　豆卷　桔梗　生草

久利盗汗，恶心形凛，肌发红点如瘾，虚中夹邪耳。

谷芽　木瓜　半夏曲　茯苓　广皮　荷叶蒂

动怒阳升血发。

生地　山漆汁　川石斛　茯神　穞豆皮　花蕊石

脐弦滑，痰饮内阻，左肢麻木，疟后致此，由伏湿未净，升降之机失司，是以酿为浊邪耳。

生于术　半夏　橘红　白蒺藜　枳实　茯苓

肺脾气失肃降之司，食下呕逆，吐出瘀浊，气宣血自和。

枇杷叶　苏子　紫菀须　降香汁　枳壳　白桔梗

喜饮热酒，胃络积热血瘀，中脘痹痛，谷食渐减，脉来弦涩，年已望五，最虑营枯气结，他日有关格之患。

半夏延胡酒法丸。

脾弱少运，食下膜胀。

焦术　广木香　人参　茯苓　广皮　砂仁壳

形寒咳嗽，脉小。

杏仁　桂枝　生姜　炙草　花粉　大枣

气弱神倦，食减。

谷芽　半曲　新会　茯苓　木瓜　煨姜

哕逆脉弦，胃虚木乘使然。

半夏　木瓜　川石斛　茯苓　谷芽　广皮白

脉小肢麻，属阳微失护。痰饮内阻，日久有类中之患。

术附汤。

年十九，形貌伟然。火升失血，向有梦泄，显是少阴肾真空虚，阳浮失守，冲激阳络使然。肾主封蛰，宜固之、摄之，而药饵草木，即血肉有情②亦难充溢有形之阴，究竟全赖自知利害，葆真为第一要义。

熟地　阿胶　天冬　女贞子　元武板③　湘莲　珠菜④　牡蛎　海参胶　旱莲草　茯神　山药　霍斛　穞豆皮

动怒气逆，作咳脘闷。

枇杷叶　苏子　钩藤　广橘红　茯苓　桑叶

---

① 贞：原作"真"据《景岳全书》改。后同。
② 有情：原作"有精"，误，据医理改。
③ 元武版：龟板之异名。
④ 珠菜：淡菜之异名。

血溢①暗耗，奇经失护，心中如焚，肢节交冷。

生地黄　天冬　阿胶　桂圆肉　柏子仁　当归身　白芍　丹皮　枸杞子②　稽豆皮　茯神　枣仁

久利，脉涩，腰痠。

鹿角霜　川续断　禹余粮　紫巴戟　赤石脂　椿根皮

血瘀胸痹，恐暴涌汗泄则脱。

半夏　茯苓　闽姜　延胡索

食下膜胀脘痞。

半夏　茯苓　枳实　干姜　橘红　肉桂

气钝失运，食下则胀，大便不爽。

香砂枳术丸。

宣肺降胃，以理气逆。

半夏　黑栀　枇杷叶　橘红　茯苓　土蒌皮

脉微阳伤，三疟形浮。

真武汤。

久疟，宜和营卫。

茯苓　炙草　煨姜　桂枝　白芍　南枣

且和胃气，补中姑缓。

谷芽　半曲　益智仁　茯苓　广皮　宣木瓜

寒侵，疝逆腹痛。

川楝子　荔枝核　茯苓　大橘核　小茴香　桂木

卫阳怫郁，形冷咳嗽。

苦杏仁　大桂枝　生姜　炙甘草　天花粉　大枣

易感客邪，肺卫虚耳，而脉细涩，少阴肾精亦亏，当以培补为妥。刻下且以滋养柔金，清肃卫热。

生甘草　川贝母　玉竹　南沙参　地骨皮　白糯米　桑叶

温邪夹食，咽痛腹疼。

桑白皮　紫苏梗　枳壳　广橘红　白通草　桔梗

益阴固精。

熟地　茯神　湘莲　左牡蛎　稽豆皮　苦参

左脉弦涩，心营暗耗，心阳不宁，寤多寐少，心悸怵惕，静养为主。

淮小麦　柏子仁　丹参　酸枣仁　建莲子

暂清上焦温邪。

桑叶　玉竹　川贝　南参　花粉　茯神

左脉弦。

真武丸。

脉微。

熟地　天冬　茯神　人参　霍斛　杞子

脉弱带数，真元颇亏，内热咳呛。

熟地　天冬　稽豆皮　茯神　北参　霍石斛

气逆呃忒，宜降肺胃。

茯苓　半夏　枇杷叶　橘白　枳壳　旋覆花

湿积脾困，便溏腹痛。

厚朴　陈皮　砂仁壳　茯苓　麦芽　陈神曲

冲气上逆，宜摄下焦。

桂七味丸。

两尺空大，嗽逆，行动气急，当摄下焦。

都气丸。

身痛形凛。

栝蒌桂枝场。

脉弦，胁痛绕脘，得饮食则缓，营气困耳，治以辛甘。

―――――――

① 血溢：疑“血液”之误。

② 枸杞子：原本作“杞枸子”，误，据医理改。

桂枝　川椒　白蜜　煨姜

由头痛致目昏脘闷，属肝火怫郁，阳明气逆为病。

疏肝散。

疟伤脾阳，脘闷少运，脉细，法宜温理中焦。

焦术　神曲　广皮　茯苓　谷芽　煨姜

湿痰内阻，脘闷不爽，大便溏泄。

益智　广皮　广木香　茯苓　厚朴　砂仁末

心阳内燔。

导赤散加赤苓。

色萎，脉弦数，营损之象，益以甘缓。

当归　炙草　煨姜　茯苓　广皮　南枣

瘀行后宜益正气，戒酒为要。

焦术　广皮　炙草　建莲　茯苓　谷芽　木瓜　米仁

脉微，久泄，瘕聚。

四神丸。

食物失宜，下利更甚。

益智　胡芦巴　青皮　茯苓　炮老姜　荜拨

有年气弱，食下少运，左脉弦劲，肝邪僭逆，将来恐有关格之患。

煨姜　宣木瓜　人参　茯苓　半夏曲　陈皮

嗽逆不得卧，短气脉涩。

杏仁　粗桂枝　半夏　生白芍　茯苓　淡干姜　炙草　五味子

积着于胃，脘中痹痛，高年宜和不宜攻。

姜渣　麦芽　茯苓　厚朴　延胡　半曲

痰厥头痛。

半夏　吴萸　干姜　茯苓

食物失宜，冷着于中。胃痛复作，先宜理之。

半夏　茯苓　麦芽　煨姜　橘红　苏梗

温邪作咳，脉弦数，恐咳伤阳络失血。

桑叶　杏仁　花粉　川贝　生草　南参

食下拒纳，必呕出完谷方爽，味酸，二便不爽。此肝邪上逆，阳明不降使然。

人参　茯苓　干姜　半夏　枳实　川连

此肺痹为嗽，音嘶，莫作损怯治。

补肺阿胶汤加桔梗。

水液上泛，形浮嗽逆，无如不独阳微，阴亦为之亏矣。用药之难以图功在斯。

茯苓桂枝五味甘草汤。

阳微饮逆，咳嗽呕恶。

真武汤。

温邪发热，咳嗽咽痛。

玉竹　白沙参　桑叶　川贝　南花粉　梨汁

肺气不宣，阳明少降，胸闷时作时止，所谓上焦如雾耳。

杏仁肉　米仁　广橘红　白豆蔻　茯苓　枇杷叶

产后营虚寒侵，身痛形凛。

当归桂枝汤去芍加茯苓。

肝阴有亏，厥阳内燔。

鳖甲　丹皮　生地黄　白芍　青皮　稽豆皮

噎格难治。

半夏　茯苓　生姜汁

食滞，下利腹痛。

厚朴　谷芽　煨姜　陈皮　半曲　枳实

肝风痉厥，今色萎脉软，气渐馁矣。

宜甘缓益之，不必见病治病。

人参　牡蛎　淮小麦　茯神　龙骨　真飞金

温邪咳嗽，头胀鼻塞。

薄荷　象贝　桑白皮　桔梗　杏仁　生甘草

脉数，失血咳嗽。

熟地　北五味　茯神　芡实　湘莲　甜北参　山药　牡蛎　天冬　人乳粉　阿胶　麦冬

脉涩，左肢麻，胁痛不能左眠，大便溏泄。此肾真空虚，木少涵养，厥阳冲扰，阳明失阖使然，无如乏力用参，惟摄少阴而已。

桂七味丸。

下虚湿着，腿软无力。

杜仲　虎胫骨　巴戟　木瓜　白蒺藜　萆薢

郁气不宣，胸闷噫气。

郁金　枇杷叶　半曲　枳壳　广橘红　茯苓

两尺空大，少阴空虚，食下少运，噫气，亦肾为胃关之义。

菟丝饼　胡芦巴　茯苓　砂仁末　益智仁　广皮

咳嗽，音嘶，脉细，宜摄少阴。

贞元饮。

病后荤酒太早，脾阳受戕，湿伏成泄，湿胜则濡泄是也。

茆术①炭　砂仁壳　广皮　厚朴　块茯苓　大腹皮　猪苓　泽泻

利止，腹痛未减，大便不爽。

大茯苓　山楂炭　青皮　淮麦芽　广橘红　桂心

阳明络虚，风邪乘之，头痛，颧颊偏右皆木，将来必致损目。

黄芪片　于潜术　茯苓　防风根　明天麻　炙草

寒热，咳嗽，身痛。

栝蒌桂枝去芍加杏仁。

阴弱，风温作咳，痰血。

玉竹　花粉　白沙参　茯神　川贝　甘蔗汁

动怒肝气上逆，脘痛有形攻触。

川楝　麦芽　茯苓　青皮　香附　橘红

茹素②营气不长，咳嗽妨食，天癸渐断，恐延干血。

黄芪　炙草　茯神　归身　大南枣肉

少阴空虚，冲气上逆，卧则咳呛，咽干隐隐燥痛。少阴之脉循喉咙，阴少上承，阳乃亢耳。

熟地　女贞子　金钗川斛　天冬　人中白　糯稻根须

阳伤夹邪，形凛发热咳嗽，脉带歇，恐喘急。

杏仁　粗桂枝　生姜　茯苓　炙甘草　大枣

脉微，按之数，咳嗽，食下便溏。此阴损及阳，殊不易复。须胃强能纳，庶可撑持。

六君子汤去半夏加白芍。

漏疡血液下渗，气弱形寒发热。

贞元饮。

产后恶露不行，腹痛脘闷，法宜两和气血。

香附　丹皮　茺蔚子　延胡索　泽兰　楂肉　稽豆皮　柏子仁

肺饮不得卧。

旋覆花　米仁　杏仁　白芥子　半夏　茯苓

气弱神倦，妨食，耳鸣。

人参　当归　炙甘草　煨姜　茯苓

---

① 茆术：无可查考，疑为茅山苍术。

② 茹素：素食。茹，吃。

半夏　生谷芽　大枣

脉弦。

茯苓　炙草　南枣　桂枝　广皮　煨姜

嗽减，自汗口干。

玉竹　茯苓　南参　骨皮

白糯米泡汤代水。

阳困失旷①，胸闷腰痛。

苓姜术桂汤

络伤失血，脉弦而虚，恐其难耐夏热。

熟地　牛膝　花蕊石　大淡菜　茯苓　藕节　穞豆皮　川斛

阴寒下着，腹痛形寒。

吴萸　桂枝　茯苓片　泡淡生干姜

久嗽音嘶，失血。

糯稻根须　元参　鸡子白　金钗川斛　川贝　南沙参

温邪上郁，咳嗽头重。

杏仁　米仁　橘红　白旋覆花　蒌霜　桑皮

噎格脉弦，胃气空也。乏力用参，如之何图功？

半夏　煨姜　旋覆花　茯苓　南枣　代赭石

左尺空虚。

菟丝饼　胡芦巴　茯苓　巴戟天　砂仁末　橘红

阳失流行，胸背痹痛。

桂枝　茯苓　姜汁　白蜜

精浊日久，咽干脉细。

滋肾丸。

此伤于肾精不能封蛰，肝阳化风不宁，由冲海②上逆，冲突无制，心悸，身若溶溶无定，是病静养葆真，调理经年乃复。

熟地　人参　茯苓　龙骨　牡蛎　飞金

饮阻阳郁，形凛背痛。

杏仁　茯苓　炙草　桂枝　米仁　生姜

阳困不宣，脘胀少运，二便不爽，法宜温理中阳。

厚朴　橘白　生干姜　半夏　茯苓　大枳实

阴弱气怯，头晕肢冷，食下少运，甘温益之。

菟丝饼　茯苓　甘草　谷芽　半夏曲　当归　广皮　煨姜

肠红③日久，年已六旬，不独营伤，气亦耗矣。是以食下少运，神倦形萎，日就其衰耳。大凡益营护阳，古法当以甘温主议。养营法最合，当遵之。

养荣膏。

风湿相搏，形浮咳嗽。

杏仁　米仁　木防己　桂枝　茯苓　生姜皮

脉细而涩，脘痛，食下拒纳，乃血格之候，症重。

枇杷叶　苏子　桃仁　郁金汁　橘红　茯苓

阴亏阳亢，失血牙宣④。

熟地　龟板　淡菜　女贞子　天冬　川斛　茯神　旱莲草

风温阻于上焦，头胀咳嗽，身痛。

杏仁　苏梗　象贝　桔梗　连翘　花粉　桑皮　通草

少阴不纳，冲气咳嗽，咽干。

都气丸。

不饥脘闷，漾漾欲吐。原属少阴空虚，刻下宜和中焦。

———

① 失旷：旷失；缺失。旷，匮乏。
② 冲海：冲脉。以冲为血海故名。
③ 肠红：便血。
④ 失血牙宣：原作"失牙血宣"，误，据医理改。

谷芽　半曲　川斛　茯苓　木瓜　广皮

少阴阳虚，饮逆喘急，不得卧，脉微，法宜温纳。

桂苓五味甘草汤加胡桃肉。

肝阳上冒，齿痛腮肿。

生地　丹皮　人中白　川斛　黄柏　赤茯苓

脾阳困顿，飧泄腹痛。

丁香　荜拨　白茯苓　炮姜　广皮　益智仁

久嗽失音，咽痛火升，足冷，属少阴不潜耳。

熟地　萸肉　北五味　丹皮　山药　茯苓　苦黄柏　知母　桂心　泽泻　青盐　牛膝

阳升不纳，项肿足冷，法宜温纳。

桂七味丸。

努力络伤，失血胁痛。

生地　茜草　杜牛膝　茯苓　丹皮　稽豆皮

邪退阴亏，小溲不利。

六味去萸加稽豆皮。

气血不调，心悸脘闷，法宜温之。

当归　白芍　焦术　炙草　枣仁　茯神　陈皮　柏仁

久嗽食减。

北沙参　麦冬　扁豆　茯神　霍斛

劳伤阳气，食减腹膨。

生于术　茯苓　广皮　半夏曲　厚朴　煨姜

心悸，食不甘味，舌苔颇浊，宜和阳明。

北沙参　麦冬　茯神　扁豆　霍石斛

脉涩火升，食下稍有不适，即漾漾欲呕，究属下焦空虚，气冲无制使然，法宜填摄。

六味丸加湘莲、川斛、芡实、牡蛎。

阴亏阳浮，则为嗽血，如见咳嗽，投以清润肺药，恐中戕[①]病剧。

熟地　北五味　海参　天冬　阿胶　北沙参　湘莲　茯神　河车　霍山斛　山药　芡实

温邪作咳。

桑叶　川贝母　南沙参　杏仁　南花粉　大甘草

湿阻气痹，脘闷不爽，身痛。

杏仁　半夏　茯苓　桂枝　干姜　木防己

下利日久，腰痛气坠。

鹿茸　菟丝饼　胡芦巴　人参　补骨脂　云茯苓

此悬饮也，邪恋日久，虽属络病，正气暗伤，是以汩汩有声，究非全是顽痰窃踞。李士材谓屡攻屡补，以平为期。当遵之。

生牡蛎　白蒺藜　桂心　甘遂　姜黄　麦芽

汤法丸。

温邪郁而不泄，头痛，咳嗽，脘闷。

杏仁　花粉　桂枝　炙草　生姜　大枣

虽属瘀血，上吐下泄，而中焦气亦为之暗伤，色萎脉涩，耳鸣神倦，行动气逆，当治以甘温益虚，不宜谓其瘀而攻之。

熟地　当归　茯苓　炙草　远志　枣仁　柏仁　建莲

虚风内煽，收之、摄之、镇之。

熟地　萸肉　茯神　人参　龙骨　牡蛎　飞金　枣仁

温邪伏于肺卫。

桑叶　川贝　南参　花粉　杏仁　橘红

———————

① 中戕：中焦阳气受伤。戕，受伤。

阳微，阴浊上干，脘闷，气冲至咽，大便溏泄，议用真武法。

真武汤。

气阻脘痹。

枳壳 茯苓 厚朴 半夏 橘白 杏仁

温邪怫郁，咳嗽，形凛，发热。

栝蒌桂枝汤去芍加杏仁

肝气怫郁，胁痛绕及胸背。木郁达之。

钩藤 桑叶 黑郁金 橘红 茯苓 土蒌皮

邪伏少阳为疟，头胀，口苦，渴饮。

小柴胡汤去参。

下焦空虚，厥气上逆，喘急短气。

桂都气丸。

脉涩，少腹瘕积，不时攻逆作痛，心中嘈杂，瘕积痹在血分，宜攻宜泄，第营血颇虚，只宜养之和之。

旋覆花汤加桃仁、柏子仁、稽豆皮。

形浮，嗽逆痰血，宜降肺胃。

旋覆花 苏子 半夏 枇杷叶 米仁 茯苓

脉弦饮也，饮阻则阳郁，是以背痛形凛，宜以温药和之。

杏仁 桂枝 白芍 干姜 茯苓 半夏 炙草 北五味

脘痛得热饮则止，胃阳困耳。

高良姜、延胡索、红枣皮煎汤丸。

血止身痛，左脉尚弦。

细生地 藕 牛膝 稽豆皮 茯神 川斛

食物失宜，脘闷便溏，发热。

枳壳 半曲 桑皮 黄芩 桔梗 橘红

呕恶，拒纳，口苦。

旋覆花代赭汤。

肝邪扰中，阳明不宣，妨食膜胀，苦辛泄降为主。

香附 川芎 半曲 橘红 黑栀 白芍 茯苓 麦芽

瘅胀陡然吐血，血后胀亦不减，此肝冲逆阳明胃腑受困，乃虚之实候也，难治。

青皮 香附 鸡肫皮 茯苓 大麦芽 香橼皮

左胁癖积，大便艰涩，胃络痹耳。

半夏 生姜渣 枳实 杏仁 瓜蒌实 大麦芽

三阴交虚，法宜填摄。

熟地 北五味 川石斛 杜仲 茯神 线鱼胶 菟丝子 芡实 山药 金樱子 湘莲实 沙苑

食下气噎胸痛，脉涩。此血阻气痹，乃高年噎格之渐，未易调理。

苏子 枇杷叶 土瓜蒌皮 桃仁 广橘红 降香浓汁

湿饮内阻，焉得不咳！

杏仁 大半夏 粗桂枝 米仁 块茯苓 木防己

胁痛继而失血，仍属络瘀，但气逆欲喘，背恶寒，心中热。诊脉左弦，究属少阴不藏，肝阳扰络使然。切勿攻瘀，重虚其虚为要，嗜如①酒浆，尤宜禁忌。

熟地 大淡菜 牛膝 茯神 稽豆皮 桃仁

努力络瘀，气痹发黄，日久有失血之累。

丹皮 香附 大麦芽 黑栀 茯苓 淡竹叶

嗽不减，左脉弦。

玉竹 川贝 南沙参 地骨皮 生草 白糯米泡汤代水。

脘爽便泄，宜和中焦。

----

① 如：疑"好"之误。

半曲　木瓜　谷芽　茯苓　广皮　香附

呛而欲呕，口干。

北参　扁豆　麦芽　茯神　霍山石斛

经漏日久，犹然腹膨气激，块下气腥，此血去过多，厥阳无制耳。

黄牛角腮　真陈墨　人参　白薇　乌贼鱼骨　血余胶　艾炭　川断　椿根白皮　陈棕炭　阿胶　姜炭

陡然呕吐，继作头旋，身若溶溶如坐水中。是下焦空虚，入春气泄，厥阳直冒，不克交入阴中，乃虚候也。第病已一月，犹然脘闷不饥，食不甘味。阳明胃气受肝牲贼，困顿不能升降致此，且①两和之。

旋覆花　代赭石　人参　白茯苓　广橘白　半夏

脉弦劲。

川石斛　左牡蛎　熟地　大茯神　穞豆皮　丹皮

湿积，温中不应，据述腿浮行动气逆，少阴之阳式微②，阴湿亦为僭逆矣，即脾阳亦赖③命门真火燠之。

真武汤。

寒起四末，舌白脘闷，温其脾阳。

草果仁　制附子　生姜　白茯苓　乌梅肉　广皮

腰痛如折，肾将惫矣。

枸杞子　肉苁蓉　附子　生杜仲　穿山甲　鹿茸

高年二气交衰，水泛嗽逆，腹膨腿浮。

真武汤。

阳升牙宣，宜摄少阴。

大补阴汤加人中白。

精浊咽干，摄阴为主。

熟地　女贞子　湘莲　牡蛎　茯神　金樱子　芡实　苦参

目涩，耳鸣，精浊，皆属肝肾虚。

熟地　枸杞子　女贞　葳蕤仁　磁石　北五味　川斛　巨胜子

湿阻化热，咳嗽渴饮。

芦根　白通草　淅苓　杏仁　桑白皮　米仁

温④邪恋于上焦。

薄荷　生甘草　连翘　象贝　桔梗白杏仁

风温袭于上焦，发热颐肿。

薄荷　牛蒡子　马勃　桔梗　鲜芦根　连翘

阳伤饮逆，喘急形浮。

真武汤。

中脘痛痹，不时有形攻逆，且频频遗泄，此营虚气结络痹，法宜益虚和之。

当归　桂心　炙草　茯苓　白芍　新会

久疟伤阴，阳偏络松，嗽逆痰血，法宜益阴。

熟地　茯神　真阿胶　川斛　淡菜　穞豆皮

形丰脉小，的是阳气外越。阴湿下着，腿浮痠痛，在法自宜温阳泄湿，无如阳气外越，温药素所不宜，谅未能下达耳。

白术　附子　云白茯苓　川萆薢　米仁　牛膝　金毛狗脊　晚蚕沙

温邪作咳，误以辛温表散，音失咽痒。

补肺阿胶汤。

虚风渐熄。

熟地　萸肉　枣仁　龙骨　人参　茯

---

① 且：姑且，暂且。
② 式微：衰微。式，发语词。微，衰微。
③ 赖：原作"顿"，误，据文义改。
④ 温：原作"湿"，误，据医理改。

神 飞金 牡蛎

咳嗽盗汗，责之阴弱气浮，温邪乘虚袭之。

玉竹 南沙参 霍石斛 茯神 川贝母 地骨皮

梦泄盗汗，左脉弦数，脏真内亏，阳浮不潜。

熟地 左牡蛎 真龙骨 白茯神 人参 湘莲子 桑螵蛸 北五味

胃虚木乘，气逆吞酸，头旋腰痛。

北参 左牡蛎 川石斛 茯神 淮小麦 稽豆皮

吞酸，脘胀。

人参 制半夏 吴茱萸 枳实 茯苓 淡干姜 广橘皮 川连

两尺空大，少阴自虚，阴虚则生内热。

生地 稽豆皮 人中白 元武板 茯神 川石斛 女贞子 旱莲草

阴亏络痹。

熟地 稽豆皮 桃核仁 茯神 川石斛 山楂炭

阴不上承，咽痛音哑，柔金燥矣！金燥则阴何由而生？谓其延成肺痿，理固然也。

生地 鸡子白 人中白 元参 南沙参 元稻根须

腹胀色萎，脉弦气急，非胃腑病，乃下焦阳衰也，与前胀满迥异。

少阴附子汤。

腹痛溺赤，大便不爽。

香附 青皮 麦芽 黑栀 赤苓 楂肉

此木火夹痰上冒，清阳被其蒙昧，头旋呕恶，莫作虚阳治。

竹茹 半夏 橘红 枳实 茯苓 川连

肺气窒①痹，胸闷咳嗽，不思②谷食。

旋覆花 橘红 杏仁 冬瓜子 苏子 薏米

久嗽用肺药不应，脉数，金水同治。

熟地 生地 北沙参 天冬 麦冬

阴不固摄，梦泄肠红。

熟地 炙甘草 北五味子 芡实 茯神 淮山药 黑壳建莲 白芍

劳伤夹邪，发热形凛。

杏仁桂枝汤。

脉长鼻衄，阳升使然。

大补阴汤加人中白。

脉动搏且长，相火偏炽，阴分失固，咳呛痰血，最易成损。全在自知病因，勿妄欲念，恐心动精摇耳。

补阴汤加二至、丹皮、川斛。

肝痹气结，营亏，肠红，食减，身痛。

当归 白芍 茯苓 柴胡 焦术 陈皮 炙草

悲哀太过，心脾交伤，奇经遂尔失护，带下赤白，心悸少寐。

鹿角霜 建莲 血余胶 白茯苓 白薇 桑椹子

两尺微细，腿肿，春夏气泄，湿蒸肿盛，乃地气上升耳，通阳一定至理。

白术 茯苓 薏苡仁 牡蛎 附子 萆薢 木防己 泽泻

梦泄，溺数。

猪肚丸。

温邪侵于上焦，咳嗽舌干。

桑叶 川贝 桔梗 花粉 杏仁 连翘

风温发热。

薄荷 花粉 杏仁 枳壳 桔梗 连翘

———

① 窒：原作"室"，误，据文义改。
② 思：原作"忍"，误，据医理改。

湿蒸气泄汗多。

于术　半夏　煨姜　茯苓　广皮　木瓜

脾阳不振，食少神倦。

焦术　陈皮　谷芽　归身　茯苓　半曲　炙草　白芍

湿阻阳郁。

桂枝　杏仁　薏苡仁　茯苓　厚朴　木防己

肝积攻逆，脘痛肢冷。

吴萸　桂枝　小青皮　茯苓　麦芽　川楝子

饮邪咳嗽。

半夏　橘红　旋覆花　茯苓　米仁　枇杷叶

梦泄，脉虚尺微。

茯苓　远志　线鱼胶　沙苑　湘莲　熟地炭

湿积，下利腹痛。

茆术　广皮　益智仁　茯苓　厚朴　广木香

脘痛脉弦。

吴萸　桂枝　延胡索　茯苓　白芍　川楝子

有年阳衰饮干，咳嗽，形凛。

杏仁桂枝汤去芍加茯苓。

肝阴素亏，动怒阳升血发。

生地　茯神　稽豆皮　鲜藕　北参　霍石斛

血乏，不饥，喜饮热汤，小腹冷。且益胃阳，佐以调营。

当归　谷芽　炙甘草　茯苓　新会　半夏曲

血菀气痹，寒热日加，产后致此，当慎加调理。

当归　白芍　茯苓　橘红　丹皮　青皮　半曲　麦芽

治痰之标，宜理中焦。

枳半橘术丸。

两尺空大，寐则汗泄，食下少运。

八味丸。

右脉尚弦。

玉竹　扁豆皮　霍山石斛　茯苓　川贝

白糯米泡汤代水。

脉弦，头旋，恶心。

人参　厚枳实　川黄连　橘红　茯苓　半夏　吴茱萸　石决明

竹沥、姜汁法丸

格不能食，幸大便溏泄，且治少阴。

金匮肾气丸。

胃逆不降，食下呕恶。

吴萸　茯苓　半夏　川连　枳实　干姜

下焦不纳，冲气咳逆。

茯苓桂枝五味甘草汤加胡桃肉。

时病后，不饥妨食，舌微黄，宜和胃气，以泄余邪。

大麦仁　半夏曲　大豆黄卷　金石斛　白茯苓　广橘皮白

腿软头眩，脉细。

大熟地　制附子　肉苁蓉　巴戟天　枸杞子　白茯苓　白牛膝　川石斛

阳微少护，形寒恶风，肩膊痠，宜辛温和之。

川桂枝木　生于术　泡淡生干姜　茯苓

脉弦。

桂苓五味甘草汤。

脉弦虚。

人参　益智　广皮　茯苓　木瓜　半曲

右寸大。

玉竹　南参　川贝　茯神　桑叶　生草

左脉数，按之无序。阴亏阳动之象，

日久恐有失血之累，但鼻血，咳呛，项核，先宜清理上焦。

桑叶　南沙参　夏枯草　川贝　白花粉　生甘草

久嗽气逆。

茯苓桂枝甘草大枣汤。

血虚身痛。

当归　浙菊花　霜桑叶　茯苓　巨胜子　柏子仁

气阻脘痹不饥。

枳壳　炒麦芽　半夏曲　橘红　老苏梗　白茯苓

肝胃同治颇应，但脉数，耳鸣梦泄，当填补下焦。

磁石六味加湘莲、芡实、远志、龟板。

左脉数，渴饮晡热，脏阴失守，阳浮外泄，虚损致此，最不相宜。恐夏气泄越，阴愈耗也。

熟地　真阿胶　元武版　天冬　鸡子黄　女贞子

脉数无序，色萎。形瘦身热，脏阴损矣，急急防维，勿忽视之。

人参固本汤。

气痹，脘闷，咳嗽。

杏仁　枇杷叶　化橘红　枳壳　白桔梗　白茯苓

久嗽，左脉弦。

生地　川贝母　麦门冬　霍斛　南沙参　真阿胶

劳力络伤，延久失血。

枇杷叶　冬瓜子　土蒌皮　杜苏子　薏苡仁　旋覆花

水湿外侵，阳郁不宣，腹痛下利，症恐转重。

吴萸　附子　丁香　茯苓　干姜　广皮

温侵嗽盛，清之是适，而脉微涩，形

瘦食少，真元颇亏。年未及五，乃未老先衰之象。

玉竹　桑叶　白沙参　川贝　霍斛　甘蔗汁

食下格拒，痰涎泛溢，脉来歇，此阳气不宣，痰浊上阻使然。

小半夏汤。

阳微不振，疟发不已。

于术　茯苓　煨姜　附子　广皮　益智

阳明不降，寐则火升齿痛。

金斛　广皮　半曲　茯苓　木瓜　米仁

左脉弦数。

熟地　湘莲　元武版　茯神　天冬　麦冬　川石斛　阿胶　女贞　北参　海参胶　珠菜

阳微失护，形凛背痛。

桂枝　茯苓　生姜　附子　炙草　大枣

久嗽气逆。

茯苓桂枝五味甘草汤。

久嗽腹膨，宜理少阴。

六味汤加车前、牛膝。

身复发热，咳嗽转盛。

桑叶　川贝　杏仁　南参　橘红　花粉

脉缓。

生于术　附子　煨姜　桂枝木　炙草　南枣

温邪怫郁，发热腮肿。

牛蒡子　杏仁　枳壳　连轺心①　桔梗　薄荷

劳伤致身热，阴耗甚矣，夏暑炎蒸可虑。

————————

① 连轺心：连翘心。轺，本为古代轻小便捷的马车。在一些中医古籍中，常借"轺"作"翘"。下同。

北沙参　熟地　阿胶　川石斛　麦冬　茯神

脉弦劲，咳嗽，宜摄脏阴。

北沙参　阿胶　熟地　天门冬　麦冬　茯神

左脉弦。

茯苓　附子　牡蛎　干姜　桂枝　白芍

脉小。

附都气丸。

膝痛如烙，下虚，湿热袭于经隧使然。

金毛脊　杜仲　米仁　虎胫骨　黄柏　草薢

肠红尾痛①，责在下虚。

鹿角霜　熟地　沙苑　生杜仲　巴戟　苁蓉

少阴素亏，湿热下注，溺为浑浊，议用咸苦坚阴泄湿②法。

左牡蛎　赤苓　黑豆皮　白苦参　远志　粉薢

左脉弦数，咽痛如梗。

细生地　射干　川贝母　南沙参　元参　霜桑叶

形盛脉微，阴浊内盛，阳困不宣之象。食下膜胀，中脘时作胀痛，阳以通为运，阳气流行，阴浊不得上干矣。所谓：离照当空，阴霾消散是也。而久痛非寒，偏于辛热刚愎又非所宜，惟和之而已。

外台茯苓丸。

心虚，笑不休。良由曲运神思，心营暗耗，心阳化风内鼓，恐延心风病。以病论之，何必读书！

人参　淮麦　建莲　炙草　茯神　龙齿　枣仁　辰砂

背为阳，四肢亦清阳司之，阳微则恶风怯冷，肢痹矣。

于术　桂枝　生姜　附子　炙草　大枣

腹痛便泄，暂和中焦。

谷芽　半曲　陈皮　茯苓　木瓜　煨姜

产后飧泄，数月不痊，下焦冲任空虚，清阳下陷，奇经失护使然，法宜温养。

人参　鹿茸　砂仁　肉豆蔻　巴戟　赤脂　黄肉　菟丝子　建莲　骨脂　山药　北五味

脉细涩，带下赤白。

鹿霜　莲须　禹余粮　茯神块　黄丝　白薇　生杜仲　椿根皮

气因精而虚，乏力用参，何以补气？

杞子　沙苑　胡桃霜　肉苁蓉　杜仲　青盐　巴戟天　羊内肾③

左脉弦，不时神烦，头旋腰瘘，食下少运。此少阴空虚，阳浮不潜使然，药饵弗宜偏于温热。

熟地　牛膝　左牡蛎　茯神　白芍　柏子仁

脉小，阳未振动，自觉鼻孔凉生。肺开窍于鼻，主乎一身之气，气弱阳微是其征也。

于术　茯苓　生姜汁　附子　桂枝　大南枣

痰饮上阻，清阳失旷，背痛心悸。

苓姜术桂汤。

湿热已泄，宜顾其体。

虎潜丸。

咽痛暮盛，痰多脉小，午后形凛，水涸阳乃浮矣。

滋肾丸。

---

① 尾痛：尾椎及其周围疼痛。
② 坚阴泄湿：原本作"坚泄阴湿"，误，据医理改。
③ 羊内肾：羊肾脏。

知饥少运，脾阳困矣。

益智　茯苓　砂仁壳　谷芽　广皮　半夏曲

右寸数，甘温之品宜缓。

熟地　茯神　旱莲草　天冬　湘莲　霍石斛

年已望七①，尿血鸭痛。此非阴亏阳亢，乃无阴，阳无以化耳。

熟地　天冬　川石斛　阿胶　龟板　稽豆皮

腰痛梦泄，起于劳伤努力，当以温养下焦。

熟地　杜仲　白沙苑　当归　茯神　菟丝子

脉数，内热，背痛。

熟地　茯神　女贞子　川斛　龟板　旱莲草

阴虚阳浮，耳鸣盗汗。

熟地　萸肉　川石斛　磁石　牡蛎　茯神　北五味　天冬

嗽逆冲气不得卧，此属下焦不纳，水饮上泛使然。

桂苓五味甘草汤。

阳浮气逆便溏，下焦阳伤矣。

茯苓　附子　白芍　干姜　白术

身痛，脉涩，宜和营卫。

当归　桂枝　白芍　橘红　秦艽　赤芍　五加皮　炙草

二气交虚，是以形神困顿，难以名状。药饵自宜血肉补之，先以贞元饮益之。

贞元饮。

阳虚外寒，阴虚内热。

熟地　当归　炙草　茯神　白芍　麦冬

气火上郁，食下噎格。

枇杷叶　瓜蒌皮　橘红　桔梗汁　杜苏子　米仁

胃逆不降，食下拒纳，大便不行。

熟半夏　川黄连　枳实　白茯苓　橘皮白　干姜

劳伤阳气，胸背痹痛。

栝蒌薤白白酒汤加半夏、杏仁、茯苓。

气痹不宣，胸膈不爽。

枇杷叶　桑叶　苏子　化橘红　杏仁　瓜蒌皮

痿躄，食下呕恶，脘闷，当理阳明。

金石斛　茯苓　橘白　半夏曲　木瓜　谷芽

阴亏阳升，耳鸣少聪。

磁石地黄汤加川斛。

不独阳微饮逆，下焦阴气亦耗，药之难以图功在斯。

白茯苓　桂枝　干姜　北五味　炙草　白芍

痰饮内阻，阳失流行，食下䐜胀。

白蒺藜　半夏　钩藤　橘皮白②　白茯苓　枳实

温养下焦。

鹿角霜　杜仲　巴戟　桑椹子　羊内肾　枸杞子　苁蓉　沙苑　白茯神　菟丝子

脉数。

熟地　龟板　女贞　天门冬　淮山药　茯神　白芍　粉丹皮　旱莲草　牡蛎　湘莲　海参胶

形寒头胀，身痛。

杏仁　花粉　生姜　桂枝　炙草　大枣

肺热音嘶，咳呛，痰血。

桑叶　南参　冬瓜子　川贝　兜铃　南花粉

————————

① 望七：年龄接近七旬。望，接近。
② 橘皮白：原作"白橘皮"，误，据医理改。

冲疝里急腹痛，法宜温养，但脉来弦涩，寤多寐少，营阴颇亏，偏于辛热不宜。

当归 巴戟 紫石英 茯苓 桂心 柏子仁

劳伤夹邪，形凛发热。

栝蒌桂枝汤。

木火郁于中焦，脘痛，嘈杂。

越鞠丸。

嗽久，形凛，心悸。

贞元饮。

肝逆犯胃，呕恶脘痛。

川楝子 吴萸 半夏 桂枝木 黄连 茯苓

络热失血。

生地黄 丹皮 丹参 穞豆皮 泽兰 茯神

呕恶妨食，宜养胃气。

半夏曲 谷芽 麦冬 川石斛 茯神 广白

阴亏阳亢，头旋咽干。

熟地 川斛 鸡子黄 天冬 龟板 白茯神

食下拒纳，胠痛脘胀。

川楝子 半夏 川连 吴萸 茯苓 青皮汁

久嗽，形寒身痛，脉浮弦。

茯苓桂枝五味甘草汤。

脉细。

熟地 当归 川石斛 茯神 炙草 麦门冬

痧后咳呛，便溏，目痛。

黄芩泻白散。

肝郁乘中，中脘按之有形且痛，食下䐜胀，肠红易怒。

加味逍遥散。

络痹，右胁癖积，脉涩，法宜通泄。

鳖甲 丹皮 化橘红 桃仁 牡蛎 白蒺藜

脉弦，来去不调，营卫未和，是以不饥，胸臆时痛时止，法宜和之。

当归 枣仁 柏子仁 半曲 茯苓 炙草 白芍药 广皮

左脉尚弦。

生地 阿胶 霍山鲜石斛 天冬 麦冬 杜生鸡子黄

脉弦数。

熟地 生地 甜沙参 天冬 麦冬 霍石斛

晡热，右脉弦大，阴弱伏温，且养阴和阳。

新鲜地骨皮 麦冬肉 茯神 青皮甘蔗汁 川石斛 知母

痰阻热蒸，发热脘闷。

竹茹 半夏 橘红 枳实 茯苓 桑叶

此痰郁也，阳失宣达，头痛眩晕。

于术 半夏 白茯苓 化橘红 天麻 竹沥 白蒺藜 老姜汁

五志内燔，心悸舌糜。宜存阴泄阳，第脉弦涩，不宜过于苦寒。

生地 川连 新灯薪[①] 茯神 丹参 赤麦冬[②]

暂清上焦。

苏梗 橘红 大象贝 杏仁 桔梗 桑白皮

劳伤背痛。

当归 茯苓 炙甘草 桂枝 秦艽 白芍药

肝阴内耗，厥阳易升，是以烦劳则智𣈶齿痛，法宜潜阳熄风。

熟地 茯神 虎胫骨 当归 苁蓉 天冬 左牡蛎 牛膝 龟板 青盐 白芍

① 新灯薪：即新灯芯草。

② 赤麦冬：朱砂拌麦冬。

药　黄柏

形丰脉微，阳气自薄。进以六味地黄，纯阴碍阳，是以心悸，阳痿，议用通阳以消阴翳。

人参　远志　鹿茸　菟丝子　附子　细辛　茯苓　粉萆薢

阳微饮阻，脘闷恶心。

于术　半夏　橘红　茯苓　干姜　枳实

风湿相搏，发热身痛。

杏仁　桂枝　木防己　米仁　茯苓　大豆卷

血枯经闭。

乌贼骨丸。

郁悖肝悒①，右胁气逆，有形如瘕，腹痛，身热，经漏，急为调理，否则恐成郁损。

黑穭豆皮　丹皮　香附　明润琥珀　泽兰　楂炭

带多，身痛，腹膨，法宜温养。

新鹿角霜　杜仲　白薇　沙苑蒺藜　杞子　当归

痰多，恶心，脘闷。

白旋覆花　钩藤　黑栀　瓜蒌仁霜　茯苓　橘红

有年②阳微，饮逆咳嗽。

杏仁　茯苓　生姜　桂枝　炙草　大枣

冷物伤中，脘痛脉沉。

杏仁　藿梗　半夏　厚朴　枳壳　橘白

久嗽，肺气燥劫，食下不降，得饮则适，有年致此，恐噎格之患。

枇杷叶膏。

两尺空大，鼻衄时发，脏阴亏矣。阳失其守，议仿虎潜意。

熟地　北五味　虎胫骨　黄柏　茯神　龟板　肉苁蓉　川石斛　牛膝　青盐

胸痹。

薤白　白茯苓　生姜汁　半夏　杏仁

脉弦长，木火偏亢，嗜酒更助其胆热矣，是以口糜味甜，法宜苦辛泄之。

金斛　黑山栀　白茯苓　桑叶　广皮白　半夏曲

先寒后热，是属伏邪，体质阴弱，未宜发表。伏邪者，乘虚伏于里也。当从里越之，"春温篇"中有黄芩汤可用。

黄芩汤。

木火偏炽，宜存阴泄阳，虚则补其母，实则泻其子，与存阴泄阳相协，以是定方。

生地　天冬　柏仁　枣仁　穭豆皮　条参　茯神　丹参　川连　真阿胶

高年病后，脉歇知饥，营血枯矣，勿以便艰而攻涤。

制首乌　火麻仁　肉苁蓉　白茯神　枸杞子　白牛膝

食下拒纳，此属噎格。

小半夏汤。

食下少运，便泄，少腹气坠，脉细。命门火虚，清阳下陷，日久有腹满气急之患。

鹿茸　菟丝子　胡芦巴　人参　白茯苓　补骨脂

秽气混于募原③，脘闷恶心。

藿香　杏仁　枳壳　厚朴　半夏　广皮

嗽逆脉数，肺阴耗耳，恐延肺痿。

北参　霍斛　茯神　麦冬　白扁豆皮

阳微少运，脘不爽利，转气则舒，腑阳以通为用明矣。

茯苓　厚朴　附子　于术　泽泻　干

---

① 郁悖肝悒：原作"郁勃肝挹"，误，据文义改。

② 有年：多年。有，多。

③ 募原：原作"幕原"，据医理改。

姜

下焦不纳，冲逆咳嗽，烦劳则精浊。

茯苓　炙草　胡桃肉　桂枝　北五味

脉涩不利，梦泄食少内热。此少阴阴亏，谷气水湿下注，乃阴亏湿热之候也。

猪肚丸。

此湿火上蒸，耳聤^①胀痛，且溢黄水，先宜清之，而原本属肾虚。

大豆卷　金银花　米仁　连翘　绿豆皮　夏枯草　通草　桔梗

脉弦劲，木火偏亢，逼络血溢。血失反能食，阳明亦热矣！议用苦降法。

生地　稽豆皮　茜草　白芍　侧柏叶　淡菜

血虽止，脉尚弦数，晨起咳呛，阴亏阳动不潜使然，静养为主。

熟地　麦门冬　真阿胶　茯神　川石斛　鸡子黄

阳明络空，风湿乘之，右肢痹痛，且发红痱。

生芪皮　赤芍　花粉　归身　桂枝

头痛胁疼。

小柴胡汤去参。

有年阳微失护，客邪触饮，咳嗽呕逆，形寒身痛。

杏仁　茯苓　生姜　桂枝　炙草　大枣

虚阳不潜，头晕时作。

熟地　茯苓　杞子　浙江黄菊　萸肉　牡蛎　牛膝　细川石斛

风火郁于上焦，鼻流秽浊气腥，当薄滋味。

薄荷　黑栀　象贝　连翘　花粉　菊花

阴亏阳浮不潜，暮热不寐。

生地　柏仁　左牡蛎　阿胶　茯苓　料豆壳

阴弱内热，渐延骨损。

六味汤去萸加白芍、九孔石决明、料豆壳。

营虚心悸，神倦，身痛。

熟地　杞子　柏仁　归身　茯神　杜仲

失血后，脉涩咳呛，宜养肺胃之阴。

北沙参　茯神　麦门冬　白扁豆　百合　霍石斛

脉弦，身热从汗泄而解，此属伏湿，恐其转疟。

杏仁　半夏　橘白　厚朴　茯苓　煨姜

痔血。

炒枯六味汤加柿饼炭、炒槐花。

胃痛过于辛热开泄，致尿血淋，今转为浊，茎尚痛。欲其两顾，苦无成法可遵，姑理下焦。

黑珀散。

因外疡复烦劳，致营卫交损，寒热，咳嗽，盗汗，经阻两月，渐延干血瘵疾。

小建中汤。

左关弦，来去躁疾，右细涩，食减，阳明困顿，血液暗耗。日久恐有偏枯之累，此刻当理阳明。

金斛　茯苓　半曲　橘红　钩藤　桑叶

温养下焦，佐泄厥阴。

巴戟天　茯苓　胡芦巴　菟丝子　川楝子　桂心　小茴香　补骨脂

劳伤肝阳，络松失血，左脉弦。

生地　稽豆皮　藕节　茯神　白牛膝　珠菜

气不宣达，胸痹，大便不行。

枇杷叶　紫菀　枳壳　土蒌皮　杏仁　桔梗

血后咳嗽，宜益肺胃。

---

① 耳聤：脓耳。

北沙参　麦冬　霍斛　白扁豆　茯神

右关沉涩，左脉弦劲。此木火内亢，阳明络泣，脘痛，嘈杂，头旋。

桑叶　桃仁　黑芝麻　柏仁　红花　大淡菜

脉弦，腹膨，气逆动怒致此，肝邪冲逆阳明也。切勿嗔怒，势恐变幻，慎之！慎之！

川楝子　茯苓　化橘红　大麦芽　青皮　砂仁壳

火郁发热，齿痛。

薄荷　花粉　黑栀　生草　赤芍

寒暖不调，邪阻肺卫，哮喘，痰血。

旋覆花　米仁　橘红　霜蒌仁　苏子　浙苓

脾阳下陷，便溏肠红。

补中益气汤。

失血，咳呛，梦泄，皆属下焦不藏。

熟地　北沙参　天冬　旱莲草　茯神　川石斛　山药　女贞子

右寸独大。

黄芩泻白散。

饮逆呕恶。

半夏　干姜　茯苓

复受客邪，身痛脘闷。

苏梗　半夏　枳壳　橘红　杏仁　麦芽

气阻脘痹。

苏梗汁　香附汁　枳壳汁　桔梗汁

阳微，湿阻汗泄。

术附汤。

咳而呕逆，脉虚弦，宜益肝胃。

人参　旋覆花　淮小麦　茯苓　代赭石　大南枣

湿郁阳痹，形凛咳嗽。

玉竹桂枝汤。

脉细神倦，气弱也。气弱则不能统摄，精浊不已，先宜调益心脾。

桑螵蛸　湘莲　龙骨　远志　柏子仁　茯神　龟板　人参

调益心脾，用王荆公法。

人参　益智　茯神　炙草　麝香　茯苓　龙骨　远志　广木香　辰砂

滚水法丸。

左脉弦数，头重，味酸，肢冷。病后致此，乃脾阳困顿，木火顺乘，阳明少降使然。东垣谓补脾胃必先远肝木，良有以也。

人参　茯苓　黄连　新会皮　青皮　白术　半曲　白芍　生干姜

脉细虽属少阴空虚，而中焦有伏饮，是以嗽逆呕恶，先宜理之。

半夏　茯苓　干姜

秫米煎汤法丸。

脉涩淋浊，法宜导火。

导赤散。

护阳则气宣矣。

于术　附子　煨姜　茯苓　桂枝　南枣

阴亏则阳亢。

生地　龟板　芡实　旱莲草　黄柏　茯神　丹皮　女贞子

咳嗽音嘶。

桑叶　南参　杏仁　川贝　花粉　橘红

下虚不纳，头旋，食下少运。

桂七味丸。

食物不调，脘胀噫气。

杏仁　厚朴　苏子　枳壳　麦芽　橘白

痞积腹痛，形瘦脉虚，勿忽视之。

绛矾丸。

嗽逆，呕逆不得卧，经谓：嗽而呕者属胃咳也，此由嗽伤阳明之气，厥阴肝邪顺乘使然。凡女科杂症，偏于肝者居半，即如是病，经一阻则遂剧矣，非泛泛咳嗽之比。

人参　旋覆花　白芍　茯苓　代赭石　南枣

痰血用摄阴药，谷食渐增，亦是佳境。

熟地　霍石斛　北参　茯神　麦门冬　参山漆

音嘶咽痛，脉细涩，的是少阴肾真空虚，无以上承使然。切勿烦劳，夏暑炎蒸，宜绿荫深处静养为要。

生地黄　大天冬　上清阿胶　鸡子黄　霍石斛　元稻根须

右寸大，此金燥作咳，莫作饮治，宜以清润为主。

壮玉竹　南沙参　霍山石斛　川贝母　白茯神　生扁豆白

温养肾真为主，所谓劳伤肾，劳者温之之义。

大熟地　枸杞子　杜仲　肉苁蓉　线鱼胶　羊内肾　茯苓　菟丝子　巴戟天　舶茴香　沙苑　麋角霜

阳虚，自汗怯冷。

于术　附子　黄芪

滚水泛丸。

寒热胁痛，脉弦，温邪袭于肝络，吐血犹可，最怕成痈。

丹皮　桃仁　钩藤　黑栀　茜草　桑叶

咳嗽失血，左脉犹弦，此努力络伤为病。

生地　牛膝　稆豆皮　珠菜　茜草　鲜嫩藕

左脉弦，嗽血气逆，酒客动怒致此，当理肝胃。

金斛　茯苓　白牛膝　米仁　牡蛎　白扁豆

疏肝宣胃。

川楝子　大麦芽　茯苓　生香附　小

青皮　橘红

清上焦气热。

桑叶　川贝　芦根　花粉　杏仁　桔梗

舌黄，脘中未爽，湿阻于中焦。

半夏　白术　广皮白　茯苓　干姜　枳实皮

温邪作咳，痰血。

桑叶　花粉　南沙参　川贝　杏仁　生甘草

咳嗽失血，脉涩，下焦不纳，春深气泄使然。

生地黄　白茯神　稆豆皮　真阿胶　天冬肉　鲜藕汁

此冲、任病也，带多，血液下渗，厥气无涵，是以不时气逆，经事不至，即有干血之患。

枸杞　白茯神　当归　沙苑　紫石英　小茴香

热郁作咳，溺赤口渴，辛凉泄之。

薄荷叶　象贝　黑山栀　天花粉　连翘　苦杏仁

脉长弦数，阴亏阳不宁静，食下便溏，亦肾为胃关之义。

六味汤去萸加牡蛎。

失血气逆，咳呛能食，宜乙癸同治。

熟地　川石斛　牡蛎　天冬　茯神　牛膝

温邪未净，脘闷，咳嗽。

杏仁　白茯苓　桑皮　半夏　广橘红　米仁

下焦不纳，咳嗽气逆。

都气汤加牛膝、川斛、青铅。

积寒腹痛。

吴萸　白茯苓　半夏　干姜

面黄而瘦，腹痛，属虫。

使君子肉　鸡肫皮　五谷虫　青皮　白榧子肉　胡黄连　白芍药　芜荑　大川

棟子　大麦芽

　　瘅胀腹皮反热，下体怯冷，是阴盛格阳之象，饮必沸汤，稍温则腹中不适矣，大小便不利，正属阳气不得通行之义，阴邪弥满之势，症非轻小，其勿忽视。

　　泡淡川附子五钱　泡淡生干姜一钱五分，公猪胆汁一个冲入调服

　　脉弦而濡，气分殊弱，湿热不能尽泄，不饥少寐，神倦痰多，宜健脾和胃，佐以远木。

　　人参　生谷芽　木瓜　神曲　茯苓　新会皮　炙草　川连

　　九窍不和，皆属胃不能和。

　　大麦仁　鲜莲肉　半夏曲　白茯苓　广皮白　宣木瓜

　　脉沉小，久嗽足浮腹膨，少阴之阳已伤，故水饮欲泛。

　　茯苓　木防己　泽泻　牡蛎　薏苡仁　桂枝

　　肺饮嗽逆，胸闷不爽。

　　枇杷叶　苏子　薏苡仁　旋覆花　橘红

　　瘅胀，脾阳困顿，浊阴不泄。得之阴弱之体，最不易治。

　　茯苓　桂心　紫厚朴　姜渣　白芍　生白术

　　湿注跗踵，针之易泄。

　　米仁　茯苓　木防己　泽泻　桂枝　粉萆薢

　　辛凉以肃余暑。

　　西瓜翠衣①　川通草　橘红　水飞滑石　桑白皮　杏仁

　　正虚邪盛，疟甚恐脱。

　　生益智仁　广陈皮　知母　生大谷芽　乌梅肉　生姜

　　暑热内郁，战汗始解，否则昏闭狂乱。

　　川连　厚朴　飞滑石　藿梗　半夏

广皮白

　　活血宣筋。

　　归身　牛膝　穿山甲　杜仲　乳香　桃仁　生虎胫骨　红花。

　　暑疟，先清上焦。

　　竹叶心　杏仁　连翘　白蔻仁　飞滑石　花粉

　　阴亏气热渴饮。

　　竹叶心　石膏　麦冬　鲜生地　知母　灯心

　　暑邪上阻，身热头胀。

　　丝瓜叶　飞滑石　连翘　白豆蔻　天花粉　杏仁

　　色黄，腹痛便溏，脾弱不运耳。

　　人参　焦术　广皮　神曲　茯苓　炙草　白芍　麦芽

　　一派风湿内郁，怕增腹痛喘急。

　　杏仁　连翘　木通　白桔梗　桑皮　橘红　赤芍　淡竹叶

　　暑必夹湿，且宿有痰饮，湿痰交蒸，身热为冤，当治以苦辛宣通。

　　人参　川连　广白②　茯苓　藿梗　半曲

　　湿阻为胀满，小溲不利，议开太阳。

　　带皮茯苓　泽泻　寒水石　桂心　生于白术　椒目　木防己　厚朴

　　右脉尚弦。

　　带皮茯苓　藿香　猪苓　紫色厚朴　广皮　泽泻

　　阴伤阳浮，咳血，头胀。

　　竹卷心　川贝母　南沙参　鲜莲肉　天花粉　白茯神

　　肺热作咳，鼻衄。

　　黄芩泻白散。

　　口干食减，宜养胃阴，不必理痰。

———————

①　翠衣：原作"萃衣"，据医理改。后同。
②　广白：疑为"广皮白"。

扁豆　川贝　莲肉　茯神　霍山石斛

暑热上阻。

丝瓜叶　连翘　橘红　飞滑石　杏仁　桑皮

宜湿利气。

丝瓜叶　杏仁　米仁　白芦根　桑皮　通草

络伤血溢。

参三七汁　茯神　茜草　生白扁豆　藕节　川石斛

暑湿成疟。

竹叶卷心　石膏　半夏　飞净滑石　杏仁　草果

暑风外袭。

鲜丝瓜叶　香薷　桑白皮　杏仁　飞净滑石　橘红　川通草　连翘

饥饱不调，中气已困，暑邪外侵，法宜和之。

鲜丝瓜叶　杏仁　藿香　浙江茯苓　半夏　橘白

肾虚，精滑不固。

熟地　女贞子　金樱子　荷莲须　芡实　北五味　川石斛　白茯神

脉细数，脏阴下夺，虚损已露。

熟地　霍石斛　鲜藕汁　茯神　鲜莲子　白扁豆

暑风上阻，头胀鼻塞，咳嗽。

丝瓜叶　桑皮　杏仁　白芦根　桔梗　薏米

脉仍弦数。

鲜莲子　乌梅　知母　生谷芽　茯神　木瓜

湿阻，间日疟，头痛不渴。

杏仁　藿香　橘白　厚朴　半夏　白蔻

湿阻蒸热，头痛脘闷。

藿香　杏仁　茯苓皮　厚朴　豆卷　木防己

气血不谐，脘痛，经不宣达。

归身　香附　苏梗　丹皮　白芍　茯苓　黄芩　楂炭

暑热侵于上焦，瘅热，头痛，背胀，渴饮。

桂枝白虎汤。

舌黄脉缓，脾胃之气呆钝，湿邪未净，故不饥。

益智　半夏　橘白　厚朴　茯苓　干姜

饮邪作咳。

杏仁　桂枝　生姜　茯苓　炙草　米仁

脉细数，咳呛脘闷，宜清暑邪。

鲜丝瓜叶　厚朴　桑皮　杏仁　飞净滑石　橘红　通草　连翘①。

方案终②

---

① 翘：原作"乔"，同音借用。下同。
② 方案终：原作"保元方案终"，据底本内容改。

保 元 方 案

古歙　叶桂天士　　　著

古吴　小狂周显仲升　集

湿热下陷，腹痛泄泻。

藿梗　神曲　桔梗　广皮　川连　茯苓　米仁　泽泻

暑湿未净，下利频来。

人参　茯苓　姜炭　炒陈皮　焦术　炙草　木瓜　益智仁

暑湿上阻，头重脘闷，脉模糊，病势正在方张。

藿香　杏仁　丝瓜叶　连翘　厚朴　广橘红

秽浊未清，中焦气痹。

杏仁　藿香　广橘白　厚朴　半夏　生香附

复感暑风，发为风疹。

桑皮　芦根　桔梗　大力子　薄荷　连翘　赤芍　飞滑石

滞下半载，犹然腹痛，积未尽耳。

熟地炭　归身炭　炒黄柏　泽泻　黑豆皮　山楂炭　百制军　赤苓

脉细，食下格拒，宜理阳明。

小半夏汤。

暑风上袭，头重咳嗽。

丝瓜叶　桑皮　杏仁　飞滑石　橘红　米仁

舌白，头胀，脘闷，渴饮，此暑热上阻耳。

丝瓜叶　桑皮　杏仁肉　飞滑石　通草　白蔻仁

舌苔浊，宜慎食物。

丝瓜叶　藿香　杏仁　橘白　飞滑石　半夏　厚朴　通草

阴火上亢，龈腐牙痛。

大补阴丸。

暑湿颇盛，头蒙脘闷，舌黄。

鲜丝瓜叶　厚朴　滑石　半夏　带皮茯苓　杏仁　黄卷①　橘白

理中阳以运饮。

外台茯苓饮。

脉大乍小，邪伏于中，宜刮痧，再服药。

连皮茯苓　藿香　陈皮　大生香附　厚朴　泽泻

暑湿内伏，阳气怫郁，肢冷头汗，脘闷噫气。

杏仁　半夏　藿梗　豆蔻　茯苓　橘白

脉数，阴亏阳亢，气逆失血。

都气丸。

冲疝。

巴戟　胡芦巴　川楝子　茯苓　小茴　桂木

暑邪阻于上焦，作之肺疟，咳嗽渴饮。

桂枝白虎汤。

————

① 黄卷：大豆黄卷。

暑热伤阴，心中犹热，头重不饥。

竹叶心　新鲜粗莲子　茯神　川贝母　朱砂拌麦冬　灯心

下焦阴虚，阳浮不纳，耳鸣、头倾①欲晕。

灵磁石　川石斛　萸肉　熟地　牛膝炭　女贞子　牡蛎　茯苓

食下拒纳，完谷少运。

吴萸黄　淡川附　干姜　茯苓

气弱神倦，食少。

人参　北五味　茯神　麦冬　鲜莲子　霍斛

暑热阻于三焦。

竹叶　飞滑石　杏仁　橘红　连翘　通草

治利不利小溲，非其治也。

五苓散。

肢痹。

蠲痛丹。

疟邪伤气，乏力用参，奈何？

生益智仁　宣木瓜　煨姜　炒焦半曲　生谷芽　茯苓

脾弱失统摄之司，便溏下泄。

归身　人参　炙黑草　木瓜　白芍　焦术　炮姜炭　陈皮

劳伤脱力，能食。

贞元饮。

热退脘痹，不饥不大便。

杏仁　半夏　连皮茯苓②　厚朴　橘白　炒熟麦芽

风邪作咳。

旋覆　苏子　川贝母　杏仁　橘红　蒌仁霜

脉微数，脏阴伤矣。冲气不纳，作为劳嗽。

都气丸。

营痹气弱，右肢不舒。

黄芪皮　片姜黄　煨姜　于术　当归身　海桐皮　桂木　南枣

劳伤夹暑。

归身　半曲　扁豆叶　木瓜　茯苓　炙甘草

疟止，瘅热渴饮，头痛，脘闷。

丝瓜叶　飞滑石　连翘　杏仁　白通草　橘皮红　厚朴　花粉

劳伤营卫，咳嗽寒热，日久有劳损之患。

小建中汤。

气郁脘闷。

枇杷叶　橘红　郁金　苦杏仁　枳壳　茯苓

暑邪成疟，脘闷渴饮。

丝瓜叶　滑石　厚朴　半夏　白蔻仁　杏仁　藿香　橘白

脉细数，岂有阴精不夺乎？以脉论之，虚损已露，自知病因，保真为要。

水煮熟地　川斛　女贞　天冬　北五味子　茯神　芡实　海参　元武净版　旱莲　金樱　湘莲

干血痨疾，不易调治。

炙甘草汤。

脘积如覆杯，食下腆胀嗳气，邪在脾络耳，恐延中满。

生白术　干姜　厚朴　厚枳实　半夏　茯苓

脾阳困顿，涎沫上泛。

生白术　半夏　枳实　益智仁　茯苓　干姜

脉细数，阴气颇弱，夏暑外逼，食减神倦，咳呛，宜存阴清暑法。

鲜莲子　霍斛　朱冬　川石斛③

————————

① 倾：原作"顷"，据《内经》"头倾视深"之句改。

② 连皮茯苓：原作"连皮　茯苓"，据医理改。

③ 川石斛：本品与霍斛均为石斛，仅产地有别。在同一方中，同时使用二者，恐系转抄重复，当去其一种。

川贝母　灯薪　茯神

嗽减鼻衄，左脉弦。

细生地　生牡蛎　天冬　川石斛　白茯神　藕汁

久嗽，脉数。

都气丸。

阴亏内热，左脉弦数，乙癸同治。

熟地　川斛　茯神　天冬　牡蛎　女贞

暑风作咳。

杏仁　芦根　通草　桑皮　象贝　米仁

暑湿下利，左脉弦，鼻衄。

藿香　木瓜　炒扁豆　川连　赤苓　广陈皮

暑热阻于三焦。

飞滑石　厚朴　木通　淡竹叶　桑皮苓皮

下焦阴亏，心阳上炎，神烦舌干，当益阴潜阳。

生地　小人参　枣仁　灯薪　天冬赤麦冬　茯神　川连

暑风作咳。

丝瓜叶　桑皮　杏仁　意苡仁　橘红芦根

年五十，精神渐衰，宿癖难以攻涤，只宜两和气血缓图之。

白术二两　茯苓二两　荆三棱二两　白蒺藜一两五钱　青皮一两　厚朴一两　桂心五钱　蓬莪（莪）①　大麦芽一两五钱　片姜黄一两

脉弦数，三阴颇亏，法宜填摄。

熟地四两　线胶三两　女贞子一两五钱　龟板二两　茯神二两　沙苑一两五钱　北五味一两　湘莲　青盐一两　二仙二两　旱莲草一两五钱

已成关格大症，又乏力用参，难延岁月矣。

白蜜　半夏　生姜汁

肝郁不疏，腹痛至脘。

川楝　吴萸　生香附　青皮　延胡川黄连

暑风湿邪夏郁，怯风脘胀。

藿香　杏仁　茯苓　厚朴　半夏　陈皮

暑热郁于上焦。

苦丁茶　薄荷　赤芍药　鲜荷蒂　连翘　黑栀皮

湿热下注，溺痛，淋浊。

黑栀皮　连翘　飞滑石　木通　淡竹叶　赤苓　龙胆草　生草梢

阴弱夹暑，头胀，神倦。

竹叶心　川贝　鲜莲子　灯草心　茯神　赤麦冬

咳呛，拒纳，此肝阳上逆，肺胃不降，病属胃反，治之非易。

旋覆花　人参　半夏　代赭　干姜川连三分泡汤浸炒。

火郁上焦，龈痛目赤。

竹叶心　连翘　黑栀皮　飞滑石　赤芍　绿豆皮

劳伤阳气，风侵背痛。

茯苓片　炙草　生姜　粗桂枝　广皮　大枣

脏真日就削夺，全赖胃强纳谷，精血生于谷食是也。今晨起身热，上焦未免暑热留焉，先宜存阴和阳，暑自却矣。

人参　麦冬　鲜莲肉　茯神　霍斛白粳米

便溏，下血，议用理中法。

阴弱失守，阳升牙宣。

大补阴汤。

阳微，浊阴有僭逆之势，膝冷腿浮，肢麻心悸，法宜温之。

————————

① 蓬莪（莪）：蓬莪术之异名。

苓姜术桂附泽汤。

病后营卫不谐，不时寒热。

小建中汤。

气阻脘痹，发热。

枇杷叶　半夏　茯苓　生姜汁　杏仁橘白

暑湿成疟，脉虚，宜用和法。

藿香梗　半夏　连皮苓　杏仁　橘皮白　木瓜　老生姜

暑热郁蒸发黄，分利三焦，亦为正治。

滑石　寒水石　石膏　厚朴　猪苓连皮苓　草果　杏仁　桑皮　白豆蔻　茵陈　泽泻

食物宜节，否则恐延胀满。

谷芽　半夏曲　米仁　广皮　茯苓宣木瓜　炙草　砂仁

清养胃阴。

知母　麦门冬　川贝母　霍斛　甜竹茹　嘉花粉

失血色夺，脉弦，恐其食减。

熟地　白扁豆　北沙参　川斛　白茯神　麦门冬

湿①热未净，不饥妨食。

藿梗　谷芽　半曲　川连　木瓜　陈皮

失血，咳嗽，经事不至，渐延干血。

细生地　稽豆皮　茯神　生牡蛎　川石斛　鲜藕

阳微自汗。

生于术　防风根　煨姜　大南枣　生黄芪　淡附

脉弦数。

细生地　天冬　稽豆皮　清阿胶　茯神　鲜莲藕

暑伤气，神倦无力。

黄芪片　炙草　宣木瓜　白茯苓　归身　鲜莲子

此属血格，当宣其络。

枇杷叶　桃仁　瓜蒌皮　枳壳　降香汁　苏子　郁金汁　紫菀

饮邪作咳。

苦杏仁　茯苓　白芥子　旋覆花　米仁　橘皮红

邪阻肺痹，痰腥，渐延肺痈。

苇茎汤。

久嗽阴伤晡热，此属虚损。

贞元饮。

身热二载，咳嗽咽干。

玉女煎去牛膝。

脉弦涩，体质阴伤，阳浮不潜，咳嗽内热，法宜填摄脏真。

熟地四两　川石斛八两　牡蛎二两　旱连草二两　山药二两　真阿胶一两五钱　天冬二两　北五味一两　茯神二两　女贞子二两　湘莲二两　麦门冬一两五钱

热伤胃阴，知饥妨食，头胀牙宣。

竹叶石膏汤去参、夏加知母。

湿盛，飧泄便血。

茅术　炙草　茯苓　炮姜　木瓜　广皮

暑湿郁于卫，背冷，食下少运。

藿香梗　茯苓　陈皮　半夏曲　杏仁　木瓜

头胀，鼻衄。

犀角地黄汤加白茅花、侧柏叶。

暑阻上焦，头重咳嗽，寒热似疟。

丝瓜叶　桑皮　杏仁　飞滑石　橘红　通草

温疟脘闷。

草果　半夏　乌梅　厚朴　橘白　杏仁

食下拒纳，此属反胃。

旋覆花　半夏　吴萸　代赭石　茯苓

————

① 湿：原作"温"，误，据医理改。

川连

温理阳明。

吴茱萸_{五钱}　川椒_{三钱}　茯苓_{一两五钱}
附子_{一两}　干姜_{七钱}

暑邪发热，脘闷。

丝瓜叶　藿香　滑石　连翘　白蔻仁
杏仁　厚朴　橘白

此新受暑风，郁于腠理，与宿恙①无
涉。

细香薷　连翘　杏仁　飞滑石　橘红
川通

邪郁于肺，咳嗽痰稠。

桑白皮　杏仁　橘红　川贝母　花粉
桔梗

冲气嗽逆，宜治少阴。

茯苓桂枝五味甘草汤。

呕伤胃络血来，莫作失血治。

鲜莲子肉　茯神　木瓜　鲜扁豆叶
霍斛　半曲

脉数无序，阴阳夹邪，难治。

麦冬肉　鲜藕　金钗川石斛　鲜莲肉
茯神　蜜水炒知母

冲脉为病，逆气至咽。

熟地　伽南香汁　茯苓　黄柏片　泽
泻　白牛膝炭　桂心　紫石英

饮阻于脘。

茯苓　干姜　半夏

脘痞不饥，脉沉弦，味酸苦，疟后致
此，宜苦辛开泄。

川连　人参　枳实　干姜　茯苓　半
夏

吐血，脉空大，最不为宜，恐其暴涌
气脱耳，当静养为要。

熟地　参三七汁　青铅　鲜莲子　茯
神　川金石斛　牛膝　鲜藕汁

咳伤肺络失血。

旋覆花　桃仁　苏子　冬瓜子　橘红
杏仁

此暑热逼入胞络，神昏乱语，心中
热。

竹卷心　川黄连　鲜莲子　赤麦冬
白茯神　白灯心

失血，寒热反止，营卫和矣。

葳蕤　川贝母　鲜藕　茯神　白沙参
霍斛

暑伤气，作之咳。

杏仁　天花粉片　桑皮　芦根　西瓜
翠衣　川贝

气弱湿阻，便溏下血。

人参　广皮　炙草　茆术炭　茯苓
木瓜　炮姜　地榆炭

血隶阳明而来，但脉芤而数，色痿少
采②，少阴之阴伤矣。自知病因，葆真静
养，庶几扶病延年。

熟地　川斛　麦冬　北参　茯神　扁
豆

暑热郁于少阳，头胀偏左，齿痛。

苦丁茶　大连翘　赤芍药　菊花叶
黑栀皮　夏枯花

暑热侵于上焦，咳嗽身热，主以辛
凉，肃其肺卫。

鲜丝瓜叶　杏仁　桔梗　活水芦根
桑皮　花粉

无形暑热袭于肺卫，咳嗽脘闷。

鲜芦根　橘红　桑皮　枇杷叶　杏仁
滑石

热郁于上焦，头胀，咳嗽，脘闷。

丝瓜叶　橘红　杏仁　枇杷叶　桑皮
桔梗

脉模糊，欲成三焦疟。

竹叶　豆蔻　飞滑石　杏仁　连翘
白通草

左脉弦数，肝阴不足，切勿动怒，他

---

① 恙：原作"糕"，误，据医理改。

② 采：原本作"彩"，据医理改。

日恐有失血之患。近今妨食恶心，暂和肝胃而已。

生谷芽　茯苓　半曲　宣木瓜　白芍　陈皮

暑湿内陷下利。

益智仁　砂仁壳　木瓜　广藿香　白茯苓　广皮

咳嗽失血，脉大而数，由湿邪未净，延及少阴之损，将来有音哑之变。

熟地　麦冬　鲜莲肉　川斛　茯神

向来失血，近受暑邪，呕恶，胸闷，咳嗽，暂降肺胃。

鲜枇杷叶　杏仁　泡淡黄芩　橘红　茯神　旋覆花

湿热内蒸，瘅热渴饮。

茆术炭　泽泻　赤苓　寒水石　黄柏　木瓜

经事淋漓，带下，下体怯冷，心悸。

大熟地　杜仲　人参　紫石英　鹿角霜　沙苑　茯神　巴戟天　桑椹子　杞子　白薇　当归身

肝阴内耗，不时寒热，咳嗽失血。

生地　炙黑甘草　生白芍　麦冬　上清阿胶　白茯神

暑热郁于上焦，涕流气腥，主以辛凉。

薄荷梗　丝瓜叶　黑山栀皮　连翘壳　飞滑石　大豆黄卷

阅病原，参色脉，皆营阴不足，虚风萌动使然，法宜甘缓益阴。

人参　枸杞子　柏子仁　茯神　紫石英　酸枣仁

嗽久不已，病不在肺，而在少阴矣，且左脉弦数，法宜摄阴。

熟地　鲜莲肉　茯神　川斛　左牡蛎　天冬

阴亏内热，咳嗽咽干。

北沙参固本汤。

暑热未肃。

丝瓜叶　连翘　象贝　桑白皮　杏仁　桔梗

呕恶，气乱于胸，如梗不爽。议苦辛开泄。

枇杷叶　白蔻　半夏　橘皮白　杏仁　茯苓

肢麻肉瞤偏左，脉涩，此虚风萌动，良由肾精肝血不足使然。

何首乌　白蒺藜　浙菊炭　天麻　枸杞子　桑椹子

嗽甚喉痒。

经霜桑叶　生地　霍斛　天冬肉　上清阿胶　南沙参　麦冬　大麻仁

阴亏气燥，失血，食少。

熟地　鲜莲肉　藕　川斛　牛膝炭　茯神

营虚胁痛。

旋覆花汤①柏子仁、桃仁。

气弱神倦，知饥妨食。

人参　谷芽　宣州木瓜　茯神　霍斛　鲜莲子肉

冷热不调，阳伤哮喘。

桂苓五味甘草汤加杏仁、干姜。

下利半月，脉涩，此阴暑伤中。

荜拨　厚朴　茯苓　丁香　益智　广皮

暑侵少寐，心阳不宁耳。

辰砂拌②麦冬　酸枣仁　灯心　细根小生地　鲜莲肉　茯神

肺胃不降，咳嗽，呕恶。

枇杷叶　橘红　桔梗　杜苏子　杏仁　桑皮

食物失调，腹胀，下利。

生益智　茯苓　大泽泻　砂仁壳　广

---

① 旋覆花汤："汤"字后疑脱一"加"字。
② 拌：原作"抄"，误，据医理改。

皮　生谷芽

　　左脉弦数，阴亏气热，咳嗽，口燥。

　　生地　茯神　麦门冬　川斛　天冬

鲜莲肉

　　阴亏阳升，牙痛时发。

　　生地　天冬　条芩　阿胶　石决　白

芍

　　脉沉细，胀渐甚，溺赤。

　　茯苓　干姜　泽泻　附子　白术　米

仁

　　理冲不应，得毋肝阳郁乎？

　　越鞠丸。

　　疟虽止，色黄，脉呆钝，湿未净耳。

　　谷芽　半曲　陈皮　茯苓　木瓜　乌

梅

　　暑热阻于中焦。

　　藿梗　橘白　厚朴　川连　半夏　茯

苓

　　暑侵上焦。

　　杏仁　通草　橘红　桑皮　芦根　桔

梗

　　胃气不苏，湿热内蕴耳。

　　竹茹　半夏　橘白　枳实　茯苓　金

斛

　　暑阻中焦，发热，脘闷。

　　滑石　半夏　厚朴　杏仁　藿香　连

翘

　　哮止，阴亏内热，气逆。

　　都气丸。

　　热郁于肺，咳而咽干。

　　桑叶　杏仁　生草　花粉　桔梗　川

贝

　　飧泄半载，脾阳困也。

　　焦术　木瓜　炮姜　菟丝子　益智

茯苓

　　湿阻泄泻。

　　藿梗　苓皮　腹皮　麦芽　厚朴　广

皮　泽泻　猪苓

　　络伤嗽血，脉弦，切勿动怒。

　　丹皮　生地　稽豆皮　黑栀　茜草

鲜荷藕

　　少阴肾真下损，冲气不纳为嗽，扰络

痰血，全①赖胃强纳谷。

　　熟地　参三七　霍石斛　五味　白茯

神　鲜莲子

　　肺阴已伤，热邪②尚炽，咳嗽音哑。

　　补肺阿胶汤。

　　舌黄，妨食，内热，湿热郁于中焦。

　　藿香　半夏　茯苓　川连　木瓜　橘

白

　　脾呆胃钝，水谷之湿内阻，食下神

倦。

　　资生丸。

　　暑邪郁于上焦，身热，头胀。

　　丝瓜叶　滑石　杏仁　白蔻仁　连翘

桑皮

　　霍乱后中气未和，大便如溏如结，苦

药不宜。

　　人参　谷芽　木瓜　茯苓　煨姜　陈

皮

　　嗽减，溺频。

　　都气丸。

　　脉弦呕恶，肝胃同治。

　　旋覆花　半夏　川连　代赭石　茯苓

干姜

　　脉数阴亏，气燥作咳。

　　桑叶　川贝　白沙参　葳蕤　花粉

地骨皮

　　脉涩胃痛，此营阴枯槁，络气不疏使

然。

　　柏仁　新绛③　延胡　桃仁　青葱

麦芽

────────

①　全：原作"金"，误，据文义改。

②　邪：原作"神"，误，据医理改。

③　新绛：原作"新绛延"。延，衍字。

肝郁不疏，味酸脘闷。

左金丸。

阴弱，近受暑风，额痛，鼻塞，宜用轻药。

丝瓜叶　连翘　杏仁　川贝母　桔梗　桑皮

脾呆，腹膨。

厚朴　茯苓皮　广皮　麦冬①　大腹皮　砂仁壳

气郁脘闷。

香附　青皮　郁金　麦冬　茯苓　橘红

脉小，咳嗽，背冷。

杏仁桂枝汤去芍加米仁。

久嗽鼻塞，究属邪郁于肺。

泻白散。

此劳伤肾也。

还少丹。

伏暑，发热形寒，脘闷，身痛，恶心。

藿香　杏仁　橘白　厚朴　半夏　滑石

疟后气弱，神倦无力，议用补中益气汤。

原方去升麻、柴胡加木瓜、茯苓。

肺热嗽血。

芦根　鲜冬瓜子　米仁　熟桃仁

舌白胸闷。

杏仁　藿香　半夏　厚朴　橘白　滑石

胸闷妨食，战栗肢寒，气弱，伏暑之候，且以和法。

茯苓　煨姜　杏仁　半曲　橘白　藿梗

向有肝风乘胃，阴弱可知。近头痛转在右太阳，且鼻衄，上焦未免暑风侵焉。

桑叶　囫囵大葳蕤　南沙参　川贝　嘉定天花粉　生甘草

暑伏上焦，身热似疟。

灯心　竹叶心　连翘　白蔻仁　川通草

加辰砂益元散

此劳伤为嗽，脉来弦大，食减则剧。

小建中汤去姜易茯神。

头蒙，短气少寐，少阴空虚，阳浮不纳使然。

桂七味丸。

气郁脘闷噫气，病在肝胃。

竹茹　熟半夏　橘红　枳实　白茯苓　川连吴萸泡汤拌炒

少腹瘕聚，痛甚带下。

泡淡吴萸三钱　紫石英二两　黑豆皮一两　桂心三钱　乌贼鱼骨一两　小茴香五钱　胡芦巴七钱　茯苓一两　粗当归片一两　巴戟天一两　川楝子五钱　白薇一两　明润琥珀三钱

红枣去核皮为丸。

头风数载，不时举发，邪已入脑俞矣。且左脉沉细，岂三阳为患？隶在少阴也，弗至厥阴为妙。

灵磁石一两　淡附一两　牛膝一两　鹿茸一两　细辛一钱五分　当归头五钱　蔓荆三钱　远志五钱　茯苓一两五钱　青盐一两　紫巴戟一两　菊瓣五钱　枸杞子二两　川斛四两

热止嗽盛。

熟地　茯神　北沙参　川斛　麦冬　鲜芡实

阴疟，头痛，咳呛。

阳旦汤。

气逆作咳。

杏仁　桔梗　白芦根　桑皮　通草　枇杷叶

气弱，右目昏花眶垂，宜益其虚。

参须　黄芪　柴胡　当归身　蕤仁

---

① 麦冬：疑为"麦芽"。

白芍　升麻　炙草

疟止，脘痹不饥，咳嗽痰多，此阳伤湿未净，治以温泄。

半夏　姜渣　橘白　茯苓　厚朴　杏仁

阴弱，秋燥侵肺，血发。金水同治。

熟地　白茯神　清阿胶　川斛　天门冬　麦门冬

脉涩，背痛，咳嗽。

熟地　杜仲　炒杞子　茯神　归身　牛膝炭

经漏一载，腰痛带下，此属奇经失护使然，宜用丸剂调理。

近日呕恶脉弦，先宜降胃。

鲜枇杷叶　半夏　竹茹　大人参须　茯苓　橘白

肿满病，形羸脉微，二气交衰，治之岂易？所赖者，第以年富强耳。

济生肾气丸。

疟来即三日一发，头痛，咳嗽，渴饮，从手太阴治。

桂枝白虎汤。

暑郁上焦，头胀，恶心，不饥，当开上焦。

杏仁　芦根　通草　白蔻　桑皮　橘红

脉涩。

当归　茯苓　广皮　煨姜　白芍　炙草　桂心　南枣

经来腹痛，脉涩，宜两和气血。

当归　楂炭　乌贼骨　香附　艾炭　炒延胡

暑热伤气，神倦食减。

川连　木瓜　荷叶边　半曲　茯苓　广皮白

劳嗽音哑，咽痛，胃强能纳，庶几带病撑持。

熟地　茯神　元稻根须　天冬　麦冬

川金石斛

阴阳络热失血，心悸，晡热。

细生地　稽皮　天冬　阿胶　大珠菜　茯神

燥侵咳嗽。

桑叶　川贝　花粉　杏仁　南参　橘红

复受风邪，嗽反甚，头反胀，暂以轻药肃其上焦。

经霜桑叶　南沙参　生甘草　葳蕤　大川贝母

白元米四合泡汤代水。

伏邪发热。

杏仁　橘红　桑白皮　连翘　桔梗　川通草

气弱少运，食减脘闷。

生谷芽　半曲　木瓜　茯苓片　广皮　川斛

此肾虚腿痛，法宜温补。

杞子　杜仲　沙苑蒺藜　肉苁蓉　牛膝　巴戟　羖羊内肾　小茴香

脉浮，身热头痛。

桂枝汤加杏仁、花粉、黄芩。

舌白，身热头胀。

杏仁　连翘　桔梗　苏梗　枳壳　橘红

脉弦紧，形凛发热，头胀恶心。

藿香　半夏　生姜　杏仁　橘白　厚朴

此肾病也，腹胀腿麻，二便不利，诊脉沉细，法宜温纳，理阴中之阳为主。

天真丹。

燥侵作咳，但左脉弦数，恐络动失血。

桑叶　南沙参　嘉花粉　玉竹　川贝母　麦门冬

邪壅于肺，日久络痹嗽痰，胸中痹痛，恐延肺痈。

鲜枇杷叶　苏子　杏仁　鲜冬瓜子　旋覆米仁

舌苔尚白，伏暑未肃，仍宜开泄。

鲜藿香　橘白　半夏　枇杷叶　杏仁　茯苓

下虚不纳，失血便痛，宜摄少阴。

熟地　龟板　川斛　茯神　天冬

脉数，少阴空虚，葆真为要。

熟地　川斛　山药　枣仁　茯神　牡蛎　天冬　黑壳建莲

养胃阴，谷增，不时形凛，理下焦保元为主。

贞元饮。

本为少阴夹邪下利，但舌苔浊腻，脘闷不爽。太阴亦伤矣，症势最险。

真武汤。

冲疝。

茯苓　当归　荔枝核　桂枝　小茴香

痛止脉弦。

香附　半夏　广皮　青皮　茯苓　麦芽

食物不节，腹膨且痛，脐凸便泄，属疳积也，宜慎食物。

焦术　砂仁末　神曲　麦芽　楂肉　广木香　茯苓　广皮

阴虚之质，因暑热致嗽失血，复延肛疡。暑热乘虚内陷，酿成阴损矣。谷食不减，用药庶几有效。

熟地　山药　稽皮　川斛　茯苓　丹皮　泽泻　元稻根须

下体热，肛痒便血，湿热郁于阴分耳。

生地　黄柏　苦参　槐花　牡蛎　稽皮

脉弦。

鳖甲　草果　知母　乌梅　生姜　黄柏

晨起必哕逆，痰多头晕，当治胆胃。

温胆汤加丹皮、山栀。

原属三疟，今转瘅热，阴弱邪郁耳。

鳖甲　当归　细黄芩　青蒿　知母　制首乌

脾弱少运，腹鸣且胀。

益智　茯苓　大腹皮　青皮　广皮　砂仁壳

遗泄，内热咳嗽，脏阴不固，法宜摄纳。

熟地　芡实　女贞子　山药　龟板　牡蛎　金樱子　麦冬　湘莲　茯神　海参胶　川斛

伏暑发热，脘闷。

杏仁　半夏　藿梗　厚朴　橘白　茯苓

身热头胀。

杏仁　半夏　橘白　厚朴　苏梗　茯苓

左脉弦，瘅热，知饥，色黄。

青蒿　知母　丹皮　白芍　银柴胡　鳖甲

疟后不纳，神倦。

谷芽　木瓜　广皮　当归　茯苓　半曲　炙草　白芍

下焦空虚，冲气不纳，遇寒则哮喘，非汤药所能治。

桂七味汤。

营虚气弱，经事后期。食下腹胀，心悸少寐，宜甘缓益虚。

黄芪　白茯神　酸枣仁　当归　桂圆肉　柏子仁

肝火夹痰上冒，头旋，腿麻。

钩藤　茯苓　金石斛　桑叶　橘红　半夏曲

不独阴损，气亦乏矣，无力用参，奈何？

黄芪　当归　南枣　黄精　茯神　炙草

气弱少运，耳鸣，便泄。

六君子汤加木瓜、荷叶蒂。

嗽痰胸痹。

苇茎汤。

背痛失血，属肾虚不纳，葆真为要。

熟地　牛膝炭　茯神　杞子　川石斛
天冬

肾虚，腰痛腿瘆，下焦怯冷。

还少丹。

癖积便血，此饥饱伤及脾胃所致。

绛矾丸。

劳伤血发。

熟地　牛膝炭　茯神　川斛　稽豆皮
藕

咳嗽身热，脉弦数，阴虚夹邪，勿轻
视之。

玉竹　麦门冬　霍山石斛　川贝　南
沙参　鲜地骨皮

头旋，心悸，带多。

熟地　紫石英　牡蛎　茯神　萸肉炭
川斛

风邪作咳。

杏仁　南沙参　花粉　桑叶　川贝母
橘红

胸痹。

小半夏汤加茯苓。

痛偏在①右，肺气不宣。

鲜枇杷叶　紫苏子　土瓜蒌皮　甜北
沙参　广橘红　白旋覆花

胀后成痞，清阳失旷，饮邪内阻耳。

苓姜术桂汤。

究属肾病，肾为胃关，是以食少形
倦，自宜温纳下焦为主。但右脉弦而有
力，虚之实②，未必无是理也，先宜疏胃
益脾。

人参　广皮　谷芽　半曲　厚朴　姜
渣

左脉弦数，内热，咳嗽，痰血，脏阴

暗耗，阳动不潜使然。

熟地　川斛　天冬　阿胶　茯神　麦
冬

腹痛得食则安，梦泄。

炙草　归身　茯神　白芍　南枣

脉弦数，先寒后热，头胀脘闷，属伏
暑成疟，当分三焦。

杏仁　滑石　藿香　通草　厚朴　半
夏　橘白　连翘

伏邪下利，脉弦，法宜和之。

藿梗　广皮　泽泻　麦芽　茯苓　香
附　猪苓　腹皮

填补皆效，复大便频下。中气虚甚，
乏力用参，奈何。

焦术　菟丝饼　芡实　山药　炙甘草
建莲

利止嗽发，气逆火升，中脘尚痛。阴
亏于下，气阻于中。先和其中，续摄其
阴，是其治也。

桂枝　淡干姜　茯苓　炙草

风袭脑门，巅痛涕溢，最不易治，虽
有成法，鲜能除根者。

蔓荆子　川芎　僵蚕　白蒺藜　辛夷
茯苓

左脉弦。

鳖甲　知母　首乌　白芍　丹皮　牡
蛎

脉弦数，咳嗽虽缓，尚宜谨慎调摄。

生地　川石斛　知母　阿胶　川贝母
麦冬

气结有积，能食少运，疏之为主。

阿魏丸。

知饥少纳，脾气弱也。

谷芽　半曲　木瓜　煨姜　茯苓　陈
皮　炙草　南枣

―――――――――

① 在：原作"左"，误，据医理改。

② 虚之实："虚"字之后，疑脱一"中"字。

脏阴久耗，素多郁悖①，厥阳化风，内燔扰土，为泄为热，宜用甘缓化风法。

炒焦白芍药　炙黑甘草片

伏暑成疟，神识不爽，良由邪盛故耳。

竹叶　杏仁　滑石　连翘　蔻仁　厚朴　半夏　通草

脉弦涩，舌苔腻，湿邪阻于中焦，木火不能疏泄，湿火内蒸，升降之机失职，为之胀满，法宜疏之。

香附汁　广皮　藿梗　小青皮　茯苓　川连

脉沉弦，腹膨不饥。

川楝子肉　鸡肫皮　香附汁　赤麦小芽　青皮汁　山楂炭

咳嗽失血，右胁痛引，阴先亏，而先宜理其络痹。

紫苏子　桃仁　枇杷叶　冬瓜子　茜草　薏苡仁

精关不固，耳鸣少寐。

灵磁石　沙苑　青盐　湖莲　金樱子　五味　熟地　茯神　线鱼胶　芡实　远志　覆盆

阴伤腹痛。

黄芩　茯神　白芍　知母　牡蛎　丹皮

左脉弦数，嗽逆，气急，盗汗。

河车　龟板　川斛　芡实　天冬　茯神　熟地　牡蛎　五味　阿胶　山药　湘莲

脉弦数，咳呛失血。

淡黄芩　桑叶　川贝母　真阿胶　南参　细生地

嗽久失血，音哑，由外邪伤阴，阴枯则阳浮上亢，为少阴损也。

细生地　元稻根须　人中白　元参　鸡子白　粗旱莲草　白桔梗　生草

开肺不应，从阳失流行治。

桂枝　茯苓　白蜜　煨姜

诊脉软，心悸不耐烦，营虚气怯甚矣。

淮小麦　茯神　炙草　炒白芍　枣仁　建莲

湿去热未已，面热舌黄。

川黄连　广皮白　金斛　熟半夏　绵茵陈　茯苓

右胁癖积，攻逆腹痛，不能纳，邪在阳明之络，日久有腹满之累。

姜渣　肉桂　炙草　厚朴　茯苓　广皮

哮逆不得卧，脉弦。

桂苓五味甘草汤。

子后咳逆嗽甚，汗多脉细。

都气丸。

脉细，形神疲倦，显是命门真火式微，为之瘅胀肿满，王宇泰②谓益火之源以消阴翳③，正此候也。

济生肾气丸。午后用运理中阳法。

人参　茯苓　附子　于术　干姜　益智

脉象平和，热退头晕，宜调肝胃。

青蒿梗　丹皮　知母　半夏曲　橘红　茯苓

身热头痛，身疼无汗，脉弦。

小柴胡汤去人参。

久泄腹满，下焦怯冷，经数载余。述起产后，此伤在冲任矣。用药自以温纳，惟恐病深难复。

鹿茸　淡附子　人参　赤石脂　川椒　胡芦巴　炮姜　补骨脂　桂心　茯苓片　肉蔻　菟丝子

———

① 悖：原作"勃"，据文义改。
② 王宇泰：即明朝医家王肯堂，著有《证治准绳》一书。
③ 益火之源以消阴翳：语出《素问·至真要大论》，唐·王冰注，"王宇泰"，当作王冰。

烦劳伤营，心悸，脘痛。

人参　当归　桂心　煨姜　茯神　白芍　炙草　南枣

咳嗽痰血气腥，邪陷于肺络。

苇茎汤。

努力伤络失血。

丹皮　生地　桃仁　牛膝　穞皮　茜草

咽痛舌辣，晡热，无非①阴枯阳炽也。

生地　阿胶　左牡蛎　天冬　茯神　鸡子黄

三疟，色黄，脉弦偏右。

草果仁　生姜　知母　乌梅

寒热咳嗽。

桂枝汤加花粉。

此肝火上冒耳，当养阴泄阳为主。

羚羊角　桑叶　细生地　石决明　丹皮　浙菊炭

和营宣气。

柏子仁　归身　香附子　山栀　枣仁　广橘红　抚芎　陈神曲　麦芽　丹参

嗽而呕恶，肺胃不降耳。

枇杷叶　橘红　茯苓　旋覆花　杏仁　竹茹

脉右数。

羚羊角　川贝　绿豆皮　石决明　天花粉　桑叶　生甘草　细生地

脉弦数，少腹气冲，映背交痛。此高年阴血槁枯，少阴肾气不摄，势欲为奔豚，法宜温养下焦。

茯苓　紫石英　小茴香　杞子　川楝子　柏子仁

风侵作咳，身热。

杏仁　橘红　桑皮　苏梗　通草　桔梗

脉弦，不饥少纳，湿痰阻于中焦耳。

半夏　干姜　橘红　茯苓　枳实皮

厚朴

营枯气阻，胃痛。

当归　新绛　柏子仁　延胡　桃仁　桂圆肉

阴亏阳动，失血。

细生地　大淡菜　茯神　穞豆皮　天门冬　藕汁

热伤气，作之咳。

桑叶　川贝母　青蒿　南参　天花粉　骨皮

劳损嗽甚，气急。

都气丸。

疝后肢冷汗泄，浊阴上干，阳乃伤矣。是以妨食脘闷，大便不行，从火虚治。

半硫丸。

脉数不宁。

归身　人参　炙草　木瓜　白芍　茯苓　广皮　半曲

嗽咳胸引痹痛，小溲频数，肺阴渐涸矣。

麦冬　甘草　地骨皮　北参　玉竹　川贝母

白元米煎汤代水。

午后背凛头晕，余邪未尽。

钩藤　金石斛　茯苓　桑叶　广皮白　半曲

弦劲脉长，心悸嘈杂，此肝阳化风，冲激阳明所致，良由少阴不充，无以涵木耳。

熟地　茯神　柏子仁　川斛　牡蛎　淡天冬

中脘有形如梗，摩之汩汩有声，据述不时举发，此属肝积耳。

厚朴　姜渣　白蒺藜　肉桂　茯苓　广皮白

————

① 无非：原作"无一非"。

下利红积，腹膨。

焦术　广皮　炮姜　茯苓　木瓜　益智

湿痰上阻，咳逆不得卧，痰降嗽始却。

杏仁　旋覆花　白茯苓　姜汁　半夏　瓜蒌霜①　白芥子　竹沥

知饥不纳，宜摄胃气。

大麦仁　茯苓　广皮　金石斛　半曲　木瓜

热郁于肺。

薄荷　花粉　杏仁　桔梗　连翘　甘草

且疏肝气之郁。

香附汁　川楝子　桃仁　大麦芽　柏子仁　橘红

左脉弦。

何首乌　茯神　巨胜子　稽豆皮　枸杞子　桑叶　菊花炭　酸枣仁

饮冷伤阳，下体怯冷，气逆嗽血，法宜温纳。

桂七味丸。

湿邪②阻于上焦，不饥少纳。

杏仁　苏梗　枳壳　厚朴　橘红　半夏

风热作咳。

杏仁　桑皮　芦根　橘红　桔梗　通草

阴伤，气阻脘闷，嗽逆气急。

熟地　茯神　丹皮　牛膝炭　川斛　牡蛎　泽泻　稽豆皮

伏热作咳。

桑叶　川贝母　杏仁　南参　天花粉　梨汁

身热，头痛，渴饮，脉浮弦。

芦根　连翘　杏仁　桑皮　花粉　通草

发热，舌黄脘闷。

淡豆豉　黑山栀　枳壳　土蒌皮　扁杏仁　桔梗

先却风疹之邪。

薄荷　连翘　生草　射干　大力　桔梗　花粉　赤芍

伏暑，发热，脘痞。

藿香　半夏　广皮白　杏仁　厚朴　莱菔汁

劳伤伏邪，发热身痛。

当归　炙草　广皮　青蒿　白芍　茯苓　半曲　黄芩

中阳困顿，湿饮内阻，脘痛，飧泄，咳嗽，法宜温阳。

苓桂术姜汤。

精泄后尿血，阴伤气失宣化耳。

琥珀屑　细生地黄　粗木通　甘草梢　大黑豆皮　淡竹叶

时病伤阴，阳浮不潜，神识时清时昏，脉来弦数，宜益阴和阳。

生地　丹参　茯神　飞金　犀角　赤麦冬　灯珠③　廉珠④

心肾不交，心悸内怯，阳痿不举。

淮小麦　枣仁　远志　柏仁　龙齿　建莲

湿阻身痛。

台术　粗桂枝　薏苡仁　茯苓　晚蚕砂　木防己

四旬有二，须鬓颁白，未老先衰之象。良由阳气式微，是以痰饮泛溢，仲景谓治痰饮以温药撒之⑤，盖以阳微阴干耳。早服金匮肾气丸，去桂、膝⑥，加沉香、萆薢，晚用外台茯苓饮去人参。

_____

① 瓜蒌霜：原作"蒌瓜霜"，误，据医理改。
② 邪：原作"神"，误，据文义改。
③ 灯珠：疑为"灯芯"。
④ 廉珠：珍珠的异名。
⑤ 撒之：《金匮》原作"和之"。
⑥ 膝：金匮肾气丸原方无牛膝。

疟止，脾气未振，知饥少运，噫气。

生谷芽　半曲　新会皮　宣木瓜　茯苓　砂仁壳

阳浮不潜，寤多寐少，神烦汗泄。

生地　茯苓　天冬　川斛　牡蛎　柏仁

中脘胀而高凸，阳痹湿阻使然。

厚朴　杏仁　橘白　茯苓　枳实　干姜

脉不宁静，陡然失血，阳升扰络使然。

藕汁　茜草　细生地　茯苓　牛膝　霍石斛

伏暑湿成疟，脘闷。

藿梗　茯苓　半夏　厚朴　广皮　杏仁

饮邪作咳。

茯苓　杏仁　炙甘草　桂枝　米仁　老生姜

气阻，胸闷，脘痛。

枇杷叶　枳壳　橘红　杏仁　桔梗　茯苓

脘痞呕恶，吐涎沫，水饮内结，中阳不宣使然。

川连　半夏　枳实　干姜　茯苓　橘白

脉弦，饮逆作咳。

桂苓五味甘草汤。

此精亏也，法当温养填补。

线鱼胶　羊内肾　覆盆　湘莲　龟板胶　北五味　沙苑　青盐　女贞子　海参胶　茯神

咽痛时发，由火热上炎耳。

元参　射干　连翘　桔梗　桑叶　川贝

气郁胸闷。

枇杷叶　橘红　杏仁　土蒌皮　桔梗　通草

咳嗽少寐，阴亏气燥所致。

玉竹　南沙参　茯神　川贝　霍山斛骨皮

色脉皆不妥，胃强能纳，庶几望其痊可。

人参　益智　炒谷芽　茯苓　广皮　宣木瓜

病后食物不节，下利。

益智仁　广皮　大腹皮　砂仁壳　茯苓　广藿香

湿阻，下利腹痛。

厚朴　广皮　香附　藿香　茯苓

阴亏气热。

生地　粉丹皮　白芍药　泽兰　稽豆皮　柏子仁

带多，腰痛。

熟地　鹿角霜　杜仲　沙苑　枸杞子　白薇

脉涩，心悸，内热。

生地　白薇　柏子仁　条芩　稽豆　茯神　左牡蛎　白芍

风痰郁于肺卫，咳嗽，鼻塞不利。

杏仁　桑皮　橘红　前胡　桔梗　姜皮

伏暑瘅疟，汗多脉细。

生谷芽　木瓜　乌梅肉　半夏曲　知母　细青蒿

动怒肝逆，络松失血。

苏子　丹皮　牛膝炭　桃仁　钩藤　黑山栀

胃痛便艰，脉涩，营虚络痹，恐延关格。

旋覆花汤①加柏子仁、瓜蒌皮、桃仁。

湿伏，蒸热，下利。

木瓜　茯苓　陈皮　半曲　藿香　荷

————

① 汤：原脱，据医理补。

边　炙草　谷芽

脉涩下利，少腹啾唧①，此阳微积着使然，法当温通。

焦术　菟丝饼　肉桂心　胡芦巴　沉香汁

久嗽，失血。

熟地　扁豆　甜北沙参　川斛　茯神　炒松麦冬

阴损及阳，寒热日加，脉数形瘦，其何以理。

贞元饮。

寒热后食物失宜，中气反困，食不甘味，神倦无力，法宜和之。

藿香梗　厚朴　茯苓　木瓜　砂仁末　谷芽　半曲　广皮

脉小，利止，食少。

益智仁　煨姜　谷芽　半夏曲　茯苓　木瓜

努力伤络，寒热胁痛。

当归　红花　茯苓　五加皮　秦艽　桂木　松节　桑寄生

风热壅于肺卫，咳嗽鼻塞。

桑皮　芦根　象贝　桔梗　通草　花粉

头痛，身热，渴饮。

桂木　木防己　杏仁　豆卷　天花粉　厚朴

阴弱气燥，化热逼络，嗽血，心中辣热，宜用甘药和之。

葳蕤　南参　茯神　川贝　霍斛　鲜藕

脾阳呆钝，食下少运。

焦术　生谷芽　广皮　小青皮　木瓜　炒米仁　茯苓　炒神曲

营血暗耗，心悸，食减。

淮小麦　生白芍　枣仁　白茯神　炙甘草　柏仁

失血每入秋发，脉细涩，属阴亏。气

不收肃，扰络致此。

酸枣仁　白茯神　丹参　柏子仁　稽豆皮　建莲

寒热后不能寐，舌干，胃气不和耳。

竹茹　茯苓　木瓜　半夏　金斛　知母

湿邪阻于中焦，蒸热，脘闷，腹膨，法宜苦辛开泄。

杏仁　藿香　白蔻　槟榔汁　厚朴　半夏　广皮白

劳嗽气逆，胃气不减，带病延年，不必见嗽见血，用药治之。

都气丸。

客邪发热，作咳，脉来细小无力，则为淹缠②之候。

桂枝汤加玉竹。

脉弦涩，体质阴亏，阳易外浮，不时寒热，咳嗽失血，宜益阴和阳。

虎潜丸。

脉沉弦，阴邪内郁，厥阴、阳明不能疏泄，与泛泛下利不同。

来复丹。

疟后呕恶，头肿，怕正虚难任。

藿香　杏仁　橘白　厚朴　半夏　茯苓

风动心悸，嘈杂。

淮麦　炙草　桂枝　牡蛎　茯神　南枣　龙骨　枣仁

久嗽伤营，形瘦，食减。

小建中汤。

食减，少寐。

谷芽　枣仁　半曲　茯苓　建莲　橘红

下利后，时有头晕神迷。利伤下焦之

────────

① 少腹啾唧：少腹部有细碎的肠鸣音。啾唧，象声词，形容细碎的声音。

② 淹缠：滞留缠绵。淹，滞留。

阴，厥阳有上冒之机，法宜摄阴。

六味去萸肉加牡蛎。

咳引胁痛。

旋覆花　苡仁　桃仁　冬瓜子　橘红
青葱

伏暑间疟，脘闷不爽。

藿香　半夏　杏仁　厚朴　橘白　生
姜

脉尚弦。

细生地　丹皮　茯苓　穞豆皮　牛膝
川斛

贫病饥寒，不能调摄，用药有何益
耶？

谷芽　新会　木瓜　煨姜　茯苓　半
曲

色晦，脘闷腹痛。此冷湿内着，阳气
怫郁使然。

杏仁　藿香　茵陈　厚朴　茯皮　橘
白

神识虽清，脉象殊数。

生地　生左牡蛎　龙骨　枣仁　茯神
淡天冬　建莲　柏仁

湿从下受，肿由足起，延及腹满。食
下胀痛，便溏不爽。脉来弦涩，其源起于
三阴，而募原腑络痹不疏，宜从先治标之
旨议法。

大针砂丸。

寒热却，脘中闷，疏其肝胃。

香附　茯苓　青皮　大麦芽　半曲
新会

脉不流利，气血痹矣。

柏仁　当归　桃仁　延胡　香附　苏
梗

晡热月余，阴分渐伤，恐延劳怯。

贞元饮

风热上侵，身热作咳。

杏仁　花粉　桔梗　连翘　桑皮　薄
荷

气郁不宣，脘痹不饥。

金石斛　半夏　枇杷叶　广皮白　杏
仁　枳壳

下利，脉小而迟。食物不节，脾阳戕
矣。

焦术　茯苓　荜拨　干姜　益智　新
会

痰饮内阻，阳失流行，晨起恶心，身
痛，便溏。

于术　橘白　干姜　茯苓　半夏　枳
实皮

遗精腰痛，下体怯冷。

沙苑　肉苁蓉　茯苓　线鱼胶　鹿霜
羊内肾　杜仲　补骨脂　菟饼　覆盆子
巴戟　胡桃霜

舌白腻，咳嗽，入暮寒热，复感新邪
耳。

杏仁　桔梗　桑白皮　藿香　橘白
老姜皮

食下呕恶。

温胆汤。

腹痛下蛔，上泛酸水。此蛔病也，宜
忌甜物。

安蛔丸。

气弱神倦，阳痿，气[1]由精虚使然。

线胶　羊内肾　杞子　沙苑　菟丝子
茯苓

邪未尽泄，肺气不降，咳逆短气。

枇杷叶　苏子　橘红　蒌仁霜　浙苓
杏仁

饥饱不调，中阳饮停，脘痹不饥，涎
沫泛溢，宜理阳明。

外台茯苓饮去术易半夏。

脉迟便血，心中嘈杂，由操劳使然，
伤在心脾。

归脾汤。

————

① 气：此字之后，疑脱"弱"字。

气弱不能运，腹痛由自而来。

人参　菟丝饼　茯苓　姜炭　焦术
益智仁　新会　谷芽

饮逆，嗽不得卧。

杏仁　茯苓　橘红　厚朴　半夏　苡
仁

湿阻不泄，脘痹不饥。

杏仁　半夏　茵陈　莱菔子　厚朴
广白　苓皮①　槟榔汁

间疟脘闷。

草果　半夏　生姜　厚朴　苓皮　乌
梅

脉长尺垂，下焦脏真不固，阳浮血溢
神倦，属虚损，非瘀也。

两仪煎。

木火上炎，头旋，不耐烦劳。

细生地　丹皮　胡黄连　石决明　黑
栀　牛膝炭

脏阴暗耗，气浮肤热，脉数腹膨，阴
亏渐及阳位，此属虚损，最不易治。

猪肚丸。

正弱滞下，法宜和之。

厚朴　茯苓　广皮　人参　炮姜　木
瓜

此木郁也！扰阳明则吞酸呕逆，法宜
疏之。

越鞠丸。

客邪咳嗽，今脉右弦数，嗽盛汗泄，
上病延及下焦矣，是以音渐失也。

都气丸。

湿阻发黄，腰痛，溺赤。

台术　小赤豆皮　茵陈　米仁　连皮
茯苓　白苦参

劳伤营卫，咳嗽，寒热，心悸。

小建中汤。

阳伤气陷，下利，腹膨。

人参　益智仁　茯苓　焦白术　炮姜
胡芦巴　菟饼　肉桂心

左胁痹痛，气逆不舒。

桃仁　青葱　茯苓　丹皮　柏仁　橘
红

脉细如丝。

焦术　益智　荜拨　炮姜　菟饼　肉
蔻

宿饮咳逆，哮喘，陡然形寒吐血，此
亦阳伤浊②干耳。

桂枝　半夏　干姜　茯苓　炙草　五
味

气郁痰滞，胸痹不舒。

枳壳　槟榔　檀香　乌药四味磨汁

向来孱弱，花甲又遭拂意逆境，致心
营脾卫暗伤，阳明络空。右肢痿不能举，
心中洞然。当以甘缓益虚，勿以肢痹而用
搜剔之品。

黄芪　当归　茯苓　炙草　枸杞　枣
仁

营虚卫薄，寒热咳嗽，汗多，法宜和
之。

桂枝汤加玉竹。

湿痰上阻，胃逆不降，胸闷欲吐。

金斛　茯苓　枳实　半夏　橘白　杏
仁

痛在下体，湿着居多。

杜仲一两　川萆薢一钱　独活五分　金毛
脊五钱　附子一钱五分　虎胫骨三钱　牛膝一钱
五分　晚蚕砂三钱

阳维为病，苦寒热，治以调和营卫。

桂枝汤加玉竹。

脉弦胃减，是以脘闷，食下䐜胀，
便溏不爽。良由脾阳呆钝，不能默运③水
谷之湿滞。脾主升，胃主降，升降之机得

---

① 苓皮：即"茯苓皮"。
② 浊：原作"渴"，误，据医理改。
③ 默运：静悄悄地运行。脾主运化，为阴中之至阴，
故言脾之运化为"默运"。默，静也，原作
"点"，误，据文义改。

宜，湿滞自宣，中脘自爽，莫谓体弱即投以腻滞补药。

人参　茯苓　橘白　半曲　厚朴　谷芽

伏邪未清，寒热不罢，法宜和之。

当归　柴胡　半曲　橘白　鳖甲　赤芍　茯苓　黄芩

色亮，脉弦涩，此饮阻于肺络，咳嗽不已，如以虚论，饮愈阻矣。

旋覆花　苏子　莱菔子　橘红　白芥子　杏仁　薏苡仁　蒌仁霜

体弱夹邪，咳嗽头胀，怕其络松失血。

桑叶　川贝母　南沙参　玉竹　北梨肉　天花粉

脉数无序，里热甚矣，勿忽视之。

薄荷　黄芩　山栀　滑石　连翘　花粉　木通　桔梗

壮年而成关格，定属木火上亢，柔金被劫，失宣降之司耳。

枇杷叶　苏子　土蒌　紫菀须　橘红　杏仁

风热上阻，咳嗽，头胀，宜治肺卫。

杏仁　桔梗　通草　桑皮　橘红　芦根

舌黄，渴饮，身热。

桑叶　竹茹　橘白　黑栀　枳实　半夏

间疟，便泄，脘闷。

藿香　杏仁　广皮　白蔻　厚朴　半夏　茵陈　苓皮

阳微形寒，腹痛，下利。

人参　炮姜　焦术　茯苓　炙草　桂心

此下焦阳微，饮邪上逆，嗽甚呕恶，主以温药。

真武汤。

营阴枯槁，气燥作咳。

熟地　天冬　穞豆皮　阿胶　茯神　鸡子黄

湿痰未清。

杏仁　浙苓　米仁　橘红　桑皮　通草

形瘁脉数，阴枯气燥，络松失血，以形脉论之，病不易治。

熟地　牡蛎　川石斛　茯神　穞皮　鲜荷藕

络伤失血，血去过多，不宜开泄。

生地　藕汁　茅花　牛膝炭　川斛　童便　丹皮　侧柏叶

奇经暗伤，腰痛，恶心。

熟地黄　茯苓　杞子　紫石英　白薇　沙苑

阴亏体质①，近受燥火，咳呛，少寐，暂以甘寒肃其肺卫，续以培元为妥。

葳蕤　茯神　桑叶　南参　霍斛　梨肉

湿饮上阻，头胀嗽逆，以淡渗之，勿以温泄，谓其湿阻蒸热耳。

杏仁　米仁　橘红　桑叶　浙苓

湿延中满，宜温太阴。

姜渣　茯苓　广皮白　厚朴　肉桂　枳实皮

脉黄②发热，咳呛，脘闷，其开上焦。

杏仁　桑叶　花粉　黄芩　川贝　连翘

右尺空大，阳火由下亢炎。咽疼，继而神倦无力，法宜填摄下焦。

熟地　女贞实　茯神　牛膝　川斛　黄柏

湿邪内陷成痢，阴亏，囊皆肿，病最延绵。

---

① 阴亏体质：原作"阴质体亏"，误，据医理改。

② 脉黄：疑有脱文

台术　茯苓　桂心　广皮　厚朴　泽
泻　猪苓

太阴、太阳同治。

生于术　桂心　广皮　紫厚朴　茯苓
泽泻

阳微阴泛，卧则痰逆。

真武丸。

肝火上冲，头旋，目赤。

石决明　生地　桑叶　川石斛　丹皮
茯神

脉虚软，晨起恶心，胃阳薄也。

旋覆代赭汤。

左脉弦数。

青蒿　半夏曲　黄芩　丹皮　知母
川贝

寒热经阻，形瘦脉涩，此属耗血，最
不易治。

小建中汤。

两和气血。

香山丸。

脉弦数，禀赋阴弱，阳动不潜，络逆
吐血，宜摄阴和阳。

犀角　知母　元参　生地　川斛　藕
汁

阳郁形凛，脘闷身疼。

杏仁　厚朴　广皮　桂枝　防己　泽
泻

久嗽痰浓，胃中伏湿耳。但形神憔
悴，脉微，最不易治。

生白扁豆　真川贝　燕窝　霍山石斛
白茯神　米仁

饮阻咳嗽。

旋覆花　米仁　橘红　杏核仁　浙苓
白芥子

汗止内热。

生地　阿胶　川石斛　麦冬　炙草
火麻仁

禀性豪爽，木火炎炎，柔金被侮，音

低渐失，而已经一载，且年又花甲，肺阴
日消，恐不易复，当忌炙煿厚味为要。

上清膏。

脉涩，经事先期，脘痛引及腰髀，不
时寒热，此二维为病也，良由营血不足
耳。

鹿霜　当归　茯苓　杞子　紫英　茴
香

不时寒热，饮食渐减，肌肤疮痍。此
长夏暑湿内伏，不独在卫，而营亦阻矣。
两和营卫，令邪徐徐越出，始可望愈。

焦术　归身　黄芩　炙草　柴胡　半
曲　白芍　青皮　陈皮　丹皮

脉细，脘痛暮盛，吐出食物未化。此
胃阳受戕，失宣降之司，所谓痛则不通是
也。良由得之饥饱烦劳使然，以脉论之，
日久恐有关格大患，未可不早为图之。

人参　开花吴茱萸　淡附子　茯苓
真四川花椒　淡干姜

此乳岩也，女科之最难治者。开怀怡
养，斯为第一要策。药味缓图，勿戕胃气
是属第二义矣。

漏芦　穿山甲　乳香　土贝　大麦芽
红花

湿热郁于营分，是以四末如烙，肌肤
搔痒，治以苦辛。

穞豆皮　金银花　粉萆薢　酒炒黄柏
白苦参　地肤子　赤芍药　晚蚕砂　白
蒺藜　豨莶草

尿血脉微，年已花甲，此肾阴下夺，
阳失其化，是以血从小肠而下，肾脏失封
固之本也。

紫巴戟　粉萆薢　黑豆皮　生菟丝子
淡苁蓉　鸡内金　大麋茸　明琥珀屑

伏暑蒸热，头痛，身疼。

藿香　杏仁　陈皮　厚朴　半夏　茯
苓

营阴暗耗，心阳不宁，怔忡渐至。

生地　龙骨　丹参　天冬　茯神　柏仁

督虚背凛，脉来微细，此阴中之阳伤矣，法宜柔温养之。

鹿茸　菟子　归身　巴戟　杜仲　茯苓

舌苔黄，脘胀。

杏仁　茵陈　厚朴　连皮苓　半夏　广皮　草果　滑石粉

阳郁不宣，形凛，头痛，脘闷。

杏仁　厚朴　茯苓　广皮　桂枝　生姜

气痹，咳嗽，脘闷。

枇杷叶　杏仁　枳壳　白桔梗　橘红　桑皮

吐血，脉歇，二气惫矣，谨慎调理。

熟地黄　茯苓　川石斛　参三七　藕汁　花蕊石

肾虚湿着，腰为之痛。

茯苓　于术　炙草　干姜

久郁气血交痹，是以烦冤痰血，开怀为主。

丹皮　黑栀　半夏　橘红　柏仁　丹参

大建中法。

桂枝　川椒　饴糖　煨姜

嗽而呕恶，胃气弱也。

白扁豆　北沙参　霍石斛　川贝母　麦冬肉　块茯苓

左脉弦。

何首乌　人参

湿热阻于上焦，头胀，恶风，颐痛。

桂枝　杏仁　滑石　豆卷　川通　花粉

热减，妨食，神倦。

谷芽　川斛　陈皮　半曲　茯苓　知母

伏邪发热。

苏梗　橘红　杏仁　厚朴　花粉　连翘

湿疟，头重脘闷，疟来神愦，由正弱邪盛耳。

茵陈　厚朴　半夏　杏仁　菖根①　橘白

气阻脘痹。

枇叶②　杏仁　枳壳　苏子　橘红　桔梗

娠五月，足太阴司胎③，太阴与阳明为表里。阳明隶乎冲脉，冲脉空虚，是以易于堕胎，法宜固之升之。

人参　菟丝子　杜仲　焦术　条芩　禹余粮　白薇　湘莲

梦泄，咽干，责在少阴空虚。

熟地　天门冬　川斛　茯神　女贞子　龟板

久嗽，恶风，寒热。

小建中汤。

阴亏燥侵，嗽甚。

玉竹　川贝母　麦冬　霍斛　南沙参　茯神

血后咳嗽咽干，肺胃之阴亏耳。

北参　麦门冬　霍斛　扁豆　川贝母　茯神

肝气不疏，脘痛，呕恶。

川楝④　延胡索　香附　青皮　川连　大麦芽　橘红

疟后湿热未净，脘中不爽且痛，味甜。

金斛　麦芽　半夏片　茯苓　橘白　枳实皮

疟势渐减，心悸，神倦。

———————

① 菖根：即菖蒲根。
② 枇叶：即枇杷叶。
③ 足太阴司胎：足太阴脾养胎。此说源于古"逐月养胎论"，详见《诸病源候论·妊娠候》。
④ 楝：原作"练"，误，据医理改。

谷芽　半夏曲　木瓜　橘白　鲜莲肉
茯苓

劳损，嗽逆，呕恶。养胃阴固属正
治，然难奏绩。

人参　麦冬肉　茯苓　茯神　炙草
白粳米　南枣

劳伤阳气，神倦，便溏。

人参　于潜术　茯苓　附子　干姜

久嗽音哑，咽痛。脏阴损矣，恐不易
复。

熟地　元参　霍山石斛　人中白　天
冬　糯稻根须

胃痛数载，脉虚而涩，经事先期。此
属营虚气痹，不宜过于辛燥。

旋覆花汤加柏仁、茯神、橘红。

阴弱湿疟，心中热，脘中闷。

鳖甲　草果　知母　生姜　乌梅　青
皮

疟伤太阴，腹膨，里急。

露姜饮。

暑湿内伏，发热，脘闷，势欲成疟。

藿香　滑石　厚朴　杏仁　半夏　橘
白

肾虚腰痛。

鹿茸　附子　杜仲　菟丝　巴戟　茴
香　人参　茯苓

咳嗽，盗汗，鼻衄，脉数。阴亏气浮
使然，葆真为要，否则延怯。

熟地　石斛　白扁豆　茯神　北参
麦门冬

劳伤营卫，寒热咳嗽，自汗妨食。

黄芪建中汤。

脉弦，嗽逆不得卧，属下虚不纳，乃
虚症也。

都气丸。

阳浮气动，嘈杂，中脘刺痛，耳鸣，
且摄阴以和阳。

熟地　苁蓉　茯神　萸肉　川斛　杞

巴戟　牛膝

舌苔浊腻。

茵陈　半夏　厚朴　滑石　杏仁　橘
白

脉长而弦，不时梦泄。相火内炽，脏
阴失守。入春大气发泄，最虑失血。

熟地黄　茯苓　白芍　丹皮　旱莲子
女贞　金樱　芡实　天门冬　海参　牡
蛎　川斛

阴弱气燥咳呛，宜用甘药以养胃之
阴。

葳蕤　麦门冬　霍山石斛　南参　北
梨肉　炒黄川贝

阳升烦热，自汗，头旋。

熟地　天冬　人参　茯神　牡蛎　龙
骨

疮疡、疟发由湿热者偏多。湿邪无有
不戕阳气，阳伤则腑气不宣，络遂为之凝
泣，少腹块垒。若奔豚状，腑以通为用，
络以辛为泄，此其治也。

巴戟天　茯苓　沉香汁　桂心　胡芦
巴　琥珀　川楝子　泽泻

伏暑成疟，体弱不宜过于攻泄。

藿梗　杏仁　橘白　茯苓　半夏　木
瓜

阴弱伏暑，发热，鼻衄，汗多。慎加
调理，勿忽视之。

赤麦冬　鲜莲子　霍斛　木瓜　茯神

高年阳衰，饮逆冲气咳嗽。

茯苓五味桂枝甘草汤。

劳伤肾，左脉弦数。

贞元饮。

体质阴亏，燥侵作咳。

桑叶　白沙参　玉竹　川贝　天花粉
生草

阴液枯槁，奇经无涵，身痛舌干。

生地　天门冬　桂圆肉　枸杞子

气郁脘痹。

苏梗汁　香附汁　枳壳汁　桔梗汁

太阴阴疟，妨食，涎沫泛溢，宜和中焦。

人参　半夏　茯苓　橘白　姜汁　乌梅

肝血内耗，已成干血瘵疾，咽痛音哑，晡热便溏，最不易治。

生地　元稻根须　川斛　麦冬　穞豆干皮　茯神

复疟，瞀闷，渴饮。

鳖甲　槟榔汁

舌苔浊腻，色如松花，瘅热不渴，少腹隐隐痛。此阴湿着于募原，中阳怫郁不宣，切勿投以寒凉，恐成疟痢。

藿香　半夏　紫色厚朴　杏仁　橘白　连皮茯苓

左脉涩，按之跃，肾阴空虚甚矣，急急葆真，勿见咳投以清润肺药。

熟地　阿胶　龟板　天冬　茯神　牡蛎　麦冬　霍斛

左寸数。

熟地　天冬　甜北沙参　茯神　霍斛　炒松麦冬

舌白，下利两月，脾阳伤矣。有年当此，恐延及肾致脱。

理中汤加桂心、茯苓。

湿郁蒸热，恶心，舌白，脉来弦数，转疟为顺。

藿香　杏仁　半夏　厚朴　橘白　生姜

左脉弦，阴亏阳浮不潜，咳嗽，盗汗。

生地　阿胶　天冬　茯神　川斛　牡蛎

脉弦，胃痛年久，病在于络。

桃仁　归须　闽姜　茯神　柏仁　延胡

络痹癖积，左胁胀痛，法宜通泄。

阿魏丸一名鳖甲丸。

脉涩，胁肘痹痛。此气血窒痹，营络不宣使然，日久有失血、痈疡之患。

归须　桃仁　乳香　麦芽　橘红　新绛　青葱

伏邪发热头痛。

淡豉　杏仁　枳壳　桔梗　橘红　连翘

阴液枯槁，跻维失护，心中辣热，四肢若痿，摄阴为主。

生地　阿胶　天门冬　茯神　牡蛎　料豆壳

脘痛，经事淋漓，腹胀，此气阻络痹，辛以润之。

旋覆花汤加柏仁、橘红、归须。

脉涩，腿痛，艰于步履，溺后如膏，小溲易癃。此属肾虚，延久恐成痿躄

熟地　龟板　苁蓉　川斛　青盐　穞皮　茯神　虎骨

阴亏咽痛，便溏。

滋肾丸。

阅病原，诊脉数，不独脏阴内虚，气亦少附耳。最虑食减，喘急。

都气丸，人参汤送。

虚风内煽，上扰阳明，呕哕涎沫，口耳牵引，肝胃同治。

旋覆　代赭　人参　半夏　茯苓　干姜

气阻脘胀，法宜疏之。

香砂枳术丸。

湿郁成疟，脉弦小，宜辛温和之。

藿香　半夏　厚朴　杏仁　生姜　橘白

伏暑成疟。

藿香　半夏　厚朴　杏仁　滑石　白蔻

脉涩阴弱，气郁络痹，胸臆不爽，失血，养阴佐以辛润，与胃无碍。

柏仁　生地　稽豆皮　茜草　丹参
茯神片

脉歇，饮邪内阻，咳嗽气逆。

真武汤。

脉弦涩，阴液渐次枯槁，清阳势欲上结，脘膈不利。咽喉如梗，乃噎格之象，切勿动怒。

枇杷叶　半夏　姜汁

复疟，舌黄，脉弦，宜和肝胃。

谷芽　半曲　广皮　茯苓　煨姜　木瓜

疟转下痢，脉细如丝，神倦不食，暑邪入里，正惫不能泄越，症险恐脱。

人参　柴胡　羌活　川芎　枳壳　桔梗　独活　炙草　前胡

劳伤营卫，寒热。

茯苓桂枝汤。

暑风成疟，头胀，恶心。

藿香　杏仁　半夏　滑石　通草　橘白

不独下焦阴损，中气亦惫矣，当归家调理为要。

人参　茯苓　半夏曲　橘红　木瓜　大麦仁

色黄，腹膨，形寒。

谷芽　茯苓　米仁　半曲　新会　木瓜

新凉外束，卫阳失护，背凛嗽逆，势欲发哮。

杏仁桂枝汤去芍加茯苓。

脉弦数，利后发热，咳嗽，头胀。

香薷　桑皮　杏仁　桔梗　橘红　连翘

脉数无序，少阴颇虚。

六味汤加牡蛎、川斛、天冬去萸。

舌白，脉弦。

人参　附子　煨姜　南枣　吴萸　茯苓

肝胃气结，痰多。

温胆汤。

风湿相搏，发热头重，肌肤搔痒。

茵陈　桑皮　豆卷　杏仁　浙苓　米仁

肾阳告衰，嗜寐呵欠。

人参　附子　远志　茯苓　菟子　鹿茸

左脉独弦，耳鸣偏左，木火无疑。

苦丁茶　鲜荷叶　连翘壳　绿豆皮　黄菊花

阴弱阳浮，火升牙宣。

六味去黄加二至、海参、湘莲、麦冬、川斛。

温邪成疟，脘闷。

草果　厚朴　杏仁　半夏　广白　茵陈

伏邪三疟。

桂枝　块苓　厚朴　煨姜　花粉　橘白

先理肝胃之逆。

旋覆花　人参　茯苓　代赭石　半夏　姜汁

脉数，阴液内耗，气燥化热，舌红苔黑，咳嗽渴饮。

生地　麦冬　甘蔗汁　阿胶　知母　霍石斛

脉弦涩，嗽逆。此阴亏气浮使然，非客邪可散，先以胃药。

北沙参　霍斛　扁豆　麦冬　茯神

疟久伤阳，瘅胀腹大，二便不爽，最不易治。先开太阳，令其阳气宣达再商。

五苓散。

左脉弦，疟来头胀。

小柴胡汤去参。

湿郁成痢。

茆术炭　茯苓　炙甘草　炒陈皮　木瓜　炮姜炭

哮喘遇劳即发，发则大便溏泄，责在少阴阳虚。

真武丸。

脉尚弦。

苏子　丹皮　枇杷叶　瓜蒌皮　桃仁　紫菀① 黑山栀　化橘红盐水炙

伏暑成疟，舌苔浊腻，中脘不爽，恶心恶风。

藿香　厚朴　白豆蔻　杏仁　半夏　广皮白

陡然失音，究属少阴阴亏，不能上供使然。法宜滋阴，以肃肾系。

生地　南沙参　元稻根须　元参　川贝母　小真绿豆皮

痛痹肢浮，形凛恶风。

蠲痛丹。

先清风热。

薄荷　川贝　桔梗　连翘　杏仁　甘草

阳微伏邪，寒多热少，间日一发，治以辛温。

杏仁　桂木　生姜　茯苓　炙草　大枣

肠红日久，脾肾交虚，头旋，便溏。

黑地黄汤。

湿邪内阻，腹痛下利，参之色脉，正气殊虚，勿忽视之。

五苓散加厚朴。

诊脉细涩，便血已二十余年，不时举发。近来头眩耳鸣，身若浮云，似难撑持，肉眴肢麻。此络血下渗，营阴暗耗，厥阳无制，化风内煽。此属脏病，关系甚巨，议用填固脏阴，收摄浮阳，以熄内风，是其治也。

熟地　五味　人参　茯神　龙骨　牡蛎　天冬　湘莲

三疟脉弦。

炙草　煨姜　当归身　茯苓　南枣

粗桂木

食下不运，中脘有形如梗。

白术　半夏　附子　枳实　干姜　茯苓

脉数，努力劳伤失血，血去阴伤，气浮咳逆，渐延阴损。

生地　茯神　北沙参　川斛　麦冬　稽豆皮

下利，身热。

藿香　防风　广皮　厚朴　茯苓　煨姜

行动气逆，咳嗽痰多。

附：都气丸。

遗精，气逆嗽痰，宜摄少阴。

熟地　湘莲　金樱子　茯神　芡实　北五味

肝气不疏，久利腹痛。

安蛔丸。

复疟，气弱神倦。

人参　茯苓　生姜　谷芽　陈皮　乌梅

阴亏气浮，失血，便溏，食减。

茯神　白芍　北沙参　炙草　麦冬　建莲肉

疟热逼络，牙宣。

生地　石膏　知母　麦冬　竹叶

伏邪寒热，身痛，舌白。

花粉　桂枝　白芍　炙草　生姜　大枣

湿邪内郁，腹痛，便溏。

广皮　茯苓　藿香梗　厚朴　香附　砂仁壳

风火上郁，头目不清，暂以辛凉。

薄荷　桔梗　黑栀皮　桑皮　象贝　连翘壳

遗泄频来。

————————

① 菀：原作"苑"。

熟地 茨实 金樱子 龙骨 牡蛎 桑螵蛸【五味 茯神 山药 湘莲 女贞 远志】

炼蜜捣丸。

食下膜胀，饥则尤甚。

熟地 白茯苓 枸杞炭 沙苑 紫石英 牛膝炭

临服磨入沉香汁。

伏邪发热，舌白。

桑皮 杏仁 通草 浙苓 米仁 芦根

痰饮内阻，清阳失旷，脘痛拒纳，乃噎格之象，开怀为要。

半夏 吴萸 茯苓 干姜

情志怫郁，心阳与肾真不交，少寐，阳痿，体质多湿。柔腻之品不合，宜用王荆公妙香法。

人参 茯苓 龙骨 茯神 炙甘草 湘莲 远志 辰砂 广木香 益智仁

复疟，脉弦数。

人参 九制首乌

阴阳水煎，露一宿。

伏暑，心中灼热，头胀，治以辛凉。

连翘 花粉 川贝 益元散 灯薪 辰砂① 竹叶

阴亏于下，气热于上，鼻塞不利，头目不爽，治以轻剂。

桑叶 花粉 连翘壳 甘草 象贝 黑栀皮

阴亏气燥咳嗽。

玉竹 桑叶 南沙参 川贝 花粉 扁杏仁

左脉弦数，咳嗽，脘闷，寒热。

小柴胡汤去参。

阴伤便血。

滋肾丸。

正弱邪重，勿忽调理。

广藿香 厚朴 广皮 连皮苓 神曲 青皮 麦芽 大腹皮

疟久阳微失护，寒热不已，法宜温阴中之阳。

鹿茸 附子 当归 人参 茯苓 生姜

气热咳嗽，痰血。

苇茎汤。

阴亏气燥音嘶。

玉竹 桑叶 南沙参 川贝 花粉 北梨汁

梦泄，咳嗽，此少阴不纳也。

熟地 川斛 天门冬 茯神 麦芽② 北沙参

阳气式微，行动气逆。

附子 北五味 胡桃仁 茯苓 沉香汁 紫石英

脉弦，胸胁痹痛引背，曾吐瘀，食下拒纳此属血格。

红花 桃仁 旋覆花 橘红 生葱管 柏子仁

脉涩，失血，咳嗽，妨食，盗汗，渐延劳怯之途，勿忽视之，须静养为妙。

小建中汤。

渐延干血，急急护阴。

熟地 天冬 川石斛 阿胶 茯神 鸡子黄

保元方案终③

---

① 辰砂：疑衍文，因益元散中已有辰砂。

② 麦芽：疑"麦冬"之误。

③ 保元方案终：原作"叶氏方案终"，据底本内容改。

叶天士医学学术思想研究

叶天士医学学术思想研究

一、叶天士生平及著述

叶天士（1667～1746），名桂，号香岩。祖籍安徽歙县，出生于江苏吴县。叶氏世代业医，少时昼则从师习儒，夜则从父学医。十四岁时父殁，乃从学于父之门人朱某，其后又从学于姑苏名医周扬俊、王子接、马元仪、祁正明等。闻人有擅长医道者，即以弟子礼事之，24岁时已先后从师十七人，并能吸收各家之长。学成后悬壶苏州历50余载，"种福堂"、"眉寿堂"即叶氏悬壶之堂号。叶氏治病多奇中，每遇疑难重病，均能洞悉原委，辄起沉疴，医名盛极于当时，至80岁而殁，二百年以来一直被大江南北医家奉为宗师。

叶氏平生忙于诊务，鲜有亲笔著述。《清史稿》言其"贯彻古今医术，而鲜著述"，吴金寿言其"为十全之医，四方求治者，户履常盈，惜其著作甚少"，世传叶氏著述，除伪托者外，多为其门人、私淑者或后裔所辑。现存学术界比较公认，或虽有争议，但不能排除为叶氏著述的文献大致有以下12种：

1.《临证指南医案》10卷，成书于1764年，是学术界比较公认的能够代表叶天士学术思想和经验的文献。该书系叶氏殁后，华岫云氏据其所搜集的叶氏日记医案分门别类，汇编而成，其流传颇广，各类版本不下50余种。现存最早刊本为清乾隆三十三年（1768）卫生堂刻《临证指南医案》本。

2.《温热论》1卷，该书系叶天士口述，由门人顾景文记录整理而成，初未刊印，其后由华岫云和唐大烈分别辑入《续选临证指南》和《吴医汇讲》中，从而形成了"华本"和"唐本"两个传本系统。

华本系统初由华岫云于1764年续《临证指南医案》时，辑入该书卷一，名为《温热论》，但华氏未续完医案即殁，继由岳廷璋氏续完，并于1775年刊行。1829年卫生堂刊印此书时，将《续选临证指南》易名为《续刻临证指南》，同时加入了华氏个别眉注。

唐本系统初由唐大烈据顾景文记录，经加工润色后，辑入《吴医汇讲》卷一，篇名《温证论治》，并于1792年刊行。唐氏叙云："叶天士，名桂，号香岩，世居阊外下塘。所著《温证论治》二十则，乃先生游于洞庭山，门人顾景文随之舟中，以当时所语，信笔语录，一时未加修饰，是以词多佶屈，语亦稍乱，读者不免晦目。烈不揣冒昧，窃以语句少为条达，前后少为移掇，惟使晦者明之，至先生立论之要旨，未敢稍更一字也。"

唐本系统又有两种注本流传，其一，为章虚谷收入《伤寒本旨》中的《外感温病论治》，又名《叶氏温病论》或《叶天士温病论》。该篇除收入唐本正文之外，又增入章氏注文及"附方"。其二，为宋兆淇收入《南病别鉴》卷一之《温证论治》，该篇除收入唐本正文之外，并加入宋氏注释。《南病别鉴》的重印本多达10余种，包括收入《三三医书》和《中国医学大成》的传本。

《温热论》的上述两个版本系统，内容基本相同，但唐本没有按语、眉注之类，个别字句也稍有差异。此外，尚有王孟英收入《温热经纬》中的《温热论》重订本。王氏在收入此篇时，以华本为主，参校以唐本及章虚谷注本，并加入自己的注文及按语，名以《外感温热篇》。其后，《温热经纬》被反复重刊，其不同版本不下30余种，流传非常广泛。其中，影响较大的有：由周学海据王孟英注本再次重订，并加注后收入《周氏医学丛书》二集中的《温热论》。1916年陈光淞又根据周氏重订本作注，改名为《温热论笺正》，其后又被收入《珍本医书集成》中。

3.《续刻临证指南医案》4卷，该书系华岫云氏欲补《临证指南医案》所遗，而集编的《临证指南医案》的续编。华氏未续完而殁，继由岳廷璋氏续完，刊行于乾隆四十年（1775年），书名《续选临证指南》。该书第一卷有《续选医案》，又称《种福堂医案》，并选入《温热论》。卷2至卷4为《种福堂公选良方》。1829年卫生堂刊印此书时，将其更名为《续刻临证指南》。该书现存版本共10余种，其中，《续选临证指南》的最早版本为1775年刻本。《续刻临证指南》本，则以1829年卫生堂本为最早。卫生堂本虽存在一些错讹，但更接近原著，后世一些校刻本，虽纠正了卫生堂本的某些错讹，但却出现了某些臆改的错误。

4.《幼科要略》1卷，《清史稿·叶桂传》有载，该《传》云："殁后门人集医案为《临证指南医案》，非其自著，附《幼科新法》，传为叶氏手订。"华岫云在集《临证指南医案》时，将《幼科新法》辑入该书卷十，以《幼科要略》名之。其后，章虚谷将其加以选集，改题为《三时伏气外感篇》。王孟英纂《温热经纬》，依华本将《幼科要略》收入其中，名以《叶香岩三时伏气外感篇》，并谓"叶氏医案乃后人所辑，惟此《幼科要略》为先生手定"。对叶氏方案偶有微词的徐灵胎氏亦高度评价此书的学术价值。称其"和平精切，字字金玉，可法可传，得古人真铨而融化之，不愧为名家"。

5.《普济本事方释义》10卷。刊行于1814年，此书是解放以后刊行较少的题名为叶天士撰著的文献。对于此书的真伪，学术界历来有两种意见。一是明确认定此书非叶天士所著，如孔健民①氏认为"书坊传叶天士医书，多系托名，其足以考见天士医学思想与治疗法则者，惟有《温热论》一卷，《临证指南》十卷。"另一种意见认为，对此书虽有争议，但不能完全排除此书系叶氏著述。

我们此次将此书入选《叶天士医学全书》，依据有二：其一，《清史稿·叶桂传》有载。该《传》云：叶氏"贯彻古今医术，而鲜著述。世传《本草》，多心得。又《许叔微〈本事方〉释义》、《景岳发挥》。"《清史稿》作为二十六史之一，其结论大多是有据而可信的。其二，该书有顾西畴和黄丕烈所作《序》文。《顾序》云："得叶香岩先生《释义》，探原索委，使许氏未发之奇，不传之巧，尽剖而出。"又云："许学士仅去六百余载，香岩先生，予曾肩随共事，则是书尤觉切近于斯世。"《黄序》云："叶香岩先生为之《释义》。"又说："香岩之书向未刊行，家无藏本，而传抄之帙，流落人间，故西畴奉为枕中秘。叶氏之子访求数十载……西畴身后，叶氏始访而求得之，将缮本付梓。"顾、黄两《序》，均视此书为叶氏著述。其中，顾氏曾与叶氏"曾肩随共事"，了解情况。黄氏为清代著名的治学严谨的校书家，其所校之书在学术界威望极高。据此，我们认为顾、黄二氏的《序》文结论是可信的。

6.《叶案存真》（又名《叶氏医案存真》、《叶天士医案存真》）2 卷，刊行于 1823 年。此书为叶天士玄孙万青于道光时所辑，其主要内容为《临证指南医案》所遗之医案。其主要特点为"不分门类，沿昔日抄本之旧"。这是叶氏《医案》类著述中，颇具影响的一部著述。此书内容与《临证指南医案》、《续刻临证指南医案》和《三家合刻医案·叶氏医案》等书，都是后世众多叶氏《医案》选编类医书的主要素材。

7.《叶天士医案》1 卷，在《三家医案合刻》卷一。刊行于 1831 年，由吴金寿集。吴氏《三家医案合刻·例言》云："叶氏方案，散播人间者不少，然所存俱当时门诊为多。余搜罗二十余年，不下八九百案，惟毛氏、邱氏本，皆系及门汇存赴诊之案。案中议论超迈，立法精到，尤足启迪后人，故采取多于他本。"此书不仅成为后世叶氏医案选编类医书的主要素材，而且被曹炳章先生视为叶氏著述，收入其所编《中国医学大成》中。曹先生是现代著名中医学者，所编《中国医学大成》是一部影响巨大和权威性颇高的中医丛书。据吴、曹二氏之见，我们将《叶氏医案》收入此次新编的《叶天士医学全书》。

8.《医效秘传》3 卷，由吴金寿校刻，刊行于 1831 年。吴氏在该书《序》

文中云："吾吴叶天士先生当时为十全之医，四方求治者户履常盈，惜著作甚少。虽有《指南》一书行世，然总以未窥全豹为憾。余自留心斯道，访求先生遗篇……辛卯春，同门徐子雪香过草堂，谈及先业师翁岩有抄藏先生《医效秘传》三卷，余闻之而急索徐子副本读之……同于同志者重为校雠，付诸梨枣，以广其传。"吴氏此《序》对确定此书真伪，有较大之参考价值。

9.《景岳全书发挥》（又名《景岳发挥》）4 卷，刊行于 1844 年，据称为叶天士五世孙晋卿所辑。该书是争议较大的题名为叶天士的著述。清人周学海根据此书批判滥用温补的语气及文字风格，认定此书属于伪托。近代也有人以叶天士使用景岳新方为据，认定此书属于伪书。但该书在《清史稿·叶桂传》中有载，在叶《传》中，此书与《本事方释义》等，均被认定为叶氏著述。此书尚有"褚序"、"张序"、"陈序"和叶氏第五代孙的"后序"等，叙述了此书的付梓经过，说明此书系几经周折后，始由叶氏五代孙晋卿节衣缩食而刊行。此外，清代温病学名家王孟英在其《温热经纬·叶香岩外感温热篇》的"雄按"中，亦曾用肯定的语气引用了此书内容。王氏云："叶氏《景岳发挥》云：西北人亦有弱者，东南人亦有强者。"

当然，前述"伪书说"也有一定道理，但其论据似乎尚不足以推翻《清史稿》的结论。我们以《清史稿》及前述资料为据，认为此书是不能排除为叶氏著述的文献，因而将其编入叶氏《全书》之内。

10.《叶天士晚年方案真本》2 卷，张筱林辑校，刊行于 1889 年。该书有张氏《跋》叙述了获得书稿及刊行经过，说明该书出自叶氏。曹炳章先生亦云：

"阅其方案，意义确是叶法，且语简意赅，切合病情"，并将其收入所编《中国医学大成》之中。

11.《眉寿堂方案选存》2 卷，由郭维浚集编，经曹炳章校后，于 1936 年收入《中国医学大成》中刊行。曹氏在《眉寿堂方案选存提要》中，肯定了此书内容为叶氏真案。他说："是编乃郭维浚萃录眉寿堂天士之真案。"

12.《未刻本叶氏医案》2 卷，此书为近代出版物，由程门雪先生从上海张耀卿医师处借得所藏叶案旧抄本，经校订后于 1963 年刊行。原抄本系乾隆时人周仲升平日抄录的叶氏门诊医案，程氏谓此书系"真可靠之叶氏原按"。

世传题名为叶氏著述者，尚有不少。其中，有一定影响，但难以认定为叶氏著述，或有据证明其为伪托者大致有以下几种。

1.《叶选医衡》2 卷，初刊于 1898年，其后有多种版本，《中国医学大成》亦将该书收入，其内容主要为对前人医论的选集。书前有叶氏"自序"云："汇采前人论病、论脉、论治，精确不磨之说，以成上下卷。标其目为《医衡》。"从此《序》可知，该书原名《医衡》，《叶选医衡》之名，显然系后人所加。在此书"叶氏"《自序》中，无成书年月，其成书确切时间无可考据。经查考，现今尚存有另一种四卷本《医衡》。该书刊行于 1661 年，系由沈时誉口述，门人梅鼎所辑而成。若将《叶选医衡》与沈氏《医衡》相较，可见二者编纂方式完全相同，其内容也大同小异。其所不同者有三：其一，卷数不同。其二，选摘前人论述的多少不完全一样。沈氏《医衡》选得多，《叶选医衡》选得少。沈氏《医衡》有梅氏按语及批注，《叶选医衡》则将梅氏按语和批注之类的文字直接作为其所选的一家之言而集入该书。其三，内容相同的选文，个别字句有所不同。就成书时间而论，沈氏《医衡》有据可考，《叶选医衡》则无据可查，且较前者晚出 200 余年。据此，我们认为《叶选医衡》，源自沈氏《医衡》，并非叶天士著述，故此次编纂叶氏《全书》，我们未将该书收入其中。

2.《本草经解》（又名《本草经解要》）4 卷，曾被郭汝聪编入《本草三家合注》，流传颇广。据前人考证，此为姚球所撰，非叶天士著述。

3.《叶氏女科证治》，据马继兴先生考证，此书原题名《竹林寺女科》，于 1817 年付印。此书本属伪托竹林寺僧的作品，其后更被书商更以《叶氏女科证治》之名刊行。

此外，尚有《叶天士家传秘诀》一书，其作者的真实性待考，世传其余题名为叶氏的著述，亦大多属于伪托。

二、叶天士学术渊源

叶天士是我国医学发展史上的一位杰出医家，他之所以能在学术上取得巨大成就，除了他生活于清王朝的鼎盛时期，又世居物产丰富、文化发达、名医辈出的江南地区，以及他世代业医，有家学渊源等良好的客观条件之外，更与他敏而好学，从师众多，并善取各家之长，勇于在前人成就的基础上，创造性地发展前人学术成果有关。

叶氏学术上承《内》《难》《伤寒》《金匮》，下及历代各家学术，凡与其研究有关者，叶氏均无不继承并加以发展。在叶氏著述中，充满着对前人学术的继承与创新。如果读者不熟悉《内经》及后世名家著述，便难以深刻理解叶氏著述的基本精神，故《临证指南医案·凡例》说："看此案，须文理清通之士，具虚心活泼灵机，曾将《灵》、《素》及前贤诸书，参究一番者，方能领会此中意趣。"

在叶氏著述中，除了大量引述《内经》《伤寒》《金匮》学理之外，对后世医家如巢元方、徐之才、孙思邈、王冰、陈无择、钱仲阳、朱肱、韩祗和、严用和、许叔微、陈师文、刘河间、张洁古、张从正、李东垣、罗天益、朱丹溪、葛可久、缪仲淳、薛立斋、李时珍、张景岳、万密斋、吴又可、汪昂等名家之论，均有多少不同的引述。叶氏的许多颇具影响的理论，实际上都是在前人成就的基础上，对前人学说的补充与发展。

在遣方用药方面，叶氏除自创新方之外，也大量选用古人方药。如《临证指南医案》卷十"集方"中，便有《伤寒论》载方 42 首，《金匮》载方 27 首，《景岳全书》载方 25 首，《医方集解》载方 87 首。此外，还收载了大量其他文献的古方。这些方剂均被广泛地应用于叶氏各种医案中。

三、叶天士学术成就与特点

1. 继承发展前人学理，完善温病辨治理论

叶氏是著名的明清温病学大师，在温病学领域内取得了巨大成就，这些成就最集中的表现，就是他在继承前人学术的基础上，结合自身实践，系统总结和阐述了外感温病的辨治理论，确立了卫气营血辨证论治大法，发展了前人三焦分证之理，为温病三焦辨治理论的形成打下了坚实的基础，同时，还总结了温病辨舌验齿的经验，在春温、湿温、夏热、秋燥等温热病的治疗中，也发展了前人学说。叶氏的这

些成就，促进了温热病学术的发展，奠定了他在温病学上一代宗师的学术地位。现将其在温病学领域的主要成就和学术特点概述如下。

（1）发外感温病之论

有关温病的命题，《内经》早有论述。如《素问》"生气通天论"和"阴阳应象大论"均有"冬伤于寒，春必病温"之论，《素问·热论》有"先夏至日者为病温，后夏至日者为病暑"之说，《灵枢·论疾诊尺》亦有"冬伤于寒，春生瘅热"之语。

从《内经》以上论述可以看出，其所言温病，乃由伤寒伏邪转变而成，并非外感温邪所致。唐·王冰对此病机，已早有明确解释，他说："伤于四时之气，皆能为病，以伤寒为毒者，最为杀厉之气。中而即病，故曰伤寒。不即病者，寒毒藏肌肤，至春变为温病，至夏变为暑病。"

《内经》之后，《伤寒论·太阳篇》有"太阳病，发热而渴，不恶寒者为温病"之论，又《伤寒论·伤寒例》引《阴阳大论》云："其伤于四时之气，皆能为病，以伤寒为毒者，以其最成杀厉之气也。中而即病，名曰伤寒。不即病者，寒毒藏于肌肤，至春变为温病，至夏变为暑病。暑病者，热极重于温也。是以辛苦之人，春夏多温热病者，皆由冬时触寒所致，非时行之气也。"在《伤寒论》其他篇章和条文中，还论述了黄芩汤、栀子豉汤、大青龙汤、越婢汤、麻杏甘石汤、白虎汤、承气汤、小陷胸汤等方剂的临床应用，这些方剂均被后世大量用于温热病治疗。

对《伤寒论》所论温病病机，后世医家亦认为当从伏邪温病立论。如章虚谷《伤寒本旨·外感温病论》说："仲景论六经外感，止有风寒暑湿之邪，论温病由伏气所发，而不及外感。或因书有残阙，

皆未可知。后人因而穿凿附会，以大青龙、越婢等汤证为治温病，而不知其实治风寒化热之证也。其所云：太阳病发热而渴为温病，是少阴伏邪出于太阳，以其热从内发，故渴而不恶寒。若外感温病，初起却有微恶寒者，以风邪在表也，亦不渴。以内无热也。"

在《伤寒论》之后，直至清代的医学文献中，多数医家对温病的认识，也多局限于《内经》与《伤寒》之论。如明·马莳云："试观冬伤于寒，寒毒藏于肌肤，至春当为温病。[1]"清·张志聪亦云："夫寒邪伏藏，春时阳气外出，化寒而为温热也。[2]"

尽管在叶氏之前，伏气温病之说在学术上占了主流，但从宋代开始，已有一些学者对外感温热病有了一定的认识。如宋·庞安时在肯定伏邪致温的同时，又提出了外感冬温之毒导致温病的观点。他说："辛苦之人，春夏多温热者，皆由冬时触冒寒毒所致，自春及夏至前为温病者，《素问》、仲景所谓伤寒也。"又说："有冬时伤非节之暖，名冬温之毒，与伤寒大异。即时发病温者，乃天行之病耳。[3]"庞氏此论，已明确提出了"天行温病"由感受温邪而发，且与伤寒大异的观点。

庞氏之后，明·吴又可提出了著名的温疫之邪"自口鼻而入"之论，而另一学者袁体庵则对风温有了比较明确的认识。他说："风温其气近燥，多犯上焦，致有身热咳嗽，胸闷气促之症，法宜清宣轻剂。如薄荷、牛子、桔梗、杏仁、大贝之类。久延失治，转入营分，误用辛温成法，多致衄血咯血，甚则成痨。"[4]又说："时值初春，严寒将退，风木司权，其气善升而近燥，多犯上焦，故多身热咳嗽，微恶风寒者，以黄芩汤为主方，随症加减，如薄、桔、荆、防、杏、苏、翘、贝、桑、菊、牛、蝉之类，取其轻清之味，清肃肺卫，若失治久延，渐入营分，有逆传、顺传之候。近世市医不知者，多徒守仲景六经成法，辄投辛温解表散，耗液伤阴，或变神昏鼾睡，厥逆瘛瘲，或咳甚失血，延成痨瘵。"袁氏之论已经明确提出了风温系由外感"善升而近燥"之邪气所致；风温初起"多犯上焦"，并以"身热咳嗽，微恶风寒"为其临床特点；风温之治，应以清宣轻剂；风温有"逆传"、"顺传"之变；风温不可徒守仲景六经成法，忌用辛温表散，以免耗液伤阴；风温失治，邪气"入营"，即可产生神昏厥逆、失血，久则延成痨瘵。袁氏对风温的这些认识，对后世系统温病学理论的形成和发展起到了积极的推动作用，故赵观澜对此评曰："世人仅知'温邪上受'一言，叶氏创解，不知叶氏前已有言之者哉！或者叶氏本此书而阐明其旨，由叶氏传播亦未可知。谚云：'后来者居上'此其谓也。"

叶天士继承了包括袁氏在内的前人对外感温病的认识，又通过自身实践，发展了这些认识，他将这些认识概括为"温邪上受，首先犯肺，逆传心包"十二字，正确反映和揭示了外感温病的感邪与传变规律，把前人和自己原有的认识提高到一个新的理论高度。叶氏的这一理论概括，对后世产生了深远的影响，被后世称为"温病十二字提纲"。

叶氏此"温病十二字提纲"，不仅适用于风温，也适用于湿温、秋燥等所有外感温病。他说："温自上受，燥自上伤，

①　《黄帝内经注证发微·阴阳应象大论》。
②　《黄帝内经集注·阴阳应象大论》。
③　《伤寒总病论·天行温病论》。
④　《证治心传·温热温疫辨》。

理亦相等，均是肺气受病。"所论外感温病，除风温之外还包括湿温和秋燥等。对于风温病因，叶氏更明确提出了外感温邪致病的观点。他说："风温者，春月受风，其气已温。"① 这一观点，较袁氏风温之邪"其气善升近燥"之论更为明确。

叶氏外感温病之论，不仅概括了前述"温病提纲"，还全面而系统地讨论了外感温病的辨证施治原则和具体用药方法，并在前人的基础上，进一步阐明了温病的性质及其与伤寒的区别。其论述超越了前人，并形成了系统的外感温病辨治理论。在这一理论中，叶氏明确指出了外感温病的发病机理，是由于"温邪上受"，并发挥前人之说，提出了"伤寒之邪留恋在表，然后化热入里，温病则热变最速"，"辨卫气营血虽与伤寒同，若论治法则与伤寒大异也"② 的见解，进一步阐明了外感温病与伤寒的本质区别。对外感温病初起的治疗，叶氏则继承了前人忌用辛温表散，当用"轻清之剂"，"取轻清之味，肃清肺卫"的思想，总结提出了"初用辛凉轻剂"的治疗大法，同时还提出了对不同病情的药味加减方法。若"挟风则加入薄荷、牛蒡之属，挟湿加芦根、滑石之流，或透风于热外，或渗湿于热下"。若秋燥则用"辛凉甘润"，若外感引动伏邪而致春温，则当先以"辛凉解新邪"。对于温邪入里的辨治，叶氏更作了详细的论述。其中，叶氏所论的多数理法，至今仍被广泛地用于中医临床防治温热病的实践中。

（2）倡卫气营血之说

继承发展前人学术，倡导温病卫气营血辨证之说，是叶氏创造性地继承和发展前人学术的重要成果，也是叶氏学术理论的重要特色。

据考，叶氏所论"卫"、"气"、"营"、"血"之名，均出于《内经》。在《内经》的许多篇章中，均有关于"卫"、"气"、"营"、"血"的论述。叶氏关于"肺主气属卫，心主血属营"之说，则根于《难经·三十二难》"心者血，肺者气，血为营，气为卫"之论。其卫气营血及温病"顺传"、"逆传"之论，则深受明代医家吴又可和袁体庵的影响。吴又可《温疫论》有温疫"九传"之论，袁体庵则已明确提出了风温初起，当用"轻清之味，清肃肺卫"的治疗主张，又提出了风温"若失治久延，渐入营分，有逆传、顺传之候"的变化，还列举了邪入营分将出的"神昏鼾睡，厥逆瘛瘲或失血"等临床表现。可以认为，袁氏之论已在一定程度上认识了在温病发展过程中，肺卫和营血的不同病理变化及其传变规律。

叶氏继承并发展了前人的学术成果，引申发展了卫气营血理论，倡导了温病卫气营血辨证之说。如《温热论》云："大法看法，卫之后方言气，营之后方言血。在卫汗之可也，到气才可清气，入营犹可透热转气，如犀角、玄参、羚羊角等物，入血就恐耗血动血，直须凉血散血，加生地、丹皮、阿胶、赤芍等。不循缓急之法，恐其动手便错，反致慌张矣。"叶氏此论，总结了温病卫气营血不同发展阶段的病位深浅、传变规律及其治疗大法。

叶氏卫气营血之说，几乎贯穿了《温热论》全篇。该篇指出：邪在肺卫，宜"初用辛凉"。若肺卫不解，邪渐入营，从风热陷入者，用犀角、竹叶之属，从湿热者，用犀角、花露之品，加入凉血清热方中。若湿温邪在气分之邪不解，而流连三焦者，当上下分消其势，随证变法，冀其战汗而解。

---

① 《伤寒本旨·叶香岩外感温病论》。

② 《温热论》。

在叶氏医案中，更不乏对卫气营血理法的具体运用。如《临证指南医案·温热》治许姓案："温邪已入血分，舌赤音低，神呆，潮热即发斑疹，亦是血中热邪，误汗消食，必变昏厥"，药用"犀角、细生地、元参、丹皮、郁金、石菖蒲"。此案体现了叶氏温病热入营、血的治疗思想。《临证指南医案·湿》治冯姓案："舌白，头胀，身痛，胸闷不食，溺阻，当开气分除湿"，药用"飞滑石、杏仁、白蔻仁、大竹叶、炒半夏、白通草"。此案则体现叶氏治疗湿温病，邪在气分不解的治疗思想。

叶氏卫气营血辨治之论，不仅适用于外感温病的辨治，也适用于伏气温病的辨证与治疗。如王孟英《温热经纬·叶香岩外感温热篇》按云："若伏气温病，自里出表，乃先从血分而后达气分，故起病之初，往往舌润而无苔垢，但察其脉软而或弦，或微数，口未渴而心烦恶热，即宜投以清解营阴之药，迫邪从气分而化，苔始渐布，然后再清其气可也"。经过后世学者的不断补充和进一步完善，叶氏倡导的卫气营血辨证之论，已作为温热病辨治纲领之一，而融入中医学辨证理论中，成为现今中医学基本理论的重要组成部分。

（3）扬三焦分证之理

在完善温病辨治理论方面，叶氏还继承发扬了前人关于三焦分证之说。"三焦"作为六腑之一，其名首见于《内经》。其中，《灵枢·脏腑邪气病形》更提出了三焦受病的临床表现。如该篇云："三焦病者，腹胀气满，小腹尤坚，不得小便，窘急，溢则为水，留即为胀。"《灵枢》此论，仅言三焦腑功能失调之病证，尚无以三焦为疾病辨治纲领的意图。

以上、中、下三个部位分析病机，辨别病证，实肇始于宋《太平圣惠方》。该书卷五十三，首创消渴辨证的"三消论"。论云："三消者，本起于肾。"又云："夫三消者，一名消渴，二名消中，三名消肾。"又云："热毒积聚于心肺，腥膻并伤于胃腑，脾中受热，小脏干枯……一则饮水多而小便少者，消渴也。二则吃食多而饮水少，小便少而赤黄者，消中也。三则饮水随饮便下，小便味甘而白浊，腰腿消瘦者，消肾也。"《圣惠方》此论，开创了以心肺、脾胃和肾脏分论病机和诊治疾病的先河，但《圣惠方》在分析消渴病机和归纳消渴病证时，尚未明确使用"三焦"一词。

刘河间在分析消渴病机，指导消渴辨治时，继承发展了《圣惠方》之说，并明确使用了"三焦"一词。如《素问病机气宜保命集·消渴论》云："消渴之疾，三焦受病也。有上消、中消、肾消。上消者，上焦受病，又谓之膈消病也，多饮水而少食，大便如常，或小便清利，知其燥在上焦也，治宜流湿润燥。中消者，胃也，渴而饮食多，小便黄，经曰：热则消谷，知热在中。法云：宜下之，至不欲饮食则愈。肾消者，病在下焦，初发为膏淋，下如膏油之状，至病成而面色黧黑，形瘦而耳焦，小便浊而有脂，治法宜养血以肃清，分其清浊而自愈也。"河间三焦分证之法，虽只明确用于消渴，但河间"三消当从火断论"，则对后世以三焦辨治热证产生了深刻影响。继河间之后，罗天益在《卫生宝鉴·泻热门》中，已将热证分为"上焦热"、"中焦热"、"下焦热"和"气分热"及"血分热"而治。

叶氏继承了前人有关三焦分证理论，并将其创造性地与卫气营血辨证结合起来，广泛运用于温热病辨治实践中，发展了温热病辨治理论。如，叶氏在《温热论》中，专门讨论了"气病有不传血分，而邪留三焦"的辨治原则与方法。在《叶案存真》中，也强调了将卫气营血辨证与三焦辨证相结合的重要性。他说："不但分三焦，更须明在气在血。"在叶氏有关医案中，也有不少具体运用三焦辨证理法的例案。如《临证指南医案·暑》治杨姓案："再据主家说及，病起两旬，从无汗泄。经云：暑当汗出，勿止。气分窒塞，日久热侵入血中，咯痰带血，舌红赤，不甚渴饮。上焦不解，漫延中、下，此皆急清三焦，是第一章旨。"此案即明确指出了上、中、下相传的三焦传变的一般规律。在《幼科要略·痧疹》中，叶氏更明确指出了温热病治分三焦和热在三焦的不同用药方法。他说："上焦药用辛凉，中焦药用苦辛寒，下焦药用咸寒。"

叶氏在温病学术领域所取得的学术成就，对后世产生深刻的影响，推动了温病学术的发展。如清代另一温病学大师吴鞠通，在学术上便深受叶氏影响。吴氏所著《温病条辨》便继承发展了叶氏之论，进一步完善三焦辨治理法，确立了三焦辨治纲领。该书还大量引用叶氏治温理法，体现了吴氏在学术上对叶氏的继承。如，吴氏所制名方桑菊饮，即化裁于《临证指南医案·风温》治秦某风温案；所制清宫汤，即化裁于《临证指南医案·温热》治陆某热入心包案；所制连梅汤，即化裁于《临证指南医案·暑》治顾某暑热深入劫阴案；所制加减复脉汤，又以叶氏用复脉汤减姜桂为蓝本。

（4）详辨舌验齿之法

叶天士在温病辨治中，十分重视辨舌验齿之法，他总结了前人和自己在防治温热病实践中获得的舌诊新经验，在《温热论》中，详细地介绍和讨论了温病辨舌验齿之法。现仅以叶氏所论绛舌为例，说明叶氏对温病辨舌验齿之法研究的深度和广度。

叶氏认为舌绛为热邪传营之证，而绛舌之中，又因其病证不同，而有不同的表现形式。若纯绛色鲜者，为热入心包，宜用犀角、生地、连翘、郁金、石菖蒲等；若舌绛而中心干者，为心胃火燔，即黄连、石膏亦可加入；若舌绛而中兼黄白者，为邪初传营，气分之邪未尽，宜泄卫透营；若舌绛望之若干，手扪之原有津液者，为津亏湿热熏蒸，将成浊痰蒙闭心包；若舌绛而上有粘腻似苔非苔者，为中挟秽浊，当急加芳香逐之；若舌绛而光亮者，胃津亡也，急用甘凉濡润；若舌绛而干燥者，火邪劫营，凉血清火为要；若舌绛而有碎点白黄者，当生疳也；若舌绛而有大红点者，热毒乘心也，用黄连、金汁；若舌绛而不鲜，干枯而痿者，肾阴涸也，急以阿胶、鸡子黄、天冬等救之。若舌独中心绛而干者，胃热心营受灼也，当于清胃方中，加入清心之品；若舌尖绛独干者，为心火上炎，用导赤散泻其腑。若舌绛欲伸出口，而抵齿难骤伸者，为痰阻舌根，有内风也；若舌心干而四边色红，中心或黄或白者，非血分也，乃上焦气热烁津，急用凉膈散，散其无形之热。对于舌质之辨，叶氏还有许多论述，如舌淡红无色，或干而色不荣，为胃津伤而气无化液，当用炙甘草汤，不可用寒凉药。

在温病辨治过程中，除须辨舌质之外，还需细辨舌苔。通过舌苔之辨，可以了解病证的虚实和某些病邪的种类。如苔黑而滑，为水来克火之阴证，当温之；苔黑而干，为津枯火炽，急急泻南补北。如邪留三焦不得外解，结于里，而胸脘痛而拒按之证，若舌苔黄浊者，可用苦泄；若白而不燥，黄白相兼或吐出浊厚涎沫，或灰白不渴者，不可乱投苦泄。从以上资料可以看出，叶氏辨舌之法，已成为温病辨治必不可缺的一种辨证手段和方法，舌象的观察结果，已成为辨治温病的重要指征。

叶氏在详细论述了温病辨舌之法的同时，还强调了验齿的重要性。他说："看舌之后，亦须验齿，齿为骨之余，龈为胃之络。热邪不燥胃津，必耗肾液，且二经之血，皆走其地。"邪热动血而上结于龈，若龈肿而色紫者，为阳明胃病，当安胃为主。牙龈色黄者为少阴之血，当救肾。牙龈色如豆瓣色者多险。齿若光洁如石者，胃热甚也。若齿如枯骨色者，肾液枯也，为难治。若上半截润，为水不上承，心火上炎，急急清心救水。若咬牙啮齿者，为湿热化风痉病。但咬牙，胃热气走其络也。若咬牙而脉证皆衰者，胃虚无谷以内荣也。牙关咬定难开者，非风痰阻络，即欲作痉症。若齿如灰糕样者，胃无权，津亡湿浊用事，多死。若齿焦无垢者多死，齿焦有垢者肾热胃劫也。当微下之，或玉女煎，或清胃救肾。

叶氏关于温病的辨舌验齿之法，来源于实践，并经历了 200 多年的历史检验，至今仍然被广泛运用于中医防治温热病的临床实践，值得进一步加以研究和提高。

2. 精于外感内伤之治，善于化裁运用古方

叶氏成就并不限于温病学范围，他是一个精通内、儿、妇科，对外科也有一定造诣的临床医家。在外感疾病方面，他除了对温热病有很深的研究之外，对其他外感疾病也很有研究。如《医效秘传》全书仅有 3 卷，其前二卷专门"辨别伤寒"，同时还广泛涉及了湿温、风温、温毒、晚发、温疟、温疫、时行等病证的辨证和治疗。如果说《医效秘传》是一本有争议的著作，那么从叶氏其他著述也可以看出叶氏对外感疾病研究的深度和广度。如《幼科要略》便对儿科外感疾病进行了全面的论述。其内容涉及伏气、风温，夏热、秋燥、冬寒。据统计，在《未刻本叶氏医案》中，明确指出为六淫致病的医案共 228 例，其中，属风邪者 24 例，寒邪者 5 例，暑邪者 59 例，湿邪者 65 例，燥邪者 6 例，温邪者 39 例，伏邪者 30 例。对于因风寒而病者，叶氏亦宗仲景之法，该书用桂枝汤加减者治疗外感的医案，即有 34 例之多。在《临证指南医案》中，也有用桂枝汤加味治疗风寒伤卫的病案。此外，在疫病的辨治方面，叶氏也有所发明，所创甘露消毒丹、神犀丹对当时苏州疫病流行，起到了良好的防治作用。在内伤杂病的治疗方面，叶氏技艺也十分精湛。尤其在脾胃、内风、奇经病、络病辨治方面，更有不少创新。

善于化裁古方，扩大古方用途，是叶氏学术的重要特征之一。在叶氏著述中，有大量运用古方的论述和运用古方化裁的医案。现将叶氏使用频率较高的仲景方，及其化裁应用情况概述如下：

（1）桂枝汤（《伤寒论》） 此方原为太阳中风而设。叶氏对此方的应用，则有较大发展。在叶案中，此方被广泛应用于虚人外感，或病后复感寒邪，或劳倦复感温邪，或阳伤饮结之咳嗽，或阴阳营卫并损，累及阳维之寒热以及疟、泻、喘、痞、胃脘痛、腹痛、胁痛、身痛、腰髀痛和时发疹等 10 余种病证。总之，凡卫阳受伤，营气虚寒，在外营卫失调，在里阴阳不和之证，叶氏均常使用此方化裁。

（2）栀豉汤（《伤寒论》） 此方原用以治疗伤寒汗吐下后，余邪未尽，胸膈壅滞，烦扰不宁之"虚烦"、"懊侬"等证。叶氏谓此方能解"陈腐郁热"，常于此方中加郁金、瓜蒌皮、杏仁，组成苦辛通降轻剂，用以治疗多种外感疾病初期之

肺失宣降证，如风温入肺，肺气膹郁；暑湿内侵肺胃不和及秋燥咳嗽等。其意在以郁金"行气解郁"，瓜蒌皮"清上焦火，荡涤胸中郁热垢腻"，杏仁除肺热，"利胸膈气逆"，"润大肠气秘"。同时，叶氏还用此方治疗气机不利、痰火湿热或吐伤胃津所致之多种病证，如肺痹、肠痹、咳嗽、木火犯胃、纳谷哽噎、肝郁胃痛、痰火眩晕、痰热脘痞噫气、下泄气及嗽血、吐血等证。

（3）乌梅丸（《伤寒论》）　此方原为厥阴病消渴、蛔厥或久利而设。叶氏常根据病情灵活加减，扩大了此方的应用范围。如，配伍白芍、川楝以敛肝泄肝；配人参、茯苓以扶养胃气；配桂枝、当归以温通营血；配吴萸以温胃散寒；配人参、附子以挽救厥脱；将此方化裁；广泛用于肝胃不和、胃阳衰弱，肝风内动以及厥阴病寒热错杂和暑热伤阴所致之呕吐、胃痛、泄泻、痢疾、久疟、痞证、蛔厥、消渴，以及暑热劫阴等病证。

（4）泻心汤（《伤寒论》）　五泻心汤均出自《伤寒论》，在原书中，五泻心汤均为痞证而设。叶氏将五泻心汤加以化裁，用黄芩、黄连、生姜、半夏、枳实组成苦辛通降平剂。以芩、连之苦，"治郁热在中"，"疗胃中之热"；以半夏、生姜之辛，"去胸中痰满"，"疗痰水气满"；以枳实之苦泄，"逐停水，破结实"；并通过适当加减，将其广泛运用于痰、湿、热闭阻所致的痞、呕、反胃、关格、胃痛、痢疾、神识如蒙和肢厥等病证。

（5）炙甘草汤（《伤寒论》）　此方原为"伤寒，脉结代，心动悸"而设。叶氏恐人参、生姜、桂枝等阳药性温，常去此三味，并酌加白芍、蔗浆清热生津；加鸡子黄补养心血；加牡蛎固脱；并分别将其运用于温热伤阴、肝风内动、阴虚阳

亢或血虚、气血两虚所致之咳嗽、中风、冬温、风温、吐血、疟、痢、暑、虚劳、肝风、热入血室、月经不调、胎前、产后等20余种病证。叶氏对此方运用虽广，但其适应证的病机，却同属阴虚或血弱一类。

（6）大半夏汤（《金匮要略》）　此方原为胃反呕吐而设，《千金》、《外台》治亦相同。叶氏将此方用作"通补阳明"的基础方，常将其运用于胃阳衰微，木乘土位，阴枯阳结所致之痞满、呕吐、胃痛、噫嗳、噎膈及妇女经产和外感温病等证。若胃阳衰微者，多益以辛热，常加生姜汁、干姜、吴茱萸、附子之类。若木乘土位者，多伍以柔药，常佐以乌梅、木瓜、白芍之类。若阴枯阳结者，佐以苦辛，配以滋润，常加生姜、黄连之类，或配以人乳、二冬、石斛、生地、梨肉之类。

（7）黄芩汤（《伤寒论》）　此方原为"太阳与少阳合病，自下利"而设。叶氏则将此方化裁广泛用于春温、夏热、伏暑等病证。在具体应用中，多以清热为主，并伍以轻透、化湿、理气之药。治春温，谓伏温入春发于少阳，常用原方，或去大枣、甘草，加杏仁、枳壳、郁金、橘红，以调理肺胃之气。治暑温，参以化湿，以此方去大枣，加山栀、通草之类。治伏暑则兼以轻透，以此方去甘草、大枣，加薄荷、竹叶、连翘之类。对于伏邪温病，叶氏重在辨其虚实，实者用黄芩汤加减，虚者则用复脉汤化裁。

（8）白虎汤（《伤寒论》）　原方主治伤寒阳明热证。叶氏用此方治疗暑温及温疟等疾。叶氏谓暑温发自阳明，故以白虎汤为主方。或加竹叶以透邪，或加麦冬以生津，或加生地以养液。对于温疟，叶氏则以白虎加桂枝汤治之。

（9）麻杏石甘汤（《伤寒论》）　原

方主治喘而无大热者。叶氏用此方治疗"外蕴为寒，内伏为热"，肺气闭塞，宣降失司之证。如风温、麻疹、失音、咳喘等，均以此为主方。若外寒已经化热，或温邪上受，则以薄荷代麻黄，并加连翘以轻透。若气分之热渐炽，热邪由气入血，则加栀子、郁金。若喉痹，则加射干。若痰湿则加苡仁。

（10）麦门冬汤（《金匮要略》）原方主治"火气上逆，咽喉不利"之虚喘咳逆。叶氏将此方化裁为益胃汤，并将其广泛用于温病、脾胃病、咳嗽、失音、咳血、衄血、中风、痿、疟等病证。

（11）真武汤（《伤寒论》）原方主治太阳病发汗，汗出仍不解，其人头眩身瞤动，振振欲擗地，以及少阴病二三日不已，至四五日，腹痛，小便不利，四肢沉重疼痛，自下利，或咳，或小便利，或下利，或呕者。其病机为肾阳不足，水气为患。叶氏将此方主要用于脾肾阳虚，以治水湿痰饮所致的各类病证，如，咳、喘、呕、呃、水肿、腹满、下利、脘闷和疟疾等。对脾肾阳虚水湿痰饮所致之肿胀，叶氏用此尤多，化裁也比较灵活。多去白芍而加厚朴、广皮调气宽中；或加草蔻、草果、辟秽化湿；或加荜拨温中散寒；或加人参、益智仁、菟丝子温补脾肾。

（12）旋覆花汤（《金匮要略》）原方主治肝着，其人常欲蹈其胸上。其病机为肝脉瘀阻。叶氏则将此用于肝郁痰滞，营血痹阻或瘀血阻滞，经脉不利所致的多种疾病。如胁痛、郁怒、脘痛、腹胀、积聚、咳喘、噎膈、营卫不调和月经异常等。在叶氏所创的络病辨治理法中，此方更被叶氏作为治疗络病的代表方。痰滞者，此方加苡仁、冬瓜仁、橘红；喘咳者，加半夏；瘀滞者，加桃仁、当归须、红花，或再加入柏子仁以养营。对月经先期或淋漓不断者，以红花代新绛，加当归须、柏子仁、橘红。

（13）旋覆代赭石汤（《伤寒论》）原方主治伤寒解后"心下痞，噫气不除"。叶氏用此治疗多种肝病、胃病或肝胃同病所致的病证，如呕吐、冲逆、便溏等。若胃寒者，加生姜、附子；中虚者，加人参、白术；营虚者，加麦冬、白芍；肝虚胃馁者，加甘麦大枣；寒饮冲逆者，加吴萸、乌梅、川椒；火逆者，加黄连、干姜。

（14）肾气丸（《金匮要略》）原方主治虚劳、痰饮、消渴。叶氏用此方治疗肾阳不足的多种病证，如喘促、停饮、跗肿、呕吐、晨泄等。虽然前人用此已有先例，但叶氏对此方的加减，却自有特色。其中，用肾气丸治疗冲脉虚寒之足痿，则是叶氏对此方应用的发展与创新。

（15）甘麦大枣汤（《金匮要略》）原方主治妇人脏躁。叶氏将其用于心营或肝阴不足、温病阴伤气脱、胃津亏虚，以及因产后或崩漏阴伤所致的多种病证。如，抽搐痉厥、产后郁冒、口干渴饮、心悸、心烦不寐，或惊恐畏惧，或哭笑无常等。若虚风内动者，加阿胶、生地、白芍、龙骨、牡蛎；若对产后郁冒者，加桂枝、龙骨、牡蛎；若温病阴伤气脱者，加人参、龙骨；若胃津伤而口渴者，加麦冬、白芍；若崩漏阴伤阳乘，致口渴，汗出，寒热，脉数者，加当归、白芍、甘草。

叶氏除善用和频用上述仲景方之外，对其他古代名方，也化裁应用不少。如千金苇茎汤、二陈汤、参附汤、滋肾通关丸、牛黄清心丸、藿香正气散等，叶氏都有创造性的应用和发展。由此不难看出，精于外感内伤之治，善于化裁古方是叶天士学术的重要特点。

3. 阐述脾胃分治之理，倡导甘润养胃之法

在内伤杂病的辨治方面，叶氏深受东垣学说的影响，在学术上他重视脾胃在人体的重要作用，更十分重视脾胃病证的辨证和治疗。如《叶案存真》一书，共收载医案 1100 余案，其中，属脾胃病者达 179 案，占该书案例总数的 15.2%。又如，《临证指南·虚劳》说："上损及胃，下损及中，皆在难治之例"，对"上下交损"之证，叶氏则强调"当治其中"。由此足见叶氏对脾胃病证的重视程度和研究的广度与深度。

在脾胃病辨治方面，叶氏一方面继承了东垣补脾升阳之说，对证属脾阳不足者，常用东垣方加减，如补中益气汤、清暑益气汤等，均属叶氏治疗脾胃病证的常用方剂。另一方面，叶氏更阐述了脾胃分治之理，创立了胃阴辨治之说，补充和发展了东垣脾胃学说。

叶氏认为，脾与胃虽同属中土，但其功能有别，治法亦有所不同，并在学术上明确提出了"胃喜润恶燥"的观点和脾胃分治的主张。如，《临证指南医案·脾胃》治王姓案云："阳土喜柔，偏恶刚燥，若四君、异功等竟是治脾之药。腑宜通即是补，甘濡润，胃气下行亦有效验。"在同篇孙氏案中，叶氏又强调治胃不可采用温热治脾之法。该案云："刚补不安，阳土不耐辛热。"其门人华岫云氏则将叶氏上述思想，总结为"脾喜刚燥，胃喜柔润"。他说："今观叶氏之书，始知脾胃当分析而论也。盖胃属戊土，脾属己土。戊阳己阴，阴阳之性有别也。脏宜藏，腑宜通，脏腑之体用各殊。①"又说："观其立论云，纳食主胃，运化主脾。脾宜升则健，胃宜降则和"。又云："太阴湿土，得阳始运；阳明燥土，得阴自安，以脾喜刚燥，胃喜柔润也。②"现今叶氏及其门人关于"脾喜刚燥，胃喜柔润"思想，已成为学术界公认的中医学基本原理之一。

在降胃和胃的治疗方面，叶氏非常重视胃阴的作用，并倡导了以甘平或甘凉濡润为主的濡养胃阴之法。在具体用药上，叶氏本仲景麦门冬汤之意化裁，喜用沙参、麦冬、石斛、扁豆、山药、粳米、甘草之类。华氏总结叶氏的经验说："所谓胃宜降则和者，非用辛开苦降，亦非苦寒下夺以损胃气，不过甘平、或甘凉濡润，以养胃阴，则津液来复，使之通降而已矣。③"

甘平或甘凉濡润养胃阴之法，在叶氏著述中应用非常广泛。在温病、咳嗽、肺痿、血证、泄泻、呕吐、虚损、不食、便秘、失音等多种病证中，叶氏均有使用此法的案例。

如《临证指南医案·肺痿》治徐姓案云："肺痿，频吐涎沫，食物不下，并不渴饮，岂是实火，津液荡尽，二便少。宗仲景甘药理胃，乃虚则补母，仍佐宣通脘间之扞格。"其用药为："人参、麦冬、熟半夏、生甘草、白粳米、南枣肉"。此案病属肺痿，叶氏根据"虚则补其母"之法，不治肺金而治其母。在补肺之母时，不用甘温之药以补脾，而用甘平之药以养胃阴，体现了叶氏脾胃分治和甘平濡养胃阴的思想，同时，也反映了叶氏对"养胃阴"之法应用的广泛程度。

应当指出，甘平甘凉清养胃阴，虽然是叶氏在学术上的创新，但叶氏治辨治胃病，却并不局限于此法。对于胃气虚损，胃阳不足者，叶氏并不排除对辛热刚药的

① 《临证指南医案·脾胃》华按。
② 《临证指南医案·脾胃》华按。
③ 《临证指南医案·脾胃》华按。

使用。如《临证指南医案·脾胃》治周姓案："脉缓弱，脘中痛胀，呕涌清涎，是脾胃阳微，得之积劳，午后病甚，阳不用事也。大凡脾阳宜动则运，温补极是，而守中及腻滞皆非，其通腑阳间佐用之。"其用药为："人参、半夏、茯苓、生益智、生姜汁、淡干姜"，此案即使用了干姜、益智之类辛热药。

叶氏所谓"通补阳明"，除对胃阴不足者使用麦门冬汤之外，还根据不同情况，辨证用药。若胃气虚者用大半夏汤；胃病阴阳两虚者，用建中汤；胃虚络阻者，用旋覆花汤。

4. 发展前人"中风"学术，倡导阳化内风之说

关于"中风"之病机，《内经》至唐宋以前医籍，多从"外中风邪"立论。如《灵枢·刺节真邪论》云："虚风之贼伤人也，其中人也深，不能自去。"《金匮》亦认为中风系"脉络空虚"，外中风邪所致。《诸病源候论·中风候》则认为"由血气偏虚，则腠理开，受于风湿"。

金元以后，医家们对中风病机，有了新的认识，并产生了一些观点不同的新学说。刘河间之论专主火热，并已认识到中风乃因调摄失宜所致。对中风病机，刘氏则认为系由肾水虚衰，心火无制，以致心火暴甚，火甚制金，金不平木，终致肝风内动。刘氏云："平日衣服饮食，安处动止，精魂神志，性情好恶，不循其宜而失其常，久则气变而为病也。或心火暴甚，而肾水衰弱，不能制之，热气怫郁，心神昏冒，则筋骨不用，卒倒而无所知，是为僵仆也。甚则水化制火，热盛生涎，至极则死，微则发过如故，至微者但眩瞑而已，俗云'暗风'。由火甚则制金，不能平木，故风木自甚也。[①]"刘氏此论已对中风病因病机，提出了与前人不同的新认识。

李东垣认为中风之发，当责之于本气自虚。李氏云："中风者，非外来风邪，乃本气自病也。凡人年逾四旬，气衰者多有此疾。壮岁之际无有也。若肥盛，则间有之，亦形盛气衰如此。[②]"东垣此论明确否定了关于中风病机的"风邪外中"之说，强调了其发病因素在"内"而不在"外"，"气衰"才是中风发病的主要因素。

朱丹溪亦明确否定外中风邪之论，但他认为中风病机属湿痰化热，热甚生风。《丹溪心法·中风》云："《内经》以下，皆谓外中风邪。然地有南北之殊，不可一途而论。惟刘守真作将息失宜，水不能制火，极是！由今言之，西北二方，亦有真为风中者，但极少尔。东南之人多是湿土生痰，痰生热，热生风也。"

在刘、李、朱之后，王安道又有"真中风"与"类中风"之说。王氏认为《内经》、仲景所言者为真中风，河间、东垣、丹溪所言者为类中风。虞天民则认为，中风因气、湿、痰、火挟风而作。张景岳结合自己的临床实践，批判继承了前人关于中风的学说，更明确提出了"中风非风"之论，确立了"非风"的病名，强调中风与风邪无关。张氏指出：非风之病因于"七情内伤，或酒色过度，先伤五脏之真阴"，其病机为"阴亏于前，而阳伤于后，阴陷于下，而阳浮于上，以致阴阳相失，精气不交[③]"。

叶天士继承了前人关于中风非外中风邪之论，并结合自己的临床经验，倡导了"阳化内风"之说，在内风病机认识和辨治方面发展了前人学说。叶氏认为，凡眩

① 《素问玄机原式·火类》。
② 《医学发明》卷九"中风有三"论。
③ 《景岳全书·非风·论气虚》。

晕、耳鸣、头胀、心悸、不寐、肢麻、肢体痿躄、猝厥、音喑语涩、歪斜等证，多与内风有关，其最基本的病机则是"身中阳气之变动"①，而身中阳气变动，又总与厥阴肝木有关。厥阴肝木体阴用阳，在生理上与全身脏腑的关系极为密切。叶氏门人华岫云根据叶氏对肝的认识，阐述了肝的生理及其与其他脏腑的关系。他说："肝为风木之脏，因有相火内寄，体阴用阳，其性则主动主升，全赖肾水以涵之，血液以濡之，肺金清肃下降之令以平之，中宫敦阜之土气以培之，则刚劲之质，得为柔和之体，遂其条达畅茂之性。"② 因此，凡能导致肝失条达之性，柔和之体的任何因素，均可导致"身中阳气变动"，而最终导致内风形成。通观叶氏医案，可知其对内风病机的认识和辨治理法，大致可分如以下几种。

（1）肝肾阴亏，阳亢不潜　大量的叶氏医案说明，肝阴亏虚，阴不制阳，阳亢不潜，或肾精不足，水不涵木，都是内风形成的重要病机。《临证指南医案·肝风》治梁姓案云："木火之质，复加郁悖，肝阴愈耗，厥阳升腾。"治沈姓案云："阳动莫制，皆少阴少藏。"治某姓案云："下元水亏，风木内震。"治胡姓案云："阴虚液耗，风动阳升。"《临证指南医案·眩晕》治某姓案云："水亏不能涵木，厥阳化风鼓动，烦劳阳升，病斯发矣。"《临证指南医案·中风》治张姓案又云："肝肾精血残惫，虚风内动。"

叶氏认为治疗肝肾阴亏，阳亢不潜的内风证，"非发散可解，非沉寒可清"，并对此提出了新的辨治方法。对肝阴不足者，用"养肝阴以和阳"；对肾精不足，下元亏虚者，用"填镇固摄"；对水不涵木，肝肾阴虚者，或"静药补润"，或"辛甘化风"，或"和阳镇摄"，或"和阳

熄风"，或"滋液熄风，温柔药涵养肝肾"，或"缓肝急以熄风，滋肾液以驱热"。因"肝为刚脏，而肾脏恶燥"，并指出"肝为刚脏，非柔润不能调和"。同时，还主张根据不同情况，扭以"介类潜之，酸以收之，味厚以填之"。

养肝阴，滋肾液，补精血，常用生地、女贞、旱莲、麦冬、熟地、阿胶、白芍、山茱萸、天麻、首乌、肉苁蓉、沙苑子、枸杞之类。介类潜阳，常用牡蛎、龟板、石决明等。

如《临证指南医案·肝风》治某姓案："下元水亏，风木内震，肝肾虚，多惊恐，非实热痰火或攻劫者"；药用"生地、清阿胶、天冬、菊花炭、女贞实"。同篇治丁姓氏案："因萦思扰动五志之阳，阳化内风，变幻不已。夫阳动莫制，皆脏阴少藏。自觉上实下虚，法当介以潜之，酸以收之，味厚以填之，偏寒偏热，乌能治情志中病。"；药用"熟地、萸肉、五味、磁石、茯神、青盐、鳖甲胶、龟板胶"。

又如《临证指南医案·中风》治汪姓案："左肢麻木，膝盖中牵纵忽如针刺。中年后精血内虚，虚风自动，乃阴中之阳受损"；药用：淡苁蓉干、枸杞、归身、生虎骨、沙苑、巴戟天、明天麻、桑寄生。再如《种福堂公选医案》治陈姓晕眩麻木案："操劳动怒，耳鸣巅胀，晕眩肢麻，内起火风，皆厥阳之化。中年以后，男子下元先虚，虑其仆中，议填镇固摄"；药用"熟地、玄武版、灵磁石、五味子、山萸肉、炒杞子、天冬、牛膝、青盐"。

（2）营阴不足，血虚生风　叶氏认为，营血内耗，也是形成内风的重要病机。《临证指南医案·肝风》治某妪案即

---

① 《临证指南医案·肝风》。
② 《临证指南医案·肝风》华按。

指出："营液内耗，肝阳内风震动"，《临证指南医案·眩晕》治严姓案亦有"营虚，内风逆"的论述。此类证型多见心悸，眩晕，少寐等证。常用滋阴养血，安神熄风，或兼以"益心气，通肝络"的方法治疗。药如：生地、阿胶、白芍、柏子仁、茯神或酸枣仁汤之类。如《临证指南医案·肝风》治某妪案："脉右虚左数，营液内耗，肝阳内风震动。心悸，眩晕，少寐"；药用"生地、阿胶、麦冬、白芍、小麦、茯神、灸甘草"。又如《临证指南医案·眩晕》治严姓案："营虚，内风逆，心悸头晕"；药用"炒杞子、柏子仁、三角胡麻、川斛、生左牡蛎、冬桑叶"。

对于营液内耗而致心火亢上者，常用养阴和阳，兼以益心气，清心热。养阴和阳用生地、元参之类，益心气用人参，清心热用犀角、黄连、竹叶之类。如《临证指南·中风》治某妪又案："心火亢上，皆为营液内耗。先以补心汤，理心之用"；药用"人参、川连、犀角、元参、鲜生地、丹参、卷心竹叶"。

（3）中土虚衰，肝胃失调 叶氏认为，中土虚衰，肝失其养，肝阳无制而亢动，也是形成内风的重要病机。如《临证指南医案·肝风》治陆姓案云："肝风阳气，乘阳明之虚上冒"，同篇江姓案将肝风未熄责之于"胃津内乏，无以拥护"，席姓案云："阳明脉衰，厥阴暗旋不熄"。《临证指南医案·中风》治唐姓案云："凡肢体缓纵不收者，皆属阳明气虚"。治胡姓案云："阳明脉络已空，厥阴阳气易逆"。治张姓案云："阳明脉虚，加以愁烦，则厥阴风动，木横土衰"。此型患者在临床上多表现为肢体麻木或痿废，口眼歪斜，头风疼痛，不饥不纳等。叶氏疗此，多以"理阳明"为主，再根

据不同情况采用以下治法。

清养阳明：适用于胃阴不足，肝风内动而偏热者。常用人参、茯神、炒麦冬、生谷芽、南枣，或用酸枣仁汤去川芎加人参。如《临证指南医案·肝风》治江姓案："左胁中动跃未平胃津内乏，无以拥护，此清养阳明为最要。盖胃属腑，腑强不受木火来侵，病当自减，与客邪速攻迥异"。药用"酸枣仁汤去川芎，加人参"。

甘温益气：适用于脾阳虚衰，中气不足者。常用黄芪、人参、白术之类。如《临证指南医案·中风》治刘姓案："神伤思虑则肉脱，意伤忧愁则肢废，皆痿象也。缘高年阳明脉虚，加以愁烦，则厥阴风动，木横土衰，培中可效。若穷治风痰，便是劫烁则谬"；药用"黄芪、于术、桑寄生、天麻、白蒺、当归、枸杞、菊花汁，加蜜丸"。又如，同篇治唐姓案："男子右属气虚。麻木一年，入春，口眼歪斜，乃虚风内动，老年力衰。当时令之发泄，忌投风药，宜以固卫益气"；药用"人参、黄芪、白术、灸草、广皮、归身、天麻、煨姜、南枣"。又指出："凡中风症，有肢体缓纵不收者，皆属阳明气虚，当用人参为首药，而附子、黄芪、灸草之类佐之"。再如《临证指南医案·肝风》治席姓案："脉来弦动而虚。望六年岁，阳明脉衰，厥阴内风暗旋不熄，遂致胃脉不主束骨以利机关，肝阳直上巅顶，汗从阳气泄越。春月病发，劳力病甚。此气愈伤，阳愈动矣，法当甘温益气。攻病驱风，皆劫气伤阳，是为戒律"；药用"人参、黄芪、当归、灸草、冬桑叶、地骨皮、花粉"。

封固护阳：若阳气不藏，内风动越，见汗泄烦躁，里虚欲暴中者，虽参、附之甘温辛热亦在其应用之列。如，《临证指南医案·中风》治周姓案："大寒土旺节

侯，中年劳倦，阳气不藏，内风动越，令人麻痹。肉瞤心悸，汗泄烦躁，乃里虚欲暴中之象。议以封固护阳为主，无暇论及痰饮他歧"；药用"人参、黄芪、附子、熟术"。

化痰熄风：适用于湿痰挟风或痰热生风之证。湿痰挟风者药用二陈汤化裁加天麻、钩藤之类。如《临证指南医案·肝风》治孙姓案："胃虚，肝风内震，呕痰咳逆，头痛眩晕，肢麻，汗出寒热"；药用"二陈汤加天麻、钩藤"。若正气不足兼痰热阻滞者，以固护正气为主，佐以宣利痰热。固护正气，用人参、茯苓之类。宣利痰热，用半夏、竹沥、菖蒲之类。如《临证指南医案·肝风》治汪姓案："如寐舌瘖，面赤亮，汗出。未病前一日，顿食面颇多。病来仓猝，乃少阴肾脏阴阳不续，厥阴肝风突起，以致精神冒昧。今七、八日来，声音不出，乃机窍不灵。治法以固护正气为主，宣利上焦痰热佐之。若地、冬养阴，阴未骤生，徒使壅滞在脘。急则治标，古有诸矣"；药用："人参、半夏、茯苓、石菖蒲、竹沥、姜汁"。

解郁和中：适用于阳化内风之肝胃不和者。药用枸杞子、酸枣仁柔肝，半夏曲、橘红、茯苓和胃。如《临证指南医案·肝风》治沈姓案："色苍形瘦，木火体质，身心过动，皆主火化。夫吐痰冲气，乃肝胆相火犯胃过膈，纳食自少，阳明已虚。解郁和中，两调肝胃，节劳戒怒，使内风勿动为上"；药用"枸杞子、酸枣仁、炒柏子仁、金石斛、半夏曲、橘红、茯苓"。按：此案虽言"肝胆相火犯胃过膈"，但据其用药分析，可知此案当属肝阴不足兼胃气不和之证，其热象必不明显。

（4）五志化火，烦劳扰动　叶氏认为七情过极，五志化火，可以扰动身之阳气而致风从内生。如《临证指南医案·肝风》治曹姓案云："离愁菀结，都系情志中自病……刘河间谓将息失宜，火盛水衰，风自内起，其实阴虚阳亢为病也。"《临证指南医案·中风》治卢姓案云："嗔怒动阳，恰值春木司升，厥阴内风乘阳明脉络之虚，上凌环绕耳后清空之地，升腾太过，脂液无以营养四末，而指节为之麻木，是皆痱中根萌。"《临证指南·肝风》治王姓案："惊恐恼怒动肝，内风阳气沸腾。"

七情过极，五志化火导致内风的主要病理，是内生火热，损伤阴液，阴不制阳，阳亢化风，即叶氏所谓"阴虚阳亢"。操持积劳，劳倦过度导致内风的病理，主要是"神耗精损，阴不上朝"，致气阴两虚，虚风内作；或烦劳扰动，阴虚血热，风阳亢动。叶氏治疗此类病证，除强调"安静勿劳"之外，常采用以下方法。

滋阴清热，养血熄风：适用于五志过极，火热内生，阴液受伤，阴虚风动之证。滋阴养血，药如阿胶、生地、天冬、白芍之类。清热熄风，药如菊花、钩藤、白蒺，甚则犀角、羚羊之类。如《临证指南·肝风》治某姓案："操持惊恐，相火肝风上窜，目跳头晕，阴弱欲遗，脉左弦劲，右小平。"药用"生地、白芍、丹皮、钩藤、天麻、白蒺、黄菊花、橘红"。

生津益气，养血熄风：适用于气阴两虚之者。生津益气，用生脉散加味。养血熄风，用女贞、白芍、天冬、首乌、黑芝麻之类。如《临证指南·中风》治沈姓案："操持经营，神精耗损，遂令阴不上朝，内风动跃，为痱中之象。治痰、攻劫、温补，阴愈损伤，枯槁日甚，幸以育阴熄风小安。今夏热益加发泄，真气更虚，日饵生津益气勿怠。大暑不加变动，再商调理，固本丸去熟地加北味"；药用"天冬、生地、人参、麦冬、五味"。"养血熄风"，兼风阳亢动者，先用清热熄风，再用生津益气或养血熄风。清热熄风，用犀角、羚羊、连翘、钩藤、桑叶之类。若兼痰蒙机窍闭塞者，加菖蒲、郁金、胆星、竹沥之类。

清热熄风，化痰开窍：适用于阴虚风动，兼阳气暴升，机窍闭塞者，当急用清热熄风，化痰开窍之法，再用滋阴熄风。或以养阴熄风兼清热为治。清热熄风，药如犀角、羚羊。化痰开窍，药如竹沥、胆星、郁金、菖蒲。《临证指南医案·肝风》治吴姓案："脉弦小数，形体日瘦，口舌糜碎，肩背掣动，肢节麻木，肤腠瘙痒，目眩晕，耳鸣，已有数年。此属操持积劳，阳升内风旋动，烁筋损液。古谓之壮火食气，皆阳气之化。先拟清血分中热，继当养血熄其内风，安静勿劳，不致痿厥"。先用"生地、元参、麦冬、丹参、犀角、羚羊角、连翘、竹叶心"等"清血分中热"，继以丸方："何首乌、生白芍、黑芝麻、冬桑叶、天冬、女贞子、茯神、青盐"，以"养血熄其内风"。同篇治"陈"氏案，其治疗大法也基本相同。该案因烦劳扰动，阳气暴升，火风偏亢，机窍闭阻，故急用清热熄风开窍之法，药如"犀角、羚羊角、郁金、菖蒲、胆星、钩藤、连翘、橘红、竹茹、姜汁"等，"清络得效"之后，再用养阴熄风兼清热为治。药如"犀角、羚羊、郁金、菖蒲、连翘、生地、元参、广皮、竹沥、姜汁"等。

5. 阐明络脉受病之理，创立络病辨治之说

关于络脉的生理病理，《内经》早有论述。如《素问·经络论》即讨论了络脉生理，指出了"阴络之色应其经，阳络之色变无常，随四时而行"的生理特点。《灵枢·百病始生》篇则论述了因劳力而致络脉受病的病因、病机和临床表现。该篇云："用力过度，则络脉伤。阳络伤则血外溢，血外溢则衄血。阴络伤则血内溢，内溢则后血。肠胃之络伤，则血溢于肠外。"

《金匮要略》已有了关于鳖甲煎丸治疗疟母和旋覆花汤治疗肝著的记载。《金匮·疟病脉证并治》云："病疟以月一日发，当以十五日愈，设不瘥，当月尽解；如其不瘥，当云何？师曰：此结为癥瘕，名曰疟母，急治之，宜鳖甲煎丸。"《金匮·五脏风寒积聚病脉证并治》云："肝著，其人常欲蹈其胸上，先未苦时，但欲饮热，旋覆花汤主之。"

《金匮》之后，历代也有一些散见的关于辨识和治疗经络瘀滞病证的论述，但是，包括《内经》和《金匮》在内，叶氏之前的历代所有文献，均没有形成比较完整的关于络脉受病的辨治理法。叶氏关于络脉受病的论述，虽也散见于各医案之中，然而通过对其有关医案的分析不难看出，叶氏已在继承前人学术的基础上，总结出比较完整的络病辨治理法，从而发展了前人的学术成果。现将其要点归纳如下。

（1）外感内伤皆致病，新病久病皆入络

络脉受病，因素甚多，六淫、七情、痰饮、瘀血均可导致络脉阻滞而形成多种病证。如《临证指南医案·肿胀》治某姓案："性燥，气有余便是火。肝胆中木火入络，成形为胀，便溺皆赤，喉痛声嘶，痰血。肝病过膈犯肺，久延为单腹胀，难治。"此言七情过极而致络病。

《临证指南医案·积聚》治王姓案云："骑射驰骤，寒暑伤形，皆令阳气受伤。三年来，右胸胁形高微突，初病胀痛无形，久则形坚似梗，是初为气结在经，久则血伤入络"，又云："怒劳努力，气血交乱，病必旋发。"此言过劳而致络病。

《临证指南医案·痰饮》治某姓案云："夏季阳气大升，痰多呛咳，甚至夜不得卧，谷味皆变，大便或溏或秘。诊右脉大而弦，议以悬饮流入胃络。"此言痰饮致病。

《临证指南医案·便血》治计姓案云："瘀血必结在络，络反肠胃而后乃下，此一定之理。平昔劳形奔驰，寒暄饥饱致伤，苟能安逸身心，瘀不复聚。"此言饮食失节与过劳成瘀致络病。

以上皆属因内伤而致络病的例证。在叶氏著述中，还有不少关于外感邪气入里，致络病的论述。如《幼科要略·受热厥逆》云："夏令受热，昏迷若惊，此为暑厥。即热气闭塞孔窍所致，其邪入络，与中络同法。"此言外感热邪致络病。

《临证指南医案·痉厥》治杨姓案云："暑由上受，先入肺络，日期渐多，气分热邪逆传入营。"此言暑邪致络病。

《临证指南医案·疟》治牛姓案云："初病舌白，干呕，湿邪中于太阴脾络，湿郁气滞。"《种福堂医案》治计姓案："精神未复，小暑泛潮，外湿与内湿并合，致伤脾胃之络。"此言湿邪致络病。

《临证指南医案·痿》治某姓案云："头目口鼻㖞斜，继则足痿，此邪风入络。"此言风邪致络病。

由于络脉受病的原因很多，因而其临床表现复杂，涉及的病种也很多。在叶氏有关胁痛、肩胛痛、痹证、痿证、胃脘痛、腹痛、泄泻、便血、疟疾、癥瘕，以及湿热、暑热和温热等医案中，都载有关于络病的案例。

对于络病的形成，叶氏较为强调"久病入络"的观点。如《临证指南医案》"痰饮"、"积聚"、"疟"、"暑"等篇中，即有"初为气结在经，久则血伤入络"，"其初起在经在气，其久入络入血"，"凡久恙必入络"以及"暑风久入络"之类论述。叶氏"久病入络"的观点，已为后世较多学者所熟悉。但是，如果对叶案仔细进行分析，便可知络病的形成，并不限于久病，新病同样可以入络。如前述《幼科要略》关于暑厥之论，《临证指南医案》治杨姓痉厥案关于"暑由上受先入肺络"之论，以及治牛姓疟案关于"初病舌白，干呕，湿邪中于太阴脾络"之论，均属新病入络之例。

（2）络脉受病分虚实，实者祛邪虚扶正

通观叶氏医案，络病大致可分两大类型。一类因邪气痹阻，络脉不通。如前述暑、湿、风等外感六淫之邪及痰饮、瘀血等内生之邪所致络病。另一类则因络脉空虚，脉道失营而为病。对于实者自当以祛邪为主，虚证则当以扶正为重。然而，因络脉为病，成因复杂，病证各异，因而其治疗方法甚多，临证必须仔细分析病情，正确把握病机，合理遣方用药，才能取得满意疗效。现将叶氏治疗络病的常用方法归纳如下。

① 辛香甘温通络　此法应用甚广，常用于络脉痹阻所导致的胃脘痛、胁痛、周痹疼痛、积聚以及营卫气伤，络脉不和等多种病证。辛以通络，意在借辛药通行之力，宣通络脉气血，使气血调畅，邪去正安。此法又分以下若干种类。

辛温通络：适用于阴寒入络之实证。此法又包括"辛温通络"、"辛香温通"、"辛香缓通"等法。主要采用辛温香通的药物，如当归、肉桂、生姜、延胡、橘核，甚则荜拨、吴萸之类，以温散络脉之寒邪，宣通络脉之气血。如《临证指南医案·积聚》治曹姓案："著而不移，是为阴邪聚络，诊脉弦缓，难以五积肥气攻治，大旨以辛温入血络治之"；药用"当归须、延胡、官桂、橘核、韭白"。又如，《临证指南·胁痛》治郭姓案："痛必右胁中有形攻心，呕吐清涎，周身寒凛，痛止寂然无踪，此乃寒入络脉，气乘填塞阻逆，以辛香温通法"；药用"荜拨、半夏、川楝子、延胡、吴萸、良姜、蒲黄、茯苓"。

辛甘温通络：适用于脾阳气不足，络脉空虚之虚证，或肝络久病，悬饮流入胃络，或气虚不运兼瘀血阻络之虚实夹杂证。用甘温益气配辛温通络，或佐以理气活血之法。甘温益气药如人参、茯苓、大枣。辛温通络药如肉桂、附子、生姜之类。理气活血如木香、陈皮、半夏、当归、桃仁之类。

如《临证指南医案·痰饮》治施姓痰饮又案："肝络久病，悬饮流入胃络，致痛不已，议太阳阳明开阖法方"；药用"人参、茯苓、炙草、桂枝、煨姜、南枣"。此案言其用药之理为"胃虚以参苓阖阳明，且草桂开太阳，并辛香入络，用姜枣通营卫，生姜恐伐肝，故取煨以护元气，而微开饮气也"，体现了仲景治痰饮"当以温药和之"的原则。

又如，《临证指南医案·胃脘痛》治费姓脘痛案："劳力气泄阳伤，胸脘痛发，得食自缓，已非质滞停蓄，然初病气伤，久泄不止，营络亦伤。古谓络虚则痛也。攻痰破气不去病，即伤胃致纳食不甘，嗳噫欲呕，见胃阳伤败，当以辛甘温方"；药用"人参、桂枝、茯苓、炙草、煨姜、南枣"。

又如，《临证指南·噎膈反胃》治某姓噎膈案："胃痛得瘀血去而减，两三年宿病复起，食进痞闷，怕其清阳结而成膈，大意益气佐通，仍兼血络为治"；药用："人参、半夏、茯苓、新会皮、木香、生益智、当归、桃仁"。

②散寒化饮通络　适用于饮聚络中，因外感或内伤诱发，而致之哮喘证。对于此类病证，重在散寒化饮，以冀气降络通。叶氏常用小青龙汤去细辛治之。如《临证指南医案·痰饮》治潘姓哮喘案："远客路途，风寒外受，热气内蒸，痰饮日聚于脏之外，络之中。凡遇风冷，或曝烈日，或劳碌形体，心事不宁，扰动络中宿饮。饮泛气逆咳嗽，气塞胸膈，不思食物，著枕咳呛，吐稠痰。气降自愈，病名哮喘伏饮，治之得宜，除根不速，到老年岁，仍受其累耳"；药用"小青龙汤去细辛"。按：此案虽云此法可治"或曝烈日，或劳碌形体，心事不宁扰动络中宿饮"，但据其用药分析可知，此法只能用于外遇风冷，扰动伏邪所致之哮喘证。

③通阳宣行通络　适用于湿痹络脉，阳气大伤，病难去除之证。叶氏对此多采用温阳与利湿同用之法，以宣通络脉气机。常用附子、白术、苡仁、茯苓、萆薢等。如《临证指南医案·痹》治某姓痹证又案："湿痹脉络不通，用苦温渗湿小效，但汗出，形寒，泄泻，阳气大伤，难以湿甚生热例治。通阳宣行以通脉络，生气周流，亦却病之义也"；药用"生于术、附子、狗脊、苡仁、茯苓、萆薢"。

④芳香开窍通络　适用于邪气入络，孔窍闭塞，神志不清之类病证。除大剂清热之外，常用牛黄丸、至宝丹芳香开窍。如《临证指南医案·痉厥》治杨姓案："暑由上受，先入肺络，日期渐多，气分热邪逆传入营，遂逼心包络中，神昏欲躁，舌喑缩，手足牵引，乃暑热深陷，谓之发痉，热闭在里，肢体反不发热，热邪内闭则外脱，岂非至急？考古人方法，清络热必兼芳香开窍，以清神识。若重药攻邪，直走肠胃，与包络结闭无干涉也"；

药用"犀角、元参、鲜生地、连翘、鲜菖蒲、银花、化至宝丹"。又如《幼科要略·受热厥逆》云:"夏令受热,昏迷若惊,此为暑厥。即热气闭塞孔窍所致,其邪入络,与中络同法,牛黄丸、至宝丹芳香开窍可效"。

⑤秽药通络 适用于痧胀腹胀腹痛。常用阿魏丸之臭秽,以宣通络脉。如《叶天士晚年方案真本》卷下治屈姓案:"长夏患痧胀,两三月渐渐腹大,入夜腹胀。凡痧是臭污秽气,留聚入络,变出肿胀,议以秽药宣通";药用阿魏丸。

⑥降气通络 适用于肺气不降,络脉阻滞之证。常用苏子、橘红、降香、韭白之类。如《临证指南医案·吐血》治沈姓案:"左胁岑胀,攻触作楚,咳痰带血。无非络中不得宁静,姑进降气通络方";药用"降香汁、苏子、苡仁、茯苓、橘红、钩藤、白蒺、韭白汁"。

⑦清肝通络 适用于肝火炽甚,营热偏亢,络中有热而痹阻之证。常用羚羊、夏枯草、丹皮、栀子之类。如《临证指南医案·肝火》治陆姓案:"鼻左窍有血,左肩臂痛,皆君相多动,营热气偏,脉得右虚左数,先以清肝通络";药用:"丹皮、山栀、羚羊角、夏枯草、蚕沙、钩藤、连翘、青橘叶"。

⑧涤痰通络 适用于气聚痰凝而致的痕痞。常用蛤粉、白芥子、半夏、橘红、郁金等。如《临证指南医案·积聚》治吴姓案:"右胁有形高突,按之无痛,此属痕痞。非若气聚痰凝,难以推求。然病久仅阻在脉,须佐针刺宣通,正值伏天宜商",药用"真蛤粉、白芥子、瓜蒌皮、黑栀皮、半夏、郁金、橘红、姜皮"。

(3) 虫蚁搜剔络中邪,柔润养营络亦通

叶氏治疗络病,除采用前述方法之外,更倡导了独具特色的润药通补和虫药搜剔之法。现将此二法讨论如下。

①柔润养营通络 此法大致可分以下三类。

温润通络:适用于病入血络,经年绵延,络虚失养之虚证,或营卫气伤,络脉空乏,兼余邪未尽之虚实夹杂证。常以温润配以辛通或养营配以益气之品,意在攻补兼施或养正以祛邪。药如人参、当归、柏子仁、白芍、枸杞、鹿角、桂、姜之类,或用《金匮》旋覆花汤法。

如《临证指南·疟》治顾姓疟病又案:"经邪不尽,寒热未止,缘疟久营卫气伤,脉络空乏,屡进补法,仅能填塞络中空隙,不能驱除蕴伏之邪,拟进养营法,取其养正邪自却之意";药用"人参、当归、杞子、生白芍、茯神、桂心、炙草、远志、煨姜、南枣"。又如,同篇治"汪妪"疼痛案:"脉小涩,久因悒郁,脘痛引及背胁。病入血络,经年延绵,更兼茹素数载,阳明虚馁,肩臂不举,仓卒难于奏效,是缓调为宜,议通血络润补,勿投燥热动液";药用"归须、柏子仁、桂枝木、桃仁、生鹿角、片姜黄"。

再如《临证指南医案·诸痛》治黄姓疼痛又案:"痛而重按稍缓,是为络虚。一则气逆紊乱,但辛香破气忌进。宗仲景肝著之病,用金匮旋覆花汤法";药用"旋覆花、新绛、青葱管、桃仁、柏子仁霜、归尾"。

辛润通络:适用于精血耗损,络脉不和,或以阴柔滋养,络不能通之证。多以柔润滋养配以辛通之品,构成辛润之剂,药如柏子仁、生地、当归、桃仁、降香、泽兰等。如《临证指南医案·吐血》治胡姓案:"有年冬藏失司,似乎外感热炽,辛散苦寒,是有余实证治法。自春入夏,大气开泄,日见厌厌衰倦,呼吸喉息有声，胁肋窒板欲痛，咯呛紫血，络脉不和，议以辛补通调，不致寒凝燥结，冀免关格上下交阻之累"；药用"柏子仁、细生地、桃仁、降香、茯神"。

又如《临证指南医案·吐血》治罗姓吐血又案："因左脉坚搏，两投柔剂和阳益阴，血未得止，而右胸似痞，左胁刺痛。此少阳络脉经由之所，夫胆为清净之腑，阴柔滋养，未能宣通络中，是痛咳未罢，议以辛润宣畅通剂"；药用"桃仁、丹皮、归须、柏子仁、泽兰、降香末"。

清润通络：适用于阴液伤损，络脉空虚之证。常用白芍、生地、阿胶之类清润养阴之品以补虚通络。如《临证指南医案·产后》治倪氏案："小产半月颇安，忽然腰腹大痛，或攒膝跗足底，或引胁肋肩胛，甚至汤饮药饵呕吐无存，娠去液伤，络空风动，昔贤谓按之痛缓属虚，勿道诸痛为实"；药用"炙草、淮小麦、南枣、阿胶、细生地、生白芍"。

②虫蚁搜剔通络　虫药的运用，首见于仲景《伤寒杂病论》。该书有抵当汤治疗太阳病蓄血和鳖甲煎丸治疟母的记载。叶氏继承发展了仲景学术，将虫蚁之类药物用于络中血瘀久滞，而邪正相结的病证。

叶氏认为络病部位较深，发表攻里，扶正均难有建树，而虫蚁具有灵动迅速之性，可以直达病所，搜剔络中混处之邪。如《临证指南医案·疟》治李姓案云："其初在经在气，其久入络入血，由阳入阴……故参、芪不能固阳以益其虚，归、桂、地、芍无能养营以却邪矣……鳖甲煎丸，方中大意取用虫蚁有四：意谓飞者升，走者降，灵动迅速，追拔沉混气血之邪。盖散之不解，邪非在表；攻之不驱，邪非著里；补正却邪，正邪并树无益，故圣人另辟手眼，以搜剔络中混处之邪。"

在应用虫药治疗络病的具体实践中，

叶氏除用金匮鳖甲煎丸治疟母之外，还常用蜣螂、地龙、蜂房、山甲、全蝎、䗪虫之等药。在具体应用时，或配以柔润，或配以辛通，或配以理气活血，并多制成丸剂，取其缓攻。如《临证指南医案·疟》治某姓疟母案："阴疟两月，或轻或重，左胁按之酸痛，邪伏厥阴血络，恐结疟母，议通络以逐邪，用仲景鳖甲煎丸"。

又如《临证指南医案·痹》治鲍姓痹证案："风湿客邪留于经络，上下四肢流走而痛，邪行触犯，不拘一处，古称周痹，且数十年之久，岂区区汤散可效？凡新邪宜急散，宿邪宜缓攻"；药用"蜣螂虫、全蝎、地龙、穿山甲、蜂房、川乌、麝香、乳香"，并"以无灰酒煮黑大豆汁泛丸"。又如，同篇治"某"氏痹证案："痹痛在外踝，筋骨妨于行走，邪留经络，须以搜剔动药"；药用"川乌、全蝎、地龙、山甲、黑大豆皮"。此两案均系以虫蚁搜剔配以辛热温通之案例。

又如《临证指南医案·积聚》治王姓积聚案："骑射驰骤，寒暑劳形，皆令阳气受伤，三年来右胸形高微突，初病胀痛无形，久则形坚似梗，是初为气结在经，久则血伤入络。盖经络系于脏腑外廓，犹堪勉强支撑，但气钝血滞，日渐于痹，而延癥瘕，怒劳努力，气血交乱，病必旋发，故寒温消克，理气逐血，总之未能讲究络病工夫。考仲景于劳伤血痹诸法，其通络方法，每取虫蚁迅速飞走诸灵。俾飞者升，走者降，血无凝著，气可宣通。予攻积除坚，徒入脏腑者有间。录法备参末议"；药用"蜣螂虫、䗪虫、当归须、桃仁、川郁金、川芎、生香附、煨木香、生牡蛎、夏枯草"。此即以虫蚁搜剔配以清热与理气活血之案例。

6. 发挥奇经八脉病理，填补奇经辨

治空白

奇经八脉是人体经脉的组成部分之一，有关奇经八脉的论述，最早散见于《内经》各篇，但《内经》并无"奇经"之名。《内经》除对冲、任、督脉的论述较详外，对其他奇脉则论之较少。《素问·骨空论》论述了冲、任、督三脉的循行与病证，该篇云："任脉者起于中极之下，以上毛际，循腹，上关元，至咽喉，上颐循面入目。冲脉者，起于气街，并少阴之经，挟脐上行，至胸而散。任脉为病，男子内结七疝，女子带下瘕聚。冲脉为病，逆气里急。督脉为病脊强反折。督脉者，起于少腹以下骨中央，女子入系廷孔。其孔，溺孔之端也。此生病从少腹上冲心胸而痛，不得前后，为冲疝。其女子不孕，癃痔遗溺嗌干。"《素问·痿论》讨论了冲脉与带脉、督脉和阳明脉之间的关系，该篇云："冲脉者，经脉之海也，主灌渗谿谷，与阳明合于宗筋，阳明总宗筋之会，会于气街，而阳明为之长，皆属于带脉，而络于督脉。故阳明虚，则宗筋纵，带脉不引，故足痿不用。"对后世影响较大的则为《素问·上古天真论》关于"二七而天癸至，任脉通太冲脉盛，月事以时下，故有子……七七天癸竭，地道不通，形坏无子"的论述。此论阐述了冲任脉与肾气、天癸和月经的关系。此外，《素问·刺腰痛论》和《灵枢》个别篇章也有少量有关奇经的论述。

《难经》发展了《内经》理论，首先提出了"奇经"之名，并对奇经八脉的生理和病理作了全面的补充。"二十七难"明确提出，并阐述了"奇经八脉"概念。该条云："脉有奇经八脉者，不拘于十二经，何也？然，有阳维，有阴维，有阳跷，有阴跷，有冲，有督，有任，有带之脉。凡八脉者，皆不拘于经，故曰奇经八脉。"

"二十八难"更集中论述了奇经八脉的循行，及其与十二经的关系。该条云："其奇经八脉者，既不拘于十二经，皆何起何继也？然，督脉者，起于下极之俞，并于脊里，上至风府，入属于脑。任脉者，起于中极之下，以上毛际，循腹里上关元，至咽喉。冲脉者，起于气冲并足阳明之经，挟脐上行至胸中而散也。带脉者，起于季胁，回身一周。阳跷脉者，起于跟中，循外踝上行入于风池。阴跷脉者，亦起于跟中，循内踝上行至咽喉交贯冲脉。阳维、阴维者，维络于身，溢蓄不能环流灌溉诸经者也。故阳维起于诸阳会也，阴维起于诸阴交也。比于圣人图设沟渠，沟渠满溢，流于深湖，故圣人不能拘通也。而人脉隆盛，入于八脉而不环周。"

"二十九难"又集中讨论了奇经病理。该条云："奇经之为病何如？然，阳维维于阳，阴维维于阴。阴阳不能自相维，则怅然失志，溶溶不能自收持。阳维为病苦寒热，阴维为病苦心痛。阴跷为病，阳缓而阴急，阳跷为病，阴缓而阳急。冲之为病，逆气而里急。督之为病，脊强而厥。任之为病，其内苦结，男子为七疝，女子为瘕聚。带之为病，腹满，腰溶溶若坐水中。此奇经为病也。"

《难经》之后，唐·王冰在注《素问·上古天真论》时，有"冲为血海，任主胞胎"之论。其后，脏腑辨证理论有了很大的发展，但奇经理论却几乎处于停滞状态，历代医家极少论及对奇经辨治，更没有形成比较完善的奇经辨治理论或学说。

叶氏继承发展了《内经》和《难经》有关奇经的理论，融汇脏腑、十二经脉和奇经理论并结合自身临床经验，总结了前所未有的比较全面的理法方药相结合的奇经辨治学说，填补了奇经辨治的空白，为内伤杂病的治疗开辟了新的途径。现将其基本要点归纳如下。

（1）八脉各司其职，功能相互影响

叶氏认为，奇经为"脉海"，具有"担任"、"约束"、"总督"、"维续"、"护卫"、"包举"全身阴阳气血的功能。如《临证指南医案·崩漏》云："任脉为之担任，带脉为之约束，刚维跷脉之拥护，督脉以总督其统摄。"

八脉虽各司其职，但在生理上却相互联系，病理上亦互相影响。奇经既可单独受病，又可相互影响造成多脉同时受病。如《临证指南医案·泄泻》治某姓案："阴疟久伤成损，俯不能卧，脊强脉垂，足跗肿，乃督脉不用，渐至伛偻废疾。"此即一经单独为病之例。又如：《临证指南医案·产后》徐氏产后"冲脉逆，则诸脉皆动"案，以及同篇治陈氏"冲任督带伤损，致阴阳维跷不用"等，均属八脉之间相互影响致病之例。

（2）辨治奇经之病，重在气血和调

叶氏据其对于奇经生理功能的认识，提出了辨治奇经之病的基本要求是"务在气血调和"，并创造性地总结了奇经为病的治疗大法和虚实用药要点。如《临证指南医案·产后》将奇经病的"正治方法"概括为："阳宜通，阴宜固，包举形骸，和养脉络"，同篇还对奇经为病治分虚实的用药要点作了具体的说明。该篇云："奇脉之结实者，古人必用苦辛和芳香以通脉络，其虚者必辛甘温补佐以流行脉络，务在气血和调，病必痊愈。"

① 血肉有情，阳通阴固　对于奇经病虚证，叶氏倡导了温润通补或清润固摄之法，强调了血肉有情之品在奇经虚证中的应用。此法又分以下三类：

辛甘温润，柔阳通补：适用于奇经阳虚，气血失调所致之虚劳、痿证、疝瘕、月经失调及产后疾病等。常用辛甘温润的血肉有情之品，取其"补奇经而不滞"，并配以调补肝肾或辛温通剂，以达到"血肉充养"、"通补奇经"的目的。温润通补，血肉有情之品，如鹿茸、鹿角霜、鹿角胶、羊肉、羊肾、紫河车之类。调补肝肾之品，如熟地、苁蓉、枸杞、当归、菟丝、胡桃仁之类。辛温通剂，如桂枝、当归、生姜之类。

叶氏认为，应用此法意在"温养"，而非"温热"，竭力反对在此法适应证中使用桂附之辛热刚燥和知柏之沉降。如《临证指南医案·虚劳》云："精血皆有形，以草木无情之物为补益，声气必不相应，桂附刚愎，气质雄烈，精血主脏，脏体属阴，刚则愈劫脂矣。至于丹溪虎潜法，潜阳坚阴，用知柏苦寒沉著，未通奇脉，余以柔剂阳药通奇脉不滞，且血肉有情，栽培人身精血。"《临证指南医案·产后》又说："产后下焦先虚，继及中宫，乃血液脂膏之涸，桂附热燥更助劫烁，此温药是温养之义，非温热之谓。"

在柔剂阳药的具体应用中，又根据不同病情或以通补为主，或以升补佐以固涩，或以柔阳温养佐以镇固。固涩之药如覆盆子、禹余粮之类，镇涩之药如紫石英、白龙骨之类。若对奇脉阳虚摄纳无权，疾病趋势向下、向外者，如便血、淋浊、崩漏、脱肛等，多用温润升补佐以固涩。如《临证指南·便血》治陈姓便血案："脉左虚涩，右缓大，尾闾痛连脊骨，便后有血，自觉惶惶欲晕，兼之纳谷最少，明是中下交损，八脉全亏，早进青囊斑龙丸，峻补玉堂、关元，暮服归脾膏，涵养营阴，守之经年，形体自固"；药用"鹿茸、鹿角霜、鹿角胶、柏子仁、熟地、韭子、菟丝子、赤白茯苓、补骨脂"。方中"鹿茸壮督脉之阳，鹿霜通督脉之气，鹿胶补肾脉之血，骨脂独入命门以收散越阳气，柏子仁凉心以益肾，熟地味厚以填肾，韭子、菟丝就少阴以升气固精。"

又如《临证指南医案·淋浊》治夏姓淋浊案："案牍耗神，过动天君，阳燧直升直降，水火不交，阴精变为腐浊。精浊与便浊异路，故谢利清解无功，数月久延，其病伤已在任督。凡八脉奇经，医每置之不论，考孙真人九法，专究其事，欲涵阴精不漏，意在升固八脉之气，录法参末"；药用"鹿茸、人参、生菟丝粉、补骨脂、韭子、舶茴香、覆盆子、茯苓、胡桃肉、柏子霜、蒸饼为丸"。此即柔阳佐以升固之例。

若冲气上逆，疾病趋势向上者，则须配以重镇摄纳之品。如《临证指南医案·产后》治姚氏产后喘急案："面少华色，脉似数，按之芤涩，产后三年，从未经来，腹中有形，升逆则痛，肩背映胁，卒痛难忍，咳吐都是涎沫，著枕气冲欲坐，食减便溏，身动语言喘急。此乃蓐劳损极不复，谅非草木可以图悴。由下焦元海少振，惊恐馁弱，斯诸脉交动，拟益元气充形骸，佐重镇以理怯"；药用"人参、枸子、白龙骨、紫石英、羊肉"。此即柔阳佐以重镇固摄之例。

对奇脉阳虚不运而致之痿证、疝证、癥瘕、经闭、崩漏血中有块等，多以柔剂阳药佐以辛通之品。如《临证指南医案·癥瘕》治朱氏案："疝瘕腹痛有形，用柔温辛补"；药用"当归、生姜、羊肉"。又如《临证指南·痿》治某姓痿证案："症如历节，但汗出筋纵而痛，冬月为甚，腰脊伛偻形俯，据述未病前梦遗已久，是精血内损无以养筋骨，难与迫攻，议香茸丸"；药用"鹿茸、生当归、麝香、生川乌、雄羊肾"。又如《临证指南·崩漏》治某氏漏下成块案："停经三月，下漏成块，少腹膨痛，议和通奇脉"。此二案即以柔阳通补为主之例。

填髓充液，静药固涩：适用于下焦阴亏，奇经不固之证。常用龟板、鳖甲、牛骨髓、羊骨髓、猪骨髓、淡菜、阿胶之类填髓充液，血肉有情之品，并配以生地、女贞、旱莲、白芍，构成柔润清补之方，以达到填髓充液，固实奇脉的目的。

如《临证指南·虚劳》治王姓案："此少壮精血未旺，致奇脉纲维失护。经云：形不足者，温之以气，精不足者，补之以味。今纳谷如昔，当以血肉充养"；药用"牛骨髓、羊骨髓、猪骨髓、茯神、当归、湖莲、芡实"。又如《临证指南·崩漏》治张氏案："固补冲任，凉肝宁血"；药用人参、生地、阿胶、白芍、茯苓、鲜河车胶、石壳莲肉为丸"。同篇治某氏奇经不固之经漏案，也多次采用清补柔剂，药用"龟甲心、真阿胶、柏子仁、天冬、女贞实、旱莲草"等。再如《临证指南·产后》治吴氏阴虚液亏，奇经少贮案："原产后阴虚液亏，加以平时嗔怒，阳气暴升，络血不宁，奇空冲任少贮，淋带暗泄等症"；药用"阿胶、天冬、当归、白芍、淡黄芩、青蒿膏、女贞子、茯神、乌骨鸡"为蜜丸服。这些医案体现了叶氏用甘苦寒润，血肉有情之品治疗奇脉阴虚的学术思想。

阴阳俱损，龟鹿同进：对于阴损及阳或阳损及阴的奇脉病证，叶氏常采用督任同补，柔阳与清润同进，滋阴与补阳同用之法。如《叶天士晚年方案真本》治汪姓瘕泄淋痛案："视色究脉，损在奇经诸脉，晨起瘕泄，交晡夜溺淋痛楚。任督为阴阳二海，脂液枯竭，由阴损损及乎阳，引导令其渐交，非时下可以速功"；药用"人参、鹿茸、舶茴香、龟板心、生菟丝子粉、归身"，用生羊肾捣丸，鲍鱼汤下。

②苦辛芳香，温通脉络　适用于病寒凝气阻，奇脉失宣之实证或虚实夹杂证，常用苦辛芳香之品，宣通奇经络，其常用方法如下。

适用于寒凝气阻，奇脉失宣者，多用桂枝、当归、葱白、香附、川楝、乌药之类苦辛芳香而性温之药以宣通奇脉。如《临证指南医案·癥瘕》治谭氏案："瘕聚有形高突，痛在胃脘心下，或垂崇腰少腹，重按既久，痛势稍定，经水后期，色多黄白，此为冲脉为病，络虚则胀，气阻则痛。非辛香何以入络？苦温可以通降"；药用："延胡、川楝、香附、郁金、茯苓、降香汁、茺蔚子、炒山查、乌药"。又如同篇治"周"氏案："瘕聚结左，肢节寒冷，病在奇脉，以辛香治络"；药用"鹿角霜、桂枝木、当归、小茴、茯苓、香附、葱白"。

③清热宣通，调畅奇脉　适用于奇经为病之偏热或阴虚兼热者。常用黄芩、青蒿根、生地、丹皮、白芍之类甘苦寒药清热养阴，宣通奇脉。如《临证指南·调经》治顾氏案："经来筋掣腹痛，常有心痛干呕，此肝气厥逆，冲任皆病，务在宣通气血，温燥忌用，自可得效"；药用"川楝、丹皮、炒查、胡连、延胡、泽兰、归须、生白芍"。

又如：《临证指南医案·崩漏》治文氏案："产育频多，冲任脉虚，天癸当止之年，有紫黑血如豚肝。暴下之后，黄水绵绵不断，三年来所服归脾益气，但调脾胃补虚，未尝齿及奇经为病。论女科冲脉及是血海，今紫黑成块，几月一下，必积贮之血久而瘀浊有不得下之理。此属奇经络病，与脏腑无予。考古云：久崩久带，宜清宜通，仿此为法"；药用"柏子仁、细生地、青蒿根、淡黄芩、泽兰、樗根皮，接服斑龙丸"。

（3）八脉隶于肝肾，冲脉隶于阳明

叶氏认为，奇经八脉与肝肾和脾胃关系密切，彼此在生理上密切联系，在病理上相互影响。如《临证指南医案·调经》云："八脉隶乎肝肾"，《临证指南医案·崩漏》又云："夫奇经肝肾主司为多，而冲脉隶于阳明"。同时指出"脾胃阳伤，中气愈馁"，则"冲脉乏血贮注，洵有疾矣"。《临证指南医案·诸痛》更指出："肝肾下病，必留连及奇经八脉，不知此旨，宜乎无功"。

基于上述认识，叶氏在辨治奇经与肝肾和脾胃疾病时，十分重视肝肾或脾胃与奇经之间在病理上的相互影响，或以治肝肾脾胃之法以治奇经伤损，或以治奇经之法以治肝肾与脾胃为病。

①治肝肾或脾胃以治奇经伤损　主要适用于因肝肾或脾胃之伤，致奇经受病，而形成肝肾或脾胃与奇经同病者。如，《临证指南医案·肩臂背痛》云："凡冲气攻痛，从背而上者，系督脉主病，治在少阴。从腹而上者，治在厥阴，系冲任主病，或填补阳明，此治病之宗旨也。"

在这类疾病的辨治中，叶氏常根据患者病情采用不同治法，或以治肾为主，或肝肾同治，或脾肾双补，或肝胃两和，务在使气血和调，以促使疾病痊愈。如《临证指南医案·虚劳》治某姓案："少壮形身憔悴，身体前后牵掣不舒，此奇经脉海乏气，少阴肾病何疑？"药用"淡苁蓉、甘枸杞、当归、牛膝、沙菀、茯苓"。此即滋阴补肾治奇经之例。

如《临证指南·调经》治朱氏案："经水一月两至，或几月不来，五年来并不孕育，下焦肢体常冷。是冲任脉损，无有贮蓄，暖肝益肾主之"。此即奇经为病治肝肾之例。

如《临证指南医案·虚劳》治叶姓

案："病损不复，八脉空虚，不时寒热，间或便溏，虽步履饮食如常，周身气机尚未得雍和，倘调摄失慎，虚其反复，前丸药仍进，煎方宗脾肾双补法"。药用"人参、茯苓、广皮、炒沙菀、益智仁、炒菟丝"等，此即脾肾双补治奇经之例。

如《临证指南医案·调经》治秦氏月经失调案："气冲，心痛呕涎，气坠少腹为泻，经来后期，其色淡紫，病在冲脉，从厥阴阳明两治"；药用"川连、小茴、川楝子、归尾、炒半夏、茯苓、桂枝、橘红"。此即奇经为病，用肝胃同治之例。

如《临证指南·产后》治汪氏案："小产后冲气结瘕，是奇经八脉伤损。医谓病尚有形，金从瘀血施治。半年来肌肉大消，内热咯痰带血，食胃脘下，辄云腹痛。盖产后下焦真阴大亏，攻瘀清热，气味苦辛，是重虚其虚。药先入胃，既不中病，先戕胃口，致令饮食废矣。阴虚生热，经训灼然。只以胃口伤残，难予滋腻之药，此症延成蓐劳，必得饮食渐和，方有调病之理，见病治病贻害，岂可再循前辙，议肝胃两和方法"；药用"炒黑杞子、云茯神、柏子仁、生沙菀、焦当归、小茴、紫石英"。此即肝胃两和治奇经之例。

如《临证指南医案·调经》治朱氏案云："当节令呵欠烦倦，秋深进食，微有恶心，病起至今，月事不来。夫冲任血海，皆属阳明主司，见症胃弱，此阴柔腻滞当停，以理胃阳为务"；药用"人参、半夏曲、广皮白、生益智仁、煨姜"。此即奇经为病，单治阳明之证。

②治奇经以治肝肾或脾胃　主要适用于肝肾或脾胃与奇经同病，而治肝肾或脾胃无效者。对于奇经受病对肝肾与脾胃的影响，叶氏也有明确的论述。如《临证

指南医案·淋浊》中，便有"冲脉动而诸脉皆动，任脉遂失担任之司，下元何以固纳"？以及"专事欲涵阴精不漏，意在升固八脉之气"之论。叶氏门人邵新甫在总结叶氏治疗淋浊的经验时，更批评了对肝肾伤损，"但知治肝治肾，而不知治八脉之妙"的倾向。在具体治疗这类疾病时，或温润通补，或通阳摄阴，仍以气血和调为要。

如《临证指南医案·痿》治唐姓两足腰膝无力案："脉左沉下，右弦，两足腰膝酸软无力，舌本肿胀，剂颈轰然蒸蒸，痰涎涌出味咸。此肾虚收纳少权，督脉不司约束，阴火上泛，内风齐煽，久延痿厥沉疴，病根在下，通奇脉以收拾散越之阴阳为法"；药用"虎潜去知、柏、归，加枸杞、青盐、羊肉胶丸"。此即以"通奇脉以收拾散越之阴阳"以治肾虚之例。

如《临证指南医案·淋浊》治顾姓案："败精宿腐，因溺强出，新者又瘀在里，经年累月，精与血并皆枯槁，势必竭绝成劳不治。医药当以任督冲带调理。亦如女人之崩漏带下，医者但知八正分清，以湿热治，亦有地黄益阴泻阳，总不走入奇经"；药用"鹿茸、龟甲、当归、杞子、茯苓、小茴、鲍鱼、舶茴香、覆盆子、茯苓、胡桃肉。肾藏精，肝藏血，此案精血皆枯，肝肾不足显然。此即奇经为病治肝肾之例。

如《临证指南医案·痿》治李氏肢体无力如痿案："右肢跗足无力如痿，交子夜痰多呛咳，带下且频，是冲脉虚寒，浮火上升，非治嗽清热。夫冲为血海，隶于阳明，女科八脉奇经最要，《内经》论之。五五年岁，阳明日衰，今天癸将绝年岁，脉络少气，非见病治病肤浅之见，愚意通阳摄阴，以实奇脉，不必缕治"；药

用"薛氏加减八味丸"。此即治奇经以治阳明之例。

叶天士是我国医学发展史上，作出了卓越贡献的医家，其临床经验相当丰富，其学术理论颇多新意。本文因篇幅所限，只能概要论之，而不能详尽地加以探讨。读者只有认真阅读了叶天士的全部医学著述，并经过仔细分析和研究，才有可能真正掌握和认识叶天士先生医学学术思想的全貌。

尽管叶氏理法至今仍有效地指导着临床实践，尽管叶氏学术成就为绝大多数中医学者所承认，但是，由于多种原因的影响，仍有少数学者对叶氏学术提出异议，甚至还有个别学者对叶天士学术抱全面否定的态度。如近人恽铁樵先生对叶氏学术即有"叶天士之流无理取闹"的评价。现今也有少数学者对叶氏部分理法提出质疑。不可否认，由于社会和历史条件的限制，叶氏学术不可避免地会存在着某些局限性。对于叶氏学术的局限性和少数学者对叶氏学术的批评与不同观点的评价，我们都应当用正确的观点和方法进行分析和认识，对于叶氏理论中尚未深入研究和充分发掘的内容，还应当进一步做好发掘、整理和提高工作，使叶天士学术成果更好地为我国人民和全人类健康服务。

附：叶天士医学研究论文题录

（1950～1998）

1. 南晋生.《临证指南医案》便秘证治探要. 四川中医　1998；16（2）：4.

2. 李春光, 等. 卫气营血辨证在皮肤科中的应用. 中国中医基础医学杂志　1998；4（1）：38～39.

3. 任培清. 叶天士开胃治法初探. 四川中医　1998；16（9）：2～3.

4. 彭家柱. 浅谈叶天士用肉苁蓉的经验. 四川中医　1998；16（6）：9.

5. 叶淑端. 从《临证指南医案》看"脾胃当分析而论". 贵阳中医学院学报　1997；19（4）：1～2.

6. 牛凤景, 等.《临证指南医案》治疗中风病 52 首用药浅析. 实用中医内科杂志　1997；11（4）：39～40.

7. 吴刚. 叶天士《温热论》透邪法初探. 成都中医药大学学报　1997；20（4）：6～8.

8. 顾明荣. 叶桂应用柔剂经验探述. 四川中医　1997；15（12）：2.

9. 刘光国. 叶天士肺痹证治探析. 中医研究　1997；10（6）：9～12.

10. 马德娴. 徐批叶案治咳用药法之我见. 上海中医药杂志　1997；（12）：13～14.

11. 单健民. 叶天士诊治肝风的学术思想. 江苏中医　1997；18（12）：3～4.

12. 任何, 等. 从"过程论"谈叶天士创"卫气营血". 安徽中医学院学报　1997；16（6）：4～6.

13. 张炳立, 等. 析《温热论》察舌论治. 中医杂志　1997；38（11）：648～651, 43.

14. 李恩德, 等. 叶天士论治中风的学术特色. 江苏中医　1997；18（11）：36～37.

15. 郭本传. 叶天士治肺痿法临床应用. 北京中医杂志　1997；16（4）：229～230.

16. 谢昆成.《外感温热篇》治则临床应用举隅. 北京中医　1997；16（4）：182.

17. 涂钟馨. 叶天士治泄泻方临床发挥. 北京中医　1997；16（4）：110～111.

18. 聂天义. 叶天士络痛证治探讨. 上海中医药杂志　1997；（8）：12～13.

19. 聂天义. 叶天士通络止痛法探讨. 陕西中医学院学报　1997；20（3）：17～18.

20. 叶淑端. 试析叶天士甘寒养阴法. 河北中医药学报　1997；12（2）：6～7.

21. 杨祥坤. 叶天士心悸治法撷粹. 实用中医内科杂志　1997；11（2）：14～15.

22. 秦昊. 叶天士"久病入络"说在治疗颈椎骨质增生中的应用体会. 陕西中医函授　1997；（3）：26.

23. 谷培恒. 论叶天士治脾胃病四法. 新疆中医药　1997；15（2）：4～6.

24. 肖培新, 等.《湿热病篇》寒湿证辨治规律初探. 中医研究　1997；10（3）：10～11.

25. 陈俊孙. 叶天士理郁法的探讨. 光明中医杂志　1997；12（3）：4～5.

26. 颜新. 论叶天士对奇经八脉学说的发挥. 上海中医药杂志　1997；（5）：8～10.

27. 易法银, 等. 论叶桂阳化内风说的特色. 湖南中医药导报　1997；3（2、3）：6～7.

28. 宋含平. 叶天士肝病三说浅析. 甘肃中医　1997；10（2）：4～5.

29. 牛凤景, 等.《临证指南医案》治疗中风病 52 首用药浅析. 中医药研究　1997；13（2）：18～19.

30. 沈桂芬.《临证指南医案》温热病应用桂枝的探讨. 中医研究　1997；10（2）：1～2.

31. 王建新. 卫气营血辨证治疗小儿皮肤粘膜淋巴结综合征 15 例. 湖北中医杂志　1997；19（2）：16.

32. 叶淑端. 试析叶天士对湿热病的治法. 贵阳中医学院学报 1997；19（1）：5～7.

33. 聂天义. 叶天士络痛治法探讨. 吉林中医药 1997；17（2）：47.

34. 马振兴，等. 叶天士"在卫汗之可也"浅析. 上海中医药杂志 1997；（3）：7～9.

35. 金诚. 叶桂养胃阴法及其临床应用. 甘肃中医 1997；10（1）：22～23.

36. 曹安来. 叶天士通络治痹七法. 中医文献杂志 1997；（1）：18～20.

37. 陈弼沧，等. 试论"在卫汗之可也"之不足. 福建中医学院学报 1997；7（1）：9～18.

38. 陈弼沧，等. 试论叶天士温病辨治大法之不足. 浙江中医杂志 1997；32（2）：80～81.

39. 朱松生. 伏邪学说述评. 浙江中医学院学报 1997；21（1）：22～23.

40. 朱永芳. 叶天士治络法论要. 江苏中医 1997；18（2）：35～37.

41. 解浚沅. 试论叶天士宗奇经对治脏不应的补救图治. 安徽中医学院学报 1997；16（1）：5～8.

42. 梅明. 叶天士升举督阳法治验. 河南中医 1997；17（1）：46～47.

43. 张秀萍. 因情致病以情治之：试析《临证指南医案》的心理治疗经验. 浙江中医杂志 1997；32（1）：38.

44. 程维克. 从肝气虚探讨"女子以肝为先天". 安徽中医学院学报 1997；16（1）：8.

45. 王新智. 关于叶天士阳化内风说的哲学思考. 医学与哲学 1996；17（11）：590～591.

46. 周德生. 叶天士养胃阴学术思想探析. 四川中医 1996；14（10）：1～2.

47. 张为群. 上承灵兰下启来者：《未刻本叶氏医案》管窥. 上海中医药杂志 1996；（7）：38～39.

48. 董庆生. 小议"苦味坚阴". 江苏中医 1996；17（6）：48.

49. 梅明. 叶天士治胃特色探讨. 河北中医 1996；18（2）：2～3.

50. 孙渭萍. 叶天士运用乌梅丸经验. 江苏中医 1996；17（3）：36.

51. 韦大文，等. 分消走泄与和解法刍议. 山东中医杂志 1996；15（2）：56.

52. 赵习德，等. 叶天士治咳用苡仁发微. 浙江中医杂志 1996；31（1）：5.

53. 易法银. 叶桂论治络病特色. 中医杂志 1996；37（12）：713～715.

54. 郁晓维. 顺传逆传及其在儿科温病中的临床意义. 辽宁中医杂志 1996；23（9）：401～402.

55. 石历闻，等. 试论叶天士温病宣肺法. 江苏中医 1996；17（11）：37～38.

56. 聂天义. 叶天士辛香通络止痛法探讨. 河南中医 1996；16（2）：70～71.

57. 胡艳红. 卫气营血辨证在针灸临床的应用. 中国针灸 1996；16（11）：58～59.

58. 王仁媛. 叶桂辨舌临证意义探微. 中医函授通讯 1996；15（5）：3.

59. 吕文亮. 关于评价叶桂及其《温热论》应澄清的几个问题：兼与《叶氏外感温热说功不补患》一文作者之商榷. 天津中医学院学报 1996；15（2）：35～36.

60. 张炳立. 叶天士论绛舌证治. 天津中医学院学报 1996；15（2）：6～7.

61. 石历闻，等. 叶天士温病清肺法探讨. 南京中医药大学学报 1996；12（5）：10～12.

62. 张恩虎. 论保津养阴法在温病治疗中的运用. 南京中医药大学学报 1996；12（3）：6～8.

63. 刘芳. "温热病邪逆传心包"之我见. 长春中医学院学报 1996；12（1）：11.

64. 张保伟.《温热论》"温热虽久，在一经不移"析疑. 国医论坛 1996；11（4）：44～45.

65. 金培祥. 浅谈"救阴不在血，而在津与汗". 河南中医药学刊 1996；11（1）：51～52.

66. 周永学. 论卫气营血辨证的理论依据与临床意义. 陕西中医函授 1996；（6）：3～5.

67. 张进盛，等. 从叶天士医案看"湿阻". 新疆中医药 1996；（3）：10～11.

68. 吕文亮. 叶天士食疗思想浅析. 陕西中医函授 1996；（1）：6～7.

69. 赵学礼.《临证指南医案·幼科要略》痧、惊、疳证治初析. 甘肃中医　1995；8（6）：6~8.

70. 姚伟仁，等.《临证指南医案》与苦辛泄降9法. 甘肃中医　1995；8（3）：2~3.

71. 陈锦芳. 宣展气机贯穿温病治疗的始终. 福建中医学院学报　1995；5（4）：35~36.

72. 张世敏.《温热论》益胃本义辨析. 中医杂志　1995；36（6）：376.

73. 王振国. 久病入络，宿邪缓攻—叶桂"久病入络"说与虫类药应用特色. 中医杂志　1995；36（3）：138~139.

74. 李瑞. 叶氏"入营犹可透热转气"之我见. 浙江中医杂志　1995；30（6）：244.

75. 张文选. 论温病学五大学术体系及其临床辨治思路. 北京中医药大学学报　1995；18（5）：2~6，133.

76. 衡光培，等. 叶天士络病学说初探. 成都中医药大学学报　1995；18（3）：5~8.

77. 张凤鸣. 叶天士《临证指南医案》诊治瘅证的学术思想. 河北中医　1995；17（5）：2~4.

78. 谭复成.《临证指南医案》痢疾治法探讨. 湖北中医杂志　1995；17（5）：26~27.

79. 崔撼难. 论卫气营血辨证与三焦辨证的关系. 中医函授通讯　1995；14（4）：13~14.

80. 张瑞忠. 浅谈《外感温热篇》关于湿邪致病的认识. 天津中医学院学报　1995；14（2）：7~8.

81. 聂天义. 叶天士健中通络法探讨. 四川中医　1995；13（10）：5.

82. 范颖淳.《温热论》斑疹证治探要. 四川中医　1995；13（1）：6~7.

83. 上官国强. 叶桂临证防变思想浅探. 国医论坛　1995；10（3）：16.

84. 谢路. 试论卫气营血与三焦证侯的本质与区别. 中国医药学报　1995；10（1）：14~17.

85. 江与良. 叶天士奇经辨证用药规律初探. 四川中医　1995；（5）：4~5.

86. 卢绍城，等. 叶天士治奇经五法应用举隅. 黑龙江中医药　1995；（5）：29~30.

87. 李戎. 简析温邪"逆传""顺传"之实质. 陕西中医函授　1995；（4）：2~3.

88. 李瑞. 叶天士论治温热病经验拾贝. 陕西中医函授　1995；（4）：18.

89. 陆梅华. 评王孟英编《三时伏气外感篇》. 中医文献杂志　1995；（1）：23~25.

90. 万海同. 浅谈"通阳不在温，而在利小便". 国医论坛　1994；9（2）：38.

91. 张文旗. 叶桂治痿证的经验评析. 中医研究　1994；7（3）：41~44.

92. 万海同. 浅谈"救阴不在血，而在汗与津". 浙江中医学院学报　1994；18（2）：42.

93. 张思超. 治温病发热贵在"通". 山东中医学院学报　1994；18（2）：94~95.

94. 王春才. 叶桂与王旭高辨治血证的学术特色. 成都中医学院学报　1994；17（3）：122~125.

95. 姚伟仁. 叶天士运用苦辛法浅析. 江苏中医　1994；15（7）：334.

96. 吴承艳，等. 叶天士治疗痹证78例用药分析. 江苏中医　1994；15（7）：332~333.

97. 易法银. 论叶桂对河间学说的继承与发展. 湖南中医学院学报　1994；14（4）：6~7.

98. 陈宝国. "不可以气血之分，就不可下也"考辨. 中医函授通讯　1994；13（6）：13.

99. 夏斌.《临证指南医案》崩漏发微. 中医函授通讯　1994；13（2）：28~29.

100. 张祥福. 叶氏卫气营血理论在高热急症中的运用. 湖南中医杂志　1994；10（5）：24~25.

101. 赵川荣. 通补法在叶案中的应用. 山西中医　1994；10（2）：5~6.

102. 胡必莲. "卫气营血"发热辨析. 陕西中医函授　1994；（4）：26~27.

103. 王桂枝，等.《临证指南医案》治瘅思想初探. 中医药研究　1994；（4）：10.

104. 郭治安.《温热论》论治绛舌浅探. 吉林中医药　1994；（2）：6.

105. 戴祖铭. 叶天士运用人中白的经验. 光明中医杂志　1994；（2）：12~13.

106. 史竞懿. 吴鞠通暑温医案初探. 上海中医药杂志　1994；（12）：34~37.

107. 徐自华，等. 叶天士论治脾胃病的探讨. 长春中医学院学报　1993；9（4）：6～7.

108. 刘仕才，等. 卫气营血辨证治疗流行性乙型脑炎的临床体会. 湖南中医杂志　1993；9（2）：6～8.

109. 成才荣. 叶桂五泄证治. 湖南中医杂志　1993；9（2）：34～35.

110. 金庆江，等. 叶桂传略（续）：南京中医学院学报　1993；9（2）：40～43.

111. 王智，等. "入营犹可透热转气"浅识. 山西中医　1993；9（2）：8～9.

112. 王玉生，等. 论"上燥治气，下燥治血". 山西中医　1993；9（1）：6～7.

113. 金庆江，等. 叶桂考略. 南京中医学院学报　1993；9（1）：48～52.

114. 唐学游. 浅谈叶天士治肝风用补阳法. 中医杂志　1993；34（5）：314～315.

115. 周长虹，等. 论分消走泄是湿热病的基本治则. 中医杂志　1993；34（1）：8～10.

116. 魏鸿祺，等. 从卫气营血辨证治疗单纯疱疹性角膜炎. 中国中医眼科杂志　1993；3（4）：241～242.

117. 陈锦芳. 温病卫气营血研究概况. 福建中医学院学报　1993；3（2）：116～119.

118. 金国健. 温病"逆传心包"防治的探讨. 辽宁中医杂志　1993；20（10）：19～22.

119. 沈堂彪，等. 叶天士理胃阳法浅识. 浙江中医学院学报　1993；17（4）：39.

120. 韩成仁. 病机分类初探. 山东中医学院学报　1993；17（3）：186～187.

121. 赵学礼. 《未刻本叶氏医案》治疗肺脏病学术特点初探. 成都中医学院学报　1993；16（2）：65～67.

122. 王景宜. 叶天士与薛生白温病学术思想的比较研究. 广西中医药　1993；16（1）：34～35.

123. 周刚顺. 叶天士理虚大法浅析. 湖北中医杂志　1993；15（3）：31～32.

124. 邹克扬，等. 温病卫气营血辨证源流初探. 贵阳中医学院学报　1993；15（2）：1～3.

125. 唐学游. 叶天士治疗胃病特色浅谈. 贵阳中医学院学报　1993；15（1）：6～7.

126. 宋文海，等. 叶天士舌诊探析. 江苏中医　1993；14（7）：329～330.

127. 洪必良，等. 叶天士通阳法则探析. 江苏中医　1993；14（5）：231～234.

128. 黄永澄. 叶天士调经八法探讨. 江苏中医　1993；14（4）：176～178.

129. 尹淑青. 《幼科要略》学术思想浅析. 安徽中医学院学报　1993；12（4）：3～5.

130. 王春才. 叶天士治胃法探析. 四川中医　1993；11（9）：6～7.

131. 曲玉华. 温病学说"卫气营血"观及其临床指导意义. 甘肃中医学院学报　1993；10（3）：12～13.

132. 黄宁斌. 浅谈叶天士治络法治胁痛. 甘肃中医学院学报　1993；10（2）：6.

133. 高桂花. 下元之损 累及八脉 – 析《临证指南医案·虚劳》万案论治特色. 上海中医药杂志　1993；（5）：40～41.

134. 龚士澄. 叶桂《幼科要略》论治风温见长. 北京中医杂志　1993；（4）：55～56.

135. 金庆江. 论《伤寒全生集》对叶天士学术思想之影响. 上海中医药杂志　1993；（3）：43～44.

136. 樊哲. 试论十纲辨证体系在《临证指南医案》中的运用. 甘肃中医学院学报　1992；9（1）：35～36.

137. 史常永. 络病论发范. 中国医药学报　1992；7（4）：195～202.

138. 施仁潮，等. 王孟英温病辨证之探讨. 中国医药学报　1992；7（2）：91～93.

139. 马洪恩. 清代心身医学大师－叶桂. 实用中西医结合杂志　1992；5（7）：429.

140. 杨克文. 叶天士咳嗽证治规律浅析. 甘肃中医　1992；5（1）：7～8.

141. 徐景藩. 叶桂与张聿青诊治痞证学术思想. 中医杂志　1992；33（8）：8～10.

142. 杨进，等. 滋养阴液在温病营血分证中之应用. 中医杂志　1992；33（5）：9～11.

143. 夏承义. 叶氏透泄法在儿科热病中的应用. 浙江中医杂志　1992；27（8）：363～364.

144. 陈子涵. 谈"通阳不在温，而在利小便". 浙江中医杂志　1992；27（10）：450.

145. 冯明. 叶天士《温热论》中未病治则探讨. 新中医　1992；24（9）：15.

146. 李展春. 谈叶天士治温救阴养胃法. 新中医　1992；24（3）：48～49.

147. 王永钦. 耳鼻喉科疾病的卫气营血辨证. 辽宁中医杂志　1992；19（12）：6～8.

148. 杨玉英. 从水湿痰饮病谈卫气营血精辨证. 山东中医学院学报　1992；16（6）：377～379.

149. 唐学游. 叶天士治疗胁痛特色浅谈. 浙江中医学院学报　1992；16（4）：30～31.

150. 董锡玑. 卫气营血辨证中的两点质疑. 山东中医学院学报　1992；16（2）：140.

151. 王玉生. 叶天士"先安未病"思想探要. 陕西中医　1992；13（2）：92～93.

152. 柴中元. 《临证指南医案》叶氏名言析评. 江苏中医　1992；13（1）：30～33.

153. 刘运耀. 叶桂在急性温热病诊断上的贡献. 福建中医药　1992；12（3）：28～30.

154. 李纬才. "透热转气"不是叶氏营分证治主法. 福建中医药　1992；12（1）：56.

155. 龚婕宁. "上者上之"新识. 中医函授通讯　1992；11（4）：6～7.

156. 刘运耀. 叶桂"卫气营血"的内含及其在急症中的应用. 中医函授通讯　1992；11（3）：2～5.

157. 王玉生. "温邪上受，首先犯肺，逆传心包"小议. 山东中医杂志　1992；11（2）：11～12.

158. 南晋生. 《临证指南医案》胃脘痛证治探要. 四川中医　1992；10（5）：5～6.

159. 郭治安，等. 浅谈"入血就恐耗血动血，直须凉血散血". 吉林中医药　1992；（6）：44～45.

160. 宋思峰. 叶天士湿热论治观. 中医药研究　1992；（6）：60～61.

161. 李世增. 浅识叶天士《温热论》的学术思想. 北京中医杂志　1992；（2）：44～47.

162. 鲍正飞. 论叶天士治络法的成就. 四川中医　1991；9（12）：6～8.

163. 梁广和. "在卫汗之可也"之我见. 国医论坛　1991；6（6）：42.

164. 马健. 温病气营传变的病机实质探讨. 中医研究　1991；4（2）：11～14.

165. 杨泽君. 温病卫气营血、三焦辨证的逻辑思考及其与伤寒六经辨证的差异. 中医研究　1991；4（1）：12～13.

166. 马庆余. 从《幼科要略》探叶氏温病学术思想. 中医杂志　1991；32（2）：60～61.

167. 赵川荣. 《三时伏气外感篇》源于《幼科要略》. 中医杂志　1991；32（11）：58.

168. 雍履平. 叶天士应用虫类药经验初探. 中医杂志　1991；32（1）：12.

169. 戴玉. 叶天士"上下交病，治在中焦"试析. 浙江中医杂志　1991；26（7）：326.

170. 傅大知. 《辨舌指南》与温热病舌象. 浙江中医杂志　1991；26（7）：302～303.

171. 马健，等. 温病气营传变的机理探讨. 浙江中医杂志　1991；26（7）：301.

172. 潘华信. 叶天士学术渊源探. 浙江中医杂志　1991；26（6）：272～274.

173. 吴成. 《叶天士〈外感温热篇〉浅释》读评. 福建中医药　1991；22（1）：59～60.

174. 郑建功. 温热病治法析源. 辽宁中医杂志　1991；18（7）：1～3.

175. 马健. 卫气营血实质研究的思路与方法探索. 浙江中医学院学报　1991；15（4）：40～41.

176. 柴中元. 叶天士用经方治温病之经验. 浙江中医学院学报　1991；15（4）：33～35.

177. 杨振明，等. 叶桂"春温忌汗"小议. 陕西中医学院学报　1991；14（2）：44.

178. 王乐平，等. 浅论叶天士卫气营血治法特点. 河北中医　1991；13（5）：45～46.

179. 张天侨. 叶天士看诊要旨. 江苏中医　1991；12（5）：43～44.

180. 史定文，等. 运用温病学说辨治病毒性肝炎的思路与设想. 河南中医　1991；11（4）：4～

6.

181. 张燕青. 浅谈温邪"入营犹可透热转气". 内蒙古中医药　1991；10（4）：36～37.

182. 唐学游. 叶天士重胃气思想浅析. 安徽中医学院学报　1991；10（4）：8～9.

183. 李洪涛. 叶天士外感疾病观初探. 安徽中医学院学报　1991；10（4）：4～7.

184. 赵世芬. 谈温病辨舌的临床意义. 中医函授通讯　1991；10（4）：17～21.

185. 王玉生. "救阴不在血，而在津与汗"之我见. 山东中医杂志　1991；10（3）：8～9.

186. 解建国. 中医实验用动物模型研究概况. 上海中医药杂志　1991；（8）：26～29.

187. 叶桂，等.《未刻本叶天士医案发微》选载. 上海中医药杂志　1991；（6）：5～7.

188. 张业宗，等. 浅谈《幼科要略》小儿之最. 吉林中医药　1991；（6）：40～41.

189. 王亚芬. 叶天士论治中风特色. 天津中医　1991；（3）：42～44.

190. 马庆余. 从《幼科要略》探讨叶天士儿科学术思想. 上海中医药杂志　1991；（1）：38～39.

191. 李连吉. 试论"透"与"陷"～《温热论》基本思想初探. 天津中医　1991；（1）：13，
　　 30～31.

192. 梁华龙，等. 谈营热何以转气. 中医函授通讯　1990；9（6）：12～13.

193. 王乐平. 从叶案看"先安未受邪之地"的意义. 内蒙古中医药　1990；9（4）：30～31.

194. 赵世芬. 淡温病的立法依据. 中医函授通讯　1990；9（2）：10～11.

195. 魏玉琦. 试论《内经》营卫气血理论与温病卫气营血辨证. 天津中医学院学报　1990；9
　　 （1）：14～16.

196. 张力超. 运用卫气营血理论治疗肺性脑病 13 例. 南京中医学院学报　1990；6（4）：25～
　　 26.

197. 徐景藩.《未刻本叶氏医案》有关脾胃病治验初析. 中医杂志　1990；31（9）：12～14.

198. 雍履平. 叶天士通法治痛探析. 中医杂志　1990；31（1）：14～15.

199. 赖显荣. 读《临证指南医案》笔记. 浙江中医杂志　1990；25（8）：341.

200. 崔永安. 叶天士治喘方法探析. 浙江中医杂志　1990；25（10）：459～460.

201. 邢锦秀，等. 运用叶天士经验治疗眼底出血 36 例. 浙江中医杂志　1990；25（1）：22.

202. 邓铁涛. 温病专题讲座 第九讲 叶天士先生问题三则. 新中医　1990；22（5）：40～41.

203 雍履平. 略论《温热论》的创新思想. 新中医　1990；22（3）：46.

204. 陈谦荣. 叶桂调经案例初探. 新中医　1990；22（09）：14～15.

205. 郑淑芳. 以卫气营血辨证治疗小儿"皮肤粘膜淋巴综合症". 新中医　1990；22（09）：
　　 16～17.

206. 常敏毅. 从《临证指南医案》看叶天士疗痛药物的使用规律. 福建中医药　1990；21（4）：
　　 21～22.

207. 徐宪春. 叶天士运用仲景方初探－大半夏汤化裁经验. 浙江中医学院学报　1990；14（4）：
　　 32～33.

208. 宁绍勇. 叶天士《外感温热篇》舌诊析. 辽宁中医杂志　1990；14（12）：5～6.

209. 宋乃光. 温病卫分证辨析. 北京中医学院学报　1990；13（6）：14～16.

210. 柴中元. 叶天士用麻杏石甘汤治温病经验琐谈. 广西中医药　1990；13（5）：28～29.

211. 刘碧清，等. 温病舌象与热势、证型的实验研究. 泸州医学院学报　1990；13（4）：288～
　　 291.

212. 刘碧清，等. 温热病舌象的动态观察及其临床研究. 泸州医学院学报　1990；13（2）：
　　 93～96.

213. 潘景藩. 叶桂诊治木乘土疾患的学术思想. 江苏中医　1990；11（9）：30～32.

214. 马哲河. "温邪上受，首先犯肺"质疑. 陕西中医　1990；11（5）：239.

215. 柴中元. 叶天士四时伏温医案选评. 江苏中医　1990；11（5）：15～18.

216. 吴宗柏. 浅析《温热论》对温病学说的贡献. 云南中医杂志　1990；11（4）：7～9.

217. 张跃荣，等. 温病卫分证病变本质探讨. 陕西中医　1990；11（3）：121～122.

218. 张文选. 试论温病"血分期"的概念. 陕西中医　1990；11（3）：119～121.

219. 刘建秋. 叶桂温柔法初探. 陕西中医　1990；11（1）：46.

220. 王安珍. 叶天士诊治湿证的学术特点. 山东中医杂志　1990；10（2）：8～9.

221. 徐纲. 也谈"顺传"、"逆传"——与柴戎同志商榷. 河南中医　1990；10（1）：15～16.

222. 张坚石. 叶天士对王旭高学术思想的影响～王旭高学术思想浅析. 吉林中医药　1990；（1）：39～40.

223. 郭治安. 《温热论》营分证辨治浅析. 吉林中医药　1990；（1）：45.

224. 张之文. 对《温热论》中几个问题的理解—《温病学》教学内容探讨与体会. 中医教育　1990；（1）：20～22.

225. 吴成. "逆传心包"与"上逆心包"辨析. 湖南中医学院学报　1989；9（4）：180.

226. 柴戎. "逆传""顺传"刍议. 河南中医　1989；9（1）：37～38.

227. 王亚利. 三焦辨证对卫气营血辨证的补充性. 中医函授通讯　1989；8（5）：11.

228. 刘兰林. 《外感温病篇》风温病机辨治浅析. 安徽中医学院学报　1989；8（4）：2～4.

229. 雍履平. 叶天士诊治老年久咳的经验. 安徽中医学院学报　1989；8（4）：13～14.

230. 王素清. 《外感温病篇》要旨. 中医函授通讯　1989；8（2）：14.

231. 王素清. 《外感温病篇》要旨（二）. 中医函授通讯　1989；8（1）：16～17.

232. 王继华，等. 温病卫气营血证候热与厥变化的研究. 四川中医　1989；7（3）：6～7.

233. 长青. 叶桂. 山西中医　1989；5（6）：41.

234. 田金洲，等. 凉营透热法治疗温病营分证的临床及实验研究. 中国医药学报　1989；4（5）：327～332.

235. 何永祥. 叶天士因时制宜治则初探. 浙江中医杂志　1989；24（12）：529～531.

236. 吴成，等. 《外感温热篇》"动血""散血"初探. 新中医　1989；21（9）：47.

237. 梁宏正. 浅谈叶天士对瘀血证的治疗. 新中医　1989；21（9）：1～3.

238. 胡欣，等. 卫气营血辨证的基本观点溯源. 江西中医药　1989；20（3）：7.

239. 雍履平. 试述《临证指南医案》老年体质与老年病. 浙江中医学院学报　1989；13（3）：32～33.

240. 王文才. 略谈"通阳不在温". 辽宁中医杂志　1989；13（1）：7～8.

241. 黄英志，等. 关于建立中医温病学理论新体系的讨论. 成都中医学院学报　1989；12（2）：2～8.

242. 张剑英. 从《幼科要略》探析叶天士幼科学术思想. 成都中医学院学报　1989；12（1）：13～15.

243. 柴中元. 叶天士用黄芩汤治温病之经验. 江苏中医　1989；10（9）：21.

244. 陶晓华. 吴鞠通在方剂治法上对叶天士的继承和发展. 江苏中医　1989；10（5）：220～222.

245. 贾敏. 毒与温病卫气营血病理及其证治初探. 陕西中医　1989；10（2）：68～69.

246. 李振彬，等. 叶天士从中焦论治月经病经验初探. 江苏中医　1989；（9）：33～34.

247. 王益谦. 叶天士对"甘温除热"法的发挥. 江苏中医　1989；（5）：26～27.

248. 胡欣，等. 卫气营血辨证源流论. 黑龙江中医药　1989；（4）：7～9.

249. 阎清海. 叶天士治痹特色. 上海中医药杂志　1989；（12）：35.

250. 张国庆. 未病先防 防治并重— 叶天士温病防治经验述略. 上海中医药杂志 1989；(11)：41～43.

251. 阎冬梅.《临证指南医案》肠痹证治发挥. 南京中医学院学报 1989；(1)：35～37.

252. 徐如恩.《临证指南》胸痹证治探析. 江苏中医 1988；9 (5)：222～225.

253. 卜平. 凉血散血法新探. 湖南中医学院学报 1988；8 (1)：7～9.

254. 王素清.《外感温病篇》要旨. 中医函授通讯 1988；7 (6)：10～11.

255. 胡为俭. 叶天士遗精治验浅探. 安徽中医学院学报 1988；7 (4)：9～10.

256. 吴淑华. 论《内经》与《温病》之"卫气营血"的相互关系. 四川中医 1988；6 (12)：7.

257. 王振国，等. 叶桂薛雪学术思想相同点例析. 山西中医 1988；4 (4)：7～9.

258. 孟澍江. 温病卫气营血学说若干理论问题的探讨. 中医杂志 1988. 29 (1)：12～14.

259. 柴瑞霁. "透热转气"新识. 中医杂志 1988. 29 (1)：66～67.

260. 侯恒太，等. 叶天士治咳药组的临床验证. 浙江中医杂志 1988. 23 (11)：524.

261. 聂广. 论温病的气分病变. 新中医 1988. 20 (12)：1～3.

262. 刘荣华. 温病之汗刍议. 江西中医药 1988；19 (4)：62.

263. 王邦才. 叶天士"通补阳明"法初探. 江西中医药 1988；19 (2)：38～40.

264. 陈锦芳. 气分是温病辨治的关键. 福建中医药 1988；19 (2)：22.

265. 杨俊杰. 叶桂也善温理胃阳. 福建中医药 1988；19 (2)：16～17.

266. 王晖，等. 叶天士胃病治络方法研讨. 辽宁中医杂志 1988；12 (3)：8～9.

267. 蒲承润.《临症指南医案》论"郁"剖析. 成都中医学院学报 1988；11 (4)：13～14.

268. 安艳秋. 谈谈"入营犹可透热转气". 中医研究 1988；1 (3)：10～11.

269. 潘文奎. "体阴用阳"非独肝也. 中医研究 1988；1 (3)：16.

270. 施建勇. 叶天士治痹特色浅析. 北京中医杂志 1988；(5)：17～19.

271. 马健，等. 卫气营血证候实质的研究概况. 上海中医药杂志 1988；(4)：32～35.

272. 周春祥.《临证指南医案》徐氏评点述评. 中医药学报 1988；(4)：45～47.

273. 张绚邦.《温热论》管窥. 新疆中医药 1988；(3)：1～4.

274. 郭谦亨. 叶天士《温热论》析疑（续）. 陕西中医函授 1988；(3)：56～57.

275. 李士懋，等. 宣展气机解郁透邪为治疗温病之要义. 河南中医 1988；(2)：2～5.

276. 奚肇庆，等.《临证指南医案》肺痹治法用药. 南京中医学院学报 1988；(2)：64.

277. 徐永禄. 论证精辟合拍 处方活泼轻灵—《未刻本叶氏医案》初探. 上海中医药杂志 1988；(11)：2～4.

278. 张志远. 清代名医叶天士传略. 浙江中医杂志 1988；(10)：41.

279. 郭谦亨. 叶天士《温热论》析疑. 陕西中医函授 1988；(1)：52～56.

280. 聂广.《温病明理》贬叶排吴的功过得失—兼与柴中元同志商榷. 湖南中医学院学报 1988；8 (1)：25～26.

281. 周富明. 略谈叶天士治泻利十法. 江苏中医杂志 1987；8 (3)：31～34.

282. 施仁潮.《外感温热篇》"邪留三焦"浅议. 湖南中医学院学报 1987；7 (2)：12～13.

283. 卢岳华. 论叶天士脏腑病治疗特点. 湖南中医学院学报 1987；7 (1)：5～6.

284. 陈伯涛. 叶天士伤寒中寒门医案评议. 安徽中医学院学报 1987；6 (1)：12～13.

285. 徐如恩.《临证指南》胸痹病证治初探. 四川中医 1987；5 (11)：5～7.

286. 杜力军，等. 温病络脉病变初探. 中医杂志 1987；28 (8)：59～60.

287. 黄星恒. 卫气营血的证候及治疗研究进展. 中医杂志 1987；28 (1)：63～66.

288. 莫振声. 略论三焦分证之源流. 浙江中医杂志 1987；22 (9)：419～420.

289. 赖显荣. 叶天士与三仁汤. 浙江中医杂志　1987；22（7）：317～318.

290. 刘仕昌，等. 叶天士小儿温病学说初探. 新中医　1987；19（2）：11～12.

291. 刘远耀. 论叶天士凉血散血法在急症高热中的应用. 福建中医药　1987；18（1）：29～31.

292. 王仁宇，等. 叶天士故居初考. 中华医史杂志　1987；17（2）：88.

293. 刘鹏举. 《外感温热篇》的舌象探析. 辽宁中医杂志　1987；11（6）：27～28.

294. 蒋士英. 王孟英修改《温热论》首注原文述评. 浙江中医学院学报　1987；11（6）：1～2.

295. 雍履平. 《临证指南医案》调养学说初探. 浙江中医学院学报　1987；11（5）：9～11.

296. 凌文生. 叶天士从肺肾论治便秘初探. 浙江中医学院学报　1987；11（4）：9～10.

297. 周福梅，等. 中医治疗急性肺炎94例. 辽宁中医杂志　1987；11（11）：15～17.

298. 白锋，等. 叶天士治疗暑病的用药规律探析. 辽宁中医杂志　1987；11（10）：40～42.

299. 祝源隆. 叶天士治痹规律初探. 成都中医学院学报　1987；10（3）：1～4.

300. 陈宪民. 眼科的卫气营血辨证. 山东中医杂志　1987；（6）：9～10.

301. 陈保明，等. 在卫汗之并非解表发汗. 云南中医杂志　1987；（6）：46～47.

302. 郭谦亨. 温病卫气营血研究的四步设想. 陕西中医　1987；（6）：286.

303. 樊巧玲，等. 论《外感温热篇》的治疗学特色. 陕西中医　1987；（6）：277～278.

304. 王幼奇. 从《热病三论》看祖国医学理论系统性. 中医函授通讯　1987；（6）：12～13.

305. 郭谦亨. 叶天士《温热论》析疑. 陕西中医函授　1987；（5）：7～10.

306. 黄方镇. 试析酸甘化阴法在叶氏案中的运用. 中医药学报　1987；（5）：52～55.

307. 郭治安. 叶天士温病"逆传"是与伤寒六经传变相对而言. 吉林中医药　1987；（5）：36.

308. 刘新华. 叶天士理阴制痰法探幽. 中医药研究　1987；（4）：8～9.

309. 王灿晖. 温病"卫气营血"辨证的临床意义及其运用要点的探讨. 南京中医学院学报
　　 1987；（4）：8～11.

310. 彭学敏. 试论叶天士《温热论》对舌诊的贡献. 湖北中医杂志　1987；（4）：7～8.

311. 曹林森. 未刻本叶案络瘀治析. 江西中医药　1987；（4）：50～52.

312. 夏桂成. 试论叶天士论治奇经胞脉的特色. 上海中医药杂志　1987；（4）：42～43.

313. 彭建中. 《临症指南医案》痰饮证治述要. 国医论坛　1987；（4）：42～43.

314. 周佩清. 《临证指南医案》用药法度初探. 上海中医药杂志　1987；（4）：40～41.

315. 胡学刚. 加减叶氏养胃方治疗小儿花剥舌. 中医药研究　1987；（4）：40.

316. 来雅庭. 《临证指南医案》眼病辨治浅析. 安徽中医学院学报　1987；（4）：22.

317. 朱华德. 叶天士"透热转气"求真. 安徽中医学院学报　1987；（4）：20～23.

318. 刘占文. "通阳不在温，而在利小便"探析. 陕西中医　1987；（4）：183～184.

319. 郑益民. 叶香岩治疗温病透泄十法. 江西中医药　1987；（3）：48～50.

320. 薛涛. 浅析卫气营血辨证产生的科学基础和临床意义. 陕西中医函授　1987；（3）：34～
　　 36.

321. 曹洪欣，等. 《临证指南医案》郁证初探. 黑龙江中医药　1987；（3）：14～16.

322. 印会河. 卫气营血新论. 中医药研究　1987；（3）：11～13.

323. 雍厦平. 《临证指南医案》治疸八法. 安徽中医学院学报　1987；（2）：6～9.

324. 徐连春. 温病教学浅议. 甘肃中医学院学报　1987；（2）：42～44.

325. 陈光新，等. 对叶、吴温病学说若干问题的看法. 中国医药学报　1987；（2）：42～43.

326. 陈光新. 评价叶、吴温病学说的几个问题. 中国医药学报　1987；（2）：42～43.

327. 郭治安. 从《温热论》看护阴养液法. 吉林中医药　1987；（2）：39.

328. 朱华德. 热入营分与透热转气之我见. 河北中医　1987；（2）：1～2.

329. 冯维华. 学习清代名医叶桂活血化瘀治疗痛证的经验. 上海中医药杂志 1987；(12)：33.

330. 吕洪亮.《临证指南医案》目病治疗九法. 陕西中医 1987；(1)：22～23.

331. 柴中元. 叶天士温热学说存真. 国医论坛 1987；(1)：21～22.

332. 张志远，等. 叶氏治嗽经验探析. 中医药学报 1987；(1)：12～14.

333. 卜平. 叶天士治疗内伤血证的理论与经验. 中医药学报 1987；(1)：1～3.

334. 程昭. 对叶天士"久病入络"的探讨. 北京中医学院学报 1986；9 (5)：12.

335. 徐应杼，等. 温病卫气营血证候的血液流变学研究. 沪州医学院学报 1986；9 (4)：233.

336. 王景洪. 试论温病学派的贡献及局限. 陕西中医学院学报 1986；9 (3)：1～4.

337. 徐景藩. 叶天士诊治虚劳学术思想. 江苏中医杂志 1986；7 (6)：44～45.

338. 徐应抒，等. 温病卫气营血的血液流变学实验观察. 中西医结合杂志 1986；6 (5)：283.

339. 泸医附院中内. 温病卫气营血的血流变学实验观察：附53例病例分析. 中西医结合杂志 1986，6 (5)：283～285.

340. 谢辅弼. 谈谈"分消"法. 四川中医 1986；4 (4)：8.

341. 黄良文. 浅谈叶氏温病治疗法则. 广州中医学院学报 1986；3 (4)：11～12.

342. 徐应抒，等. 温病卫气营血证候103例的微循环和血液流变学研究. 中医杂志 1986；27 (8)：39～42.

343. 陆寿康. 叶天士"宿邪宜缓攻"法刍议. 浙江中医杂志 1986；21 (7)：319～320.

344. 冯维华. 叶天士治疗儿科病的特色. 浙江中医杂志 1986；21 (6)：258.

345. 苗润田. 读《临证指南医案》想到的. 山西中医 1986；2 (3)：36～37.

346. 王晓鹤. 问题解答. 山西中医 1986；2 (2)：54.

347. 王晓鹤. 温病学说的形成与发展. 山西中医 1986；2 (1)：56.

348. 王芰. 卫气营血辨治概述. 山西中医 1986；2 (1)：46～47.

349. 沈兆科. 叶天士治疗发热致厥的特点. 福建中医药 1986；17 (5)：18～19.

350. 郑建功. 温病血分证虚实辨析. 浙江中医学院学报 1986；10 (5)：35.

351. 朱文锋. 华岫云对中医理论的发挥. 辽宁中医杂志 1986；10 (4)：16～17.

352. 李仁众. 我国第一个认识猩红热的学者是叶天士. 山东中医学院学报 1986；10 (3)：71.

353. 谢路. "卫气营血"治法质疑. 山东中医学院学报 1986；10 (3)：21～22.

354. 俞岳真. 叶天士治心法举隅. 浙江中医学院学报 1986；10 (2)：6～7.

355. 曾大方.《临证指南医案》用药剂型统计. 浙江中医学院学报 1986；10 (2)：44～46.

356. 卜平. 叶天士咳喘病治肝十一法. 辽宁中医杂志 1986；10 (2)：26～27.

357. 盛丽先. 叶桂《幼科要略》述评. 浙江中医学院学报 1986；10 (1)：37～38.

358. 王启政. 叶天士透邪治法浅识. 河南中医 1986；1 (4)：47.

359. 金芷君. 论叶桂治痿. 上海中医药杂志 1986；(8)：36.

360. 曾自豪. 浅谈叶天士幼科吐泻证治. 江西中医药 1986；(5)：56.

361. 卢岳华. 从《临证指南医案》探讨叶桂的妇科学术思想. 湖南中医杂志 1986；(5)：36～37.

362. 李洪涛. 温病祛邪治则初探. 安徽中医学院学报 1986；(4)：7～11.

363. 张安国. 浅谈"热邪不燥胃津，必耗肾液". 黑龙江中医药 1986；(4)：12～13.

364. 邓小林. 从创造性思维看《温热论》. 湖北中医杂志 1986；(3)：7～9.

365. 朱抗美. 试析叶桂的血证论治. 上海中医药杂志 1986；(3)：39～41.

366. 回克义. 学习叶天士养胃阴法心得. 内蒙古中医药 1986；(3)：35～36.

367. 马健，等. 略论"热邪不燥胃津，必耗肾液". 贵阳中医学院学报 1986；(3)：3.

368. 谢辅弼. 热入心包理论的形成和发展. 成都中医学院学报　1986；(3)：7～9.

369. 赵然，等. 绛舌在温病临床上的意义. 河北中医　1986；(2)：6.

370. 王道瑞. 叶天士于内伤杂病上之主要成就. 青海医学院学报　1986；(2)：57.

371. 盛增秀. 略论温病的传变因素. 吉林中医药　1986；(2)：4.

372. 张燮均. 试探叶天士的热病"通阳法". 北京中医杂志　1986；(2)：13～14.

373. 陈国华. "通阳不在温，而在利小便"小识. 山东中医杂志　1986；(2)：11.

374. 郁觉初，等. 论入营犹可透热转气. 南京中医学院学报　1986；(1)：6～7.

375. 郭治安. 学习《温热论》点滴体会. 中医药研究　1986；(1)：46.

376. 李庆明. 浅谈叶天士温通法. 中医药研究　1986；(1)：42.

377. 刘盛斯.《外感温热篇》"开邪出路"十三法. 中医药学报　1986；(1)：23～25.

378. 赵川荣. 泄肝和胃法在叶案中的运用. 中医杂志　1986；(1)：17.

379. 徐连春. 三焦辨证探源. 新疆中医药　1986；(1)：7～9.

380. 严忠. 叶天士护理学思想初窥. 浙江中医学院学报　1985；9 (6)：7.

381. 方春阳. 何廉臣对叶天士学说的阐发. 浙江中医学院学报　1985；9 (6)：36.

382. 刘国强，等.《外感温热篇》教学体会. 陕西中医学院学报　1985；8 (2)：53～56.

383. 徐应杼，等. 温病卫气营血的血液流变学初步实验观察. 沪州医学院学报　1985；8 (1)：27.

384. 陆建明. 谈叶天士的养胃阴法则. 江苏中医杂志　1985；6 (5)：9～10.

385. 张保真. 中西医结合论胃阳虚，胃阴虚的辨证施治. 西安医学院学报　1985；6 (4)：381.

386. 柴中元.《温热论》扬稗补说. 陕西中医　1985；6 (4)：194.

387. 柴中元. "营分受热. 即撤气药"辨. 陕西中医　1985；6 (2)：53～54.

388. 陈实. 读《叶香岩传》后记. 江苏中医杂志　1985；6 (2)：45.

389. 王正宇. 叶天士对脾胃阴阳虚证的治疗特点. 陕西中医　1985；6 (2)：43.

390. 王庆其. 叶天士治疗老年病举要. 陕西中医　1985；6 (10)：435～437.

391. 柴中元. 略谈对当前温病学说的看法. 湖南中医学院学报　1985；5 (2)：1～2.

392. 秦德平. 叶天士论久病入络的辨治. 皖南医学院学报　1985；4 (2)：126.

393. 谢辅弼. 浅谈《温热论》中"透"的意义. 四川中医　1985；3 (5)：56.

394. 谢辅弼.《临证指南医案》有"治肝不应. 当取阳明"之语，应如何理解？. 中医杂志　1985；26 (4)：79.

395. 刘德麟. 有效未必更方—读叶天士医案一得. 浙江中医杂志　1985；20 (9)：433.

396. 张国庆，等. 叶天士辨治暑湿经验探析. 浙江中医杂志　1985；20 (6)：280～281.

397. 潘华信. 试论叶天士的辛味通补. 浙江中医杂志　1985；20 (6)：277～279.

398. 沈伟礼. 叶天士临床应用制剂经验举隅. 浙江中医杂志　1985；20 (10)：472～473.

399. 吴复苍. "逆传心包"源流初探. 天津中医　1985；2 (1)：33～34.

400. 陈瑞春. 谈叶天士用附子. 天津中医　1985；2 (1)：30～32.

401. 钭定国. 叶天士治疗泻泄经验探讨. 温州医学院学报　1985；15 (1)：86.

402. 邓伯祥. 免疫球蛋白的变化同逆传心包的关系的认识. 新中医　1985；(8)：13，39.

403. 曾祥英. 甘温咸润法的临床应用. 上海中医药杂志　1985；(7)：34.

404. 田代华. 第二十四讲 叶天士温病开新路. 山东中医杂志　1985；(6)：59.

405. 宋康.《未刻本叶氏医案》治血法初探. 广西中医药　1985；(6)：4～6.

406. 杨振明. "通阳不在温而在利小便"小议. 中医函授通讯　1985；(5)：476.

407. 沈仲圭，等. 就《外感温热篇》与李滨同志商榷. 山东中医学院学报　1985；(4)：44～45.

408. 林培政. 卫气营血辨证的应用、研究与展望. 广州中医学院学报 1985；(4)：41～44.

409. 王志，等. 卫气营血辨证治疗聚星障. 河南中医 1985；(4)：1～3.

410. 楼望荣. 浅谈温病"救阴不在血．而在津与汗". 新疆中医药 1985；(3)：8～10.

411. 茅晓. 略谈叶桂对景岳新方的运用. 黑龙江中医药 1985；(3)：6～9.

412. 朱步光. 不落窠白 通变入神—《未刻本叶氏医案》选析. 上海中医药杂志 1985；(3)：45.

413. 吴国其. 学习《温证论治》有关辨苔的体会. 广西中医药 1985；(3)：34.

414. 王道瑞. 叶天士在温热学说上的成就. 青海医学院学报 1985；(2)：48.

415. 王武兴，等. 熟禾熟稗殊堪议：读"《温热论》扬稗"一文后与柴同志商榷. 吉林中医药 1985；(2)：43～45.

416. 朱国庆. 浅谈《外感温热篇》脏腑观. 安徽中医学院学报 1985；(2)：27～28.

417. 汪明德. 叶天士调理冲任八法初探. 上海中医药杂志 1985；(2)：23.

418. 郑益民. 浅谈叶天士治疗胃阳虚的经验. 北京中医杂志 1985；(2)：16～17.

419. 曾大方. 《临证指南医案》方案的统计研究. 山东中医学院学报 1985；(1)：13.

420. 罗会才. "通阳不在温，而在利小便"初探. 南京中医学院学报 1985；(1)：6～7.

421. 李滨. 温邪上受"首先犯肺，逆传心包"溯源与质疑. 山东中医学院学报 1984；8 (4)：67.

422. 刘献琳. 论《金匮要略》开创卫气营血和三焦辨证的先河. 山东中医学院学报 1984；8 (4)：12～14.

423. 蒋士英. 对叶氏《温热论》中"在一经不移"的探讨. 浙江中医学院学报 1984；8 (4)：1.

424. 李滨. "温邪上受，首先犯肺，逆传心包"溯源与质疑. 山东中医学院学报 1984；8 (4)：67～68.

425. 宋乃光. "逆传心包"是温病的正常传变规律. 辽宁中医杂志 1984；8 (12)：9.

426. 薰锡玑. 温病血分证之我见. 山东中医学院学报 1984；8 (1)：56.

427. 俞金琪. 叶天士用药"轻灵"之辨析. 江苏中医杂志 1984；5 (6)：50～52.

428. 赖显荣. 叶天士运用牛黄丸的经验初探. 江苏中医杂志 1984；5 (4)：3.

429. 王益谦. 略论叶天士对儿科学的贡献. 江苏中医杂志 1984；5 (3)：1～3.

430. 朱鸿铭，等. 叶天士访师事姜琚. 江苏中医杂志 1984；5 (2)：17.

431. 沈庆法. 学习《温热论》中诊法的体会. 陕西中医 1984；5 (2)：1.

432. 王远萍，等. 实验性温病卫、气、营、血四个时相肝超微结构的变化. 四川医学 1984；5 (1)：6～7.

433. 张护龙. 浅谈温病"救阴不在血，而在津与汗". 安徽中医学院学报 1984；3 (4)：60.

434. 洪必良. 通阳法在叶天士医案中的应用. 安徽中医学院学报 1984；3 (2)：9～10.

435. 汪德云. 叶天士论治小儿外感病简介. 安徽中医学院学报 1984；3 (2)：11～12.

436. 秦德平. 叶天士论脏腑病治法. 安徽中医学院学报 1984；3 (2)：1.

437. 赖显荣. 从痰饮病论治探讨叶天士运用仲景方的经验. 中医杂志 1984；25 (7)：8～10.

438. 陈克正. 论卫气营血阴阳. 中医杂志 1984；25 (12)：15.

439. 骆文郁. 热入营分与逆传心包的鉴别. 四川中医 1984；2 (4)：13.

440. 陈列. 对"到气才可清气"的认识. 四川中医 1984；2 (2)：23.

441. 蒋士英. 试论叶天士在内科杂病中的一些创见. 浙江中医杂志 1984；19 (4)：199～200.

442. 林功铮. 一代名医叶天士. 中华医史杂志 1984；14 (2)：82～84.

443. 熊利徽. 我对"湿温"与"通阳"之体会. 湖南医药杂志　1984；11（5）：28～29.

444. 盛增秀. 叶桂《温热论》探讨. 天津中医　1984；1（2）：40～44.

445. 李军，等. "先安未受邪之地"刍议. 新中医　1984；（7）：50.

446. 柴中元. 论"'温邪上受'等十二字为温病提纲"说. 北京中医学院学报　1984；（6）：36～37.

447. 刘献琳.《金匮要略》与卫气营血和三焦辨证. 吉林中医药　1984；（6）：1～2.

448. 卢时杰. 叶天士《临证指南》胃痛案证治初探. 新中医　1984；（5）：5～6.

449. 郑益民. 叶天士宣开肺气法初探. 新中医　1984；（5）：21～22.

450. 柴中元.《温热论》扬稗. 吉林中医药　1984；（5）：1.

451. 孟元勋. 对温邪首先犯肺的认识. 河北中医　1984；（4）：38～39.

452. 植道. 灼见粲然启迪后学～《临证指南医案积聚门》王案赏析. 上海中医药杂志　1984；（4）：36.

453. 谢路. 也谈热入营分与透热转气：兼与戴桂满同志商榷. 河北中医　1984；（4）：57～58.

454. 张之文. 对温病传变规律的探讨. 成都中医学院学报　1984；（3）：1～4.

455. 卜开初. 从叶天士用黄连轶事谈起. 河北中医　1984；（2）：52.

456. 宋乃光. "逆传心包"是温病的正常传变规律. 辽宁中医杂志　1984；（12）：9～10.

457. 肖照芩，等.《湿热病篇》学术思想探讨. 天津中医学院学报　1984；（1）：14～22.

458. 郁保生. 谈谈《外感温热篇》之舌诊. 湖南中医学院学报　1984；（1）：18～20.

459. 沈庆法.《临证指南》之哮喘医案分析. 吉林中医药　1984；（1）：39.

460. 孙孝洪. 论叶天士宣肺郁法. 陕西中医　1983；4（6）：25～26.

461. 曾大方. 论叶天士的阳化内风中风论. 辽宁中医杂志　1983；（8）：36～38.

462. 孙宝楚. 示人以常又达乎变：叶天士调理脾胃法则述要. 上海中医药杂志　1983；（8）：38～40.

463. 金实，等. 叶案运用肝病三法经验探讨. 辽宁中医杂志　1983；（4）：8～9.

464. 杨扶国. 叶天士论肝病及其治法辨析. 江西中医药　1983；（4）：1～4.

465. 张剑英. 学习叶天士湿证论治体会. 四川中医　1983；（4）：26～27.

466. 陈培村. 叶氏"救阴不在血，而在津与汗"发挥. 辽宁中医杂志　1983；（4）：10～11.

467. 梅国强. 试论叶天士"益胃阴"之运用规律. 江西中医药　1983；（3）：1～4.

468. 杨进. 叶天士温病营血分诊治初探. 安徽中医学院学报　1983；（3）：12～15.

469. 肖永林. "温邪上受，首先犯肺，逆传心包"之我见. 吉林中医药　1983；（2）：38～39.

470. 黄煌. 叶天士医案及其研究概况. 中医杂志　1983；（2）：72～75.

471. 陈村培. 叶天士治内伤咳嗽九法. 辽宁中医杂志　1983；（2）：37～39.

472. 姜光华. 卫气营血温邪上受和逆传. 中医杂志　1983；（10）：77～78.

473. 李刘坤. 关于温邪逆传心包. 中医杂志　1983；（10）：78～79.

474. 杨宇. 叶天士的"轻剂"略论. 黑龙江中医药　1983；（1）：42～43.

475. 代桂满. 热入营分与透热转气. 河北中医　1983；（1）：1～3.

476. 彭怀仁. 叶天士运用甘酸化阴法的分析. 南京中医学院学报　1983；（4）：1～3.

477. 蒋士英. 叶天士对温病学说的贡献. 浙江中医学院学报　1983；（7）：1～4.

478. 徐先彬. 运用《温热论》的论点指导治疗杂证. 浙江中医杂志　1982；17（9）：420.

479. 路振平. 叶氏调理方法初探. 浙江中医杂志　1982；17（7）：298～299.

480. 黄煌. 试析叶天士运用乌梅丸的规律. 浙江中医杂志　1982；17（7）：301.

481. 彭怀仁. 叶氏运用复脉汤浅析. 浙江中医杂志　1982；17（7）：302～303.

482. 沈伟礼. 叶天士治疗杂病发热经验初探. 浙江中医杂志　1982；17（7）：292～293.

483. 王罗珍，等. 试析叶氏奇经用药. 浙江中医杂志　1982；17（7）：296～297.

484. 施太源. 叶氏运用酸苦泄热法探讨. 浙江中医杂志　1982；17（7）：300.

485. 李太炎. 叶天士治疗阴虚挟痰湿证的分析. 浙江中医杂志　1982；17（7）：291～292.

486. 潘华信. 试论叶天士的"甘味熄风". 浙江中医杂志　1982；17（2）：64～65.

487. 章济量. 浅谈《温热论》中透与泄的应用. 新中医　1982；（8）：7～9.

488. 陈培村. "通阳不在温，而在利小便"浅识. 辽宁中医杂志　1982；（6）：37～38.

489. 朱相如. 论《温热论》卫气营血辨证. 辽宁中医杂志　1982；（5）：17～18.

490. 沈庆法. 学习《温热论》的管见四则. 中医药学报　1982；（4）：14～17.

491. 陈伯庄. 叶天士的"养胃阴"理论机制探讨. 新中医　1982；（4）：13～15.

492. 倪承恺. 卫气营血辨证与三焦辨证的关系及其临床应用. 贵阳中医学院学报　1982；（4）：17～21.

493. 俞淦琪. 对叶天士应用"虫蚁搜剔蠲痹法"的临床体会. 辽宁中医杂志　1982；（3）：27～29.

494. 王于民. 叶天士治络法. 成都中医学院学报　1982；（3）：57.

495. 田令群，等. 温病卫气营血研究概况. 河南中医　1982；（2）：48～54.

496. 赵锡堂. 叶桂养胃阴浅议. 山东中医杂志　1982；（1）：11～12.

497. 蒋运祥. 略谈《临证指南医案》中的因时论治. 浙江中医学院学报　1982；（7）：4～7.

498. 邹云翔. 叶案气病治法评介. 南京中医学院学报　1982；（4）：2～4.

499. 方春阳. 叶天士治汗证的经验探索. 浙江中医学院学报　1982；（6）：4～5.

500. 陆文彬. 学习叶氏治痹案例的体会. 浙江中医杂志　1982；（2）：291～292.

501. 杨爱华，等. 叶天士治疗中风经验的探讨. 浙江中医杂志　1982；（5）：62～63.

502. 盛增秀. 叶氏《临证指南医案》体质医案分析. 河北中医　1982；（1）：19～22.

503. 刘升. 试探叶天士的治疗呕吐的规律. 内蒙古中医药　1982；（4）：46～48.

504. 杨进. 论叶天士治温病之清法. 辽宁中医杂志　1982；（3）：4～7.

505. 赖显荣. "叶案"学习札记. 陕西中医　1981；2（1）：35.

506. 石志磐. 叶天士治疗小儿吐泻的特点. 浙江中医杂志　1981；（8）：347.

507. 钟锁. 叶天士论小儿体质. 浙江中医杂志　1981；（8）：350.

508. 匡调元. 关于温病卫气营血研究的一点认识. 新中医　1981；（8）：11～13.

509. 孙孝洪. 《临证指南医案》郁病篇病案学习体会. 浙江中医杂志　1981；（7）：324～325.

510. 黄煌. 叶天士在温病养阴方面的贡献. 浙江中医杂志　1981；（7）：306～307.

511. 刘景源. 叶氏治疗温病法则浅识. 浙江中医杂志　1981；（7）：301～302.

512. 王晖. 叶香岩论津液. 浙江中医杂志　1981；（7）：303～305.

513. 朱国庆. 《临证指南医案》崩漏病机浅析. 广西中医药　1981；（6）：14～15.

514. 黄煌. 滋肾丸在叶案中的运用. 浙江中医杂志　1981；（4）：187.

515. 陆文彬，等. 初探叶天士温病存津液之经验. 吉林中医药　1981；（4）：15～16.

516. 程聚生. 叶天士应用谷畜果菜的经验初探. 浙江中医杂志　1981；（4）：153～155.

517. 程聚生. 叶天士治疗奇经病七法辨析. 江苏中医杂志　1981；（3）：11～13.

518. 沈敏南. 叶天士治络法的临床应用. 广西中医药　1981；（2）：16～18.

519. 孙宝楚. 叶天士通补奇经法则的探讨. 中医杂志　1981；（2）：4～6.

520. 赖显荣. 叶天士调经规律探讨. 浙江中医杂志　1981；（11）：494～495.

521. 刘克庭. 珍本《叶香岩方案》简介. 浙江中医杂志　1981；（11）：485.

522. 张觉人. 论叶天士治疗老年病的学术思想. 辽宁中医杂志 1981；（10）：10～11.

523. 张燮均. 初探叶天士对苇茎汤的运用. 浙江中医杂志 1981；（1）：35～36.

524. 李登高. 试析叶天士治疗咳嗽的规律. 浙江中医杂志 1981；（1）：9～11.

525. 沈庆法. 叶天士四时温病学说浅析. 浙江中医杂志 1981；（7）：299～300.

526. 张发荣. 关于伤寒和温病学派治疗温病的探讨与展望. 成都中医学院学报 1980；8（4）：24～27.

527. 孙孝洪. 《临证指南医案》痢疾证治分析. 浙江中医杂志 1980；（8）：353～355.

528. 金寿山. 论叶天士的《温热论》. 上海中医药杂志 1980；（6）：3～6.

529. 王琦，等. 对叶天士医案运用桂枝汤及其类方的探讨. 湖北中医杂志 1980；（4）：5～8.

530. 沈庆法. 试论《温热论》的轻，透，救在临床上的指导意义. 上海中医药杂志 1980；（4）：17～19.

531. 黄煌. 叶天士体质辨证探讨. 江苏中医杂志 1980；（3）：4～6，3.

532. 厉永龄. 从《外感温热篇》看叶天士对温热病的主要贡献. 河北中医 1980；（3）：41～46.

533. 谢谦. 辛润通络法的临床应用. 江苏中医杂志 1980；（1）：15～16.

534. 李恩. 温病卫气营血辨证的病理生化基础探讨. 河北中医 1980；（4）：23～25.

535. 岳伟德. "卫气营血"及辨证施治. 河北中医 1980；（1）：6～12.

536. 金寿山. 叶案小议. 浙江中医学院学报 1980；（3）：29～31.

537. 沈仲奎，等. 叶天士《外感温热篇》的研讨. 成都中医学院学报 1979；8（3）：12～17.

538. 高和生. 从吴又可，叶天士，吴鞠通三家学说看温病学的发展. 浙江中医药 1979；（7）：225～228.

539. 龙德明. 对叶天士治疗肝胃不和的研讨. 浙江中医药 1979；（5）：167～168.

540. 沈庆法. 叶天士运用虫类药的探讨. 浙江中医杂志 1979；（5）：177～179.

541. 钭定国. 叶天士治疗泄泻规律的探讨. 浙江中医药 1979；（5）：169～172.

542. 孙孝洪. 对叶天士治奇八脉法的探讨. 浙江中医药 1979；（5）：163～166.

543. 李鼎. 叶天士对经络学说的应用和发挥. 上海中医药杂志 1979；（5）：52～54.

544. 陈亦人. 从《临证指南医案》探讨泻心汤的运用. 浙江中医药 1979；（5）：173～176.

545. 沈凤阁. 关于六经、卫气营血、三焦辨证如何统一的探讨. 新医药学杂志 1979；（4）：7～9.

546. 孙孝洪. 怎样学习、发掘和整理叶天士医案精华. 浙江中医药 1979；（4）：24.

547. 黄煌. 叶天士温理奇阳法的探讨. 江苏医药·中医分册 1979；（3）：3～5.

548. 向柏森. 为叶天士喊冤—与姜春华同志商榷. 新医药学杂志 1979；（3）：16～17.

549. 蒋振华. 治疗温病要研究和掌握截断方药. 新医药学杂志 1979；（3）：14～15.

550. 沈庆法. 叶天士对奇经八脉的认识与运用. 上海中医药杂志 1979；（3）：12～14.

551. 俞岳贞，等. 叶天士调理脾胃病四法. 浙江中医药 1979；（2）：57.

552. 孙孝洪. 叶天士的治疗经验初探. 浙江中医药 1979；（2）：40～43.

553. 孙孝洪. 试论叶天士胃虚通补说和大半夏汤的运用的规律. 浙江中医药 1979；（10）：373～375.

554. 林功铮. 叶天士理虚十二法. 浙江中医药 1979；（10）：370～372.

555. 程聚生. 叶天士用药剂型和服法初探. 浙江中医药 1979；（10）：367～369.

556. 张觉人. 读《临证指南医案·中风篇》后随笔. 浙江中医药 1979；（10）：336.

557. 张迪蛟. 叶天士治疗崩漏的经验初探. 浙江中医药 1979；（10）：363～365.

558. 高柏英. 叶香岩《外感温热篇》舌诊运用规律的探讨. 浙江中医药 1979；（1）：32～33.

559. 孙孝洪. 四时六气理论在叶天士医案中的运用规律初步探讨. 浙江中医药 1979；(1)：28～31.

560. 萧康伯. 我们的任务是发掘提高：对姜春华同志评价叶天士一文的看法. 新医药学杂志 1979；(3)：15～16.

561. 俞岳贞，等. 叶天士治肝二十法. 浙江中医药 1978；4 (6)：22～26.

562. 俞岳贞，等. 叶天士治肾十法. 浙江中医杂志 1978；4 (4)：23～25.

563. 俞岳贞，等. 叶天士通络五法：《叶方发微》之一. 浙江中医药 1978；4 (3)：18～19.

564. 陈晓平. 叶氏"养胃汤"的临床应用. 浙江中医药 1978；4 (2)：17～19.

565. 姜春华. 叶天士的温病、杂病的理论与治疗. 新医药学杂志 1978；(8)：8～13.

566. 熊寥笙，等. 温病卫气营血的理论探讨. 新医药学杂志 1978；(10)：5～7.

567. 多作者. 温病卫气营血的理论探讨. 新医药学杂志 1978；(10)：8～9.

568. 赵立勋. 关于温病治疗中的养阴学说. 成都中医学院学报 1978；(复刊号)：16～21.

569. 孙孝洪. 从叶天士医案探讨栀子豉汤加味运用规律. 浙江中医杂志 1965；8 (5)：10.

570. 陈亦人. 从叶天士医案探讨桂枝汤的运用. 浙江中医杂志 1965；8 (5)：8～9.

571. 陈英. 复脉汤在叶案中运用的体会. 浙江中医杂志 1965；8 (5)：11～12.

572. 沈仲奎. 略述叶天士治饮病的经验. 浙江中医杂志 1965；8 (5)：3～4.

573. 陈幼清. 试从《临证指南医案》胃痛案分析叶氏治疗胃痛的规律. 浙江中医杂志 1965；8 (5)：5～7.

574. 李益三. 关于《温热论》一书的著作问题. 江苏中医 1965；(4)：32～33.

575. 郭洁宗. 叶案热证68例辨证施治的分析. 哈尔滨中医 1965；(1)：1～2.

576. 姚继善. 叶天士治疗脾胃病案的归纳和分析. 浙江中医杂志 1964；7 (4)：8～10.

577. 孙孝洪. 叶天士治痰饮案的学习体会. 浙江中医杂志 1964；7 (4)：5.

578. 陈皓，等. 对叶天士治疗虚损证的初步探讨. 浙江中医杂志 1964；7 (4)：6～8.

579. 孙孝洪. 对叶天士治络法的探讨. 浙江中医杂志 1964；7 (4)：1～4.

580. 郭洁宗. 从叶天士医案探讨"肝阳上亢，肝风内动"证的机制与证治. 浙江中医杂志 1964；7 (11)：6～8.

581. 胡安邦. 探讨叶天士治疗噎膈反胃的规律：《临证指南医案》噎膈反胃病案的分析. 浙江中医杂志 1964；7 (11)：1～2.

582. 李大炎，等. 叶天士理虚手法的初探. 浙江中医杂志 1964；7 (11)：3～5.

583. 陈皓，等. 探讨叶天士治疗湿病的规律. 浙江中医杂志 1964；7 (11)：8.

584. 孙孝洪. 对叶天士治胃阴法的探讨. 浙江中医杂志 1964；7 (11)：5.

585. 郭洁宗. 读《临证指南医案》中风医案的心得体会. 中医杂志 1964；(10)：16～18.

586. 孙孝洪. 参附汤及其加味在叶氏医案中运用的初探. 浙江中医杂志 1964；12.

587. 金寿山. 叶案初探. 中医杂志 1963；(10)：2～5.

588. 林孝德，等. 疗疮运用卫气营血辨证施治的体会. 福建中医药 1962；7 (3)：37.

589. 吴云山，等. 对温热病运用卫气营血辨证施治的研究. 福建中医药 1962；7 (3)：6～7.

590. 胡中梁. 对温病学说的营卫气血和三焦的认识. 福建中医药 1960；5 (9)：37～39.

591. 王贵森. 《论八纲中应增补"营卫气血"共成十二纲的刍议》一文的商榷. 福建中医药 1960；5 (3)：43.

592. 林彦尹. 对《论八纲中应增补"卫气营血"共成十二纲的刍议》一文的我见. 福建中医药 1960；5 (3)：42.

593. 罗荣翘. 叶天士苦辛通降法的两首常用方剂. 广东中医 1960；(9)：435～437.

594. 蔡树勋，等. 卫气营血在温病辨证论治上的应用. 成都中医学院学报　1960；(2)：19～23.

595. 林友维. 论八纲中应增补"营卫气血"共成十二纲的刍议. 福建中医药　1959；4 (9)：32～33.

596. 黄孝明. 漫谈营卫气血及病因病理学上的运用. 浙江中医杂志　1959；4 (10)：9～11.

597. 戈敬恒. 试论温病的卫气营血和三焦. 中医杂志　1958；(5)：291～293.

598. 夏德馨. 我对叶香岩温证论治的几点体会. 新中医药　1957；(7)：21.

599. 王新华. 论温病学上的营卫气血和三焦及伤寒温病学派分争问题（上、下）：广东中医 1957；(6)，(7)：8～11，10～13.

600. 潘澄濂. 卫气营血在温热病学上的作用和意义. 浙江中医杂志　1957；(2)：53～54.

601. 朱孝慈. 叶天士虫类医案选. 新中医药　1955；6 (8)：325～328.

602. 邓铁涛. 试论温病的卫气营血和三焦. 江西中医药　1955；(5)：11～15.

603. 朱孝慈. 喻东扶古今医案按论叶天士. 新中医药　1955；(10)：30～35.

604. 章次公. 陆久芝临证指南温热门席姓七案书后. 新中医药　1952；1 (3)：12～14.